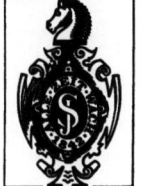

Lexikon der
PSYCHIATRIE

Gesammelte Abhandlungen
der gebräuchlichsten psychiatrischen Begriffe
Zweite, neubearbeitete und erweiterte Auflage

Herausgegeben von Christian Müller

Unter Mitarbeit von
A. E. Adams · J. Angst · A. Bader · K. W. Bash · R. Battegay
P. Baumann · U. Baumann · G. Benedetti · P. Berner
W. Bettschart · W. Blankenburg · W. Böker · W. Bräutigam
L. Ciompi · R. Corboz · C. Cording-Tömmel · E. Diehn
H. G. Eisert · V. Faust · U. Ferner · W. Feuerlein · J. Finke
A. Finzen · B. Friedel · M. Gastpar · K. Hartmann · P. Hartwich
E. Heim · H. Heimann · P. Heintz · D. Hell · H. Helmchen
H. Hippius · G. Hole · H. Katschnig · L. Kaufmann · P. Kielholz
H. Kind · R. Kuhn · F. Labhardt · D. Ladewig · H. Lang
H. Lauter · H. Lincke · R. Luthe · F. Meerwein · H. Mester
C. Müller · C. Mundt · R. Naske · B. Pauleikhoff · E. Perret
B. Pflug · H. Pohlmeier · R. Porep · M. von Rad · M. Rösler
U. Rüger · R. Saupe · C. Scharfetter · R. Schindler · M. Schmauss
J. Schöpf · E. Schorsch · F. Seywert · F. Specht · T. Spoerri
H. Stierlin · E. Straube · R. Tölle · J. Vliegen · S. Wieser · H. Witter
M. Wolfersdorf · E. Zerbin-Rüdin · D. von Zerssen

Springer-Verlag
Berlin Heidelberg New York
London Paris Tokyo

Professor Dr. CHRISTIAN MÜLLER
Hôpital de Cery
Clinique Psychiatrique Universitaire
CH-1008 Prilly

Mitarbeiterverzeichnis s. S. 755

Mit 16 Abbildungen

ISBN 978-3-642-87356-0   ISBN 978-3-642-87355-3 (eBook)
DOI 10.1007/978-3-642-87355-3

CIP-Kurztitelaufnahme der Deutschen Bibliothek. Lexikon der Psychiatrie : ges. Abh. d. gebräuchlichsten Begriffe / hrsg. von Christian Müller. Unter Mitarb. von A. E. Adams ... – 2., neubearb. u. erw. Aufl. – Berlin ; Heidelberg ; New York ; London ; Paris ; Tokyo : Springer, 1986.
ISBN 978-3-642-87356-0

NE: Müller, Christian [Hrsg.]; Adams, Alfred E. [Mitverf.]

Das Werk ist urheberrechtlich geschützt. Die dadurch begründeten Rechte, insbesondere die der Übersetzung, des Nachdrucks, der Entnahme von Abbildungen, der Funksendung, der Wiedergabe auf photomechanischem oder ähnlichem Wege und der Speicherung in Datenverarbeitungsanlagen bleiben, auch bei nur auszugsweiser Verwertung, vorbehalten. Die Vergütungsansprüche des § 54, Abs. 2 UrhG werden durch die „Verwertungsgesellschaft Wort", München, wahrgenommen.

© Springer-Verlag Berlin Heidelberg 1973 und 1986
Softcover reprint of the hardcover 2nd edition 1986

Die Wiedergabe von Gebrauchsnamen, Handelsnamen, Warenbezeichnungen usw. in diesem Werk berechtigt auch ohne besondere Kennzeichnung nicht zu der Annahme, daß solche Namen im Sinne der Warenzeichen- und Markenschutz-Gesetzgebung als frei zu betrachten wären und daher von jedermann benutzt werden dürften.

Produkthaftung: Für Angaben über Dosierungsanweisungen und Applikationsformen kann vom Verlag keine Gewähr übernommen werden. Derartige Angaben müssen vom jeweiligen Anwender im Einzelfall anhand anderer Literaturstellen auf ihre Richtigkeit überprüft werden.

Vorwort zur zweiten Auflage

Die vorliegende zweite Auflage unterscheidet sich von der ersten dadurch, daß eine Reihe von Stichworten fallen gelassen wurden, neue hinzukamen und schließlich die meisten aus der ersten Auflage übernommenen neu bearbeitet wurden. Diese Verjüngung und Anpassung ist das Resultat eines intensiven Dialogs des Herausgebers mit den Autoren und mit den Lesern der ersten Auflage. Das Prinzip ist dasselbe geblieben, nicht Vollständigkeit wurde angestrebt, sondern eine Auswahl der gebräuchlichsten Termini, wie sie in der klinischen und ambulanten Psychiatrie auftauchen. Auch unter den Autoren hat es Änderungen gegeben, eine Reihe von Mitarbeitern der ersten Auflage sind verstorben, andere mußten aus Altersgründen verzichten, dafür tauchen neue Namen auf als Vertreter der jüngeren Generation von Psychiatern.

Nicht alle Anregungen und Vorschläge, die der Herausgeber im Laufe der Jahre erhalten hatte, konnten berücksichtigt werden. Puristen werden vielleicht kritisieren, daß Stichworte aus dem angelsächsischen Wortschatz übernommen wurden. Trotzdem soll dieses Lexikon vor allem der deutschsprachigen Psychiatrie dienen, wobei in erster Linie die psychopathologischen Termini berücksichtigt wurden.

Mein Dank gilt den verschiedenen Autoren, meiner Sekretärin Frau ANNE SALEM sowie dem Springer-Verlag und seinen Mitarbeitern, die mich tatkräftig unterstützt haben.

Lausanne, im Frühjahr 1986   CHRISTIAN MÜLLER

Vorwort zur ersten Auflage

Mancher Leser wird sich fragen, was den Herausgeber veranlaßt habe, dieses Lexikon zusammenzustellen. Freimütig muß ich gestehen, daß es vor allem die Erinnerungen an meine eigenen Anfänge in der Psychiatrie sind, welche mich zu diesem Unternehmen anspornten. Als angehender Facharzt war mir das BIRNBAUMsche Handwörterbuch der medizinischen Psychologie eine regelmäßige wertvolle Hilfe. Auf knappem Raum waren dort die Begriffe, um die man im klinischen Alltag und im wissenschaftlichen Lernprozeß rang, dargestellt.
Mit dem hier vorliegenden Lexikon soll versucht werden, die Nachfolge BIRNBAUMS anzutreten. Unser psychiatrischer Sprachschatz hat sich seit 1930 recht erheblich gewandelt. Eine Darstellung der heute häufig verwendeten Begriffe in unserer Disziplin im Sinne von kurzen Abhandlungen rechtfertigt sich. Diese sollen keineswegs erschöpfende Auskunft über bestimmte Wissensbereiche bringen. Dafür sei auf die großen Standardwerke wie beispielsweise die „Psychiatrie der Gegenwart" oder auf französische und angelsächsische Handbücher verwiesen. Vielmehr liegt das Hauptgewicht auf definitorischen Abgrenzungen im Sinne eines Gerüstes, das auf Vollständigkeit in der Aufzählung des Wissens bewußt verzichtet. Damit befindet sich unser Lexikon in unmittelbarer Nachbarschaft des „Manuel alphabétique de psychiatrie" von POROT (Paris: PUF, 1965).
Bereits BIRNBAUM strebte keine Vollständigkeit an, obschon diese in jener Zeitepoche noch im Bereich des Möglichen gelegen hätte. Heute wäre dies ein aussichtsloses Unterfangen. Zwar gibt es mehrere moderne Wörterbücher der Psychiatrie, die tausende von Stichworten enthalten. Sie beschränken sich jedoch ausnahmslos auf kurze Beschreibungen der Begriffe in wenigen Zeilen. Unser Lexikon geht andere Wege und folgt hierin der BIRNBAUMschen Tradition: Es handelt sich um eine Auswahl. Diese spiegelt in erster Linie des Herausgebers „Bild" der Psychiatrie, aber in hohem Maße auch das der Mitautoren. Die Auswahl der darzustellenden Begriffe wurde nämlich im Lauf der vergangenen vier Jahre fortlaufend abgeändert, zahlreiche Stichworte aus der ursprünglichen Liste entfernt, neue hinzugenommen, dies in stetigem mündlichem und schriftlichem Austausch mit den Mitarbeitern.
Der Vergleich mit BIRNBAUMS Buch ist vor allem hinsichtlich der Darstellungsweise gültig. Wie seinerzeit wurde darauf geachtet, daß jeder

Autor völlige Freiheit in der Darstellung seines Stichwortes hatte und seinen Artikel infolgedessen auch mit seinem Namen zeichnete. Gewisse Nachteile mußten bei diesem Vorgehen in Kauf genommen werden: Durch die individuelle Prägung der Artikel ergibt sich eine gewisse Uneinheitlichkeit. Mit Recht wird der Leser beanstanden, daß einzelne Stichworte zu knapp, andere zu breit abgehandelt wurden. Es kann hier nicht um eine Aufzählung dessen gehen, was der Leser in diesem Buch finden wird, wohl aber scheint es mir angebracht zu berichten, weshalb große wichtige Themenkreise *nicht* behandelt wurden. Hier seien vor allem die Neurophysiologie, Psychophysiologie, Neuropsychologie, Neuroanatomie, Neuropathologie sowie die gesamte Biochemie der psychiatrischen Krankheiten erwähnt. Die Normalpsychologie wurde nur in jenen Stichworten gestreift, die mit der Psychiatrie in einem unmittelbaren Zusammenhang stehen. Somit muß der Leser große Lücken in Kauf nehmen. Die Erklärung dafür ist ganz einfach die, daß einerseits das Buch seinen handlichen Charakter behalten sollte, daß bewußt das Schwergewicht auf psychopathologische Begriffe gelegt wurde und daß es, last but not least, nicht in Konkurrenz mit ausgezeichneten Sammelwerken beispielsweise zur allgemeinen Psychologie, zur Soziologie usw. treten sollte. Mit wenigen Ausnahmen (statistische, soziologische, psychologische Begriffe), ist es von Psychiatern für Psychiater geschrieben worden.

Kann ein Lexikon vernünftigerweise darauf verzichten, jene Grundbegriffe abzuhandeln, die das Wesen des betreffenden Fachgebietes umfassen? Diese Frage erhebt sich in unserem Fall, da der Leser bemerken wird, daß in diesem Band weder das Stichwort *„Psychiatrie"* noch *„Seele"* oder *„Psyche"* erscheinen. Ein kopfloses Buch, so könnte man meinen. Mir scheint, daß sich darin ein Tatbestand spiegelt, der nicht dem Zufall entspringt. Drei Gründe sollen für das Fehlen dieser Begriffe angeführt werden. Erstens wäre es Vermessenheit gewesen, auf einigen Druckseiten so hochkomplexe Termini abhandeln und komprimieren zu wollen. Zweitens spiegelt sich in der Abwesenheit dieser Begriffe eine reale Problematik unseres Faches, indem – gleichsam in stillschweigendem Konsensus – die ganze Frage des Seelenbegriffes in der modernen psychiatrischen Literatur kaum auftaucht. Was ließe sich auch Neues sagen zu den Versuchen eines v. MONAKOW oder E. BLEULER mit Wortneubildungen wie Horme oder Psychoid das alte philosophische Problem auf eine naturwissenschaftliche Basis zu verlagern. Gestehen wir uns ruhig ein, daß wir heute weniger den je legitimiert sind, solche Versuche zu wagen, und verzichten wir daher ehrlicherweise darauf. Daß das Stichwort „Psychiatrie" nicht erscheint, mag der aggressive Kritiker dahingehend ausmünzen, daß die Psychiatrie sich selbst in Frage stelle. Im Zeitpunkt der antipsychiatrischen Welle wäre dies ein wohlfeiles Triumphieren.

Um aber bei diesem Letzteren zu bleiben: gerade weil heute so vieles in Fluß ist, gerade weil es eine Antinosographie gibt, die ihren Gegenpol in den weltweiten Bemühungen internationaler Gremien zu einer Vereinheitlichung der psychiatrischen Sprachregelung findet – gerade deshalb schien es mir nicht unwichtig, den Versuch einer Darstellung des „Istzustandes" unserer Terminologie zu wagen.

Als Herausgeber schätze ich mich glücklich, eine Reihe so hervorragender Mitarbeiter gewonnen zu haben. Ihnen wird aller Verdienst gebühren, sollte dieses Buch Anklang finden. Möge der Leser im Nachschlagen ebensoviel Gewinn erlangen, wie ich selbst als Redaktor und Leser.

Daß uns W. SCHULTE, einer der Hauptförderer dieses Lexikons und zugleich Mitautor, während der Vorbereitungen entrissen wurde, sei in tiefer Trauer erwähnt.

Meine Dankbarkeit gilt nicht nur den Autoren, sondern auch meinem Vater, der mir bei den Vorbereitungen half, sowie meiner Sekretärin MARIANNE JUNOD. Dem Springer-Verlag, der mir seit dem Jahr 1968, als die ersten Arbeiten begannen, bis heute großzügig und kompetent half, bin ich zu großem Dank verpflichtet.

Lausanne, im Sommer 1973 CHRISTIAN MÜLLER

A

Abhängigkeit, körperliche – psychische → Drogenabhängigkeit

Abreagieren → Katharsis

Absenz, epileptische → Epilepsie

Abstinenzerscheinungen → Drogenabhängigkeitstypen
Bei plötzlichem Entzug einer Droge (→ Drogenabhängigkeit) kommt es seitens des Organismus zu Gegenregulationen, die sowohl psychischer wie somatischer Natur sind und vor allem das vegetative Nervensystem betreffen. Die Abstinenzerscheinungen sind teilweise drogenspezifisch. Ihre Dauer ist unterschiedlich. Von einer akuten Phase mit einem Wirkungsgipfel am 2. bis 3. Tag wird beim Morphin eine protrahierte Phase mit einer Dauer von 4–6 Monaten unterschieden (HIMMELSBACH, MARTIN u. JASINSKI).

Literatur
HIMMELSBACH, C. K.: Studies on multification of the morphine-abstinence syndrom by drugs. J. Pharmacol. exp. Ther. 77, 17 (1943).
MARTIN, W. R., JASINSKI, D. R.: Physiological parameters of morphine dependence in man. J. psychiat. Res. 7, 9–17 (1969).

F. LABHARDT und D. LADEWIG

Abstraktionsfähigkeit → Intelligenz

Abteilung Psychiatrie am Allgemeinkrankenhaus
Obwohl es psychiatrische Abteilungen an Allgemeinkrankenhäusern in bescheidenem Umfang wohl immer gegeben hat, sind sie als Instrumente einer gezielten Versorgungspolitik erst nach dem II. Weltkrieg „entdeckt" und in der BRD insbesondere durch die Enquête zur Lage der Psychiatrie 1975 gefördert worden. Das Versorgungskonzept, das sich mit den psychiatrischen Abteilungen an Allgemeinkrankenhäusern verbindet, ist das der gemeindenahen Psychiatrie. Die psychiatrischen Abteilungen der meist ja in größeren Städten angesiedelten Allgemeinkrankenhäuser sollen der im 19. Jahrhundert üblichen Zielvorstellung einer Separierung der psychisch Kranken entgegenwirken und helfen, einige erwiesenermaßen ungünstige Begleitumstände der psychiatrischen Versorgung durch die großen Landeskrankenhäuser abzubauen. Dazu gehören der unvermeidliche Ghettocharakter, der bei einer stadtfernen Massierung von psychisch Kranken entsteht; die Unterbrechung der therapeutischen Führung und Betreuung eines Patienten mit der Aufnahme und Entlassung, wodurch der ohnedies schon schwere Schritt in die Hospitalisierung zu einer besonderen Zäsur im Leben des Patienten wird; die Stigmatisierung der Institution, die keine Funktionen hat, die auch „normale" Bürger in Anspruch nehmen; und die Entfremdung der psychiatrischen Arbeit von den übrigen medizinischen Disziplinen, die dem psychisch Kranken in den Großanstalten meist nicht mit dem sonst üblichen Standard – etwa einer medizinischen Intensivstation – zur Verfügung stehen. Die Psychiatrieenquête der deutschen Bundesregierung stellte aber in diesem Punkt nur eine Reaktion auf Entwicklungen dar, die in anderen Ländern bereits angelaufen waren und sich zu bewähren schienen. So wies WINKLER in seinem Handbuchbeitrag 1975 darauf hin, daß die gesetzlichen Regelungen in Großbritannien die Empfehlung gaben, eine Neueinrichtung psychiatrischer Betten nur noch in Abteilungen an Allgemeinkrankenhäusern zu betreiben. Ähnliche Tendenzen gab es in den Skandinavischen Ländern und in den USA. Schon 1956 forderte man in Dänemark eine „Koppelung" der psychiatrischen Betten an Allgemeinkrankenhäuser, ähnlich in Schweden, Norwegen, den Niederlanden. In den USA wurde durch eine Initiative J. F. KENNEDYs in den 60er Jahren eine Verschiebung der psychiatrischen Versorgung weg vom Großkrankenhaus hin zur Gemeinde, zu extramuralen und halbstationären Einrichtungen versucht, eine therapeutische Kette, zu der auch die Abteilung am Allgemeinkrankenhaus gehört. Schließlich können auch die Universitätskliniken in der Regel als Abteilungen an Allgemeinkrankenhäusern aufgefaßt werden, denn nach ihrer Versorgungsfunktion, Größe und organisatorischen Einbettung in die Vielfalt anderer medizinischer Disziplinen gleichen sie den psychiatrischen Abteilungen nicht akademischer Stadtkrankenhäuser.
Die Entwicklung der Abteilungen war von ihren Ursprüngen in Großbritannien an begleitet von Publikationen, die ihre zweckmäßige Größe diskutierten und Fragen ihrer Organisation und Ein-

bettung in die Vielzahl anderer flankierender Einrichtungen im Versorgungsgebiet. Dabei konzentrierte sich die Diskussion mehr und mehr auf die Frage, ob psychiatrische Abteilungen eine sektorbezogene psychiatrische Vollversorgung übernehmen können und sollten, oder ob sie ihrer Größe und Funktion nach damit überfordert seien und die mißliche Entwicklung oder Bekräftigung einer Zweiklassenpsychiatrie mit Akutbehandlungen in den psychiatrischen Abteilungen und Universitätskliniken und Separierung chronischer Patienten in den Landeskrankenhäusern resultieren würde. Zur Lösung dieser Organisationsfragen waren evaluative Forschungen nötig, die klären mußten, wieviele Betten für welche Patientengruppen pro Einwohner benötigt wurden, wie groß also eine psychiatrische Einheit sein mußte, um die innere Differenzierung in verschiedene Funktionsbereiche zu erlauben, die erst die Versorgung der ganzen heterogenen Klientel eines definierten psychiatrischen Einzugsgebietes möglich machen. Die Enquête hatte eine Größe um 200 Betten empfohlen, wesentlich mehr als bis dahin üblich, in dänischen Studien wurden sogar 400 Betten, später 200 bis 400 mit einem Optimum bei 300 Betten gefordert. Man ging dabei von der psychiatrischen Vollversorgung eines Gebietes aus, ausgeschlossen werden sollten allenfalls Oligophrene und „geisteskranke Rechtsbrecher", die weiterhin zentral untergebracht werden sollten. Aus den Evaluationsstudien angelsächsischer Länder empfahl sich eine Sektorgröße als Versorgungsgebiet von 150 bis 250 000 Einwohnern, die Bettenzahl konnte mit guten extramuralen und teilstationären Einrichtungen für allgemeine Erwachsenenpsychiatrie auf 1,1 Betten, für gerontopsychiatrische Patienten auf 0,6, für Oligophrene auf 0,1 jeweils für 1000 Einwohner sinken. Nach diesem Modell wurden einige Universitätskliniken als Quasi-Abteilungen sektorisiert, so z. B. Hannover (WINKLER 1975), Hamburg (HENRICH et al. 1982) und Lausanne (MÜLLER 1976).

GERSTENBERG gab 1982 eine Übersicht über den aktuellen Stand von psychiatrischen Abteilungen an Allgemeinkrankenhäusern auf der Basis einer Umfrage, der persönliche Besuche und Befragungen folgten. Er ermittelte in der BRD 52 psychiatrische Abteilungen mit 2,8% aller Krankenhausbetten bei 15,8% Anteil aller psychiatrischen Betten an den Krankenhausbetten der BRD; in absoluten Zahlen: 111 450 psychiatrische Betten, davon 3547 an Abteilungen bei 707 460 Krankenhausbetten insgesamt. Ihre regionale Ungleichverteilung in der BRD ist erheblich: 50% befinden sich im Bundesland Nordrhein-Westfalen, in den übrigen Bundesländern spielen sie eine untergeordnete Rolle. Die Angaben werden ergänzt durch eine Umfrage HÄFNERS et al. (1980), die fanden, daß sich die Zahl der 44 Abteilungen in der BRD z. Zt. der Empfehlung der Enquête 1975 bis 1980 um 17 erhöht hatte, die der 130 Fachkrankenhäuser um 19, die der vier Tageskliniken um 13. In der gleichen Zeit hatte sich die Zahl der Betten an psychiatrischen Fachkrankenhäusern um 10% verringert. Nach wie vor beträgt die Zahl der psychiatrischen Betten an Allgemeinkrankenhäusern nach dieser Umfrage unter 5%, auch mit den noch geplanten Abteilungen erreicht sie nur 7%. Ein Blick über die Grenzen zeigt, daß die Entwicklung in anderen Ländern z. T. weiter in diese Richtung fortgeschritten ist: Irland und Rumänien haben jeweils 20% ihrer psychiatrischen Bettenkapazität an Allgemeinkrankenhäusern untergebracht, Ungarn und Jugoslawien sogar mehr als 30%; in den Niederlanden sind es allerdings auch nur 7%, in England 5%, in den USA und Dänemark jeweils 10%, in Schweden 6% und in Norwegen 9%. Die durchschnittliche Größe der Abteilungen bewegt sich zwischen 40 und 100 Betten. Die Zahl der Aufnahmen pro Jahr übersteigt in einigen Ländern für die Abteilungen deutlich die Vergleichszahlen der großen Landeskrankenhäuser. Am deutlichsten ist diese Tendenz in den Niederlanden zu beobachten, wo mit 7% der Betten 62% der psychiatrischen Aufnahmen bewältigt werden.

Entsprechend verkürzte sich die Belegdauer. Diese Zahlen geben einen Hinweis darauf, daß die langfristigen Behandlungen der chronischen Patienten doch überwiegend in der Hand der Landeskrankenhäuser geblieben sind, jedenfalls soweit die vollstationäre Versorgung betroffen ist.

Obwohl die Entwicklung noch im Fluß ist und sich langfristige Tendenzen derzeit schwer beurteilen lassen, scheint doch eines deutlich: Die in den 70er Jahren mit Enthusiasmus vorgetragene Forderung nach mehr psychiatrischen Abteilungen an Allgemeinkrankenhäusern hat deutlich an Schwung verloren, von einer völligen Auflösung der Großkrankenhäuser spricht heute keiner mehr. Dazu mögen Enttäuschungen über die Rückschläge der Gemeindepsychiatrie in den USA beigetragen haben. So berichten amerikanische Autoren, daß für zahlreiche in den letzten Jahren aufgelassene State Hospitals nur ein kleiner Teil der Betten an Allgemeinkrankenhäusern angesiedelt wurde, während gleichzeitig eine Reihe neuer psychiatrischer Fachkrankenhäuser in ländlicher Gegend gebaut worden sei.

Hinzu kommen bedenkliche Nachrichten über die chronischen Patienten in Italien nach der dortigen Psychiatriereform. Aber auch in den Ländern, in denen sich die Psychiatriereform langsamer vollzog, werden gegenläufige Tendenzen sichtbar und das Tempo der Verschiebung des Schwerpunktes zur Gemeindepsychiatrie verlangsamt sich wieder. So betonte BÖKER jüngst, daß es drei Funktionen stationärer psychiatrischer Einrichtungen gebe: die Akutbehandlung; die speziellen Programme für mittel- und langfristige Rehabilitation; und die Asylfunktion für Patienten, deren soziale Integration nicht mehr gehoben werden könne. Nur die erste Funktion könne vollgültig von der psychiatrischen Abteilung am Allgemeinkrankenhaus getragen werden. Immer wieder geht es bei solchen Bemerkungen um das Schicksal der chronischen Patienten. Der Beitrag BÖKERS verweist darauf, daß manche von ihnen nach der „Klinifizierung" der Anstalten und Auslagerung der auch in flankierenden Einrichtungen nicht mehr rehabilitierbaren schlechter gestellt waren, als vorher in vollstationärer, wenngleich oft kustodialer Versorgung.

Was sagen nun die konkreten praktischen Erfahrungen über Form, Funktion und Wert der Arbeit der psychiatrischen Abteilungen heute?

Die Größe der neugegründeten Abteilungen scheint sich in jüngerer Zeit bei etwa 120 Betten einzupendeln, mit einer beträchtlichen Varianz von 40 bis 280 Betten. Die Fähigkeit zur inneren Gliederung und Funktionenvielfalt nimmt sicher mit der Größe zu, Abteilungen von über 200 Betten können aber nur in sehr großen Allgemeinkrankenhäusern aufgehen, nimmt man etwa Hamburg-Ochsenzoll als Sonderfall mit PLK-Funktion aus. PHILIPZEN (1982), ein Verfechter der Sektorisierung, meint aus seiner Erfahrung, daß auch unterhalb der 200-Betten-Marge eine vollwertige Sektor-Versorgung dann möglich sei, wenn die flankierenden Einrichtungen des Sektors gut ausgebaut seien und eine entsprechende Kooperation mit der Abteilung bestehe. Dies sei gegenüber der Sektor- und Abteilungsgröße das viel entscheidendere Maß für die Funktionstüchtigkeit der Abteilung. Zur selben Aussage kommt LORENZEN (1982) mit seinen Erfahrungen in Hamburg-Eilbeck. Er hat zur besseren Koordination der Institutionen der therapeutischen Kette in seinem Sektor eine psychosoziale Arbeitsgemeinschaft gegründet. Aus der Vollversorgung, die mit 1,0 Bett pro 1000 Einwohner bewältigt wird, seien nur forensische Fälle und jugendliche Drogensüchtige ausgenommen. Zur gleichen Aussage neigen MICHAELIS et al. (1982) nach ihren Erfahrungen mit ebenfalls einer 122-Betten-Abteilung in einem Sektor von 120 000 Einwohnern. Wenn externe Rehabilitationseinrichtungen, Heime und ein sozialpsychiatrischer Dienst bestünden, sei keine „Mini- oder Edelpsychiatrie" nötig. HENRICH et al. weisen anhand ihrer Schwierigkeiten mit der von ihnen für nötig gehaltenen Errichtung einer Institutsambulanz an der psychiatrischen Abteilung in Emden auf Interessenkonflikte mit den regionalen Nervenärzten und Kassenärztlichen Vereinigungen hin. Ihre Gliederung der Abteilung in Funktionsbereiche kann als exemplarisch auch für andere Abteilungen dieser Größe gelten: 30 Akutbetten, 30 gerontopsychiatrische, 20 psychotherapeutische, 30 für Suchtbehandlung sowie 10 für spezielle Rehabilitationsprogramme; hinzu kommen 20 Tagesklinikplätze. Auch die diagnostische Zusammensetzung einer weitgehend unselektierten Klientel mag mit 40% Süchtigen, 26% Neurosen und 24% Psychosen repräsentativ sein. GRUNER (1982) ist einer der wenigen, die aus der Sektorisierung kein Dogma machen wollen. In seinem Erfahrungsbericht über den Aufbau einer 110-Betten-Abteilung in Freudenstadt resümiert er, daß eine sinnvolle Spezialisierung der Abteilung im funktionierenden therapeutischen Netz seines Sektors für die Patienten auch ohne Aufnahmepflicht der Abteilung optimal sein kann. Eine interessante Bereicherung der Erfahrungsberichte gibt eine Studie aus Chandigarh in Indien – dem Verfasser von einem Besuch selbst bekannt –, die zeigt, daß auch in einem Land mit noch unterentwickeltem medizinischen Versorgungssystem genau die gleiche ambivalente Einstellung gegenüber der psychiatrischen Abteilung am Allgemeinkrankenhaus besteht. Dort werden vorwiegend akut rezidivierende Psychosen behandelt bis zur Remission. Nur 10% langsam abklingende Erkrankungen bräuchten längere Behandlungszeit in der Abteilung, die über die durchschnittliche Aufenthaltsdauer von 28 Tagen wesentlich hinausgehe, nur 5% müssen in ein Mental Hospital verlegt werden. Die Autoren weisen ausdrücklich auf die Gefahr der Entwicklung einer Zweiklassenpsychiatrie hin.

In allen Erfahrungsberichten wird einmütig die große Bedeutung der ambulanten Nachsorge an der Abteilung und eines umfassenden psychiatrisch-psychosomatisch-psychotherapeutischen Konsiliardienstes am Allgemeinkrankenhaus hervorgehoben. Gerade die Konsiliartätigkeit konkretisiert das Vorhaben, die Psychiatrie wieder in die Allgemeinmedizin zu integrieren. WILDBOLZ (1982) hob in einem Bericht über die Konsiliar- und Liaison-Psychiatrie am Berner Inselhospital die Chance zu ganzheitlichem medizinischen Denken durch diese Art der gemeinsamen Versorgung hervor, die allerdings anfängliche Integrationsschwierigkeiten überwinden müsse. Aus Einstellungsuntersuchungen ist bekannt, daß etwa 25% der stationären internistischen Patienten einer psychiatrischen Kotherapie bedürfen, die meisten wegen geriatrischer und psychosomatischer Probleme oder wegen Alkoholabusus. Die an einigen Allgemeinkrankenhäusern sich etablierenden, meist multiprofessionell organisierten Arbeitsgruppen zur Suizidentenbetreuung an internistischen Intensivstationen, die Intoxizierte aufnehmen, können geradezu ideal von der psychiatrischen Abteilung personell versorgt werden.

Alle Autoren weisen auf die zu knappe Personalausstattung außerhalb der Universitätskliniken hin. Dadurch kommt es zu starker Belastung des Personals. GRUNER beklagt die emotionale Enge der zu kleinen Teams, die rasch Abnutzungserscheinungen zeigen. Eine hohe Personalfluktuation ist die Folge. Gerade der Aufbau eines auch Körpermediziner überzeugenden Konsiliar- und Liaison-Dienstes bedarf aber erfahrener Mitarbeiter, die nach Möglichkeit schon eine Identität als Facharzt haben und an der Abteilung für personelle Kontinuität sorgen sollten.

Das angestrebte therapeutische Milieu wird –

wohl nicht spezifisch für solche Abteilungen – in allen Erfahrungsberichten durch zwei Charakteristika bestimmt: Überschaubarkeit und Freundlichkeit. Der Verstehbarkeit der Zusammenhänge, der Reaktionen und Entscheidungen des Personals wird gerade für psychotische Patienten große Bedeutung beigemessen, ebenso dem Nimbus der „guten Herberge", die aber nicht verwöhnen sollte. Die Überschaubarkeit scheint ebenso wie die Kombination therapeutischer Intentionen mit einer gewissen Kontrolle der Patienten, z. B. hinsichtlich einer langfristigen depotneuroleptischen Medikation, besonderer Aufmerksamkeit zu bedürfen, da mit der Sektorisierung der Patient etwas von seiner Anonymität verliert, weitergereicht wird, gewissermaßen nicht auskann aus dem System. Die Gefahr einer Kompetenzüberschreitung aus therapeutischem Überengagement ist immer gegeben.

Zusammenfassend läßt sich feststellen, daß die ursprünglich einmal angestrebte Ersetzung der großen Landeskrankenhäuser durch psychiatrische Abteilungen an Allgemeinkrankenhäusern nicht zustandegekommen ist. In ihrer Funktion der mittel- und langfristigen Patientenversorgung haben sie durch die Abteilungen keine Entlastung erfahren (SCHLICHTER 1982), in der Akutversorgung treten sie mit der Klinifizierung eher in Konkurrenz zu den Abteilungen. Das Bild der psychiatrischen Abteilung am Allgemeinkrankenhaus ist daher heute bestimmt durch die Entwicklung einer Aufgabenteilung, bei der den durchschnittlich jetzt etwa 120 Betten starken Abteilungen trotz ihrer Bemühungen um innere Differenzierung und Funktionsvielfalt in der Regel die Akutbehandlung zufällt, während chronisch Kranke und Problemgruppen wie forensisch-psychiatrische und Drogenpatienten weiterhin in speziellen Kliniken versorgt werden. Mittelfristige Behandlungen können evtl. in geringem Umfang noch an der Abteilung, sonst oft in nahegelegenen, in den Sektor integrierten flankierenden Einrichtungen bewältigt werden. Die Vorzüge der Abteilung liegen in ihrer Möglichkeit zu gemeindenaher Arbeit, denn sie ist in der Regel im Zentrum einer Großstadt lokalisiert, in der Entstigmatisierung und in der Durchflechtung mit den körpermedizinischen Fächern, für die mit allgemeinen und speziellen Konsiliardiensten wie z. B. einer ausgebauten Suizidentenbetreuung ein bislang meist vernachlässigter Handlungsbedarf abgedeckt werden kann. Eine Gefahr kann sich regional unterschiedlich mit einer zunehmenden Entwertung des zuständigen Landeskrankenhauses ergeben, dem mehr und mehr die Asylfunktion der Langzeitbetreuungen zufallen kann. Dieses Problem wird von allen Autoren herausgestellt, es muß ebenso wie das Problem zu knapper Personaldecken für die kleinen Einheiten gelöst werden, wenn die Abteilungen weiterhin erfolgreich arbeiten sollen.

Literatur
BENDER, W., GREIL, W., MEYER, G.: Psychiatrischer Konsiliardienst an einem medizinischen Großklinikum: Evaluation dreier Jahrgänge. Psychiatria clin. 16, 324–339 (1983).
GERSTENBERG, M.: Regionalversorgung und die psychiatrische Abteilung am Allgemeinkrankenhaus. In: G. LAUX u. F. REIMER (Hrsg.): Klinische Psychiatrie. Tendenzen, Ergebnisse, Probleme und Aufgaben heute. Hippokrates, Stuttgart: 1982.
GRUNER, W.: Der komplexe Umgang mit der Nähe – Erfahrungsbericht über die sechsjährige Arbeit der Psychiatrischen Abteilung am Kreiskrankenhaus Freudenstadt. Psychiat. Prax. 9, 178–183 (1982).
HAFNER, H.: Planung und Aufbau psychiatrischer Abteilungen und gemeindenaher Fachkrankenhäuser seit der Enquête-Erhebung am 30. 5. 1973. In: HÄFNER, H., PICARD W. (Hrsg.): Psychiatrie in der BRD 5 Jahre nach der Enquête. Rheinland: Köln 1980.
HENRICH, R., KRÜGER, H., OSTERMANN, R., PEIL, E.: Psychiatrie in Emden – das erste Jahr. Psychiat. Prax. 9, 163–177 (1982).
LORENZEN, H.: Einrichtung einer Psychiatrischen Abteilung am Allgemeinkrankenhaus in Hamburg-Eilbeck – Eine Beschreibung –. Psychiat. Prax. 9, 193–196 (1982).
MAHADEVAN, S., FORSTER, D. P.: Psychiatric units in district general hospitals and traditional mental hospitals: some recent evidence. Brit. J. Psychiat. 140, 160–165 (1982).
MALHOTRA, S., MURTHY, R. S., VARMA, V. K., et al.: A general hospital psychiatric unit inpatient facility. Soc. Psychiat. 17, 155–159 (1982).
MALLA, A. K., NORMAN, R. M. G.: Mental hospital and general hospital psychiatric units: a comparison of services within the same geographic area. Psychol. Med. 13, 431–439 (1983).
MICHAELIS, R., CROME, B., KUHLENKAMPFF, M., SCHWARTZ, R. B.: Sechs Jahre Psychiatrie an einem Allgemeinkrankenhaus. Psychiat. Prax. 9, 197–202 (1982).
MÜLLER, C.: Die Entwicklung vom Großhospital zur Gemeinde-nahen Psychiatrie. Ein Beispiel. Nervenarzt 47, 295–299 (1976).
PHILIPZEN, H.: Psychiatrische Abteilung im Gemeindekrankenhaus – Wegbereiter eines neuen Hospitals in der Gemeinde. Psychiat. Prax. 9, 184–189 (1982).
SCHLICHTER, R., REIMER, F.: Der Aufbau einer psychiatrischen Abteilung am Kreiskrankenhaus als Außenstelle eines PLK. In: LAUX, G., REIMER, F. (Hrsg.) Klinische Psychiatrie. Tendenzen, Ergebnisse, Probleme und Aufgaben heute. Hippokrates: Stuttgart (1982).
WILDBOLZ, A.: Konsiliar- und Liaisonpsychiatrie. Ein Beitrag zum ganzheitlichen Denken in der Medizin? Schweiz. Arch. Neurol. Neurochir. Psychiat. 131, 81–88 (1982).
WINKLER, W. Th.: Das psychiatrische Krankenhaus, organisatorische und bauliche Planung. In: KISKER, K. P., MEYER, J.-E., MÜLLER, C., STRÖMGREN, E. (Hrsg.): Psychiatrie der Gegenwart, soziale und angewandte Psychiatrie, Bd III, 2. Aufl., Springer: Heidelberg Berlin New York (^{2}1975).

CH. MUNDT

Abulie

[gr.: βούλεσϑαι = wollen]
Krankhafte Willensschwäche oder Willenlosigkeit bzw. Unvermögen, Entschlüsse zu fassen und Entscheidungen zu fällen, ist in so ausgeprägter Form, daß sie als Leitsymptom eines bestimmten Zustandsbildes betrachtet werden könnte, ein eher seltenes psychopathologisches Phänomen. Dem Willensakt kommt zwar einerseits oft nur eine hemmende Funktion zu, andererseits erfordert er aber auch einen derart beträchtlichen Energieaufwand, daß zuweilen bereits eine beginnende Des-

integration des Gesamtgefüges cerebraler Tätigkeit zu seiner Beeinträchtigung führt. Hinsichtlich des durchschnittlichen Niveaus der Willensleistungen und der jeweiligen Willenstenazität bestehen große individuelle Unterschiede. Abhängig vom Wechsel zwischen Erschöpfung und Wiedererfrischung treten manchmal schon physiologischerweise recht erhebliche Schwankungen in der Intensität bzw. Nachhaltigkeit der Willensvorgänge und der „Tatkraft" in Erscheinung. Der Begriff Abulie impliziert, daß die betreffende Persönlichkeit zwar wünscht und Strebungen verspürt, bestimmten Zielen nachzugehen, jedoch über keine hinreichenden psychischen Energien verfügt, um auch dementsprechend konsequent zu handeln. Insofern ergibt sich eine weitgehende Interdependenz von Willensstörungen und Beeinträchtigungen der Antriebsfunktionen.

KURT SCHNEIDER definiert den Willen als „die Möglichkeit, zwischen zwei oder mehr verschiedenen Strebungen zu unterscheiden", spricht ihm keine eigene Kraft zu, sondern bezeichnet ihn als puren Akt, „der den Strebungen die Handlung freigeben oder sie versagen kann". Am auffälligsten äußert sich die Funktion der Willensakte in „Unterlassungen", indem nach Art eines in der Wirksamkeit verstellbaren Filters Triebregungen unterdrückt, gebremst oder aber frei gewähren gelassen werden. Von ähnlichen Vorstellungen ausgehend hat ACH die aktuelle Fähigkeit, von zur festen Gewohnheit gewordenen Verhaltensweisen wieder absolut abzurücken, als Gradmesser der „Willensstärke" betrachtet, so daß sich sagen ließe, dem Willenlosen gelinge die innere Umstellung von zur Methode entwickelten „Neigungen" oder Formen eines „dynamischen Stereotyps" auf neue Haltungen, die etwa zur Aufgabe oder Pflicht gemacht und als Vorsatz gefaßt wurden. Wo hier die psychische Defizienz aber genau liegt, ob im Einzelfall primär mehr der Willensantrieb oder die Initiative, die Entschlußfassung oder der Prozeß der Durchführung einer initiierten Handlung gestört ist, läßt sich bei so genereller Betrachtung nur schwer entscheiden. Der Übergang zur → Apathie wird bei solcher Begriffsbestimmung praktisch fließend, z. B. im Gefolge hirnatrophiesierender Prozesse oder der progressiven Paralyse.

KRETSCHMER bezeichnet Inaktivitätssyndrome, wie man sie bei Zerstörungsherden in den präfrontalen Regionen gelegentlich als „reines Bild einfacher Bewegungsarmut bis zum weitgehenden Stillstand der Willensfunktionen" sieht, als „Stirnhirnakinese": Solche Kranke zeigen keinerlei Anläufe oder auch nur das Bedürfnis, von sich aus etwas zu unternehmen. Die hochgradige Willensschwäche und fehlende Ausdauer bei „vertrotteten" Alkoholikern oder sonstigen depravierten Suchtmittel-Abhängigen ist allbekannt. Ein Darniederliegen bewußt akzeptierter Antriebe, also derjenigen psychischen Funktionen, die – obschon oft weitgehend lediglich „Teilerscheinungen der Affekte" (BLEULER) – subjektiv als Wille erlebt werden, resultiert nicht nur aus einem Verblassen des affektiven Bereiches selbst, sondern auch aus dessen Instabilität, die gegebenenfalls zu einem raschen Flottieren der Handelnsrichtung je nach dem Wandel von internen Impulsen und äußerer Reizkonstellation führt, z. B. bei den sog. halt- oder zügellosen, extrem nachgiebigen, verführbaren abnormen Persönlichkeiten oder u. U. auch im Rahmen einer Manie. In diesem Zusammenhang verdient Beachtung, daß sich auf den niederen Entwicklungsstufen, im Tierreich, bei Kindern und sehr undifferenziert gebliebenen Herangewachsenen, sowohl Willens- und Affektausdruck als auch die ihnen zugrunde liegenden Bewußtseinsvorgänge noch nicht voneinander getrennt haben. Schließlich könnte das Entschlußvermögen dadurch blockiert sein, daß relativ mächtige, aber inkompatible Triebimpulse einander gegenüberstehen und zu einem unlösbaren Ambivalenzkonflikt führen. BLEULER sieht insbesondere bei der Ausschaltung der „zentrifugalen" oder „effektorischen" psychischen Vorgänge, wie sie bei Schizophrenien bis hin zur → Katalepsie gesehen werden, neben der eigentlichen „Sperrung" der Willensvorgänge gerade in einer solchen „Wirkung von Gegen- und Querantrieben" einen häufigen kausalen Mechanismus. Krankhafte Willensschwäche findet sich aber nicht nur als häufiges Symptom endogener Psychosen und organischer cerebraler Schädigungen, sondern ist, mehr oder weniger ausgeprägt, auch eine der Hysterie und Psychasthenie (JANET) zugehörige Erscheinung. Die durch Antriebsmangel und Willensschwäche charakterisierten pathologischen Persönlichkeitsentwicklungen scheinen jedoch mit dem Wandel des Zeitgeistes an Häufigkeit abgenommen zu haben (DIETRICH).

Literatur

ACH, N.: Analyse des Willens, Berlin-Wien: Urban & Schwarzenberg 1935.
BAEYER, W. v.: Neurose, Psychotherapie und Gesetzgebung. In: Handbuch der Neurosenlehre. Bd. I. München-Berlin: Urban & Schwarzenberg 1959.
BIRNBAUM, K.: Die krankhafte Willensschwäche und ihre Erscheinungen. Wiesbaden: Bergmann 1911.
BLEULER, E.: Lehrbuch der Psychiatrie. 11. Aufl., umgearbeitet von M. BLEULER. Berlin-Heidelberg-New York: Springer 1969.
DIETRICH, H.: Ein besonderer Typ willensschwacher Psychopathen (Oblomowisten). Münch. med. Wschr. 107, 2225 (1965).
GRASSL, E.: Die Willensschwäche, Leipzig 1937.
JANET, P.: Les Obsessiones et la Psychasténie. Paris: Alcan 1903.
KELLER, W.: Psychologie und Philosophie des Wollens. München-Basel: Reinhardt 1954.
KLAGES, W.: Psychologie und Psychopathologie des Antriebs. Fortschr. Neurol. Psychiat. 31, 133 (1963).
KRAEPELIN, E.: Psychiatrie. 8. Aufl. IV. Bd. 3. Teil. Leipzig: Barth 1915.
KRETSCHMER, E.: Medizinische Psychologie. 12. Aufl. Stuttgart: Thieme 1963.
LEWIN, K.: Vorsatz, Wille und Bedürfnis. Berlin 1926.
MEDICUS, F.: Die Freiheit des Willens und ihre Grenzen. Tübingen 1926.

MÜLLER-FREIENFELS, P.: Das Gefühls- und Willensleben. Leipzig 1924.
RICOEUR, P.: Philosophie de la Volonté, Tome I. Paris 1949.
SCHNEIDER, K.: Der triebhafte und der bewußte Mensch. Jb. Charakterol. 1, 347 (1924).
SCHNEIDER, K.: Klinische Psychopathologie. 7. Aufl. Stuttgart: Thieme 1966.
THOMAE, H.: Das Wesen der menschlichen Antriebsstruktur. Leipzig: Barth 1944.

B. PAULEIKHOFF und H. MESTER

Abusus → Drogenabhängigkeit

Abwehr
Der Begriff Abwehr wurde 1894 von S. FREUD für solche Vorgänge verwendet, bei denen unangenehme, unverträgliche Inhalte aus dem bewußten Erinnerungs-, Vorstellungs- und Wahrnehmungsbereich ausgeblendet wurden. 1926 formulierte FREUD Abwehr als Oberbegriff und → Verdrängung als Subkategorie. Abwehr ist eine Anpassungsreaktion, die meist unbewußt ist. Ihre Form kann einen engen Bezug zur Charakterstruktur haben. Im psychoanalytischen Verständnis dient sie als Schutz vor Angst, Schuld und dem Verlust des Selbstwerterlebens. Sie ist damit psychologisch sinnvoll, um die Balance des psychophysischen Integritätserlebens zu erhalten. In der FREUDschen Auffassung werden vorzugsweise Triebimpulse, deren Ausleben vom Individuum und/oder vom Kollektiv nicht geduldet werden kann, abgewehrt. Nach dem erweiterten Verständnis von A. FREUD können neben Triebimpulsen auch äußere angsterzeugende Situationen Abwehrmechanismen in Gang setzen.
LAPLANCHE u. PONTALIS (1972) unterschieden verschiedene Parameter der Abwehr: ihren Einsatz: der psychische Ort, der bedroht wird; ihren Träger: die Grundlage der Abwehrhandlung; ihre Finalität: z. B. die Tendenz, die Integrität und die Konstanz des Ichs aufrecht zu erhalten und wieder herzustellen; ihre Motive: was die Bedrohung ankündigt und die Abwehrvorgänge auslöst; ihre Mechanismen: hiervon sind für unsere Darstellung die folgenden zu nennen: 1. → Verdrängung, 2. Intellektualisierung und Rationalisierung, 3. Isolierung, 4. Reaktionsbildung, 5. Ungeschehenmachen, 6. → Regression, 7. → Projektion, 8. → Introjektion, 9. Wendung gegen die eigene Person und Verkehrung ins Gegenteil, 10. → Sublimierung, 11. → Konversion, 12. Verleugnung, 13. Identifikation, Identifikation mit dem Angreifer, 14. archaische Abwehrreaktionen.

1 Verdrängung
Siehe hier zunächst das Stichwort „Verdrängung" in der Bearbeitung von H. LINCKE in diesem Lexikon. Folgendes sei noch ergänzt: Um die Verdrängung, die einmal erfolgt ist, weiterhin auch aufrecht erhalten zu können, bedarf es einer besonderen Anstrengung, die S. FREUD als *Gegenbesetzung* bezeichnet. Er führt hierzu in „Hemmung, Symptom, Angst" (1926) aus: „Es ist ein wichtiges Stück der Theorie der Verdrängung, daß sie nicht einen einmaligen Vorgang darstellt, sondern einen dauernden (Kraft-)Aufwand erfordert. Wenn dieser entfiele, würde der verdrängte Trieb, der kontinierlich Zuflüsse aus seinen Quellen erhält, ein nächstes Mal den selben Weg einschlagen, von dem er abgedrängt wurde, die Verdrängung würde um ihren Erfolg gebracht, oder sie müßte unbestimmt oft wiederholt werden. So folgt aus der kontinuierlichen Natur des Triebes die Anforderung an das Ich, seine Abwehrreaktion durch einen Daueraufwand zu versichern. Diese Aktion zum Schutz der Verdrängung ist es, die wir bei der therapeutischen Bemühung als → Widerstand verspüren. Widerstand setzt das voraus, was ich als Gegenbesetzung bezeichnet habe."

2 Intellektualisieren und rationalisieren
LAPLANCHE u. PONTALIS definieren dieses Geschehen als „Vorgang, durch den das Subjekt seine Konflikte und Gefühle rational zu formulieren sucht, um sie so zu meistern. Der Ausdruck wird meist im negativen Sinn verwendet; er bezeichnet, besonders in der Behandlung, das Übergewicht, das dem abstrakten Denken gegenüber den auftauchenden Affekten und Phantasien gegeben wird" (1972, S. 232 f.).
Die Überbetonung der Denkfunktionen bewirkt, daß sie von der Abwehr gleichsam anstelle der Gefühlsinhalte gesetzt zu sein scheinen. Je stärker nämlich Affekte mobilisiert werden, desto mehr wird oft die intellektuelle, rationalisierende Seite betont, unter gleichzeitiger Entwertung der Gefühle. Fördernd ist dabei, daß bei der Rationalisierung ein schnelleres und auch dienlicheres Handhaben der Probleme möglich scheint. Diesen Aspekt hat auch A. FREUD betont: man versuche der „Triebvorgänge dadurch habhaft zu werden, daß man sie mit Vorstellungen verknüpft, mit denen sich im Bewußtsein hantieren läßt...". Dabei geschieht es, daß die Affekte in vom Träger nicht bewußt erlebter Distanz gehalten werden.
Bei der Rationalisierung, die vieles mit der Intellektualisierung gemeinsam hat, besteht aber eine Nuancierung hinsichtlich der logischen Kohärenz. Nach LAPLANCHE u. PONTALIS (1972) wurde der Begriff Rationalisierung von E. JONES (1908) in die Psychoanalyse eingeführt; sie definieren ihn folgendermaßen: „Vorgehen, durch welches das Subjekt versucht, einer Verhaltensweise, einer Handlung, einem Gedanken, einem Gefühl, etc., deren wirkliche Motive nicht erkannt werden, eine logisch-kohärente oder moralisch-akzeptable Lösung zu geben. Man spricht ganz besonders von der Rationalisierung eines Symptoms, eines Abwehrmechanismus, einer Reaktionsbildung. Auch beim Wahn gibt es Rationalisierung, die zu einer mehr oder weniger ausgeprägten Systematisierung führt" (S. 418).
Während bei der Intellektualisierung die Distanzierung und das Unbewußtwerden der Gefühlssei-

te betont wird, kommt es bei der Rationalisierung zusätzlich zu einer Akzentuierung der logischen Kohärenz und der moralisch akzeptablen Lösung. Bei der Intellektualisierung werden durch intellektuelle Aktivität Gefühle verdeckt, beispielsweise können Schuldgefühle wegdiskutiert und der Unterschied zwischen richtig und falsch kann „wegphilosophiert" werden. Diese Art Umgang mit Konfliktsituationen ist uns in unserer Kultur häufig anerzogen. Es geht um das „vernünftige" Verhalten, wobei unterstellt wird, zu jedem Problem gäbe es ein „vernünftiges" Rezept. Gleichzeitig wird es auch für unpassend gehalten, sich von Gefühlen leiten zu lassen.

Die Beobachtung der Abwehrmechanismen Intellektualisierung und Rationalisierung geht davon aus, daß im Idealfall intellektuelle und affektive Anteile beim Menschen synchron und aufeinander abgestimmt bewußt erlebt werden können. Beide Erlebnisanteile können sich gegenseitig beeinflussen. Das reife Verhalten eines Menschen ist nun nicht dadurch gekennzeichnet, daß Intellekt und Ratio vernachlässigt werden sollen. Es geht bei den beiden recht ähnlichen Abwehrmechanismen eher darum, daß die affektiven Anteile jeweils ins Unbewußte abgeschoben und dort verdeckt gehalten werden, wobei die rationalen sowie intellektualisierenden Anteile überwiegen.

3 Isolierung
In „Hemmung, Symptom, Angst" beschreibt S. FREUD bei der Zwangsneurose, daß die Denktätigkeit übersetzt sei. „Isolieren ... besteht darin, daß nach einem unliebsamen Ereignis ... eine Pause eingeschoben wird, in der sich nichts mehr ereignen darf, keine Wahrnehmung gemacht und keine Aktion ausgeführt wird" (GW XIV, S. 150). Gedanken oder Verhalten werden isoliert – besonders bei der Zwangsneurose – und damit aus dem Kontext und der Kohärenz der anderen Gedanken oder Verhaltensweisen abgetrennt. Es sind damit die Unterbrechungen und Sprünge im Gedankenablauf gemeint. LAPLANCHE u. PONTALIS heben hervor, daß es wichtig sei, den Ausdruck „Isolierung" für einen spezifischen Abwehrvorgang zu reservieren, der vom Zwang bis zu einem systematischen und vorgeplanten Verhalten geht und der in einer *Ruptur* der assoziativen Verknüpfung eines Gedankens oder einer Aktion, besonders mit dem zeitlich Vorhergehenden oder Folgenden bestehe.

4 Reaktionsbildung
Siehe hier zunächst das Stichwort „Reaktionsbildung" in der Bearbeitung von H. LINCKE in diesem Lexikon. Folgendes sei ergänzt: Insbesondere bei der Zwangsneurose kann man neben der Isolierung häufig die Reaktionsbildung finden; diese kann so stabil werden, daß sie als Persönlichkeitszüge imponieren, und auch dann bestehen bleiben, wenn Triebgefahren gerade nicht im Vordergrund stehen. Wie PETERS betont, handelt es sich bei der Reaktionsbildung um eine gelungene Abwehr, da weder der Triebwunsch noch die Reaktion darauf bewußt werden und in der Reaktionsbildung für das Ich nicht annehmbare Wünsche in sozial wertvolle Verhaltensweisen umgekehrt werden können.

5 Ungeschehenmachen
Dieser Abwehrmechanismus wird von S. FREUD ebenfalls besonders bei Zwangsneurosen beschrieben: Irrational und magisch werden Ereignisse, Handlungen, Gefühle, Vorstellungen, Gedanken ungeschehen gemacht, indem beispielsweise Gedanken benutzt werden, die eine gegenteilige Bedeutung oder Bewertung haben. Auf eine Handlung folgt unmittelbar eine zweite, die sie aufhebt, rückgängig macht.
„Das Ungeschehenmachen – im pathologischen Sinne – zielt auf die *Realität* des Aktes als solchen ab, den es vollkommen auszulöschen gilt, indem man sich so verhält, als ob die Zeit nicht irreversibel wäre" (LAPLANCHE u. PONTALIS 1972, S. 567). Der Zwangsneurotiker strebt die nicht mögliche Aufhebung des Geschehenen an, eine nachträgliche Aufhebung der Realität des Erlebten, Gedachten, des Gehandelten wird immer wieder versucht.

6 Regression
Der Begriff „Regression" im Sinne FREUDS wird in diesem Lexikon von H. LINCKE unter dem gleichnamigen Stichwort behandelt (siehe dort). Der Begriff Regression hat bei C. G. JUNG eine davon abweichende Färbung mit eher positiver Wertschätzung. Er beschreibt die Gerichtetheit der psychischen Energetik in eine progressive und eine regressive Bewegung: „Progression und Regression dürfen, energetisch betrachtet, nur als Mittel- oder Durchgangspunkt des energetischen Ablaufs aufgefaßt werden" (JUNG 1979, S. 51). In der Regression nimmt die Wertigkeit des Unbewußten zu unter Gleichgewichtsverschiebung gegenüber dem Bewußten. Dadurch werden „psychische Elemente über die Bewußtseinsschwelle gedrängt, die hinsichtlich der Anpassung anerkanntermaßen unnützlich sind. Wenn man sich aber bei der oberflächlichen Betrachtung und Bewertung der geförderten Materialien nicht aufhält ... so wird man entdecken ..., daß es auch keine neuen Lebensmöglichkeiten sind ... So verstehen wir jetzt, inwiefern durch die Regression aktivierte unbewußte Inhalte wertvolle Keime sind ..." (JUNG 1979, S. 45 f.). Beispielsweise können sie die Elemente der in der entsprechenden Lebenssituation gerade vernachlässigten Funktionen enthalten. Die Regression aktiviert unbewußte Tatbestände und ermöglicht damit das Sich-Hinwenden auf die psychische Innenwelt. Im JUNGschen Verständnis der Regression ist damit ebenfalls der Rückschritt enthalten, aber nicht nur im Sinne einer Rückentwicklung, sondern auch als „Anpassung an die Bedingungen der eigenen Innenwelt" (1979, S. 50), um in Übereinstimmung mit sich selbst zu kommen.

7 Projektion

Allgemeine Hinweise und der Gebrauch des Begriffes „Projektion" im Sinne FREUDS wird in diesem Lexikon von H. LINCKE unter dem gleichnamigen Stichwort behandelt. Ergänzt sei noch folgendes: Bei der Phobie beschreibt S. FREUD (1926, GW XIV, S. 157): „Das Ich benimmt sich so, als ob ihm die Gefahr der Angstentwicklung nicht von einer Triebregung, sondern von einer Wahrnehmung her drohe und darf darum gegen diese äußere Gefahr mit den Fluchtversuchen der phobischen Vermeidung reagieren." Bei S. FREUD ist der Vorgang der Projektion nicht im Sinne des Spiegelns, sondern mehr im Sinne des Von-Sich-Wegwerfens bezeichnet, wobei das Subjekt alles das, was es bei sich selber nicht akzeptieren mag (Triebe, Wünsche, Leidenschaften, Eigenschaften, etc.), einer anderen Person, Gruppe oder Sache „überwirft". Damit werden auch die Ursachen für unsere Affekte in die Außenwelt verlagert.

C. G. JUNG beschreibt die Projektion in einer ähnlichen Weise: „Die infolge der Verdrängung entsprechende Projektion wird vom Individuum nicht bewußt *gemacht*, sondern ergibt sich automatisch und wird auch als solche nicht erkannt, wenn nicht ganz besondere Bedingungen eintreten, welche die Zurücknahme der Projektion erzwingen. Der ‚Vorteil' der Projektion besteht darin, daß man den peinlichen Konflikt scheinbar endgültig losgeworden ist. Ein anderer oder äußere Umstände tragen nunmehr die Verantwortung" (GW V, S. 84). J. JAKOBI (1978, S. 143) erläutert: „Darum ist die Deutung auf der Subjektstufe eines der wichtigsten ‚Instrumente' der JUNGschen Traumdeutungsmethode. Sie ermöglicht das Verstehen der Schwierigkeiten und Konflikte des Individuums in und mit der Außenwelt als eine Spiegelung, als Abbild seines innerseelischen Geschehens und kann somit zur Zurücknahme der Projektion und zur Lösung der Probleme im Raum der eigenen Psyche führen."

8 Introjektion

Siehe hier zunächst das Stichwort „Introjektion" in der Bearbeitung von H. LINCKE in diesem Lexikon. Folgendes sei noch ergänzt: KERNBERG hat die Unterscheidung der positiven und der negativen Introjektionen herausgearbeitet. In der Erklärung der Borderline-Struktur und deren speziellen Abwehrmechanismen wird die Introjektion von libidinös-positiv und libidinös-negativ belegten Objekten stärker herausgearbeitet. KERNBERG (1978, S. 44 f.): „Eines der wesentlichen Ziele der Ichentwicklung und -integration besteht in der Synthese früherer oder späterer Introjektionen und Identifizierungen zu einer stabileren Ich-Identität. Denn die unter dem Einfluß libidinöser Triebabkömmlinge errichteten Introjektionen werden anfangs separat von den unter dem Einfluß aggressiver Triebabkömmlinge errichteten Identifizierungen aufgebaut (man spricht von ‚guten' und ‚bösen' inneren Objekten bzw. von ‚positiven' und ‚negativen' Introjektionen)."

C. G. JUNG beschreibt die Introjektion ebenfalls als Gegensatz der Projektion, die in einem „Hereinnehmen des Objekts in das Subjekt" besteht. „Bei der Introjektion rechnet der Patient Eigenschaften eines anderen, z. B. des behandelnden Arztes, des Vaters, der Mutter, etc. sich selber zu, so daß er in lächerliche Selbstvergötterung oder in moralische Selbstzerfleischung" (GW VII, S. 76) geraten kann.

9 Wendung gegen die eigene Person und Verkehrung ins Gegenteil

In „Triebe und Triebschicksale" (1915) beschreibt S. FREUD die Verkehrung ins Gegenteil und die Wendung gegen die eigene Person. Die beiden Abwehrvorgänge beschreiben Richtung und Objekt, wie sie bei dem Gegensatzpaar Sadismus–Masochismus miteinander verknüpft sind. Es erfolgt eine Umkehrung vom aktiv und aggressiv Handelnden in den passiv Erduldenden. Damit kann es zur Umkehr der Triebrichtungen kommen und in einzelnen Fällen das Subjekt treffen. Im Sinne von A. FREUD können gefahrsignalisierende Inhalte in ihr Gegenteil verkehrt werden und damit vor inkompatiblen Triebansprüchen schützen.

10 Sublimierung

Der Begriff der Sublimierung stammt aus der Chemie; hiermit wird die Übergangsweise eines Stoffes vom festen Aggregatzustand in den gasförmigen oder umgekehrt beschrieben, ohne daß der normalerweise dazwischenliegende flüssige Zustand angenommen wird. S. FREUD hat diesen Begriff analog übernommen und damit gemeint, daß Sexualtriebenergie übergeführt werden könne in schöpferische Leistungen, geistige Tätigkeit und kulturelles Schaffen. Siehe hier die ausführliche Darstellung des Begriffes unter dem Stichwort „Sublimierung" in der Bearbeitung von H. LINCKE in diesem Lexikon.

11 Konversion

Bei einem Konflikt können erhebliche Erregungsimpulse und Triebenergien aktiviert werden. Gelingt es nicht, den Konflikt zu lösen, so können diese Energien in somatische Erscheinungen umgeformt (konvertiert) werden. Siehe hierzu das Stichwort „Konversion" in diesem Lexikon in der Bearbeitung von H. LINCKE.

12 Verleugnung

Nach S. FREUD liegt eine Verleugnung dann vor, wenn eine Sinneswahrnehmung die konfliktträchtig ist oder zu sein scheint, nicht als Realität erlebt wird. Während bei der *Verdrängung* etwas ausgeblendet wird, um im Unbewußten festgehalten zu werden, tritt bei der *Verleugnung* etwas anderes an diese Stelle. Der Abwehrmechanismus der Verleugnung ist von RACAMIER (1982, S. 47) bei schizophrenen Psychosen eindrucksvoll beschrieben worden: „Im Bereich der Hauptverleugnung – nämlich der Existenzverleugnung, an die man zuerst denkt, die aber einzig in den psychotischen Akmen beobachtet wird, hebt sich eine Skala von abgestuften Verleugnungen ab: Sinnverleugnung, Bedeutungsverleugnung und Verleugnung der Andershaftigkeit."

13 Identifikation, Identifikation mit dem Angreifer
S. Freud formuliert in der „Traumdeutung": „Die Identifizierung ist also nicht simple Imitation, sondern Aneignung aufgrund des gleichen ätiologischen Anspruches; sie drückt ein ‚gleich wie' aus und bezieht sich auf ein im Unbewußten verbleibendes Gemeinsames" (GW II/III, S. 156).
Das Kind identifiziert sich mit Vater oder Mutter (primäre Identifikation) und hat Teil an den Eigenschaften (z. B. der Macht), die in diesem Elternteil verstärkt gesehen und erlebt werden. Die *Identifikation mit dem Angreifer* beschreibt A. Freud in dem Sinne, daß eine mächtige Person, die z. B. angreifend ist, Kritik übt, etc., als so gefährlich erlebt wird, daß eine Identifizierung mit diesen Eigenschaften und dieser Person stattfindet und damit die Gefahr unbewußt wird.

14 Archaische Abwehrreaktionen
Bei narzißtischen Neurosen und insbesondere bei Borderline-Patienten sind in den letzten Jahren weitere Abwehrmechanismen beschrieben worden. Rohde-Dachser weist darauf hin, daß archaische „Fluchtmechanismen" immer mit einer partiellen Ausschaltung der Wahrnehmung und deren Verarbeitung verknüpft seien. Die Gegenbesetzung, die die Verdrängung aufrecht erhält, fordert einen ständigen Kraftaufwand: hierzu ist die schwache Ich-Struktur des Borderline-Patienten oft nicht in der Lage. Die Abwehr erfolgt hier weniger gegenüber Triebimpulsen, sondern mehr gegenüber der unmittelbaren Bedrohung der Ich-Grenzen, gegenüber der drohenden Fragmentierung. Der zentrale Abwehrmechanismus der Borderline-Struktur ist die Spaltung. Der Begriff Spaltung entspricht als Übersetzung dem „Splitting" und sollte nicht mit den Spaltungsphänomenen in der Psychopathologie der Schizophrenen verwechselt werden. Den Abwehrmechanismus der Spaltung beschreibt Kernberg folgendermaßen: „Ich möchte noch einmal betonen, daß ich den Ausdruck ‚Spaltung' in einem sehr umschriebenen Sinne verwende, nämlich als Bezeichnung für das aktive Auseinanderhalten konträrer Introjektionen und Identifizierungen ... Integration bzw. Synthese konträrer Introjektionen und Identifizierungen sind möglicherweise die wichtigste Quelle für die Neutralisierung von Aggression (und zwar insofern, als hierbei libidinöse und aggressive Triebabkömmlinge miteinander legiert und im Rahmen dieser Integration neu organisiert werden) ... Spaltungsprozesse sind also eine Hauptursache der Ich-Schwäche, und da die Spaltung auch weniger Gegenbesetzungsenergie erfordert als die Verdrängung, greift ein schwaches Ich besonders leicht auf Spaltungsmechanismen zurück, so daß wiederum ein Circulus vitiosus entsteht, über den sich Ich-Schwäche und Spaltung wechselseitig verstärken. Klinisch manifestiert sich eine Spaltung u. a. in der Weise, daß – etwa bei bestimmten Charakterstörungen – gegensätzliche Seiten eines Konfliktes abwechselnd die Szene beherrschen, wobei der Patient in bezug auf die jeweilige andere Seite eine blande Verleugnung zeigt und über die Widersprüchlichkeit seines Verhaltens und Erlebens überhaupt nicht betroffen zu sein scheint ... Das vielleicht bekannteste Spaltungsphänomen ist die Aufteilung äußerer Objekte in ‚total gute' und ‚total böse' (bzw. ‚total schlechte'), wobei ein Objekt ganz abrupt und total seinen Charakter von einem Extrem zum anderen verändern kann, indem sämtliche Gefühle und Vorstellungen über die betreffende Person von einem Moment auf den anderen völlig ins Gegenteil umschlagen. In gleicher Weise können auch ständige extreme Schwankungen zwischen konträren Selbstkonzepten ein Ausdruck von Spaltungsprozessen sein. Die Spaltung kommt nicht als isolierter Abwehrmechanismus vor, sondern ist regelmäßig mit anderen Abwehrmechanismen kombiniert" (1978, S. 19 f.). Desweiteren führt Kernberg den Abwehrmechanismus der primitiven Idealisierung an, hierunter versteht er die Neigung, äußere Objekte zu „total guten" zu machen, damit sie gegen böse Objekte schützen können. Desweiteren beschreibt er Frühformen der Projektion, insbesondere die projektive Identifizierung. „Starke projektive Tendenzen sind häufiger Befund bei Patienten mit Borderline-Persönlichkeitsstruktur, wobei aber nicht nur die quantitative Ausprägung, sondern auch die besondere Qualität dieser Projektion charakteristisch ist. Der Hauptzweck der ‚total bösen', aggressiven, Selbst- und Objektimagines und als wichtigste Folge dieses Vorgangs entstehen gefährliche vergeltungssüchtige Objekte, gegen die der Patient sich wiederum zur Wehr setzen muß." Desweiteren beschreibt er Allmacht (Omnipotenz) und Entwertung: „Diese beiden Mechanismen stehen ebenfalls in engem Zusammenhang mit der Spaltung; sie sind außerdem direkte Manifestationen der Benutzung primitiver Introjektionen und Identifizierungen zu Abwehrzwecken. Patienten mit diesen beiden Abwehrhaltungen schwanken oft zwischen zwei scheinbar gegensätzlichen Einstellungen: zeitweilig dominiert das Bedürfnis, eine anspruchliche und anklammernde Beziehung zu einem idealisierten ‚magisch' erhöhten Objekt herzustellen, während zu anderen Zeiten die Phantasien und das Verhalten dieser Patienten selbst von einem tiefen Gefühl eigener magischer Omnipotenz durchdrungen sind."

Literatur
Freud, A. (1936): Das Ich und die Abwehrmechanismen. Kindler: München 1975 (Erstausgabe: Imago, London 1950).
Freud, S.: Gesammelte Werke (18 Bände). Fischer: Frankfurt ab 1960.

Adaptationssyndrom, allgemeines

JAKOBI, J.: Die Psychologie von C. G. JUNG. Walter: Olten 1971.
JUNG, C. G.: Die gesammelten Werke (18 Bände). Walter: Olten ab 1979.
KERNBERG, O. F.: Borderline-Störungen und pathologischer Narzißmus. 2. Aufl. Suhrkamp: Frankfurt 1978.
LAPLANCHE, J., PONTALIS, J.-B.: Das Vokabular der Psychoanalyse. Suhrkamp: Frankfurt 1972.
PETERS, U. H.: Wörterbuch der Psychiatrie und medizinischen Psychologie, 3. Aufl. Urban & Schwarzenberg: München, Wien, Baltimore 1984.
RACAMIER, P.-C.: Die Schizophrenen. Springer: Berlin-Heidelberg-New York 1982.
ROHDE-DACHSER, C.: Das Borderline-Syndrom. Huber: Bern, Stuttgart, Wien 1971.

P. HARTWICH

Adaptationssyndrom, allgemeines (SELYE) → Stress

Adoptionsstudien

Adoptionsstudien bilden eine wichtige Ergänzung der Zwillingsforschung und zeigen den Erbeinfluß bei psychischen Störungen eher noch deutlicher. Die Tatsache wird ausgenützt, daß bei Adoptivkindern biologische und soziale Familie verschieden und nicht identisch ist. Wiederholt sich eine Störung in der biologischen Familie, nicht aber in der Adoptivfamilie, so läßt dies auf erbliche Übertragung schließen. Ist sie dagegen in der Adoptivfamilie vermehrt, weist das auf psycho- und soziogenetische Ursachen hin. So ideal die Methode erscheint, so hat doch auch sie ihre Fehlerquellen. Die bei Adoptionen stattfindenden Siebungsvorgänge können die Ergebnisse verfälschen. Die Zahl einschlägiger Adoptionsfälle ist klein, die biologischen Eltern sind oft nicht mehr ausfindig zu machen, die Adoptiveltern verweigern die Mitarbeit.
→ *Schizophrenien.* Man verwendete 3 Strategien: 1. Man verfolgte Kinder Schizophrener, die in frühester Kindheit (Tage bis Monate) von ihren Eltern getrennt und in ein Heim oder Adoptivfamilien gebracht worden waren. Sie erkrankten später weit überdurchschnittlich häufig an Schizophrenie. Eine Erwartungshaltung im Sinne einer „self-fulfilling prophecy" kann keine Rolle gespielt haben, da die Adoptiveltern in der Regel nichts von der Schizophrenie in den biologischen Familien wußten. Dies gilt auch für die nachfolgend besprochenen Störungen. 2. Man sammelte Adoptivkinder, die schizophren wurden und untersuchte ihre Familien. In den biologischen Familien, nicht aber in den Adoptivfamilien kam vermehrt Schizophrenie vor. 3. In einer kleinen Serie von Kindern, die von nichtschizophrenen Eltern abstammten und von Schizophrenen adoptiert worden waren, erkrankte kein einziges an einer Prozeßschizophrenie.
Die in den amerikanischen Studien verwendete Schizophreniediagnostik entspricht nicht immer der europäischen. Besonders problematisch sind die sog. „Spektrumdiagnosen", worunter „schizophrenieartige" Störungen im weitesten Sinn, Pseudoneurosen, undifferenzierte, subparanoide, schizoide Persönlichkeiten verstanden werden. Die ursprünglich eingeschlossene „inadequate personality" wurde später fallen gelassen und auch sonst die Diagnostik überarbeitet. Da wir nicht wissen, was Schizophrenie ist und was dazu gehört, ist ein so weites Schizophreniekonzept gerechtfertigt. Andererseits erschwert es die Vergleichbarkeit mit anderen Untersuchungen. Die Spektrumstörungen sind unspezifisch, was aus ihrem hohen Vorkommen auch in Kontrollgruppen hervorgeht, und können durch nichtschizophrene Ehepartner in die Familien hereingekommen sein.
→ *Manisch-depressive Psychosen.* In einer belgischen Serie von nur 29 bipolaren Patienten waren affektive Psychosen mit 29% unter den biologischen Eltern 2,5mal häufiger als unter den Adoptiveltern, wobei bemerkenswerter Weise unipolare Psychosen weit überwogen. Die Erkrankungsrate der Adoptiveltern war allerdings mit 12% auch recht hoch.
→ *Alkoholismus.* In frühester Kindheit in nichttrinkende Familien adoptierte Söhne von Alkoholikern bekamen später ebenso oft Alkoholprobleme wie Söhne, die bei ihren trinkenden Vätern aufgewachsen waren, und viermal häufiger als Adoptivsöhne, die von nichttrinkenden Eltern abstammten (GOODWIN et al., 1974). Die Befunde an den Alkoholikertöchtern sind weniger deutlich, die Zahlen kleiner. Alkoholprobleme kamen wesentlich seltener vor als bei den Söhnen, aber wie bei diesen etwa viermal häufiger als im Durchschnitt, wenn man nach Geschlecht getrennt vergleicht. Nur die zu Hause gebliebenen, nicht aber die wegadoptierten Töchter erkrankten vermehrt an Depressionen. Depression ist also nicht – wie gelegentlich behauptet – eine alternative Manifestation der Alkoholismusanlage, sondern kommt in diesen Familien reaktiv zustande.
Kriminalität. Probleme der Definition und Probandenerfassung siehe → Psychiatrische Genetik. In der dänischen Adoptionsstudie von MEDNICK et al. wurden Adoptivsöhne zu 13,4% straffällig, wenn weder biologischer noch Adoptivvater jemals verurteilt worden waren (dänischer Durchschnitt männlich 8,0%). War der Adoptivvater mit dem Gesetz in Konflikt geraten, war Straffälligkeit kaum häufiger, nämlich 14%. Die Kriminalität stieg deutlich an (20%), wenn der leibliche Vater kriminell war, und kletterte auf 24,5%, wenn leiblicher *und* Adoptivvater eine Verurteilung erfahren hatten. Trotz ungünstiger Anlage- und Umwelteinflüsse wurden aber immerhin 75% nicht straffällig, – zumindest nicht aktenkundig! Die kleine amerikanische Serie von CROWE demonstriert wieder einmal, wie verwickelt und verschleiert die Anlage-Umwelt-Interaktion ist. Zur Adoption gegebene Babies weiblicher Strafgefangener, die meist zusätzlich einen kriminellen Vater hatten, wurden weit häufiger straffällig als Adoptivkinder von nichtkriminellen leiblichen Eltern. Die straffälligen Adoptierten hatten vor Adoption länger in

Heimen gelebt als die Nichtstraffälligen und dies könnte man als Ursache der späteren Kriminalität ansehen. Doch in einer Vergleichsgruppe von Adoptivkindern nichtkrimineller Eltern hatte eine vergleichbare Zahl eine vergleichbare Zeit ebenfalls vor Adoption in Heimen verbracht, aber ohne kriminell zu werden. Bestimmte Umweltverhältnisse entfalten ihre Wirkung offenbar erst bei entsprechender Anlage.

In einer schwedischen Serie war, entsprechend der allgemein niedrigeren Kriminalitätsrate der Frauen, Kriminalität bei Adoptivtöchtern mit 0,5% seltener als bei Adoptivsöhnen. Im Unterschied zu den Söhnen stieg sie gleichermaßen, ob nun biologische Eltern oder Adoptiveltern kriminell waren (2,2% bzw. 2,9%), schnellte aber genau wie dort hoch, wenn beide Eltern straffällig wurden (11,1%).

Literatur
CROWE, R. R.: The adopted offspring of women criminal offenders: A study of their arrest records. Arch Gen Psychiatry 27, 600–603 (1972).
GOODWIN, D. W., SCHULSINGER, F. F., MØLLER, N., HERMANSEN, L., WINOKUR, G., GUZE, S. B.: Drinking problems in adopted and non-adopted sons of alcoholics. Arch Gen Psychiat 31, 164–169 (1974).
KETY, S. S., ROSENTHAL, D., WENDER, P. H., SCHULSINGER, F. F.: Studies based on a total sample of adopted individuals and their relatives: Why they were necessary, what they demonstrated and failed to demonstrate. Schizophr. Bull. 2, 413–428 (1976).
MEDNICK, S. A., GABRIELLI, W. F., HUTCHINGS, B.: Genetic influences in criminal convictions: Evidence from an adoption cohort. Science 24, 891–894 (1984).
MENDLEWICZ, J., RAINER, J. D.: Morbidity risk and genetic transmission in manic-depressive illness. Amer. J. Hum. Genet 26, 692–701 (1974).
ZERBIN-RÜDIN, E.: Gegenwärtiger Stand der Zwillings- und Adoptionsstudien zur Schizophrenie. Nervenarzt 51, 379–391 (1980).
ZERBIN-RÜDIN, E.: Gegenwärtiger Stand der Zwillings- und Adoptionsstudien zur Kriminalität. In: H. GÖPPINGER, R. VOSSEN (Hrsg.) Humangenetik und Kriminologie, Kinderdelinquenz und Frühkriminalität. Stuttgart: Enke 1984, S. 1–17.
ZERBIN-RÜDIN, E.: Alkoholismus, Anlage und Umwelt. In: K. D. ZANG (Hrsg.) Klinische Genetik des Alkoholismus. Stuttgart: Kohlhammer, 1984, S. 29–46.
E. ZERBIN-RÜDIN

Adversivanfall → Epilepsie

Affekt – Affektivität

Unter Affekt versteht man allgemein ein besonders intensiv erlebtes Gefühl, das mit auffallenden somatischen Begleiterscheinungen verbunden ist. Tiefe des Erlebens, Einengung des Bewußtseins und Minderung der Willenskontrolle sind die hervorstechenden Merkmale des Affektes, aus dem u. U. Affekthandlungen entstehen.

Als Affektivität bezeichnete E. BLEULER „die Gesamtheit der Stimmungen, Gefühle, Affekte und der allgemeinen Erregbarkeit eines Menschen" (BLEULER, E.: Lehrbuch der Psychiatrie. Springer, Heidelberg 1949).

Gefühle (Emotionen) lassen sich begrifflich nicht immer scharf von Affekten differenzieren. Die Termini Affekt und Emotion werden fast synonym verwendet. Der alltägliche Sprachgebrauch ist fließend und ungenau.

Affekt im Sinne von Leidenschaft ist im altgriechischen Sprachgebrauch eine spezielle Form des umfassenden Begriffes „πάθος".

Erste Ansätze einer Philosophie der Affekte findet man bei den Vorsokratikern. Historisch einflußreich wurde das ethisch negative Urteil: „Man hüte sich, die Affekte zu wecken" (DIELS: Fragmente der Vorsokratiker 58 D 9).

DEMOKRIT, dem Atomisten, wird der Satz zugeschrieben: „Arzneikunst heilt des Leibes Krankheiten, Weisheit befreit die Seele von Affekten" (DIELS: Fragmente der Vorsokratiker 68 B 31).

PLATONS Beurteilung der Affekte ist in verschiedenen Phasen seiner literarischen Tätigkeit unterschiedlich. Eine einheitliche Affektlehre hat er offenbar nicht entwickelt. Entstehungsgründe für Schmerz und Lust sind körperlicher Natur, seelischer Art sind dagegen Erwartungen des Angenehmen oder des Unangenehmen in bezug auf ein lust- oder schmerzbringendes Objekt (J. LANZ).

Für ARISTOTELES sind die Affekte Gegenstand psychologischer Forschung. Interessant ist die von ihm erwähnte Zweiteilung der Affekte hinsichtlich ihrer Entstehungsursache. Sie sind psychischer oder körperlicher Natur. Im systematischen Sinne versteht er unter Affekten alle Bewegungen der Seele, die von Lust oder Schmerz begleitet sind, wie beispielsweise Begierde, Zorn, Furcht, Mut, Neid, Eifersucht, Freude u. a.

Der Umgang mit den Affekten, den Gemütsbewegungen ist ein wesentliches Thema der älteren und jüngeren Stoa, die sich in erster Linie als praktische Philosophien verstanden.

V. FEUCHTERSLEBEN definierte im „Lehrbuch der ärztlichen Seelenkunde" (1845) als Emotionen: das Lachen, das Weinen, Gähnen, gewisse Veränderungen der Stimme und des Atemholens, manchmal das Herzklopfen, das Erröten und Erbleichen, Augen- und Mienenspiel. Physisches und psychisches Moment beanspruchen ähnlich wie in Schillers „sympathischen Bewegungen" („Ueber Anmut und Wuerde", 1793) die gleiche Bedeutung.

Der ursprünglich stoischen Unterscheidung von plötzlichen und habituell chronischen Gemütsbewegungen widerfährt in Anthropologie und Psychologie KANTS (1724–1804) eine Einengung. KANT trennte den Affekt als plötzliches Gefühl der Lust oder Unlust von den Leidenschaften als habituellen Begierden.

Affektlehre beschränkt sich bei KANT auf einen Teil ihres ursprünglichen Gegenstandes der menschlichen Gemüts- und Gefühlssphäre in ihrer umfassenden Bedeutung.

Parallel mit der allmählichen Lösung der Psychologie als eigenständiger Disziplin von der Philosophie im 19. Jahrhundert schwindet der Begriff „Leidenschaft" aus der Fachliteratur.

Mit der Emanzipation der Psychologie von der

Philosophie im letzten Drittel des 19. Jahrhunderts wurde „Leidenschaft" (Affekt-passio) wieder problematisch (s. WUNDT: „Grundzüge der physischen Psychologie" 1903). Im deutschen Sprachraum begegnet man dem „Affekt" schon 1526 (s. KLUGE: Etymologisches Wörterbuch der deutschen Sprache 1963), „Leidenschaft" wird 1647 durch ZESEN (Amsterdam 1667) eingeführt und gilt noch 1691 als „novum vocabulum" (s. J. u. G. GRIMM: Dtsch. Wb. 6, 1885 pag. 670 ff.). KANT unterschied noch zwischen Affekt und Leidenschaft („Anthropologie" Vorlesungen ab 1772/73 pbl. 1798). „Affekt gehört zu den Gefühlen der Lust und Unlust", ist Überraschung durch Empfindung, sie gleicht dem „Schlagfluß" oder dem „Rausch". Leidenschaft bedeutet demgegenüber „dominierende habituelle Begierde", sie ist „eine bleibende, durch die Vernunft des Subjektes schwer oder gar nicht bezwingliche Neigung, sie gleicht der Schwindsucht oder dem Wahnsinn" (zit n. LANZ).
SCHELERS Analysen stellten den Unterschied zwischen Affekt und Leidenschaft in einer Schichttheorie als „Leib- und Lebensgefühle" heraus. KURT SCHNEIDER unterschied „Leibgefühle" von „seelischen Gefühlen". Der phänomenologisch-anthropologisch orientierten deutschen Psychologie blieb die Einteilung Affekt/Leidenschaft bzw. Emotion/Leidenschaft geläufig. Von neueren philosophischen Untersuchungen des Affekt- und Leidenschaftsphänomens sind SARTRES „Esquisse d'une théorie phénoménologique des émotions" (Paris 1939) und BLOCHs Analyse der Affekte in seinem grundlegenden Werk „Das Prinzip Hoffnung" (1959) zu nennen.
Neurophysiologisch erscheinen Emotionen als „Problem der Organfunktionen, die der Kontrolle durch das sog. autonome bzw. vegetative Nervensystem unterliegen" (HOFSTÄTTER: „Psychologie", Fischer-Bücherei 1965) und die durch die Tatsache, daß der Mensch auf dem Wege prägnanter Vorstellungen einen Einfluß auf bestimmte Organfunktionen gewinnen kann, eingeschränkt wird. Die Frage, wie organische Vorgänge mit Gefühlen der Erregung, des Zornes etc. zusammenhängen, werden verschieden beantwortet. JAMES (1884) betrachtete die „Rückempfindungen" der Veränderungen im Bereich der Eingeweide des Muskelsystems als erlebnismäßig reflektierte „Emotionen". Sie werden reflektorisch von Receptoren ausgelöst. Die Formel von JAMES: „Wir weinen nicht, weil wir traurig sind, sondern wir sind traurig, weil wir weinen", wird durch die der Entfaltung des vollen Gefühles in der Regel *folgende* viscerale Reaktion zumindest in Frage gestellt. CANNON und BARD entwickelten Ende der zwanziger Jahre eine Hypothalamus-Theorie der Emotionen, die eine „Lokalisation bestimmter Verhaltensmuster im Diencephalon" voraussetzt, deren Auswirkungen im Ruhezustand durch corticale Bremsen verhindert werden. Signalisieren die Receptoren eine ungewöhnliche Situation, so verringert sich die hemmende Wirkung der Hirnrinde; es kommt zur Freisetzung „hypothalamischer Impulse" in die Ausführungsorgane, gleichzeitig werden diese Vorgänge, die den Gefühlen der Aufregung, des Zornes, der Angst etc. „entsprechen" im Cortex „repräsentiert".
ARNOLD (1950) und LINDSLEY (1951) kritisierten die „Enthemmungstheorie" mit dem Hinweis, daß der Hirnrinde Impulse vom Zwischenhirn zugeleitet werden. Das Modell der sog. „Aktivierungstheorie der Emotionen" sieht die corticale Bewertung von Sinnesreizen vor, die eine gefühlsmäßige Stellungnahme, ferner die Auslösung der im Hypothalamus gespeicherten Verhaltensmuster und deren Übertragung auf Ausführungsorgane, ihre Rückmeldung, die Erzeugung der Gefühle bewirkt.
Zahlreiche Untersuchungen wurden zur Frage der quantitativen Bestimmung emotionaler Erregungszustände durchgeführt, die sich auf die vegetativ gesteuerten Organe beziehen (Atemfrequenz, Blutdruck etc.). Zu erwähnen ist in diesem Zusammenhang FÉRÉ (1888), der feststellte, daß elektrischer Leitungswiderstand bei Erregung ab- und im Zustand der Beruhigung zunimmt (psychogalvanischer Reflex). Psychologische bzw. neurophysiologische Untersuchungen der „Affekte" und „Emotionen" gehen von der Voraussetzung aus, daß jedes Gefühl als eine „Veränderung des Aktivierungsniveaus" eines Organismus zu beschreiben ist (s. HOFSTÄTTER).
Komplizierter als die neurophysiologischen sind die psychologischen und psychopathologischen Theorien der Emotionen. GRUHLE („Verstehende Psychologie" 2. Aufl. 1956) gibt im Kapitel E („Das Gemüt") eine auch heute noch unüberholt umfassende Darstellung der in ihrer historischen Entwicklung gezeichneten Probleme. Eine „die Anstrengung des Begriffes" (HEGEL) verneinende Position hat kaum verheerendere Folgen als in der Psychologie und Psychopathologie der Gefühle und Triebe. „Nirgends ist es wichtiger, die veränderten Begriffe scharf zu fassen als in der Gemütslehre" (GRUHLE).
Nicht zuletzt als Folge bestimmter Fragestellungen, die sich aus der modernen Schizophrenieforschung (G. HUBER, G. GROSS, R. SCHÜTTLER, L. SÜLLWOLD, L. CIOMPI u. a.) ergeben, treten Affektivität und kognitive Funktionen in ihren phänomenologischen Aspekten und Interdependenzen (letztere werden durch die neuroanatomischen und neurophysiologischen Erforschungen des limbischen Systems der letzten Jahrzehnte gestützt) in den Vordergrund der Forschung. L. CIOMPI hat 1982 in einer Monographie „Affektlogik" diesem Thema nicht zuletzt unter Rückgriff auf die psychoanalytische Affektlehre und die Systemtheorie v. BERTALANFFYs differenzierte Überlegungen gewidmet. Die Forschungslage in diesem, eine Synthese zahlreicher Einzelerkenntnisse anstrebenden

Bereich erscheint aber z. Zt. noch zu unbestimmt, um sie enzyklopädisch darzustellen.

Literatur
BERTALANFFY, V. L.: Modern theories of development. New York (Harper, Tordbooks) 1962.
BLOCH, E.: Das Prinzip Hoffnung, Bd. I, 1. Aufl., Berlin: Aufbau Verlag 1959.
CIOMPI, L.: Affektlogik. Über die Struktur der Psyche und ihre Entwicklung. Stuttgart: Klett-Cotta 1982.
GRUHLE, H. W.: Verstehende Psychologie. 2. Aufl. Stuttgart: Thieme 1956.
HOFSTÄTTER, R.: Psychologie. Frankfurt/M.: Fischer 1957.
HUBER, G.: Das Konzept subtratnaher Basissymptome und seine Bedeutung für Theorie und Therapie schizophrener Erkrankungen. Nervenarzt 54, 23–32 (1983).
HUBER, G., GROSS, G., SCHÜTTLER, R.: Schizophrenie. Eine verlaufs- und sozialpsychiatrische Langzeitstudie. Berlin-Heidelberg-New York: Springer 1979.
KRETSCHMER, E.: Medizinische Psychologie. 2. Aufl. Stuttgart: Thieme 1956.
LANZ, J.: Beitrag „Affekt". In: Historisches Wörterbuch d. Philosophie, herausgegeben von JOACHIM RITTER, Bd. I, Darmstadt 1971.
SÜLLWOLD, L.: Symptome schizophrener Erkrankungen. Uncharakteristische Basisstörungen. Berlin Heidelberg New York: Springer 1977.

J. VLIEGEN

Affektinkontinenz → Psychosyndrom, organisches

Affektive Ambivalenz → Schizophrenie

Affektivität → Affekt

Affektpsychose → Psychose, manisch-depressive

Aggravation
[lat.: aggravare = drücken, verschlimmern, steigern]
In der Medizin insgesamt wird mit Aggravation vornehmlich die Verschlimmerung von Krankheitserscheinungen bezeichnet. In der Psychiatrie hat der Ausdruck noch eine zweite Bedeutung: das Übertreiben von objektiven oder subjektiven Störungen. Im Gegensatz zu Aggravation in diesem zweiten Sinn werden bei der Simulation Beschwerden vorgetäuscht, die in Wirklichkeit nicht vorhanden sind. Aggravation kann bewußt oder unbewußt sein. Liegt eine unbewußte Komponente vor, wird auch von psychogener Überlagerung gesprochen. Praktisch immer wird mit dem Ziel aggraviert, aus den gezeigten Störungen einen Vorteil zu ziehen, sei es in Form von Zuwendung, Schonung, finanzieller Unterstützung oder anderem.
Aggravierendes Verhalten kommt nicht selten bei zivil- und militärrechtlichen Verfahren vor, z. B. wenn es um Entschädigungsansprüche oder die Freistellung von der Wehrpflicht geht. Ein typisches Merkmal ist die Aggravation bei Fällen von sog. Rentenneurose. Im allgemeinen leiden solche Patienten an einer chronischen Psychoneurose oder psychosomatischen Störung. Die massive Abwehrhaltung, die den psychotherapeutischen Zugang verunmöglicht, die Unfähigkeit, mit den Störungen leben zu lernen und oft auch negative iatrogene Faktoren führen dazu, daß der Patient sich auf sein Rentenbegehren versteift. Er vertritt beharrlich die Auffassung, wegen der Beschwerden arbeitsunfähig zu sein. Weil die Symptome für sich allein genommen kaum je so stark sind, daß sich daraus eine Berentung begründen ließe, besteht zurecht der Eindruck der Übertreibung. Viele dieser Patienten sind aber insgesamt psychisch so schwer gestört, daß eine Invalidität vorliegt.

J. SCHÖPF

Aggressivität
Der Begriff Aggressivität leitet sich aus dem lateinischen aggredior (adgredior) ab: an oder zu jemandem heranschreiten, auf jemanden oder etwas zugehen, zukommen, sich nähern. Später wird dieser Begriff auch in feindlicher Bedeutung verwendet, im Sinne des offenen Angreifens, Überfallens. In der Rhetorik bedeutete aggressiv: Angriff im Sinne des ersten Anlaufs, den der gerichtliche Redner nimmt. Im heutigen Sprachgebrauch beschreibt dieser Begriff Eigenschaften, die dimensional aufgefaßt werden: Vom Sich-Selbst-Behaupten über das Eine-Sache-Anpacken bis in den Bereich des Zerstörerischen und Tötenden. Die Aggressivität der Menschen kann u. a. 1. vom biologischen, 2. vom psychoanalytischen, 3. vom psychologischen und 4. vom klinischen Gesichtspunkt her betrachtet werden.

1 Biologische Betrachtung der Aggressivität
Nach der DARWINschen Konzeption ist der „Kampf ums Dasein" ein zentrales Prinzip im Tierreich. Die Aktivität, mit der die Lebensschwierigkeiten bewältigt werden, die Verteidigung gegenüber Artgenossen und anderen Tieren, wird hier unter den Begriff der Aggression gefaßt. K. LORENZ nimmt für den Aggressionsbetrieb eine organische Grundlage an; diese bezieht sich auch auf die affektive Abwehrreaktion, die bei Katzen experimentell im caudalen Hypothalamus durch elektrische Reizung ausgelöst werden kann. Dabei kommt es zu allen Anzeichen von Wut und Aggression. Auf den Menschen übertragen würde das bedeuten, daß die Aggressionstriebe im Zwischenhirn ihre lokalisatorische Verankerung hätten. W. KLAGES (1967) führt hierzu aus: „Sie kommen in ihren elementaren Formen in atavistischen, raubtierartigen Verhaltensweisen zum Ausdruck, sowohl, was die motorischen Formen des Kratzens, Beißens und Schlagens als auch was die zugehörigen Lust- und Wutaffekte betrifft. Sie beziehen sich auch auf den Antrieb im allgemeinen motorischen Sinn; im Enthemmungsfall findet sich die Entstehung einer triebhaften anhaltenden motorischen Unruhe, die von Reizung von außen reflexartig aggressiv entlädt" (S. 98). Im Sinne von K. LORENZ entspringt die Aggression primär einem instinkthaften Verhalten beim Menschen, das während der langen Entwicklungsgeschichte aus-

geformt worden ist: „Es ist mehr als wahrscheinlich, daß die bösen Auswirkungen der menschlichen Aggressionstriebe ganz einfach darauf beruhen, daß die intraspezifische Selektion der Menschen in grauer Vorzeit ein Maß von Aggressionstrieb angezüchtet hat, für das er in seiner heutigen Gesellschaftsordnung kein adäquates Ventil findet" (1963, S. 341).

2 Psychoanalytische Theorien der Aggression

A. ADLER soll den Begriff Aggressionstrieb eingeführt haben. Er definierte ihn als Summe der Einstellungen, die die Auseinandersetzung des Menschen mit seiner Umwelt ausmachen. Nach A. ADLER bildet der Aggressionstrieb ein „alle Triebe verbindendes psychisches Feld, in das Erregung einströmt, sobald einem Primärtrieb die Befriedigung versagt bleibt". In dem von SCHULTZ-HENCKE vorgeschlagenen Ansatz wird der Aggressionstrieb ebenfalls im Sinne des An-Etwas-Herangehens oder des Sich-Expandierens gesehen. Um 1920 spricht S. FREUD vom Destruktionstrieb, indem er die Konzeption des Aggressionstriebes aufgreift. Er interpretiert ihn als Ableitung eines Todestriebes, den er, als den Lebewesen innewohnendes Streben zu einem anorganischen Zustand, beschreibt.

3 Psychologische Aggressionstheorien

In der Psychologie fand die Frustrations-Aggressions-Hypothese (J. DOLLARD et al., 1939) starke Beachtung und regte viele experimentelle Untersuchungen an. Ihre Bekanntheit ist wohl mit auf die Einfachheit ihrer Aussage zurückzuführen. Später kam es zu Modifikationen, beispielsweise in dem Sinne, daß Frustration ganz grundsätzlich Ärger, Wut oder andere Antriebsenergien freisetzen kann. Damit wird deutlich, daß auf Frustration nicht spezifisch aggressive Verhaltensweisen folgen müssen, sondern daß zunächst einmal eine Aktivierung ausgelöst wird. Ob diese Aktivierung nun in Form von Aggressivität oder in Form anderer energetischer Leistungen zum Ausdruck kommt, hängt vom Zusammenspiel vieler Faktoren ab (weitere Ausführungen s. W. KREBS).
Unter lernpsychologischem Aspekt wird Aggression erlernt, d. h., es gibt keinen primär gegebenen Aggressionstrieb und auch nicht spezifische Auslösegegebenheiten. Das klassische Konditionieren kann dazu führen, daß Ärger und Wut auf ursprünglich neutrale Reizgegebenheiten übertragen werden können. Operantes Konditionieren bedeutet, daß Verhaltenseinheiten, die positiv oder negativ verstärkt werden, hier aggressive Verhaltensweisen aufrecht erhalten.
Ferner ist das Lernen am Modell, durch Imitation oder durch Beobachtung, hervorzuheben. So sollen bei Kindern Aggressionsverhaltensweisen gefördert werden, wenn sie in Filmen oder an vorbildhaften Figuren aggressive Verhaltensweisen beobachten können.

4 Zur Klinik der Aggressivität

Aggressive Verhaltensweisen bei psychiatrischen Patienten können gegen sich selbst oder gegen die Umwelt gerichtet sein. Bei schizophrenen Patienten, bei gereizten Manikern, bei Epileptikern und bei vielen hirnorganischen Erkrankungen ist von der Möglichkeit der Entfesselung von Aggressivität oft die Rede. Von Aggressionsumkehr wird gesprochen, wenn die aggressive Energie nicht nach außen abgeleitet werden kann, sondern sich die Energie gegen den Betreffenden selbst richtet. Dabei kann es zu Selbstverletzungen bis hin zu suizidalen Handlungen kommen.
M. JAECKEL u. S. WIESER (1967) haben deutlich gemacht, daß im Meinungsstereotyp der Bevölkerung der Geisteskranke als unberechenbar und gefährlich gilt. Inwieweit dieses Vorurteil unzutreffend ist, haben W. BÖKER u. H. HÄFNER bearbeitet. Interessant ist, daß in den älteren psychiatrischen Schriften (z. B. KRAFFT-EBBING, 1892; BUMKE, 1912) der Geisteskranke häufig als unberechenbar, gewalttätig und aggressiv beschrieben wird. Dagegen ist in der Untersuchung von W. BÖKER u. H. HÄFNER folgendes Resultat bemerkenswert: „Geistesgestörte insgesamt begehen nicht häufiger, aber auch nicht wesentlich seltener eine Gewalttat als Geistesgesunde." Der Begriff Geistesgesunde bezieht sich hier jedoch auf solche Personen, bei denen nicht eine Geistesstörung im Sinne einer Psychose, eines Schwachsinns, eines Anfallsleidens, usw. besteht. Ob bei sog. Geistesgesunden Neurosen und Persönlichkeitsstörungen (Psychopathien) bestanden haben, wurde in die Untersuchung nicht miteinbezogen. Bezüglich der Aggressivität kommen W. BÖKER u. H. HÄFNER zu folgenden Resultaten: „Wenn man die Gefährlichkeit Geistesgestörter definiert als die relative Wahrscheinlichkeit, eine Gewalttat zu begehen, so hat sich an unseren Ergebnissen gezeigt, daß sie die Gefährlichkeit der strafmündigen Bevölkerung als Gesamtheit nicht wesentlich übersteigt. Diese Feststellung läßt ein deutliches Fragezeichen hinter die Annahme setzen, Geistesstörungen seien eine bevorzugte Ursache von Gewalttätigkeiten oder würden insgesamt zur Gewalttätigkeit disponieren" (1973, S. 234). Die Autoren folgern daraus, daß die allgemeine Wendung der Psychiatrie zu einer offeneren Versorgung psychisch Kranker im Hinblick auf das Gewalttatenrisiko verantwortbar sei. Wichtig ist auch die Feststellung der Autoren, daß kein Anhalt dafür bestünde, bestimmte Erkrankungsformen seien mit einer exzessiven Disposition zur Gewalttätigkeit verbunden. Bezüglich der Tatausführung heben die Autoren hervor: „Besondere Brutalität in der Ausführung der Tat – wie außergewöhnlich grausame oder perverse Mißhandlung des lebenden oder des getöteten Opfers – sind bei geistesgestörten Tätern sehr selten. Sie begleiten offensichtlich eher die Gewaltdelikte ‚normaler' und persönlichkeitsgestörter Täter als diejenigen von Geisteskranken oder Geistesschwa-

chen im engeren Sinne." Demgegenüber scheint es doch eine der charakteristischen Formen der Gewalttätigkeit Geistesgestörter bei → Suiziden in der Form des erweiterten Suizids zu geben. Hier sind Frauen, insbesondere solche mit affektiven Psychosen, überrepräsentiert. Bezüglich der einzelnen Krankheitsbilder ließ sich noch folgendes differenzieren: „Von besonderer Bedeutung scheint uns, daß eine Diagnose, die man nicht selten mit Aggressivität verbindet, die zyklothyme Manie, extrem selten auftaucht. Unter den Tätern mit affektiven Psychosen, die fast ausschließlich an → Depressionen litten, fand sich nur ein einziger Fall einer klassischen Manie: Jene Frau, die im Bierzelt ihrem Nachbarn mit dem Maßkrug auf den Kopf schlug." Die Untersuchungen lassen sogar den Schluß zu, daß manisch Kranke außergewöhnlich ungefährlich seien.

Hinsichtlich des Zusammenhangs zwischen zeitlichem Ablauf der Psychose und Gewalttätigkeit zeigte sich, daß solche Patienten, die tatsächlich zur Aggressivität neigen, diese Taten relativ kurz nach Entlassung oder Entweichung aus der stationären Behandlung ausgeführt haben. Offensichtlich ist es möglich, eine Risikoperiode einzugrenzen.

Literatur
BÖKER, W., HÄFNER, H.: Gewalttaten Geistesgestörter. Berlin-Heidelberg-New York: Springer 1973.
BUMKE, O.: Handbuch der Geisteskrankheiten. Berlin: Springer 1928.
DOLLARD, J., DOOB, L. W., MILLER, N. E., MOWRER, O. H., SEARS, R. S.: Frustration and aggression. New Haven: Yale University Press 1939.
JAECKEL, M., WIESER, S.: Studien zur „unsichtbaren Schranke" bei psychisch Kranken. Soc. Psychiat. 2, 100–106 (1967).
JUNG, R.: Neurophysiologie und Psychiatrie. In: K. P. KISKER, J. E. MEYER, C. MÜLLER, E. STRÖMGREN (Hrsg.) Psychiatrie der Gegenwart. Bd. I, 2. Heidelberg-Berlin-New York: Springer 1980.
KLAGES, W.: Der menschliche Antrieb. Stuttgart: Thieme 1967.
KRAFFT-EBBING, R. VON: Lehrbuch der gerichtlichen Psychopathologie. Stuttgart: Enke 1892.
KREBS, W.: Aggressionstheorien. In: U. H. PETERS (Hrsg.) Lexikon der Psychologie des 20. Jhdts, Bd. 10. Zürich: Kindler 1980.
LORENZ, K.: Das sogenannte Böse. Zur Naturgeschichte der Aggression. Wien: Schoeler 1963.
SCHULTZ-HENCKE, H.: Der gehemmte Mensch. Leipzig: Thieme 1940.

P. HARTWICH

Agieren
[lat.: agere = handeln]
Unter Agieren oder „acting out" versteht die Psychoanalyse Verhaltensäußerungen oder Handlungsweisen, denen, psychodynamisch gesehen, Wiederholungs- und Vermeidungscharakter zukommt und die somit die Funktion eines → Widerstandes gegen die Bewußtwerdung bestimmter Erinnerungen oder bestimmter Phantasien erfüllen. Agieren kommt häufig nicht nur bei neurotischen Menschen vor. Die Anwendung des Begriffes ist deshalb nur sinnvoll, wenn die entsprechenden Verhaltensweisen oder Handlungen in Relation zum psychoanalytischen Prozeß gesetzt werden, wenn es sich also um ein Agieren innerhalb oder außerhalb der Analyse (und bezogen auf diese) handelt, denn das Agieren ist meist nur unter analytischen Gesichtspunkten als solches zu erkennen und zu bearbeiten.

FREUD verwendet den Begriff erstmals 1905 im „Bruchstück einer Hysterie-Analyse": „So wurde ich denn von der Übertragung überrascht und wegen des X, indem ich sie (die Patientin) an Herrn K. erinnerte, rächte sie sich an mir, wie sie sich an Herrn K. rächen wollte, und verließ mich, wie sie sich von ihm enttäuscht und verlassen glaubte. Sie *agierte* so ein wesentliches Stück ihrer Erinnerungen und Phantasien, anstatt es in der Kur zu reproduzieren" (GW V, S. 283). 1914 schreibt FREUD in „Erinnern, Wiederholen, Durcharbeiten" im Hinblick auf bestimmte Behandlungssituationen: „Der Analysierte erinnert überhaupt nichts von dem Vergessenen und Verdrängten, sondern er *agiert* es. Er produziert es nicht als Erinnerung, sondern als Tat, er wiederholt es, ohne natürlich zu wissen, daß er es wiederholt. Zum Beispiel: Der Analysierte erzählt nicht, er erinnere, daß er trotzig und ungläubig gegen die Autorität der Eltern gewesen sei, sondern er benimmt sich in solcher Weise gegen den Arzt" (GW X, S. 129).

Liegen dem Agieren nicht verdrängte Erinnerungen, sondern Phantasien zugrunde (GRÜTTER), so haben diese immer Kompromißcharakter, wobei das (→) Ich versucht, in der Phantasie Forderungen des (→) Es, des (→) Über-Ichs und der Realität zu vereinen. Durch das Agieren der Phantasie wird dann „eine zeitweilige Verringerung der Triebspannung erreicht, ... obschon das Ich sich dessen bewußt bleibt, daß das Vorgestellte nicht Wirklichkeit ist" (SANDLER). Im Agieren ist somit die Verdrängung, die vom Ich ausgeht, teilweise aufgehoben; teilweise veranlaßt aber gerade die dem Agieren innewohnende Enttäuschungsgefahr, verdrängende Kräfte wieder zu mobilisieren. In der Regel ist das Agieren immer ich-synton, d. h. auf die Bedürfnisse des Ich ausgerichtet (FENICHEL) und schafft vorübergehendes Wohlbefinden.

Man nimmt heute an, daß dem Agieren, obwohl es auf jeder libidinösen Organisationsstufe vorkommt, orale Fixierungen zugrunde liegen (z. B. GREENACRE). Gier, absolute Dringlichkeit der Bedürfnisse, Auswechselbarkeit der Objekte sind Merkmale oraler Bedürfnisse aber auch des Agierens. Das Agieren dient dann letztlich der Abwehr der Objektabhängigkeit, bzw. der Rettung der Autonomie, indem der Patient versucht, die Objekte frei zu manipulieren (GRÜTTER). Es bedarf jedoch außerdem eines starken Glaubens an die Magie der Handlungen, damit es überhaupt zu ihrer Vornahme, also zum Agieren kommt (GREENACRE).

Die Behandlung des Agierens folgt den Richtlinien der psychoanalytischen Behandlung überhaupt, kann aber u. U., vor allem, wenn die prägenitalen Motivationen des Agierens sehr stark sind, gewisse Modifikationen vor allem in der Deutungstechnik erfordern (→ Versagung). Grundlage der Behandlung bleibt aber in jedem Falle die Freudsche Forderung, es sei Agieren in Erinnern zurückzuführen.

Literatur
FENICHEL, O.: The Psychoanalytic Theory of Neurosis. New York: Norton 1945.
FREUD, S.: Bruchstücke einer Hysterie-Analyse. GW V. London: Imago 1949.
FREUD, S.: Erinnern, Wiederholen, Durcharbeiten. GW X. London: Imago 1949.
GREENACRE, PH.: General Problems of Acting Out. In: Trauma, Growth and Personality. New York: Hogarth 1952.
GRÜTTER, E.: Zur Theorie des Agierens. Psycho 22, 582 (1968).
SANDLER, J., HUMBERTO, N.: Einige Aspekte der Metapsychologie der Phantasie. Psycho 20, 188 (1966).
F. MEERWEIN

Agnosien
[gr.: ἀγνωσία = Nicht-erkennen]
Erste Berichte über erschwertes Erkennen von Sehdingen aus dem Schrifttum des 18. Jahrhunderts waren in der wissenschaftlichen Literatur lange Zeit ohne Resonanz geblieben. Kaum beachtet wurden in dieser Hinsicht auch die Befunde von MUNK aus dem Jahre 1867 beim großhirnlosen Hund mit Verlust der Erinnerungsbilder für Gesichtsempfindungen bei Entfernung der Hinterhauptslappen und für Gehörsempfindungen bei Entfernung der Schläfenlappen. Klinisch wurde die Seelenblindheit zuerst ausdrücklich von FINKELNBURG unter der Bezeichnung „Asymbolie" im Jahre 1870 und kurz danach von JACKSON studiert und mit dem Ausdruck „imperception" 1876 belegt. FREUD hat 1891 in einer Schrift vorgeschlagen, „... Störungen im Erkennen von Gegenständen, welche FINKELNBURG als Asymbolie zusammenfaßt ‚Agnosie' zu benennen". Seither versteht man unter Agnosien psychosensorielle Störungen mit Unfähigkeit, Wahrnehmungen gemäß ihrer sensorischen Qualität zu identifizieren, vorausgesetzt, daß die elementaren Wahrnehmungen intakt sind.
Der Arten von Agnosien gibt es viele. Systematisch werden die Störungen nach den beeinträchtigten Sinnesmodalitäten eingeteilt. Klinisch relevant sind davon die optische Agnosie (Seelenblindheit), taktile Agnosie (Astereognosie), akustische Agnosie (Seelentaubheit) und Agnosie des Körperschemas (Somatagnosie).
1. Die optische Agnosie ist wegen der Vielschichtigkeit der Phänomene eine der meistdiskutierten Erscheinungen in der Neurologie und Psychiatrie. Hinzu kommt noch, daß die Störungen unterschiedlicher Integrationsgrade sind, mit verschiedenen psychologischen Begriffen (assoziationspsychologisch, gestalttheoretisch usw.) beschrieben und mit Methoden untersucht werden können, die oft schon im Ansatz völlig voneinander differieren. Bei der optischen Agnosie kennt man mehrere Unterformen. a) Die Objektagnosie (optisch-dingliche Agnosie = assoziative Seelenblindheit nach LISSAUER) besteht in der Unfähigkeit, Gegenstände oder Personen zu erkennen, wenn sie visuell dargeboten werden. Die wahrzunehmenden Gegenstände erscheinen wie zerstückelt und als Figur vom Hintergrund nicht hinreichend abgehoben. b) Die Farbagnosie betrifft das Erkennen von Farben und Farbnuancen als sekundäre Gestaltqualitäten und auch die Weckbarkeit von Farbvorstellungen. c) Die Prosopagnosie (BODAMER, 1947) ist durch die Unfähigkeit charakterisiert, vorbekannte Gesichter (manchmal auch das eigene) wiederzuerkennen. d) Bei der Simultanagnosie (POPPELREUTER, VOLPERT) können wohl Teile von Bildern, nicht aber die Ganzheit erkannt werden. Die Störung wird auch als Situationsagnosie bezeichnet, weil die Kranken unfähig sind, bei der bildlich dargestellten Situation den Sinngehalt zu finden. e) Die räumliche Agnosie – auch geometrisch-optische Agnosie, Ortsblindheit, Ortsgedächtnisverlust oder Apraxie der Raumgliederung bezeichnet – bedeutet eine Störung der Orientierung im Raum und bezieht sich im einzelnen auf die Lokalisation von Gegenständen, auf Distanzen zwischen ihnen und auf die Volumina von Objekten. f) Die Symbolagnosien werden unter den Stichworten „Alexie", „Akalkulie" und „Amusie" (Notenalexie) abgehandelt.
Die anatomische Lokalisation der optischen Agnosien ist umstritten, was bei der Vielgestaltigkeit der Phänomene keineswegs überrascht. Objektagnosie findet sich bei Zerstörungen im Bereiche des Hinterhauptslappens, meist der dominanten Seite. Die Prosopagnosie und die einseitige Raumagnosie werden vielfach auf Läsionen in der Parieto-Occipitalgegend der subdominanten Hirnhälfte bezogen. Bei der Farbagnosie bestehen klinisch einzelne Hinweise auf die linke retrorolandische Gegend, obwohl manches wiederum gegen die Lokalisierbarkeit des Phänomens spricht. Für die Entstehung der Agnosien scheint von Bedeutung zu sein, wie umfangreich die corticalen Herde sind. Andererseits lassen viele Autoren keine bestimmte anatomische Zuordnung gelten (GOLDSTEIN, BAY, HEAD, RUSSELL u. NEWCOMBE).
2. Die taktile Agnosie ist synonym mit den Ausdrücken „Tastlähmung" (WERNICKE) und „Astereognosie". Sie besteht in der Unfähigkeit, Objekte durch Berührungssinn ohne Zuhilfenahme anderer Sinnesapparate als ganze zu erkennen. In seiner umfangreichen Monographie unterschied DELAY zwei Unterformen der taktilen Agnosie. a) Bei der primären oder perzeptiven Agnosie sah er eine Störung, die sich auf die Qualität der Gegenstände bezog, und zwar entweder auf ihr räumliches Gefüge, Form und Volumen (Amorphognosie) oder auf ihre sekundären Gestaltqualitäten, wie Temperatur, Beschaffenheit der Oberfläche und Ge-

wicht (Anhylognosie). b) Bei der semantischen oder taktilen Agnosie hingegen handelt es sich nach DELAY um eine Astereognosie im engeren Sinne, bei der die Qualitäten zwar erkennbar sind, aber die Identifikation und die Bedeutung der Objekte unmöglich erscheinen. Diese Störung ist meist einseitig.

Auch bei der Tastlähmung mit ihren einzelnen Formen ist die Lokalisation umstritten. Manche Autoren beziehen die Störung auf eine Läsion des Gyrus supramarginalis.

3. Die akustische Agnosie oder die Seelentaubheit nach MUNK besteht in der Unfähigkeit, Geräusche und Töne zu erkennen und sie bestimmten Vorgängen zuzuordnen. Dementsprechend unterscheidet man je eine Seelenblindheit für Geräusche, für Töne (Amusie) und für gesprochene Worte oder Sätze.

4. Die Agnosie des Körperschemas beruht auf der Annahme, daß ein Bewußtsein für die räumliche Anordnung des Körpers, für seine Gliederung und für seine Plastizität existiert („Körperschema" PICK, „Somatopsyche" WERNICKE). Bei ihr gibt es eine ganze Anzahl klinisch auffälliger Typen. a) Die Autotopagnosie (PICK, 1908) ist durch die Unfähigkeit gekennzeichnet, Teile des Körpers korrekt zu lokalisieren und zu benennen. Die Störung wird auf Läsionen in der parieto-occipitalen Gegend der dominanten Hirnhälfte bezogen. Eine Sonderform der Autotopagnosie ist die Fingeragnosie (GERSTMANN, 1957), die in einer primären Unfähigkeit besteht, die einzelnen Finger der Hand zu erkennen, zu identifizieren, zu benennen, zu zeigen, und zwar sowohl bei sich selbst als auch bei anderen Personen. Ein anderer Aspekt der Autotopagnosie ist die Rechts-Links-Agnosie. b) Recht vielfältig kann sich die Anosognosie (BABINSKI) äußern. Sie kann in der Unfähigkeit bestehen, die unterschiedlichen funktionellen Defekte am eigenen Körper, so z. B. die der Sprache oder der Sinnesorgane, zu erkennen. Klinisch wichtig ist die Anosognosie für die gelähmten Gliedmaßen. Sie kann in einer expliziten Verneinung des Defektes bestehen oder sie kann sich in der impliziten, unbewußten Vernachlässigung der entsprechenden Extremitäten bekunden und sich so als eine Verhaltensstörung bemerkbar machen. c) Eine seltenere Art der Agnosie des Körperschemas ist die Hemiasomatognosie (LHERMITTE). Sie stellt eine einseitige Störung des Körperschemas dar, wobei der Patient sich auch hier der Störung bewußt sein oder ohne Bewußtheit für den Defekt, sich entsprechend behindert verhalten kann. d) Die Schmerzasymbolie (SCHILDER u. STENGEL, 1928) ist eine bilateral ausgeprägte Unfähigkeit, Schmerzreize zu identifizieren und darauf mit nozizeptiven Reaktionen zu reagieren. Diese Art Agnosie ist stets Ausdruck einer Läsion der dominanten Hirnhälfte. e) Bei der Makro- und Mikrosomatognosie empfinden Kranke ihren Körper oder Teile davon als abnorm groß oder klein.

Zum Wesen der Agnosie existieren viele und unterschiedliche Beiträge. Die Vielfalt der Meinungen wurzelt im fortgesetzten geschichtlichen Wandel in den Methoden der neurologischen Grundlagenwissenschaften, der einzelnen psychologischen Lehrmeinungen und der Begriffe zur Neuroanatomie und cerebralen Lokalisation. Viele Autoren meinen, daß echte und primäre Agnosien als Hirnwerkzeugstörungen gar nicht existierten, sondern nur Störungen der Wahrnehmung durch sensorische Defekte mit oder ohne Verbindung mit allgemeinen psychischen Ausfallerscheinungen. Die Vielgestaltigkeit der Agnosien resultierte demnach aus beliebigen Mischungen höchst unterschiedlicher sensorischer und nichtsensorischer Komponenten (BAY, DEJERINE, CRITCHLEY, ALAJOUANINE und LHERMITTE).

Nach anderen Forschern ist die Agnosie der Ausdruck allgemeiner psychischer Defekte, so zum Beispiel einer gestörten Gestaltwahrnehmung und Gestaltauffassung (GOLDSTEIN, CONRAD), eine Art Asymbolie oder Äußerung einer allgemeinen hirnorganischen Demenz. Gelegentlich ist behauptet worden, die Agnosie sei nichts anderes als der Aspekt einer aphasischen Störung und somit der Ausdruck einer Unfähigkeit, sich über bestimmmte Sinnesmodalitäten verbal zu äußern. GESCHWIND drückt sich dazu folgendermaßen aus: „... Die meisten Agnosien sind in der Tat modalitätsspezifische Benennungsstörungen, die aus der Isoliertheit der primären sensorischen Rinde vom Sprachzentrum resultieren und mit deutlichen, konfabulatorischen Antworten verbunden sind."

Literatur
BAY, E.: Agnosie und Funktionswandel. Eine hirnpathologische Studie. Berlin-Göttingen-Heidelberg: Springer 1950.
BODAMER, I.: Die Prosop-Agnosie (Die Agnosie des Physiognomieerkennens). Arch. Psychiat. Nervenkr. 179, 6–53 (1947).
CONRAD, K.: Aphasie, Agnosie, Apraxie. Fortschr. Neurol. Psychiat 19, 291–325 (1951).
CRITCHLEY, M.: The problem of visual agnosia. I. neurol. Sci. 1, 274–290 (1964).
DEJERINE, J.: Sémeiologie des affections du système nerveux. Paris: Masson et Cie. 1914.
DELAY, J.: Les astéréognosies. Pathologie du toucher. Clinique, physiologie, topographie. Paris: Masson et Cie. 1935.
FREDERIKS, J. A. M.: Agnosias. In: Handbook of clinical neurology. Ed. VINKEN, P. J., BRUYN, G. W. Vol. 4. Amsterdam: North Holland Publ. Co. 1969.
GERSTMANN, J.: Reine taktile Agnosie. Mschr. Psychiat. Neurol. 44, 329–343 (1918).
GESCHWIND, N.: Disconnection syndromes in animals and man. Brain 88, 237–294 u. 585–644 (1965).
GLONING, K.: Die cerebral bedingten Störungen des räumlichen Sehens und Raumerlebens. Wien: Maudrich 1965.
GOLDSTEIN, K., GELB, A.: Psychologische Analysen hirnpathologischer Fälle auf Grund von Untersuchungen Hirnverletzter. Z. Psychol. Physiol. Sinnesorg. 83, 1–94 (1920).
LANGE, J.: Agnosie und Apraxie. In: Handbuch der Neurologie. Herausgeber BUMKE, O., FOERSTER, O., Bd. VI, Allg. Neurol. VI, Allg. Symptomatologie IV. Berlin: Springer 1936.

LHERMITTE, I., DE AJURIAGUERRA, I.: Psychopathologie de la vision. Paris: Masson et Cie. 1942.
LIEPMANN, H.: Über die agnostischen Störungen. Neurol. Cbl. 27, 609–617 u. 664–675 (1908).
MUNK, H.: Über die Functionen der Großhirnrinde. Berlin: Hirschwald 1881.
POPPELREUTER, W.: Zur Psychologie und Pathologie der optischen Wahrnehmung. Z. ges. Neurol. Psychiat. 83, 26–152 (1923).
PÖTZL, O.: Die optisch-agnostischen Störungen. Leipzig und Wien: Deuticke 1928.
TEUBER, H. L.: Alteration of perception after brain injury. In: ECCLES, J. C. (ed.) Brain and conscious experience. Berlin-Heidelberg-New York: Springer 1966.
WOLPERT, I.: Die Simultanagnosie. Störung der Gesamtauffassung. Z. ges. Neurol. Psychiat. 93, 397–415 (1924).

S. WIESER

Agoraphobie

[gr.: ἀγορά = Marktplatz und φόβος = Furcht, Angst]
Synonym: Platzangst, Straßenangst, Topophobie
Die Angst vor dem Betreten von Straßen, dem Überschreiten von Plätzen oder freien Flächen ist die häufigste Form der Phobie, d. h. der Gruppe von Neurosen, bei denen die Angstsymptomatik an bestimmte Gegenstände, Situationen oder Funktionen geknüpft ist. Das Angsterleben auf der freien Fläche reicht von leichter Unruhe bis zum panischen Angstanfall, verbunden mit den Vorstellungen schwindelig oder ohnmächtig zu werden, hinzustürzen und dabei Urin oder Stuhl unter sich zu lassen. Die Begleitung oder Nähe eines vertrauten Menschen, ja schon eines Kindes oder Hundes, kann angstentlastend wirken. Der Versuch, die Angstquelle zu vermeiden, führt zu Einschränkungen des Lebensraumes und häufig nicht zu einer vollen Entlastung, da Agoraphobe häufig auch andere neurotische Symptome haben oder sie im Laufe der Zeit entwickeln.
Die agoraphobe Angst ist keine Realangst vor Verkehrsunfällen oder Überfällen. Sie geht nicht auf negative Lernerfahrungen durch traumatische Erlebnisse zurück. Die Angstquelle wird eher aus dem Verständnis der latenten Phantasien, die mit der Straße und den Plätzen verbunden sind, und ihrer unbewußten Bedeutung verständlich. FREUD rechnete die Agoraphobie wie alle Phobien zur Angsthysterie und beschrieb schon die Häufigkeit exhibitionistischer Darbietungsphantasien oder versteckter Hingabe- und Prostitutionsvorstellungen, die mit dem Auf-die-Straße-Gehen verbunden seien. Die Psychodynamik soll der angsthysterischen, phallisch-narzißtischen Fixierung und ödipalen Konfliktproblematik entsprechen. Wie immer bei angsthysterischen Symptombildungen unterliegt der pathogene Vorstellungsinhalt einer unvollkommenen Verdrängung durch Verschiebung, wobei der mit dem Verdrängten verbundene Affekt im Ich (Signal-)Angst auslöst. In evolutionistischer Sicht erinnert die agoraphobe Angst an angeborene Instinktradikale bei Tieren, die Plätze meiden, wo sie von Artfeinden beobachtet und deren Beute werden können. Die Agoraphobie hat Verbindungen zu Phobie über Brücken zu gehen, und mit der Höhenphobie auf Bergen und Türmen, die als „Höhenschwindel" erlebt wird.
Bei isolierten Phobien von Krankheitswert scheint die Verhaltenstherapie als Behandlungsmethode erfolgreich und der analytischen Psychotherapie überlegen zu sein. Die fortschreitende Exposition der Patienten gegenüber den Angstinhalten in der Phantasie und dann in der Realität, als systematische Desensibilisierung mit oder ohne Entspannungstherapie durchgeführt, und auch die Reizüberflutung hat sich hier mehr und mehr einen Platz verschafft. Ist die phobische Störung mit einer inneren Konfliktsituation und einer neurotischen Persönlichkeitsstörung in Verbindung zu bringen, so ist analytische Psychotherapie als Behandlungsverfahren indiziert. Schon FREUD hat aber darauf hingewiesen, daß gerade bei Agoraphoben häufig nur dann Erfolge zu erzielen sind, wenn man sie unter dem Einfluß der Analyse dazu bewegt, auf die Straße zu gehen und sich der Angstsituation auszusetzen (S. FREUD, 1919). Medikamente wie Tranquilizer oder Neuroleptika und auch Alkohol wirken vorübergehend angstlindernd, bringen aber die Gefahr der Abhängigkeit mit sich.

Literatur
BRÄUTIGAM, W.: Reaktionen – Neurosen – abnorme Persönlichkeiten. 5. Aufl. Stuttgart: Thieme 1985.
FENICHEL, O.: Psychoanalytische Neurosenlehre II. Olten und Freiburg: Walter 1975.
FREUD, S.: Wege der psychoanalytischen Therapie. Gesammelte Werke XII. Frankfurt/M.: Fischer 1965 ff.
FREUD, S.: Analyse der Phobie eines 5-jährigen Knaben. Gesammelte Werke VII. Frankfurt, Fischer.
FREUD, S.: Hemmung, Symptom und Angst. Gesammelte Werke XIV. Frankfurt: Fischer, S. 156, 191.
MARKS, I. M.: Cure and care of neurosis. New York: Medical, Wiley 1981.
RACHMANN, S., BERGOLD, J. B.: Verhaltenstherapie bei Phobien. München: Urban & Schwarzenberg, 1976.

W. BRÄUTIGAM

Agraphie

[gr.: γράφειν = schreiben]
Der Ausdruck bedeutet eine beeinträchtigte Schreibfähigkeit bei intakter Motorik und Intelligenz. Die Schriftzüge solcher Kranker wirken ungeordnet, ungleichmäßig proportioniert, unvollständig ausgeführt, in wechselndem Tempo geschrieben, mühsam ausgeführt, der Text von orthographischen Fehlern, Reduplikationen, grammatikalischen und semantischen Störungen durchsetzt und durch paragraphische Defekte, wie falsche Worte, Neologismen, Verdichtungen, Abbrechen des Schreibduktus und durch bedeutungslose Worte verunstaltet.
Der Typologien gibt es bei der Agraphie viele.
a) Unter einfachen, deskriptiven Gesichtspunkten kennt man je eine literale (fehlende Buchstaben) und verbale (fehlende Worte) Agraphie sowie literale (verwechselte Buchstaben) und verbale (verwechselte Worte) Paragraphie. b) Aus hirnanatomischer Sicht hat HENSCHEN je eine occipitale, an-

guläre, parietale, temporale, frontale Agraphie und eine Leitungsagraphie beschrieben. c) Ein Beispiel für eine neurophysiologische Typologie ist die von HRBEK. Der Autor schilderte eine nucleäre Form mit den speziellen Unterformen nucleär-kinästhetisch und motorisch-kinästhetisch und eine Leitungsagraphie mit disjunktiver, kinästhetisch-graphomotorischer Unterform. d) Aus einer klinischen Perspektive differenzierte HÉCAEN zwischen einer Agraphie bei expressiver Aphasie, einer bei sensorischer Aphasie und einer weiteren beim Syndrom des Parietallappens. e) Eine gemischte Typologie ist beispielsweise die von GOLDSTEIN. Zu den primären Agraphien zählte er je eine ideational-apraktische, amnestisch-apraktische, reine oder motorische und eine corticale Agraphie. Die sekundären Agraphien sind für ihn Ausdruck der einzelnen Formen der Aphasie.

Die allgemein gebräuchliche Einteilung der Agraphien lehnt sich an die Systematik der übrigen Hirnwerkzeugstörungen an. Eine solche Mischeinteilung ist allein schon deshalb zweckmäßig, weil die Schreibleistung die Sprache, Praxie und taktile und optisch-räumliche Gnosie voraussetzt. Es ergibt sich daraus eine Klassifikation, die zwischen einer reinen oder isolierten Agraphie und Agraphien in Verbindung mit einzelnen Hirnwerkzeugstörungen unterscheidet. Die reine oder isolierte Agraphie (ERBSLÖH, HERRMANN u. PÖTZL, GERSTMANN, BRANDT, WERNICKE, PICK u. a.) wird lokalisatorisch auf die Exnersche Rindenstelle am Fuße der zweiten Stirnwindung bezogen. Die aphasische Agraphie drückt im graphischen Bereich die gestörte innere Sprache des Sensorisch-Aphasischen aus und läßt sich auf eine linksseitige rückwärtige temporale Schädigung zurückführen. Die apraktische Agraphie ist der graphische Ausdruck einer ideokinetischen Apraxie und wird bei den Läsionen des Corpus callosum beobachtet. Die optische Agraphie mit Alexie ist eigentlich eine visuelle Agnosie, die sich am deutlichsten bei Versuchen manifestiert, Texte abzuschreiben. Die konstruktive Agraphie ist die Erscheinungsform einer konstruktiven Apraxie (KLEIST) und wird häufig im Rahmen des Gerstmann-Syndroms beobachtet (Fingerapraxie, Links-rechts-Agnosie, Akalkulie und reine Agraphie).

Geprüft wird die Störung klinisch, durch graphische Aufgaben, die in der Reihenfolge der zunehmenden Schwierigkeit gestellt werden (Name, Adresse, Diktat, Nachschreiben, frei nach gegebenem Thema schreiben und Spontanschreiben).

Literatur
GERSTMANN, J.: Fingeragnosie und isolierte Agraphie, ein neues Syndrom. Z. ges. Neurol. Psychiat. 108, 152–177 (1927).
HÉCAEN, H., ANGELERGUES, R., DOUZENS, J. A.: Les agraphies. Neuropsychologia (Oxford) 1, 179–208 (1963).
HERRMANN, G., PÖTZL, O.: Über die Agraphie und ihre lokaldiagnostischen Beziehungen. Berlin: Karger 1926.
LEISCHNER, A.: Die Störungen der Schriftsprache (Agraphie und Alexie). Stuttgart: Thieme 1957.
NIELSEN, J. M.: Agnosia, apraxia, aphasia; their value in cerebral localization. New York-London: Hoeber 1946.
RAWAK, F.: Von der Klinik der Agraphie. Arch. Psychiat. Nervenkr. 99, 773–803 (1933).
SITTIG, O.: Über apraktische Agraphie. Arch. Psychiat. Nervenkr. 91, 470–473 (1930).
WERNICKE, C.: Ein Fall von isolierter Agraphie. Psychiat.-neurol. Wschr. 13, 241–265 (1903).

S. WIESER

Akathisie
[gr.: $\kappa\alpha\vartheta\iota\zeta\varepsilon\iota\nu$ = sitzen]
Die erste wissenschaftliche Darstellung einer eigenartigen Unfähigkeit, eine sitzende Stellung ruhig beizubehalten, wird dem Wiener Neurologen HASKOVEC (1904) zugeschrieben. Für die damalige Psychiatrie war die Akathisie der Ausdruck einer Art Astasie und Abasie. Heute gilt sie für ein psychomotorisches Phänomen, gekennzeichnet durch eine Unruhe im Körper, verbunden mit dem Bedürfnis, sich durch Bewegungen, meist durch Umhergehen, Erleichterung zu verschaffen. Psychopathologisch ist die Akathisie ein generalisiertes Vitalgefühl einer Schicht des endothymen Grundes, in welcher Zuständliches und Emotionales voneinander noch nicht geschieden, sondern miteinander synkretisch verschmolzen sind.

Die Akathisie ist eine relativ häufige psychomotorische Erscheinung, die bei verschiedenen endogenen und somatogenen Krankheitserscheinungen vorkommt. Sie kann ein Leitsymptom oder eine akzessorische Erscheinung im Symptomverband psychotischer Unruhezustände bei Prozeßpsychosen, phasischen Erkrankungen und besonders bei agitierten Psychosen des Involutionsalters darstellen. KINIER WILSON hat die Akathisie auch bei akinetischen Parkinsonkranken beschrieben. Auch beim medikamentösen Parkinsonoid durch Psychopharmaka kann mit oder ohne andersartigen extrapyramidalen Elementen eine Akathisie beobachtet werden.

Viele Autoren betrachten die durch WITTMAACK 1861 beschriebene „Sensibilitätsneurose" oder „Anxietas tibiarum" als eine Sonderform, als eine isolierte und idiopathische Abart der Akathisie. Diese auch als „parästhetische Unruhe der Gliedmaßen" bezeichnete Erscheinung unterscheidet sich von der Akathisie bei Psychosen dadurch, daß bei ihr die Unruhe nicht auf den Körper ausstrahlt, sondern auf die Beine begrenzt bleibt und daß bei ihr Mißempfindungen und Schmerzen in den unteren Gliedmaßen stärker im Vordergrund stehen. EKBOM glaubt, je eine schmerzhafte („Asthenia crurum dolorosa") und eine parästhetische („Asthenia crurum paraesthetica") Form unterscheiden zu können. Die parästhetische Unruhe der Gliedmaßen wird gelegentlich in Form einer erheblichen psychomotorischen Störung beobachtet (MUSSIO FOURNIER u. RAWAK).

Die Akathisie ist ätiologisch und pathogenetisch völlig ungeklärt. Die vagen Modellvorstellungen zur Entstehung der Akathisie bestehen in psychogenetischen Interpretationen sowie in Vorstellungen über vegetative und organisch-neurologische Verursachungen. Eine wirksame Therapie ist nicht bekannt.

Literatur
BING, R.: Über einige bemerkenswerte Begleiterscheinungen der extrapyramidalen Rigidität (Akathisie–Mikrographie–Kinesia paradoxa). Schweiz. med. Wschr. 53, 167–171 (1923).
EKBOM, K. A.: Restless legs; a clinical study of hitherto overlooked disease in legs characterized by peculiar paraesthesias (anscietas tibiarum) pain and weakness and occuring in 2 main forms asthenia crurum paraesthetica and asthenia crurum dolorosa; short review of paraesthesia in general. Acta med. scand. (Suppl.) 158, 1–123 (1945).
GÖDAN, H.: Über einen Fall von „restless legs", seine Ätiologie und Therapie. Nervenarzt 31, 472–473 (1960).
HASKOVEC, L.: Wien. med. Wschr. 54, 525–529 (1904).
LIVERSEDGE, L. A.: Involuntary movements. In: Handbook of clinical neurology. Herausg. VINKEN, P. J., BRUYN, G. W., Vol. I. Amsterdam: North Holland Publ. Co. 1969.
MUSSIO FOURNIER, J. C., RAWAK, F.: Parästhesien und Unruhe der Extremitäten. Nervenarzt 25, 123–124 (1954).

S. WIESER

Aktivhypnose → Hypnose

Aktivitätsbewußtsein → Bewußtsein

Aktpsychologie → Daseinsanalyse

Aktualneurosen
Der Begriff der Aktualneurose gehört der frühen Psychoanalyse an und wird heute nur noch selten verwendet. Während FREUD auf Grund seiner ersten Untersuchungen bei einzelnen Kranken die Symptomatik auf verdrängte traumatisierende Kindheitserlebnisse zurückführen und ihre nervöse Erregung als von psychischer Herkunft interpretieren konnte, gelang ihm dies bei einer anderen Gruppe von Kranken nicht. Bei diesen nahm er an, daß eine somatogene Erregung aus äußeren Gründen keine adäquate Abfuhr erfahren könne. Er vermutete, daß es sich bei dieser somatischen Erregung vor allem um sexuelle Triebenergie handle, die aus irgendwelchen Gründen (Abstinenz, Onanie, Perversion, Zurückweisung durch den Sexualpartner) an ihrer Befriedigung gehindert, resp. in übermäßiger Weise auf abwegige Triebziele geleitet werde. Lag eine psychogene Erregung vor, sprach FREUD von Psychoneurose. Nahm er aber eine somatogene Erregung an, so bezeichnete er das Krankheitsbild als Aktualneurose. Diese letzteren unterteilte er in Angstneurosen und Neurasthenie, wobei er bei den Angstneurosen eine sexuelle Triebstauung, bei den Neurasthenien jedoch eine excessive Onanie als Ursache annahm.
Obwohl die Krankheitsbilder der Angstneurose und der Neurasthenie in klinischer Hinsicht heute wie damals voneinander abgrenzbar und umschreibbar geblieben sind, haben sich bez. ihrer Genese im Laufe der Zeit andere Anschauungen gebildet. Einerseits wurde erkannt, daß die sog. äußeren Ursachen der Aktualneurosen sehr wohl lebensgeschichtlich determiniert sein können und ihrerseits bereits als Folge und nicht als Ursache krankhafter Entwicklungen angesehen werden müssen. Andererseits haben sich auch die Auffassungen über Ursache und Wesen der Angst immer mehr gewandelt. In der Angst wurde immer weniger mehr ein direktes Konversionsprodukt gestauter sexueller Erregung als vielmehr eine Antwort- und Alarmreaktion des Ich vermutet, das unter den Einfluß einer erwarteten oder eingetretenen Konfliktspannung geraten ist. Schließlich wandelten und erweiterten sich auch die Anschauungen über den Begriff der Sexualität. Die Entdeckung der frühkindlichen Sexualität bzw. der prägenitalen Organisationsstufen der → Libido nötigte dazu, unter dem Begriff der Sexualität nicht mehr nur das auf genitale Befriedigung gerichtete Bedürfnis des reifen Menschen zu subsumieren. Damit erfuhr auch der Triebbegriff als psychische Repräsentanz somatischen libidinösen Geschehens eine viel umfassendere, auf die verschiedensten Formen mitmenschlichen Beziehungsstrebens gerichtete Interpretation (→ Trieb).
Phänomene wie z. B. dasjenige der sog. excessiven Onanie werden dabei nicht mehr nur unter ihrem somatischen Gesichtspunkt gesehen, sondern als dem Wiederholungszwang unterliegender Versuch verstanden, ein unbewußtes, prägenitales Triebziel zu erreichen (FENICHEL).
Der gelegentlich verwendete Begriff der *Angsthysterie* stellt einen Übergangsbegriff zwischen Psychoneurose und Aktualneurose dar. Er sucht ein Krankheitsbild zu erfassen, bei dem psychogene Faktoren zu einer Abfurstauung sexueller Triebenergie Anlaß geben. Der aktualneurotische Anteil bildet dabei sozusagen das „somatische Entgegenkommen" der Psychoneurose.
Unterliegt die bei der Angsthysterie nur unvollständig durch Verdrängung abgewehrte Angst weiteren Abwehrvorgängen, z. B. durch Objektverschiebung, Sexualisierung bestimmter Situationen, Projektionen und Vermeidungen, so können phobische Zustände verschiedener Schweregrade entstehen, die unter zunehmender Einschränkung der Ichfunktionen zu klinischer Invalidität führen können (z. B. Messerphobien, Agoraphobien, Eisenbahnphobien usw.).

F. MEERWEIN

Akustische Halluzination → Halluzination

Akuter exogener Reaktionstypus → Reaktionstypus, akuter exogener

Alexie
Man versteht unter Alexie eine durch cerebrale Schädigung spät erworbene Unfähigkeit, geschriebene und/oder gedruckte Texte zu lesen und/oder zu verstehen. Die Bezeichnung „Wortblindheit" ist dem Terminus „Alexie" synonym. Die früh er-

worbene oder angelegte Wortblindheit ist eine kongenitale Störung, die nicht zur Alexie gezählt, sondern als angeborene Lese- und Schreibschwäche, gelegentlich auch als Dyslexie bezeichnet wird.

Medizinhistoriker haben erste Zufallsbefunde über erworbene Leseschwäche der wissenschaftlichen Literatur des Altertums, der Neuzeit und der Aufklärung entnommen. In der zweiten Hälfte des 19. Jahrhunderts wurde die einschlägige Kasuistik zunehmend häufiger und von 1870 an reich an terminologischen, klinischen und lokalisatorischen Beiträgen. So hat BENEDIKT 1865 die Lesestörung bei Hirnkranken eingehend beschrieben und bereits den Begriff „Alexie" benutzt, BROADBENT hat 1872 anatomisch-lokalisatorische Erwägungen angestellt, KUSSMAUL hat 1877 gewisse Modellvorstellungen über die „reine Wortblindheit" entwickelt und DÉJÉRINE hat vom Jahre 1880 an von der Alexie als einer erworbenen Blindheit für Buchstaben und Worte gesprochen und bereits 1891 eine erste Systematik der Alexie entworfen.

Die Einteilung und Nomenklatur der Alexie sind so vielfältig wie die jeweiligen neuropsychiatrischen Schulmeinungen und ihre natur- und geisteswissenschaftlichen Hintergründe. Hirnanatomische, klinische, assoziationspsychologische und gestaltpsychologische, strukturalistische und andere Ansätze bestanden gleichzeitig oder wechselten einander in der Gunst des wissenschaftlichen Publikums ab. Sie machen die methodologische Szene bei der Diskussion über Alexie manchmal widerspruchsvoll, aber in jedem Falle abwechslungsreich.

a) Auf WERNICKE geht eine einfache klinische Einteilung in eine literale und verbale Alexie zurück. Bei der literalen Alexie ist es dem Kranken erschwert oder unmöglich, einzelne Buchstaben und bei der verbalen Alexie ganze Worte oder Sätze zu lesen und/oder zu erkennen. Die Zuordnung der Fälle zu einer dieser beiden Formen ist nicht immer möglich, weil Mischformen häufig sind.

b) Ebenfalls klinisch ist die Unterscheidung zwischen reiner und komplexer Alexie. Die wesentlich seltenere, reine oder isolierte Alexie wird auch als reine Wortblindheit bezeichnet. Weit häufiger ist die Alexie mit Aphasie und Agraphie, bei der neben dem Lesen auch noch die Schrift und die Sprache mannigfach beeinträchtigt sind.

c) Hirnanatomisch ausgerichtet ist der Ansatz von WERNICKE, der im Wesen im Lichtheimschen Schema der → Aphasie wurzelt. Bei der corticalen Alexie sind Lesen, Schreiben und auch sprachliche Leistungen gestört. Bei ihr kommen literale und verbale Paraphasien vor, das Mitschreiben und Spontanschreiben sind erschwert oder unmöglich, in die Störung gehen fehlerhafte sprachliche Bestandteile ein, aber das Kopieren, die Orthographie und das Ziffern- und Notenlesen sind ungefähr beeinträchtigt. Die Störung entspricht ungefähr der Alexie-Agraphie nach DÉJÉRINE. Die subcorticale Form ist der reinen Alexie analog. Sie ist optischer Natur mit gestörtem Überblick über das Wortbild, mit einer erschwerten Fähigkeit, Zeilen und Sätze zu lesen, Unfähigkeit zu kopieren bei intaktem Schreiben nach Diktat und Spontanschreiben. Diese Form geht regelmäßig mit Hemianopsie und Farbagnosie einher. Die dritte Form ist die transcorticale Alexie, bei der das Lesen und das Schreiben unmöglich oder erschwert sind, aber die Fähigkeit zum mechanischen Kopieren eines Textes erhalten ist.

d) Beispiele für gemischte, psychologisch-klinische Einteilungen sind die von JOY und von NIELSEN. Beide Autoren unterscheiden zwischen je einer agnostischen, aphasischen und semantischen Alexie. Die agnostische Alexie beruht auf einer Schwäche im Erkennen von Buchstaben, Bildern, Silben und Worten, die aphasische Alexie in der Unfähigkeit, einfache Darstellungen zu verstehen und die semantische Alexie im erschwerten Begreifen von komplexen Wort- und Symbolbedeutungen mit den dazugehörigen Denkinhalten.

e) Eine der Gestalttheorie nahestehende strukturelle Typologie ist die von LEISCHNER. Die Störungen des kategorialen Symbolerkennens bestehen für LEISCHNER in einfachen, alektischen pathologischen Erscheinungen, die sich gliedern in je eine Unfähigkeit, die Raumstellung von Buchstaben zu begreifen, zwischen Satzzeichen und Buchstaben zu unterscheiden und zwischen Zahlen und Buchstaben zu differenzieren. Bei den wesentlich komplexeren Störungen der Erkennung von Einzelsymbolen gibt es wiederum ein beeinträchtigtes Lesevermögen für Zahlen, Satzzeichen, Buchstaben, Worte, Sätze und größere graphische Einheiten.

Früher war man bestrebt, strenge Zuordnungen zwischen Störung und anatomischem Substrat zu finden. So ist in der älteren Literatur übereinstimmend auf die Bedeutung des Gyrus angularis der dominanten Seite für die Alexie hingewiesen worden. Wiederholt wurden Fälle mit occipito-basaler Lokalisation der Störung und mit Balkenläsionen, insbesondere des Spleniums beschrieben. Die Alexie mit Agraphie wurde mit Herden in den rückwärtigen Teilen des Schläfenlappens und im Parietale in Zusammenhang gebracht. Allerdings haben manche Forscher, darunter CONRAD und CRITCHLEY, eine Lokalisierbarkeit der Leseleistung im Gehirn verneint.

Die Ätiologie kann traumatischer, entzündlicher, neoplastischer, degenerativer, zirkulatorischer oder toxischer Natur sein. Die Erfahrung zeigt aber, daß bei der Alexie manche ätiologische Gruppen häufig und andere selten sind. Am meisten wurden Gefäßprozesse beschrieben, hier wiederum apoplektische Insulte und Erweichungen, etwas seltener traumatische Hirnschädigungen, insbesondere offener Art, dann in der Reihenfolge der Häufigkeiten Tumoren, chronische Entzündungen (Neurolues), hirnatrophische Prozesse und andere seltenere Ursachen.

Bei der therapeutischen Strategie geht man zunächst ätiologisch vor, indem man das Grundleiden gezielt behandelt. Diese Maßnahmen werden von einer allgemeinen heilpädagogischen Betreuung des Patienten begleitet. Eine besondere Bedeutung kommt dem gezielten Schreib- und Leseunterricht zu. Man bemüht sich beim Schreiben- und Lesenlernen, dem Patienten zunächst ein einfaches Vokabular zu vermitteln. Dies soll am besten durch die kompensatorisch-korrektive Methode auf synthetischem, buchstabierendem Wege und nicht durch die Ganzheitsmethode erfolgen. Erleichtert wird der Unterricht durch kineto-visuo-auditive, didaktische Techniken. Sodann geht man auf die Vermittlung komplexerer graphischer Einheiten über, bis zum spontanen Lesen von komplizierten Texten.

Die Diagnostik der Alexie sollte umfassend sein. Ein kompletter klinischer Test beinhaltet das Lesen und Verstehen von Buchstaben mit Vergleich von verschieden geschriebenen und gedruckten Buchstabentypen, Ziffern und Satzzeichen, das Lesen und Verstehen einzelner Worte durch Vergleich mit Objekten, Verstehen und Lesen von Sätzen ebenfalls durch Vergleich mit gegebenen Gegenständen oder unter Benutzung von einfachen Alternativfragen und absurden Aussagen und schließlich das Verstehen von längeren, komplizierten Textabschnitten. Zur Diagnostik gehört noch die Untersuchung der Sehfunktionen, wie Sehschärfe, Farbsehen, Nystagmus, Gesichtsfeldausfälle und Bewegungen der Bulbi. Wichtig ist, den Patienten laut buchstabieren und vorlesen zu lassen und zugleich sich auch davon zu vergewissern, daß er vom Untersucher buchstabierte Texte versteht. Der Test kann durch die tachistokopische Exposition von graphischen Symbolen, Buchstaben und Worten erschwert und weiter quantifiziert werden.

Literatur
BENSON, F., GESCHWIND, N.: The alexias. In: Handbook of clinical neurology. Eds.: VINKEN, P. J., BRUYN, G. W. Amsterdam: North-Holland Publ. Co. 1969.
BROADBENT, W. H.: Cerebral mechanism of speech and thought. Med. Chir. Trans. 55, 145–194 (1872).
CONRAD, K.: Beitrag zum Problem der parietalen Alexie. Arch. Psychiatr. 181, 398–420 (1948).
CRITCHLEY, M.: The parietal lobes. London: Edward Arnold 1953.
HINSHELWOOD, J.: Letter, word and mind-blindness. London: H. K. Lewis 1900.
KLEIST, K.: Gehirnpathologie. Leipzig: Barth 1934.
KUSSMAUL, A.: Die Störungen der Sprache. Leipzig: Vogel 1877.
LANGE, J.: Alexie. In: O. BUMKE and O. FOERSTER (Hrsg.): Handbuch der Neurologie. Berlin: Springer 1936.
LEISCHNER, A.: Die Störungen der Schriftsprache. Stuttgart: Thieme 1957.
MASSARY, J.: l'alexie. Encéphale 27, 53–78, 134–164 (1932).
NIELSEN, J. M.: Agnosia, apraxia, aphasia: their value in cerebral localization. New York: Hoeber 1946.
PÖTZL, O.: Zur Kasuistik der Wortblindheit-Notenblindheit. Mschr. Psychiat. Neurol. 66, 1–12 (1927).
WERNICKE, K.: Der aphasische Symptomencomplex. Breslau: Franck & Weigert 1874.

S. WIESER

Alexithymie

[gr.: $\dot{a}$- = Mangel; $\lambda\acute{\varepsilon}\xi\iota\varsigma$ = Wort; $\vartheta\upsilon\mu\acute{o}\varsigma$ = Gemüt, Empfindung, Seele]

Alexithymie bezeichnet eine bestimmte kognitiv-affektive Kommunikations- und Verhaltensweise von Menschen, die sich insbesondere in der Beeinträchtigung der emotionalen Erlebnis- und Ausdrucksfähigkeit, in Phantasiearmut und in sozialer Überangepaßtheit manifestiert. Der von SIFNEOS 1973 geprägte Begriff bezeichnet klinisch-deskriptiv das Erscheinungsbild einer Gruppe von Patienten, das seit langem in den verschiedensten Zusammenhängen immer wieder beschrieben worden ist. Ungeachtet unterschiedlicher Akzente im Detail hat sich der Terminus Alexithymie gegenüber den synonym gebrauchten Begriffen „infantile personality" (RUESCH, 1948), „pensée opératoire" (MARTY u. de M'UZAN, 1978) „Psychosomatisches Phänomen" (MARTY et al., 1963) oder „Pinocchio-Syndrom" (SELLSCHOPP u. VON RAD, 1977) international durchgesetzt (TAYLOR, 1984).

Schon FERENCZI (1924) beschrieb „einen Menschentypus, der sich in der Analyse wie auch im Leben besonders phantasiearm ... gebärdet, Menschen, an denen die eindrucksvollsten Erlebnisse spurlos vorbeizugehen scheinen. Solche sind im Stande, in der Erinnerung Situationen zu reproduzieren, die nach unserer Schätzung in jedem Menschen notwendigerweise heftige Affekte ... oder innerliche Ausdrucksbewegungen hätten erwecken müssen, ohne auch nur die Spur solcher Reaktionen zu fühlen oder zu äußern" (S. 140). Die Beobachtung, daß solche Kommunikationsmuster häufig bei psychosomatischen Patienten auftreten, ist RUESCHS Verdienst, der als erster (1948) in noch heute gültiger Form die typischen Merkmale alexithymen Verhaltens unter dem Begriff „infantile personality" zusammenfassend beschrieben hat.

Während die französische psychosomatische Schule mehr den Aspekt des operativ-automatistischen Denkens untersuchte, sieht die amerikanische Gruppe um NEMIAH und SIFNIOS mehr die Unfähigkeit zum verbalen Gefühlsausdruck im Zentrum der Störung. „Pseudonormalität" (McDOUGALL, 1974), „Anhedonie" und Unfähigkeit zur Selbstfürsorge (KRYSTAL, 1979) stellen weitere wichtige Merkmale dar.

Klinisches Bild: Hinsichtlich der *affektiven Struktur* ist ein zentrales Merkmal die Beobachtung, daß solche Menschen kaum oder gar nicht in der Lage sind, Gefühle mit Worten adäquat auszudrücken. Oft findet sich eine Art „äußerer Reisebericht", eine minutiöse Beschreibung der realobjektiven Umstände, die Schilderung körperlicher Sensationen oder bestimmter Handlungen ohne die Erwähnung ihrer gefühlsmäßigen Relevanz. Die in diesem Zusammenhang entstehende Frage, inwieweit solche Menschen Gefühle überhaupt nicht erleben oder nur nicht benennen können, ist nach wie vor umstritten. Es scheint jedoch so zu sein, daß zumeist – wenn überhaupt – undifferenzierte Empfindungen zum Ausdruck kommen, die eher die allgemeine Qualität von Lust bzw. Unlust aufweisen als etwa spezifische Ängste oder Aggressionen. Verschiedene Gefühlsqualitäten können oft nicht unterschieden werden. Solche Patienten „wissen" ihre Gefühle nicht, sind in dieser Hinsicht „farbenblind" (KRYSTAL, 1979), schließen höchstens indirekt aus der Reaktion anderer auf ihre Verfassung und wirken in ihrem Verhalten hölzern, steif.

Hinsichtlich der *kognitiven Struktur* (pensée opératoire im engeren Sinn) ist eine funktionale, ganz auf die konkret faßbare Realität bezogene Denk- und Erlebnisweise gemeint, die äußere Gewohnheiten wie innere Zustände fast völlig auf ihr mechanistisch-instrumentelles Gefüge reduziert. Solche Patienten werden als phantasiearm, farblos-trocken, unkreativ, unlebendig und wenig einfallsreich geschildert, obwohl sie beruflich oft außerordentlich erfolgreich und hinsichtlich ihrer Intelligenz sicherlich nicht eingeschränkt sind. Sie scheinen überhaupt wenig Beziehung zu ihrem „Innenleben" zu haben und vertreten eine handlungsorientierte Einstellung. Solche Menschen erinnern sich, wenn überhaupt, nur selten an Träume, zu denen sie z. B. im Rahmen von Psychotherapien kaum durch assoziative Einfälle Zugang finden können. Die Phantasiearmut ist besonders an der Art und Struktur der Sprache aufgefallen und untersucht worden, die als dürr und eingeengt, devitalisiert und schablonenhaft, oft am nebensächlichen Detail haftend, bezeichnet wird. Es ist der geringe oder ganz fehlende Symbolgehalt der Sprache, der von MARTY und de M'UZAN (1978) auf die treffende Formulierung gebracht wurde: „das Wort wiederholt nur, was die Hand ... tut." Aussagen und Wortinhalte werden deshalb kaum in einer persönlich angeeigneten Weise benutzt, sondern vielmehr in einer schablonenhaft vagen Form eingesetzt, so wie „man" und möglichst jeder andere in ähnlicher Situation etwas ausdrücken kann und würde. Die Art dieses Denkens und Sprechens ist deshalb als ahistorisch-geschichtslos, ohne Bezug auf Vergangenes oder Zukünftiges, ganz dem funktionalen Aspekt des Hier und Jetzt verpflichtet, erkannt und beschrieben worden.

Hinsichtlich der *Selbst- bzw. Objektbeziehungsstruktur* ist von einer „disorder of individuation" gesprochen worden, da es solchen Menschen nicht möglich sei, den Begriff „ich" in einem emotional sinnvollen Zusammenhang zu benutzen (SHANDS, 1958; VON RAD, 1983). In ihren zwischenmenschlichen Beziehungen sind solche Menschen symbiotisch eng an einen Partner, ihre „key figure", gebunden, mit dessen Hilfe sie ihr fehlendes Identitätsgefühl und ihre mangelnde Autonomie über ein System äußerer Absicherungen zu stabilisieren versuchen. Dieses Defizit an Selbstwertgefühl und innerer Unabhängigkeit macht sie also extrem abhängig von der Harmonie mit und von der Zuwendung von der Schlüsselperson – eine ständig potentiell bedrohte Lebenssituation, die verständlich werden läßt, warum solche Menschen in so hohem Maße krankheitsgefährdet sind, wenn es zur Trennung kommt. Umgekehrt wird einsichtig, daß eine lebenslang stabile, symbiotische Partnerbeziehung unter günstigen Außenbedingungen oft ein solches Beziehungssystem stabil erhalten kann. Ein weiterer Aspekt ihrer Abhängigkeit und Angewiesenheit auf einen symbiotischen Partner äußert sich auch in einem hohen Maße sozialer Konformität. Sie sind widerspruchsarm, neigen zum „goldenen Mittelweg" orientieren sich an dem, was „man" tut, zeigen in ihrer unauffälligen Angepaßtheit ein Verhalten, das sozial zumal erwünscht und mit den Begriffen „pseudonormal" oder übernormal beschrieben worden ist (McDOUGALL, 1974). In der Beziehung zu anderen Menschen, etwa einem Untersucher oder Psychotherapeuten gegenüber, macht sich deshalb leicht eine gewisse Leere und Langeweile breit, da der Gesprächspartner lediglich in seiner Faktizität, kaum jedoch mit affektiver Beteiligung oder in seiner Beziehung zu Patienten deutlich werden. Das gleiche gilt für ihre Beziehung zum eigenen Körper, der wie etwas Fremdes erlebt und in seinen Störungen und Behinderungen im Rahmen von Erkrankungen oft mit einer Art stoischer Unbeteiligtheit und Duldsamkeit ertragen wird – eine Unfähigkeit zur „self-care" und „anhedonia", die KRYSTAL betont. Der ursprünglich vermutete enge Zusammenhang zwischen Alexithymie und psychosomatischen Erkrankungen im engeren Sinne hat sich so eng nicht bestätigen lassen. Zwar findet sich eine Fülle solcher Beschreibungen und auch empirischer Untersuchungen (VON RAD, 1983), aber dann fand sich letzten Endes kaum eine Krankheit, bei deren Patienten nicht auch alexithyme Merkmale beobachtet wurden (VON RAD, 1984). Daraus wäre möglicherweise der Schluß zu ziehen, daß alexithymes Verhalten immer in stärkerer oder minderer Ausprägung und offensichtlich auch in der sogenannten „Normalbevölkerung" vorkommt (methodisch saubere Prävalenzstudien liegen bislang nicht vor) und damit eher einen unspezifischen Risikofaktor für somatische Erkrankungen darstellt, dessen Bedeutung im Einzelfall sowohl auf dem Hintergrund der lebensgeschichtlichen Entwicklung als auch somatischer Dispositionsfaktoren untersucht werden muß.

Hinsichtlich der *Ätiologie* werden gegenwärtig die Frage einer möglichen genetischen Determinierung, hirnorganischen Lokalisierbarkeit, gesellschaftlich-schichtbezogenen Verursachung oder einer entwicklungsgeschichtlich-psychodynamischen Erklärbarkeit kontrovers diskutiert. Vor allem hinsichtlich der Psychodynamik ist umstritten, ob alexithymes Verhalten als Abwehr (und damit produktive Ich-Leistung) verstanden werden soll, oder ob es sich dabei um ein primäres Defizit auf dem Boden einer nie in Gang gekommenen Entwicklung handelt. Dahinter verbirgt sich nicht nur die theoretisch relevante Frage, inwieweit es sich dabei letztlich um ein regressives oder ein Phänomen mangelnder Progression handelt, sondern auch welche Art von Psychotherapie (aufdeckend versus zudeckend; interpretativ versus supportiv) angezeigt und sinnvoll ist. Vieles spricht dafür, daß alexithymes Verhalten als „final common pathway" auf verschiedene Weise entstehen kann und insofern im Einzelfall auch ganz unterschiedliche therapeutische Maßnahmen erfordert. Der heuristische Wert des Alexithymiebegriffes wird in Zukunft davon abhängen, inwieweit sich klären läßt, ob es sich bei alexithymem Verhalten um ein Persönlichkeitsmerkmal oder eine situativ bestimmte Verhaltensweise, um ein Defizit normaler Reaktionsweisen oder vielmehr um eine produktive Ich-Leistung, also um ein Entwicklungsdefizit oder um eine Abwehrformation handelt bzw. inwieweit es als Struktur oder gar als Symptom selbst zu verstehen ist. Es wird weiter zu untersuchen sein, inwieweit alexithymes Verhalten als primäres Persönlichkeitsmerkmal oder als sekundär erworbenes Verarbeitungsmuster anzusehen ist, inwieweit es unspezifisch oder spezifisch zumindest für bestimmte Patientengruppen ist. Schließlich bleibt zu klären, auf welche Weise alexithymes Verhalten mit anderen Risikofaktoren für somatische Erkrankungen zusammenhängt bzw. inwieweit es selbst einen solchen Risikofaktor darstellt. Schließlich ergibt sich aus der Notwendigkeit zur Modifikation psychotherapeutischer Techniken (VON RAD, 1983) zur Versorgung der großen Menge dieser schwierigen Patienten ein noch ganz ungelöstes Problem und eine Herausforderung.

Literatur
FERENCZI, S.: Über forcierte Phantasien (Aktivität in der Assoziationstechnik). Z. Psychoanal 10, 6–16 (1924).
KRYSTAL, H.: Alexithymia and psychotherapy. Amer. J. Psychother. 33, 17–31 (1979).
MARTY, P., M'UZAN M. de: Das operative Denken („Pensée opératoire"). Psyche 32, 974–984 (1978).
MARTY, P., M'UZAN M. DE, DAVID, C.: L'investigation psychosomatique. Presses Université DE France, Paris 1963.
MCDOUGALL, J.: The psychosoma and the psychoanalytic process. Int. Rev. Psychoanal. 1, 437–459 (1974).
V. RAD, M.: Alexithymie – Empirische Untersuchungen zur Diagnostik und Therapie psychosomatisch Kranker. Berlin Heidelberg New York: Springer 1983.
V. RAD, M.: Alexithymie and symptom formation. Psychother. Psychosom. 42, 80–89 (1984).
RUESCH, J.: The infantile personality. Psychosom. Med. 10, 134–144 (1948).
SELLSCHOPP-RÜPPELL, A., RAD, M. VON: Pinocchio – a psychosomatic syndrome. In: W. BRÄUTIGAM, M. VON RAD (eds.): Toward a theory of psychosomatic disorders. Alexithymia – pensée opératoire – psychosomatisches Phänomen. Basel: Karger, pp 357–360.
SHANDS, H. C.: An approach to the measurement of suitability for psychotherapy. Psychiatr Q 32, 1–22 (1958).
SIFNEOS, P. E.: The prevalence of ‚alexithymic' characteristics in psychosomatic patients. Psychother. Psychosom. 22, 255–263 (1973).

TAYLOR, G. J.: Alexithymia: Concept, measurement, and implications for treatment. Amer. J. Psychiatry 141, 725–732 (1984).

M. VON RAD

Alkoholdemenz → Alkoholismus

Alkoholepilepsie → Alkoholismus

Alkoholhalluzinose → Alkoholismus

Alkoholintoleranz → Alkoholismus

Alkoholismus

1 Definition

„Alkoholismus" (der Terminus „chronischer Alkoholismus" wurde 1852 von M. HUSS geprägt, der darunter die chronischen körperlichen Folgeerscheinungen langfristig exzessiven Alkoholmißbrauchs verstand) ist ein zwar handlicher, aber unscharfer Begriff, zu dem es zahlreiche Definitionen gibt. In den letzten Jahren hat sich die Unterscheidung zwischen Alkoholmißbrauch und Alkoholabhängigkeit durchgesetzt (EDWARDS et al., 1977, DSM III, 1981).
Es lassen sich 5 Definitionskriterien bestimmen:
1. pathologisches Trinkverhalten, z. B. täglicher Alkoholkonsum über 60 bzw. 20 g bei Männern bzw. Frauen, Trinken zur Unzeit, häufige Räusche.
2. somatische alkoholbezogene Schäden
3. psychosoziale alkoholbezogene Schäden
4. Toleranzsteigerung und Entwicklung von Entzugssyndromen („körperliche Abhängigkeit")
5. „psychische Abhängigkeit", charakterisiert durch Kontrollverlust, Trinken wider besseres Wissen, Einengung des Erlebnishorizonts auf Alkohol sowie ein ausgesprochenes Alkohol-Suchverhalten.

Unter Alkoholismus (im engeren Sinn) wird heute meist nur die Alkoholabhängigkeit verstanden.
Es wurden verschiedene Typologien des Alkoholismus aufgestellt. Nach der Einteilung von JELLINEK werden Alpha-, Beta-, Gamma-, Delta- und Epsilontrinker unterschieden. Die beiden wichtigsten Formen sind der Gammaalkoholismus: „süchtiges" Trinken mit deutlicher psychischer Abhängigkeit und der Deltaalkoholismus: gewohnheitsmäßiges Trinken mit der Unfähigkeit, zu abstinieren. Episodisches Trinken wird als Epsilonalkoholismus bezeichnet. Man versteht darunter einen übermäßigen, zum Kontrollverlust führenden Alkoholkonsum mit größeren zeitlichen Abständen.

2 Diagnose

Die Diagnosestellung ist nur in extremen Fällen einfach, in beginnenden und weniger ausgeprägten schwierig. Seit etwa 40 Jahren wird versucht, die Diagnose des Alkoholismus durch Tests zu objektivieren. Dies kann auf 5 Zugangswegen geschehen:

1. durch Abschätzung des pathologischen Trinkverhaltens insbesondere durch Quantifizierung der Trinkmenge und der Trinkfrequenz
2. durch Abschätzung der alkoholbedingten somatischen Schäden
3. durch Abschätzung der alkoholbedingten psychosozialen Schäden
4. durch Abschätzung der körperlichen Abhängigkeit
5. durch Abschätzung der psychischen Abhängigkeit.

Die eingesetzten diagnostischen Maßnahmen bzw. Instrumente versuchen entweder, jedes einzelne dieser Kriterien abzudecken oder mehrere von ihnen zu umfassen. Es wurden Fragebögen zur Erfassung der psychosozialen Schäden entworfen (z. B. MAST von SELZER, Kurzfragebogen für Alkoholgefährdete [KFA], FEUERLEIN et al., 1976). Klinisch-chemische und hämatologische Tests wurden zur Klärung der somatischen Schäden eingesetzt (z. B. STAMM et al., 1984). Die Fragebogentests haben den Nachteil, daß sie die Mitarbeit des Probanden erfordern; der Nachteil der klinisch-chemischen Tests ist, daß sie nur die somatischen Schäden erfassen können, nicht die Abhängigkeit erfassen können und daß sich außerdem nach Abklingen des Mißbrauchs wieder Befundmuster aus dem Normalbereich ergeben (sofern nicht schwere Schäden persistieren). Die sog. umfassenden Tests (z. B. Münchner Alkoholismustest [MALT], FEUERLEIN et al., 1977) enthalten Items aus allen 5 diagnostischen Kategorien. Sie bestehen aus Selbstbeurteilungsskalen und Fremdbeurteilungsinstrumenten einschließlich klinisch-chemischer Tests. Sie ermöglichen so eine wesentlich validere Diagnosestellung.

3 Entstehungsbedingungen

Für die Entstehungsbedingungen von Alkoholmißbrauch und Alkoholabhängigkeit wurden verschiedene Modelle entwickelt. Die meisten haben auch Geltung für die Entstehung der Drogenabhängigkeit im allgemeinen. Allen Modellen gemeinsam ist die Betonung der Multikonditionalität.
Im allgemeinen werden 3 große Faktorengruppen angegeben:
1. die spezifische Wirkung der Droge, die zur Abhängigkeit führt,
2. die spezifischen Eigenschaften des Individuums,
3. die Besonderheiten des Sozialfeldes.

Sie lassen sich in einem Dreiecksmodell (FEUERLEIN, 1969) übersichtlich darstellen (s. Abb. 1). Dieses Modell hat dynamischen Charakter. Es soll damit zum Ausdruck gebracht werden, daß die Faktorengruppen sich in unterschiedlicher Weise, auch im Sinne eines Regelkreises, gegenseitig beeinflussen bzw. verstärken können, so daß ein „Teufelskreis" entstehen kann (s. Abb. 2).

3.1 Einflußgröße Droge

Alkohol (Äthylalkohol) ist eine chemische Verbin-

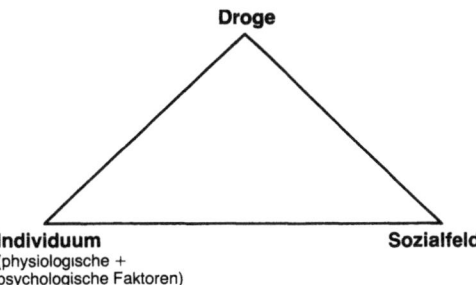

Abb. 1. Modell für die Entstehung der Drogenabhängigkeit. [Aus: FEUERLEIN, W. (1969) Sucht und Süchtigkeit. MMW 111: 2593]

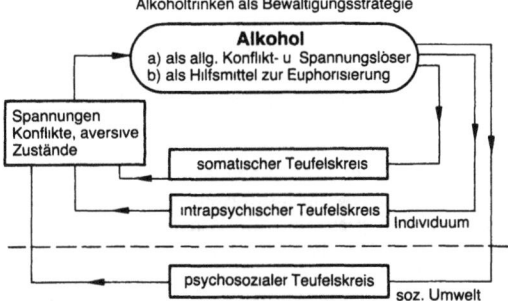

Abb. 2. Teufelskreise der Alkoholabhängigkeit. [Aus KÜFNER, H. (1981) Systemwissenschaftlich orientierte Überlegungen zu einer integrativen Alkoholismustheorie. Wiener Z. Suchtforsch. 4: 3]

dung, die wie kaum eine andere 4 Eigenschaften gleichzeitig aufweist:
Alkohol ist
1. ein Nahrungsmittel mit hohem Energiegehalt
2. ein Genußmittel
3. ein Rauschmittel mit hohem Mißbrauchspotential
4. ein Gift, dessen toxische Wirkung sich bei akuter oder chronischer Überdosierung in körperlichen und psychischen Schäden manifestiert.

In medizinischer, vor allem psychiatrischer Hinsicht wird Alkohol relevant wegen seiner Eigenschaften als Rauschmittel und Gift. Als Rauschmittel führt Alkohol mit seinem hohen Mißbrauchspotential zu körperlicher und psychischer Abhängigkeit (s. oben). Körperliche Abhängigkeit ist charakterisiert durch:
1. Toleranzentwicklung, d. h., um die gleiche Wirkung zu erzielen, ist eine Dosissteigerung erforderlich
2. durch Entzugserscheinungen.

Unter Entzugserscheinungen werden eine Reihe von Symptomen verstanden, die dann auftreten, wenn die Droge längere Zeit kontinuierlich konsumiert wurde, so daß es zu Anpassungsvorgängen des Organismus an diese Droge kommt. Das klinische Bild des Alkoholentzugssyndroms ist durch eine große Zahl von Symptomen auf verschiedenen Gebieten der klinischen Medizin charakterisiert: internistische Symptome (z. B. Magen-

Darm-Störungen), neurologische Störungen (Tremor, ataktische Störungen, epileptische Anfälle), psychische Störungen (Angst, vermehrte Reizbarkeit, Gedächtnisstörungen, Halluzinationen, Störungen der Bewußtseinslage).

3.2 Faktorengruppe des Individuums
Die Bedingungen für die Entstehung des Alkoholismus von seiten des Individuums sind vielfältig. Es können hier nur die wichtigsten besprochen werden.

3.2.1 Biologische Faktoren/→ Genetik
Eine direkte Vererbung des Alkoholismus als einheitliches Merkmal ist weder erwiesen noch wahrscheinlich. Dennoch gibt es eine Reihe von Beobachtungen in Klinik und Forschung, die die Mitwirkung genetischer Faktoren bei der Entstehung des Alkoholismus nahelegen. Ihre Erkennung und Beurteilung bereitet speziell bei Abhängigkeitskrankheiten wie dem Alkoholismus erhebliche Schwierigkeiten, da sich Einflüsse von Vererbung und Umwelt schwer trennen lassen.
Von den beiden am häufigsten angewandten Verfahrensprinzipien der klinischen Humangenetik ergab sich bei der → „Zwillingsmethode", daß monozygote Zwillinge häufiger einen Zwillingspartner haben, der Alkoholiker ist als dies bei heterozygoten Zwillingen der Fall ist. Bei der „Adoptionsmethode" zeigte sich eine Erhöhung der Alkoholismusrate bei Personen, von denen mindestens ein biologischer Elternteil Alkoholiker war im Vergleich zu denen, die, ebenfalls frühzeitig wegadoptiert, von biologischen Nichtalkoholikereltern abstammen.
Auch die Ergebnisse der zahlreichen, seit Jahrzehnten durchgeführten Tierversuche weisen auf genetische Faktoren bei der Entstehung des Alkoholismus hin. Es lassen sich z. B. verschiedene Nagetierstämme mit ganz unterschiedlicher Alkoholpräferenz züchten.

3.2.2 Psychologische Theorien
Es sollen nur die wichtigsten psychologischen Theorien herausgegriffen werden, die von der Lerntheorie und von der Tiefenpsychologie entwickelt worden sind. Auf andere, z. B. systemtheoretische Theorien, die in der Familientherapie eine große Rolle spielen, kann hier aus Platzgründen nicht eingegangen werden.

3.2.2.1 Lerntheorie
Vorbemerkung: Lerntheoretische Modelle zur Klärung des Alkoholismus gehen von der Grundannahme aus, daß exzessives Trinken ein erlerntes Verhalten darstellt, das entsprechend den allgemeinen Lerngesetzen erworben wird und wieder verändert werden kann. Der Mensch ist als Nesthocker von Geburt auf ihn prägenden Einflüssen und Lerneinflüssen ausgesetzt (z. B. kulturspezifischen Einflüssen, Einflüssen der gesellschaftlichen Struktur, der Familie und sonstiger Kleingruppen). Aus diesen Einflüssen entwickelt sich u. a. auch die Einstellung gegenüber dem Alkohol und ihre Einordnung in eine individuelle Verhaltens- und Wertskala (Internalisierung). Später wirken folgende weitere Einflüsse verstärkend für den Alkoholkonsum bzw. -abusus.
1. externe Faktoren: z. B. Trinksitten, Modellverhalten von Bezugspersonen, situative Bedingungen, „soziale Kontrolle"
2. interne (kognitive, emotionale und physiologische) Faktoren: Wahrnehmungen, Stimmungen, Befindlichkeiten, die zu entsprechenden Erwartungshaltungen führen können
3. pharmakologisch-psychotrope Eigenwirkungen des Alkohols: Enthemmung, Spannungslösung, Euphorisierung bzw. evtl. Depressivität
4. Vermeidung negativer Verstärker, z. B. Vermeidung des Alkoholentzugssyndroms oder „alternativer" Verhaltensweisen, die strafenden Charakter haben.

Es ist auch noch darauf hinzuweisen, daß Maßnahmen, die Alkoholkonsum bestrafen, schon deswegen weniger wirksam sind, weil die strafenden Konsequenzen im täglichen Leben im Gegensatz zu den belohnenden wesentlich später einsetzen.

3.2.2.2 Psychodynamische Theorien
Nach dem psychodynamischen Ansatz wird in der Regel der Alkoholismus nicht von den übrigen (stoffgebundenen und stoffungebundenen) Süchten getrennt. Im Vordergrund steht die „süchtige Fehlhaltung" der prämorbiden Persönlichkeit. Diese wird auf eine Störung der Persönlichkeitsentwicklung zurückgeführt. Unter psychodynamischen Gesichtspunkten stehen bei der Sucht Störungen des Ich, besonders der Ich-Identität, im Vordergrund. Es kommt zu
1. Wahrnehmungsstörungen mit mangelnder Trennung der Innen- und Außenwahrnehmung, in der Folge einer mangelnden Differenzierung von Affekten in ihren Signalfunktionen
2. Störungen der Objektbeziehungen, die sich häufig mit primitiven Abwehrmechanismen (Spaltung, Idealisierung, projektive Identifizierung) verbinden
3. Frustrationsintoleranz, insbesondere Schwierigkeiten beim Aufschub von Triebbefriedigungen
4. Störungen der Affekt- und Impulskontrolle
5. Störungen des Urteils, besonders der Antizipation der Wirkung des eigenen Verhaltens auf andere
6. Abhängigkeitskonflikten (Schwanken zwischen symbiotischen Ansprüchen und Autonomietendenzen).

Der Süchtige ist durch eine Fixation bzw. Regression auf eine orale Stufe gekennzeichnet. Wird infolge einer Entwicklungsstörung das frühkindliche Objekt stark ambivalent erlebt, so kann ein idealisiertes Elternimago oder in Kompensation ein unrealistisches Größenselbst entstehen. Durch mangelhafte Internalisierung elterlicher Objektrepräsentanz wird die Entwicklung des Über-Ichs gestört. Starke Ambivalenz gegenüber dem idealen Elternimago führt zu hohen symbiotischen Erwartungen, andererseits zu Enttäuschung und Aggression mit Minderwertigkeitsgefühlen und daraus resultierenden Abwehrmechanismen. Dazu gehören auch eine Regression in eine illusionäre Wunschwelt mit nostalgischen Phantasien. Das Suchtmittel kann zum symbolischen Liebesobjekt oder zum Fetisch werden, der eine magische Lusterfüllung bewirkt. Viele der hier beschriebenen Dynamismen entsprechen einer narzißtischen Persönlichkeitsstörung, die nosologisch zwischen Neurose und Borderline-Syndrom anzusiedeln ist.

3.3 Faktorengruppe des Sozialfeldes
3.3.1 Kulturelle Einflüsse
Es gibt drei verschiedene Einstellungen zum Alkoholkonsum, die sich mit dem Schlagwort rituelles Trinken, konviviales Trinken mit sozialem Ritual und utilitaristisches Trinken beschreiben lassen. Beim konvivialen Trinken wird Alkohol nur zu den Mahlzeiten konsumiert. Beim utilitaristischen Trinken wird Alkohol zur Lösung von intraindividuellen Konflikten oder zur Machtbefriedigung konsumiert.

3.3.2 Sozialprozeß und Sozialschicht
Über die unterschiedliche Häufigkeit und Gefährdung durch die verschiedenen Sozialschichten s. Abschnitt 4.

3.3.3 Herkunftsfamilie
Die Stellung in der Geschwisterreihe scheint eine Rolle für die Entstehung des Alkoholismus zu spielen: Unter Alkoholikern überwiegen die Letztgeborenen einer Geschwisterreihe, und zwar im Vergleich zu allen übrigen Positionen der Geschwisterreihe, unabhängig von der Familiengröße. Alkoholiker stammen meistens aus Elternhäusern, in denen der Vater trank. Die Berufstätigkeit der Mutter scheint keinen nachweisbaren Einfluß auf das Trinkverhalten der Kinder zu haben. Das Verhältnis der Jugendlichen zu ihren Eltern spielt aber offenbar eine große Rolle, ebenso das kontinuierliche Fehlen einer Bezugsperson. Jugendliche Alkoholiker scheinen häufiger aus sog. pseudogemeinschaftlichen Familien zu stammen, die in ihrer Kommunikationsstruktur durch eine rigide Geschlossenheit und Unflexibilität gekennzeichnet sind.

3.3.4 Primärgruppen
Über die Bedeutung des weiblichen Partners für die Entstehung und Aufrechterhaltung des Alkoholismus des Mannes liegen viele Untersuchungen vor. Ursprünglich wurden 3 Typen von Ehefrauen der Alkoholiker unterschieden: die dominierende, die masochistische und die indifferent passive Frau. Die zwischenmenschlichen Beziehungen zwischen dem Alkoholiker und seiner Frau sind durch eine Verwirrung über die soziokulturelle Rolle und die Abhängigkeits- und Unabhängigkeitsbedürfnisse beider Partner gekennzeichnet.

4 → Epidemiologie
Die Zahl der Alkoholiker in einer Bevölkerung festzustellen, bereitet gewisse Schwierigkeiten. Auf die definitorischen Probleme wurde schon hingewiesen, dazu kommen methodische Fragen: Früher wurden die sog. indirekten Methoden benutzt, d. h. man versuchte, die Zahl der Alkoholiker aus anderen statistischen Zahlen zu erschließen, so vor allen Dingen aus Verbrauchszahlen von alkoholischen Getränken. Diese Berechnungen sind aber im einzelnen recht ungenau, z. B. da die unterschiedlichen Trinksitten der verschiedenen Bevölkerungsanteile nicht berücksichtigt werden. Dennoch geben sie gewisse Anhaltspunkte für die Abschätzung der Zahl der Alkoholiker in einer Bevölkerung.

Die Verbrauchszahlen für alkoholische Getränke in der Bundesrepublik und anderen deutschsprachigen Ländern sind aus der Tabelle ersichtlich (s. unten).

In den letzten Jahren sind verschiedene Felduntersuchungen mit randomisierten Stichproben durchgeführt worden (z. B. WIESER, 1972; FEUERLEIN u. KÜFNER, 1977). Die Ergebnisse sind im großen und ganzen übereinstimmend: sie bestätigen, daß etwa 2–3% der Bevölkerung als Alkoholiker bezeichnet werden müssen, wenn (zur Vermeidung falsch positiver Ergebnisse) strenge Maßstäbe angelegt werden. Mit etwas sensibleren, aber weniger spezifischen Methoden würde man wahrscheinlich zu höheren Zahlen kommen. Auch in Österreich und in der Schweiz beträgt die Zahl der Alkohol-

	BRD 1984	DDR 1983	Österreich 1983	Schweiz 1983
Gesamtverbrauch	11,9 l	11,2 l	10,2 l	11,1 l
Branntwein	6,3 l	14,4 l	6,02 l (1979)	5,0 l (1979)
Bier	144,8 l	146,7	109,4 l	69,0 l (1980)
Wein	25,8 l	11,2 l	37,4 l	48,3 l
Ausgaben pro Kopf der Bevölkerung	535,40 DM	–	–	–

kranken 3 bzw. 2%, d. h. mindestens 210000 bzw. 150000 Einwohner. Das Verhältnis der Männer und Frauen hat sich in den letzten Jahren immer mehr angeglichen. Waren es noch vor 20 Jahren etwa 10% Frauen, so liegt der Prozentsatz jetzt zwischen 25–30%. Alleinstehende (Ledige, Verwitwete und Geschiedene) sind besonders gefährdet.

Der *Jugendalkoholismus* wurde in den letzten Jahren stark diskutiert. Eine wesentliche Zunahme hat sich in den verschiedenen Jahren seit 1971 und 1975 in Hamburg bzw. 1973 und 1984 in Bayern nicht ergeben. Im Gegenteil, die letzten bayerischen Erhebungen haben bei Anwendung von 2 unabhängigen Methoden gezeigt, daß sich der Anteil der alkoholgefährdeten Jugendlichen dem der erwachsenen Alkoholiker angenähert hat: 4% (8% bei den Männern, 2% bei den Frauen).

Die Zahl der Alkoholiker in den psychiatrischen Krankenhäusern hat erheblich zugenommen. In vielen psychiatrischen Kliniken sind mehr als 30% der männlichen Patienten Alkoholiker. Weniger Informationen gibt es über die Zahl der Alkoholiker in Allgemeinkrankenhäusern; soweit Untersuchungen vorliegen, finden sich 11–14% auf internistischen und 7% auf chirurgischen Stationen.

Sozialschicht und Beruf. Die Zahl der Alkoholabstinenten ist in der Bundesrepublik Deutschland am höchsten in den unteren sozialen Schichten. Mit steigendem sozialen Status steigt der Alkoholkonsum an, insbesondere bei Frauen. Jedoch sind die Angehörigen niederer sozialer Schichten für den extremen Alkoholkonsum etwas anfälliger als die Angehörigen der Mittelschichten. Allerdings besteht auch eine relativ hohe Anfälligkeit bei der Gruppe der Selbständigen und Unternehmer. Es gibt erhebliche Unterschiede in der Häufigkeit des Alkoholkonsums in den einzelnen Berufen. So sind Angehörige von Berufen, die mit Alkoholproduktion und Alkoholvertrieb zu tun haben, besonders bedroht, ebenso Angehörige von Bau- und Transportberufen. Besonders gefährdet sind ferner arbeitslose junge Menschen, die zu sozial schwächeren Schichten gehören.

5 Folgeschäden
5.1 Somatische Folgeschäden
Es gibt kaum ein Organsystem, das nicht durch übermäßigen Alkoholkonsum mehr oder minder intensiv geschädigt werden kann, allerdings in verschiedener Häufigkeit und in unterschiedlichem Grade. Im Rahmen dieses Beitrags soll nur auf Organschädigungen eingegangen werden, soweit sie psychiatrische Folgeerscheinungen haben.

5.2 Psychische Folgeschäden
Die Schäden des Gehirns bilden eine wesentliche Grundlage für die *psychischen Veränderungen*, die durch chronischen Alkoholmißbrauch entstehen (auf die *akuten Auswirkungen* des Alkoholkonsums auf das menschliche Verhalten und Erleben soll hier nicht näher eingegangen werden. Es sind dies vor allen Dingen Störungen, die bei akuter Alkoholintoxikation [Alkoholrausch mit seinen Komplikationen] auftreten und die erhebliche soziale, vor allem forensische Bedeutung haben). Die psychischen Veränderungen bei chronischem Alkoholmißbrauch können in 3 große Gruppen eingeteilt werden:
1. *Alkoholpsychosen* (z. B. Alkoholdelir, Alkoholhalluzinose, Korsakow-Syndrom)
2. *Veränderungen der psychischen Leistungsfähigkeit*
3. *Veränderungen der Persönlichkeit* (Charakterstörungen).

Diese 3 Gruppen von psychischen Veränderungen treten manchmal gemeinsam auf, insbesondere die Störungen der psychischen Leistungsfähigkeit und die der Persönlichkeit. Sie können sich gegenseitig beeinflussen.

5.2.1 Alkoholpsychosen
5.2.1.1 Alkoholdelir
Das Alkoholdelir (Delirium tremens) ist die häufigste aller Alkoholpsychosen (Auftreten bei etwa 15% aller Alkoholiker). Im Vordergrund des klinischen Bildes stehen Desorientiertheit in örtlicher und zeitlicher sowie situativer Hinsicht, ferner Auffassungsstörungen, illusionäre Verkennungen und (meist optische) Halluzinationen. Dazu kommen Störungen der Wahrnehmungsfähigkeit und gesteigerte Suggestibilität. Die Stimmung ist schwankend, gekennzeichnet durch starke Angst, andererseits durch eine gewisse Euphorie. Die Patienten sind meistens psychomotorisch unruhig. Außerdem bestehen vegetative Störungen (Schlaflosigkeit, vermehrte Schweißneigung, in schweren Fällen Fieber). Charakteristisch sind auch die neurologischen Störungen: Zittern der Hände, epileptische Anfälle. Das Delirium tremens kann plötzlich auftreten und innerhalb von wenigen Tagen spontan abklingen, wenn es nicht zum Tode führt. Unbehandelt beträgt die Sterblichkeit etwa 20%, bei ausreichender Therapie etwa 1%. Die Ursache des Alkoholdelirs ist noch nicht im einzelnen bekannt. Unabdingbare Voraussetzung ist jedenfalls ein jahrelanger, schwerer Alkoholabusus. Das Alkoholdelir tritt häufig nach plötzlichem Alkoholentzug auf. Man hat das Alkoholdelir als die höchste Stufe des Alkoholentzugssyndroms bezeichnet. Allerdings können sich Delirien auch ohne Alkoholentzug entwickeln, wenn zu dem chronischen Alkoholabusus eine sonstige Streßbelastung hinzutritt.

5.2.1.2 Die chronische Alkoholhalluzinose
Sie ist dem Alkoholdelir in gewisser Hinsicht ähnlich; ist aber weniger lebensgefährlich. Sie ist wesentlich seltener als das Alkoholdelir und verläuft viel langwieriger. Sie ist vornehmlich gekennzeichnet durch akustische Halluzinationen, die vielfach wahnhaft interpretiert werden. Die Affektlage ist durch Depressionen und vor allem durch Angst charakterisiert, die sich bis zur Panik

steigern kann. Manchmal klingt diese Psychose nicht folgenlos ab: Es bleiben vielmehr Reststörungen zurück, die sich dann nicht mehr von einer Schizophrenie oder einem chronischen organischen Psychosyndrom unterscheiden lassen.

5.2.1.3 Korsakow-Syndrom
Diese chronisch verlaufende Störung befällt etwa 3–5% aller Alkoholiker. Sie hat eine sehr ungünstige Prognose. (Bei etwa 20% kommt es zu einer völligen Heilung, 20% bleiben völlig ungebessert, der Rest weist Residualstörungen auf.) Oft stehen am Anfang delirante Symptome. Später kommt es zu Störungen vor allen Dingen im Leistungsbereich:
1. Gedächtnis- und Merkfähigkeitsstörungen,
2. Orientierungsstörungen (Zeit, Raum und äußere Situation),
3. Auffasungsstörungen,
4. Verminderung der Spontaneität und Initiative,
5. Störungen der Konzentrationsfähigkeit, der visuellen und verbalen Abstraktion.

Alle diese Störungen entsprechen einer Sonderform des organischen Psychosyndroms, das bei Schädigungen des Gehirns durch verschiedene andere Noxen, z. B. Hirntraumen, Einwirkungen von Giften, aber auch bei Entzündungen und Tumoren des Gehirns, beobachtet wird.

5.2.2 Veränderungen der psychischen Leistungsfähigkeit
Es handelt sich dabei um Veränderungen, die bei chronischen Alkoholikern beobachtet werden, die sich in einem etwa mittleren Stadium befinden, die also kein schweres organisches Psychosyndrom aufweisen. Über diese psychischen Leistungsdefizite liegen sehr viele Untersuchungen vor. Die Untersuchungen wurden meistens mit entsprechenden psychologischen Leistungstests vorgenommen. Dabei hat sich eine mehrschichtige Schädigungsstruktur ergeben. Die einzelnen betroffenen Leistungsbereiche können nicht immer deutlich voneinander abgehoben werden. Es handelt sich besonders um folgende Bereiche.
1. die Aufmerksamkeit
2. die Wahrnehmungsfähigkeit
3. die Konzentrationsfähigkeit
4. das Gedächtnis, vor allem das verbale Gedächtnis
5. das verbale Lernen
6. die Verarbeitung von zeitlichen Abfolgen, vor allen Dingen die Zeitwahrnehmung
7. das verbale und nonverbale Abstrahieren
8. das verbale und nonverbale Problemlösen
9. das nonverbale räumliche Vorstellungsvermögen
10. die Motorik (vor allem die Feinmotorik).

Die Komplexität der Leistungsstörungen zeigt sich auch besonders dann, wenn Leistungen unter Zeitdruck oder wenn mehrere Leistungen simultan gefordert werden. Solche Anforderungen ergeben sich z. B. beim Führen von Motorfahrzeugen.

5.2.3 Persönlichkeitsveränderungen
Die alkoholischen Persönlichkeitsveränderungen lassen sich zusammenfassend durch 4 Haupteigenschaften kennzeichnen:
1. durch ein *schwaches Ich* mit *negativem Selbstkonzept* und *niedriger Frustrationstoleranz*
2. durch eine *intensivere Wahrnehmungs- und Erlebnisfähigkeit* von Reizen und einer Neigung zu Hypochondrie,
3. durch eine starke *Feldabhängigkeit* (vermehrte Passivität, Abhängigkeit und Undifferenziertheit),
4. durch „*neurotische Störungen*" (wie Angst, Depressionen, Hysterie).

Im einzelnen zeigt sich, daß Alkoholiker im Vergleich zu Normalpersonen mehr Aggressionen und weniger Selbstkontrolle haben.
Bei der Beurteilung dieser Ergebnisse muß man aber darauf hinweisen, daß bei diesen Untersuchungen versucht wird, die derzeitige Struktur der Persönlichkeit des Alkoholikers darzustellen. Dabei lassen sich aber prämorbide Eigenschaften der sog. Grundpersönlichkeit von den krankheitsbedingten Persönlichkeitsveränderungen nicht trennen. Es gibt nur wenige Untersuchungen, die einen Vergleich zwischen Grundpersönlichkeit und Persönlichkeitsstruktur nach Einsetzen des Alkoholismus gestatten. Dabei ließ sich eine Zunahme von Persönlichkeitsfaktoren feststellen, die mit den Bezeichnungen Psychopathie, Depressivität, Schizoidie und Hypochondrie charakterisiert worden sind.

Die Störungen der psychischen Leistungsfähigkeit und die Persönlichkeitsveränderungen können sich im Laufe der Jahre ganz oder teilweise wieder zurückbilden, wenn eine strenge Alkoholabstinenz eingehalten wird. Diese Rückbildungen betreffen vor allen Dingen die verbalen Fähigkeiten.

5.3 Pathogenese der psychischen Veränderungen
Seit Jahrzehnten hat man versucht, morphologische Veränderungen im Gehirn von Alkoholikern zu finden, die mit den beschriebenen psychischen Veränderungen korrespondieren. Während sich bei Alkoholdelir und Alkoholhalluzinose überhaupt keine spezifischen Veränderungen feststellen lassen, sind solche beim Korsakow-Syndrom nachweisbar (vor allem am Thalamus, den Mamillarkörpern, in der Gegend des Aquädukt und des 4. Ventrikels). Durch neuere röntgenologische Untersuchungen (craniale Computertomographie) konnte nachgewiesen werden, daß bei einer großen Zahl von Alkoholikern des mittleren Lebensalters mehr oder minder diffuse hirnatrophische Veränderungen, wie sie sonst nur bei Menschen höheren Lebensalters gefunden werden, bestehen. Die organisch bedingten psychischen Veränderungen bei Alkoholikern sind aber nur die eine Seite des psychischen Bildes, das chronische Alkoholiker darbieten. Nicht berücksichtigt wurden bisher die *reaktiven erlebnisbedingten* Einflüsse, die das psychische Bild mitbestimmen. Die „alkoholische

Wesensänderung" kann deswegen als eine Resultante zwischen den organisch bedingten Ausfallerscheinungen und den Reaktionsbildungen der Persönlichkeit auf die intrapsychischen Konflikte und auf die sozialen Probleme aufgefaßt werden, denen der Alkoholiker ausgesetzt ist. Diese Interaktionen sind sicher sehr vielfältig, aber schwer objektivierbar.

6 Therapie
6.1 Allgemeines
Bei der Behandlung von Alkoholikern müssen in der Regel eine Reihe von professionellen Therapeuten zusammenwirken: in erster Linie Ärzte (Allgemeinärzte, Internisten, Psychiater), Sozialarbeiter, vor allem aber spezialisierte Suchttherapeuten verschiedener Berufsgruppen (meistens Psychologen und Sozialarbeiter). In der Behandlung spielen auch „Ehemalige" eine wichtige therapeutische Rolle, sofern sie eine Schulung als Laienhelfer erhalten haben. Die Alkoholikerselbsthilfeorganisationen, insbesondere die Anonymen Alkoholiker (AA) werden ausschließlich oder zumindestens weitgehend von Ex-Alkoholikern getragen.

6.2 Therapieziele
Die wichtigsten Therapieziele sind die Behebung oder Kompensation der körperlichen und psychosozialen Schäden, die Entwicklung von sozialer Selbständigkeit, beruflicher Integration und personaler Bindung.

Dafür ist, zumindestens bei Alkoholabhängigen, Alkoholabstinenz eine notwendige, aber nicht immer hinreichende Voraussetzung. Freilich ist sie lediglich ein normatives Ziel. In der Realität sind im längeren Verlauf kürzere Rückfälle bei Alkoholikern nicht selten, ohne daß es zu schwerwiegenden somatischen oder psychosozialen Schäden kommen muß. Dennoch ist an der Abstinenz als therapeutischem Ziel festzuhalten. Das in den letzten 15 Jahren vor allem in den angloamerikanischen Ländern propagierte „kontrollierte Trinken" dürfte nach neueren Erfahrungen höchstens für Patienten mit Alkoholmißbrauch praktikabel sein, nicht aber bei ausgesprochen Alkoholabhängigen (HEATHER u. ROBERTSON, 1980).

6.3 Ablauf der Therapie
Die Therapie des Alkoholismus nimmt in der Regel mehrere Jahre in Anspruch. Man kann die Therapie des Alkoholismus in 4 Phasen einteilen:
1. Kontaktphase
2. Entgiftungsphase
3. Entwöhnungsphase
4. Nachsorge- und Rehabilitationsphase.

Die einzelnen Phasen lassen sich nicht immer scharf voneinander trennen. Die therapeutischen Aktivitäten sollten in Form einer aufeinander abgestimmten „therapeutischen Kette" oder eines „therapeutischen Netzes" erfolgen.

6.3.1 Kontaktphase
Die wichtigsten Aufgaben der Kontaktphase sind
1. die Stellung einer Diagnose
2. Klärung der psychologischen und sozialen Situation (Familie, Arbeitsbereich)
3. Klärung der Behandlungsbereitschaft und der Behandlungsfähigkeit sowie der äußeren Behandlungsmöglichkeit zum Zwecke der Entscheidung für eine stationäre oder ambulante Therapie
4. erste Behandlungsversuche mit dem Ziel einer vorläufigen Abstinenz.

Die Therapiemotivation ist ein (u. U. jahrelang währender) dynamischer Prozeß, eine Auseinandersetzung mit dem Leidensdruck, den Erwartungen und Befürchtungen des Patienten und seiner Angehörigen. Es ist wesentlich, die vorhandenen motivierenden emotionalen Faktoren zu verstärken und die Faktoren, die die Motivation hemmen, abzubauen. Die Motivierung sollte stufenweise erfolgen. Wenn irgend möglich, sollte Kontakt zu dem (Ehe-)Partner des Patienten aufgenommen werden, schon um die Motivierung des Patienten auch von dieser Seite zu stärken, aber auch um weitere Informationen über die Vorgeschichte und das Verhalten des Patienten zu gewinnen. Eine weitere Aufgabe ist es, bei den Angehörigen Einsicht in die eigene Rolle bei der Entstehung des Alkoholismus zu wecken.

Für die Motivierungsarbeit in der Kontaktphase haben sich Informations- und Aussprachegruppen bewährt.

6.3.2 Entgiftungsphase
Eine eigene Entgiftungsbehandlung ist nur bei beträchtlichen Entzugserscheinungen erforderlich. Der Alkoholentzug kann vielfach ambulant durchgeführt werden. In vielen leichteren Fällen ist eine medikamentöse Behandlung überhaupt nicht erforderlich. Nur bei schweren Entzugserscheinungen mit drohendem oder manifestem Alkoholdelir ist eine intensive medikamentöse Behandlung indiziert (z. B. mit Clomethiazol = Distraneurin).

6.3.3 Entwöhnungsphase
Das Ziel der Behandlung ist es, den Abhängigkeitsprozeß abzubrechen. Außerdem soll versucht werden, neue Sozialisationsformen des Lebens ohne Alkohol einzuüben. Die Entwöhnungsphase dauert mindestens mehrere Wochen, meistens mehrere Monate. Eine Entwöhnungsbehandlung kann ambulant und stationär erfolgen. Empirisch belegte zuverlässige Indikationskriterien für die eine oder andere Behandlungsform liegen bisher noch nicht in genügender Zahl vor. In der Praxis hat es sich bewährt, bei genügender Motivation und entsprechend günstigen Sozialisationsbedingungen eine ambulante Entwöhnungsbehandlung zu versuchen, die berufsbegleitend ohne Herausnahme aus dem familiären und beruflichen Milieu durchgeführt werden kann. Einzelne Programme verknüpfen auch ambulante und stationäre Behandlung miteinander.

Trotz der wachsenden Bedeutung der ambulanten Behandlung ist für viele Fälle stationäre Behandlung unverzichtbar. Hier ist das Wesentliche die „totale therapeutische Atmosphäre". Diese kann in der Regel nur in speziellen Fachkliniken oder Fachabteilungen vermittelt werden, in denen auch entsprechend geschultes und erfahrenes Personal zur Verfügung steht. Die Dauer stationärer Behandlung beträgt in vielen Kliniken 6 Monate, in manchen Häusern nur 6–12 Wochen oder 4 Monate. Die Frage nach der optimalen Behandlungsdauer ist noch nicht endgültig geklärt.

Die ambulanten wie die stationären Einrichtungen haben in der Regel differenzierte Behandlungsprogramme entwickelt, die in eklektischer Weise eine Vielfalt von verschiedenen Behandlungsinstrumenten enthalten (z. B. Verhaltenstherapie, Gruppendynamik, Arbeits- und Gestaltungstherapie, Entspannungsübungen, Sport, sonstige physikalische Therapie). Fast überall steht im Vordergrund die Gruppentherapie. Einzelgespräche sind zu Beginn und im Verlauf einer jeden anderen Therapie bedeutsam. Dazu kommen Elemente verschiedener Methoden der sog. humanistischen Psychologie, z. B. das Psychodrama. Zunehmende Bedeutung gewinnt in den letzten Jahren die Partnertherapie, die in nahezu allen Einrichtungen durchgeführt wird, allerdings in unterschiedlichem Umfang.

Demgegenüber tritt die medikamentöse Behandlung in der Entwöhnungsphase zurück. Es gibt aber eine Reihe von Einrichtungen, vor allem im Ausland, die eine medikamentöse Behandlung mit alkoholsensibilisierenden Präparaten (Prototyp Disulfiram = Antabus) in ihr Behandlungsprogramm einbauen. Diese kann bei guter Motivation und entsprechenden sonstigen Voraussetzungen ambulant durchgeführt werden. Manchmal erweist sie sich auch als ultima ratio bei behandlungswilligen, aber immer wieder rückfälligen Alkoholabhängigen hilfreich, bei denen schon mehrere stationäre Behandlungen ohne nachhaltigen Erfolg geblieben sind. Die wichtigste Voraussetzung für die medikamentöse Behandlung sind die Mitarbeit eines zuverlässigen Angehörigen und die Beachtung der verschiedenen Kontraindikationen.

6.3.4 Nachsorgephase

Kein Alkoholiker sollte aus der Entwöhnungsbehandlung entlassen werden, der nicht über einen festen Arbeitsplatz, eine Wohnung und einen engen persönlichen Kontakt zu einer Nachsorgeorganisation verfügt (z. B. AA, Kreuzbund, Blaues Kreuz oder Guttempler-Orden). Zielsetzung der Nachsorge und Rehabilitation ist die Stabilisierung und Motivierung zur Abstinenz und der bisher erreichten positiven Ansätze für eine weitere Persönlichkeitsentwicklung. Die Nachsorgebemühungen müssen sich über viele Jahre erstrecken; sie werden in der Regel ambulant durchgeführt. Nur bei relativ wenigen, meist sozial instabilen Patienten ist für eine befristete Zeit eine Unterbringung in einem Übergangsheim o. ä. angezeigt. Die Aufgabe des Hausarztes in der Nachsorgephase besteht darin, den Patienten zur weiteren Teilnahme an Nachsorgeaktivitäten zu ermuntern bzw. die Teilnahme zu überwachen. Bei einem Teil der Patienten ist eine weitere ambulante Psychotherapie (vor allem Gruppentherapie) erfolgversprechend für die weitere Stabilisierung der Persönlichkeit und Aufrechterhaltung der Abstinenz.

7 Prognose und Verlauf

Für die Prognose lassen sich aufgrund empirischer Untersuchungen Indices aufstellen. Günstige Prognosefaktoren sind z. B. männliches Geschlecht, mittleres bis höheres Lebensalter, gute Schulbildung und Berufsausbildung, Berufstätigkeit zur Zeit des Behandlungsbeginns, Zusammenleben mit einem (Ehe-)Partner. Die Lebenserwartung von Alkoholikern ist gegenüber der Normalbevölkerung wesentlich verkürzt, die Übersterblichkeit beträgt bei Frauen das Dreifache, bei Männern etwa das Zweifache gegenüber der Normalbevölkerung. Besonders hoch ist die Übersterblichkeit der jüngeren Jahrgänge und in den oberen sozialen Schichten. Die Selbstmordrate liegt bei Alkoholikern besonders hoch, ebenso die Todesrate an Lebercirrhose und an Krebserkrankungen der oberen Verdauungswege einschließlich des Magens.

7.1 Spontanverläufe

Über Spontanverläufe in der Behandlung der Alkoholiker ist verhältnismäßig wenig bekannt. In einem Überblick über die englischsprachige Literatur wird die jährliche Rate der Spontanabstinenz und Besserung mit 19% (4–42%) angegeben (MILLER u. HESTER, 1980).

7.2 Behandlungsergebnisse

Die Behandlungsergebnisse sind schwer zu vergleichen, da die meisten Statistiken ein in irgendeiner Richtung ausgewähltes Patientengut umfassen und sich oft auch in methodischer Hinsicht unterscheiden.

Die Behandlungsergebnisse hängen von einer Reihe von Faktoren ab, in erster Linie von Variablen der Patienten (s. Prognosefaktoren), aber auch von solchen der Behandlungsprogramme, einschl. der Behandlungsdauer. Eine längere Behandlungsdauer scheint im allgemeinen bessere Ergebnisse zu bringen, allerdings bestehen Unterschiede je nach Prognosevariablen.

In einem statistischen Überblick über 265 englischsprachige Arbeiten, die über Katamnesen an über 13000 Alkoholikern berichten, die mit Psychotherapie einschließlich Disulfiram behandelt wurden, ergab sich folgendes: Etwa ein Drittel der Probanden waren abstinent, ein weiteres Drittel zeigte eine deutliche Besserung und das letzte Drittel zeigte überhaupt keine Besserung oder eine Verschlechterung. Kontrolliertes Trinken wurde in etwa 6% der Probanden gefunden.

Aus der deutschen Literatur sind zahlreiche katamnestische Untersuchungen von Patienten bekannt, die in Suchtfachkliniken stationär behandelt wurden. Hier liegen die Ergebnisse höher als in der englischsprachigen Literatur. Abstinenzzahlen von über 40% sind gebräuchlich.

In einer neueren prospektiven multizentrischen Studie, die Katamnesen von über 1400 Patienten aus 21 stationären Behandlungseinrichtungen der Bundesrepublik Deutschland umfaßt, ergab sich nach 18 Monaten eine allgemeine Abstinenzrate von 55%, eine Besserungsrate von 8%, bei 35% unveränderter Alkoholabusus. KÜFNER et al. 1986

7.3 Langzeitverläufe

Eine totale Abstinenz über 4 und mehr Jahre ist auch bei behandelten Alkoholikern selten. Gelegentliche kurze Rückfälle, die wieder aufgefangen werden können, ohne daß somatische oder/und psychosoziale Schäden resultieren, sind aber unter klinisch-praktischen Aspekten mit einer „sehr guten Besserung" vereinbar. Etwa 50–66% werden wieder so rückfällig (relativ häufig erst nach Ablauf von 18 Monaten), daß Probleme in gesundheitlicher oder/und sozialer Hinsicht entstehen.

Literatur
American Psychiatric Association: Diagnostic and statistical manual of mental disorders. 3. Ed. DSM III. Amer. Psychiatric Ass., Washington 1981.
BALES, R. F.: Cultural difference in rate of alcoholism. In: R. G. McCARTHY (Ed.) Drinking and intoxication. New York: Free Press 1959.
Bayerisches Staatsministerium des Innern. Bayerisches Staatsministerium für Arbeit und Sozialordnung (Hrsg.): Alkohol, Drogen, Medikamente, Tabak – Jugend fragt Jugend. Repräsentative Erhebung bei Jugendlichen in Bayern 1973, 1976, 1980. München 1982.
BLANE, H. T.: The personality of the alcoholic. Guises of dependency. New York Evanston London: Harper & Row 1968.
EDWARDS, G., GROSS, M. M., KELLER, M., MOSER, J., ROOM, R.: Alcohol related disabilities. WHO offset publication Nr. 32. World Health Organization: Geneva (1977).
EMRICK, C. D.: A Review of psychologically oriented treatment of alcoholism. I. The use and interrelationship of outcome criteria and drinking behaviour following treatment. Quart. J. Stud. Alc. 35, 523–549 (1974).
FEUERLEIN, W.: Sucht und Süchtigkeit. Münch. Med. Wschr. 111, 2593–2600 (1969).
FEUERLEIN, W.: Langzeitverläufe des Alkoholismus. In: K. KRYSPIN-EXNER, HINTERHUBER, H., SCHUBERT, H. (Hrsg.) Langzeittherapie psychiatrischer Erkrankungen. Stuttgart New York: Schattauer 1984, S. 229–245.
FEUERLEIN, W.: Alkoholismus – Mißbrauch und Abhängigkeit, 3. überarb. u. erw. Aufl. Stuttgart: Thieme 1984.
FEUERLEIN, W., KÜFNER, H.: Alkoholkonsum, Alkoholmißbrauch und subjektives Befinden: Ergebnis einer Repräsentativerhebung in der Bundesrepublik Deutschland. Arch. Psychiat. Nervenkr. 224, 89–106 (1977).
FEUERLEIN, W., KÜFNER, H., RINGER, C., ANTONS, K.: Kurzfragebogen für Alkoholgefährdete (KFA). Eine empirische Analyse. Arch. Psychiat. Nervenkr. 222, 139–152 (1976).
FEUERLEIN, W., RINGER, C., KÜFNER, H., ANTONS, K.: Diagnose des Alkoholismus: Der Münchner Alkoholismustest (MALT). Münch. Med. Wschr. 119, 1275–1282 (1977).
HEATHER, N., ROBERTSON, J.: Controlled drinking. London New York: Methuen 1983
JELLINEK, E. M.: Alcoholism, a genus and some of its species. Canad. Med. Ass. J. 83: 1341–1345 (1960).
KÜFNER, H.: Systemwissenschaftlich orientierte Überlegungen zu einer integrativen Alkoholismustheorie. Wiener Z. Suchtforsch. 4: 3–16 (1981).
KÜFNER, H., FEUERLEIN, W., FLOHRSCHÜTZ, T.: Die stationäre Behandlung von Alkoholabhängigen: Merkmale von Patienten und Behandlungseinrichtungen. Katamnestische Ergebnisse Suchtgefahren 32: 1–86 (1986).
MILLER, W. R., HESTER, R. K.: Treating the problem drinker: modern approaches. In: MILLER, W. R. (Ed.): The addictive behaviors. Oxford New York Toronto Sydney Paris Frankfurt: Pergamon Press 1980.
SELZER, M. L.: Michigan Alcoholism Screening Test (MAST): Preliminary report. Univ. Mich. Med. Center J. 33, 58–63 (1967).
STAMM, D., HANSERT, E., FEUERLEIN, W.: Detection and exclusion of alcoholism in men on the basis of clinical chemical findings. J. clin. Chem. clin. Biochem. 22, 79–96 (1984).
WIESER, S.: Das Trinkverhalten der Deutschen. Eine medizinsoziologische Untersuchung. Herford: Nicolaische Verlagsbuchhandlung, 1972.
ZIEGLER, H.: Jahrbuch 1986 zur Frage der Suchtgefahren. Hamburg: Neuland, 1986.

W. FEUERLEIN

Alkoholrausch → Alkoholismus

Alterspsychiatrie

Lehre von den seelischen Störungen des Alters. Es gibt heute zahlreiche Synonyma wie Gerontopsychiatrie, geriatrische Psychiatrie, Psychogeriatrie. Im angelsächsischen Sprachgebrauch wird vor allem der Terminus Psychogeriatry verwendet. Die Alterspsychiatrie hat sich allmählich zu einem eigenen Fach entwickelt ähnlich wie die Kinderpsychiatrie. Erste psychiatrische Beobachtungen über Alterskranke stammen von ESQUIROL, RUSH, CANSTATT, später WILLE, CHARCOT. BIRREN unterscheidet drei Perioden, nämlich diejenige von 1800–1910, die zweite von 1910 bis 1940 und die neueste, welche eine Fülle von Publikationen mit sich brachte. Das erhöhte Interesse an den Problemen der Alterspsychiatrie ist auf die Überalterung der Bevölkerung zurückzuführen und die immer größere Wichtigkeit der Altersfürsorge.

Die Seneszenz färbt die entsprechenden in dieser Lebensphase auftretenden psychischen Störungen, so daß man von einer Altersschizophrenie, einer Altersdepression usw. spricht (→ Schizophrenie, → Depression). Andererseits tauchen hirnorganisch verursachte Störungen auf, vor allem im Sinne der → Demenz. Schließlich kommt es zu reaktiven altersspezifischen Störungen des seelischen Gleichgewichts, die mit der besonders frustrierenden Situation des alten Menschen zusammenhängen.

Zusammenfassende Darstellungen der Alterspsychiatrie finden sich bei BIRREN, HOCH u. ZUBIN, KAPLAN, TIBBITTS, VISCHER, MÜLLER.
Unter den im Jahr 1972 erschienenen Zeitschriften seien erwähnt:
Excerpta Medica (Gerontology and Geriatrics)
Gerontologia Clinica

Journal of American Geriatrics Society
Revue de Gérontologie d'expression française
Zeitschrift für Altersforschung
Zeitschrift für Gerontologie
Journal of Geriatric Psychiatry

Literatur
BIRREN, J. E. (Ed.): Handbook of Aging and the Individual. Chicago: Univ. of Chicago Press 1959.
BIRREN, J. E.: A brief history of the psychology of aging. I u. II. Gerontologist 1, 69–77, 127–134 (1961).
CANSTATT, C.: Die Krankheiten des höheren Alters und ihre Heilung. Erlangen: Enke 1839.
CHARCOT, J. M.: Leçons sur les maladies des vieillards et maladies chroniques. Paris 1887.
ESQUIROL, E., CHEVALLIER, VILLERME, PARENTDUCHATELET: Note relative à quelques conditions que doivent présenter les hôpitaux destinés à des individus âgés de plus de 60 ans et infirmes. Ann. Hyg. publ. (Paris) 9, 296–307 (1833).
HOCH, P. H., ZUBIN, J. (Ed.): Psychopathology of Aging. New York: Grune and Stratton 1961.
KAPLAN, O. J. (Ed.): Mental Disorders in Later Life. 2nd. ed. Stanford/Calif.: Stanford Univ. Press 1956.
MÜLLER, C.: Alterspsychiatrie. Stuttgart: Thieme 1967.
RUSH, B.: An account of the state of the body and mind in old age; with observations on its diseases and their remedies. In: RUSH, B. (Ed.) „Medical Inquiries and Observations", 3rd ed., S. 401–431. Philadelphia: Johnson & Warner 1809.
TIBBITTS, C. (Ed.): Handbook of Social Gerontology. Chicago: Univ. of Chicago Press 1960.
VISCHER, A. L.: Seelische Wandlungen beim alternden Menschen. Basel: Schwabe 1949.
WILLE: Die Psychosen des Greisenalters. Allg. Z. Psychiat. 30, 269–294 (1873).

C. MÜLLER

Alzheimersches Syndrom („Morbus Alzheimer")
Es geht heute nicht mehr an, von einer Krankheit sui generis zu sprechen, da sich in den letzten Jahren erwiesen hat, daß sowohl die psychopathologischen, neurologischen als auch histopathologischen Erscheinungen sich mit denjenigen der senilen Demenz überschneiden.
ALZHEIMER hatte 1906 eine Form von Demenz beschrieben, die um das 50. Altersjahr beginne und histologisch charakterisiert sei durch das Auftreten von Fibrillen in den Neuronen. Seither ist eine reiche Literatur entstanden, die an Hand großer Kasuistiken den Erbgang, die Häufigkeit, die Psychopathologie, Neurologie, Neuropathologie studiert hat. In jüngerer Zeit sind Untersuchungen über das EEG und das Luftencephalogramm dazugekommen. Zu den umfassendsten neueren Arbeiten zählen diejenigen von AJURIAGUERRA, ARAB, ALBERT, DELAY u. BRION, SJÖGREN, GRÜNTHAL, LAUTER.
Zusammengefaßt wird das Syndrom heute charakterisiert durch: früher Beginn, rascher Verlauf zum Tod, Beginn mit Störungen der Merkfähigkeit, der räumlichen Orientierung sowie aphaso-apraxoagnostische Störungen (Trias von DELAY u. BRION). Gelegentlich kommt es zu epileptischen Anfällen, manchmal zu iterativer Bewegungsunruhe (Kranke, die unablässig an einem Zipfel der Bettwäsche reiben). Eine äußere Fassade ist oft recht lange erhalten. Hinsichtlich des Sprachzerfalls können dieselben Gesetzmäßigkeiten wie bei der senilen Demenz beobachtet werden (ALBERT): Verlust des Satzbaues, Wortfindungsstörungen, Paraphasien.
Über den Erbgang gehen die Meinungen auseinander. Es wurde gehäuftes Vorkommen in gewissen Familien beschrieben (LAUTER), so daß einzelne Autoren an eine dominante autosomale Vererbung denken. Der Unterschied zur gewöhnlichen senilen Demenz dürfte in einer erbbedingten Acceleration der Degenerationsvorgänge liegen.
Pathologisch-anatomisch findet man eine ausgesprochene Hirnatrophie, die Hirnwindungen sind verschmälert. Alzheimersche Fibrillen finden sich in den Rindenregionen, sowohl frontotemporal als auch occipital. Ferner treten „Plaques" auf, d. h. Ansammlungen von argentaffinen Partikelchen, vor allem in der frontalen Rinde, aber auch im Ammonshorn. Es kann sich unter Umständen um amyloid-ähnliche Bildungen handeln. Im Elektroencephalogramm findet man eine langsame Desorganisation, wobei Frequenzen der Thetareihe vorwiegen. Im Luftencephalogramm wird eine Erweiterung der Ventrikel ohne Seitenverschiebung, vor allem in den vorderen Abschnitten, gefunden.
Über die Häufigkeit dieses Syndroms gehen die Meinungen stark auseinander.
Eine Therapie ist nicht möglich; es wird sich vor allem darum handeln, den Marasmus zu verhindern, Muskelatrophien durch regelmäßige Beschäftigung vorzubeugen und im übrigen auf richtige Unterbringung zu dringen.

Literatur
AJURIAGUERRA, J., DE, REGO, A., TISSOT, R.: Activités motrices stéréotypées dans les démences du grand âge. Ann. méd.-psychol. 121 (1), 641–664 (1963).
AJURIAGUERRA, J., DE, GAUTHIER, G.: Etude de la désorganisation motrice dans un groupe de déments séniles „alzheimérisés". Méd. et Hyg. (Genève) 22, 409–410 (1964).
ALBERT, E.: Senile Demenz und Alzheimersche Krankheit als Ausdruck des gleichen Krankheitsgeschehens. Fortschr. Neurol. Psychiat. 32, 625–673 (1964).
ALZHEIMER, A.: Über einen eigenartigen, schweren Erkrankungsprozeß der Hirnrinde. Neurol Zbl. 25, 1134 (1906).
ARAB, A.: Nosological unity of senile dementia and Alzheimer's disease according to a statistical and anatomoclinical study. Sist. nerv. 12, 189–201 (1960).
DELAY, J., BRION, S., GARCIA BADARACCO, J.: Le diagnostic différentiel des maladies de Pick et d'Alzheimer (à propos de 12 observations anatomo-cliniques). Encéphale 44, 454–499 (1955).
GRÜNTHAL, E.: Die organischen Hirnerkrankungen des mittleren und höheren Lebensalters. In: GRÜNTHAL, STÖRRING (Hrsg.) „Allgemeine und spezielle Psychiatrie". Stuttgart: Fischer, 1955.
LAUTER, H.: Genealogische Erhebungen in einer Familie mit Alzheimerscher Krankheit. Arch. Psychiat. Nervenkr. 202, 126–139 (1961).
SJÖGREN, H.: 24 cases of Alzheimer's disease. Acta med. scand. Suppl. 246, 225–233 (1950).

C. MÜLLER

Ambivalenz → Schizophrenie

Ambulanz (Poliklinik, psychiatrische)
Die psychiatrische Ambulanz läßt sich definieren als ein institutionalisiertes Therapieangebot ohne Betten, das in der Regel von mehreren Personen aus verschiedenen Berufsgruppen getragen wird und sich auf punktuelle Kontakte mit den Patienten in den Räumlichkeiten der Ambulanz oder, bei Hausbesuchen oder Konsiliarbesuchen, am jeweiligen Aufenthaltsort der Patienten beschränkt. Bevor auf die im einzelnen sehr unterschiedlichen Therapieangebote und Organisationsformen der Ambulanzen eingegangen wird, erscheint ein kurzer historischer Rückblick geboten, der die Stellung der Ambulanzen im heutigen Versorgungssystem erläutert.

Die Entstehung der großen psychiatrischen Krankenhäuser im 19. Jahrhundert war von der Intention getragen, seelisch Kranke abzusondern und zusammenzuführen. Mag ein falsch verstandenes Sicherungs- und Ausgrenzungsbedürfnis auch eine Rolle gespielt haben, so war bei kompetenten Psychiatern der damaligen Zeit doch auch die Vorstellung bestimmend, daß eine Entfernung der Patienten aus ihrer unmittelbaren, oft konfliktbeladenen sozialen Umgebung dem Heilungsprozeß dienlich sei. F. ROLLER, der Gründer der Anstalt Ilmenau (KATSCHNIG zit. nach BAUER et al., 1981), hat eine ganze Therapiephilosophie auf dieser Maxime aufgebaut. Obgleich es schon früh Gegenstimmen zu dieser Versorgungspolitik gab, hat sich eine breite Gegenbewegung mit dem Ziel einer gemeindenahen Versorgung psychisch Kranker bzw. ihrer Reintegration in die Gemeinschaft doch erst nach dem II. Weltkrieg entwickelt. Sie stammt in Deutschland aus der subjektzentrierten anthropologischen Medizin und Psychoanalyse und erfuhr eine gewaltige Unterstützung durch ihre objektivierbaren Erfolge. Neben dem humanitären Anspruch des Gedankens einer extramuralen Resozialisierung psychisch Kranker verhalf die Hoffnung der Politiker, Betten und damit teure stationäre Behandlungseinrichtungen einzusparen zu einem Aufschwung. So entstanden in mehreren Ländern Modelleinrichtungen, in England der Camberwell Service, in den USA die Community Mental Health Centers, die das Ziel hatten, die großen Mental-Hospitals zu entleeren. Ähnliche gemeindenahe ambulante Einrichtungen entstanden in den Niederlanden, in Schweden und in Paris. Unter dem Eindruck des Erfolgs und der zunehmenden Verlagerung einer modernen präventiv arbeitenden Psychiatrie in den extramuralen Bereich empfahl auch die Enquête zur Lage der Psychiatrie in der BRD 1975 den gezielten Ausbau der Ambulanzen. Seither hat sich eine gewisse Ernüchterung, ja Enttäuschung mancherorts entwickelt. Die amerikanischen Community Mental Health Centers haben sich als sehr teuer und in den Augen ihrer Kritiker insofern als ineffizient erwiesen, als sie die großen State Hospitals nicht wirksam entlasteten, sondern neue Bedürfnisse erzeugten. Auch für die BRD ist der präventive Effekt von Ambulanzen in empirischen Untersuchungen strittig (VON CRANACH zit. nach BAUER et al., 1981), obgleich im Evidenzerlebnis der ambulant tätigen Therapeuten ein oft erreichtes Hauptanliegen. Nach anfänglicher Euphorie scheint sich jetzt eine realistische Einschätzung extramuraler Einrichtungen einzupendeln, denen zunehmend spezialisierte Aufgaben zugeordnet werden. Die Entwicklung befindet sich weiter im Fluß.

In der BRD hat sich nach Funktion und Trägerschaft eine große Vielfalt extramuraler Einrichtungen herausgebildet, wobei eine Ungleichverteilung differenzierter ambulanter Angebote zugunsten der großen Städte besteht (WITTCHEN u. FICHTER, 1980). Es gibt Ambulanzen, die sich in der Nachfolge der früheren Außenfürsorge aus den Psychiatrischen Landeskrankenhäusern entwickelt haben, aus den Gesundheitsämtern, aus den psychiatrischen Abteilungen an Allgemeinkrankenhäusern und aus Universitätskliniken, letztere werden meist als Polikliniken bezeichnet. Hinzu kommen die psychotherapeutischen Ambulanzen von Psychosomatischen Kliniken oder anderen Trägern, angefangen von der Studentischen Verwaltung in Universitätsstädten über Caritas oder andere kirchliche Träger bis hin zu Pro Familia. Gerade wegen der geringen Stigmatisierung solcher Anlaufstellen fangen sie eine Vielzahl auch schwerer gestörter psychiatrischer Patienten ein. Als Psychosoziale Beratungsstelle oder Sozialpsychiatrischer Dienst werden die Ambulanzen bezeichnet, die sektorisiert arbeiten und sich in aller Regel vorwiegend den chronischen Kranken widmen. Ihre multiprofessionelle Methodenvielfalt erscheint gerade für diese chronisch Kranken angemessen, deren Rückfallhäufigkeit zwar nicht beweisbar sinkt, deren Krankheitsfolgen aber gemildert werden. Alle diese Einrichtungen müssen mit den niedergelassenen Nervenärzten einer Region zusammenarbeiten. Eine Reihe von Untersuchungen (BERGENER et al., 1980; BEYERSMANN et al., 1976) zeigen, daß sich die psychiatrische Klientel von Ambulanzen und niedergelassenen Nervenärzten deutlich unterscheidet und nur in einem kleinen Bereich überlappt. Die Diagnosen Schizophrenie, Alkoholismus, andere Süchten, Mehrfachbehinderungen mit Oligophrenie z. B. machen in Ambulanzen einen höheren Prozentsatz aus als in der nervenärztlichen Praxis, wo Neurosen, Konfliktreaktionen und affektive Psychosen wesentlich stärker vertreten sind. Die Klientel der Ambulanzen erfordert daher in der Regel eine zeit- und personalintensivere Arbeit, für die in den gegenwärtigen ärztlichen Gebührenordnungen der BRD kein großer Anreiz gegeben ist.

Die Ambulanzen weisen regional ganz unterschiedliche Organisationsformen hinsichtlich ihrer finanziellen Trägerschaft und der Zielsetzung ihrer Arbeit auf. Es seien daher, ohne auf die regional historisch gewachsene Vielfalt einzugehen, einige Grundmuster der Trägerschaft genannt, die sich in der BRD entwickelt haben. Der Institutsvertrag einer Ambulanz, – weitgehend beschränkt auf die Polikliniken der Universitätskliniken, in jüngerer Zeit auch für Psychiatrische Landeskrankenhäuser gesetzlich möglich –, gewährt der gesamten Ambulanz mit den dort beschäftigten Ärzten das Recht, an der kassenärztlichen psychiatrischen Versorgung der Bevölkerung teilzunehmen. Es ist üblich, daß die Kassen pro Schein und Quartal einen Pauschalbetrag entrichten. Die Polikliniken der Universitätskliniken sind gehalten, von ihrem Recht der ambulanten Patientenversorgung nur insoweit Gebrauch zu machen, als für Forschung und Lehre notwendig. Die Form der Beteiligungs- oder Ermächtigungsambulanz sieht das Recht auf kassenärztliche Leistungen nur für den Chefarzt einer Klinik vor, der in der Regel Untersuchungen und Behandlungen aber an Mitarbeiter delegieren kann. In einigen Regionen werden von den kassenärztlichen Vereinigungen hier Einschränkungen gemacht bis hin zum Widerruf der Ermächtigung, wenn die Versorgung der Region durch niedergelassene Nervenärzte gesichert ist. Die Beratungsstellen an Gesundheitsämtern und die sog. grauen Ambulanzen, die von den Stationen aus geführt werden, arbeiten ohne spezielle Finanzierung, d. h. für die grauen Ambulanzen beispielsweise, daß ihre Kosten vom Pflegesatz für die stationäre Behandlung mit abgegolten werden. Ein Problem in allen Ambulanzen stellen die Untersuchungen und Behandlungen durch nichtärztliches Personal dar. Hierfür kann offiziell nicht abgerechnet werden, die haftungsrechtlichen Aspekte dieser ambulanten ärztlichen Zusammenarbeit mit Pflegekräften, Sozialarbeitern, Psychologen oder Theologen führen immer wieder zu Konflikten. Eine Lösung muß in jedem Team immer wieder neu gefunden werden durch vertrauensvolle enge Zusammenarbeit Erfahrener mit Unerfahrenen.

Die Funktionen der Ambulanzen können letztlich das ganze Spektrum der Psychiatrie umgreifen. Es haben sich aber einige Funktionsschwerpunkte und Spezialisierungen ausgebildet. Ein Schwerpunkt der einer stationären Behandlungseinheit angegliederten Ambulanzarbeit liegt in der Vorschalt- und Nachsorgefunktion. Patienten, die zur stationären Aufnahme eingewiesen werden, können in einer solchen Vorschaltambulanz untersucht und von den mit der regionalen Therapiekette vertrauten Ärzten optimal plaziert werden. Sehr häufig können stationäre Aufnahmen so auch ganz vermieden und überfüllte Kliniken entlastet oder eine ungünstige Nutzung des Therapieangebots durch Fehlplazierungen vermieden werden. KOESTER et al. (1981) konnten zeigen, daß ein erheblicher Anteil von ursprünglich für eine stationäre Behandlung vorgesehenen Patienten in einer Notlage der Region durch Schließung einer anderen Klinik dann doch suffizient ambulant behandelbar war. Eine solche Vorschaltambulanz kann also eine wichtige Filter- und Weichenstellerfunktion übernehmen.

Mit der Nachsorge der stationär behandelten und entlassenen Patienten fällt der Ambulanz einer Betteneinheit eine weitere wichtige Aufgabe zu. Insbesondere chronisch psychotische Patienten kommen mit dem Übergang von dem schützenderen Milieu der Station in den ambulanten Bereich in eine kritische Phase. Statistisch gesehen besteht hier ein erhöhtes Suizidrisiko, es kommt häufig zum Abbruch therapeutischer Beziehungen, zu Überforderung und Entmutigung des Patienten, der Rückfall ist oft vorgebahnt. Der Kontinuität der Betreuung durch eine Ambulanz kommt hier eine wesentliche Bedeutung zu. Das Behandlungsregime kann konsequenter durchgeführt werden, es kann evtl. ein Hausbesuch gemacht, beratender Kontakt zu anderen flankierenden Einrichtungen wie beschützenden Werkstätten oder Wohnheimen hergestellt werden. Manche Ambulanzen bieten auch Clubaktivitäten an, die den Kontakt zur Ambulanz etwas „breitflächiger" machen und es erlauben, die medizinischen Behandlungsnotwendigkeiten in einen vertrauensvollen, nicht stigmatisierten Kontakt einzubetten. T. HELD (1983) weist darauf hin, daß diese Arbeit immer auch mit der Kontrollfunktion der Therapeuten kontaminiert ist. Eine mögliche Belastung der therapeutischen Beziehung zu den Patienten durch diese Kontrollfunktion muß daher gesehen und beachtet werden. Zur Funktion der Nachsorgeambulanz kann z. B. auch die Überwachung der langfristigen Depotmedikation, der Lithium- und Carbamazepinbehandlungen sowie die Überwachung der ambulanten Clozapindauerbehandlungen gehören. Diese Aufgaben können zwar prinzipiell auch von niedergelassenen Nervenärzten wahrgenommen werden, die Einbettung der psychiatrischen Ambulanzen in ein Klinikum hat aber bei der Überwachung dieser mit Risiken behafteten und häufige apparative Untersuchungen erfordernden Behandlungen Vorteile. Zudem kann bei drohendem Abbruch der Therapie mit den personalintensiveren Möglichkeiten der Ambulanz interveniert werden, um den ansonsten oft nahezu sicheren Rückfall zu verhüten. Eine weitere wesentliche Funktion der Ambulanzen liegt in der Krisenintervention. Dieser Aspekt wird von einigen Trägern so in den Vordergrund gerückt, daß sie eigene Organisationsformen, z. B. mit kleiner angegliederter Betteneinheit für stationäre Kurzaufnahmen entwickelt haben (GÖTTE, zit. nach BAUER et al., 1981). Die ambulante Krisenintervention kann in der Hand erfahrener Therapeuten und bei einer guten vorbestehenden Beziehung zum Patienten mit erstaunlich schwergestörten Patienten zurecht kommen. Neben psychotischen Krisen mit Verhaltensauffälligkeiten des Patienten am Arbeitsplatz und in der Familie können Patienten mit neurotischen Krisen, etwa Partnerkonflikten, Trennungs- und

Trauerreaktionen, suizidalen Krisen in die Ambulanz zur Behandlung kommen. Der Zugang zur Ambulanz ist für solche Patienten besonders deshalb günstig, weil sie meist eine zeit- und personalaufwendige Hilfe brauchen, die über eine medikamentöse Intervention hinausgeht, evtl. auch die Tätigkeit nichtärztlicher Berufe wie Sozialarbeiter einbeziehen sollte und weil die Behandlung sofort erfolgen muß. Beide Voraussetzungen zusammen werden von den frei praktizierenden Nervenärzten und Psychotherapeuten in aller Regel nicht erfüllt, so daß Ambulanzen, besonders Polikliniken hier eine Lücke füllen (MÜLLER et al., 1983). Ambulanzen können aber auch eigenständige Untersuchungen und Behandlungen durchführen. Das Gros neurotischer Patienten wird von vornherein überwiegend ambulant psychotherapeutisch versorgt. Hier fällt den Ambulanzen und Polikliniken — falls sie nicht spezielle Therapieangebote machen —, die Aufgabe zu, für „schwierige" Patienten zugänglich zu bleiben, die vom niedergelassenen Nervenarzt oder Psychotherapeuten nicht hinreichend Gebrauch zu machen verstehen. Dies sind Patienten, die nicht stabil motiviert sind, oder eine mehr persönlichkeitsgebundene oder psychopathische Symptomatik aufweisen. Den Polikliniken schließlich wird eine Fülle von gutachtlichen Stellungnahmen abverlangt, die ebenfalls eine sorgfältige psychiatrische Untersuchung erfordern und oft therapeutische Interventionen nach sich ziehen. Beispiele dafür sind etwa die Beurteilung der Prüfungsfähigkeit bei Examensangst, der Wehrtauglichkeit, Indikationen zur Schwangerschaftsunterbrechung, Indikationen zu kosmetischen Operationen, Entscheidung über die Arbeitsfähigkeit in strittigen Fällen u. ä.

Für die Facharztausbildung ist eine abschließende Tätigkeit in einer Ambulanz eine sinnvolle Ergänzung der stationären Arbeit. Es werden hier von weniger Ärzten mehr Patienten gesehen als auf Station, es werden die langfristigen Verläufe gesehen, in denen die stationären Aufenthalte — bei den eher günstigen Verläufen — nur Intermezzi darstellen; es können die diskreteren Erscheinungen der Pathologie, z. B. im Vorfeld von psychotischen Entgleisungen studiert werden, deren Kenntnis so wichtig ist für die Prävention von Rückfällen. Für die tiefenpsychologisch orientierte psychotherapeutische Arbeit nach dem Übertragungsmodell gibt die Ambulanz ein übersichtlicheres setting an die Hand als die Station und lädt weniger zur Regression ein.

Entscheidend für die Funktionstüchtigkeit einer Ambulanz und ihren Wert für die Versorgung einer Region bleibt ihre flexible, immer regional gewachsene Einpassung in die Versorgungskette.

Literatur
BAUER, M., LEHTOMIES, T.: Psychiatrische Dienste in einem Standardversorgungsgebiet (Sektor) — auf dem Weg zu einem integrierten Versorgungssystem. Psychiat. Prax. 4, 15–25 (1977).
BAUER, M., ROSE, H. K.: Ambulante Dienste für psychisch Kranke. Köln: Rheinland 1981.
BERGENER, M., CLASSEN, A., FINKLENBURG, J., JAKUMEIT, U.: Aufbau und Arbeitsweise ambulanter Dienste im Rahmen gemeindenaher psychiatrischer Versorgung. Psychiat. Prax. 7, 155–164 (1980).
BEYERSMANN, J., KRUCKENBERG, P., PONTZEN, W., REINERS, B.: Modell für eine sozialpsychiatrische Ambulanz? Über die Arbeitsweise des Sozialpsychiatrischen Dienstes in Berlin. Psychiat. Prax. 3, 153–163 (1976).
CREUTZ, R., KÄHLER, H. D., WEDEL-PARLOW, U. v.: Funktion einer Ambulanz am psychiatrischen Krankenhaus und ihre Auswirkungen auf die psychiatrische Versorgung. In: LAUX, G., REIMER, F. (Hrsg.): Klinische Psychiatrie. Stuttgart: Hippokrates 1982.
Deutscher Bundestag: Anhang zum Bericht über die Lage der Psychiatrie in der BRD. Drucksache des Deutschen Bundestages 7/4200, 1975, S. 9–20.
Deutscher Bundestag: Bericht über die Lage der Psychiatrie in der BRD. Drucksache des Deutschen Bundestages 7/421, 1975, S. 209–213.
HELD, T.: Ambulante Dienste: Hilfe oder Kontrolle? Psychiat. Prax. 10, 1–7 (1983).
MÜLLER, C.: Psychiatrische Institutionen. Ihre Möglichkeiten und Grenzen. Berlin Heidelberg New York: Springer 1981.
MÜLLER, P., THIES, J.: Aufgaben der psychiatrischen Poliklinik. Psychiat. Prax. 10, 15–19 (1983).
WITTCHEN, H. U., FICHTER, M. M.: Psychotherapie in der Bundesrepublik. Weinheim Basel: Beltz 1980.

CH. MUNDT

Amnesie
[gr.: μνᾶσϑαι = sich erinnern]
Die aus dem Griechischen abgeleitete Wortneubildung „a/mnesis" mit der Bedeutung „Nicht-Erinnerung" oder „Mangel an Erinnerungsvermögen" wurde durch RIBOT eingeführt, der in seinem 1882 erschienenen Werk über Gedächtnisstörungen neben verschiedenen Amnesieformen auch das nach ihm benannte Regressionsgesetz beschrieb. Danach erlischt beim krankhaften Abbau des Gedächtnisses in der Regel das mnestisch Neue vor dem mnestisch Alten, das Besondere vor dem Allgemeinen und beispielsweise das Gedächtnis für Namen früher als das Gedächtnis für Verben und motorische Handlungsmuster. Unter dem Aspekt dieses Regressionsgesetzes wurden offenbar auch Dysphasien und Apraxien behandelt, gleichsam als „hirnfokale Amnesien".

Eine weitaus größere klinische Bedeutung gewannen aber die Arbeiten von KORSAKOW über amnestische Psychosyndrome, durch die BONHOEFFERS Lehren von den exogenen Reaktionstypen und den ätiologischen Zwischengliedern zweifellos beeinflußt worden waren. KRAFFT-EBING („traumatisches Irresein") und TILING hatten hirntraumatische Amnesien beschrieben. Die einzelnen Probleme der Begriffe „amnestisches Psychosyndrom" und „Korsakow-Psychose" werden an anderer Stelle dargestellt. Eine zusammenfassende Abhandlung über Amnesien als Ordnungsstörungen hatte ZEH 1961 vorgelegt. Spezielle psychopathologische Amnesie-Symptome waren auch von HAASE beschrieben worden.

Das Wort „Amnesie" empfiehlt sich heute für die Feststellung, daß eine bestimmte, zeitlich abgrenzbare Erlebnisspanne (oder auch mehrere, zeitlich begrenzte Episoden des Erlebens) nicht oder nicht mehr vollständig (partielle Amnesie) bewußt werden können. Das Wort Amnesie ist dagegen sinnlos im Gefolge solcher Bewußtseinsstörungen, bei denen nichts erlebt wurde und aus denen folglich auch nichts erinnert werden kann. Amnesien können, zumindest in ihrem vollen Umfang, erst in einem mehr oder weniger langen Zeitabstand zu der psychisch relevanten Entwicklung oder Erkrankung übersehen und diagnostiziert werden. Andernfalls spricht man zunächst besser von amnestischen Syndromen, unter denen neben den typischen → Korsakow-Psychosen sehr verschiedenartige, hypomnestisch geprägte klinische Bilder subsumiert zu werden pflegen und bei denen nicht immer sofort ein fortschreitender Gedächtnisschwund oder aber ein Wiedererinnern abzusehen sind.

Es gibt Fälle, in denen die Entscheidung zwischen Amnesie und Verdrängung schwierig ist und mangels exakter Untersuchungsmethoden zunächst von den besonderen Gesichtspunkten abhängen mag, zu denen der jeweilige Interpret sich berufen fühlt. Unter „Amnesie" schlechthin versteht man im Beginn diagnostischer Beobachtungen am besten, vor weiteren speziellen Festlegungen etwa das, was ZEH mit „reiner Amnesie" oder „reiner Erinnerungsstörung" meinte oder was BASH als „Amnesien nach Ausnahmezuständen" beschrieben hatte.

Die amnestischen Lücken enthalten oft kurze, gleichsam oneiroide Intervalle, in denen wichtige Situations- oder Ortsänderungen aufgefaßt und „verschwommen wie im Traum" behalten wurden. Zuweilen schließen sie unmittelbar an biographisch gewichtige Leitmotive an. Soweit es sich um retrograde Amnesien handelt, ist manchmal eine spätere, teilweise Aufhellung möglich. Darauf hatten bei sehr unterschiedlichen, nicht nur hirntraumatischen Syndromen schon KRAEPELIN, KORSAKOW und HEILBRONNER hingewiesen. Der eigentlich „anterograde" Anteil kann jedoch in der Regel nicht mehr bewußt zugänglich gemacht werden. Er unterscheidet sich dadurch von den typischen Verdrängungen im Sinne der Psychoanalyse.

Ist die Amnesie ein führendes, mitunter neben adynamisch-hilflosem „Fabulieren" aber auch nur ein momentan vordergründig imponierendes Symptom des Patienten, so bedeutet dies allein noch nicht → „Korsakow". Dafür fehlt einem solchen Patienten in erster Linie die psychotische, oft sehr heterogen-agile Bewußtseinsveränderung. Auch die amnestische Persönlichkeit lebt nicht einfach nur apersonal dahin, sie verhält sich nicht nur passiv und zeitentbunden, sondern sie trachtet nach einer ihr noch eben möglichen Gestaltung und Assimilation des Erlebens, wenn auch mit den Ergebnissen einer fragmentierten Scheinwelt.

Über die hirnorganische Begründbarkeit von Amnesien und über neuere Untersuchungsmethoden wurde in speziellen Arbeiten berichtet (ADAMS). Diese zeigen, daß die noch ungelösten Probleme bei weitem überwiegen.

Untersuchungen von Amnesien nach Elektrokrampfbehandlung knüpften an die Ergebnisse älterer Autoren an (WEITBRECHT) und führten auch zu der Frage, ob nicht (durch diese inzwischen überholte Therapie) das psychotische Syndrom zu rasch in einzelne Assimilate aufgelöst wurde, die als logisch nicht rückführbare Residuen wahnhaften oder sonstigen Inhalts mnestisch pathogen blieben oder der Ausbildung unkorrigierbarer „Defekte" Vorschub leisteten.

Die mitunter als medikamentöser Behandlungseffekt imponierende Amnesierung eines zwar psychotischen, gleichwohl aber persönlichen Geschehens in Richtung auf etwas Ungeschehenes mit der untergründigen Gefühlseinbettung, etwas Besonderes habe sich eigentlich nicht ereignet, ist ungeklärt.

Ungeklärt ist bis jetzt auch die hirnorganische Begründbarkeit der Psychoseamnesien. Akute Psychosen können Erinnerungslücken hinterlassen (JANZARIK, ADAMS), die man bisher weder durch morphologische Hirnveränderungen noch in allen Fällen durch pathophysiologisch bedingte Störungen des Bewußtseins begründen kann. Die Psychoseamnesien wurden früher wenig beachtet. Sie bilden aber eine psychopathologisch wichtige Symptomengruppe der Gedächtnisstörungen. Diese Amnesien sind gegenüber der sonstigen mnestischen Leistungsschwäche ungemein vielfältig, zumal sie einige Beziehungen zur normalen Vergessensdynamik erkennen lassen. Ihre klinische Einschätzung kann vorab nach folgenden Merkmalen vorgenommen werden:

1. eine zeitlich begrenzte psychisch krankhafte Verlaufsepisode,
2. amnestische Lücken im Verlauf oder in der Vorgeschichte der Krankheit,
3. parathyme Reaktionen anstelle von Erinnerungen.

Die Psychoseamnesien erstrecken sich, teilweise zeitlich retrograd, vorwiegend auf das Anfangsstadium und das Vollbild der psychischen Syndrome. ALBERT hatte im Gefolge akuter Psychosen positive Korrelationen der Ausmaße von psychotischer Erregtheit und Amnesie beschrieben. Diese Übereinstimmung konnte nicht regelmäßig bestätigt werden. Eine Graduierung des Ausmaßes oder der Ausprägung von amnestischen Lücken ist kaum exakt durchführbar. Ihre pragmatische Einschätzung läßt jedoch im allgemeinen keine Beziehung zur Art und Häufigkeit der vorausgegangenen Erkrankungen erkennen.

Danach könnte der Eindruck entstehen, es handele sich nur um ein Vergessen des Krankheitsschicksals. Das übliche Vergessen spielt in diesem Sinne gewiß eine Rolle. Es bleibt nur die Frage offen, ob nicht im Grunde der personalen Struktur doch noch krankheitstypische und daher nicht regulär verfügbare Erlebnisrate zurückgeblieben sind, die ständig eine strukturpathologische und amnestische Verformungstendenz in sich bergen und so die weitere Entwicklung der Persönlichkeit beeinflussen.

Andererseits lassen bewußte Erinnerungen in der Regel die Anmutung des Verzichts, des für immer Entschwundenen aufkommen. Sofern sie nach soeben überstandenen Psychosen Erfahrungswerte in sich tragen, führen sie auch zu Ansätzen einer Neubesinnung, die manche der bisher in düsteren Perspektiven erschienenen Reaktionsweisen kritisch korrigiert.

Selbst bei endoreaktiven Verstimmungen und bei phasischen Depressionen wird zuweilen die unmittelbare, prämorbide Vorgeschichte nur lückenhaft erinnert, ohne daß dafür motivische Gründe erkennbar sind. In vielen dieser Fälle bleibt es allerdings fraglich, ob die Amnesien im strengen Sinne als → „prämorbide" bezeichnet werden können. In der prämorbiden Zeit können schon diskrete Veränderungen der Gestimmtheit, des Vitalbefindens oder gar des Denkens vorgelegen haben, die erst später symptomatologisch evident wurden. Im übrigen könnten auch dabei die Momente des normalen Vergessens wirksam gewesen sein.

Es zeigte sich, daß man in solchen Zweifelsfällen oft auf eigene verbale Unterscheidungen der Patienten zurückgreifen kann. Die Patienten wissen nämlich zu sagen, was sie „eben einfach vergessen" haben und woran sie sich „merkwürdigerweise nicht erinnern" können, ohne daß sie dafür eine konkrete Erklärung zur Hand haben. Man hat dann geradezu den Eindruck, den Patienten fehle für solche Bestände der beunruhigend leistungsfordernde Druck des eigentlich gewußten, jedoch momentan nur nicht präsenten Materials – oder die sonst normalerweise zur Aktualisierung drängende Tendenz jeder gesuchten, der Erinnerung zeitweilig nicht zugänglichen Ereignisfolge.

Die parathyme Reaktion stellt sich ein, wenn man solche Patienten mit ganz konkreten Einzelheiten ihrer Psychosen auf Grund genauer Protokolle konfrontiert. Die emotionale Spielbreite reicht dabei von der nicht recht motivierten Heiterkeit oder auch Verlegenheit bis zur depressiven Versonnenheit und zur beispielsweise paranoid wähnenden Lauerhaltung – von der aus unvermittelt „das Schizophrene" an uns heranweht. Man hat dann die fast sichere Gewißheit: „so etwa muß er damals in der Psychose gewesen sein". Dies sind Reaktionen, da sie rasch reversibel und unmittelbar an den exploratorischen Diskurs gebunden sind.

Auch diese Reaktionen scheinen überwiegend wieder einer Amnesie zu verfallen – ein weiterer Hinweis auf das ungemein komplexe Gebiet, das mit dem Wort „Amnesie" bezeichnet wird.

Gegenüber den immer gern versuchten „Aufhellungen" von Amnesien ist, zumindest im Falle vorausgegangener Psychosen, eine große Behutsamkeit zu empfehlen. Vorhandene Erinnerungen können – scheinbar amnesiert, tatsächlich verdrängt oder verschwiegen – als psychotische Reminiszenzen aus mitunter geringfügig erscheinenden Anlässen unvermittelt in den Sog existentieller Kardinalprobleme wie Schuld, Sühne oder Wertverlust führen. Gehen wir lieber von der psychopathologisch wenig attraktiven Behauptung aus, daß psychiatrisch Kranke insgesamt mehr verschweigen als tatsächlich vergessen! Scheinbar der Amnesie verfallene, tatsächlich aber pathoplastisch brisante Inhalte können plötzlich wieder alle Grenzen des personalen Standorts und alle voluntativen Schranken durchbrechen.

Die meisten der echten, also nicht durch dementielle Prozesse oder Bewußtseinsstörungen vorgetäuschten Amnesien sind irreversibel. Sie bedeuten, daß in der Entwicklung oder Krankheit der Persönlichkeit etwas geschah, das mit einigen Qualitäten bewußtseinsfernen Anmutens und vor allem emotional das Denken und Verhalten affizieren kann. Amnesien mögen mitunter der Heilung und Reifung zuträglich sein. Gegenüber dem normalen Vergessen, das eine der Bedingungen des Umlernens und Anpassens darstellt, haben die Amnesien nicht unmittelbar etwas mit den formalen mnestischen Fertigkeiten zu tun.

Literatur
ADAMS, A. E.: Psychopathologie des Gedächtnisses. Fortschr. Neurol. Psychiat. 27, 243–262 (1959).
ADAMS, A. E.: Über organismische Modellvorstellungen unter dem Eindruck der konventionellen Theorie des Gedächtnisses. Ansätze zu methodischen Neuorientierung. Schweiz. Arch. Neurol. Psychiat. 92, 120–139 (1963).
ADAMS, A. E.: Informationstheorie und Psychopathologie des Gedächtnisses. Berlin-Heidelberg-New York: Springer 1971.
ALBERT, E.: Über Erinnerungs- und Bewußtseinsstörungen bei erregten endogenen Psychosen. Psychiat. Neurol. med. Psychol (Lpz.) 17, 81–90 (1965).
BONHOEFFER, K.: Die exogenen Reaktionstypen. Arch. Psychiat. Nervenkr. 58, 58–62 (1917).
HEILBRONNER, K.: Studien über eine eklamptische Psychose. Mschr. Psychiat. Neurol. 17, 425–460 (1905).
HAASE, H.-J.: Die aktive retrograde Umdeutung der Gegenwartssituation. Nervenarzt 28, 250–259 (1957).
HAASE, H.-J.: Amnestische Psychosyndrome im mittleren und höheren Lebensalter. Berlin-Göttingen-Heidelberg: Springer 1959.
JANZARIK, W.: Dynamische Grundkonstellationen in endogenen Psychosen. Berlin-Göttingen-Heidelberg: Springer 1959.
JANZARIK, W.: Die Erinnerungen alter Schizophrener und der mnestische Aspekt seelischer Struktur. In: Psychopathologie heute. H. KRANZ (Hrsg.) S. 94–107. Stuttgart: Thieme 1962.
KORSAKOW, S. S.: Über eine besondere Form psychischer Störung kombiniert mit multipler Neuritis. Arch. Psychiat. Nervenkr. 21, 669–704 (1890).
KORSAKOW, S. S., SERBSKI, W.: Ein Fall von polyneuritischer Psychose mit Autopsie. Arch. Psychiat. Nervenkr. 23, 112–134 (1892).
KRAEPELIN, E.: Über Erinnerungsfälschungen. Teil II. Arch. Psychiat. Nervenkr. 18, 395–436 (1887).
KRAFFT-EBING, R., von: Lehrbuch der Psychiatrie. Stuttgart: Enke 1897.

Ribot, Th.: Das Gedächtnis und seine Störungen. Hamburg-Leipzig: Voss 1882.
Tiling, T.: Über die amnestische Geistesstörung. Allg. Z. Psychiat. 48, 549—556 (1892).
Weitbrecht, H. J.: Studie zur Psychopathologie krampfbehandelter Psychosen. Stuttgart: Thieme 1949.
Zeh, W.: Die Amnesien. Amnesien als Ordnungsstörungen. Stuttgart: Thieme 1961.

A. E. Adams

Amnesie, anterograde

Dieser Ausdruck beruht auf wenig klaren Umschreibungen unter dem einseitig zeitlichen Aspekt, daß es einerseits „retrograde" Erinnerungsstörungen gibt und folglich andererseits auch solche, die man als „orthograd" auffassen könnte. Diese Gegenüberstellung einer länger dauernden, beispielsweise traumatisch verursachten und meist mit Verwirrtheit oder Bewußtseinstrübung begründbaren „anterograden Amnesie", etwa vom Hirntrauma an in der gewohnten zeitlichen Sukzession gerechnet, wird aber von den meisten Autoren als etwas Unnützes angesehen. Vermutlich beruhen diese, mit psychopathologisch recht verschiedenen Phänomenen verknüpften Unklarheiten auf der alten Formulierung „Amnésie rétroantérograde", die der Autorengruppe Azam-Charcot-Garnier zugeschrieben wird.

Die personalen und dynamischen Aspekte spielen bei den heutigen Auffassungen über mnestische Störungen eine größere Rolle als früher. Das Ausmaß tatsächlich mnestischer Störungen wird leicht überschätzt. Viele der Kranken mit mnestischer Leistungsschwäche verfügen noch recht gut über Teile ihres Leistungsinventars, sie finden andererseits nicht immer den gesicherten Zugang zu ihren personalen Beweggründen und zur zeitlichen oder situativen Ordnung des Orientierens. Es ist oft vorwiegend die krankhaft veränderte „Struktur des Erlebnisfeldes der Persönlichkeit", die zu Bewußtseinsinseln ohne Halt und erlebnisqualitativen Kontext, zu „fragmentierten und daher polyvalenten Wesenheiten, zur geradezu rupturierten historischen Harmonie" führt (Angelergues).

In solchen krankhaften Verfassungen ist auch eine Diskontinuität des Überblicks über die erlebte Vergangenheit enthalten. Allein darauf kann die verminderte und in manchen Fällen fehlende Einsicht des Korsakow-Kranken beruhen, der zuweilen auch sich selbst verkennt.

Zunächst mag es dann scheinen, als haben solche Kranken sowohl „retrograd" vergessen als auch seit dem akuten Krankheitsbeginn nichts Geordnetes mehr aufgenommen: „anterograde Reproduktionsamnesie" nach Sollier, beschrieben durch Janet.

Literatur
Angelergues, M. R.: La valeur localisatrice du syndrome de Korsakoff dans les tumeurs mésodiencéphaliques. Neuro-Chirurgie 2, 232—244 (1956).
Angelergues, M. R.: Le syndrome mental de Korsakoff, étude anatomo-clinique. Paris: Masson 1958.
Janet, P.: Der Geisteszustand der Hysterischen. Leipzig-Wien: Deuticke 1894.

A. E. Adams

Amnesie, lacunäre

Dies ist ein nicht ganz klar definierter Ausdruck, der von Janet (und wahrscheinlich aus Arbeiten von Briquet, Charcot, Gilles de la Tourette und Sollier, wo er vereinzelt auftaucht) übernommen wurde. Er findet sich meist in Artikeln über „arteriosklerotisches Irresein" und es scheint, als habe wie so oft ein linguistischer Determinismus auch hier eine kurzschlüssige Verknüpfung inkommensurabler Dinge herbeigeführt: nämlich zwischen dem morphologischen „Status lacunaris" der Gehirnsubstanz und den „lacunären Ausfällen" des Patienten. „Auch die Ausfallssymptome sind lacunär, d. h. zeitlich und in bezug auf spezielle Funktionen ganz unregelmäßig teils vorhanden, teils fehlend; gute Gedächtnisleistungen überraschen neben totaler Hilflosigkeit des Erinnerungsvermögens, richtige Urteile neben ganz beschränkten" (Bleuler).

In die Nähe der vorwiegend unklar umschriebenen lacunären Amnesie gehören auch einige der von Janet dargestellten Amnesien: Systematische Amnesien für bestimmte Erlebnisse, lokalisierte Amnesien für begrenzte Zeitspannen. Andere faßt man besser nach den für Verdrängung und Verwandtes maßgebenden Regeln der Psychoanalyse auf: etwa die „allgemeine Amnesie" (Janet) für die gesamte Lebenszeit oder die vielfältigen „Dissoziationsamnesien", wie sie Bash geschildert hatte.

Gleichwohl handelt es sich hierbei um wichtige Verlaufssymptome der mnestischen Leistungsschwäche. Die formale Weitschweifigkeit (Redundanz) und die informationsarme (inhaltliche) Unsicherheit veranlassen den Kranken zur Bildung von Assimilaten. Dieser Begriff geht historisch auf Janets „Assimilations-Amnesien" zurück. Er bezeichnet entstandene oder gewählte Zeichenverbände (z. B. verbale Formeln) als Merkmale, die an sich nicht viel an Bedeutung umfassen, aber innerhalb einer umschriebenen Sozialstruktur (z. B. Familie) oder bei einer bestimmten Persönlichkeit und nur für diese von einem „gewissen" Bedeutungsfeld umgeben sind. Dies sind also individuell fixierte oder lokal soziologisch gängige Sprachformeln als „Inbegriffe", Phrasen oder stehende Wendungen.

Die damit einsetzende, auf Einzelaspekte am Material des Auffassens und Reproduzierens fixierte Globaleinstellung entspricht etwa der Vergröberung des Erlebnisfeldes, wie sie auch von Haase, Zeh und von Ajuriaguerra, Rego u. Tissot beschrieben wurde. Solche Assimilate sind gleichsam als fertige Formeln für bestimmte „Inhalte" oder „Bereitschaften" dispositionell vorhanden und jederzeit „ekphorierbar". Sie verhalten sich so, wie dies nach der klassischen Dispositionaltheorie des Gedächtnisses die Engramme zu tun hatten. Was nicht in Form solcher „Bereitschaften" agglutiniert oder verankert ist, kann auch nicht erinnert werden.

Für die außerhalb dieser Systembildungen liegenden Ereignisse sind die Kranken daher mehr oder weniger „lacunär" amnestisch. Insofern wirkt die assimilierende Systematisierung, die doch dem Wiederaufbau persönlicher und sozialer Bezüge dienen sollte, dem echten stetigen Erinnern entgegen. Assimilate vermitteln – auf der Seite des Eigenerlebens – übrigens nicht das Wissen von Identität oder Sicherheit, sondern eine eigentümliche Konkordanz als „Gefühl der Richtigkeit". Diese Unsicherheit in Urteil und Willensbildung ist eine der Anlässe zur Erinnerungsfälschung („Paramnesie"): Vieles Wahrgenommene und Erinnerte bleibt für den Kranken hinsichtlich Sinngehalt und Realität zweifelhaft, ambivalent; es ist in der konkreten Form nicht ganz treffend, unbestimmt und unerledigt, dagegen in den diskreten Erlebnisqualitäten unbefriedigend.

Das widersprüchliche Nebeneinander von Erinnerungs-Lacunen, Umdeutungen, qualitätenreichen Anmutungen und mnemotechnischen Hilfsformeln vermittelt bei solchen Syndromen zuweilen den Eindruck pseudodementer Zutaten. Dieser Eindruck drängt sich bei einseitiger Betrachtung solcher „Lacunen" auf, die unmittelbar das Krankheitserleben des Patienten und sein dadurch bedingtes gesundheitliches Befinden betreffen. Dies sind dann oft solche Reminiszenzen, die eine starke Eigenbeziehung haben und eben deshalb eine egozentrische, schwer korrigierbare Gewißheit unterhalten.

Solche lacunären Reminiszenzen bleiben als Aktualitäten des Erlebens für lange Zeit oder dauernd repräsentativ. In der Anamnese der Kranken, in ihren Selbstdarstellungen und im Verhalten auf den Stationen sind wir mit leibnahen Motiven konfrontiert, von denen unterschiedliche Deutungen ihren Ausgang nehmen und die, gleichsam wie Zauberformeln, die Wirklichkeit in die Verbannung des Nichtwissens schicken.

Die Bildung derart lacunärer, assimilierter oder fixierter Reminiszenzen entspricht einer Wiederherstellung persönlicher Leistungsbrücken mit problematischen Folgen. Die vielfältigen Motivationen beugen so offensichtlich den projektiven und auch den reflexiven Realitätsbezug, daß diese Kranken in eine widersprüchliche, zuweilen negativistische Einstellung gegenüber ihrer Umwelt geraten. Es sind dies vorzugsweise die Kranken, bei denen nicht assimilierte, nämlich zwischen den Motiven schwebende Einzelheiten als „Gedächtnislücken" ganz und dauernd unzugänglich bleiben oder, eines hirnorganischen Prozesses wegen, immer mehr zunehmen.

Man kann bei diesen Ausprägungen einer mnestischen Leistungsschwäche in einer, wenn auch sehr formalen Hinsicht, einige Ähnlichkeiten mit der aus zwangsläufiger Einschränkung realer Möglichkeiten resultierenden starren Konsequenz des Psychopathen zu entdecken glauben. Dem steht indessen – beim amnestischen Patienten – ein nachweisbar gestörtes Leistungsprofil entgegen, das schwerlich mit dem von originären Problemen verzerrten Rollenspiel eines Psychopathen zu verwechseln ist.

Die seelisch abnorme Entwicklung der Persönlichkeiten, deren Schicksal „psychopathisch" genannt sei, aber wie auch immer tatsächlich erschwert ist, gründet auf einer fatalen Konsequenz des verfehlten Daseinsentwurfs, um in peinlich rezidivierenden Konsequenzen des Scheiterns zu münden. Darin liegen die schillernden Motive, die zu so fragwürdig anmutenden „Amnesien" führen können – seien sie nun lacunär, dissoziiert oder wie auch immer ausgeprägt – und seit jener Zeit, in der JANET „L'état mental des Hysteriques" beschrieb, hat sich an der Basis menschlicher Motivationen nicht allzu viel geändert. Die methodischen Hauptschwierigkeiten liegen darin, daß sowohl bei Gesunden als auch bei Hirnkranken und seelisch beschwerten Persönlichkeiten an die Stelle prägnanter Wirklichkeiten imaginative Gebilde unter teilweiser Verkennung oder illusionärer Abwandlung der Tatsachen treten können. Das Schicksal des hypomnestisch Kranken ist es, mit seinen lacunären Leistungsresiduen aus der verformten jeweiligen Gegenwart wieder zum konkreten mnestischen Zusammenhang gelangen zu sollen, aber meist in einer Dissonanz zwischen Wollen und Können oder zwischen Entwurf und Vollzug sozial zu scheitern.

Literatur
AJURIAGUERRA, J., DE, REGO, A., TISSOT, R.: Activités motrices stéréotypées dans les démences du grand âge. Ann. méd.-psychol. 121, 641–664 (1963).
BASH, K. W.: Lehrbuch der allgemeinen Psychopathologie. Grundbegriffe und Klinik. Stuttgart: Thieme 1955.
BLEULER, E.: Lehrbuch der Psychiatrie. Berlin-Göttingen-Heidelberg: Springer 1955.
HAASE, H.-J.: Die aktive retrograde Umdeutung der Gegenwartssituation. Nervenarzt 28, 250–259 (1957).
HAASE, H.-J.: Merkschwäche und Persönlichkeitsabbau. Nervenarzt 29, 494–498 (1958).
JANET, P.: Der Geisteszustand der Hysterischen. Leipzig-Wien: Deuticke 1894.
ZEH, W.: Die Amnesien. Amnesien als Ordnungsstörungen. Stuttgart: Thieme 1961.

A. E. ADAMS

Amnesie, retrograde

Als „retrograd" bezeichnet man im klinischen Sprachgebrauch solche Amnesien, die sich zeitlich rücklaufend über ein akutes, meist cerebrales Schädigungsereignis hinaus erstrecken. Die ersten, begrifflich genügend klaren Umschreibungen findet man bei JANET und OPPENHEIM.

Die äußeren Anlässe solcher Amnesien sind meist stumpfe Gewalteinwirkungen auf den Schädel mit Kommotionssyndrom. Allein von der Tatsache einer retrograden Amnesie, von ihrem zeitlichen Ausmaß oder von ihrer Vollständigkeit her, sind keine differential-diagnostisch sicheren Rückschlüsse auf „Commotio oder Contusio cerebri" oder überhaupt auf die Schwere des Hirnschadens möglich. Die Dauer einer solchen Amnesie hängt signifikant vom Lebensalter des Verletzten ab (RUSSELL). Retrograde Amnesien können auch ohne Hirnschädigung und Bewußtseinsverlust vorkommen. Sie sind nach psychischen Ausnahmesituationen im weitesten Sinne zuweilen möglich, ohne klare Zusammenhänge mit amnestischen Syndromen anderer Art (ADAMS, HAASE, TALLAND).

Typische oder „echte", hirnorganisch korrelierbare retrograde Amnesien wurden im allgemeinen als kurzdauernd in der Größenordnung von Minuten beschrieben (RUSSELL u. SMITH, DIXON, TALLAND). Eine klare hirnpsychologische Begründung der retrograden Amnesien war bis jetzt nicht möglich. Nach kleinen epileptischen Anfällen können sich retrograde Amnesien auf einige dem Anfall vorausgegangene Sekunden erstrecken, in denen noch bei klarem Bewußtsein eine ungestörte Wahrnehmung und ein normales EEG vorhanden waren. Die Zeitspanne der retrograden Amnesie hat die Tendenz, sich allmählich zu verkürzen und schließlich ganz zu verschwinden. Ihre anfängliche Ausdehnung soll um so größer sein, je weniger sich der Patient im Versuch auf seine perzeptiven Aufgaben konzentriert hatte. Die Dauer solcher, mit EEG-Ableitungen kontrollierter Amnesien lag in der Größenordnung von 2–15 sec (JUS). Auch ein schreckhafter Erlebniseinbruch kann offenbar zum Erlöschen präsenter Wahrnehmungen und zum Abbruch der in den letzten Sekunden vorausgegangenen sensorischen Zusammenhänge führen (WIESER, ADAMS). Statistisch korrelieren retrograde Amnesien daher zusätzlich mit dem traumatischen Erlebnis des Unfallpatienten. Sie haben einen etwas höheren psychologischen Stellenwert, der nicht allein aus irgendwelchen strukturellen Veränderungen der Hirnsubstanz abzuleiten ist.

Literatur
ADAMS, A. E.: Experimentelle Untersuchungen über die Bewußtseinszeit. Confin. neurol. (Basel) 24, 214–234 (1964).
ADAMS, A. E.: Informationstheorie und Psychopathologie des Gedächtnisses. Berlin-Heidelberg-New York: Springer 1971.
DIXON, K. C.: The amnesia of cerebral concussion. Lancet 1962 II, 1359–1360.
HAASE, H.-J.: Amnestische Psychosyndrome im mittleren und höheren Lebensalter. Berlin-Göttingen-Heidelberg: Springer 1959.
JANET, P.: Der Geisteszustand der Hysterischen. Leipzig-Wien: Deuticke 1894.
JUS, A., JUS, K.: Electroclinical evaluation of some memory disturbances. Comprehens. Psychiat. 4, 313–321 (1963).
OPPENHEIM, H.: Lehrbuch der Nervenkrankheiten, Bd. 2. Berlin: Karger 1923.
RUSSELL, W. R.: L'amnésie rétrograde. Sem. Hôp. Paris 39, 990–992 (1963).
RUSSELL, W. R.: The traumatic amnesias. Int. J. Neurol. (Montev.) 7, 55–59 (1968).
RUSSELL, W. R., SMITH, A.: Posttraumatic amnesia in closed head injury. Arch. Neurol. (Chicago) 5, 4–17 (1961).
TALLAND, G. A.: Deranged memory. A psychonomic study of the amnesic syndrome. New York-London: Academic Press 1965.
WIESER, S.: Das Schreckverhalten des Menschen. Bern-Stuttgart: Huber 1961.   A. E. ADAMS

Amnestisches Syndrom → Psychosyndrom, organisches

Amplifikation
[lat.: amplificare = erweitern, ausdehnen, vergrößern]
Die Amplifikation bezeichnet ein für die analytische Psychologie C. G. JUNGs typisches, in der analytischen Psychotherapie regelmäßig angewandtes Sinnerhellungs-, Verstehens- und Deutungsverfahren. JUNG scheint das Wort erst 1936 eingeführt zu haben, obwohl er die Methode schon 1908 im Vortrag „Der Inhalt der Psychose" benützt und in einem 1914 verfaßten Nachwort dazu mit knappen Andeutungen theoretisch umrissen hatte. Er wandte sie in zahlreichen nachfolgenden Schriften an, griff aber die Bezeichnung erst 1943 in [4] wieder auf und verwies dann zustimmend auf die 1940 gegebene Definition von JACOBI [1, hier zitiert nach der 3. Aufl.]. Demnach wird der Sinn des zu entschlüsselnden psychischen Gebildes (es handelt sich oft, aber keineswegs immer, um Träume) durch Assoziationen sowohl des Analytikers wie auch des Analysanden in fortwährender Umkreisung desselben sowie unter ständigem Rückbezug auf dasselbe aufgedeckt. Nach JACOBI heißt die Amplifikation also „im Gegensatz zur Freudschen Methode der ‚reductio in primam figuram', nicht eine nach rückwärts zu verfolgende, kausal verbundene Kette von Assoziationen, sondern eine Erweiterung und Bereicherung des Trauminhaltes mit allen ähnlichen, möglichen, analogen Bildern" (a.a.O., S. 147). Zu diesen darf und soll der Analytiker aus seinem Wissensschatz um die archetypischen Bilder (s. „Archetypus") freigiebig beisteuern. „Den subjektiven, individuellen Traumsinn erbringt die subjektive Amplifikation, d. h. die Befragung des Träumers, was für ihn persönlich jedes Traumelement bedeutet. Der kollektive Sinn ergibt sich dann durch die objektive Amplifikation, d. h. durch die Anreicherung der einzelnen Traumelemente mit dem allgemeinen, symbolischen Material der Märchen, Mythologien usw., indem diese den allgemeinen, für jeden einzelnen Menschen gültigen Aspekt des Problems beleuchten" (a.a.O., S. 155). Ferner gehört dazu die sorgfältige Aufnahme des Kontextes, wodurch jedes Element seinen Stellenwert erhält. „Die Amplifikation stellt ... eine Art begrenzter, gebundener und gerichteter Assoziationsarbeit dar, die immer und immer wieder zum Bedeutungskern des Traumes zurückkehrt" (a.a.O., S. 148). In einem Spätwerk [6] weist JUNG darauf hin, daß „alle numinosen Inhalte ... eine Tendenz zur *Selbstamplifikation*" haben, „d. h. sie bilden die nuclei zur Anhäufung von Synonymen". Eine Voraussetzung für die Amplifikation überhaupt ist die, daß der aus dem Unbewußten manifest gewordene psychische Inhalt keine bloße Deckfigur, keine Fassade und höchstens in begrenztem Maße das Ergebnis einer „sekundären

Verarbeitung", sondern eine manchmal archaisch symbolhafte, mehr oder weniger verschlüsselte Abbildung der oft vielschichtigen seelischen Wirklichkeit selbst darstellt. Eine weitere lautet, daß „nicht die wissenschaftlich-historische Verifiziertheit oder die zeitliche Koinzidenz usw. bei der Heranziehung von Analogien, sondern die Gleichheit des Bedeutungskernes das prinzipiell Maßgebende" ist. „Davon ausgehend, daß alles, was einmal vom Menschen in Bild oder Wort gefaßt wurde, absolute psychische Realität besitzt, ... liefert jede Analogie, insofern sie archetypische Aspekte des zu erhellenden Traummotivs enthält, eine Präzisierung und Erklärung, eine Bekräftigung der Deutung" [1, S. 148–149]. Durch sorgfältige Beziehung aller Aspekte des Inhaltes und aller Analogien auf den Inhaltskern und aufeinander ergibt sich durch gegenseitige Bestätigung bzw. Ausschließung ein Sinn, dessen endgültige Besiegelung erst durch die unerzwungene, sowohl intellektuelle wie auch affektive Anerkennung durch den Analysanden erfolgt. Dies beruht auf einer dritten, stets von JUNG geforderten Voraussetzung: daß aus dem Unbewußten manifest werdende psychische Inhalte überhaupt sinnvoll seien und daß es gilt, nicht allein an ihnen ihre Herkunft abzulesen, sondern auch, ihren Sinn und Zweck zu erfassen.

Literatur
1. JACOBI, J.: Die Psychologie von C. G. Jung. 1. Aufl. 1940. 3. Aufl. 1949. Zürich: Rascher.
2. JUNG, C. G.: Der Inhalt der Psychose. Leipzig-Wien: Deuticke 1908. In: Gesammelte Werke (GW) 3, Zürich: Rascher 1968.
3. JUNG, C. G.: Die Erlösungsvorstellungen in der Alchemie. Eranos Jahrbuch 1936. Zürich: Rhein-Verlag 1937.
4. JUNG, C. G.: Über die Psychologie des Unbewußten. Zürich: Rascher 1943. In: GW 7, Zürich: Rascher 1964.
5. JUNG, C. G.: Psychologie und Alchemie, Zürich: Rascher 1949.
6. JUNG, C. G.: Mysterium Coniunctionis Bd. 2. Zürich: Rascher 1956. In: GW 14/2, Zürich: Rascher 1968.

K. W. BASH

Amusie

[gr.: μοῦσα = Musik]

Die Lehre von der Amusie ergab sich ursprünglich aus beiläufigen Nebenbefunden beim Studium von Hirnwerkzeugstörungen anderer Art. Der Ausdruck selbst wurde von STEINHALS 1871 und KNOBLAUCH 1888 in das wissenschaftliche Schrifttum eingeführt. Man versteht darunter die erschwerte oder fehlende Wahrnehmung und Ausführung musikalischer Klänge, Akkorde, Konsonanzen und Dissonanzen, Melodien, Klangfarben der Instrumente und Erfassens des Rhythmus. Nach manchen Autoren (HENSCHEN) gehört die verlorene Fähigkeit, Noten zu lesen und nach Noten zu singen, ebenfalls zur Amusie.

In Anlehnung an andere Hirnwerkzeugstörungen wird generell zwischen einer Störung der Musikauffassung und der Musikausführung unterschieden.

1. Die rezeptiv-amusischen (sensorisch-amusischen) Störungen gliedern sich in Tontaubheit, Melodientaubheit und Musiksinntaubheit. Mit „Tontaubheit" bezeichnete KLEIST eine gestörte Perzeptivität für Töne, bei der Tonhöhen und Tonintervalle nicht unterschieden und synchrone Tonverhältnisse der Zusammenklänge und Klangfarben nicht erfaßt werden können. Es gibt eine periphere und eine zentrale Tontaubheit. Die periphere Form beruht auf Störungen im Bereiche der Labyrinthe oder beider Hörnerven. Die zentrale Tontaubheit wird lokalisatorisch auf Störungen im Pol der ersten Windung des linken Schläfenlappens (HENSCHEN), auf einen einseitigen Herd in der Hörstrahlung oder auf doppelseitige Herde in den Querwindungen (KLEIST) zurückgeführt. Bei der Melodientaubheit fehlt die Fähigkeit, durch Intervalle getrennte Töne als Melodien aufzufassen, zu behalten und wiederzuerkennen. Im Grunde genommen ist die Melodientaubheit eine amnestische Störung oder eine tonakustische Agnosie. Bezogen wird diese Störung auf Schädigungen in den mittleren Bereichen der linken ersten Schläfenwindung. Die Musiksinntaubheit als dritte Form der rezeptiven Amusie ist klinisch nicht sicher bekannt. Sie wurde von KLEIST aus theoretischen Gründen vorausgesetzt. Die Musiksinntaubheit würde in der Unfähigkeit bestehen, Tönen und Melodien Sinngehalt zu geben, sie mit anderen Eindrücken zu koordinieren und die Musik thematisch zu interpretieren.

2. Bei den expressiven amusischen Störungen (motorische Amusie) kann man zwischen einer vokalen (phonischen) Amusie (Tonstummheit), einer Melodienstummheit, einer instrumentellen, manuellen motorischen Amusie und einer Notenagraphie unterscheiden.

Die Tonstummheit bedeutet die völlige oder teilweise Unfähigkeit, Einzeltöne durch Singen oder Pfeifen richtig hervorzubringen. HENSCHEN lokalisierte die entsprechende Leistung in den unteren Rand des Pars triangularis der dritten linken Stirnwindung. Die Melodienstummheit bedeutet das Unvermögen, Melodien richtig zu singen oder zu pfeifen. Bei erhaltenem Vermögen, Einzeltöne hervorzurufen, entstehen bei dieser Störung in der Regel paramelodische Entgleisungen. Bezogen wird die Melodienstummheit auf Herde im oberen Teil des Fußes der dritten Stirnwindung bzw. auf das Feld 44 nach BRODMANN oder auf den Pars triangularis der dritten motorischen Stirnwindung. Bei der instrumentellen, manuellen motorischen Amusie besteht die Unfähigkeit, auf Instrumenten Melodien zu spielen. Sichere lokalisatorische Hinweise bestehen hier nicht.

Im allgemeinen ist die angeführte Lokalisation dieser Störungen nicht eindeutig, und selbst die Lateralisation ist gelegentlich umstritten.

Bei der Untersuchung der Amusie werden die rezeptiven und die expressiven Fähigkeiten getrennt geprüft. Bei der rezeptiven Störung werden die mnestischen, tonalen, rhythmischen und dynamischen Elemente sowie die lektischen (lesenden) Komponenten nacheinander untersucht. Für die expressive Leistung ist das Singen und Pfeifen, instrumentelle Tests und Notenschreiben aufschlußreich.

Literatur
HENSCHEN, F. E.: Über Sprach-, Musik- und Rechenmechanismen und ihre Lokalisationen im Großhirn. Z. Neurol. Psychiat. 52, 273–298 (1919).
HENSCHEN, S. E.: Klinische und anatomische Beiträge zur Pathologie des Gehirns. Stockholm: Nordiska Bockhandeln 1920–1922.
JOSSMANN, P.: Die Beziehungen der motorischen Amusie zu den apraktischen Störungen. Mschr. Psychiat. 68, 239 (1927).
KLEIST, K.: Gehirnpathologie. Leipzig: J. A. Barth 1934.
THIELE, R.: Aphasie, Apraxis, Agnosie. In: Handbuch der Geisteskrankheiten. Herausg. von O. BUMKE, Allg. Teil II. Berlin: Springer 1928.
USTVEDT, H. I.: Über die Untersuchung der musikalischen Funktionen bei Patienten mit Gehirnleiden, besonders bei Patienten mit Aphasie. Acta med. scand. Suppl. 86, 1–186 (1937).
WERTHEIM, N.: The Amusias. In: Handbook of Clinical Neurology. Herausg. VINKEN, D. J., BRUYN, G. W., Bd. 4. Amsterdam: North-Holland Publ. Co., New York: Wiley Interscience Div. J. Wiley 1969.

S. WIESER

Anales Stadium → Stadium, anales

Analyse, direkte → Schizophrenie

Anankastische Psychopathie → Psychopathie

Anfälle, zentrencephale → Epilepsie

Angeborene Syphilis → Hirnerkrankungen, luetische

Angewandte Psychologie → Psychologie, angewandte

Angst
Angst: Das Wort (mittelhochdeutsch: angst, althochdeutsch: angust) beruht auf einer Abstraktbildung von ang^hos-ti- von der Fortsetzung des dem urindogermanischen Neutrum ang^hos, ang^hes, „Enge, Bedrängnis" zugrunde liegenden Nominalstamms. Bereits bei den einzelsprachlichen Fortsetzungen des Grundwortes zeigen neben der Grundbedeutung „Enge" die Bedeutung „Angst". Die Semantik der einzelnen Wortbildungen (gr.: ἄγχω zusammenschnüren, erdrosseln", lat. ango „zusammenschnüren, würgen, beklemmen" u. a.) deutet darauf hin, daß die Verbindungsstelle zwischen beiden Bedeutungen das Zusammenschnüren der Kehle ist. In den indogermanischen Sprachen finden sich zahlreiche Worte ähnlicher Bedeutung, die körperliche und seelische Bedrängnis zugleich ausdrücken.
Wie bei vielen Worten aus der Umgangssprache, die auch in der Sprache der Wissenschaft benutzt werden, besteht bei „Angst" die Gefahr einer mißverständlichen Verwendung. Darum empfiehlt LADER (1972), bei Angst auf eine allumfassende Definition zu verzichten, und schlägt statt dessen eine genaue Begriffsklärung im konkreten Einzelfall vor. Er empfiehlt eine empirische Annäherung an das Phänomen Angst über meßbare Begleiterscheinungen, warnt aber gleichzeitig davor, diese Begleiterscheinungen von Angst mit dieser selbst gleichzusetzen. VON BAEYER u. VON BAEYER-KATTE (1973) verzichten ausdrücklich auf eine Begriffsbestimmung von Angst und stellen statt dessen in den Vordergrund den „Befund Angst". Als dessen gemeinsame Merkmale führen sie das Gefühl des Bedrohtseins, den Zukunftsbezug sowie das gestörte Leib-Seele-Gleichgewicht an. Diese Beschreibung ist für unterschiedliche Formen von Angst gültig. Sie erfaßt die Angst als Symptom seelischer Erkrankungen, die Angst bei realer Gefahr (Realangst), bis hin zur experimentell oder manipulativ erzeugten Angst und hat in ihrer Allgemeinheit auch Gültigkeit für Angst bzw. angstanaloge Zustände bei Tieren.
Sobald Angst ausschließlich als Symptom seelischer Erkrankungen von Interesse ist, kann eine engere Begriffsbestimmung zweckmäßig sein, in der zum Beispiel das Fehlen einer realen Gefahr oder die Unangemessenheit der Angst in bezug auf die vorliegende Gefahr zum wesentlichen Abgrenzungsmerkmal gegenüber der Realangst wird. Eine sprachliche Differenzierung zwischen ungerichteter Angst und auf ein Objekt gerichtete Furcht, wie sie zum Beispiel von JASPERS vorgeschlagen wird, hat sich im wissenschaftlichen Bereich, insbesondere im Bereich von Psychologie und Psychopathologie nicht durchsetzen können. K. SCHNEIDER empfiehlt, hier eher dem allgemeinen Sprachgebrauch zu folgen, in dem es auch eine Angst „vor" etwas gibt. Die im englischsprachigen Bereich entwickelte Unterscheidung zwischen „state-anxiety" als zeitlich abgrenzbares Zustandsbild und „trait-anxiety" – Angst als relativ zeitstabiler Charakterzug – hat sich inzwischen durchgesetzt (vgl. LADER, 1972). Trotz der begrifflichen Differenzierung unterschiedlicher Angstkategorien wird aber nach LADER Angst immer noch am zweckmäßigsten als eine einzige Einheit angesehen.
Um eine Übersicht über die vielfältigen Aspekte von Angst zu gewährleisten, sollen nun folgende Punkte Berücksichtigung finden:
– Befunde bei Angst
– Probleme der Angstmessung
– Angsttheorien
– Angstbewältigung
– Angst als psychopathologisches Symptom bei körperlichen und seelischen Erkrankungen
– Realangst, Angst bei vitaler Bedrohung
Nach LARBIG u. BIRBAUMER (1980) zeigt sich Angst meist auf drei beobachtbaren und meßbaren Reaktionsebene, „der physiologisch-körperlichen Ebene, der Ebene motorischen Verhaltens

(quergestreifte Muskulatur) und der subjektiv/sprachlichen Ebene".
Psychisch ist Angst gekennzeichnet durch Auffälligkeiten im Bereich von → Stimmung, → Antrieb, → Bewußtsein und → Wahrnehmung. Die Stimmung zeigt ein subjektives Gefühl von Einengung, Unsicherheit und Beunruhigung mit sehr leibnahen Gefühlen, wie zum Beispiel dem des Abgewürgt-Seins. Der Antrieb ist von Spannung, Unruhe bis hin zu Erregung und → Panik gekennzeichnet. Auch wenn die Aufmerksamkeit und Wachheit gesteigert ist, kann sich ab einem bestimmten Ausmaß von Angst die Besonnenheit einschränken und das Wahrnehmungsfeld einengen (vgl. SCHARFETTER, 1985).

Die körperlichen Abläufe bei Angst zeigen ein komplexes Zusammenspiel des zentralen Nervensystems und des Vegetativums. Externe Bedrohungswahrnehmungen werden über cerebrale und sensorische Afferenzen der Formatio reticularis, dem limbischen System und Hypothalamus zugeleitet, genauso wie Störungen im autonomen bzw. visceralen System über entsprechende Afferenzen diese Zentren erreichen. Dabei steuert die Formatio reticularis das allgemeine Aktivierungsniveau und damit Aufmerksamkeit und zielgerichtetes Verhalten. Das limbische System dient unter anderem der Affekt-Integration, während der Hypothalamus als übergeordnete Instanz autonomer bzw. vegetativer Funktionen diese über das autonome Nervensystem und hormonelle Mechanismen steuert. Über den Hypothalamus werden Änderungen im Bereich aller endokrinen Drüsen ausgelöst: Eine Aktivierung des Hypothalamus-Nebennierenmark-Systems führt zu einem Anstieg von Catecholaminen. Über eine Aktivierung des Hypothalamus-Hypophysen-Nebennierenrinden-Systems kommt es zu einer vermehrten Ausschüttung von 17-Hydroxycorticosteroiden.

Alle drei Systeme, Formatio reticularis, limbisches System und Hypothalamus stehen über entsprechende Bahnen in einer gegenseitig abhängigen und sich selbst regulierenden Beziehung und haben eine zentrale adaptive Funktion bei der Gewährleistung des Gleichgewichts zwischen äußeren Lebensanforderungen auf der einen Seite und der Triebbefriedigung auf der anderen Seite. Bei Störung des Gleichgewichts wird Angst zum Signal für diese Störung und zugleich zum wesentlichen Motor zur Wiederherstellung des Gleichgewichts über ein Regelkreissystem. Nach STRIAN (1983) wird das limbische System als „Schnittstelle" für die Integration von Bedrohungswahrnehmung und Bedrohungsreaktion angesehen. „Alle cerebralen Funktionssysteme, die Bedrohungswahrnehmungen vermitteln – nämlich das sensorische, das visceral-autonome und das endokrine System – weisen intensive afferente (und efferente) Verbindungen zu limbischen Strukturen auf" (S. 101).

Die am Zustandekommen von Angst beteiligten anatomischen Systeme wurden zuerst durch hirnelektrische Reizung während Hirnoperationen identifiziert. Neben diese neuroanatomischen Lokalisationsversuche treten in neuerer Zeit zunehmend Bemühungen, Neuronenverbände mit spezifischen Transmitter- und Rezeptoreigenschaften zu identifizieren, die bei den mit Angst verbundenen Prozessen mitbeteiligt sind. Von besonderem Interesse ist in diesem Zusammenhang die Wirkung der Benzodiazepine. Diese verstärken die hemmende Wirkung von GABA (Gammaaminobuttersäure), die quantitativ bedeutendste inhibitorische Neurotransmittersubstanz (schätzungsweise 30 % der Synapsen überhaupt sind GABAerg. Dadurch kommt es zu einer verringerten Aktivierung anderer Transmittersysteme und je nach Ort der Wirkung zu einer eher muskelrelaxierenden oder anxiolytischen Wirkung. Die unterschiedliche Benzodiazepinrezeptorendichte innerhalb des zentralen Nervensystems führt zu einer spezifischen Sensibilität einzelner Systeme auf Benzodiazepine. Die anxiolytische Wirkung der Benzodiazepine beschränkt sich allerdings weitgehend auf Angstsyndrome im Rahmen neurotischer und psychosomatischer Erkrankungen. Für die Entstehung psychotischer Angstsyndrome gibt es verschiedene Theorien, so zum Beispiel die „Dopaminüberschußtheorie" der → Psychosen (Überschuß an dopaminerger Erregung), die ihren Ausgangspunkt von der biochemischen Hemmung der Dopaminrezeptoren durch Neuroleptica genommen hat. Diese Theorien haben noch einen sehr hypothetischen Charakter. Aufgrund der pharmakologischen Befunde ist aber die Annahme naheliegend, daß bei den Angstsyndromen bei Neurosen und psychosomatischen Erkrankungen auf der einen Seite und den Angstsyndromen bei Psychosen auf der anderen Seite unterschiedliche Neurotransmittersysteme beteiligt sind.

Obwohl sich die eben genannten psychophysiologischen, neuroendokrinologischen und biochemischen Abläufe bei Angst feststellen lassen, können diese doch nicht als für Angst spezifisch angesehen werden, da sie zum Teil auch bei anderen Affekten zu beobachten sind. Dies ist bei der Suche nach experimentellen Paradigmen für die Untersuchung von Angstzuständen zu beachten. Damit sind wir beim Problem der Angstmessung, die sich auf die drei oben genannten Ebenen beziehen kann: Auf der subjektiv-verbalen Ebene wird Angst mit Hilfe entsprechender Angsttests oder durch standardisierte Befragungen diagnostiziert und quantifiziert.

Auf der Ebene der Willkürmotorik wird Angst durch Verhaltensbeobachtungen (Mimik, Flucht- oder Vermeideverhalten) festgestellt.

Auf der physiologisch-körperlichen Ebene kann eine apparative Registrierung physiologischer Angstkorrelate durchgeführt werden: Die bei Angst auftretende allgemeine Aktivierung des Zentralnervensystems läßt sich im Elektroencephalogramm (EEG) durch prozentuales Absinken der Alphaaktivität zugunsten der Betaaktivität festhalten. Darüber hinaus lassen sich die sog. evozierten Potentiale zur Diagnose der mit Angst in der Regel verbundenen Aufmerksamkeit und Reaktionsbereitschaft heranziehen. Die Auswirkung von Angst im vegetativen Bereich läßt sich durch Messung der Pulsfrequenz und gegebenenfalls des peripheren Blutvolumens sowie der Hautleitfähigkeit registrieren. Änderungen in der Aktivität der Willkürmuskulatur lassen sich mit Hilfe des Elektromyogramms (EMG) festhalten. Von den neuroendokrinen Veränderungen unter Angst läßt sich am leichtesten die Aktivierung des Hypothalamus-Hypophysen-Nebennierenrinden-Systems über eine Messung des Plasma- und Urinspiegels von 17-Hydroxycorticosteroiden feststellen. Bei der Nutzung dieser Meßgrößen sind nach LARBIG u. BIRBAUMER (1980) die sehr differierenden zeitlichen Reaktionsabläufe zu beachten. Hirnelektrische Reaktionen spielen sich zum Beispiel in wenigen Millisekunden ab, biochemische Veränderungen dagegen in Minuten bis Stunden. Darüber hinaus bestehen starke interindividuelle Schwankungen. Und schließlich gibt es nach den genannten Autoren „für verschiedene Ängste auch verschiedene psychophysiologische Maße, wobei subjektive Ängste nicht mit autonomer Erregung einhergehen müssen. Angstzustände, die sich in muskulärer Spannung manifestieren, werden eher im EMG, Ängste mit deutlich autonomen Schwerpunkten eher im Hautwiderstand, kognitiv-manifeste Ängste mit EEG-Maßen ... kovariieren" (S. 191).

Als wesentliche psychologische Angsttheorien sind die psychoanalytischen und lerntheoretischen Angsttheorien anzusehen. Darüber hinaus gibt es inzwischen Ansätze zu einer allgemeinen Angsttheorie, in der die psychologischen und biologischen Abläufe bei Angst erfaßt werden können.

In Theorie und Praxis der Psychoanalyse spielt Angst eine zentrale Rolle. FREUD beschäftigte sich zeitlebens mit dem Problem der Angst und äußerte 1917, „daß das Angstproblem ein Knotenpunkt ist, an welchem die verschiedensten und wichtigsten Fragen zusammentreffen, ein Rätsel, dessen Lösung eine Fülle von Licht über unser ganzes Seelenleben ergießen müßte" (S. 408). Bezugnehmend auf seine verschiedenen Angstkonzepte, sprach FREUD allerdings 1933 sehr vorsichtig von „Auffassungen" und betonte, daß es dabei ausschließlich darum gehe, „die richtigen abstrakten Vorstellungen einzuführen, deren Anwendung auf den Rohstoff der Beobachtungen, Ordnung und Durchsicht in ihm entstehen läßt". FREUD betont damit die Vorläufigkeit seiner theoretischen Angstkonzepte, die wie alle Theorien ihren Sinn ganz überwiegend darin hätten, klinischen Phänomenen zu Ordnung und Durchsicht zu verhelfen. FREUDS erste Angsttheorie (1895) kann auch als biologische beziehungsweise psychophysiologische Angsttheorie bezeichnet werden. Wenn auch in einer heute sehr mechanistisch anmutenden Form steht hier die fehlende Möglichkeit, eine physiologische Erregung adäquat abzuführen, im Mittelpunkt seiner theoretischen Erwägungen. Angst ist hier Folge und nicht Ursache einer gestörten Erregungsverarbeitung. Spätestens seit FREUDS Strukturtheorie (1923) mit der Untergliederung des psychischen Apparats in Es, Ich, Über-Ich wird Angst nicht mehr als vom Es ausgehend, sondern als Ich-Leistung angesehen. Mit seiner Arbeit „Hemmung, Symptom und Angst" (1926) tritt die Signalfunktion der Angst ganz in den Vordergrund. Das Angstsignal wird als lebensnotwendige Ich-Leistung angesehen, das auf innere oder äußere Gefahrensituationen hinweist und zugleich an eine Situation traumatischer Hilflosigkeit erinnert. „Die Angst ist also einerseits Erwartung des Traumas, andererseits eine gemilderte Wiederholung desselben" (S. 199). Die Antizipation der Gefahr in abgemilderter Form (statt einer Angstüberflutung) erlaubt Handlungsbereitschaft und Lösungsphantasien im Sinne einer Erwartungshaltung. Die Erinnerung an die traumatische Situation der Hilflosigkeit (in der Regel Traumen der frühen Kindheit, vornehmlich das Trauma des Objektverlustes) rufen die angstbegleitenden Gefühle hervor. „Das Ich, welches das Trauma [früher] passiv erlebt hat, wiederholt nun aktiv eine abgeschwächte Reproduktion desselben, in der Hoffnung, deren Ablauf selbsttätig leiten zu können" (S. 200).

Diese aktive Bewältigung von Gefahrensituationen, ausgelöst von der Signalangst, fördert die Entwicklung und Beherrschung adaptiver und integrativer Ich-Funktionen. Damit wird Angst und die Technik von Angstbewältigung gerade auch für eine gesunde Persönlichkeitsreifung unerläßlich.

Mit der Signalangsttheorie wird erreicht, daß „die drei Hauptarten der Angst, die Realangst, die neurotische und die Gewissensangst sich so zwanglos auf die drei Abhängigkeiten des Ichs, von der Außenwelt, vom Es und vom Über-Ich, beziehen lassen" (FREUD 1933, S. 92).

Angst ist auch sehr wesentlich bei der Über-Ichbildung beteiligt (Internalisierung elterlicher bzw. väterlicher Formen der Bewältigung von Triebkonflikten bzw. Übernahme elterlicher Ideale und Formen von Objektbeziehungen). Umgekehrt hat das Über-Ich des reifen Erwachsenen angstbindende Funktion: „Das Über-Ich vertritt dieselbe schützende und rettende Funktion wie früher der Vater" (FREUD, 1923), und vom Über-Ich gehen wesentliche Signale aus, wenn zum Beispiel durch Verstoß gegen Normen und Ideale der Verlust der sozialen Gruppe drohen könnte. Vom Über-Ich ausgehende Ängste sind meist verbunden mit Schuldgefühlen, soweit die eher strafend-überwachenden Aspekte des Über-Ich angesprochen sind. Sie verbinden sich mit Scham und Minderwertigkeitsgefühlen, insofern die Befürchtung auftritt, vom geliebten Objekt verachtet zu werden (fehlende Übereinstimmung mit dem Ideal-Ich des geliebten Objekts), sie treten auf als Kränkung, soweit das eigene Ich-Ideal berührt worden ist, und äußern sich dann auch durch ein Infragestellen der gesamten Person und des Lebenssinns. Entsprechende Abläufe finden sich sowohl bei gesunden als auch in pathologischer Form bei kranken, insbesondere depressiven und narzißtischen Persönlichkeitsstrukturen (→ Depression; → Narzißmus).

FREUDS zweite Angsttheorie, die Signalangsttheorie, stellt einen wesentlichen Ausgangspunkt für die psychoanalytische Ich-Psychologie dar. Diese beschäftigt sich nicht mehr allein mit der intern entstandenen Angst (Triebangst) und den entsprechenden klassischen Abwehrmechanismen, sondern mit adaptiven und integrativen Ich-Leistungen, die der Bewältigung von Außengefahren dienen. Eine sehr wesentliche Ich-Leistung ist dabei die Fähigkeit, über eine Strukturierung des Wahrnehmungsvorganges einen ausreichenden Schutz vor Reiz- und Angstüberflutung zu erreichen. Pathologische Persönlichkeitsstrukturen zeichnen sich insbesondere durch für die Angstbewältigung unreife Ich-Strukturen aus, die eine antizipatorische Angstbindung sehr erschweren: Eine Störung in der differenzierten Wahrnehmung von Außen- und Innenreizen, ein Mangel an Strukturierungsfähigkeit des Wahrgenommenen sowie unreife Abwehrmechanismen kennzeichnen insbesondere das → Borderline-Syndrom und die → Schizophrenie.

Entwicklungspsychologisch hatte FREUD lange Zeit alle Formen von Angst auf die → Kastrationsangst zurückgeführt und kam erst in seiner zweiten Angsttheorie auf die traumatisierende Bedeutung von Trennungs- und Verlustängsten zu sprechen. Letztere werden insbesondere von BOWLBY (1960) in den Mittelpunkt seines Angstkonzepts gestellt. Hier wird die Trennungsangst als auch phylogenetisch bedeutsames Alarmsignal dargestellt, das von Verhaltensforschern auch bei höheren Tieren bei Trennung von der Bezugsgruppe beobachtet wird. Andere Autoren, die sich mit Wachstum und Krisen der gesunden Persönlichkeit befaßt haben (vgl. RÜGER, 1984), stellen die für die einzelnen Altersstufen und Reifungskrisen charakteristischen Ängste heraus. Die Art, wie diese Ängste jeweils gemeistert werden, bestimmt ganz wesentlich das seelische Gleichgewicht der nachfolgenden Lebensphasen. Die Form der Angstbewältigung (sowohl im Sinne der intrapsychischen Abwehrmechanismen als auch als Bewältigungsform realer Außengefahren) gehört für eine Reihe psychoanalytischer Autoren zum wesentlichen Charakteristikum der Persönlichkeitsstruktur oder wird sogar zum Ausgangspunkt einer psychoanalytischen Charakterologie gemacht.

Von den Konzepten der Ich-Psychologie und der Objektbeziehungstheorie ausgehend hat KÖNIG (1981) das Konzept vom „steuernden Objekt" entwickelt. Die Entstehung von Angst wird hier unter dem Aspekt der mangelnden Entwicklung innerer steuernder Objekte gesehen mit der Folge, daß Menschen mit einer entsprechenden (phobischen) Charakterstruktur zum Erhalt eines psychischen Gleichgewichts auf die steuernde Funktion von Außenobjekten angewiesen sind. Bei Störungen solcher Beziehungsmuster entstehen Angstsymptome.

Lerntheoretisch wurden Angstreaktionen zunächst mit Hilfe des klassischen und operanten Konditionierungsmodells erklärt. Besondere Bedeutung für eine Theorie des Vermeidenlernens erhielt das Konzept von MOWRER und dessen experimentelle Bestätigung durch MILLER. Danach erhalten ursprünglich neutrale Reize, denen eine Bestrafung folgt, einen sekundär unangenehmen Charakter (vgl. GRAY, 1971). Ein solcher sekundär unangenehmer Reiz – und nicht mehr die ursprüngliche Bestrafung – ruft dann eine Vermeidereaktion hervor (Zwei-Prozeß-Theorie). Diese Theorie hat das lerntheoretische Verständnis von → Phobien sehr beeinflußt. Die ersten lerntheoretischen Angstkonzepte entstammen der Experimentalpsychologie und haben zwangsläufig zu sehr reduktionistischen Theorien geführt. Inzwischen gewinnen innerhalb der Lerntheorie klinisch orientierte kognitive Modelle zur Erklärung von Angst zunehmend an Gewicht: Eine bedrohliche Situation führt dann zu Angst oder besonders starker Angstreaktion, wenn die subjektive Überzeugung, diese Situation meistern zu können, fehlt – gleichgültig, ob diese Überzeugung objektiv gerechtfertigt ist oder nicht. Die Art der Wahrnehmungsverarbeitung spielt also (wie auch bei den ich-psychologischen Konzepten der Psychoanalyse) die entscheidende Rolle. Die in einer solchen Situation auftretende (zusätzliche) Angst kann eine mögliche Bewältigung der Bedrohung behindern. Schließlich kann Angst dann entstehen, wenn für die auslösenden Ereignisse Eigenschaften der eigenen Person verantwortlich gemacht werden (Attributionstheorie).

Kognitiv-lerntheoretische Modellvorstellungen wurden in den letzten Jahren durch das Konzept der „Hilflosigkeit" erweitert, ein Konzept, das allerdings inzwischen zu Erklärung von einer ganzen Reihe weiterer psychischer Krankheitssyndrome herangezogen wird, wie zum Beispiel auch Depressionen und psychosomatische Erkrankungen.

Eine übergreifende allgemeine Theorie der Angst muß in der Lage sein, die biologischen und psychologischen Abläufe bei Angst von der Wahrnehmung der Bedrohung über die entsprechende psychophysiologische Reizverarbeitung bis hin zur Angstreaktion zu erklären. Hier scheint das neben anderen Autoren insbesondere auf LAZARUS (1966) und EPSTEIN (1977) zurückgehende und von LADER (1972) erweiterte „arousal"-Konzept sehr geeignet zu sein: Interne (z. B. Triebimpulse) oder externe (z. B. objektive Bedrohung) Stimuli werden wahrgenommen und unter Berücksichtigung der genetischen Ausstattung und früherer Lebenserfahrungen im Hinblick auf die Stärke der Bedrohung und eine mögliche Gefährdung der Integrität des Organismus oder Individuums bewertet; sie führen im Zentralnervensystem zu einer „arousal"-Reaktion mit den obengenannten physiologischen Abläufen, begleitet von dem subjektiven Gefühl der Angst. Diese „Bereitschaftshaltung" ruft Angstbewältigungsmechanismen auf den Plan, im Fall einer objektiven und bewußt wahrgenommenen Bedrohung vom Typ des Coping, im Fall unbewußter irrationaler Konflikte als Ursache der Angst eher vom Typ der klassischen Abwehrmechanismen.

Erfolgreiche Angstbewältigung verringert dann das ursprüngliche Ausmaß der Aktivierung im Sinne eines Regelkreises (Normalangst). Zu einer pathologischen Angstentwicklung kommt es dann, wenn aufgrund angeborener oder erworbener Persönlichkeitsmerkmale Stimuli mit einer relativ hohen Aktivierung beantwortet werden und auf der anderen Seite nur schwache und relativ ungünstige Coping-Mechanismen (z. B. Vermeiden) und/oder unreife Abwehrmechanismen (z. B. Projektion) zur Verfügung stehen. Letztere erschweren eine realitätsgerechte Bewältigung der angstauslösenden Situation sehr. Die erfolglosen Bewältigungsversuche führen dann über einen erneuten Stimulus zur Verstärkung der Angst im Sinne eines negativen Kreisprozesses.

LADERS Modell der Normalangst und der Coping-Mechanismen geht von dem kognitiven Coping-Modell von LAZARUS (1966) aus. Nach LAZARUS wird Bewältigungsverhalten (Coping) definiert als Gesamtheit der aktionsorientierten und intrapsychischen Anstrengung, die ein Individuum unternimmt, um externale und internale Anforderungen und Konflikte, die seine Ressourcen beanspruchen oder übersteigen, zu bewältigen. Dies geschieht durch Änderung der gestörten Transaktion, die den Betreffenden in die Bedrohungssituation hereingebracht hat, und durch Kontrolle und Regulation der emotionalen Reaktion: So viel allgemeine Aktivierung, daß Wahrnehmungsfunktion und antizipatorische Handlungsphantasien gefördert werden!

Andererseits soll eine diese Funktionen behindernde Überaktivierung vermieden werden. Psychoanalytische Modellvorstellungen zur Angstabwehr — sowohl das Konzept der klassischen Abwehrmechanismen als auch ich-psychologische Vorstellungen von adaptiven Bewältigungsmechanismen — sind nach LAZARUS dem Oberbegriff Coping als eine Klasse intrapsychischer Bewältigungsformen untergeordnet. Intrapsychische Abwehrmechanismen sind aber unerläßlich, um die Gefährdung der Integrität der Persönlichkeit durch eine innere Impuls- oder Reizüberflutung zu verhindern. Dabei muß daran erinnert werden, daß auch eine objektive Gefahrensituation über regressive intrapsychische Prozesse (→ Regression) irrationale, infantile Reaktionsmuster auf den Plan rufen kann, die sich zum Beispiel auf der Verhaltensebene in ungesteuerter Aggressivität, Panik oder infantiler Unterwerfung äußern können. Erst wenn die genannten Impulse durch reifere Abwehrmechanismen eines gesunden Ichs gesteuert werden, können die „normalen" auf der Bewußtseinsebene ablaufenden Coping-Mechanismen im Sinne von LAZARUS wirksam werden.

Sowohl nach Auffassung der psychoanalytischen Ich-Psychologie als auch nach Überzeugung der kognitiven Psychologie ist in einer erfolgreichen Angstbewältigung ein ganz wesentliches Moment der Persönlichkeitsreifung zu sehen („Steigerung der Kompetenz, Selbstwertgefühl und Selbständigkeit" im Sinne der kognitiven Psychologie — „Gewinn von Ich-Stärke" bzw. „Erreichen eines gesunden Ich-Tonus" im Sinne der psychoanalytischen Ich-Psychologie).

Diese Annahme wird durch die Tatsache unterstrichen, daß Angst nicht in jedem Fall als unangenehm erlebt wird, sondern daß angstauslösende Situationen von vielen Menschen im Sinne einer Mutprobe mit Absicht aufgesucht werden. Diese „Appetenz nach angstauslösenden Situationen" ist auch im Tierreich zu beobachten, insbesondere dann, wenn die bis dahin übliche Bedrohung der betreffenden Art nachläßt. Die verschiedenen Möglichkeiten zur Angstbewältigung können nicht nur für sich isoliert bewertet werden, sondern müssen immer in Beziehung zur angstauslösenden Situation gesehen werden. Sicherlich gibt es eindeutig und immer nachteilige Bewältigungsmechanismen, insbesondere solche, die mit einer groben Realitätsverzerrung einhergehen. Andererseits kann eine Gefahr so groß sein, daß nur über eine Verleugnung des Ausmaßes der Gefährdung ein Mindestmaß an Handlungsfähigkeit erhalten bleibt.

Klinisch tritt Angst bei außerordentlich vielen Krankheitsbildern auf. Stellt man Angst als Leitsymptom in den Vordergrund, dann sind nach STRIAN (1983) neben der → Angstneurose und der → Phobie darüber hinaus zu berücksichtigen: Angstsyndrome bei psychiatrischen Erkrankungen wie → Schizophrenie, → Depression, Zwangskrankheit (→ Zwangsneurose). Daneben gibt es Angstsyndrome bei primär somatischen Erkrankungen einschließlich der Angst bei cerebralen Erkrankungen, wie sie zum Beispiel im Rahmen einer diffusen oder umschriebenen Hirnerkrankung (→ Psychosyndrom) oder → Epilepsien zu beobachten sind. Dabei können Art der Angstreaktion, insbesondere auch die unreife beziehungsweise mißglückte Art der Angstbewältigung jeweils pathognomonisch sein.

Das therapeutische Vorgehen bei Angstsymptomen wird von der Besonderheit des jeweils vorliegenden Krankheitsbildes bestimmt. Dabei spielt insbesondere die Frage eine Rolle, ob eine rasche (und gegebenenfalls nur vorläufige) Symptommilderung angestrebt wird oder eine meist nur mittel- oder langfristig erreichbare stabile Besserung. Was die jeweils konkreten therapeutischen Möglichkeiten betrifft, sei an dieser Stelle auf die oben angeführten Krankheitsbilder verwiesen.

Angst und Angstverarbeitung bei vitaler Gefährdung – sei diese individueller Art, wie z. B. eine Tumorerkrankung (→ Psycho-Onkologie) oder kollektiver Art, wie z. B. bei Naturkatastrophen, Geiselnahme, politischer Verfolgung oder Terror und Lagerhaft (vgl. VON BAEYER u. VON BAEYER-KATTE, 1973) – werden beeinflußt von Art, Schwere und Dauer der Gefährdung auf der einen Seite und den verbliebenen inneren und äußeren Ressourcen auf der anderen Seite. Je schwerer die Bedrohung und je geringer die verbliebenen Ressourcen, desto primitivere (archaischere) Bewältigungsversuche treten in den Vordergrund. Bei einer kollektiven Bedrohung kann eine starke Gruppenkohäsion und die Identifizierung mit einem überidealisierten Führer Angst binden und dadurch eine Aktivierung des verbliebenen Handlungsspielraums ermöglichen. Dort, wo eine Gruppenkohäsion verhindert wird (z. B. bei Flugzeugentführungen), sind primitivere Angstabwehrmanöver beobachtbar, wie z. B. die Identifizierung mit dem Aggressor und projektiver Abwehrmechanismen. Schließlich kann es durch manipulierten Einsatz von Angst unter Terror und Folter zu einem mehr oder weniger vollständigen Zusammenbruch der Coping-Strategien kommen und eine Regression und Entdifferenzierung von Ich-Funktionen eintreten. Die physische und psychische Vernichtung der betreffenden Opfers kann dadurch erreicht werden oder aber auch das Ziel verfolgt werden, das Opfer über eine Identifizierung mit dem Angreifer zur partiellen oder totalen Übernahme (Gehirnwäsche) von dessen Wert- und Normvorstellungen zu bringen (vgl. VON BAEYER u. VON BAEYER-KATTE, 1973; RÜGER, 1984).

Die Bewältigung sehr unterschiedlicher individueller oder kollektiver Bedrohung gelingt am besten bei zielgerichteter Aktivierung des verbliebenen Handlungsspielraums (vgl. EPSTEIN, 1977). Das scheint nur dann möglich zu sein, wenn eine „milde Verleugnung" zwar das ganze Ausmaß der Gefahr nicht wahrnehmen läßt – das würde sonst oft zu lähmender Handlungsunfähigkeit führen –, andererseits aber zu keiner qualitativen Realitätsverzerrung führen, wodurch ein zielgerichtetes Handeln gänzlich unmöglich wäre.

„Bedenkt man das menschliche Dasein, so ist es viel erklärungsbedürftiger, daß der Mensch meist keine Angst hat, als daß er manchmal Angst hat." Mit dieser Bemerkung weist K. SCHNEIDER auf den philosophischen bzw. anthropologischen Aspekt der Angst hin, der hier nur kurze Erwähnung finden kann. Angst in diesem existentiellen Sinn als wesensmäßiger Bestandteil des Menschseins steht im Mittelpunkt der von KIERKEGAARD ausgehenden Existenzphilosophie, die sich mit den Namen HEIDEGGER, JASPERS, BUBER, TILLICH, SARTRE u. a. verbindet. Die Grunderfahrung der Angst wird in jedem menschlichen Dasein gemacht, das grundsätzlich ungesichert ist und dessen Grenzen voll zu erleben nur in Angst möglich ist. Menschsein und menschliche Freiheit verwirklichen sich nur in Angst.

Literatur
BAEYER, W. VON, BAEYER-KATTE, W. VON: Angst. Suhrkamp, Frankfurt/M. 1973.
BOWLBY, J.: Separation anxiety. Int. J. Psycho-Anal. 41, 89–113 (1960).
EPSTEIN, S.: Toward a unified theory of anxiety. In: MAHER, B. A. (Eds.) Progress in experimental personality Research. Academic Press, New York 1967, S. 1–89.
FREUD, S.: Gesammelte Werke. Frankfurt/M.: Fischer.
GRAY, J.: Angst und Streß. München: Kindler 1971.
KÖNIG, K.: Angst und Persönlichkeit. Göttingen: Vandenhoeck & Ruprecht 1981.
LADER, M.: The Nature of Anxiety. Brit. J. Psychiat. 121, 481–491 (1972).
LARBIG, W., BIRBAUMER, N.: Angst. In: WITTLING, W. (Hrsg.) Handbuch der klinischen Psychologie, Bd. 4. Hamburg: Hoffmann & Campe 1980, S. 182–243.
LAZARUS, R. S.: Psychological Stress and the Coping Process. New York: McGraw-Hill 1966.
RÜGER, U. (Hrsg.): Neurotische und reale Angst. Göttingen: Vandenhoeck u. Ruprecht 1984.
SCHARFETTER, Ch.: Allgemeine Psychopathologie, 2. überarb. Aufl. Stuttgart New York: Thieme 1985.
STRIAN, F. (Hrsg.): Angst. Berlin-Heidelberg-New York-Tokyo: Springer 1983.

U. RÜGER

Angstneurosen

Das Krankheitsbild der Angstneurose wurde von FREUD 1895 von der → Neurasthenie abgetrennt und unter den Oberbegriff der → Aktualneurosen eingereiht. Angstneurosen kommen isoliert, d. h. rein oder in Kombination mit anderen Neuroseformen vor. Das klinische Bild besteht in: 1. allgemeiner Reizbarkeit (wie FREUD vermutete als Ausdruck absoluter oder relativer Reizanhäufung): 2. ängstlicher Erwartungsspannung, die sich in Gewissensängsten, Hypochondrie oder Zweifelsucht äußern kann. Man spricht dabei von „frei flottierender Angst", wenn für die Angst keine begründbare Ursache angegeben werden kann; 3. somatisierten Angstanfällen (Herzbeschwerden, Atemstörungen, Schweißausbrüchen, Heißhunger usw.); 4. rudimentären Angstanfällen oder Angstäquivalenten (z. B. Herzklopfen, Zittern, Schwindel usw.); 5. Phobien (Schlangen, Gewitter, Dunkelheit, Agoraphobien), FREUD war dabei der Ansicht, daß frei flottierende Angst zur Verstärkung normaler Abneigung eingesetzt werde; 6. evtl. Neigungen zu Parästhesien und Halluzinationen.

Für FREUD war die Genese dieser Symptome damals biographisch nicht reduzierbar. Als Ursache nahm er schädliche Einflüsse aus dem Sexualleben an, z. B. bei Frauen: die virginale Angst, die Frustrationsangst bei herabgesetzter Potenz des Mannes, den Coitus interruptus, die Witwenschaft oder das Klimakterium. Bei Männern vermutete er absichtliche Abstinenz, frustrane Erregung, Coitus interruptus, das Aufgeben der Masturbation oder das Senium, aber auch Überarbeitung, Erschöpfung und Überanstrengung als Ursache der Neurose. Er stützte sich dabei auf die Theorie, daß eine somatische Sexualerregung vom Psychischen abgelenkt und abnorm verwendet werde, d. h. in Angst umschlage. In den Symptomen erblickte er „Surrogate der unterlassenen spezifischen Aktion auf die Sexualerregung". Den Beweis für diese These fand er in der Tatsache, daß sämtliche somatische Begleitsymptome der Angstneurose auch beim normalen Koitus vorübergehend auftreten.

Obschon die Angstneurosen als klinisches Krankheitsbild abgrenzbar bleiben und die Funktion der Angst, auch bei völliger Somatisierung und dadurch gleichzeitigem Verschwinden derselben, in der Pathogenese der angstneurotischen Zustandsbilder unbestritten ist, sind über die lebensgeschichtlichen Determinanten der angstneurotischen Symptomatik von FREUD und der Psychoanalyse später andere und differenziertere Auffassungen entwickelt worden (→ Aktualneurosen).

Literatur
BRUN, R.: Allgemeine Neurosenlehre. Basel: Schwabe 1942.
FENICHEL, O.: The Psychoanalytic Theory of Neurosis. New York: W. .W. Norton 1945.
FREUD, S.: Hemmung, Symptom und Angst. GW XIV. London: Image 1948.
FREUD, S.: Über die Berechtigung, von der Neurasthenie einen bestimmten Symptomkomplex als „Angstneurose" abzutrennen. GW I. London: Imago 1952.
NUNBERG, H.: Allgemeine Neurosenlehre. 2. Aufl. Bern: Huber 1959.
RICHTER, H. E., BECKMANN, D.: Herzneurose. Stuttgart: Thieme 1969.

F. MEERWEIN

Anima — Animus

Das lateinische Wortpaar bezeichnet einen unter den Hauptbegriffen der analytischen Psychologie C. G. JUNGS, namentlich eine zum biologischen Geschlecht und in der Regel zum Geschlecht der bewußten Ichpersönlichkeit komplementäre, mit vorwiegend gegengeschlechtlichen Eigenschaften ausgestattete, häufig tief unbewußte, nie ganz, höchstens verhältnismäßig bewußt zu machende Beziehungsfunktion zwischen dem Ich und dem Unbewußten. Im Lateinischen sind die beiden Wörter in ihrer erweiterten Bedeutung als „Seele" gegeneinander austauschbar. „Anima" heißt aber im Ursinn „Luft" oder „Atem", woher die Bedeutungsreihe sich erstreckt über „Lebensluft" zu „Leben" und „Lebewesen" schlechthin und schließlich zum Begriff der vitalen, das Leben unterhaltenden und ermöglichenden Seele. „Animus" bezeichnet hingegen die Vernunftseele, die Empfindung, den Intellekt und den Willen, von dorther auch die Willensrichtung, demzufolge ferner die Neigung, das Gefühl und sogar die Leidenschaft. JUNG hat mit ihren griechischen Vorfahren, dem Eros und dem Logos verglichen. In der modernen Fachsprache eignen sich die beiden Wortformen zur Kennzeichnung des jeweils gegengeschlechtlichen Seelenteiles.

Nach JUNG begegnet „bei dem Humanisten des XVI. Jh. RICHARDUS VITUS . . . zum ersten Mal die Anima als psychologische Idee" [7]. Er selbst hat das Begriffspaar der Sache nach schon 1911 bis 1912 in *Wandlungen und Symbole der Libido* [3] angedeutet und es der späteren, stark umgearbeiteten, als *Symbole der Wandlung* herausgebrachten Neuauflage jenes Werkes ausdrücklich hinzugefügt. Unter den heute geltenden Namen hat es JUNG aber 1916 in einem damals französisch erschienenen, bis vor kurzem nie ins Deutsche übersetzten Aufsatz eingeführt [4]. Dort heißt es: „Die Anima ist eine unbewußte Subjektimago, analog der Persona; und wie letztere eigentlich die Zusammenfassung dessen ist, als das man der Welt erscheint und als das man von der Welt gesehen wird, so ist die Anima das Bild des Subjektes, wie es sich gegenüber den Inhalten des kollektiven Unbewußten verhält, oder ein Ausdruck der kollektiven unbewußten Materialien, die durch das Subjekt unbewußt konstelliert werden". Dies ist auf den Mann gemünzt; bei der Frau heißt jene „Imago" der Animus; doch soll im weiteren der Kürze halber oft nur von einem Glied des Paares gesprochen werden. (JUNG hat die Bezeichnung „Imago" SPITTELER entlehnt und verweist auf diesen, verwendet auch sein Kennwort der „Herrin Seele", um die Eigenschaften der Anima zu verdeutlichen.)

Im Deutschen kommen Anima und Animus zum ersten Male 1921 in JUNGs *Psychologische Typen* [5] vor, und zwar nicht im Text, sondern in den angehängten Definitionen, auch da nicht unter dem gebräuchlichen Namen, sondern unter dem Stichwort „Seele", bzw. „Seelenbild", JUNG unterschied damals zwischen „Seele" und „Psyche", hat jene Unterscheidung aber in seinen neueren Schriften wenig beachtet. „Unter Psyche verstehe ich die Gesamtheit aller psychischen Vorgänge, der bewußten sowohl wie der unbewußten. Unter Seele verstehe ich einen bestimmten, abgegrenzten Funktionskomplex, den man am besten als eine ‚Persönlichkeit' charakterisieren könnte." Diese innere Persönlichkeit ist die Art und Weise, wie sich einer zu inneren psychischen Vorgängen verhält, sie ist die innere Einstellung, der Charakter, den er dem Unbewußten zukehrt. Ich bezeichne die äußere Einstellung, den äußeren Charakter als Persona, die innere Einstellung . . . als *Anima*, als *Seele*". Diese verhält sich im großen und ganzen „zum äußeren Charakter *komplementär*", demnach auch nach der Art des jeweils anderen Geschlechts. „Eine sehr weibliche Frau hat eine männliche Seele, ein sehr männlicher Mann eine weibliche Seele. Dieser Gegensatz rührt daher, daß z. B. der Mann nicht durchaus und in allen Dingen männlich ist, sondern er hat normalerweise auch gewisse weibliche Züge . . . Wie beim Manne im allgemeinen in der äußeren Einstellung

Logik und Sachlichkeit überwiegen oder wenigstens als Ideale betrachtet werden, so bei der Frau das Gefühl. In der Seele kehrt sich aber das Verhältnis um, der Mann fühlt nach innen, die Frau aber überlegt." Ferner bedingt eine „Identität mit der Persona ... automatisch eine unbewußte Identität mit der Seele", welche dann unfehlbar die Bestrebungen der Persona, jenes „öffentlichen Menschen" durchkreuzt. Nicht unähnlich geschieht es im Falle einer heftigen und allzu tief unbewußten Anima-Reaktion: sie fordert den Animus heraus, dieser reagiert, ebenfalls wenn stark unbewußt, mit entsprechender Heftigkeit, beide schaukeln sich hoch, und des Mißverstehens, der Beschuldigungen und der Kränkungen ist kein Ende.

Die Seele wird „vom Unbewußten durch bestimmte Personen, welche die der Seele entsprechenden Eigenschaften besitzen, dargestellt. Ein solches Bild heißt *Seelenbild*". Dieses kann ein Traumbild, eine mythologische, historische, phantasierte oder sogar eine höchst wirkliche Gestalt sein, auf welche dann die Eigenschaften der Seele bis zu grotesker Verzerrung projiziert werden. Dadurch erklären sich manche ebenso groteske Beziehungen zwischen den Geschlechtern, ebenso blinde wie unpassende Verliebtheiten, romantische Verstiegenheiten, Schwärmereien für vergötterte, unnahbare, vielleicht nur in der Vorstellung oder gar in der Halluzination wesende Helden oder Heldinnen u. dgl. m. Wird dagegen das Seelenbild nicht projiziert, „so entsteht ein relativ unangepaßter Zustand, den FREUD als *Narzißmus* zum Teil beschrieben hat". Es folgt „mit der Zeit eine geradezu krankhafte Differenzierung der Beziehung zum Unbewußten. Das Subjekt wird in zunehmendem Maße von unbewußten Inhalten überschwemmt, die es wegen der mangelhaften Beziehung zum Objekt weder verwerten, noch irgendwie sonst verarbeiten kann." Die Gefahr der schweren Neurotisierung bzw. der Geisteskrankheit liegt dann nah.

Sieben Jahre nach den *Psychologischen Typen* hat JUNG jenen Aufsatz aus dem Jahre 1916 aufgegriffen und zum Buche: *Die Beziehungen zwischen dem Ich und dem Unbewußten* [6] ausgearbeitet, in welchem sich die erste abgerundete Darstellung der Animatheorie aus seiner Feder befindet. Nur einige Kernsätze und -gedanken daraus können hier angeführt werden. Zum Zwecke der → Individuation ist es unerläßlich, daß sich einer „seines unsichtbaren Beziehungssystems zum Unbewußten, nämlich der Anima, bewußt wird, um sich von ihr unterscheiden zu können. Von etwas Unbewußtem kann man sich nicht unterscheiden... Von der Anima ... kann man sich nur schwer unterscheiden, weil sie unsichtbar ist", im Gegensatz zur Persona. Eben deshalb, weil die Anima eine Beziehungsfunktion mit dem Unbewußten bildet und in diesem wurzeln muß, kann es nie gelingen, die Funktion völlig bewußt zu machen. Dem Bewußtsein näher kann meistens ihre Abbildung, ihre Selbstdarstellung im Seelenbild gebracht werden. „Die erste Trägerin des Seelenbildes ist wohl immer die Mutter, später sind es diejenigen Frauen, welche das Gefühl des Mannes erregen." Deshalb ist die Abtrennung von der Mutter „eine ebenso delikate wie wichtige Angelegenheit", deshalb wird gegen sie die Inzestschranke errichtet aus psychischer, nicht aus biologischer Notwendigkeit. Ähnliches gilt für das Mädchen und seine Beziehung zum Vater, zu anderen Männern und zum Seelenbild des Animus. Die Probleme liegen bei den beiden Geschlechtern jedoch nicht gleich. „Wie bei der Frau öfters Dinge klar bewußt sind, über die ein Mann noch lange im Dunkeln tappt, so gibt es naturgemäß auch Erfahrungsgebiete beim Mann, die für die Frau noch im Schatten der Nichtunterscheidung liegen. Die weiten Gebiete des Handels, der Politik, der Technik und der Wissenschaft, das ganze Reich des angewandten männlichen Geistes fällt bei ihr in den Bewußtseinsschatten, dagegen entwickelt sie eine weitläufige Bewußtheit der persönlichen Beziehungen, deren unendliche Nuancierung dem Manne in der Regel entgeht." Die Kehrseiten dazu offenbaren sich durch die unbewußten Beziehungsfunktionen. „Wie die Anima *Launen,* so bringt der Animus *Meinungen* hervor, und wie die Launen des Mannes aus dunklen Hintergründen hervortreten, so beruhen die Meinungen der Frau auf ebenso unbewußten, apriorischen Voraussetzungen." Ferner wäre man „geneigt, anzunehmen, daß der Animus, ähnlich wie die Anima, in der Gestalt eines Mannes sich personifizierte. Dies ist aber ... nur bedingt richtig ... Der Animus erscheint nämlich nicht als *eine* Person, sondern vielmehr als eine *Mehrzahl*", freilich mit Ausnahmen, wie auf verhältnismäßig undifferenzierter Stufe mehrere (oft drei) oder viele Animae auftreten können. Dieser Animus ist dann „etwas wie eine Versammlung von Vätern und sonstigen Autoritäten, die ex cathedra unanfechtbare, ‚vernünftige' Urteile aufstellen. Genauer besehen sind diese anspruchsvollen Urteile wohl in der Hauptsache Worte und Meinungen, von der Kindheit an ... zusammengelesen ...; ein Thesaurus von Voraussetzungen, der sofort, wo immer ein bewußtes und kompetentes Urteil fehlt ... mit der Meinung aushilft." Die Mehrzähligkeit der Animi stellt das unbewußte Gleichgewicht zum bewußten Ausschließlichkeitsanspruch der meisten Frauen auf einen Mann dar, wie die gewöhnliche Einzahl der Anima sich kompensatorisch zum männlichen Hang zur Polygamie verhält.

Da Anima und Animus fast immer in menschlicher Gestalt als „Seelenbilder" in Traum, Phantasie oder Dichtung vorkommen (von ihrer Projektion auf einen wirklichen Menschen hier abgesehen), empfiehlt JUNG zu deren besserer Bewußtmachung den Umgang mit ihnen in der Vorstellung als mit einem wirklichen, das Subjekt angehenden Menschen. Bei gelungener Bewußtmachung und Unterscheidung erfüllen sie immer besser ihren Zweck als Beziehungsfunktionen und vermitteln dem Ich Bereicherungen aus dem Unbewußten, dem Manne echte Gefühle und tragfähige Beziehungen statt Launen, der Frau kluge Einfälle und begründete Urteile statt Meinungen. Mißlingt die Differenzierung, findet man beim Mann etwa einen kleineren oder größeren Willkürtyrann, einen unerschöpflichen Pseudokünstler oder einen bindungsunfähigen Genüßling, bei der Frau eine ewige Besserwisserin, eine streitbare Prinzipienreiterin oder einen Pseudointellektualismus. Im weiteren Fall der Identifizierung mit dem Seelenbild droht dem Manne die Effeminierung, der Frau die Virilisierung. Eine Theorie der Homosexualität läßt sich daraus ableiten, deren Darstellung aber nicht über Ansätze hinaus gediehen ist.

JUNGS etwas einseitig auf die Anima bezogene Darstellung aus dem Jahre 1928 hat EMMA JUNG 1934 aufs Wertvollste ergänzt durch ihren „Beitrag zum Problem des Animus" [9, 11]. Sie weist darauf hin, daß „der Charakter dieser beiden Figuren ... nicht allein ... durch die jeweilige andersgeschlechtliche Anlage" bestimmt wird, „sondern er wird noch mitbedingt durch die Erfahrungen, die jeder im Verlauf seines Lebens mit Vertretern des anderen Geschlechts macht, und durch das ererbte kollektive Bild, das der Mann von der Frau und die Frau vom Manne in sich trägt. Diese drei Faktoren verdichten sich zu einer Größe, welche weder nur Bild noch nur Erfahrung ist, sondern vielmehr eine Art von Wesenheit, deren Wirken sich nicht den übrigen seelischen Funktionen organisch einordnet" und „bisweilen hilfreich, bisweilen aber auch störend, wenn nicht gar zerstörend in das individuelle Leben eingreift". Ein spezifischer Unterschied zwischen dem Animaproblem des Mannes und dem Animusproblem der Frau besteht darin, daß die westliche Kultur herkömmlicherweise dem Weiblichen den minderen, dem Männlichen den höheren Rang zuweist. Bei der Annahme und Integration der Anima hat der Mann daher in der Regel sich mit einem Bereich der eigenen Psyche abzufinden, dem die ihn bewußt oder unbewußt leitende Tradition den Stempel der Minderwertigkeit aufgeprägt hat. Die Frau hat sich vielmehr von der Übermacht des ihr als a priori überlegen, wert- und machtvoller vorgehaltenen Männlichen, dem urteilenden und richtenden Animus zu befreien, um zu einer wahren Persönlichkeitsentfaltung zu gelangen. Der heutigen westlichen Frau scheint E. JUNG die Assimilation der vorwiegend männlichen Eigenschaften der Kraft, des Willens und der Tat mehr oder weniger gelungen zu sein oder sich in hoffnungsvollen Ansätzen zu befinden, während sie das brennendste und noch sehr wenig gelöste Problem im „animuslogos" erblickt, in der zufolge der Kulturentwicklung unerläßlich gewordenen Ausbildung einer echt weiblichen, nicht bloß der männlichen nachgeahmten Geistigkeit. Wo diese sich anbahnt (aber nicht nur da), neigen sich die Animi zu der Gestalt eines einzigen weisen Seelenführers zu verdichten.

Noch einmal im Kapitel „Die Syzygie" seines Spätwerks *Aion* [8] hat sich JUNG in das Problem von Anima und Animus vertieft, und es durchzieht die Seiten seines Letztwerkes *Mysterium Coniunctionis* [7]. Wichtige kasuistische Beiträge haben E. JUNG [10, 11] und BRUNNER [2] geleistet, in welchen weitere Literaturhinweise zu finden sind. Anima und Animus haben keinen Eingang in die Psychoanalyse erhalten. Sie sind im Gesamtregister der Freudschen Werke nicht anzutreffen. Die Beziehung des „männlichen Protests" nach ADLER zum Animus-Problem liegt auf der Hand. Die traditionelle Psychiatrie hat darauf verzichtet, aus dem fruchtbaren Begriffspaar Nutzen zu ziehen (man denke z. B. an die zahlreichen „Stimmen", welche in Rede und Gegenrede Urteile für und über unsere Patientinnen fällen, an die weibischen Launen sich mit ihrer Männlichkeit brüstender Psychopathen, an die Vielfalt der homosexuellen Beziehungen), scheint aber auf einem weiten Umweg über die Genetik sich ihm langsam zu nähern.

Als empirischen Beleg für die Theorie der gegengeschlechtlichen, größtenteils unbewußten Beziehungsfunktionen darf angeführt werden, daß bei beiderlei Geschlechtern im Rorschachschen Formdeutversuch der Anteil der gegengeschlechtlichen menschlichen Bewegungsantworten (deren Rolle als Projektionsträgerinnen bekannt ist) bei neurotischen Vpn. mit erhöhter Projektionsbereitschaft im Vergleich zum Anteil bei psychisch unauffälligen Vpn. gleichen Geschlechts ansteigt [1].

Literatur
1. BASH, K. W.: The Soul Image. J. Personality 36, 340–348 (1972).
2. BRUNNER, C.: Die Anima. Zürich: Rascher 1963.
3. JUNG, C. G.: Wandlungen und Symbole der Libido. Jhrb. f. psychoanal. u. psychopath. Forschung 3–4. Leipzig-Wien: Deuticke 1911–12. Vierte, umgearbeitete Aufl. als Symbole der Wandlung. Zürich: Rascher 1952. Gesammelte Werke (GW) 5, (noch nicht erschienen).
4. JUNG, C. G.: La Structure de l'inconscient. Arch. Psychol. 16, 152–179 (1916). Deutsch als: Die Struktur des Unbewußten, in GW 7. Zürich: Rascher 1964.
5. JUNG, C. G.: Psychologische Typen. Zürich: Rascher 1921. Neu in GW 6. Zürich: Rascher 1960.
6. JUNG, C. G.: Die Beziehungen zwischen dem Ich und dem Unbewußten. Zürich: Rascher 1928. Neu in GW 7. Zürich: Rascher 1964.
7. JUNG, C. G.: Das Rätsel von Bologna. In: Festschrift Albert Oeri. Basler Nachrichten, Basel 1945. Neu in Mysterium Coniunctionis. Zürich: Rascher 1954 und in GW 14. Zürich: Rascher 1968.
8. JUNG, C. G.: Aion, Zürich: Rascher 1951.
9. JUNG, E.: Ein Beitrag zum Problem des Animus. In: JUNG, C. G. (Hrsg.): Wirklichkeit der Seele, Zürich: Rascher 1934.
10. JUNG, E.: Die Anima als Naturwesen. In: Studien zur analytischen Psychologie C. G. Jungs, hrsg. von C. G. Jung-Institut Zürich, Bd. 2. Zürich: Rascher 1955.
11. JUNG, E.: Anima und Animus. Zürich: Rascher 1967. Vereinigt [9] und [10] und gibt mit [6] zusammen eine gute Übersicht.

K. W. BASH

Animus → Anima

Anorexia nervosa → Pubertätsmagersucht

Anosognosie
[gr.: νοσος = Krankheit; γνῶσις = Erkennen]
Im Jahre 1899 hat ANTON zum erstenmal in der wissenschaftlichen Literatur darauf hingewiesen, daß Kranke, bei denen die Fissura calcarina oder der Cuncus von ihren Verbindungen abgeschnitten sind, unfähig sein können, ihre zentrale Sehstörung wahrzunehmen. Desgleichen sind andere Kranke mit Läsionen des Schläfenlappens außerstande, ihre corticale Taubheit bewußt zu registrieren. BABINSKI hat dieser Kasuistik von ANTON einige Beobachtungen bei Zerstörungen in der retrolenticulären Gegend der inneren Kapsel hinzugefügt, bei denen die Kranken unfähig waren, die linke Halbseitenlähmung zu erkennen. BABINSKI schlug vor, diese Art sensorischer Störungen von anderen allgemeinen Arten fehlenden psychiatrischen Krankheitsgefühls und Krankheitsbewußtseins klar abzugrenzen und sie „Anosognosie" zu bezeichnen.
Die rationale Systematik der Anosognosien ergibt sich aus den Sinnesgebieten, die von der Störung betroffen sind. Von praktischer Bedeutung sind indessen nur die Anosognosien des optischen, akustischen und propriozeptiven Systems. Daneben gibt es noch eine klinische Einteilung, die auf FREDERIKS zurückgeht und bei der zwischen einer verbalen und bewußten Negation und einer impliziten und nicht bewußten, sich lediglich im Verhalten bekundeten Negation der Wahrnehmungsdefekte unterschieden wird. Bei der Anosognosie für Hemiplegie ist die verbale Verneinung eine ausdrückliche und sprachlich formulierte. Die implizite Verneinung der Hemiplegie und ihre Bekundung durch das Verhalten des Patienten ist eine nicht bewußte Hemiasomatognosie, die sich in der Vernachlässigung der kranken Körperhälfte in der Motorik zeigt. Schließlich gibt es auch noch eine unsystematische, mehr pragmatische Einteilung der Anosognosie. Sie läuft auf eine Differenzierung zwischen optischer Anosognosie, akustischer Anosognosie, Anosognosie für Hemiplegie und einer Schmerzasymbolie hinaus.
Phänomenologisch betrachtet gibt es vielerlei Arten, wie die Anosognosie von den Patienten erlebt wird. Manche Patienten projizieren die Störung der kranken Gliedmaßen auf die gesunde rechte Körperhälfte. Andere wiederum personifizieren die Störungen und geben ihnen gelegentlich sogar Namen. Ein weiteres Phänomen besteht darin, daß der Kranke die linke Seite vom Körper wie abgetrennt und fremd empfindet. Die Somatoparaphrenie ist eine weitere Variante, bei der die Kranken die paralysierten Glieder dritten Personen zuschreiben oder sie sonst konfabulatorisch psychisch verarbeiten. Auch das Bagatellisieren der Störung kommt vor. Dies ist ein Phänomen, das von BABINSKI mit dem Ausdruck „Anosodiaphorie" belegt wurde.
Die Pathophysiologie und die Pathogenese ist unklar, was die unterschiedlichen Modellvorstellungen der Literatur über das Wesen der Störung erklärt. Es gibt Autoren, die die einzelnen Formen der Anosognosie als fokale, cerebrale Symptome ansehen und ihnen eine bestimmte lokalisatorische Bedeutung beimessen. Andere wiederum betrachten die Anosognosie als besonderen Ausdruck allgemeiner psychopathologischer Störungen, so zum Beispiel einer Konfabulose mit Orientierungsstörung vom Korsakow-Typus. Schließlich gibt es auch Wissenschaftler, die auf dem Boden eines voraussetzungslosen Konditionalismus stehen und zur Erklärung der Störung mehrere und unterschiedliche Faktoren heranziehen. Man denkt hier an drei Faktorengruppen: a) An das Vorhandensein einer Hirnwerkzeugstörung, die von Lokalisation und Ausmaß der Hirnläsion abhängt. b) An eine primäre, das heißt prämorbide Neigung der Patienten, Erkrankungen ohnehin zu bagatellisieren und zu verneinen und c) an das Vorhandensein eines psychischen Faktors in Form eines amnestischen Syndroms.
Für die Lokalisation von Hirnwerkzeugen gilt der Grundsatz, daß Läsionen der dominanten Hirnhälfte bilaterale Störungen von agnostischem Typus verursachen (Autotopagnosie, Fingeragnosie, gestörte Rechts-Links-Empfindung, Schmerzasymbolie) und die der subdominanten Hälfte einseitige Phänomene von amorph-synthetischer Natur (nicht bewußte Form der Hemisomatoagnosie, Agnosie für Hemiplegie). Für die optische Anosognosie sind meist corticale, seltener auch periphere Formen der Blindheit und für die akustische Agnosie eine corticale Form der Taubheit ausschlaggebend.

Literatur
ANTON, G.: Über die Selbstwahrnehmung der Herderkrankungen des Gehirns durch den Kranken bei Rindenblindheit und Rindentaubheit. Arch. Psychiat. Nervenheilk. 32, 86–127 (1899).
BABINSKI, J.: Anosognosie. Rev. neurol. 31, 365–367 (1918).
FREDERIKS, J. A. M.: Anosognosie et hemiasomatognosie. Rev. neurol 109, 585–597 (1963).
FRIEDLANDER W. J.: Anosognosia and perception. Amer. phys. med. 46, 1394–1408 (1967).
LUNDQUIST, R.: Über die Anosognosie. Acta psychiat. (Kbh.) 18, 245–255 (1943).
REDLICH, E., BONVINCINI, G.: Über das Fehlen der Wahrnehmung der eigenen Blindheit bei Hirnkrankheiten. Jb. Psychiat. 29, 1–133 (1909).

S. WIESER

Antabus → Alkoholismus

Anterograde Amnesie → Amnesie, anterograde

Antidepressiva

Einteilung der Antidepressiva
1957 wurden annähernd gleichzeitig zwei für die Therapie der Depressionen wesentliche Ent-

deckungen gemacht: R. KUHN beschrieb die therapeutische Wirksamkeit des Imipramin [5]; die Arbeitsgruppe von N. S. KLINE berichtete über die Eignung des Monoaminoxidase-Inhibitors Iproniazid zur Depressionsbehandlung [6]. Diese beiden Pharmaka und die ihnen jeweils schnell nachfolgenden Substanzen waren weder chemisch miteinander verwandt noch stimmten ihre pharmakologischen und klinischen Wirkungsbilder völlig überein. Deswegen wurden für diese beiden Gruppen der Antidepressiva eine zeitlang auch zwei verschiedene Bezeichnungen gebraucht: *Thymoleptika* und *Thymeretika*. Diese Begriffe sind heute zu Recht fast vollständig verschwunden. Es hat sich nämlich herausgestellt, daß die therapeutische Wirksamkeit der beiden zuerst entdeckten Untergruppen der Antidepressiva offensichtlich mit Wirkungen auf „zentrale Neurotransmitter" (biogene Amine: Noradrenalin und Serotonin) zusammenhängen. Die vom Imipramin abgeleiteten und inzwischen in sehr großer Zahl entwickelten *tricyclischen Antidepressiva* entfalten ihre Wirkung über eine sog. „re-uptake"-Blockade für Noradrenalin und/oder Serotonin an zentralen Synapsen. Die *Monoaminoxidase-Hemmer (MAO-H)* verhindern die enzymatische Inaktivierung dieser Neurotransmitter im Zentralnervensystem [7]. So kommt es auf zwei verschiedenen Wegen letztlich zu einander entsprechenden Wirkungen auf bestimmte Neurotransmitter-Systeme im ZNS.
Man stellt heute der großen Gruppe der *tricyclischen Antidepressiva* (Imipramin = Tofranil, Amitryptilin = z. B. Saroten, Dibenzepin = Noveril, Clomipramin = Anafranil, Doxepin = z. B. Aponal u. v. a.) eine kleine Gruppe *tetracyclischer Antidepressiva* (Maprotilin = Ludiomil, Mianserin = Tolvin) gegenüber [8]. Da eines dieser tetracyclischen Antidepressiva (Maprotilin) im biochemisch-pharmakologischen Wirkungsbild − und letztlich auch in der chemischen Struktur − den tricyclischen Antidepressiva nahe steht, werden diese Pharmaka oft auch unter der Gruppenbezeichnung „*tri- und tetracyclische Antidepressiva*" zusammengefaßt.
Von den MAO-H-Antidepressiva wird nur noch das Tranylcypromin (Parnate®; als Kombinationspräparat: Jatrosom®) therapeutisch eingesetzt. Jüngste Entwicklungen lassen jedoch erwarten, daß bald „selektive MAO-H" (selektive Inhibitoren der Monoaminoxidase A oder B) zur Verfügung stehen werden.
Verschiedene in den letzten 10 Jahren entwickelte neue Antidepressiva lassen sich weder den beiden bisher beschriebenen Antidepressiva-Gruppen zuordnen noch können sie bereits zu anderen, neuen Gruppen zusammengefaßt werden. Jedes dieser neueren Antidepressiva könnte allenfalls als Prototyp einer jeweils neuen Gruppe angesehen werden. So ist es am sinnvollsten, alle diese neueren antidepressiv wirkenden Medikamente vorläufig als die Gruppe der „*neuen (nicht-tricyclischen) Antidepressiva*" zusammenzufassen. Hierzu gehören z. B. Nomifensin = Alival, Trazodon = Thombran, Viloxazin = Vivalan, Fluvoxamin = Fevarin.
Wenn man also eine Einteilung der großen Gruppe der Antidepressiva in Untergruppen vornehmen will, dann ist es zur Zeit am zweckmäßigsten lediglich zu unterscheiden
1. tri- und tetracyclische Antidepressiva
2. MAO-H-Antidepressiva
3. neue (nicht-tricyclische) Antidepressiva.

Außer den bisher aufgeführten Antidepressiva im engeren Sinne haben auch noch einige weitere Medikamente, die ihr Hauptanwendungsgebiet in anderen Indikationen haben, antidepressive therapeutische Wirkungsqualitäten. So kann z. B. das Benzamid-Derivat Sulpirid = Dogmatil (in niedrigen Dosen) antidepressiv wirken. Neuerdings wird untersucht, ob womöglich auch einzelne → Tranquilizer vom Benzodiazepin-Typ (z. B. Alprazolam = Tafil) einen antidepressiven Effekt haben. Auch einige → Neuroleptica (z. B. Thioridazin = Melleril, Levomepramazin = Neurocil) besitzen in gewissem Umfang antidepressive Eigenschaften. Und auch die als „physiologische Schlafmittel" eingesetzten Amin-Präkursoren (L-Tryptophan und Oxitryptophan) haben wahrscheinlich − zumindest als Adjuvans zur Therapie mit tricyclischen Antidepressiva − eine begrenzte antidepressive Wirkung.
Oft werden auch noch die Lithium-Salze als „Antidepressiva im weiteren Sinne" angesprochen. Das ist jedoch nicht zweckmäßig, denn die in der Phasenprophylaxe sehr wirksamen Lithium-Salze haben keinen therapeutisch verwertbaren antidepressiven Effekt.

Klinische Anwendung der Antidepressiva
In der psychiatrischen Therapie ist es am zweckmäßigsten, die Antidepressiva − unabhängig von der Zugehörigkeit der einzelnen Substanzen zu bestimmten strukturchemischen oder pharmakologischen Gruppen − nach ihrem klinisch-therapeutischen Wirkungsspektrum einzusetzen [1]. KIELHOLZ hat empfohlen, hierbei in erster Linie von drei → Zielsymptomen auszugehen: von der vitaldepressiven Verstimmung, der psychomotorischen Gehemmtheit und der ängstlichen psychomotorischen Erregtheit. Bei Berücksichtigung dieser Zielsymptome lassen sich verschiedene klinisch-therapeutische Wirkungstypen der Antidepressiva unterscheiden [4]:
Antidepressiva mit
1. depressionslösender und psychomotorisch stark aktivierender Wirkung (MAO-H-Desimipramin-Typ)
2. depressionslösender und psychomotorisch aktivierender Wirkung (Imipramin-Typ)
3. depressionslösender und dämpfender Wirkung (Amitriptylin-Typ).
Mit Ausnahme der MAO-H haben alle Antidepressiva hinsichtlich des depressionslösenden Effekts eine Wirkungslatenz. Wenn Antidepressiva

neben der stimmungsaufhellenden Wirkung noch einen mehr oder minder ausgeprägten sedativ-dämpfenden Effekt haben, dann tritt diese dämpfende und schlaffördernde Wirkung bei ausreichender Dosierung schon in den ersten Tagen auf. Die eigentliche stimmungsaufhellende, „antidepressive" Wirkung setzt jedoch oft erst nach 1 – 2, manchmal sogar erst nach 3 Behandlungswochen ein [1].

Überraschend und sehr bemerkenswert ist die Tatsache, daß es – fast 30 Jahre nach Einführung der Antidepressiva! – immer noch umstritten ist, ob Antidepressiva „nur" bei endogenen Depressionen oder auch bei anderen (z. B. neurotischen Depressionen) therapeutisch wirksam sind [3]. Selbstverständlich sind die endogenen Depressionen das zentrale Indikationsgebiet der Antidepressiva. Psychogene Depressionen sollten in erster Linie psychotherapeutisch behandelt werden – dennoch setzt sich zunehmend mehr ein pragmatischer Umgang mit Antidepressiva durch, bei dem die Verordnung von Antidepressiva nicht mehr nur unter den engen und starren nosologischen Indikationskriterien erfolgt. Darüber hinaus werden einzelne Antidepressiva (z. B. Amitriptylin, Doxepin, Mianserin) inzwischen durchaus zu Recht sogar außerhalb des Indikationsgebietes „depressives Syndrom" mit gutem Erfolg zur Behandlung von Schlafstörungen eingesetzt.

Literatur
1. ANGST, J., HIPPIUS, H.: Pharmakotherapie depressiver Syndrome In: W. SCHULTE u. W. MENDE (Hrsg.) Melancholie in Forschung, Klinik und Behandlung, S. 188 – 200 Stuttgart: Thieme 1969.
2. BENKERT, O., HIPPIUS, H.: Psychiatrische Pharmakotherapie. 4. Aufl., Springer, Berlin-Heidelberg-New York, 1986.
3. KALINOWSKY, L. B., HIPPIUS, H., KLEIN, H. E.: Biological Treatments in Psychiatry. Grune & Stratton, New York 1982.
4. KIELHOLZ, P.: Diagnose und Therapie der Depression für den Praktiker. 3. Aufl., J. F. Lehmann, München 1971.
5. KUHN, R.: Über die Behandlung depressiver Zustände mit einem Iminodibenzylderivat (G 22355). Schweiz. med. Wschr. 87, 1135 – 1140 (1957).
6. LOOMER, H. P., SAUNDERS, I. C., KLINE, N. S.: A clinical and pharmacodynamic evaluation of iproniazid as a psychic energizer. Psychiat. Res. Rep. Amer. psychiat. Ass. 8, 129 (1957).
7. MATUSSEK, N.: Neurobiologische Aspekte der Depression. Psychiatrie der Gegenwart, 3. Aufl. Springer, Berlin-Heidelberg-New York (im Druck)
8. PÖLDINGER, W., SCHMIDLIN, P., WIDER, P.: Index psychopharmacorum. 6. Aufl., Huber, Bern-Stuttgart-Wien, 1983.

H. HIPPIUS

Antipsychiatrie

Der Begriff Antipsychiatrie wurde zweimal geprägt. 1909 setzte sich der Bayreuther Anstaltspsychiater B. BEYER in einem kurzen Aufsatz, dem 1912 eine Monographie folgte, kritisch mit der „antipsychiatrischen Bewegung" seiner Zeit auseinander; der Terminus hielt sich drei Jahre im Register der Psychiatrisch-Neurologischen Wochenschrift. 1967 erschien in London D. COOPERS Buch „Psychiatry and antipsychiatry", das dann international zum Schlagwortgeber für eine neue Gattung von „Kultbüchern" linker Intellektuellenkreise wurde, die mit R. D. LAINGS „The divided self" (1959) begründet worden war.

In der Literatur findet sich keine klare Definition des Begriffs Antipsychiatrie. Die gemeinhin darunter subsumierten Strömungen sind heterogen, und außer COOPER haben es deren Wortführer in der Regel abgelehnt, sich selbst als Antipsychiater zu bezeichnen (so z. B. LAING, SZASZ, BASAGLIA, FOUDRAINE). Gemeinsam ist den der Antipsychiatrie zugerechneten Autoren ihre radikale Opposition gegen die traditionelle wie die moderne Schulpsychiatrie, insbesondere gegen die Anwendung des medizinischen Krankheitsmodells auf die (endogenen) Psychosen. Im Unterschied zu anderen Kritikern der Psychiatrie lehnen die sog. Antipsychiater den rationalen, wissenschaftlichen Diskurs mit der zum diskussionsunwürdigen Gegner stilisierten Bezugsdisziplin ab und wenden sich mit ihren provokativen Thesen in meist feuilletonistischer Weise von vornherein an ein Laienpublikum. Ihre Argumentation läßt die ernsthafte Auseinandersetzung mit der psychiatrischen Fachliteratur und ein Bemühen um empirische Fundierung der spekulativen Postulate vermissen.

Legt man diesen Definitionsansatz zugrunde, so wird deutlich, daß Antipsychiatrie nicht nur das kurzlebige Produkt einiger geistreicher Autoren der politisch bewegten, antiautoritären Jahre von etwa 1960 – 75 ist, wie KISKER in seinem „kritischen Nachruf" 1979 glaubte resümieren zu können, sondern ein viel älteres und allgemeineres Phänomen.

In Deutschland war die von BEYER als „antipsychiatrisch" bezeichnete Bewegung seit 1892 („Kreuzzeitungsaufruf zur Reform der Irrengesetzgebung", 1894 ergänzt durch 11 „Göttinger Leitsätze") wiederholt mit scharfen Polemiken gegen die Psychiatrie publizistisch in Erscheinung getreten. Nach sensationell aufgemachten Zeitungsberichten zum „Fall LUBECKI" („Moderne Irrenhausfolter", 1907), in den auch BONHOEFFER verwickelt wurde, hatten sich Psychiatriegegner im „Bund für Irrenrechtsreform und Irrenfürsorge, psychiatrische Gruppe des Allgemeinen Deutschen Kulturbundes" zusammengeschlossen und gaben ab 1909 eine eigene Zeitschrift heraus; gefordert wurde mehr staatliche Kontrolle der Psychiatrie, insbesondere ein „Irrengesetz" zur reichseinheitlichen Regelung der Anstaltsunterbringung. Kristallisationskerne dieser Bewegung waren – wie LUBECKI – entlassene psychotische Patienten, die in Broschüren, Zeitungsberichten usw. erklärten, sie seien zu Unrecht hospitalisiert gewesen, in den Anstalten mißhandelt worden etc. Sie fanden engagierte Unterstützung durch die Presse und gutgläubige, teilweise sehr angesehene Bürger. Obwohl die Vorwürfe offenbar in keinem der Fälle einer objektiven Nachprüfung standhielten, blieb die

Ansicht verbreitet, daß „es eine Leichtigkeit ist, einen beliebigen Menschen bei geistiger Gesundheit ins Irrenhaus zu befördern", weil „die Psychiater ‚geistig gesund' und ‚geisteskrank' nicht zu unterscheiden vermögen und ... die Manie haben, alles für krankhaft anzusehen, ausgenommen ihr eigenes Gebaren", und daß zudem ein fälschlich Eingewiesener „schließlich unter der Gesellschaft wirklich Geisteskranker selbst geisteskrank wird" (anonyme Zitate aus LOMER, 1909, S. 273 f.; mit dem berühmten Experiment von D. L. ROSENHAN erlebte dieses Leitmotiv 1973 eine für die moderne Antipsychiatrie bedeutsame Renaissance; vgl. SCHIPKOWENSKY).

In den politisch und wirtschaftlich ungünstigen Zeiten vom I. Weltkrieg bis in die 50er Jahre traten die antipsychiatrischen Strömungen wohl nicht zufällig in den Hintergrund, um dann in der Prosperität der 60er Jahre einen (vorläufigen) Höhepunkt zu erreichen. Jetzt waren es erstmals auch Psychiater (LAING, SZASZ, später BASAGLIA, FOUDRAINE u. a.), die ihr Unbehagen an der etablierten Psychiatrie literarisch popularisierten und bei einer zunehmend kritisch werdenden Öffentlichkeit auf große Nachfrage stießen. LAING (1959) machte den Anfang, aber fast gleichzeitig erschienen 1961 „The myth of mental illness" von T. S. SZASZ, „Asylums" von E. GOFFMAN und „Histoire de la folie" von M. FOUCAULT.

Auffallend ist, daß die antipsychiatrischen Angriffe jeweils in Zeiten besonderen therapeutischen Fortschritts der Psychiatrie einsetzten: Um die Jahrhundertwende war es der Übergang von den Verwahranstalten zu Krankenhäusern mit Heilungsintentionen und ersten rehabilitativen Ansätzen, in den 50er Jahren waren es die Psychopharmaka und die vom Maudsley-Hospital in London ausgehenden sozialpsychiatrischen Aktivitäten (vgl. KISKER). Möglicherweise ruft gerade der von einer sich reformierenden Psychiatrie vertretene Anspruch therapeutischer Machbarkeit und Kompetenz die Kritiker auf den Plan, zumal wenn gleichzeitig damit mehr Patienten entlassen werden, die zwar gebessert, aber mangels Krankheitseinsicht nicht immer auch subjektiv vom Nutzen der Behandlung überzeugt sind (dies ist bekanntlich vor allem bei Schizophrenen der Fall, um die es den Antipsychiatern nahezu ausschließlich geht).

Ende der 60er Jahre entdeckte die linke Studentenbewegung auf ihrer Suche nach unterdrückten Minderheiten die Psychiatrie als Hort staatlicher Repression und deren Patienten als potentielle revolutionäre Kraft. Dies trug maßgeblich zur Popularisierung antipsychiatrischer Ideen bei und stimulierte eine Flut einschlägiger Sekundärliteratur (z. B. KURSBUCH 28, 1972), aber auch manche Versuche „revolutionärer" Alternativen im praktischen Umgang mit psychisch Kranken (z. B. „Sozialistisches Patientenkollektiv" in Heidelberg, „Demokratische Psychiatrie" in Italien). Ungeachtet der deutlichen theoretischen Divergenzen verschiedener Autoren entstand eine international locker verbundene Antipsychiatriebewegung von beachtlichem Ausmaß. Am Rande dieser Strömung agierten immer auch andere ideologische Gruppierungen gegen die Psychiatrie und reklamierten die psychisch Kranken für sich, so vor allem die Scientology Church. Während die Antipsychiatrie seit Mitte der 70er Jahre keine nennenswerten theoretischen Beiträge mehr hervorgebracht hat, beeinflussen ihre Grundthesen bis heute, vermittelt durch Presse, Fernsehen, Spielfilme etc., die öffentliche Meinung, hat sich ihre Basis in der Bevölkerung eher verbreitert.

Gleichwohl ist das weit verbreitete Unbehagen an der Psychiatrie nicht einfach Folge, sondern zugleich Voraussetzung (GLATZEL, 1984) und eigentlicher Gegenstand der Antipsychiatrie. Deren klassische Autoren haben sich keineswegs nachhaltig um die Verbesserung der Lage psychisch Kranker bemüht, sondern in erster Linie Theorien erdacht, die auf die Leugnung psychischen Krankseins (namentlich der Schizophrenie) abzielen. Offensichtlich kamen sie damit einem latent vorhandenen Wunsch bzw. Vorurteil vieler Intellektueller entgegen, dem sie Struktur und scheinbare Legitimation gaben. Der Erfolg dieser Theorien besteht denn auch in der Rezeption der Schriften, ihren Auflageziffern und dem Umfang affirmativer Sekundärliteratur, nicht in der Bewährung bei der praktischen Krankenbehandlung. Bezeichnenderweise wurde nicht einmal versucht, die antipsychiatrischen Hypothesen empirisch zu überprüfen. KISKER hat die auffällige Diskrepanz zwischen der theoretischen Radikalität der sog. Antipsychiater und ihrer teils völlig fehlenden (FOUCAULT, KURSBUCH-Autoren u. v. a.), teils kurzlebigen (LAING, COOPER), teils durchaus konventionellen (SZASZ), teils lediglich reformerischen (FOUDRAINE, BASAGLIA) Praxis hervorgehoben. FOUDRAINE etwa schrieb seine Behandlungserfolge in der ehemals orthodox-psychoanalytischen Privatklinik „Chestnut Lodge" ausschließlich der von ihm entwickelten sozialpädagogischen „Lebensschule" zu und verschwieg in seinem Bestseller, daß er zugleich auch die neuroleptische Behandlung Schizophrener dort eingeführt hatte (VON ZERSSEN). SZASZ, BASAGLIA u. a. blieben ebenfalls eine Erklärung dafür schuldig, wie sie ihr Krankheitsverständnis und ihre antibiologischen Theorien mit der von ihnen de facto praktizierten Psychopharmakabehandlung vereinbaren konnten.

Die theoretischen Positionen der modernen Antipsychiatrie sind vielfältig und schillernd, oft reich an suggestiven Metaphern, kaum konsequent durchgeführt. Abgesehen von den zahllosen „Ghostwritern, Kompilatoren und Abschreibern" (KISKER) und den wenigen sektenhaften Gruppierungen besteht die Antipsychiatrieszene aus Individualisten, die kein gemeinsames Interesse vertreten und keine eigene „Scientific Community" bilden. Gemeinsame Entwicklungslinien führen jedoch zurück vor allem auf Familien- und Kommunikationsforschung (BATESON u. a.), die soziologische Etikettierungstheorie (BECKER, SCHEFF), sozialpädagogische und lerntheoretische Modelle sowie die Idee der „therapeutischen Gemeinschaft" (M. JONES). Wie GLATZEL (1975) gezeigt hat, setzen die sog. Antipsychiater letztlich die Tradition der „Psychiker" der Romantik fort, wofür neben dem Hang zu Irrationalität und Totalität insbesondere die idealisierende Mystifizierung psychischen Krankseins kennzeichnend ist. Auch die Sündentheorie der Entstehung psychischer Krankheit lebt wieder auf, nur daß für die Antipsychiatrie nicht die Kranken die Schuldigen sind (außer z. T. noch bei SZASZ), sondern deren Familien, die Gesellschaft oder die Psychiater.

LAING, phantasievoller Protagonist der modernen Antipsychiatriebewegung, berief sich vor allem auf Existentialismus und Familienforschung; er interpretierte die Schizophrenie (die für ihn freilich nur als Etikett in den Köpfen der Psychiater existierte) als konsequente Reaktion auf unerträgliche familiäre Kommunikationsstrukturen, als notwendige „Entdeckungsreise" aus der Unfreiheit inhumaner gesellschaftlicher Verhältnisse in die tiefgründige Welt transzendentaler Erfahrungen. Mit seinem in mancher Hinsicht „psychedelischen" Krankheitsmodell kam LAING der kulturpessimistisch-eskapistischen Stimmung vieler Intellektueller der 60er Jahre entgegen, die sich von LSD und fernöstlichen Heilslehren „Bewußtseinserweiterung" versprachen. 1965 gründete er zusammen mit COOPER und ESTERSON die „Philadelphia-Association" zur Erforschung und Behandlung psychisch Kranker sowie die Wohngemeinschaft „Kingsley Hall", nach deren Muster weitere „households" entstanden. Im Rahmen einer völlig permissiven therapeutischen Gemeinschaft sollten hier die Kranken auf ihrer „Reise durch den Wahnsinn" begleitet werden, da die klassische Psychiatrie durch die Unterbrechung dieser Reise nur die glückliche Rückkehr verhindere. Um das Jahr 1970 endeten diese Versuche im Chaos; LAING selbst hatte sich schon vorher in den Fernen Osten zum Meditieren zurückgezogen. 1975 distanzierte er sich in einem Interview von zentralen Positionen der Antipsychiatrie und sprach sich für die multifaktorielle Sichtweise unter Berücksichtigung genetischer und biochemischer Forschungen aus (vgl. KISKER).

SZASZ hat seine akademische Karriere als Psychiatrieprofessor nie aufgegeben, behandelt seine (freiwilligen) Patienten „schulpsychiatrisch" und ist quasi nur nebenbei einer der erfolgreichsten antipsychiatrischen Autoren. In seinen Schriften sucht er das medizinisch-psychiatrische Modell der „Geisteskrankheiten" als bloße Metapher, als „Mythos" zu entlarven. Es handle sich nicht um Krankheiten, sondern um Lebensprobleme bzw. sozial abweichendes Verhalten. Es sei ungerechtfertigt und unmoralisch, den Betroffenen durch eine Krankheitsdiagnose seiner Eigenverantwortlichkeit zu berauben oder gar zwangsweise zu behandeln; sein Leiden und seine Verwirrung könnten nur behoben werden, indem er „sein Leben in Ordnung bringt". Wünsche er eine Behandlung, so dürfe diese nicht zu Lasten der Steuerzahler gehen. Auch in straf- und zivilrechtlicher Hinsicht seien die sog. Geisteskranken für ihre Handlungen voll verantwortlich; psychiatrische Exkulpierungen seien ein Verstoß gegen die Menschenwürde. SZASZ entwickelt seine feuilletonistisch-demagogische „Beweisführung" an den Beispielen Hysterie, Homosexualität, Sucht etc., die nach seiner Lesart von der Psychiatrie unter dem Begriff Geisteskrankheit subsumiert werden, und hat es dann leicht, seine Polemiken fachunkundigen Lesern plausibel zu machen und die Schizophrenie nach demselben Muster abzuhandeln.

LAINGS zeitweiliger Mitstreiter COOPER gab der Antipsychiatrie erstmals ein explizit politisches Gepräge. In seiner radikalen Fassung der Etikettierungstheorie ist der Schizophrene ein von der Familie erwählter Sündenbock, der systematisch in die gesellschaftlich vorgegebene Rolle des Verrückten gedrängt und den psychiatrischen Institutionen zur Aussonderung überantwortet werde. Die gesellschaftliche Funktion der Psychiatrie bestehe in der naturwissenschaftlich-medizinischen Legitimation von Isolierung und Vernichtung abweichender Individuen, das Etikett Schizophrenie sei ein ideologisches Produkt des Kapitalismus. Als Ausweg empfahl COOPER die „existentielle Revolution". Seine „revolutionäre Antipsychiatrie" (SCHIPKOWENSKY) hat nicht nur das „Sozialistische Patientenkollektiv" in Heidelberg (das sich theoretisch kaum artikulierte, bis es mit seinem Abgleiten in die Terroristenszene ein rasches Ende fand) und die deutschen KURSBUCH-Autoren, sondern auch die italienische Version der Antipsychiatrie beeinflußt.

Die italienische Bewegung, von ihren Urhebern in bewußter Abgrenzung zur (angloamerikanischen) Antipsychiatrie als „antiinstitutionelle", „demokratische" oder „kritische" Psychiatrie bezeichnet, wurde von dem damaligen Direktor des psychiatrischen Landeskrankenhauses Görz (Gorizia), BASAGLIA, und seinen Mitarbeitern JERVIS und PIRELLA in den 60er Jahren initiiert, die in den italienischen Anstalten desolate Verhältnisse vorfanden. Ausgehend von den Prinzipien der therapeutischen Gemeinschaft wurden im Zuge ihrer raschen Politisierung von dieser Gruppe radikale gemeindepsychiatrische Konzepte entwickelt, für die man linke Gewerkschaften, die kommunistische und die sozialistische Partei gewinnen konnte. Nach Flügelkämpfen und Spaltungen wurde 1973 offiziell eine Vereinigung „Demokratische Psychiatrie" gegründet, die die psychiatrische Hospitalisierung zur „verfassungsfeindlichen Praxis" erklärte und die Auflösung der psychiatrischen Landeskrankenhäuser forderte. Bereits 1978 wurde dieser Forderung mit dem Gesetz Nr. 180 entsprochen, das Neuaufnahmen in die psychiatrischen Anstalten untersagte und als Regelfall die psychiatrische Versorgung durch gemeindenahe extramurale Dienste vorsah, die zu diesem Zeitpunkt allerdings nur in wenigen norditalienischen Provinzen existierten. De facto handelt es sich um eine überstürzte Psychiatriereform von radikal-sozialpsychiatrischem Zuschnitt, wobei vielerorts mangels entsprechender Einrichtungen bis heute nicht einmal Rehabilitation, sondern lediglich ambulante Pharmakotherapie stattfindet. Die italienischen Theoriebeiträge hingegen haben deutlicher antipsychiatrischen Charakter. In verschiedenen Varianten geht es um den Versuch, Etikettierungstheorie und marxistische Klassenanalyse zu einem politisch-soziogenetischen Krankheitsmodell zu amalgamieren, das mit revolutionärem Elan gegen den medizinisch-psychiatrischen Krankheitsbegriff vertreten wird, der nur der Rechtfertigung der Asyle diene, ein Instrument kapitalistischer Gewaltausübung sei (vgl. BOPP).

Ebenso wie FOUDRAINES sozialpädagogischer Reformansatz ist die italienische Bewegung ein Grenzfall im Übergangsfeld zwischen klassischer Antipsychiatrie, „alternativer Psychiatrie" (FINZEN, DÖRNER) und der modernen Schulpsychiatrie (die ja längst keine monokausalen Theorien mehr vertritt). Die radikale Antipsychiatrie dagegen ist über theoretische Postulate bisher nicht hinausgekommen und an der Praxis stets gescheitert. Daß es ihr im wesentlichen um ideologische Positionen geht und kaum um die Verbesserung der Lage psychisch Kranker, zeigt sich nicht zuletzt an der bemerkenswerten Einengung ihres theoretischen Blickfeldes auf schizophrene Psychosen (vgl. v. ZERSSEN). Ginge es ihr um Psychiatriekritik im Zeichen von Humanität und Menschenwürde, so hätte sie die von der Gesellschaft, den Großkrankenhäusern und Heimen noch viel mehr vernachlässigten Patienten mit organischen Psychosen bzw. Psychosyndromen, Oligophrenien etc. nicht aus der Reichweite ihrer Theorien ausgeschlossen. Auch die Menschen mit affektiven Psychosen, die Etikettierung, Hospitalisierung und psychiatrische Behandlungen einschließlich Elektrokrampftherapie in der Regel „unbeschadet überstehen" und rückblickend meist krankheitseinsichtig sind, scheinen den Antipsychiatern nicht in ihr ideologisches Konzept zu passen. Keine erkennbare Wirkung auf die Antipsychiatrie hatten ferner die zahlreichen Repliken der Schulpsychiatrie, von denen VAN PRAAGS Versuch einer Überprüfung antipsychiatrischer Thesen anhand empirischer Daten besondere Beachtung verdient.

Die Wirkungen der antipsychiatrischen „Theorien" lassen sich schwer abschätzen. Wahrscheinlich wurden unscharf längst vorhandene antipsychiatrische Einstellungen in der Bevölkerung verstärkt und konturiert, Tendenzen zur Verleugnung des „brutalen psychopathologischen Faktums" (KISKER) gefördert und die überfällige Aufklärung der Öffentlichkeit über Wesen, Verlauf und Therapierbarkeit psychischer Krankheiten erschwert. Der öffentliche Reformdruck auf die Träger psychiatrischer Institutionen dürfte gewachsen, aber auch manchen Fehlentwicklungen (z. B. in Italien) Vorschub geleistet worden sein. Ständig geschürte Ängste und Mißtrauen tragen dazu bei, daß die modernen Behandlungsmöglichkeiten nicht angemessen oder zu spät genutzt werden. Andererseits ist nicht zu übersehen, daß die antipsychiatrische Herausforderung die kritische Selbstreflexion vieler Psychiater und ihre Sensibilisierung dafür gefördert hat, wie Patienten ihre Krankheit, die Hospitalisierung, die therapeutischen Interventionen usw. subjektiv erleben. Mit ihren massiven Provokationen hat die Antipsychiatrie insofern eine wirksame gesellschaftliche Kontrollfunktion, als sie „die Schulpsychiatrie in eine heilsame Unruhe versetzt und manche positive Entwicklung gleichsam ungewollt vorangetrieben hat" (GLATZEL, 1984, S. 62).

Literatur
BASAGLIA, F. (Hrsg.): Die negierte Institution oder die Gemeinschaft der Ausgeschlossenen. Frankfurt: Suhrkamp 1971 (ital. Erstauflage 1968).
BEYER, B.: Antipsychiatrische Skizze. Psychiatr.-Neurol. Wochenschr. 11, 275 – 278 (1909).
BEYER, B.: Die Bestrebungen zur Reform des Irrenwesens. Material zu einem Reichs-Irrengesetz. Für Laien und Ärzte. Halle a. S.: Marhold 1912.
BOPP, J.: Antipsychiatrie. Theorien, Therapien, Politik. Frankfurt: Syndikat 1980.
Das Elend mit der Psyche I. Kursbuch 28. (1972) H. M. ENZENBERGER, K. M. MICHEL (Hrsg.). Wagenbach, Berlin.
FOUCAULT, M.: Histoire de la folie à l'âge classique. Paris: Plon 1961.
FOUDRAINE, J.: Wer ist aus Holz? Neue Wege der Psychiatrie. München: Piper 1973 (holl. Erstauflage 1971).
GLATZEL, J.: Die Antipsychiatrie. Psychiatrie in der Kritik. Stuttgart: Gustav Fischer 1975.
GLATZEL, J.: Antipsychiatrie. In: BATTEGAY, R., GLATZEL, J., PÖLDINGER, W., RAUCHFLEISCH, U. (Hrsg.): Handwörterbuch der Psychiatrie. Stuttgart: Enke 1984.
GOFFMAN, E.: Asylums: Essays on the social situation of mental patients and other inmates. New York: Aldine 1961.
KISKER, K. P.: Antipsychiatrie. In: KISKER, K. P., MEYER, J. E., MÜLLER, C., STRÖMGREN, E. (Hrsg.): Psychiatrie der Gegenwart. 2. Aufl. Bd I/1, S. 812 – 825, Berlin-Heidelberg-New York: Springer 1979.
LAING, R. D.: The divided self. London: Tavistock 1959.
LOMER, G.: Ein antipsychiatrisches Zentralorgan. Psychiatr.-Neurol. Wochenschr. 11, 273 – 275 (1909).
PRAAG, H. M. VAN: The scientific foundation of anti-psychiatry. Acta psychiat. scand. 58, 113 – 141 (1978).
SCHIPKOWENSKY, N.: Die Antipsychiatrie in Vergangenheit und Gegenwart. Fortschr. Neurol. Psychiat. 42, 291 – 311 (1974).
SZASZ, T. S.: The myth of mental illness: Foundations of a theory of personal conduct. New York: Harper and Row 1961.
SZASZ, T. S.: Schizophrenie. Das heilige Symbol der Psychiatrie. Wien: Europa 1979 (amerikanische Erstauflage 1976).
ZERSSEN, D. VON: Psychisches Kranksein – Mythos oder Realität? In: HIPPIUS, H., LAUTER, H. (Hrsg.): Standorte

der Psychiatrie. Zum Selbstverständnis einer angefochtenen Wissenschaft. S. 79–118. München-Wien-Baltimore: Urban & Schwarzenberg 1976.

C. CORDING-TÖMMEL

Antrieb und Antriebsstörung

1 Antrieb

Bei Definitionsversuchen des Begriffs Antrieb beim Menschen zeigt sich, daß eine Grenzlinie zu den Begriffsbereichen „arousal", „drive", Motivation, Interesse und Trieb nicht scharf gezogen werden kann. Somit formuliert W. KLAGES (1967, S. 10) den menschlichen Antrieb: „Als das dynamische Moment, das in alle motorischen, sensorischen und assoziativen Leistungen einfließt, diese erst ermöglicht und in seiner qualitativen und quantitativen Verschiedenheit zur individuellen Persönlichkeitsstruktur eines Menschen Entscheidendes beiträgt". W. KLAGES leitet die Definition einmal aus der älteren Lehre vom Willen ab (DESCARTES), ferner vom Begriff der psychischen Energie (SCHILDER) sowie aus verhaltensbiologischen Erkenntnissen (LORENZ, TINBERGEN, etc.). In der Beschreibung des *dynamischen Momentes* bringt er zum Ausdruck, daß „der Antrieb als solcher nicht faßbar, sondern nur an seinen Wirkungen abzulesen ist. Im Motorischen, im Sensorischen und im Denkablauf haben wir also die mehr oder weniger sicht- und prüfbaren Ausdrucksformen des Antriebs vor uns. Wenn wir dies beschreiben, handelt es sich bereits um etwas Sekundäres" (W. KLAGES, 1967, S. 11). Die Antriebsmanifestationen können von unterschiedlichen Betrachtungsweisen her interpretiert und teilweise erklärt werden: von verhaltensbiologischer, von psychodynamischer und von psychologischer, insbesondere experimentalpsychologischer Seite her. LORENZ, TINBERGEN, v. HOLST u. a. haben zeigen können, daß im Tierreich Antriebsmanifestationen von bestimmten Schlüsselreizen abhängig sind. Diese können mit dem in bezug gesetzt werden, was VON UEXKÜLL das „angeborene auslösende Schema" und TINBERGEN den „angeborenen auslösenden Mechanismus" bezeichnet haben. Diese Bestimmtheit kann allerdings relativiert werden, wenn es zu einem erhöhten Antriebsdruck kommt, zu einem Antriebspotential, das über dem angemessenen Schwellenwert liegt; dann können ganze Instinktketten, losgelöst vom eigentlichen Schlüsselreiz, ablaufen und ebenso kann es zu „Übersprungshandlungen" (TINBERGEN) kommen.

Die Übertragung auf den menschlichen Antrieb formuliert W. KLAGES: „Zu den unbewußten Antrieben in der Triebhandlung kommen beim Menschen die bewußten, beurteilenden und wertenden Motivationen hinzu, welche den Triebzielen Wertziele anfügen." Was sich schon auf der verhaltensbiologischen Ebene, und auch auf der psychodynamischen sowie experimentalpsychologischen Ebene deutlich herauskristallisiert, ist, daß der Antrieb nicht isoliert als eine mehr oder weniger konstante individuelle Größe unabhängig von der Umwelt betrachtet werden kann. Aus diesem Grunde betont W. KLAGES die Wechselwirkung zwischen *Eigenantrieb* und *Fremdantrieb*. Die Anteile der interagierenden Komponenten haben allerdings im Laufe der Ontogenese ein unterschiedliches Mischungsverhältnis. So weist W. KLAGES darauf hin: „Der neugeborene Säugling hat als physiologische Frühgeburt nur 14 Minuten seines Tages spontane, nicht reaktive Lebensäußerungen. Mit dem Ende des zweiten Monats beginnen bereits die spontanen Antriebsäußerungen, die reaktiven zu überwiegen. Das Halbjahreskind füllt bereits einen Zeitraum von fünf Stunden mit Spontanaktivität aus, und das ein Jahr alte Kind ist für die Dauer von sieben Stunden vom spontanen Unternehmungsgeist erfüllt." Etwa vom fünften bis zum siebten Lebensjahr zeigt die kindliche Entwicklungsphase eine gesteigerte Erregbarkeit und erhöhte motorische Unruhe; ca. vom siebten bis zwölften Lebensjahr wird die ontogenetische Entwicklung als relativ ausgeglichen angesehen. Danach, in der sogenannten puberalen Phase, kommt es zu stärkeren Antriebsmanifestationen, die sich als Antriebsüberschuß in „karikaturhafter Überzeichnung der unmittelbaren Drangzustände (Unruhe, Betriebsamkeit, Genußsucht, Neugier), der Vitaltriebe (z. B. impulsive, überstürzte Befriedigung von Nahrungs-, Aggressions-, Sexual- und Zärtlichkeitsbedürfnis) und auch noch in egoistischen Strebungen nach Besitz, Macht und Geltung zeigen" (W. KLAGES). Danach kommt es zu einem Nachlassen, insbesondere zu einem Gleichmäßigerwerden des Antriebsflusses. „Zu Beginn des mittleren Lebensalters findet sich physiologischerweise noch einmal eine Antriebssteigerung (KÜNKEL, BERGLER); es ist nach GUARDINI die ‚Phase in der vollen Kraft'. Jetzt gipfeln diejenigen Leistungen, bei denen sowohl physische wie geistige Faktoren eine Rolle spielen. Die Arbeit vieler Künstler, Erfinder, Techniker, Unternehmer und Geschäftsleute erreicht ihren Höhepunkt (LEHMANN, C. BÜHLER). In diesem Zeitabschnitt wird besonders deutlich, daß jeder Mensch sein weitgehend individuelles Antriebspotential hat, das für die Intensität des seelischen Geschehens ausschlaggebend ist und somit die psychodynamische Voraussetzung für die zahllosen, an die menschliche Persönlichkeit gebundenen seelischen Abläufe darstellt" (W. KLAGES). Nach dem 5. Lebensjahrzehnt kommt es bei den meisten Menschen langsam zu einer Antriebsminderung, verbunden mit einem stärker ökonomisierten Einsatz. Weiterhin ist im 7. und 8. Lebensjahrzehnt eine kontinuierliche Minderung des Antriebsniveaus in individuell ganz unterschiedlichen Bereichen zu verzeichnen.

Eine Verbindung des Antriebsbegriffes im psychologischen, insbesondere im tiefenpsychologischen Bereich mit biologischen Komponenten hat C. G. JUNG in der Formulierung der *Lebensenergie* vorgenommen: „Damit erweitern wir den engeren Begriff einer psychischen Energie zum weiteren Begriff einer Lebensenergie, welche die sog. psychische Energie als eine Spezifikation subsumiert. Damit gewinnen wir den Vorteil, quantitative Beziehungen über den engeren Umfang des Psychischen hinaus in biologische Funktionen überhaupt verfolgen zu können. ... Ich habe vorgeschlagen, die hypothetisch angenommene Lebensenergie mit Rücksicht auf den von uns beabsichtigten psychologischen Gebrauch als → *Libido* zu bezeichnen und sie so von einem universalen Energiebegriff zu unterscheiden, in Wahrung des biologischen und psychologischen Sonderrechts eigener Begriffsbildung". C. G. JUNG geht bei dem Begriff der Libido vom Äquivalenzprinzip aus, damit ist gemeint, daß für jede Energie die Erhaltung gilt, indem die an einer Stelle aufgewandte Energie in Form des gleichgroßen Quantums an anderer Stelle auftritt. C. G. JUNG: „Die praktische Erfahrung lehrt uns ganz allgemein, daß eine psychische Tätigkeit immer nur äquivalent ersetzt werden kann; so z. B. kann ein pathologisches Interesse, ein intensives Haften an einem Symptom sich nur durch eine ebenso intensive Bindung an ein anderes Interesse ersetzen lassen, weshalb auch eine Ablösung der Libido vom Symptom ohne diesen Einsatz nie erfolgt. Ist der Einsatz von geringerem Energie-Wert, so wissen wir sofort, daß ein Teilbetrag der Energie anderswo aufzufinden ist, wenn nicht im Bewußtsein, dann in unbewußter Phantasiebildung ...". In diesem Zusammenhang spricht JUNG auch von der „Verlagerung der Libido", er bezeichnet damit die energetische Verwandlung oder Umsetzung, wenn psychische Intensitäten oder Werte von einem Inhalt auf einen anderen übersetzt werden. Die Umwandlung der Energie kann über das Symbol geschehen. C. G. JUNG: „Ich habe das Symbol, das Energie umsetzt, auch als Libido-Gleichnis bezeichnet und darunter Vorstellungen verstanden, welche geeignet sind, die Libido äquivalent auszudrücken und dadurch eben in eine andere Form als die ursprüngliche überzuführen."

Im tiefenpsychologischen Bereich hat sich SCHULTZ-HENCKE besonders eingehend mit dem Antriebserleben befaßt; insbesondere mit den Hauptbereichen des Antriebserlebens, die während der ontogenetischen Frühentwicklung ihre Ausformung oder Verformung erhalten können. In der Weiterentwicklung von monothematischen Antriebskonzepten stellt SCHULTZ-HENCKE eine Reihe von autochtonen, nicht weiter ableitbaren menschlichen Antrieben nebeneinander. Er hat das Antriebserleben ganz in den Mittelpunkt der Neurosenlehre gestellt. Bei Neurosen arbeitet er *Hemmung* und *Übersteuerung* des Antriebserlebens heraus. Ferner unterscheidet er untersteuerte Antriebserlebnisse, die zu hemmungslosen Triebdurchbrüchen führen können. Folgende Antriebserlebnisse bezeichnet SCHULTZ-HENCKE als originär, autochton oder primär.

1.1 Das orale Antriebserleben
Das orale Antriebserleben wird zunächst im Nahrungsbedürfnis des Kleinkindes beobachtet; hier wird der Hungerzustand, der mit Unlusterleben verbunden ist, durch *Einverleiben* von Nahrung in einen Sättigungszustand verwandelt. SCHULTZ-HENCKE schließt aus der zu beobachtenden Weiterentwicklung der oralen Bedürfnisse, die sich mit dem Heranwachsen des Kindes immer mehr auf ein *Habenwollen* im weitesten Sinne richten, daß die Kategorie, der die frühen oralen Bedürfnisse zuzuordnen sind, das *Besitzstreben* ist. Er gebraucht für den Begriff oral auch das Wort captativ (captare = greifen, hinlangen, habenwollen).

1.2 Intentionales Antriebserleben
Der Begriff intentional wurde in der Neopsychoanalyse SCHULTZ-HENCKEs von BRENTANO und HUSSERL entlehnt. Das intentionale Antriebserleben wird durch die Art der emotionalen Zuwendung, die auf die Umwelt gerichtet ist, charakterisiert. Die Umwelt wirkt als Reizgegebenheit auf die Sinnesorgane und das Erleben der Umweltreize kann unterschiedlich geformt werden. „Ist die Umweltantwort dem kindlichen Bedürfnis angepaßt, läßt also die Mutter das Kind teilhaben und eröffnet ihm schrittweise die Welt, erlebt das Kind lustvoll mit Befriedigung zunehmende *Vertrautheits- und Bekanntheitsgefühle*" (SCHWIDDER). Eine ausgeglichene Entwicklung der intentionalen Antriebserlebnisse führt zur Sicherheit im Fühlen und Werten, zur selbstverständlichen Offenheit sich selbst und den umgebenden Menschen gegenüber.

1.3 Zärtlichkeitsantriebserleben
SCHULTZ-HENCKE: „Zärtlichkeit ist *keine* ,zielgehemmte' Sexualität, sondern ein ursprüngliches Phänomen. Daß ihr Erleben mit einer gewissen Häufigkeit, wenn sie betätigt wird, die Fortsetzung in sexueller Erregung findet, beweist nichts für ihren sexuellen Charakter" ... Eros als Erlebnis ist *keine* Sexualität, auch keine Zärtlichkeit, sondern ebenfalls ein autochthones, ursprüngliches, originäres Phänomen. SCHULTZ-HENCKE betont im Gegensatz zu S. FREUD die Eigenständigkeit des Zärtlichkeitsantriebserlebens gegenüber dem sexuellen Antriebserleben.

1.4 Anales, retentives und urethrales Antriebserleben
Hiermit ist gemeint, daß in der Zeit der Sauberkeitserziehung die eigenen Substanzen ungern hergegeben werden. Es zeigt sich also sehr früh die Tendenz, zu behalten, nicht herzugeben, retentiv zu sein, eine Seite des Besitzstrebens, die wir im späteren Leben dem gesunden Menschen in einem gewissen Ausmaß zubilligen. Dieses *Behaltenwollen* ist das zentrale Bedürfnis des ,retentiven' Antriebserlebens, das in den Forderungen der Sauberkeitserziehung einen ersten heftigen und konflikthaften Zusammenprall mit der Umwelt er-

fährt. Dabei werden auch aggressive Regungen erstmals in heftiger Weise erlebt" (SCHWIDDER). Im Kern ähnelt die Darstellung der Beschreibung der analen Phase S. FREUDS.

1.5 Das Geltungsstreben und aggressive Antriebserleben

Aggressiv (vgl. → Aggression) wird hier im Sinne des An-etwas-Herangehens gemeint. Das Antriebserleben, das von früher Kindheit an im Bewegungsdrang gespürt und ausgelebt wird, differenziert sich später in vielfältiger Weise weiter. „Was für das Kind zuerst erobernder Bewegungsdrang mit einem elementaren Befriedigungsgefühl ist, erleben die Erwachsenen als zerstörerisch, aggressiv, destruktiv und engen das Kind ein" (SCHWIDDER).

1.6 Sexuelles Antriebserleben

SCHWIDDER: „Erregungen, Bedürfnisspannungen und Befriedigungen mit einem spezifischen, lustvollen Erleben, das vorwiegend genital und zum Teil extragenital lokalisiert ist, bilden den Kern des sexuellen Antriebserlebens." Im Gegensatz zu S. FREUD verwendet SCHULTZ-HENCKE den Begriff der Sexualität im engeren Sinne.

Im *psychologischen* Bereich ist Antrieb in mehrere Teilbegriffe differenziert und insbesondere unter den Begriffen Aktivität und Motivation untersucht worden. Diese Spezifizierungen haben sich aus operationalen Definitionen ergeben, bei denen es darum ging, dem Grundphänomen des Antriebserlebens und Antriebsverhaltens auch experimentell beizukommen. Hierzu schreibt BERLYNE: „Gemäß der Theorie von C. L. HULL, die in den 30er und 40er Jahren sehr einflußreich war, erforderte das Verhalten ein bestimmtes ‚Antriebsniveau' (Triebniveau; D) zur Aktivierung des Organismus und zur Bestimmung der Gesamtintensität einer Reaktion sowie spezifische ‚Antriebszustände' (Triebzustände) mit entsprechenden ‚Antriebsreizen' (Triebreize; S_D)"; die Art des Verhaltens wird hiervon bestimmt (z. B. Nahrungssuche etc.). In den 50er Jahren wurde es um den Begriff Motivation etwas stiller, statt dessen war von der Aktivierung die Rede. Unter Aktivierung wurde der gesamte Aktivations- und der Mobilisationsgrad, zu dem der Organismus fähig ist, verstanden. In Schlaf- oder Komazuständen ist die Aktivierung besonders gering und in der erhöhten Handlungsbereitschaft des Wachzustandes entsprechend stark. Die Experimente von MOROZZI u. MAGOUN (1949) wiesen auf eine diffuse Aktivation in der Formatio reticularis hin. Inzwischen wurde mit einer ganzen Reihe von Meßmethoden versucht, diese Aktivierung zu bestimmen, offenbar besteht eine Tendenz zur Kovariation. Im neurophysiologischen Bereich hat sich allerdings gezeigt, daß die Konzeption einer retikulären Antriebsaktivierung des Cortex nicht differenziert genug ist. Neuropharmakologische Studien legen nach DELL et al. nahe, daß eine reziproke Hemmfunktion zwischen Reticularis und Cortex mit positiver und negativer Rückkoppelung gegeben ist.

R. WINKEL betont, daß Angst der Mobilisierung von Energiequellen dient, den Sympathicus aktiviert und eine maximale Leistung ermöglicht. Sie sei ein „emotionally based drive", ein Energetisierungsfaktor, ein Antrieb. „Das Erregungspotential (E) bildet dabei die Grundlage für die Reaktionen (R) auf reizende Stimuli (S) und stellt das Ergebnis einer Multiplikation von gelernten Reaktionsweisen (Habits) und dem Antrieb (Drive) dar:

$$S \to H \times D = E \to R$$

Aufgrund von bestimmten Reizen bildet sich das Produkt aus bereits gelernten Verhaltensweisen und dem Antrieb, das seinerseits als Erregungspotential entsprechende Reaktion hervorruft" (R. WINKEL). Der Zusammenhang von Angst und Leistung kann als eine biologisch sinnvolle Hypothese angesehen werden.

Durch weitere Untersuchungen wuchs die Erkenntnis, daß sich einfache Leistungen zwar durch ein gewisses Maß an Angstintensität steigern lassen, wird aber die Angst zu groß, so nimmt die Leistung wieder ab. Je komplexer die angestrebte Leistung, desto schädlicher wirkt sich die Angst auf die Leistung aus. Oder umgekehrt: Je geringer die Angst bei der Bewältigung schwieriger Aufgaben ist, desto größer ist die tatsächliche Leistung.

2 Antriebsstörung

Die Psychopathologie der Antriebsstörungen ist ein Kernstück vieler psychiatrischer Krankheitsbilder: bei Hirnverletzungen und Hirntumoren, präsenilen und senilen Erkrankungen, ferner bei endogenen Psychosen, insbesondere bei den affektiven Störungen sowie bei der Schizophrenie. Außerdem ist die Beschreibung der Antriebsstörungen bei Neurosen ein differenziert bearbeitetes Feld.

Bei → Demenzen charakterisiert LAUTER (1980) den Antriebsmangel klinisch als Schwerfälligkeit der Motorik, des Denkens und der affektiven Reaktionen, die sich in einer Tendenz zum Beharren, zur Lahmheit und zur Herabsetzung des Interesses fortsetzen. Die Antriebsstörungen bei Hirnverletzungen und Hirntumoren hat W. KLAGES (1967) ausführlich dargestellt. Er versuchte, die unterschiedlichen Akzentuierungen von Eigenantrieb und Fremdantrieb sowie von Antriebsmangel und Antriebsvermehrung bestimmten Hirnarealen und Funktionseinhheiten zuzuordnen. Eine Reihe von Beobachtungen, bei denen die Aspontaneität der Motorik auffällt, sprechen dafür, daß sie auf Zerstörungen der Stirnhirnkonvexität zurückzuführen sind. Antriebshemmungen sind vereinzelt bei Orbitalhirnverletzungen festgestellt worden. Ausgeprägte Antriebsstörungen, insbesondere im Sinne von Antriebsverminderung, werden bei präsenilen Demenzen (M. PICK, M. ALZHEIMER) und bei senilen Demenzen beschrieben. Bei den *affektiven* Psychosen kommt es in der endogen-depressiven Phase zu einer deutlichen Reduktion des Antriebs im motorischen, sensorischen und assoziativen Bereich. Die Symptome der Antriebshemmung können bei endogen-depressiven Erkrankungen extrem ausgeprägt sein. In der Manie kommt es zur Steigerung, in seltenen Fällen sogar zu einer Entfesselung, des Antriebsgeschehens. Festzuhalten ist, daß hier eine quantitative Betrachtungsweise des „Zuviel oder Zuwenig", erfolgt. Die gerade bei Depressionen und Manien besonders eindrucksvollen qualitativen Antriebs-, Verhaltens- und Erlebensveränderungen leiten zu feineren Differenzierungen in psychomotorische, motivationale und kognitive Bereiche über, diese lassen sich in einer Reihe von Selbstbeurteilungs- und Fremdbeurteilungsskalen erfassen (z. B. HAMILTON; BECK; OVERALL; VON ZERSSEN). Bei *schizophrenen* Erkrankungen (→ Schizoaffektive Psychose, → Schizophrenie) wurden die Antriebsbeeinträchtigungen, insbesondere bei chronischen Verläufen, schon früh experimentell untersucht. Unter dem Aspekt der Hemmung geistiger Vorgänge konnte SOMMER (1894) Verlängerungen von Reaktionszeiten messen, BUSCH (1908) fand Leistungsveränderungen am Schußplattenapparat, WELLS u. KELLY (1922), SAUNDERS u. JSAACS (1929) führten systematische Reaktionsuntersuchungen durch. Unter der differenzierten Betrachtung von Teilbereichen des Antriebsgeschehens wurden Aufmerksamkeitsstörungen durch eine Reihe empirischer Untersuchungen genauer herausgearbeitet (HUSTON et al., 1937; RODNICK u. SHAKOW, 1940; HUNT u. COFER, 1944; METTLER, 1955; CHAPMAN u. MCGHIE, 1962; SHAKOW 1963; SUTTON u. ZUBIN, 1965; STEFFY, 1977; HARTWICH, 1980). Die systematische Untersuchung des motorischen Antriebs einer „automatisierten Willkürbewegung" führte HARTWICH 1970 durch; dabei zeigten chronisch Schizophrene eine Verminderung des Eigentempos und der Fremdanregbarkeit. Eine genaue Analyse in den Bereichen Antriebsverhalten und Antriebserleben führten HARTWICH u. STEINMEYER (1973a, b, 1974) durch. Sie konnten mittels Q-Faktoren-Analyse vier verschiedene Antriebssyndrome bei Hebephrenen verdeutlichen: *Typ A* ist in der Fähigkeit beeinträchtigt, kurzzeitige Antriebsimpulse im motorischen, sensorischen und assoziativen Bereich zu realisieren, dagegen können längerdauernde Handlungsabläufe gut geleistet werden. Bei *Typ B* steht das antriebsstarke Verhalten in den gemessenen Bereichen in Diskrepanz zum unterschätzten Antriebserleben. Bei *Typ C* stehen Antriebsschwäche und hohe Ablenkbarkeit im Gegensatz zur Selbstüberschätzung. Bei *Typ D* geht eine gute nur kurzzeitige Antriebsmobilisierung mit schneller Erschöpfbarkeit einher. Die Typisierung der Antriebssyndrome und die Bearbeitung anderer Leistungsbereiche (HARTWICH u. STEINMEYER, 1973a, b; STEINMEYER u. HARTWICH, 1974; HARTWICH, 1980) tragen zu einer experimentellen Basis bei, die ökonomischen Ansätzen bei der schwierigen rehabilitativen Therapie Schizophrener dient.

Bei → Neurosen kommt weniger das Antriebsverhalten als mehr das Antriebserleben in den Mittelpunkt der Betrachtung. SCHULTZ-HENCKE beschrieb Hemmung und Übersteuerung bei neurotischen Strukturen. Er geht davon aus, daß Hemmungen des Antriebserlebens in den jeweiligen entsprechenden Phasen der frühkindlichen Entwicklung zu unterschiedlichen Strukturbildungen beitragen können: schizoide, depressive, zwangsneurotische und hysterische Struktur. Das neurotische Symptom bezeichnet SCHULTZ-HENCKE als ein *Antriebssprengstück* eines ursprünglich einmal vollständigen Antriebserlebens.

Die Bearbeitung der Psychopathologie des Antriebs hat viele Forschungen angeregt. Beim Versuch, Antriebsgrößen experimentalpsychologisch möglichst genau zu operationalisieren und dann zu messen, wurde deutlich, daß die klinischen Begriffe Antrieb und Antriebsstörung für diese Zwecke zu allumfassend sind und deswegen auf kleinere Untereinheiten zurückgegangen werden mußte. Die Manifestationsmöglichkeiten des Antriebs lassen sich immer wieder auffächern, so daß auch letztlich der Bezug zu einer neurophysiologisch begründbaren Antriebsgröße oder Antriebskraft nur sehr schwer herstellbar ist. Letztlich kann man sogar so weit gehen, daß Antrieb sich in jeglicher Lebensentäußerung manifestieren kann und eine Störung dieser Entäußerung kann dann wiederum als Antriebsstörung innerhalb eines bestimmten Antriebsmusters verstanden werden.

Literatur
BERLYNE, D. E.: Struktur und Motivation. In: STEINER, G. (Hrsg.) Psychologie des 20. Jahrhunderts, Bd 7. Zürich: Kindler 1978.
CHAPMAN, J., MCGHIE, A.: A comparative study of disordered attention in schizophrenia. J. ment. Science 108, 487–500 (1962).
HARTWICH, P.: Über den Antrieb im motorischen Bereich. Experimentelle Untersuchungen bei Gesunden, Defektschizophrenen, Epileptikern und Alterskranken. Arch. Psychiat. Nervenkr. 213, 166–176 (1970).
HARTWICH, P.: Schizophrenie und Aufmerksamkeitsstörungen. Berlin Heidelberg New York: Springer 1980.
HARTWICH, P., STEINMEYER, E.: Analyse der Antriebstypen bei Hebephrenen. Faktorenanalytischer Beitrag zur Objektivierung von Antriebssyndromen. Arch. Psychiat. Nervenkr. 217, 79–94 (1973a).
HARTWICH, P., STEINMEYER, E.: Das Antriebsrelief bei Hebephrenen. Vergleichende Untersuchung zum Antriebsverhalten und Antriebserleben bei Hebephrenen und Gesunden. Arch. Psychiat. Nervenkr. 217, 285–298 (1973b).
JUNG, C. G.: Die Dynamik des Unbewußten. 3. Aufl. Gesammelte Werke Bd. 8 GW Olten: Walter 1979.
KLAGES, W.: Psychologie und Psychopathologie des Antriebs. Fortschr. Neurol. Psychiat. 24, 609–631 (1956); 31, 133–160 (1963).
KLAGES, W.: Der Antrieb als psychische Grundfunktion. Arch. Psychiat. Z. ges. Neurol. 205, 513–522 (1964).
KLAGES, W.: Der menschliche Antrieb. Stuttgart: Thieme 1967.

LAUTER, H.: Demenzen. In: PETERS U. H. (Hrsg.) Die Psychologie des 20. Jahrhunderts. Bd. 10, Hrsg.: PETERS, U. H. Zürich: Kindler 1980.
SCHULTZ-HENCKE, H.: Der gehemmte Mensch. Leipzig: Thieme 1940.
SCHWIDDER, H.: Neopsychoanalyse (Harald SCHULTZ-HENCKE). In: FRANKL, V., VON, GEBSATTEL, V. E., SCHULTZ J. H. (Hrsg.) Handbuch der Neurosenlehre und Psychotherapie. (V. FRANKL et al., eds.). München Berlin: Urban & Schwarzenberg 1959.
STEINMEYER, E. M., HARTWICH, P.: Experimenteller Beitrag zur Leistungsstruktur Schizophrener. Arch. Psychiat. Nervenkr. 218, 235–249 (1974).

P. HARTWICH

Apathie
[gr.: ή ἀπάθεια = Unempfindlichkeit]
Der Bogen dessen, was im allgemeinen Sprachgebrauch mit diesem Wort belegt wird, reicht weit, spannt sich von der „Gewohnheitsversimpelung des Spießbürgers" (HUBER) und von konstitutionell vorgegebener Indolenz bei „gemütlosen" Psychopathen bis zu der Einstellung, die von den Philosophen der stoischen Schule, aber auch von SPINOZA als erkämpfenswertes Ziel hingestellt worden ist, nämlich bis zur Elimination aller Affekte und Leidenschaften als Ergebnis eines Reifungsprozesses. Ihrem Wesen nach sind der philosophische und der psychopathologische Begriff der Apathie allerdings inkommensurabel.
Heute wird unter Apathie meist eine krankhafte Gleichgültigkeit verstanden. So kann als Endzustand einer neurotischen Entwicklung unter bestimmten Bedingungen eine Initiativeverarmung und Mattigkeit entstehen, die als gleichgültige Resignation imponiert, von der die „belle indifférence" der „Hysteriker" jedoch zu unterscheiden ist. Ein relativ häufiges Phänomen stellt die allgemeine Abgeschlagenheit und tiefe Apathie dar, die auf intensive Angst, Wut oder sonstige excessive seelische Erschütterungen als „sekundäre" Gefühlsreaktionen nach Art eines Erschöpfungssyndroms folgt („Emotionsstupor"). Daß völlige Entmutigung und Hoffnungslosigkeit auch bei psychisch Gesunden zu moralischer Apathie beitragen kann, ist nicht nur eine grausame Erfahrung aus den Notsituationen unbestimmt langer Gefangenschaft, sondern wurde in Kriegszeiten auch politisch ausgenutzt.
Innerhalb der Gruppe der Schizophrenien gelten im Sinne der Apathie die Rarefizierung der affekten Kontakt- und Resonanzfähigkeit, die Beziehungslosigkeit, Gefühlskälte und Affektsteifigkeit, -lahmheit und -öde als die kennzeichnendsten Symptome der Krankheit, ohne daß es bei ihr jedoch offenbar ein vollständiges Absterben des emotionalen Bereiches (Athymie) gibt. Das innerliche Erstarren infolge einer vitalen Depression wird von den Kranken selbst oft als „Gefühl der Gefühllosigkeit" beschrieben: Als wäre das gesamte emotionelle Leben betäubt oder abgestorben, bewahren sie allem gegenüber völligen „Gleichmut", was gewöhnlich Freude oder auch Sorgen und Trauer hervorruft.

Viele Oligophrene fallen so sehr durch ihre Torpidität und affektive Unempfindlichkeit auf, daß man diese Bilder gegenüber dem durch eine erethische Umtriebigkeit gekennzeichneten Schwachsinn als stumpfe, apathische Form abgegrenzt hat. Bei cerebralorganischen Affektionen kann Apathie im Sinne der Gefühlsstumpfheit in verschiedenartige Begleitsymptome eingefügt sein, z. B. als Teilerscheinung im Rahmen der Bewußtseinstrübungen in Richtung auf ein Koma. Bei weitgehend generalisierten cerebralen Prozessen mag die Apathie zumindest teilweise lediglich als Folge einer Herabminderung der perzeptiven Funktionen und der intellektuellen Verödung aufzufassen sein. Pathologisch-anatomische Beobachtungen sprechen für die Annahme, daß die Schwungfeder derjenigen psychischen Potentiale, die man als Eigenantrieb versteht, in den tiefen Stammhirnzentren verankert liegt. Als Kernstörung des klinischen diencephalen Syndroms hob STERTZ die „Senkung des allgemeinen Energieniveaus, die sich auf alle psychischen Leistungen auswirkt", hervor und hypostasierte, sämtliche von einer unversehrten Beschaffenheit der corticalen Strukturen abhängigen Willens-, Gedächtnis- und Denkfunktionen würden durch die Ausschaltung diencephaler Impulse entweder gar nicht oder doch nur so schwach aktiviert, daß ein apathisches Verhalten resultiert. Neuere Befunde, vor allem tierexperimenteller Art, legen nahe, daß der Hypothalamus entgegen früheren Vorstellungen nicht als eine Art Quelle der Emotionalität angesehen werden kann, jedoch als Instanz, die die efferenten Bahnen des affektiven Ausdrucks integriert und mehr exekutorische Funktionen besitzt.
Hochgradige Apathie findet sich in erster Linie bei Erkrankungen im Bereich des striopallidären Apparates und sodann bei Stirnhirnschädigungen. Die enge Verschränkung von Stimmungs- und Antriebsveränderungen (bzw. Impulsivität aus dem Bereich der Instinktsphäre) mit Stammhirnschädigungen wird bei den apathischen, von einer ausgeprägten → „Bradyphrenie" (NAVILLE) gekennzeichneten postencephalitischen Zustandsbildern deutlich, die mit progredienten parkinsonistischen Störungen einhergehen. M. BLEULER beschrieb diencephale Geschwülste, die zu einer solchen → Lethargie führten. Psychische Dauerveränderungen infolge zum Teil gleichartiger morphologischer Läsionen gibt es häufiger auf traumatischer Grundlage oder als Folge einer schweren Dystrophie. Ebenso steht bei einer alkoholischen oder durch chronische Schlafmittelvergiftung hervorgerufenen Verblödung, aber auch bei seniler Demenz und autochthonen Hirnschwundprozessen neben erheblicher Beeinträchtigung der Spontaneität und des Antriebs zuweilen die Abstumpfung aller Gemütsregungen ganz im Vordergrund der Persönlichkeitsveränderungen. Der Katalog sämtlicher somatischer Krankheitsbilder, die zu auffälliger Apathie führen, würde großen Umfang

besitzen. Die Einbuße an Initiative zum Denken, Sprechen und Handeln, die sich infolge blastomatöser oder andersartiger Herdbildungen in der Marksubstanz des Frontallappens einstellt, kann ebenfalls nach außen als vollständige Teilnahmslosigkeit in Erscheinung treten: Die tumbe Indifferenz, Stupidität und allgemeine Verlangsamung führt bei rasch wachsenden Tumoren dieser Lokalisation manchmal zu einer Verfassung so extremer Aspontaneität, daß das Bild im Äußeren sehr einem katatonen Stupor gleicht. Endokrine Psychosyndrome sind entweder von einer Intensivierung des emotionellen Erlebens gekennzeichnet oder aber, häufiger, ganz ähnlich wie die aufgeführten cerebralen Prozesse von einer eigentümlichen Apathie, die oft zumindest transitorisch mit einer besonderen Reizbarkeit oder gesteigerten Erregbarkeit einhergeht.

Literatur
ANGIER, R.: The conflict theory of emotion. Amer. J. Psychiat. 39, 390 (1957).
BASH, K. W.: Lehrbuch der allgemeinen Psychopathologie. Stuttgart: Thieme 1955.
BLEULER, M.: Psychiatry of cerebral diseases. Brit. med. J. 1951 II, 1233.
BLEULER, M.: Endokrinologische Psychiatrie. Stuttgart: Thieme 1954.
FULTON, J. F.: Frontal lobotomy and affective behavior: A neurophysiological analysis. New York: Norton 1951.
GARDINER, H., METCALF, R. C., BEEBE-CENTER, J. B.: Feeling and emotion: A history of theories. New York 1937.
GRUHLE, H. W.: Die Hirnlokalisation seelischer Vorgänge (Zentrenlehre). Psychol. Forschung 24, 1 (1952).
HASSLER, R.: Über die Thalamusstirnhirnverbindungen beim Menschen. Nervenarzt 19, 9 (1948).
HESS, W. R.: Psychologie in biologischer Sicht. Stuttgart: Thieme 1962.
HUBER, G.: Reine Defektsyndrome und Basisstadien endogener Psychosen. Fortschr. Neurol. Psychiat. 34, 409 (1966).
KLEIST, K.: Gehirnpathologie. Leipzig: Thieme 1934.
MASSERMANN, J. H.: Behavior and Neurosis. Chicago: Univ. Chicago Press 1943.
PAPEZ, J. W.: A proposed mechanism of emotion. Arch. Neurol. Psychiat. (Chic.) 38, 725 (1937).
PLOGG, D.: Verhaltensforschung und Psychiatrie. In: Psychiatrie der Gegenwart, Bd. I/1B. Berlin-Göttingen-Heidelberg: Springer 1964.
SCHILDER, P.: Über die psychische Energie und ihre Quellgebiete. Arch. Psychiat. Nervenkr. 70, 1 (1924).
SELYE, H.: Einführung in die Lehre vom Adaptionssyndrom. Stuttgart: Thieme 1953.
SLADEN, F. J.: Psychiatry and the war. Springfield (Ill.): Thomas 1943.
STERTZ, G.: Über den Anteil des Zwischenhirns an der Symptomgestaltung organischer Erkrankungen des Zentralnervensystems: Ein diagnostisch brauchbares Zwischenhirnsyndrom. Dtsch. Z. Nervenheilk. 117/119, 630 (1931).
YOUNG, P. T.: Emotion in man and animals. New York 1943.

B. PAULEIKHOFF und H. MESTER

Apersonierung → Schizophrenie

Aphasie
[gr.: φάσις = Wort]
Frühe Hinweise auf einen Verlust des Sprachvermögens bei Kranken mit organischen Hirnleiden finden sich bereits in der griechischen Literatur der Antike. Danach schien das Symptom in Vergessenheit geraten zu sein, denn es tauchte erst wieder in der Literatur des 17. Jahrhunderts zunächst in Form von Einzelbeobachtungen auf. Im Jahre 1757 wurde das Thema zum erstenmal von DELIUS unter der Bezeichnung „Alalie" monographisch behandelt. Im 18. und 19. Jahrhundert stellte sich die instrumentelle Natur der Störung allmählich heraus, und auch die Trennung von der Dysarthrie wurde nach und nach vollzogen. Ende des 19. Jahrhunderts erfuhr die Lehre von den Aphasien einen gewaltigen Aufschwung. BROCA hat 1861 mit dem Begriff „Aphämie" den Verlust der artikulierten Sprache anhand eines Krankheitsfalles beschrieben, bei dem eine Erweichung der dritten Stirnwindung links bestanden hat. Ungefähr zur gleichen Zeit wurden in Deutschland durch WERNICKE die sensorische und durch LICHTHEIM die Leitungsaphasie beschrieben und der motorischen Sprachstörung zur Seite gestellt (1874–1886). Die Bezeichnung „Aphasie" setzte sich nach einer wissenschaftlichen Kontroverse zwischen BROCA und TROUSSEAU von 1865 an allmählich durch. Seit dieser Zeit versteht man darunter zentral-nervös bedingte, instrumentelle Sprachstörungen bei intakten Sprachwerkzeugen.
Das scheinbare Durcheinander von Denkansätzen in der Aphasielehre erklärt sich, wenn man die einzelnen Modellvorstellungen von Forschern zu dem jeweiligen geistesgeschichtlichen Hintergrund der Wissenschaften in Beziehung setzt. So wird es verständlich, daß die Geschichte der Aphasielehre die umfassendere Geschichte der wissenschaftlichen Medizin, der Sprachwissenschaften und der Psychologie mit allen ihren aktuellen Geisteshaltungen im Kleinen widerspiegelt.
Die klassische Lehre von den Aphasien beruht auf der Annahme selbständiger sensorischer und motorischer Funktionszentren sowie eines Assoziationssystems zwischen beiden, die jeweils durch umschriebene anatomische Substrate repräsentiert sind. Im Schema von LICHTHEIM bedeutet M das motorische Sprachzentrum (BROCA), A das akustische Sprachzentrum (WERNICKE), B Regionen der Hirnrinde, von denen aus der Sprachapparat in Tätigkeit gesetzt werden kann, m den peripheren motorischen, a den sensorisch-akustischen Ap-

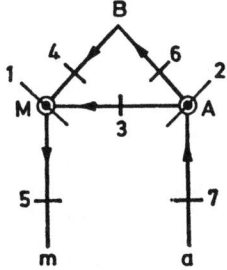

Das Lichtheimsche Aphasieschema (1884)

parat. Die Ziffern 3—7 symbolisieren die Stellen, an denen afferente, efferente und assoziative Bahnen störbar sind. Auf dem Schema ergeben sich zwei Kernaphasien (1, 2), zwei periphere Leitungsaphasien (5, 7) und drei Arten von zentralen Leitungsaphasien (3, 4, 6).
1. Bei der corticalen motorischen Aphasie (BROCA), der Lautstummheit, ist das Sprachverständnis erhalten, Spontansprechen und Nachsprechen unmöglich und das Schreiben in der Regel gestört.
2. Bei der corticalen sensorischen Aphasie (WERNICKE), der Worttaubheit, ist das Sprachverständnis aufgehoben, das Nachsprechen unmöglich, die Spontansprache vorhanden, aber fehlerhaft (Paraphasien) und die Selbstkontrolle des Gesprochenen nicht möglich. 5. Die subcorticale motorische Aphasie bekundet sich wie die corticale, nur ist bei ihr das Schreibvermögen erhalten. 7. Die subcorticale sensorische Aphasie äußert sich wie die corticale mit dem Unterschied, daß beim Sprechen keine Paraphasien vorkommen und Spontansprechen, Schreiben und Lesen nicht beeinträchtigt sind. 4. Bei der transcorticalen motorischen Aphasie (Lichtheimsche motorische Aphasie, Begriffstaubheit) fehlt die Spontansprache, Gehörtes kann nachgesprochen werden und das Sprachverständnis ist erhalten. 6. Bei der transcorticalen sensorischen Aphasie (Lichtheimsche sensorische Aphasie) spricht der Kranke spontan, versteht aber weder das von ihm Gesprochene noch das, was er selbst nachspricht. 3. Bei der Leitungsaphasie von WERNICKE (Inselaphasie, Nachsprechaphasie) bestehen Paraphasien bei sonst erhaltenem Sprachvermögen.
Gegen diese Systematik ist immer schon eingewandt worden, sie sei zergliedernd, ausschließlich hirnanatomisch orientiert und wurzele im mechanischen Weltbild des vorigen Jahrhunderts. Es wurden daher zahlreiche andersartige Modelle aus unterschiedlichen theoretischen Ansätzen heraus entwickelt.
Unter psychologischen Gesichtspunkten verstand DÉJÉRINE unter echten Aphasien solche, die die innere Sprache betreffen und auf Läsionen um die Sylvische Furche beruhen (motorische Aphasie, sensorische Aphasie, totale Aphasie). Die Störungen der äußeren Sprache hingegen führte er auf Läsionen außerhalb der eben erwähnten Substrate zurück und meinte, sie ließen die innere Sprache intakt (reine Wortsinntaubheit, reine subcorticale motorische Aphasie).
Es gibt eine weitere Richtung in der Aphasielehre, die ideengeschichtlich von JACKSON kommt und von ihm zu HEAD, zu PICK und zu zahlreichen anderen Autoren führt. Diese Modelle setzen die Lehre von der Dissolution der zentralnervösen Leistungen voraus. Sie basieren außerdem auf der Annahme, daß höhere, abstrakte und willkürliche Leistungen auch im Sprachbereich eher störbar sind als einfachere, automatische und von starken Emotionen getragene verbale Äußerungen. Ein Beispiel dafür ist der linguistische und evolutionistische Ansatz von HEAD. Im einzelnen beschrieb HEAD eine verbale Aphasie, bei der Worte nur unter Schwierigkeiten zur Verfügung stehen und vom Patienten qualitativ abgeändert werden. Die nominale Aphasie führt zu verunstalteter Benutzung und defektem Verständnis von Worten und von Namen als Indikatoren. Die syntaktische Aphasie besteht darin, daß es unmöglich ist, Worte zu Sätzen zusammenzufassen, woraus eine Jargon-Aphasie resultiert. Die semantische Aphasie schließlich wurzelt in der beeinträchtigten Fähigkeit, Sinn und Bedeutung eines Wortes als Teil eines kompletten Sprechaktes zu verstehen und zu behalten. Lokalisatorisch hatte sich HEAD nur zögernd und mit Vorbehalten geäußert. Die verbale Aphasie bezog er auf die prä- und postzentrale Windung, die nominale Aphasie auf den Gyrus angularis, die syntaktische Aphasie auf die obere Windung des Schläfenlappens und die semantische Aphasie auf den Gyrus supramarginalis.
Eine Anzahl von Verfassern, darunter inbesondere CRITCHLEY, CONRAD und GOLDSTEIN haben mit interschiedlichen Begriffen ganzheits- und gestaltpsychologische Theorien der Aphasien entwickelt. Die geistigen Vorläufer dieser Autoren sind einmal die Vertreter der Würzburger Schule (MARBE, ACH, MESSER, BÜHLER, SELZ), zum anderen die Gestalt- und Ganzheitspsychologen und auf neurologischem Gebiet PICK und KUSSMAUL mit ihren Theorien zur präverbalen Sprache. Das Interesse von CRITCHLEY, CONRAD und GOLDSTEIN galt jenen Denkprozessen, die zeitlich vor der Verbalisation liegen. Sie sind von Emotionen getragene Psychismen, die vom intuitiven Denken zum strukturierten Denken, von dort zum Schema einer Sentenz und schließlich zur konkreten Wortwahl führen (PICK, ähnlich auch VAN WOERKOM, KUSSMAUL u. a.). CRITCHLEY benutzte hierfür den Ausdruck „Präverbitum", CONRAD den Terminus „Vorgestalt". So gesehen bedeuten die Aphasien Ausdruck gewordene, nicht bis zu ihrer Endgestalt herangereifte präverbale Verbalisationsprozesse.
In der Aphasielehre gibt es auch linguistische und neuerdings statistisch-linguistische Ansätze zur Deutung der Aphasien. Ein Beispiel dafür sind die Arbeiten von JACOBSON, in Anlehnung an die Aphasielehre von LURIA. Die Autoren kennen aus linguistischer Sicht sechs Typen von Aphasien. Drei dieser Formen, die efferente, die dynamische und die afferente Aphasie wurzeln in einem beeinträchtigten Prozeß des Verschlüsselns von Signalen. Drei weitere Typen, die sensorische, semantische und amnestische Aphasie wiederum spiegeln die verschiedenen Möglichkeiten wider, wie verbale Codes in gestörter Form entschlüsselt werden. Im ersten Fall ist die Kontiguität, das heißt, die Fähigkeit zum Kombinieren und zum Integrieren, gestört, bei der Beeinträchtigung der Entschlüsselungsfunktion ist das Vermögen, zu isolieren und zu identifizieren, betroffen.

Die Beziehungen der Aphasie zur allgemeinen geistigen Leistungsfähigkeit ist immer schon diskutiert worden, solange Wissenschaftler bemüht waren, die Sprachstörungen zu deuten. Schon JACKSON hat 1887 behauptet, daß die Aphasie ein „intellektuelles Element" enthalte. Auch ist bei der Aphasie von einer allgemeinen Unfähigkeit gesprochen worden, sich verbaler und anderer Symbole zu bedienen (Asymbolie). In konsequenter Entwicklung dieser Ansätze hat GOLDSTEIN später Aspekte der Aphasie auf eine intellektuelle Grundstörung des kategorialen Denkens zurückzuführen versucht. Ähnlich auch der Linguist JAKOBSON, für den die Aphasie im Grunde genommen ein semiotischer Defekt, eine Störung bei der Verschlüsselung und Entschlüsselung von verbalen Zeichen und Signalen ist. Im übrigen findet man eine allgemeine Beeinträchtigung der geistigen Leistungsfähigkeit je nach Typus der untersuchten Aphasie und nach dem Instrument, mit dem die ideatorische oder intellektuelle Leistung gemessen wird.

Die Ursachen der Aphasie sind überaus vielfältig. Die unterschiedlichsten ätiologischen Faktoren lassen sich zwanglos in die diagnostischen Gruppen, Neubildungen, entzündliche Prozesse, Traumen und Durchblutungsstörungen unterbringen.

Die Prognose hängt von der Natur des pathologischen Prozesses, von dem Alter des Patienten, von seiner Händigkeit und schließlich vom Typus der Aphasie ab. Im allgemeinen haben die expressiven Störungen eine bessere Prognose als die rezeptiven.

Die Behandlung ist zunächst eine kausale und richtet sich gegen den primären Krankheitsprozeß. Die sprachliche Rehabilitation besteht in einem planmäßigen Üben der gestörten Sprachfunktionen und im Ausbau der noch vorhandenen Reste. Man geht dabei sukzessiv vom einfachen phonetischen Vollzug zu komplizierten Sprachprozessen vor. Man benutzt didaktisch auch noch graphische Symbole und nichtverbale Ausdrucksformen.

Literatur
ALAJOUANINE, I., LHERMITTE, F.: Aphasia and physiology of speech. In: Disorders of communication. Ass. Res. nerv. Dis. Proc., Bd. XLVII 1964 a.
CONRAD, K.: Aphasie, Agnosie, Apraxie. Fortschr. Neurol. Psychiat. 19, 291–325 (1951).
CRITCHLEY, M.: Aphasiology and other aspects of language. London: E. Arnold 1970.
DÉJÉRINE, J.: Sémiologie des affections du système nerveux. Paris: Masson 1914.
DE REUCK, A. V. S., O'CONNOR, M. (Ed.): Disorders of Language. Ciba Foundation Symposium. London: Churchill 1964.
FREUD, S.: Zur Auffassung der Aphasien. Leipzig-Wien: Deuticke 1891.
GOLDSTEIN, R.: Language and language disturbances. New York: Grune u. Stratton 1948.
HEAD, H.: Aphasia and kindred disorders of speech. London: Cambridge University Press 1926.
ISSERLIN, M.: Aphasie. In: Handbuch der Neurologie. Herausg. BUMKE, O., FOERSTER, O., Bd., Bd. VI, Allg. Symptomatologie IV. Berlin: Springer 1936.
JAKOBSON, R.: Toward a linguistic typology of aphasic impairment. In: Disorders of language, a Ciba Foundation Symposium. London: Churchill 1964.
LHERMITTE, F., GAUTHIER, J.-C.: Aphasias. In: Handbook of Clinical Neurology. Herausg. VINKEN, P. J., BRUYN, G. W. Bd. 4. Amsterdam: North Holland Publ. Co. 1969.
LICHTHEIM, L.: Über Aphasie. Dtsch. Arch. klin. Med. 36, 204 (1885).
MARIE, P.: Revision de la question de l'aphasie: l'aphasie de 1801 à 1866; essai de critique historique sur la genèse de la doctrine de Broca. Sem. méd. (Paris) 48, 565–571 (1906).
WERNICKE, C.: Der Aphasische Symptomenkomplex. Breslau: Cohn u. Weigert 1874.

S. WIESER

Apperzeption → Auffassung

Appetenz → Ethologie

Apraxie
[gr.: πρᾶξις = Handlung]
Bis zur Jahrhundertwende ist der Ausdruck nur gelegentlich und auch nur im Zusammenhang mit Störungen des symbolischen Denkens und Handelns benutzt worden. LIEPMANN hat im Jahre 1900 am Fall des Regierungsrates T. eine erste systematische Ordnung in die einschlägigen Beobachtungen gebracht. Er hat das Phänomen kurz als „Unfähigkeit zu zweckmäßiger Bewegung" definiert, seine Eigenart als selbständig heraushebbare Hirnwerkzeugstörung betont und es im Sinne der Psychologie seiner Zeit als einen Verlust der vorausgegangenen Sinneserfahrungen für den aktuellen psychomotorischen Vollzug aufgefaßt. Die von ihm entwickelte Lehre über die Apraxie war trotz aller kritischen Einwände vielfach akzeptiert worden. Sie wird auch heute noch zur klinischen Einteilung der Apraxien allgemein benutzt. Sie beruht auf der Annahme von Störungen in den entwerfenden, ideatorischen und den ausführenden, motorischen Teilen des psychomotorischen Vollzugs.

1. Die gliedkinetische Apraxie (HEILBRONNER) ist synonym mit den Ausdrücken „melokinetische Apraxie", „kinetische Apraxie" (DENNY-BROWN) und „innervatorische Apraxie" (KLEIST). Sie besteht in der Unfähigkeit, feinere und kompliziertere Bewegungen vor allem mit den Fingern und den Händen rasch und exakt auszuführen. Damit steht die gliedkinetische Apraxie der zentralen Parese so nahe, daß manche Autoren in ihr nichts anderes als eine corticale Residuallähmung in ihrer Rückbildungsphase erblicken (ETHELBERG, DE AJURIA-GUERRA u. TISSOT). Als anatomisches Substrat wird die Rinde der Zentralwindung für das Phänomen angesehen.

2. Die ideokinetische Apraxie ist gleichbedeutend mit den Ausdrücken „motorische Apraxie par excellence" (LIEPMANN), „transcorticale Apraxie" und „ideomotorische Apraxie". Bei ihr ist die Gliedkinetik erhalten, sie ist aber von dem ideatorischen Gesamtentwurf der Bewegung losgelöst. Erschwert ist die Ausführung der Bewegung in ihren elementaren Bereichen, so daß gewollte moto-

rische Verrichtungen verstümmelt oder falsch ausgeführt und von Perseverationen begleitet werden. Anatomisch wird angenommen, daß die Zentralwindung bei solchen Störungen von ihren sensorischen Anschlußgebieten, besonders der linken Hemisphäre, abgetrennt wird. Man findet solches bei Läsionen des unteren Scheitellappens, wenn noch dazu der Balken verletzt ist.

3. Bei der ideatorischen Apraxie ist der Entwurf der Bewegung fehlerhaft, ohne daß die Gliedkinetik gestört wäre. Das Phänomen ist immer beidseitig und meist mit Demenz und einer Aphasie verbunden. Manche Autoren verneinen eine genauere Lokalisierbarkeit der Störung, andere beziehen sie auf den Gyrus arcuatus der linken Seite.

4. Die konstruktive (optische) Apraxie nach KLEIST betrifft die räumliche Anordnung einer Handlung und drückt sich beim Zeichnen und beim konstruktiven Umgehen mit Material aus. Beim Zeichnen entsteht ein Durcheinander von unzusammenhängenden Linien und Bruchstücken sowie Deformation abgebildeter Figuren; bei Konstruktionen von Testaufgaben ergeben sich unvollständige Ansätze, fehlerhafte Anordnungen im Raum und veränderte Beziehungen der Teile zueinander.

5. Es gibt einige spezielle Formen der Apraxie, die aber nicht von allen Autoren als selbständige Symptome angesehen werden. Eine solche ist die Apraxie, sich an- oder zu entkleiden („Apraxia for dressing", BRAIN), Apraxie der Beine (GERSTMANN u. SCHILDER, 1926) und Apraxie der Gesichts-, Zungen- und Kopfbewegungen.

Der Theorien zur Physio- und Psychopathologie der Apraxien gibt es viele.

a) Die klassische Theorie der Schulpsychiatrie und Neurologie wurzelte in der Assoziatonspsychologie und Lokalisationslehre des auslaufenden 19. Jahrhunderts. Für sie konnte die Handlung einmal vom Entwurf aus (ideatorisch), von der Leitung des Entwurfes zum motorischen Zentrum (ideokinetisch) und von der Ausführung aus (motorisch) gestört werden. Kritisches hat diese Auffassung inbesondere von Gestalt- und Ganzheitspsychologen sowie von JACKSON und von den sogenannten „Neo-Jacksonianern" hinnehmen müssen.
b) Erfahrungsgemäß gehen die ideokinetischen, ideatorischen und konstruktiven Apraxien häufig mit einer allgemeinen strukturellen Demenz einher. Außerdem zählen manche Autoren die desintegrierten instrumentalen Funktionen des Apraktikers schon von der Begriffsbestimmung aus zu den Störungen der sensomotorischen Intelligenz. c) Eine psychologische Betrachtung rückt die Apraxie in den Bereich der Asymbolie und entzieht sie einer neurologischen oder neurophysiologischen Interpretation. d) Es ist auch möglich, die Apraxie nach der Theorie der Raumeinteilung und ihrer Beziehungen zum menschlichen Körper abzuleiten. In diesem Falle würde die konstruktive Apraxie einer gestörten Entfaltung im euklidischen Raum, die ideatorische Apraxie einem beeinträchtigten Handeln im konkreten Raum des Subjektes und die ideokinetische Apraxie einer fehlerhaften motorischen Orientierung am eigenen Körper entsprechen. e) Besonders angelsächsische Autoren halten die verschiedenen Formen der Apraxien für den Ausdruck unterschiedlicher Grade und Arten der zentralnervösen Dissolution (JACKSON). Das Resultat wird durch Art, Ort und Entwicklungstempo der Störung am Gehirn bedingt, und es steht jeweils mit den unteren kinetischen Entwicklungsstufen der Psychomotorik in Zusammenhang.

Literatur
DE AJURIAGUERRA, I., TISSOT, R.: Apraxias. In: Handbook of Clinical Neurology. VINKEN, P. I., BRUYN, G. W. Vol. 4. Amsterdam: North Holland Publ. Co. 1969.
BRUN, R.: Klinisches und Anatomisches über Apraxie. Schweiz. Arch. Neurol. Psychiat. 9, 29–74 (1921); 10, 185–210 (1922).
DENNY-BROWN, D.: The nature of apraxia. J. nerv. ment. Dis. 126, 9–33 (1958).
DUENSING, F.: Raumagnostische und ideatonisch-apraktische Störung des gestaltlichen Handelns. Dtsch. Z. Nervenheilk. 170, 72–94 (1953).
HÉCAEN, H.: Les apraxias. Rev. neurol. 102, 541–550 (1960).
KLEIST, K.: Gehirnpathologie. Leipzig: J. A. Barth 1934.
LANGE, I.: Agnosien und Apraxien. In: Handbuch der Neurologie. Herausg. BUMKE, O., FOERSTER, O. Allg. Neurol. VI, Allg. Symptomatologie IV. Berlin: Springer 1936.
LIEPMANN, H.: Drei Aufsätze aus dem Apraxie-Gebiet. Berlin: Karger 1908.
MORLASS, L: Contribution à l'étude de l'apraxie. Paris: Thesis 1928.
NIELSEN, J. M.: Agnosia, apraxia, aphasia. Their value in cerebral localization. New York: Hoeber 1946.

S. WIESER

Arbeitstherapie, Beschäftigungstherapie, Ergotherapie

Unter Arbeitstherapie versteht man eine psychiatrische Behandlung, bei der Arbeit das Mittel der Therapie ist. In der Arbeitstherapie soll Leistung erbracht und entlohnt werden. Die Beschäftigungstherapie oder Ergotherapie dagegen dient der Förderung der kreativen Fähigkeiten des Patienten. Sie soll die Konzentrationsfähigkeit oder die Fingerfertigkeit üben und den Patienten, zur Vermeidung von geistigem und körperlichem Leerlauf, beschäftigen. Arbeitstherapie ist eine Maßnahme, die ggf. auf lange Zeit angelegt ist. Sie dient der allgemeinen Förderung des Kranken oder des Behinderten. Beschäftigungstherapie wird für einen begrenzten Zeitraum mit engdefinierten Zielen eingesetzt. Mit der Arbeitstherapie wird der Name von H. SIMON (1867–1947), des Gründers des Psychiatrischen Landeskrankenhauses Warstein, und dann vor allem Gütersloh verknüpft. Er selbst hat niemals den Anspruch auf Originalität oder Priorität erhoben. Ansätze zur Arbeitstherapie reichen in die Spätantike zurück. Im 15. Jahrhundert wurde unter arabischem Einfluß in Saragossa (Spanien) in dem Spital mit der Inschrift „urbi et orbi" neben einer menschenwürdigen Behandlung auch eine reguläre Arbeitstherapie eingeführt. SIMON selbst wies auf das beispielhafte Wirken eines PINEL in Frankreich über 100 Jahre zuvor, auf die späteren Erfolge englischer Anstalten und zuletzt die der deutschen Anstalt Altscherbitz. Die Bemühungen eines CONOLLY (1794–1866) in England; eines CHIARUGI (1759–1820) in Italien; eines RELL, JACOBI und GRIESINGER in Deutschland; eines BLEULER, KLAESI und STRANSKY in der Schweiz und in Österreich im 20. Jahrhundert und nicht zuletzt des Theologen VON BODELSCHWINGH mit der Gründung seiner Anstalt Bethel für Epileptische im Ausgang des vorigen Jahrhunderts bedürfen an dieser Stelle als Vorläufer besonderer Erwähnung.

War SIMON also nicht der Schöpfer der Arbeitstherapie, so wurde er doch dank der Konsequenz, mit der er sie durchsetzte, der einzigartige Verwirklicher der Konzeption. Ihm lag an einer Anregung des Patienten, die weit über die Beschäftigungsfunktion als solche hinausging. Darum gab er der Bezeichnung „aktivere Krankenbehandlung in der Irrenanstalt" den Vorzug. Auf den Komparativ legte er wert. So hieß auch sein Buch, das in seiner knappen Fassung 1929 erschien und 1969 von WINKLER wieder herausgebracht wurde.

Das Psychotische wurde gleichsam ignoriert. Die „gesund gebliebenen Anteile der Persönlichkeit" wurden um jeden Preis angesprochen.

Wurde dieser Konzeption entsprechend konsequent verfahren, so waren die Erfolge gegenüber früher eindeutig. Mindestens wurde eine optimale Anstaltssozialisierung des Patienten mit realitätsgerechter Anpassung an die Institution erreicht. Mit der körperlichen und seelischen Auslastung trat eine allseitige Beruhigung ein. Zahlreiche Verhaltensweisen, die bis dahin als der Krankheit zugehörig gegolten hatten, entpuppten sich als Anstaltsartefakte, die von nun an nicht mehr aufzukommen brauchten. Der Medikamentenverbrauch konnte auf ein Minimum reduziert werden. Wichtiger war für SIMON eine neue Grundeinstellung zur Geisteskrankheit und zum Geisteskranken überhaupt. Die Arbeitstherapie richtete sich weniger auf die Krankheit als auf die Person. Das „Wesen der Umstellung", so schrieb er, „liegt darin, daß der Satz ‚Irre sind für ihr Tun und Leben nicht verantwortlich', in dieser allgemeinen Form grundsätzlich und auf das bestimmteste als aufgehoben" betrachtet werden muß. Es sollte nicht nur ein neues Wertbewußtsein im Tun gewonnen, sondern auch Selbstverantwortlichkeit und Selbständigkeit geweckt werden, so daß der Patient sein Schicksal und die Verantwortung für sein Wohlergehen selbst in die Hand zu nehmen lernte. In mancher Hinsicht näherte sich SIMON Auffassungen, wie sie heute nachdrücklichst im Rahmen einer lerntheoretisch fundierten Verhaltenstherapie vertreten werden.

Nach dem Vorstoß SIMONS in den 20er Jahren fand die Arbeitstherapie allgemeinen Eingang in die psychiatrischen Krankenhäuser, zunächst vor allem in Holland, in der Schweiz und in England, aber auch in Deutschland. Viele Bemühungen versandeten immer wieder, viele erhoben sich nicht über eine lose Ausfüllung langweiliger Tage.

Nach dem 2. Weltkrieg erfuhr die Arbeitstherapie, von England ausgehend, gewaltigen Auftrieb. Zugleich erfuhr sie eine Umorientierung. Die sogenannte anstaltszentrierte Arbeitstherapie, Tätigkeit in Krankenhausbetrieben, Werkstätten, Küchen, Gärtnerei und Landwirtschaft wurde weitgehend verlassen. Das galt insbesondere für die Arbeit von Patienten auf der Station, weil die Abhängigkeiten, die daraus erwuchsen, als negativ angesehen wurden. Demgegenüber entwickelte sich die sogenannte industrielle Arbeitstherapie, die die Produktionsprozesse der Industrie weitgehend nachvollzog, auch im Hinblick auf die Teilung der Arbeit in kleine Produktions- und Montageschritte. Das ausgefeilteste System in der Arbeitstherapie fand sich in den 60er und 70er Jahren in Bristol. Allerdings zeigte sich, daß auch diese Form der Arbeitstherapie Nachteile hat. Sie ist zwar realitätsnah, aber sie hat durch ihre Ähnlichkeit zum Fließband und durch die Stumpfsinnigkeit primitiver Montagearbeiten auch die negativen Aspekte der Arbeitswelt an den Patienten herangetragen. In den letzten Jahren hat es zunehmend Bestrebungen gegeben, auch die Patientenarbeit möglichst interessant für den Betroffenen zu gestalten. Die anstaltszentrierte Arbeit wurde wiederentdeckt, nachdem die Rahmenbedingungen verändert worden waren: Der Patient wird auch für die anstaltszentrierte Arbeitstherapie entlohnt. Vorgesetzte in der Arbeitstherapie und Therapeuten sind nicht identisch. Auch diese Rückwendung hat mehrere Vorteile: Die Arbeit ist vorhanden; sie muß im Gegensatz zur industrienahen Arbeitstherapie nicht mehr oder weniger künstlich produziert werden. Der Patient hat das Gefühl, eine Leistung zu bringen, die notwendig ist zur Erhaltung des Betriebs der Einrichtung, in der er lebt; und die Arbeit ist vielgestaltig und dadurch interessant. Diese Form der Arbeitstherapie kann für langzeitig hospitalisierungsbedürftige Patienten besonders wertvoll sein, bei denen eine Identifikation des Patienten mit Arbeit und Institution erwünscht ist. In den vergangenen Jahrzehnten sind mannigfache Konzeptionen von Arbeitstherapie entwickelt worden: Arbeit als Mittel der Zeitstrukturierung, Arbeit als Mittel zur Vermeidung von Hospitalisierungsschäden, Arbeit als Training für die Zeit nach der Krankenhausentlassung, Arbeit als persönlichkeitsintegrierender Faktor.

All diese Aspekte sind von Bedeutung. Arbeitstherapie ist bei allen Patienten indiziert, die körperlich dazu in der Lage sind, und die über längere Zeit in einem psychiatrischen Krankenhaus oder einer teilstationären Einrichtung verbringen müssen. Sie ist auch bei sehr vielen Patienten indiziert, die sonst untätig ihre Zeit zu Hause verbringen. Grundsätzlich ist festzustellen, daß die Arbeitstherapie in der Psychiatrie dem Wandel im allgemeinen Arbeitsleben folgen und sich auf die jeweiligen Arbeitsstile einstellen muß. Dazu gehört nicht nur, daß sich die Inhalte der Arbeit weiterentwickeln, sondern auch, daß dem Wandel der Bedeutung der Arbeit im Gefolge von Arbeitszeitverkürzung, zunehmender Freizeitorientierung und Beschäftigung und im Gefolge von Arbeitslosigkeit und verminderten Chancen der beruflichen Wiedereingliederung Rechnung getragen wird. Unter diesem Gesichtspunkt muß bedacht werden, wie viele Wochenarbeitsstunden Arbeitstherapie sinnvollerweise in Anspruch genommen werden sollten, und wie die Beschäftigung des Patienten außerhalb des Krankenhauses sichergestellt werden kann. Die Massenarbeitslosigkeit der 80er Jahre hat sich auf die psychisch Kranken besonders verheerend ausgewirkt. Umfassende Konzepte zur Milderung ihrer Folgen gibt es bisher nicht. Erste Ansätze bestehen in der Gründung von Selbsthilfeeinrichtungen im Sinne von gemeinnützigen Firmen und Produktionsbetrieben.

Die Beschäftigungstherapie bzw. Ergotherapie zielt weniger auf die Leistung und das Produkt als auf eine sinn- und gehaltvolle Betätigung. Der aristotelische Gegensatz zwischen Arbeit und Tätigkeit, der in der soziologischen und sozialpolitischen Diskussion um den Wandel der Arbeitsgesellschaft eine wichtige Rolle spielt, läßt sich auch auf die Beziehung von Arbeits- und Beschäftigungstherapie anwenden. Durch Betätigung, durch Freude an der eigenen Kreativität und durch ihre Anregung werden gesunde Kräfte gestärkt und Eigeninitiative gefördert. Konzentration wird geübt. Der Einschränkung der Beweglichkeit, etwa Medikamentennebenwirkungen, wird vorgebeugt. Beschäftigungstherapeutische Tätigkeiten sind vielfältig. Sie reichen von der handwerklichen Arbeit bis zum künstlerischen Schaffen, vom verspielten Umgang mit Materialien aller Art bis zur Herstellung komplexer Werkstücke. Die Beschäftigungstherapie wird nicht selten als Basteltherapie abgetan. Nicht selten ist es aber gerade das „Basteln", das nicht um jeden Preis zielgerichtete Schaffen, das dem Kranken erlaubt, aus sich herauszukommen und Gefühle in Gestaltung umzusetzen. Je nach Ausrichtung kann die Beschäftigungstherapie Schwerpunkte auf künstlerische und gestalterische Aktivitäten legen, auf Tageslaufstrukturierung und die Vermittlung von Anregungen zur Freizeitgestaltung oder auf die Übung von im Alltag unentbehrlichen Tätigkeiten. So ist das Haushaltstraining in vielen Krankenhäusern Bestandteil der beschäftigungstherapeutischen Aktivitäten.

Arbeits- und Beschäftigungstherapie sind ebensowenig Gegensätze wie Arbeit und Tätigkeit. Beide sind im übrigen nicht als isolierte Behandlungsverfahren zu betrachten, sondern als Bestandteile eines umfassenden Therapieplanes, der neben psychotherapeutischen und somatotherapeutischen auch weitere soziotherapeutische Elemente enthält.

Literatur
BENNETT, D.: Soziotherapie und Rehabilitation. Die Bedeutung der Arbeit für die psych. Rehabilitation. In: CRANACH, M. VON, FINZEN, A. (Hrsg.): Sozialpsychiatrische Texte. Berlin-Heidelberg-New York: Springer, S. 68–78, 1972.
JENTSCHURA, G., JANZ, H.-W. (Hrsg.): Beschäftigungstherapie. Grundlagen und Praxis. In 2 Bänden. 3. neubearb. u. erw. Aufl. 2 Bde. Stuttgart: Thieme, 1979.
SIMON, H.: Aktivere Krankenbehandlung in der Irrenanstalt. Bonn: Psychiatrie-Verlag, 1986.

A. FINZEN und W. SCHULTE

Archetypus

[gr.: $\dot{\alpha}\varrho\chi\acute{\eta}$ = Anfang]

Der Archetypus ist ein Kernbegriff der analytischen Psychologie C. G. JUNGS, doch hat es verhältnismäßig lange gedauert, bis JUNG ihn unter der heute allgemein üblichen Bezeichnung eingeführt hat. Der Prozeß der Begriffsumreißung, -klärung und -bestimmung, früh begonnen, dauert noch an [1]. Da der Archetypus sowohl einen naturwissenschaftlichen wie auch einen geisteswissenschaftlichen Tatbestand trifft und jeder von diesen vielfältige Aspekte besitzt, läßt sich eine umfassende und zugleich handliche Definition schwer geben. In erstem Ansatz kann man etwa sagen: Archetypen sind großen biologischen und ethnologischen Gruppen gemeinsame, dynamische typische Reaktionsweisen, welche zwar in der Anlage gegeben, aber abwandlungsfähig sind. Sie können sich in der Regel spontan in der Anschauung abbilden. Zum Unterschied von den Reflexen sind sie auf sinnhaltige, situationsmäßige Reizkonstellationen abgestimmt [3, 4].

Wie der Begriff der → Introversion findet sich derjenige des Archetypus im keimenden Aufsatz JUNGS „Über Konflikte der kindlichen Seele" [12] angedeutet, obwohl noch nicht ausgesprochen. Das Werkchen ist in manchem ein Gegenstück zum „kleinen Hans" von FREUD, und in ihm kündigt sich schon 1910 die Wende in JUNGS Denken an. Das Kind ist diesmal ein Mädchen. Trotz sexueller Aufklärung hält es an mythologischen Empfängnis- und Geburtsphantasien fest, d. h. am Primat des Mythologems. Dies darzustellen und die Bedeutung davon hervorzuheben bildet JUNGS Anliegen. „Schon 1909 sah ich ein", schrieb er später in seinem Erinnerungsbuch [20], „daß ich latente Psychosen nicht behandeln kann, wenn ich deren Symbolik nicht verstehe. Damals fing ich an, Mythologie zu studieren." Im Jahre 1911 kam bei JUNG die Mythologie mit dem Erscheinen des ersten Teiles der *Wandlungen und Symbole der Libido* [13] voll zum Durchbruch. Der 1912 erschienene zweite Teil enthielt das bedeutungs- und schicksalsschwere Kapitel „Das Opfer", welches den Bruch mit FREUD besiegelte.

In *Wandlungen und Symbole* sind die beiden voneinander untrennbaren Begriffe des Archetypus und des kollektiven Unbewußten bereits geboren, doch eher umschrieben als fest umrissen und noch lange nicht getauft. Es geht um die Symbolik, von der JUNG 1910 bemerkt hatte, daß sie „seit Jahrhunderten festliegt und überdies schon in den ältesten Quellen in fast identischer Form nachgewiesen werden kann" [12], d. h. um die Veranschaulichung der Archetypen viel mehr als um deren Ergründung. Er hat für sie zunächst zahlreiche Namen. Nicht wenig Verwirrung ist damals wie später aus der schillernden, immer wieder wechselnden Terminologie JUNGs entstanden. Gegen diesen Vorwurf hat er sich mit den Worten verteidigt: „Ich behaupte nicht, eine endgültige Theorie aufgestellt zu haben... Mein Werk besteht vielmehr aus einer Reihe von verschiedenen Betrachtungsweisen... der unbekannten Faktoren der Psyche. Dies erschwert eine scharf umgrenzte und einfache Darstellung meiner Ideen" [19]. In besonderem Maße gilt dies für die Lehre von den Archetypen. Mehr als ein Jahrzehnt lang seit dem Erscheinen von *Wandlungen und Symbole* hat JUNG wie suchend und tastend von „Dominanten" und „Urbildern" bald des Unbewußten schlechthin, bald des kollektiven Unbewußten, auch von Symbolen geschrieben und gesprochen, keineswegs immer im gleichen Sinne. Es ist wenig ergiebig, jenen Begriffs- und Namenswandel in Einzelheiten zu verfolgen. Festgehalten kann werden, daß das heute allgemein gebräuchliche Wort Archetypus sich erst seit der Veröffentlichung von JUNGs Buch *Das Unbewußte im normalen und kranken Seelenleben* im Jahre 1926 eingebürgert hat [16]. Das siebente Kapitel trägt die Überschrift „Die Dominanten des kollektiven Unbewußten" und endet mit einer Darstellung des Archetypus verbo expresso. Lange hieß es, JUNG habe das Wort dem hl. AUGUSTINUS entlehnt, neuerdings gilt als Quelle das Corpus Hermeticum [9].

Unter den zahlreichen, dem Buche *Psychologische Typen* [15] angegliederten Begriffsbestimmungen sucht man den Archetypus vergebens. Man findet das Gemeinte, ein wenig überraschend, unter dem Stichwort „Bild". Nach längeren Ausführungen über das psychische Bild oder „Phantasiebild" fährt JUNG fort: „Ich bezeichne das Bild als *urtümlich*, wenn es einen archaischen Charakter hat. Vom archaischen Charakter spreche ich dann, wenn das Bild eine auffallende Übereinstimmung mit bekannten mythologischen Motiven hat. In diesem Fall drückt es einerseits überwiegend collektiv-unbewußte Materialien aus und andererseits weist es darauf hin, daß die momentane Bewußtseinslage weniger persönlich, als vielmehr collektiv beeinflußt ist... Das urtümliche Bild, das ich anderenorts auch als ‚Archetypus' bezeichnet habe, ist immer collektiv." Jener andere Ort war der zuerst 1919 in englischer Sprache erschienene Aufsatz „Instinct and the Unconscious" [14], welcher erst 1928 im Sammelband *Über die Energetik der Seele* deutsch herauskam.

Rückblickend erkennt man, daß JUNG anfänglich diejenigen Erscheinungen komplexartigen Charakters, die ein für breite Menschengruppen oder für die ganze Menschheit Gemeinsames darstellen, Dominanten des kollektiven Unbewußten, später, ihrer vornehmlich bild- und szenenhaften Erscheinungsweise halber in Anlehnung an BURCKHARDT urtümliche Bilder oder Urbilder genannt hat. Sie galten ihm zunächst nur als eine Art weit verbreiteter, auf gemeinsamen seelischen Grundlagen beruhender, in seiner Grundstruktur und -bedeutung typisch wiederkehrender → Komplex. Zum Komplex gab und gibt es doch wichtige Unterschiede. Komplexe können sich um bloß individuelle Erlebnisse ohne urbildlichen Kern zusammenfügen. Es gibt archaische Verhaltensweisen, z. B. im Spiel der Kinder, wo sich weder im Wachbewußtsein noch in den Träumen etwas von einem anschaulichen Urbild nachweisen läßt. Dem Urbild geht der einheitliche Gefühlston ab, welcher zum Wesen des Komplexes gehört. Zwar sind Urbilder mächtige Erreger der Gefühle, doch ist der Gefühlston nicht durchweg einheitlich beim gleichen Bilde, sondern hängt von der Lage des Schauenden, von der ihn tragenden Kultur, von Bildung, Erziehung und Erfahrung sowie von persönlichen Umständen und Befindlichkeiten ab.

Hinter dem Bild muß es eine Instanz geben, die das Bild hervorbringt, gestaltet und anordnet. JUNG nennt diese auch Archetypus. „Die Archetypen sind... Faktoren und Motive, welche psychische Elemente zu gewissen Bildern anordnen. Sie sind vorbewußt vorhanden und bilden vermutlich die Strukturdominanten der Psyche überhaupt... Als Bedingungen a priori stellen die Archetypen den Spezialfall des dem Biologen vertrauten ‚pattern of behavior' dar, welches allen Lebewesen ihre spezifische Art verleiht. Wie die Manifestationen dieses biologischen Grundplanes sich im Laufe der Entwicklung ändern können, so auch die des Archetypus" [18]. Dagegen vereitelt die Vielfalt der urbildlichen Erscheinungsformen sofort jeden Versuch, solche etwa als vererbte Vorstellungen zu erklären – einen Versuch, den man wiederholt JUNG hat unterschieben wollen. Die Archetypen sind vielmehr Ergebnisse der Menschheitsentwicklung wie etwa der aufrechte Gange, wie der Bau und die Funktion des Großhirnes. Sie sind Organe der Seele wie diese des Körpers und reagieren auf typische Reizanordnungen mit im ganzen typischen, im einzelnen jedoch stark unterschiedlichen Antworten, welche richtungsweisend sein können in Lebenslagen, deren Wiederkehr im Leben beinahe jedes einzelnen durch die geistige Beschaffenheit der Art bedingt ist. Solche sind u. a. die Aufnahme bewußter Beziehung zu den Eltern im Kindesalter und die Loslösung von diesen, die Beziehungsanbahnung zum anderen Geschlecht, bei welcher die Urbilder von → Anima und Animus eine bedeutende Rolle spielen, die Auseinandersetzungen mit den geistigen Forderungen des Menschseins, die Differenzierung der bislang minderentwickelten Funktionen in der Regel um die Lebenswende, die Bewältigung dieser mit ihrer Umwertung bisheriger Werte und die Auseinandersetzung mit dem Tode.

Einen Vorschlag zur terminologischen Klärung hat 1946 BASH [2] gemacht und 1950 [3] ergänzt. Demnach wäre der fest eingebürgerte Ausdruck *Archetypus* als umfassende Bezeichnung zu behalten, die Verwendung des Wortes *Urbild* auf die anschaulich-manifesten Erscheinungsweisen der Archetypen zu beschränken, während der Name *Dominante* sinngemäß zur Kennzeichnung der Archetypen in ihrer Eigenschaft als latente Formen typischer artgemäßer Erfahrungs- und Reaktionsweisen, im Gegensatz zu deren Erscheinung im Urbild, dienen möchte. JUNG hat ebenfalls 1946 [17] auf die Notwendigkeit der begrifflichen Trennung zwischen Archetypus und archetypischem Bild hingewiesen.

Damit stellt sich die Frage, weshalb das Bereitschaftssystem, die Dominante, nicht genügt, warum das Urbild (eine „Selbstabbildung der Instinkte" in den Worten JUNGs) hinzutreten müsse? Das Bild im weitesten Sinne (keineswegs allein das optische Bild), stellt von jeher einen der wirksamsten Reize zur Handlung, zur Umgestaltung einer gegebenen Lage dar. Das Bild besitzt Aufforderungscharakter und löst unmittelbares Verhalten aus. Begriffe veranlassen in erster Linie Überlegungen, Bilder Handlungen, welch letztere innere oder äußere sein können. Die Archetypen sind aus den Bedürfnissen der Art hervorgegangen, und um Bedürfnisse zu befriedigen, muß man handeln. Deshalb müssen die Urbilder nicht nur passive Abbildungen, sondern auch dynamische, nicht nur gestaltete, sondern auch gestaltende Reize sein, und deshalb auch kommt dem Umgang mit ihnen in der Psychotherapie hervorragende Bedeutung zu. Wenn sie dem Patienten phantastisch und befremdlich vorkommen, entdeckt er manchmal mit Hilfe des Psychotherapeuten, daß sie Gemeinsamkeiten darstellen, worin auch er aufgehoben ist, schützende Rahmen, innerhalb deren auch ihm ein Platz zukommt. Sie enthalten fast immer oder weisen auf Gegensätze, denn im Einerlei der Gegensatzlosigkeit gibt es weder Spannung noch Bedürfnis, weder Gefälle noch Strukturierung des Seelenlebens überhaupt. Wo aber die elementaren Triebbedürfnisse mit ihren verschiedenen Richtungen zwangsweise zu Gegensatzspannungen führen, ist die Dynamik der Archetypen auf Ausgleich ausgerichtet. Günstigenfalls vermögen sie die Gegensätze zu etwas Drittem zu vereinigen, was sich aus ihrer Abstammung aus der Gegensatzlosigkeit herleitet, die anfänglich war und wieder sein wird. Dieses nie ganz zu erfassende Dritte macht sie zu mächtigen Symbolen, deren Mannigfaltigkeit hier nur festgestellt, aber im gebotenen knappen Rahmen nicht auch nur andeutungsweise geschildert werden kann.

Das Bildwerden der Dominante hat eine weitere und vielleicht noch wesentlichere Bedeutung als die des Aufforderungscharakters des anschaulich Gegebenen. Dem Bilde gegenüber besitzen wir in ungleich größerem Maße als gegenüber dem dunklen, blinden Triebe die Möglichkeit des Abstandnehmens, des mittelbaren, abwägenden und betrachtenden Verhaltens, m. a. W. die Möglichkeit, über unser Verhältnis zum Triebe anhand von dessen Abbildung nachzudenken. Natürlich kann eine ähnliche Möglichkeit durch die begriffliche Überlegung gewonnen werden, doch kommt diese Fähigkeit erst viel später in der Phylo- wie in der Ontogenese zustande und ist in der Therapie, wie unzählige nutzlos verhallende „Appelle an die Vernunft" beweisen, wenig wirksam. Wo der Trieb sich abzeichnet, braucht man sich nicht blindlings treiben zu lassen. Aus dem Gesagten leuchtet ein, daß Archetypus bzw. Dominante und Instinkt eng verwandte, verschwisterte, vielleicht identische Begriffe bilden, der Archetypus aber mit dem wohl spezifisch menschlichen Aspekt des Urbildes und deren Rückwirkung auf den Träger.

Einen Schlüssel zum wissenschaftlichen, auch dem naturwissenschaftlichen Verständnis der Archetypen gibt die Erkenntnis, welche BASH eingehend herausgearbeitet und dargestellt hat [2, 4], daß die Archetypen Gestalten sind. Dafür sprechen sowohl der starke Ganzcharakter der Urbilder wie auch deren Transponierbarkeit von Person zu Person und sogar von Kultur zu Kultur. Die Archetypen und deren Entwicklung im Verlaufe einer Kulturepoche oder einer Einzeltherapie stellen treffendste Beispiele vor allem für das Gestaltgesetz der Prägnanz dar. Dadurch ergibt sich erst durch die Verschmelzung von Struktur und Bild zu einer immer prägnanteren Gestalt die Möglichkeit der Realisierung und Assimilation des Triebes anstatt des bloßen Absinkens in ihn. „Der Archetypus... als Bild des Triebes ist ein geistiges Ziel, zu dem die Natur des Menschen drängt; das Meer, zu dem alle Flüsse ihre gewundenen Wege bahnen; der Preis, welchen der Held dem Kampfe mit dem Drachen abringt" [17].

FREUD hält zwar die Mythen für die „Säkularträume der jungen Menschheit" [5, S. 222] und hält „die Symbolbezeichnung, die der einzelne niemals erlernt hat, zum Anspruch berechtigt, als phylogenetisches Erbe betrachtet zu werden" [6, S. 204], kommt auch in späteren Äußerungen der Jungschen Archetypenlehre (welche er niemals erwähnt) bemerkenswert nah. Die Ähnlichkeit der sprachlichen Formulierungen zwischen den beiden Forschern ist aber größer als die des gedanklichen Inhaltes und noch größer als diejenige der aus dem Inhalt gezogenen Folgerungen. Doch scheint der Begriff des Archetypus, in andere Worte gekleidet, FREUD sein Leben lang beschäftigt zu haben und hat in seinem *Moses* eine späte Blüte getrieben [7]. Auch andere Autoren lehnen zwar den Begriff ab oder verschweigen ihn, verwenden aber seinen Gehalt ganz oder zum Teil, so daß die Wirkung breiter ist, als auf der Oberfläche erscheint. Archetypen gestalten die Spiele der Kinder, die Wunsch- und Leitbilder der Erwachsenen, die Visionen der Dichter und Künstler, die Reaktionen der Volksmassen (die Untersuchung ihrer Bedeutung für die Gruppen- und Massenpsychologie steckt noch in den Anfängen), die Anbetungsgegenstände der Religionen. Ihre Gesamtheit bildet das kollektive Unbewußte. Für die praktische Psychiatrie erlangen sie ihre größte Wichtigkeit im Verstehen und Behandeln der Neurosen und der Schizophrenie. Die grundsätzliche formelle, z. T. auch inhaltliche Ähnlichkeit der Komplexe und Archetypen in Neurose und Schizophrenie hat JUNG schon sehr früh aufgezeigt [10, 11] und damit die Psychotherapie der Schizophrenie begründet. Kennzeichnend für die Schizophrenie ist nach ihm, daß der Kranke von Urbildern gleichsam überschwemmt wird, welche er nicht zu ordnen vermag und mit welchen er sich oft identifiziert. Im anderen, günstigen Fall geleiten die Archetypen den Menschen auf dem Weg der → Individuation.

Literatur
1. Der Archetyp. Verh. d. 2. int. Kongr. f. analytische Psychologie, hrsg. von A. GUGGENBUEHL. Basel-New York: Karger 1964.
2. BASH, K. W.: Gestalt, Symbol und Archetypus. Schweiz. Z. Psychol. 5, 127–138 (1946).
3. BASH, K. W.: Begriff und Bedeutung des Archetypus in der Psychologie C. G. JUNGS. Der Psychologe 2, 302–310 (1950). Neu in Psychologie-Jahrbuch. Zürich: Rascher 1955.
4. BASH, K. W.: Lehrbuch der allgemeinen Psychopathologie. Stuttgart: Thieme 1955.
5. FREUD, S. Der Dichter und das Phantasieren. Neue Revue 1 (1908). Neu in Gesammelte Werke (GW) 7.
6. FREUD, S.: Vorlesungen zur Einführung in die Psychoanalyse. Leipzig-Wien: Heller 1916–17. Neu in GW 11.
7. FREUD, S.: GW 16.
8. JACOBI, J.: Die Psychologie von C. G. JUNG. 3. Aufl., Zürich: Rascher 1949.
9. JACOBI, J.: Komplex, Archetypus, Symbol. Zürich: Rascher 1957.
10. JUNG, C. G.: Über die Psychologie der Dementia praecox. Halle: Marhold 1907. Neu in Gesammelte Werke (GW) 3. Zürich: Rascher 1968.
11. JUNG, C. G.: Der Inhalt der Psychose. Leipzig u. Wien: Deuticke 1908. Neu in GW 3. Zürich: Rascher 1968.
12. JUNG, C. G.: Über Konflikte der kindlichen Seele. Jhrb. f. psychoanal. u. psychopath. Forschung 2. Leipzig u. Wien: Deuticke 1910. Neu in GW 17. Olten und Freiburg i. B.: Walter 1972.
13. JUNG, C. G.: Wandlungen und Symbole der Libido. Jhrb. f. psychoanal. u. psychopath. Forschung 3–4. Leipzig u. Wien: Deuticke 1911–12. Vierte umgearbeitete Aufl. als Symbole der Wandlung. Zürich: Rascher 1952. GW 5 (noch nicht erschienen).
14. JUNG, C. G.: Instinct and the Unconscious. British J. Psychol. (general section) 10, 15–26 (1919). Deutsch als: Über die Energetik der Seele in Über die Energetik der Seele. Zürich: Rascher 1928 und in Über psychische Energetik und das Wesen der Träume. Zürich: Rascher 1948. GW 8. Zürich: Rascher 1967.
15. JUNG, C. G.: Psychologische Typen. Zürich: Rascher 1921. Neu in GW 6. Zürich: Rascher 1960.
16. JUNG, C. G.: Das Unbewußte im normalen und kranken Seelenleben. Zürich: Rascher 1926. Umgearbeitet als Über die Psychologie des Unbewußten. Zürich: Rascher 1943, 1948, 1960. Verteilt auf verschiedene Bände der GW.
17. JUNG, C. G.: Der Geist der Psychologie. Eranos-Jahrbuch 1946. Zürich: Rhein-Verlag 1947. Umgearbeitet als: Theoretische Überlegungen zum Wesen des Psychischen, in Von den Wurzeln des Bewußtseins. Zürich: Rascher 1954. GW 8. Zürich: Rascher 1967.
18. JUNG, C. G.: Symbolik des Geistes. Zürich: Rascher 1948. Verteilt auf verschiedene Bände der GW.
19. JUNG, C. G.: Vorwort zu FORDHAM, F.: Einführung in die Psychologie C. G. JUNGS, übersetzt von J. MEIER-FRITZSCHE. Zürich: Rascher 1959.
20. JUNG, C. G.: Erinnerungen, Träume, Gedanken, aufgezeichnet und hrsg. von A. JAFFE. Zürich: Rascher 1962.

Da fast jedes Werk JUNGS seit [13] sich mit der Archetypenlehre befaßt, dieselbe aber nirgends klar systematisch dargelegt wird, ist der Zugang zu den Quellen nicht leicht. Als Einführung eignet sich wohl am besten Die Psychologie des Unbewußten [16] in der späteren Fassung, gefolgt von dem viel mehr ins einzelne gehende, anschauliche Symbole der Wandlung [13], dessen reiches, von JACOBI zusammengestelltes Bildwerk dem Leser den Stoff näherbringt. JACOBI selbst hat in [9] eine vortreffliche, abgerundete, zuverlässige Darstellung der A. in seinen vielen Aspekten, mit zahlreichen Zitaten und Literaturhinweisen, gegeben, welche einerseits den Zugang zu den Originalwerken JUNGS erleichtert, andererseits deren wesentlichen Gehalt übersichtlich zusammenfaßt.

K. W. BASH

Arteriosklerose, cerebrale
Hirngefäßverhärtung [gr.: $\sigma\kappa\lambda\eta\varrho\acute{o}\varsigma$ = hart, spröde]
Synonym „cerebrale Atheromatose" [vom gr.: $\dot{\alpha}\vartheta\eta\varrho\eta$ = Weizenmehlbrei]
Breiartig-geschwürig-degenerative Gefäßwandveränderung, irreführend oft auch „Cerebralsklerose" (= Hirnverhärtung).
Historisch fällt bis in den Anfang des 20. Jh. die Erforschung der Hirnarteriosklerose praktisch mit derjenigen der → senilen Demenz zusammen, von der rein klinisch eine Differenzierung auch heute noch schwierig ist. Eine klare Abgrenzung erfolgte erst durch die Arbeiten von ALZHEIMER (1902) und später durch die eingehenden klinisch-anatomischen Beschreibungen KRAEPELINS (1910). Weitere wichtige Beiträge zur Histologie lieferten SPIELMEYER (1928), NEUBURGER (1930–1931) und viele andere. Je nach Art und Lokalisation der Gefäßveränderungen wurden eine ganze Reihe von pathologisch-anatomischen Unterformen isoliert (s. z. B. in MÜLLER, 1967), deren praktisch-klinische Bedeutung allerdings wegen des Vorherrschens von Mischformen und Kombinationen mit senil-atropischen Erscheinungen bisher gering blieb.
Pathologisch-anatomisch kommt es, namentlich in den großen Gefäßen, zur Ablagerung von fettigen Substanzen in Form von atheromatösen Plaques, ferner zur Verdickung und fibrösen Veränderung der Gefäßinnenhaut. Hyaline Einlagerungen und Wandverdickung bis zum Verschluß finden sich vor allem in den kleinen Hirngefäßen. Daraus resultieren degenerative und nekrotische Veränderungen der Hirnsubstanz mit anämischen oder hämorrhagischen Erweichungsherden von verschiedenster Ausdehnung und Lokalisation.
Die klinischen Erscheinungen bei Hirnarteriosklerose können einerseits in mannigfache, von der

Lokalisation abhängige neurologische, namentlich sensorische und motorische Störungen im Sinn von Herdsymptomen, und andererseits in psychische Störungen in Form von intellektuellen Abbauerscheinungen und zusätzlichen affektiven Begleitstörungen gruppiert werden. Daneben sind Zeichen einer allgemeinen peripheren Arteriosklerose und erhöhter Blutdruck häufig, aber nicht obligat. – Die Krankheit beginnt allmählich oder akut meistens gegen Ende der 60er Jahre; es kommen aber Frühformen schon im 4. oder 5. Lebensjahrzehnt und andererseits Erkrankungen erst im höheren Alter vor. Als Prodrome beobachtet man häufig vasculäre Störungen wie Kopfschmerzen, Schwindel, Ohrensausen, Parästhesien, Gleichgewichtsstörungen, evtl. Konvulsionen und andere eptileptiforme Herderscheinungen. Nicht selten ist eine initiale Apoplexie mit entsprechenden, vielfach nur vorübergehenden motorischen und sensorischen Ausfällen und Restbefunden. Auf psychischem Gebiet kommt es neben Unausgeglichenheit, Reizbarkeit, → Affektinkontinenz, depressiven und anderen affektiven Störungen vor allem zu zunehmenden, im Unterschied zur → senilen Demenz weniger diffusen als lacunären Störungen von Gedächtnis und Merkfähigkeit, die zuerst vorwiegend die nahe, später auch die entferntere Vergangenheit betreffen. Allmählich erfolgt ein Abbau aller höheren intellektuellen Leistungen wie Verständnis, Urteilsfähigkeit, Orientierung usw. im Sinne eines → psychoorganischen Syndroms. Die prämorbide Persönlichkeit, deren Bedeutung für Form und Ausprägung der Krankheit u. a. von KEHRER unterstrichen wird, ist meist besser und länger erhalten als bei der → senilen Demenz; allerdings beobachtet man doch oft eine allmähliche Wesensveränderung vor allem in Form einer Entdifferenzierung und evtl. Enthemmung mit plötzlichen aggressiven oder depressiven Ausbrüchen, gelegentlich mit sexuellen, wahrscheinlich vor allem auf Verkennung der Situation beruhenden Entgleisungen gegenüber Minderjährigen.

Ähnlich wie bei der → senilen Demenz wurden von manchen Autoren je nach akzessorischen Symptomen *klinisch-psychopathologische Unterformen* unterschieden. Besonders häufig ist die Arteriosklerose mit depressiven und hypochondrischen Erscheinungen vergesellschaftet, wobei die Frage umstritten ist, ob es sich dabei um eine direkte Wirkung der cerebralen Schädigung oder um mehr reaktive Störungen handelt. Die vielfach sehr lange erhaltene oder zumindest zeitweise wieder erworbene Krankheitseinsicht begünstigt jedenfalls depressive Reaktionen. Auch Angst, Unsicherheit, Mißtrauen bis zu Wahnideen und Halluzinationen werden oft beobachtet, während manisch-expansive Formen ausgesprochen selten sind.

Der *Verlauf* der Krankheit, deren Dauer zwischen wenigen Monaten bis vielen Jahren variieren kann, ist typisch fluktuierend-progressiv. Im Anfang kommen fast völlige Remissionen vor, später verschlimmert sich die Krankheit etappenweise. Selbst von Tag zu Tag und von Stunde zu Stunde kann die Ausprägung von Störungen, z. B. von Gedächtnisausfällen oder Desorientiertheit, erheblich wechseln, was mit Schwankungen in der Gehirndurchblutung in Zusammenhang gebracht wurde. Weitgehende Lucidität kann alternieren mit charakteristischen vorübergehenden Trübungen des Bewußtseins bis zu eigentlichen Verwirrtheitszuständen. Die Erkrankung endet in tiefer Demenz und schließlichem Tod durch Marasmus oder zusätzliche körperliche Affektionen.

Die *Abgrenzung* der cerebralen Arteriosklerose von anderen organischen Demenzen wie dem → M. Alzheimer und dem → M. Pick bietet meist keine größeren Schwierigkeiten; dagegen gelingt sie gegenüber der → senilen Demenz nur dann relativ leicht, wenn deutliche vasculäre Störungen und Herdsymptome vorhanden sind. Auch der häufig frühere Beginn, der unregelmäßigere Verlauf, die mehr lacunären Ausfälle, die ausgeprägtere → Affektinkontinenz und die besser erhaltene Persönlichkeitsstruktur werden als Unterscheidungsmerkmale herangezogen. In vielen, nach manchen Autoren sogar in den meisten Fällen liegen indessen sowohl klinisch als auch pathologisch-anatomisch Mischbefunde vor. Zahlenmäßige Angaben über Häufigkeitsverhältnisse zwischen den beiden Affektionen sind deshalb von zweifelhaftem Wert.

Die *Ursachen* der Hirnarteriosklerose stehen ebensowenig fest wie diejenigen der Arteriosklerose überhaupt. Störungen des Fettstoffwechsels werden namentlich in bezug auf Cholesterol und Phospholipide als wichtige Teilursachen vermutet. Diätetische Einflüsse könnten deshalb von Belang sein. Der Cholesterolspiegel im Blut ist oft, aber nicht immer erhöht; je höher der Spiegel der Phospholipide im Verhältnis zum Cholesterol ist, desto unwahrscheinlicher ist eine arteriosklerotische Erkrankung. Eine gewisse familiäre Häufung spricht für den Einfluß von Erbfaktoren. Danben wird oft auf die Bedeutung von unspezifischen körperlichen oder seelischen Belastungen für den Ausbruch und den Verlauf der cerebralen Arteriosklerose hingewiesen.

Literatur
ALZHEIMER, A.: Die Seelenstörungen auf arteriosklerotischer Grundlage. Allg. Z. Psychiat. 59, 695 (1902).
BUSSE, E. W.: Brain syndromes associated with circulatory disturbances. In: FREEDOM, M. A., KAPLAN, H. I. (Ed.). Comprehensive Textbook of Psychiatry pp. 717–726. Baltimore: Williams & Wilkins 1967.
KEHRER, H. E.: Die cerebrale Gefäß-Sklerose. Diagnose, Behandlung und soziale Aspekte. Stuttgart: Thieme 1959.
KRAEPELIN, E.: Psychiatrie. 7. Aufl., Bd. II, Leipzig: Barth 1904, und 8. Aufl., Bd. II, Leipzig: Barth 1910.
MÜLLER, C., CIOMPI, L., DELACHAUX, A., RABINOWICZ, TH., VILLA, J. L.: Alterspsychiatrie. Bern: Huber 1967.
NEUBÜRGER, K.: Beiträge zur Histologie, Pathogenese und Einteilung der arteriosklerotischen Hirnerkrankung. In: Veröffentlichungen aus der Kriegs- und Konstitutionspathologie. Bd. 6 Jena: Fischer 1930–31.

ROTHSCHILD, D.: Senile psychoses and cerebral arteriosclerosis. In: I. O. KAPLAN (Ed.), Mental disorders in later life. Stanford/Calif.: Stanford Univ. Press 1956.
ROTH, M.: Problems of old age and the senile and arteriosclerotic psychoses. In: Recent progress in psychiatry. — J. ment. Sci. 2, 379 (1950).
SPIELMEYER, W.: Histopathologie des Nervensystems. Berlin: Springer 1922.

L. CIOMPI

Assoziation → Denkstörungen

Assoziieren, freies

„Freies Assoziieren" in der Psychoanalyse stellt einen der wenigen, vom Patienten geforderten „technischen" Beiträge zur Abfolge der psychoanalytischen Kur dar. Es gilt als deren „Grundregel", daß der auf einem Ruhebett liegende Kranke sich bemühen soll, seine Gedanken, Gefühle, Erwartungen und Vorstellungen frei auszusprechen, ohne sich darum zu kümmern, ob sie ihm unangenehm, unsinnig, unwichtig oder nicht dazugehörend erscheinen. Er wird m. a. W. aufgefordert, sich seinen „freien Assoziationen" zu überlassen.

Die Bedeutung des freien Assoziierens für die psychoanalytische Behandlungstechnik wurde von FREUD entdeckt. Er hatte sich ursprünglich der Hypnose bedient, um Zugang zum Unbewußten der Patienten zu bekommen. Da jedoch der kathartische Effekt der so geübten Hypnose oft nicht lange andauerte und die Abhängigkeit des Hypnotisierten für FREUD ein „mystisches" Element enthielt, das er damals noch nicht deuten konnte und das seiner Natur widersprach, ersetzte er die Hypnose später durch das auf den Patienten gerichtete Drängen, sich Einzelheit um Einzelheit zu erinnern, um so zu den vergessenen Tatsachen und Zusammenhängen des Vorlebens vorzustoßen, deren Erhellung damals noch in vordringlicher Weise wichtig erschien. Der dauernde, drängend geführte Kampf gegen den → Widerstand erwies sich jedoch sowohl für den Patienten wie für den Arzt als zu mühsam, weshalb FREUD schließlich den gegenteiligen Weg einschlug und es dem Kranken freistellte, seine Gedanken so mitzuteilen, wie sie ihm gerade einfielen.

Der Gehalt der Technik des freien Assoziierens beruht nicht nur in der Aufforderung zu absoluter Offenheit und Wahrheit, sondern auch in der Annahme der durchgehenden Sinnerfülltheit und gegenseitigen Bezogenheit der seelischen Vorgänge, also auf der Annahme eines seelischen Determinismus. Es zeigte sich nämlich, daß die freien Assoziationen in Tat und Wahrheit gar nicht frei oder willkürlich sind. In der Regel fällt dem Kranken unter dem Gebot der Grundregel nichts anderes ein, als was mit seinen Komplexen, mit der unmittelbaren therapeutischen Situation oder mit der Person des Arztes in Zusammenhang steht. Allerdings ist der freie Einfall, ähnlich wie das neurotische Symptom, zudem als eine „künstliche und ephemere Ersatzbildung für das Verdrängte" (FREUD) zu denken. Er enthält nämlich ebenfalls Wirkungen des Widerstandes, die soweit gehen können, daß der Kranke den Einfall z. B. verschweigen will. Dies ist besonders dann der Fall, wenn er unter dem Einfluß eines Übertragungswiderstandes steht. Der Kranke kann sich aber auch bemühen, durch weitere Einfälle vom ursprünglichen Einfall abzulenken, was jedoch, da er ja unter der Wirkung determinierender Kräfte steht, niemals vollkommen möglich ist. Bei schwachem Widerstand kann das Verdrängte sodann aus den in den Assoziationen enthaltenen Andeutungen erraten werden. Bei starkem Widerstand kann dessen Beschaffenheit an den Einfällen, die sich vom Thema zu entfernen scheinen, erkannt werden. In Tat und Wahrheit bringen also die freien Assoziationen das Vergessene oder Verdrängte nie unverstellt zur Darstellung. Jedoch enthalten sie für den mit der Technik der Psychoanalyse Vertrauten so deutliche und reichliche Andeutungen, daß dieses dann aus den Einfällen rekonstruiert werden kann (XIII, S. 410 f.).

Die Erkenntnis, daß auch die freien Assoziationen dem Determinismus der seelischen Erscheinungen unterstehen, wurde durch das Assoziationsexperiment von C. G. JUNG bestätigt. Es benutzt das Experiment der Wundtschen Schule, bei welchem die Versuchsperson auf ein entsprechendes Reizwort hin mit einer beliebigen Antwort reagieren muß, wobei verschieden lange Intervalle entstehen. JUNG forderte die Versuchspersonen auf, diese Reaktionen durch nachträgliche Assoziationen zu erläutern. Dabei zeigte es sich, daß auch diese Assoziationen um nichts anderes als die, die Reaktion determinierenden, Komplexe kreisten. Für FREUD war damit die erste Brücke von der Experimentalpsychologie zur Psychoanalyse geschlagen.

Die Technik der freien Assoziation erweist sich in mancher Beziehung als Grundlage der Psychoanalyse. Erstens auferlegt sie dem Patienten keinen Zwang. Zweitens verliert der Kranke, den Gesetzen des Determinismus unterstellt, den Bezug zur realen Gegenwart nicht. Drittens ist Garantie dafür geboten, daß kein Moment der Struktur des Patienten übersehen wird und viertens sichert die Technik den darin geübten Arzt weitgehend dagegen ab, aus eigener Erwartung etwas in die → Deutung des vom Kranken gelieferten Materials hineinzutragen (XIV, S. 66/67). Bei Kranken mit prägenitalen, vor allem stark zwanghaften Zügen schafft diese Technik allerdings Probleme besonderer Art, indem diese einen Assoziationszwang entwickeln können, der als Widerstandsform beträchtliche Schwierigkeiten bieten und u. U. die Veranlassung dazu geben kann, von dieser Technik abzuweichen.

Eine eigentliche Kontraindikation zur Anwendung der Technik des freien Assoziierens bildet nach Ansicht mancher Autoren die psychoanalytische Behandlung psychotischer Patienten oder sog. Grenzfälle (Border-Line-Fälle). Diese Kranken haben eine in spezifischer Weise beeinträchtigte

Ich-Funktion. Die therapeutische Arbeit hat sich hier vor allem auf die Entwicklung von Ich-Funktionen zu konzentrieren. Es wird befürchtet, daß die Technik der freien Assoziation in diesen Fällen von diesen Ich-Funktionen ablenkt und psychotischen Episoden Vorschub geleistet wird (FROMM-REICHMANN).

Literatur
FREUD, S.: Kurzer Abriß der Psychoanalyse. Gesammelte Werke, Band XIII. London: Imago 1947.
FREUD, S.: Selbstdarstellung. Gesammelte Werke, Band XIV. London: Imago 1948.
FROMM-REICHMANN, F.: Principles of Intensive Psychotherapy. University of Chicago Press 1950.
GÖRRES, A.: Methode und Erfahrung der Psychoanalyse. München: Kösel-Verlag 1958.
JUNG, C. G.: Diagnostische Assoziationsstudien. Leipzig: Barth, Band I (1906) u. Band II (1910).

F. MEERWEIN

Asthenie → Psychasthenie

Athletisch → Konstitutionstypen

Audiovisuelle Verfahren
Das Bedürfnis, die Einmaligkeit, die in der Begegnung mit einem Menschen liegen kann, festzuhalten, kann heute besser realisiert werden als in früheren Zeiten. In der Psychiatrie bestand von jeher der Wunsch, psychopathologische Symptome, die sich in der Sprache, in der Psychomotorik etc. äußern, auf irgendeine Weise festzuhalten, um sie anderen unverändert mitteilen zu können. Hierzu dienten früher *Zeichnungen,* wie beispielsweise die von Charles BELL: „Wahnsinn" (1806) und später *Fotographien* wie sie im psychiatrischen Bereich von DIAMOND um 1850 eingeführt worden sind. Später sind Filme gedreht worden, was einen sehr umfangreichen personellen, technischen und finanziellen Aufwand erforderte. Seit einigen Jahren wurden als wesentlicher Fortschritt *audiovisuelle Verfahren* soweit entwickelt, daß halbprofessionelle Ausrüstungen auch für den technischen Laien zur Verfügung stehen. Es sind Systeme entwickelt worden, durch die die audiovisuelle Technik eine weltweite Verbreitung gefunden hat. Die meisten psychiatrischen Kliniken und Institutionen besitzen heute wenigstens eine einfache Ausrüstung zur audiovisuellen Aufzeichnung. Begünstigt werden solche Anschaffungen dadurch, daß meistens ohnehin schon Monitore (Fernsehgeräte) vorhanden sind, als nächstes kommen Recorder dazu, in denen man bestimmtes Filmmaterial, das für psychiatrische Patienten geeignet ist, anbieten kann. Dann ist es oft nur noch eine Frage der Vollständigkeit, eine entsprechende Filmkamera zu ergänzen. Wegen der Einfachheit in der technischen Handhabung und der relativ leichten Zugänglichkeit kann die audiovisuelle Technik heute in weiten Bereichen eingesetzt werden. Demgegenüber steht allerdings eine gewisse Unsicherheit in der klinischen Anwendung, weswegen die folgenden fünf Bereiche herausgestellt werden sollen:

1. Dokumentation, 2. Diagnostik, 3. Lehre, 4. Forschung und 5. Therapie.

1 Dokumentation
Die Möglichkeit der Speicherung psychopathologischer Einzelphänomene, Symptome, Syndrome und ganzer Krankheitsbilder, auch in ihrem zeitlichen Verlauf, ist heute durch die audiovisuelle Methodik erstmals in großem Umfang möglich geworden. Als Vorteile beschreiben BUSCH u. RENFORDT (1978, S. 61): „1. eine stabile Dokumentation des verbalen und averbalen Verhaltens eines psychisch Kranken in der Explorationssituation, 2. die Aufnahmen können mehr als einem Beobachter wiederholt vorgeführt werden und 3. wegen ihrer stabilen und nicht ortsgebundenen Dokumentationsform (Aufzeichnungen auf Magnet-Band) sind sie nicht nur en bloc, sondern auch selektiv aufbereitet, hypothesengesteuert zur Bearbeitung bestimmter Fragestellungen verwendbar."
Besonders bewährt hat sich das Video in den standardisierten Befunddokumentationen, wie RENFORDT (1983) für das AMDP-System deutlich machen konnte. Eine Weiterentwicklung der Verwendung des AMDP-Systems mittels audiovisueller Verfahren erfolgte von BOBON (1985) im französischsprachigen Bereich.

2 Diagnostik
Klassifikation und Diagnostik haben durch die Videodokumentation eine verbesserte Möglichkeit zur Standardisierung und zur Prüfung der Beurteilerübereinstimmung erhalten. Experten können sich in beliebig großer Zahl am Phänomen selbst orientieren: Damit sind die Aussagen der Patienten und ihre psychomotorischen Ausdrucksweisen etc. gemeint. Diese Phänomene gehen nun nicht mehr durch den Filter des beschreibenden Subjektes, das seine Wahrnehmungen im nachhinein sprachlich mitteilt und dadurch naturgemäß subjektiv einfärbt. Hier kann das Phänomen durch die audiovisuelle Technik auf Magnetband dokumentiert und für die Beurteilung fast unmittelbar dargeboten werden.
Zur Diagnostik ist es möglich, Feinbeobachtungen vorzunehmen, in denen einzelne Sequenzen der dokumentierten Bandabschnitte wiederholt werden können. Eine solche Gliederung läßt sich mit einer mikroskopischen Beobachtungsweise vergleichen. Für die WHO-Klassifikation, die DSM III und die ICD sind damit beispielsweise hinsichtlich der Beobachterübereinstimmungen wesentliche Verbesserungen geschaffen worden.
Bei der Diagnostik neurotischer Krankheitsbilder können mehrere Experten aus der Videoaufnahme Einsichtsfähigkeit des Patienten, Abwehrgeschehnisse sowie Übertragung und Gegenübertragung beurteilen. Diese Merkmale führen über die Differentialdiagnostik hinaus zur Indikationsstellung für die Psychotherapie der untersuchten Erkrankungen.

3 Lehre

Bei der zunehmenden Anzahl der Studenten in Medizin und Psychologie bedarf es neben der Krankenvorstellung auch der audiovisuellen Aufzeichnungen von Krankheitsbildern für die Lehre in Psychopathologie und Psychiatrie. Es lassen sich auch seltene sowie typische Krankheitsbilder festhalten, die Ärzten in der psychiatrischen und psychotherapeutischen Weiterbildung dienen. Hierbei ist von Bedeutung, daß Patienten stärker geschont werden, da viele Beobachtungen audiovisuell vermittelt werden können. Kritisch sei allerdings angemerkt, daß die audiovisuelle Vermittlung eine Patientenvorstellung nicht immer ersetzen kann, es handelt sich hier um eine sinnvolle Ergänzung; unter didaktischen Gesichtspunkten lassen sich dazu ausgewählte Szenen entsprechend schneiden.

Über die einfache Fallvorstellung hinaus kann bei geschulten Anwendern ein weiterer, wesentlicher didaktischer Prozeß initiiert werden, nämlich die Aktivierung des Lernenden durch fraktionierte Darbietung. Hier wird der Videofilm an vorbereiteten Stellen angehalten und der Lernende gefragt, was er gerade beobachtet hat; dieses schult die Beschreibung psychopathologischer Phänomene. Desweiteren kann der Lernende gefragt werden, was er bei der Beobachtung bestimmter psychiatrischer Phänomene erlebt. Hier ist eine Möglichkeit gegeben, auf die Gefühlsempfindungen, Gegenübertragungsreaktionen, etc. einzugehen.

Andere Möglichkeiten, audiovisuelle Methoden in der Lehre einzusetzen, bestehen in der Didaktik des Erstinterviews. Ein erfahrener Interviewer kann hier dem weniger erfahrenen als Beispiel dienen, darüber hinaus kann an Interviewfehlern und den entsprechenden unmittelbaren Reaktionen des Patienten, die ja mitaufgezeichnet sind, gelernt werden.

Ein weiterer Gesichtspunkt ist die Supervision. Fast alle psychotherapeutischen Verfahren können durch audiovisuelle Aufzeichnungen mitbeobachtet werden; diese können dann im nachhinein durchgearbeitet werden. Damit ist eine Kontrolle von psychotherapeutischen Verfahren möglich. Eingeschlossen sind Ehepaar-, Gruppen- und Einzeltherapien, seien sie analytisch oder verhaltenstherapeutisch orientiert, dann Gesprächs- sowie suggestive Therapien. Dem Therapeuten wird eine Eigenkontrolle ermöglicht, indem er bestimmte Ausschnitte des mitgeschnittenen Interviews allein ansieht oder sie zusammen mit erfahrenen Kollegen durcharbeitet. Damit wird insgesamt deutlich, daß die Anwendung der audiovisuellen Aufzeichnung einen hohen didaktischen Wert haben kann.

4 Forschung

Insbesondere die Therapieforschung hat durch die audiovisuelle Aufzeichnung die Möglichkeit, Verlaufsuntersuchungen durchzuführen, die beispielsweise in späterer Auswertung zeitblind erfolgen können; es lassen sich psychotherapeutische Verfahren oder medikamentöse Therapien kontrollieren.

Ein erkenntnisreiches Forschungsgebiet ist die audiovisuelle Selbstkonfrontation geworden; hier wird untersucht, wie sich Patienten, die sich im Video selbst begegnen, erleben und verhalten (HARTWICH u. LEHMKUHL, 1979, 1981). Bei dem Einsatz audiovisueller Verfahren in der Forschung muß unterschieden werden zwischen Verbesserung der Befunderhebung und Dokumentation einerseits und andererseits der Erforschung des therapeutischen Einsatzes von audiovisuellen Techniken bei psychiatrischen Patienten. Inwieweit beispielsweise bei schizophrenen Erkrankungen die Selbstkonfrontation therapeutisch sinnvoll oder gefahrbringend ist, wurde u. a. von HARTWICH u. LEHMKUHL (1979) näher untersucht. Ferner wurde für den Einsatz in der Therapie bei Neurosepatienten notwendig, die Reaktionsformen auf Videospiegelung bei verschiedenen Persönlichkeitsstrukturen systematisch zu untersuchen (HARTWICH u. SCHUMACHER, 1984); hier zeigt sich, daß bei anankastisch-strukturierten Persönlichkeiten bei der ersten Videospiegelung eine starke affektive gegenüber einer geringen kognitiven Reaktion zu verzeichnen war. Bei narzißtisch ausgeprägteren Persönlichkeitsstrukturen ist die kognitive Reaktion stärker ausgeprägt und die affektive vermindert. Bei schizoid-narzißtischen Strukturen sind die Ängstlichkeitsreaktionen am stärksten ausgeprägt und bei depressiven Strukturen sind ebenfalls affektive Reaktionen stärker als kognitive.

5 Therapie

Der unmittelbare Einsatz von audiovisuellen Verfahren in der Therapie psychiatrisch Kranker ist vielfach mit Enthusiasmus verfolgt worden. Überwiegend sind es unsystematische, bisher noch nicht ausreichend zufallskritisch überprüfte Beobachtungen, bei denen auch die audiovisuelle Selbstkonfrontation zur Geltung gekommen ist. Ein Beispiel für viele, teilweise als positiv beurteilte Beobachtungen sind in einem von M. BERGER (1978) herausgegebenen Buch zusammengefaßt.

Die systematischen und der empirischen Überprüfung näherstehenden Untersuchungen sind in mehreren Anwendungsbereichen zu finden:

1. Aus dem Gebiet der suggestiven Verfahren wurde von B. BRUCE eine Methode entwickelt, die es ermöglicht, eine Variante des → autogenen Trainings mit Hilfe eines Videofilms durchzuführen. Hierzu werden stehende Bilder abgewechselt, musikalisch untermalt und mit den entsprechenden sprachlichen Anweisungen dargeboten. Die Effektivität dieser Form des autogenen Trainings wird z. Z. empirisch überprüft (FRYREAR).

2. Imitationslernen durch Simulationstraining bei Adoleszenten.

Verhaltensgestörte Jugendliche bekommen bestimmte Szenen vorgespielt, die standardisiert sind und zeigen, wie man mit problematischen Situationen umgeht. Der Jugendliche kann auch aktiv eingebunden werden und sich selbst entsprechende Verhaltensweisen überlegen, während der Film vor der Problemlösung angehalten wird. Eine weitere Variante ist das Selbstbehauptungstraining per Video. Bestimmte Szenen werden vorgespielt und unterschiedliche Lösungsmöglichkeiten werden angeboten. Durch Imitation, Simulation und durch das Sich-Hineinversetzen und möglicherweise auch durch das Finden eigener Lösungen kann der Patient hier lernen, mit typischen Alltags-, Berufs- und Partnerproblemen besser umzugehen (DOYLE, FRYREAR).

3. Neben den verhaltenstherapeutisch orientierten Konfrontationen gibt es die eher analytisch orientierte Selbstkonfrontation. Hier wird versucht, bei den verschiedenen psychiatrischen Krankheitsbildern und den unterschiedlichen Persönlichkeitsstrukturen neue Wege der Videospiegelung zu gehen (HARTWICH u. SCHUMACHER, 1984). Bei einigen Neuroseformen und psychosomatischen Erkrankungen sind Videospiegelungen am Beginn der Therapie erfolgreich eingesetzt worden (HARTWICH, 1984). Mit ausgewählten Sequenzen aus einer vorher aufgenommenen Therapiesitzung wird kurzzeitig (1–2 min) konfrontiert. Bei Einhaltung bestimmter Bedingungen ist es möglich, einen psychotherapeutischen Prozeß anzustoßen und zu intensivieren. Systematisch untersucht wurden Videospiegelungsvorgänge bei schizophrenen Patienten im Stadium nach einem akuten Schub (HARTWICH, LEHMKUHL), bei Anorexia nervosa Patientinnen (HARTWICH, SCHUMACHER) und bei unterschiedlichen Neurosepersönlichkeitsstrukturen (HARTWICH, SCHUMACHER). Die systematische Erfassung dieser Reaktionsformen sowohl bei den unterschiedlichen Diagnosen als auch bei den unterschiedlichen Persönlichkeitsstrukturen dient als Grundlage für die Indikation der Anwendung der Videospiegelungsmethode. Als zusätzliches Hilfsmittel in der Therapie kann die Videospiegelung Entscheidendes über die eigene Persönlichkeit, über eigene Fehlhaltungen und über unbewußte Abwehrmechanismen dem Patienten vermitteln; dieses kann rascher und unmittelbarer vor sich gehen, als es allein durch den Therapeuten möglich ist. Das Verfahren hat den Vorteil, in manchen Fällen, beispielsweise bei der Anorexia nervosa, den Therapieeinstieg zu erleichtern. Eine Gefahr muß aber beachtet werden, daß nämlich Abwehrsysteme manchmal durchbrochen werden können und dann der Patient möglicherweise dekompensiert. Dabei wird deutlich, daß bei der Videospiegelung auch Gefahren bestehen, auf die auch GRIFFITH u. GILLINGHAM und HARTWICH u. LEHMKUHL hingewiesen haben.

Die Videotechnik sollte für den psychisch Kranken die menschliche Begegnung in einer Klinik mit Heilklima niemals ersetzen, sondern allenfalls nur ergänzen.

Literatur
BERGER, M. M. (ed.): Videotape techniques in psychiatric training and treatment. New York: Brunner & Mazel 1978.
BOBON, D. P.: Methodik zum Aufbau der frankophonen AMDP-Videothek. In: HARTWICH, P., BADURA, H.-O. (eds.) Möglichkeiten und Grenzen der Audiovision in Psychiatrie, Psychotherapie und Psychosomatik. München: Max-Planck-Institut für Psychiatrie (1985).
BUSCH, H., RENFORDT, E.: Die Verbesserung des psychiatrischen Urteils durch audiovisuelle Verfahren. In: HELMCHEN, H., RENFORDT, E. (Hrsg.) Fernsehen in der Psychiatrie. Stuttgart: Thieme 1978.
DOYLE, P.: Behavior rehearsal to videotape simulations: applications, techniques, and outcomes. In: FRYREAR, J., FLESHMAN, R. (eds.) Videotherapy in mental health. Springfield: C. C. Thomas 1981.
DOYLE, P. H.: Video and photo stimulations: An introduction. Phototherapy 3, 10–12 (1983).
FRYREAR, J. L., FLESHMAN, R. (eds.): Videotherapy in mental health. Springfield: Thomas 1981.
FRYREAR, J. L.: Photographic self-confrontation as therapy. In: KRAUSS, D. A., FRYREAR, J. L. (eds.) Phototherapy in mental health. Springfield: C. C. Thomas 1983.
GRIFFITH, R. D. P., GILLINGHAM, P.: The influence of videotape feedback on the self-assessments of psychiatric patients. Brit. J. Psychiat. 183, 156–161 (1978).
HARTWICH, P.: Experimentelle Untersuchung zur audiovisuellen Selbstkonfrontation bei Schizophrenen. In: KÜGELGEN, B. (Hrsg.) Video und Medizin. Perimed, Erlangen 1982.
HARTWICH, P., LEHMKUHL, G.: Audiovisual self-confrontation in schizophrenia. Arch. Psychiat. Nervenkr. 227, 341–351 (1979).
HARTWICH, P., LEHMKUHL, G.: Experimentelle Einzelfalluntersuchung zur schizophrenen Affektivität. Z. Psychother. Psychosom. med. Psychol. 31, 83–86 (1981).
HARTWICH, P., LEHMKUHL, G.: Gruppenpsychotherapie und audiovisuelle Konfrontation. Z. Gruppenpsychother. Gruppendyn. 18, 195–204 (1983).
HARTWICH, P., SCHUMACHER, E.: Empirical investigation of audiovisual self-confrontation reactions with different personality structures. World Psychiatric Association, Helsinki 1984.
RENFORDT, E.: Audiovisuelle Verfahren zur Überprüfung und Verbesserung der psychiatrischen Urteilsbestimmung. In: HARTWICH, P., STILLE, D. (Hrsg.) Video in der klinischen Arbeit von Psychiatern und Psychotherapeuten. Berlin: Plantane 1983.

P. HARTWICH

Auffassung – Auffassungsstörung
[engl.: comprehension; frz.: compréhension]
Auffassung ist als derjenige Bewußtseinsvorgang zu bestimmen, der uns etwas *als* etwas begegnen läßt, und zwar unmittelbar. Die „Auffassung" steht somit zwischen Wahrnehmung und Urteil. Sie ermöglicht es, Wahrnehmungen in ihrem Bedeutungszusammenhang zu erfassen und bezeichnet zugleich den Akt, durch den ein Sachverhalt von einem Ich aufgenommen wird. Sie setzt demnach „die im Wahrnehmungsprozeß begonnene strukturierende Synthese durch Sinnesverknüpfung (Apperzeption) fort" (SCHARFETTER, 1985) und läßt auf diese Weise die Wahrnehmung zu einem Wahrhaben, die Sicht zur Einsicht, Sinnliches zu Sinnhaftem werden. Als Auffassung kann jeder Bewußtseinsvorgang gelten, der Wahrnehmungen oder Vorstellungen in ihrem Gesamtzusammenhang präsent macht. Als Voraussetzungen werden Vigilanz (präziser: Vigilität), intakte Wahrnehmung, Aufmerksamkeit und Konzentrationsfähig-

keit genannt. Diese Funktionen ermöglichen *formal* die Auffassung. Letztere selbst bezieht sich mehr auf das *Inhaltliche*. Eine basale Auffassungsleistung ist die Herstellung der Orientierung. Ein für die Psychiatrie besonders wichtiger Bereich der Auffassung umfaßt die (unmittelbare) Auffassung von Bedeutungen (→ Bedeutungsbewußtsein).

Historisches: „Auffassung" war ursprünglich ein Thema der Philosophie. Sie wurde dort auf zwei verschiedenen Stufen unter den Titeln Apprehension und Apperzeption abgehandelt. Die Scholastik verstand unter „apprehensio simplex" die noch ohne Urteil erfolgende Erfassung eines Inhalts durch das Bewußtsein. LEIBNIZ trennte die Apperzeption von der Perzeption und verstand darunter die mit Aufmerksamkeit, Gedächtnis und Selbstbewußtsein verbundene Vorstellung bzw. eine vom Ich bewußt erlebte Perzeption von besonderer Klarheit (Nouveaux Essais II, Kap. 9, § 4). Für TETENS (1777) bedeutete Apperzeption nurmehr die „beachtliche" Vorstellung. KANT (1980) trennte die Synthesis der Apprehension („Zusammensetzung des Mannigfaltigen in einer empirischen Anschauung") von der intellektuellen apriorischen Synthesis der Apperzeption, betonte aber, es sei „ein und dieselbe Spontaneität, welche dort unter dem Namen der Einbildungskraft, hier des Verstandes, Verbindung in das Mannigfaltige der Anschauung" hineinbringe (Kritik der reinen Vernunft, Ausg. B, S. 162). Von der empirischen ist die transzendentale Einheit der Apperzeption zu unterscheiden. — Innerhalb der phänomenologischen Philosophie unseres Jahrhunderts begegnet das Problem der Auffassung bei HUSSERL unter dem Titel der „aktiven" und „passiven" Synthesen.

Über HERBART und WUNDT gelangte der Apperzeptionsbegriff („apperzeptive Auffassung") in die *Psychologie* und alsdann auch in die Psychopathologie. Das Problem der Auffassung wurde dort in eine enge Verbindung mit dem der Aufmerksamkeit gebracht. In den experimentellen — insbesondere tachistokopischen — Untersuchungen der Auffassungszeit, des Auffassungsumfanges und vor allem in den gestaltpsychologischen Versuchsanordnungen wurden die alten Probleme der Apprehension und Apperzeption auf eine neue wissenschaftliche Basis gestellt. Unter Auffassungumfang versteht man die Anzahl diskreter Einzelheiten, die gleichzeitig — ohne Zählung und ohne Wiederholung — wahrgenommen werden kann; sie variiert mit der Art des aufzufassenden Materials und mit der Art und Dauer der Darbietung, hält sich aber in den Grenzen von 4 bis 8 Elementen bzw. Sinneseinheiten (CATTEL). Der Auffassungsumfang läßt sich bei simultaner und sukzessiver Reizdarbietung bestimmen (FRAISSE, TRAXEL). Unter gestaltpsychologischem Aspekt stellt sich die Auffassung als aktualgenetischer Prozeß der „Sinngebung" dar, der nicht vom Sinnlosen zum Sinnvollen, sondern vom Unbestimmten (unerfüllten Sinn) zur konkreten erfüllten Objektbedeutung führt (SANDER, GRAUMANN). Die Genese der Auffassungsakte ist 1. ontogenetisch zu verfolgen (entwicklungspsychologische Stufen: Ausdruckserfassung, ganzheitliche, analytische Auffassung. Beziehungserfassung; oder nach STERN: „Substanzstadium" 0–8 Jahre, „Aktionsstadium" 9–10 Jahre, „Relationsstadium" 10–13 Jahre, „Qualitätsstadium" über 13 Jahre), 2. (empirisch freilich weit weniger zugänglich) auch phylogenetisch. An der Bildung der kategorialen Auffassung ist in hohem Maße die Sprache beteiligt. — Eine wichtige Frage von allgemeinem Interesse ist die, inwieweit in der Auffassung ein rein rezeptives, inwieweit ein zugreifend-entdeckendes, d. h. letztlich praktisches Erschließen der Wirklichkeit (als Feld tätig handelnden Sich-Bewährens) dominiert.

Psychophysiologisch gesehen kann die Auffassung von etwas nicht ausschließlich als ein hervorbringender Akt bestimmt werden; sie setzt vielmehr die Unterdrückung anderer Vorgänge voraus (MCCULLOCH, HERNÁNDEZ-PEÓN). Die Untersuchungen von BUCY (1949) und RUCK (1951) stützen die Annahme von Supressorfeldern in der Hirnrinde. Bekannt ist die Bedeutung der Formatio reticularis als eines sensomotorischen Regulationszentrums, dessen Funktion eine der Voraussetzungen für Zuwendungs- und damit auch für Auffassungsakte jeglicher Art darstellt (MAGOUN). Hinsichtlich der Erforschung der neurophysiologischen Bedingungen des Auffassungsvorganges sei auf R. JUNG (1980), hinsichtlich der kybernetischen Interpretation auf STACHOWIAK u. a. hingewiesen. Über die weiter zurückliegende psychologische Literatur orientiert unter anderen GRAUMANN. Eine Kritik der älteren Apperzeptionspsychologie (vgl. z. B. A. MESSER: Die Apperzeption 1928) findet sich bei T. HERRMANN (1965).

Vom *psychopathologischen* Standpunkt aus stellt sich die Auffassung als ein außerordentlich komplexes Geschehen dar, das an verschiedenen Stellen durch unterschiedliche Faktoren beeinträchtigt werden kann. Dabei sind der Akt der Auffassung selbst und die Funktionen, deren Intaktheit er voraussetzt, nicht leicht voneinander zu unterscheiden. Nicht zur Psychopathologie der Auffassung gezählt werden Beeinträchtigungen der Sinneswahrnehmung und Störungen der unmittelbaren Verarbeitung von Sinneseindrücken (→ Agnosien); letztere gehören in die Neuropsychologie, die sich als gesondertes Forschungsfeld etabliert hat. Voraussetzungen für die Auffassung sind jedoch (s. o.) Wachheit, Aufmerksamkeit und Zuwendungsfähigkeit, Abschirmung von übermäßigen Bedürfnisspannungen bzw. Einflüssen des Unbewußten sowie die relative Intaktheit mnestischer und intellektueller Funktionen. Wegen der Mannigfaltigkeit der Bedingungen, unter denen die Auffassungsleistung steht, ist sie von den verschiedensten Seiten her störbar. Wir finden daher Auffassungsstörungen quer durch die gesamte Psychopathologie: Bei Bewußtseinsstörungen im Rahmen akuter körperlich begründbarer Psychosyndrome, auch schon bei Durchgangssyndromen (WIECK), leidet die Auffassung durch die allgemeine psychische Verlangsamung, infolge einer Beeinträchtigung der Zuwendungsfähigkeit und durch den Konturverlust innerhalb des Bewußtseinsfeldes. Mehr oder weniger schwere Störungen der Auffassungsfähigkeit finden wir auch bei den chronischen *psychoorganischen* Syndromen. Ein besonderes Problem stellt die Auffassung beim Korsakow-Syndrom dar, bei dem die Orientierungsstörung nicht ausschließlich Folge der Merkfähigkeitsstörung ist, sondern darüber hinaus mit einer eigentümlichen Uneindringlichkeit bzw. Oberflächlichkeit der Auffassung in Zusammenhang steht. Ferner ist das amentielle Syndrom zu nennen, in dessen Anfangsstadien mit der so kennzeichnenden Ratlosigkeit wir mitunter eine Auffassungsstörung in reinster Form finden. Demenz führt ebenso wie Schwachsinn nicht nur zu einer Urteilsschwäche, sondern (da im Zuge der Erfahrungsbildung aus mittelbaren Urteilen Organe unmittelbarer Auffassung werden) auch zu geringerer Auffassungsfähigkeit. – Zur Psychopathologie der Auffassung gehört schließlich auch die von GOLDSTEIN zunächst bei hirnorganisch Geschädigten herausgearbeitete Unterscheidung zwischen abstraktem und konkretem Verhalten bzw. abstrakter und konkreter „Auffassung". Die Frage der Übertragbarkeit dieser Unterscheidung auf die bei Schizophrenen (s. u.) zu beobachtenden Störungen der Auffassung stimulierte die weitere Entwicklung auf diesem Gebiet. Bei der *Schizophrenie* kommt es sowohl zu Sperrungen der Auffassung als auch zu qualitativen und inhaltlichen Abwandlungen derselben in Form des abnormen → Bedeutungsbewußtseins. Die experimentalpsychologische Schizophrenieforschung hat sich im Verlauf der letzten Jahrzehnte zu einem ausgedehnten – nur noch schwer überschaubaren – Wissenschaftszweig entwickelt. Für das Problem der Auffassung waren historisch besonders wichtig die Unterscheidung von „abstrakten" und „konkreten" Auffassungsweisen (GOLDSTEIN), die „overinclusive-thinking"-Hypothese (CAMERON, PAYNE u. a.), die Filterhypothese (BRUNER, POLJAKOV u. a.) sowie die Hypothese der Basisstörungen (HUBER, SÜLLWOLD u. a.). Übersichten vermitteln BRENNER et al. (1983), OLDIGS (1985) und RUCKSTUHL (1981). Bei endogenen *Depressionen* kommt es auf dem Höhepunkt der Phase nicht nur zu einer Denkhemmung, sondern im Rahmen der Hemmung aller psychischer Abläufe oft auch zu einer Auffassungserschwernis. Bei *Manien* kann die Auffassungsgeschwindigkeit erhöht sein, dennoch ist die Auffassungsleistung insgesamt durch die gleichzeitig vorhandene Flüchtigkeit meist erheblich beeinträchtigt. Bei *Neurosen* kommen komplexbedingte Auffassungsstörungen (Skotomisierungen) im Sinne von Übersehen, Überhören, Verkennen von Situationen usw. vor (FREUD). Beeinträchtigungen der Auffassung können schließlich auch auf nicht-psychopathologischem Wege durch Mangel an Erfahrung und damit Mangel an unmittelbaren Vergleichsmöglichkeiten bedingt sein – abgesehen von Ermüdungserscheinungen.

In Anlehnung an BASH kann man die psychopathologischen Störungsmöglichkeiten der Auffassung in folgender Weise zusammenfassen:

1. Es fehlt an Kenntnissen und Erfahrung, um die gegebenen Wahrnehmungen mit schon Bekanntem vergleichen zu können. Dies ist bei Debilen, Kindern und Unerfahrenen der Fall.
2. Die an sich erworbenen Kenntnisse und Erfahrungen sind aufgrund mnestischer Störungen (z. B. bei hirnorganischen Prozessen) nicht mehr verfügbar.
3. Das Wahrgenommene bietet keinen Zusammenhang, weil ständig die Details des Wahrnehmungsganzen wieder entfallen (bei manchen körperlich begründbaren Psychosyndromen mit oder ohne Bewußtseinsstörungen oder auch bei extremer manischer Flüchtigkeit und bei schizophrener Zerfahrenheit stärkeren Grades).
4. Die adäquate Integration und Synthese kann trotz intakter Wahrnehmungsfähigkeit nicht vollzogen werden (Unfähigkeit zu höheren Synthesen) anlagebedingt bei Schwachsinnigen oder erworben bei akuten exogenen und chronischen hirnorganischen Psychosyndromen. In anderer Weise ist dies bei Schizophrenen der Fall; typisch ist hier das Verfehlen der kategorialen Ebenen mit Vertauschungen konkreter und abstrakter Einstellung. Ferner können schwerste Grade depressiver Hemmung oder auch Agitiertheit höhere Synthesen und damit die Auffassung beeinträchtigen.
5. Komplexbedingt sind die Auffassungsstörungen (z. B. „Skotome"), die bei Neurosen, bei paranoischen Entwicklungen und (noch extremer) bei schizophrenen Psychosen vorkommen – sei es im Sinne einer Blockierung oder einer Entstellung, wobei, psychodynamisch gesehen, häufig die Projektion als Abwehrmechanismus eine entscheidende Rolle spielt. An dieser Stelle wären auch die Auffassungsstörungen sonst Gesunder bei extremen Bedürfnisspannungen (ggfs. durch Ermüdung u. ä. verstärkt) einzureihen. Die Komplexabhängigkeit der Auffassung, d. h. ihre Abhängigkeit vom Unbewußten (Projektionsdruck), haben sich der Thematic Apperception Test (TAT) von MURRAY und andere projektive Testverfahren zunutze gemacht.

Abschließend ist zu sagen, daß der Begriff der Auffassungsstörung derart weit und das damit Erfaßte so multikonditionaler Natur ist, daß er mehr für die Allgemeine als für die Klinische oder Spezielle Psychopathologie von Bedeutung ist.

Literatur
BASH, K. W.: Lehrbuch der Allgemeinen Psychopathologie. Stuttgart: Thieme 1955.

BRENNER, H. D., REY, E.-R., STRAMKE, W. G. (Hrsg.): Empirische Schizophrenieforschung. Bern-Stuttgart-Wien: Huber 1983.
GLATZEL, J.: Spezielle Psychopathologie. Stuttgart: Enke 1981.
GRAUMANN, C. F.: Bewußtsein und Bewußtheit. In: GOTTSCHALDT, K., LERSCH, P., SANDER, F., THOMAE, H. (Hrsg.) Handbuch der Psychologie, Bd I. Göttingen: Hogrefe 1966.
GRAUMANN, C. F.: Nichtsinnliche Bedingungen des Wahrnehmens. In: GOTTSCHALDT, K., LERSCH, P., SANDER, F., THOMAE, H. (Hrsg.) Handbuch der Psychologie, Bd I. Göttingen: Hogrefe 1966.
FREUD, S.: Gesammelte Werke, Bd. IV u. XI, London: Imago 1940.
HARTWICH, P.: Schizophrenie und Aufmerksamkeitsstörung. Berlin-Heidelberg-New York: Springer 1980.
JUNG, R.: Neurophysiologie und Psychiatrie. In: KISKER, K. P., MEYER, J. E., MÜLLER, C., STRÖMGREN, E. (Hrsg.) Psychiatrie der Gegenwart, 2. Aufl., hrsg. von K. P. KISKER et al. Bd. 1/2. Berlin-Heidelberg-New York: Springer 1980.
MURRAY, H.: Thematic Apperception Test. Cambridge (Mass.): Havard University Press 1943.
OLDIGS, J.: Aufmerksamkeitsstörungen bei Schizophrenie. Weinheim-Basel: Beltz 1985
RUCKSTUHL, U.: Schizophrenieforschung. Die theoretischen und empirischen Beiträge der Experimentellen Psychologie. Weinheim und Basel: Beltz 1981.
SCHARFETTER, CHR.: Allgemeine Psychopathologie. Eine Einführung, 2. Aufl., Stuttgart: Thieme 1985.

W. BLANKENBURG

Aufforderungscharakter

Aufforderungscharakter ist eine Begriffsbildung der Gestalttheorie (LEWIN), die auch in der Sozialpsychologie und in der Verhaltenslehre Anwendung gefunden hat. Man kann darin eine aus der Identifikation mit Wahrnehmungsdingen oder *Symbolen* herrührende, verhaltensdeterminierende Erlebenstendenz sehen (insbesondere sog. Instinktauslöser).
In der „topologischen Theorie" von LEWIN, welche in erster Linie der Erklärung motivationaler Zusammenhänge dient, ist von „Regionen" in einem die Person umgebenden psychologischen Milieu die Rede. Diesen Regionen kommt – qualitativ und quantitativ – unterschiedlich starker Aufforderungscharakter zu. Diese positiven oder negativen „Valenzen" werden durch wechselnde „Bedürfnissysteme" der Person bestimmt. So fordert der Apfel zum Verspeisen, der See zum Bade nur dann auf, wenn eine entsprechende Bedürfnislage besteht. Nach dem Verspeisen kann die zuvor positive Valenz „Apfel" negativ werden. Solche Valenzen bestimmen die reale oder imaginäre „Lokomotion" des Subjektes (z. B. Fluchtverhalten, Problemlösen...). Der heuristische Wert einer solchen Beschreibungsweise ist bezweifelt worden.
In der Gestaltpsychologie haben „schlechte" diffuse Gestalten, welche zu prägnanten drängen, Aufforderungscharakter (Prägnanzgesetze). Von entwicklungspsychologischer Seite (OERTER) wurde dem Begriff des Aufforderungscharakter im Zusammenhang mit einer allgemeinen Kennzeichnung der geistigen Entwicklung Beachtung geschenkt. Für das Kind haben Objekte zunächst noch keine Existenz als (neutrale) „Gegenstände".

Sofern sie überhaupt Beachtung finden, sind sie „zu etwas da" und haben Aufforderungscharakter. WERNER spricht daher von „Aktionsdingen", womit er ausdrücken will, daß die Objekte „Signalfunktion" besitzen. Sie lösen Verhalten aus, das den Gegenstand (die Situation) näher bringt oder ihn weiter abrückt (bei beängstigenden Signalreizen). Die Objekte werden also nur im Blick auf ihre Bedeutung für das eigene Verhalten wahrgenommen.
Die Entwicklung, in deren Verlauf aus „Aktionsdingen" „Gegen"-stände werden, ist für die Ausbildung komplexer Motivationssysteme von besonderer Bedeutung. Die Störungen dieser Entwicklung sind von mannigfaltiger (psychologischer, soziologischer, kriminologischer) Bedeutung. In der Psychopathologie scheint die Signalfunktion der Objekte speziell beim abnormen Bedeutungsbewußtsein gestört zu sein. So berichtete CONRAD etwa von einem schizophrenen Patienten, welcher plötzlich das Gefühl hatte, die (natürlichen) Geräusche um ihn herum seien absichtlich produziert, um ihn zu irritieren. Das Schnarchen seines Stubenkameraden sei nicht echt ... Nach der topologischen Auffassung von LEWIN bedeutet diese Erlebensweise eine pathologische Umgestaltung in den Regionen des die Person umgehenden psychologischen Milieus. – Eine besondere Störung in der motivationalen Einstellung besteht bei der Phobie. Hier werden sehr stark fixierte negative Valenzen mit bestimmten Situationen, Objekten, Symbolen verbunden. Ein Überwiegen starrer, positiver Valenzen ist beim Suchtverhalten gegeben.

Literatur
CONRAD, K.: Die beginnende Schizophrenie. Stuttgart: Thieme 1958.
LEWIN, K.: Feldtheorie in den Sozialwissenschaften. Bern-Stuttgart: Huber 1963.
OERTER, R.: Moderne Entwicklungspsychologie. Donauwörth: Auer 1967.

H. WITTER und R. LUTHE

Aufklärung (des psychisch Kranken)

Aufklärung des Patienten über Art („Diagnose-A.") und Prognose („Verlaufs-A.") seiner Erkrankung sowie über Wirksamkeit und Risiken („Risiko-A.") der vorgeschlagenen Behandlung, möglicher Behandlungsalternativen oder auch der Nichtbehandlung bis hin zur „Aufklärung vor Verweigerung" einer notwendigen Behandlung („informed refusal") und zur „nachwirkenden Aufklärung", z. B. über die Beeinträchtigung der Fahrtüchtigkeit durch eine Medikation, hat erheblich an Bedeutung gewonnen. Gründe dafür sind vor allem: *Medizinisch* die Entwicklung sehr wirksamer, aber zugleich keineswegs nebenwirkungsfreier Behandlungsverfahren, die zumal bei psychischen Krankheiten als symptomsuppressive oder rezidivprophylaktische Langzeitbehandlungen und zudem in zunehmendem Umfang bei ambulanten Patienten angewandt werden; der Erfolg solcher Behandlungen hängt wesentlich von der

Compliance der Patienten und diese wiederum davon ab, daß der Patient die Behandlungsziele versteht, akzeptiert und dafür gegebenenfalls auch Nebenwirkungen und Risiken in Kauf nimmt. Dies gilt um so mehr, als der heute üblicherweise „vorinformierte" Patient nicht selten eher schief oder falsch informiert ist und über notwendige Sachinformationen nicht verfügt; oder auch, wenn der nicht aufgeklärte Patient durch Nebenwirkungen überrascht und erschreckt wird. *Juristisch* basiert die Rechtspflicht zur Aufklärung ganz allgemein auf der grundgesetzlichen Verpflichtung, die Würde des Menschen und sein Selbstbestimmungsrecht zu achten, d. h. ihn nicht zum reinen Objekt ärztlichen Handelns werden zu lassen, sondern ihm durch Aufklärung auch den Stand eines selbstverantwortlich handelnden Subjekts zu ermöglichen. Spezieller ist die Aufklärung des Patienten über die vorgesehene Behandlung eine wesentliche Voraussetzung dafür, daß die (→) Einwilligung des Patienten in die Behandlung rechtswirksam ist; andernfalls handelt es sich — auch bei einem ärztlich indizierten Heileingriff — um einen unzulässigen Eingriff in die Integrität eines Menschen, um den rechtlichen Tatbestand der Körperverletzung. Vor diesem Hintergrund hat die Aufklärung des Patienten auch dadurch Gewicht bekommen, daß in Arzthaftungsprozessen oft nicht mehr ein behaupteter Behandlungsfehler, den zu beweisen Pflicht des Patienten ist, sondern die Klage auf unterlassene Aufklärung, für die der Arzt beweispflichtig ist, in den Vordergrund tritt („Beweislastumkehr"). Dies ist auch für den Psychiater bedeutsam, da sich in den letzten Jahren — vor allem in den USA — juristische Auseinandersetzungen keineswegs mehr wie früher ausschließlich auf operative Eingriffe konzentrieren, sondern auch auf medikamentöse und sogar auf psychotherapeutische Eingriffe ausdehnen.

Aufklärung des Patienten ist ein Element der Behandlung und damit des Arzt-Patienten-Verhältnisses. Sie obliegt somit dem behandelnden Arzt. Er sollte die Aufklärung ausdrücklich bejahen, weil er damit Vertrauen bildet, die Selbstverantwortlichkeit des Patienten verdeutlicht und ihn damit auch zur Mitarbeit an der Behandlung motiviert. Sie wird aber nur gelingen, wenn sie das anthropologische Grundverhältnis zwischen Krankem und Arzt realisiert, das weder ein mythologisch begründetes Unterwerfungsverhältnis (KG Berlin, 1981) noch ein rein juristisch definierbares Vertragsverhältnis ist. Wenn Arzt und Kranker rechtlich auch gleichrangig sind, so ist ihr Verhältnis zueinander in der Lebenswirklichkeit doch asymmetrisch insofern, als der Kranke Hilfe sucht oder benötigt, und der Arzt helfen will und kann. Der Arzt muß dabei die individuelle Situation des Patienten berücksichtigen, sein Auffassungs- und Einsichtsvermögen ebenso wie seine Belastbarkeit, und er muß sich überzeugen, daß die Aufklärung verstanden wurde. Aufklärung ist in der Regel, zumal in der Psychiatrie, kein einmaliger Akt, sondern muß in den therapeutischen Prozeß eingebettet sein und kann oft nur inhaltlich und zeitlich abgestuft vermittelt werden. So wurde beispielsweise vorgeschlagen, den Patienten über das Risiko einer Späthyperkinese spätestens zum Zeitpunkt ihrer beginnenden Manifestation dann zu informieren, wenn die Weiterführung der neuroleptischen Behandlung erforderlich ist, oder aber in jedem Fall 3 Monate oder — nach einem anderen Vorschlag — 1 Jahr nach Beginn der neuroleptischen Behandlung. Je risikoreicher oder je weniger dringlich eine Maßnahme ist, um so umfangreicher soll aufgeklärt werden. Die angemessenste Form der Aufklärung ist das Gespräch. Die vor allem in operativen Fächern verbreitete Basisinformation mittels standardisierter Schrifttexte, die dem Patienten genauere Fragen ermöglichen sollen („Stufen-A."), ist in der Psychiatrie unüblich. Zudem ist ihr Beweiswert eher zweideutig. Jedoch ist eine klare Dokumentation in der Krankengeschichte über Zeitpunkt und Inhalt einer Aufklärung und gegebenenfalls der Präsenz von Zeugen dringend zu empfehlen, bei schwierigeren Gesprächsthemen auch die schriftliche Gegenzeichnung des Patienten. Werden weitere Ärzte, z. B. Anästhesisten oder Radiologen, hinzugezogen, dann muß die Verantwortung für die Aufklärung zu speziellen Fragen auf Teilgebieten eindeutig festgelegt werden, da sonst der Vorwurf des „Organisationsverschuldens" treffen kann.

Aufklärung kann gerade bei psychisch Kranken nur eingeschränkt möglich oder gar undurchführbar sein, wenn ihre Verständnisfähigkeit gestört ist oder wenn sie vermindert belastbar sind. Praktisch am wichtigsten ist, daß der Patient versteht, was der Arzt ihm an Maßnahmen vorschlägt. Die hier erforderliche Verständnisfähigkeit braucht also nur eine umgrenzte zu sein. Ist sie gestört, z. B. infolge von Denkstörungen oder wahnhaft begründetem Fehlen der Krankheitseinsicht, dann entfällt eine Voraussetzung für die rechtswirksame Einwilligung des Patienten. Eine trotzdem erforderliche ärztliche Maßnahme, z. B. eine Behandlung, ist dann nur mit Einwilligung eines gesetzlichen Vertreters des Patienten möglich (→ Einwilligung). Eine Einschränkung der Aufklärung wegen verminderter Belastbarkeit des Patienten wird juristisch nur als seltene und eng begrenzte Ausnahme insofern zugelassen, als „auf eine Diagnose-Aufklärung nur dort verzichtet werden kann, wo die Offenbarung der wahren Natur der Erkrankung zu einer ernsten und nicht behebbaren Gesundheitsschädigung des Patienten führen würde" (BGH, 1958). Bei dieser in mißverständlicher Weise auch als „therapeutisches Privileg" bezeichneten Ausnahme handelt es sich nicht um ein — wie manche Juristen meinen — „zur Entlastung der Ärzteschaft erfundenes Sonderrecht des Arztes" (GIESEN), sondern um ein nach ärztlichem Verständnis durch den Behandlungsvertrag begründetes Recht des Patienten, vor antitherapeutischen und schädlichen Einflüssen geschützt zu werden, also vor Einflüssen, die das Erreichen der Behandlungsziele gefährden, nämlich das Leben des Kranken zu retten, seine Gesundheit wiederherzustellen, sein Leiden zu erleichtern.

Schwierigkeiten ergeben sich in praxi zum einen daraus, daß die wahre Natur der Erkrankung für den Kranken nicht nur aus der Diagnose, sondern auch aus der für ihn und seine Entscheidung über die vorgeschlagene Therapie in der Regel viel bedeutsameren Prognose oder aus den Risiken der vorgeschlagenen Therapie erkennbar werden kann, d. h. daß die Einschränkung der Aufklärung keineswegs nur auf die Diagnose begrenzt werden kann. Zum anderen und vor allem aber ist auch die Wahrscheinlichkeit sowie die Behebbarkeit einer aufklärungsbedingten Gesundheitsschädigung schwer vorauszusagen und überdies ist ihr Ernst bzw. ihre Schwere nicht immer leicht zu definieren. So wird kaum ein Psychiater seinen Patienten darüber aufklären, daß Suizidalität als ein schwerwiegendes, aber seltenes Risiko einer aktivierenden Pharmakotherapie oder infolge eines bestimmten Rehabilitationsdruckes oder auch im Verlauf einer aufdeckenden Psychotherapie auftreten kann; denn er kann nicht ausschließen, daß der Kranke dies als Hinweis auf Hoffnungslosigkeit seiner Erkrankung mißverstehen könnte oder aber, daß solche Aufklärung im Sinne einer sich-selbst-erfüllenden Prophezeiung wirken könnte. Aber auch der ausdrückliche Verzicht des Patienten auf Aufklärung ist im psychiatrischen Alltag nicht immer so eindeutig. Verzichtet ein Kranker, der hilfesuchend und hoffnungsvoll zum Arzt kommt, wirklich verständig und aus eigenem Willen auf Aufklärung? Ist er frei in seiner Entscheidung, wenn er die Krankheit tabuisiert, wenn er aus Angst vor schlechten Nachrichten nichts hören will, wenn er befürchtet, durch Fragen das Vertrauen des Arztes zu irritieren oder gar zu verlieren? Und wieviel Verzicht auf Aufklärung enthält die Äußerung eines Kranken, der nach Wahrheit fragt, aber Hoffnung sucht? Ist schließlich das vertrauensvolle Verhältnis zum Arzt, aus dem heraus der Patient auf Aufklärung verzichtet hat, oder die geschilderte Situation, die der Arzt als Verzicht glaubte interpretieren zu sollen, später – nach womöglich erfolgloser Behandlung und in foro – noch nachvollziehbar und zu belegen?

Wegen solcher Schwierigkeiten wird heute das „therapeutische Privileg" nicht mehr nur dann als vertretbar angesehen, wenn die strengen Kriterien des zitierten BGH-Urteils gegeben sind, sondern auch, wenn der Patient mehr Schaden als Nutzen von der Aufklärung hätte (SCHÜNEMANN) und wenn die Aufklärung den Patienten so erregen würde, daß eine vernünftige Entscheidung dadurch ausgeschlossen würde (MEISEL et al.). Grundsätzlich muß der Arzt also nicht nur Vorteile und Risiken seiner diagnostischen und therapeutischen Maßnahmen gegenüber dem Kranken abwägen, sondern auch die Vorteile bzw. juristischen Erfordernisse sowie die Risiken der Aufklärung selbst bedenken.

In einem Prozeß, den ein Patient unter Berufung auf das Recht auf Aufklärung um das Recht auf Einsicht in seine Krankengeschichte führte, hat das KG Berlin 1981 ausgeführt, daß „ebenso wie der Patient die Behandlung trotz Hinweises auf die Folgen einer Nichtbehandlung ablehnen darf, also die Freiheit hat, sich insoweit selbst zu schädigen, muß ihm auch die Freiheit und das Recht zustehen, sich durch Kenntnisnahme von der Wahrheit zu schädigen, wenn er das will". Dieser Vergleich ist jedoch unzutreffend, denn: „Bei der Verweigerung der Behandlung entscheidet der Patient frei aufgrund seines Selbstbestimmungsrechts in klarer Erkenntnis des zu erwartenden Schadens, bei der Aufklärung hingegen muß von dem Arzt im Regelfall auf Verlangen des Kranken volle Information gegeben werden, selbst wenn er fürchtet, der Patient werde die Wahrheit nicht verkraften" (WACHSMUTH, 1982, S. 687). Dabei geht es also nicht nur um das reine Selbstbestimmungsrecht des Kranken, sondern um eine ärztliche Handlung, die mit dem Gewissen des Arztes nicht vereinbart werden kann. (Der BGH 1982 ist übrigens dem KG insofern nicht gefolgt, als er das Recht des Patienten auf Aufklärung deutlich von dem Recht auf Einsicht in die Krankenunterlagen unterschieden hat und letzteres nur in einer differenzierten und – besonders bei psychisch Kranken – eingeschränkten Form anerkannt hat [DGPN]).

Schließlich kann die Aufklärung auch dann insoweit eingeschränkt werden, wenn „die Diagnose und der Verlauf auf einzelne Geschehnisse gestützt werden müssen, deren Mitteilung ausschließlich von bestimmten Personen oder etwa Familienangehörigen herrührt und die Gefahr der Verletzung dieser Informanten durch den aufgebrachten oder verstörten Patienten besteht" (DEUTSCH).

Abschließend sei darauf hingewiesen, daß die Aufklärung von Patienten, die in Forschungsuntersuchungen einbezogen werden sollen, besonders wichtig ist. Der Patient muß in Analogie zu den Vorschriften des Arzneimittelgesetzes (§ 40, Abs. 2) über Wesen, Bedeutung und Tragweite der klinischen Forschungsuntersuchung sowie auch darüber genau aufgeklärt werden, daß er die Teilnahme jederzeit beenden kann (→ Einwilligung). Spezielle Schwierigkeiten ergeben sich dabei aus der Aufklärung über Zufallszuteilung (Randomisierung) und über Placeboanwendung.

Erstere ist Folge eines eher psychologisch als rational begründbaren ärztlichen Rollenkonflikts: Üblicherweise vermittelt der Arzt dem Patienten die Sicherheit, daß er diesem die bestmögliche Therapie vorschlägt, wohingegen er den Vorschlag einer randomisierten Zuteilung des Patienten im Rahmen eines Heilversuches gerade damit begründen muß, daß die Standardtherapie verbesserungsbedürftig sei. Wenn dies im Kern auch der juristischen Forderung nach Aufklärung über Risiken und Alternativen vor jeder Therapie entspricht, so kann mit solcher Aufklärung doch die Placebokomponente in der Wirksamkeit der Standardtherapie zerstört und damit deren Gesamtwirksamkeit vermindert werden. Es wurden deshalb für Vergleiche von Standardtherapien mit Versuchstherapien – allerdings aus ethischen wie methodologischen Gründen nicht unwidersprochen – Versuchspläne vorgeschlagen, nach denen die Patienten erst nach Randomisierung und nur dann aufgeklärt werden, wenn sie zur Gruppe mit der Versuchstherapie gehören (ZELEN).

Auch die Aufklärung des Patienten über Details einer Versuchsanordnung in Blind- oder Placebotechnik kann sowohl sein subjektives Leiden vermehren wie auch dem Zweck der Untersuchung entgegenlaufen. So wurde die Ansicht vertreten, daß solche Aufklärung im Gegensatz zur für die Forschung notwendigen Neutralität steht und unkontrollierbare Placebo- oder Noceboeffekte induziert. Andere Autoren haben dagegen argumentiert, daß es das Vertrauensverhältnis zwischen Patient und Arzt zerstört, wenn der Patient über die Anwendung von Blind- oder Placebotechniken nicht aufgeklärt und somit getäuscht wird. Heute wird der Patient vor kontrollierten klinischen Versuchen mit Placebo in der Regel darüber aufgeklärt, wie groß sein Risiko bzw. seine Chance ist, ein Placebo zu erhalten.

Ausreichende und wissenschaftlich begründete empirische Kenntnisse über die Folgen von Aufklärung, z. B. für die Behandlungszuverlässigkeit oder das Behandlungsergebnis oder die Repräsentativität von Patientenstichproben, fehlen weitgehend. Hier besteht ein Forschungsbedarf.

Literatur
BAUR, U.: Die ärztliche Aufklärung und die Einwilligung des Patienten. Arzt und Krankenhaus 6, 309–316 (1981).
DEUTSCH, E.: Arztrecht und Arzneimittelrecht. Berlin-Heidelberg-New York: Springer (1983), S. 352.
EDITORIAL: How informed? Lancet I, 1445–1447 (1984).
Deutsche Gesellschaft für Psychiatrie und Nervenheilkunde (DGPN): Stellungnahme zur Einsicht des Patienten in Krankenunterlagen. Spektrum Psychiatrie Nervenheilk. 12, 56–60 (1983).
GIESEN, D.: Arzthaftungsrecht im Umbruch (I). Der ärztliche Behandlungsfehler in der Rechtsprechung seit 1974. Juristenzeitung 37, 345–356 (1982).
GÖPPINGER, H.: Die Aufklärung und Einwilligung bei der ärztlichen, besonders der psychiatrischen Behandlung. Fortschr. Neurol. Psychiatr. 24, 53–107 (1956).
HAMILTON, M.: On informed consent. Brit. J. Psychiatr. 143, 416–418 (1983).
HELMCHEN, H.: Aufklärung und Einwilligung bei psychisch Kranken. In: BERGENER, M. (Hrsg.): Psychiatrie und Rechtsstaat. Neuwied und Darmstadt: Luchterhand, S. 79–96 (1981).
HELMCHEN, H.: Einige aktuelle Rechtsentwicklungen und psychiatrische Praxis. Nervenarzt 55, 565–573 (1984).
HELMCHEN, H.: Ethische Probleme der medizinischen Forschung, erläutert am Beispiel der psychiatrischen Therapie-Forschung. In: HESS, B. (Hrsg.): Verantwortung und Ethik in der Wissenschaft. Symposium der Max-Planck-Gesellschaft Mai 1984. Berichte und Mitteilungen der MPG 3, 42–63 (1984).
LAUFS, A.: Grundlagen und Reichweite der ärztlichen Aufklärungspflicht. In: JUNG, E., SCHREIBER, H. L. (Hrsg.): Arzt und Patient zwischen Therapie und Recht. Stuttgart: Enke, S. 71–89 (1981).
MEISEL, A., ROTH, L. H., LIDZ, C. W.: Toward a Model of the legal doctrine of informed consent. In: EDWARDS, R. B. (Ed.): Psychiatry and Ethics. Buffalo, N.Y.: Prometheus, p. 192–200 (1982).
MÖLLHOFF, G.: Die Aufklärungspflicht des Arztes. In: BERGENER, M. (Hrsg.): Psychiatrie und Rechtsstaat. Neuwied und Darmstadt: Luchterhand, S. 57–78 (1981).
SCHREIBER, H. L., WACHSMUTH, W.: Das Dilemma der ärztlichen Aufklärung. NJW 1985–1987 (1981).
SCHÜNEMANN, H.: Einwilligung und Aufklärung von psychisch Kranken. VersR 306–310 (1981).
WACHSMUTH, W.: Ein falsches Bild vom Patienten und seiner Belastbarkeit. NJW 686–687 (1982).
ZELEN, M.: A new design for randomized clinical trials. N. Engl. J. Med. 300, 1242–1245 (1979).

H. HELMCHEN

Aura → Epilepsie

Auslöser → Ethologie

Ausnahmezustände → Hysterie

Ausstoßung

Wie bei der → Bindung läßt sich bei der Ausstoßung von einem Beziehungsmodus sprechen, der in allen Arten von Beziehungen als (zumeist verdeckt) organisierendes Muster zur Wirkung kommen kann. Der Modus der Ausstoßung kontrastiert mit dem der Bindung und steht zugleich in einer dialektischen Beziehung dazu. Wie beim Bindungsmodus verdeutlichen sich die Formen und Auswirkungen der Ausstoßung vor allem im Ablösungsprozeß des Jugendalters. Entsprechend dem Bindungsmodus kommt auch dieser Modus (mehr oder weniger) auf verschiedenen Ebenen zur Wirkung, die durch psychoanalytische Vorstellungen nahegebracht werden: einer Es-Ebene, einer Ich-Ebene und einer Über-Ich-Ebene.

Werden Ausstoßungsprozesse überwiegend auf der → Es-Ebene wirksam, bleiben vitale emotionale Bedürfnisse unbefriedigt. Es zeigt sich eine kalte versagende Atmosphäre. Insbesondere bleiben altersangemessene Abhängigkeitsbedürfnisse unbefriedigt, die Kinder werden gezwungen, eine vorzeitige, frühreife Pseudoselbständigkeit zu entwickeln. Belohnung und Anerkennung werden nicht gegeben, dem Ausgestoßenen bleiben wesentliche Erlebnisse von Geborgensein, Möglichkeiten der Anlehnung und regressiver Entspannung verwehrt.

Auf der → Ich-Ebene läßt sich Ausstoßung bzw. Bindungslosigkeit als ein fehlendes Interesse und fehlender Zugang zur gedanklichen und emotionalen Welt der anderen definieren. Man hält sich mit seinen Gedanken, Wahrnehmungen und Gefühlen zurück, der Beobachter bekommt einen Eindruck von emotionaler Eingeengtheit, von parallelem

Existieren ohne Gefühlsaustausch und empathische Anteilnahme.
Ausstoßung auf der → Über-Ich-Ebene bekundet sich schließlich in einem Mangel an tragender, verpflichtender und sinnvermittelnder Loyalität. Das Leben erscheint unter diesen Umständen leicht sinn- und ziellos. Unter den derart ausgestoßenen bzw. vernachlässigten und bindungslosen Individuen finden wir sowohl narzißtische und Borderline-Persönlichkeiten, wie sie von KOHUT und KERNBERG beschrieben wurden, als auch sogenannte asoziale bzw. psychopathische Charaktere sowie verschiedenste verwahrlost dahinlebende Menschen, zu denen etwa eine große Zahl ausreißender Jugendlicher und obdachloser Stadtstreicher zu rechnen wären. STIERLIN sowie WIRSCHING u. STIERLIN fanden darüber hinaus unter schwer psychosomatisch erkrankten Persönlichkeiten eine größere Zahl von ausgestoßenen Individuen. Ausstoßung im beschriebenen Sinne kommt häufig dann vor, wenn Familien auseinanderbrechen und sich neu formieren, und Kinder aus früheren Partnerschaften in einer neuen Familienkonstellation keinen Platz mehr finden, d. h. zum lästigen Überschuß werden.
Betrachten wir näher die Dialektik zwischen Ausstoßung und Bindung, so zeigt sich: Ein ausgestoßenes Kind wird jeweils Bindung, ein gebundenes Kind Ausstoßung (bzw. Ausbruch) suchen und zugleich fürchten. Die nähere Bekanntschaft mit einer Familie läßt beispielsweise oft erkennen, daß ein besonders gebundenes Kind nicht wirklich gewollt war. Dennoch hat es eine Funktion zu erfüllen. Es mußte den Eltern „eine Flucht nach vorne", heraus aus der übergroßen Bindung an ihre Herkunftsfamilie und hinein in eine sehr ambivalent besetzte, ja gefürchtete Ehe ermöglichen. Typischerweise wird ein solches Kind in der Folgezeit oft zum Objekt intensiver elterlicher Ausstoßungs- ja Todeswünsche. Solche Wünsche lösen dann massive elterliche Schuldgefühle aus. Diese wiederum setzen sich im Sinne einer → Reaktionsbildung in bindende Überfürsorglichkeit um. Je mehr das Kind zu Sorgen Anlaß gibt, um so mehr steigern sich elterliche Ausstoßungswünsche, Schuldgefühle und Überfürsorglichkeit in einem sich vorantreibenden negativen Zirkel. Unter diesen Umständen scheint das Kind aber auch immer bereiter, ein Symptom, eine Schwierigkeit, eine Krankheit anzuliefern, die solche Überfürsorglichkeit rechtfertigt. Es hängt dann von unterschiedlichen Wechselfällen der individuellen und Familienentwicklung ab, wo und wann jeweils Ausstoßungs- oder Bindungsphänomene in den Vordergrund treten.
Bei näherer Betrachtung zeigt sich, daß ausgestoßene und übermäßig gebundene Kinder oft ähnliche Störungen und Entwicklungsdefizite aufweisen. Letztlich muß sich auch eine überstarke überfürsorgliche Bindung beim Kinde ähnlich negativ auf die Entwicklung eigener Kompetenz und Ich-Fähigkeiten auswirken, wie sich mangelnde Zuwendung und Stimulation auf solche Entwicklung negativ auswirken müssen. Es zeigt sich aber auch ein wichtiger Unterschied: Das gebundene Kind hat eine große Wichtigkeit für das Familiensystem, das ausgestoßene nicht. Dieses Gefühl von Wichtigkeit kann dem gebundenen Kind einerseits zur Quelle seines Selbstwertes und Lebenssinnes werden, es kann aber auch in einen negativen Zirkel bedingen, daß sich seine fällige Ablösung immer weiter verzögert: Es kann ja außen nie die Bestätigung und Wichtigkeit finden, die es in seiner Familie hatte bzw. hat. Ein ausgestoßenes Kind hat demgegenüber oft größere Chancen, sich frei von Ausbruchsschuld zu verwirklichen, ein Gefühl von Wichtigkeit auf Grund dessen zu entwickeln, was es leistet bzw. sich erkämpft.
Insgesamt erscheint dort, wo der Bindungsmodus vorherrscht, eine familien- bzw. systemorientierte Therapie leichter und eher angezeigt, als wo eine Ausstoßungsdynamik im Vordergrund steht. So erscheint es als kein Zufall, daß viele – als narzißtische oder Borderline-Persönlichkeiten etikettierte – ausgestoßene Patienten den Weg nicht zu einem Familien-, sondern zu einem Einzeltherapeuten finden, der in der therapeutischen Beziehung eine tragfähige, sinngebende und dem Patienten bestätigende Bindung entstehen läßt, wie sie der Patient in seiner Ursprungsfamilie vermißte.

Literatur
AICHHORN, A.: Verwahrloste Jugend. Die Psychoanalyse in der Fürsorgeerziehung (1925). Bern: Huber 1977. (Erstausgabe 1925).
BLUMBERG, M. L.: Child Abuse and Neglect. In: ARIETI, S., BRODIE, K. H. (eds.): American handbook of psychiatry. Vol. VII. Advances and new directions, 2nd rev. edn. New York: Basic Books. 172, 1981.
KERNBERG, O.: Objektbeziehungen und Praxis der Psychoanalyse (1976). Stuttgart: Klett-Cotta 1981.
KOHUT, H.: Narzißmus (1971). Frankfurt: Suhrkamp 1973.
MINUCHIN, S., MONTALVO, B., ROSMAN, B., SCHUMER, F.: Families of the slums. New York: Basic Books 1967.
STIERLIN, H.: Wie sehen Eltern ihre sich von ihnen lösenden Kinder? Vorstellungen als formende Kräfte (1971). In: Von der Psychoanalyse zur Familientherapie. Stuttgart: Klett, S. 134, 1975.
STIERLIN, H.: Psychoanalytische Ansätze zum Schizophrenieverständnis im Lichte eines Familienmodells (1974). In: Von der Psychoanalyse zur Familientherapie. Stuttgart: Klett, S. 164, 1975.
STIERLIN, H., LEVI, D., SAVARD, R.: Zentrifugale und zentripetale Ablösung in der Adoleszenz: zwei Modi und einige ihrer Implikationen (1973). In: DÖBERT, R., HABERMAS, J., NUNNER-WINKLER, G. (Hrsg.): Entwicklung des Ichs. Meisenheim: Anton Hain 1980.
WIRSCHING, M., STIERLIN, H.: Krankheit und Familie. Stuttgart: Klett-Cotta 1982.

H. STIERLIN

Autismus
[gr.: αὐτός = selbst, selber]
Der Begriff „Autismus" wurde 1911 von E. BLEULER in die Psychiatrie eingeführt. Er bezeichnet nach ihm die „Loslösung von der Wirklichkeit zusammen mit dem relativen oder absoluten Überwiegen des Binnenlebens". Ursprünglich im Hin-

blick auf das Verhalten sehr kranker Patienten konzipiert („Die schwersten Schizophrenen, die gar keinen Verkehr mehr pflegen, leben in einer Welt für sich; sie haben sich mit ihren Wünschen, die sie als erfüllt betrachten, oder mit dem Leiden ihrer Verfolgung in sich selbst verpuppt und beschränken den Verkehr mit der Außenwelt so weit als möglich" S. 52), verwendete E. BLEULER den Begriff bereits 1911, mehr noch in seiner Schrift über das „Autistisch-undisziplinierte Denken in der Medizin und seine Überwindung" (1919) in einem sehr viel weiteren Sinn, gleichbedeutend mit „dereierend" (dabei auf lat. „reor, ratio, res" verweisend). Im Blick ist nicht nur das Denken, sondern jegliches, auch präkognitives Sich-Einlassen auf Wirklichkeit, speziell auf mitmenschliche Wirklichkeit. Insoweit der Ausdruck für alle Übergänge von einem realitätsbezogenen Verhalten zu einem solchen, das die Realität kaum noch berücksichtigt, verwendet wird, ist er alles andere als trennscharf. Dennoch bewährt er sich nach wie vor als einer der wichtigsten Schlüsselbegriffe der Psychopathologie. Seine Stärke liegt in der Art und Weise, wie er klinisch Gesehenes mit dem Blick für das anthropologisch Wesentliche vereinigt.

Heute sind vier Bedeutungsebenen des Begriffs zu unterscheiden:

1. Als *noso*logischer Terminus spielt er in der Kinder- und Jugendpsychiatrie (frühkindlicher Autismus [KANNER] und autistische Psychopathie [ASPERGER]) eine wichtige Rolle. Trotz tiefgreifender Unterschiede zwischen diesen Störungen und der Schizophrenie imponiert erscheinungsbildlich nach wie vor so viel Gemeinsames, daß für sie der Begriff „Beziehungskrankheiten" geprägt werden konnte, wenngleich es sich möglicherweise nur um phänomenal ähnliche Endstrecken pathogenetisch unterschiedlicher Prozesse handelt. Waren in den vergangenen Jahrzehnten alle Anstrengungen darauf gerichtet, das Spezifische der autistischen Störungen im Kindesalter herauszuarbeiten, mehren sich in letzter Zeit Untersuchungen, die – ohne Vernachlässigung der gesicherten Unterschiede – die wechselseitigen Beziehungen wieder stärker ins Licht rücken (EGGERS, 1984; LEMPP, 1984; MERZ-AMMAN u. CORBOZ, 1985; PETTY et al., 1984; WINDELEN, 1984; u. a.); wird doch ein nicht ganz geringer Prozentsatz kindlicher Autisten später schizophren (Lit. bei PETTY et al.). Die Zahlenangaben hängen stark von den angewendeten Kriterien ab (vgl. im übrigen → Kinder- u. Jugendpsychiatrie).

2. Als psycho*path*ologischer Terminus dient der Begriff nach wie vor für die Charakterisierung schizoider, schizotypischer (DSM III) und schizophrener Wesenszüge. E. BLEULER sah im Autismus ein Grundsymptom der Schizophrenie, jedoch ein „sekundäres", weil seines Erachtens aus Spaltung und Assoziationsstörungen ableitbar. TATOSSIAN (1984) – „l'autisme comme symptôme et comme phénomène" unterscheidend – betrachtet den Autismus als „fil conducteur de la phénoménologie de la schizophrénie".

3. Als psychologischer Terminus meint „autistisch" eine im Verhalten und Denken sich abzeichnende Form von Egozentrismus, ein Versponnensein in eine Eigenwelt mit Tendenzen zu magischen und animistischen Vorstellungen. In einem noch weiteren Sinn kann man darunter jede Form einer Lockerung des Realitätskontaktes verstehen. E. BLEULER ging soweit zu sagen, der Autismus sei lediglich die „Übertreibung eines physiologischen Phänomens". Unter Einbeziehung entwicklungspsychologischer Gesichtspunkte lassen sich verschiedene Grade von Subjektzentrismus bzw. mangelnder „Dezentrierung" (PIAGET) oder „Übersteigsfähigkeit" (CONRAD) unterscheiden bis hin zu einem völligen Verschlossensein in sich selbst. Dies leitet über zu einer vierten Wortbedeutung:

4. In der Psychoanalyse und Psychosomatik wird die früheste (in die intrauterine Zeit zurückverweisende) Phase der Libidoentwicklung, die „primär narzißtische", auch als „autistische" bezeichnet. T. v. UEXKÜLL (1979) versuchte, die Interaktionsstruktur dieser – recht hypothetischen – Phase mit Hilfe eines Funktionskreismodells zu beschreiben; ein Ansatz, der sich möglicherweise in Richtung differenzierter, skalierbarer Modelle für die verschiedenen Stufen der Konstitution von Realität – i. S. von „mehr oder weniger" autistisch – weiter ausbauen ließe.

„Autismus" ist demnach ein typischer Schlüsselbegriff. Das besagt: er ist auf ganz verschiedenen Ebenen und in ganz verschiedenen Zusammenhängen fruchtbar, dabei weniger abgrenzend als aufschließend und erhellend. Auf den ersten Blick unmittelbar einleuchtend und scheinbar eindeutig, verstrickt er in Widersprüche sobald man präzisieren möchte, wie eng oder weit er zu verstehen ist. Es fehlen nicht nur klare Abgrenzungen, sondern die Sache selbst stellt sich (in sich selbst) als disparat dar, und zwar in mehrfacher Hinsicht:

1. Im Hinblick auf die Art der Abkehr von der Umwelt bzw. der Unzugänglichkeit für sie;
2. im Hinblick auf die Art der Subjektbezogenheit, die das Wort „Autismus" zum Ausdruck bringt.

Bereits AVENARIUS (1973) unterstrich den „Januscharakter" des Begriffs, insofern er einerseits auf eine Abwehr der äußeren Realität und somit auf diese verweise; andererseits auf den besonderen Stellenwert, den das „Binnenleben" hier bekomme. Seine Spezifität gewinnt der Autismusbegriff erst durch die Art, wie er beides miteinander verbindet.

Aufgrund der relativ unscharfen Begriffsbestimmung konnten unterschiedliche Auslegungen mit entsprechenden Zuordnungs- und Abgrenzungsproblemen nicht ausbleiben. Dies führte zu einer divergenten Entwicklung: einerseits zu einer beträchtlichen Ausweitung des Begriffs, andererseits zu einer schizophreniebezogenen Zuspitzung. Für letztere tritt M. BLEULER (1972) ein, wenn er den Autismus als „das Elementarste an der schizophrenen Erkrankung" überhaupt bezeichnet; ähnliche Formulierungen finden sich bei BENEDETTI (1983) – der Autismus sei „die schizophrene Abwehr per definitionem" – und einer Reihe anderer bedeutender Schizophrenieforscher. In den USA spricht man von den vier großen „A" der Schizophreniekonzeption E. BLEULERS: Assoziationsstörung, Affektstörung, Autismus und Ambivalenz (LEHMANN, 1984).

Demgegenüber gibt es die Ansicht, der Autismus sei alles andere als schizophreniespezifisch. So stellte zum Beispiel KRANZ die These auf, Cyklothyme seien „eigentlich autistischer" als Schizophrene; eine Auffassung, die in der Gegenwart am entschiedensten von GLATZEL (1981) vertreten wird. Danach läßt sich der Autismus gerade bei Depressiven besonders gut studieren. Begriffe sind Sache der Definition. Sicher kann man in einem sehr weiten Sinn überall da von „Autismus" sprechen, wo Menschen mit ihrer Umwelt „gar keinen Verkehr mehr pflegen" und „in einer Welt für sich" leben (E. BLEULER). Eine gewisse „Loslösung von der Wirklichkeit" zeigen auch depressive Patienten, extrem im Stupor. Nimmt man hinzu, daß die Wahnthemen Depressiver weit weniger umwelt- und geschichtsabhängig sind als diejenigen Schizophrener, wie KRANZ nachwies, und daß auch psychotherapeutisch Depressive in der Regel noch weniger angehbar sind als schizophrene Autisten, ist die Auffassung von KRANZ und GLATZEL verständlich. Aber der Begriff verliert dabei viel von seiner Prägnanz. Daher stieß diese Argumentation von vornherein auf entschiedenen Widerspruch (BOSCH, 1962; SCHNEIDER, 1964; BÜRGER-PRINZ u. SCHORSCH, 1969; AVENARIUS, 1973; u. a.). Dies, weil sich seit BLEULER im klinischen Sprachgebrauch ein sehr viel prägnanterer Sinn mit dem Ausdruck „autistisch" verbunden hatte. Die intuitive (auf einen spezifischen Sachverhalt zugespitzte) und die lediglich definitionsbezogene Verwendung des Begriffs klaffen auseinander. Es zeigt sich, daß aus dem Zusammenhang gerissene Formulierungen wie „Überwiegen des Binnenlebens", „Abschluß gegen die Außenwelt", „Loslösung von der Wirklichkeit" u. ä. für sich allein das Spezifische dessen, was mit dem Begriff „Autismus" gemeint ist, nicht hinreichend eingrenzen.

Das Spezifische liegt nicht im mangelnden Kontakt mit der Außenwelt (dieser fehlt auch beim psychogenen Stupor), auch nicht in der mangelnden Beeinflußbarkeit, sondern im gestörten Verhältnis zur Realität; und zwar zur Realität nicht als einer bereits mehr oder weniger fertig – intersubjektiv – konstituierten, sondern zu ihr als einer allererst noch zu konstituierenden. Dabei geht es nicht allein um das Verhältnis zu dem in der Außenwelt Begegnenden, sondern letztlich auch um ein gestörtes Verhältnis zum eigenen Ich. Was verändert ist, ist nicht sosehr das Erleben der (in ihrer Bedeutsamkeit akzeptierten) Realität – dieses Erleben ist auch beim Entfremdungsgefühl (→ Entfremdungserlebnis) Depressiver abgeblaßt, die Realität scheint entrückt, „entwirklicht" – verändert ist *hier* dagegen der kategoriale Inbegriff von Realität (BLANKENBURG, 1971), in FREUDS Terminologie: das Verhältnis zum Realitäts*prinzip*. Um die Entfremdung so quälend erleben zu können, wie es der Depressive tut, muß ihre Bedeutsamkeit präsent bleiben. Bei Depressiven ist – so wahnhafte Vorstellungen sie sich auch hinsichtlich ihrer vermeintlichen Schuld, Insuffizienz usw. bilden – das Verhältnis zur Realität nicht in der gleichen Weise gestört. Das läßt sich auch an dem „Gefühl der Gefühllosigkeit" verdeutlichen: Das Gefühl *für* das, was ihnen fehlt, ist bei ihnen in vollem Umfang erhalten, vielleicht sogar in einer gegenüber dem Gesunden verschärften Form, wogegen gerade dieses „Gefühl *für*...", z. B. das Erleben eines Mangels an Mitgefühl, dem schizophrenen Autisten – partiell – verloren geht.

Im Unterschied zum depressiven Kontaktverlust ist es also der „Sinn" für Realität und Wirklichkeitsbezug, der dem schizoiden, mehr noch dem schizophrenen Autisten fehlt. Überdies ist seine Abkehr von der Mitwelt, zumindest partiell, eine gezielte, „aktive" Abkehr (wie E. BLEULER 1912 ergänzend erläuterte); er bleibt in der Abkehr auf die Mitwelt bezogen, wenn auch ambivalent und überwiegend negativ. Der Autist stellt sich „*quer*" zu ihr. Die damit verbundene Tendenz zum Aufbau einer Eigenwelt (Einigelung, Verpuppung) zeigt der Depressive nicht. Sie aber kennzeichnet den schizophrenen Autisten. Dies muß nicht sogleich zur Ausbildung eines Wahns führen, sondern kann sich (s. o.) auf das *vor*prädikative Selbst- und Weltverhältnis beschränken.

Für BINSWANGER war diese „Eigenweltlichkeit" einer der Ausgangspunkte, für seine Interpretation schizophrenen In-der-Welt-Seins, wobei er an HERAKLITS Unterscheidung zwischen „idios –" und „koinos kosmos" anknüpfte. Eigenwelt bedeutet „Privatwelt". Das Privative an ihr ist immer wieder betont worden. Die Relation zwischen dem Idion und dem Koinon ist jedoch komplexer, als es auf den ersten Blick den Anschein hat. Zeichnet sich doch auch der Gesunde keineswegs nur durch seine Bezogenheit auf eine uns gemeinsame Welt aus, sondern auch dadurch, daß jeder Mensch für sich selbst – freilich durchlässig – eine eigene individuelle Welt sich aufzubauen vermag. Auch in der Eigenwelt des Autisten – so privativ sie sein mag – spiegelt sich die Einmaligkeit seiner persönlichen Lebensgeschichte. Was das Pathologische am Autismus ausmacht ist nicht sosehr, daß das „Idion" über das „Koinon" dominiert, sondern das dialektische Verhältnis zwischen beidem – das wechselseitige Sich-Fordern dieser Pole – zerbricht (BLANKENBURG, 1972). Das führt dazu, daß da, wo der Gesunde beim Anderen

„common sense" erwartet (d. h. ein Sich-Einlassen auf das Gemeinsame, und sei es auch nur als Basis für eine harte Auseinandersetzung), der Autist seine Eigenweltlichkeit hervorkehrt; daß aber da, wo der Gesunde eine gewisse Eigenständigkeit und Originalität erwartet, Uneigenständigkeit bis hin zur Schablonenhaftigkeit befremdet.

Diese „Verschränkung" ist etwas sehr Charakteristisches: Wo *Mit*sein zu realisieren wäre, baut der Autist seine Barrieren auf. Wo Abgrenzungen, „Barrieren", für die Selbstbehauptung notwendig wären, ist er „hüllenlos" (BINSWANGER), „wehrlos" (BURKHARDT) seiner Umwelt ausgeliefert. Je schizophrener ein Autist ist, desto mehr bezieht sich dies nicht nur auf die äußeren zwischenmenschlichen Beziehungen im sozialen Leben, sondern auch auf seine „Ichgrenzen" (FEDERN): Wo die Wahrung der Ichgrenzen für einen verläßlichen Realitätsbezug unabdingbar notwendig wäre, verwechselt er in Form von Projektionen und Appersonierungen „innen" und „außen", Eigenes und Fremdes (BENEDETTI, SCHARFETTER u. a.). Wo er sensibel und empfänglich für Eindrücke aus seiner Umgebung sein sollte, kann er völlig abgeschottet, unempfindlich und unansprechbar sein.

Gestört ist das Verhältnis zur Realität beim Autisten nicht durchweg. „Hyporesponsiveness" wechselt mit „hyperresponsiveness". Das gilt insbesondere für die mitmenschliche Realität. Aber auch hier ist es nicht nur die fehlende Polarisierung von Ich und Du, wie sie für den kindlichen Autismus vor allem von BOSCH (1962) und MAHLER (1972) herausgearbeitet wurde, — fehlende „Begegnungsfähigkeit" (V. BAEYER) beim Erwachsenen —, sondern mehr noch ein Mangel an (davor liegender) intersubjektiver Konstitution der Welt; und zwar nicht nur der Außenwelt, sondern kaum weniger ein Mangel an intersubjektiver Konstitution des eigenen Ichs. Dies unterscheidet den Autismus von narzißtischen Persönlichkeitsentwicklungen (→ Narzißmus).

Die Abgrenzung des Autismus vom Narzißmus ist schwieriger als die vom depressiven Kontaktverlust. E. BLEULER knüpfte ausdrücklich an den Begriff „Autoerotismus" an, den FREUD (1905) von H. ELLIS übernommen hatte: „Autismus ist ungefähr das gleiche, was FREUD Autoerotismus nennt. Da aber für diesen Autor Libido und Erotismus viel weitere Begriffe sind als für andere Schulen, so kann das Wort hier nicht wohl benutzt werden ..." (1911, S. 52). Die Anknüpfung ist auch sachlich gesehen problematisch (M. BLEULER 1972). Trotz der ständig anwachsenden Literatur zum → Narzißmus kann der Konnex bis heute nicht als genügend geklärt gelten.

FREUD selbst erwähnt E. BLEULERS Begriff des Autismus nur an zwei Stellen seines Werks und zwar ganz im Sinne seiner Konzeption eines „primären Narzißmus". 1911 heißt es: „Ein schönes Beispiel eines von den Reizen der Außenwelt abgeschlossenen psychischen Systems, welches selbst seine Ernährungsbedürfnisse autistisch (nach einem Wort BLEULERS) befriedigen kann, gibt das mit seinem Nahrungsvorrat in die Eischale eingeschlossene Vogelei ..." (VIII/232). Er verwendet das Wort hier ganz in dem oben an vierter Stelle genannten Sinn. Es ist aber fraglich, ob von daher das klinische Bild, das wir bei dem Begriff „Autismus" im Auge haben, hinreichend interpretierbar ist.

Die Veränderung im „Verhältnis zur Wirklichkeit", nicht die „Selbstgenügsamkeit", ist der Kern des Autismusbegriffs BLEULERS. Für die Frage, wie Autismus und Autoerotismus bzw. „primärer Narzißmus" zusammenhängen, ist daher entscheidend, in welchem Verhältnis die Konstitution einer vom Subjekt relativ unabhängigen Realität (im Bewußtsein eben dieses Subjekts) sieht zu dem Weg, der von einer *un*mittelbaren Bedürfnisbefriedigung zu einer mittelbaren Bedürfnisbefriedigung (durch die libidinöse Beziehung zu einem vom Subjekt getrennten „Objekt" [= Partner]) zurückzulegen ist; kurz, wie die Entwicklung der Konstitution von Realität für ein menschliches Bewußtsein (und damit auch eines „Sinns" für Realität) mit der Libidoentwicklung zusammenhängt. Diese Frage hat eine lange Vorgeschichte. Ob sie durch die psychoanalytische Theorie des Narzißmuß und der „Objektbeziehungen" sowie der Gegenüberstellung von Lustprinzip und Realitätsprinzip als geklärt gelten kann, muß hier offenbleiben. Problemloser — weil diese Frage nicht berührend — war dagegen die Anknüpfung an P. JANETS Konzeption einer „perte du sens de la réalité" als schizophrener Grundstörung. Die Frage nach der Störung im Realitätsbezug steht gegenwärtig für viele Autoren (z. B. R. LEMPP) ganz im Vordergrund. Sie verbindet die Autismusforschung in der Kinder- mit der in der Erwachsenenpsychiatrie.

Hinsichtlich der entwicklungspsychologischen Seite des Problems ist auf die empirischen Arbeiten zum Aufbau der Wirklichkeit für das (kindliche) Bewußtsein (genetische Erkenntnistheorie) der Schule von PIAGET zu verweisen. Vor allem von den Forschungen, die sich mit der Entwicklung von „Perspektivenübernahme und sozialem Handeln" befassen, wird man einiges für die Klärung des Autismusproblems erwarten dürfen.

Für E. BLEULER (1911, 304) war der Autismus „eine direkte Folge der schizophrenen Spaltung". Diese These läßt sich gut in Einklang bringen mit psychoanalytischen Auffassungen (KERNBERG, M. KLEIN, M. MAHLER u. a.), wonach projektiv-identifikatorische Spaltungsmechanismen eine wichtige Voraussetzung für den Autismus bilden. Hiernach ist es die „Unreife" des Abwehrsystems, was den schizophrenen Autismus von anderen auch als „autistisch" bezeichneten Verhaltensweisen unterscheidet, bei denen die Verdrängung eine größere Rolle spielt. Bei ihm führen dagegen die zugrunde liegenden Spaltungsprozesse zu einer (zumindest partiellen) Realitätsverleugnung. Infolgedessen können Wahrnehmung und Kognition nicht durchweg adäquat eingesetzt werden. M. BLEULER und mit ihm BENEDETTI wie auch andere führende Schizophrenieforscher plädieren eher für eine Gleichursprünglichkeit von „Spaltung" und „Autismus", ohne daß damit die enge Verbundenheit beider in Frage gestellt wäre.

Im Hinblick auf die Bedeutung dieser „Spaltung" für die Genese des Autismus ist es wichtig, im Kontrast dazu auf eine ganz andersartige Ich-Spaltung hinzuweisen, die der schizophrene Autist gerade *nicht* hinreichend zu vollziehen vermag; jene Spaltung, die es dem Gesunden ermöglicht, Realitätssinn und Selbstbehauptung miteinander in Einklang zu bringen. Dazu ist es notwendig, daß jene Ich-Instanz, die (nach Möglichkeit) Seiendes „sein" läßt als das, was es *ist*, (die also dafür sorgt und darüber wacht, daß das Wahrnehmen der Realität möglichst wenig von subjektiven Bedürfnissen tangiert wird) und jenes ganz andere Ich, das für die Befriedigung eben dieser Bedürfnisse Sorge zu tragen hat, sich nicht miteinander vermengen, sich nicht ineinander verschränken, wie das beim Schizophrenen der Fall ist. Kurz, es geht um die Vereinbarkeit von seinlassendem und sich durchsetzendem Ich. Die Gesundheit des geistig-seelisch Gesunden besteht darin, wie sich bei ihm gerade in der Trennung – im Getrenntseinbeider – die Einheit ihres Zusammenspiels bewährt. Diese Aufspaltung ist dem schizophrenen Autisten nicht möglich. Diesen Urkompromiß einzugehen – d. h. sich auf *diese* „doppelte Buchführung" einzulassen, die die Grundlage für einen gesunden Realitätssinn abgibt – fällt ihm schwer; teils vermag er es nicht, teils „mag" er es nicht. Das rechte Verhältnis zwischen ,sein lassen', ,sich einlassen', ,sich auseinandersetzen', ,sich durchsetzen' herzustellen, vermag er nicht. Der Autist überträgt den Omnipotenzanspruch des erkennenden Ichs – für das in der Tat Erkennen (= Konstituieren von Realität) und Sein dasselbe sind – ebenso wie auf der anderen Seite dessen „Hörigkeit" und absolute Uneigenständigkeit gegenüber einer allmächtigen Realität, die allein das Wort hat, auf jenes *andere*, „natürliche" Ich, das sich gegenüber dem Begegnenden gleichermaßen behaupten wie auch zugleich partnerschaftlich Anteil nehmen können sollte. Und umkehrt: Die Bedürfnisse, Ängste und Wünsche des „natürlichen" Ichs mischen sich immer wieder in die Funktionen jenes Ichs, das für die Subjektunabhängigkeit der Realität einstehen sollte.

Diese Einmengung geschieht nicht erst beim Wahn, d. h. auf der Ebene des prädikativen (kognitiven) Selbst- und Weltverhältnisses, sondern bereits auf einer vorprädikativen (präkognitiven) Ebene. Andernfalls wäre der Autismus nichts anderes als die subjektbezogene Kehrseite des Wahns. Daß man aber von Autismus nicht erst sprechen könne, wenn Wahn vorhanden ist, betonte schon E. BLEULER. Manifestiert er sich doch bereits im vorprädikativen Selbst- und Weltverhältnis, wie es im emotionalen und nonverbalen Verhalten (z. B. in der Verschrobenheit) zum Ausdruck kommt.

Ätiologisch ist der Autismus nicht als aus einer Wurzel entspringend, sondern als multifaktoriell bedingt anzusehen. Die neuropsychologische Forschung sucht seit Jahrzehnten (POLJAKOV, BROEN u. STORMS u. a.; Übersichten bei RUCKSTUHL, 1981; BRENNER et al., 1983) nach kognitiven Defiziten (Teilleistungsstörungen oder auch Defiziten integrativerer Funktionen) bzw. nach „Basisstörungen" (HUBER, SÜLLWOLD), auf die der Autismus ebenso wie andere Symptome schizophrener Erkrankungen zurückgeführt werden könnte, so wie ihn schon E. BLEULER aus Spaltungsvorgängen bzw. Assoziationsstörungen abzuleiten versucht hatte. (Hinsichtlich des gegenwärtigen Standes der Forschung vgl. → Schizophrenie.) Besonderheiten, die isoliert den Autismus betreffen würden, haben sich bisher nicht gefunden. Die Frage, ob kognitive oder emotional-interaktionale Störungen die basaleren seien – in der Weise, daß etwa die einen durch die anderen zu erklären wären – ist bis heute nicht endgültig entschieden. Mehr noch als in der Schizophrenieforschung hat in der Erforschung des kindlichen Autismus die Akzentuierung kognitiver Defizite gegenüber der Gewichtung emotionaler und interaktionaler Störungen zur Zeit die Überhand gewonnen (RUTTER, 1983). Ob diesen oder letzteren (→ Familienforschung) eine größere Bedeutung zukommt, wird man vorerst offenlassen müssen. Alternative Konzeptionen haben keine allzu großen Chancen. Wahrscheinlich ist es ein unglücklicher Circulus vitiosus – zwischen primären Defiziten, Störungen im interaktionalen Feld und Störungen in der Verarbeitung von beidem durch den Betroffenen (in von Fall zu Fall unterschiedlicher Gewichtung) –, was dem Autismus sein charakteristisches Gepräge gibt. Eine systemtheoretische Interpretation liegt nahe.

Mit der Suche nach „Basisstörungen" verbindet sich – wie seinerzeit bei KRAEPELIN und E. BLEULER – die Hoffnung, daß sie „substratnahe" (HUBER) sein und den Weg zu den psychobiologischen Wurzeln des Autismus wie der Schizophrenie weisen könnten. In der → Kinder- u. Jugendpsychiatrie dominiert die MCD-Forschung. Vieles spricht dafür, daß Transmitterstörungen im limbischen System eine wichtige Rolle spielen. CANTOR et al. (1980) warfen zum Beispiel die Frage auf: „Is childhood schizophrenia a cholinergic disease?". Die bisherigen Kenntnisse auf dem Gebiet der Soziobiologie (wozu die neurobiologischen Voraussetzungen für Emotionalität wie für Kommunikations- und Interaktionsprozesse gehören) faßte PLOOG (1980) zusammen. Von einer Spezifität bestimmter Läsionen oder Funktionsausfälle kann man im Hinblick auf die Genese autistischer Verhaltensweisen bislang nicht sprechen, wenn es auch Hypothesen gibt, die mehr sind als nur reine

Spekulation. EGGERS vermutet eine neurale Integrations-, Perzeptions- und Codierungsstörung sensorischer Reize als Folge einer Funktionsschwäche des hippocampal-amygdaloiden Neuronensystems.

Für sich allein bilden die neurobiologisch bedingten Defizite, soweit sie nachweisbar sind, aber sicher nur die *eine* Wurzel des Autismus (für den frühkindlichen Autismus spielen sie wahrscheinlich eine größere Rolle als für den schizophrenen Autismus). Die *andere* ist in kommunikativen und interaktionalen Erfahrungen, vor allem der frühen Kindheit, zu suchen. Wo die Grenze zwischen ihnen zu ziehen ist, bleibt offen. – Nicht identisch mit dieser Grenze ist jene andere zwischen einem durch neurobiologische und/oder psychosoziale Defizite bedingten „Nicht-Eingelassen-Sein" in einen adäquaten Weltbezug *und* einem „sekundären", teils unbewußt oder vorbewußt, teils auch durchaus bewußt gesteuerten Sich-nicht-Einlassen (BLANKENBURG, 1983) mit Hilfe von Rückzugs-, Selbstschutz-, Abwehr- wie auch Gegenwehrstrategien gegenüber einer als widrig erfahrenen Welt – STORCH sprach von „Daseinsverweigerung" – also zwischen Defizit und Abwehr.

Vermutlich verläuft diese Grenze bei verschiedenen Patienten sehr verschieden. Die im Hinblick auf schizophrene Autisten geprägte Formel: „Selbst nicht eingelassen, lassen sie sich auf nichts (mehr) ein" (BLANKENBURG, 1971; dazu PROBST-FREY, 1979) ist nicht sosehr als Hinweis auf die beiden verschiedenartigen Komponenten („primärer" und „sekundärer" Autismus) zu verstehen, sondern mehr als Hinweis auf jene Struktur*ganz*heit, die wir mit der Bezeichnung „Autismus" im Auge haben. Dem Innenaspekt dieser Struktur widmete R. GOODMAN (1980/81) eine wichtige Studie.

BENEDETTI betrachtet den Autismus als „Urabwehr gegen eine das gespaltene Ich sonst überschwemmende Welt ...". Wenn auch der Autismus wohl nicht ausschließlich als Abwehr zu verstehen ist, sondern (im Sinne der oben genannten Strukturganzheit) zugleich dasjenige mit einschließt und mit zum Ausdruck bringt, was die Abwehr notwendig macht, so ist doch für den psychotherapeutischen Zugang zum Patienten ein Verständnis des Abwehrcharakters des Autismus das weit wichtigere. Im einzelnen zählt BENEDETTI sechs Deutungen auf, die autistisches Verhalten verständlich machen. In vereinfachter Wiedergabe:
1. Selbstschutz [vor einer andernfalls überwältigenden Flut von Eindrücken bzw. Reizen aus der (insbesondere mitmenschlichen) Umwelt];
2. aggressive Abwehr (eben dieser als überwältigend und bedrohlich erlebten Welt);
3. Ausdruck einer Isolierung (infolge ungenügender „Libidobesetzung der Objekte");
4. Schaffung eines Ausgleichs (für die daraus sich ergebende Leere) in Form einer überwuchernden Produktivität im eigenen Innern („autisme riche" i. S. MINKOWSKIs);
5. Möglichkeit, sich dort in dieser Eigenwelt als Handelnder und Hervorbringender zu erleben, zum Ausgleich für das Unvermögen, im realen Leben dergleichen zu können, und das damit verbundene Gefühl beschämender Hilflosigkeit;
6. Überhandnehmen von „Primärprozessen" gegenüber „Sekundärprozessen" (i. S. der Psychoanalyse).

Solche Deutungen ermöglichen den Einstieg in die *Psychotherapie* autistisch Kranker. Man kann hinzunehmen, was weiter oben über das vikariierende Einspringen einer Ich-Instanz für die andere gesagt wurde. Manches, was auf den ersten Blick als narzißtische Selbstgenügsamkeit anmutet, stellt sich dann als ein aus der Not geborener Restabilisierungsversuch dar. In der konkreten therapeutischen Situation kommen wir – auch wenn wir uns die oben angedeutete Strukturganzheit vor Augen halten – nicht um die Frage herum, inwieweit es sich jeweils bei einem ganz bestimmten autistischen Verhalten um ein Sich-nicht-einlassen-Können oder aber ein Sich-nicht-einlassen-Mögen bzw. -Wollen handelt, z. B. als Abwehr infolge einer tief verankerten Angst vor Nähe, der selbst wiederum eine Angst vor Verschmelzung zugrunde liegen kann, oder Angst vor Enttäuschung auf dem Hintergrund eines verdeckten, extrem überhöhten Kommunikationsanspruches (C. MÜLLER). Sich-einlassen-Können und Sich-einlassen-Wollen sind auch beim Gesunden keineswegs dasselbe, bleiben aber aufeinander bezogen. Im Autismus haben wir die negative Kehrseite dieser wechselseitigen Bezogenheit vor uns. Derartige Einsichten können den therapeutischen Zugang zum autistischen Patienten erleichtern.

Was den psychotherapeutischen Einstieg fördert, den klinischen Wert des Autismuskonzepts für Differentialdiagnostik und Nosologie aber erheblich relativiert, ist, daß E. BLEULER den Autismus lediglich als „Übertreibung eines physiologischen Phänomens" ansah. Es gibt nach ihm ein „normales autistisches Denken" wie auch ein normales autistisches Verhalten, wozu er z. B. das Üben einer Fähigkeit wie der des Kombinierens zählte. Das Abstandnehmen von der Wirklichkeit war in diesem Zusammenhang für ihn offenbar das entscheidende Kriterium. Abstand-nehmen-Können ist aber gerade eine Fähigkeit, durch die sich der Mensch vom Tier unterscheidet. Eine dialektische Betrachtungsweise liegt nahe, wenngleich man den Unterschied zwischen einem relativ frei gewählten und einem pathologisch determinierten Abstand nicht verwischen sollte. Selbst wenn man E. BLEULER in dieser weiten Fassung des Begriffs „Autismus" nicht folgt, muß man doch sehen, inwiefern gerade darin ein besonderer Reiz seiner Konzepte besteht: Daß er von einer sorgfältigen klinischen Beschreibung ausgehend den Sprung zur Frage nach der „condition humaine" wagte.

Der Autismus ist demnach kein Symptom, an dem man die Diagnose einer Schizophrenie festmachen könnte. Er ist kein „Symptom ersten Ranges" im Sinne von K. SCHNEIDER. Aber er ist ein wegweisender Begriff, der die schizophrene Daseinsweise so treffend kennzeichnet wie kaum ein anderer und zugleich den Weg zu einem psychotherapeutischen Verständnis bahnt. Darüber hinaus verweist er — von klinischen Alltagserfahrungen im Umgang mit Schizophrenen ausgehend — auf das anthropologische Problem, wie es überhaupt mit dem Realitätsbezug der Menschen steht, mit seiner Fundierung in der zwischenmenschlichen Begegnung (bzw. Intersubjektivität) und mit seiner Störbarkeit.

Literatur
AVENARIUS, R.: Über Autismus. Nervenarzt 44, 234–240 (1973). — In dieser leicht zugänglichen, zusammenfassenden Arbeit sind 48 Titel von wesentlichen Beiträgen der älteren Literatur zum Autismus aufgeführt. Aus Platzersparnisgründen werden diese Titel — mit Ausnahme der drei grundlegenden Schriften von E. BLEULER — hier nicht noch einmal aufgeführt.
BENEDETTI, G.: Die Schizophrenie als Dialektik von psychotischen Formen und psychologischen Inhalten. Schweiz. Arch. Neurol. Neurochir. Psychiat. 132, 325–336 (1983); im übrigen → Schizophrenie.
BLANKENBURG, W.: Anthropologische Aspekte des Wahns. In: SCHULTE, W., TÖLLE, R. (Hrsg.): Wahn. Stuttgart: Thieme 1972.
BLANKENBURG, W.: Schizophrene Psychosen in der Adoleszenz. Jap. J. Psychopathology 4, 151–170. (1983) Dt. Übers.: Kumamoto Bull. Inst. Med. Kumamoto University 48, 33–54 (1983).
BLANKENBURG, W.: Zum Problem des Autismus. Vortv. Univ. Göttingen 1985
BLEULER, E.: Dementia praecox oder die Gruppe der Schizophrenien. Leipzig Wien: Deuticke 1911.
BLEULER, E.: Das autistische Denken. Jb. Psychoanalyt. Psychopathol. Forschungen, Bd IV. Leipzig Wien: Deuticke 1912, S. 11–39.
BLEULER, E.: Das autistisch-undisziplinierte Denken in der Medizin und seine Überwindung. Berlin: Springer 1919; 1985.
BLEULER, M.: Die schizophrenen Geistesstörungen im Lichte langjähriger Kranken- und Familiengeschichten. Stuttgart: Thieme 1972.
EGGERS, C.: Zur nosologischen Abgrenzung zwischen frühkindlichem Autismus und kindlicher Schizophrenie. In: KEHRER, H. E. (Hrsg.): Kindlicher Autismus. Basel New York: Karger 1978.
EGGERS, C.: Zum gegenwärtigen Stand der Erforschung kindlicher Schizophrenien. Deutsch-französisches Psychiatrie-Symposium. Bonn-Bad Godesberg 25./26. 06. 1982.
EGGERS, C.: Beziehungen zwischen kindlichen Psychosen und denen des Erwachsenenalters. In: LEMPP, R. (Hrsg.): Psychische Entwicklung und Schizophrenie. Bern Stuttgart Toronto: Huber 1984.
GLATZEL, J.: Spezielle Psychopathologie. (Darin: 4.3.2.1. Der Autismus). Stuttgart: Enke 1981.
GOODMAN, R.: The structure of autistic being from the inside out. Review of Existential Psychology and Psychiatry 17, 191–208 (1980/81).
KERNBERG, O. F.: Borderline-Störungen und pathologischer Narzißmus. Frankfurt/M.: Suhrkamp 1983.
KOHUT, H.: Erfahrungen der Kinder- und Jugendpsychiatrie als Beiträge zur Erklärung von Wesen und Ursache der Schizophrenie. In: LEMPP, R. (Hrsg.): Psychische Entwicklung und Schizophrenie. Bern Stuttgart Toronto: Huber 1984.
MERZ-AMMANN, A., CORBOZ, R. J.: Frühkindlicher Autismus und Schizophrenie. Schweiz. Arch. Neurol. Psychiat. 136, 19–27 (1985).
MINKOWSKI, E.: La schizophrénie. Psychopathologie des schizoides et des schizophrènes. Paris: Payot 1928.
MÜLLER, C.: Psychotherapie und Soziotherapie der endogenen Psychosen. In: KISKER, K. P., MEYER, J. E., MÜLLER, C., STRÖMGEN, E. (Hrsg.): Psychiatrie der Gegenwart, 2. Aufl., Bd III/1. Berlin Heidelberg New York: Springer 1972, S. 291–342.
PETTY, L. A., ORNITZ, E. M., MICHELMAN, J. D., ZIMMERMANN, E. G.: Autistic children who become schizophrenic. Arch. Gen. Psychiatry 41, 129–135 (1984).
PROBST-FREY, C.: Autismus und Wahn bei Binswanger, Blankenburg und Boss. Zürich: Juris 1979.
RÖCKER, D.: Eigenwelten kontaktgestörter Jugendlicher. In: LEMPP, R. (Hrsg.): Psychische Entwicklung der Schizophrenie. Bern Stuttgart Toronto: Huber 1984.
RUTTER, M.: Cognitive deficits in the pathogenesis of autism. J. Child. Psychol. Psychiat. 24, 513–531 (1983).
TATOSSIAN, A.: Phénoménologie de la schizophrénie. Schw. Arch. Neurol. Neurochir. Psychiat. 135, 9–15 (1984).
WENDELER, J.: Autistische Jugendliche und Erwachsene. Weinheim Basel: Beltz 1984.

W. BLANKENBURG

Autogenes Training → Training, autogenes

Automatismus, automatische Handlungen
[gr.: αυτοματος = von selbst, spontan]
In der Psycho- und Neuropathologie des deutschen, französischen und englischen Sprachraumes werden die beiden Ausdrücke viel benutzt, aber recht unterschiedlich definiert. Es gibt für das Wort „Automatismus" im internationalen wissenschaftlichen Schrifttum psychologische, neurophysiologische, klinische, hirnanatomische und phänomenologisch-psychopathologische Begriffsbestimmungen.

a) Automatismen sind für C. und O. VOIGT Bewegungen, die ohne ausdrückliches und bewußtes Zutun des Subjektes ablaufen, von keinem sensorischen Reiz abhängen, aber willentlich unterdrückbar und/oder modifizierbar sind. Die primären Automatismen sind entwicklungsgeschichtlich originärer Natur und haben sich ursprünglich unbewußt und unwillkürlich abgespielt (Ausdrucksbewegungen, reaktive Bewegungen des Schutzes und der Abwehr, Mitbewegungen). Die sekundären Automatismen sind ihrer Herkunft nach Willkürbewegungen, die durch Übung mechanisiert und formelhaft verkürzt wurden (Schreibbewegungen, technische Handgriffe).

b) KLEIST definiert Automatismen als durch Prozesse im Hirnstamm bedingte Unruheerscheinungen oder Bewegungsausfälle. Er führt sie auf Störungen einer subcorticalen automatischen Bewegungsbereitschaft, auf eine „rohe Bewegungsanregung" zurück. Eine erste Gruppe von Hirnstammautomatismen sind gröberer Natur und bestehen in Unruheerscheinungen am Rumpf, und Proximalbewegungen (Torsionen, Ballismen), in distalen Bewegungsstörungen und in psychomotorischen Störungen im Gesicht (Chorea, Athetose). Zu den feineren Automatismen zählt KLEIST Hyperkinesen in Form von einfachen Gliedbewegungen, Parakinesen, Pseudospontan-Pseudoexpressivbewegungen, Stereotypien und Beharrungsstrebung, Einstellungs- und Kurzschlußbewegungen, Echoerscheinungen und Bewegungsbereitschaft, Zittern und rhythmische Unruheerscheinungen,

Iterationen, Bewegungsausfälle mit Starre, Flexibilitas cerea, Akinese, Katalepsie und Negativismus.

c) Ausschließlich neurophysiologisch definiert ist ein System von synergistisch und antagonistisch wirkenden Reflexen der Stellung und der Haltung. ZINGERLE hat dieses durch tierexperimentelle Arbeiten von MAGNUS und DE KLEYN bekannte Automatismussyndrom bei neurologischen Erkrankungen des Menschen beschrieben. Er hat dargestellt, wie veränderte Haltungen oder Stellungen des Labyrinths der Gliedmaßen oder des Rumpfes auf reflektorischem Wege automatische Bewegungs- und Haltungskorrekturen oder ergänzende Haltungen hervorrufen. Es handelt sich hier um Leistungen im Rahmen von Gehen, Kriechen, Orientierung, Aufrichten, Umdrehen usw.; alles Bewegungen, die auf den Stell- und Haltungsreflexen der Haubenkerne beruhen und sich darauf aufbauen. Sie kommen bei organischen Erkrankungen des zentralen Nervensystems vor, bei denen der experimentellen Intoxikation und Decerebration entsprechende Zustände beim Menschen entstehen.

d) Ein klar umrissenes neurologisches Syndrom sind die „Automatismen" der Blase und des Mastdarmes, wie sie im klinischen Sprachgebrauch genannt werden. Sie sind spinale Enthemmungserscheinungen und beruhen auf der Verselbständigung nachgeordneter Zentren des Rückenmarkes, wenn sie von übergeordneten zentralnervösen Strukturen abgetrennt werden. Sie gehören klinisch zum Syndrom der Querschnittsläsion des Rückenmarkes bei Tumoren, Traumen, Gefäßprozessen und Entzündungen.

e) Die „Automatismen" bei psychomotorischen Dämmerattacken bzw. der Temporallappen-Epilepsie (PENFIELD) sind klinisch und zugleich neurophysiologisch definiert. Das Syndrom besteht aus einfachen motorischen Abläufen auf der Grundlage angeborener, primitiver Leistungen, wie Kauen, Schlucken, Greifen usw. Sie sind mit vegetativen Symptomen und Störungen des Verhaltens und des Sprechens verbunden und gehen mit Bewußtseinstrübungen einher.

f) Auch manche Enthemmungsphänomene der prämotorischen Rinde werden als „Automatismen" bezeichnet. Sie sind ihrem Wesen nach Erbkoordinationen im Sinne der Verhaltensphysiologie und stehen mit elementaren Leistungen des Greifens, der Nahrungsaufnahme und der Lokomotion in Zusammenhang. Sie sind phylogenetisch und ontogenetisch primär gegeben und werden bei Menschen im Zuge der Kephalisation überbaut. Durch den Ausfall übergeordneter, koordinativer Zentren werden sie reaktiviert und laufen als Enthemmungssymptome in rudimentärer Form ab.

g) Den verschiedenen katatonen Automatismen sind nach LANGE und KRAEPELIN die willenlose Zugänglichkeit der Kranken äußeren Beeinflussungen gegenüber gemeinsam. Zu den einzelnen Phänomenen dieser Reihe zählen die Befehlsautomatie, die Nachahmungsautomatismen, die Echolalie, Echopraxie, Flexibilitas cerea. In solchen Fällen sind die automatischen Handlungen Ausdruck einer katatonen Form der Schizophrenie.

h) Als „Automatismus" werden gelegentlich auch posthypnotische Aufträge bezeichnet, bei denen das Subjekt, durch die hypnotisch induzierte Amnesie, sich seines Tuns nicht bewußt ist.

i) In reinen psychopathologischen, phänomenologischen Begriffen ist der Ausdruck „geistiger Automatismus" nach CLÉRAMBAULT definiert. Die französische Psychopathologie versteht darunter Phänomene des geistigen Lebens, die da kranke Bewußtsein nicht zu sich selbst in Beziehung zu setzen vermag, sondern als automatisch empfindet und etwas außer ihm selbst Liegenden zuschreibt. Beispiele sind das Gedankenlautwerden, Wegnehmen oder Eingeben von Gedanken, innere Dialoge, coenästhetische Halluzinationen usw. Diese Inhalte entsprechen denen, die JASPERS als Ausdruck eines gestörten Ich-Bewußtseins beschrieben hat (Störung der Meinhaftigkeit, des Ich-Ursprungs und der Ich-Aktivität der geistigen Phänomene). Für die französische psychiatrische Terminologie sind geistige Automatismen etwas vom Subjekt als mechanistisch und parasitisch Empfundenes, jedenfalls aber etwas Primäres und nicht auf weiteres Psychisches Zurückführbares. Sie bilden lediglich die ideogene Ausgestaltung geistiger Automatismen, was in dieser Terminologie als Wahn bezeichnet wird.

j) Seltener wird das zwanghafte Denken als „Automatismus" bezeichnet. Man versteht darunter das Zwangsdenken, bei dem im Gegensatz zu den psychotischen, geistigen Automatismen die Ich-Qualitäten erhalten sind. Bei ihnen bleibt das Gefühl der Selbständigkeit der zwanghaften Inhalte bestehen. Auch kommt ein automatisches Denken im Rahmen epileptischer Anfälle, etwa als epileptisches Äquivalent vor (STRAUSS).

Literatur
BIRNBAUM, K.: Handwörterbuch der medizinischen Psychologie. Leipzig: Thieme 1930.
BLEULER, E.: Lehrbuch der Psychiatrie. 9. Aufl. Berlin-Göttingen-Heidelberg: Springer 1955.
CLÉRAMBAULT, G. DE: Psychoses d'automatisme et syndrome d'automatisme. Ann. méd.-psychol. Febr. 1927.
HOMBURGER, A.: Zur Gestaltung der normalen menschlichen Motorik und ihrer Beurteilung. Z. Neurol. Psychiat. 85, 274–314 (1923).
KLEIST, K.: Gehirnpathologie. Leipzig: J. A. Barth 1934.
KRAEPELIN, E., LANGE, J.: Allgemeine Psychiatrie. Leipzig: J. A. Barth 1927.
MAYER-GROSS, W., SLATER, E., ROTH, M.: Clinical psychiatry. London: Balliere, Tindall & Cassel 1969.
MINKOWSKI, E.: Der geistige Automatismus. Nervenarzt 1, 234–239 (1928).
PENFIELD, W.: Epileptic automatism and the centrencephalic integrating system. In: Patterns of organization in the central nervous system. Res. Publ. Ass. nerv. ment. Dis. 30, 513 (1952).

VOGT, C. U. D.: Zur Kenntnis der pathologischen Veränderungen des Striatum und Pallidum. Heidelberger Akad. Wiss. 1919.

ZINGERLE, H.: Klinische Studie über Haltungs- und Stellreflexe, sowie andere automatische Körperbewegungen beim Menschen. Journ. Psychol-Neurol. 31, 329–399 u. 400–418 (1925).

S. WIESER

B

Balint-Gruppe

Geschichtliches

MICHAEL BALINT (1896–1970), Londoner Arzt und Psychoanalytiker, aus Budapest stammend, begann 1949 an der Tavistock-Klinik in London, mit einer Gruppe von praktischen Ärzten und Psychiatern fortlaufende *Diskussionsgruppenseminare über psychologische Probleme in der Allgemeinpraxis* abzuhalten. Hauptziel war „die möglichst gründliche Untersuchung der ständig wechselnden Arzt-Patienten-Beziehung, d. h. das Studium der Pharmakologie der Droge ‚Arzt‘" (BALINT, 1957, dt. Ausg. S. 19). Die Seminare verstanden sich als eine Mischung von Forschung und Ausbildung („training cum research"), *Forschungsfeld* war die tägliche Arbeit nicht nur im Sprechzimmer, auch bei Begegnungen zwischen Arzt und Patient an verschiedenen Orten. *Forschungsziele* waren die Beziehungsanalyse der ärztlichen Berufspraxis, die Erarbeitung einer „Beziehungsdiagnostik", ein besseres Verständnis für die wirklichen Bedürfnisse des Patienten, eine Entschlüsselung seines „Angebotes" an den Arzt, ein tieferes Krankheitsverständnis. *Ausbildungsziel* war, „den Ärzten zu helfen, sensibler zu werden für das, was bewußt oder unbewußt in der Psyche des Patienten vor sich geht, wenn Arzt und Patient beisammen sind" (BALINT, 1957, dt. Ausg. S. 403). Als Frucht gemeinsamer kameradschaftlicher Arbeit mit den Ärzten legte M. BALINT 1957 das Buch „The doctor, his patient and the illness" vor, mit ausführlichen Fallschilderungen, Psychotherapieerfahrungen, Ausbildungskommentaren und katamnestischen Berichten. Das in mehrere Sprachen übersetzte Buch regte in vielen Ländern die Gründung ähnlicher Diskussionsseminare an, die sich seither „Balint-Gruppen" nennen.

Methode

Üblicherweise treffen sich 8–12 Teilnehmer einmal wöchentlich mit einem Psychoanalytiker für eineinhalbstündige Sitzungen über 2–3 Jahre. Die Diskussionen entwickeln sich aus 1–2 Fallschilderungen, die frei aus dem Gedächtnis vorgetragen werden. Nachträge über bereits bekannte Patienten werden in der Regel an den Anfang gestellt. Als „Fall" dienen nicht nur fortlaufende Kasuistiken, sondern auch kurze, den Vortragenden irgendwie beschäftigende Begegnungen. Es gibt jedoch keine „Balint-Fälle" im Sinne allgemeiner Übereinkunft (TRENKEL, 1984). Die Gruppe und der Vortragende versuchen durch Kommentare und ungebundene Einfälle zum Fall die Beziehung Arzt–Patient herauszuarbeiten.

„Diese freien Assoziationen zerlegen den Bericht durch eine Art ‚Prisma-Effekt' in mögliche unbewußte Determinanten. Der Psychoanalytiker als Gruppenleiter studiert diesen Vorgang, zieht seine Konklusionen und gibt Interpretationen. Er deutet die Struktur der Arzt-Patient-Beziehung, wie sie sich aus den Voten inhaltlich aus der Art der Diskussion, aus dem Verhalten der Gruppe formal darstellt" (LOCH, 1969, S. 147).

Dabei durchdringen sich mehrere Beziehungsebenen: „Wie der Patient spontan über sich und seine Krankheit berichtet, so teilt der Arzt seinen Kollegen spontan seine Erlebnisse aus dieser Beziehung mit. Wie der Arzt in einer besonderen Weise des Zuhörens den versteckten Sinn der Darstellungen seines Patienten im Kontext der situativen Momente in der aktuellen Beziehung zu verstehen sucht, so bemühen sich seine Kollegen um das Verständnis der Arzt-Patient-Beziehung im Kontext ihrer Beziehungsreaktionen auf die spontanen Phänomene, die beim Vortrag ihres Kollegen zu Tage treten. Die entscheidenden Passagen des unbewußten Textes, die aus der Übertragung des Patienten auf seinen Arzt stammen, organisieren sich durch die unbewußte Beteiligung des Arztes auf zwei Beziehungsebenen, auf der zum Patienten und auf der zum Kollegen. Dieses aktuelle Querschnittsgeschehen ist eingefangen in die Bedingungen eines langfristigen Gruppenprozesses, der sich als Lernprozeß und als Beziehungsprozeß der Gruppe darstellen läßt und über mehrere Jahre verläuft" (ARGELANDER, 1979, S. 823).

Variationen der Balint-Gruppe

Im Zuge der seit den 60er Jahren vielerorts aufblühenden „Balint-Arbeit" haben sich Abwandlungen der ursprünglichen Tavistock-Seminare eingeführt. Aus- und Fortbildungsziele sind in den Vordergrund getreten (TRENKEL). Bereits M. BALINT hielt Seminare mit Medizinstudenten und klinischen Assistenzärzten ab, um sie von einer „krankheitszentrierten Medizin" weg zu einer mehr „patientenzentrierten Medizin" (BALINT, 1969) zu lenken. Um noch mehr Ärzte mit den Möglichkeiten einer „relationellen Perspektive" (TRENKEL) ihrer Arbeit bekannt zu machen, entstanden in den 70er Jahren konzentriert während mehrerer Tage arbeitende Großveranstaltungen (z. B. die Balint-Woche in Sils-Maria, das Séminaire franco-suisse in Divonne, die Hahnenklee-Tage bei Göttingen, das Balint-Treffen in Ascona u. a.), wo didaktisch arbeitende Kleingruppen von einer umgebenden Großgruppe lernender Kollegen und Studenten beobachtet werden.

Inzwischen haben sich Balint-Gruppen auch für Krankenpflegepersonal, Lehrer, Sozialarbeiter, Eheberater, Juristen und Seelsorger (ARGELANDER, 1973), gebildet, weil die Methode übertragbar ist, und in allen mit Menschen umgehenden Berufen ein offenbar stark wachsendes Bedürfnis nach Beziehungshilfe besteht.

Erträge für eine Psychotherapie in der Allgemeinpraxis
Die Verbindung von Ausbildung mit praxisnaher Beziehungsforschung hatte für Balint und seine frühen Mitarbeiter auch das Ziel, geeignete „psychotherapeutische Techniken" für den Allgemeinarzt zu finden. Aus Erkenntnissen der Londoner Fallseminare entstand 1961 sein zusammen mit ENID BALINT verfaßtes Buch „Psychotherapeutic technics in medicine", dem bis 1970 weitere Beiträge von BALINT folgten.

Im Bestreben, Zeit zu sparen, wurde die „lange Aussprache" — gewöhnlich nur außerhalb der Sprechstunde möglich — zunächst auf die kürzere „Fokaltherapie" eingeengt (Konzentration auf einen Problemfokus), mit wachsender Kennerschaft dann auf 10- bis 15-Minutenkontakte verdichtet, die in der Alltagspraxis realisierbar sind. Beim intensiven „Sich-Einstimmen" auf den Kranken und sein Beziehungsangebot kommt es bei Arzt und Patient gelegentlich zu blitzartigen Einsichten in wesentliche Zusammenhänge, zum sog. *„flash"*, wonach sich beim Patienten oft eine schnelle Beruhigung des sog. „Krankheitsangebotes" und eine Abnahme der Konsultationsfrequenz beobachten ließen.

Abgrenzung der Balint-Gruppe von verwandten Formen der Gruppenarbeit
Die Balint-Gruppe (BG) ist *kein psychoanalytisches Fallseminar (Kontrollseminar)* strenger Observanz. Die Betonung praktischer Anwendbarkeit der beziehungskonzentrierten Arbeitsweise in der BG modifiziert klassische psychoanalytische Prinzipien, z. B. die Abstinenzregel.
Keine Selbsterfahrungsgruppe: Im Mittelpunkt der BG stehen nicht die emotionalen Bedürfnisse der Teilnehmer, sondern die Beziehungsprobleme der Teilnehmer und der Patienten miteinander. Die angestrebte neue Haltung sensiblen Zuhörens hat allerdings eine vertiefte Wahrnehmung der eigenen Person zur Voraussetzung. Beide Prozesse verstärken sich im Laufe der Balint-Gruppenarbeit.
Keine themenzentrierte Interaktion (TZI): Bei gro-

ßen Ähnlichkeiten (Betonung des lebendigen, praxisbezogenen Lernens miteinander) ist die BG stärker beziehungszentriert, stärker der Psychoanalyse verbunden, ihrer Herkunft nach auf das Praxisfeld Medizin bezogen. Sachliche Informationen, z. B. über Diagnose, andere Behandlungsverfahren, Nosologie, werden in der BG ebenso wenig Diskussionsmittelpunkt wie allgemeinverbindliche Betrachtungen.

Literatur
ARGELANDER, H.: Balintgruppen. In: HEIGL-EVERS, A., STRECKL L. (Hrsg.) Lewin und die Folgen. Zürich, Kindler (Kindlers Psychologie des 20. Jahrhunderts, Bd VIII, S. 823) Reinbek bei Hamburg: Rowohlt 1979.
ARGELANDER, H.: Konkrete Seelsorge. Stuttgart: Kreuz 1973.
BALINT, M.: The doctor, his patient, and the illness. London, Pitman, 1957. Deutsch: Der Arzt, sein Patient und die Krankheit. Stuttgart: Klett 1957.
BALINT, M.: Die Struktur der „Training-Cum-Research-Gruppen" und deren Auswirkungen auf die Medizin. Jahrbuch der Psychoanalyse 5, 125–146 (1968).
BALINT, M.: Unterrichtung von Medizinstudenten in patientenzentrierter Medizin. Psyche 23, 532–546 (1969).
BALINT, M., BALINT, E.: Psychotherapeutic techniques in medicine. London: Tavistock 1961. Deutsch: Psychotherapeutische Techniken in der Medizin. Bern Stuttgart: Huber-Klett 1963.
KNOEPFEL, H.-K.: Einführung in die Balint-Gruppenarbeit. Stuttgart: Fischer 1980.
LOCH, W.: Balint-Seminare: Instrument zur Diagnostik und Therapie pathogener „zwischenmenschlicher Verhaltensmuster". Jahrbuch der Psychoanalyse 6, 141–156 (1969).
LUBAN-PLOZZA, B. (Hrsg.): Praxis der Balint-Gruppen. Beziehungsdiagnostik und Beziehungstherapie. München: J. F. Lehmanns Verlag, 1974, 2. Aufl. Berlin Heidelberg New York Tokyo: Springer 1984.
SAPIR, M.: La formation psychologique du médecin. Paris: Payot, 1972.
TRENKEL, A.: Balint-Gruppen-Arbeit. Schweiz Ärztezeitung 65, 1685–1694 (1984).
TRENKEL, A.: Grundlagen, Spezifität und Perspektiven der Balint-Arbeit. Schweiz Ärztezeitung 66, 180–187 (1985).
W. BÖKER

Bedeutungsbewußtsein, insbesondere abnormes
Der Mensch erlebt mehr oder weniger alles, was er auffaßt (→ Auffassung), als irgendwie bedeutsam, d. h. mit Bedeutungen versehen. „Bedeutung" bezeichnet den Stellenwert, den Akzent, den etwas aus dem Sinnzusammenhang des Ganzen bekommt: sein Worumwillen; sie ist zugleich dasjenige, woraufhin wir etwas betrachten, zum Thema machen oder praktisch in Angriff nehmen. Diese Auffassung hat sich von der Antike (*ο'ν ἕνεκα*) her bis zur Gegenwart erhalten. Spezieller meint Bedeutung die vom Menschen selbst gesetzte Bedeutung (z. B. Wortbedeutung, Bedeutung einer Geste usw.). Vgl. die Analysen der bedeutungsverleihenden Akte bei HUSSERL (Log. Untersuchungen, Bd. II) und der Bedeutsamkeit bei HEIDEGGER (Sein und Zeit § 18). Auf die philosophische Problematik kann hier nicht weiter eingegangen werden. Wichtig ist, daß jede noch so theoretisch oder ideell anmutende Bedeutung letztlich auf Praxis und damit auf ein handelndes Subjekt im weite-

sten Sinne des Wortes verweist. – Von daher versteht sich auch die Verwendung des Begriffs der Bedeutung in der Biologie („Bedeutungslehre" J. v. UEXKÜLLS): In den Bedeutungen verleiht die „Wirkwelt" der „Merkwelt" ihre Akzente oder „Töne".

Unter Bedeutungsbewußtsein oder -erlebnis – beides unterscheidet sich nur durch den Grad der Gegenständlichkeit einerseits, der Gefühlstönung andererseits – ist der intentionale Akt zu verstehen, der sich auf die Bedeutung als seinen Gegenstand richtet, bzw. in dem diese sich konstituiert. Ausgehend von tierpsychologischen Erfahrungen glaubte KUNZ, vitale und intentionale Bedeutungsgehalte voneinander trennen zu müssen. Der phänomenologische Begriff der Intentionalität (HUSSERL) ist weiter; er umfaßt neben den „aktiven" auch die sog. „passiven Synthesen", zu denen die vitalen Bedeutungsgehalte zu zählen sind.

In der Psychopathologie spielt das *abnorme Bedeutungsbewußtsein* (JASPERS, GRUHLE, K. SCHNEIDER) eine wichtige Rolle. „Abnorm" kann ein Bedeutungsbewußtsein sowohl hinsichtlich seines formalen Charakters (z. B. Qualität und Intensität der Evidenz) sein als auch hinsichtlich seiner Inhalte; meist ist beides zugleich der Fall. Bei der Wahnstimmung liegt eine besondere Bedeutungshaftigkeit „nur in der Luft", es ist noch nicht klar, *was*, sondern nur *daß* „etwas los ist"; doch enthält sie bereits einen „Keim von objektiver Geltung und Bedeutung" (JASPERS, S. 82). Der Zeiger derselben verweist zumeist auf den Patienten selbst („Tua-res-agitur-Stimmung" [WEITBRECHT]). In der Wahnwahrnehmung (K. SCHNEIDER) bezieht sich das abnorme Bedeutungsbewußtsein auf eine bestimmte Wahrnehmung, mit der eine besondere, meist auf den Betroffenen selbst bezogene Bedeutung unmittelbar verbunden wird. (Beisp.: An dem Schief-Hängen des Bildes *sieht* der Kranke ohne weitere Überlegung, daß morgen die Welt untergeht o. ä.). In der Annahme, daß die Wahrnehmung selbst dabei unverändert sei, betonte K. SCHNEIDER die Zweigliedrigkeit dieses Vorganges. Gestaltpsychologisch gesehen, liegt die abnorme Bedeutung jedoch meist schon in den Gestaltqualitäten der Wahrnehmung beschlossen. Die vor allem von MATUSSEK (1952, 1953) und CONRAD (1958) geförderten gestaltpsychologischen Analysen der Wahnwahrnehmung haben zu einer beträchtlichen Differenzierung und zugleich Vereinheitlichung der Lehre vom abnormen Bedeutungsbewußtsein geführt. Ein abnormes Hervortreten oder auch Zurücktreten von „Wesenseigenschaften" wurde betont. Das Durchsichtigwerden der Welt auf dahinterliegende Bedeutungsgehalte bezeichnete CONRAD als „Apophänie", deren meist durchgängige Bezogenheit auf den Kranken als „Anastrophé". – Zu vertieften Einsichten in die beim abnormen Bedeutungserleben (im paranoiden Syndrom) veränderte Verklammerung von Selbst und Welt führten die (z. T. schon früheren)

Untersuchungen von STORCH, BINSWANGER, ZUTT, KULENKAMPFF, BLANKENBURG und anderen.

Nach K. SCHNEIDER gehört die Wahnwahrnehmung im Gegensatz zu den Wahneinfällen (→ Primärwahn → primäre Wahnerlebnisse) zu den → Symptomen I. Ranges schizophrener Psychosen. MATUSSEK (1948) zeigte an der „Wahnwahrnehmung" eines gesunden Studenten, daß alles auf den Erlebnis*kontext* ankommt, in den ein abnormes Bedeutungsbewußtsein eingebettet ist; darüber hinaus, daß aktphänomenologisch das Problem der Verstehbarkeit nicht zu umgehen ist. Wenn dennoch der Wahnwahrnehmung ein größeres diagnostisches Gewicht (und damit ein höherer Grad an Pathologizität) zukommt als den freisteigenden Wahneinfällen, so deshalb, weil ein Ausbrechen aus der festfundierten Intersubjektivität der Wahrnehmungswelt eine viel tiefergehende Veränderung anzeigt als ein Ausscheren aus der lockerer geknüpften Intersubjektivität der Vorstellungswelt (BLANKENBURG). – Die Grenzen zwischen psychotischer und nichtpsychotischer Veränderung des Bedeutungsbewußtseins werden in der klinischen Praxis zwar nur selten zum Problem, sie sind theoretisch aber noch ungenügend geklärt.

Wichtig ist, daß das Bedeutungsbewußtsein nicht nur produktiv im Sinne einer Atmosphärisierung und Physiognomisierung der Welt verändert sein kann, sondern auch defizient im Sinne einer Entphysiognomisierung, wobei letztere häufig von vornherein erstere mit durchsetzt. Zur gesamten Problematik vgl. → Primärwahn – primäre Wahnerlebnisse.

Literatur
BINSWANGER, L.: Schizophrenie. Pfullingen: Neske 1957.
BLANKENBURG, W.: Zur Differentialphänomenologie der Wahnwahrnehmung. Nervenarzt 36, 285–298 (1965).
CONRAD, K.: Die beginnende Schizophrenie. Stuttgart: Thieme 1958.
GRUHLE, H. W.: Die Schizophrenie. Die Psychopathologie. In: Hdb. der Geisteskrankheiten. Hrsg. v. O. BUMKE, Bd. IX. Berlin: Springer 1932.
JASPERS, K.: Allgemeine Psychopathologie. Berlin-Göttingen-Heidelberg: Springer 1959.
KUNZ, H.: Vitale und intentionale Bedeutungsgehalte. In: Conditio humana. Ed. by. W. v. BAEYER, R. M. GRIFFITH. Berlin-Heidelberg-New York: Springer 1966.
MATUSSEK, P.: Psychotisches und nichtpsychotisches Bedeutungsbewußtsein. Nervenarzt 19, 372 (1948).
MATUSSEK, P.: Psychopathologie II. Wahrnehmung, Halluzination und Wahn. In: Psychiatrie der Gegenwart. Hrsg. v. H. W. GRUHLE u. a., Bd. I/2. Berlin-Göttingen-Heidelberg: Springer 1963.
SCHNEIDER, K.: Klinische Psychopathologie. Stuttgart: Thieme 1966.
UEXKÜLL, J. v.: Bedeutungslehre, rde Nr. 13. Hamburg: Rowohlt 1956.
ZUTT, J., KULENKAMPFF, C. (Hrsg.): Das paranoide Syndrom in anthropologischer Sicht. Berlin-Göttingen-Heidelberg: Springer 1954.

W. BLANKENBURG

Bedeutungserlebnis → Bedeutungsbewußtsein

Beeinträchtigungswahn → Wahn

Behaviorismus

[von behavior = Verhalten]
Die von WATSON (1878–1950) in Amerika und MCDOUGALL (1871–1938) in England ihren Ausgang nehmende Richtung des Behaviorismus reduziert seine Beschreibungen bewußt auf experimentelle Tatbestände, die sich als Verhalten beobachten lassen und lehnt die Verwendung von Begriffen, die aus introspektivem Erlebnis gewonnen werden müssen (wie Empfindung, Bewußtsein, Wille usw.) als inexakt ab. „Diese Worte besitzen ihren guten Klang, aber ich habe bemerkt, daß ich ohne sie auskommen kann ...; offengestanden weiß ich nicht, was sie bedeuten; auch glaube ich nicht, daß sie irgend jemand in systematisch sauberer Weise zu gebrauchen vermag" (WATSON). Diese, damals wohl vor allem gegen die Erlebnispsychologie WUNDTs gerichtete Kritik, findet heute ihre klinisch orientierte Entsprechung in den von EYSENCK gegen die Tiefenpsychologie vehement vorgetragenen Angriffen. Die positivistische Einschränkung lenkt die Untersuchungen vor allem auf das experimentell am besten erfaßbare Gebiet der → *Lerntheorie*, auf dem unter Hereinnahme kybernetischer Modelle heute die bedeutendsten Ergebnisse liegen. Seit dem berühmten Experiment mit dem noch nicht einjährigen kleinen Albert, dessen Vergnügen an einer weißen Ratte durch Verbindung seines Spiels mit ihr mit einem regelmäßig auftretenden, überlauten, schreckerregenden, metallischen Geräusch zu einer umschriebenen Rattenphobie umkonditioniert wurde, ist der Durchbruch in die klinische Anwendung naheliegend. WATSON entwickelte im Anschluß an dieses Experiment eine umfassende Milieutheorie und nahm an, daß man durch geeignete Auswahl von Umwelteinflüssen Kinder ohne Rücksicht auf ihre genuinen Anlagen z. B. auf bestimmte Berufe hin entwickeln werde können. Diesen Ansatz versucht heute die *Milieutherapie* klinisch zu verwerten. Bedeutsamer noch scheint sich in den letzten Jahren die als → *Verhaltenstherapie* bekannte Methode der gezielten Umkonditionierung zu entwickeln, die vor allem bei monosymptomatischen Neurosen (Zwängen, Phobien, Stottern) über schöne Erfolge berichtet. Man bedient sich dabei vor allem der Desensibilisierung durch reziproke Hemmung (WOLPE), d. h. durch das Trainieren inkompatibler Intentionen. Als solche wird z. B. die (muskuläre) Entspannung als reziproker Reiz gegenüber Angst eingesetzt (zumeist mit Hilfe der *Jacobsonschen* Übungen, die eine Anspannung der Muskulatur als Einleitung zur nachfolgenden Entspannung benützen). Darüber hinaus wird das unerwünschte (z. B. phobische) Symptom durch Verbindung mit unangenehmen Sensationen dekonditioniert und eine gegenläufige Handlungsfolge (z. B. Überwindung der phobischen Sperre) durch Verbindung mit angenehmen Reizen ermutigt (konditioniert). Die aus tiefenpsychologischen Überlegungen zu erwartende Symptomverschiebung tritt anscheinend zumeist nicht ein oder führt zu Änderungen des Zustandsbildes, die als wesentliche Besserung gegenüber früher gewertet werden können. Dennoch bleiben Bedenken gegen die bloße Dekonditionierung eines Symptoms (z. B. einer Enuresis), wenn der Stellenwert desselben im Gesamtanliegen des Patienten völlig unberücksichtigt bleibt. Indessen verschiebt sich bereits die Technik des Konditionierens zum operanten Konditionieren hin, d. h. zum Abgehen von stereotypen Belohnungs- und Bestrafungsformen, die sich abnützen und ermüden, zum Entwickeln solcher Konditionierungshilfen aus dem ablaufenden Verhalten selbst. Bedenkt man, daß die unbewußte Zu- und Abwendung des Analytikers zu seinem Patienten, die seinem ungleichen Interesse am Assoziationsgang entspricht, weitgehend einem solchen operanten Konditionieren gleichkommt, so dürfte eine technische Annäherung der beiden psychotherapeutischen Techniken in der Zukunft nicht auszuschließen sein.

Literatur
BANDURA, A., WALTERS, R. H.: Social learning and personality development. New York-Chicago-San Francisco: Holt, Rinehart and Winston Inc. 1963.
BRENGELMANN, J. C., DAVID, H. P.: Perspektiven der Persönlichkeitsforschung. Bern-Stuttgart: Huber 1961.
EYSENCK, J. H.: The effects of psychotherapy. J. Cons. Psychol. 16, 319–324 (1952).
EYSENCK, J. H.: Learning theory and behaviour therapy. J. ment. Sci. 105, 61–75 (1959).
EYSENCK, J. H.: Behaviour Therapy and the Neuroses. Oxford: Pergamon Press 1960.
EYSENCK, J. H.: Experiments in motivation. London: Pergamon Press.
EYSENCK, H. J., RACHMANN, S.: Neurosen, Ursachen und Heilmethoden. Leipzig: Barth 1970.
HULL, C. L.: Principles of Behaviour. New York: Appleton-Century-Crofts 1943.
JACOBSON, E.: Progressive Relaxation. Chicago: Univ. Chicago Press 1938.
MASSERMANN, J. H.: Behaviour and Neuroses. Chicago: Hafner 1943.
MCDOUGALL, M.: Aufbaukräfte der Seele. Leipzig: Thieme 1937.
SKINNER, B. F.: Verbal Behaviour. New York: Appleton-Century-Crofts 1957.
SKINNER, B. F.: Cumulative Record. New York: Appleton-Century-Crofts 1959.
SKINNER, B. F.: Science and human behavior. New York: Macmillan 1964.
TOLMAN, E. C.: Purposive behavior in animals and men. New York-London: The Century Co. 1932.
WATSON, J. B.: Psychology from the standpoint of a behaviorist. Philadelphia: Lippincott 1919.
WATSON, J. B.: Behaviorism. New York: Norton 1924.
WOLPE, J.: Psychotherapy by reciprocal inhibition. Stanford/Calif.: Stanf. Univ. Press 1958.
WOLPE, J.: The systematic desensitization treatment of neuroses. J. Nerv. Ment. Dis. 132, 189–203 (1961).
WOLPE, J.: Quantitative relationships in the systematic desensitization of phobias. Amer. J. Psychiat. 119, 1062–1068 (1963).
WOLPE, J.: Die Praxis der Verhaltenstherapie. Bern: H. Huber 1972. R. SCHINDLER

Behinderung

Zur Begriffsgeschichte; Synonyma
„Behinderung", vom Verb „hindern, zurückhal-

ten" abgeleitet, verbindet sich als medizinischer Terminus im 19. Jahrhundert zunächst mit angeborenen und erworbenen körperlichen Schäden. Im Zusammenhang mit Industrialisierung und beginnender Sozialgesetzgebung wird um die Jahrhundertwende in vielen Ländern ein Entschädigungsanspruch nach Arbeitsunfällen und für Kriegsinvalide gesetzlich formuliert. Fortschritte bei der medizinischen und beruflichen Rehabilitation führen in der Mitte dieses Jahrhunderts zu europäischen Rechtsvorschriften, die einen sozialen Anspruch der Körperbehinderten auf Heilbehandlung und auf Arbeitsvermittlung verbürgen. In den letzten Jahren erweitete sich dieser Rechtstitel auf einen Anspruch auf Rehabilitation und auf soziale Wiedereingliederung aller Behinderten, ungeachtet ihres sozialen Status und des Ursprungs ihrer Behinderung (BÖKER, 1981). Der Begriff „seelische und geistige Behinderung" hat sich erst nach dem Zweiten Weltkrieg eingebürgert (SCHWARZ u. MICHAEL, 1977).

Synonyma von Behinderung sind „Beeinträchtigung", „Funktionseinschränkung", „Leistungsschwäche". Im Englischen (WHO-Glossary of Health Care Terminology, 1975) werden mehrere Begriffe z. T. gleichsinnig verwendet: „disability", „impairment", „handicap", „incapacity" und „disablement". Im Französischen sind „incapacité" und „handicap" gebräuchlich.

Spannweite des Begriffes
Im medizinisch-psychiatrischen Sinne ist Behinderung nicht nur ein relativ junger, sondern auch ein uneinheitlicher, zunehmend weitgefaßter Begriff. Die Vielzahl der zentral oder konnotativ mit Behinderung in Beziehung gebrachten Zustände läßt sich gliedern nach
1. Behinderungsursachen (behindert wodurch?);
2. Leistungsbereichen, in denen sich Behinderung auswirkt (behindert worin?) und
3. Möglichkeiten und Zielen, die durch Behinderung eingeschränkt oder unmöglich gemacht werden (gehindert woran?).

Ad 1 finden sich Krankheits- und Syndrombezeichnungen, aber auch ätiologische Verweise auf die Entstehung der Gesundheitsstörung, z. B. multiple Sklerose, Rheumatismus, Oligophrenie, Schizophrenie, Hirntrauma, Impfschäden, Alkoholismus.
Ad 2 lassen sich Auswirkungsbereiche unterscheiden, z. B. Körperbehinderung, Sinnesbehinderung, geistig-seelische Behinderung, Lernbehinderung, Mehrfachbehinderung. Je nach Ausdehnung des Behinderungsgrades, ausgedrückt z. B. in Minderung der Erwerbsfähigkeit in Prozenten (MdE) spricht man von leichter, mittelgradiger oder schwerer Behinderung, die bis zur Invalidität und zur Hilflosigkeit gehen kann.
Ad 3. Die freie Entfaltung der Person kann nicht nur durch angeborene und erworbene Gesundheitsstörungen, sondern auch durch soziale Einschränkungen und kulturelle Hemmnisse blockiert oder erschwert werden, z. B. bei Mitgliedern sogenannter „Randgruppen". Insoweit wird heute auch von „sozialer Behinderung" oder von „soziokulturell Benachteiligten" gesprochen. Körperlich und geistig-seelisch Behinderte können in bezug auf sehr unterschiedliche Lebensbereiche, etwa ihre Arbeitsfähigkeit oder ihre kommunikativen Möglichkeiten, dauerhaft oder fluktuierend, gestört sein.

Je intensiver die heutige Psychiatrie den vielgestaltigen Lebensraum außerhalb schützender psychiatrischer Institutionen auch für den schwerer geistig-psychisch Gestörten zu öffnen und gangbar zu machen sucht, um so eher scheint sie psychiatrische Leiden als „Behinderung" verstehen zu wollen. Der davon Betroffene wird zwar als Leistungseingeschränkter in seiner Hilfsbedürftigkeit akzeptiert, aber seine, wenn auch vielleicht ernsthaften Beeinträchtigungen werden kaum noch als unabänderliches Schicksal interpretiert, ihre Veränderbarkeit wird grundsätzlich bejaht und wirkt als Ansporn zu wachsenden Rehabilitationsbemühungen. Heutige Begriffe wie „Entwicklungshemmung", „verzögerte Reifung", „mental retardation", „Teilleistungsstörung", „soziale Fehlanpassung" u. ä. offenbaren bereits durch ihre behutsame Wortwahl die Bereitschaft der Urteilenden, gesunde Anteile beim Behinderten in Rechnung zu stellen, positive Entwicklungen für möglich zu halten und auch dem chronisch Kranken oder Schwerbeschädigten prospektive Potenzen zuzubilligen. Demgegenüber sind negative, wertbestimmte Begriffe wie „Degeneration" und „Entartung" (dem K. BIRNBAUM in seinem Handwörterbuch der medizinischen Psychologie 1930 noch einen ausführlichen Artikel widmete), aber auch Worte wie „Schwachsinn", „Defekt" und „chronisch Kranker" zunehmend aufgegeben oder zurückgedrängt worden.

Definitionsversuche
Ältere Formulierungen beziehen Behinderung im wesentlichen auf chronische, meist seit Kindheit bestehende, organische Krankheitszustände, die man als „innere Faktoren" der Behinderung bezeichnen kann. Dabei wird oft keine klare Unterscheidung zwischen der die Behinderung bedingenden Krankheit, ihren Auswirkungen auf das Individuum und den daraus resultierenden aktuellen Funktionseinschränkungen gemacht (SCHWARZ u. MICHAEL, 1977).
Neuere Versuche, die Vielfalt körperlich, geistig und psychisch Behinderter in eine allgemeine Definition zu fassen, beziehen soziale Aspekte mit ein, machen aber die Gefahr einer Überdehnung des Behinderungsbegriffes deutlich.
In der Entschließung des Rates der Europäischen Gemeinschaft von 1974 über das erste gemeinschaftliche Aktionsprogramm zur beruflichen Rehabilitation von Behinderten wird Behinderung

definiert als „... angeborene oder erworbene Minderung der körperlichen oder geistigen Leistungsfähigkeit, die sich auf die normalen Tätigkeiten und die Arbeit einer Person dadurch auswirkt, daß ihre Teilnahme am Berufsleben oder am Leben der Gemeinschaft, sowie ihre Fähigkeit zur Benützung öffentlicher Einrichtungen beeinträchtigt ist" (S. 30).

Der Einfluß von Schul- und Berufsausbildung, Familienbeziehungen, Umweltkontakten, Lebenseinflüssen sowie von behandelnden Institutionen auf die Ausprägung von Behinderung („äußere Faktoren") ist besonders in der Psychiatrie zu berücksichtigen. Dementsprechend schlug die WHO (1975) folgende Definition vor: „Behinderung ist die vorhandene Einschränkung einer oder mehrerer Aktivitäten (Funktionen), die, im Zusammenhang mit Alter, Geschlecht und normaler sozialer Rolle des Betroffenen, im allgemeinen als besonders wichtige oder Basisfunktionen des täglichen Lebens angesehen werden." Weitere Entwicklungen führten 1980 zu einer „International Classification of Impairments, Disabilities and Handicaps (ICIDH)".

Medizinische Hilfsmaßnahmen und gezielte Rehabilitationsprogramme sind auf operationalisierbare Behinderungsmodelle angewiesen, die zu identifizierbaren Problemfeldern und zu sinnvollen Handlungsanweisungen führen.

Behinderungskonzepte

In den letzten 15 Jahren sind namentlich für die Rehabilitation von Schizophrenen derartige Modelle vorgeschlagen worden. WING (1976) unterscheidet bei Schizophrenen „prämorbide Behinderung" (vor Psychoseausbruch bestehende körperliche Beeinträchtigung und Ausbildungsmängel); „primäre Behinderung" (direkte Auswirkungen schizophrener Symptome); „sekundäre Behinderung" (Auswirkungen z. B. von langen Krankenhausaufenthalten, Hospitalismusfolgen u. ä.).

SCHWARZ u. MICHAEL (1977) schlugen ein Modell zur Entwicklung von Behinderung vor, welches das Zusammenwirken von äußeren und inneren Behinderungsfaktoren veranschaulichen hilft (siehe Abb. oben).

Neuere Schizophrenietheorien, z. B. das „Vulnerabilitätskonzept" von ZUBIN u. SPRING (1977) oder das Konzept der „Basisstadien" (HUBER, 1966) bzw. der „uncharakteristischen Basisstörungen" (SÜLLWOLD, 1977) scheinen eine fruchtbare Grundlage für Rehabilitationsmaßnahmen bei Schizophrenen zu liefern, da sie biologisch und psychologisch untersuchbare Grundformen psychotischer Behinderung in den Blick heben.

Zur Operationalisierung von Funktionseinbußen Schizophrener sind inzwischen Untersuchungsinstrumente erarbeitet worden (z. B. SCHUBART et al., 1982). Auch für andere schwere psychiatrische Störungen sind derartige Methoden gegenwärtig in Entwicklung (JABLENSKY, 1985).

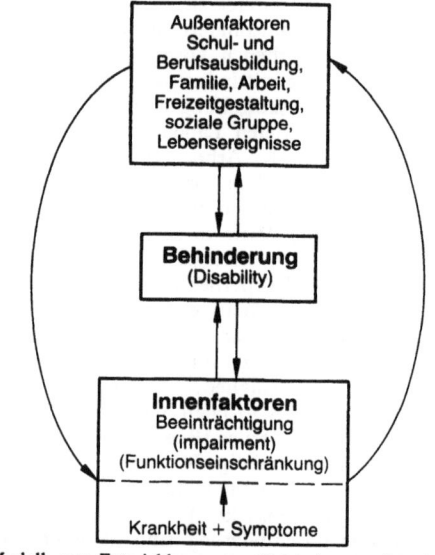

Modell zur Entwicklung von Behinderung [Nach: R. SCHWARZ u. J. MICHAEL (1977) Zum Konzept von (psychischer) Behinderung. Nervenarzt 48: 656–662]

Literatur

BÖKER, W.: Psychische Dimensionen des Behindertenproblems. Schweiz Ärztezeitung 62, 988–994 (1981).
Committee on Rating of Mental and Physical Impairment: Guides to the evaluation of permanent impairment: Mental illness. JAMA 198, 146–158 (1966).
HOGARTH, J.: Glossary of health care terminology. Copenhagen: WHO Regional office for Europe, 1975.
HUBER, G.: Reine Defektsyndrome und Basisstadien endogener Psychosen. Fortschr. Neurol. Psychiat. 34, 410–424 (1966).
JABLENSKY, A.: A procedure and schedule for the assessment of disability in patients with severe psychiatric disorders. WHO-DAS 1985.
LEES, D., SHAW, S. (eds.): Impairment, disability and handicap. A multi-disciplinary view. London: Heinemann, Educational Books, 1974.
MOSER, J.: Criteria for identification and classification of social disabilities related to alcohol consumption. Genf: WHO 1975.
Rat der europäischen Gemeinschaften: Entschließung des Rates vom 27. 6. 74 über das erste gemeinschaftliche Aktionsprogramm zur beruflichen Rehabilitation von Behinderten. Amtsblatt der Europäischen Gemeinschaften No. C 80/30–32 vom 9. 7. 1974.
SCHUBART, C., KRUMM, B., BIEHL, H., SCHWARZ, R.: Behinderungsmessung bei neuerkrankten schizophrenen Patienten. Entwicklung eines Instruments und erste Ergebnisse. In: HUBER, G. (Hrsg.) Endogene Psychosen und biologische Parameter. Stuttgart New York: Schattauer, S. 145–155 (1982).
SCHWARZ, R., MICHAEL, J.: Zum Konzept von (psychischer) Behinderung. Nervenarzt 48, 656–662 (1977).
SÜLLWOLD, L.: Symptome schizophrener Erkrankungen – Uncharakteristische Basisstörungen. Berlin Heidelberg New York: Springer 1977.
WING, J. K.: Impairments in schizophrenia: A rational basis for social treatment. In: WIRT, R. D., WINOKUR, C., ROFF, M. (eds.) Life history research in psychopathology. Minneapolis: University of Minnesota Press 1976.
WOOD, P.: Classification of Impairments and Handicaps. Genf: WHO 1975.
ZUBIN, J. SPRING, B.: Vulnerability. A new view of schizophrenia. J. abnorm. Psychol. 86, 103–126 (1977).

W. BÖKER

Benommenheit → Bewußtseinsstörungen

Beobachtung

Die Beobachtung ist primär ein Mittel der einfachen, pragmatischen Orientierung in der Welt. Diese naive, vorwissenschaftliche Beobachtung ist verhältnismäßig spät durch methodische Kontrolle und methodologische Reflexion ein Instrument wissenschaftlicher Tätigkeit geworden. Die Voraussetzungen hierfür sind die Gezieltheit der Beobachtungsakte, ihre Gültigkeit, Zuverlässigkeit, Konstanz (= Präzision, Echtheit und Stetigkeit des Verfahrens durch Kontrolle und Wiederholung gerichteter Beobachtungsakte zu verschiedenen Zeiten und durch verschiedene Personen) und die systematische Planung, was freilich ein theoretisches Bezugssystem mit wissenschaftlichen Begriffen voraussetzt. Die Vorzüge der Beobachtung bestehen in folgendem: a) Die Ereignisse werden in dem Augenblick registriert, in dem sie stattfinden. b) Die Beobachtung ist auf objektive Phänomene, wie physikalisch-chemische, biologische und psychologische Verhaltenskategorien ebenso anwendbar wie auf Ausdrucksformen der erlebten Psyche. c) Die Beobachtung ist unabhängig von der Fähigkeit und der Bereitschaft von Personen, objektive Aussagen zu machen. d) Ihre Ergebnisse sind meßbar in weiterem Sinne des Wortes. Die Grenzen sind dadurch gezogen, daß die Beobachtung auf die Dauer des Ereignisses beschränkt und die Voraussage über den Eintritt des Beobachtungsobjektes nur im Experiment, nicht aber bei anderen Arten der Beobachtung möglich ist.

Der Arten der Beobachtung gibt es viele. Die kontrollierte Beobachtung wird primär geplant, nach Programm abgewickelt und durch gleichartiges Vorgehen mehrerer Beobachter zu verschiedenen Zeiten und an verschiedenen Orten überprüft. Die nicht kontrollierte Beobachtung ist frei, indem sie nicht nach vorgegebener Strategie erfolgt. Die teilnehmende Beobachtung kann alle möglichen Arten und Intensitäten der Teilnahme bis zur Übernahme wichtiger sozialer Rollen im zu beobachtenden Feld bedeuten. Bei der nichtteilnehmenden Beobachtung bleibt der Beobachter außerhalb der Situation und wirkt auf diese nicht ein. Der Unterschied zwischen direkter und indirekter Beobachtung ergibt sich aus der Stellung des Beobachtungsmaterials zur Wirklichkeit; indirekte Materialien entspringen sekundären Quellen, wie Dokumenten aller Art, literarischen und künstlerischen Gestaltungen. Die systematische (strukturierte) Beobachtung setzt primär aufgestellte wissenschaftliche Kategorien voraus, während bei der nichtsystematischen (unstrukturierten) Beobachtung solche Richtlinien für den wissenschaftlichen Erkenntnisakt fehlen. So wird im ersten Fall das Beobachtungsfeld nach systematischen Kategorien gegliedert und dementsprechend in Beobachtungseinheiten und -zeitspannen unterteilt, während die nichtsystematische Beobachtung sich auf eine extensive und ungegliederte Situation bezieht. Die nichtsystematische Beobachtung eignet sich besonders für orientierende Untersuchungen und zur Gewinnung von wissenschaftlichen Hypothesen, während die systematische Beobachtung auf spezielle Fragestellungen zielt und zur Verifikation von Hypothesen dient. Die Unterscheidung zwischen Feldbeobachtung und Beobachtung im Laboratorium ist durch die Beobachtungstechnik bzw. durch die Kontrolle des Beobachtungsaktes gegeben. Allgemein gilt die Feldbeobachtung als Quasi-Experiment, weil die situativen Faktoren und Variablen im Gegensatz zum → Experiment im Laboratorium nicht manipuliert werden können. Das Begriffspaar Fremdbeobachtung und Selbstbeobachtung (Introspektion) ist nicht nur vom Objekt her, sondern auch durch den Wahrnehmungsprozeß selbst definiert. Unter diesem Gesichtspunkt hat es zwei Hauptströmungen in der Psychologie und Psychopathologie gegeben, deren ursprünglichere die reflexiven Bewußtseinszustände als Gegenstand der Wissenschaft anerkennt und die Introspektion als angemessene Methode benutzt. Die Eigenschaften und die Begleitumstände der Introspektion sind die folgenden: a) Bei ihr besteht keine Trennung zwischen Subjekt und Objekt. b) Die beobachteten Phänomene verschwinden oder verändern sich während des Beobachtungsaktes (COMTE). c) Das Beobachtete kann nur sprachlich vermittelt werden, was semantische Probleme aufwirft. d) Die Introspektion vermittelt nur Phänomene des Bewußtseins. e) In die Introspektion fließen Haltungen und Wertungen des Subjektes besonders reichlich ein. Diese Methode ist auch heute noch ein wichtiges Werkzeug der theoretischen und klinischen Psychopathologie geblieben, zumal sie in modifizierter Form, wie etwa der gerichteten Introspektion (KÜLPE) oder in Form von Selbstbeobachtungs-Skalen an Zuverlässigkeit und Präzision gewonnen hat. Die Fremdbeobachtung wiederum ist, wenn sie ausschließlich angewandt wird, ein Instrument der reinen Verhaltenswissenschaft (→ Behaviorismus). Ihre reichsten Erträge hat sie auf dem Felde der Entwicklungspsychologie, Charakterologie, Ausdruckserscheinungen und biologischen Vorgänge erbracht.

Literatur
BERKOWITZ, L., GUETZKOW, H.: Manual for Overall Observes. Univ. Michigan Press 1949.
DELAY, J., PICHOT, P.: Medizinische Psychologie. Stuttgart: Thieme 1966.
GOODE, W. J., HATT, P. K.: Methodes in Social Research. New York: McGraw-Hill 1952.
HEYNS, R. W., LLIPPITT, R.: Systematic Observational Techniques. In: Handbook of Social Psychology. Herausg. G. LINDZEY u. E. ARONSON, Vol. I. Cambridge, Mass.: Addison-Wesley 1968.
JAHODA, M., DEUTSCH, M., COOK, S. W.: Beobachtungsverfahren. In: Beobachtung und Experiment in der Sozialforschung. Herausg. R. KÖNIG. Köln u. Berlin: Kiepenheuer u. Witsch 1966.
KANTOWSKY, D.: Möglichkeiten und Grenzen der teilnehmenden Beobachtung als Methode der empirischen So-

zialforschung. Herausg. R. KÖNIG, Bd. I. Stuttgart: Enke 1967.
LERSCH, P.: Aufbau der Person. München: Barth 1951.

S. WIESER

Beschäftigungsdelir → Delirien

Beschäftigungstherapie → Arbeitstherapie

Besetzung – Cathexis
Hierbei handelt es sich um einen Schlüsselbegriff im Rahmen der ökonomischen Betrachtungsweise der psychoanalytischen Theorie. „Die ökonomische Betrachtung", schreibt FREUD, „nimmt an, daß die psychischen Vertretungen der Triebe mit bestimmten Quantitäten Energie besetzt sind (Cathexis) und daß der psychische Apparat die Tendenz hat, eine Stauung dieser Energien zu verhüten und die Gesamtsumme der Erregungen, die ihn belastet, möglichst niedrig zu halten." (Psycho-Analysis, GW S. 302.)
Wesentliche Implikationen dieses Begriffes entwickelte FREUD erstmals 1900 im 7. Kapitel seiner Traumdeutung. FREUD integrierte hier die topographische Betrachtungsweise – derzufolge sich der psychische Apparat in ein bewußtes, vorbewußtes und unbewußtes System aufteilt – mit der ökonomischen. Das bewußte, auf Wahrnehmung eingestellte System leitet eine Aufmerksamkeitsbesetzung in die Wege. Damit einhergehend werden Lust oder Unlust verspürt und es wird der „Verlauf der Besetzungen innerhalb des sonst unbewußt und durch Quantitätsverschiebungen arbeitenden psychischen Apparates" (S. 621) beeinflußt.
Der Begriff der Besetzung, wie hier angedeutet, bezieht sich auf libidinöse als auch aggressive Triebenergien. Wir sprechen von der Besetzung der Objekt- und Selbstrepräsentanzen innerhalb des psychischen Apparates in dem Sinne, in dem etwa ein Säugling die Repräsentanz der mütterlichen Brust oder des saugenden Mundes „besetzt". Wir sprechen ferner von der Besetzung von Wunsch- und Motivationssystemen innerhalb der Psyche. Um hier das Gegenspiel von libidinösen (bzw. aggressiven) Wünschen auf der einen und den blockierenden Abwehrmechanismen auf der anderen Seite verständlich zu machen, bietet sich der Begriff der „Gegenbesetzung" an, den vor allem HARTMANN erläutert hat.
Der Begriff der Besetzung, wie er in der psychoanalytischen Theorie entwickelt wurde, hat viele klinische Phänomene durchsichtiger gemacht. Er hat zugleich Fragen und Probleme aufgeworfen, die zum großen Teil noch der Beantwortung harren. Unter neueren Autoren haben besonders HOLT und KLEIN den Wert des Besetzungsbegriffes und, damit einhergehend, der ökonomischen Betrachtungsweise in der Psychoanalyse in Frage gestellt. Diese Autoren wiesen darauf hin, daß unser gegenwärtiges biochemisches und neurophysiologisches Wissen über die Erregungsvorgänge im Zentralnervensystem keine Anknüpfungspunkte mit dem psychoanalytischen Modell liefert. Sie machten ferner plausibel, daß viele der klinischen Phänomene, die das ökonomische Modell verständlich zu machen versucht, sich besser mit Hilfe neuerer kybernetischer bzw. kommunikationstheoretischer Modelle verstehen lassen. Die Diskussion dieser Fragen ist noch im Fluß und beansprucht einen zunehmenden Raum in der psychoanalytischen Literatur.

Literatur
FREUD, S.: Die Traumdeutung. GW II/III, 1–642 (1900).
FREUD, S.: Zwangshandlungen und Religionsübungen. GW VII, 129–139 (1907).
FREUD, S.: Jenseits des Lustprinzips. GW XIII, 3–69 (1920).
FREUD, S.: Psycho-Analysis. GW XIV, 299–307 (1926).
HARTMANN, H.: Notes on the Theory of Sublimation. In: Essays on Ego Psychology. New York: International Universities Press 1964.
HOLT, R.: A Critical Examination of Freuds Concept of Bound vs. Free Cathexis. J. Amer. psychoanal. Assoc. 10, 475–525 (1962).
KLEIN, G. S.: On Inhibition, Disinhibition and „Primary Process" in Thinking. In: Proceedings of the XIV. International Congress of Applied Psychology, Vol. 4. Clinical Psychology. Ed. G. NIELSON, pp. 179–198. Copenhagen: Munksgaard.
KLEIN, G. S.: Peremptory Ideation: Structure and Force in Motivated Ideas. In: Motives and Thought: Psychoanalytic Essays in Honor of David Rapaport. Ed. R. HOLT, pp. 80–128. New York: Intern. Univ. Press 1967.
RAPAPORT, D.: The Theory of Attention Cathexis: An Economic and Structural Attempt at the Explanation of Cognitive Processes (1959) in: The Collected Papers of David Rapaport (ed. M. GILL). New York: Basic Books 1967.

H. STIERLIN

Besonnenheit → Bewußtsein

Betäubungsmittel → Rauschgift

Bettnässen → Enuresis

Bewegungstherapie → Physiotherapie

Bewußtlosigkeit → Bewußtsein

Bewußtsein
Der Begriff des Bewußtseins wurde durch LEIBNIZ in die Psychologie eingeführt. Er unterschied zwischen den „petites perceptions", der Menge unterschwelliger Einzelreize und dem Vorgang der „Apperzeption" (Bewußtsein), welche bestimmte Wahrnehmungen ins Bewußtsein hebt. In dieser Auffassung ist die Vorstellung einer *Sinnesschwelle* enthalten, die in der Psychophysik experimentell untersucht wird, sowie die Scheidung zwischen bewußt Erlebtem und vorbewußten seelischen Inhalten. Im Begriff der „Apperzeption" ist eine auf die Wahrnehmungsfunktion des Organismus bezogene Vorstellung einer „Bewußtseinsfunktion" impliziert, welcher später, z. B. durch WERNICKE, als

„Organ" die Gehirnrinde zugeordnet wurde. Hinter dieser Konzeption des auf die Wahrnehmung und Aufmerksamkeit gerichteten Bewußtseinsbegriffes, welcher der alltäglichen Erfahrung entstammt, daß es vom Gehirn gesteuerte Vorgänge im Organismus gibt, welche ohne wahrnehmbare innere Erfahrung ablaufen und solche, welche dem Subjekt als beschreibbare Gegenstände gegenwärtig sind, verbirgt sich die auf DECARTES zurückgehende Trennung des Seins in „res extensa" und „res cogitans".

In seiner psychologischen Bedeutung umfaßt der Begriff des Bewußtseins jedoch mehr als „Apperzeption" unterschwelliger Sinnesreize. Der Mensch hat ein *Bewußtsein seiner selbst* (Ich- oder Selbstbewußtsein). Er geht innerhalb noch zu diskutierender Grenzen bei der Verarbeitung von Informationen aus seinem eigenen Körper und aus der Umwelt, die ihm durch die Sinnesorgane vermittelt werden, relativ souverän vor. Das bedeutet, daß mit dem Begriff des Bewußtseins nicht nur eine Region bewußter psychischer Vorgänge bezeichnet wird, etwa in Analogie zu einer photographischen Platte, auf welcher das in Erscheinung tritt, was genügend intensiv belichtet ist, sondern mit dem Begriff des Bewußtseins ist eine aktive, durch das Subjekt „weltorganisierende" Funktion verbunden, die sich auch auf die Selbsterfahrung, also auf das Wesen und die Bestimmung des Subjekts richtet. Deshalb sind Feststellungen wie die folgenden mißverständlich: „Bewußtes Erleben kann jedem psychischen Vorgang zukommen, welcher bewußtseinsfähig ist". „Psychische Vorgänge können demnach eingeteilt werden in bewußte, unbewußte, jedoch bewußtseinsfähige, sowie unbewußte und prinzipiell nicht bewußtseinsfähige" (vgl. dazu JASPERS, 1948, S. 9–10). In diesen Feststellungen wird Bewußtsein nur im Sinne einer Qualität psychischer Akte verwandt, was zwar zweifellos der Selbsterfahrung entspricht, nicht jedoch im Sinne einer dem Subjekt zugehörigen aktiven ordnenden Funktion, welche es dem Subjekt ermöglicht, eine seinen vitalen und sozialen Bedürfnissen angemessene innere Welt aufzubauen.

Das *Bewußtsein als eigene Wesenheit* ist eine Grundannahme der Psychologie des 19. Jahrhunderts, die nach WUNDT nicht näher definiert werden kann: „Da das Bewußtsein selbst die Bedingung aller inneren Erfahrung ist, so kann aus dieser nicht unmittelbar das Wesen des Bewußtseins erkannt werden". „Unbewußte Vorgänge können wir uns nie anders als nach den Eigenschaften vorstellen, die sie im Bewußtsein annehmen. Ist es somit unmöglich, die Kennzeichen anzugeben, durch welche das Bewußtsein von etwaigen unbewußten Zuständen sich unterscheidet, so kann auch eine eigentliche Definition desselben nicht gegeben werden. Das einzige vielmehr, das möglich bleibt, ist dies, daß wir uns über die Bedingungen Rechenschaft geben, unter denen Bewußtsein vorkommt". Für WUNDT sind deshalb alle Definitionsversuche des Bewußtseins Tautologien. Diese Zitate veranschaulichen die grundsätzliche Schwierigkeit, wenn von dem Bewußtsein gesprochen wird: Einerseits geschieht dies im Sinne des herkömmlichen Sprachgebrauchs als „bewußt sein", als einer Qualität psychischer Vorgänge, andererseits besteht eine Tendenz zur Vergegenständlichung einer Bewußtseinsfunktion, indem dem Bewußtsein eine eigene Wesenheit und in physiologischer Betrachtung ein „Organ" zugesprochen wird.

Die mit dieser Vergegenständlichung des Bewußtseins und dem Versuch seiner Lokalisation im Gehirn als einer fundamentalen Funktion des Organismus postulierte These hat schon vor 100 Jahren zu einer bemerkenswerten Kontroverse zwischen WERNICKE und J. L. A. KOCH geführt, welche exemplarisch die mit den monistischen oder dualistischen Lösungsversuchen verbundenen Aporien herausstellt. WERNICKE war der Auffassung, daß man das Bewußtsein in die Hirnrinde lokalisieren müsse. Dies war für ihn eine Selbstverständlichkeit, „weil kein anderer Gehirnteil den Anforderungen, welche wir a priori an ein Organ des Bewußtseins machen müssen, besser entspricht", denn „die erste Tätigkeit des Bewußtseins besteht darin, daß sich Begriffe bilden, was voraussetzt, daß Erinnerungsbilder miteinander verknüpft, oder wie wir es auszudrücken pflegen, assoziiert werden". Demgegenüber vertrat KOCH die Meinung, daß die von WERNICKE dem Bewußtsein zugeschriebenen „Leistungen" keineswegs nachgewiesenermaßen auch vom Bewußtsein geleistet würden. Er wies darauf hin, daß ein an das Gehirn geknüpftes, vom Gehirn abhängiges Bewußtsein nicht wiederum souverän mit dem gleichen Hirn operieren, Begriffe bilden könne etc.; wenn es dazu aber imstande wäre, müßte es eben wesentlich als eine von dem Gehirn verschiedene unabhängige Existenz, ein ens sui generis gedacht werden.

Dieses grundsätzliche Problem, welches durch die Vergegenständlichung des Bewußtseins in die interdisziplinären Diskussionen eingeführt wurde, taucht seither immer wieder auf, obwohl im 20. Jahrhundert durch den Einfluß der Gestalttheorie, des → Behaviorismus und der Tiefenpsychologie das Interesse der Forscher vom Bewußtseinsproblem wegrückte. Zum Beispiel schafft die durch v. ECONOMO, REICHHARDT und EWALD u. a. angenommene *Lokalisation des Bewußtseins im Hirnstamm* und nicht in der Rinde diese grundsätzliche Problematik nicht aus dem Wege. Auch die neuen Ergebnisse der Neurophysiologie und der Psychophysiologie, etwa die Bedeutung des aufsteigenden reticulären Systems für die Regulation und Aufrechterhaltung einer situationsadäquaten Vigilanz oder die neuesten Einblicke in die Bedeutung des limbischen Systems und der Neuroendokrinologie für die emotionale Tönung und die fundamentalen affektiven und triebhaften Gestimmtheiten von Verhalten und Erleben, lassen für eine das Verhalten und Erleben organisierende und integrierende Bewußtseinsfunktion dieselbe monistische oder dualistische Auffassung zu. Die Kritik von KOCH könnte z. B. unverändert gegen die 1961 durch den Neurophysiologen MONNIER vorgeschlagene Definition des Bewußtseins gelten, welcher Bewußtsein als ein „Code-System" bezeichnet, „dank welchem Erregungen aus den Sinnesorganen in Zeichen umgewandelt werden, die für das Individuum eine Bedeutung haben". „Das Bewußtsein *entziffert* also die Bedeutung der Signale für das Individuum". Besonders klar wird der *dualistische Standpunkt* heute von ECCLES eingenommen, welcher in dem gemeinsam mit POPPER veröffentlichten Werk „Das Ich und sein Gehirn" die Auffassung vertritt, daß diese integrierende und organisierende „Funktion" im Gehirn nicht lokalisierbar sei, sondern als eine eigene Substanz von außen kommend, in das Gehirn eingreift und die in den verschiedensten auf der Zellebene nachgewiesenen Funktionen, etwa bei der Informationsverarbeitung wahrgenommener Objekte, zu einem einheitlichen Wahrnehmungserlebnis integriert. Demgegenüber vertritt z.B. PÖPPEL einen monistischen Standpunkt. In seinem Buch „Das Bewußtsein und seine Grenzen" beschränkt er sich auf eine Beantwortung der Frage: Wie kommt der Mensch zur Zeit? Er betont, daß in der neuronalen Aktivität im Dreisekunden-Fenster des „Jetzt" (s. Zeiterleben) schon das Bewußtsein gegeben sei, daß physiologische Funktionen und psychische Funktionen identisch seien. Unabhängig von einer monistischen oder dualistischen Deutung sei zu beachten, daß das Bild, das wir uns von der Welt erhalten, stets *eine Konstruktion* sei, sozusagen ein Vorurteil, begrenzt durch die Struktur und Organisation der Bedingungen unserer Sinneserfahrung.

Für einen konsequenten evolutionistischen und biologischen Standpunkt ist heute der Übergang von „unbewußt" zu „bewußt" keine Schranke, kein Schritt in eine andere Wesenheit, sondern die durch die Evolution der Hirnentwicklung und vor allem *durch die Entwicklung der Sprache beim Menschen bedingte Adaption des Organismus an seine Lebensbedingungen.* Bewußtes Erleben ermöglicht dem Menschen andere und differenziertere Formen der Kommunikation. Deshalb erfährt von einem biologischen Standpunkt Bewußtsein eine wesentliche Deutung aus der Phylo- und Ontogenese. JEAN PIAGET hat dies in seinen entwicklungspsychologischen Untersuchungen (z. B. „Der Aufbau der Wirklichkeit beim Kinde") überzeugend dargestellt. Erst der Einblick durch subtile Beobachtungen in die verschiedenen Stadien des Aufbaus in der Ontogenese der Intelligenz läßt erkennen, was unter dem Begriff der „Konstruktion" des menschlichen Weltbildes zu verstehen ist, und wie in einer umfassenden Studie („Biologie und Erkenntnis"), Bewußtsein sich in einem größeren biologischen Rahmen verstehen und deuten läßt.

Dabei bleibt allerdings der neuropsychologische bzw. lokalisatorische Gesichtspunkt ausgespart.

Beschränkt man sich im Hinblick auf die *Klinik gestörter Bewußtseinszustände* auf den allgemeinen Sprachgebrauch dessen, was mit Bewußtsein gemeint ist, gelangt man nach dem Vorschlag von BRAIN zu folgender Umschreibung: "This we say, that to be conscious is to be aware of things and the things may be objects outsides ourselves or our own memories, thoughts and feelings" (1961, S. 3). Von der *Sprachbedeutung* her jedoch ergibt sich eine neue Problematik, nämlich die *kulturabhängige Vieldeutigkeit des Begriffs,* worauf M. BLEULER hingewiesen hat: „Conscientia", ein dem griechischen Begriff der Syneidesis nachgebildetes Bedeutungslehnwort, ist als ein Wissen um das eigene Wissen, auch ein Wissen um eigene Schuld, ins Französische und Englische in dieser Doppeldeutung eingegangen, wogegen im Deutschen die beiden Bedeutungen als Bewußtsein und Gewissen unterschieden werden. Im Deutschen ist Bewußtsein aus dem Tätigkeitswort „bewissen" abgeleitet, und legt den Akzent auf Übersicht, Betrachtung des eigenen Erlebens, Erhellung (WOLFF). In afrikanischen Sprachen existiert kein Wort für Bewußtsein. Im indischen Kulturbereich bedeutet es als individuelles Bewußtsein, das Abgrenzen des Einzelnen als Partikel vom Allwissen. Im Arabischen erhält es die Bedeutung von Erkennen des Intimen, Unscheinbaren, Notwendigen. Der Bewußtseinsbegriff in seiner sprachlichen Bedeutung spiegelt somit die vielfältigen kulturabhängigen Weisen des Weltbezuges, und erhält dadurch sozusagen die kommunikative und soziale Dimension, welche in den verschiedenen Kulturen eine unterschiedliche Gewichtung besitzt.

Für die Entwicklung bewußten Erlebens des Menschen, auch seiner eigenen Person als eines überschaubaren zeitlichen Kontinuums, hat *die Sprache* eine ganz wesentliche Bedeutung. Erst die sprachliche Mitteilbarkeit von Erlebnissen, Wertungen und Haltungen schafft den Raum bewußter Verarbeitung in kommunikativer Auseinandersetzung mit den Mitmenschen. Diese Verarbeitung umfaßt die gesamte eigene Existenz in einem nicht abreißenden inneren Dialog des Individuums mit sich selbst (PASCAL) und transzendiert dadurch das aktuelle Bewußtseinsfeld, d. h. die im Augenblick dem Individuum gegenwärtigen seelischen Inhalte, auf welche sich z. B. die Wahrnehmungspsychologie beschränken kann.

Für eine *Psychopathologie des Bewußtseins* sind *beide Aspekte* von Bedeutung, *der lebensgeschichtliche,* des stellungnehmenden, wertenden und sich mit sich selbst ständig konfrontierenden Individuums und *der aktuelle,* auf gegenwärtiges Erleben bezogene. Sie spiegeln den methodologischen Dualismus in der Psychiatrie (HEIMANN) und führen in ihrer einseitigen Verabsolutierung, wie H. EY gezeigt hat, zu Bewußtseinskonzeptionen, welche entweder durch einseitige Betonung des ersten

Aspektes die Bezogenheit bewußter Phänomene auf die biologischen Grundlagen, d. h. die neurophysiologischen Bedingungen, übersehen oder durch einseitige Beschränkung auf eine rein funktionelle Betrachtung aktueller Bewußtseinsinhalte ihre strukturellen Beziehungen zur Lebensgeschichte des Individuums vernachlässigen, nämlich die persönliche Gestaltung, den persönlichen Erlebnisstil, die persönliche Struktur gelebter Erfahrung.

H. EY versucht in seiner organodynamischen Betrachtungsweise *das Bewußtsein als eine Organisation seelischen Seins*, ein strukturiertes Ganzes oder Ordnungsgefüge, aufzufassen und in seinen Modalitäten zu beschreiben. Im Anschluß an die neurologischen Lehren von JACKSON entwirft er eine Hierarchie von Ordnungsprinzipien, deren Abbau primitivere Strukturen des Erlebens hervortreten läßt: „Les niveaux de dissolution ou de destructuration". In seiner Betrachtungsweise wird zunächst eine fundamentale Beziehung zu der Neurophysiologie hergestellt und durch die folgenden Sätze die moderne Diskussion der Lokalisation bewußter Phänomene des seelischen Lebens in neue Bahnen gelenkt:

„Es liegt uns daran, klarzumachen, daß die Hirnorganisation weder vertikal orientierte Reflexkette, noch ein Mosaik von Zentren, noch homogene Masse ohne Lokalisation ist. Das Gehirn fungiert in sich selbst wie ein Organismus und bildet eine dynamische Struktur heraus, die zwar in leiblichen Gegebenheiten verankert ist, zugleich aber auch in jedem Zeitmoment eine eigene Welt schafft. Weil das Gehirn nicht in Mechanik aufgeht, weil es, um mit BERGSON zu reden, in besonderer Weise Organ der Indeterminiertheit ist, läßt sich eine komplementäre Isomorphie des Bewußtseinsfeldes und der Gehirnorganisation (RUYER) behaupten, ohne daß man Gefahr laufen müßte, damit einen logischen und moralischen Skandal zu provozieren" (S. 114).

Die Hirnrinde erweist sich in dieser Betrachtungsweise als ein Organ *der fakultativen Vollzüge des Bewußtseinsfeldes*, das zentrencephale System als die cerebrale Entsprechung der *Vertikaldynamik des Bewußtseinsfeldes*. Die aktivierenden und hemmenden Prozesse des zentrencephalen Systems (Formatio reticularis des Hirnstammes, diffuses thalamisches Projektionssystem und Rhinencephalon) in ihren Beziehungen zur Hirnrinde, entsprechen den verschiedenen Ordnungs- bzw. Freiheitsgraden menschlichen Verhaltens, erkennbar an der Struktur des Bewußtseinsfeldes, in physiologischen Schwankungen und Wach-Schlaf-Rhythmik sowie in pathologischen Abbauvorgängen.

Der *Begriff des Bewußtseinsfeldes* erfährt jedoch in der phänomenologischen Beschreibung von H. EY eine Erweiterung und Vertiefung, welche den klinischen Bedürfnissen zur Erfassung der Bewußtseinsstörungen weit besser angepaßt sind als die bildhaften Darstellungen in der älteren Literatur, wo etwa, bildlich gesprochen, von einer Bühne die Rede ist (WERNICKE, JASPERS). Nach H. EY *hat Feld eine Geschichte, eine Schichtung, eine Genealogie*, einen Untergrund: „es ist, was es ist, im Wandel" (S. 84). Dieser Wandel bietet sich dem Subjekt als dem Überschauenden dar als eine Ordnung erlebter Phänomene, die vergegenwärtigt werden können in der Reflexion. Dem außenstehenden Betrachter, z. B. dem mit dem Kranken kommunizierenden ärztlichen Untersucher, zeigt sich derselbe Tatbestand als eine in die Tiefe geschichtete dynamische Struktur"; „Feld, das ist ein dynamisches geordnetes und lebendes Zueinander" (S. 91).

Der Untersucher sieht das Bewußtseinsfeld unter drei Aspekten, nämlich 1. die Konstitution (das als Feld konstituierte Bewußtsein), 2. seine fakultativen Vollzüge (Bewußtsein als Konstituens operationaler Realitätsbeziehungen) und 3. Bewußtsein als Subjekt des Erlebens (Präsenz).

Zum ersten Aspekt gehört die Ausrichtung des Feldes durch seinen Sinn, denn Sinngebung ist Achse und Vektor des Erlebens. Ferner konstituiert sich das Feld fortwandelnd *als Szene aktuellen Erlebens, in welcher Zeit und Raum als Medium einer Repräsentation* fungieren. Hier lassen sich die räumlichen Beziehungen des gelebten Momentes und die zeitliche Struktur der Vergegenwärtigung bestimmen (vgl. Zeiterleben: das „Jetzt"). Schließlich konstituiert sich das Feld als gelebte Aktualität, in welcher das Gegenwärtige, das Präsente, mit der Präsenz des Subjekts verschränkt ist, d. h. es entsprechen für den Untersucher die Stufen der Vigilanz den Schichtungs- und Ordnungsgefügen des Feldes in seiner Vertikaldynamik.

Der zweite Aspekt ergibt sich aus der *Disponibilität des Bewußtseins*, d. h. der vom Subjekt gesteuerten Variabilität des im Felde Gegenwärtigen. In den fließenden Dimensionen bewußter Phänomene läßt sich eine Vollzugsstruktur erkennen, welche jeden Aspekt des Gegenwärtigen wandelt, ohne seine Einheit aufzugeben, in steter Übereinstimmung mit der Aufmerksamkeit eines sie stiftenden Subjekts.

Der dritte Aspekt befaßt sich mit der *Artikulation des Ich mit dem Erlebnisfeld*, wobei „Ich" nicht nur Zuschauer der szenischen Repräsentation im Bewußtseinsfeld ist, sondern zugleich Akteur der Präsenz dieses Feldes.

Aus den drei Aspekten des Bewußtseinsfeldes baut sich eine *Vertikaldynamik* auf, welche verschiedene Konstitutionsstufen bis zur höchsten Ordnung des Präsenzfeldes durchlaufen kann und damit eine enge Beziehung zu den neurophysiologischen Prozessen aufweist, welche diese höchste Stufe bewußten Erlebens fundieren. Ferner zeigen sich von hier aus die Probleme der Möglichkeiten, eine Vielfalt von Erlebnisvariationen auszubilden, d. h. die Beziehung des Feldes mit dem Ich und schließlich seine Beziehung zum Unbewußten, welche das aktuelle Ordnungsgefüge mitbestimmt.

Diese knapp zusammengefaßte, sehr differenzierte phänomenologische Charakterisierung des Bewußtseinsfeldes soll wenigstens die Dimensionen aufzeigen, in welchen Bewußtseinsphänomene dem reflektierenden Betrachter heute erscheinen. Der Kliniker, welcher sich mit den Bewußtseinsstörungen zu befassen hat, also mit der Entordnung der hier aufgewiesenen Strukturen, wird dagegen nicht ohne Vereinfachung und Reduktion der Aspekte auskommen, um die Phänomene gestörten Bewußtseins typologisch auseinanderzuhalten und jede mögliche Beziehung zur Pathophysiologie des zentralen Nervensystems zu wahren.

Mit *Vigilanz* wird die Vertikalstruktur des Bewußtseinsfeldes nach H. EY bezeichnet, sie entspricht den unterschiedlichen Stufen der Wachheit, der am besten untersuchten Bewußtseinsfunktionen. Die Vigilanz steht in engster Beziehung zu den aktivierenden und den dämpfenden Vorgängen zwischen Hirnstammsystemen und Cortex: „Bewußtseinsphänomene sind nur bei einem mittleren Aktivitätszustand wohlgeordneter Neuronentätigkeit der Hirnrinde unter subcorticaler Kontrolle möglich" (R. JUNG). Die Vigilanz unterliegt physiologischen periodischen Schwankungen und sie wird durch Erkrankungen des Gehirns auch durch lokalisierte Schädigungen pathologisch verändert. *Der physiologische Wechsel von Wachsein und Schlaf* läßt sich auch durch charakteristische Verhaltensweisen beim Tier feststellen, so daß in Analogie zum menschlichen Bewußtseinsfeld mit seiner Vertikalstruktur auch beim Tier von Vigilanz gesprochen wird, obwohl wir beim Tier nur indirekt durch bestimmte Versuchsanordnungen nachprüfen können, welche Reizkonstellationen Bedeutung besitzen. Nach R. JUNG ist die *Vigilanzstufe des Wachzustandes* durch Zuwendung der Sinnesfunktionen zur Umwelt, aktive Aufmerksamkeit und erhaltene Reaktionsfähigkeit, meist auch durch vermehrten Muskeltonus, aktive Motorik und zielgerichtetes Handeln charakterisiert. Im *Schlaf* dagegen finden wir Abwendung von der Umwelt, geschlossene Augen, fehlende Aufmerksamkeit und gestörte Reaktionsfähigkeit, jedoch erhaltene Weckbarkeit durch Sinnesreize, Verminderung des statischen Muskeltonus und passive Motorik. Erwecken („arousal") aus dem Schlaf stellt die Vigilanzstufe des Wachseins wieder her. Dieser periodische Wechsel stellt einen *Anpassungsvorgang der Lebewesen an die äußere Tagesperiodik dar*, wobei heute nachgewiesen ist, daß die meisten Lebensfunktionen der höheren Organismen einer zentralen rhythmischen Steuerung unterworfen sind, welche „circadian" durch Oszillatoren im Gehirn erfolgt, d. h. nicht genau dem 24-h-Tag entsprechenden Tag-Nacht-Rhythmus gehorcht. Die Synchronisation erfolgt durch äußere Zeitgeber, Helligkeit bzw. Dunkelheit, beim Menschen jedoch vorwiegend durch soziale Zeitgeber.

Wachsein und Schlaf lassen sich heute elektroencephalographisch überwachen, wobei sich im Schlafzustand Perioden mit verlangsamter, hochsynchronisierter elektrischer Aktivität und Perioden mit rascher, desynchronisierter elektrischer Aktivität abwechseln, dem sog. Schlafzyklus. Die Schlafphase der Desynchronisation ist begleitet von einer Herabsetzung des Muskeltonus und raschen Augenbewegungen und wird paradoxer Schlaf oder REM-Schlaf genannt („rapid eye movements"). Der von DEMENT und KLEITMAN behauptete enge Zusammenhang zwischen Traumaktivität und REM-Schlafphasen ist keine absolute Regel (BORBÉLY).

Der *Zustand der Wachheit* („arousal") ist jedoch *nur eine Vorbedingung zu bewußtem Erleben*, sozusagen eine Rahmenordnung, in welchem sich die *Zuwendung der Aufmerksamkeit* vollzieht. Die Vigilanz erhält durch die Beziehung zur Aufmerksamkeitsfunktion über die fundamentale Bedeutung für das Wachsein hinaus die Bedeutung der Selektierung bestimmter Erlebnisbereiche oder, in objektivierender Beobachtung des Verhaltens, die Bedeutung der selektiven Zuwendung zu bestimmten Umwelts- oder Zuständigkeitsbereichen des Organismus. Aufmerksamkeit wird deshalb oft mit einem Scheinwerfer verglichen (R. JUNG), welcher die erwähnten Bereiche in mehr oder weniger umschriebener Weise aus der Fülle des Vorhandenen heraushebt und damit eine Gliederung des Bewußtseinsfeldes in Figur und Hintergrund, bzw. in klar und deutlich gegen vage und verschwommen bedingt. Diese Gliederung ist gleichzeitig an die Enge, bzw. Weite des Beweußtseinsfeldes gebunden. Maximale Aufmerksamkeit, d. h. intensive Zuwendung zu einem Gegenstand, bedeutet gleichzeitig Abschirmung von allen störenden oder ablenkenden Reizen des Umfeldes und damit ein enges Bewußtseinsfeld. Fluktuierende, entspannte, gelöste Aufmerksamkeit bedingen dagegen einen um einen mittleren Erregungszustand oszillierenden Vigilanzgrad und dadurch ein weites Bewußtseinsfeld. Abgesehen von vital bedrohenden Reizkonstellationen oder solchen mit triebbedingtem stärkerem Aufforderungscharakter, welche die Aufmerksamkeit maximal fesseln, ist die Erreichung eines maximalen Aufmerksamkeitsgrades eine vom Subjekt als Anstrengung erlebte Leistung und nur temporär zu verwirklichen. Dabei zeigt sich, daß maximale Zuwendung und Ermüdung die Aufmerksamkeit um ein im Extrembereich liegendes Niveau oszillieren lassen, was sich im fortlaufenden Konzentrationstest nachweisen läßt. Diese Oszillationen vergröbern sich, sobald z. B. eine stärkere Ermüdung vorliegt, z. B. periodisches Abschweifen bis Einnicken im Konzert. In Zuständen der Bewußtseinstrübung ist dieses Oszillieren der Vigilanzfunktion selektiver Aufmerksamkeit vergröbert und abhängig von der Stärke der Sinnesreize (→ Bewußtseinsstörungen).

Wachsein und *voll erhaltene Dynamik der selektiven Aufmerksamkeit*, die es dem Individuum ermöglichen, sich beliebigen Gegenständen zuzuwenden, sind wiederum *Rahmenbedingungen bzw. Voraussetzung für den Zustand der Besonnenheit.* Man versteht unter Besonnenheit die höchste Stufe der Reflexion, in welcher das Ich sich selbst überschauend vergegenwärtigt. Besonnenheit ist die Voraussetzung dafür, daß sich das Ich sich selber gemäß verhält, d. h. die ihm entsprechende Selektion der Sinneseindrücke und das seinen persönlichen Wertungen entsprechende Handeln vollzieht. In der Besonnenheit artikulieren sich Konstitution und fakultative Vollzüge, d. h. operationale Realitätsbeziehungen mit dem Bewußtsein als Subjekt des Erlebens, d. h. zwischen den beiden ersten Aspekten der Phänomenologie des Bewußtseinsfeldes i. S. von H. Ey mit dem dritten Aspekt, dem Ich als dem die Übersicht wahrenden Zuschauer und dem seine Freiheit und Verantwortung übernehmenden Akteur. STÖRRING hat Fallschilderungen gegeben, in welchen „die Besinnung" in selektiver Weise gestört war, ohne daß diese Störungen anscheinend auf eine solche der Vigilanz zurückgeführt werden konnte.

Literatur
BLEULER, M.: Bewußtseinsstörungen in der Psychiatrie. In: STAUB, H., THÖLEN, H. (Hrsg.) Bewußtseinsstörungen. Stuttgart: Thieme 1961, S. 199—213.
BONHOEFFER, K.: Die exogenen Reaktionstypen. Arch. Psychiat. 58, 58—70 (1917).
BORBÉLY, A.: Das Geheimnis des Schlafs. Stuttgart: Deutsche Verlagsanstalt 1984.
BRAIN, R.: Bewußtsein und Gehirn. In: STAUB, H., THÖLEN, H. (Hrsg.) Bewußtseinsstörungen. Stuttgart: Thieme, 1961, S. 3.
CONRAD, K.: Die symptomatischen Psychosen. In: GRUHLE, H. W., JUNG, R., MAYER-GROSS, W., MÜLLER, M. (Hrsg.) Psychiatrie der Gegenwart, Bd. II. Berlin-Göttingen-Heidelberg: Springer 1960.
DEMENT, W. C., KLEITMAN, N.: The relation of eye movements during sleep to dream activity: an objective method for the study of dreaming. J. exp. Psychol. 53, 339—346 (1957).
EY, H.: Das Bewußtsein. Berlin: De Gruyter 1963.
EWALD, G.: Die Bewußtseinstrübung bei symptomatischen Psychosen. Mschr. Psychiat. 99, 411—422 (1938).
JASPERS, K.: Allgemeine Psychopathologie. Berlin: Springer 1948.
JUNG, R.: Neurophysiologie und Psychiatrie. In: GRUHLE, H. W., JUNG, R., MAYER-GROSS, W., MÜLLER, M. (Hrsg.) Psychiatrie der Gegenwart. Bd. I/1A. Berlin-Heidelberg-New York: Springer 1967.
KOCH, J. L. A.: Vom Bewußtsein in Zuständen sogenannter Bewußtlosigkeit. Stuttgart: Enke 1877.
KOCH, J. L. A.: Noch ein Wort über das Bewußtsein. Allg. Z. Psychiat. 35, 599—606 (1879).
MONNIER, M.: Diskussionsbemerkung. In: STAUB, H., THÖLEN, H. (Hrsg.) Bewußtseinsstörungen. Stuttgart: Thieme 1961, S. 9.
PIAGET, J.: Der Aufbau der Wirklichkeit beim Kinde. Klett: Stuttgart 1974.
PIAGET, J.: Biologie und Erkenntnis. Über die Beziehungen zwischen organischen Regulationen und kognitiven Prozessen. Frankfurt a. M.: Fischer, 1974.
POPPER, K. R., ECCLES, J. C.: The self and its brain. Berlin-Heidelberg-New York: Springer 1977.
SCHNEIDER, K.: Klinische Psychopathologie. Stuttgart: Thieme 1962.
STOERRING, G. E.: Über psychiatrische Zwischenhirnprobleme. Gleichzeitig ein Beitrag zur Psychopathologie und Psychologie des Phänomens der Besinnung. Allg. Z. Psychiat. 125, 199—238 (1949).
WERNICKE, C.: Über das Bewußtsein. Allg. Z. Psychiat. 35, 420—431 (1879).
WUNDT, W.: Grundzüge einer physiologischen Psychologie. Leipzig: Engelmann 1880.

H. HEIMANN

Bewußtseinsstörungen

1. Die Störungen des Bewußtseins lassen die verschiedenen Aspekte des seelischen Lebens erkennen, welche mit dem Begriff „Bewußtsein" zusammengefaßt werden. Dabei kann man Bewußtseinsstörungen von einem allgemeinen theoretischen und psychopathologischen Standpunkt betrachten wie z. B. H. EY oder klinisch pragmatisch wie C. SCHARFETTER. Für H. EY ist Bewußtsein in einem umfassenden phänomenologischen Sinne eine Fundamentalstruktur des seelischen Lebens. Deshalb ordnen sich für ihn alle psychischen Störungen, wie auch immer sie begründet oder ausgebildet sind, ein unter dem Aspekt der Störungen des Bewußtseins, denn sie beeinflussen diese Fundamentalstruktur oder werden von ihr beeinflußt. H. EY betrachtet psychische Störungen unter dem Gesichtspunkt der Auflösung oder Dissolution der verschiedenen Bewußtseinsebenen: „La pathologie de la conscience est constituée par les niveaux de dissolution ou de destruction qui décomposent son activité". Durch die Auflösung einer Bewußtseinsebene wird der Patient auf ein tieferes Niveau des psychischen Lebens zurückgeworfen, und zwar um so weiter, je schwerer die Störung ist. Die Auflösung der Bewußtseinsebenen zeigt sich an der Strukturiertheit des Erlebnisfelds, welche mit zunehmender Stärke der Störung undeutlicher und verworrener wird. H. EY bezeichnet die *manischen* und *melancholischen* Zustände als die leichtesten Bewußtseinsstörungen, denn sie betreffen nur die Ordnung des Zeiterlebens, der Werthaltungen und der Beschränkung auf die durch Vitalängste aktivierten Erlebnisse. Die nächste Zerfallstufe des Bewußtseins ist nach EY diejenigen der *akut wahnhaften* und *halluzinatorischen* Zustände ohne Desorientierung (poussées délirantes). Es folgen dann *traumhaft verworrene Ausnahmezustände* mit der Desorientierung und, als stärkster Grad der Entordnung des Bewußtseins, das *Delirium acutum*, welches keine Ordnung der Bewußtseinsstruktur mehr erkennen läßt.

Diese Theorie der Entordnung oder Auflösung der Bewußtseinsstrukturen von H. EY stellt einen interessanten Versuch dar, die gesamte Psychopathologie in ein durchgängiges System zu gliedern, welches sowohl den historisch biographischen Aspekt (in den Artikulationen des Bewußtseins mit dem Ich) wie auch die aktuellen Ordnungsstrukturen des Bewußtseinsfeldes, seine Vertikaldynamik umfaßt. Diese theoretische Konzeption zeigt allerdings, daß H. EY den Begriff „Bewußtseinsstörungen" erheblich weiter faßt, als in der klinischen Psychiatrie sonst gebräuchlich ist. Seine Konzeption ist jedoch von klinisch praktischer Bedeutung, weil sie sich an dem theoretischen Modell des phylo- und ontogenetischen Aufbaus des Zentralnervensystems orientiert und verhindert, daß der Kliniker aus kurzsichtiger nosologischer Voreingenommenheit diesen organodynamischen Zusammenhang aller psychischer Störungen aus den Augen verliert. *Alle psychischen Störungen von Krankheitswert*, von den *Neurosen* bis zu den *organischen akuten* und *chronischen Syndromen* bedeuten schließlich für den Betroffenen *Einschränkungen der Freiheitsgrade in seinen Beziehungen zu seiner Umwelt und zu sich selbst*, d. h. Beeinträchtigungen, die man unter dem Gesichtspunkt der Auflösung der Fundamentalstrukturen des Bewußtseins bestimmen und beschreiben kann, Einschränkungen der Freiheitsgrade, *welche mit funktionellen Beeinträchtigungen des zentralen Nervensystems verbunden sind, unabhängig von den ätiologischen Faktoren, welche diese psychopathologischen Syndrome bedingen.*

2. Im allgemeinen klinischen Sprachgebrauch ist der Begriff der Bewußtseinsstörungen jedoch wesentlich enger gefaßt. Man versteht darunter *Störungen des gesamten Erlebens und Verhaltens, erkennbar an einer Destrukturierung des Bewußtseinsfeldes und an einer herabgesetzten bzw. eingeschränkten Umweltbeziehung.* In diesem Sinne bleiben sie beschränkt auf schwere psychische Störungen vorwiegend organischer Genese, zusammengefaßt unter dem Begriff des akuten exogenen Reaktionstyps von BONHOEFFER. In Analogie zum menschlichen Schlafverhalten weisen Bewußtseinsstörungen *negative Aspekte* der Destrukturierung auf, z. B. eine herabgesetzte Vigilanz, Passivität, raum-zeitliche Desorganisation, Einschränkung auf vitale Antriebe, Verlust aktiver Zielsetzung. Daneben zeigen sie jedoch auch *positive Aspekte* analog der Traumaktivität, nämlich Sinnestäuschungen, motorische Erregung, Wahnideen. Entsprechend dieser Polarität hat man zwischen *quantitativen* und *qualitativen Bewußtseinsstörungen* unterschieden, z. B. zwischen der einfachen Bewußtseinstrübung bei leichter Alkoholintoxikation und dem Delirium tremens chronischer Alkoholiker. Im ersteren Fall beherrscht die Negativsymptomatik der Vigilanzverminderung das klinische Bild, im zweiten Fall ist es die Produktivsymptomatik der Halluzinationen bei gleichzeitiger Destrukturierung der Zusammenhänge erlebter Bewußtseinsinhalte, während der Wachheitsgrad des Alkoholdeliranten weniger beeinträchtigt erscheint. Diese Unterscheidung in *quantitative* auf die *Vigilanzfunktion* beschränkte und *qualitative* Störungen, die sich vor allem auf die *Bewußtseinsinhalte, ihren Zusammenhang und ihre zeitliche Strukturierung* bezieht, ist jedoch willkürlich, wenn auch für die klinische Diagnostik bedeutsam. CONRAD hat bei bewußtseingetrübten Patienten nachgewiesen, daß Bewußtseinstrübung mit einem sogenannten protopatischen Gestaltwandel einhergeht, d. h. daß die Herabsetzung der Vigilanz zwangsläufig auch zu qualitativen Veränderungen des Erlebnisfeldes führt. Dies gilt vor allem für exogene Psychosen im Sinne des *Bonhoefferschen akut exogenen Reaktionstyps.*

In der Klinik ist es jedoch gebräuchlich, Bewußtseinsstörungen *typologisch* zu gliedern, und zwar nach drei Gesichtspunkten: 1. Nach dem Grad der Herabsetzung der Vigilanz: Störungen der Bewußtseinsklarheit (SCHARFETTER) oder Störungen des scalaren Bewußtseins (PETERS, VON CRAMON). 2. Nach der Lösung des Zusammenhangs seelischer Inhalte: Delirium tremens, Oneiroid, Verwirrtheit (Amentia), parasomnische Bewußtseinslage. 3. Nach der Einengung des Bewußtseinsfeldes: Dämmerzustände. Man muß dabei aber berücksichtigen, daß bei höheren Graden der Bewußtseinsstörung die einzelnen, symptomatologischen Kriterien nicht mehr unterscheidbar sind, vor allem bei höheren Graden herabgesetzter Vigilanz. Es ist dann nicht mehr möglich zu entscheiden, ob die Zusammenhangslosigkeit der Erlebnisse und die Einengung auf ganz wenige Erlebnisinhalte allein bedingt sind durch die Verminderung der Vigilanz, oder ob zusätzlich die beiden anderen Kriterien auch eine Rolle spielen. Wir finden bei *mittelschweren Bewußtseinsstörungen* auch oft eine Mischung der drei Kriterien, so daß die Einteilung der Bewußtseinsstörungen in Bewußtseinstrübung bis zum Koma, in delirante Syndrome und in Dämmerzustände eine *idealtypische Einteilung* bleibt. Das bedeutet, daß wir gelegentlich reine Fälle vorfinden, jedoch in der Mehrzahl Mischformen verminderter Vigilanz, gestörter Zusammenhänge seelischer Inhalte und gleichzeitig Einengung des Bewußtseinsfeldes.

Unterschiedliche *elektroencephalographische Befunde* lassen sich jedoch diesen drei Typen zuordnen, was ihre klinische Bedeutung unterstreicht: Der Bewußtseinstrübung entspricht in der Regel eine Verlangsamung und Synchronisierung im Elektroencephalogramm, der deliranten Störung dagegen eine Desynchronisierung und Beschleunigung, den Dämmerzuständen, bei Epilepsie eventuell eine forcierte Normalisierung, d. h. daß während des zeitlich begrenzten Dämmerzustandes das Elektroencephalogramm des Epileptikers normaler wirkt als außerhalb (LANDOLT). Klinisch können Dämmerzustände auch durch Verlaufskriterien und die totale Amnesie, Delirien durch ein Vorherrschen von Halluzinationen und psychomotorische Erregung von den einfachen Störungen des scalaren Bewußtseins, der Bewußtseinstrübung, abgegrenzt werden.

3. *Bewußtseinstrübung (scalare Bewußtseinsstörung).* Sie ist die allgemeinste und häufigste Form der Bewußtseinsstörungen, in der Regel eine Folge einer akuten Schädigung des zentralen Nervensystems (Intoxikation, Encephalitis, Hirntrauma, Hirndruck etc.). Man kann sie charakterisieren

durch die herabgesetzte Vigilanz mit Frequenzverlangsamung und Synchronisation im EEG und mit der Entdifferenzierung des Bewußtseinsfeldes. Der *deutlich bewußtseinsgetrübte Patient* zeigt ein charakteristisches Verhalten: Seine *Motorik* ist verlangsamt und unpräzise, die Augenlider hängen herab, bei gleichzeitiger Innervation der Hilfsmuskulatur (horizontale Stirnfalten), *Aktivität* und *Interesse* sind herabgesetzt. Sich selbst überlassen verharrt er meist in einem dösigen Zustand. Auf Außenreize reagiert der Bewußtseinsgetrübte nicht augenblicklich, sondern mit einer gewissen Verzögerung, und es folgen dann zuerst *orientierende Kopfbewegungen*, bevor er seinen Gesprächspartner fixiert. Die Zuwendung gelingt ihm nur mühsam, und im Verlaufe einer Untersuchung müssen die Stimuli verstärkt werden, um dem Patienten eine genügende Aktivierung zu ermöglichen, weil er rasch ermüdet und immer wieder in seinen dösigen Zustand versinkt. Subjektiv wird die Bewußtseinstrübung als ein „Fernrücken der Umwelt", als „Erleben wie durch einen Schleier", als Verlust der Reaktionsfähigkeit und als erschwerte und rasch ermüdende Zuwendung erlebt. Objektiv lassen sich Konzentrationsstörungen, Gedächtnisstörungen, Auffassungsungenauigkeiten, zeitliche und örtliche Desorientierung nachweisen. Auch die Affektivität ist vergröbert, es kommt zu Enthemmungserscheinungen durch Blockierung der höheren Persönlichkeitsinstanzen, z. B. im Alkoholrausch.

Die Bewußtseinstrübung zeigt *verschiedene Ausprägungsgrade*. Im allgemeinen wird unterschieden zwischen Benommenheit, dem leichtesten Grad der Bewußtseinstrübung, Somnolenz, Sopor, Praekoma und Koma. Die klinische Abgrenzung dieser Stadien ist recht willkürlich.

3 a. *Benommenheit* ist ein Zustand erschwerter psychischer Tätigkeit mit leicht verlangsamter elektroencephalographischer Aktivität. Der Patient erlebt sie als Erschwerung psychischer Leistungen, oft auch als Wegrücken der Umgebung, ein von unangenehmen vegetativen Sensationen begleitetes Dumpfheitsgefühl. Dabei sind die einfachen psychischen Leistungen, z. B. das Aufrechterhalten gerichteter Aufmerksamkeit in der Konzentrationsleistung erschwert. Orientierung in Zeit und Raum sind noch erhalten.

3 b. Im Stadium der *Somnolenz* zeigt der Patient das Verhalten des mittelschwer Bewußtseinsgetrübten, mit Apathie, schläfrigem Ausdruck bei noch vorhandener Weckbarkeit und ungestörten Reflexen. In diesem Stadium ist vor allem die Reaktionsverzögerung mit orientierenden Kopfbewegungen charakteristisch und das Absinken in einen schlafähnlichen Zustand, wobei der Patient eine für die Zuwendung notwendige Aktivierung nicht durchhalten kann. Auf einfache Anforderungen kann er noch adäquat antworten (z. B. die Hand geben).

3 c. Im *Sopor* ist der Patient nur noch durch sehr starke Reize (Kneifen, Anschreien, Schütteln) weckbar, jedoch auch dann nur noch für ganz kurze Zeit aufnahmefähig. Er versinkt immer wieder in seinen dösigen Zustand, ist zeitlich und örtlich nicht orientiert und nicht mehr in der Lage, einfache gezielte motorische Bewegungen auf Aufforderung auszuführen. Auch hier sind die Reflexe noch erhalten.

3 d. *Praekoma:* Keine Weckbarkeit, jedoch noch Reaktionen auf sensorische Reizungen, z. B. Abwehrbewegungen bei Schmerzreizen.

3 e. Unter *Komma* versteht man den stärksten Grad der Bewußtseinstrübung. Der Kranke reagiert auch auf stärkste Außenreize nicht mehr mit geordneten Abwehrbewegungen, er wird allmählich völlig reaktions- und bewegungslos. Die Reflexe sind erloschen und das EEG zeigt im stärksten Grade dieses Zutandes von Bewußtlosigkeit keine elektrische Gehirnaktivität mehr.

VON CRAMON betont, daß es zahlreiche Beobachtungen von komatösen Patienten gibt, die jedoch noch ein Alpha-EEG aufweisen, also eine *Dissoziation zwischen Bewußtseinsstörung und EEG-Aktivität*. Beobachtet wurden vor allem Patienten mit Läsionen unterschiedlichen Ausmaßes in der Brückenregion und unilateral im Thalamus und in einer Mittelhirnhälfte, bei welcher ein „Alphakoma" zu beobachten war, ferner auch nach Herz- oder Atemstillstand, wenn diese zu Nekrosen in tiefen Rindenschichten und Stammganglien führten bei weitgehend intaktem Hirnstamm.

VON CRAMON hat für eine differenziertere Beobachtung der Krankheitsverläufe von Patienten mit *Störungen des scalaren Bewußtseins* eine *eindimensionale quantitative Skala mit 12 Stufen* entwickelt. Sie ist zusammengesetzt aus der „Münchener Koma-Skala" und der „kognitiven Leistungsskala" und erlaubt als sogenannte *Vigilanzskala* mit hinreichender Objektivität im klinischen Bereich den bewußtseinsgetrübten Patienten hinsichtlich der Tiefe der Bewußtseinsstörung zuzuordnen und durch tägliche Beobachtung den Verlauf präzise zu dokumentieren. Diese Vigilanzskala ist durch einfache Tests rasch durchzuführen und entspricht damit den Anforderungen, die an die Ökonomie eines Meßinstrumentes für den täglichen klinischen Gebrauch gestellt werden.

Da die Bewußtseinstrübung, wenn sie klinisch gesichert ist, auf eine akute Schädigung des zentralen Nervensystems verweist, ist ihre Feststellung ein *Alarmsignal* und erfordert in der Regel *notfallmäßige* d. h. *rasche Abklärung der zugrundeliegenden, oft lebensbedrohlichen organischen Ursachen*. Die Behandlung richtet sich auf die Grundkrankheit, welche die Bewußtseinstrübung bewirkt.

4. *Delirante Syndrome.* Im Gegensatz zum Bewußtseinsgetrübten sind *delirante Patienten meistens motorisch unruhig und erregt*, sie zeigen sogar eine verstärkte Ablenkbarkeit durch Außenreize, oft bis zur Schreckhaftigkeit. Auf äußere Stimuli reagieren sie meist sogleich, jedoch läßt ihr Ver-

halten erkennen, daß *der innere Zusammenhang des Erlebnisstromes* gestört ist. Unvermittelt und zusammenhanglos tauchen in ihrem Erleben Halluzinationen und Pseudohalluzinationen auf, welche die Aufmerksamkeit des Patienten auf sich ziehen. Dadurch erhält das Verhalten des Deliranten etwas Abruptes, rasch Wechselndes, Unkontrolliertes und Fahriges. Die Halluzinationen des Deliranten sind vorwiegend optisch und haben oft den Charakter von *Mikropsien* (C. MÜLLER): Verkleinerte, rasch wechselnde, flüchtige, meist bewegte Lebewesen oder Objekte. Der Gesichtsausdruck des Deliranten unterscheidet sich von demjenigen des rein Bewußtseinsgetrübten durch einen raschen Wechsel von Verblüffung, Ratlosigkeit, Ängstlichkeit oder Belustigung (Galgenhumor), je nach Inhalt der halluzinierten Szenen. Häufig sind auch Geschmacks- und Geruchshalluzinationen und solche des Körpergefühls, seltener akustische Halluzinationen. Die Störungen des Zusammenhangs seelischer Akte zeigt sich auch auf dem Gebiete des Denkens in einer ausgeprägten Inkohärenz, welche sich durch unzusammenhängende sprachliche Äußerungen verrät. Meistens kommt es zu illusionärem Verkennen der Umgebung und gelegentlich lassen sich auch Wahnideen nachweisen. Der delirante Patient ist in der Regel desorientiert oder nur partiell orientiert und zeigt eine erhöhte Suggestibilität. Ferner liegt eine schwere *Störung der Schlaf-Wach-Regulation* vor, denn das Delir beginnt oft in der Nacht und der Patient fällt erst nach Abklingen des Delirs in einen terminalen Schlaf. Der delirante Patient zeigt ferner starke *vegetative Symptome:* Schwitzen, Tachykardie, Hautrötung, grobes Zittern, Temperaturerhöhung.

4a. Die häufigste und typischste Form deliranter Symptome finden wir beim chronischen Alkoholiker, dem sogenannten *Delirium tremens*. Gelegentlich treten sie bei anderen Vergiftungen auf, z. B. nach Atropin, Cocain, oder bei Behandlung mit trizyklischen Antidepressiva oder Antiparkinsonmitteln im Zusammenhang mit deren zentral anticholinergischen Wirkungen.

Das Delirium tremens ist eine lebensbedrohliche Erkrankung und schwere Komplikation des chronischen Alkoholismus. Als wirksamste Behandlung hat sich die Behandlung mit Distraneurin bewährt. Delirante Syndrome im Rahmen von Behandlungen mit Antidepressiva oder Antiparkinsonmitteln klingen nach Absetzen der betreffenden Medikamente spontan ab.

Die sogenannten *Modellpsychosen* (nach LSD, Psilocybin, Mescalin, Haschisch etc.) haben hinsichtlich der produktiven Symptomatik Beziehungen zu den deliranten Syndromen. Sie sind psychopathologisch besonders gut untersucht (vergleiche z. B. BEHRINGER, LEUNER, HEIMANN), weil die Probanden im allgemeinen während der Psychose durch diese Halluzinogene das Realitätsbewußtsein nicht verlieren und ihre halluzinatorischen und pseudohalluzinatorischen Erlebnisse besser beschreiben können als Patienten im echten klinischen Delir. Nach Abklingen der Modellpsychose haben die Probanden auch eine besser erhaltene Erinnerungsfähigkeit an das Erlebte als delirante Patienten.

Auch in der *Modellpsychose* besteht eine Tendenz zum Auseinanderbrechen des Erlebniszusammenhangs und ausgeprägte Störungen des Zeiterlebens bis zum Erlebnis des Zeitstillstandes (HEIMANN). Die Veränderungen in der Gestaltwahrnehmung in der Modellpsychose folgen denselben Gesetzen auf optischem und akustischem Gebiet, z. B. auch beim Musikhören (K. WEBER). Während man früher *die Bewußtseinstrübung als Kernsymptom auch der deliranten Störungen* betrachtete (K. SCHNEIDER), ergab das Studium der Modellpsychosen, wie auch Verhaltensstudien der deliranten Syndrome, daß eine Trübung des Bewußtseins in dem von uns definierten skalaren Sinne nicht nachgewiesen werden kann. Im EEG finden sich Desynchronisierung und Frequenzbeschleunigung im Gegensatz zu Synchronisierung und Frequenzverlangsamung bei der Bewußtseinstrübung. Die fehlende Trübung ist auch eine Erklärung für die, verglichen mit Zuständen von Bewußtseinstrübung, relativ gut erhaltene Erinnerung an die psychotischen Erlebnisse in der Modellpsychose und gelegentlich nach Alkoholdelirien. Einzig bei höheren Dosen von Phantastica ist die Erinnerung gestört, jedoch eher durch *die Unfähigkeit des Probanden, die psychotischen Erlebnisse zeitlich zu ordnen*, weil mit höheren Dosen die Störungen des Zeiterlebens stärker in den Vordergrund treten (→ Zeiterleben).

4b. *Amentia*. Unter dem Gesichtspunkt des Gestaltzerfalls, der Störung des Zusammenhangs seelischer Erlebnisse, kann man die Amentia als eine besondere Form deliranter Syndrome bezeichnen. Sie unterscheidet sich vom Delir nur durch das Fehlen produktiver halluzinatorischer Symptomatik, wogegen die *Denkinkohärenz, die Sprachverwirrtheit* besonders im Vordergrund steht. Klinisch hat heute der Begriff kaum mehr Bedeutung. Klinische Bilder mit vorwiegender Sprachverwirrtheit findet man im Rahmen des akut exogenen Reaktionstyps. Sie lassen sich auch experimentell erzeugen, z. B. durch zentrale Anticholinergica, wie Scopolamin (HEIMANN) und synthetischen Stoffen dieser Klasse (BENTE et al.). Im EEG finden sich bei experimentell erzeugter Denkinkohärenz übereinstimmend subvigile Abläufe mit Verschwinden des Alpharhythmus ohne Desynchronisation und Frequenzbeschleunigung.

4c. *Oneiroid*. Eine spezielle Form deliranter Syndrome wird als Oneiroid bezeichnet (traumhafte Verwirrtheit). Nach MAYER-GROSS finden sich bei diesen Bewußtseinsstörungen phantastische, wechselnde, durch äußere Wahrnehmungen angeregte, traumartige Erlebnisinhalte, die oft dramatischen Charakter haben und welchen der Patient in passiver Weise mit starkem affektivem Mitschwingen hingegeben ist. Es besteht bei dieser Erlebnisform zweifellos eine Beziehung zu dem Erleben in den Modellpsychosen, d. h. eine verglichen mit der Amentia viel geringere Zerstückelung des Erlebniskontinuums. Die Kranken wirken demnach häufiger ratlos, passiv und versunken. Das Oneiroid kommt bei hochakuten Schizophrenien, im Rahmen des akut exogenen Reaktionstyps und gelegentlich in psychotischen Phasen bei Epileptikern vor. Als Bezeichnung eines klinischen Syndroms hat das Oneiroid wie die Amentia heute nur noch historische Bedeutung.

4d. *Parasomnische Bewußtseinslage (Koma vigile).* Man versteht unter dem Koma vigile, das SCHARFETTER zu den deliranten Syndromen zählt, einen Zustand, in dem der Patient regungslos, stumm, aber scheinbar wach daliegt. Er ist unfähig, einen Gegenstand zu fixieren, sein Blick wandert umher oder starrt geradeaus. Vom Koma ist er durch die scheinbare Wachheit (offene Augen, wandernder Blick) abzugrenzen, vom katatonen Stupor durch die Schlaffheit der Muskulatur und die völlige Passivität. Dieser von E. KRETSCHMER „*apallisches Syndrom*" genannte Zustand wird beobachtet bei schweren Zerstörungen des Großhirnmantels.

5. *Dämmerzustände.* Während die Bewußtseinstrübung ein klinisch relativ einheitliches, quantitativ abgestuftes Syndrom darstellt, das sich sogar durch eine eindimensionale Skala abbilden läßt (VON CRAMON), und die deliranten Syndrome wegen ihrer produktiven Symptomatik bereits eine größere Vielfalt aufweisen, sind die *Dämmerzustände klinisch ausgesprochen heterogen.* Als gemeinsames Charakteristikum ist ihnen einzig die *Einengung auf einen besonderen inneren Erlebnisbereich* eigen und eine dadurch bedingte *Einengung des Bewußtseinsfeldes* mit einem mehr oder weniger ausgeprägten *Abbrechen der Beziehung zur Umwelt.* Als Verlaufscharakteristikum läßt sich im Gegensatz zu den vorangehenden Syndromen noch der *plötzliche Beginn,* das *abrupte Aufhören,* oft mit Übergang in Schlaf und die meist *totale Amnesie* herausstellen.

Das *Verhalten der Patienten im Dämmerzustand* ist dagegen uneinheitlich: Es reicht von äußerlich geordnetem Verhalten mit nur angedeuteter Präokkupiertheit („geordneter Dämmerzustand") bis zu katatoniformen Verhaltensweisen, in welcher die Patienten eintönig jammern oder monotone Verbigerationen zeigen. Auch die Spontanaktivität ist äußerst unterschiedlich, von katatoniformer Hemmung bis zu hochgradiger motorischer Erregung. Im Dämmerzustand ist der Patient zeitlich, räumlich und in der Situation vollständig desorientiert. Da die Patienten für die Periode des Dämmerzustandes meistens eine völlige Amnesie aufweisen, ist über ihr Erleben während des Dämmerzustandes wenig bis gar nichts bekannt. Die Annahme einer Einengung des Bewußtseinsfeldes beruht deshalb vorwiegend auf der Verhaltensbeobachtung, welche zeigt, daß die Patienten in intensiver Weise mit ihren Erlebnissen beschäftigt sind, und die Kommunikation mit der Umgebung abbricht.

Dämmerzustände kann man *nach ihrer Ursache* in *organische* und *psychogene* einteilen: *Organische Ursachen* sind meistens die Epilepsie, z. B. psychomotorische Epilepsie, postparoxismaler Dämmerzustand nach großem Anfall, seltener auch im Zusammenhang mit einer Commotio cerebri, gelegentlich bei Zirkulationsstörungen oder toxisch (z. B. pathologischer Alkoholrausch). *Psychogene Dämmerzustände* treten auf als Schreckreaktion, als Panikreaktion, in Zuständen hochgradiger emotionaler Erregung, ferner bei hysterischen Persönlichkeiten unter emotional belastenden Erlebnissen.

Als einen Sonderfall des Dämmerzustandes, bei dem die Einengung des Bewußtseinsfeldes besonders eindrücklich demonstriert werden kann, ist die *Hypnose* zu betrachten. Auf suggestivem Weg werden hier Verkennung der Umgebung, Illusionen, Halluzinationen etc. erzeugt. Die Hypnose zeigt eindrücklich, daß eine Blockierung des Realitätsbewußtseins auf relativ hoher Bewußtseinsebene möglich ist, so daß Informationen suggestiv beeinflußt werden können, ohne daß sich physiologische Veränderungen im Elektroencephalogramm manifestieren. Dies läßt sich z. B. nachweisen durch die Suggestion des Einschlafens und tieferer Schlafstadien, was im Verhalten des Hypnotisierten durchaus zu echtem Schlaf analogen Verhaltensweisen führt, während im Elektroencephalogramm ein Alpharhythmus, d. h. ein Wachzustand nachweisbar bleibt. Dabei kann es zum spontanen Einschlafen kommen, ohne daß beim Erwachsenen der hypnotische „Schlaf" unterbrochen wird (HEIMANN).

6. Da Bewußtseinsstörungen vor allem das gesamte Verhalten und Erleben betreffen, werden sie im klinischen Sprachgebrauch vorwiegend im Rahmen *akuter organischer Psychosen* beobachtet, d. h. im Bereiche des sogenannten *akut-exogenen Reaktionstyps* (BONHOEFFER). Die *Bewußtseinstrübung* mit ihren quantitativen Abstufungen von der Benommenheit bis zum Koma ist unter ätiologischen Gesichtspunkten die elementarste und allgemeinste Form dieser Störungen. Sie ist Ausdruck einer allgemeinen, diffusen und akuten Schädigung der Gehirntätigkeit, wie sie durch exogene oder körpereigene Vergiftungen, traumatische Schädigungen des Gehirns, akute diffuse Encephalitiden etc. hervorgerufen wird. Da die Bewußtseinstrübung an die basalste Funktion seelischen Lebens gebunden ist, an die Vigilanz, ist sie eine allgemeine und grobe psychopathologische Störung, die im wesentlichen unspezifisch nur von dem Tempo der Einwirkung und der Ausbreitung der Noxe abhängig ist (M. BLEULER).

Das *Delir* dagegen ist durch den produktiven Anteil der Symptomatik, nämlich die Halluzinationen und Illusionen wesentlich stärker *persönlichkeitsgefärbt* als die reine Bewußtseinstrübung.

Zwar kann man beim Delirium tremens halluzinierte Erlebnisse feststellen, die noch relativ einheitlich auf das alltägliche Erleben des Alkoholikers zentriert bleiben, doch ergeben sich auch hier schon erlebnismäßig bereits wesentliche interindividuelle Unterschiede, die dem Persönlichkeitsniveau und der Lebensgeschichte des Deliranten entsprechen. Ähnlich wie bei chronischen Alkoholikern treten Delirien bei fieberhaften Erkrankungen nicht in allen Fällen auf, sondern nur bei gewissen Individuen. Dies legt nahe, daß ein *dispositioneller Faktor* für die Entstehung einer deliranten Störung erforderlich ist im Gegensatz zu der Bewußtseinstrübung. Gleichzeitig zeigen aber die Beziehungen des Delirs zur Modellpsychose auch die Bedeutung der Noxe in ihrer Interaktion mit der besonderen Lebensgeschichte des Betroffenen, denn alkoholdelirante Patienten gleichen in ihrem Verhalten nicht dem Verhalten von Probanden, die sich in einem LSD- oder Mescalinrausch befinden. Auffallend ist ferner, daß auch in den *Modellpsychosen* persönlichkeitsspezifische Elemente den Zustand prägen können, respektive besondere *Erwartungshaltungen*. Schließlich ist zu erwähnen, daß Delirien auch bei chronischen Epileptikern in seltenen Fällen zu beobachten sind sowie bei Vergiftungen, Encephalitiden und im Rahmen der Arteriosklerosis cerebri, was ebenfalls auf einen dispositionellen Faktor hinweist.

Amentia und Oneiroid sind nicht auf organische Psychosen beschränkt, sondern kommen als vorübergehende Syndrome bei akuten endogenen Psychosen vor, wenn sie auch insgesamt nur schwer abgrenzbar sind. Das sogenannte „*Delirium akutum*" ist eine Extremform der deliranten Störung mit hochgradigster Erregung, Halluzinationen und vollständigem Denkzerfall, mit Fieber und Elektrolytverschiebung. Hier läßt sich eine sichere Entscheidung zwischen körperlich begründbarer Psychose oder akuter perniziöser Katatonie nicht immer durchführen. MAYER-GROSS hat auf diese Beziehungen zwischen akut schizophren-katatonen Syndromen und den unter deliranten Syndromen zusammengefaßten organischen Erscheinungsbildern besonders hingewiesen: Der Zerfall des Erlebniskontinuums, die Denkinkohärenz und traumhafte Verworrenheit können in beiden Psychosegruppen vorkommen. Zudem zeigen genaue Anlysen der Modellpsychose namentlich in der abklingenden Phase große Ähnlichkeit mit schizophrenieartigem Erleben und Verhalten, den sogenannten Ich- oder Persönlichkeitsstörungen (z. B. Identitätserlebnisse, Verschwimmen der Ich-Grenze und Depersonalisation, s. unten).

7. *Besondere Störungen des Ich-Bewußtseins.* Alle bisher behandelten Begriffe betreffen *Störungen des gesamten Erlebens und Verhaltens.* Besonders im Rahmen *schizophrener Erlebnisweisen* kommt es jedoch auch zu mehr *isolierten Störungen des Ich-Bewußtseins,* d. h. der Weise, wie der Kranke sein Ich erlebt, und zwar ohne daß das Bewußtseinsfeld getrübt, destrukturiert oder eingeengt ist. Es handelt sich somit um eine Störung des dritten Bewußtseinsaspektes von EY, der Verschränkung von Ich und Bewußtseinsfeld.

Unter den Störungen des Ich-Bewußtseins werden zusammengefaßt:

7 a. *Störungen der Ich-Identität* (*Depersonalisation:* Der Kranke erlebt sich als verändert, ohnmächtig, gelenkt, entleert). Damit ist oft kombiniert auch das Erlebnis der *Derealisation,* d. h. daß die Umgebung unwirklich, merkwürdig, unheimlich, verändert erscheint. Hier ist die Einheit des Ichs in zeitlicher Hinsicht gestört.

7 b. *Störungen der Ich-Grenzen.* Der Kranke erlebt, daß seine eigenen Gedanken und Gefühle von seiner Umgebung wahrgenommen werden (Gedankenausbreitung), seine persönlichen Erlebnisse sind allen Menschen bekannt, kommen im Radio oder in der Zeitung usw.

7 c. *Störungen des Aktivitätsbewußtseins.* Der Kranke erlebt, daß seine Gedanken ihm von außen gemacht oder eingegeben werden (Gedankeneingebung), Gefühle oder Bewegungen werden ihm auf Distanz erzeugt, oder seine Gedanken werden ihm plötzlich von außen entzogen (Gedankenentzug). Identität des Ichs, Ich-Grenzen und Aktivitätsbewußtsein sind die charakteristischen Weisen des Ich-Bewußtseins. Ihre Störung führt im allgemeinen nicht zu Verhaltensauffälligkeiten, wie die übrigen Bewußtseinsstörungen. Die Kranken klagen darüber, sind aber sonst geordnet, voll orientiert und in ihrer Vigilanz nicht herabgesetzt. Oft sind diese Störungen nur bei vertiefter Exploration zu erfahren, weil der Patient darüber nicht spontan spricht.

SCHARFETTER hat in ausgedehnten Untersuchungen Störungen des Ich-Bewußtseins beschrieben und insbesondere auch eindrückliche Beispiele von schizophrenen Störungen der verschiedenen Dimensionen des Ich-Erlebens dargestellt. Auf seine vorzüglich knappe und vollständige Zusammenfassung der psychoanalytischen Ich-Pathologie bei Psychosen sei hier verwiesen.

Literatur

BERINGER, K.: Der Meskalinrausch, seine Geschichte und Erscheinungsweise. Berlin: Springer 1927.
BENTE, D., HARTUNG, H., HARTUNG, M. L., PENNING, J.: Zur Pathophysiologie und Psychopathologie des durch zentrale Anticholinergica erzeugten amentiell-deliranten Syndroms. Arzneimittel-Forsch. 14, 513–514 (1964).
BLEULER, M.: Bewußtseinsstörungen in der Psychiatrie. In: STAUB, H., THÖLEN, P. (Hrsg.) Bewußtseinsstörungen. Stuttgart: Thieme 1961, S. 199–212.
BONHOEFFER, K.: Die exogenen Reaktionstypen. Arch. Psychiat. 58, 58 (1917).
CONRAD, K.: Die symptomatischen Psychosen. In: GRUHLE, H. W., JUNG, R., MAYER-GROSS, W., MÜLLER, M. (Hrsg.) Psychiatrie der Gegenwart, Bd. II. Berlin Göttingen Heidelberg: Springer 1960.
CRAMON, E. VON: Quantitative Bestimmung des Verhaltensdefizits bei Störungen des skalaren Bewußtseins. Stuttgart: Thieme 1979.
EY, H.: Das Bewußtsein. Berlin: de Gruyter 1967.

HEIMANN, H.: Die Scopolaminwirkung. Vergleichend psychopathologisch-elektroencephalographische Untersuchungen. Basel: Karger 1952.
HEIMANN, H.: Elektroencephalographische Untersuchungen an Hypnotisierten. Mschr. Psychiatr. (Basel) 125, 26–271 (1953).
HEIMANN, H.: Ausdrucksphänomenologie der Modellpsychose. Psychiat. Neurol. 141, 69–100 (1961).
HEIMANN, H.: Beobachtungen über gestörtes Zeiterleben in der Modellpsychose. Schweiz. med. Wschr. 93, 1703–1705 (1963).
LANDOLT, H.: Die Dämmer- und Verstimmungszustände bei Epilepsie und ihre Elektroencephalographie. Dtsch. Z. Nervenheilk. 185, 411–430 (1963).
LEUNER, H.: Die experimentelle Psychose. Berlin Göttingen Heidelberg: Springer 1962.
MAYER-GROSS, W.: Selbstschilderungen der Verwirrtheit (Die oneiroide Erlebnisform). Berlin: Springer 1924.
MÜLLER, C.: Mikropsie und Makropsie. Basel: Karger 1956.
PETERS, U. H.: Bewußtseinstrübung – Vigilität – Vigilanz. Nervenarzt 47, 173–175 (1976).
SCHARFETTER, C.: Allgemeine Psychopathologie. Eine Einführung, 2. Aufl. Stuttgart-New York: Thieme 1985.
SCHNEIDER, K.: Klinische Psychopathologie. Stuttgart: Thieme 1962.

H. HEIMANN

Bewußtseinstrübung → Bewußtseinsstörungen

Beziehungswahn → Wahn

Bildnerei des Geisteskranken → Kunst, psychopathologische

Bindung

Bindung läßt sich als ein Beziehungsmodus definieren, der in allen Arten von Beziehungen als (zumeist verdeckt) organisierendes Muster zur Wirkung zu kommen vermag. So verstanden kontrastiert Bindung mit der → Ausstoßung und steht dazu zugleich in einer dialektischen Beziehung.

Herrscht eine starke Bindung vor, so lassen sich Beziehungspartner, vor allem Eltern und Kinder von der (in der Regel unausgesprochenen) Annahme bestimmen, daß sich ein Lebenssinn, Sicherheit und vitale Befriedigungen nur innerhalb ihrer Beziehung bzw. nur innerhalb der Familie erlangen lassen, die Außenwelt dagegen leer, bedrohlich und abschreckend ist. Während des Ablösungsdramas des Jugendalters läßt diese Annahme Eltern, die in ihrer eigenen Entwicklungskrise befangen sind, nur als einzigen Ausweg sehen, daß sie ihre Kinder noch fester an sich binden, den Familienzusammenhalt betonen, das Selbständigwerden der Kinder um jeden Preis hinauszuzögern, ja zu verhindern suchen. Die Kinder ihrerseits verinnerlichen solche Grundeinstellung: Auch sie setzen nun Ablösung und Selbständigwerden äußerster (existentieller) Verlassenheit, Isolation und Schutzlosigkeit gleich.

Psychoanalytische Vorstellungen liefern den Rahmen, um drei wesentliche Ebenen der Bindung zu unterscheiden. Als erstes ist eine mehr affektive Ebene zu nennen, auf der überwiegend das Bedürfnis nach Abhängigkeit und unmittelbarer Triebbefriedigung angesprochen bzw. ausgebeutet wird. Hier können wir von Es-Bindung sprechen. Auf der zweiten Ebene der Bindung spielen kognitive Prozesse eine Hauptrolle. Wir sprechen von Ich-Bindung. Auf der dritten Ebene schließlich ist die Entwicklung und Ausbeutung einer starken – überstarken Loyalität. Hier handelt es sich um Über-Ich-Bindung. Auf jeder dieser Ebenen machen die Partner einander ein Beziehungsangebot, das eine größere Verklammerung, ein Überwiegen zentripetaler Tendenzen bewirken muß.

Bindung auf der Es-Ebene (→ Es) läßt sich als eine wechselseitige libidinös stimulierende als auch regressiv befriedigende Verwöhnung definieren. Es läßt sich von affektiven bzw. triebhaften Bindungen sprechen. Das Klima in Es-gebundenen Partnerschaften und Familien kann emotional aufgeheizt und kann dicht und stickig erscheinen.

Bei Bindung auf der Ich-Ebene (→ Ich) geht es um einen Austausch von Wahrnehmungen, Gedanken oder Gefühlen, der die eigene Abgrenzung erschwert oder nicht zuläßt. Im Extremfall beinhaltet solch eine Bindung die von allen Mitgliedern der Familie geteilte Annahme, die Welt mit den gleichen Augen und Empfindungen wie alle anderen Familienmitglieder zu erleben. Das kommt dem nahe, was REISS als „Konsenssensivität" beschrieben hat. Da eine völlige kognitive und Wahrnehmungsfusion nicht möglich ist, kommt es zu einer Vielzahl von Wahrnehmungsverzerrungen, Disqualifikationen und → Projektionen. In einer solchen Familie meint jedes Mitglied oft, die Gedanken der anderen lesen zu können, jederzeit für den anderen sprechen zu dürfen. Die Eltern wissen ohne zu fragen, wie sich ihre Kinder fühlen, was sie sich wünschen, wie stark oder schwach, krank oder gesund sie sind. Dementsprechend meinen die Kinder, niemals ohne die von den Eltern anzuliefernden Wahrnehmungs- und Orientierungsstützen auskommen zu können.

Bei der Bindung auf der Über-Ich-Ebene (→ Über-Ich) geht es wesentlich um den Beweis oder den Verrat offener oder verborgener Loyalität. Wird solche Loyalität verraten oder verleugnet, kann dies massive „Ausbruchsschuld" auslösen. Diese kann wiederum einer selbstdestruktiven Lebensgestaltung Anlaß geben. Im Extremfall wird jede (in Gedanken oder in der Tat) versuchte Verwirklichung eigener Bedürfnisse als Verrat an den Eltern oder der Familie erlebt werden, der stärkste Ausbruchsschuld auslöst. Viele selbstdestruktive Karrieren, die sich etwa unter den Zeichen von Alkoholismus, Drogenkonsum, ständigem beruflichen Scheitern wenn nicht Neigung zum Selbstmord vollziehen, lassen sich demgemäß als Ausdruck und Folge einer überstarken Bindung auf der Über-Ich-Ebene und der sich davon herleitenden mächtigen Ausbruchsschuld verstehen.

Wenn auch der Familientherapeut bzw. der Therapeut von Kindern und Jugendlichen häufig mit pathologischen Formen der Bindung zu tun hat, muß doch betont werden, daß Bindung für das

Überleben des Menschen sowohl als Individuum als auch als Gattung einen wichtigen Stellenwert hat. Das lehren die Untersuchungen vieler Verhaltensforscher, das lehren insbesondere die Beobachtungen und Überlegungen BOWLBYs zur Entwicklung menschlichen Bindungsverhaltens.
BOWLBY hat solches Verhalten vor allem während der frühen Kindheit ausführlich studiert und dargestellt. So zeigt sich, daß Mutter und Kind jeweils auf bestimmte Verhaltensmuster zurückgreifen können, die im Endeffekt eine starke emotionale Bindung aneinander bedingen. Solche Bindung ist wiederum die Voraussetzung für die vielen Lernschritte, die dem Kinde erlauben, sich die jeweilige Sprache, das Wertsystem und die in der Kultur verfügbaren Fertigkeiten zueigen zu machen. Im einzelnen beschrieb BOWLBY viele, zwischen Mutter und Kind zum Zuge kommende und eine Bindung stärkende Interaktionszirkel. Beispielsweise führen das Schreien und Lächeln des Kindes die Mutter zum Kind, wohingegen das Anklammern und der Mutter Nachfolgen das Kind in der Nähe der Mutter halten. Solche Interaktionszirkel kommen schon in frühester Kindheit zum Zuge und beruhen zum Teil auf genetisch programmierten Verhaltenspotentialen. Im einzelnen verdanken wir gerade der Verhaltensforschung ein besseres Verständnis der Weise, wie sich angeborene Verhaltensmuster und erlerntes Verhalten miteinander verknüpfen. Von pathologischen Folgen einer Bindung läßt sich nur dort sprechen, wo fällige Ablösungsschritte, die innerhalb des individuellen Lebenszyklus, aber auch des Zyklus des Familienlebens fällig sind, verhindert werden.

Literatur
BOSZORMENYI-NAGY, I., SPARK, G.: Unsichtbare Bindungen. Die Dynamik familiärer Systeme (1973). Stuttgart: Klett-Cotta 1981.
BOWLBY, J.: Bindung (1969). München: Kindler 1975.
HASSENSTEIN, B.: Verhaltensbiologie des Kindes. München: Piper 1973.
HASSENSTEIN, B.: Faktische Elternschaft. Ein neuer Begriff der Familiendynamik und seine Bedeutung. Familiendynamik 2, 104–125 (1977).
SCHAFFER, H., EMERSON, P.: The development of social attachment in infancy. Monogr. Soc. Res. Child Dev. 29, 3, 1 (1964).
SPITZ, R.: Die anaklitische Depression (1946). In: BITTNER, G., SCHMID-CORDS, E. (Hrsg.) Erziehung in früher Kindheit. München: Piper 1971.
STIERLIN, H.: Eltern und Kinder. Das Drama von Trennung und Versöhnung im Jugendalter (1974). Frankfurt: Suhrkamp 1977.
STIERLIN, H.: Delegation und Familie. Frankfurt: Suhrkamp 1978.
STIERLIN, H., LEVI, D., SAVARD, R.: Zentrifugale und zentripetale Ablösung in der Adoleszenz: zwei Modi und einige ihrer Implikationen (1973). In: DÖBERT, R., HABERMAS, J., NUNNER-WINKLER, G. (Hrsg.) Entwicklung des Ichs. Meisenheim: Hain 1980.
WICKLER, W., SEIBT, U.: Das Prinzip Eigennutz. Ursachen und Konsequenzen sozialen Verhaltens. München: Piper 1977.

H. STIERLIN

Biographische Methode (Einzelfallstudie – Kasuistik)

Die biographische Methode hat das Ganze des Menschen als Zeitgestalt (JASPERS) zum Gegenstand und gibt auf Fragen Antwort „die allein vom Leben gestellt sind" (LERSCH). Sie gibt zu erkennen, den biologischen Ablauf in Abhängigkeit von Alter, Phasen und Entwicklungsgesetzlichkeit, die innere psychische Lebensgeschichte und die Leistungen und das Werk, so wie sich diese in Kultur, Gesellschaft und Natur auswirken.
JASPERS unterscheidet zwischen Kasuistik und Biographik, eine Auffassung, die von manchen Forschern nicht geteilt wird. Die Kasuistik ist für ihn eine Auswahl des Materials und Darstellung des Falles aus einem theoretischen Ansatz heraus, womit der Einzelfall stellvertretend für etwas Allgemeines wird. Für die Biographik ist die Einheit des Ganzen eines Individuums maßgebend, und das Material wird im Hinblick auf das Singuläre der gegebenen Person ausgewählt und geordnet. Der Begriff der Einzelfallstudie ist demgegenüber ein allgemeiner Ausdruck, der die Kasuistik und Biographik übergreift.
Gegenstand der Methode sind a) das Material, das durch verschiedene Arten der Beobachtung über das Verhalten der Person vermittelt wird, b) die Erlebnisseite psychischer Vorgänge, erschlossen durch Exploration und Interview, c) subjektive Bekenntnisse in Form von persönlichen Dokumenten, d. h. Briefe, Autobiographien, Notizen usw., d) objektive Unterlagen in Form von Berichten Dritter, Gutachten, Befunde usw. Die Ordnung des Materials ist primär eine chronologische, ergänzt durch eine weitere Gliederung nach den jeweiligen wichtigen biographischen Kategorien.
Einwände gegen die Methode wurden hauptsächlich von Vertretern des → Behaviorismus und des Marxismus erhoben. Verhaltenswissenschaftler messen der biographischen Methode keine wissenschaftliche Bedeutung bei, sondern heben ihren empirisch-anekdotischen Charakter hervor und betonen, daß das Vorgehen nicht kontrollierbar und das Ergebnis nicht nachprüfbar ist. Der dialektische Materialismus stellt die Subjektivität der Einzelfallstudie als Grundlage für eine sozialistische Ontologie in Frage. Überwiegend wird indessen in der wissenschaftlichen Welt betont, daß die Einzelfallstudie für ganzheitliche Betrachtungsweisen des Lebenslaufes das einzige kategorial angemessene Instrument darstellt. Sie eignet sich für unterschiedliche Arten von Fragestellungen: a) Für eine typologische Analyse durch Subsummation von Einzelphänomenen unter einem Typus, so z. B. bei der Aufstellung von Persönlichkeits-, Verhaltens- und Merkmalstypen usw. b) Für die Exemplifikation bestimmter Hypothesen. c) Für konstruktive Zwecke der kausal-analytischen Forschung, so etwa durch Sammlung von Einzelfallstudien unter dem Gesichtspunkt eines übergeordneten, allgemeinen Problems. d) Für eine statistische Bearbeitung von Materialien, und zwar entweder für Sammlungen von Einzelfallstudien oder

für eine „systematische Inhaltsanalyse" des biographisch gewonnenen Materials.
Erst die Erfüllung bestimmter formaler Kriterien macht die biographische Methode zu einem zuverlässigen Werkzeug der Wissenschaft von Menschen. 1. Die erste Forderung ist die Überschaubarkeit und klare Darlegung der Bedingungen, unter denen das Material gesammelt, geordnet und dargestellt wird. Dadurch erst wird die Methode überprüfbar und ihre Resultate vergleichbar. 2. Der Lebenslauf muß unvoreingenommen betrachtet und sachlich dargestellt sein. Die neutrale Haltung des Forschers kann schon dadurch erschwert sein, daß beim Psychiater die Exploration stets eine Interaktion darstellt, die durch Übertragung und Gegenübertragung gekennzeichnet ist. 3. Das Material soll vollständig dargestellt werden. Diese Forderung betrifft sowohl die chronologische Vollständigkeit, als auch die komplette Darstellung des Bios sowie des kulturellen, sozialen und ökonomischen Hintergrundes. 4. Die Aussage muß konkret sein, denn die Beschreibung von anschaulichen Verhaltensweisen oder farbige Details des Erlebens überzeugen den Leser. 5. Die Anordnung des biographischen Materials muß einem allgemein üblichen Standard entsprechen. Auf die Schilderung des biologischen, psychologischen und soziologischen Hintergrundes und Milieus folgt die eigene Lebensentwicklung der Person, gegliedert nach Entwicklungsschritten und Themenkreisen, sodann die eigenen Befunde und Beobachtungen, schließlich die Zusammenfassung der Ergebnisse und ihre Interpretation.
In der klinischen Psychiatrie und theoretischen Psychopathologie besteht seit historischen Zeiten ein auffallender Gegensatz zwischen der großen Bedeutung der biographischen Methode mit dem dadurch gewonnenen reichlich empirischen Material einerseits und der fast fehlenden rationalen Methodologie andererseits. Eine Ausnahme hiervon bildet JASPERS; seine Darstellung der Methoden und Methodologie der Biographik, der Grenzen und Möglichkeiten der entsprechenden Verfahren, seine Übersicht über die Grundkategorien der biologischen und geistesgeschichtlichen Lebensgeschichte finden in der Psychiatrie keine Parallele. Andererseits wurden aber in der klinischen Psychiatrie in der übersehbaren Geschichte dieses Faches, auch ohne ausdrückliches Methodenbewußtsein, sorgfältig ausgewählte und glänzend dargestellte Einzelfälle zu einem eindrucksvollen Bestand an Pathographien von kranken und psychopathischen Persönlichkeiten veröffentlicht. Die Pathographien von STRINDBERG und VAN GOGH, unter vergleichender Heranziehung von SWEDENBORG und HÖLDERLIN aus der Feder von JASPERS, der Fall des Hauptlehrers Wagner, an dem GAUPP die Ergebnisse und die Problematik der Lehre von abnormen Persönlichkeitsentwicklungen exemplifiziert hatte, die Darstellung von Lebensschicksalen geisteskranker Verbrecher von HOMBURGER, die Sammlung von Einzelfallstudien von WILMANNS über psychopathische und psychotische Vagabunden, die daseinsanalytische Darstellung schizophrener Existenzen durch BINSWANGER, VON BAEYERS genealogische und biographische Studien über Schwindler und Lügner, sind nur einige wenige Beispiele für den Ertrag von Einzelfallstudien in Form von Kasuistiken und Biographien, zu denen sich viele andere aus der Feder von K. SCHNEIDER, HÄFNER, LANGE, KRANZ u. STUMPFL, BÜRGER-PRINZ, KRAEPELIN, stellen ließen.
Eine besondere Stellung nimmt die biographische Methode in der analytischen Tiefenpsychologie ein. Die → Psychoanalyse hat zur allgemeinen Methodologie der Biographik die heutige → Explorationstechnik beigetragen. Außerdem hat sie die Traumanalyse und andere Gestaltungen aus dem Unbewußten in die Biographik eingeführt. Andererseits stehen Psychoanalyse und psychosomatische Medizin durch ihre starke Neigung zum Systematisieren, zur rationellen Reduktion und zur Typisierung in einem gewissen logischen Gegensatz zu den überwiegend ideographischen Techniken der lebensgeschichtlichen Darstellung.

Literatur
ALLPORT, G. W.: The Use of Personal Documents in Psychological Science. Soc. Sci. Res. Council, New York 1942.
BAEYER, W. V.: Zur Genealogie psychopathischer Schwindler und Lügner. Leipzig: Thieme 1935.
BINSWANGER, L.: Schizophrenie. Pfullingen: Neske 1957.
BÜRGER-PRINZ, H., SEGELKE, A.: Julius Langbehn, der Rembrandtdeutsche. Leipzig: Barth 1940.
DILTHEY, W.: Ideen über eine beschreibende und zergliedernde Psychologie. Ges. Schriften V. Leipzig-Berlin: Teubner 1921–1931.
DOLLARD, J.: Criteria for the life history. New Haven: Yale 1935.
GAUPP, R.: Krankheit und Tod des paranoischen Massenmörders Wagner. Eine Epikrise. Z. ges. Neurol. Psychiat. 163, 48–82 (1938).
GOTTSCHALK, L., KLUCKHOHN, C., ANGELL, R. C.: The Use of Personal Documents in History, Anthropology and Sociology. Soc. Sci. Counc., New York 1947.
HOMBURGER, A.: Lebensschicksale geisteskranker Strafgefangener. Berlin: Springer 1912.
JASPERS, K.: Strindberg und van Gogh. Berlin: Springer 1926.
JASPERS, K.: Allgemeine Psychopathologie. Berlin-Heidelberg-New York: Springer 1965.
KRANZ, H.: Lebensschicksale krimineller Zwillinge. Berlin: Springer 1936.
LANGE, J.: Verbrechen als Schicksal. Leipzig: Thieme 1929.
ROMEIN, J.: Die Biographie. Bern: Francke 1948.
SCHNEIDER, K.: Studien über Persönlichkeit und Schicksal eingeschriebener Prostituierter. Berlin: Springer 1921.
SZCZEPANSKI, J.: Die biographische Methode. In: Handbuch der empirischen Sozialforschung. Herausg. R. KÖNIG, Bd. I. Stuttgart: Enke 1967.
THOMAE, H.: Die biographische Methode in den anthropologischen Wissenschaften. Studium Generale 5, 163–177 (1952).
WILLMANNS, K.: Zur Psychopathologie des Landstreichers. Leipzig: Barth 1906.

S. WIESER

Biologische Psychiatrie
Die biologische Psychiatrie ist als Wissenschaft mit stark interdisziplinärem Charakter anzusehen.

Ihre Ziele können folgendermaßen definiert werden:
1. Aufklärung der biologischen Ursachen von Geisteskrankheiten
2. Entwicklung von geeigneten Instrumenten zur Verbesserung der Diagnose, der Behandlung, der Überwachung der Behandlung (monitoring) und der Vorbeugung von Geisteskrankheiten.

Die biologische Psychiatrie als Teilgebiet der Psychiatrie umfaßt folgende Arbeitsrichtungen: Neurologie, Psychiatrie, Psychologie, Neurophysiologie, Elektroencephalographie, Neuroanatomie, Neurochirurgie, Neuropathologie, Neurochemie. Diese Arbeitsgebiete stellen die von der amerikanischen Gesellschaft für Biologische Psychiatrie im Jahre 1946 vorgeschlagenen Disziplinen dar. Heute können dazu gerechnet werden: die Psychopharmakologie, die durch ihre direkte praktische Bedeutung einen wichtigen Platz einnimmt, aber auch die → Genetik, → Epidemiologie, → Soziologie, Verhaltensforschung, (→ Ethologie), Chronobiologie, Ernährungslehre und die Statistik. Von zunehmender Wichtigkeit sind ferner neuere Disziplinen wie die Neuroendokrinologie, die Immunologie und die „Radiologie" im weiteren Sinne, mit ihren technologischen Weiterentwicklungen, wie die Kernresonanzspektroskopie („nuclear magnetic resonance", NMR), die computerisierte axiale Tomographie (CAT), die Positronenemissionstomographie (PET) und die Blutflußmessungen in bestimmten Hirnregionen mittels radioaktiven Isotopen.

Nach PICHOT (1983) hat ADOLF MEYER (1909) den Begriff *Psychobiologie* geschaffen. Nach dieser Doktrin können die pathologischen Zustandsbilder nur als „reaction types" beschrieben werden, nämlich phylogenetische Regressionen als Ergebnis zahlreicher sowohl aus dem Milieu wie auch aus dem Organismus stammenden Ursachen. Die Psychobiologie wird heute als die Disziplin angesehen, die das Studium psychologischer oder psychopathologischer Phänomene in der biologischen Perspektive beinhaltet (PICHOT, 1983).

Der Ursprung des Begriffs *biologische Psychiatrie* ist nicht genau bekannt, doch steht fest, daß HANS STECK in seiner Antrittsvorlesung als Privatdozent über „Psychiatrie et Biologie" den Begriff „Psychiatrie biologique" im Jahre 1927 verwendet hat (STECK, 1927).

In „Un siècle de psychiatrie" zeigt PIERRE PICHOT (1983), wie die Geschichte der biologischen Psychiatrie eng mit jener der Psychiatrie im 19. Jahrhundert verknüpft ist, da auch letztere sich erst in dieser Periode als eigene Disziplin entwickelt.

Wenn auch nicht als solche bezeichnet, erlebte deshalb die biologische Psychiatrie bereits im 19. Jahrhundert ihre erste Blüte, fand dann aber ihren festen Platz erst nach dem zweiten Weltkrieg. So muß in diesem Zusammenhang WILHELM GRIESINGER (vgl. KOLLE, 1956) genannt werden, der 1845 in seinem Buch „Pathologie und Therapie der psychischen Krankheiten" die These vertrat: Die psychischen Krankheiten sind Erkrankungen des Gehirns. Andere wichtige Vertreter einer biologisch orientierten Denkungsweise sind WERNICKE und MEYNERT im deutschsprachigen Raum, BAYLE (Traité des maladies du cerveau et de ses membranes, 1826), MOREL (Traité des maladies mentales, 1860) und CHARCOT in Frankreich, MAUDSLEY in England. Als einer der Gründer der Neurochemie (TOWER, 1977) gilt THUDICHUM, der 1884 in seinem Werk „A treatise on the chemical constitution of the brain" die Ansicht vertrat, daß „manche Formen des Irreseins fraglos die äußeren Manifestationen der Wirkungen von im Körper durch Gärungsprozesse gebildeten Stoffen auf die Hirnsubstanz sind".

In der ersten Hälfte des 20. Jahrhunderts sind vor allem drei Vorgänge bemerkenswert. Mit KRAEPELIN und E. BLEULER (vgl. KOLLE, 1956) wurden wesentliche Fortschritte in der Nosologie der Geisteskrankheiten erzielt; eine fortschreitende Trennung der Neurologie und Psychiatrie als eigene Disziplinen war eine der Konsequenzen der verfeinerten Diagnosenmöglichkeiten. Als zweiter Vorgang ist die Institutionalisierung der Forschung zu nennen: Bereits 1886 wurde das Hirnanatomische Institut der Universität Zürich mit VON MONAKOW, im Jahre 1916 das Kaiser-Wilhelm-Institut für Hirnforschung in Berlin, und 1917 in München die Deutsche Forschungsanstalt für Psychiatrie (jetzt Max-Planck-Institut für Psychiatrie) mit KRAEPELIN, RÜDIN, NISSL gegründet. In den Vereinigten Staaten wurde das National Institute of Mental Health hingegen erst 1946 geschaffen.

Schlußendlich fallen in diese erste Hälfte des 20. Jahrhunderts die ersten wirksamen biologischen Behandlungsformen von Hirnerkrankungen, die psychische Symptome aufweisen: die Malariatherapie der progressiven Paralyse nach WAGNER-JAUREGG (vgl. KOLLE, 1956), die diesem 1927 als einzigem Psychiater den Nobelpreis einbrachte. Für die Behandlung der Schizophrenie, aber auch der Depression, wurde die chemische (MEDUNA) und elektrische (BINI, CERLETTI) Krampftherapie sowie die medikamentöse → Schlafbehandlung (KLAESI) und die Insulinbehandlung (SAKEL) eingeführt. Der Neurologe MONIZ, der 1949 den Nobelpreis erhielt, führte die Leukotomie (→ Psychochirurgie) für die Behandlung von Geisteskranken ein.

Eine wesentliche Entwicklung, die die Forschungen in der Nachkriegszeit stark beeinflussen sollte, war die Elektroencephalographie durch HANS BERGER (vgl. KOLLE, 1956) im Jahre 1929. Sie kann als wichtigste nichtinvasive Methode zur Untersuchung von Hirnfunktionen bezeichnet werden. In diese Zeit fallen auch die ersten größeren Untersuchungen zur → Genetik der Geisteskrankheiten (RÜDIN, KALLMANN). Ihre Ergebnisse lieferten wichtige Argumente für die Existenz biolo-

gischer Faktoren bei der Schizophrenie und Depression.
Das Ende des zweiten Weltkrieges bedeutet auch für die Geschichte der biologischen Psychiatrie einen großen Abschnitt: Die Psychopharmakologie erlebte ab 1949 mit der Einführung des → Neurolepticums Chlorpromazin eine stürmische Entwicklung, die sich stark auf die Struktur der psychiatrischen Kliniken auswirkte. Auch wurde erst zu dieser Zeit eine Technologie geschaffen, die den Anforderungen der biologischen Psychiatrie genügte. Beispiele: Erst mit der Entwicklung der Szintillationsmessung, der Fluorimetrie, Gaschromatographie und Massenspektroskopie wurden genügend empfindliche und spezifische Methoden für die Messung von Neurotransmittern und Medikamenten im Organismus entwickelt. Erst die Einführung von Computern erlaubte die Verarbeitung der großen Zahl von Informationen innerhalb einer nützlichen Frist, die bei der Messung von evozierten Potentialen und nach Tomographien erhalten werden.
Aus dieser historischen Darstellung geht hervor, daß eine biologische Psychiatrie ihre Existenzberechtigung darin findet, indem das Hirn das organische Substrat für das Verhalten darstellt, indem genetische Untersuchungen zur → Depression und → Schizophrenie eine Beteiligung biologischer Faktoren in der Ursache dieser Geisteskrankheiten unterstützen und indem unter anderem biologische Behandlungsmethoden, wenn auch vielleicht nicht kausal doch aber zumindest symptomatisch auf das klinische Zustandsbild wirken. Andererseits zeigt gerade die häufig vorkommende Kombination von psychotherapeutischen und medikamentösen Therapiemaßnahmen, daß eine biologische Psychiatrie und eine psychogenetische Anschauung einander nicht auszuschließen brauchen.
Die biologische Psychiatrie gilt zumindest seit 1945 als selbständige Disziplin. So hätte 1945 die amerikanische Gesellschaft für Biologische Psychiatrie (Society of Biological Psychiatry) gegründet werden sollen. Wegen eines Eisenbahnstreikes fand die erste Tagung jedoch erst 1946 statt. Interessanterweise wurde Forschung als die wichtigste Funktion der Gesellschaft angesehen, und zur Aufnahme in die Gesellschaft mußte man sich als Forscher ausweisen. Der Schwerpunkt *Forschung* kommt in ihren Statuten zum Ausdruck: Die biologische Psychiatrie gibt sich mit der biologischen Natur des Verhaltens und seiner Störungen ab. Sie beinhaltet das *wissenschaftliche Studium* aller Phänomene, die relevant sind zum Verständnis der Natur, der Ursachen, der Mechanismen und der Behandlung von Verhaltensstörungen. Wie THOMPSON (1954) betonte, wurde der Ausdruck Biologie nicht als Gegensatz zur Psychologie gewählt. Die Biologie wurde vielmehr als Grundwissenschaft und Psychologie als eine ihrer Zweigdisziplinen angesehen.

Entsprechend der starken Entwicklung der Neuropsychopharmakologie und Pharmakopsychiatrie wurden 1958 das Collegium Internationale Neuropsychopharmacologicum (CINP), im deutschen Sprachraum die Arbeitsgemeinschaft für Neuropsychopharmakologie und Pharmakopsychiatrie (AGNP) und 1966 in Österreich die Arbeitsgemeinschaft für Neuropsychopharmakologie gegründet. Erst später entstanden entsprechende Organisationen auf dem Gebiete der biologischen Psychiatrie, so 1974 durch E. FISCHER in Buenos Aires die World Federation of Societies of Biological Psychiatry sowie die entsprechenden Landesorganisationen im deutschsprachigen Raum, wie 1979 die Deutsche Gesellschaft für Biologische Psychiatrie und 1980 die Schweizerische Vereinigung für Biologische Psychiatrie. Einzig in Österreich wurde eine Spaltung zwischen Pharmakopsychiatrie und biologischer Psychiatrie verhindert, indem die oben genannte Arbeitsgemeinschaft 1974 den Zusatz ... „und biologische Psychiatrie" erhielt. In Erweiterung der schon für die amerikanische Gesellschaft formulierten Zielsetzungen kamen als Schwerpunkte die Förderung der Lehre und der gegenseitigen Information, aber auch die Aufklärung der Öffentlichkeit über Grundlagen, Probleme und therapeutische Möglichkeiten der biologischen Psychiatrie hinzu. Der Aufgabenbereich sieht auch das Ergreifen von Gesundheits- und wissenschaftspolitischen Initiativen vor.
Nach 1950 war die biologische Forschung zunächst der → Schizophrenie und → Depression gewidmet, später auch anderen Gebieten wie den → Angstneurosen, dem → Alkoholismus, anderen Formen von → Sucht und psychogeriatrischen Krankheiten. Es ist eine zunehmende Zusammenarbeit zwischen Forschungseinheiten in psychiatrischen Krankenhäusern, Polikliniken, Universitätsinstituten und der Industrie festzustellen, wobei der Beitrag letzterer beider Institutionen vor allem in der Entwicklung und dem Studium von Tiermodellen liegt. Die Industrie spielt natürlich eine große Rolle in der Entwicklung medikamentöser Behandlungsformen.
Nach Krankheiten geordnet liegen die Schwerpunkte der Forschung auf folgenden Gebieten:

Schizophrenie
Zwillings- und Adoptionsstudien haben vor allem in den sechziger Jahren überzeugende Argumente für die Gentheorie der Schizophrenie gebracht (ROSENTHAL, KETY, GOTTESMAN, ZERBIN-RÜDIN, SLATER; Lit. bei TSUANG, VANDERMEY, 1980). Doch wird zunehmend auch die Möglichkeit diskutiert, daß Viren eine Rolle in der Schizophrenie spielen könnten (CROW, 1984). Auf biochemischem Gebiet wird weiterhin die Dopamintheorie verfolgt, die vor allem auf der Erkenntnis der Wirkung von Amphetamin und Neuroleptica auf dieses Neurotransmittersystem basiert.

Selbst wenn die meisten → Neuroleptica die durch Dopamin stimulierte Adenylatcyclase zu hemmen vermögen, sind die bisherigen Befunde zum Dopaminstoffwechsel beim Schizophrenen nicht ausreichend für eine Bestätigung der Dopaminhypothese. Während die Hypothese der transmethylierten Amine wie Bufotenin, Dimethyltryptamin und Dimethoxyphenyläthylamin (pink spot) in Vergessenheit geraten ist, wurde mit der Erweiterung der Kenntnisse über andere Neurotransmitter- und Neuromodulatorensysteme wie GABA (ROBERTS), Endorphine, Enkephaline, Substanz P und Cholecystokinin auch das Angebot an biochemischen Hypothesen für die Schizophrenie vergrößert. Anfängliche Erfolgsberichte über eine therapeutische Wirkung von Opioidpeptiden in der Schizophrenie (aber auch in der Depression und Manie) konnten in kontrollierten Studien nicht bestätigt werden. Durch computerisierte Tomographie wurden ältere pneumoencephalographische Befunde bestätigt, wonach bei bestimmten Schizophrenen eine Strukturveränderung des Hirns und eine Erweiterung der Ventrikel vorliegt. Die Spezifität des Befundes ist aber fraglich. Neurophysiologische Untersuchungen mittels konventioneller Elektroencephalographie oder Messungen von evozierten Potentialen nach externen Stimuli zeigen mit letzterer Methode eine größere Variabilität der „responses" bei erniedrigter Amplitude (SHAGASS, vgl. GRENELL u. GABAY) in der Schizophrenie.

Mit den Fortschritten der Informationsverarbeitung mittels Computern liegt nun ein Hauptgewicht der Untersuchungen im Studium regionaler Differenzen der elektrischen Hirnaktivität (Lateralisation). Andererseits zeigen die von HESS, MACLEAN (vgl. GRENELL u. GABAY), ECCLES u. a. entwickelten Modelle die komplizierten Funktionen des Hirns, was Empfindung, Informationsspeicherung, Informationsverarbeitung und Verhalten angeht, Funktionen, die in der Schizophrenie gestört sind. So erscheinen die zur Zeit zur Verfügung stehenden biochemischen aber auch neurophysiologischen Untersuchungsmethoden noch zu rudimentär, um Dysfunktionen eines komplexen Systems erfassen zu können. Gerade die biochemischen Untersuchungsmethoden eignen sich nur für punktuelle Erfassung von Vorgängen.

Depression
Auch bei der → Depression sprechen die nach Zwillings- und Adoptionsstudien erhaltenen Ergebnisse für eine genetische Komponente, vor allem was die bipolare aber auch die unipolare Depression betrifft (KALLMANN, PERRIS, ANGST, WINOKUR; vgl. TSUANG u. VANDERMEY).

In der Depression gelten Antrieb, Motivation und Stimmung gestört. Es wurden zahlreiche Tiermodelle entwickelt, die die Rolle der Neurotransmitter Noradrenalin, Serotonin und Acetylcholin als biochemische Substrate dieser Verhaltensweisen zeigen sollten (GREEN u. COSTAIN). Ein interessantes Modell basiert auf Ergebnissen, die mit Tieren erhalten wurden, denen Elektroden in verschiedene Hirnregionen implantiert wurden und nach elektrischen Reizen ausgesetzt wurden. Je nach Reaktion werden diese Regionen als Zentrum der Belohnung (rewarding system) oder Bestrafung (punishing system) angesehen (OLDS, vgl. GRENELL u. GABAY). Anfängliche Ergebnisse weisen darauf hin, daß Noradrenalin das Hormon des ersten und Acetylcholin (und eventuell Serotonin) das des zweiten Systems ist. Mit der Entdeckung der Rolle der Endorphine ist aber die Notwendigkeit einer Erweiterung dieser Hypothese evident geworden. (Es ist hier auch eine Parallele erkennbar zum ergotropen und trophotropen System nach HESS.)

In der Depression sollen nun die „bestrafenden" die „belohnenden" Zentren funktionell überwiegen. Die Catecholamin- (SCHILDKRAUT, BUNNEY) und Serotoninhypothese (COPPEN) der Depression, die seit über 20 Jahre im Mittelpunkt der Forschung steht, beruht aber vor allem auf pharmakologischen Experimenten. Reserpin, das eine Ausschüttung und Verminderung dieser Amine in der Synapse bewirkt, kann bei damit behandelten Patienten zu depressiven Zustandsbildern führen. Andererseits hemmen die klassischen Antidepressiva die Aufnahme der biogenen Amine in die Nervenendigung und erhöhen somit ihr Angebot am „Rezeptor". Diese letzte Wirkung wird auch durch die klinisch wirksamen MAO-Hemmer erreicht. Die Theorie der biogenen Amine verlangt inzwischen nach einer Neufassung, nachdem festgestellt wurde, daß Antidepressiva nach chronischer Gabe eine Veränderung von Rezeptoren (z. B. Betarezeptoren) bewirken (SULSER, vgl. HEIMANN u. LANGER). Die Untersuchungen des Metabolitenmusters der biogenen Amine im Urin, Blut, Liquor und Hirn haben jedoch bis heute noch keine überzeugenden Ergebnisse gebracht. Die Hypothese einer Störung des hypothalamo-hypophysären neurosekretorischen Systems, das funktionell auch von den genannten Neurotransmittersystemen abhängt, führte zu zahlreichen Untersuchungen von Steroid- und Neuropeptidhormonen (Cortisol, bzw. Wachstumshormon, Prolactin, FSH, LDH). Es gibt auch Hinweise für eine Dysfunktion der Sekretion von Schilddrüsenhormonen in der Depression.

Die Chronobiologie entwickelt sich zu einem Schwerpunkt in der Depressionsforschung. So gibt es Hinweise, wonach das Schlafphasenmuster von Depressiven sich von dem von Gesunden unterscheidet, vor allem was die Latenz des REM-Schlafes betrifft, die bei Patienten stark verkürzt sein kann. In diesem chronobiologischen Zusammenhang sind auch die Untersuchungen über die rhythmische Sekretion des Zirbeldrüsenhormons Melatonin zu sehen, wie auch die Therapieversuche mit Schlafentzug (Agrypnie) und Licht.

Nachdem auf dem Gebiete der Biologie der

→ *Angst* Untersuchungen zum Schicksal der biogenen Amine im Zentralnervensystem keine wesentlichen Erkenntnisse brachten, wurden diesen Forschungen neue Impulse durch die Entdeckung von spezifischen Bindungsstellen von Benzodiazepinen im Hirn im Zusammenhang mit der GABAergen Neurotransmission verliehen (HAEFELY, vgl. HEIMANN u. LANGER). Bisher verlief jedoch die Suche nach endogenen Liganden dieser Benzodiazepinbindungsstellen, z. B. in Form von Betacarbolinen, erfolglos.

Diese Beispiele zeigen, daß die Psychopharmakologie (SPIEGEL u. AEBI) nicht nur ein Instrument der Therapie ist, sondern vor allem auch der biologischen psychiatrischen Forschung auf dem Gebiete der Schizophrenie, der Depression, der Angst und der Schlafforschung die größten Impulse gegeben hat. Mit Hilfe von psychotropen Pharmaca konnten wichtige Erkenntnisse über das Schicksal von Neurotransmittern im Zentralnervensystem gewonnen werden, in bezug auf ihren Metabolismus, ihre Speicherung, Freisetzung, Bindung und Wirkung an Rezeptoren, aber auch in Bezug auf ihre mögliche Funktion in der Steuerung des Verhaltens.

Psychogeriatrie (→ Alterspsychiatrie)
Die Schwerpunkte der Forschung (vgl. COLE u. BARRETT) liegen hier zur Zeit in der Untersuchung der Vorgänge im Zentralnervensystem während des normalen Altersprozesses, aber auch von Störungen des Gedächtnisses, der kognitiven Funktionen usw. Zahlreiche Studien unterstützen die Annahme, daß in der Alzheimerschen Krankheit eine Dysfunktion von Neurotransmitterfunktionen, vor allem des Acetylcholins, vorliegt. Doch kann bezweifelt werden, daß diese Befunde einen direkten Hinweis auf die Ursache der Krankheit geben. Vielmehr werden zur Zeit eine autoimmunologische (neben der genetischen) und virale Ursache angenommen. Die Messung von evozierten Potentialen weisen auf ein abnormes EEG bei dementen Patienten vom Typ Alzheimer (→ Alzheimersches Syndrom), in bezug auf die Parameter Latenz, Habituation und topographische Verteilung der „responses".

Allmählich etabliert sich auch eine auf die Psychogeriatrie gezielte Psychopharmakologie, wenn auch die Spezifität der Medikamente bis heute stark zu wünschen übrig läßt, bezüglich Beeinflussung kausaler Vorgänge der Krankheiten. Sie werden viel mehr eingesetzt, um gewisse Symptome zu beeinflussen. So wird z. B. versucht, Verbesserungen der Gedächtnisfunktionen mit Medikamenten zu erzielen, die auf cholinerge Neuronen wirken.

Ganz allgemein hat die technologische Entwicklung die Einführung geeigneter Meßmethoden zur Bestimmung von Blutspiegeln von psychotropen Pharmaca wie → Antidepressiva, Antiepileptica, → Neuroleptica und Benzodiazepinen zur Überwachung der Therapie (monitoring) ermöglicht (Ciba Foundation Symposium 74). Sie haben vor allem wichtige Informationen über das Schicksal der Wirkstoffe (Pharmakokinetik) im Organismus geliefert. Ein eindeutiger Zusammenhang zwischen Blutspiegel und klinischer Wirkung von Psychopharmaca hat sich nicht gezeigt, vor allem für Neuroleptica. Hingegen ist eine Lithiumtherapie ohne „monitoring" nicht denkbar. Für die klassischen Antidepressiva haben Plasmabestimmungen eine gewisse Bedeutung erlangt, nachdem gezeigt wurde, daß infolge genetischer Unterschiede starke interindividuelle Differenzen in der Eliminierung der Medikamente vorliegen.

Eine biologische Psychiatrie ist aber nur dann möglich, wenn dem klinischen Forscher standardisierte Erhebungsbögen zur Verfügung stehen, die ihm ein einheitliches Vorgehen in der → Diagnose der Krankheit seiner Patienten und Vergleiche mit anderen Studien erlauben. Solche Instrumente wurden zur Vereinheitlichung der → Diagnose geschaffen, aber auch als → Rating scales zur Beobachtung des Verlaufs der Krankheit und der Wirkungen eines Medikamentes.

Im Zusammenhang mit den eingangs formulierten Zielsetzungen der biologischen Psychiatrie wird festgestellt, daß die Suche nach geeigneten Behandlungsmöglichkeiten erfolgreich war, daß aber noch Verbesserungen notwendig sind. Die umfangreiche Übersichtsliteratur (GRENELL u. GABAY; VAN PRAAG et al.; FRAZER u. WINOKUR; SPIEGEL u. AEBI; KALINOWSKI et al.; LANGER u. HEIMANN; GREEN u. COSTAIN, u. a.) zeigt aber auch, daß die biologische Psychiatrie noch nicht die in sie gesetzten Erwartungen erfüllt hat im Hinblick auf Diagnose, Vorbeugung und Aufklärung der biologischen Ursachen der Geisteskrankheiten.

Literatur
Ciba Foundation Symposium 74 (new series): Drug concentrations in neuropsychiatry. Excerpta Medica, Amsterdam, 1980.
COLE, J. O., BARRETT, J. E.: Psychopathology in the aged. American Psychopathological Association Series. New York; Raven 1980.
CROW, T. J.: A re-evaluation of the viral hypothesis: Is psychosis the result of retroviral integration at a site close to the cerebral dominance gene? – Brit. J. Psychiat. 145, 243–253 (1984).
FRAZER, A., WINOKUR, A.: Biological bases of psychiatric disorders. SP Books Division of Spectrum Publications, Inc., New York London 1977.
GREEN, A. R., COSTAIN, D. W.: Pharmacology and biochemistry of psychiatric disorders. New York Chichester: Wiley & Sons 1981.
GRENELL, R. G., GABAY, S.: Biological foundations of psychiatry, vol 1, 2. New York: Raven 1976.
JASPER, H. H., SOURKES, T. L.: Nobel laureates in neuroscience: 1904–1981. Ann. Rev. Neurosci. 6, 1–42 (1983).
KALINOWSKI, L. B., HIPPIUS, H., KLEIN, H. E.: Biological treatments in psychiatry. New York: Grune & Stratton 1983.
KOLLE, K.: Große Nervenärzte, 21 Lebensbilder. Stuttgart: Thieme 1956.
LANGER, G., HEIMANN, H.: Psychopharmaka, Grundlagen und Therapie. Wien New York: Springer 1983.
PICHOT, P.: Un siècle de psychiatrie. Paris: Dacosta 1983.

SPIEGEL, R., AEBI, H. J.: Psychopharmacology, an introduction. New York Chichester: Wiley & Sons 1984.
STECK, H.: Psychiatrie et Biologie. Schweiz. Med. Wschr. 57, 436–452 (1927).
TOWER, D. B.: Neurochemistry – one hundred years, 1875–1975. Ann. Neurol. 1, 2–36 (1977).
TSUANG, M. T., VANDERMEY, R.: Genes and the mind. Inheritance of mental illness. New York: Oxford University Press 1980.

P. BAUMANN

Borderline-Syndrom

I Geschichte

Seit den 50er Jahren ist die Psychiatrie zur Erkenntnis gekommen, daß es eine schwere funktionelle Psychopathologie gibt, welche sich einerseits von der schizophrenen u. a. durch das Fehlen der typischen Verläufe und der Primärsymptome unterscheidet, anderseits durch das Auftreten von vorübergehenden psychotischen Episoden und durch eine uferlose, neuroseähnliche schwere Polysymptomatik von den klassischen Neurosen und Reaktionen abweicht. Wir finden Bezeichnungen wie „borderline-states" (KNIGHT, 1953), „präschizophrene Persönlichkeitsstruktur" (RAPAPORT, 1945/46), „psychotischer Charakter" (FROSCH, 1964), „Borderline-Persönlichkeit" (RANGELL, 1955; ROBBINS, 1955). Es bleibt unklar, ob sich Begriffe wie „ambulatorische Schizophrenie" (ZIILBORG, 1941) und „pseudoneurotische Schizophrenie" (HOCH u. POLATIN, 1949) bereits damals auf Borderline-Störungen oder mehr auf regredierte psychotische Patienten bezogen, deren Symptomatologie den Borderline-Störungen ähnlich ist.

Der Begriff „Borderline" wurde 1951 von MELITTA SCHMIEDEBERG in die Psychiatrie eingeführt. Die Autorin sah in diesem Krankheitsbild eine klinische Einheit, welche sich gegenüber Neurosen, Psychopathien und Psychosen abgrenzen läßt. Dabei handle es sich nicht einfach um eine quantitativ gesehene Stufe zwischen Neurose und Psychose, sondern um etwas qualitativ Verschiedenes. Anders als bei psychotischen Patienten ist es bei Borderline-Patienten die Regel, daß sie sich während ihres ganzen Lebens in ihrem Wesen nicht ändern. Sie sind „stabil in ihrer Instabilität". Die Literatur über strukturelle Aspekte läßt sich in zwei Gruppen zusammenfassen:

1. RAPAPORT u. a. betonten die *unspezifischen* Manifestationen der Ich-Schwäche, die ausgeprägter ist als bei den typischen Neurosen, und die Regression auf primitive kognitive Strukturen verbunden mit Primärvorgangdenken.

2. Einen grundlegenden Beitrag zum Verständnis des *typischen Aufbaus der Borderline-Persönlichkeit* und der Pathologie der Objektbeziehungen leistete HELENE DEUTSCH mit ihrer Arbeit über die „Als-ob"-Persönlichkeiten. FAIRBAIN und MELANIE KLEIN erbrachten wichtige Beiträge zum Verständnis der *spezifischen Abwehrformen*. Der FREUDsche Begriff der Spaltung als Beschreibung eines Mangels der Ich-Integration wurde von FAIRBAIN benutzt, um einen aktiven Abwehrvorgang zu bezeichnen. Auch ROSENFELD und SEGAL sahen in der Spaltung (im Unterschied zum BLEULERschen Begriff der Schizophrenie) einen zentralen *Abwehrvorgang* des Ichs auf regredierter Ebene. EDITH JACOBSON trug zu weiteren Analysen der *spezifischen Abwehrvorgänge* bei Borderline-Patienten bei. Mit der Pathologie der „internalisierten Objektbeziehungen" befaßten sich E. JACOBSON in ihrem Buch „The Self and the Object World", GREENSON und E. ERIKSON in ihren Untersuchungen über die Identitätsdiffusion.

Die meisten der genannten Autoren berücksichtigten auch die *genetisch-dynamischen Aspekte* des Aufbaus der Borderline-Persönlichkeit. Alle betonten die Bedeutung prägenitaler, besonders oraler Konflikte bei diesen Patienten, und die außerordentliche Intensität prägenitaler Aggression. Besonders M. KLEIN und P. HEIMANN wiesen auf die eigentümliche Kombination von prägenitalen und genitalen Triebabkömmlingen hin. WALLENSTEIN beschrieb die psychotische Übertragungsreaktion bei Patienten, die diagnostisch nicht psychotisch waren.

Wir schließen diese Darstellung der Geschichte des Borderline-Konzeptes mit der Feststellung, daß alle erwähnten Untersuchungen auf eine zwischen Neurose und Psychose liegende Psychopathologie hinweisen, deren Erfassung Beiträge sowohl der klinischen Psychiatrie wie auch der Psychoanalyse verlangt.

Auf dieser Grundlage hat sich die theoretisch vereinheitlichende Lehre von KERNBERG, die wir im folgenden referieren, entwickelt. Sie stellt, zusammen mit der KOHUTschen Erforschung des Narzißmus, den wichtigsten heutigen Beitrag zur Erfassung der schweren Selbst- und Objektbeziehungen außerhalb der klassischen Psychosen dar.

II Definition

KERNBERG (1966) definierte den Begriff Borderline als eine spezifische, stabile, pathologische Persönlichkeitsorganisation, deren Ich-Pathologie sich von der bei Neurosen, Psychopathien und Psychosen unterscheidet und die nicht einen flüchtigen Zustand zwischen Neurose und Psychose darstellt.

Der Autor unterscheidet heute zwischen Borderline-Syndrom und → Persönlichkeitsorganisation, wobei der erste Begriff vor allem die psychiatrische Dimension meint, der zweite hingegen die metapsychologische Struktur betrifft.

Die Borderline-Störung ist nach ihm durch eine typische Konstellation der Abwehrmechanismen des Ichs, eine typische Pathologie der internalisierten Objektbeziehungen und charakteristische genetisch-dynamische Merkmale gekennzeichnet.

III Deskriptive Analyse

Patienten mit einer Borderline-Störung präsentieren, oberflächlich betrachtet, schwere neurotische Symptome. Keines dieser Symptome ist pathogno-

monisch, jedoch wächst die Wahrscheinlichkeit des Vorliegens eines Borderline-Falles, wenn zwei oder drei dieser Symptome zusammen vorkommen. Die definitive Diagnose beruht aber auf der Ich-Pathologie. Zu den Symptomen zählen:
1. Chronische diffuse Angst; 2. polysymptomatische Neurose (Polyphobien, zwangsneurotische Symptome, multiple bizarre Konversionssymptome, Hypochondrien etc.); 3. polymorph-perverse Tendenzen im Sexualverhalten (keine stabilen sexuellen Abweichungen); 4. „klassische" präpsychotische Persönlichkeitsstrukturen (paranoide, schizoide, hypomanische); 5. Impulsneurosen und Süchte; 6. Charakterstörungen auf niederem Strukturniveau (KERNBERG versteht 1978 darunter jene schweren Störungen, die durch eine chaotische, impulsbeherrschte Charakterstruktur gekennzeichnet sind).

Alle eindeutig antisozialen Persönlichkeiten, die KERNBERG untersucht hat, zeigten einen typischen Borderline-Persönlichkeitsaufbau. Man kann somit vermuten, daß der alte Begriff der Psychopathie heute, erweitert durch eine strukturelle und eine genetisch-dynamische Analyse, wesentlich im Borderline-Konzept aufgegangen ist.

IV Strukturelle Analyse

Die unspezifischen Anzeichen von Ich-Schwäche sind „der Ausdruck einer allgemeinen Unzulänglichkeit von ansonsten normalen Ichfunktionen" (KERNBERG, 1978). Sie zeigen sich in Form einer:
a) „mangelhaften Angsttoleranz"
b) „mangelhaften Impulskontrolle"
c) „mangelhaft entwickelten → Sublimierung"
d) „mangelhaften Differenzierung zwischen → Selbst und Objektrepräsentanzen und die damit verbundene Auflösung der Ichgrenzen" sowie durch
e) das Auftreten primär prozeßhafter Denkformen.

Die für die Borderline-Persönlichkeitsstruktur typischen Abwehrmechanismen sind:
a) die „Spaltung"
b) die „primitive Idealisierung"
c) die „projektive Identifizierung"
d) die „Verleugnung" und
e) die „Allmacht (Omnipotenz) und Entwertung".

Die Spaltung ist der zentrale Abwehrmechanismus der Borderline-Patienten (analog dem der Verdrängung bei Neurotikern). Er liegt allen anderen Mechanismen auf dem Niveau der Borderline-Persönlichkeitsstruktur zugrunde. Der Begriff Spaltung wird in einem eng gefaßten Sinne verwendet – „als Bezeichnung für das aktive Auseinanderhalten konträrer Introjektionen und Identifizierungen" (KERNBERG, 1978).
Spaltungsvorgänge manifestieren sich in:
– einer Aufteilung der äußeren Objekte in „total gute" und „total böse"
– wiederholt auftretenden extremen Schwankungen zwischen gegensätzlichen Selbstkonzepten

– einer „mangelhaften Impulskontrolle selektiver Art" und in
– abwechslungsweisem Auftreten konträrer Seiten eines Konfliktes, mit blander Verleugnung der betreffenden anderen Seite, welche die Widersprüchlichkeit des Erlebens und Verhaltens nicht offenbar werden läßt.

Der angeblich im 1. Lebensjahr normale Abwehrvorgang der *Spaltung,* der sonst durch andere Abwehrmechanismen (wie die Verdrängung, die Reaktionsbildung, die Isolierung etc.) ersetzt wird, bleibt hier also erhalten und schützt das Ich vor Konflikten mittels Dissoziation und aktiver Trennung von Introjekten und Identifikationen gegensätzlicher Natur. Dadurch leidet der Integrationsprozeß, der zu einer stabilen Ich-Identität führen sollte.

Wie bereits erwähnt, führt der Vorgang der *Spaltung* zu widersprüchlichen Ich-Zuständen auf Grund pathologischer früher Objektbeziehungen. Dabei ist jedoch die Tatsache, daß diese Objektbeziehungen unverarbeitet internalisiert wurden, schon an sich pathologisch, da die in den einzelnen Ich-Segmenten enthaltenen primitiven Objektbilder und die damit verbundenen Selbstbilder von Affekten besetzt sind, wie sie zum Zeitpunkt der Internalisierung aktiv waren.

Die Ich-Grenzen versagen nun dort, wo projektive Identifikationen und Verschmelzungen mit den idealisierten Objekten stattfinden, was sich bei diesen Patienten besonders in der Übertragung entwickelt.

Bei den Borderline-Patienten findet sich eine besondere Form gestörter internalisierter Objektbeziehungen in der Unfähigkeit, die (nur) guten und die (nur) schlechten Introjektionen und Identifikationen zu synthetisieren. Dadurch wird die Regulierung der Affektbesetzung gestört, und es bleibt die Neigung zu primitiven Affektausbrüchen bestehen. Außerdem kann das Ich nicht die Fähigkeit entwickeln, Depression, Betroffenheit und Schuld zu erleben, solange die eigenen Aggressionen nicht akzeptiert werden können. Borderline-Patienten zeichnen sich oft durch die Unfähigkeit aus, Schuldgefühle zu erleben.

Das Fortbestehen von nicht integrierten „nur guten" und „nur schlechten" Objektbildern stört die Überich-Bildung empfindlich, verhindert eine realistische Haltung den elterlichen Forderungen gegenüber und führt zu einer Verzerrung der Elternimagines. Primitive, unrealistische, extrem widersprüchliche Selbstbilder bestehen im Ich fort, so daß sich ein integriertes Selbstkonzept nicht entwickeln kann. Da die Objektbilder nicht integriert werden können, stören sie die realistische Wertung externer Objekte. Dauernde *Projektion* von „nur bösen" Selbst- und Objektbildern verlängert die Welt von gefährlichen, bedrohenden Objekten, gegen die die „nur guten" Bilder als Abwehr benutzt werden. Dies führt zum Entwurf megalomaner, *idealisierter* Selbstbilder. Es wird keine ausreichende Abgrenzung zwischen dem Selbst und den Objekten erreicht, um eine praktische Anpassung an die Erfordernisse der Realität zu erreichen. Jedoch ist eine tiefere Internalisierung, besonders der sozialen Realität, nicht möglich, da die nicht integrierten Selbst- und Objektbilder mit der Überich-Integration interferieren. Soweit sich Überich-Strukturen entwickeln, stehen sie unter dem Einfluß sadistischer Vorläufer, die eng mit prägenitalen aggressiven Triebabkömmlingen verbunden sind, wodurch Omnipotenz und übertriebene Bedürfnisse verstärkt werden. Da die Überich-Strukturen personifiziert bleiben, entwickeln sie sich nicht bis zur Überich-Abstraktion und können deshalb leicht wieder auf die Außenwelt zurückprojiziert werden.

Daraus lassen sich die typischen Charakterzüge der Borderline-Patienten ableiten. Sie haben nur eine geringe Fähigkeit, andere realistisch zu beurteilen, zeigen eine protektive Flachheit in ihren emotionalen Bezügen, und sie können ihre prägenitalen und genitalen Wünsche nur in sehr grober Form äußern. Sie sind gekennzeichnet durch Gefühle von Minderwertigkeit und Unsicherheit, hinter denen sich meistens narzißtische Züge verbergen.

V Genetisch-dynamische Analyse
Prägenitale, besonders orale Aggressionen sind von entscheidender Bedeutung in der psychopathologischen Konstellation, die wir als Borderline bezeichnen. Auf die enge Verbindung zwischen oralen und ödipalen Konflikten unter dem Einfluß exzessiver prägenitaler Aggression haben MELANIE KLEIN et al. hingewiesen.

KERNBERG kritisiert jedoch, daß MELANIE KLEIN strukturellen Faktoren zu wenig Beachtung geschenkt hat.

KERNBERG sieht in der Borderline-Persönlichkeitsorganisation eine besondere Verbindung zwischen prägenitalen und genitalen Konflikten und einer vorzeitigen Entwicklung ödipaler Konflikte ab 2.–3. Lebensjahr.

Man findet bei diesen Patienten oft eine Vorgeschichte extremer Frustration und intensiver Aggression in den ersten Lebensjahren. Die Projektion exzessiver prägenitaler, besonders oraler Aggression führt zu paranoider Verzerrung der Elternbilder, besonders des Mutterbildes. Da das Kind jedoch beide Eltern als Gruppe gesamthaft erlebt, entwickelt sich ein gefährliches Vater-Mutter-Bild, das alle späteren sexuellen Entwicklungen als bedrohlich und aggressiv beeinträchtigt.

Beim Versuch, oraler Wut und Furcht zu entfliehen, entwickeln sich sexuelle Tendenzen vorzeitig. Dieser Fluchtversuch scheitert jedoch an der Intensität prägenitaler Aggressivität und führt zu pathologischen Entwicklungen, die bei beiden Geschlechtern unterschiedlich verlaufen:

1. Bei Knaben entwickelt sich das typische Bild der bedrohenden, kastrierenden Mutter, ein positiver Ödipuskomplex wird verhindert und es kommt zur sog. „femininen Position" (PAULA HEIMANN). Diese Konstellation findet man bei oral-determinierten männlichen Homosexuellen.

Bei einem anderen Lösungsversuch auf tieferer Stufe wird versucht, der Mutter sexuell das zu rauben, was sie oral verweigerte. Diese Konstellation findet man oft bei narzißtischen promiskuitiven Männern.

Schließlich kann es zu einer Entwicklung mit polymorph-perversen, infantilen Zügen kommen, besonders zu den Formen, die Aggressionen zum Ausdruck bringen.

2. Bei Mädchen führt die pathologische Oralität zu vorzeitigen ödipalen Strebungen, um vom Vater Ersatzbefriedigung oraler Bedürfnisse zu erlangen, die von der bedrohenden Mutter frustriert wurden.

Eine Lösung führt zur Flucht in die Promiskuität als Versuch, Penisneid und Abhängigkeit von Männern zu leugnen, und ist gleichzeitig Ausdruck starker unbewußter Schuldgefühle wegen ödipaler Strebungen.

Die Verstärkung masochistischer Züge und die generelle Verleugnung der Heterosexualität ist eine wichtige Quelle weiblicher Homosexualität, die man bei den Borderline-Fällen häufig antrifft. Sadomasochistische Homosexualität und polymorph-perverse Bilder sind weitere Formen.

Zusammenfassend: Bei beiden Geschlechtern führt exzessive Entwicklung prägenitaler, besonders oraler Aggressivität zur Auslösung vorzeitiger ödipaler Strebungen und hat zur Folge, daß sich besondere pathologische Verbindungen zwischen prägenitalen und genitalen Zielen unter dem beherrschenden Einfluß aggressiver Bedürfnisse bilden. Es kommt zu verschiedenen Kompromißlösungen, die die vergeblichen Versuche darstellen, mit den aggressionsdurchsetzten Triebbedürfnissen fertig zu werden.

Bei testpsychologischen Untersuchungen fallen Borderline-Patienten dadurch auf, daß heterosexuell-genitale Strebungen gegenüber den teilweise polymorphen nicht überwiegen, wie sonst üblich. Was als chaotische Kombination präödipaler und ödipaler Strebungen erscheint, ist nur Ausdruck pathologischer Kondensationen. Die häufig gefundene Formulierung „Mangel an sexueller Identität" ist unzutreffend, da es sich dabei um eine Identitätsdiffusion handelt.

VI Psychiatrische Klinik
Zu den Pionieren des heutigen Borderline-Konzeptes gehört in jüngerer Zeit auch GRINKER, dessen Forschung vor allem psychiatrische Richtlinien des Syndromes festlegte.

GRINKER teilte seine Borderline-Patienten nach dem durch Interviews und testpsychologisch erfaßten Zustand ihrer Ich-Funktionen in vier Gruppen ein, deren allgemeine Merkmale die folgenden waren:

1. Wut ist der Hauptaffekt.
2. Es besteht ein Defekt in der affektiven Zuwendung.
3. Es gibt keine Zeichen für eine dauerhafte Selbstidentität.
4. Es besteht eine Depression, die nicht schuldbeladen ist, sondern als Einsamkeit empfunden wird.
Die Patientengruppen unterschieden sich wie folgt:
1. Für die erste Gruppe, die an die Psychose grenzte, waren charakteristisch: Ein fehlendes Gefühl der dauerhaften Identität und große Schwierigkeiten, positive Beziehungen zu anderen Menschen aufzubauen. Die Patienten haben es aufgegeben, positive Objektbeziehungen zu entwickeln, sie ziehen sich zurück; sie sind wütend gegen alle; sie flüchten in die Rolle des Kranken, des Alkoholikers, des Drogenabhängigen, in häufige Hospitalisationen, in die Promiskuität; in der Klinik können sie die angebotenen Programme nicht ausnützen.
2. Die Kerngruppe zeigte als Hauptcharakteristikum einen Wechsel der Anpassung mit negativen Ausbrüchen. Die Patienten bewegen sich auf ein Objekt zu, suchen nach Bindung, werden aber schon bald von Angst und Wut ergriffen; sie weichen zurück, um wieder einsam und depressiv zu werden. Im Beruf können sie oft gut funktionieren, haben aber in der Außenwelt kaum persönliche Beziehungen.
3. Die dritte Gruppe war die der adaptierten, gefühllosen, sich abkapselnden „Als-ob"-Patienten. In der Klinik waren sie unauffällig angepaßt; fielen nicht negativ auf, zeigten aber auch keine positiven Affekte; liebten nichts und niemand, hatten keine gute Selbstidentität, zeigten kein Gefühl, mieden jede Kommunikation, lebten zurückgezogen; sie erwarteten jeden Anstoß von anderen und paßten sich in ihren Rollen völlig an andere an.
4. Die vierte Gruppe grenzte an die depressive Neurose an. Die Patienten äußerten die meisten Gefühlsbeziehungen in kindlich fordernder Art. Sie wirkten dumpf, apathisch ihre Situation hinnehmend.
Sie konnten sich kaum wehren, auch nicht durch heftige Aggressionen. In der Außenwelt hatten sie eine bescheidene Position, die Beziehungen waren aber nicht haltbar.
Symptome wie mäßiger Alkoholabusus, sozialer Abstieg, Weltflucht, Suizidalität, Angst vor Katastrophen waren häufig.
Solche Patienten werden oft als Depressive fehldiagnostiziert. Im Vergleich zu diesen haben sie aber keine eigene Identität, keine echten Objektbeziehungen, sie können sich nur anklammern, aber nichts geben.
Sofern das möglich war, wurde der *familiäre Hintergrund* der Patienten anhand einer Checkliste von 69 Familieneigenschaften untersucht.
Mehr als die Hälfte der Patienten war nicht verheiratet, alle übrigen hatten Eheschwierigkeiten, vor allem waren sie nicht imstande, für ihre Kinder zu sorgen.
Die Ursprungsfamilien erwiesen sich nicht spezifisch für Borderline-Patienten, doch kamen häufige Störungen vor:
bei Gruppe 1: wechselnde Affekte der Eltern
bei Gruppe 2 und 3: nicht integrierte Familien, offene Konflikte, Zurückweisung des Kindes
bei Gruppe 4: die Familie war dominierend, zudringlich, kontrollierend.

VII Zusammenfassung
Die chronische Charakterorganisation des Borderline-Patienten ist weder typisch neurotisch noch typisch psychotisch. Sie ist charakterisiert durch:
1. „bestimmte typische Symptomenkomplexe
2. eine typische Konstellation von Abwehrmechanismen des Ichs
3. typische Störungen im Bereich der verinnerlichten Objektbeziehungen und schließlich
4. charakteristische genetisch-dynamische Besonderheiten".
Charakteristisch vom strukturellen Standpunkt aus sind:
1. Die unspezifischen Anzeichen von Ich-Schwäche und die regressive Tendenz zu primärprozeßhaften Denkformen.
2. Die spezifischen Abwehrvorgänge (z. B. Spaltungsprozesse).
Charakteristische genetisch-dynamische Aspekte sind:
1. Die „zentrale Rolle prägenitaler, insbesondere oraler Konflikte und die ungewöhnliche Intensität prägenitaler Aggression".
2. Die „besondere Verschränkung von prägenitalen mit genitalen Triebabkömmlingen" (KERNBERG, 1978) (s. auch M. KLEIN, P. HEIMANN).
Vom psychiatrischen Gesichtspunkt aus vereinigt das Borderline-Syndrom Krankheitsbilder, die der älteren Psychiatrie trotz dem heutigen Symptomwandel nicht unbekannt waren, für die sie aber verschiedenartige Bezeichnungen hatte. Bunt zusammengeworfene Symptome gehören dazu, wie schon die Aussage KERNBERGS zeigt, daß mindestens zwei von zwölf verschiedenen Symptomen die Verdachtsdiagnose erlauben. Das verbindende Element ist nun die Ich-Pathologie, die mit ihrem zentralen Spaltungsbegriff eine ähnliche Zuordnungsfunktion zu erfüllen scheint, wie einst die Spaltung im Schizophreniebegriff von BLEULER als Krankheitseinheit — wenn auch hier freilich in einem ganz anderen Sinne, demjenigen eines infantil-primitiven Abwehrvorganges.
Heute, wo die Schizophrenie als Krankheitseinheit in Frage gestellt wird, wird man sich fragen müssen, ob sich das Konzept einer spezifischen Ich-Pathologie als gemeinsame Grundlage noch weiterhin bewähren wird.
Geschichtlich gesehen, hat die Borderline-Ich-Pathologie gegenüber den meisten Modellen der schizophrenen Ich-Psychopathologie den Vorteil,

daß sie auch einer genetisch-dynamischen Analyse entspringt. Dadurch aber entsteht ein stärkeres spekulatives Moment. Ein Consensus darüber, wie weitreichend der Stellenwert der Borderline-Störung in der Psychiatrie ist, ist nicht vorhanden. Die Wirklichkeit einer metapsychologischen und psychodynamischen Konstruktion zeigt sich vor allem in ihrer psychotherapeutischen Wirksamkeit. Jüngste psychotherapeutische Versuche (GUNDERSON), Phasen der Behandlung zu unterscheiden, wo Aufgaben wie 1. Ich-Grenzziehung, 2. Kontrolle und Verarbeitung der Aggressivität, 3. Trennung und Identität, und 4. Initiative nacheinander erfolgen, gehen in diese Richtung.

Literatur
BENEDETTI, G.: Das Borderline-Syndrom. Nervenarzt 48, 641–650 (1977).
GRINKER, R. R., WERBLE, B.: The borderline patient. New York: Aronson 1977.
KERNBERG, O.: Borderline conditions and pathological narcissism. New York: Aronson 1967.
ROHDE-DACHSER, C.: Das Borderline-Syndrom. Bern Stuttgart Wien: Huber 1982.
G. BENEDETTI

Bradyphrenie → Denkstörungen

C

Charakter
[gr.: χαρακτήρ = das Eingegrabene, Eingeprägte, das Gepräge; abgeleitet vom Verb χαράσσειν = schärfen, ritzen, eingraben, niederschreiben; passiv: gegen jemanden aufgestachelt werden]
Unter „Charakter" versteht man die einheitliche Struktur der willensmäßigen und affektiven Reaktionsmuster eines Menschen (KRETSCHMER, 1967); nach WELLEK (1966) den Kern der Persönlichkeit, aus dem der Mensch verantwortlich handelt und wertet. Der Begriff war und ist mit vielen Äquivokationen belastet. Dies ist einer der Gründe, warum er heute nur noch wenig verwendet und zumeist durch den der „Persönlichkeit" bzw. „Persönlichkeitsstruktur" ersetzt wird.
Eine deskriptive Charakterkunde gab es schon im Altertum. ARISTOTELES ordnete die Charaktereigenschaften nach polaren Strukturen im Hinblick auf ein „Mittelmaß" (μεσότης) zwischen den Extremen. THEOPHRAST (319 v. Chr.) beschrieb sie in ihren sozialen Auswirkungen. Noch deutlicher gesellschaftskritisch ausgerichtet war die Beschäftigung mit den menschlichen Charakteren bei den französischen Moralisten (LA ROCHEFOUCAULT, 1665; LA BRUYERE, 1688). Bei LAVATER (1775/78) verband sich die Charakterkunde mit der Physiognomik. – Nach CARUS (1789–1869) zeigt sich der Charakter in dem dialektisch strukturierten Feld zwischen der noch produktiven Unbestimmtheit des Werdenden und der Erstarrung des Gewordenen; er verweise auf die Welt, auf das tätige Leben. Der Terminus „Charakterologie" sowie deren erste eingehende wissenschaftliche Bearbeitung stammt von BAHNSEN (1867).
Entschiedenen Auftrieb erhielt die charakterologische Forschung durch die Psychoanalyse (FREUD, ABRAHAM, REICH, FENICHEL u. a.). Im Gegensatz zu dem positiven Wertakzent, mit dem der Begriff „Charakter" in der älteren Tradition versehen wurde (z. B. bei J. ST. MILL: „Character is the crown of life"), erscheint hier der Charakter – methodisch bedingt – in einem eher negativen Licht. FREUD bezeichnete zwar einen „verläßlichen Charakter" als wichtige Vorbedingung für die Durchführbarkeit einer psychoanalytischen Behandlung, ohne diese Vorbedingung aber damit sogleich auch zum Gegenstand wissenschaftlicher Untersuchungen zu machen. Thema wurde der Charakter in der Psychoanalyse zunächst nur als Quelle spezifischer Widerstände gegen die analytische Therapie. Unter diesem Aspekt stellte sich der Charakter als Verfestigung von Triebstrukturen oder aber als Abwehrformation gegen bestimmte Triebregungen dar, d. h. überwiegend als Schutzmauer *gegen* zu lebendes Leben, nach REICH als „Charakterpanzer" (vgl. hiermit den Begriff der „Charaktermaske" bei MARX). Ein neutraleres Bild des Charakteraufbaus ergibt sich aus dem metapsychologischen Strukturmodell (→ Persönlichkeitstheorie) und aus der später entwickelten psychoanalytischen Ich-Psychologie (→ Ich). – Einen sehr weiten Raum nimmt die Frage nach dem Aufbau des Charakters in der Individualpsychologie A. ADLERs und bei W. KÜNKEL ein.
Mehr geisteswissenschaftlich orientierte Charakterologien schufen (von der Ausdruckspsychologie herkommend) L. KLAGES (1910) und – auf die beruflich-soziale Lebensorientierung hin ausgerichtet – E. SPRANGER (1910). 1921 erschien die „Typenlehre" von C. G. JUNG mit ihrer Gegenüberstellung von Introversion und Extraversion, sowie im gleichen Jahr die testpsychologisch ausgerichtete Konzeption der introversiven und extraversiven Erlebnistypen von H. RORSCHACH. Ebenfalls testpsychologisch ausgebaut ist die (an Triebstrukturen orientierte) Charakterologie SZONDIs. Andersartige Typenlehren wurden von JAENSCH (1929), ACH (1932), PFAHLER (1932), EHRENSTEIN (1935), SHELDON (1948) u. a. entwickelt; sie sind heute fast nurmehr von historischem Interesse.
Innerhalb der klinischen Psychiatrie hatte schon früher E. KRETSCHMER (1918) mit seiner Studie über den „Sensitiven Beziehungswahn" der charakterologischen Betrachtung (im Hinblick auf die Bedeutung der → prämorbiden Persönlichkeitsstruktur) zum Durchbruch verholfen. Die einzel-

nen Charaktereigenschaften, wie z. B. ‚Sensitivität', sind nach KRETSCHMER Legierungen aus Konstitutionseigentümlichkeiten und Milieu- bzw. Erlebnisprägungen. Im selben Jahr wie die Typenlehren von C. G. JUNG und H. RORSCHACH erschien sein Buch „Körperbau und Charakter" (1921). Die darin entfaltete Konzeption sprengte den Rahmen einer Charakterologie. Aufgrund ihrer konstitutionsbiologischen Fundierung hatte sie anfangs eine größere Breitenwirkung. Erst später (v. ZERSSEN, 1968, 1980) wurde ihre Gültigkeit kritisch eingeschränkt. Andere, im Prinzip verwandte Typologien wie die von CONRAD und SHELDON folgten (→ Konstitution, Konstitutionstypen).
Von der Psychologie her induziert gewannen in der Folgezeit die Schichttheorien (LERSCH, ROTHACKER, GILBERT u. a.), die KRÜGER-WELLEKSCHE Strukturtheorie (JANZARIK, PETRILOWITSCH u. a.) und die LEWINSCHE Feldtheorie (CONRAD, KISKER) Einfluß auf die klinische Psychiatrie. Zu erwähnen ist ferner der charakterologische Ansatz von HEISS („Persönlichkeit als Prozeß"), der das Prozessuale betonte und damit der modernen Persönlichkeitsforschung den Weg bahnte. Zwischen „Drangwelt" und „Welt der Fähigkeiten" entstehe ein „Lebenszwiespalt", aus dessen Spannung und Ausgleich die Persönlichkeit als ein „schwebendes Gleichgewicht" hervorgehe. Der Gegensatz zwischen Charakter als Struktur und Charakter (bzw. Persönlichkeit) als Prozeß durchzieht fast die gesamte neuere Forschung auf diesem Gebiet. Besondere Berücksichtigung fand er in dem breit angelegten Werk von THOMAE (1968), das den Weltbezug des Individuums in seinem lebensgeschichtlichen Kontext in den Vordergrund rückte.
In den letzten Jahrzehnten ging die Charakterologie – nicht zuletzt unter dem Einfluß der angloamerikanischen Forschung (ALLPORT, MURPHY, MURRAY, MCCLELLAND, GUILFORD u. a.) – weitgehend in der Persönlichkeitsforschung auf. „Die Begriffe der Persönlichkeit und des Charakters sind austauschbar. Der Charakterbegriff ist der ältere, gewissermaßen unmodernere, zeigt aber in der Folge seiner Bevorzugung durch Psychoanalytiker eine stärkere dynamische Konnotation" (HOFFMANN 1986). Das Stichwort „Charakter" findet sich heute kaum noch in der einschlägigen Literatur (incl. Referateblättern). Jedoch decken sich die Wortbedeutungen von „Charakter" und „Persönlichkeit" – zumindest in unserer Umgangssprache – keineswegs restlos:
1. Die „Persönlichkeit" umgreift (im Bilde des vertikalen Schichtaufbaus der Person) sowohl höhere – ein personales Welt- und Selbstverhältnis und damit ein Reflektieren auf den eigenen Charakter und vor allem ein „Arbeiten" an ihm ermöglichende – Strukturen als auch basalere, die in der älteren Literatur als „Tiefenperson", „endothymer Grund" und „vitale Schicht" von dem sog. charakterologischen „Oberbau" abgegrenzt werden.
2. Betont „Charakter" mehr das Gewordene, Geprägte, weitgehend Festgelegte menschlicher Verhaltensbereitschaften, so „Persönlichkeit" mehr das Werdende, Zukunftsoffene einer Individualität. „Charakter" umreißt somit in erster Linie das bereits Habitualisierte am Menschen.
3. Die Ich-Nähe ist unterschiedlich: nicht zufällig heißt es in der Umgangssprache „Er hat einen Charakter", aber „Er ist eine Persönlichkeit".
In der Forschung hat sich keine dieser möglichen Unterscheidungen zwischen „Charakter" und „Persönlichkeit" – mögen sie begrifflich auch noch so gut begründbar sein – durchgesetzt. Im Rahmen einer vorwiegend nominalistisch bzw. operationalistisch ausgerichteten Forschung geht es lediglich um dem jeweiligen Forschungsinteresse dienliche Definitionen. In der Tradition gab es deren viele. ALLPORT hat bereits 1937 über 50 aufgezählt. Sie entstanden in dem Bemühen um die Wesensfrage. Diese ist heute weitgehend aus dem Interessenfeld verschwunden. Charakterologie geht in zunehmendem Maße in „Differentieller Psychologie" auf (ROTTER u. HOCHREIN 1979). Manche Autoren sprechen nur noch von „analytischen Einheiten im Bedingungssatz individuellen Verhaltens" (ROTH); diese sind nicht wesensanalytisch, sondern methodologisch begründet und operational definiert. Die Forschung der letzten Jahrzehnte ist vornehmlich faktorenanalytisch und testpsychologisch ausgerichtet (CATTELL, GUILFORD, EYSENCK). Sie arbeitet über weite Strecken statistisch. Ihre Fruchtbarkeit für die klinischen Fragestellungen ist bislang begrenzt, doch wird man sich für künftige Entwicklungen offen halten müssen. Konditionalanalytische Probleme stehen gegenwärtig im Vordergrund.
Darüber sollte nicht vergessen werden, daß „Charakter" bzw. „Persönlichkeit" nicht nur als eine Resultante von Anlage- und Umwelteinflüssen anzusehen sind, sondern, diese integrierend, zugleich – freilich auf einer anderen kategorialen Ebene – als Zentrum der Selbstkonzeption. Mag es auch noch so wenig sein, was ein Mensch im Laufe seines Lebens an seinen Charakter- bzw. Persönlichkeitsstrukturen modelt, so ist es doch gerade dieses, was ihn zu einem geschichtlichen Wesen mit einer ihm eigenen Biographie macht (BLANKENBURG 1985). Als eine generalisierende, auf Determinanten und Vorhersagbarkeit ausgerichtete Wissenschaft muß die charakterologische bzw. Persönlichkeitsforschung aus methodologischen Gründen davon abstrahieren. Soll sie in der Psychiatrie, insbesondere in der Psychotherapie, ohne folgenschwere Vereinseitigung Verwendung finden, darf sie dies nicht.
Innerhalb der klinischen Psychiatrie und Psycho(patho)logie wird die Persönlichkeit bzw. der Charakter in verschiedener Weise zum Gegenstand wissenschaftlicher Forschung:

1. als terminus a quo. Um eine (z. B. abnorme) Erlebnisreaktion zu verstehen, kann man fragen: Welche bestimmte Charakter- bzw. Persönlichkeitsstruktur erklärt, daß diese bestimmte Umweltkonstellation (Situation) auf diese bestimmte Weise erlebt, verarbeitet und alsdann mit dieser bestimmten Reaktion beantwortet wird? Diese herauszupräparierende Struktur wird dann als „Ursache" bzw. als fertig vorgefundene Bedingung angesetzt. Aus der Art der Fragestellung resultiert eine relativ statische (zumeist typologisch ausgerichtete) Betrachtungsweise;
2. als terminus ad quem. Gefragt wird hier nach den Werdensbedingungen einer Persönlichkeit bzw. eines Charakters, d. h. nach den einzelnen Faktoren, die zu ihrem Sosein geführt haben. Die Charakter- bzw. Persönlichkeitsstruktur wird in diesem Zusammenhang nicht als Ursache, sondern als Folgeerscheinung, als Resultante (also als Bedingtes, nicht als Bedingendes) verstanden; in dieser Richtung bewegen sich u. a. auch die psychoanalytisch orientierten Charakterologien;
3. weder als Ursache (Bedingendes) noch als Wirkung (Bedingtes), sondern als Wesensgestalt, die sich in ihrer lebensgeschichtlichen Entfaltung (in der Biographie) einem hermeneutischen Vorgehen erschließt. Die Relationen von jeweils Bedingendem und Bedingtem werden dabei (soweit sie bekannt oder auch noch zu erforschen sind) nicht ignoriert, aber eingeklammert, derart, daß unbeschadet aller konstatierbaren Abhängigkeitsrelationen und typischen Strukturen eine konkrete Daseinsgestalt in ihrer Geschichtlichkeit anschaubar wird.

Die erste Fragestellung überwiegt in der klassischen Psychopathologie und in weiten Bereichen der Psychologie, soweit sie sich mit Persönlichkeit und Charakter befassen, die zweite in der von der Psychoanalyse angestoßenen psycho- und soziodynamischen wie auch in der humangenetischen und somatischen Forschung. Die dritte Fragestellung ist die der phänomenologisch-anthropologischen bzw. daseinsanalytischen Forschung.

Diese methodologischen Überlegungen sind wichtig. Sie verhindern, daß die verschiedenen, an ihrem Platz jeweils berechtigten Forschungszweige vorschnell gegeneinander ausgespielt oder miteinander vermengt werden.

Wie andere Gebiete der Psycho(patho)logie hat sich auch die Charakterologie in den vergangenen Jahren durch die neuere Entwicklung der → Ich-Psychologie, der → Narzißmußtheorie und insbesondere auch durch die sog. „kognitive Wende" in der Psychologie (LACHMAN et al. 1979, WITKIN u. GOODENOUGH, 1981) tiefgreifend gewandelt (→ Persönlichkeit).

Literatur
ABRAHAM, K.: Psychoanalytische Studien zur Charakterbildung und andere Schriften. Frankfurt/M.: Fischer 1969.
ADLER, A.: Über den nervösen Charakter. Grundzüge einer vergleichenden Individualpsychologie (1911). Frankfurt/M.: Fischer 1976.
ALLPORT, G. C.: Persönlichkeit. Übers. H. v. Bracken. Stuttgart: Klett 1949.
AMELANG, M., BARTUSSEK, D.: Differentielle Psychologie und Persönlichkeitsforschung, 2. erw. Aufl. Stuttgart Berlin Köln Mainz: Kohlhammer 1985.
ARNOLD, W.: Person, Charakter, Persönlichkeit, 3. Aufl. Göttingen: Hogrefe 1969.
BONARIUS, H., HECK, G. VAN, SMID, N. (Eds.): Personality Psychology in Europe: Theoretical and Empirical Developments. Lisse: Swets & Zeitlinger 1984.
CATELL, R. B.: Die empirische Erforschung der Persönlichkeit. 2. Aufl. Weinheim-Basel: Beltz 1978.
FREUD, S.: Gesammelte Werke. London: Imago 1940. Frankfurt/M.: Fischer 1968 ff.
GILBERT, A. R.: Appraisal of personal life-style. In: RÜDIGER, D., PEREZ, M. (Hrsg.): Anthropologische Aspekte der Psychologie. Salzburg: Müller 1979.
GLATZEL, J.: Spezielle Psychopathologie. Stuttgart: Enke 1981.
GOTTSCHALDT, K.: Das Problem der Phänogenetik der Persönlichkeit. Handbuch der Psychologie. Hrsg. von GOTTSCHALDT, K., LERSCH, PH., SANDER, F., THOMAE, H., Bd. IV. Göttingen: Hogrefe 1960.
HALL, C. S., LINDZEY, G.: Theorien der Persönlichkeit. Bd. I u. II. München: Beck 1980.
GUILFORD, J. P.: Personality. New York Toronto London: McGraw-Hill 1959.
HERRMANN, TH.: Lehrbuch der empirischen Persönlichkeitsforschung. 2. Aufl. Göttingen: Hogrefe 1980.
HOFFMANN, S. O.: Psychoneurosen und Charakterneurosen. In: Psychiatrie der Gegenwart, 3. Aufl. Bd. 1, hrsg. von K. P. KISKER et al. Berlin-Heidelberg-New York-Tokyo 1986
JASPERS, K.: Allgemeine Psychopathologie, 8. unveränd. Aufl. Berlin Heidelberg New York: Springer 1965.
KOCH, M.: Die Begriffe Person, Persönlichkeit und Charakter. Hdb. der Psychologie, hrsg. von GOTTSCHALDT, K., LERSCH, PH., SANDER, F., THOMAE, H., Bd. IV. Göttingen: Hogrefe 1960.
KRETSCHMER, E.: Der sensitive Beziehungswahn, 1. Aufl. Springer, Berlin 1918, 5. Aufl. Berlin Heidelberg New York: Springer 1966.
KRETSCHMER, E.: Körperbau und Charakter, 1. Aufl. Springer, Berlin 1921, 25. Aufl. Berlin Heidelberg New York: Springer 1967.
LACHMAN, R., LACHMAN, J., BUTTERFIELD, E.: Cognitive psychology and Information-processing. Hillsdale: Erlbaum 1979.
LERSCH, PH.: Aufbau der Person, 10. Aufl. München: Barth 1966.
LEWIN, K.: A dynamic theory of personality. New York London: McGraw-Hill 1935.
MURRAY, H. A.: Explorations in personality. New York: Oxford University Press 1938.
PETRILOWITSCH, N.: Charakterstudien. Basel New York: Karger 1969.
PETRILOWITSCH, N. (Hrsg.): Zur Psychologie der Persönlichkeit. (Sammlung von 23 Arbeiten zum Thema Charakter und Persönlichkeit.) Wissenschaftliche Buchgesellschaft 1967.
REICH, W.: Charakteranalyse. Selbstverlag, Frankfurt/M. 1933; Neuauflage: Köln: Kiepenheuer & Witsch 1969.
ROTH, E.: Persönlichkeitspsychologie. Stuttgart: Kohlhammer 1970.
ROTHACKER, E.: Die Schichten der Persönlichkeit, 3. Aufl. Leipzig: Barth 1947.
ROTTER, J. B., HOCHREIN, D. J.: Persönlichkeit. Theorien Messung Forschung. Übers. P. Baumann-Frankenberger. Berlin Heidelberg New York: Springer 1979.
THOMAE, H.: Das Individuum und seine Welt. Eine Persönlichkeitstheorie. Göttingen: Hogrefe 1968.
WELLEK, A.: Die Polarität im Aufbau des Charakters, 3. Aufl. Bern München: Francke 1966.
WITKIN, H. A., GOODENOUGH, D. R.: Cognitive Styles: Essence and Origins. New York: International Universities Press 1981.

W. BLANKENBURG

Charakterneurose
Synonym: Neurotischer Charakter; neurotische Charakterstruktur; neurotische Fehlhaltung
Als Charakterneurosen beschreibt die psychoanalytische Krankheitslehre bestimmte abnorme Persönlichkeitseinstellungen, bei denen keine abgrenzbaren neurotischen Symptome wie → Angst, → Zwang etc. im Vordergrund stehen, sondern charakteristische, starre und eingeengte Einstellungen vorliegen, die subjektiv oder für die Umwelt zumindest zeitweise Krankheitswert gewinnen.
Der Begriff Charakterneurose taucht bei FREUD 1908 im Zusammenhang mit der Zwangsneurose auf, wobei die für die psychoanalytische Charakterauffassung wesentliche Dynamik von Trieb und Abwehrformation erstmals beschrieben wird: „Die bleibenden Charakterzüge sind entweder unveränderte Fortsetzungen der ursprünglichen Triebe, Sublimierungen derselben oder Reaktionsbildungen gegen dieselbe" (GW VII, 209). Seither werden Charakterneurosen entweder unter dem Triebaspekt, z. B. als oraler Charakter, analer Charakter, phallischer Charakter etc. beschrieben oder unter dem Aspekt der abwehrenden Ich-Funktionen: hysterische, zwanghafte etc. Charakterneurose. Entsprechend der Geschichte der → Psychoanalyse wurde im Rahmen der fortschreitenden therapeutischen Technik dabei der Abwehr immer mehr Aufmerksamkeit geschenkt.
Wie FREUD feststellt, bemerkt der Psychoanalytiker, „daß seine Forschung durch Widerstände bedroht wird, die ihm der Kranke entgegensetzt, man darf diese Widerstände dem Charakter des Kranken zurechnen. Nun hat dieser Charakter den ersten Anspruch an sein Interesse" (GW X, 364).
Die Charakterauffassung der → Psychoanalyse ist also keine bloß deskriptive, sondern eine konflikthaft-dynamische und entwicklungs-psychologisch konzipierte. Sie entstand als klinische Theorie vor dem Hintergrund klinischer Krankheitsbilder (Hysterie, Zwangsneurose, Depression, Schizophrenie) und wird andererseits aus der Verarbeitung von Belastungen, Traumata und Konflikten der kindlichen Entwicklung abgeleitet. Es ist insofern eine psychosoziale Konzeption, als Charakter Resultante von gesellschaftlichen Einflüssen und individuellen Bedürfnissen ist, im charakterneurotischen Fall eine unteroptimale Lösung für eine oder beide Seiten.
Im einzelnen wird die Charakterneurose also entweder in Anlehnung an bestimmte Triebe – orale, anale, phallisch-hysterische Charakterneurose – oder von seiten der speziellen Abwehrfunktion – hysterisch – Verdrängung, zwanghaft – Reaktionsbildung, paranoid projizierend beschrieben.
Der von FREUD beschriebene anale Charakter (1908) mit Ordnungsliebe (bis zur Pedanterie), Sparsamkeit (Geiz), Eigensinn (Intoleranz) ist das klassische Beispiel einer charakterneurotischen Beschreibung und Ableitung, die später vorwiegend als abwehrende und sichernde Reaktionsbildung gegenüber überwertigen aggressiv-sadistischen Tendenzen dargestellt wird.
Die Arbeiten von WILHELM REICH zur Charakterneurose schreiten fort zu einer Sozialisationstheorie, in der die neurotischen Krankheitsformen nicht nur mit individuellen Triebschicksalen, sondern mit bestimmten familiären Strukturen und darüber hinaus gesellschaftlichen und politischen Verhältnissen in Verbindung gebracht werden. „Die Gesellschaftsordnung schafft sich diejenigen Charaktere, die sie zu ihrem Bestand benötigt" (W. REICH, 1933, 12). Die Verbote der patriarchalischen Gesellschaft mit ihrer strengen familiären und sexuellen Moral, letzten Endes die ökonomischen Bedingungen der Produktivkräfte in der kapitalistischen Gesellschaft, werden von REICH als Ursache der Massenerkrankung Neurose gesehen. Die Erwartung, daß eine weniger patriarchalische Gesellschaft zu einem Verschwinden der Neurose führt, speziell der Charakterneurose, hat sich nicht bestätigt. Der Beitrag der Psychoanalyse liegt aber in bemerkenswerten Beobachtungen zum Wandel der Charakter- und Symptomneurosen in diesem Jahrhundert. Während bei FREUD Hysterien und bei ABRAHAM im Berliner Institut der 20er Jahre Zwangsneurosen die häufigste Symptomdiagnose waren, haben die Veränderungen der Werte und Normen in der Erziehung und der soziale Wandel zu Veränderungen geführt, indem depressive und sogenannte prägenitale Symptom- und Charakterneurosen sehr viel häufiger zu finden sind.
Bei E. H. ERIKSON wird der nicht im einzelnen beschriebene neurotische Charakter als bleibender Niederschlag psychosozialer Konflikte im Ich beschrieben. Die Perspektive ist hier wieder mehr auf die elementaren Bedürfnisse, die „Triebe", gerichtet. Im Zusammenhang mit der neuen psychoanalytischen Ich- und Selbst-Psychologie wird neben den neurotischen speziellen Abwehrformationen wie hysterisch, verdrängend, zwanghaft, reaktionsbildend etc. im Zusammenhang mit charakterneurotischen Persönlichkeitsformationen die Frage der Kontinuität und Geschlossenheit des Funktionsniveaus der Persönlichkeit einbezogen. Widersprüchlichkeiten des Selbstgefühls, mangelnde Impulskontrolle, gestörte Wahrnehmungsleistungen und Realitätsbezüge sowie Angstbewältigung werden mit basalen *strukturellen Funktionsstörungen* der Persönlichkeit in Verbindung gebracht (S. O. HOFFMANN), was über die klassischen charakterneurotischen Beschreibungen hinausreicht.
Die verschiedenen Charakterneurosen schließen gleichzeitige Symptombildungen nicht aus, sie korrelieren vielmehr positiv mit den jeweiligen Symptomneurosen: Der anal-zwanghafte Charakter neigt bei manifest neurotischen Erkrankungen zur Zwangssymptomatik. Unter dem Gesichtspunkt der Hemmung elementarer Antriebsqualitäten hat SCHULTZ-HENCKE und die neopsychoanalytische Schule eine differenzierte Beschreibung

charakterneurotischer Strukturen beschrieben, die durch mehr oder weniger entstellte „Sprengstücke" des Antriebserlebens oder übermächtige „Gehemmtheiten" charakterisiert sind. Der Versuch von ALEXANDER (1928), die Charakterneurose als eine zwischen den Symptomneurosen und Psychosen liegende Gruppe zu beschreiben, die durch präpsychotische Charaktermerkmale hervortritt, hat sich nicht durchgesetzt. Es bestehen aber sicher Übergänge zwischen dem, was die Psychoanalyse als Charakterneurose beschreibt, und den Psychopathien der psychiatrischen Schulen. Die als psychopathisch beschriebenen abnormen Persönlichkeiten haben jedoch gewöhnlich keinen subjektiven Leidensdruck, ihre Haltungen sind ich-synton, während bei Charakterneurosen das Leiden unter den inneren Widersprüchen und nicht nur an den Folgen der eigenen Einstellungen gegeben oder zumindest psychotherapeutisch herauszuarbeiten ist.

Die psychoanalytische Behandlung von Charakterneurosen wirft besondere technische Probleme auf, die von W. REICH erstmals 1928 und später in dem ganz auf die Frage gerichteten Werk REICHS „Charakteranalyse" (1930) behandelt wurden. Wie der Widerstandsfaktor „Charakterwiderstand" nicht durch Analyse der Inhalte, sondern durch Betrachtung von Art und Gefühlslage der Mitteilungen erhellt werden kann, hat REICH für die analytische Psychotherapie im ganzen beispielhaft entwickelt. REICH hat u. a. dazu 1928 schon die Regel aufgestellt, daß die Reaktionsbildungen und Widerstände des Ichs zuerst zu bearbeiten seien, bevor eine Aufdeckung und Deutung der Triebregungen erfolge. Daß bei den verschiedenen charakterneurotischen Strukturen und je nach Funktionsniveau ganz unterschiedliche Beziehungs- sowie Übertragungs- und Gegenübertragungsprobleme auftauchen und flexible, unterschiedliche Umgangsformen erforderlich sind (F. RIEMANN), hat sich in den letzten Jahren bei einer Differenzierung der Behandlungstechnik herausgestellt.

Literatur
ALEXANDER, F.: The neurotic character. Int J Psychoanal 11, 292–302 (1930).
BRÄUTIGAM, W.: Reaktionen – Neurosen – abnorme Persönlichkeiten, 5. Aufl. Stuttgart: Thieme 1985.
ERIKSON, E. H.: Kindheit und Gesellschaft. 4. Aufl. Stuttgart: Klett 1971.
FENICHEL, O.: The psychoanalytic theory of neurosis. New York: Norton 1945.
FREUD, A.: Das Ich und die Abwehrmechanismen. London: Imago 1946.
FREUD, S.: Charakter und Analerotik. Gesammelte Werke VII. Frankfurt: Fischer 1965 ff, S. 201–209 (1908).
FREUD, S.: Einige Charaktertypen aus der psychoanalytischen Arbeit. Gesammelte Werke X. Frankfurt: Fischer 1965, S. 361–391 (1915).
HOFFMANN, S. O.: Charakter und Neurose. Frankfurt: Suhrkamp 1979.
REICH, W.: Über Charakteranalyse. Int. Z. Psychoanal. 14, 180–196 (1928).
REICH, W.: Charakteranalyse. New York: Selbstverlag 1933.
RIEMANN, F.: Die neurosenspezifische Anwendung der psychoanalytischen Technik. Psyche 6, 336–350 (1952/53).
SCHULTZ-HENCKE, H.: Lehrbuch der analytischen Psychotherapie. Stuttgart: Thieme 1951.

W. BRÄUTIGAM

Charakterstörungen – Charakterveränderungen, reaktive

Der Begriff „reaktive Charakterstörungen" wurde lehrbuchmäßig von E. BLEULER in die Psychiatrie eingeführt. Was damit gemeint ist, findet sich jedoch schon sehr viel früher – unter anderem auch in der pädagogischen Literatur – beschrieben. Es war von jeher bekannt, daß gewisse „Charakteropathien" (vgl. GRIESINGER, KRAEPELIN u. a.) auf ungünstige Lebensumstände zurückgeführt werden können.

Der Begriff → Charakter ist in der neueren Psycho(patho)logie weitgehend durch den der „Persönlichkeit" abgelöst worden. Man könnte daher die reaktive Charakterstörung auch unter der Überschrift „reaktive Veränderungen der Persönlichkeitsstruktur" abhandeln. Wenn man aber „Charakter" und „Persönlichkeit" noch weiterhin in der Weise unterscheiden wissen möchte, daß „Charakter" nur denjenigen Anteil der Persönlichkeit bezeichnet, der sich an der Umwelt herangebildet und sich in sie „hineinformuliert" hat, ist der Terminus „reaktive Charakterstörungen" der geeignetere.

Man spricht von „reaktiven Charakterstörungen", wenn signifikante Lebensumstände nicht nur kurzfristig das Erleben und Verhalten eines Menschen verändern, sondern langfristig seine Erlebnis- und Verhaltens*bereitschaften* sowie Wertsetzungen bestimmen. In der Systematik K. SCHNEIDERS finden sich diese Störungen – er sprach von „Verbiegungen" der Persönlichkeitsentwicklung durch ein bestimmtes Erlebnis oder eine Dauersituation – als chronische bzw. chronifizierte „abnorme Erlebnisreaktionen" eingereiht. BINDER beschrieb sie als „einfache Entwicklungen". Während die hier in Betracht kommenden seelischen Störungen in der ICD der WHO keine adäquate Berücksichtigung gefunden haben, lassen sie sich im DSM-III unter der Rubrik „309.40 Anpassungsstörung mit gemischten emotionalen und Verhaltensbeeinträchtigungen" in Verbindung mit Achse II und insbesondere Achse IV (Schwere der psychosozialen Belastungsfaktoren) angemessener einordnen, wenn auch die zu den reaktiven Charakterstörungen gehörige Veränderung der Erlebens- und Verhaltens*bereitschaft* sowie deren Chronizität eine spezifischere Einordnung verdient hätten.

Die reaktiven Charakterveränderungen bzw. -störungen sind begrifflich von den Charakterneurosen durch das Überwiegen prinzipiell bewußtseinsfähiger, extrapsychischer Faktoren gegenüber (daneben vielleicht auch vorhandener) unbewußter, intrapsychischer Konfliktdynamik abzugrenzen. Zwischen die ausschlaggebenden Lebensumstände und die dadurch bedingten Charakterprägungen schalten sich nicht in größerem Umfang neurotische Verarbeitungsvorgänge ein. Die Antwort ist eine direkte, nicht indirekte. Außerdem reichen die hier gemeinten *reaktiven* Charakterveränderungen in der Regel nicht so weit in die frühe Kindheit zurück wie diejenigen bei Charakterneurosen. Eine scharfe Trennung von „einfach"-reaktiven und neurotischen Anteilen an einer Charakterprägung ist im Einzelfall jedoch zumeist kaum möglich.

Von den → Persönlichkeitsstörungen (→ Psychopathien) unterscheiden sich die reaktiven Charakterstörungen dadurch, daß — obwohl auch bei ihnen abnorme Erlebnis- und verhaltensbereitschaften vorhanden sein können — faßbare Lebensumstände den Ausschlag geben. Es kann sich dabei um Extrembelastungen handeln, die auch bei einem hohen Prozentsatz von Menschen mit einer sonst normalen Lebensperspektive zu abnormen Persönlichkeitsprägungen bzw. zu bleibenden Umstrukturierungen der Persönlichkeit führen würden, wie z. B. lange Konzentrationslager- oder Dunkelhaft. Dabei ist wichtig: Je jünger ein Mensch ist, desto prägbarer ist seine Charakterstruktur. Dem entspricht es, daß in der „Psychiatrie der Verfolgten" (v. BAEYER et al., 1964, vgl. S. 249) verfolgungsbedingte Charakterveränderungen (i. S. eines → erlebnisbedingten Persönlichkeitswandels [VENZLAFF]) häufiger bei einem Verfolgungsbeginn vor dem 13. Lebensjahr gesehen wurden als später.

Zu berücksichtigen sind aber nicht nur Extrembelastungen, sondern auch Lebenskonstellationen, die für die Mehrzahl aller Menschen keine nachhaltigen Folgen zeitigen würden, die aber geeignet sind, bei „diskordanten", desintegrationsgefährdeten Persönlichkeiten (BINDER, LANGEN) — z. B. über ein „Schlüsselerlebnis" (KRETSCHMER, 1918) — eine abnorme Charakterentwicklung in Gang zu setzen. Im Gegensatz zu den psychopathischen Entwicklungen, bei denen ungünstige Lebensumstände ebenfalls den Verlauf mitbestimmen können, stellen sie für das Zustandekommen von reaktiven Charakterstörungen eine conditio sine qua non dar. — In Analogie zu den organisch bedingten sog. „*Pseudo*psychopathien" könnte man — was freilich nicht üblich ist — die „reaktiven Charakterstörungen" auch als psychosozial bedingte „*Pseudo*psychopathien" bezeichnen.

Wir sprechen von „Lebensumständen" und nicht von „Umweltfaktoren", weil keineswegs nur an die Umwelt zu denken ist, sondern auch an Gegebenheiten, die in der eigenen persönlichen Verfassung des Betroffen begründet sein können. Dazu gehören z. B. schwere chronische Erkrankungen und Behinderungen, auch „Organminderwertigkeiten" im Sinne ADLERS, die — wie z. B. eine Schwerhörigkeit oder ein Kleinwuchs — einen nicht geringen Einfluß auf die Charakterentwicklung nehmen können; darüber hinaus „Stigmata" (GOFFMAN) aller Art, bei denen dann allerdings wiederum die Reaktionen der Gesellschaft belastender sein können als das eigene unmittelbare Betroffensein. — Ein in dieser Hinsicht reichhaltiges Erfahrungsfeld bieten Rehabilitationseinrichtungen, in denen sowohl psychisch als auch körperlich Behinderte betreut werden.

Ein Sich-Einschleifen von Coping-Strategien — seien es nun der Willkür entzogene adaptative Mechanismen oder bewußt forcierte Bewältigungsanstrengungen — ist am Zustandekommen von reaktiven Charakterprägungen oft entscheidend beteiligt. Begriffe wie „Kompensation" und „Überkompensation" — aus der Individualpsychologie A. ADLERS stammend — sind zu Vokabeln der Alltagssprache geworden. Bei der „Überkompensation" spielt häufig eine neurotische Verarbeitung (unbewußter intrapsychischer Konfliktdynamik anderer Herkunft) mit. Dies gilt mehr oder weniger für alle hier in Betracht kommenden reaktiven Charakterveränderungen. Die neurotischen Faktoren werden von tiefenpsychologisch Unerfahrenen in ihrer Bedeutung zumeist unterschätzt, dagegen von psychoanalytisch intensiv ausgebildeten, aber im übrigen zu wenig lebenserfahrenen Therapeuten oft auch überschätzt. Die persönlichkeitsprägende Macht konkreter Lebensbedingungen kann demnach sowohl von vorwiegend die Bedeutung der „Anlage" betonenden als auch von vorwiegend neurosenpsychologisch orientierten Psychiatern unterbelichtet werden.

Literatur
ADLER, A.: Studie über Minderwertigkeit der Organe (1907). Frankfurt/M.: Fischer 1977.
BAEYER, W. V., HÄFNER, H., KISKER, K. P.: Psychiatrie der Verfolgten (S. 249). Berlin Göttingen Heidelberg: Springer 1964.
BINDER, H.: Psychopathien, Neurosen, abnorme Reaktionen. In: Psychiatrie der Gegenwart, hrsg. von H. W. GRUHLE u. a. 1. Aufl. Bd. II. Berlin Göttingen Heidelberg: Springer 1960.
BLEULER, E.: Lehrbuch der Psychiatrie. 1. Aufl. 1916; 15. Aufl. (neubearb. v. M. BLEULER). Berlin Heidelberg New York: Springer 1983.
BRÄUTIGAM, W.: Reaktionen — Neurosen — Abnorme Persönlichkeiten. 5. neubearb. Aufl. Stuttgart: Thieme 1985.
MEYER, J.-E.: Psychopathie — Neurose. In: KISKER, K. P. et al. (Hrsg.): Psychiatrie der Gegenwart, Bd. II/1, 2. Aufl. Berlin Heidelberg New York: Springer 1972.
PAULEIKHOFF, B., MESTER, H.: Abnorme Reaktionen und Entwicklungen. In: KISKER, K. P. et al. (Hrsg.): Psychiatrie der Gegenwart, 2. Aufl. Bd. II/1. Berlin Heidelberg New York: Springer 1972.
VENZLAFF, U.: Die psychoreaktiven Störungen nach entschädigungspflichtigen Ereignissen. Berlin Göttingen Heidelberg: Springer 1958.

W. BLANKENBURG

Chiquadratmethode → Statistik

Chorea Huntington, erblicher Veitstanz
[gr.: χορεία = Tanz]
Synonyme: chorea hereditaria, chorea chronica progressiva, Erbchorea
Erbliche, durch die Kombination eines choreatischen Syndroms (s. u.) mit fortschreitenden psy-

choorganischen Störungen charakterisierte degenerative Erkrankung des Zentralnervensystems.
Historisches. Nach mehrfachen Berichten über eine erbliche Chorea im 19. Jh. wurde das Krankheitsbild 1872 erstmals durch den amerikanischen Arzt HUNTINGTON systematisch beschrieben. Die Symptomatik wurde später u. a. durch ENTERS (1921) und MEGGENDORFER (1923), die Neuropathologie durch DUNLAP (1927) präzisiert. Wichtige neuere Beiträge und Zusammenfassungen finden sich bei KEHRER (1940), PANSE (1942) JEQUIER (1945), BIGELOW et al. (1959), DELAY et al. (1960).
Zur Ätiologie. Die Krankheit tritt familiär gehäuft auf; etwa 50% der Familienglieder sind betroffen. Vereinzelt wurden allerdings auch nicht-familiäre Fälle beschrieben. Bei den Nachkommen verschonter Angehöriger kommt das Leiden kaum je vor. Der Vererbungsmodus wird als rein dominant und wohl durch ein einzelnes Gen verursacht angesehen. Neben der Vererbung werden als gelegentlich auslösende oder verschlimmernde Mitursachen psychische und körperliche Belastungen genannt. – Über die pathophysiologischen Mechanismen ist nichts Sicheres bekannt.
Pathologische Anatomie. Makroskopisch findet sich eine vorwiegend frontal und in den basalen Ganglien lokalisierte Hirnatrophie. Mikroskopisch zeigt namentlich das Corpus striatum degenerative Nervenzellenveränderungen und Gliavermehrung, außerdem kommen unregelmäßige und wenig bedeutsame Veränderungen in anderen Hirnregionen vor.
Krankheitsbild und Verlauf. Das Leiden beginnt meist zwischen dem 30. und 45. Lebensjahr schleichend mit unspezifischen psychischen Verhaltensstörungen und Persönlichkeitsveränderungen wie Nachlässigkeit, Reizbarkeit, Affektlabilität, Unberechenbarkeit, gelgentlich strafbaren Handlungen wie Aggressionen, Diebstähle, Sexualdelikte. Kürzere oder längere ängstliche oder depressive Verstimmungen mit Suicidneigung sind nicht selten. Früh schon treten zudem Ermüdbarkeit, Apathie, Gedächtnisstörungen und andere intellektuelle Ausfälle in Erscheinung, welche meistens, aber nicht immer, allmählich bis zum Bild eines schweren, dementiellen → psychoorganischen Syndroms fortschreiten.
Die psychischen Störungen sind variabel und vielfältig; im Anfang werden sie vielfach als Psychopathie oder als endogene Psychose verkannt; in der Tat kommen zuweilen fast rein depressive oder paranoide Bilder ohne ausgeprägte intellektuelle Einbußen vor.
Oft erst Monate oder Jahre nach Beginn der psychischen Veränderungen treten dann die typischen motorischen Erscheinungen auf, welche die Erkennung des Leidens ermöglichen: zuerst nur im Bereich der Gesichtsmuskulatur, später vor allem an den Armen und weniger ausgeprägt an den Beinen, und schließlich am ganzen Körper kommt es zu choreatischen Bewegungsstörungen, d. h. zu ständig wechselnden, kurzen, mehr oder weniger abrupten, weit ausfahrenden, unregelmäßigen und asymmetrischen Zuckungen und Torsionsbewegungen, die sich bei Müdigkeit, Anstrengung und Emotionen verstärken, willkürlich aber momentan unterdrückt werden können und im Schlaf verschwinden. Die Muskulatur ist schlaff mit vorübergehenden lokalen Verhärtungen. Das ständige Zucken und Grimassieren, die stolpernd-dysarthrische Sprache, die maniriert erscheinenden ausschlagenden Torsionsbewegungen und die schweren, an groteske Tanzschritte erinnernden Gangstörungen ergeben zusammen mit den psychoorganischen Ausfällen in fortgeschrittenen Stadien ein überaus charakteristisches Gesamtbild.
Die Entwicklung des Leidens kann sich mit stufenweisen Verschlimmerungen über zwei bis drei Jahrzehnte hinziehen. Terminal kommt es oft zu schwerer Kachexie und extrapyramidaler allgemeiner Muskelversteifung; der Tod erfolgt zumeist an interkurrenten Infektionen.

Literatur
BIGELOW, N., ROIZIN, L., KAUFMAN, M. A.: Psychoses with Huntington's Chorea. Am. Handbook of Psychiatry. Vol. 2. p. 1248–1259, New York: Basic Books 1959.
DELAY, J., LEMPERIERE, TH., GUILLARD, A.: Chorées. Enc. méd. chir. 17 059 A 10, 7–9 (1960).
DUNLAP, C. B.: Pathologic changes in Huntington's chorea. Arch. Neurol. Psychiat. 82, 827–943 (1927).
ENTERS, J. L.: Zur Klinik und Vererbung der Huntingtonschen Chorea. Berlin: Springer 1921.
JEQUIER, M.: La chorée de Huntington. Zürich: Orell Füssli 1945.
KEHRER, F. A.: Der Erbveitstanz. In: Hdb. d. Erbkrankheiten. Vol. 3, p. 184–262. Berlin: Thieme 1940.
MAYER, C., REISCH, O.: Zur Symptomatologie der Huntingtonschen Chorea. Arch. Psychiat. Nervenheilk. 74, 795–828, 1925.
MEGGENDORFER, F.: Die psychischen Störungen bei Huntingtonscher Chorea, klinische und genealogische Untersuchungen. Z. ges. Neurol. Psychiat. 87, 1–49 (1923).
PANSE, F.: Die Erbchorea. Leipzig: Thieme 1942.
STEYERTHAL, A.: Über Huntingtonsche Chorea (mit Übersetzung der Originalarbeit Huntingtons). Arch. Psychiat. Nervenkr. 44, 656–667 (1908).

L. CIOMPI

Circadiane Rhythmen → Tagesschwankungen

Cocainismus → Drogenabhängigkeit

Coenästhetische Halluzination → Halluzination

Coenästhetische Schizophrenie → Schizophrenie

Commotio cerebri, contusio cerebri, compressio cerebri
[lat.: commotio = Erschütterung, contusio = Quetschung, compressio = Zusammenpressen]
Die heute noch weitgehend verwendete klassische Einteilung gedeckter traumatischer Hirnschädigungen stammt von DUPUYTREN (1835) und BRUNS (1854). Allerdings hat schon PETIT (1773) eine „Commotio cerebri" beschrieben, doch verstand er darunter – ähnlich einer neuerdings zu beobachtenden nordamerikanischen Tendenz –

alle primär traumatischen Hirnschädigungen, mit Ausnahme der Kompressionsfolgen bei intrakraniellen Blutungen.

Im allgemeinen bezeichnet heute der Begriff „Commotio" eine reversible, rein funktionelle, der Begriff „Contusio" eine irreversible, strukturelle Hirnschädigung infolge einer stumpfen Gewalteinwirkung auf den Kopf (POECK, 1966). Diese begriffliche Abgrenzung schließt allerdings nicht aus, daß auch bei einer Commotio die Möglichkeit neuronaler oder synaptischer Störungen (vor allem des Hirnstamms), kolloid-chemische Veränderungen des Gel-Sol-Gleichgewichts sowie Durchlässigkeitsschwankungen der Blut-Hirn-Schranke diskutiert werden.

Das *Zustandekommen eines Commotionssyndroms* wird durch mechanische Kräfte bewirkt, welche als Druckwelle das ganze Hirn durchlaufen. Optimale Bedingungen zur Auslösung einer solchen „Erschütterung" liegen vor, wenn ein stumpfes, nichtpenetrierendes Trauma eine abrupte Veränderung der Kopflage bewirkt: Entweder kann ein Schlag den Kopf in rasche Beschleunigung versetzen oder eine schnelle Bewegung des Kopfes wird (z. B. bei einem Verkehrsunfall) durch Anschlagen an eine harte Oberfläche plötzlich gebremst.

In tierexperimentellen Untersuchungen (DENNY BROWN u. RUSSELL, 1941) wurde nachgewiesen, daß eine commotionelle Bewußtseinsstörung nur bei freier Beweglichkeit des Kopfes auftritt, wenn die einwirkende Gewalt unter einer Geschwindigkeit von mehr als 8,5 m/s einwirkt, nicht aber bei künstlich fixiertem Kopf. PUDENZ u. SHELDON (1946) und OMMAYA et al. (1964) zeigten mittels fotografischer Aufnahmen, daß bei freier Beweglichkeit des Kopfes in solchen Fällen Rotationskräfte auftreten, die zu Scherwirkungen am Gehirn führen. Das „herumwirbelnde" Gehirn stößt an Skelettvorsprünge des Schädels. Wo die innere Schädeloberfläche (wie in der Occipitalregion) weniger uneben oder rauh ist, sind infolgedessen auch die Folgen von linearen Stoß- und Zugverletzungen weniger gravierend. Durch plötzliche Akzeleration oder Dezeleration des Schädels wird am Ort der Gewalteinwirkung ein positiver und am Gegenpol ein negativer Druck hervorgerufen. Daraus erklären sich die Coup- und Contre-Coup-Verletzungen des Gehirns. Die letzteren erfolgen durch Hohlraumbildungen infolge des Unterdrucks am Gegenpol (Kavitationseffekt), wobei es zu Rissen und Hämorrhagien kommen kann. Schläge auf die frontalen Schädelpartien führen meist nur zu Coup-Läsionen, während Schläge auf den Hinterkopf meist (aber nicht immer) nur Contre-Coup-Läsionen hervorrufen. Schläge auf die Kopfseite bewirken Coup- und/oder Contre-Coup-Herde.

Klinisch ist das akute Commotionssyndrom durch eine sofortige → *Bewußtseinsstörung* (zumeist Bewußtlosigkeit, seltener auch kurzdauernde Umdämmerungen mit Desorientiertheit) gekennzeichnet, wobei die Dauer der Bewußtseinsstörung einen Hinweis für die Schwere der Commotio darstellt. Hypo- bis Areflexie (mit Sturz), vorübergehendes Aussetzen oder oberflächliche Atmung, kurzdauernde Bradykardie und Blutdruckabfall sind weitere unmittelbare Folgen. In seltenen Fällen kann der Tod eintreten – wahrscheinlich als Folge einer Atemlähmung.

Nach gewöhnlich rascher Erholung der vitalen Funktionen folgt auf die Bewußtseinsstörung häufig ein amnestisches Stadium, in dem der Betroffene ein Gespräch führen kann, an das er sich später jedoch nur graduell oder gar nicht mehr erinnern kann. Nach den Untersuchungen von LYNCH u. JARNELL (1973) an traumatisierten Fußballspielern können in dieser Phase Informationen vorübergehend aufgenommen und „gemerkt" werden, die später wegen mangelnder Speicherung wieder vergessen werden.

Die Erholungszeit von einem Commotionssyndrom erstreckt sich von wenigen Minuten bis zu mehreren Stunden oder Tagen. Bei schwereren Hirnschädigungen können postcommotionell auch delirante Syndrome auftreten, die unter Umständen wochenlang anhalten. Die Dauer der amnestischen Episode (anterograd und retrograd) wird heute als sicherster Hinweis für die Schwere des Hirntraumas eingeschätzt. Nach der Studie von SCHORS u. SCHORS (1981) sind die im allgemeinen kürzeren retrograden Amnesien, wie auch die längerdauernden anterograden Gedächtnislücken von der Dauer der Bewußtlosigkeit abhängig. (Retrograde Amnesien bis eine Minute und anterograde Amnesien bis eine Stunde sprechen für ein leichtes Hirntrauma, schließen aber eine schwere Hirnläsion nicht sicher aus.)

Die meist infolge einer schwereren Hirnverletzung eingetretene *Contusio cerebri* geht in der Regel mit einem Commotionssyndrom einher, so daß anfänglich eine sichere diagnostische Trennung zwischen funktioneller und struktureller Hirnschädigung nicht möglich ist. Wenn aber neurologische Ausfallserscheinungen, EEG-Veränderungen (Verlangsamung der Grundfrequenz über die ersten Stunden hinaus, Herdbefund), pathologische CT-Befunde (Ödem, Hämatom) oder Liquoranomalien vorliegen, so ist im allgemeinen eine Contusio cerebri anzunehmen. Allerdings kann die neurologische Symptomatik mit dem Abklingen des begleitenden Hirnödems wieder weitgehend verschwinden. Auch die EEG-Veränderungen bilden sich zumeist im Laufe von Wochen oder Monaten wieder zurück. Im CT hinterlassen generalisierte Ödeme meist keine Folgen, können aber gelegentlich in diffuse Hirnatrophien übergehen. Bei lokalen Läsionen sind später öfter lokale Residuen im CT nachweisbar (KOUFEN, H. et al., 1981). Der Liquor, welcher anfangs eventuell Zellzahl- und Gesamteiweißvermehrung sowie Sanguinolenz aufweisen kann, normalisiert sich ebenfalls weitgehend. Im allgemeinen kann das Ausmaß des contusionellen Hirndauerschadens erst nach längerer Verlaufsbeobachtung zuverlässig beurteilt werden.

Die Bezeichnung Compressio cerebri besagt lediglich, daß es infolge einer intrakraniellen (intracerebralen oder extracerebralen) Blutung oder seltener infolge eines massiven posttraumatischen Hirnödems zu einer Schädelinnendrucksteigerung gekommen ist. Epidurale, subdurale oder intracerebrale Blutungen können auch schon bei geringgradigeren Kopftraumen auftreten. Zunehmende Bewußtseinstrübung – oft nach einem luziden Intervall – und Auftreten von Halbseitensymptomen weisen in die Richtung einer zunehmenden intrakraniellen Drucksteigerung, die sofortiges chirurgisches Eingreifen erfordert. Diagnostisch hilfreich ist heute die Computertomographie des Gehirns. Wird die Diagnose nicht gestellt, dann besteht die Gefahr der Einklemmung des Hirnstammes im Tentoriumschlitz. Es kommt zur Enthirnungsstarre und schließlich zum Exitus infolge Versagens der Kreislauf- und Atemregulation. Durch rechtzeitige Schädeleröffnung und Ausräumung der Blutung kann diese lebensbedrohliche Komplikation behoben werden.

Jede traumatische Hirnläsion, ob leichteren oder schwereren Grades, kann nach Abklingen der akuten Symptomatik von länger anhaltenden hirnorganischen oder psychogenen bzw. kombinierten *Folgezuständen* gefolgt sein. Man kann bei diesen psychischen Dauerveränderungen mit PETERSON (1982) drei Mechanismen unterscheiden, die zu unterschiedlich ausgeprägten psychopathologischen Syndromen führen. Erstens können die anhaltenden Persönlichkeitsveränderungen direkte Folgen der organischen Läsion sein. Zweitens können Anpassungsstörungen (vom Abwehrcharakter) an somatisch bedingte Behinderungen auftreten, und drittens können psychogene Reaktionen auf das Trauma selbst folgen. Nach statistischen Erhebungen treten die letzteren hauptsächlich nach leichteren Schädeltraumen auf, während hirnorganisch-bedingten Persönlichkeitsveränderungen meist schwere Hirntraumen zugrunde liegen. Nach Verlaufsuntersuchungen (KESHAVAN et al., 1981) korreliert das Ausmaß an subjektiven Beschwerden nach gedeckten Hirntraumen (Kopfweh, Schwindel, Müdigkeit, Lärmempfindlichkeit, Schlaflosigkeit, Angst, Reizbarkeit usw.) stärker mit prämorbiden „neurotischen" Persönlichkeitsmerkmalen, während die soziale Behinderung in engerem Zusammenhang mit der Schwere der Hirnverletzung bzw. der Dauer der traumatischbedingten Bewußtseinsstörung und der antero- und retrograden Amnesie steht.

Unter den hirnorganisch bedingten Dauerschädigungen tritt die früher häufiger beschriebene posttraumatische → *Demenz* nach neueren Erkenntnissen ausgesprochen selten auf. Ein ausgeprägter *Hydrocephalus internus* (areserptivus oder durch Aquäduktstenose bedingt) kann zwar zu erheblichen und anhaltenden Persönlichkeitsstörungen, emotionellen Entgleisungen und Störungen im Antriebsverhalten führen, doch sind bei diesen inneren Hirnatrophien deutliche intellektuelle Einbußen die Ausnahme (BUSCH, 1983). Je nach Kontusionsort können verschieden ausgeprägte → *hirnlokale Psychosyndrome* auftreten, die sich unter dem Bild einer „Wesensveränderung" oft einer beruflichen und sozialen Reintegration entgegenstellen.

Bei frontaler Gewalteinwirkung kann ein fronto-basales (orbitales) Syndrom mit Enthemmung, Überantriebigkeit und Anpassungsschwierigkeiten infolge von Fehleinschätzungen entstehen (Pseudopsychopathie). Das hochfrontale oder fronto-dorsale Psychosyndrom ist durch Verlangsamung und Apathie gekennzeichnet (Pseudodepression). Schädigungen der temporalen Region können zu einer Störung der Distanzerlebnisse führen, was innerhalb der sozialen Situation zu Unsicherheit, Mißtrauen, wahnhaften Verkennungen und Gewalttätigkeit beitragen kann. Tritt eine problematische psychogene Verarbeitung zur hirnorganischen Störung hinzu, können „Katastrophenreaktionen" (GOLDBERG, 1952) auftreten, die durch panische Angst und Wutausbrüche angesichts überfordernder Aufgabenstellungen charakterisiert sind.

Bei Boxern können wiederholte Gehirnerschütterungen oder Contusionen (jeder Knock-out ist praktisch eine Commotio cerebri) zu Dauerschäden im Sinne des *„punchdrunk-syndrome"* (dementia pugilistica) führen. Dieses Syndrom ist durch Ataxie, Dysarthrie sowie pyramidale und extra-pyramidale Symptome gekennzeichnet.

Neben hirnorganischem Psychosyndrom können auch *epileptische Anfälle* mit fokalem Charakter den posttraumatischen Verlauf nach gedeckter Hirnschädigung (bei ca. 10–20 Prozent der Fälle) beeinflussen. Dabei haben Spätanfälle eine deutlich ungünstigere Prognose als Frühanfälle, die innerhalb einer Woche nach dem Trauma auftreten. Das Risiko für eine posttraumatische Epilepsie ist höher bei langer initialer Bewußtlosigkeit, intrakraniellen Hämatomen sowie umschriebenen Verletzungen der Zentralregion (JANZ, 1982).

Von den hirnorganischen Psychosyndromen sind die psychogenen Reaktionen nach Hirntrauma nicht immer eindeutig abgrenzbar. Das *postcommotionelle Syndrom*, das von sechs Monaten bis zu vielen Jahren andauern kann, ist unspezifischer Natur und äußert sich hauptsächlich in subjektiv empfundenen Einschränkungen (Konzentrations- und Merkschwäche, Irritabilität, Aspontanität und Müdigkeit, reduzierte Alkoholtoleranz, Schwindel und Kopfschmerzen). Die eigentlichen posttraumatischen *funktionellen Störungen* schließen depressive Reaktionen, Phobien, Angst- und Konversionsreaktionen sowie zwanghafte Entwicklungen ein. Sehr oft liegt ein gemischtes Symptommuster vor. Auch Rentenneurosen können eine Rolle spielen, doch ist gezeigt worden, daß postcommotionelle Syndrome mindestens so häufig bei Menschen auftreten, die keine finanzielle Kompensation für ihre Verletzung suchen, als bei solchen, die dies tun (PETERSON, 1982). Bei psycho-reaktiven Folgezuständen von Schädel-Hirn-Traumen ist zu berücksichtigen, daß Kopf und Hirn in der Vorstellungswelt der Menschen einen besonderen Platz einnehmen, so daß eine Kopfverletzung – gerade bei Selbstunsicheren – eine größere Bedrohung der persönlichen Integrität bedeutet als eine andere körperliche Schädigung.

Literatur
ADAMS, R. D., VICTOR, M.: Principles of Neurology. New York: McGraw-Hill 1981.
BUSCH, G.: „Traumatische Demenz" und „Hydrocephalus internus permagnus" aus der Sicht des Rehabilitationsmediziners. Nervenarzt 54, 372 (1983).
JANZ, D.: Zur Prognose und Prophylaxe der traumatischen Epilepsie. Nervenarzt 53, 238 (1982).
KOUFEN, H., MARTIN, L., OSTERTAG, C.: Korrelation von EEG-Befunden und computertomographischen Befunden nach Schädel-Hirntraumen. Nervenarzt 52, 655 (1981).
LISHMAN, W. A.: The psychiatric sequelae of head injury: A review. Psycholog. Med. 3, 304 (1973).
OMMAYA, A. K., ROCKOFF, L. D., BALDWIN, M.: Experimental concussion. J. Neurosurg. 21, 249 (1964).
SCHORS, B., SCHORS, R.: Amnesie und gedecktes Schädelhirntrauma – eine klinische Studie an 82 Fällen. Fortschr. Neurol. Psychiat. 49, 204 (1981).
UNTERHARNSCHEIDT, F.: Die gedeckten Schäden des Gehirns. Berlin Göttingen Heidelberg: Springer 1963.

D. HELL

Compressio cerebri → Commotio cerebri

Contusio cerebri → Commotio cerebri

Coping-Mechanismen → Angst

Creutzfeld-Jakobsche Krankheit → Demenzen, präsenile

Cycloidie → Konstitutionstypen

Cyclothymie → Konstitutionstypen

D

Dämmerzustand → Bewußtseinsstörungen

Dasein → Daseinsanalyse

Daseinsanalyse
Daseinsanalyse ist eine Methode wissenschaftlicher Forschung und praktischer Arbeit der neuzeitlichen Psychiatrie und Psychotherapie. Es liegt in ihrem Wesen, daß sie nicht zu Beginn der Darstellung in einer ohne weiteres verständlichen Weise definiert werden kann, da sie sich grundsätzlich unterscheidet vom Vorgehen der allgemeinen Psychopathologie, der klinischen Psychiatrie und der Psychotherapie. Diese verwenden als methodologisches Prinzip die Induktion. Sie bilden aus der Mannigfaltigkeit psychisch abnormer und kranker Menschen nach hervorstechenden oder sonstwie bedeutsam erscheinenden Merkmalen Gruppen, und neu zu beurteilende Fälle werden derjenigen Gruppe zugeteilt, der sie am ähnlichsten sind. Auf diese Weise wird nach induktiver Methode diagnostiziert und in naturwissenschaftlich-medizinischer Weise, etwa mittels Medikamenten in der Psychiatrie behandelt. Es versteht sich, daß dabei individuelle Züge wenig oder gar nicht hervortreten können und nicht berücksichtigt werden. Schon seit GRIESINGER hat man deshalb stets diesem generalisierenden Verfahren der naturwissenschaftlich eingestellten Psychopathologie und Psychiatrie ein individualisierendes Vorgehen gegenüberzustellen gesucht. Die neuere Psychotherapie, besonders die Freudsche Psychoanalyse und andere ihr nahestehende Methoden brachten durch die Erforschung der inneren Lebensgeschichte des psychisch abnormen und kranken Mitmenschen das individuelle Moment zur Geltung. Die ganze psychiatrische Wissenschaft in ihren allgemein psychopathologischen, speziell psychiatrischen und psychotherapeutischen Aspekten, ist somit methodologisch uneinheitlich; denn es ist nicht möglich, das die naturwissenschaftliche Betrachtungsweise bestimmende Kausalitätsprinzip auf lebensgeschichtliche Zusammenhänge anzuwenden oder gar Geschichte und Natur in der einen oder anderen Richtung damit aufeinander zurückzuführen. Dasselbe gilt vom sogenannten „psychophysischen Parallelismus", einer Theorie, die vor mehr als 50 Jahren von LIEBMANN, HÖNIGSWALD und anderen Autoren als unhaltbar erwiesen wurde und von der gerade die neuen faszinierenden Ergebnisse der Neurophysiologie und der Psychopharmakologie zeigen, wie groß der Abstand und wie grundsätzlich der Unterschied ist, zwischen wirklich beobachteten physischen Vorgängen und psychischen Erlebnissen. Die Uneinheitlichkeit der Methoden der Psychiatrie läßt es fragwürdig erscheinen, ob und wenn ja inwiefern die Psychiatrie überhaupt Anspruch darauf erheben kann, eine eigentliche Wissenschaft zu sein. Daran ändern „methodologische Besinnung" in der Art von JASPERS „Allgemeiner Psychopathologie" oder KRONFELDS „Wesen der

psychiatrischen Erkenntnis" grundsätzlich nichts, so wichtig auch für jede Wissenschaft eine solche „nachhinkende Logik" die „einen zufälligen Stand einer Wissenschaft auf ihre ‚Methode' untersucht" (HEIDEGGER: „Sein und Zeit", Seite 10) sein mag. Eine grundsätzlich andere Art des Vorgehens besteht darin, den Menschen daraufhin zu befragen, was für ihn Sinnbilde irgendwelcher Art bedeuten und woher ihnen ihre Bedeutungen zukommen. Das sei zunächst an einem einfachen Beispiel erläutert. Wir nehmen ein Messer in die Hand, um damit ein Stück Brot abzuschneiden. Die Bedeutung des Messers in dieser Situation liegt darin, daß es zum Schneiden dient. Nach dem Frühstück wird das Messer abgewaschen und abgetrocknet. In dieser Situation ist das Messer nicht mehr etwas zum Schneiden, sondern zum Reinigen, das heißt, zum Abwaschen und Abtrocknen, und in dieser neuen Situation steht es zwar noch in Beziehung zur Hand, aber nicht mehr zu Brot, sondern zu Tüchern, die es gerade nicht schneiden darf. Es hat somit seine Bedeutung geändert, ja, obschon das Messer genau das gleiche geblieben ist, hat sich seine Bedeutung gerade ins Gegenteil verwandelt.

Psychische Phänomene – wie immer man diese näher bestimmen mag – zu denen auch Worte gehören, sind stets „bedeutsam" oder „Träger eines Sinnes". Sinn kann zum Teil durch Tradition in der einen oder anderen Form vermittelt sein, zum Teil entspringt er der Situation selbst. Eine Situation aber besteht nicht aus Teilen, die einfach für sich vorhanden sind, sondern jeder Teil einer Situation steht mit allen anderen Teilen und der ganzen Situation in einem Zusammenhang und wird daher „Glied" genannt. So steht das Messer in dem soeben dargestellten Beispiel in einer Beziehung zur Hand, zum Brot, zum Teller, neben dem es auf dem gedeckten Tisch liegt. Man nennt derartige Beziehungen, welche eine Situation innerlich gliedern, „Bewandtniszusammenhänge". Die Glieder ihrerseits verweisen weiter auf andere Situationen, in denen es mit ihnen ebenfalls eine Bewandtnis haben kann, wenn auch eine ganz andere. Im Beispiel vom Messer etwa, wäre es der Zusammenhang zwischen Messer und Tuch, wie er beim Abtrocknen besteht, auf den das Messer verweist, während es zum Brotschneiden verwendet wird. Man spricht dann von einem „Verweisungszusammenhang". Alles was dem Menschen begegnet ist für ihn in dieser oder jener Form bedeutsam, und die Bedeutsamkeit wird stets durch Bewandtniszusammenhänge von Gliedern einer Situation unter sich und zugleich durch Verweisungszusammenhänge verschiedener Situationen untereinander bestimmt. Dieses von bedeutsamen Dingen Umgebensein nennt man mit HEIDEGGER „In der-Welt-sein". Das In-der-Welt-sein meint somit nicht etwas wie „Wasser im Glas", „Möbel im Zimmer" oder „Freund im Eisenbahnwagen", sondern die Gesamtheit der Bewandtnis- und Verweisungszusammenhänge, die dem Menschen die Situation, in welcher er sich jeweils befindet, bedeutsam und damit vertraut erscheinen läßt. „In-sein" bedeutet „bekannt sein mit", „vertraut sein mit", „wohnen in" und „wohnen bei".

Wenn unter besonderen Verhältnissen sowie in abnormen und krankhaften Zuständen, das „Leben" oder bestimmte „Aspekte" des Lebens dem Menschen „sinnlos" erscheinen, oder aber abnorme und krankhafte Bedeutsamkeiten sich hervordrängen, dann ist dies nur möglich, weil das In-der-Welt-sein unser „Leben" bestimmt und zum In-der-Welt-sein Vertrautsein mit dem was uns umgibt dazugehört. Andernfalls könnte gar kein Verlust von Sinn empfunden werden, das heißt, es könnte niemals ein Mangel entstehen und die Bedeutungen könnten auch nicht wechseln.

Das In-der-Welt-sein ist nicht ein Begriff, der in seiner sprachlichen Gestalt bereits alles enthält und zum Ausdruck bringt was er zum Inhalt hat; mit seinem „gesunden Menschenverstand" kann man nicht ohne weiteres verstehen, was damit gemeint ist. Vielmehr ist In-der-Welt-sein der Ausdruck für einen bestimmten „Tatbestand", der gerade deshalb schwer zu erfassen ist, weil es sich dabei nicht um einen Tatbestand im eigentlichen Sinne des Wortes, um etwas in sich Geschlossenes, Entschiedenes oder Feststehendes handelt. Vielmehr meint In-der-Welt-sein stets „werden", „vollziehen". Deshalb schreibt HEIDEGGER das Wort „sein" in dem Ausdruck „In-der-Welt-sein" stets mit kleinem Anfangsbuchstaben, was den „verbalen" Wesenszug des In-der-Welt-seins ausdrückt, der ernstgenommen und konsequent beachtet werden muß. Dieser verbale Charakter von „sein" tritt noch deutlicher hervor, wenn man mit BLANKENBURG betont, daß „sein" entgegen dem üblichen Sprachgebrauch in dem Begriff In-der-Welt-sein im grammatikalischen Sinn transitiv zu verstehen oder zu denken ist. Das will besagen, „sein" hat den Charakter eines Tätigkeitsverbs, das ein Akkusativobjekt fordert, etwa in dem Sinn von „etwas vollziehen"; man müßte, wenn es sprachlich möglich wäre, sagen: im In-der-Welt-sein „istet Welt".

Nun ist aber dieses verbale transitiv-zielende „sein" nicht etwa als eine bewußte oder gewollte Leistung aufzufassen, als ob der Mensch sich einfach eine Welt schaffen oder konstruieren würde, wie er sich ein Haus baut. Zwar hat gerade der Hausbau seit dem Altertum immer wieder gewisse Wesenszüge dessen, was man das Menschsein nennen könnte am deutlichsten veranschaulicht. Ein Haus muß geplant, das Bauen entworfen werden. Man lese daraufhin, um das Verständnis zu fördern DESCARTES „Discour de la Méthode". Die „architektonische Struktur" des Menschseins wurde von LEIBNIZ, KANT und besonders von SCHLEIERMACHER eingehend analysiert. In dem errichteten Bauwerk jedoch „verschwinden" in eigentümlicher Weise manche Zusammenhänge, Berechnungen, leitende Gedanken, ja zum Teil sogar Materialien, die zum Bauen unerläßlich waren. Das Menschsein wäre dadurch als ein Bau zu sehen, der nie ruht, an dem immer gebaut und umgebaut würde, wobei sich die Umgestaltungen selbsttätig vollziehen. – All das stellt jedoch nur einen Aspekt des Menschseins dar. Man könnte ihn den „entwerfenden" nennen. Diesem steht ein anderer gegenüber. Der Mensch wählt sich dieses „entwerfend-sein" nicht selbst, er kann es nicht nach freiem Ermessen tun oder lassen, sondern es ist gleichsam sein Schicksal so zu „sein", er ist in dieses „sein" hineingeboren, oder wie der entsprechende Ausdruck bei HEIDEGGER heißt: „geworfen", womit der „pathische" Zug des Menschseins in das Gesichtsfeld tritt.

All das, was bis jetzt am In-der-Welt-sein gezeigt worden ist, kann auch als seine „Struktur", als „Geschehen" oder als „Prozeß" bezeichnet werden. Es ist uns jedoch nicht unmittelbar zugänglich. In einem bestimmten Sinn überschreitet es die Grenzen bis zu denen das spontane Bewußtsein reicht, es könnte deshalb „unbewußt" genannt werden, nur ist von diesem Begriff jede psychoanalytische oder sonstwie empirisch-psychologische Auffassung fernzuhalten. Die Struktur des In-der-Welt-seins wird als „transzendental" bezeichnet, und das In-der-Welt-sein selbst kann auch „Transzendenz" genannt werden.

In der Welt begegnen dem Menschen bedeutsame Dinge und Zusammenhänge, die beide offen zutage liegen. Ferner hat der Mensch bedeutsame (psychische) Erlebnisse. Das Bedeutsamsein der Dinge und die Erlebnisse werden auch als „Phänomene", d. h. als „Erscheinendes" bezeichnet. Deren Bedeutsamkeit wird durch ihre transzendentale Struktur bestimmt. Phänomene und ihre transzendentale Struktur gehören zusammen. Es ist durch eine besondere Methode möglich, die transzendentale Struktur in evidenter Weise zugänglich zu machen. Einen ersten Hinweis darauf, worum es sich dabei handelt, enthält bereits unser Beispiel vom Messer. Die Methode, durch welche ein Phänomen samt seiner transzendentalen Struktur sichtbar gemacht werden kann, ist diejenige der „Deskription". Die Wissenschaft, welche die Phänomene erforscht, ist die „Phänomenologie". Sie kann sich beschränken auf die Erforschung dessen, was in seiner Bedeutung offen zutage liegt. Das leistet die „deskriptive Phänomenologie". Diese kann aber durch Verfolgen von Anweisungen, welche in den Phänomenen und ihrer Bedeutung liegen, zur Erforschung der transzendentalen Strukturen weiterschreiten und wird dann zur „transzendentalen Phänomenologie". In einem weiteren Schritt kann nach der Genese der transzendentalen Strukturen gefragt werden, womit sich eine „konstitutive Phänomenologie" ergibt.

Die phänomenologische Forschung zeigt zunächst die *Vieldeutigkeit der Begriffe* auf, die wir in unserer alltäglichen Sprache verwenden. Wenn wir von einem Messer sprechen, dann gebrauchen wir immer dasselbe Wort, gleichgültig, ob es sich um ein Messer handelt, dessen Bedeutung darin liegt, daß es schneiden soll, oder das beim Abtrocknen gerade nicht schneiden darf. In beiden Fällen haben wir das Messer zwar in unserer Hand, es ist uns, wie der Fachausdruck lautet, *„zuhanden"*. Es ist uns aber in ganz verschiedener Weise zur Hand. Wenn wir dann ferner in Betracht ziehen, daß uns das Messer auch im Schaufenster eines Geschäftes, das Haushaltungsgegenstände verkauft, begegnen kann, dann sprechen wir wiederum bloß von einem Messer, das uns nun nicht einmal mehr zur Hand ist; es ist nur noch *„vorhanden"*. „Zuhandenheit" und „Vorhandenheit" sind Modifikationen, in denen uns Seiendes in der Welt in einer bestimmten Bedeutsamkeit gegeben sein kann. Es sind „Seinscharaktere", die sich vom In-der-Welt-sein her bestimmen; HEIDEGGER nennt sie „*Existenzialien*". „Seiendes", das in der Art des In-der-Welt-seins „ist", nennt HEIDEGGER Dasein. Das Wort „*Dasein*" wurde schon von HEGEL und SCHELLING in ähnlichem Sinne wie von HEIDEGGER gebraucht. Dasein ist somit Seiendes, das in einer für es bedeutsamen Welt ist. HEIDEGGERS Definition lautet: „Dasein ist Seiendes, das sich verstehend zu seinem Sein verhalten kann" (Sein und Zeit, S. 12). Wir können somit Seiendes finden, das sich als Dasein verhält, das heißt, das in einer Welt ist und das sich mit dem eigenen Sein auseinandersetzen kann. Soweit wir wissen, kommt nur dem Menschen daseinsmäßige Struktur zu. Nur solches Seiendes ist Dasein. Es gibt aber auch Seiendes, das sich nicht mit seinem Sein auseinandersetzt, das keine daseinsmäßige Struktur hat. Während die Existenzialien, wie wir gesehen haben, die Seinscharaktere des Daseins sind, so sind von diesen unterschieden werden, die Seinsbestimmungen des nichtdaseinsmäßigen Seienden, die HEIDEGGER „*Kategorien*" nennt (Sein und Zeit, S. 44).

Wenn wir als Psychiater und Psychotherapeuten uns der phänomenologischen Methode bedienen, um Einblick in das In-der-Welt-sein unserer Patienten zu gewinnen, dann werden wir einerseits durch Anweisungen geführt, die im Wesen der Phänomene selbst liegen. Daneben aber bedürfen wir einer „durchsichtigen Anweisung des Fragens", durch Kenntnis derjenigen Strukturen, die dem In-der-Welt-sein als solchem zukommen. HEIDEGGER hat in seinem Werk „Sein und Zeit" die fundamentalen Strukturen des In-der-Welt-seins herausgearbeitet. Wir können uns ihrer bedienen. Indem er nach dem „Sinn von Sein" fragt, findet er Strukturen, die zeigen, wie es möglich ist, daß das In-der-Welt-sein sinnvoll sein kann.

Es kann nicht auf all die Probleme und Ergebnisse hingewiesen werden, die sich hier zeigen. Eine kurze Einführung vermag das intensive Studium von HUSSERLS „Phänomenologie" vor allem seiner „Logischen Untersuchungen" und HEIDEGGERS „Sein und Zeit" nicht zu ersetzen. Es können nur

einige Hinweise gegeben werden, die geeignet sein können, das Verständnis der schwierigen Materie zu erleichtern. Wir gehen von folgenden einfachen Beispielen aus:
Ich sehe auf dem Tisch, an dem ich sitze, eine Flasche und rechts daneben ein Glas. Für denjenigen, der mir gegenüber sitzt, verhält es sich umgekehrt, das Glas steht links von der Flasche. Was ich sehe und was mein gegenübersitzender Partner sieht, sind „Erscheinungen" oder nach HUSSERL „Abschattungen" eines Dinges. Diese sind abhängig vom Standpunkt, von welchem aus sie betrachtet werden. Indem wir „nach und nach" verschiedene solche „Dingerscheinungen" von ein und demselben Ding gewinnen, etwa indem wir darum herumgehen oder es vor unseren Augen drehen, oder es von außen und innen betrachten, lernen wir das „erscheinende Ding" kennen, bis wir es als Ding in seiner Bedeutung wahrnehmen können. Das will besagen, wir brauchen „Zeit", um ein „Ding" als solches, und das heißt, in seiner Bedeutung für uns oder in unserer Welt zu sehen. Ein anderes Beispiel zeigt dasselbe in einem etwas anderen Aspekt. Ich wähle mir aus einem Früchtekorb, der mir zum Nachtisch vorgesetzt wird, den schönsten Apfel aus. Ich stütze mich dabei auf seine äußere Erscheinung. Ich schneide ihn auf und finde, daß er innen völlig faul ist. Ich konnte auf Grund lediglich seiner äußeren Erscheinung die Bedeutung des Apfels nicht erkennen. Ich konnte ihn zwar nach allen Seiten drehen und so bereits verschiedene Erscheinungen von ihm gewinnen, diese genügten aber noch nicht. Ich mußte sein Inneres sehen, um seine eigentliche Bedeutung zu erkennen. Dazu brauchte ich wiederum Zeit.

Es mag dies eine erste Ahnung vermitteln davon, was es bedeutet, wenn HEIDEGGER findet, daß „Zeit" der Sinn von „Sein" ist. Freilich geht es dabei nicht um die mit der Uhr zu messende Zeit, sondern um ein Vorher und Nachher, um Vergangenheit, Gegenwart, Zukunft, die das In-der-Welt-sein gliedern. Das In-der-Welt-sein gewinnt durch „zeitigen" die Bedeutung der Dinge. Dasein, das als Transzendenz in der Welt ist und sich „zeitigt", besteht nicht in einer aneinanderreihenden oder summierenden Folge von Jetztpunkten, sondern es ist stets nicht nur in einer Gegenwart, sondern es verhält sich stets auch zu einer über diese hinausreichenden Vergangenheit und greift in eine Zukunft vor. Dasein ist Seiendes, das „existiert", das „aus sich hinaus steht". Deshalb kann es auch zu sich selbst in ein Verhältnis treten, sich zu sich selbst und zur Welt im Sinne des In-der-Welt-seins verhalten.

Wenn im folgenden von Daseinsanalyse die Rede ist, dann ist stets Daseinsanalyse „in der Psychiatrie" gemeint. Diese geht mittels der phänomenologischen Methode vor, um die transzendentale Struktur des Daseins zu erfassen und zu zeigen, ob und inwiefern Abwandlungen dieser Daseinsstruktur bei psychisch Abnormen und Kranken zu finden sind, wobei sie sich an der von HEIDEGGER ausgearbeiteten Struktur des In-der-Welt-seins orientiert.

Unter den Problemen, die sich nun aufdrängen, sei zunächst dasjenige der *„Intentionalität"* herausgehoben. HUSSERL hat sich in seinen phänomenologischen Untersuchungen an die sogenannten „Bewußtseinsphänomene" gehalten. Er untersuchte Erscheinungen und Gegenstände, wie sie sich dem Bewußtsein darbieten. Dabei stellt sich je ein Akt in eine bestimmte Richtung oder von einem bestimmten Standpunkt aus auf einen bestimmten Gegenstand ein. Der Akt kann etwa ein wahrnehmender, vorstellender, erinnernder, wollender, fühlender sein, der Gegenstand ein wirklicher, vorgestellter, ein möglicher. Die Psychologie der intentionalen Akte oder *Aktpsychologie,* die derart vorgeht, erlaubt es, große Bereiche des menschlichen Seelenlebens klar und eindeutig zu beschreiben. Im spontanen Erleben wird der Akt selbst, den ein Ich vollzieht, nicht Gegenstand eines Aktes, das heißt, im Bewußtsein erscheint einfach der Gegenstand, nicht aber der Akt, der den Gegenstand hervorbringt. Man kann sich jedoch in der Besinnung auf den Akt richten und diesen in seiner Eigenart untersuchen.

Intentional strukturiert ist jede vergegenständlichende Erkenntnis und damit das sogenannte wissenschaftliche und besonders das naturwissenschaftliche Denken. Wenn wir nach induktiver Methode diagnostizieren und Medikamente verordnen oder uns in psychotherapeutischer Absicht auf bestimmte lebensgeschichtliche Inhalte einstellen, was immer diese für gegenständliche oder emotionale Erlebnisse enthalten mögen, vollziehen wir intentionale Akte im Hinblick auf Erscheinungen. Diese können sich durch zeitliche Strukturierung zu Gegenständen oder „Bewußtseinserlebnissen" konstituieren. Einer Wissenschaft, die nur das sinnlich Gegebene und unmittelbar Erfaßbare gelten läßt und meint, sich nur mit diesen Bereichen befassen zu müssen (Positivismus), oder einer Phänomenologie, die sich nur Bewußtseinserlebnissen zuwendet, muß die Intentionalität eine letzte Gegebenheit sein. Eine solche Betrachtungsweise führt dazu, in allen psychischen Phänomenen nur deren intentionale Aktstruktur hervortreten zu lassen. Im Gegensatz dazu hat HEIDEGGER gezeigt, daß das intentionale Verhalten nichts Letztes ist, sondern als eine Modifikation des Daseins aufgefaßt werden muß. Somit ist auch Erkenntnis, und besonders wissenschaftliche Erkenntnis, eine Art des In-der-Welt-seins des Daseins. Entsprechend den von HEIDEGGER freigelegten Daseinsstrukturen, zeigt die Erkenntnis neben der „Gegenwärtigung" eine besondere Form des entwerfenden Verstehens und der Befindlichkeit, in das Dasein geworfen ist, mit je eigenen Strukturen der Zeitigung und der Räumlichung. Dabei tritt das Verstehen gegenüber der Befindlichkeit oder Gestimmtheit in den Vordergrund. Es gibt aber andere Daseinsformen, bei denen es sich umgekehrt verhält. Diese sind gerade für die Beschreibung psychopathologischer Phänomene von entscheidender Bedeutung.

Es muß weiterhin unterschieden werden zwischen der transzendentalen Struktur bestimmter psychischer Phänomene und deren wissenschaftlicher, phänomenologischer Beschreibung. Je mehr für ein Phänomen des Verstehens konstituierend ist, desto leichter wird es fallen, dieses Phänomen mit Hilfe einer intentional strukturierten Sprache zu beschreiben und zu untersuchen. Je mehr aber die Gestimmtheit in den Vordergrund rückt je mehr es darum geht, den stimmungsmäßigen Aspekt eines bestimmten Phänomens adäquat zu untersuchen, desto weniger entspricht die wissenschaftliche Sprache den Anforderungen. Eine dichterische und bildliche Sprache sind geeignet, die nicht intentionalstrukturierten Daseinsweisen auszudrücken. Der daseinsanalytisch arbeitende Psychiater und Psychotherapeut wird deshalb die dichterische und bildliche Sprache beiziehen, um gewisse Strukturen und Formen des In-der-Weltseins auszudrücken, und er wird sich unter Umständen von Dichtern Anweisungen geben lassen, um entsprechende Strukturen zu fassen. Zitate und Interpretationen aus dichterischen Kunstwerken in psychiatrisch-daseinsanalytischen Arbeiten sind deshalb weder bloße Ausschmückungen oder überflüssige Spielereien, noch beeinträchtigen sie die richtig verstandene „Wissenschaftlichkeit" einer Untersuchung.

Wenn hier auf „Verstehen" und „Befindlichkeit" besonders eingegangen wird, so deshalb, um einerseits dem Psychiater einen Zugang zum Verständnis der daseinsanalytischen Problematik zu erleichtern und um gleichzeitig die Gefahr von Mißverständnissen abzuwehren, die sich gerade im Anschluß an diese Begriffe einstellen könnten. Der Psychiater kennt gegenständliche und zuständliche Erlebnisweisen seiner Patienten. Er unterscheidet zwischen projizierenden und identifizierenden Haltungen, und er wird in den soeben hervorgehobenen Begriffen etwas sehen, was ihn bekannt oder vertraut anmutet. So einfach liegen die Verhältnisse jedoch nicht. Daseinsanalyse besteht nicht darin, Begriffe, die aus der Psychopathologie oder Psychotherapie bekannt sind, in eine andere Terminologie zu übersetzen. Wohl stehen die psychopathologischen Begriffe mit Daseinsstrukturen in einem inneren Zusammenhang. Es besteht aber keine Identität. Vielmehr meinen die psychopathologischen Begriffe psychische Phänomene, die bereits durch eine bestimmte Betrachtungsweise modifiziert und aus den ihnen eigenen umfassenden Zusammenhängen herausgelöst sind. Die daseinsanalytische Betrachtungsweise will die Phänomene in ihrer ursprünglichen Weise, Vielgestaltigkeit und ihrem Beziehungsreichtum möglichst erhalten.

So beziehen sich etwa gewisse empirisch-psychopathologische Begriffe auf bestimmte „*Erlebnisse*" des Patienten. Phänomenologie im Sinne von JASPERS ist die möglichst genaue Schilderung von Erlebnissen der Patienten. Vor Jahrzehnten haben STRAUS und V. GEBSATTEL die Abwandlung von *Zeiterlebnissen* in endogenen Depressionen und bei Zwangskranken beschrieben, wobei sie sich auf Mitteilungen von Patienten stützten, auf welche diese Art der Untersuchung angewiesen ist. Der Psychopathologe kann mit Hilfe seiner wissenschaftlichen Bildung und der Kunst seines Fragens beim Patienten gewisse Erlebnisse bewußt machen und aktualisieren, die sonst im Verborgenen bleiben würden. Er kann das Interesse und die Aufmerksamkeit für solche Erlebnisse wecken. Der daseinsanalytisch forschende und arbeitende Psychopathologe wird sich zwar ebenfalls für die Erlebnisse seiner Kranken interessieren und diese soweit als möglich erforschen. Er bleibt jedoch nicht bei der einfachen Beschreibung oder Registrierung dieser Erlebnisse stehen.

Wenn der Daseinsanalytiker von der „*Zeit*" im Sinne einer zeitlichen Struktur des In-der-Weltseins seines Kranken spricht, dann meint er nicht Erlebnisse, welche bestimmte Zeiterfahrungen des Kranken thematisieren. Für ihn hat jedes Erlebnis eine zeitliche Struktur, weil das Dasein sich stets in einer bestimmten Weise zeitigt. Deshalb stehen wohl bestimmte empirisch nachweisbare Zeiterlebnisformen mit dieser ursprünglichen Zeitigung in einem inneren Zusammenhang. Das Zeiterlebnis ist jedoch keineswegs mit der strukturierenden Zeitigung identisch. Es entspringen nicht nur Zeiterlebnisse der Zeitigung durch das Dasein, sondern jedes psychische Phänomen. Diese Zeitigung gilt es zu untersuchen und zu beschreiben. Um eine erste Anschauung von dem zu vermitteln, was gemeint ist, denke man etwa an die morose Feindseligkeit des Depressiven gegen alles Neue und an die abenteuerliche Lust, immer Neues und Anderes zu erleben beim Manischen. Man kann wohl ohne weiteres einsehen, daß diese beiden Existenzweisen verschiedene Formen des Verhältnisses zu Vergangenheit, Zukunft und Gegenwart entsprechen müssen, auch wenn wir hier nicht im einzelnen darstellen können, wie es sich damit verhält.

Eher anschaulicher und somit leichter zu verstehen sind die Phänomene, die mit dem „*Raum*" zusammenhängen. Auch hier gibt es bekannte psychopathologische Phänomene wie zum Beispiel die Enge des Daseinsraumes Depressiver und die Weite des Daseinsraumes Manischer. Gelegentlich können Kranke das plastisch schildern, die meisten jedoch tun es nicht; ihr ganzes Verhalten wird aber trotzdem von bestimmten Formen der Räumlichung bestimmt. Der Depressive leidet ebensosehr unter der bedrückenden Enge wie unter jeder geforderten Erweiterung des Daseins- und Erfahrungsraumes, während der Manische umgekehrt sich in räumlichen Weiten verliert. Dies bleibt sich auch dann gleich, wenn die Kranken ihre spe-

zifischen Räumlichungsformen nicht thematisieren und bewußt erleben.
BINSWANGER und STRAUS haben die Phänomenologie psychopathologisch-relevanter Raumformen weitgehend untersucht und dargestellt. So hat BINSWANGER den *„orientierten Raum"* beschrieben. Dieser ist zentriert, und zwar stehe ich immer im Zentrum meines orientierten Raumes. Von mir aus liegen die Dinge im orientierten Raum rechts oder links, vorne oder hinten, oben oder unten, innen oder außen, der Raum ist gerichtet. Es ist der Raum der intentional-strukturierten Daseinsweise. In diesem Raum spielen sich die psychopathologischen Phänomene der Orientierungsstörungen ab.
Im Gegensatz dazu steht nach BINSWANGER der *„gestimmte Raum"*, der durch Belichtung, Färbung und Bewegung erschlossen wird, etwa im Tanz. Im gestimmten Raum können wir herumgehen, jedoch nicht um von einem Ort an einen anderen zu gelangen, wir tanzen nicht, um ein bestimmtes Ziel im Raum zu erreichen. Der gestimmte Raum ist homogen und steht mit gewissen ästhetischen Raumformen in Beziehung. Orientierter und gestimmter Raum stehen im Gegensatz zu dem ebenfalls homogenen mathematischen, physikalischen, geometrischen Raum, in welchem wir uns in unserem natürlichen Dasein weder bewegen, noch nehmen wir ihn wie den orientierten Raum mit uns. Es gibt ferner einen historischen Raum, in welchem sich allgemein-geschichtliche und individuelle lebensgeschichtliche Begebenheiten abspielen. So gibt es etwa eine historische Ferne und eine historische Nähe bestimmter Begebenheiten, die sich weder örtlich noch zeitlich, durch den Ort und die kalendarisch festgelegte Zeit der faktischen Ereignisse bestimmen. Der historische Raum zeigt besonders deutlich, wie sehr Räumlichung und Zeitigung miteinander in Beziehung stehen. Wie dem historischen Raum bestimmte Formen historischer Zeit zugeordnet sind, so sind auch die Zeitformen von orientiertem und gestimmtem Raum völlig verschieden. Während dem orientierten Raum eine in ihrer Grundstruktur *gerichtete Zeit* entspricht, so dem gestimmten Raum eine *rhythmische Zeitigungsform* (→ Rhythmus).
Wie die Erörterung von Verstehen und Befindlichkeit zeigte, so ist auch bei verschiedenen Raumformen zu bedenken, daß die eine die andere keineswegs ausschließt. Auch der orientierte Raum ist gestimmt und ein gestimmter Raum stets orientiert. Das Zurücktreten und vielleicht sogar scheinbare Verschwinden der Gestimmtheit in einem dominierend orientierten Raum ist nicht nichts, sondern ebenfalls eine Modifikation der Gestimmtheit oder der Befindlichkeit, wenn auch eine defiziente.
Die Kenntnis der Räumlichungsformen bestimmter Daseinsweisen kann von großer praktischer Bedeutung sein. Bei der psychiatrischen Exploration und in der Psychotherapie neigen wir dazu, den zeitlichen Aufeinanderfolgen und Zusammenhängen eine dominierende Bedeutung zu geben. Wir fragen, *wann* ist etwas geschehen, was war vorher, was nachher. Viele Kranke vermögen auf solche Fragen keine Antwort zu geben, ihre Lebensgeschichte ist geschichtlich-zeitlich nicht oder höchst mangelhaft konstituiert. Sie sind unter Umständen ohne weiteres zugänglich, wenn man sie von der Räumlichung ihres Daseins her anspricht. Aber auch theoretisch-wissenschaftlich hat die Kenntnis räumlicher Strukturen für die Erforschung psychopathologischer Phänomene eine große Bedeutung. Bestimmte Differenzierungen oder Zusammenhänge lassen sich damit oft sehen, die sonst völlig unbeachtet blieben.
Die Beachtung und Beschreibung räumlicher Aspekte des Daseins vermitteln zudem oft eine Anschauung und damit ein Verständnis schwierig zu erfassender Strukturen. Dazu gehört diejenige der *Ganzheit*. Seit PLATO und ARISTOTELES werden zwei Arten von Ganzen unterschieden, die Ganzheit in der Art eines „Goldklumpens", der sich in Teile zerlegen läßt, die ihrerseits wieder Ganzheiten sind und die sich zufällig in der Art der *Summierung* zusammenfügen, ohne daß eine innere Ordnung den Zusammenhang bestimmen würde (griech. to pan). Anders ist die Ganzheit in der Art eines „Gesichtes" aufzufassen. Wohl ist auch dieses aus Teilen wie Augen, Nase, Mund zusammengesetzt, diese Teile sind jedoch durch einen ihnen und dem Ganzen des Gesichtes innewohnende Ordnung derart aufeinander bezogen, daß jeder Teil sich sogleich als Glied eines höhergeordneten Ganzen erweist und für sich allein nicht in derselben Weise, wie bei der Summe als ein in sich geschlossenes Ganzes gelten kann. Ganzheiten, die sich derart aus unselbständigen Teilen aufbauen, werden als *„einheitliche Ganzheiten"* oder kurz als „Einheiten" bezeichnet (griech. to holon). Einheitlich-ganzheitliche Strukturen haben nicht nur das Gesicht, sondern auch der Organismus, ja es besteht eine Einheitsbezeichnung zwischen dem Organismus und seiner Mit- und Umwelt, insofern diese für ihn bedeutungsvoll sind. Einheitlichganzheitlich strukturiert ist aber auch das Dasein in seinem In-der-Welt-sein, und zwar nicht nur in räumlicher, sondern ebenso in zeitlicher Beziehung. Nur so ist es verständlich, daß sich in der Lebensgeschichte Lücken störend bemerkbar machen können, indem die aktualisierbaren Glieder eines solchen Zusammenhanges auf andere vorhergehende und nachfolgende Glieder verweisen und falls solche Glieder nicht erinnert werden können, unter Umständen ins Leere führen, woraus sich gewisse neurotische Symptome, wie vor allem die Angst, herleiten lassen.
Es ist in den letzten Jahrzehnten üblich geworden, von einer „Ganzheitsmedizin" zu sprechen und diese mit der „psycho-somatischen Betrachtungsweise" in Beziehung zu bringen. Wo immer in der Medizin von Beziehungen zwischen Leib und See-

le, Körper und Geist gesprochen wird, fragt es sich, ob das, was mit den beiden Begriffen gemeint ist, tatsächlich wenigstens einigermaßen geklärt ist, und dann fragt sich erst einmal, wie die postulierte physisch-psychische Beziehung gesehen wird. Sicher kann die Ganzheit von Leib und Seele nicht einfach aus zwei getrennten Faktoren errechnet werden, in der Art der Summierung, sondern wie immer eine solche Ganzheit betrachtet werden mag, es handelt sich immer um eine *Einheit*, und dieser Sachverhalt muß gebührend beachtet und berücksichtigt werden.

Es ist notwendig sich klar zu machen, was das bedeutet, und wie schwierig und verwickelt die Probleme tatsächlich sind, die mit diesem Sachverhalt zutage treten. — Wenn der Psychiater von „Leib und Seele in ihrer Verbundenheit" spricht, oder er sich im Sinne einer „psychosomatischen Klinik" mit seinen Patienten beschäftigt, dann setzt er üblicherweise physische Organfunktionen und deren Störung mit Trieb- und Instinktregungen in Beziehung, und wenn er von „Absichten" spricht und sich dabei auf FREUD beruft, dann muß er mit FREUD „Absichten der Natur" und nicht etwa eines frei entscheidenden Bewußtseins ins Spiel treten lassen, wie dies BINSWANGER für FREUDS Auffassungen einleuchtend dargelegt hat. Für eine derart „ganzheitliche" Auffassung von „Leib und Seele" treten eigentlich nur „naturhafte" Aspekte der menschlichen Existenz zutage, „der Mensch" wird gleichgestellt mit „Natur" oder „Leben", und damit bleibt die sich „ganzheitlich" nennende „Psychosomatik" vollständig im Rahmen der „Biologie", und sie hält dann auch nur das biologisch Erfaßbare für Wissenschaft. — Was im Vorhergehenden ausgeführt wurde, meint jedoch eine völlig andere „Ganzheit" oder „Einheit": Menschsein als Leben und Natur stellt für sie nur eine Möglichkeit oder einen Teilaspekt des Menschseins dar, zu dem ein anderer tritt, der als der geschichtliche, als der freiheitliche oder als die Möglichkeit des Geistes zu bezeichnen ist. BINSWANGER hat die beiden Aspekte des Menschseins als „Lebensfunktion und innere Lebensgeschichte" einander gegenübergestellt. Er hat die darin enthaltene Problematik öfters erörtert und untersucht und dabei vor allem immer wieder dargetan, daß diese beiden Möglichkeiten des Menschenverständnisses nicht aufeinander zurückgeführt werden können, weder im Sinne der Kausalität, noch in der Form irgendeines „psycho-physischen Parallelismus". Damit stehen wir wiederum vor der Uneinheitlichkeit der wissenschaftlichen Auffassung des Menschen, die als solche gesehen werden muß, bevor man nach einer „Ganzheit" des Menschen in Medizin und Psychiatrie auch nur fragen kann.

Es ist nämlich tatsächlich eine „*Frage*", wie bei diesem Sachverhalt der Mensch als eine einheitliche Ganzheit gesehen und beschrieben werden kann und wie eine Einsicht in die Konstituierung einer solchen Einheit erfolgt, die den ganzen Menschen im eigentlichen Sinne erfassen soll. Von den hier gemeinten Sachverhalten hat auch das naive Menschenverständnis eine Ahnung, die aus verschiedenen Quellen stammen mag, und die mit religiösen und allgemein numinosen Erlebnis- und Erfahrungsbereichen in einer Wechselwirkung steht. Philosophie und Kunst haben sich seit Jahrtausenden immer wieder mit diesem Problem des Menschseins beschäftigt und auseinandergesetzt. Es ist natürlich ausgeschlossen, die vielfältigen Gesichtspunkte und Wesenszüge, die bei all diesen Bemühungen gewonnen worden sind, hier zu besprechen. Wir müssen uns auf einige wenige Hinweise beschränken.

Wenn „Leben" und „Geist" des Menschen sich auf keine Weise aufeinander beziehen lassen, dann kann die „Einheit" des Menschen nur so gefunden werden, daß man den „Menschen als Leben" und den „Menschen als Geist" als zwei Möglichkeiten der Betrachtungsweise von einem und demselben Gegenstand, des Menschen eben, erkennt. Das bedeutet jedoch folgendes: Der ursprünglich einheitliche Mensch wird durch die Art und Weise, wie wir ihn zu beschreiben und zu erfassen suchen, in zwei unvereinbare Aspekte, eben diejenigen von Leben und Geist, zerlegt. Es ist eine Leistung des Daseins als Existenz, das Menschsein in dieser Weise zu zerlegen, und das wiederum will besagen, daß es je einer bestimmten, näher erfaßbaren Weise oder Modifikation des Daseins entspricht, das Menschsein im Sinne des Biologen oder des selbst-existierenden Menschen aufzufassen, zu sehen, zu beschreiben und zu untersuchen.

Von der Struktur des In-der-Welt-seins sind auch die Probleme der Beziehung zwischen Daseinsanalyse, *Psychoanalyse* und *Psychotherapie* im weiteren Sinne des Wortes zu verstehen. Die zeitliche Struktur des Daseins, die Gliederung in Vergangenheit, Gegenwart, Zukunft, ermöglicht es, Vergangenes als Vergangenes zu vergegenwärtigen, was als erinnern zu bezeichnen ist. Vergangenes kann jedoch auch als Gegenwart vergegenwärtigt werden, zum Beispiel im Traum, in Halluzinationen, oder in der Wiederholung von Handlungen, bei denen nicht bedacht wird, daß man sie schon vollzogen hat. Einer erinnerten Situation läßt sich eine neue Bedeutung geben, indem neue, von den früheren abweichende Verweisungszusammenhänge und damit Möglichkeiten der Sinngebung hervorgehoben werden. Um dies richtig zu verstehen, ist es notwendig, die Bedeutung der *Möglichkeiten* klar zu erkennen. Wir wählen wiederum ein einfaches Beispiel: Wir gehen an einem blühenden Apfelbaum vorbei. Dieser kann im Herbst Äpfel tragen oder das Reifen kann mißlingen, weil das Wetter die Blütezeit beeinträchtigt, Ungeziefer die werdenden Früchte befällt, ein Hagelwetter sie zerstört oder sie werden dem Eigentümer vor der Reife gestohlen. All das sind Möglichkeiten. Es werden jedoch aus der Apfelblüte niemals Birnen,

Kirschen oder Baumnüsse reifen oder gar gebratene Würstchen und Hähnchen, wie im Märchen vom Schlaraffenland, das in seiner Art auf diese Probleme hinweist. Die Möglichkeiten halten sich an bestimmte Regeln, die der Mensch erkennen kann. Es kann nicht aus allem alles werden, und Bedeutungen halten sich an die Regeln der Möglichkeiten. Das gilt nicht nur für sachliche, sondern auch für mythische und symbolische Bedeutungen. Die Bedeutungen von Dingen ergeben sich, wie das Beispiel vom Messer zeigt, aus den Sachverhalten, die sich in bestimmten Situationen zeigen, und es ergeben sich so auch die Möglichkeiten, die zu einem Ding gehören, wie die möglichen Standpunkte, von denen aus ein Ding betrachtet werden kann. Eine Hausfrau, die uns ihre Wohnung zeigt, erklärt uns, in diesem Schrank habe sie Geschirr und Besteck für den alltäglichen Gebrauch versorgt. Auch wenn sie die Schranktüre nicht öffnet, können wir über die darin sich befindlichen Dinge gewisse Aussagen machen, und wir können unterscheiden zwischen dem, was wir auf diese Weise wissen können und was nicht. Wir können etwa wissen, daß darin Teller, Tassen, Löffel, Gabeln und Messer sind, nicht aber Farbe des Geschirrs und das Material der Bestecke kennen, es werden von all diesen Gegenständen einige Stücke vorhanden sein, deren genaue Anzahl jedoch bleibt uns unbekannt.

Wir können ferner untersuchen, wie es kommt, daß wir überhaupt etwas unseren Sinnen nicht Zugängliches wissen können und wodurch die Grenzen dieses Wissen-könnens gesteckt sind. Dabei stoßen wir auf gewisse sinnlich vermittelte Anhaltspunkte. Aus der Größe des Schrankes etwa können wir doch etwas über die Anzahl der darin unterzubringenden Dinge in der Art von Geschirr und Besteck vermuten. Dazu verwenden wir gewisse frühere Erfahrungen, die uns in unserem Gedächtnis zugänglich sind. Ferner vermittelt uns unsere Fähigkeit, Mögliches zu sehen, die Einbildungskraft oder Phantasie, zusammen mit unseren Gedächtnisinhalten und dem sinnlichen Vernehmen, einen Zugang zu dem, was außerhalb unserer sinnlichen Wahrnehmung liegt.

Sinnliches Vernehmen, Gedächtnis und *Einbildungsvermögen* stehen zueinander in einer inneren Beziehung der Einheit. Sie bestimmen zusammen unsere Erkenntnis. Diese Einsicht geht auf ARISTOTELES zurück und wird von KANT genauer untersucht und dargestellt. „Daß die Einbildungskraft ein notwendiges Ingredienz der Wahrnehmung selbst sei, daran hat wohl noch kein Psychologe gedacht", heißt es in der „Kritik der reinen Vernunft" (A. S. 120). Gedächtnis, sinnliches Vernehmen und Einbildungsvermögen sind zeitlich durch Vergangenheit, Gegenwart und Zukunft strukturiert (vgl. SZILASI 1969).

All das steht in enger Beziehung zur Daseinsstruktur, zum In-der-Welt-sein und seinen zeitlichen Aspekten, die das Dasein ganz grundsätzlich von jedem Mechanismus unterscheiden, mag der Mechanismus auch noch so sehr geeignet sein, einzelne Reaktionen des Organismus und des Nervensystems zu erklären.

Die Reduktion der Erkenntnis auf sinnliches Vernehmen und dadurch auf das unmittelbar Gegebene läßt niemals verstehen, wie das sinnlich Gegebene zu einer Bedeutung kommt, falls nicht die durch die Sinnesorgane vermittelte Gegenwart mit Gedächtnisinhalten aus der Vergangenheit und durch die Einbildungskraft entworfenen Möglichkeiten der Zukunft zu einer Einheit verbunden ist. So genügt denn auch eine Erhellung der Vergangenheit in der Psychotherapie nicht, um eine Heilung von Gesundheitsstörungen zu bewirken, die durch Verdrängungen entstanden sind; mit ihr muß stets verbunden sein, eine Leistung der Phantasie im Hinblick auf neue Möglichkeiten der Sinngebung und eine Aktualisierung im sinnlich Vernehmbaren. FREUD hat ja bekanntlich erkannt, daß das bloße Aufheben einer Amnesie und das Wiedererwecken der dazu gehörenden Affekterlebnisse noch keine Heilung gewährleistet. Vielmehr ist es notwendig, daß der Kranke die affektgeladenen und verdrängten Erlebnisse sprachlich gestaltet und so dem sinnlich-gegenwärtigen Vernehmen zugänglich macht.

Hier muß nun auf weitere Aspekte der Daseinsstruktur hingewiesen werden. Gleich ursprünglich wie das In-der-Welt-sein ist immer auch das „sein" mit anderen, das *„Mitsein"* und das *„Miteinandersein"*. Wesentlich am Mitsein ist, daß der andere ebenfalls eine „daseinsmäßige" Struktur hat. Auch der andere Mensch, dem ich in meinem Mitsein begegne, ist ein Dasein mit seiner Transzendenz. Er ist auch in der Welt wie ich selbst.

Wenn wir uns nun fragen, was wir vom In-der-Welt-sein des anderen erfahren können, dann ist leicht einzusehen, daß dieses uns nur in seiner den Sinnen zugänglichen äußeren Gestalt und dem nach außen tretenden Benehmen unmittelbar zugänglich ist. Die Bedeutung jedoch, die er seinen nach außen tretenden Haltungen gibt, die Motivierungen, denen sein Handeln entspringt, die Erlebnisse, die er hat, all das bleibt unserem wahrnehmenden Schauen und Hören verschlossen. Was wir vom anderen unmittelbar wahrnehmen können, nennt HUSSERL „präsent", was von ihm in der unmittelbaren Wahrnehmung zwar verschlossen, im gegenseitigen Verstehen jedoch mitgegeben ist, „appräsent".

Ein geeignetes Beispiel, um diese Sachverhalte zu erläutern, ist die Beziehung zwischen Lehrer und Schüler. Der Lehrer vermittelt einen bestimmten Unterrichtsstoff, den der Schüler aufnehmen muß. Beide sind mit demselben Stoff, Inhalt oder Gegenstand beschäftigt, vollziehen intentionale Akte in derselben Richtung und stehen dadurch in einer Beziehung zueinander, indem sie dasselbe Sachgebiet vergegenwärtigen oder präsentieren. Damit jedoch der Unterricht erfolgreich sein kann, ist noch anderes nötig.

Der Lehrer muß sich bei seinem Unterricht irgendwie Rechenschaft darüber ablegen, daß er unterrichtet und sich dabei an Schüler wendet, die den Stoff noch nicht kennen. Er muß seine Rolle als Lehrer und diejenige der Schüler als Schüler kennen, um im eigentlichen Sinn des Wortes Lehrer sein zu können. Er hält aber nicht Vortrag darüber, daß er Lehrer ist und nach welchen Prinzipien er den Unterricht gestaltet, sonst verliert er das Thema und damit Ziel und Zweck dessen, was er tut. Seine Rolle „als Lehrer" und diejenige der Schüler „als Schüler" müssen dem Lehrer irgendwie mitgegeben sein, sie sind ihm „appräsent". Dasselbe gilt aber auch für die Schüler. Auch diese müssen den Lehrer in seiner Rolle „als Lehrer" und sich selbst „als Schüler" „appräsentieren", um vom Unterricht Nutzen zu ziehen. Es müssen somit nicht nur die „präsenten" Unterrichtsstoffe zwischen Schüler und Lehrer übereinstimmen, sondern auch die „appräsenten Rollen", welche beide selbst spielen und in welchen sie ihren jeweiligen Partner sehen, um eine vollständige mitmenschliche Beziehung und Verständigung zu erzielen.

Die appräsenten Rollen, welche sich verständigende oder in anderer mitmenschlicher Beziehung stehende Partner spielen und in denen sie sich gegenseitig sehen, entspringen der existenzialen Struktur des Daseins, seiner Zeitlichkeit und Räumlichkeit, das heißt, der Verschlingung von Gewesenem und zu Gewärtigendem mit einer jeweiligen Gegenwart und dazu passenden Formen der Räumlichung. Während das Verhältnis von Lehrer und Schüler recht einfach liegt, und deshalb verhältnismäßig leicht zu durchschauen ist, können sich bereits in einem solchen Verhältnis komplizierende Faktoren einstellen, wie etwa affektive Interessen und zusätzliche über den reinen Sachverhalt hinausgreifende Motivierungen. Viel komplizierter liegen die Strukturen vieler alltäglicher mitmenschlicher Beziehungen und besonders derjenigen zwischen Arzt und Patient in Psychiatrie und Psychotherapie.

In betonter Weise gilt all das für die Übertragungsbeziehungen, welche sich in analytisch gerichteter Psychotherapie einstellen. Wenn diese oft bedenkenlos charakterisiert wird als: „Der Analytiker *ist* der Vater oder gar er *ist* die Mutter des Analysanden", dann zeigt eine phänomenologisch-daseinsanalytische Untersuchung, wie vieldeutig und unklar das Wort „ist" hier verwendet wird. Der Analysand präsentiert den Analytiker nicht als leibhaftig vor ihm stehenden Vater oder gar als seine Mutter (es wäre denn in psychotisch-halluzinatorischen Pasen). Der Analytiker „ist" und bleibt der Analytiker; der Analysand legt ihm aber die Rolle des Vaters zu, er appräsentiert ihn als Vater und sich selbst in seiner Beziehung zum Analytiker zugleich oder meist wohl zuerst als Sohn.

Eine derartige Klärung der Übertragungsproblematik kann wesentliche Einsichten in die Entstehung neurotischer Störungen vermitteln, und zugleich Anhaltspunkte geben für ein sinnvolles Fragen nach den Möglichkeiten, um bestimmten Erlebnisinhalten aus der Vergangenheit eine neue Bedeutung zu geben.

BINSWANGER hat bei Manischen gezeigt, wie Störungen der Appräsentationen auch den Psychosen zugrunde liegen. Ähnliches läßt sich für depressive Zustände finden. Hier wird die Kenntnis dieser Zusammenhänge besonders wichtig für die psychotherapeutische Beeinflussung der so häufigen psychoreaktiven Störungen und neurotischen Entwicklungen, die sich auf dem Boden endogen-vital-depressiver Verstimmungen entfalten. Aber auch schizophrenes Krankheitsgeschehen wird in mancher Hinsicht wesentlich verständlicher und in seinen Zusammenhängen durchsichtiger, wenn man nach den begründenden transzendentalen Strukturen fragt.

Wir haben soeben gesehen, daß verschiedenartige psychopathologische Zustandsbilder phänomenologisch-daseinsanalytisch mit denselben Methoden untersucht werden können. Diese Methoden unterscheiden sich von den in der klinischen und wissenschaftlichen Psychiatrie allgemein üblichen ganz wesentlich und ergeben oft ganz neuartige Zugänge zu Kranken, die nicht nur Einblick in Zusammenhänge vermitteln, sondern lebensgeschichtliche Tatsachen zutage fördern, die sonst verborgen geblieben wären. Dies geschieht deshalb, weil phänomenologisch-daseinsanalytisch orientierte Exploration nicht nur darauf ausgeht, gewisse psychopathologisch relevante Tatbestände zu erheben, sondern Schritt für Schritt verfolgt, wie jede Mitteilung des Kranken in der gegenseitigen mitmenschlichen Beziehung zwischen dem Kranken und dem Arzt und der zwischen ihnen bestehenden Verständigung begründet ist und was sie an sich und für diese Beziehung bedeutet. — Worum es eigentlich geht, spricht HEGEL mit dem Satz aus: „Das wissenschaftliche Erkennen erfordert ... sich dem Leben des Gegenstandes zu übergeben oder, was dasselbe ist, die innere Notwendigkeit desselben vor sich zu haben und auszusprechen" (Vorrede zur „Phänomenologie des Geistes" S. 45). Was BINSWANGER die „innere Lebensgeschichte" nennt und was die verschiedenen psychotherapeutischen Methoden bei den Kranken erforschen, hat zwei Dimensionen: Einmal all das, was sich in der Zeit abspielt und sich als Verhalten und Ausdruck des Menschen kundgeben kann, dann aber die „innere Notwendigkeit" dieses Geschehens, die sich nur indirekt im Verhalten und Erleben des Menschen ausspricht, und die als Struktur des Seins dieser Menschen erscheint. Es geht dabei nicht darum, „was" ein lebensgeschichtliches Faktum bedeutet, sondern „wie" es zu dieser Bedeutung gekommen ist. MALDINEY sieht hier den wesentlichen Unterschied zwischen der Psychoanalyse und der Daseinsanalyse. Während sich die Psychoanalyse damit begnügt, zu fragen: *Was* fällt Ihnen ein? und nach Herkunft und Möglichkeit dieses „Was", das einfällt, höchstens im Rahmen einer konstruierenden Theorie fragt und antwortet, geht es der Daseinsanalyse darum, nach der „inneren Notwendigkeit" der Lebensgeschichte zu fragen, indem sie deren zeitliche und räumliche Struktur untersucht. Dabei wird das „Wie" thematisch, und was sich ergibt, ist dann nicht der *Sinngehalt* der Lebensgeschichte, sondern deren *Stil*. Es handelt sich dabei um ein dynamisch-bewegtes Geschehen, für welches das „In-der-Welt-sein", das „Mit-sein" mit anderen und das „Selbst-sein" konstituierend sind.

Mit dem „*Selbst-sein*" tritt ein weiterer Faktor in Erscheinung, dem wir bisher nicht begegnet sind. Es fragt sich nämlich stets auch „Wer" in der Welt ist und im „Mit-sein" anderen begegnet. Dieses „Wer" des Daseins kann nach HEIDEGGER ein „uneigentliches" „Man-selbst-sein" oder ein „eigentliches" „Ich-selbst-sein". Diese existentialen Strukturen des „Wer" des Daseins, die von HEIDEGGER phänomenologisch exakt beschrieben worden sind, dürfen nicht verwechselt werden mit empirischen oder theoretischen Aussagen einer „Ich- Psychologie" psychoanalytischer oder anderer Herkunft. Vielmehr geht es darum, einzusehen, daß das In-der-Welt-sein des anderen grundsätzlich gleich strukturiert ist wie meines, das heißt, es ist durch dieselben Existenzialien bestimmt. Im Zusammenspiel dieser Strukturen jedoch, in den besonderen lebensgeschichtlichen Inhalten und in deren Bedeutungen, unterscheidet sich das In-der-Welt-sein des anderen von meinem In-der-Welt-sein. Ich und der andere haben auch ihr je eigenes Ich-selbst-sein und Man-selbst-sein. Gerade die Erfahrung der Psychiatrie zeigt das Anders-sein des Mit-seienden anderen besonders deutlich. Es liegen hier äußerst schwierige, aber für die Psychopathologie und Psychotherapie besonders wichtige Probleme verborgen, die als beunruhigende Momente auch die Philosophie beschäftigen.

Der Psychiater kann das Anders-sein seines Patienten nur dann als „abnorm" oder „krankhaft" bezeichnen, wenn er verschiedene Daseinsformen – auf welcher Höhenlage transzendentaler Erkenntnis und Erfahrung auch immer – miteinander vergleicht und sich dabei der induktiv-naturwissenschaftlichen Methoden bedient. Insofern sich die Daseinsanalyse mit solchen Fragen befaßt, muß sie sich auf die Methoden und Ergebnisse der allgemeinen Psychopathologie und der klinischen Psychiatrie stützen. Ebenso muß sie die psychotherapeutischen Methoden und Ergebnisse berücksichtigen. „Wie" sie sich nun aber mit der „Daseinsweise" des Abnormen und Kranken „befaßt" und „was" es bedeutet, daß sie sich auf die Psychiatrie stützt, das ist das „Problem" der Daseinsanalyse in der Psychiatrie. Für eine daseinsanalytische Untersuchung psychopathologischer Daseinsmodifikationen ist es unerläßlich, neben dem „In-der-Welt-sein" auch das „Mit-sein" und das „Selbst-sein" zu berücksichtigen und die Beziehungen dieser existentialen Strukturen unter sich genau zu beschreiben. Auf dem Gebiet der endogenen Psychosen ist darüber bisher wohl am meisten geleistet worden, es ist hier aber nicht möglich, auf Einzelheiten einzugehen.

Dagegen muß noch erwähnt werden, daß die Frage nach dem „Wer" des Daseins auch auf die Probleme des „Seins des Psychiaters" führt, die bisher, soweit wir sehen, nur BINSWANGER eigens thematisiert hat. „Das Psychiatersein ist angewiesen auf Begegnung und Verständigung mit den Mitmenschen als Ganzem und gerichtet auf das Verständnis des Menschen in seiner Ganzheit." Hieraus folgt, daß das Psychiatersein in seinem Sein den ganzen Menschen aufruft und beansprucht, „in einem gewissen Sinne auch die Existenz des Psychiaters". „In der Psychiatrie" müssen die den „wissenschaftlichen Sachverhalt" „artikulierenden Grundbegrifflichkeiten und die mit ihnen arbeitenden Forschungsmethoden nicht in einem starren, sondern in einem besonders beweglichen und lebendigen Verhältnis stehen zum Dasein". „Der wissenschaftliche Fortschritt der Psychiatrie (ist) in besonders hohem Maße angewiesen ... auf die Wechselwirkung sachhaltiger und sachgemäßer Forschung und transzendentaler Besinnung auf ihr Wesen als Wissenschaft."

Die soeben angeführten Sätze BINSWANGERS sind seiner Abhandlung: „Die Bedeutung der Daseinsanalytik Martin HEIDEGGERS für das Selbstverständnis der Psychiatrie" von 1949 entnommen. (Vorträge und Aufsätze Bd. II S. 264–278.) Diese schwierige, viel Sachkenntnis voraussetzende und kritisch zu lesende, aber grundlegende Arbeit kann hier nicht näher erörtert werden. Es seien aber zur Erläuterung der in dem soeben erwähnten Titel genannten Problematik einige geschichtliche Ergänzungen angefügt.

Die Geschichte der daseinsanalytischen Forschungs- und Arbeitsrichtung in der Psychiatrie ist eng verbunden mit der Geschichte der Psychiatrie in der ersten Hälfte des Jahrhunderts, ebenso jedoch mit der allgemeinen Kultur- und Geistesgeschichte derselben Epoche, aus welcher Psychiatrie und Philosophie der Neuzeit hervorgegangen und in die sie weitgehend eingebettet geblieben sind, während beide Wissenschaften sich selbst gegenseitig beeinflußt haben und ihrerseits auf kulturelle und geistesgeschichtliche Phänomene und Haltungen immer noch einwirken. – Eine geschichtliche Einleitung ist der beste Weg, um der Gefahr zu entgehen, durch Mißverständnisse, Vorurteile, Schlagworte oder autoritäre Meinungsäußerungen zu falschen Auffassungen zu gelangen. HEIDEGGERS philosophisches Werk und BINSWANGERS psychiatrische Daseinsanalyse beruhen zum Teil auf den philosophischen Strömungen der ersten Jahrzehnte unseres Jahrhunderts, die ihre Ursprünge in kulturellen Wesenszügen dieser Zeit und der Philosophie vorangehender Epochen haben. Es handelt sich um die „Lebensphilosophie" von DILTHEY, SIMMEL, BERGSON (vgl. dazu MISCH, 1967), um den „Neukantianismus" in Deutschland, mit CASSIRER, HÖNIGSWALD, COHEN u. a. die „aktpsychologische Betrachtungsweise" von BRENTANO und die „Phänomenologie" von HUSSERL, PFÄNDER und SCHELER, ferner um die Thematisierung und Analyse der mitmenschlichen Beziehung in der jüdischen Philosophie von BUBER, LÖWITH, ROSENZWEIG und ROSENSTOCK-HUESSY (vgl. dazu: THEUNISSEN, 1965). Die akademische Psychologie verblieb lange Zeit im Rahmen ihrer eigenen Entwürfe experimentell-testologischer Prägung und entfaltete ihre zum Teil zur Sinnesphysiologie in Beziehung tretenden Auffassungen der „Gestalt". (Zur Geschichte der Gestaltpsychologie, ihrer Bedeutung und die psychosomatische Ganzheitslehre vgl. ZWIRNER, 1953.)

Weitgehend oder ganz unbeeinflußt durch HEIDEGGER sind aus der durch die Werke der genannten Forscher geprägten „geistigen Situation der Zeit" unter anderen zwei bedeutende ganzheitliche Entwürfe biologischen Denkens von der Neurologie her hervorgegangen; nämlich GOLDSTEIN: „Aufbau des Organismus", 1934, und v. WEIZSÄCKER: „Gestaltkreis", 1940. Aber auch die Verhaltensforschung beruht zum Teil auf denselben Fundamenten.

In die Psychiatrie ist lange vor HEIDEGGER 1913 bereits durch JASPERS „Allgemeine Psychopathologie" Bewegung gekommen, und zwar aus denselben oben erwähnten geistesgeschichtlichen Strömungen. SCHELER vor allem hat dann den Psychiatern phänomenologische Methoden und Gesichtspunkte nahegebracht, was sich bei K. SCHNEIDER, KRONFELD und der Heidelberger Schule der Zwanziger- und ersten Dreißigerjahre zeigte. In Frankreich ist es im Anschluß an BERGSON zu der Ausgestaltung der Psychopathologie durch MINKOWSKI gekommen. Andere Richtungen der Psychiatrie ließen sich von der Neurologie, Sinnesphysiologie und Gestaltpsychologie stärker beeinflussen, während die Psychoanalyse wiederum ihre eigene Schule zu bilden begann.

BINSWANGER hat sich auf allen erwähnten Gebieten ein Urteil erworben, durch intensives Studium der Originalliteratur, und, soweit es sein eigenes Fachgebiet der Psychiatrie und Psychotherapie betraf, durch eigene praktische Erfahrung. Zudem verfügte er über eine hervorragende allgemeine humanistische, philosophische und literarische Bildung. Er sah schon vor 1920 die Probleme, welche durch das Zusammentreffen der biologisch-naturwissenschaftlichen Psychiatrie mit der Psychoanalyse entstanden und suchte diese durch die philosophisch-psychologischen Lehren seiner Zeit zu lösen, wobei er HUSSERLs Phänomenologie besonders geeignet hielt, sein Vorhaben zu fördern.

Im Grunde ging es dabei um die bereits erwähnte Uneinheitlichkeit der psychiatrischen Wissenschaft, deren Konsequenzen und um die Fragen nach Möglichkeiten, den Mängeln abzuhelfen.

In diese psychiatrische Situation hinein kamen nun die Hinweise und Anregungen, welche HEIDEGGERS „Sein und Zeit" 1927 brachten. Auch dieses Werk ist aus der erwähnten geistigen Situation seiner Zeit entstanden, wenn auch die ganze abendländische Philosophie daran mitgestaltend gewirkt hat. Wie immer man sich zu diesem Werk einstellen mag, es ist nicht irgendein Einfall oder lediglich einer persönlichen Problematik entsprungen, es ist nicht die Verkündigung eines dogmatischen Standpunktes, sondern das In-Gang-setzen einer bestimmten Art zu fragen und zu forschen, die einen bestimmbaren, philosophie-geschichtlichen Ort" (W. SCHULZ) hat.

Um die Aufnahme von „Sein und Zeit" durch die Psychiater beurteilen zu können, muß zunächst noch daran erinnert werden, daß es sich dabei nicht um empirische Psychologie handelt. HEIDEGGERS Frage nach dem „Sinn vom Sein", um die es in dem Werk geht, ist eine philosophische Frage, die mit philosophischer Methode gelöst wird. Dabei werden aber zahlreiche Analysen gemacht, die auch für empirisch psychologische und psychopathologisch wichtige Fragen von Belang sind und dem Psychiater als Vorbild dienen können. Wie immer sich die Beziehungen zwischen empirischer psychologisch-psychopathologischer Forschung und existential-ontologischer Analytik im Sinne HEIDEGGERs im einzelnen verhalten mögen, was immer als Einwand gegen jede Form einer „Anwendung" Heideggerscher Methoden und Ergebnisse auf die Psychiatrie gesagt werden mag, es bleibt die Tatsache bestehen, daß sich die Heideggersche Daseinsanalytik für die Psychopathologie, die Psychiatrie und die Psychotherapie als äußerst fruchtbar erwiesen hat, und zwar sogar dann, wenn die Ärzte das Opfer von Mißverständnissen der Heideggerschen Intentionen und der eigentlichen Bedeutung seines Werkes geworden sind (KUNZ). Wie es kommt, daß es sich so verhält, inwiefern HEIDEGGER selbst durch gewisse Formulierungen in „Sein und Zeit" dazu beigetragen hat, solche Mißverständnisse aufkommen zu lassen, und inwiefern es sich überhaupt um Mißverständnisse handelt und nicht vielmehr um Wesenszüge der Existenz, die sich darin kundgeben, daß fundamental-ontologische Untersuchungen sich in solcher Weise „psychologisch" auffassen lassen, sind Fragen, die zeigen, wie verwickelt die Probleme tatsächlich sind.

HEIDEGGER selbst hat von BINSWANGERs Bemühung um die daseinsanalytische Betrachtungsweise in der Psychiatrie ausdrücklich gesagt, er sei „frühzeitig mit ‚Sein und Zeit' ins Gespräch gekommen". Tatsächlich zählte er mit STRAUS, V. GEBSATTEL und besonders mit KUNZ zu den ersten Psychopathologen, welche die Bedeutung von HEI-

DEGGERs Werk für die Psychiatrie erkannten. Wenn im vorliegenden Beitrag die Daseinsanalyse BINSWANGERS ganz ins Zentrum gerückt ist, so hat das nicht nur seinen Grund in der frühen Erkenntnis dieses Forschers über Möglichkeiten und Bedeutung phänomenologisch-daseinsanalytischer Methoden, sondern auch in der Weite und Vielgestaltigkeit der durch ihn damit in Angriff genommenen Probleme theoretischer und praktisch-klinischer Art, wodurch er seine ihn in seinem Forschen begleitenden Freunde übertrifft.

Man hat der Daseinsanalyse immer wieder etwa vorgeworfen, daß sie Philosophie in die exakte Wissenschaft hineintrage und auf die verhängnisvolle und schädliche Rolle solchen Tuns hingewiesen, wie die Geschichte der Psychiatrie verschiedentlich, zuletzt noch in der ersten Hälfte des letzten Jahrhunderts gezeigt hat. Gewiß ist „Sein und Zeit" ein philosophisches Werk, und rein äußerlich betrachtet, kann diesem Einwand nicht so leicht begegnet werden. An die Stelle polemischer Auseinandersetzungen sollte jedoch die Frage treten, wie der Zusammenhang zwischen Psychiatrie und Philosophie in der Daseinsanalyse beschaffen ist, oder was bestimmte philosophische Methoden, Kenntnisse und Erfahrungen für das daseinsanalytische Vorgehen in der Psychiatrie bedeuten.

Die durchaus ernstzunehmenden Bedenken grundsätzlicher Art, die verschiedentlich gegen die „Anwendung" von HEIDEGGERs Fundamentalontologie für die Psychiatrie und Psychotherapie gemacht wurden, sind vor 20 Jahren von KUNZ und 1967 von BLANKENBURG mit großer Sachkenntnis formuliert und, wie uns scheint, in evidenter Weise im wesentlichen entkräftet worden. Schon rein äußerlich ist nicht einzusehen, wieso aus theoretischen Bedenken eine fruchtbare Arbeits- und Forschungsmethode verlassen werden sollte. Falls sich Philosophen durch das Tun der Psychiater in ihren Intentionen nicht nur mißverstanden, sondern vielleicht gar beeinträchtigt fühlen sollten, so kann eine Bemühung ihrerseits zur Klärung der Verhältnisse ihnen selbst und den Psychiatern nur willkommen und nützlich sein.

Eine Kritik daseinsanalytischer Untersuchungen ist nur dann sinnvoll und förderlich, wenn sie nicht von irgendeinem unreflektierten und ungeklärten Standpunkt einer Person oder Schule aus erfolgt, sondern selbst „daseinsanalytisch" ist und als solche die Daseinsmodifikationen untersucht, von welchen her eine kritische und die zu kritisierende Haltung verständlich werden. Polemische Urteile und bloß negative Aussagen können daher schwerlich als „daseinsanalytisch" bezeichnet werden. Das muß gegenüber der Kritik, die BOSS an BINSWANGER geübt hat, in Betracht gezogen werden. – BOSS beruft sich in seinen „psychiatrischer Daseinsanalyse" gewidmeten Werken auf die persönlich-freundschaftliche Beziehung zu HEIDEGGER und vorwiegend auf dessen späteres philosophisches Werk. Er widmet sich dem Traum, der psycho-somatischen Medizin und psychotherapeutischen Problemen. Sein Werk enthält wertvolle Ansätze, Hinweise und Analysen und Sätze von HEIDEGGER selbst, die leider nicht als solche kenntlich gemacht sind. KUNZ (1962) und v. USLAR (1964) haben sich eingehend mit dem wissenschaftlichen Werk von BOSS befaßt, auf seine Bedeutung hingewiesen und gewisse kritische Bedenken zum Ausdruck gebracht. Zu der Darstellung der Auffassungen von BOSS, durch seinen Schüler CONDRAU, ist die sachkundige Besprechung durch KISKER (1966) beizuziehen. BOSS hat gegenüber BINSWANGER vor allem Gewicht auf die Tatsache gelegt, es könne prinzipiell nur *ein* In-der-Welt-sein geben, und es sei unzulässig, von verschiedenen Formen des In-der-Welt-seins, der Schizophrenen etwa zu sprechen. BLANKENBURG hält dem einen Satz von HEIDEGGER aus „Sein und Zeit", S. 65, entgegen: „Die Wirklichkeit ist modifikabel zu den jeweiligen Strukturganzen besonderer ,Welten'." Er fügt bei: „und allein auf die Herausarbeitung eines solchen ,Strukturganzen' für die Welt jedes einzelnen Patienten kommt es hier an" (1967, S. 647).

Mit der Frage der Bedeutung der Fundamentalontologie HEIDEGGERs für das Selbstverständnis der Psychiatrie und die Psychiatrie überhaupt, ist noch ein Problem von zentraler Wichtigkeit verbunden, nämlich die Abgrenzung einer sogenannten „anthropologischen" Arbeits- und Forschungsweise gegenüber einer „phänomenologisch-daseinsanalytischen", gibt es doch in neuerer Zeit in der Psychiatrie verschiedene Richtungen, die sich selbst als anthropologisch bezeichnen oder genannt zu werden verdienen (V. BAEYER, ZUTT, KISKER, KULENKAMPFF u. a.), die vielleicht der Daseinsanalyse faktisch nahestehen oder auch bloß mit ihr in Beziehung zu stehen scheinen. BLANKENBURG hat das Problem am Beispiel der Wahnphänomene genauer und in kompetenter Weise erläutert: Wenn in der Psychiatrie von *Anthropologie* gesprochen wird, dann ist nicht biologische, sondern philosophische Anthropologie gemeint. Eine Untersuchung ist nicht deswegen anthropologisch, weil sie vom Menschen handelt, sondern es kommt auf die Methode an, durch welche die Beschäftigung mit dem Menschen erfolgt. Diese Methode muß es gestatten, alle Aussagen über den Menschen in einer dem Wesen des Menschen entsprechenden Weise zu machen, damit sie als anthropologisch bezeichnet werden kann. Die anthropologische Betrachtungsweise setzt einen „festen Personbegriff" (S. 645) voraus. „Eine Wissenschaft, die das *Wesen* des – gesunden oder kranken – Menschen nicht voraussetzt, sondern beschreibend erfassen will, bedarf einer ,transanthropologischen' *Matrix*, auf der es sich abzeichnet" (S. 644). Eine solche ist das Dasein im Sinne HEIDEGGERs und die auf den existentialen Strukturen des In-der-Welt-seins, des Mit-seins und des Selbst-seins aufbauenden Untersuchungen tragen deshalb den Namen „Daseinsanalyse".

Es ist ausgeschlossen, im Rahmen eines Lexikonartikels auf die konkret geleistete Arbeit der Daseinsanalytiker unter den Psychiatern einzugehen. Am instruktivsten und wichtigsten sind wohl die Untersuchungen zum Wahnproblem von BINSWANGER, KUNZ, KUHN, BLANKENBURG, BAUERSFELD. Dann die Arbeiten BINSWANGERs über Manie und Melancholie. Neben den verschiedensten Untersuchungen zu Grundproblemen wurden die Traumphänomene und psychotherapeutische Fragen besonders erforscht.

Wichtiger erscheint es hier noch, einige Hinweise zu geben über die Möglichkeiten für Psychiater, sich in die phänomenologisch-daseinsanalytischen Methoden einzuarbeiten. Zunächst sei betont, daß dies ohne mündlichen Unterricht durch einen Kenner zumindest sehr schwierig, wenn nicht unmöglich ist. Wer sich ernstlich dafür interessiert, sollte versuchen, an philosophischen Seminarübungen über phänomenologisch-daseinsanalytische Fragen teilzunehmen. Daneben muß aber eine intensive Beschäftigung mit der entsprechenden Literatur erfolgen. Für den Beginn greift man unseres Erachtens am besten zu BINSWANGER in einem Nachdruck vorliegender „Einführung in die Probleme der allgemeinen Psychologie". Es folgt dann das Studium der beiden Bände „Vorträge und Aufsätze" desselben Autors und parallel damit HUSSERLs „Logische Untersuchungen", „Philosophie als strenge Wissenschaft", „Ideen zu einer reinen Phänomenologie und Phänomenologischen Philosophie" und „Krisis der europäischen Wissenschaften", sowie HEIDEGGERS „Sein und Zeit". Unerläßlich ist es aber auch, die Arbeiten von STRAUS und KUNZ kennenzulernen. Es ist dies ein Arbeitspensum für Jahre, sogar dann, wenn man relativ viel Zeit zur Verfügung hat. Man kann jedoch bald versuchen, das Gelernte praktisch anzuwenden. Erfahrungsgemäß eignen sich Traumanalysen und Rorschachdeutungen besonders gut für erste derartige Übungen. Für den Traum bediene man sich BINSWANGERS „Traum und Existenz" und v. USLARS „Traum als Welt", für die Rorschachanalyse KUHNS „Maskendeutungen im Rorschachschen Formdeutversuch". — Man wird dann weiter zu BINSWANGERS Werken: „Schizophrenie" und „Melancholie und Manie" fortschreiten und sich so die Grundlagen schaffen für eigene Untersuchungen bei Psychosen.

Es gibt verschiedene Wege, auf denen „Daseinsanalyse in der Psychiatrie" dargestellt werden kann. Man könnte es ganz anders machen, als wie es hier geschehen ist. Wir ließen uns von der Absicht leiten, einige zentrale Probleme der daseinsanalytischen Richtung möglichst allgemeinverständlich für Psychiater darzustellen, Irrtumsmöglichkeiten aufzuweisen und Anleitung zu geben, sich eine authentische Anschauung und grundsätzliche Kenntnis über den Sachverhalt anzueignen. Die Darstellung erhebt keinen Anspruch auf Vollständigkeit, sie muß jedoch ganz gelesen werden; nur die Kenntnis des Vorhergehenden läßt das Nachfolgende verständlich erscheinen. Auch so werden noch der Schwierigkeiten genug bestehen bleiben; denn es handelt sich, das kann nicht bestritten werden, um eine schwierige Materie. Es rührt dies zum Teil daher, weil die Sachverhalte, um die es dabei geht, an sich oft äußerst verwickelt sind; zudem ist die Art zu denken, welche die Daseinsanalyse fordert, dem Psychiater ungewohnt, und er muß sich zunächst mit beträchtlicher Anstrengung daran gewöhnen; endlich macht sich der Umstand störend bemerkbar, daß es sich um ein unabgeschlossenes Gebiet handelt, hat doch BINSWANGER selbst seine Arbeit lediglich als einen Anfang gesehen, als erste Schritte im Neuland, wobei sich ganz neue Weisen des Erfahrenkönnens erschließen. BINSWANGER war aber überzeugt von der Folgerichtigkeit, mit der seine Forschungen aus der Geschichte der bisherigen Psychiatrie hervorgehen, und der Notwendigkeit, die psychiatrische Wissenschaft in dieser Richtung zu entwickeln, um zu weiteren Resultaten zu kommen, die Wissenschaft zu fördern und den Kranken besser helfen zu können. Die in den letzten beiden Jahrzehnten einsetzende Entfaltung der biologischen Psychiatrie in ihren biologischen, elektrophysiologischen und psychopharmakologischen Aspekten hat zwar das Interesse an grundsätzlichen Problemen zurückgedrängt, und die äußeren Erfolge ließen das vor etwa 20 Jahren verbreitete Thema von einer „Krise der Psychiatrie", aus welcher das Bedürfnis nach Besinnung auf die Grundlagen der Wissenschaft hervorgeht, wohl zurücktreten, aber nicht beheben. Die Krise der Psychiatrie besteht heute unter anderem in der Form des Bruderzwistes zwischen Pharmako- und Psychotherapeuten, der sich auf Kongressen, auf welchen beide Seiten vertreten sind, in gereizten oder überheblichen Äußerungen kundtut, die zeigen, wie es an den Möglichkeiten und am Willen gegenseitigen Verstehens gebricht. In den Strudel solcher Auseinandersetzungen wird allzuleicht auch das Anliegen der Daseinsanalyse hineingezogen, während gerade diese Richtung der neuzeitlichen Psychiatrie geeignet wäre, den Zwist auf seine Gründe zurückzuführen, zwar nicht zu schlichten, jedoch in seinem Wesen durchsichtig zu machen und damit in einer ganz bestimmten Weise zu überwinden. Dazu sei nur beiläufig erwähnt, daß die Entdeckung der antidepressiven Eigenschaften des Imipramins wohl durch naturwissenschaftlich-biologisches Forschen mitbedingt war, jedoch ohne ergänzendes philosophisches Denken niemals gelungen wäre! Die Wirkungen der Psychopharmaka stellen aber auch den Psychotherapeuten vor ganz neue Aufgaben, die es nicht nur zu sehen, sondern vor allem zu bewältigen gilt, wozu wiederum die Daseinsanalyse in erster Linie geeignet ist.

Diese Hinweise möchten die Daseinsanalyse in ihrer *praktischen Bedeutung* zeigen, einer Seite, die bisher in der im Vordergrund stehenden theoretisch-wissenschaftlich-grundlegenden Arbeits- und Forschungsrichtung zurückgetreten ist, die aber mit den Anforderungen, welche die neue Psychiatrie und der neue Lebensstil der Menschen an die Psychiatrie stellen, immer wichtiger und dringlicher werden dürfte, und damit wird es sich die Psychiatrie immer weniger leisten können, auf die Hilfe zu verzichten, welche die Daseinsanalyse zur Verfügung stellt. Sie wird die erforderliche Arbeit und Anstrengung auf sich nehmen müssen. BINSWANGERS Werk, das hier ins Zentrum gerückt wurde, ist in erster Linie geeignet, die Schwierigkeiten für den Psychiater tragbar zu machen, und es wird durch seine Vielseitigkeit auch zukünftige Entwicklungen zu befruchten vermögen!

Literatur
Die Literatur über Daseinsanalyse in der Psychiatrie ist zusammengestellt in der unten aufgeführten Abhandlung von R. KUHN, wo hier nicht verzeichnete Literaturangaben zu finden sind. Im folgenden Verzeichnis sind einige der wichtigsten Titel wieder aufgenommen. Hinzugefügt sind einige weitere Werke, die in vorstehendem Artikel zusätzlich angeführt werden und die wichtigsten Neuerscheinungen seit 1963.
BAEYER, W. V., GRIFFITH, R. M.: Conditio humana. Festschrift zum 75. Geburtstag von E. STRAUS. Berlin Heidelberg New York: Springer 1966. − (Mit 20 für die Daseinsanalyse zum Teil sehr wichtigen Abhandlungen.)
BAUERSFELD, K. H.: Wahn, Welt, Geld. Bern: Huber 1968.
BINSWANGER, L.: Einführung in die Probleme der allgemeinen Psychologie. Berlin: Springer 1922. Fotomechanischer Neudruck.
BINSWANGER, L.: Vorträge und Aufsätze. Bd. I und II. Bern: Francke 1947 und 1955.
BINSWANGER, L.: Schizophrenie. Pfullingen: Neske 1957.
BINSWANGER, L.: Manie und Melancholie. Pfullingen: Neske 1960.
BINSWANGER, L.: Wahn, Pfullingen: Neske 1965.
BLANKENBURG, W.: Aus dem phänomenologischen Erfahrungsfeld innerhalb der Psychiatrie. Schweiz. Arch. Neurol. Psychiat. 90, 412−421 (1962).
BLANKENBURG, W.: Persönlichkeitsstruktur, Dasein, Endogenität. Confin. psychiat. (Basel) 7, 183−194 (1964).
BLANKENBURG, W.: Psychotherapie und Wesenserkenntnis. Jb. Psychol. Psychiat. med. Anthropol 12, 294−305 (1965).
BLANKENBURG, W.: Die Verselbständigung eines Themas zum Wahn. Jb. Psychol. Psychiat. med. Anthropol. 13, 137−164 (1966).
BLANKENBURG, W.: Die anthropologische und daseinsanalytische Sicht des Wahns. Stud. gen. 20, 639−650 (1967).
BLANKENBURG, W.: Der Verlust der natürlichen Selbstverständlichkeit. Stuttgart: Enke 1971.
BROEKMANS, J. M., MÜLLER-SUUR, H.: Psychiatrie und Phänomenologie. Philosophische Rundschau Bd. 11, S. 161−183 (1964). Besprechung von K. P. KISKER: Der Erlebniswandel der Schizophrenen. Berlin Göttingen Heidelberg: Springer 1960.
GOLDSTEIN, K.: Der Aufbau des Organismus. Den Haag: Nijkoff 1934 (zur Zeit nur in französischer oder englischer Übersetzung erhältlich).
HÖNIGSWALD, R.: Zu Liebmanns Kritik der Lehre vom psychophysischen Parallelismus. Kant-Studien Bd. XV, S. 94−114, Berlin: Reuter u. Reichard 1910.
KISKER, K. P.: Besprechung über Condrau G. Die Daseinsanalyse von Medard Boss und ihre Bedeutung für die Psychiatrie. Nervenarzt 37, 179 (1967).
KUHN, R.: Daseinsanalyse und Psychiatrie. In: Psychiatrie der Gegenwart. Bd. I/2, S. 853−902. Berlin Göttingen Heidelberg: Springer 1963 (enthält ein umfassendes Literaturverzeichnis).
KUNZ, H.: Die eine Welt und die Weisen des In-der-Weltseins. Psyche 16 (7 Beiträge) (1962).
MALDINEY, H.: Le devoilement des concepts fondamentaux de la Psychologie à travers la Daseinsanalyse de L. Binswanger. Schweiz. Arch. Neurol. Psychiat. 92, 204−217 (1963).
MISCH, G.: Lebensphilosophie und Phänomenologie. 3. Aufl. Darmstadt: Wissenschaftl. Buchgesellsch. 1967.
STRAUS, E.: Vom Sinn der Sinne. 2. Aufl. Berlin: Springer 1956.
STRAUS, E.: Psychologie der menschlichen Welt. Berlin Göttingen Heidelberg: Springer 1960.
SCHULZ, W.: Über den philosophiegeschichtlichen Ort Martin Heideggers. Philosophische Rundschau 1, 65−93 (1953/54).
SZILASI, W.: Phantasie und Erkenntnis. Bern: Francke 1969.
THEUNISSEN, M.: Der Andere. Berlin: Gruyter 1965.
USLAR, D. V.: Der Traum als Welt. Pfullingen: Neske 1964.
WEIZSÄCKER, V. V.: Der Gestaltkreis. 4. Aufl. Stuttgart: Thieme 1968 (1. Aufl. 1940).
ZWIRNER, E.: Die Konsultation. Zur Theorie der psychopsychischen Korrelationen und der „psychosomatischen Ganzheit". Schweiz. med. Wschr. 83, 1512−1517 (1953).
R. KUHN

Datenverarbeitung

Unter der Bezeichnung „Datenverarbeitung" versteht man heute praktisch nur noch *Elektronische Datenverarbeitung* (EDV). Von EDV spricht man, wenn Daten in einer elektronischen Rechenanlage (*Computer*) nach einem vorgegebenen *Programm* verarbeitet werden.

Datenverarbeitung ist in den letzten Jahren durch den moderneren Begriff *Informationsverarbeitung* verdrängt worden. Auf die Forschung bezogen läßt sich Informationsverarbeitung etwa wie folgt definieren:

„Unterstützung von Wissenschaftlern und von wissenschaftlichen Untersuchungen durch Verfahren, Instrumente und Systeme zur Erfassung, Verarbeitung, Auswertung, Speicherung und Übertragung von Daten, Texten und Bildern (Graphiken)".

Komplexität und Umfang des Datenmaterials in der psychiatrischen Forschung und Praxis machen eine systematische und methodisch einwandfreie Dokumentation und Verarbeitung der Informationen erforderlich.

Den Informationsverarbeitungsprozeß kann man unterteilen in: Datenerfassung, Informationsbildung, -integration und -wiedergabe. Bei der *Datenerfassung* sind 3 Datentypen möglich: numerische Angaben, Texte und Bilder (Graphiken). Die Daten können entweder in *digitaler* (diskrete Zahlenwerte) oder in *analoger* Form (Biosignale wie EEG, EKG, EMG) erfaßt und weiterverarbeitet werden. Analog aufgezeichnete biophysiologische Meßgrößen lassen sich durch Analogdigitalwandler mit entsprechender Auflösungsrate in digitale Werte überführen.

Bei den *Erfassungsmethoden* (Peripheriegeräte und maschinenlesbare Datenträger) rückt die 80spaltige Lochkarte, lange Zeit das am meisten verbreitete Medium zur Dateneingabe, immer mehr in den Hintergrund. „On-line"-Datenerfassung über Tastatur und Bildschirmmasken oder Erfassungsbelege (Markierungs- und Klartextbeleg) zur automatischen maschinenlesbaren Eingabe treten immer mehr in den Vordergrund.

Die *Informationsbildung* beinhaltet, nach Plausibilitätskontrollen oder nach Kontrollen formaler Art, das Zusammenführen und Einordnen der Informationen in ein strukturiertes Informationssystem. Bei umfangreichen und komplex strukturierten Datenbeständen ist eine *Integration* dieser Informationsmengen in ein Datenbanksystem erforderlich. Datenbanksysteme mit erstaunlich guter Funktionalität machen eine umfangreiche und flexible *Informationswiedergabe* möglich. Hierunter ist nicht nur ein Auflisten der gesammelten Informationen zu verstehen: Gruppierungen, Selektionieren nach bestimmten Kriterien, Auffinden nicht trivialer Zusammenhänge, „data snooping" etc. sind weitere Möglichkeiten, gezielt Informationen zu extrahieren.

Literatur
Kollegium Biomathematik NW (Hrsg.) Biomathematik für Mediziner. Berlin Heidelberg New York: Springer 1976.
WALTER, E.: Biomathematik für Mediziner. Stuttgart: Teubner 1980.

U. FERNER

Debilität → Oligophrenie

Defekt, schizophrener → Schizophrenie

Déjà-vu

Als Déjà-vu, Déjà éprouvé, Déjà vécu, -raconté, -entendu, werden eigenartige Erlebnisse der Vertrautheit zusammengefaßt, in welchen das aktuelle Erleben als bereits bekannt, schon einmal erlebt erscheint, bis zu der Überzeugung, daß das nun Kommende schon bekannt sei. KRAEPELIN klassifiziert die Déjà-vu-Erlebnisse unter die identifizierenden Erinnerungsfälschungen. Nach K. SCHNEIDER gehört zum Déjà-vu gleichzeitig ein Erlebnis der Bekanntheitsqualität und ein urteilsmäßiges Verwerfen, d. h. eine Realitätskritik.
Als Symptom ist das Déjà-vu schon im Altertum bekannt, denn AUGUSTIN beschäftigt sich mit den „falsae memoriae" eingehend, weil diese zu Spekulationen über eine Wiedergeburt geführt hatten. Das Phänomen taucht im 19. Jahrhundert in der schönen Literatur und der Psychologie auf. JENSEN berichtet 1868 erstmals in der psychiatrischen Literatur darüber und meint, daß es sich bei diesen „Doppelwahrnehmungen" um Doppelbilder des Gehirns handelt.
1888 berichtet JACKSON erstmals über die intellektuelle Aura bei einem Epileptiker, den sog. dreamy-states, einer Form der Epilepsie mit psychomotorischen Anfällen. Während des dreamy-state erlebt der Kranke bereits Erlebtes noch einmal, Gedanken oder Illusionen drängen sich dem Patienten auf, die ihm vertraut erscheinen, eine fremde Umgebung wird plötzlich als bekannt empfunden, derart, daß die Patienten daran denken, es müsse sich um Kindheitserinnerungen handeln. JACKSON zitiert DICKENS, der im David Copperfield das Déjà-vu des Gesunden wie folgt beschreibt: „Wir alle kennen ein Gefühl, das uns gelegentlich befällt, als ob das, was wir gerade sagen oder tun, schon vor langer Zeit einmal gesagt oder getan worden wäre, als ob wir in dunklen Zeiten dieselben Gesichter, Dinge und Verhältnisse um uns gehabt hätten, als ob wir genau wüßten, was jetzt gleich gesprochen würde, so wie wir es plötzlich erinnerten."
Nach KRAEPELIN spielt die Ermüdung an der Entstehung dieser Phänomene eine Rolle. Bei Gesunden sei das Phänomen nicht selten, namentlich bei Jugendlichen. JASPERS erwähnt, daß bei Schizophrenen sich dieses Déjà-vu-Erlebnis zu einem eigenartigen Realitätsbewußtsein verdichtet, d. h., daß die von K. SCHNEIDER geforderte Kritik bei diesen Patienten fehlt. Er bezeichnet das Phänomen als „zur Realität gewordenes Déjà-vu". Bei Schizophrenen können derartige Erlebnisse Wochen und Monate lang dauern; alles, was der Kranke erlebt, ist ihm bereits bekannt. CIOMPI beschrieb einen Fall einer Schizophrenen mit eigenartiger Ineinanderverschachtelung von Vergangenheit, Gegenwart und Zukunft, wobei Déjà-vu und Déjà-vécu-Erlebnisse eine große Rolle spielten.
Eine Einordnung des Phänomens ist nicht einfach, weil man es sowohl zu den Gedächtnisstörungen (identifizierende Erinnerungsfälschung KRAEPELINS) als auch in den Bereich der Depersonalisations- und Derealisationserlebnisse, also zu den Störungen des Ich-Bewußtseins (Ich-Kontinuität) zählen kann, mit welchen das Phänomen auch oft vergesellschaftet ist. Schließlich erhält die über lange Zeit andauernde, aus dem Déjà-vu-Erleben sich steigernde Gewißheit, man wisse die Zukunft, den Charakter einer Wahngewißheit.
Vom psychodynamischen Standpunkt vermutet CIOMPI, daß die Erlebnisqualität des Déjà-vu, das schon Vertrautsein mit einem höchst intensiven trieb- und schuldbeladenen aktuellen Geschehen, die Funktion einer Sicherung und Entschuldigung von der Vergangenheit her haben könnte: all das habe ich ja schon einmal genauso erlebt – also ist mein Handeln nicht etwas so unerhört und einmalig Neues und Schuldhaftes.
Die Epilepsieforschung hat jedoch gezeigt, daß die Déjà-vu-Erlebnisse bei den psychomotorischen Anfällen (dreamy-states, Dämmerattacken, uncinatus fits) als Reizung des Temporallappens auftreten. Illusionen der Vertrautheit sind nach MULLAN u. PENFIELD bei elektrischer Reizung an der freigelegten Rinde des Temporallappens vorwiegend vom nicht-dominanten, lateralen Cortex aus hervorzurufen. Vom Cortex anderer Hirnabschnitte und von der Sprachregion waren niemals derartige Illusionen zu produzieren. Ein Déjà-vu

kommt signifikant häufiger bei einem Focus über der nicht-dominanten als über der dominanten Hemisphäre vor (JANZ).

Literatur
CIOMPI, L.: Über abnormes Zeiterleben bei einer Schizophrenen. Psychiat. Neurol. 142, 100 (1961).
JACKSON, H.: On a particular variety of epilepsy (intellectual aura), one case with symptoms of organic brain disease. Brain 11, 179 (1888). In: Selected Writings of JOHN HUGHLINGS JACKSON, Bd. I, London: Hodler and Stoughton 1931.
JANZ, D.: Die Epilepsien. Spezielle Pathologie und Therapie. Stuttgart: Thieme 1969.
KRAEPELIN, E.: Über Erinnerungstäuschungen. Arch. Psychiat. Nervenkr. 4, 244 (1874).
MULLAN, S., PENFIELD, W.: Illusions of comparative interpretation and emotion. Arch. Neurol. (Chic.) 81, 269 (1959).
SCHNEIDER, K.: Die Störungen des Gedächtnisses. Handbuch d. Geisteskrankheiten (Herausg. O. BUNKE) Bd. I, Berlin: Springer 1928.

H. HEIMANN

Dekompensation → Psychose

Delegation
Unter Delegation sind zwischenmenschliche Prozesse zu verstehen, die sich durch die doppelte Bedeutung des lateinischen Verbums delegare erhellen. Delegare bedeutet sowohl „hinaussenden" als auch „mit einer Mission, einem Auftrag betrauen". Das bedeutet, der Delegierte wird hinausgesandt, bleibt aber gleichzeitig dem Delegierenden durch → Loyalität verpflichtet. Beweis seiner Loyalität ist die gewissenhafte Durchführung seiner Aufträge. Auftragserfüllung wird somit zur hauptsächlichen Quelle seines Selbstwertes.
Die Aufträge des Delegierten verdeutlichen sich uns, greifen wir auf psychoanalytische Vorstellungen zurück. Es lassen sich nunmehr Aufträge unterscheiden, die vorwiegend im Dienste des → Es, → Ich und → Über-Ich des oder der Delegierenden (im typischen Falle der Eltern) stehen. Liegen beispielsweise Aufträge auf der Es-Ebene vor, kann ein jugendlicher Delegierter zum Ausleben von Triebbedürfnissen aufgefordert sein, die sich die Eltern selbst, was immer auch der Grund sein mag, nicht zu eigen machen und nicht ausleben dürfen. Er experimentiert etwa früh mit Sexualität und Drogen, verschafft seinen Eltern stellvertretend Aufregungen, schlägt in einer Weise über die Stränge, wie sich dies die Eltern nicht erlauben durften. Delegation auf der Ich-Ebene bedeutet dagegen primär Hilfe bei der praktischen Lebensbewältigung. Er umsorgt die Eltern, kämpft für sie, setzt sich auf vielerlei Weise für sie ein. Aufträge auf der Über-Ich-Ebene schließlich lassen sich klassifizieren, orientieren wir uns an den von FREUD beschriebenen Kennzeichen des Über-Ich: Ich-Ideal, Selbstbeobachtung und Gewissen.
Ein im Dienste des elterlichen Ich-Ideals stehender Delegierter muß sich etwa zu dem hervorragenden Unternehmer, Künstler, Wissenschaftler und so weiter entwickeln, zu dem sich ein Elternteil entwickeln wollte, aber nicht vermochte. Als wesentliches Moment der Aufträge im Dienste der elterlichen Selbstbeobachtung hat der Delegierte abgespaltene bzw. verleugnete Teile des Elternteils zu verkörpern und auszuleben und diese gleichzeitig ständig in sicherer Beobachtungsdistanz zum eigenen (elterlichen) Ich zu halten. Solch Delegierter zeigt sich etwa passiv, ehrgeizlos und verspielt, als eine Art Mülldeponie für eigene, aber nicht sich zu eigen gemachte Bedürfnisse, Motivationen, Antriebe und Eigenschaften. Schließlich kann die Gewissensentlastung der Eltern zur Hauptaufgabe des Delegierten werden. Als Beispiel lassen sich jene deutschen Jugendlichen anführen, die im Rahmen der Aktion Sühnezeichen in Israel hart arbeiteten, um damit eine Schuld abzubüßen, zu der sich ihre Eltern, die Mitgestalter des Nazireiches, selbst nicht bekannt hatten.
Delegationen der beschriebenen Art bringen für den Delegierten oft Überforderungen und Konflikte mit sich. Im Grunde dürfen Delegationsprozesse aber nicht als pathologisch gelten. Sie erscheinen vielmehr notwendig, um einem Kinde einen Lebenssinn, tragfähige Inhalte und Richtungen zu vermitteln. Sie werden jedoch zum Problem, wenn sie altersadäquaten Bedürfnissen des Kindes nicht gerecht werden und dieses somit überfordern. Sie werden ebenfalls problematisch, wenn sie das Kind mit übermäßigen Konflikten belasten. Dabei sind mehrere Arten von Konflikten zu beobachten. Zum einen Konflikte zwischen sich widerstreitenden Aufträgen: Dasselbe Kind soll etwa gleichzeitig ein Baby sein, das sich regressiv verwöhnen läßt, und ein sich im harten Konkurrenzkampf durchsetzender Wissenschaftler. Zweitens Loyalitätskonflikte: Hier sind die Aufträge des einen Auftraggebers mit denen des anderen unvereinbar. Im Extremfall kann das Kind von jedem Elternteil beauftragt werden, den anderen Elternteil herabzusetzen und zugrunde zu richten. Drittens schließlich Konflikte, die auf unvereinbare Wertsetzungen der elterlichen Auftraggeber und der umgebenden Gesellschaft zurückzuführen sind. Oft lauten Familienaufträge: „Bleibe deinen Nächsten stets loyal verbunden, löse dich niemals von ihnen los." Unsere Leistungsgesellschaft verlangt dagegen: „Trete aus deiner Familie heraus, gehe deinen Weg, entscheide dich notfalls gegen die Familie."
Zum Erkennen und Auflösen der beschriebenen Konflikte bietet sich oft am ehesten eine → Familientherapie an. Dabei ist zu berücksichtigen, daß Beauftragungen oft verdeckt, unterhalb der Bewußtseinsschwelle erteilt werden. Diese Aufträge vermitteln sich schon früh durch averbale Signale bzw. eine Art von Stimmungsansteckung. Sie setzen sich dann in verinnerlichte Lebensprogramme um. Allerdings darf man sich Beauftragungen nicht als eine Art Befehlsübermittlung vorstellen, die sich geradlinig von einem Sender auf einen Empfänger richtet. Es sind vielmehr komplexe

Verinnerlichungs-, Austausch- und Aushandlungsprozesse am Werk. Sie werden z. T. durch psychoanalytische Begriffe wie Introjektion, Verinnerlichung, Identifikation usw. erfaßt.

Die beschriebenen Delegationsphänomene stellen sich heute als eine Hauptperspektive des Heidelberger Familiendynamischen Konzeptes dar. Im Rahmen dieses Konzeptes läßt sich zwischen gebundenen und ausgestoßenen Delegierten unterscheiden. Die Delegationen kommen hier entweder im Kontext einer starken → Bindung oder → Ausstoßung zustande.

Die Aufträge gebundener Delegierter beinhalten, daß diese weitgehend im emotionalen Spannungsfeld der Familie gefangen bleiben. Ein gebundener Delegierter kann etwa beauftragt sein, dem Leben eines alternden und kranken Elternteils Sinn zu geben, diesen dadurch zu vitalisieren, daß er sich ständig für den Delegierten sorgt, ja für ihn aufopfert. Weiter kann ein gebundener Delegierter den Auftrag haben, das Leben eines früh und tragisch verstorbenen Geschwisters weiterzuleben und die von den Eltern in dieses Geschwister gesetzten Erwartungen zu erfüllen. Dadurch vermag er den Eltern eine schmerzhafte, offenbar dringend notwendige Trauerarbeit zu ersparen.

Ausgestoßene Delegierte sind auf andere Weise überfordert. Sie wurden als Kinder vergleichsweise wenig angenommen, waren schon früh elterlicher Kälte und Distanzierung ausgesetzt. Sie mußten sich damit abfinden, ein Minimum an elterlicher Bestätigung durch sorgfältigstes Ausführen bestimmter elterlicher Aufträge zu gewinnen. Es mehren sich Hinweise darauf, daß solche Delegationen unverhältnismäßig häufig bei Menschen vorkommen, die an chronischen psychosomatischen Leiden oder auch an Krebs erkranken. Von letzteren wird oft verlangt, daß sie sich ihren Eltern und Mitmenschen selbstlos hingeben, diesen keinerlei Schande bereiten, auch wenn sie wenig Zuwendung bekommen hatten. Oft beobachten wir, daß solche Patienten ihre Eltern, unbeschadet der geringen elterlichen Zuwendung, idealisieren und verklären.

Es bestehen Beziehungen zwischen der hier beschriebenen Delegationsdynamik und anderen aus der psychoanalytischen und Familientherapieliteratur vertrauten Konzepten. Dazu gehören etwa die von JOHNSON entwickelte Vorstellung der von Eltern in ihren Kindern gesetzten „Über-Ich-Lakunen", KLEINs Begriff der projektiven Identifikation, RICHTERs Überlegungen zu den narzißtischen Projektionen von Eltern auf ihre Kinder und JÜRG WILLIS Begriff der Kollusion, die sich auch als eine wechselseitige Delegation verstehen läßt. IVAN BOSZORMENYI-NAGY hob vor allem die Bedeutung der unsichtbaren Loyalitäten hervor, die bei Delegationen jeweils zum Zuge kommen. Eine auf das Verständnis von Delegationsprozessen gerichtete Sichtweise hat wichtige therapeutische Konsequenzen. Kinder etwa zeigen sich nun nicht mehr als bloße Symptomträger, als Fälle von Ich- oder Über-Ich-Schwäche, Haltlosigkeit, Verführbarkeit, seelischer Unreife, Psychopathie etc., sondern als Erbringer von Leistungen, ja Opferleistungen für die Eltern, die anzuerkennen sind. Gelingt es dem Therapeuten, solche Sicht einer betroffenen Familie zu vermitteln, kann das eine Neubewertung und Neustrukturierung in den Beziehungen und Verhaltensweisen der Familienmitglieder bewirken. Es läßt sich auch sagen: Aus dem Verständnis der Delegationsdynamik erwachsen dem Familientherapeuten neue Möglichkeiten der Umdeutung und damit Änderung der gegebenen Beziehungsrealität. Des weiteren macht ein Verständnis von Delegationsprozessen verstehbar, warum eine bisher immer folgsame, niemals aufmuckende Delegierte, nehmen wir an eine magersüchtige Tochter, sich zu einem trotzigen, widersätzlichen Symptomträger entwickelt. Sie hat auf einmal in der „Übererfüllung ihrer Aufträge" eine Waffe entdeckt, die es ihr gestattet, die sie delegierenden Eltern hart zu bestrafen und, wenn auch nicht Anerkennung, doch eine ständige sorgenvolle Zuwendung zu erzwingen.

Literatur
BOSZORMENYI-NAGY, I., SPARK, G.: Unsichtbare Bindungen. Die Dynamik familiärer Systeme (1973). Stuttgart: Klett-Cotta 1981.
JOHNSON, A. M.: Sanctions for superego lacunae of adolescents. In: EISSLER, K. R. (Ed): Searchlights on delinquency. New York: International University Press 1949.
KLEIN, M.: Notes on some schizoid mechanisms. Int. J. Psychoanal 2, 99 (1946).
RICHTER, H. E.: Die narzißtischen Projektionen der Eltern auf das Kind. Jahrbuch der Psychoanalyse, Bd. 1 (1960). Opladen: Westdeutscher Verlag.
STIERLIN, H.: Eltern und Kinder. Das Drama von Trennung und Versöhnung im Jugendalter (1974). Frankfurt: Suhrkamp 1977.
STIERLIN, H., RÜCKER-EMBDEN, I., WETZEL, N., WIRSCHING, M.: Das erste Familiengespräch. Theorie – Praxis – Beispiele (1977). Stuttgart: Klett-Cotta, 2. erweiterte Aufl. 1980.
STIERLIN, H.: Delegation und Familie. Frankfurt: Suhrkamp 1978.
WILLI, J.: Die Zweierbeziehung. Reinbek: Rowohlt 1975.
H. STIERLIN

Deliktsfähigkeit → Forensische Psychiatrie

Delirien
Delirium wurde im deutschen medizinischen Sprachgebrauch im 17. Jahrhundert aus dem lateinischen „delirium" entlehnt. Das zugrunde liegende lateinische Adjektiv delirus („wahnsinnig") ist von delirare („Wahnwitzig-Sein") abgeleitet, das sich aus der Fügung de lira (ire) („von der Furche – der geraden Linie – abweichen; den normalen Weg verlassen") entwickelt hat. In der Antike wurde der Begriff „delirium" von Celsus im 1. Jahrhundert n. Chr. in die Medizin eingeführt. Zuvor wurde das gleiche Syndrom von HIPPOKRATES als „Phrenitis" (d. h. Störung der Hirnfunktion durch Galle oder Schleim) beschrieben.

Seit Beginn der wissenschaftlichen Psychiatrie hat sich zwischen französischem und deutschem Sprachgebrauch ein bleibender Unterschied des Begriffs „Delir" herausgebildet. Französisch umfaßt „délire" fast alle qualitativ abnormen Zustände („désordre des facultés mentales" bei FOVILLE u. ESQUIROL, 1869) und bedeutet meist → Wahn. In der deutschen Psychiatrie (mit WERNICKE, BONHOEFFER, ASCHAFFENBURG) festigte sich die Verwendung des Begriffs in der eingeschränkteren Bedeutung eines akuten oder subakuten Verwirrtheitszustandes auf körperlicher Grundlage. Prototypen sind das alkoholische Delirium tremens, die Medikamenten- sowie die Fieberdelirien.

In der neueren amerikanischen Psychiatrie wird Delirium mit dem → „akuten exogenen Reaktionstyp" (nach BONHOEFFER) bzw. dem „acute confusional state" gleichgesetzt, während zum Beispiel BINDER das Delirium in Abgrenzung zu Benommenheit und Dämmerzuständen auf somatogen bedingte Verwirrtheitszustände mit produktiven Symptomen (Sinnestäuschungen, erhöhte psychomotorische und autonome Aktivität) eingegrenzt hat.

In der sich auch im deutschen Sprachbereich ausbreitenden DSM-III-Klassifikation wird Delirium als eine bestimmte Form der hirnorganischen Psychosyndrome definiert, die durch globale kognitive Behinderung mit raschem Auftreten und relativ kurzer Dauer (gewöhnlich weniger als ein Monat) und durch Störung der Wahrnehmung, des Schlaf-Wach-Rhythmus und der psychomotorischen Aktivität (gesteigert oder vermindert) charakterisiert ist. Das Hauptmerkmal ist eine Bewußtseinstrübung, d. h. eine Einschränkung der Klarheit des Bewußtseins von der Umgebung. Charakteristischerweise fluktuiert die Symptomatik im Laufe des Tages.

Mit der Bewußtseinstrübung sind Störungen der Aufmerksamkeit verbunden: Der Betroffene kann seine Aufmerksamkeit nicht gezielt aufrechterhalten, ist leicht ablenkbar, suggestibel, in schweren Fällen unfähig, seine Aufmerksamkeit auf äußere Reize zu richten. Sein Denken wird unklar, ziellos, schließlich unzusammenhängend. Es können auch traumhafte Vorstellungen oder wahnhafte Vermutungen (vor allem Verfolgungsideen) in den Vordergrund treten. Die Wahrnehmungsstörungen gehen mit einer Verminderung der Differenzierungs- und Integrationsfähigkeit einher und führen dazu, daß Reales von Vorgestelltem und Erträumten nicht adäquat unterschieden werden kann. So kann z. B. das Zuschlagen der Türe als Pistolenschuß mißdeutet werden (Fehlinterpretation); die Falten der Bettücher können als lebende Wesen erscheinen (Illusion) oder der Betroffene mag fremde Personen unter seinem Bett wahrnehmen, obwohl niemand ist (Halluzination). Die Fehlwahrnehmungen erstrecken sich von elementaren und einförmigen bis zu komplexen und szenischen Erscheinungen, wobei das Visuelle gegenüber den anderen Sinnen meist überwiegt. Gegenstände können als zu klein (Mikropsie), seltener als zu groß (Makropsie) oder als verzerrt (Dysmorphopsie) wahrgenommen werden.

Gestaltpsychologisch ist beim Delir zu Recht der Gestaltzerfall als Wesentliches des Syndroms hervorgehoben worden (CONRAD, BASH). Sehr oft treten delirante Dekompensationen nachts bei verminderter Beleuchtung oder im Dunkeln auf. Sie sind oft von Angst begleitet, können aber auch mit Euphorie oder raschem Affektwechsel einhergehen.

Die *Pathogenese* deliranter Zustände ist im einzelnen nicht geklärt. Eine Vielfalt von pathogenetischen Prozessen kann einzeln oder kombiniert zum Auftreten eines Deliriums beitragen (Veränderungen der neuronalen Erregbarkeit, Störungen der synaptischen Übertragung, sensorische Überflutung, → Streß, Schlafstörungen). Im EEG liegt oft eine generalisierte Verlangsamung der Hintergrundsaktivität vor (ENGEL u. ROMANO, 1959). Als organische Usachen finden sich – häufig im Sinne einer multikausalen Ergänzungsreihe – Alkohol- und Medikamentenabusus, iatrogene Medikamentenüberdosierung, cardio-vasculäre und cerebrovasculäre Störungen, Infektionen, metabolische Encephalopathien, Neoplasmen oder Traumen.

Im allgemeinen ist das unreife oder alternde Gehirn besonders für die Ausbildung eines Delirs empfindlich. Die Inzidenz der Delirien wächst bei über 40jährigen auf das Vierfache an und ist bei über 70jährigen am höchsten. Nach verschiedenen Untersuchungen sollen 10–15% der medizinischen und chirurgischen Patienten, die über 65 Jahre alt sind, während der Hospitalisation ein Delirium durchmachen (LIPOWSKY, 1983).

Die Prognose der Delirien richtet sich nach dem Grundleiden, ebenso die kausale Therapie. Symptomatisch bewähren sich Hemineurin, ebenfalls Diazepam und Chlordiazepoxyd, unter den Neuroleptica hauptsächlich Haloperidol. Es muß aber daran erinnert werden, daß nahezu alle Sedativa vor allem bei hirnorganisch geschädigten Patienten auch wieder Verwirrungszustände auslösen können, so daß oft zuerst eine Einschränkung der verabreichten Medikamente sinnvoll ist. Ein ruhiges, gut belichtetes und dem Patienten (mit Fotos oder eigenen Gegenständen) vertrauter gemachtes Aufenthaltszimmer sowie eine unterstützende Pflege können Angst und kognitive Desorganisation vermindern helfen. Die letztgenannten Faktoren können prophylaktisch dazu beitragen, Delirien zu verhindern.

Literatur
BLEULER, M., WILLI, J., BUEHLER, H. R.: Akute psychische Begleiterscheinungen körperlicher Krankheiten. Stuttgart: Thieme 1966.
ENGEL, G. L., ROMANO, J.: Delirium, a syndrome of cerebral insufficiency. J. Chronic Dis. 9, 260 (1959).
HENNINGSEN, R., KRAMP, P., RAFAELSEN, O. J.: Delirium tremens and related clinical states. Acta psychiatr. scand. 59, 337 (1979).

LIPOWSKY, Z. J.: Transient Cognitive Disorders (Delirium acute confusional states) in the elderly. Amer. J. Psychiatry 140, 1426 (1983).

WALTER-BÜEL, H.: Zur allgemeinen Psychiatrie somatogener Psychosen. Schweiz. Arch. Neurolog. Neurochir. Psychiat. 101–121 (1968).

D. HELL

Delirium tremens → Alkoholismus

Demenz
[lat.: mens = Geist]

Was Demenz ist, läßt sich nur schwer exakt definieren. Folgt man den üblichen Begriffsbestimmungen, so dürften mit diesem Terminus zunächst alle solche Intelligenzdefekte bezeichnet werden, die im späteren Leben durch organische Hirnerkrankungen erworben wurden und ihrer Natur nach irreversibel sind. Eine solche Fassung des Demenzbegriffs wird allerdings dem heutigen klinischen Sprachgebrauch in vieler Hinsicht nicht mehr gerecht.

1. Tendenzen zur Ausweitung des Demenzbegriffes setzen schon bei dem Kriterium des „Erworbenen" ein. Einige Autoren, unter ihnen auch K. SCHNEIDER, rechnen zur Demenz nicht nur Schädigungen einer vorher intakt gewesenen Intelligenz, sondern auch diejenigen frühkindlich erworbenen oder angeborenen Verstandesmängel, die auf krankhafte Prozesse oder Mißbildungen zurückzuführen sind. Allerdings ist nicht zu übersehen, daß angeborene oder früh erworbene Intelligenzmängel – auch solche hochgradiger Art – eben doch meist ganz anders aussehen als die sich erst im späteren Leben entwickelnden Demenzen. Dies hängt sicher damit zusammen, daß die ehemalige geistige Regsamkeit dementer Patienten fast immer noch an einem Rest von Kenntnissen, Umgangsformen oder Erfahrungsbesitz erkennbar ist. Außerdem bedeutet die Demenz den Abbau eines ursprünglich differenzierten, in sich gegliederten Leistungsgefüges, dessen Struktur in ganz unterschiedlicher Weise von dem Zusammenbruch der Leistungen betroffen sein kann; wir begegnen daher bei der Demenz einer größeren psychopathologischen Vielfalt von Erscheinungsbildern als bei der Oligophrenie.

2. Die oben angeführte Demenzdefinition ist auch deshalb fragwürdig, weil in ihr – ebenso wie in den Begriffsbestimmungen von JASPERS, FLECK, BOSTROEM, GRUHLE u. a. – die Intelligenz eine beherrschende Rolle spielt. Der Terminus → „Intelligenz" ist aber seinerseits unscharf und kann nicht genau definiert werden. K. SCHNEIDER versteht darunter „das Ganze der Denkanlagen und Denkvollzüge mit ihrer Anwendung auf die praktischen und theoretischen Aufgaben des Lebens"; nach STERN ist Intelligenz „die Fähigkeit, sich unter zweckmäßiger Verfügung über Denkmittel auf neue Forderungen einzustellen". Das Gedächtnis – sei es als → Merkfähigkeit oder als Erinnerungsvermögen – und die → Auffassung können aufgrund dieser Definition nicht zum „Kern", sondern lediglich zum „Hof" (K. SCHNEIDER) oder zu den „Vorbedingungen" (JASPERS) der Intelligenz gerechnet werden; sicher ist nämlich, daß eine schlechte Merkfähigkeit oder eine langsame und schwerfällige Auffassung bis zu einem gewissen Grad auch bei guter Intelligenz möglich. Läßt man also, wie in der oben angegebenen Definition, als „Demenz" nur eine Beeinträchtigung der Intelligenz gelten, so kann man Störungen des Gedächtnisses oder der Auffassung nicht ohne weiteres unter diesen Demenzbegriff subsumieren. Man kann dann nur feststellen, „daß der Demenz zugrunde liegenden Prozesse mit Vorliebe (und oft als Frühsymptome) *auch* Gedächtnis und Auffassung alterieren" (K. SCHNEIDER). Wenn also GRUHLE zwischen der mnestischen, apperzeptiven und strukturellen Demenz unterscheidet, so könnte streng genommen nur die letztere zur Demenz im engeren Sinne gerechnet werden; ebenso würde von den drei Demenztypen von KLOOS – der amnestischen, abulischen und alogischen Form – nur die amnestische Form zur eigentlichen Demenz zu zählen sein. Dies würde aber bedeuten, daß der Demenzbegriff gerade auf amnestische Syndrome nicht mehr anwendbar wäre, die doch – zum Beispiel bei den hirnatrophischen Prozessen des höheren Lebensalters – ganz im Vordergrund der klinischen Symptomatologie stehen. Aus diesen Gründen ist es empfehlenswert, den Terminus „Demenz" aus seiner engen Bindung an den Intelligenzbegriff zu lösen und auch Störungen der Auffassung und des Gedächtnisses in die Definition der Demenz mit einzubeziehen.

3. Nachdem → Aphasische in älteren Zeiten oft fälschlicherweise für dement gehalten wurden, bedeutete es einen großen Fortschritt, als die Aphasie, und mit ihr andere Formen corticaler Hirnherdstörungen, aus dem „undifferenzierten Schleim des Demenzbegriffs" (LIEPMANN) ausgesondert wurden. Dabei wurde davon ausgegangen, daß solchen hirnpathologischen Herderscheinungen Störungen abgrenzbarer Funktionen zugrunde liegen, mit denen die Persönlichkeit wie mit einem Werkzeug umgehe. Dieses Konzept der Werkzeugstörungen blieb allerdings von Anfang an umstritten. Ältere (GOLDSTEIN, BOUMANN u. GRÜNBAUM, VON WORKOEM) und jüngere (BAY) Untersuchungen deuten darauf hin, daß in vielen Fällen Allgemeinstörungen des Denkens der Werkzeugstörung gleichgeordnet sind oder diese sogar bedingen und vortäuschen. Außerdem haben Beobachtungen bei diffusen hirnatrophischen Prozessen ergeben, daß hierbei regelmäßig psychopathologische Hirnherdstörungen auftreten, die in einer fortschreitenden Destrukturierung bestimmter Intelligenzleistungen begründet sind (ALBERT, ARAB u. a.). Bei dieser engen Verwandtschaft von Demenz und Werkzeugstörung neigen heute einige Autoren dazu, auch die psychopathologischen Herderscheinungen unter eine erweiterte Fassung des Demenzbegriffs zu subsumieren (ZUTT).

4. Eine weitere Schwierigkeit in der Definition der Demenz liegt darin, daß dieser Begriff oft zu einseitig auf nur-leistungspsychologische Gesichtspunkte bezogen wird. Gerade die Persönlichkeitsänderungen bei Stirnhirngeschädigten zeigen eindrucksvoll, daß trotz des Erhaltenbleibens von „primären" Intelligenzleistungen – zum Beispiel Auffassung, einfaches Verständnisvermögen und Merkfähigkeit – mit fortschreitendem Abbau der Persönlichkeit Störungen auf dem Gebiet des Urteilsvermögens deutlich werden, die man als Ausdruck einer schweren Demenz deuten muß. Zur höheren Urteilsfähigkeit gehört ja nicht nur das Verstehen logischer Deduktionen, sondern auch das Kritikvermögen, das von Selbstbewußtsein und Selbstbesinnung und damit von der Persönlichkeit und ihrer Wertwelt abhängt (PAULEIKHOFF) und daher bei einem Abbau dieser Wertwelt verloren geht. Das wesentliche der Demenz wird daher heute von manchen Autoren nicht mehr so sehr in dem intellektuellen Leistungsmangel, sondern in einem Abbau des Person-Seins erblickt, das in einem Verlust der Selbstvergegenwärtigung (SCHELLER) oder der Reflektionsfähigkeit (ZUTT) zum Ausdruck kommt.

5. Die Ausweitung des Demenzbegriffs hat aber gleichzeitig die Einsicht dafür gefördert, daß es eine einheitliche, immer gleich aussehende Demenz gar nicht gibt – auch nicht „die" organische Demenz im Unterschied etwa zur schizophrenen Demenz – sondern daß wir verschiedene, durch ihre bestimmte Lokalisation charakterisierte und damit auch klinisch unterscheidbare Formen der Demenz annehmen müssen, die aus Quellen ganz verschiedener Art gespeist werden und durch strukturell recht verschiedenartige Syndrome geprägt sind (SCHELLER). Die Zerlegung dieser Demenzformen kann auf verschiedenen Wegen erfolgen. Mit Hilfe einer *deskriptiven* Betrachtungsweise kann zum Beispiel gezeigt werden, wie sich das Situationsgefüge bei verschiedenen dementen Erscheinungsbildern in unterschiedlicher Weise verändert (PAULEIKHOFF). SCHELLER hat mit Hilfe einer feinsinnigen deskriptiven Analyse einige Demenztypen herausgeschält, bei denen der Akzent auf unterschiedlichen, durch die Örtlichkeit des Prozesses bedingten Leistungs- und Verhaltensstörungen liegt. Die → *strukturanalytische* Betrachtung ist bisher vor allem auf die amnestischen Syndrome mit Erfolg angewandt worden (BÜRGER-PRINZ u. KAILA, ZEH). Auch der *Entwicklungsgesichtspunkt* kann zur Unterteilung der Demenzformen herangezogen werden. AJURIAGUERRA u. a. haben gezeigt, daß sich die Destrukturierung von Intelligenzleistungen bei hirnatrophischen Prozessen in einer genau vorhersehbaren chronologischen Reihenfolge abspielt, wobei mit fortschreitendem cerebralem Abbau immer niedrigere Funktionsebenen durchschritten werden, die bestimmten Stadien in der kindlichen Intelligenzentwicklung entsprechen; im Gegensatz zu lokalisierten Hirnschädigungen, wie etwa der Pickschen Krankheit oder manchen Formen der Hirnarteriosklerose mit Herdausfällen, zeichnet sich die senile Demenz dadurch aus, daß der Leistungsabbau gleichzeitig eine große Zahl von Funktionsbereichen erfaßt und dabei stets das gleiche Desintegrationsniveau erreicht wird.

6. Die meisten Begriffsbestimmungen der Demenz enthalten auch das Kriterium der Dauerhaftigkeit der Leistungseinbuße. Im Gegensatz dazu hat schon STERTZ darauf hingewiesen, daß der Begriff der heilbaren Demenz nichts Widersinniges enthalte. Außerdem wurden wiederholt Patienten mit einer progressiven Paralyse beobachtet, bei denen die anfängliche Demenz sich nach gelungener Behandlung zurückbildete oder sogar völlig verschwand. Dies wurde aber oft damit erklärt, daß die Demenz in solchen Fällen durch eine Bewußtseinsstörung oder durch Veränderungen des Antriebs oder der Stimmung lediglich vorgetäuscht war. Demgegenüber hat vor allem WEITBRECHT betont, daß es genügend reversible Demenzen gibt, bei denen nichts von Bewußtseinstrübung, hypomanischer Flüchtigkeit, Antriebsverarmung oder Merkschwäche zu finden sei, sondern wo diejenigen Symptome das Bild beherrschen, welche die „eigentliche" Demenz ausmachen. Die traditionelle Handhabung des Demenzbegriffs als eines irreparablen Defekts kann also geradezu als ein Musterbeispiel dafür gelten, „wie vergewaltigend auf die unbefangene klinische Beobachtung die Macht eines festgefahrenen Begriffs und eine einmal eingeschliffene, zum Dogma gewordene Behauptung werden kann" (WEITBRECHT).

Literatur
AJURIAGUERRA, J. DE, TISSOT, R.: Some aspects of psychoneurologic desintegration in senile dementia. In: C. MÜLLER and L. CIOMPI (Hrsg.): Senile dementia, pp. 69–79. Bern: Huber 1968.
ALBERT, E.: Senile Demenz und Alzheimersche Krankheit als Ausdruck des gleichen Krankheitsgeschehens. Fortschr. Neurol. Psychiat. 32, 625–672 (1964).
ARAB, A.: Unité nosologique entre démence sénile et maladie d'Alzheimer d'après une étude statistique et anatomoclinique. Sist. nerv. 12, 189–201 (1960).
BAY, E.: Sprache und Denken. Dtsch. med. Wschr. 87, 1845–1852 (1962).
BAY, E.: Zum Verständnis der aphasischen Störung. Nervenarzt 34, 295–303 (1963).
BOSTROEM, A.: Die progressive Paralyse (Klinik). In: Handb. d. Geisteskrankheiten 8, pp. 147–314. Berlin: Springer 1930.
BOUMAN, L., GRÜNBAUM, A. A.: Experimentell-psychologische Untersuchungen zur Aphasie und Paraphasie. Z. ges. Neurol. Psychiat. 96, 481–538 (1925).
BÜRGER-PRINZ, H., KAILA, N.: Über die Struktur des amnestischen Symptomenkomplexes. Z. ges. Neurol. Psychiat. 124, 553–595 (1930).
FLECK, U.: Über die psychischen Veränderungen der erwachsenen Metencephalitiker mit Betrachtungen über die psychischen Folgezustände der Encephalitis epidemica überhaupt. Arch. Psychiat. 80, 297–311 (1927).
GOLDSTEIN, K.: Language and language disturbances. New York: Grune & Stratton 1948.

GRUHLE, H. W.: Psychologie des Abnormen. In: Handb. d. vergleichenden Psychologie (G. KAFKA, Hrsg.) 3. Bd. Abtlg. 1. München: Ernst Reinhardt 1922.
JASPERS, K.: Allgemeine Psychopathologie. 6. Aufl. Berlin Göttingen Heidelberg: Springer 1953.
KLOOS, G.: Grundriß der Psychiatrie und Neurologie. München: Müller und Steinicke 1956.
LIEPMANN, H.: zit. nach K. JASPERS.
PAULEIKHOFF, R.: Über Veränderungen des Situationsgefüges bei dementen Erscheinungsbildern. Nervenarzt 26, 510–515 (1955).
SCHELLER, H.: Über den Begriff der Demenz und unterscheidbare klinische Formen von Demenzen. Nervenarzt 36, 1–7 (1965).
SCHNEIDER, K.: Klinische Psychopathologie. Stuttgart: Thieme 1966.
STERN, W.: zit. nach K. SCHNEIDER.
STERTZ, G.: Störungen der Intelligenz. Handb. d. Geisteskrankheiten 1, S. 689–711. Berlin: Springer 1928.
WEITBRECHT, H. J.: Zur Frage der Demenz. In: Psychopathologie heute. H. KRANZ (Hrsg.), pp. 221–233. Stuttgart: Thieme 1962.
WOERKOM, W. VAN: Psychopathologische Beobachtungen bei Stirnhirngeschädigten und bei Patienten mit Aphasien. Mschr. Neurol. Psychiat. 80, 274–331 (1931).
ZEH, W.: Die Amnesien. Stuttgart: Thieme 1961.
ZUTT, J.: Was lehren uns die Demenzzustände über die menschliche Intelligenz. Nervenarzt 35, 1–5 (1964).

H. LAUTER

Demenz, epileptische → Epilepsie

Demenz, senile

Synonyme: Dementia senilis, Altersblödsinn, Altersschwachsinn

Die *senile Demenz* ist charakterisiert durch eine chronisch-progressive Beeinträchtigung aller intellektuellen Funktionen im Alter, im Sinn eines fortschreitenden → psychoorganischen Syndroms, beruhend auf allgemeiner Hirnschrumpfung.
Pathologisch-anatomisch findet man eine diffuse, oft frontal stärker ausgeprägte Hirnatrophie. Histologisch sind senile Plaques, → Alzheimersche Fibrillenveränderungen und diffuse astrocytäre Gliose in der Hirnrinde typisch. Zwischen anatomischen und klinischen Befunden bestehen allerdings nur statistische Beziehungen (CORSELLIS), da schwere klinische Bilder ohne entsprechende histologische Befunde und fehlende klinische Symptome bei ausgeprägten anatomischen Veränderungen vorkommen.
Als bekannteste psychische Altersstörung wurde die senile Demenz, nach dem reichhaltigen *historischen Überblick* ROSENS u. a., schon von SOPHOKLES, EURIPIDES, ARISTOPHANES dichterisch dargestellt; im 4. Jh. von ORIBASINUS, dem Arzt des Kaisers Julian, und im 7. Jh. vom byzantinischen Arzt Paul VON AEGINA beschrieben und bereits mit einem altersbedingten Hirnschwund in Zusammenhang gebracht, wobei allerdings die Abgrenzung von andern Krankheitsbildern wie → Debilität und → Aphasie sehr unscharf blieb. Erste genaue klinische Schilderungen durch ESQUIROL (1838) und CANSTATT (1839). Die Arbeiten WILLES (1873–74) brachten eine klare Differenzierung von der → progressiven Paralyse. KRAEPELIN verdanken wir die noch heute gültige klinisch-pathologische Beschreibung und Abgrenzung von der → cerebralen Arteriosklerose.
Im Vordergrund des meist im 8. oder 9. Lebensjahrzehnt auftretenden *Krankheitsbildes* stehen die allmählich zunehmenden Störungen von Gedächtnis und Merkfähigkeit (→ amnestisches Syndrom). Auch alle höheren intellektuellen Funktionen wie zeitliche, räumliche und schließlich autopsychische Orientierung (→ Orientierungsstörungen), Kritik- und Urteilsfähigkeit usw. sind zunehmend betroffen. In Spätstadien – die Entwicklung kann mehrere Jahre dauern – treten agnostisch-apraktisch-aphasische Störungen und körperlicher Verfall hinzu. Die Persönlichkeit ist oft vergröbert und entdifferenziert, manchmal enthemmt; jedoch können bestimmte Persönlichkeitszüge bis tief in die Demenz erhalten bleiben. Auf affektivem Gebiet ist die manchmal hochgradige Gefühlslabilität bis zur eigentlichen → Affektinkontinenz, daneben eine flach euphorische oder aber ängstlich-unsichere Grundstimmung typisch. Ausfüllende → Konfabulationen, stereotyp-monoideistisches Festhalten und Wiederholen einiger weniger noch bekannter Fakten (z. B. valorisierender Vorkommnisse und Leistungen aus der Vergangenheit), Vermeidung von unangenehmen Themen und andere ähnliche Phänomene lassen leicht vielfältige Kompensations- und Abwehrmechanismen in einer Situation zunehmender Verunsicherung und Desintegrierung erkennen.
Reine *Formen der Erkrankung* sind selten. Klinisch wie auch histologisch finden sich in der Mehrzahl der Fälle Mischbilder mit cerebral-arteriosklerotischen Erscheinungen. Die Abgrenzung der beiden ätiologisch verschiedenen, aber klinisch sehr ähnlichen Affektionen bleibt deshalb problematisch (→ Arteriosklerose).
Neben den einfachen Formen der senilen Demenz kommen ferner Kombinationen mit wahnhaft-halluzinatorischen, depressiv-hypochondrischen, seltener expansiv-manischen Syndromen in etwa der Hälfte der Fälle vor. Allerdings werden heute solche akzessorischen Symptome immer weniger dem gehirnatrophischen Grundprozeß als situativ bedingten sozialen und psychologischen Einflüssen zugeschrieben. Besonders in der angelsächsischen Literatur wird die Bedeutung sozialer Faktoren u. a. für den Krankheitsausbruch und auch für die wahrscheinlich größere Häufigkeit in den unteren Bevölkerungsschichten betont (BUSSE).
Im übrigen ist über die *Ursachen* der zugrundeliegenden Hirnatrophie sehr wenig bekannt. Erbfaktoren spielen ziemlich sicher eine Rolle, wobei aber keine Einigkeit über den Erbgang herrscht.
Auch in bezug auf die *nosologische Stellung* der Erkrankung bestehen noch mancherlei Unklarheiten. Insbesondere ist die Frage nicht eindeutig entschieden, ob es sich um eine bloß quantitative Steigerung von „normalen" cerebralen Alterungs-

prozessen oder um eine Krankheit sui generis handelt. Für erstere Annahme sprechen vor allem die fließenden histologischen und psychopathologischen Übergänge von der Norm zur Krankheit, für letztere genetische und epidemiologische Fakten. Ferner halten heute manche Autoren die senile Demenz und den → M. Alzheimer für den Ausdruck ein und desselben Krankheitsprozesses mit verschiedenem Manifestationsalter, wofür namentlich der Umstand spricht, daß in späten Stadien die senile Demenz sich klinisch und histologisch bis zur Ununterscheidbarkeit dem Bild des M. Alzheimer angleicht (ALBERT).

Literatur
ALBERT, E.: Senile Demenz und Alzheimersche Krankheit als Ausdruck des gleichen Krankheitsgeschehens. Fortschr. Neurol. Psychiat. 32, 625–673 (1964).
BUSSE, E. W.: Brain syndromes associated with disturbances in metabolisme, growth, and nutrition. In: A. M. FREEDOM and H. I. KAPLAN (Ed.), Comprehensive Textbook of Psychiatry, pp. 726–729. Baltimore: Williams & Wilkins 1967.
CORSELLIS, J. A. N.: Mental illness and the aging brain. Maudsley Monographs 9, London 1962.
LARSSON, T., SJÖGREN, T., JACOBSON, G.: Senile Dementia. A clinical, sociomedical and genetic study. Copenhagen: Munksgaard 1963.
MULLER, C., CIOMPI, L. (Ed.): Senile Dementia. Bern: Huber 1968.
ROSEN, G.: Cross-cultural and historical approches. In: Psychopathology of aging, Hoch and Zubin (Ed.), New York London: Grune & Stratton 1961.
ROTHSCHILD, D.: Senile psychoses and psychoses with cerebral arteriosclerosis. In: I. O. KAPLAN (Ed.), Mental disorders in later life. Stanford Calif.: Stanford University Press 1956.

L. CIOMPI

Demenzen, präsenile
Dieser Terminus wird heute noch recht uneinheitlich verwendet. Während gewisse Autoren darunter fast ausschließlich das Alzheimersche Syndrom und die Picksche Krankheit verstehen, erweitern andere den Bereich und schließen die Creutzfeldt-Jakobsche Krankheit, die Chorea Huntington, das Heidenhainsche Syndrom (spongiöse präsenile Hirnatrophie), den präsenilen Beeinträchtigungswahn (KRAEPELIN), die einfache präsenile Demenz (ROTH) ein. Das Gemeinsame dieser verschiedenen Syndrome ist der Beginn vor dem Senium und der Verlauf im Sinne einer progredienten Demenz. Die Ätiologie ist verschieden, teils unbekannt. (Alzheimersches Syndrom, Picksche Krankheit, Chorea Huntington: siehe dort.)
Die *Creutzfeldt-Jakobsche Krankheit* ist keine Einheit, sondern der Rahmen für verschiedene seltene progressive Demenzformen, die alle mit pyramidalen und extrapyramidalen Symptomen einhergehen. Sie tritt bei Personen mittleren Alters auf und verläuft innerhalb von 2–3 Jahren tödlich. Nach SIEDLER u. MALAMUD kann man die Existenz von 2 Verlaufstypen annehmen:
1. Der fronto-zentro-temporale Typ mit starker Rindenatrophie, Schädigung des peripheren Motoneurons und längerer Entwicklungsdauer.

2. Generalisiertere Atrophie, ohne daß das Motoneuron berührt ist, subakute Entwicklung. In der terminalen Phase kommt es häufig zu Mutismus, Akinesie, Dezerebrationserscheinungen und schließlich Koma.
Man findet ein makroskopisch fast normales Gehirn, auch die histologischen Veränderungen sind nicht spezifisch. Es handelt sich vor allem um einen ausgedehnten Neuronenschwund. Die Rinde ist von schwammiger Konsistenz mit multiplen mikroskopischen Höhlenbildungen.
Bei der *Heidenhainschen* spongiösen Atrophie ist der psychopathologische Befund sowie der Verlauf ähnlich. Unterschiedlich sind die histologischen Befunde: im Gegensatz zur Jakob-Creutzfeldtschen Krankheit findet man beim Heidenhainschen Typus eine diffuse Erkrankung des Gehirns. Da die Occipitalgegend auch befallen ist, kommt es gelegentlich zu corticaler Blindheit.

Literatur
CREUTZFELDT, H. G.: Über eine eigenartige herdförmige Erkrankung des Zentralnervensystems. Z. ges. Neurol. Psychiat. 57, 1 (1920).
HEIDENHAIN, A.: Klinische und anatomische Untersuchungen über eine eigenartige organische Erkrankung des Zentralnervensystems im Praesenium. Z. ges. Neurol. Psychiat. 118, 49–74 (1928).
JAKOB, A.: Über eine eigenartige Erkrankung des Zentralnervensystems mit bemerkenswerten anatomischen Befunden. Z. ges. Neurol. Psychiat. 64, 147–184 (1921).
MALAMUD, N., BOYD, D. A.: Pick's disease with atrophy of the temporal lobes. A clinicopathologic study. Arch. Neurol. Psychiat. 43, 210 (1940).
MCMENEMEY, W. H.: The dementias and progressive diseases of the basal ganglia. In: GREENFIELD (Ed.) „Neuropathology"; pp. 520–576. London: Arnold 1963.
NEVIN, S., MCMENEMEY, W. H., BEHRMAN, S., JONES, D. P.: Subacute spongiform encephalopathy. Brain 83, 519–538 (1960).
SIEDLER, H., MALAMUD, N.: Creutzfeldt-Jakob's disease. J. Neuropathol. exp. Neurol. 22, 381–402 (1963).
WILDI, E.: Etat granulaire systématisé cardiopathique de l'écorce cérébrale (atrophie granulaire). Bull. Acad. Suisse Sci. Méd. 15, 18–83 (1959).

C. MÜLLER

Denken → Denkstörungen

Denkstörungen

I Geschichtliches
Störungen des Denkens sind den Beschreibern von Geisteskrankheiten schon sehr früh aufgefallen. Der Versuch, die Denkstörungen systematisch zu beschreiben und innerhalb dieser voneinander unterscheidbare Gruppen abzugrenzen, geht im wesentlichen auf PINEL (1745–1826) zurück, der es sich zur Aufgabe gemacht hatte, durch die Beobachtung von Tatsachen klinischen und statistischen Untersuchungen gegenüber Theoriebildungen und abstrakten Klassifikationen den Vorrang zu geben. PINEL beschrieb, daß es Patienten mit völlig verwirrtem Denken gebe und andererseits solche, bei welchen das Denken trotz Verrücktheit ganz klar bleibe. Er trennte bereits Störungen des Gedächtnisses von jenen der Ideenassoziation und beschrieb Denkstörungen bei Demenzen, wobei er

die Abschwächung des Denkens durch Erschöpfung nach sexuellen Ausschweifungen erklärte. Die Inkohärenz des Gedankenablaufes wurde von diesem Autor ebenso erwähnt wie die völlige Konzentration des Denkens auf einen Gegenstand bei Melancholikern.

Im deutschsprachigen Raum war es GRIESINGER (1817–1869), der bei seinem Versuch, die einzelnen Symptome der Geisteskrankheiten exakt zu analysieren, auch den „Anomalien des Denkens" erhöhte Aufmerksamkeit widmete. Bei ihm findet sich bereits die bis zum heutigen Tage weitgehend beibehaltene Trennung zwischen einem „krankhaften Verhalten des Vorstellens in formaler Beziehung" und einer „Abnormität der Vorstellung in bezug auf ihren (falschen) Inhalt". Zu den ersteren Abweichungen rechnet er neben Gedächtnisstörungen vor allem die große Langsamkeit des Denkens, eine erhöhte Produktion und einen beschleunigten Ablauf der Gedanken sowie eine Verworrenheit. Letztere könne nicht nur durch eine „Überfüllung" des „Bewußtseins" mit Vorstellungen entstehen, es gebe vielmehr auch eine „verwirrte Inkohärenz", die sich aus heftigen Affekten und eine weitere, die sich aus dem „gänzlichen Zerfall und tiefer Zerrüttung der psychischen Prozesse" ableiten lasse.

Aus der Tatsache, daß Denkstörungen außer durch Schilderungen der Patienten vorwiegend in Form sprachlicher Äußerungen faßbar werden und daher innig verquickt sind mit den Störungen der Sprache, erklärt sich der große Einfluß der Sprachforschung auf die Psychiatrie der Denkstörungen. Dieser tritt in entscheidendem Maße mit dem Aufschwung der Gehirnpsychiatrie in Erscheinung, als deren wichtigste Vertreter BROCA (1824–1880), MEYNERT (1833–1893) und WERNICKE (1848–1904) zu gelten haben.

Die bedeutenden Systematiker der deutschsprachigen Psychiatrie KAHLBAUM (1828–1899) und KRAEPELIN (1856–1926), der zwischen Veränderungen der äußeren Sprache (wechselnde Geschwindigkeit, Monotonie etc.) und solchen der inneren (Paraphasie, zu der er Verschmelzungen und Neologismen rechnete), unterschied, haben für ihre Sicht der Denkstörungen wesentliche Anregungen aus der gehirnpsychiatrischen Schule bezogen. Ihre unmittelbare Fortsetzung fand sie jedoch in KLEIST (1897–1960), der die Aphasielehre auf die psychotischen Sprachstörungen auszudehnen versuchte. Die klinische Schule hat sich gegen diesen von KLEIST, A. SCHNEIDER und in modifizierter Form von LEONHARD vertretenen Standpunkt in einer heftigen Auseinandersetzung zur Wehr gesetzt. Unter der Wortführung von GRUHLE und C. SCHNEIDER wurden hierbei die Unterschiede zwischen den schizophrenen und aphasischen Sprachstörungen herausgearbeitet. Dennoch spielte die Frage, ob es sich bei den Denkstörungen der Psychosen im Grunde um Werkzeugstörungen im Sinne lokal begrenzter Funktionsbeeinträchtigungen oder um eine „Ganzheitsstörung" (CONRAD) handle, weiter eine bedeutende Rolle. Hierbei gewann zunehmend die Meinung an Gewicht, daß gewisse Denkstörungen dadurch entstehen könnten, daß die „Werkzeuge" nicht entsprechend gebraucht werden können (KOLLE). In diesem Sinn meinte schon GRUHLE, daß eine Impulsarmut auch die Sprache beeinflussen könne, während BEHRINGER von einer „verringerten Spannweite des intentionalen Bogens" sprach. Auch hier zeichnete sich – neben idiographischen Erklärungsversuchen – bald das Bestreben ab, aus Beobachtungen zu verifizierten Hirnschäden lokalisatorische Rückschlüsse zu ziehen. So beschrieb GRÜNTHAL eine Schwächung der „Denkaktivität" bei Stirnhirnverletzten, während andere Autoren (PFERSDORFF, STERZ) darauf hinwiesen, daß bei Zwischenhirnsyndromen unter anderem die an das unversehrte Grau des Hirnmantels gebundenen Leistungen des Denkens nicht oder nur unvollkommen in Tätigkeit gesetzt werden könnten.

Die Erforschung der krankhaften Denkstörungen vollzog sich um die Jahrhundertwende aber auch in reger Wechselwirkung mit den Untersuchungen der Normalpsychologie. Die ältere Psychologie hatte das Denken als eine Assoziation von Vorstellungen, und diese letzteren als wahrnehmungsähnliche, anschauliche Gegebenheiten aufgefaßt. Demgegenüber konnten BINET, WOODWORTH und SELZ zeigen, daß das Denken vorwiegend nicht anschaulichen Charakter hat. Andererseits wies die Würzburger Schule der Denkpsychologie (KÜLPE, MESSER, K. BÜHLER) darauf hin, daß das Denken unter dem Einfluß „determinierender Tendenzen" stehen müsse, da sich Assoziationen ansonsten richtungslos nach allen Seiten ausbreiten. In der weiteren Folge fand die letztlich auf die Leipziger Schule (WUNDT 1832–1920) zurückgehende Gestaltpsychologie Eingang in die Denkpsychologie, indem sie die Gewinnung von Einsichten als eine zentrale Umstrukturierung von Figuren, sowie einen Ausgleich von Feldspannungen erklärte. Die Gestaltpsychologie sieht das Wesentliche nicht wie die Assoziationspsychologie in den Empfindungen, sondern in der Wahrnehmung besonderer Gestalten, die sich nicht einfach durch Addition aus Empfindungselementen zusammenfügen. Die einzelnen Gestalten werden in ihrem Gesamt dann auch von dem Ganzen her mitbestimmt, nach dem sich die Gestalten richten (CONRAD, GOLDSTEIN, METZGER, WERTHEIMER). Eine weitere Ergänzung fand die Denkpsychologie durch die Untersuchungen über die Begriffsbildung, deren Theorie sich auf das Überlagerungsmodell von GALTON (1897), den aus der Lerntheorie herrührenden Generalisationsbegriff und die Freudschen Vorstellungen über das Probedenken stützt. Diese besagen, daß die unter dem Druck der Realität notwendig gewordene Aufhaltung der motorischen Abfuhr durch den Denkprozeß besorgt werde, der sich aus Vorstellungen heraus entwickelt. Das Denken wer-

de mit Eigenschaften ausgestattet, welche dem seelischen Apparat das Ertragen der erhöhten Reizspannung während des Aufschubes der Spannungsabfuhr ermöglichten. Es sei so im wesentlichen ein Probehandeln mit Verschiebung kleiner libidinöser Besetzungsquantitäten unter geringer Abfuhr derselben. Demgegenüber hat sich eine periphere motorische Theorie des Denkens, die von Vertretern des frühen amerikanischen Behaviorismus (DUNLAP, WASHBURN) entwickelt wurde, wegen ihrer schwierigen Überprüfbarkeit nicht durchsetzen können.
Der Niederschlag der skizzierten psychologischen Untersuchungen über das Denken findet sich in den psychiatrischen Abhandlungen der Denkstörungen: Während ASCHAFFENBURG, BLEULER und KRAEPELIN ihre Interpretation im wesentlichen auf die Assoziationspsychologie stützen und diese auch unter Bezugnahme auf die Jungschen Assoziationsversuche experimentell klären wollen, wenden sich JASPERS und BUMKE von der Assoziationspsychologie ab und sehen, auf Grund der Ergebnisse der phänomenologischen und denkpsychologischen Forschung, das Wesen des gestörten Denkens in einer Beeinträchtigung seiner formalen Bedingungen. Sie stehen damit im Gegensatz zur analytischen Auffassung, die eine dynamische Interpretation der Denkstörungen im Hinblick auf ihre Steuerung aus dem Unbewußten in den Vordergrund rückt, was besonders von SCHILDER vertreten wird, der in seiner „Medizinischen Psychologie" das Denken überhaupt unter der Trieblehre abhandelt. Auf dem Boden der Klinik kam LIEPMANN zu dem Schluß, daß die Assoziationsgesetze auch in ihrer Ausgestaltung durch ZIEHEN ebensowenig zur Erklärung des Denkens und seiner Störungen ausreichen, wie die Perceptionslehre WUNDTs. Er betont, daß Denken durch Obervorstellungen beherrscht werde, denen eine strukturierende und zusammenfassende Wirkung beizumessen sei. Diese bilden Hierarchien, die untereinander und insgesamt wieder in einer höchsten Obervorstellung verknüpft seien. ACH beschrieb den gleichen Sachverhalt als „Einfluß der determinierenden Tendenzen". Diesen wird dann in den gestaltpsychologischen Untersuchungen der psychotischen Denkstörungen (CONRAD, JANZARIK) als „übergeordneten Gerichtetheiten" insofern eine große Bedeutung beigemessen, als ihr Ausfall oder ihre nachlassende Wirksamkeit zur Erklärung der pathologischen Phänomene im Sinne eines Gestaltzerfalls herangezogen wird.
Die Vertreter der klinischen Schule bemühten sich um eine allgemeine Klassifizierung der Denkstörungen im Hinblick auf bestimmte Aspekte des Denkvorganges. So unterscheidet GRUHLE drei Möglichkeiten: Zunächst könne die Richtung des Denkens normal, die Durchführung jedoch gestört sein. Dies treffe für die Hemmung, Ablenkbarkeit, Verwirrtheit, Verblödung, Unbesinnlichkeit und Absperrung zu. Andererseits gäbe es Denkvorgänge, die bei normaler Durchführung eine abnorme Richtung aufweisen, wozu Zwang, überwertige Ideen und Wahn zu rechnen seien. Schließlich sei die Möglichkeit gegeben, daß Richtung und Durchführung abnorm seien, was für die schizophrenen Denkstörungen zuträfe. K. SCHNEIDER versucht zwischen Störungen des Denkverlaufes, des Denkaktes, des Denkinhaltes und der Denkleistung zu trennen, betont jedoch zugleich, daß eine scharfe Unterscheidung hierbei nicht möglich sei. Die Schwierigkeit, hier klare Scheidungen durchzuführen, hat viele Forscher dazu veranlaßt, sich auf die exakte Beschreibung von Denkstörungen bei bestimmten Erkrankungen zu beschränken und bei diesen höchstens gewisse Analogien zu Veränderungen der Denkfunktion bei Normalen, wie z. B. zu dem Traumdenken, dem Müdigkeitsdenken oder dem archaischen Denken, aufzuzeigen.
Den breitesten Raum nimmt die Schilderung der Denk- und Sprachanomalien bei Schizophrenen ein, deren tiefschürfendste klassische Darstellung neben BERZE, BLEULER, GRUHLE und VIGOTSKY vor allem C. SCHNEIDER zu verdanken ist. Während dieser den betreffenden Störungen eine wichtige Rolle bei der Aufstellung schizophrener Symptomverbände einräumt, werden sie von LEONHARD im Anschluß an KLEIST neben anderen Symptomen zur Aufteilung der endogenen Psychosen in eine Reihe von gesonderten Krankheitstypen herangezogen. In neuerer Zeit hat die Erforschung der schizophrenen Denkstörungen im europäischen Raum durch PIROS Studien über die in vier Stufen sich vollziehende „semantische Dissoziation" – das Auseinanderfallen von Wort und Bedeutung – sowie durch die Arbeiten von SPOERRI und FLEGEL neue Aktualität gewonnen. Beide Autoren versuchen zwischen der als „Neophasien" bezeichneten schizophrenen Kunstsprache und der „Schizophasie" (KRAEPELIN) als besondere Sprachabwandlung zu trennen. Daß die Neophasien als positive Abwehrleistung der Kranken zu werten seien, die erst möglich werden, wenn die aktuellen Beeinträchtigungen der ergriffenen Basisfunktionen abgeklungen oder zumindest stabilisiert sind, wurde von ARNOLD hervorgehoben.
Zu erwähnen sind weiters die Arbeiten von WHYNNE und SINGER, die zwischen einer formlosen (amorphous), bruchstückartigen (fragmental) und einer gemischten (mixed) schizophrenen Denkstörung unterscheiden. In jüngerer Zeit lieferte die experimentelle Psychologie wesentliche Beiträge zur Erforschung der Denkstörungen: Nach POLJAKOW können zwar aus klinischen Symptomen keine direkten Schlüsse auf die Art der ihnen zugrunde liegenden Hirnfunktionsstörungen gezogen werden, wohl aber lassen sich aufgrund der besonderen Gestaltung von schizophrenen Symptomen Hypothesen über kognitive Funktionsbeeinträchtigungen bilden, welchen POLJAKOW eine zentrale Bedeutung für die Schizophrenie beimißt. So konnte POLJAKOW durch experi-

mentelle Untersuchungen nachweisen, daß bei schizophrenen Erkrankungen auch außerhalb der paranoid-halluzinatorischen Syndrome Besonderheiten der Wahrnehmung vorliegen, was seine Hypothesen in die Nähe der amerikanischen experimentellen Schizophrenieforschung rückt. Zum Unterschied von Hirnorganikern weisen Schizophrene nach POLJAKOW keine Einbußen des Abstraktionsvermögens auf. Zwei Kategorien von Basisstörungen, nämlich der „Overinclusion" und der „Response Interferenz", wenden die amerikanischen Schulen besondere Aufmerksamkeit zu.

Bei weiteren experimentellen Untersuchungen steht vor allem die EEG-Forschung im Vordergrund, die sich auf die „evoced respons" bezieht (SALETU, ITIL und SALETU). Die Beeinflussung der Denkstörung durch biochemische Faktoren wurde vorwiegend von der Arbeitsgruppe KETYs untersucht.

II Klinik der Denkstörung

1. Einleitung

Trotz aller Versuche der Normalpsychologie, die Denkprozesse in ihren Gesetzmäßigkeiten exakt zu erfassen, gilt auch noch heute die Feststellung K. BÜHLERS, daß es keine genaue Begriffsbestimmung des Denkens gibt. So kann auch HOFSTÄTTER nur aussagen, daß das Denken im Medium der Repräsentationen von Dingen und Sachverhalten erfolge, wobei an die Stelle der Objekte der sinnlichen Erfahrung auch Komplexe der mit ihnen assoziativ verknüpften Eindrücke und Erwartungen treten. Ein Großteil unseres Denkens bewege sich im Medium sprachhafter Repräsentationen und bediene sich mehr oder minder scharf umrissener Begriffe, über deren Bildung PIAGET grundlegende Studien durchgeführt hat. Für die Klinik erscheint SCHILDERS Hinweis bedeutungsvoll, daß sich die Begriffe nicht nur logisch, sondern auch individuell auf Grund teils praktischer, teils affektiver Motive entwickeln. Der letztere Sachverhalt kommt in JANZARIKS Konzept der in den repräsentativen Beständen strukturgebundenen Dynamik anschaulich zum Ausdruck (→ Wahn). Zu den Besonderheiten des Begriffes gehört also, daß ihm neben dem logischen Bedeutungskern ein kollektiv-sozialer Gehalt sowie ein individueller Besitz zukommt (ARNOLD). Aus dieser Sicht läßt sich manches an den Sprachstörungen psychisch Kranker unserem Verständnis näher bringen, wenn man das Gedankengut der Assoziationspsychologie und deren früher skizzierte Weiterentwicklung berücksichtigt.

Unter *Assoziation* wird in der Psychologie zunächst die Verknüpfung von Ideen verstanden, des weiteren können jedoch außer solchen „Ideenassoziationen" auch Vorstellungen mit Gefühlen, Strebungen oder Handlungsentwürfen verknüpft sein (HARING u. LEICKERT). Bereits ARISTOTELES hat gezeigt, daß Assoziationen auf Ähnlichkeiten, Gegensätzen oder räumlicher bzw. zeitlicher Nähe der verknüpften Elemente beruhen. BROWN zählt derartige Verknüpfungen zu den „primären Assoziationsgesetzen", welchen „sekundäre" nachgeordnet sind, die von folgenden Umständen determiniert werden: Dauer des ursprünglichen Eindrucks, seine Lebhaftigkeit, die Häufigkeit seiner Wiederholung, seine Frische, das Fehlen konkurrierender Eindrücke, konstitutionelle Unterschiede der Eindrucksempfänger, deren jeweilige Gemütslage, deren körperlicher Bestand und deren Lebensgewohnheiten (HOFSTÄTTER). Die moderne Verhaltenstherapie hat sich dieser Erkenntnisse beim Ausbau ihrer Technik bedient. Handelt es sich um die Verknüpfung inhaltlich verwandter Vorstellungen, so wird nach ZIEHEN meist von *inneren Assoziationen* gesprochen. Diesen stehen die *äußeren Assoziationen* gegenüber, die sich in Gleichzeitigkeits- und Ähnlichkeitsassoziationen unterteilen lassen. Bei den ersteren werden häufig gleichzeitig auftretende Eindrücke miteinander verknüpft, die letzteren betreffen Klangassoziationen bzw. sprachliche Reminiszenzen (ASCHAFFENBURG). Die Assoziationswahl wird durch die *„äußeren und inneren Konstellationen"* (EWALD) eingeschränkt. Die äußere Umgebung und die innerseelische Einstellung bestimmen, welche Assoziationen aus der Fülle der grundsätzlich dem betreffenden Individuum möglichen Assoziationen ins Bewußtsein tritt. Die innere Konstellation wird weitgehend von der Stimmungs- und Affektlage determiniert. Einem konstellativen Abgleiten stellen sich die *„determinierenden Tendenzen"* (ACH) entgegen, die Garanten für die Zielstrebigkeit des Denkens ist.

Die Berücksichtigung der Assoziationsgesetze läßt zweifelsohne nicht alle Denkstörungen verstehbar machen. Insbesondere die Probleme des verworrenen oder zerfahrenen Denkens haben sich unserer Einsicht besser durch den gestaltpsychologischen Ansatz (siehe diesen) im Sinne eines Gestaltzerfalls (CONRAD) eröffnet. Man muß daher mit JAHRREISS immer im Auge behalten, daß das Denken in das Gefüge der seelischen Person eingebaut und abhängig von Willen, Trieben und Wertung ist. Denken erfolgt immer auf dem *Unterbau* von Gedächtnisgruppen, die als Reproduktionsgrundlage dienen und in welchen Assoziationsmechanismen wirksam sind. Dazu kommt jedoch als *Oberbau* dasjenige, was das Wesen des Denkens ausmacht: das unanschauliche Erlebnis der Relationserfassung, die Einsicht in Sachverhältnisse, die Begriffs- und Urteilbildung ermöglicht. Denken ist „diejenge psychologische Funktion, welche ihren eigenen Gesetzen gemäß gegebene Vorstellungsinhalte in begrifflichen Zusammenhang bringt, wobei es sich um einen Urteilsakt handelt" (C. G. JUNG). Das Hereinwirken von Gefühlen, wobei eine Urteilskette etwa durch ein Gefühlsurteil beendet wird, darf nach BASH nicht als eigentliche Denkstörung betrachtet werden. Es handelt sich dabei lediglich um eine Störung der Voraussetzungen zum Denken.

Angesichts der Komplexität des normalen Denkens fällt es schwer, die Formen klinischer Denkstörungen in Kategorien einzuordnen. Die meisten Autoren versuchen zwischen *formalen* und *inhaltlichen Denkstörungen* zu trennen. Die ersteren werden auch als *strukturelle*, die letzteren als *materielle Störungen* des Denkablaufes bezeichnet. Dabei wird unter Material der assoziative Unterbau – die Reproduktionsgrundlagen, Vorstellungen und Wissensdispositionen – verstanden, deren denkende, auswählende Bearbeitung gestört sein kann (JAHRREISS). Ideenflucht und Zerfahrenheit lassen sich relativ leicht als formale Denkstörungen darstellen. Unter den materiellen Denkstörungen beschreibt JAHRREISS quantitative Veränderungen der Reproduktionsgrundlage. Dabei kann es sich um eine wirkliche oder nur eine scheinbare Armut an Denkinhalten handeln. Ersteres trifft für den Schwachsinn zu; zweiteres liegt bei der Demenz vor, bei welcher das Material nicht zugänglich ist. An Hand der Denkhemmung weist JAHRREISS jedoch darauf hin, wie schwer sich eine strikte Trennung zwischen formalen und materiellen Störungen aufrechterhalten läßt: Die Denkhemmung läßt sich nämlich auch dahingehend interpretieren, daß die Verfügung über das Material beeinträchtigt ist, während im Strukturellen nur das Tempo des Denkens gleichzeitig eine Veränderung erfahren hat. Den formalen und materiellen Denkstörungen läßt sich schließlich noch eine *emotionale* gegenüberstellen, zu welcher JAHRREISS überwertige Ideen, Wahnbildungen und Zwangsvorstellungen rechnet, wobei er bei den letzteren jedoch auch Zeichen einer formalen Störung annimmt. BASH unterscheidet zwischen einer *qualitativen* und einer *quantitativen* Störung des Denkens, die letztere liege beim Schwachsinn vor, aber auch überall dort, wo die Besonnenheit leide und die Zeit für reflektierende Selbstkritik nicht gegeben sei, was für die Manie und den akuten exogenen Reaktionstyp zutreffe. Die qualitativen Denkstörungen werden von BASH in zwei große Gruppen eingeteilt: Hierher gehören Denkstörungen, die beim organischen Psychosyndrom vorwiegen, also die Zeichen des bleibenden Funktionsausfalles bei diffuser Hirnrindenschädigung zeigen. Die zweite Gruppe umfaßt die Denkstörungen beim Syndrom des Gestaltzerfalles, wie er bei gewissen akuten exogenen Reaktionstypen und bei der Schizophrenie vorliegt. Das organische Psychosyndrom sei in der Regel jedoch durch eine Kombination von qualitativer und quantitativer Störung ausgezeichnet: Der Denkablauf ist dann nicht nur im Niveau des geistigen Inhalts, in der Schärfe und Genauigkeit der Begriffsgehalte beeinträchtigt, sondern auch durch die Verlangsamung des seelisch-geistigen Ablaufes und die mnestischen Ausfälle (WIECK).

Unabhängig von solchen Kategorisierungsversuchen sind einzelne Denkstörungen in der psychiatrischen Literatur eingehend beschrieben worden. Sie sollen im folgenden dargestellt werden. Dabei muß man jedoch im Auge behalten, daß die verwendeten Begriffe mit wenigen Ausnahmen – wie z. B. „Perseveration" – dem allgemeinen Sprachgebrauch entstammen. Die der Allgemeinsprache eigene Vielzahl von Bedeutungsgehalten der betreffenden Begriffe hat dann dazu geführt, daß die einzelnen Autoren unterschiedlich den einen oder anderen derselben zur Grundlage ihrer Definition gemacht haben. Daraus ist zu erklären, wieso gleichlautende Begriffe oft recht unterschiedliche Denkstörungen bezeichnen. Die Beschreibung der Störungen selbst, auch wenn sie gelegentlich mit verschiedenen Namen belegt werden, ist hingegen recht einheitlich. Ihre Interpretation zeigt allerdings wieder äußerst divergente Standpunkte, auf die hier im einzelnen nicht eingegangen werden kann. Zur einfachen Veranschaulichung eignet sich meist am besten die Gegenüberstellung eines passiven assoziativen Vorstellungsablaufes und eines aktiv durch Zielvorstellungen geleiteten Denkens, wenn man mit JASPERS im Auge behält, daß es sich hierbei nicht um eine – bis heute übrigens noch nicht in befriedigender Weise vorliegende – Theorie des eigentlichen Geschehens handelt. In der folgenden Darstellung halten wir uns in Übereinstimmung mit den meisten Autoren an die Trennung zwischen formalen und inhaltlichen Störungen, betonen jedoch, daß dies nur ein äußerst oberflächliches Einteilungsprinzip ist, für das die oben angeführten kritischen Einwände gelten.

Bei der Gruppierung der Denkstörungen – sowohl der inhaltlichen wie der formalen – spielt die *Einfühlbarkeit* eine große Rolle. Es ist das Verdienst JASPERS', diesen Begriff durch die Scheidung zwischen rationalem und einfühlendem Verstehen geklärt und als phänomenologische Intuition zur Methode ausgebaut zu haben (siehe auch Wahn): Wenn Gedankeninhalte für unser Verstehen einsichtig nach Regeln der Logik auseinander hervorgehen, so werden diese Zusammenhänge *rational* verstanden, es handelt sich um ein Verstehen des *Gesprochenen*. Werden diese Inhalte jedoch verstanden als entsprungen aus Stimmungen, Wünschen und Befürchtungen des Denkenden, so handelt es sich eigentlich um ein *psychologisches*, d. h. ein einfühlendes Verstehen des *Sprechers*. Das rationale Verstehen leitet immer zur Feststellung, daß ein rationaler, ganz ohne alle Psychologie verständlicher Zusammenhang einen seelischen Inhalt dargestellt hat. Das einfühlende Verstehen hingegen leitet in seelische Zusammenhänge hinein. Es führt zur Psychologie selbst, während das rationale Verstehen nur Hilfsmittel der Psychologie ist. JASPERS zeigt an Hand dieser Gedankengänge auf, daß dort, wo das einfühlende Verstehen seine Grenzen erreicht, der Anstoß für kausale Fragestellungen gegeben ist, an welchen das naturwissenschaftliche Erklären anzusetzen hat, wie dies im Abschnitt → Wahn erläutert wird. Die Einfühlbarkeit, die durch ein Sich-Versenken in den Patienten mit „Nachvollziehbarkeit" identisch ist, wird so z. B. von JASPERS für die Trennung zwischen Gemüts- und Geisteskrankheiten herangezogen: Bei der ersteren kann das pathologische Seelenleben anschaulich als Steigerung oder Herabsetzung uns bekannter Phänomene und als Auftreten derselben ohne die normalen Gründe und Motive erfaßt werden. Das pathologische Seelenleben der Geisteskrankheiten, das JASPERS mit „schizophrenem Seelenleben" gleichsetzt, kann durch den Versuch des Nachvollziehens nicht ausreichend erfaßt werden, da die ihm eigenen Veränderungen nicht anschaulich miterlebt werden können und man nur versuchen kann, sie von außen irgendwie faßbar zu machen. Deswegen erscheinen Gemütskrankheiten einfühlbar und „natürlich", das „schizophrene Seelenleben" hingegen uneinfühlbar und „unnatürlich". Die idiographischen Forschungsrichtungen haben versucht, auch die Störungen dieses „unnatürlichen", im gewöhnlichen Sprachgebrauch als „Verrücktheit" bezeichneten Seelenlebens einem Einfühlen und Nachvollziehen zugänglich zu machen. BINSWANGER möchte hierfür das Wort Verstehen überhaupt nicht verwenden, sondern nur die Begriffe Nacherleben, Nachbilden und Einfühlen gelten lassen und will sie als „Erklären von Motiven" definiert wissen. Trotz dieser Versuche läßt sich bei vielen seelischen Störungen doch eine Grenze der Einfühlbarkeit feststellen, die sich sowohl für die Trennung bestimmter Phänomene untereinander wie auch als Ansatz für die Grundlagenforschung im Jaspersschen Sinn bewährt (→ Wahn). Auf dem Gebiete der formalen Denkstörungen spielt das Fehlen der Einfühlbarkeit insbesondere bei der Identifizierung der sogenannten „schizophrenen Änderung des Denkens" eine große Rolle. Dabei muß jedoch festgehalten werden, daß die unter diesem Begriff subsumierten, vorwiegend als „Zerfahrenheit" beschriebenen Denkstörungen von vielen Autoren nicht mehr als Ausdruck einer einheitlichen Krankheitseinheit „Schizophrenie", sondern als Abwandlung des Denkens aufgefaßt werden, die bei verschiedensten Grundstörungen, insbesondere bei exogenen Reaktionstypen, vorkommen können. Neuerdings versuchte eine Reihe von Forschern (z. B. SPOERRI, PETERS, CHAIKA, ROCHESTER) Sprachstörungen unter linguistischen Aspekten zu untersuchen, ohne jedoch zu einheitlichen Ergebnissen zu kommen.

Neue Aktualität erhielt die Frage der gestörten Sprache durch die Lateralisationsforschung. Bei den inhaltlichen Denkstörungen liegt die Bedeutung der Einfühlbarkeit vor allem bei dem Versuch, „überwertige Ideen" vom „echten Wahn" zu trennen.

2. *Formale Denkstörungen*
a) Denkhemmung. Bei der Denkhemmung handelt es sich um eine komplexe Störung, aus der sich ein Verlangsamung des Denkablaufes, eine Einfallsarmut sowie ein zäheres Festhalten der – im Vergleich zur Norm seltener auftretenden – Gegenstände des Denkens isolieren lassen. Hierzu gesellt sich noch eine Störung der Auffassung (BUMKE). Klinisch zeigt sich die Denkhemmung dem Beobachter in einer Erschwerung, Verzögerung oder einem Ausbleiben einer vom Patienten offensichtlich intendierten sprachlichen Äußerung als Ausdruck einer allgemeinen Intentionshemmung. Man merkt, daß der Patient dazu ansetzt, etwas zu sagen, wobei man im Hinblick auf die gegebene Situation die Ausführung des Ansatzes vom Patienten erwarten würde. Subjektiv wird der Gedankengang als verlangsamt, gegen einen Widerstand ablaufend, empfunden. Die Patienten klagen darüber, daß ihnen das Denken stocke, nichts einfalle und daß sie immer an einem Gedanken kleben bleiben müßten. Die Zielvorstellung bleibt erhalten, die Ordnung des Denkens ist nicht beeinträchtigt, aber das Denkziel kann nicht oder nur erschwert erreicht werden.

Nach JASPERS liegt eine Armut des assoziativen Geschehens vor, während die determinierenden Tendenzen besonders wirksam sind. JAHRREISS weist darauf hin, daß sich der „schematische Vorentwurf" – das Bewußtsein der Denkaufgabe – nur langsam bildet und langsam konkretisiert wird. Der besonderen Kraft der determinierenden Tendenzen gesellt sich jedoch auch ein ungewöhnlich langes Haften des Aufgabebewußtseins zu, was ACH als „determinative Perseveration" beschrieb. Diese ist für die *Einengung des Denkens* auf ein bestimmtes Thema bei der Denkhemmung verantwortlich zu machen, was auch als „Monoideismus" bezeichnet wird. Die Denkeinengung kommt jedoch nicht nur bei der Denkhemmung vor. Sie ist vielmehr auch ohne Hemmung bei psychogenen Störungen zu beobachten. Die Einengung zeigt sich dem Untersucher als ständiges Kreisen der sprachlichen Äußerungen um bestimmte Inhalte bei Unfähigkeit oder Unwilligkeit, sich einem anderen Thema zuzuwenden. Subjektiv wird die Denkeinengung meist ebenfalls als „Kreisen" oder „Nicht-los-kommen" von gewissen Gedanken geschildert. Im Modell kann sie als Übermächtigkeit eines Denkzieles veranschaulicht werden. Ein typisches Beispiel hierfür liegt bei dem von RINGEL beschriebenen „präsuicidalen Syndrom" vor. Schließlich handelt es sich bei der „emotionalen Denkstörung" der → „überwertigen Idee" gelegentlich auch um eine deutliche Denkeinengung.

Die Denkhemmung ist am häufigsten bei endogenen Depressionen zu beobachten und wird einerseits auf die allgemeine vitale psychomotorische Hemmung, andererseits auf die depressive Verstimmung selbst bezogen. In manisch-depressiven Mischzuständen, wie z. B. dem manischen Stupor, kann die Denkhemmung auch ohne depressive

Verstimmung auftreten. Manche Autoren (BUMKE, WEITBRECHT) nehmen an, daß auch psychogene Verstimmungen das Denken blockieren und somit zu einer Denkhemmung führen können. Demgegenüber gibt JAHRREISS zu bedenken, daß bei diesen psychogenen Störungen vielleicht nur der Vorstellungskreis eingeengt sei, während keine wirkliche Verlangsamung vorliege. Er mißt daher der allgemeinen, vitalen psychomotorischen Störung das Hauptgewicht für die Genese der Denkhemmung zu. Im Gegensatz zur Denkhemmung ist das ebenfalls inhaltsarme Denken bei Demenzzuständen nicht verlangsamt, sondern nur unschärfer und unbestimmter. Während der Denkgehemmte eine produktive Denkstörung hat, liegt beim Dementen eine reproduktive vor (JAHRREISS). Das verspätete oder ausbleibende Erreichen eines Denkzieles infolge von Umständlichkeit oder Perseveration ist nicht als Verlangsamung zu bezeichnen.

Eine isolierte Verlangsamung der intellektuellen Vorgänge wurde unter dem Namen *Bradyphrenie* bzw. *Bradypsychie* zunächst bei der Encephalitis epidemica, dann auch bei Parkinsonsyndromen, Läsionen der Stirnhirns und des Balkens, bei CO-Vergiftungen bzw. am Beginn und Ausgang von anderen akuten exogenen Reaktionstypen beschrieben (AUBIN). Gelegentlich ist die Bradyphrenie mit einem Mangel an intellektuellem Antrieb verknüpft, ohne regelhaft mit einer intellektuellen Gleichgültigkeit korreliert zu sein (BLEULER).

b) *Ideenflucht.* Die Ideenflucht kann als Gegensatz zur Denkhemmung aufgefaßt werden. Dem Patienten drängt sich eine Vielzahl von Einfällen auf, sie verlieren den Faden, geraten vom Hundertsten ins Tausendste und haben das Gefühl, daß ihr Denken besonders leicht vonstatten gehe. Auch dem Beobachter erscheint das Zustandsbild als „erleichtertes Denken", wobei der rasche Wechsel der Ideen in der Zeiteinheit auffällt. (Das Wort „Idee" bezieht sich im Zusammenhang mit „Ideenflucht" nach JASPERS nicht nur auf Vorstellungen, sondern auf alle Elemente, die in Assoziationsverkettungen gedacht werden können.) Unter Umständen ist dieser Wechsel so rasch, daß keine zusammenhängenden – und bei noch stärkeren Graden der Ideenflucht auch keine vollständigen – Sätze mehr gebildet werden können. BINSWANGER weist darauf hin, daß an Stelle eines hypotaktischen, d. h. in Haupt- und Nebensätze gegliederten Satzbaues, die Parataxe, die bloße Aneinanderreihung von Sätzen trete. Das Tätigkeitswort rücke immer mehr in den Hintergrund und werde fast nur mehr im Präsens gebraucht. Zugleich gewinne das mehr oder weniger mit Eigenschaftswörtern ausgeschmückte Hauptwort die Oberhand, so daß schließlich der „manische Telegrammstil" entstehe. Bei dem raschen Ersatz einer Vorstellung durch andere, kommt es zu einem Überwiegen des Konkreten über das Abstrakte. Die Assoziationen werden oberflächlich, von einfachen Ähnlichkeiten (z. B. Klangassoziationen) oder Kontrasten bestimmt. Der Wechsel der Ideen gerät infolge der meist gleichzeitig vorhandenen Hypervigilität in zunehmende Abhängigkeit von äußeren Eindrücken. Demnach bleibt der Ideenwechsel für den Beobachter aus der Untersuchungssituation einfühlbar und nachvollziehbar, weil er eben von der Oberfläche und nicht katathym von innen her bestimmt wird. Bei Ideenflucht schwereren Grades wird von „Pseudoinkohärenz" gesprochen; ASCHAFFENBURG nennt sie „Logorrhoe". Dieser Begriff wird jedoch heute mehr im Sinne eines sprachlichen Entäußerungsdruckes verwendet, wie er z. B. auch bei der sensorischen Aphasie vorliegt. Subjektiv wird die Ideenflucht nicht nur als Beschleunigung und Einfallsreichtum, sondern gelegentlich auch als „Gedankendrängen" empfunden. In leichten Fällen liegt nur eine Neigung zum Abspringen vor: Der Patient verliert, durch äußere Vorgänge oder durch eine auftauchende Vorstellung abgelenkt, den Faden und kommt von einem Thema zum anderen. BUMKE (zit. nach JAHRREISS) vergleicht dieses Abspringen, ein Bild SCHOPENHAUERS aufgreifend, mit dem Dominospiel: Die zufällige Augenzahl des zuletzt gesetzten Steines bestimme die Wahl des nächstfolgenden und dessen Nachfolger hätte zu dem vorletzten gar keine Beziehung mehr. Bei der Ideenflucht verlieren die Patienten immer wieder das Denkziel durch das Auftreten von Nebeneinfällen. Auch bei schwerer Ausprägung der Störung handelt es sich nicht um eine eigentliche Ziellosigkeit sondern nur um einen beständigen Wechsel der Denkziele.

Die Interpretation der Ideenflucht hat eine lange Geschichte: Zunächst sah man ihr Wesen in einem beschleunigten Ablauf der Vorstellungen (MENDEL, ZIEHEN). WERNICKE sprach von einer Unfähigkeit, Hauptassoziationen festzuhalten, KRAEPELIN von einem Fehlen oder einer ungenügenden Ausbildung der Zielvorstellung. Später wurde die allgemeine Erleichterung der psychomotorischen Vorgänge (REHM), der pathologische Zwang, jedem Gedanken sprachlich Ausdruck zu verleihen, zu ihrer Erklärung herangezogen. Der Interpretation der Ideenflucht als Folge eines Rededranges widersprach LIEPMANN mit dem Hinweis, daß weder die Logorrhoe Aphasischer noch der katatone Rededrang mit einer Ideenflucht verknüpft sei. Er verwies darauf, daß bei dieser ein rascher Wechsel der Vorstellungen im Blickpunkt des Bewußtseins erfolge, wodurch eine scheinbare Vorstellungsbeschleunigung einträte: In der Zeiteinheit kämen mehr verschiedenartige Vorstellungen als beim Gesunden ins Bewußtsein, weil der Gegenstand der Aufmerksamkeit viel häufiger wechsle. JASPERS meint, das assoziative Geschehen sei erregt, wodurch Inhalte massenhaft von allen Seiten ins Bewußtsein strömten, was als vermehrte Produktivität zu bezeichnen wäre. Dazu käme, daß die determinierenden Tendenzen mehr und mehr wegfielen, daß keine festgehaltene Auswahlrichtung unter den Assoziationen mehr stattfinde und infolgedessen je nach den zufälligen Bedingungen alle nur möglichen Assoziationsweisen durcheinander gingen. Nach JAHRREISS wird zwar der Vorentwurf einer Gesamtaufgabe gebildet, er zerfalle jedoch schon zu Beginn seiner Konkretisierung wieder. Angesichts dieser vielfältigen Deutungsversuche muß man BUMKES Auffassung bestätigen, daß sich eine umfassende Definition der Ideenflucht nicht geben läßt. Neben der Beschleunigung des Denkablaufes spielen bei ihrer Entstehung Rededrang, Unbeständigkeit und Energie der Aufmerksamkeit, Mitteilungsbedürfnis, optimistische Gestimmtheit und Extraversion eine große Rolle. Alle diese Störungen können jedoch nur als Glieder einer Kausalkette und nicht als Hauptursache der Ideenflucht aufgefaßt werden (JAHRREISS). Ähnlich meint BINSWANGER, daß hinter der Unordnung der Ideenflucht eine grundlegende Störung — „ein Prinzip" – liege. Dieses finde man aber nicht mehr innerhalb der sprachlichen Kundgabe und des Denkens selbst, „sondern nur in der gesamten Lebensform, in dem durchgängig schwebenden, springenden, hüpfenden Lebensstil dieser Kranken". Verschiedentlich finden sich Versuche, die Ideenflucht zu unterteilen. KRAEPELIN trennt eine „*innere*" von einer „*äußeren*" durch ein Vorherrschen von rein sprachlichen und Klangassoziationen charakterisierte Ideenflucht. LIEPMANN spricht im Hinblick auf diese beiden Gruppen von einer „*gedanklichen*" und einer „*sprachlichen*" Ideenflucht. JAHRREISS unterscheidet fünf Formen: 1. eine *gedankliche Ideenflucht*, die sich in eine einfallsreiche und eine einfallsarme unterteilen läßt. Die erstere – durch Witz und Schlagfertigkeit gekennzeichnet – entspricht der „klassischen" Ideenflucht; die einfallsarme ist durch ein Mißverhältnis zwischen Sprechdrang und Armut an Einfällen charakterisiert, wodurch es zu einem Vorherrschen von Assoziationen kommt, die mehr Wortklängen oder äußeren Eindrücken folgen; 2. die *sprachliche Ideenflucht*, die der einfallsarmen nahesteht; 3. die *spracharme Ideenflucht*, bei welcher die Fülle des Angebotenen sprachlich nicht mehr bewältigt werden kann; 4. die *stumme Ideenflucht* (SCHRÖDER, BUMKE), bei welcher die Patienten keine oder nur eine spärliche und verzögerte Auskunft geben und sich dennoch von Gedanken überschwemmt fühlen; 5. schließlich die *ideenflüchtige Verwirrtheit*, bei welcher es zu einer höchsten Überproduktion an Vorstellungen und zugleich zu einer Wehrlosigkeit des Kranken komme, der keine einzige dieser Vorstellungen ablehnen könne (BUMKE). Die „klassische" einfallsreiche, gedankliche Ideenflucht kommt bei der Manie, gelegentlich aber auch bei exogenen Reaktionstypen vor. Die übrigen Untergruppen der Ideenflucht, z. B. die einfallsarme und stumme, bei welchen JASPERS eine Kombination von Ideenflucht und Denkhemmung annimmt, werden meist bei manisch-depressiven Mischzuständen beobachtet. Bei schizophrenen und organischen Psychosen ist die Ideenflucht vorwiegend am Beginn ebenfalls anzutreffen. Im weiteren Verlauf geht sie jedoch häufig in einen zerfahrenen oder organisch-inkohärenten Gedankenablauf über.

c) *Weitschweifigkeit.* Unter Weitschweifigkeit wird in der Regel eine leichtere Form der Ideenflucht verstanden (KRAEPELIN, BUMKE, JAHRREISS), während andere die Weitschweifigkeit nicht von der Umständlichkeit abgrenzen (BLEULER). Bei der Weitschweifigkeit im ersteren Sinne bleibt das Gesamtschema einer Aufgabe erhalten, das Denkziel geht nicht verloren, wird aber auf Umwegen unter Abschweifung auf Nebengedanken erreicht. JAHRREISS weist darauf hin, daß bei der reinen Weitschweifigkeit nicht mehr Nebenvorstellungen als beim straffen Denkablauf auftreten. Diese werden jedoch nicht genügend berichtigt und beeinträchtigen den Denkablauf, wobei die Gründe hierfür unbekannt sind. Bei Vorliegen einer Hypomanie scheint die Weitschweifigkeit durch das erleichterte Auftauchen von Reproduktionsgrundlagen und das beschleunigte Tempo begünstigt zu werden. Neben dem Auftreten im Rahmen hypomanischer Verstimmungen kommt die Weitschweifigkeit auch bei exogenen Reaktionstypen vor.

d) *Umständlichkeit.* Die Umständlichkeit ist eine auch geringfügige und zufällige Details berücksichtigende sprachliche Darstellungsweise. Im Gegensatz zur → Perseveration wird auf bereits Abgehandeltes nicht mehr zurückgekommen. Falls keine Kombination mit dieser, oder einer Einengung vorliegt, kann daher nach Ausschöpfung der mit dem jeweiligen Thema zusammenhängenden Nebensächlichkeiten durchaus auf einen anderen Inhalt übergegangen werden, der jedoch wieder mit der gleichen Detailmalerei dargestellt wird. Es handelt sich entweder um eine aus einem mangelnden Abstraktionsvermögen resultierende Unfähigkeit, das für den jeweiligen Gedankengang Wesentliche vom Unwesentlichen zu trennen, oder um das Unvermögen, Nebensächlichkeiten trotz erhaltener Diskriminierungsfähigkeit beiseite zu lassen. Im letzteren Falle wird die Störung auch subjektiv empfunden und als zwanghaft beschrieben. Die Umständlichkeit läßt sich als das Vorliegen von übermächtigen nebensächlichen Begleitvorstellungen bei erhaltenem Denkziel darstellen. Im Gegensatz zu der durch Flüssigkeit und Beweglichkeit sowie Lebendigkeit und Anschaulichkeit des Ausdruckes gekennzeichneten Weitschweifigkeit ist die Umständlichkeit durch eine schleppende Schwerfälligkeit des Gedankenablaufes charakterisiert. Sie findet sich bei organischen Psychosyndromen – insbesondere der epileptischen Wesensveränderung – und bei manchen Formen des Schwachsinns.

e) *Zerfahrenheit und Inkohärenz.* Viele Autoren (z. B. BASH, KLEIST, LEONHARD) trennen nicht zwischen Zerfahrenheit und Inkohärenz, sondern gebrauchen diese Begriffe synonym, andere (BLEULER, EWALD, MAYER-GROSS, STRANSKY) halten an ihrer Scheidung fest. Der Grund hierfür liegt meist in nosologischen Überlegungen. Es geht um das Anliegen, ein „schizophrenes Denken" von den Denkstörungen bei symptomatischen Psychosen abzugrenzen. Ehe auf diese Versuche eingegangen werden kann, muß zunächst dargestellt werden, was Zerfahrenheit und Inkohärenz gemeinsam haben: Beide Störungen sind durch einen *sprunghaften Denkablauf* (WEITBRECHT) gekennzeichnet, der sich als Ausdruck eines Gestaltzerfalles auffassen läßt. In der Sicht der Gestaltpsychologie kommt es bei schizophrenen und symptomatischen Psychosen in gleicher Weise zu einer Änderung der Physiognomie des psychischen Gesamterlebnisfeldes und einer Entzügelung des impressiven Wahrnehmungsmodus. Das führt zu einem Vordrängen von Wesenseigenschaften des Wahrgenommenen, einem Bedeutsamwerden des Alltäglichen, einer vermehrten Reizoffenheit und schließlich, durch den Wegfall der übergeordneten Gerichtetheiten und das Hervortreten der Eigendynamik der Anmutungen und Aktualisierungen, zu einem Zerfall des Erlebnisfeldes (CONRAD, JANZARIK). Im Denken drückt sich dies durch einen Verlust des inneren und äußeren Zusammenhanges der Vorstellungsreihen aus. Das sprunghafte Denken imponiert so dem Untersucher als Fehlen der logischen Verbindung zwischen den einzelnen Ideen. Im Gegensatz selbst zu schweren Graden der Ideenflucht handelt es sich um Assoziationen, von welchen zumindest ein Teil nicht mit der aktuellen Situation in Zusammenhang gebracht werden kann und auch nicht nachvollziehbar ist.

α) *Zerfahrenheit* (→ Schizophrenie). Die Zerfahrenheit (KRAEPELIN) wurde von C. SCHNEIDER, PIRO, SPOERRI und FLEGEL subtilen Untersuchungen im Hinblick auf die ihr innewohnenden Gesetzmäßigkeiten unterzogen. C. SCHNEIDER, dessen Analyse am weitesten Eingang in das Schrifttum gefunden hat, spricht von einer schizophrenen Sprachverwirrtheit, bei der sich *Form- und Gestaltungsmerkmale* unterscheiden lassen. Zu den ersteren gehören:

i) *Verschmelzungen:* Zusammenfügen heterogener Sachverhalte zu einer unsinnigen Einheit.

ii) *Entgleisungen:* Abgleiten der Gedanken von einem eingeschlagenen Weg auf eine andere Richtung. Obwohl gewisse Beziehungen zur Ausgangssituation bestehen, ist hier das Abgleiten im Gegensatz zur Ideenflucht nicht nachvollziehbar; Nebengedanken drängen sich ein und substituieren die Hauptgedanken.

iii) *Auslassungen:* Sie sind den Entgleisungen verwandt. Es kommt jedoch nicht zu einer Substitution durch Nebengedanken, sondern die Hauptgedankenreihe entschwindet aus dem Bewußtsein, was als Sperrung bezeichnet wird.

iv) *Faseln:* Durcheinanderwürfeln von gegenständlichen und sachverhaltlichen Gedankengängen. Im Faseln treten bereits Neophasien und veränderte Begriffsbedeutungen hervor. Zugleich kommt es zu Benützung substantivierter Verben und adjektivischer Neubildungen, zu Nachahmungen des Gerundiums und Gerundivs, nominativen Nebeneinanderreihungen und zum Weglassen der Artikel (ARNOLD). Während die faselige Denkstörung in dieser Sicht ein Teilphänomen des Komplexes Zerfahrenheit ist, versteht JAHRREISS unter Faseln bloß eine leichtere Form der Zerfahrenheit überhaupt, BLEULER verwendet den Begriff synoym mit Begriffszerfall und charakterisiert das Faseln als Vermischung von Haupt- und Nebengedanken, wodurch die Einheitlichkeit des Gedankenganges aufgehoben werde.

Die geschilderten Störungen werden von den Patienten selbst meist als Durcheinanderkommen, Verschwimmen, Entgleiten oder Abreißen der Gedanken, bei Kombination mit einer Ideenflucht auch als Gedankendrängen beschrieben. Werden sie als Fremdbeeinflussungserlebnisse im Sinne des „Gedankenentzuges oder Gedanken-gemachtwerdens" dargestellt, so liegen Interpretationen vor.

Zu den *Gestaltungsmerkmalen* gehören *Wahnbildungen*, *Bizarrerie* und *Verschrobenheit* (die Rede ist, wenn auch sinnlos, so doch normbezogen), *Stelzensprache* (Mißverhältnis zwischen Plattheit der Gedanken und Ausdruck) und *Paralogien*.

Der Begriff *„Paralogie"* bezeichnet einerseits Entgleisungen und Verschmelzungen des sprachlichen Ausdruckes, andererseits wird er synonym mit „Vorbeireden" gebraucht. Im Sinne der ersteren Bedeutung versteht KLEIST unter der paralogischen Denkstörung den Ausfall des aufnehmenden, einsehenden und ordnenden Denkens, wodurch es zur Vermengung und Verwechslung von Begriffen komme. KRAEPELIN unterscheidet Paralogien aus Abgleiten des Gedankenganges aus Durcheinandermengung und solche von metaphorischer Bedeutung. So wird die Tatsache, daß Wörter in einem Sinn verwendet werden, der von der allgemeinen Bedeutung abweicht, als „Paralogismus" bezeichnet (HARING und LEICKERT). Nach C. SCHNEIDER ist all diesen Paralogien gemeinsam, daß sie zwar auf dem Boden einer Vollzugsänderung des unmittelbaren Erlebens entstehen, aber doch einen deutlich erkennbaren Sinnbezug haben. Paralogien, im Sinne des Vorbeiredens verstanden, resultieren nach GRUHLE aus der Unfähigkeit, den intendierten sprachlichen Ausdruck zu treffen. Für C. SCHNEIDER liegt eine Störung im Vollzug der Beziehungssetzung vor. Diese Paralogien können in einer faseligen oder einer negativistischen Form auftreten. Im ersteren Falle besteht immer noch eine lockere Beziehung zur Aufgabe, wobei jedoch eine entsprechende Gliederung des Denkaktes fehlt. Bei vollends beziehungslosen Antworten spricht man von „Danebendenken" oder negativistischen Paralogien. Leich-

tes Vorbeireden kann auch bei Konzentrations- und Aufmerksamkeitsstörung vorkommen. Mit dem Begriff „thematische Paralogie" (KUSSMAUL) wird ein Abschweifen auf ein Lieblingsthema bei Gesunden bezeichnet.
Auf Chapmanschen Untersuchungen aufbauend erarbeitete SÜLLWOLD einen Fragebogen zur Erhebung kognitiver Störungen. Mittels einer Faktorenanalyse konnte sie dann 8 Störungsgruppen isolieren: 1. Störung der rezeptiven und expressiven Sprache (es finden sich Schwierigkeiten beim akustischen und visuellen Erfassen des Sprachlichen, Erschwerung der Aktualisierung passender Worte, Sperrungen, die beim Sprechen erlebt werden, sowie Störungen der selektiven Aufmerksamkeit). 2. Wahrnehmungsstörungen. 3. Verlust automatisierter Fähigkeiten, der zu Vermeidungsreaktionen führt. 4. Motorische Reaktionsinterferenz. 5. Verlust der Leitbarkeit der Denkvorgänge (insbesondere unterbrechen von außen kommende Stimuli die Denkvorgänge). 6. Sensorische Störungen unabhängig von den Wahrnehmungsstörungen. 7. Angedeutete Wahnstimmung (Anmutungserlebnisse, Zustände diffuser Angst und Realitätsentfremdung). 8. Charakteristische Erlebnisqualität der Öde und Unlust. G. HUBER hat ebenfalls den kognitiven Störungen Schizophrener besondere Aufmerksamkeit geschenkt. Obwohl auch er meint, daß sich schizophrene Defekte klinisch nicht exakt von hirnorganischen Syndromen abgrenzen lassen, vertritt er doch die Ansicht, bei schizophrenen Defekten relativ charakteristische Syndrome herausarbeiten zu können. In erster Linie handelt es sich neben Störungen der expressiven und rezeptiven Sprache und neben dem Verlust von Gewonheitshierarchien um eine Beeinträchtigung der Leitbarkeit der Denkvorgänge, die von den Patienten als Konzentrationsschwäche, Beeinträchtigung des Denkantriebes und des Denkinteresses oder als Ablenkbarkeit, Zerstreutheit etc. beschrieben werden. Diese Symptome werden unter den Begriff des „kognitiven Gleitens" subsumiert.
Aus einer Untersuchung der Wiener Schule läßt sich die Hypothese ableiten, daß beim Vorliegen uncharakteristischer schizophrener Basisstadien, im Sinne HUBERS, das Auftreten emotionaler Unruhe (dynamische Unstetigkeit im Sinne JANZARIKS) die kognitive Beeinträchtigung so akzentuiert wird, daß sie in Gestalt formaler Denkstörungen klinisch faßbar wird.

β) *Inkohärenz.* Ursprünglich wurde das Denken bei epileptischen Ausnahmezuständen (RAECKE, LIEPMANN, BINSWANGER) *„inkohärent"* genannt, später wurde dieser Begriff auf die Kennzeichnung der Denkstörung bei exogenen Psychosen überhaupt ausgedehnt. So verweist schon ZIEHEN darauf, daß die Inkohärenz nicht nur bei der Epilepsie, sondern auch bei der Amentia vorkomme. WIECK beschreibt die Inkohärenz als Symptom von mittelschweren bis schweren Durchgangssyndromen bei Funktionspsychosen und betont, daß zu ihrer Entstehung auch noch auftretende Gedächtnisstörungen beitragen. BLEULER meint, beim akuten exogenen Reaktionstyp das „verwirrte Denken" noch mangelhaft beobachtet wurde. Es entspreche oft dem „inkohärenten" oder „unzusammenhängenden" Denken, dessen Entstehung in erster Linie mit dem Wechsel der Aufmerksamkeit zusammenhänge: „Wenn die Aufmerksamkeit von einem Gegenstand zum anderen, oder von der Außenwelt zu inneren Erlebnissen (gar zu halluzinatorischen und wahnhaften) unruhig hin- und hergleitet, so muß auch der Gedankengang Zusammenhang und Folgerichtigkeit verlieren." Wohl kommen auch bei der Inkohärenz Klangassoziationen, Reim-, Reihen- und Kontrastbildungen oder Gedankensprünge in Zusammenhang mit neuen Wahrnehmungen wie bei der Ideenflucht vor. Sie sind jedoch in der Regel mit anderen Verbildungen der Assoziationen vergesellschaftet, die nicht vom Oberflächlichen und unmittelbar in der Umwelt Wahrgenommenen herstammen. Es handelt sich um einen fortdauernden Wechsel zwischen Wach- und Traumerleben, zwischen Spannung und Entspannung der Aufmerksamkeit, oft auch zwischen Desorientiertheit und Orientiertheit, wodurch klare und zerfallende Begriffe einander abwechseln. Gelegentlich können die Patienten durch entsprechende Ansprache für einige Zeit, ebenso wie aus dem Orientierungsverlust, auch aus der Inkohärenz „herausgerissen" werden, bis dann mit Nachlassen der Aufmerksamkeitsspannung wieder der Orientierungsverlust und Begriffszerfall die Oberhand gewinnen. Die Inkohärenz kann, wie bei der Amentia, mit einer Beschleunigung oder aber auch mit einer Verlangsamung des Denkablaufes einhergehen. Letzteres ist für die „epileptische Inkohärenz" charakteristisch, die zudem durch eine besondere Verschwommenheit und eine Perseverationstendenz gekennzeichnet ist (JAHRREISS).
Nach den gegebenen Schilderungen der Zerfahrenheit und Inkohärenz muß die heikle Frage aufgeworfen werden, ob sich diese beiden Phänomene wirklich voneinander trennen lassen. Die ursprüngliche Verwendung des Begriffes Inkohärenz als Kennzeichnung der Denkstörung bei symptomatischen Psychosen führte dazu, die Inkohärenz einfach als „zerfahrenes Denken" bei Bewußtseinsstörungen zu definieren. So versucht WEITBRECHT den sprunghaften Denkablauf bei Schizophrenen durch das Fehlen einer Bewußtseinsstörung von der Inkohärenz bei körperlich begründbaren Psychosen abzugrenzen. Da nach den Untersuchungen von CONRAD Bewußtseinsstörungen nicht obligatorisch bei allen exogenen Reaktionstypen auftreten, versagt dieses Kriterium jedoch bei vielen Fällen. BOSTROEM verschiebt deshalb wohl mit einiger Resignation die Trennung auf das Erleben der Kranken und meint, daß zwischen der „Inkohärenz" bei Schizo-

phrenie und bei körperlich begründbaren Psychosen wegen ihres genetischen Unterschiedes zumindestens ein erlebnismäßiger vorhanden sein müsse. EWALD versucht die (schizophrene) „Zerfahrenheit" und den „organisch-inkohärenten" Gedankenablauf im Hinblick auf die Wirksamkeit von Obervorstellungen einigermaßen auseinanderzuhalten: Bei der Zerfahrenheit entsteht zunächst der Eindruck, daß noch eine Obervorstellung wirksam ist, dann aber fällt die Steuerung vom Ganzen her durch den Gestaltzerfall weg. Eine klare Zielvorstellung ist nicht nachzuweisen, es kommt zu Gedankensprüngen, wobei das ursprüngliche Thema gelegentlich wieder anklingen kann. Bei der Inkohärenz hingegen ist die Obervorstellung gänzlich verlorengegangen, so daß nur die Bruchstücke eines vorübergleitenden Erlebens kaleidoskopartig ausgesprochen werden. Während die Zerfahrenheit, zumindest in nicht allzu schwerer Ausprägung, als abruptes Abgehen vom Denkziel imponiert, scheint ein solches bei der Inkohärenz gar nicht gebildet zu werden. BLEULER sieht den Unterschied zwischen Inkohärenz und schizophrener Zerfahrenheit darin, daß bei der letzteren die Gedankensprünge weniger unvermittelt als die ungewöhnlich und verschroben sind. Die Einzelbegriffe blieben bei der Zerfahrenheit unklar und außergewöhnlich geprägt, während sie beim inkohärenten Denken anschaulich seien. BLEULERS Auffassung läßt sich im Hinblick auf die neueren Arbeiten über die schizophrene Sprachstörung (PIRO, SPOERRI, FLEGEL, ARNOLD) dahingehend präzisieren, daß der Inkohärenz Neophasien abgehen. Sie trägt nicht den Charakter einer Kunstsprache. Aber auch dort, wo in der Schizophasie keine Neophasien vorliegen, versuchen manche Autoren eine exakte Abgrenzung von der Inkohärenz zu geben. So spricht TEULIÉ von einer „Pseudoinkohärenz" (nicht zu verwechseln mit der „Pseudoinkohärenz" bei Ideenflucht), bei der es nur zu wenigen oder gar keinen Neologismen komme. Die Unverständlichkeit dieser „Pseudoinkohärenz" beruhe darauf, daß von den Patienten neue Gedankeneinkleidungen und syntaktische Regeln gebraucht würden. Charakteristisch sei, daß am Beginn einer Antwort immer einige korrekte Sätze stehen, ehe die Rede scheinbar zerfahren werde.

Die geschilderten Gesichtspunkte erlauben zweifelsohne in vielen Fällen die Entscheidung, ob ein zerfahrener oder inkohärenter Denkablauf vorliegt. Eine absolut gültige Trennung ist deshalb nicht möglich, weil das Denken bei akuten Schizophrenien gelegentlich auch den „Kaleidoskopcharakter" der Inkohärenz annehmen kann, ohne daß es schon zur Entwicklung einer Kunstsprache käme.

Die Inkohärenz findet man demnach bei körperlich begründbaren Psychosen, aber auch im Rahmen der Schizophrenie. Der für sie typische Gestaltzerfall wurde jedoch von JANZARIK auch bei cyclischen Psychosen im Rahmen einer dynamischen Unstetigkeit, die von der dynamischen Expansion bei ideenflüchtigen manischen Verstimmungen abzugrenzen ist, beschrieben. Schließlich ist das inkohärente Denken auch bei psychogenen Störungen anzutreffen, was angesichts der großen Verwandtschaft der Inkohärenz mit dem Traum-, Müdigkeits- und Halbschlafdenken nicht verwunderlich erscheint. So hat schon ZIEHEN die Inkohärenz bei hysterischen Zuständen erwähnt.

f) Konfabulation. Konfabulationen werden meist den „organischen Denkstörungen" (→ psychoorganisches Syndrom, → Demenz, → Perseveration) zugerechnet und als Ausfüllen von tatsächlich vorhandenen Erinnerungslücken durch erfundene, in die Lücken passende Geschichten definiert (HARING u. LEICKERT). JASPERS zählt sie wie auch die → Pseudologia phantastica und die (zu den Wahnvorstellungen gehörigen) plötzlich auftretenden neuen Bedeutungsgehalte früherer Erlebnisse zu den *Trugerinnerungen*. Im Gegensatz zu den beiden anderen Formen sind die konfabulatorischen Trugerinnerungen rasch wechselnd; sie werden gar nicht oder nur kurzfristig festgehalten. Die Entstehung von Konfabulationen läßt sich durch den Druck zur folgerichtigen Fortführung einer einmal eingeschlagenen Gedankenrichtung erklären, wobei das objektive Wissen und die Tatsachenkenntnis jedoch nicht zur Ausführung dieses Denkaktes ausreichen (BASH). An dessen Stelle wird, um dem inneren Bedürfnis nach Vollendung gerecht zu werden, eine zwar nicht sinnlose, aber relativ unbegründete Fabeldichtung gesetzt. Dieser Vorgang findet sich gelegentlich auch bei Gesunden, tritt aber bei Organikern infolge von Gedächtnisausfällen häufiger auf. Dabei handelt es sich um eine Ersatzleistung für den Gedächtnisausfall, wobei die mangelnde Reproduktionsleistung durch konfabulierte Inhalte ausgeglichen wird (WIECK). Dies geschieht gelegentlich spontan, in anderen Fällen muß der Druck zur Fortführung einer Gedankenkette durch den Untersucher in Form entsprechender Provokationen ausgeübt werden. Je nach Ausdehnung der cerebralen Funktionseinbußen können verschiedene Formen der Konfabulation entstehen: Während die „*Verlegenheitskonfabulationen*" (JASPERS) dem Bestreben entspringen, Lücken eines schwer geschädigten Gedächtnisses – z. B. bei der senilen Demenz – aufzufüllen, wobei auch Urteil und Selbstkritik gestört sind, lassen sich beim Korsakoffschen Syndrom „*produktive Konfabulationen*" beobachten (JASPERS). Voraussetzung für deren Entstehen ist eine nicht allzu schwere Beeinträchtigung der Denkfähigkeit, der Intelligenz, des Urteils und der Situationserfassung, wobei die Patienten aber durch Verlust der nötigen Assoziationen unfähig sind, zu einem richtigen Denkresultat zu kommen. Derartige „plausible" Konfabulationen sind oft in Form langer, ausgeschmückter Geschichten bei erworbenen Hirnschädigungen verschiedenster Genese anzutreffen. Wenn sie als produktive Erscheinungen das klinische Bild überwuchern, spricht WIECK von einer „Konfabulose".

Das Konfabulieren muß nicht unbedingt im Sinne von „Gedächtniskonfabulation" auf die Vergangenheit beschränkt sein; es kann sich gelegentlich auch auf die aktuelle Situation beziehen, wenn Lücken in der Erfassung der Bezüge auftreten. In diesem Falle kann das Konfabulieren auch in dem Wahrnehmungsakt eingebaut werden, woraus Verkennungen von Personen, Gegenständen oder der Gesamtsituation resultieren. Gedächtniskonfabulationen können für den Kranken entweder die Kennzeichen des Traumhaften oder Realitätscharakter aufweisen. Beides läßt sich dadurch erklären, daß die Erinnerung normalerweise in einen Zeit- und Situationsbezug hineingestellt ist. Konfabulationen haben wegen des Fehlens dieser Bezüge auch dann, wenn ihnen ein Realitätscharakter zukommt, eine geringere Realitätsgewißheit als echte Erinnerungen. Die traumartige Empfindung, die bei manchen Konfabulationen anzutreffen ist, wird aus der Tatsache verständlich, daß auch bei Erinnerungen Normaler, welchen der Zeit- und Situationsbezug fehlt, der Verdacht auftaucht, es habe sich vielleicht nur um einen Traum gehandelt.
BLEULER will Konfabulationen scharf von „Gedächtnishalluzinationen" abgegrenzt wissen, bei welchen Halluziniertes mit dem Vorzeichen der Vergangenheit versehen wird. Eine ebenso eindeutige Absetzung von den „Gedächtnisillusionen", bei welchen echte Erinnerungen Anlaß zu illusionärer Ausschmückung geben, ist begreiflicherweise nicht möglich. Abzutrennen ist die Konfabulation hingegen von dem pathologischen Lügen (→ Pseudologia phantastica), bei dem der Erzähler schließlich selbst an seine Phantasiegebilde glaubt. Schließlich ist unseres Erachtens die – oft spielerisch anmutende (H. EY) – Ausschmückung von Wahngebilden, wie sie besonders beim Syndrom der Paraphrenia phantastica oder confabulatoria vorkommt, besser als „Fabulation" (→ Wahn) zu bezeichnen, auch wenn JASPERS hier von „phantastischen Konfabulationen" spricht, die für paranoide Prozesse charakteristisch seien. Echte Konfabulationen treten bei Demenzen aber auch bei Durchgangssyndromen im Rahmen des exogenen Reaktionstyps auf, wenn die Antriebsstörung nicht übermäßig ausgebildet ist (WIECK).

g) Konzentrationsstörungen. Unter Konzentration versteht man die Fähigkeit, sich einem Gegenstand des Denkens innerlich zuzuwenden, das seelische Geschehen auf ihn zu zentrieren. Bei Störungen der Konzentration ist die Möglichkeit, sich auf etwas zu besinnen, über etwas nachzudenken, oder ein Urteil zu gewinnen, beeinträchtigt (JASPERS). Konzentrationsstörungen treten dementsprechend als Mangel an Tenazität bei bestehender Hypervigilität der Aufmerksamkeit in Erscheinung (BLEULER): Das Gerichtetsein auf etwas macht einer gesteigerten Ablenkbarkeit Platz. Die Assoziationen knüpfen an Wahrnehmungen an und führen zum Auftauchen von Erinnerungen und Einfällen. Diese Denkstörung kommt nicht nur bei der Ermüdung, sondern auch bei heftigen Affekten, in Angstzuständen, bei Neurasthenie, exogenen Reaktionstypen, manischen Verstimmungen, manisch-depressiven Mischzuständen oder agitierten Depressionen vor. Abgesehen von diesem, für die Konzentrationsunfähigkeit charakteristischen Irren des Denkens von einem Sachverhalt zum anderen, klagen jedoch auch Patienten, die an sonstigen Denkstörungen leiden, über eine Konzentrationsunfähigkeit, weil sie die bei ihnen vorliegende Beeinträchtigung des Denkens nicht anders zu verbalisieren vermögen. So belegen oft Depressive das Denkhemmung, Schizophrene das Gedankenabreißen oder -entgleiten mit dem Begriff der „Konzentrationsstörung".

3. Inhaltliche Denkstörungen

In der psychiatrischen Tradition werden überwertige Ideen und Wahnbildungen, von manchen Autoren auch das Zwangsdenken, als „inhaltliche Denkstörungen" bezeichnet. In der modernen Literatur setzt sich immer mehr der Standpunkt durch, daß diese Phänomene im Grunde nicht als echte Störungen des Denkens aufgefaßt werden können (→ Wahn). Die Zwangsphänomene sind an anderer Stelle abgehandelt. Im folgenden sei nur die begriffliche Abgrenzung der überwertigen Idee, sowie einiger wichtiger Wahnformen gegeben, ohne damit der im Abschnitt Wahn vertretenen Auffassung zu widersprechen, daß es sich bei diesen Syndromen nicht um eigentliche Denkstörungen handelt.

a) Überwertige Ideen (WERNICKE). In allen Definitionen der überwertigen Ideen wird die Bedeutung des Affektes unterstrichen: Nach JASPERS handelt es sich um Überzeugungen, die von einem sehr starken, aus der Persönlichkeit und ihrem Schicksal verständlichen Affekt getragen und infolge dieser starken Affektbetonung fälschlich für wahr gehalten werden. Sie beherrschen wegen ihres affektiven Gehaltes in ungebührlichem Ausmaß den Vorstellungsablauf. STRANSKY spricht von Vorstellungen, die den beherrschenden Gefühlston über Gebühr beibehalten. HARING u. LEICKERT definieren die überwertige Idee als das durch eine starke Affektbesetzung bedingte abnorme Überwiegen einer einzigen Vorstellung. Diese wird entgegen allen Versuchen, den Patienten von ihr abzubringen, oft unter Inkaufnahme von Nachteilen, weiter verfolgt. Die überwertigen Ideen stehen zwischen den affektbedingten akuten Gewißheitserlebnissen Normaler und dem echten Wahn. Das Entscheidende für die Zuordnung der überwertigen Ideen zu den krankhaften Seelenzuständen ist das lange Anhalten des Affektes (→ Wahn), was auch in BUMKES Definition zum Ausdruck kommt: Überwertige Ideen sind Gedanken oder Gedankengruppen („Komplexe"), die infolge ihres Gefühlstones ein Übergewicht über alle anderen Gedanken erlangt haben und dieses für längere Zeit oder dauernd behaupten. STRANSKY unterscheidet zwischen *objektiven* (religiösen oder politischen Anschauungen, Erfindungen) und *subjektiven* (auf den eigenen Vorteil, die Ehre oder eingebildete Krankheiten bezogene) überwertigen Ideen. BUMKE trennt zwischen *aktiven*, zum Handeln drängenden, und *passiven*, zum Denken führenden überwertigen Ideen. Die ersten zeigen Übergänge zum → Querulantenwahn. Die Entstehung überwertiger Ideen ist aus dem Schicksal jeweils einfühlbar; ob sie aktiv oder passiv ausgetragen werden, hängt von der prämorbiden Persönlichkeit ab. Zum Unterschied von autochthonen Ideen, werden sie nicht als fremd, zum Unterschied von den Zwangsideen nicht als unrichtig empfunden. Die Unterschiede zwischen überwertigen Ideen und echtem Wahn sind im Abschnitt Wahn nachzulesen.

b) Querulantenwahn. Der Querulantenwahn ist inhaltlich um ein tatsächlich oder vermeintlich erlittenes Unrecht zentriert, wobei die Patienten mit äußerster Hartnäckigkeit um ihr Recht kämpfen. Zum Teil handelt es sich um die „Entwicklung einer Persönlichkeit" im Sinne JASPERS'. Diese Fälle werden meist als „paranoischer Querulantenwahn" bezeichnet, obwohl man mit dem Begriff „paranoisch" eigentlich nur die Struktur des Wahns kennzeichnen sollte (→ Wahn). RAECKE spricht im Hinblick auf diese Patienten von einem *genuinen Querulantenwahn*, den er von einem *symptomatischen* abgegrenzt wissen will, wie er im Rahmen des manisch-depressiven Krankheitsgeschehens oder der Schizophrenie vorkommt. Sofern sich die Querulanz auf ein Rentenbegehren bezieht, finden sich fließende Übergänge zur sogenannten Rentenneurose. Ein besonders typisches, häufig anzutreffendes Charakteristikum des Querulantenwahns, gleichgültig welcher Genese, liegt in den zahlreichen, langatmigen Eingaben der Patienten, die durch Hervorhebungen, z. B. mittels verschiedenfarbiger Schriften und Unterstreichungen ausgezeichnet sind. Je nach der prämorbiden Persönlichkeit beschränken die Patienten ihre Querulanz auf Vorsprachen, schriftliche Eingaben, Manifeste, Anstrengung von Prozessen, mit immer neuen Berufungsverfahren bis zu den höchsten internationalen Gremien oder versuchen sich gewaltsam ihr Recht zu verschaffen (MICHAEL KOHLHAAS).

c) Verfolgungswahn. Diesem Begriff werden alle Wahnbildungen zugeordnet, die sich inhaltlich um die Überzeugung gruppieren, von einzelnen, mehreren oder zahlreichen Personen verfolgt zu werden. Wie bei allen Wahnsyndromen können die Elemente der Wahngenese verschiedenste Ursachen haben, die nicht auf bestimmte Krankheitseinheiten beschränkt bleiben. Relativ häufig finden sich Verfolgungsinhalte bei der Schizophrenie. Die „Themenwahl" wird von den psychoanalytischen Schulen mit latenten homosexuellen Strebungen, von anderen Autoren mit besonderen Verunsicherungen der zwischenmenschlichen Beziehungen in Zusammenhang gebracht. Auch das Lebensalter scheint für die Wahl des Verfolgungsthemas von Bedeutung zu sein: Verfolgungsideen treten — bei Männern etwas früher als bei Frauen — gehäuft in der Lebensmitte (im „paranoiafähigen Alter") auf. Die Interpretationsmöglichkeiten dieser Beobachtung sind im Abschnitt „Wahn" dargelegt.

Vom Verfolgungswahn gibt es fließende Übergänge zum *Beeinträchtigungswahn*, bei welchem sich die Thematik um Belästigungen, Schikanen oder Benachteiligungen aller Art dreht. Die französische Psychiatrie hat ihn treffend als „Délire du palier" charakterisiert. Der Beeinträchtigungswahn tritt häufiger bei Frauen auf und bezieht sich insbesondere, wenn es sich um paraphrene Syndrome mit Fremdbeeinflussungsphänomenen handelt, nicht selten auf Belästigungen sexueller Art. Theorien über die Themenwahl decken sich im wesentlichen mit jenen über den Verfolgungswahn: Auch hier ist eine deutliche Beziehung zum Lebensalter festzustellen, was bereits KRAEPELIN zur Prägung des Begriffes des „präsenilen Beeinträchtigungswahnes" veranlaßte (→ Wahn).

d) Eifersuchtswahn. Es handelt sich um die von absoluter Gewißheit getragene Überzeugung, vom Partner betrogen zu werden. Die Aggressionen der Patienten sind auf diesen und nicht auf die vermeintlichen Nebenbuhler gerichtet. Das Auftreten des Eifersuchtswahns ist nicht an bestimmte Krankheitseinheiten gebunden; sein gehäuftes Vorkommen bei Alkoholikern im Präsenium und Senium hat zu der Auffassung geführt, daß es sich um eine Reaktion auf das Auftreten von Potenzstörungen handle. Bei Alkoholikern konnten neuere Untersuchungen (KRYSPIN-EXNER) zeigen, daß die wahnhaften Eifersuchtsideen bei diesen Patienten auch ohne Potenzstörungen bzw. längst vor deren Auftreten beobachtet werden können. Das häufige Zusammentreffen von Alkoholismus und Eifersuchtsideen läßt sich als Ausdruck einer gleichartigen psychodynamischen Konfliktsituation interpretieren: Die bei Alkoholikern oft festzustellende Ambivalenz der Partnerin gegenüber ist auch als entscheidende Wurzel des Eifersuchtswahnes anzusehen. Statistische Untersuchungen zeigen, daß der Eifersuchtswahn erst in späteren Lebensjahren gehäuft auftritt, was mit einer Aktualisierung der Partnerambivalenz bei Nachlassen der Spannungen im übrigen Sozialfeld erklärt werden könnte. Der Eifersuchtswahn ist bei Frauen viel seltener als bei Männern zu beobachten und findet sich — von wenigen Ausnahmen abgesehen — meist nur bei Verheirateten, was als Tendenz interpretiert wurde, einem Besitzrecht auf den Partner Geltung zu verschaffen (BERNER, PAULEIKHOFF). Das in der Literatur immer wieder erwähnte Auftreten von absurden Beweisführungen, zu deren Verifizierung die Patienten ihre Partnerinnen oft schamlosen und brutalen Untersuchungen unterwerfen, ist meist nur bei abgebauten Kranken festzustellen, die sich allerdings gerade bei Alkoholikern, bzw. im Präsenium und Senium gehäuft finden.

e) Größenwahn. Der Größenwahn ist durch eine besondere Überschätzung der eigenen Person ausgezeichnet. In manchen Fällen können die Größenideen relativ „realitätsnahe" (→ Wahn) sein, d. h. sich noch im Rahmen des grundsätzlich Möglichen bewegen. Dann spricht man von *„trivialen"* Größenideen, die von den realitätsfernen *„phantastischen"* (HOFF) abgehoben werden. Größenideen sind, an sich naheliegend, dem kindlichen Denken durchaus vertraut; daß sie zum Inhalt eines Wahns gemacht werden, hängt zum Teil sicherlich mit lebensgeschichtlichen Einflüssen zusammen. Die Psychoanalyse nimmt auch hier Beziehungen zur Homosexualität an. Die Beobachtung, daß der Größenwahn sich zeitlich oft im Gefolge von anderen Wahnbildungen, meist aus einem Verfolgungswahn, entwickelt, wurde von den tiefenpsychologischen Schulen mit dem Versagen einfacher Abwehrmechanismen in Zusammenhang gebracht. Andere Autoren machen die jeweilige Grundkrankheit für die Zunahme des Realitätsverlustes verantwortlich. So erklärt BLEULER das Umschlagen eines Verfolgungs- in einen Größenwahn durch ein Nachlassen der Kritikfähigkeit. Dieses darf jedoch nicht nur als Abbausymptom verstanden werden: Bei Größenwahnbildungen im Rahmen schizophrener Psychosen liegt wohl eher eine, durch den fortschreitenden Einbruch neuartigen Erlebens bedingte Lösung aus der Verzahnung mit der realen Welt – aus der „Polarisation" (→ Wahn) – vor. Der Größenwahn muß aber durchaus nicht immer „konsekutiv" nach anderen Inhalten auftreten, sondern kann sich auch primär manifestieren. Häufig leitet er sich unmittelbar aus einem *Abstammungswahn* ab. Abgesehen von der, das Auftreten von Größenideen fördernden Wirkung des schizophrenen Erlebens spielt zweifelsohne auch die Stimmungslage eine wichtige Rolle für die Entstehung des Größenwahns. Dieser ist so in seiner trivalen Form häufig bei Manien zu beobachten und trägt bei geringer Ausprägung des manischen Syndroms bloß die Kennzeichen des „Hochstapelns". Im Rahmen von Abbauprozessen sind Größenideen besonders bei der manisch-expansiven Form der progressiven Paralyse in primitiv kritikloser Form zu beobachten. Bei der Schizophrenie beziehen sie sich häufig auf religiöse Begnadung oder auf die Abstammung von bedeutenden Persönlichkeiten.

f) Verarmungswahn. Die unerschütterliche Überzeugung zu verarmen und vor dem Bankrott zu stehen ist, neben Befürchtungen um das körperliche Heil, Ausdrucksform des depressiven Wahns. Oft tritt der Verarmungswahn auch bei depressiv gestimmten dementen Patienten auf.

g) Versündigungswahn. Auch dieser Wahn, der sich auf Selbstvorwürfe wegen oft weit zurückliegender und häufig objektiv belangloser Verfehlungen bezieht, gehört zu den depressiven Wahnbildungen und ist dementsprechend am häufigsten bei der klassischen Melancholie zu beobachten. Die im Zentrum des Interesses stehenden Ideen über begangene und unsühnbare Vergehen sind häufig von schweren Befürchtungen um das Seelenheil und Bestrafungen begleitet, in welche auch die Familie einbezogen werden kann.

Literatur
ARNOLD, O. H.: Innere Sprache und Begriffsbildung beim Schizophrenen. Wien. Z. Nervenheilk. 26, 213–222 (1969).
ASCHAFFENBURG, G.: Handbuch der Psychiatrie. Leipzig Wien: Franz Deuticke 1911.
BASH, K. W.: Lehrbuch der allgemeinen Psychopathologie. Stuttgart: G. Thieme 1955.
BERZE, J., GRUHLE, H. W.: Psychologie der Schizophrenie. Berlin: Springer 1929.
BINSWANGER, L.: Über die manische Lebensform. Schweiz. med. Wschr. 75/3, 49–52 (1945).
BLEULER, E.: Lehrbuch der Psychiatrie. 9. Aufl. v. M. Bleuler. Berlin Göttingen Heidelberg: Springer 1955.
BRUCE, E., WEXLER, M. D.: Cerebral laterality and psychiatry: A review of the literature. Americ. J Psychiatry 137 (1980).
CHAPMAN, L. J., CHAPMAN, J. P.: Disordered thought in schizophrenia. New Jersey: Prentice Hall 1973.
CONRAD, K.: Die beginnende Schizophrenie. Stuttgart: G. Thieme 1958.
EWALD, G.: Neurologie und Psychiatrie. Ein Lehrbuch für Studierende und Ärzte. 5. vermehrte und verbesserte Aufl. München Berlin: Urban & Schwarzenberg 1964.
FLEGEL, H.: Schizophrenie in linguistischer Deutung. Berlin Heidelberg New York: Springer 1965.
GRIESINGER, W.: Pathologie und Therapie der psychischen Krankheiten. Braunschweig: Friedrich Wreden 1871.
JAHRREISS, W.: Störungen des Denkens. In: Bumke, Handbuch d. Geisteskr. Bd. 1, Berlin: Springer 1928.
JANZARIK, W.: Dynamische Grundkonstellationen in endogenen Psychosen (Monographien aus dem Gesamtgebiete der Neurologie und Psychiatrie, Bd. 86). Berlin Göttingen Heidelberg: Springer 1959.
JASPERS, K.: Allgemeine Psychopathologie. 9. Aufl. Berlin Heidelberg New York: Springer 1965.
KOLLE, K.: Psychiatrie. 5. neubearb. Aufl. Stuttgart: G. Thieme 1961.
KRAEPELIN, E.: Psychiatrie – Ein Lehrbuch für Studierende und Ärzte. Leipzig: Barth, 8. Aufl. I–IV (1909, 1910, 1913, 1915).
LEONHARD, K.: Aufteilung der endogenen Psychosen, 3. Aufl. Akademie, Berlin 1966.
LIEPMANN, W.: Über Ideenflucht. Halle: Niemeyer 1914.
PETERS, U. H.: Wortfeld-Störungen und Satzfeldstörungen. Interpretation eines schizophrenen Sprachphänomens mit strukturalistischen Mitteln. Arch. Psychiatr. Nervenkr. 217 (1973).
PIRO, S.: La dissociation sémantique. Ann. méd. psychol. 118, 407 (1960).
POLJAKOW, J.: Schizophrenie und Erkenntnistätigkeit. Stuttgart: Thieme 1973.
ROCHESTER, S., MARTIN, J. R.: Crazy talk. A study of the discourse of schizophrenic speakers. New York London: Plenum Press 1979.
SCHNEIDER, C.: Die Psychologie der Schizophrenie. Leipzig: G. Thieme 1930.
SCHNEIDER, K.: Klinische Psychopathologie. Stuttgart: G. Thieme 1962.
SCHÜTTLER, R., GROSS, G., HUBER, G.: Reine Defektsyndrome und Basisstadien schizophrener Erkrankungen. Bedeutung für die nosologische und ätiologische Hypothe-

senbildung. In: Schizophrenie. Stand und Entwicklungstendenzen der Forschung. 4. Weißenauer Schizophreniesymposion. Hrsg. G. Huber. Stuttgart New York: Schattauer 1981.
SPOERRI, TH.: Sprachphänomene und Psychose. Basel New York: Karger 1964.
SÜLLWOLD, L.: Symptome schizophrener Erkrankungen. Berlin Heidelberg New York: Springer 1977.
WIECK, H. H.: Lehrbuch der Psychiatrie. Stuttgart: F. K. Schattauer 1967.

P. BERNER und R. NASKE

Depersonalisation

Von DUGAS 1898 eingeführter Begriff für bestimmte Abwandlungen des Erlebens, die schon früher (KRIESHABER, 1874; Selbstschilderungen bei AMIEL u. a.) beschrieben worden waren. Als Depersonalisation bezeichnet man Erlebnisse, bei denen der Betroffene sein Ich, sein seelisches Leben oder häufig auch nur seinen eigenen Körper als fremd, automatenhaft, unlebendig, mehr oder weniger unwirklich empfindet. Nach JASPERS handelt es sich um eine Störung des Daseinsbewußtseins (1948, 101 f.). Die Depersonalisation ist von den → Ich-Störungen i.e.S. abzugrenzen, bei denen eine Störung des Vollzugsbewußtseins (JASPERS) bzw. der Meinhaftigkeit (K. SCHNEIDER) im Vordergrund steht. Stellen letztere → Symptome I. Ranges der Schizophrenie dar, so ist im Gegensatz dazu die differential-diagnostische Bedeutung der Depersonalisation gering; sie kommt nicht nur bei verschiedenen exogenen und endogenen Psychosen vor, sondern auch im Rahmen von abnormen Erlebnis-Reaktionen, Neurosen und abnormen Persönlichkeitsentwicklungen (nach JANET insbesondere bei Psychasthenien) sowie nicht zuletzt in Ausnahmezuständen bei Gesunden. Nach WERNICKE kann man eine autopsychische, somatopsychische und allopsychische Depersonalisation unterscheiden. Letztere wird heute im allgemeinen als → Derealisation der Depersonalisation gegenübergestellt und beide unter dem Oberbegriff Entfremdungserlebnis oder -gefühl zusammengefaßt. Weitere Einzelheiten sowie Literatur → Entfremdungserlebnis.

W. BLANKENBURG

Depression

Im Gegensatz zu der gegenwärtigen, engeren Fassung (s. u.) hat der Begriff Depression in seiner anfänglichen Verwendung in der Psychiatrie eine viel unspezifischere, hauptsächlich formale Bedeutung, etwa im Sinne einer Minderung und Beeinträchtigung psychischer Funktionen überhaupt. Dies entspricht dem allgemeineren Wortsinn (von lat. „deprimere" = herunterdrücken, niederdrücken), wie er auch heute noch innerhalb und außerhalb der Medizin begriffsbildend wirkt (z. B. „Kreislaufdepression" oder „Wirtschaftsdepression"). Bei seinem Eingang in die psychiatrische Nomenklatur in der 1. Hälfte des 19. Jahrhunderts kam dem Ausdruck Depression zunächst die Rolle eines Oberbegriffes über im einzelnen recht heterogene nosologische Gruppen zu, die jedoch dem Phänotypus nach alle durch irgendeine Art psychischer Unterfunktion oder Minussymptomatik charakterisiert waren; der phänomenologische Schwerpunkt lag dabei hinsichtlich der Depression entweder auf der Antriebs- oder der affektiven Seite.

So sind bei HEINROTH (1818) die „Depressionen (Asthenien)" als Ordnungsbegriff den „Exaltationen (Hypersthenien)" gegenübergestellt und fassen unter sich als Gattungsbegriffe „Melancholie", „Blödsinn (anoia)" und „Willenlosigkeit (abulia)". Hier begegnet auch schon die speziell auf die Melancholie bezogene Zusammensetzung „Gemüthsdepression" sowie der Ausdruck „allgemeine psychische Depression". GRIESINGER (1845) hat die psychischen Krankheiten in „psychische Depressionszustände", „psychische Exaltationszustände" und „psychische Schwächezustände" eingeteilt; zu den ersteren, die bereits durch das „Herrschen eines peinlichen, depressiven, negativen Affects" gekennzeichnet sind, gehört außer den Formen der Melancholie auch die → Hypochondrie. Diese Einteilung wurde auch von anderen damaligen Autoren übernommen. Für den frühen KRAEPELIN (1883) wird der Grundzug der „Depressionszustände" zwar in ähnlicher Weise durch die „Beherrschung des Stimmungshintergrundes durch das Unlustgefühl des psychischen Schmerzes" gebildet, doch hat diese Definition keine Konsequenz für die übrige Symptomatik. So faßt er nur die „Melancholia simplex" und die „Melancholie mit Wahnideen" unter diesen Oberbegriff und handelt die „Melancholia activa" unter den „Aufregungszuständen" und die „Melancholia periodica" sowie das „circuläre Irresein" unter den „periodischen Psychosen" ab. Später spricht er einfach vom „depressiven Affekt" als gemeinsamem Grundzug der als Melancholie bezeichneten Erkrankung oder auch von der „depressiven Verstimmung", z. B. beim „depressiven Wahnsinn" (3. Aufl. 1889). Bei der über verschiedene weitere Einteilungsversuche hinweg von ihm konzipierten großen Krankheitseinheit des „manisch-depressiven Irreseins" (→ manisch-depressive Psychose) steht der Begriff „depressiv" schließlich umfassend für „melancholische oder depressive Zustände mit trauriger oder ängstlicher Verstimmung sowie Erschwerung des Denkens und des Handelns"; außerdem wird er noch zur Bezeichnung ihrer „Vorstufe", nämlich der „depressiven Veranlagung", verwendet und deckt auch die traurigen Verstimmungen bei „Nervösen" im Sinne einer „psychogenen Depression bei Psychopathen" (8. Aufl., 1913).

Die Bezeichnung *Depression* spielt seither – relativ einheitlich – die Rolle eines symptomatologisch orientierten Oberbegriffes, jedoch mit einer gegenüber früher wesentlich engeren inhaltlichen Ausrichtung auf bestimmte, klinisch beschreibbare Symptomgruppen oder Hauptsymptome. Verwirrung stiftete jedoch die weiterhin unterschiedliche Verwendung des Begriffes zur Benennung nur eines Symptoms, eines Syndroms oder aber einer nosologisch definierten Krankheitsgruppe. Der alte Ausdruck „Melancholie" nimmt in diesem Rahmen meist den Platz einer nosologischen Untergruppe ein, die mit der „endogenen Depression" (s. u.) identisch ist.

Den Begriff Depression kurz gefaßt und gleichzeitig allgemein zutreffend, am klinischen Zustandsbild orientiert, zu definieren, darf als schlechthin unmöglich gelten; keiner der dahingehend unternommenen Versuche ist befriedigend. Diese scheinen entweder zu allgemein oder formal (wie schon bei BUMKE, [1919], der die Depression als eine „krankhaft erhöhte Ansprechbarkeit für Unlustgefühle" umschreibt), oder sie erfassen nur die Hauptsymptome gewisser markanter Gruppen, entsprechend jenen zahlreichen Definitionsversuchen, welche die Symptome „Traurigkeit" und → „Hemmung" zum Inhalt haben (wie z. B. bei JASPERS, der schon 1913 und gleichlautend noch in der 7. Aufl., 1959, ausdrücklich als Kern der Depression eine „tiefe Traurigkeit" und eine „Hemmung allen seelischen Geschehens" nennt). Gerade der sich allzu rasch anbietende Begriff der „Hemmung" verleitet zu einer klinisch einseitigen Akzentuierung, indem z. B. die agitierten (d. h. die erregten) Depressionen unter ihm nicht oder nur mittels fragwürdiger Interpretationen untergebracht werden können. Hier besteht die Gefahr voreiliger Schwerpunktsetzung hinsichtlich dessen, was als „Kern" der Depression zu verstehen ist, nämlich Depression als Antriebs- und/oder Stimmungsstörung. So sieht das DSM III ebenso wie die ICD-9 in einer Beeinträchtigung der Stimmung das Hauptmerkmal der affektiven Erkrankungen und zählt Antriebsstörungen eher unter der Symptomatik auf.

Grundsätzlich und phänomenologisch-klinisch brauchbar läßt sich eine Depression jedenfalls nur als ein *Syndrom* beschreiben und definieren. Dem versuchte schon BLEULER (1916) Rechnung zu tragen, als er 3 „Gruppensymptome" nannte, nämlich
1. die „depressive Verstimmung",
2. die „Hemmung des Gedankenganges" und
3. die „Hemmung der zentrifugalen Funktionen des Entschließens, Handelns, inklusive den psychischen Teil der Motilität",
und dieser als „depressive Trias" bekannt gewordenen Kombination dann Wahnideen, Halluzinationen und „nervöse" (gemeint sind körperliche) Erscheinungen als „akzessorische Symptome" beiordnete. Abgesehen davon, daß das zu Beschreibende, die Depressivität, schon in die Begriffsbestimmung selbst eingeht, bleiben die Grundsymptome rein auf den psychischen Bereich beschränkt; die körperlichen Symptome werden im Gegensatz zu heutiger Anschauung von BLEULER sogar ausdrücklich als „nicht wichtig" bezeichnet.

Nicht nur aus wissenschaftlichen Gründen, sondern auch aus der zunehmenden Erkenntnis von der klinischen Wichtigkeit der depressiven Körpersymptomatik (vegetativ-larvierte Depression) heraus rechtfertigt sich heute eine umfassendere deskriptive Darstellung des depressiven Syndroms mit Gliederung nach übergeordneten gestörten Funktionsbereichen in
1. psychische Symptome,
2. psychomotorische Symptome und
3. somatische Symptome.

Hierbei wird keinerlei Vorentscheidung über deren Stellenwert und deren Bedingungszusammenhänge hinsichtlich der Erkrankung selbst getroffen. Innerhalb der einzelnen Bereiche lassen sich die wesentlichen Einzelsymptome zwanglos aufzählen: im *psychischen* Bereich vor allem traurige Verstimmung, Herabgestimmtheit, Unfähigkeit zur Freude, Denkhemmung, Entschlußunfähigkeit, Apathie, Angst, innere Leere, Unwertgefühle, Gefühle von Hoffnungslosigkeit und Hilflosigkeit (etwa i. S. der „gelernten Hilflosigkeit" nach SELIGMAN, 1975), allgemeine negative Selbsteinschätzung, negative Sicht der Vergangenheit und Zukunft (etwa i. S. der kognitiven Trias nach A. T. BECK et al.) oder typische Wahnideen (s. u.) sowie Suizidgedanken; im *psychomotorischen* Bereich die Auswirkung der depressiven Antriebsstörungen entweder als Plussymptomatik (Agitiertheit) oder als Minussymptomatik (psychomotorische Hemmung), wobei eine große Gruppe Depressiver insbesondere in der Kombination mit Angst verschiedene Zwischenformen von extremer Agitiertheit bis zu depressivem Stupor zeigt; im *somatischen* Bereich schließlich neben dem allgemeinen Darniederliegen von Energie und Vitalität eine Störung der Vitalgefühle (Leibgefühlsstörungen) sowie zahlreiche subjektive und/oder objektivierbare, allgemeine und/oder organbezogene vegetative Symptome (vegetativ-larvierte Depression).

Da beim einzelnen Patienten Symptome aus sämtlichen Bereichen in verschiedener Kombination und Stärke auftreten können, resultieren zahlreiche Möglichkeiten konkreter Erscheinungsbilder der Depression. Es gibt kein Symptom, welches den Begriff der Depression in seiner vollen Breite gesamthaft deckt; es lassen sich zwar typische, aber keine obligaten Depressionssymptome nennen. Insbesondere stellt das Gefühl und der äußere Eindruck der „Traurigkeit" kein solches durchgehendes Merkmal dar. Gerade in der Kerngruppe der endogenen Depressionen (s. u.) ist oft eben das Fehlen einer solchen, dem gesunden psychischen Erleben analogen Emotion auffällig, und es gilt im Gegenteil eher das „Nichttraurigseinkönnen" (SCHULTE, 1965) oder einfach die „erlebte Freudlosigkeit" (WEITBRECHT, 1963) als charakteristisch. Auch in der besonderen Qualität der dem Bereich der Leibgefühle zuzuordnenden „vitalen Traurigkeit" darf man nach K. SCHNEIDER (1967) kein zentrales Symptom sehen. Die Problematik

des von KRAEPELIN in den Vordergrund gestellten Begriffs der → „Hemmung" als einem generellen Symptom der Depression wurde bereits erwähnt. Unbeschadet solcher grundsätzlicher Fragen um das depressive Syndrom lassen sich *klinisch* bestimmte Syndrommuster oder syndromale Schwerpunkte beschreiben, die sowohl für die phänomenologische Charakterisierung als auch als bestimmte Zielsyndrome für die Psychopharmakotherapie von Bedeutung sind. Für die klinische Praxis gilt vorerst weiterhin, daß sich der Einsatz der Antidepressiva aufgrund ihrer zugeordneten unterschiedlichen Wirkungsprofile differentiell nach den psychomotorisch unterschiedlichen depressiven Syndromen richtet, so lange die therapeutische Wirkung nur phänomenologisch, d. h. psychopathologisch definiert werden kann. Für eine psychotherapeutische Behandlung bietet die phänomenologische Beschreibung allein jedoch kaum Ansatzpunkte; hier erweisen sich Mehrebenenanalysen unter zusätzlicher Einbeziehung von Persönlichkeitsstruktur, Psychodynamik und konfliktzentrierten Aspekten als erforderlich (WOLFERSDORF et al.). Der pharmakotherapeutische Gesichtspunkt macht im besonderen die Unterscheidung nach der Art der Antriebsstörung in
1. antriebsarme (apathisch-avitale, gehemmte) und
2. antriebsreiche (unruhige, agitierte, erregte) depressive Syndrome
wichtig. Im letzteren Fall begegnet häufig noch eine gleichzeitige ängstliche Tönung. Gerade bei der Kombination Agitiertheit und Unruhe, Angst und Hoffnungslosigkeit ist die im Prinzip bei den meisten Depressiven zu unterstellende Suizidalität besonders groß. Bei Schwerpunktbildung im Bereich körperlicher Symptomatik läßt sich ferner ein
3. vegetativ-larviertes depressives Syndrom
unterscheiden. Schließlich kann man auch von den psychischen Inhalten her bestimmte syndromale Schwerpunkte oder Merkmale herausstellen, z. B. hypochondrisch-depressive, anankastisch-depressive, paranoid-depressive Syndrome mit stimmungskongruenten Eigenbeziehungen, wahnhaft-depressive Syndrome u. a. Bei allen Syndrombeschreibungen handelt es sich immer nur um die phänomenologische Kennzeichnung einer bestimmten Form von „Depressivität" im Querschnitt, also um ein depressives Zustandsbild unabhängig von Genese und Verlauf. Möglicherweise ist die Ausprägung eines depressiven Zustandsbildes in einer bestimmten syndromalen Richtung eher mit prämorbiden Persönlichkeitsmerkmalen in Verbindung zu bringen als mit der Depression als Morbus selbst. Die neueren Klassifikationen des DSM III bzw. die Forschungs-Diagnose-Kriterien (RDC) beschreiben die „typisch depressive Episode" ebenfalls auf einer Symptomebene mit genau definierten Kriterien.
Für die *nosologische* Einteilung depressiver Zustandsbilder sind hingegen die Faktoren Genese und Verlauf wesentlich mitentscheidend, während das syndromale Querschnittsbild hierfür meist keine zuverlässigen Anhaltspunkte zu liefern vermag. Die Erfahrung, daß gleiche depressive Syndrome bei verschiedenen nosologischen Gruppen auftreten und innerhalb einer nosologischen Einheit sich sehr verschiedene Syndrome manifestieren können, überhaupt die „fehlende Spezifität psychopathologischer Symptome" (WEITBRECHT, 1957) selbst im Bereich der endogenen Depression, erfordert eigene Gesichtspunkte und Begründungen für eine nosologische Zuordnung der jeweiligen Depression. Sieht man von der grundsätzlichen Problematik um den psychiatrischen Krankheitsbegriff und die psychiatrische Nosologie hier ab, ebenso von den theoretischen Fragen hinsichtlich Ätiologie und Pathogenese oder „Erklären" und „Verstehen" (JASPERS), so besteht, trotz unterschiedlicher Nomenklatur, zwischen den einzelnen psychiatrischen Schulen der Sache nach ein gewisser praktischer Konsens in der Unterscheidung der wesentlichen, klinisch wichtigen großen Gruppen von Depressionen, die sich generell als
1. somatogene Depressionen,
2. endogene Depressionen und
3. psychogene Depressionen
bezeichnen lassen (ätiologische Trias). Die mögliche gegenseitige Überlagerung und Verflechtung der Ursachen und Anlässe bleibt in einer solchen, pathogenetisch eindimensional aufgebauten Einteilung zunächst freilich unberücksichtigt und bedarf besonderer begrifflicher und praktischer Hervorhebung (s. u.).
Unter *somatogenen* Depressionen versteht man solche depressive Zustandsbilder, für die ein direkter kausaler Zusammenhang mit einer körperlichen Krankheit oder Funktionsstörung zu unterstellen ist, d. h. die unmittelbar aus organischen Prozessen entstehen. Der Prozeß kann sowohl primär cerebraler Art sein, im Sinne einer strukturellen Schädigung des Gehirns selbst, oder er kann als primär extracerebrale Körperkrankheit die Gehirnfunktion sekundär (d. h. „exogen") beeinträchtigen. Will man beide Arten auseinanderhalten (KIELHOLZ), so legt sich für die erstere die Bezeichnung *organische* Depression (z. B. bei seniler und arteriosklerotischer Demenz, Hirntumoren, Hirntraumen, progressiver Paralyse, Encephalitiden u. a.) nahe, für letztere die Bezeichnung *symptomatische* Depression (z. B. bei postinfektiös, postoperativ, hämodynamisch, toxisch oder endokrin bedingten depressiven Bildern). Der Begriff der „körperlich begründbaren Psychosen" (K. SCHNEIDER) umfaßt beide Gruppen; nur somatogen „ausgelöste" endogene Phasen oder bloße depressive Reaktionen auf das körperliche Kranksein sind jedoch von den eigentlichen somatogenen Depressionen abzugrenzen.
Die Gruppe der *endogenen* Depressionen beinhaltet den klassischen Typ der Depression schlecht-

hin, einmal wegen der unter dem Begriff der → „Melancholie" bis in die Antike zurückreichenden, traditionsreichen Beschreibung dieser Bilder, zum anderen wegen der für sie charakteristischen Syndrom- und Verlaufseigentümlichkeiten, schließlich wegen der an ihnen aufbrechenden psychiatrischen Grundfrage nach dem Wesen der endogenen Psychosen bzw. der → „Endogenität" überhaupt. Die weitere Unterteilung dieser Gruppe in einzelne Arten von Depressionen geschieht in der Regel nach bestimmten Verlaufskriterien. Ausgehend von der diesbezüglichen Haupteigentümlichkeit der endogenen Depressionen, dem phasenhaften Verlauf mit Wiedererreichen des Ausgangsniveaus (restitutio ad integrum) in den überwiegenden Fällen, legt sich heute eine Unterscheidung zwischen *periodischen* Depressionen mit monopolaren (nur depressive Phasen aufweisenden) Verläufen und *cyclischen* Depressionen mit bipolaren (auch manische Phasen aufweisenden) Verläufen nahe (→ manisch-depressive Psychose). Den monophasisch oder periodisch verlaufenden monopolaren Depressionen sind unter diesem Gesichtspunkt auch die endogenen Spätdepressionen oder Involutionsdepressionen zuzuordnen. Die gesamte Gruppe monopolarer und bipolarer Verläufe wird von der K. Schneiderschen Schule mit dem Sammelbegriff „Zyklothymie" belegt. Andererseits konnten deutliche Unterscheidungskriterien zwischen den beiden Untergruppen gefunden werden (ANGST 1966; PERRIS, 1966; WINOKUR et al., 1969; KLERMAN, 1984), was auch vom DSM III mit der Unterteilung der affektiven Störungen in bipolare und typische depressive Episoden akzeptiert wird. Eine gewisse Sonderrolle, von Verlauf und Phänotypus her, spielen schließlich die depressiven Syndrome bei schizophrenen Psychosen, indem sie sich entweder mit der eigentlichen schizophrenen Symptomatik kombinieren, diese überlagern oder sie in Form reiner depressiver Zwischenepisoden ablösen können. Die nosologische Stellung der schizo-affektiven Psychosen ist insgesamt wenig geklärt.
Das die klassische endogene Depression kennzeichnende Syndrom, also das reine Querschnittsbild, zeigt gewisse Merkmale, die zwar keineswegs als obligat, jedoch immerhin als typisch bezeichnet werden können, typisch zumindest für die Kerngruppe dieser nosologischen Einheit. Hierher gehören vor allem bestimmte biorhythmische Zeichen wie Tagesschwankungen mit Früherwachen und Morgentief, jahreszeitliche periodische Schwankungen, dann das Auftreten wahnhaft-depressiver Denkinhalte, speziell hypochondrischer Wahn, Verarmungswahn, Versündigungs- und Schuldwahn, auch sog. „primäre Schuldgefühle" (WEITBRECHT, 1963). Ebenso sind hier stimmungskongruente paranoide Eigenbeziehungen sowie stimmungskongruente, überwiegend akustische Halluzinationen (DSM III, RDC) zu nennen, nicht zuletzt auch die in den gestörten Leibgefühlen erlebte „vitale Traurigkeit" (K. SCHNEIDER) samt gewissen charakteristischen Druck- und Beengungsgefühlen, und schließlich die anscheinende Unmotiviertheit und „Grundlosigkeit" der depressiven Verstimmung. Gerade in letzterer liegen bereits erhebliche differentialdiagnostische Schwierigkeiten gegenüber der neurotischen Depression (s. u.). Andererseits werden, wenngleich hinsichtlich Umfang und zugrundegelegten Kriterien heftig umstritten, auch durch somatische und psychische Faktoren „ausgelöste", „provozierte" oder „ausgeklinkte" endogene Phasen akzeptiert. Die Zahlenangaben hierfür schwanken aufgrund der jeweils hinter ihnen stehenden Konzepte sehr. Nach K. SCHNEIDER handelt es sich bei solchen psychischen Anlässen im Gegensatz zu den abnormen Erlebnisreaktionen, um eine „sinnblinde" Affektwirkung, indem das auslösende Moment nicht als „Erlebnis", sondern nur als „vitale Kraft" wirkt (1965). Eine Entschärfung der kontroversen Frage versucht HAASE durch die Einführung des vermittelnden Begriffs „endomorphe Depression"; hiermit sind depressive Bilder gemeint, die „von außen entstanden" sein können, deren Erscheinungsbild aber „keine sinnvolle und verständliche Beziehung mehr zur evtl. auslösenden Situation" hat.
Die dritte Hauptgruppe, die der *psychogenen* Depressionen, erfährt ihre Definition durch die Rückführbarkeit des depressiven Zustandsbildes auf bekannte bzw. im Prinzip erkennbare und nachweisbare seelische Anlässe und Motive, i. S. einer pathogenetischen Verstehbarkeit der psychischen Zusammenhänge. Der Begriff „psychogen" ist hier in seinem weiteren, formalen Wortsinn und vor allem abgrenzend gegenüber somatogenen und endogenen Depressionen gebraucht. Im weiteren Rahmen sind die psychogenen Depressionen den abnormen Reaktionen und Entwicklungen zuzurechnen, unterliegen den für diese geltenden Kriterien und lassen sich auch in entsprechende Untergruppen einteilen.
Den einfachsten und durchsichtigsten Fall bildet die *reaktive* (psychoreaktive, erlebnisreaktive) Depression, bei der das depressive Zustandsbild durch ein einmaliges akutes Erlebnis von traumatisierender Wirkung entstanden ist, wobei die Reaktion „im Verhältnis zum Anlaß eine übermäßige Intensität oder Dauer" (BINDER) zeigt. Die formalen Kriterien für die Reaktionen stammen von JASPERS (1913) und besagen, daß „deren Inhalt in verständlichem Zusammenhang mit dem Erlebnis" steht, daß sie „nicht aufgetreten wären ohne das Erlebnis" und daß sie „in ihrem Verlauf von Erlebnissen abhängig" sind. Inhaltlich handelt es sich dabei häufig um Todesfälle, Liebesenttäuschungen, Zurücksetzungen, Entwertungen verschiedenster Art, allgemein also um Partner-, Objekt- oder Selbstwertverluste. Die Dauer der Erkrankung wird meist in ziemlich weitem Rahmen angegeben (nach BINDER „einige Stunden bis eini-

ge Monate"). Problematisch bleibt die Zugrundelegung des statistischen Normbegriffes bei der Bestimmung des Verhältnisses von Anlaß und Reaktion als übermäßig oder inadäquat; schon frühere Autoren hielten eine Entscheidung, ob ein entsprechender Anlaß als ein „zureichender" betrachtet werden darf, nur bei genauer Kenntnis der Persönlichkeit für möglich. Dabei berührt die Frage nach der Relation zwischen Reaktion und Persönlichkeit sowie den der Reaktion zugrundeliegenden psychodynamischen Mechanismen bereits das Problem des Verhältnisses der einfachen depressiven Reaktion zur neurotischen depressiven Reaktion und damit die Frage, ob eine depressive Reaktion nicht stets persönlichkeitsgebunden ist. Aus diesem Grund wird von einer Reihe von Autoren eine scharfe Trennung oder überhaupt eine Unterscheidung abgelehnt. Teilweise geschieht dies auch in bezug auf die Abgrenzung zwischen reaktiver Depression und *neurotischer* Depression selbst; letztere wird von uns wegen ihrer Bedeutung jedoch als eigene psychogene Untergruppe aufgeführt.

Als weitere Untergruppe lassen sich schließlich die *depressiven Entwicklungen* abgrenzen, als „unter dem Drucke chronischer oder sich immer wiederholender psychotraumatischer Milieuschädigungen" (BINDER) entstehende, „Monate und Jahre" dauernde depressive Verlaufsbilder. In erster Linie handelt es sich hierbei um langanhaltende emotionale Belastungen, welche sich oftmals zunächst über körperliche Symptomatik oder im erweiterten Sinn psychosomatische Störungen entwickeln und ebenfalls deutliche Zusammenhänge zur Persönlichkeit zeigen. Die wichtigsten Arten wurden unter dem Begriff der „Erschöpfungsdepression und der Entwurzelungsdepression" beschrieben; in diesen Umkreis gehört auch die „existentielle Depression".

Jeder Versuch einer systematischen nosologischen Einteilung der depressiven Zustands- und Verlaufsbilder hat bisher immer nur zu randunscharfen, problematischen und zeitweise überhaupt fragwürdigen und strittigen Abgrenzungen geführt; im ganzen ist er einem stetigen historischen Prozeß unterworfen. Dennoch kann auf eine solche Ordnung aus verschiedenen, sowohl statistisch-vergleichenden als auch praktisch-didaktischen und nicht zuletzt therapeutischen Gründen nicht verzichtet werden, da alle sich nur am Erscheinungsbild, also am Syndrom orientierenden Einteilungsversuche, den klinischen Verständigungs- und Entscheidungsfragen zu wenig gerecht werden. Jede rein phänomenologische Beschreibung verzichtet auf ätiopathogenetische und auf Verlaufsaspekte und bietet so – im übrigen wie auch eine nur nosologische Betrachtung – nur einseitige und damit unzureichende therapeutische Ansätze. Man hat grundsätzlich davon auszugehen, daß die für uns faßbaren pathogenetischen und phänomenologischen Merkmale nur bruchstückhafte Anteile eines überaus komplexen Geschehens sind, dem ein einziges und eindimensionales Bezugsraster nie gerecht werden kann. Dies gilt auch für die beschriebene ätiologische Trias (s. o.). Trotz der in Praxis und Literatur zunehmend anerkannten ätiologischen Mehrdimensionalität vieler depressiver Bilder hat diese Erkenntnis bisher jedoch kaum zu Konsequenzen auch auf der Begriffsebene geführt. Ein begrenzter Schritt in diese Richtung war die Abgrenzung der „endoreaktiven Dysthymie" (WEITBRECHT, 1952), ein weiterer die Beschreibung bestimmter Formen „mehrschichtiger" Depressionen als „endoneurotische Depression" (HOLE). Andere Bezeichnungen gehen von zeitlichen oder biologischen Markierungen ohne nosologische Zuordnung aus, so z. B. „Schwangerschafts-", „Wochenbett-" oder „klimakterische" Depression. Bezüglich ätiopathogenetischer Vorstellungen stellt das von AKISKAL u. MC KINNEY vorgestellte Modell der Depression als „final common pathway" das derzeit wohl umfassendste Konzept dar.

Außerhalb des deutschen Sprachraumes entwickelten sich vor allem in der amerikanischen Psychiatrie zum Teil Auffassungen, nach denen die grundsätzliche Trennung zwischen psychotischen (endogenen) und nichtpsychotischen (nichtendogenen) Zustandsbildern als nicht haltbar galt und zugunsten einer quantitativen Betrachtungsweise aufgegeben wurde. Während die deutschsprachige Psychiatrie in der Tradition ätiopathogenetisch orientierter nosologischer Gruppen steht, wie es erneut auch in der ICD-9 wieder deutlich wird, zeichnet sich in der amerikanischen Psychiatrie (DSM III) eine eher am Zustandsbild orientierte Klassifikation mit genau definierten Oberbegriffen und zugehöriger Symptomatik ab. Auf ätiopathogenetische Implikationen wird überwiegend verzichtet, Verlaufskriterien bleiben jedoch z. B. in Form der rezidivierenden depressiven Episode („major depression, recurrent") oder der bipolaren Störung (bipolar disorder) einbezogen. Die affektiven Störungen („affective disorders") werden eingeteilt in „typische affektive Störungen" („major affective disorders") mit den Untergruppen „bipolare Störung" (s. o.) und „typische depressive Episode" (major depressive episode), ergänzt durch die erwähnten Verlaufsgesichtspunkte und Nebenmerkmale („associated features") z. B. psychotischer Art, ferner in „andere spezifische affektive Störungen („other specific affective disorders") wie cyclothyme und dysthyme Störungen (letztere der depressiven Neurose entsprechend) und eine atypische Restgruppe („atypical affective disorders"). Zuordnungskriterium bei den „major affective disorders" ist das Vorliegen eines „vollen" affektiven Syndroms, bei den anderen Störungen nur eines „partiellen" Syndroms. Die frühere Angleichung der amerikanischen an die internationale Klassifikation wurde dadurch zum Teil rückgängig gemacht. Viele Autoren neigen jedoch nach wie vor zu nosologischen Unterscheidungen gegenüber rein syndromalen und quantitativen Gesichtspunkten.

In Fortsetzung früherer Bemühungen der Psychiatrie als Disziplin der Medizin sieht es heute die „biologische Psychiatrie" als ihr Ziel an, Forschungsergebnisse in die Depressionsdiagnostik einzubringen, die mit naturwissenschaftlich-biologischen Methoden gewonnen wurden (HIPPIUS u. MATUSSEK, 1978). Hier sind die ätiopathogenetisch orientierten Forschungsansätze zu nennen, welche auf die Untersuchung biochemischer und psychopharmakologischer Vorgänge, auf neuroendokrinologische, chronobiologische und psychophysiologische Funktionsdiagnostik sowie auf genetische Aspekte abzielen. Eine Reihe von Befunden spricht für die Existenz der als „endogen" (s. o.) bezeichneten Depressionsform und ihre biologische Mitbestimmtheit, ohne daß dabei psychoreaktive und -soziale Faktoren zu vernachlässigen sind. Die relative Homogenität dieser endogenen Gruppe bestätigt sich auch in statistisch-mathematischen Untersuchungsansätzen; P. MATUSSEK et al. (1981) identifizierten mit clusteranalytischen Methoden ein „endogenous depressive item profile", welches dem typischen klinischen Syndrom weitgehend entspricht. Dies wurde auch von anderen Autoren in ähnlicher Weise bestätigt. Gerade das DSM III und die RDC haben eine Reihe neuerer Untersuchungen speziell zur Abgrenzung von Untergruppen depressiver Zustände angeregt; die klinisch-therapeutische Bedeutung dieser Bemühungen ist derzeit noch nicht ausreichend abschätzbar.

Die *Dauer* depressiver Verläufe zeigt, insgesamt betrachtet, nur geringe Beziehungen zu den nosologischen Gruppen. Es ergeben sich nicht nur für die endogen-depressiven Phasen, ungeachtet statistischer Durchschnittswerte, große interindividuelle und auch intraindividuelle Unterschiede, sondern in ähnlicher Weise auch für die psychogenen Depressionen, obgleich in die Differenzierung nach Reaktionen und Entwicklungen bereits ein Zeitfaktor mit eingeht. Auch bei den somatogenen Depressionen bleibt die Dauer, in Abhängigkeit von der zugrundeliegenden somatischen Erkrankung, unbestimmt, zumal ein chronischer organischer Hirnprozeß durchaus zu einer persistierenden chronischen Depressivität führen kann. Der Begriff der *chronischen* Depression wird uneinheitlich verwendet. Zum einen versteht man ihn i. S. von „langdauernd, langwierig und langsam verlaufend" (SCHWARZ, 1966) und meint damit außergewöhnlich lange, d. h. über Jahre gehende depressive Verläufe, auf der anderen Seite begegnet der Begriff auch als Bezeichnung für die „Irreversibilität", die „Chronifizierung von Depressionszuständen im strengen Sinn des Wortes" (WEITBRECHT, 1967). Als Beispiele für solche führt WEITBRECHT u. a. gewisse Fälle von endogenen Depressionen an, die „nicht ohne Rest abheilen", dazu auch solche von Involutionsdepressionen, Depressionen mit hirnorganischen Psychosyndromen und chronische depressive Syndrome im Rahmen schizophrener Psychosen, schließlich auch besonders die Beobachtungen eines „chronisch depressiven Persönlichkeitswandels unter Extrembelastungen" (Entwurzelungsdepression). Zu erwähnen ist außerdem noch die konstitutionelle Depressivität bei entsprechenden abnormen Persönlichkeiten (→ Psychopathie), wie schon von KRAEPELIN beschrieben. Zum Inhalt des Begriffes der chronischen Depression tritt neben den Verlaufsaspekt auch ein therapeutischer, nämlich i. S. der sog. Therapieresistenz (LAUX, 1983), die jedoch bisher nur ungenügend und allein auf psychopharmakologischer Ebene definiert wurde. Insgesamt kann der Anteil der im strengen Sinn chronischen Depressionen an der Gesamtzahl aller Depressionen als gering bezeichnet werden, so daß man, vom Übergang depressiver Zustände im Alter in hirnorganische Psychosyndrome abgesehen, prognostisch zunächst einmal vom Grundsatz der hinreichenden Abheilung depressiver Zustandsbilder ausgehen darf.

Einen zunehmend wichtigen Ansatz, speziell unter psychotherapeutischen Gesichtspunkten, bilden die Untersuchungen zur präpsychotischen *Persönlichkeit* endogen Depressiver, wobei die Beschreibung des „Typus melancholicus" von TELLENBACH als bahnbrechend zu gelten hat. Von verschiedener Seite wurde auf die strukturellen Unterschiede zwischen monopolar und bipolar Depressiven sowie auf die teilweise Ähnlichkeit der Persönlichkeitsstruktur bei neurotisch und endogen Depressiven bzw. die fehlende Trennbarkeit von der Normalpopulation hingewiesen. Entsprechende Konsequenzen hieraus für die Psychotherapie auch bei endogen Depressiven, besonders in der „präphasischen (präkrisenhaften)" Zeit, haben P. MATUSSEK u. FEIL (1980) gezogen; eine zunehmende Zahl von Autoren weist generell auf die Notwendigkeit der Kombination von Psychopharmakotherapie und Psychotherapie auch bei endogen Depressiven hin. Wesentliches zum Verständnis psychologisch-psychodynamischer Vorgänge bei der Depression sowie konkrete therapeutische Hinweise haben außerdem die Ansätze kognitiver Verhaltenstherapie (A. T. BECK et al. 1981) und allgemein die lerntheoretisch-verhaltenstherapeutischen Modellvorstellungen (z. B. LEWINSOHN, 1974; SELIGMAN, 1975) gebracht. Ihre Entfaltung geschah unabhängig von nosologischen und weithin auch von syndromalen Zuordnungen, so daß hier eine weitere, auch historisch neue Zugangsebene zum Phänomen der Depression erschlossen wurde.

Zusammenfassend hat man also unter einer Depression ein *Syndrom* zu verstehen, bei dem sich psychische, psychomotorische und somatisch-vegetative Symptome im Querschnittsbild kombinieren, wobei individuell verschiedene phänomenologische Schwerpunkte entstehen. Da das Syndrombild keine ätiopathogenetischen Schlüsse, sondern höchstens manche Wahrscheinlichkeitszuordnungen zuläßt, kann eine *nosologische* Diagnose erst unter Miteinbeziehung von Anamnese und Verlauf sowie unter Berücksichtigung sonstiger, sowohl psychologischer als auch medizinischer Befunde gestellt werden. Hinsichtlich der Einteilung in große Depressionsgruppen ist weitgehend die Unterscheidung relativ homogener mono- und bipolarer endogener Depressionsformen von einer heterogenen Gruppe psychogener sowie von eigentlichen somatogenen Depressionen akzeptiert. Zunehmend werden jedoch starre Grenzziehungen verneint und multifaktorielle Betrachtungsweisen bevorzugt. Trotz der nach wie vor bestehenden Differenzen zwischen den einzelnen Schulrichtungen ist eine klinisch fruchtbare Konvergenzbewegung zwischen klassisch-psychiatrischer, kognitiv-lerntheoretischer, tiefenpsychologischer und sozialpsychiatrischer Ausrichtung im Gange.

Literatur
AKISKAL, H. S., MC KINNEY, W. T.: Overview of recent research of depression. Arch. Gen. Psychiat. 32, 285–304 (1975).
American Psychiatric Association: DSM III – Diagnostic and statistical manual of mental disorder. American Psychiatric Association, Washington 1980. – Dtsch. Bearbeitg. u. Einf. v. K. KOEHLER u. H. SASS. Weinheim Basel: Beltz 1984.
ANGST, J.: Zur Ätiologie und Nosologie endogener depressiver Psychosen. Berlin Heidelberg New York: Springer 1966.
BECK, A. T., RUSH, A. J., SHAW, B. F., EMERY, G.: Kognitive Therapie der Depression. Dtsch Übers. hrsg. v. M. HAUTZINGER. München Wien Baltimore: Urban & Schwarzenberg 1981.
BINDER, H.: Psychopathische Dauerzustände und abnorme seelische Reaktionen. In: Gruhle H. W. et al. (Hrsg.) Psychiatrie der Gegenwart. Bd II. 180–202, zit. 190, 191 u. 197. Berlin Göttingen Heidelberg: Springer 1960.
BLEULER, E: Lehrbuch der Psychiatrie, 1. Aufl., S. 345, 359. Berlin: Springer 1916. – 11. Aufl. (umgearb. von M. BLEULER). Berlin Heidelberg New York: Springer 1969, S. 426, 435.
BUMKE, O.: Die Diagnose der Geisteskrankheiten: Wiesbaden: Bergmann 1919, S. 215.
GRIESINGER, W.: Die Pathologie und Therapie der psychischen Krankheiten, Bd VIII. Stuttgart: Krabbe 1845, S. 152 ff.
HAASE, H.-J.: Depressionen. Stuttgart New York: Schattauer 1976, S. 1.
HEINROTH, F. C. A.: Lehrbuch der Störungen des Seelenlebens. Leipzig: Vogel 1818, S. 333, 351, 371.
HIPPIUS, H., MATUSSEK, N.: Bemerkungen zur Biologischen Psychiatrie. Nervenarzt 49, 650–653 (1978).
HOLE, G.: Die neurotisch-depressive Fehlhaltung und die endoneurotische Dekompensation. In: HAASE, H. J. (Hrsg.): Der depressive Mensch. Erlangen: Perimed-Fachbuch 1984, S. 18–22.
JASPERS, K.: Allgemeine Psychopathologie. 1. Aufl., zit. 145, 160 u. 273. Berlin: Springer 1913. – 7. Aufl. zit. 500. Berlin Göttingen Heidelberg: Springer 1959.
KIELHOLZ, P.: Diagnose und Therapie der Depressionen für den Praktiker. 2. Aufl. spez. 18–21. München: Lehmann 1966.
KLERMAN, G. L.: Überblick über die affektiven Erkrankungen. In: FREEDMAN, A. M., KAPLAN, H. J., SADOCK, B. J., PETERS, U. H. (Hrsg.): Psychiatrie in Praxis und Klinik, Bd. 1. – Schizophrenie, affektive Erkrankungen, Verlust und Trauer. Stuttgart New York: Thieme 1984, S. 317–337, spn. 329, 330.
KRAEPELIN, E.: Compendium der Psychiatrie. XI u. 190 ff. Leipzig: Abel, A. 1883 – Psychiatrie. 3. Aufl., zit. 282 u. 320. Leipzig: A. Abel 1889. – 8. Aufl., III. Bd., II. Teil, Leipzig 1913, zit. 1186, 1198, 1219 u. 1304; IV. Bd., III. Teil, Leipzig 1915, zit. 1812.
LAUX, G.: Die sogenannte therapieresistente Depression. In: FAUST, HOLE, G. (Hrsg.): Depressionen. Symptomatik–Ätiopathogenese–Therapie. Stuttgart: Hippokrates 1983, S. 270–278.
LEWINSOHN, P. M.: A behavioral approach to depression. In: FRIEDMAN, R. J., KATZ, M. M. (eds.): The psychology of depression: Contemporary theory and research. New York: Wiley Medical, pp 157–178.
MATUSSEK, P., FEIL, W. B.: Persönlichkeitsstruktur und Psychotherapie depressiver Patienten. Nervenarzt 51, 542–552 (1980).
PERRIS, C.: A study of bipolar (manic-depressive) and unipolar recurrent depressive psychoses. Acta Psychiat. Scand., Suppl. 194. Copenhagen: Munksgaard 1966.
SCHNEIDER, K.: Zur Differentialdiagnose der Depressionszustände. Fortschr. Neurol. Psychiat. 23, 1–6 (zit. 3) (1965); – Klinische Psychopathologie. 8. Aufl., spez. 5, 77, 94, 137 u. 143. Stuttgart: Thieme 1967.
SCHULTE, W.: Über das Wesen melancholischen Erlebens und die Möglichkeiten der Beeinflussung. Stuttgart: Hippokrates 1965, S. 10.
SCHWARZ, B.: Klinische und katamnetische Untersuchungen zum Problem der chronischen Depression. Psychiat. Neurol. Med. Psychol. 18, 373–376 (zit. 375) (1966).
SELIGMAN, M. E. P.: Helplessness. On depression, development and death. San Francisco: Freeman 1975.
TELLENBACH, H.: Melancholie, 3. Aufl. Berlin Heidelberg New York: Springer 1976.
WEITBRECHT, H.-J.: Zur Typologie depressiver Psychosen. Fortschr. Neurol. Psychiat. 20 (1952), 247–269 (spez. 257 ff.).
WEITBRECHT, H. J.: Zur Frage der Spezifität psychopathologischer Symptome. Fortschr. Neurol. Psychiat. 25, 41–56 (1957).
WEITBRECHT, H. J.: Psychiatrie im Grundriß. Berlin Göttingen Heidelberg: Springer, S. 311, 318 f. (1963).
WEITBRECHT, H. J.: Die chronische Depression. Wien Z Nervenheilk 24, 265–281 (1967).
WINOKUR, G., CLAYTON, P., REICH, T.: Manic depressive illness. St. Louis: Mosby 1969.
WOLFERSDORF, M., STRAUB, R., KELLER, F., WITZNICK, G., KOPITTKE, W., HOLE, G.: Syndromatische Klassifikation der Depression. Differentielle Diagnostik depressiver Syndrome und therapeutische Aspekte. In: BECKMANN, H. (Hrsg.): Wie aktuell ist Amitriptylin für die Therapie der Depression? Das ärztliche Gespräch. Köln: Tropon 1985.

G. HOLE und M. WOLFERSDORF

Depression: spezielle Formen

Endoneurotische Depression
Die anerkannte Möglichkeit, Kerngruppen endogener und psychogener Depressionen nach bestimmten Kriterien nosologisch voneinander unterscheiden zu können (→ Depression), ließ gleichwohl für die klinische Psychiatrie stets einen Zwischenbereich bestehen, in welchem sich die beiden ätiologischen Ebenen gegenseitig überlagern. Eine rein monokausale Zuordnung erweist sich bei diesen Depressionsformen als willkürlich, und nur eine – heute zunehmend anerkannte – multidimensionale Betrachtungsweise wird der komplexen pathogenetischen Situation gerecht. Dennoch finden sich gerade zu diesem Punkt große Meinungs- und Interpretationsdifferenzen zwischen den einzelnen Autoren und Schulrichtungen; sie spiegeln z. T. die alten historischen Gegensätze zwischen Somatikern und Psychikern wider. Die bisherigen synthetischen Bemühungen in diesem

Zwischenbereich haben auch trotz ihrer zunehmenden Anerkennung wenig begriffsbildend gewirkt. Einen grundsätzlichen Versuch, die herkömmliche Alternativdiagnostik aufzulockern, und in einer „Schichtdiagnose" der „mehrdimensionalen" Betrachtungsweise verschiedener krankheitserzeugender Mechanismen Geltung zu verschaffen, hatte bereits KRETSCHMER unternommen. Sein umfassender Ansatz ist jedoch nur in geringem Umfang aufgegriffen worden. Speziell die diagnostische Nahtstelle zwischen endogenen und reaktiven depressiven Bildern wurde von WEITBRECHT (1949; 1952) bearbeitet, wobei er sich ausdrücklich auf entsprechende Äußerungen von MAUZ (1949) berief. Es steht für WEITBRECHT fest, daß es „depressive Reaktionen mit endogenem Einschlag" sowie „reaktiv ausgeklinkte", nach endogener Art weiter verlaufende Depressionen „klinisch sehr viel häufiger" gibt, als es den in der Literatur ausnahmslos vertretenen Meinungen entspricht (1949). Der von ihm in diesen Grenzbereich eingebrachte Begriff der *„endo-reaktiven Dysthymie"* (1952) hat allerdings eine inhaltlich noch stärker eingegrenzte Bedeutung, indem er sich auch phänomenologisch und strukturell auf eine Sondergruppe von Patienten bezieht. Er beobachtete unter diesen prämorbid eine auffallende Häufung von „erschöpfbarzarten, reizsamen, leicht depressiv reagierenden, eher asthenischen Menschen", und im Syndrom eine „mehr mißmutig als weichmütig" gefärbte Traurigkeit, häufig mit Hypochondrie verbunden, und typischerweise ohne primäre Schuldgefühle. Der wichtige Schritt WEITBRECHTs bestand jedoch darin, jene Psychosen zum Thema gemacht zu haben, die „keinen rechten Platz in dem Kraepelinschen Schema" haben und die „ein Ärgernis für die strenge Diagnostik" sind.

Noch problematischer als die Abgrenzung endogen—reaktiv stellt sich häufig die Abgrenzung im Überschneidungsfeld endogen—neurotisch dar. Eines der wesentlichsten theoretischen und phänomenologischen Unterscheidungskriterien, nämlich der erkennbare „Anlaß" oder der zeitliche Kontext eines Erlebnisses für die „Auslösung" einer Depression, kann gerade hier fehlen. Die Jasperschen Kriterien für eine Reaktion (→ Depression) greifen um so weniger, je mehr für das neurotische Element typische unbewußte Anteil bzw. die „alltägliche Situation" in der Pathogenese eine entscheidende Rolle spielen. Schon für die neurotische Depression selbst hat ELHARDT deutlich gemacht, daß die Rolle von Objektverlust- und Trennungserlebnissen (s. u.) „dem objektiven Beobachter gar nicht ohne weiteres sichtbar" sein müsse, sondern bei der „oft sehr niedrigen Kränkungsschwelle so dezent" sein könne, daß sie leicht übersehen werde. Für die besondere Gruppe von „mehrschichtigen" Depressionen nun, für die sich sowohl die Annahme einer endogenen als auch einer neurotischen Komponente von ätiopathogenetischer Relevanz nahelegt, haben wir den Begriff *„endoneurotische" Depression* gewählt (HOLE, 1976; 1983; 1984). Der Weitbrechtsche Ansatz (s. o.) ist damit auf einer weiteren Ebene fortgeführt und ebenfalls begrifflich verankert worden. Demgegenüber bleibt die von HAASE eingebrachte Bezeichnung „endomorph" schwerpunktmäßig auf die endogene Gruppe bezogen und bezeichnet hier den phänomenologisch eigengesetzlichen Verlauf auch beim Vorhandensein auslösender Faktoren (→ Depression).

Die Diagnostik der endoneurotischen Depression beruht auf den für Endogenität üblichen psychopathologischen Kriterien einerseits und den für eine neurotisch-depressive Dekompensation eruierbaren pathogenetischen Kriterien andererseits. Für beide Erfassungs- und Interpretationsebenen ist zu fordern, daß sich ein Zusammenhang aufzeigen läßt, der im psychodynamischen Ablauf in sich vergleichbar schlüssig und beweisend ist wie im phänomenologischen Bereich das Auftreten eines für Endogenität typischen Verlaufs- und Symptombildes. Im letzteren Fall gelten Phasen und Periodizitäten ohne Psychologisierbarkeit sowie Hereditäts- und Syndrommerkmale als Beleg, im ersteren Fall die spezifische, situationsgebundene depressive Dekompensation auf der Grundlage einer depressiv-neurotischen Persönlichkeitsstruktur. Typischerweise erfolgen derartige neurotisch vorgebahnte pathogenetische Abläufe im Vorfeld oder in der Anlaufstrecke endogener Phasen, da hier die endogene „Labilisierung" das vorbestehende, situativ eben noch kompensierte neurotische Gleichgewicht untergräbt. VON BAEYER (1966) sprach in diesem Zusammenhang von der „komplementären Situagenie endogener Psychosen".

In Annäherung an die hier zu unterstellenden, aus der psychotherapeutischen Bearbeitung neurotischer Depressionen bekannten Mechanismen hat vor allem TELLENBACH in seiner Konzeption des „Typus melancholicus", als einer „prämelancholischen Konstellation" mit dem Entstehen „endotroper Situationen", aufzuzeigen versucht, wie typisch depressive Strukturmerkmale und manifeste depressive Symptomatik pathogenetisch aufeinander bezogen sein können. Der Sache nach finden sich bei einer Reihe von Autoren ähnliche Äußerungen und Beobachtungen, wenn auch in andere Nomenklatur gefaßt. Grundsätzlich lassen sich als disponierend für eine endoneurotische Depression alle jene neurotischen Akzentuierungen nennen, die auch in der Pathogenese neurotischer Depressionen allgemein eine Rolle spielen können. Häufig handelt es sich freilich um fixierte und chronifizierte, sowohl äußere als auch innere Konfliktsituationen. Ihre strukturelle Grundlage bilden außer dem Perfektions- und Ordentlichkeitsideal des erwähnten „Typus melancholicus" vor allem Aggressionshemmung und übersteigertes Harmoniebedürfnis, erhöhte Vulnerabilität durch Verlust- und Kränkungssituationen, ferner Rückzugs- und Hilflosigkeitsverhalten sowie starke Selbstwertproblematik. Diese Patienten zeichnen sich auch in der nichtdepressiven Zeit durch einen, bei ihrer hohen sozialen Akzeptanz meist unerkannten neurotischen Leidensdruck aus.

Unter endoneurotischer Depression werden also, zusammenfassend, solche mehrschichtigen depressiven Bilder verstanden, die im Übergangsbereich zwischen den deutlich als endogen bzw. als neurotisch einzuordnenden Depressionen liegen und für die hinreichende Merkmale sowohl in Richtung Endogenität als auch in Richtung (neurotischer) Psychogenese zu finden sind; die pathogenetischen Prinzipien müssen als gleichwertig gelten, so daß eine monokausale Zuordnung in die herkömmlichen Diagnosenblöcke nicht mehr vertretbar ist.

Für die *Therapie* gerade bei dieser Gruppe gilt grundsätzlich, daß sie von mehreren Ansätzen und Komponenten auszugehen hat, und dies vor allem in subtil abgestimmter Kombination pharmakotherapeutischer und psychotherapeutischer Behandlungsstrecken. Die Forderung von HIPPIUS (1972), aus dem Konzept der multifaktoriellen Genese depressiver Syndrome die Aufstellung von „Gesamtbehandlungsplänen" mit der gleichzeitigen Berücksichtigung somatotherapeutischer, psychotherapeutischer und soziotherapeutischer Faktoren abzuleiten, kann für viele gleichgerichtete Forderungen stehen. Die Therapie mit endoneurotisch depressiven Patienten erfordert allerdings eine besonders intensive und tragfähige therapeutische Beziehung, besonders auch wegen der zu erwartenden Rückfälle aufgrund des endogenen Faktors oder der oft hartnäckigen Persistenz neurotischer Mechanismen und Einstellungen. Symptomreduktion (Depressionsbesserung) als jeweiliges Nahziel und strukturelle Stabilisierung (Aufarbeitung neurotischer Zusammenhänge) als Fernziel müssen, trotz unterschiedlicher Strategien, aufeinander bezogen bleiben. Nicht zuletzt aus dem durchgehenden Leidensdruck, ob prämorbid neurotischer (s. o.) oder manifest depressiver Art, ergeben sich trotz der komplexen Situation längerfristig gut nutzbare Chancen, solche Stabilisierungen oder bessere Bewältigungsmöglichkeiten kritischer Situationen zu erreichen.

Literatur
BAEYER, V. VON: Situation, Jetztsein, Psychose. In: BAEYER, W. VON, GRIFFITH, R. M. (Hrsg.): Conditio humana. Berlin: Springer 1966 (zit. 14).
ELHARDT, S.: Neurotische Depression. Psychother. Med. Psychol. 31, 10–14 (zit. 14).
HAASE, H.-J.: Depressionen. Stuttgart New York: Schattauer 1976, S. 1.
HIPPIUS, H.: Zum Stand der Therapie der Depressionen. In: KIELHOLZ, P. (Hrsg.) Depressive Zustände. Bern: Huber 1972, S. 49–58.
HOLE, G.: Zum Entscheidungszwang in der begrifflich-nosologischen Zuordnung depressiver Syndrome und seiner Bedeutung für das therapeutische Konzept. Pharmakopsychiat Neuropsychopharmakol. 9, 295–301 (1976).
HOLE, G.: Definition und Diagnostik depressiver Zustandsbilder unter Berücksichtigung psychodynamischer Gesichtspunkte. In: PÖLDINGER, W. (Hrsg.) Aktuelle Aspekte der Depressionsbehandlung. Bern Stuttgart Wien: Huber 1983, S. 60–67.
HOLE, G. (1984) Die neurotisch-depressive Fehlhaltung und die endo-neurotische Dekompensation. In: HAASE, H. J. (Hrsg.) Der depressive Mensch. Erlangen: Perimed 1984, S. 18–22 (= Psycho [1985] 11, 8–10).
JASPERS, K.: Allgemeine Psychopathologie, 7. Aufl. Berlin Göttingen Heidelberg: Springer 1959.
KRETSCHMER, E.: Gedanken über die Fortentwicklung der psychiatrischen Systematik. In: KRETSCHMER, W. (Hrsg.) Psychiatrische Schriften. Berlin: Springer 1974, S. 33–38.
KRETSCHMER, E.: Der heutige Stand der klinischen Psychiatrie. In: KRETSCHMER, W. (Hrsg.) Psychiatrische Schriften. Berlin: Springer, S. 52–55.
MAUZ, F.: Psychiatrie und Psychotherapie. Hamburger Ärzteblatt 3, 43–47 (1949).
TELLENBACH, H.: Melancholie, 3. Aufl. Berlin Heidelberg New York: Springer 1976, S. 177, 191.
WEITBRECHT, H. J.: Zyklothymie. Fortschr. Neurol. Psychiat. 17, 437–481 (1949).
WEITBRECHT, H. J.: Zur Typologie depressiver Psychosen. Fortschr. Neurol. Psychiat. 20, 247–269 (1952).

G. HOLE

Entlastungsdepression
Während früher für die „Auslösung" endogen-depressiver Phasen allein exogene oder psychogene Belastungsfaktoren herangezogen wurden, verwies in der Nachkriegszeit vor allem SCHULTE (1951) auf eine auslösende Relevanz der *Entlastung* nach vorhergehender langdauernder Belastung. Er beschrieb besonders anhand von Heimkehrerschicksalen nach Kriegsgefangenschaft die „Entlastungssituation als Wetterwinkel" für Pathogenese und Manifestation neurologischer, innerer und auch psychiatrischer Erkrankungen, hier insbesondere depressiver Bilder. Von einer größeren Zahl von Patienten, für die eine sog. „Entlastung" bereits wieder eine neue Belastung bedeutet, die Entspannung zur neuen Anspannung wird, wird eine „Kerngruppe" abgehoben, für die ein Zusammentreffen von Entlastung und Depression pathogenetisch mehr als zufällig erscheint. Als Parallelen zu den Heimkehrerbeispielen sind Depressionsbeginn im Urlaub, nach beruflicher Entlastung, insbesondere Berentung, genannt. Die pathogenetische Bedeutung der Entlastung bleibt jedoch ausschließlich die eines nur „manifestationsfördernden, allenfalls provozierenden, nicht aber die letzte Ursache abgebenden Moment(s).

1957 hat RUFFIN für den von ihm eingeführten Begriff der Entlastungsdepression die besser erscheinende Bezeichnung „Umstellungsdepression" angeboten, doch hat sich diese nicht durchgesetzt. Phänomenologisch beschreibt er die Entlastungsdepression als einige Monate bis zu einem halben Jahr nach Eintritt einer Entlastungs- oder Umstellungssituation auftretende depressive Manifestationen, die „ihren eigenen Tiefgang entfalten", wobei „eher das Erlebnis eines vitalen Druckes und Versagens vorherrscht", und keinesfalls die für die erlittenen Verluste und Belastungen verantwortlichen Personen oder Systeme angeklagt werden.

So sehr das Vorkommen solcher psychopathologischen Bilder und Zusammenhänge von verschiedenster Seite anerkannt wird, so sehr gehen die Meinungen über ihre *nosologische* Einordnung auseinander. RUFFIN grenzt sie mit Hinweis auf den „eigenen Tiefgang", welcher „Gepräge und Tiefgang endogener Depressionen" annehmen könne, zusammen mit der „Entwurzelungsdepression" ausdrücklich von den abnormen Erlebnisreaktionen ab und denkt an die Möglichkeit einer „Untergrunddepression" im Sinne K. SCHNEIDERS oder einer „endoreaktiven Dysthymie" im Sinne WEITBRECHTS. Nach WEITBRECHT (1960) decken sich Entlastungsdepression und „endoreaktive Dysthymie" weitgehend. VON BAEYER et al. schildern das Auftreten *cyclothymer* Erkrankungen im Zusammenhang mit der Entlastung als „besonders augenfällig". Für TELLENBACH gehört die Entlastungsdepression ebenfalls zu den Melancholien; die Entlastung kann geradezu mit typologischer und situationspsychologischer „Zwangsläufigkeit" zum „maßgeblichen pathogenen Faktor für die Abwandlung in die Melancholie" werden. Demgegenüber hat BLEULER (1966) die Entlastungsdepression zu den krankhaften Reaktionen gezählt und Parallelen z. B. zum Leergefühl nach glücklich bestandenem Examen gezogen.

Der Begriff Entlastungsdepression beschreibt den als schlüssig angenommenen Zusammenhang zwischen Entlastungssituation nach übermäßiger psychischer oder psychophysischer Dauerbelastung und Auftreten schwerer depressiver Bilder, läßt jedoch offensichtlich verschiedenartige nosologische Interpretationen zu. Im Interesse einer einheitlichen Verwendbarkeit sollte deshalb von einer Entlastungsdepression nur im Sinne einer solchen äußeren Deskription gesprochen werden. Die klassische Diskussion, ob es sich hierbei um eine ausgelöste endogene Phase oder um eine vitalisierte depressive Erlebnisreaktion handelt, würde dann den Begriff selbst nicht tangieren.

Literatur
BAEYER, W. VON, HAEFNER, H., KISKER, K. P.: Psychiatrie der Verfolgten. Berlin Göttingen Heidelberg New York: Springer 1964 (Zit. S. 338).
BLEULER, E.: Lehrbuch der Psychiatrie 10. Aufl. (umgearb. von M. BLEULER). Berlin Heidelberg New York: Springer 1966 (zit. S. 462).
RUFFIN, H.: Melancholie. Dtsch. med. Wschr. 82, 1080–1092 (1957).
SCHULTE, W.: Die Entlastungssituation als Wetterwinkel für Psychogenese und Manifestation neurologischer und psychiatrischer Krankheiten. Nervenarzt 22, 140–149 (1951).
TELLENBACH, H.: Melancholie 3. Aufl. Berlin Göttingen Heidelberg: Springer 1976 (zit. S. 145).
WEITBRECHT, H. J.: Depressive und manische endogene Psychosen. In: GRUHLE, H. W., JUNG, R., MAYER-GROSS, W., MÜLLER, C. (Hrsg.) Psychiatrie der Gegenwart, Bd II. Berlin Göttingen Heidelberg: Springer 1960, S. 73–118 (zit. S. 110). G. HOLE und M. WOLFERSDORF

Entwurzelungsdepression
Mit diesem Terminus wurden erstmals von BÜRGER-PRINZ (1950, 1951) solche depressiven Zustandsbilder bezeichnet, die auf eine totale Entwurzelung einer ganzen Bevölkerungsgruppe, auf die „Vernichtung aller sozial-psychischen Beziehungen" zurückgehen. Als bedeutsam für deren Bild galt ihm dabei einmal, daß sie „völlig nach Gesetz und Gestaltung endogener Depressionszustände ablaufen", zum anderen, daß es für sie „keinen Ausweg in die Gesundung mehr" gibt, sie also einen „chronischen" Verlauf nehmen. STRAUSS (1957) hat den Begriff der Entwurzelungsdepression dann präzisiert und auf die spezielle Verfolgungssituation der Juden unter dem Nationalsozialismus bezogen. Die bisher in der traditionellen Psychiatrie eher verneinte Möglichkeit einer „chronischen reaktiven Depression" gewann im Rahmen anstehender Begutachtungsfragen eine besondere Aktualität und wurde grundsätzlich bejaht.

Als wesentliche Charakteristika für die Genese und den Verlauf der Entwurzelungsdepression gelten einmal das Extremmaß an vorausgegangener inhumaner Belastung mit dem Status totaler Rechtlosigkeit, Ausgeliefertheit und Ungewißheit, dann typischerweise das Auftreten des eigentlichen depressiven Zustands nicht während, sondern erst nach der Verfolgungssituation, schließlich die Tendenz zur Chronifizierung, indem eine Wiederverwurzelung und ein Neuanfang trotz aller äußeren Hilfen nicht mehr gelingt. „Die Entwurzelung ist der ursächliche Faktor, der die lange Dauer dieser Depression bedingt" (STRAUSS). Chronische Deprimiertheit, Freudlosigkeit, mangelnde Initiative, Schlafstörungen mit Erinnerungsträumen und eine Vielzahl psychosomatischer Beschwerden, dazu Hoffnungslosigkeit und Todeswünsche, jedoch mit fehlenden Suizidideen im engeren Sinne, kennzeichnen das Erscheinungsbild. Regressive Apathie, emotionale Nivellierung und Primitivierung der Persönlichkeit sind nach FAUST (1983) weiterhin uniforme psychische Spätfolgen bis hin zur adynamisch-depressiven Dauerverstimmung im Sinne der chronischen reaktiven Depression. Das Charakteristische für solche Folgen von Extrembelastungen scheint eine monate- bis jahrelange Latenzzeit zu sein, wie dies z. T. auch für andere psychophysische Schädigungen gilt.

Die als Entwurzelungsdepression beschriebenen Bilder und Verläufe fanden inzwischen eine allgemeine Bestätigung und vor allem eine entsprechende Abgrenzung von neurotischen und psychopathischen Entwicklungen der üblichen Art. WEITBRECHT (1963) spricht synonym zu der Entwurzelungsdepression von „chronischen depressiven erlebnisreaktiven Entwicklungen" und setzt sich heftig mit der „lebensfremden Vereinfachung" jener psychiatrischen Auffassungen auseinander, die auch solche aus der extremen Verfolgungssituation herrührenden Persönlichkeitsveränderungen einfach einer abnormen Primärpersönlichkeit anlasten möchte. Ebenso betonen VON BAEYER et al. (1964), daß das „chronische, meist in dieser oder jener Weise depressiv gefärbte Störungsbild", das aus extremen, langdauernden Belastungssituationen herrührt, weder von psychopathisch-neurotischen Vorgegebenheiten noch von zweckgesteuerten Einstellungen hergeleitet werden kann. Die „chronischen reaktiven Depressionen" werden weiter differenziert in die Gruppe der eigentlichen Entwurzelungsdepressionen, die durch eine „Zerstörung der wesentlichsten Wertrealisationen" und „aus massiven äußeren Isolierungen und Verlusten" entstanden sind, in ein „chronisches Trauer-Syndrom" und einen „depressiv-ängstlichen Persönlichkeitswandel" als Ausdruck einer „inneren" Entwurzelungssituation. KOLLE (1958) unterscheidet bei den Verfolgten zwischen „chronisch reaktiver Depression" und „psychoreaktiven Störungen" und faßt beide als „Entfremdungs-Reaktionen" zusammen, wobei er erstere synonym zur Entwurzelungsdepression versteht. P. MATUSSEK (1971) verwendet den Begriff „chronisch-reaktive Depression" als Oberbegriff für die nach KZ-Haft auftretenden depressiven Bilder, bezieht ihn aber, zusammen mit anderen psychiatrischen Diagnosen, auf die Verfolgungssituation allgemein. In der zahlenmäßigen Aufschlüsselung wird eine „Entwurzelung" nicht genannt. Inhaltlich scheint jedoch Analoges gemeint zu sein. Bei den Juden ist zudem von einer „doppelten Entwurzelung" die Rede, einmal durch die Lagerhaft selbst, und zum anderen durch die spätere Unmöglichkeit einer Rückkehr in die vertraute Umwelt.

Über die Häufigkeit derartiger depressiver Zustandsbilder gehen die Meinungen auseinander. Nach Darstellung der meisten Autoren handelt es sich, bezogen auf die Gesamtzahl der Verfolgungs- und Entwurzelungsschicksale, um Ausnahmen, um „ungewöhnliche und seltene Syndrome" (ERHARDT u. VILLINGER, 1961). Dagegen stehen Angaben, nach denen ca. ein Drittel der begutachteten ehemaligen KZ-Häftlinge psychische Spätschäden aufweist (P. MATUSSEK, auch mit Hinweis auf STRAUSS); dabei bleibt der Anteil der Entwurzelungsdepressionen im engeren Sinne allerdings unklar. Auch larvierte depressive Bilder in Form einer „Entwurzelungsdepression ohne Depression" sind beschrieben (LEDERER, 1965).

Die allgemeine Bedeutung der als Entwurzelungsdepression gekennzeichneten depressiven Syndrome und Verläufe für die adäquate Würdigung extremer und inhumaner Belastungssituationen liegt auf der Hand. Ihr besonderer Erkenntniswert für die wissenschaftliche Psychiatrie besteht jedoch darin, daß sie zur Revision einer früher recht starren Konzeption bezüglich des Zusammenhangs von auslösender Noxe, erlebnismäßiger Verarbeitung und Persönlichkeitsstruktur zwangen und damit auch die Anerkennung einer chronischen erlebnisreaktiven Depression ermöglichten.

Heute wird der Begriff der Entwurzelung im klinischen Bereich allerdings nicht mehr deckungsgleich mit der ursprünglichen Bedeutung, sondern auch für „soziokulturelle entwurzelte" Gastarbeitergruppen verwendet. Ob hier die „soziokulturelle Entwurzelung" als pathogenes Moment einer depressiven Erkrankung bei in das Gastland eingewanderten Bevölkerungsgruppen (Gastarbeitergruppen, Volksdeutsche etc.) gerechtfertigt ist, muß offen bleiben. Hinsichtlich des Auftretens psychiatrischer und damit auch depressiver Syndrome bei Gastarbeitern scheint es zwei zeitliche Gipfel zu geben, nämlich einmal wenige Monate nach der Ankunft im Gastland mit einem erhöhten Anteil depressiver Syndrome, und nach einem Zeitraum von mehreren Jahren mit dann schwerem, prognostisch ungünstigem Verlauf (BÖCKER, 1976; HAEFNER et al., 1977; METZGER et al., 1984). Während der erste Erkrankungsgipfel eher mit der objektiven Trennungssituation und der damit subjektiv erlebten Belastung zusammenhängt, besteht beim zweiten Erkrankungsgipfel der Verdacht auf einen verstärkten Assimilationsdruck bei längerfristigem Aufenthalt im Gastland. Ob dann jedoch noch von Entwurzelungsdepressionen im ursprünglichen Sinne gesprochen werden kann, ist fraglich. Dennoch hat sich in der klinischen Praxis die Verwendung des Begriffes auch für diese Form depressiver Erkrankungen eingebürgert.

Literatur
BAEYER, W. VON, HAEFNER, H., KISKER, K. P.: Psychiatrie der Verfolgten (spez. S. III, 199 ff., 370). Berlin Göttingen Heidelberg New York: Springer 1964, S. 199 ff, 370.
BÖCKER, W.: Die psychische Morbidität des Gastarbeiters – ätiologische Konzepte, Syndrome, therapeutische Probleme. In: REIMANN, H., REIMANN, H. (Hrsg.): Gastarbeiter. München: Goldmann 1976.
BÜRGER-PRINZ, H.: Psychopathologische Bemerkungen zu den cyclischen Psychosen. Nervenarzt 21, 505–507 (zit. S. 507) (1950).
BÜRGER-PRINZ, H.: Psychiatrie und Probleme der Umwelt. Stud. Gen. 4, 227–234 (zit. S. 228 f) (1951).
ERHARDT, H., VILLINGER, W.: Forensische und administrative Psychiatrie. In: GRUHLE, H. W., JUNG, R., MAYER-GROSS, W., MÜLLER, C. (Hrsg.) Psychiatrie der Gegenwart, Bd. III, 181–350, spez. S. 280 f. Berlin Göttingen Heidelberg: Springer 1961.
FAUST, V.: Die chronische reaktive Depression. In: FAUST, V., HOLE, G. (Hrsg.) Depressionen. Stuttgart: Hippokrates, S. 81–89 (zit. S. 85 f.).
HAEFNER, H.: Depressive Syndrome bei Gastarbeitern in Mannheim. Schweiz. Arch. Neurol. Neurochir. Psychiatrie 128/1, 53–73 (1981).
HAEFNER, H., MOSCHEL, G., ÖZEK, M.: Psychische Störungen bei türkischen Gastarbeitern. Eine prospektiv-epidemiologische Studie zur Untersuchung der Reaktion auf Einwanderung und partielle Anpassung. Nervenarzt 48, 268–275 (1977).
METZGER, R., WOLFERSDORF, M., KOPITTKE, W., STRAUB, R.: Depressive Syndrome bei stationär behandlungsbedürftigen Gastarbeitern. In: WOLFERSDORF, M., HOLE, G. (Hrsg.) Depressiv Kranke in der psychiatrischen Klinik. Zur Theorie und Praxis der Diagnostik und Therapie. Regensburg: Roderer 1984, S. 123–142.
STRAUSS, H.: Besonderheiten der nichtpsychotischen seelischen Störungen bei Opfern der nationalsozialistischen Verfolgung und ihre Bedeutung bei der Begutachtung. Nervenarzt 28, 344–350 (1957) (spez. 345–347).

G. HOLE und M. WOLFERSDORF

Depression: spezielle Formen

Erschöpfungsdepression

Das Thema der „Erschöpfung" spielte schon im vergangenen Jahrhundert sowohl bei den Fragestellungen um den Komplex der → „Neurasthenie" als auch bei der Suche nach den Ursachen für bestimmte andere akute Zustandsbilder eine erhebliche Rolle. So beschrieb KRAEPELIN 1889 unter einem eigenen Kapitel mit der Überschrift „Die acuten Erschöpfungszustände" verschiedene deliriöse und psychotische Episoden. 1896 versuchte er „die schädigende Wirkung aller nicht im Nervensystem selbst gelegenen Ursachen des Irreseins" unter die zwei allgemeinen Gesichtspunkte der „Vergiftung und Erschöpfung" unterzuordnen. Während die akute Erschöpfung bei ihm deutlich somatisch verstanden ist, betont er bereits, daß wir uns von den Wirkungen der „chronischen" Erschöpfung „weit weniger klare Vorstellungen" zu machen vermögen. Im übrigen vermerkt er unter den die chronische Erschöpfung begünstigenden Momenten bereits auch „Kummer und Sorge". Ebenso hat schon FRIEDMANN (1893) für die Auslösung der „einfachen neurasthenischen Melancholie" fehlende Erholung, schwere geschäftliche Lage, aufreibende Krankenpflege oder „sonstige Kümmernisse" genannt.

Die bereits von KRAEPELIN erwähnte Unklarheit um den Terminus „Erschöpfung" ist in der Folgezeit und bis heute geblieben. BONHOEFFER (1910), an sich einem eindeutig somatischen Erschöpfungsbegriff verpflichtet, beginnt schon sein Kapitel über die „Erschöpfungspsychosen" mit der lapidaren Feststellung: „Das Wesen der Erschöpfung ist unbekannt." Dies gilt ihm besonders für die „chronische" Erschöpfung als Ursache der sog. „erworbenen Neurasthenie". Er hält diese überhaupt für selten und faßt einen Teil der einschlägigen Bilder bereits als „neurasthenisch gefärbte Depressionen von der Gruppe der manisch-depressiven Zustände" auf. Eine ähnliche Meinung vertrat auch schon BUMKE (1919), indem er feststellte, daß sich die „Erschöpfungsneurasthenie" zwar in einer mit Hemmung verbundenen Depression äußern könne, daß sie aber überhaupt eine recht seltene Krankheit sei und die meisten unter dieser Flagge segelnden Kranken „konstitutionell nervös" oder sogar ausgesprochen manisch-depressiv seien. Später wurden sowohl die „Erschöpfungsneurasthenie" als auch die „Erschöpfungspsychosen" grundsätzlich in Frage gestellt. KLUGE (1951) kommt in Hinblick auf letzteren Begriff und in Aufnahme der schon von BONHOEFFER geäußerten kritischen Bedenken zu dem klaren Schluß, daß es keine spezifische Erschöpfungspsychose gäbe. Er bestätigt jedoch das Auftreten depressiver (seltener freilich auch manischer!) Bilder bei Erschöpften und deutet diese Depressionen als depressive Reaktionen oder depressive Entwicklungen bei entsprechend „konstitutionell Belasteten". Die Erschöpfung trägt zwar auch hier einen hauptsächlich somatischen Akzent, doch wird ausdrücklich betont, daß auch die seelischen Funktionen von sich aus der Erschöpfung anheimfallen können. Besonders erwähnt ist auch die Beteiligung des Vegetativums und vor allem die pathogenetische Bedeutung von Schlafstörungen.

Mit dem Begriff und der Abgrenzung der Erschöpfungsdepression wurden die bisherigen Beobachtungen aufgenommen, ergänzt und kritisch modifiziert. So beschrieb STAEHELIN (1955) die Erschöpfungsdepression als zu bestimmten „Warnkrankheiten" gehörig, analog der Warnfunktion der symptomatischen Depression. Vor allem betont er ihr Auftreten bei „gewissenhaften, mit Arbeit und Verantwortung überlasteten Menschen" und bezeichnet als für sie besonders charakteristisch Schlafstörungen, Überempfindlichkeit der Sinnesnerven, vegetative Dystonie und ängstliche Depression. KIELHOLZ (1957, 1959) hat sodann die Zustands- und Verlaufsbilder der Erschöpfungsdepression näher untersucht und abgegrenzt. Sie werden der Gruppe der psychogenen Depressionen zugeordnet und als abnorme seelische Entwicklungen, also depressive Entwicklungen, aufgefaßt, die nach lange währenden affektiven Dauerbelastungen unter zunehmender affektiver Erschöpfung auftreten. Bezeichnend ist für sie einmal eine „durch Grundcharakter, neurotische Entwicklung und auslösende Umweltreize bedingte Dreischichtung", zum anderen der typischerweise sich in drei hintereinanderfolgenden Phasen abspielende Verlauf. Auf eine sich monate- oder jahrelang hinziehende hyperästhetisch-asthenische Prodromalphase mit vermehrter Reizbarkeit, Überempfindlichkeit und Versagenseinstellung folgt eine psychosomatische Phase mit meist multiplen vegetativen Symptomen und Beschwerden, an die sich dann die eigentliche depressive Phase anschließt. Deren Bild ist u. a. durch eine starke Tendenz zur Vitalisierung der Verstimmung gekennzeichnet. Zwischen den Geschlechtern bestehen insofern merkliche Unterschiede, als es sich bei Frauen um Dauerbelastungen im Bereich des Familien-, Ehe- und Liebeslebens und um sensitive, schwernehmende und entäußerungsschwache Persönlichkeiten handelt, bei Männern hingegen meist um anhaltende psychische Überbelastungen und Konflikte im beruflichen Bereich bei vorwiegend übergewissenhaft-perfektionistischen, ehrgeizigen und ebenfalls entäußerungsschwachen Persönlichkeiten. Die neurotische Basis der Erschöpfungsdepression kann sehr unterschiedlich ausgeprägt sein. Je stärker sie ist, um so geringere affektive Belastungsmomente genügen zur Auslösung der depressiven Entwicklung. Steht das Neurotische deutlich im Vordergrund, so sollte man besser von einer „neurotischen Depression mit Erschöpfungskomponente" sprechen (KIELHOLZ u. HOLE, 1969). Insgesamt fällt die geringe hereditäre Belastung mit manisch-depressiven Psychosen (um 3%) und der hohe Anteil an Patienten mit deutli-

cher kindlicher Milieuschädigung (über die Hälfte) auf (MARTIN, 1968).
Analoge oder verwandte bzw. sich mit der Erschöpfungsdepression partiell deckende Bilder wurden verschiedentlich beschrieben. So gibt BRÄUTIGAM (1968) unter dem Begriff der „Erschöpfungsreaktion" z. T. eine ähnliche vegetative und psychische Symptomatik und die gleichen Belastungsmomente wie bei der Erschöpfungsdepression an und erwähnt zudem ausdrücklich monate- bis jahrelange „Überdehnungen der eigenen Leistungsfähigkeit" als genetische Faktoren. Auch im Bleulerschen Lehrbuch (1966) ist eine Form von „psychischer Erschöpfung", und zwar als „chronische nervöse Erschöpfung" im Rahmen der „wirklichen Neurasthenie", genannt, die mit charakteristischen neuropsychischen Erscheinungen einschließlich einer verdrießlichen reizbaren Stimmung einhergeht. ZIOLKO (1968) beschrieb die Kombination „Melancholie und Erschöpfung" bei Studenten und wies auch hier auf die Vielfalt vegetativer Beschwerden sowie auf z. T. über Monate und Jahre gehende Beeinträchtigungen hin.

Es erscheint schließlich angebracht, auf die Gefahr einer Überdehnung und einer unkritischen und bequem-verschwommenen Verwendung des Begriffs der „Erschöpfung" hinzuweisen. So sehr dieser aus therapeutischen Gründen im ärztlichen Gespräch hilfreich sein kann, so sehr erweist er sich im wissenschaftlichen Bereich als fragwürdig, wenn seine Füllung unklar oder mißverständlich bleibt. In der Psychopathologie jedenfalls kann von „Erschöpfung" vorerst nur im Sinne eines Hilfsbegriffs die Rede sein, der bestimmte Erlebnis- und Reaktionszusammenhänge nebst deren Folgen umreißt. Bei der Erschöpfungsdepression ist dazuhin einschränkend nicht eine körperliche Erschöpfung, sondern eine Erschöpfung der affektiven Seite der Persönlichkeit auf Grund langwährender affektiver Dauerbelastungen (s. o.) gemeint. In diesem Sinn läßt auch WEITBRECHT (1959) im Rahmen seiner äußerst kritischen Äußerungen zum Erschöpfungsbegriff die Formel „seelische Erschöpfung" ausdrücklich nur bei lange anhaltendem seelischem Druck zu, während er im übrigen „äußerste Zurückhaltung dem inflationistisch aufgeblähten Begriff der ‚Erschöpfung' gegenüber" empfiehlt.

Literatur
BLEULER, E.: Lehrb. d. Psychiatrie (umgearb. v. M. BLEULER), 10. Aufl. (Neudruck), S. 471. Berlin Heidelberg New York: Springer 1966.
BONHOEFFER, K.: Die symptomatischen Psychosen. S. 84 u. 89. Leipzig Wien: Deuticke 1910.
BRÄUTIGAM, W.: Reaktionen, Neurosen, Psychopathien. S. 32–37, zit. 33. Stuttgart: Thieme 1968.
BUMKE, O.: Die Diagnose der Geisteskrankheiten. S. 573. Wiesbaden: J. F. Bergmann 1919.
FRIEDMANN, M.: Über die neurasthenische Melancholie. Dtsch. med. Wschr. 19, 712–715 u. 751–754, spez. 751 (1893).
KIELHOLZ, P.: Diagnostik und Therapie der depressiven Zustandsbilder. Schweiz. med. Wschr. 87, 87–90, spez. 89 (1957).
KIELHOLZ, P.: Klinik, Differentialdiagnostik und Therapie der depressiven Zustandsbilder. Docum. Geigy, Acta Psychosom. (Basel) 2, spez. S. 19–22 (1959).
KIELHOLZ, P., HOLE, G.: Differentialdiagnostik der endogenen Depressionen, Erschöpfungsdepressionen, Dysthymien und Schizophrenien. In: Schizophrenie und Zyklothymie (hrsg. v. G. HUBER), S. 78–86, zit. S. 82). Stuttgart: Thieme 1969.
KLUGE, E.: Über psychotische Störungen bei Erschöpfung. Psychiat. Neurol. Med. Psychol. 3, 10–15, spez. 10, 13, 15 (1951).
KRAEPELIN, E.: Psychiatrie. 3. Aufl., S. VII u. 254 ff. Leipzig: A. Abel 1889.
KRAEPELIN, E.: Psychiatrie. 5. Aufl., S. 25–27. Leipzig: J. A. Barth 1896.
MARTIN, J. V.: Zur Ätiologie der Erschöpfungsdepression. Diss., Schweiz. Arch. Neurol. Psychiat. 102, 193–211 (1968).
STAEHELIN, J. E.: Über Depressionszustände. Schweiz. med. Wschr. 85, 1205–1209, spez. 1208 (1955).
WEITBRECHT, H. J.: Zur Psychopathologie der sog. Erschöpfung. Med. Klin. 54, 1136–1141, zit. 1136 u. 1141 (1959).
ZIOLKO, H. U.: Melancholie und Erschöpfung bei Studenten. Psychiat. Clin. 1, 265–269, spez. 265 f. (1968).

P. KIELHOLZ und G. HOLE

Existentielle Depression

Mit der Bezeichnung „existentielle Depression" hat HAEFNER (1954) einen bestimmten Typus vital-depressiver Verstimmungszustände hervorgehoben, auf den weder die Jasperschen Kriterien für eine reaktive Depression noch die für eine klassische endogene Depression zutreffen. Er sieht keinen Grund, für sie eine „Endogenität" anzunehmen; andererseits aber sind sie „weder nach Inhalt oder Verlauf, noch nach ihrer Intensität aus einem bestimmten Erlebnis oder Trauma heraus voll begründbar". Vielmehr imponiert bei ihnen ein „ätiologischer Zusammenhang zwischen Psychose und Lebensgeschichte" in dem Sinn, daß es in einer bestimmten Situation, meist durch ein besonderes Schlüsselerlebnis, zu einem Zusammenbruch des Weltentwurfs, zu einem totalen „existentiellen Scheitern" kommt. Als charakteristisch für diese Situation gilt, daß schon zuvor durch einen bestimmten Weltentwurf eine Einengung der Wertbereiche stattgefunden hat, so daß dann die entsprechenden spezifischen Erlebnismomente „alle Wertrealisationsmöglichkeiten blockieren". „Aus einem solchen umfassenden Scheitern entspringt die existentielle Depression".

Der Unterschied zur erlebnisreaktiven Depression wird darin gesehen, daß in dieser nur der „Verlust eines Teilausschnittes aus dem Wertefeld" stattgefunden hat, und sie so aus der übriggebliebenen Wertdynamik heraus überwunden werden kann. In der existentiellen Depression hingegen ist „der ganze Daseinsentwurf zusammengebrochen" und „alle Wertdynamik erloschen"; es steht also zunächst keine Dynamik zur Überwindung der Traurigkeit mehr zur Verfügung. Deshalb kann sie nicht unmittelbar aus sich selbst heraus überwunden werden und „läuft über das Ereignis hinaus ‚eigengesetzlich' fort". Diese Eigengesetzlichkeit führt phänomenologisch zur Ausprägung des Bildes einer endogenen Depression mit Vitalisierung, Hemmung, Angst, Schuldgefühlen und → Tagesschwankungen. Als typische auslösende Erlebnisse gelten Entwurzelung, Konkurs, Partnerverlust, Aufgabenverlust, Ausschaltung u. dgl., sofern sie eben einen spezifisch auf den betreffenden Wertbereich eingeengten Daseinsentwurf treffen. So sieht HAEFNER auch eine nahe Verwandtschaft der existentiellen Depression zu der Umzugs- und Entwurzelungsdepression.

Auf den pathogenetischen Zusammenhang zwischen „Lebenskrisen" oder „existentiellen Krisen" und endogenen Depressionen wurde schon von verschiedenen Autoren hingewiesen. WEITBRECHT (1954) spricht hier vor allem dem „unbehebbaren Verlust von Geborgenheit, inneren Entfaltungsmöglichkeiten und äußeren Lebenschancen" eine beherrschende Rolle für die krisenbedingte Auslösung von Depressionen „mit nachher endogenem Weiterverlauf" zu. LORENZER (1959) hat insbesondere die Beziehung zwischen Besitz und Stimmung diskutiert und sieht von daher in der sog. „Verlustdepression" den Ausdruck einer existentiellen Krise, die durch eine bipolare Besitzstörung sowohl der retentiven wie der kaptativen Strebungen gekennzeichnet sei. Von den Problemstellungen speziell bei neurotischen Depressionen aus weist auch VOELKEL (1959) auf die Bedeutung des verfehlten Lebensentwurfs gerade um die Lebensmitte hin und bezeichnet die Situation ebenfalls dann als besonders kritisch, wenn alle Wünsche und Hoffnungen sich „auf einen kleinen Abschnitt konzentriert haben, der nur als Ultimum refugium die seelische Kompensation sichert". In eingehender Weise hat sich vor allem WINKLER (1958) mit der Konzeption der existentiellen Depression befaßt und dabei drei Formen unterschieden: Die „Verlustdepression" oder „Wertverlustdepression", die der eigentlichen existentiellen Depression im Sinne HAEFNERS entspricht, dann die „Schulddepression" als Ausdruck eines sich verfehlenden Lebens, in dem dann ein oft kleines Ereignis zum vollständigen Zusammenbruch führt, und schließlich die „nihilistische Depression", in der der Mensch ein unglückliches Schicksal, einen Fluch über seinem Dasein lasten sieht und in der er auch rückblickend keine Wert- und Sinnmöglichkeiten für sein Leben erkennt. Unter dem Aspekt der Themenwahl depressiver Wahninhalte hat JANZARIK (1956/57) den Zusammenhang zwischen individuellem Wertgefüge und depressivem Wahninhalt dargestellt; demnach zeichnet sich bereits die prämorbide Persönlichkeit z. B. bei Patienten mit Schuldthematik durch eine „Bevorzugung personengebundener Werte" und eine „überdurchschnittliche Instanzenabhängigkeit" (HAEFNER, 1966) aus. KRAUS (1980) hat die totale Identifikation des Depressiven mit dem als gefährdet erlebten Wert herausgestellt.

Mit der Beschreibung und Abgrenzung der existentiellen Depression wurde ein weiterer Beitrag zum Verständnis der Pathogenese depressiver Zustandsbilder innerhalb des problemreichen Zwischenfeldes zwischen reaktiven und endogenen Formen geleistet. Gerade der in dieses Feld vorgetragene „Vorstoß vom Psychisch-Reaktiven her" (HAEFNER) hat nicht nur das Gewicht erlebnisreaktiver Momente an sich, sondern vor allem auch deren spezifischen Auslösewert bei einem bestimmten, eingeengten Daseinsentwurf deutlich gemacht. Der Zusammenhang bestimmter erlebnisreaktiver Auslösesituationen und spezifischer prämorbider Persönlichkeitsstrukturen depressiv Erkrankter wurde besonders auch von TELLENBACH (1976), sozusagen vom Aspekt der Melancholie her betrachtet, herausgearbeitet. In ähnlicher Weise hat BENEDETTI (1981) von psychoanalytisch-tiefenpsychologischer Seite her diese Beziehungen aufgezeigt und unter den Benennungen der Ich-, Es- und Über-Ich-Depression zum Ausdruck gebracht.

Der Begriff der existentiellen Depression spielt im klinischen Gebrauch heute nur noch eine geringe Rolle, nicht zuletzt wohl wegen des verschwommenen und abgegriffenen Wortes „existentiell". Bei einer kritischen Beschränkung auf die gemeinten Zusammenhänge bleibt er aber berechtigt und für die Differenzierung depressiver Bilder nützlich, zumal die dahinterstehende Konzeption die Verschlungenheit der Wertwelt mit psychoreaktiven und endoneurotischen depressiven Elementen bzw. prämorbiden Persönlichkeitsstrukturanteilen hervorhebt. Die formale Zuordnung solcher Bilder zu den reaktiven oder neurotischen Depressionen wird der Dimension des totalen existentiellen Scheiterns (s. o.) jedenfalls wenig gerecht und bleibt aussageschwach.

Literatur
BENEDETTI, G.: Zur Psychodynamik der Depression. Nervenarzt 52, 621 – 628 (1981).
HAEFNER, H.: Die existentielle Depression. Arch. Psychiat. Neurol. 191, 351 – 364 (1954).
HOLE, G.: Die neurotisch-depressive Fehlhaltung und die endoneurotische Dekompensation. In: HAASE, H. J. (Hrsg.): Der depressive Mensch. Erlangen: Perimed 1984, S. 18 – 22.
JANZARIK, W.: Der lebensgeschichtliche und persönlichkeitseigene Hintergrund des cyclothymen Verarmungswahns. Arch. Psychiat. Nervenkr. 195, 219 – 234 (1956/57).
JANZARIK, W.: Die hypochondrischen Inhalte der cyclothymen Depression in ihren Beziehungen zum Krankheitstyp und zur Persönlichkeit. Arch. Psychiat. Nervenkr. 195, 351 – 372 (1956/57).
KRAUS, A.: Psychopathologie und Klinik der manisch-depressiven Psychosen. In: PETERS, U. H. (Hrsg.): Die Psychologie des 20. Jahrhunderts, Bd. 10. Ergebnisse für die Medizin (2). Psychiatrie. Zürich: Kindler 1980, S. 437 – 464.
LORENZER, A.: Die Verlustdepression. Verlust und existentielle Krise. Arch. Psychiat. Nervenkr. 198, 649 – 658 (1959).
TELLENBACH, H.: Melancholie. 3. Aufl. Berlin Heidelberg New York: Springer 1976.
VOELKEL, H.: Neurotische Depression. Stuttgart: Thieme 1959.
WEITBRECHT, H. J.: Endogene Psychose und Lebenskrise. Nervenarzt 25, 465 – 466 (1954).

WINKLER, W. T.: Formen existentieller Depressionen und ihre psychotherapeutische Behandlung. Regensb. Jb. ärztl. Fortb. 6, 236–242 (1958).

G. HOLE und M. WOLFERSDORF

Involutionsdepression (Spätdepression)
Mit dem Begriff Involutionsdepression wird eine Gruppe von Depressionen benannt, die vor allem durch das *erstmalige* Auftreten im Involutionsalter charakterisiert sind. Synonym zur Involutionsdepression begegnet der Begriff „Involutionsmelancholie" oder „Rückbildungsmelancholie", schließlich auch, vor allem um die Jahrhundertwende, überhaupt nur „Melancholie". Insofern zeigt die Geschichte des Begriffes → „Melancholie" z. T. enge Beziehungen zu den Problemen um die nosologische Einordnung der Involutionsdepression. Der Ausdruck „Spätdepression" hingegen stammt erst aus jüngster Zeit (s. u.).
Der Zeitraum der → Involution läßt sich dabei nicht scharf fassen; die Involution (CANSTATT, 1839), die Zeit der sog. Rückbildung, schließt sich an die Lebensmitte an und wird so zeitlich abhängig von der Definition der mittleren Jahre. Bei der Frau beginnt das Involutionsalter nach dem Klimakterium, beim Mann fällt sie in die Zeit vom 50. bis zum 65. Lebensjahr (MICHAELIS, 1980); der Beginn des Seniums wird etwa um das 65. Lebensjahr angesetzt. Wegen des Zeitraumes ergeben sich auch in der Literatur Probleme, wenn von einzelnen Autoren (z. B. ANGST u. FREY, 1977; ANGST, 1980) von „Frühdepressionen" mit Erstmanifestation bis zum 40., und von Spätdepressionen mit Erstmanifestationen jenseits des 40. Lebensjahres gesprochen wird.
Unabhängig von den Schwierigkeiten der zeitlichen Zuordnung wirft die Depression im Involutionsalter ähnlich wie die Depression im Klimakterium nosologische Probleme auf. Die Frage einer möglichen Sonderstellung der Involutionsdepression bzw. Depression im Involutionsalter und ihre Unterscheidung von den endogenen Depressionen des mittleren Lebensalters ist „zwar nicht ganz obsolet geworden" (C. MÜLLER, 1980), hat „aber etwas an Interesse eingebüßt". In der Psychiatriegeschichte wurde diese Frage nach einer möglichen Sonderstellung schon von älteren Autoren angesprochen; systematisch und unter Herausstellung besonderer Abgrenzungskriterien hat sie dann KRAEPELIN (1896) bearbeitet. Er ordnete zuerst die „Melancholie" dem Oberbegriff des „Irresein(s) des Rückbildungsalters" zu und verstand unter ihr „alle krankhaften, traurigen oder ängstlichen Verstimmungen der höheren Lebensalter, welche nicht Verlaufsabschnitte anderer Formen des Irreseins darstellen". Zur Abgrenzung vom „zirkulären Irresein" nannte er 1899 als Kriterien, die berechtigen, sie „allen anderen Depressionszuständen gegenüberzustellen", gewisse Verlaufsgesichtspunkte und andere Merkmale, insbesondere aber das Fehlen einer „Hemmung des Denkens und Wollens", wie sie gerade den zirkulären Depressionszuständen eigentümlich sei. Von anderen Autoren wurde aber immer wieder die Schwierigkeit oder Unmöglichkeit betont, beide Depressionsarten klinisch tatsächlich auseinanderzuhalten. Aufgrund der katamnestischen Untersuchungen von DREYFUS (1907) revidierte schließlich KRAEPELIN seine Konzeption und zählte nun auch die „Hauptmasse" der bisher als „Melancholische" abgetrennten Patienten zum manisch-depressiven Irresein. Ausdrücklich bezog er dabei jene „Depressionszustände der Rückbildungsjahre" ein, die „die „einzigen Anfälle im Leben bleiben" und bei denen ausschließlich nur depressive Phasen auftreten. In der 8. Auflage des Lehrbuches (1913) kommt die Involutionsdepression als Sonderform nicht mehr vor; alle Bilder sind „nur Erscheinungsformen eines einzigen Krankheitsvorganges".
Die Meinungsverschiedenheiten über die Abgrenzung und nosologische Einordnung der Involutionsdepression haben zwar trotz der Kraepelinschen Standpunktrevision weiterhin angehalten, heute jedoch an Interesse und Wertigkeit verloren. E. BLEULER betonte in der 1. Auflage seines Lehrbuches (1916), es widerstrebe, die Depressionen des Involutionsalters alle zusammen dem manisch-depressiven Irresein anzuschließen und führte als Gründe den „schleppenderen Verlauf" von oft bis zu 1 bis 2 Jahren Dauer, das Vorherrschen agitierter Formen und die geringere Rezidivneigung an. Gleichzeitig hielt er jedoch ihre Abtrennung „jetzt" noch für unmöglich und meinte, daß hier nur Hereditätsforschungen Aussicht auf Klarheit bringen würden. BUMKE (1919) wollte die Involutionsdepression aus dem manisch-depressiven Irresein herausnehmen und sie zur allgemeinen Gruppe der klimakterischen Erkrankungen (klimakterische Depression) zuordnen, ja er sah in ihr auch schon „keine rein endogene Krankheit" mehr, unter Hinweis auf „alle möglichen Formen der Mischung von inneren und äußeren Anlässen". Für LANGE (1928) bleibt die Frage letztlich offen; im Zusammenspiel von pathogenetischen und pathoplastischen Faktoren sowohl endogener als auch exogener Art könne man sich „die Lage wohl nicht verwickelt genug vorstellen". LANGE verweist auf die Bedeutung „psychogener Momente", die gerade bei der Involutionsdepression eine größere Rolle spielen würden als sonst im Bereich des manisch-depressiven Irreseins. Auch andere Autoren schlossen sich dieser Meinung an, insbesondere weil gerade diese Depressionsform oft pathoplastisch, wenn nicht sogar pathogenetisch überformt wird durch psychoreaktive, neurotische und exogene organische Einflüsse (MICHAELIS, 1980). Auch hinsichtlich der öfters paranoiden Ausgestaltung und des erhöhten Suizidrisikos unterschied sich nach MICHAELIS (1980) anscheinend die Involutionsdepression von endogenen Depressionen des mittleren Lebensalters. C. MÜLLER (1980) be-

tont, daß man auch „bei der Involutionsdepression verschiedene ätiopathogenetische Elemente auseinanderhalten" kann, „es bietet sich die Involutionsdepression gewissermaßen als Modellfall einer multifaktoriell determinierten Krankheit an". Er verweist auf den psychologischen Pol, und hier auf die narzißtische Kränkung und ihre Folgen durch nicht aufhaltbare oder beeinflußbare Veränderungen, also die Aufgabe einer Trauerarbeit, die sich auf Veränderungen im Bereich des Körperschemas, der Sinnesorgane, der Sozialkontakte, der Leistungsfähigkeit, auf biologische Momente im engeren Sinne beziehe.

In der Diskussion um die Stellung der Involutionsdepression überschneiden sich Verlaufsgesichtspunkte mit hereditären sowie mit solchen des Syndrombildes. Es besteht Einigkeit darüber, daß zur Diagnose einer Involutionsdepression das Fehlen von depressiven oder manischen Phasen in der Vorgeschichte zu fordern ist; über die Kriterien bezüglich des weiteren Verlaufes gehen die Meinungen auseinander. WEITBRECHT (1960) akzeptierte die Diagnose einer Involutionsdepression nur, wenn es sich um eine einzige Phase ohne weitere Rezidive handelte; andernfalls sei das Auftreten einer ersten Phase im Involutionsalter in reiner Zufall. KIELHOLZ (1966) hat sich in ähnlicher Weise ebenfalls für die monophasische Auffassung ausgesprochen. Spezielle Untersuchungen von ANGST (1966) begründen die nosologische Zuordnung der Involutionsdepression zu den periodischen Depressionen und damit auch die Einbeziehung phasischer Weiterverläufe in die Gruppe der Involutionsdepressionen. Nach neueren Arbeiten (ANGST u. FREY, 1977; u. a.) muß die Hypothese der geringen Rezidivneigung von Depressionen im Involutionsalter revidiert werden. Spätdepressionen mit Erstmanifestation jenseits des 40. Lebensjahres verlaufen in der Mehrzahl periodisch, haben eine deutliche Chronifizierungstendenz mit Phasendauern von 1 Jahr und länger, zeigen Tendenzen zum Übergang in organische Psychosyndrome und weisen eine deutlich höhere Suizidgefährdung gegenüber endogenen Depressionen des mittleren Lebensalters auf. Das Problem der Involutionsdepression ordnet sich durch diese Untersuchungen einem übergeordneten nosologischen Gesichtspunkt unter, nämlich der der gebotenen Abgrenzung der unipolaren (monophasischen oder periodischen) Depressionen von den bipolaren (cyclischen) Depressionen (→ manisch-depressive Psychose). Konsequenterweise hat ANGST auch den Begriff der Involutionsdepression durch den der „Spätdepression" (in Analogie zur „Spätschizophrenie") ersetzt. Die späte Manifestation selbst wird auf eine geringere Penetranz der depressiven Anlage zurückgeführt.

Unterschiede in der phänomenologischen Ausgestaltung, im speziellen *Syndrombild* der Involutionsdepression gegenüber den depressiven Phasen jüngerer Lebensalter wurden immer wieder herausgestellt. WEITBRECHT (1972) charakterisierte die Rückbildungspsychosen durch ein Überwiegen von Verarmungsideen und Nihilismus, wies auf das häufige allmähliche Hinzutreten einer paranoiden Symptomatik zu einer ursprünglich rein cyclothymen hin, wobei die depressiv-paranoiden Syndrome sich inhaltlich unmittelbar auf die Realität beziehen; hierher gehören für ihn auch Halluzinationen, die jedoch im Kontext depressiven Erlebens bleiben und die „hoffnungslose, traurige oder schuldbeladene Stimmung, in welcher die Kranken sich befinden", spiegeln. Wieweit diese Unterschiede, unabhängig von der nosologischen Frage, auf die Primärpersönlichkeit oder den pathoplastischen Einfluß des Alters zurückgeführt werden können, bleibt offen. Auffällig ist z. B. die beschriebene Häufigkeit einer paranoiden Färbung der involutiven Depressivität, wobei WEITBRECHT dies im größeren Zusammenhang einer „prinzipiellen Verlaufstendenz vom Cyclothymen zum Schizoformen" bei den Rückbildungspsychosen überhaupt sieht. Für eine Verwandtschaft zwischen Spätdepression und Schizophrenie besteht jedoch nach den Heredatätsbefunden von ANGST (1966) und STENSTEDT (1959) (gegen KALLMANN) kein Anhalt. Viele Autoren, wie neuerdings wieder AVERY u. SILVERMAN (1984) heben das Überwiegen ängstlich-agitierter Syndrome unter den Involutionsdepressionen gegenüber dem Vorrang der psychomotorisch gehemmten Zustandsbilder bei den manisch-depressiven Erkrankungen hervor, worauf schon KRAEPELIN hinwies. Depressive mit Ersterkrankungsalter jenseits des 60. Lebensjahrs können häufiger Wahnsymptomatik zeigen als bei Ersterkrankungen vor dem 60. Lebensjahr (MEYERS et al. 1984). Die Meinungen hinsichtlich des Zusammenhanges zwischen Alter und spezifischem Phänotypus sind freilich unterschiedlich.

Bezogen auf pathogenetische Faktoren wird, unabhängig von den überaus divergierenden Zahlenangaben in der Frage der „reaktiven Auslösung" depressiver Phasen überhaupt (→ Depression), eine solche Auslösung bei der Involutionsdepression noch am häufigsten angenommen, als Ausdruck für deren „wesentlich stärkere Umweltabhängigkeit" (SCHULTE, 1969), oder genauer, des Herauswachsens „aus verständlichen depressiven Dauerreaktionen" als Folge „nicht mehr adaptierbarer Entwurzelungs-, Verfremdungs- und Verlustsituationen" (WEITBRECHT). Vorbestehende, aber bisher einigermaßen kompensierte neurotische Anteile können hier mitaktualisiert werden. Ob die deutlich längere Phasendauer der Involutions- bzw. Spätdepressionen ebenfalls damit oder mit anderen altersbedingten Faktoren zusammenhängt, findet unterschiedliche Deutungen. Ähnlich ist es mit dem gegenüber sonstigen depressiven Phasen erhöhten Suizidrisiko. Hinsichtlich der Struktur der prämorbiden Persönlichkeit fallen bei den depressiv Kranken im Involutionsalter häufig bestimmte Akzentuierungen auf, die zum einen in

Richtung des Schizoiden, der Introversion und Entäußerungsschwäche, zum andern in Richtung der Übergewissenhaftigkeit, Ordentlichkeit und geringen Flexibilität i. S. des „Typus melancholicus" von TELLENBACH (→ Melancholie) weisen.
Unabhängig von der alten Streitfrage um die nosologische Stellung der Involutionsdepression rechtfertigt sich aus klinischen Gründen ihre Abgrenzung und gesonderte Beschreibung. Obwohl auch im amerikanischen psychiatrischen Schrifttum eine Selbständigkeit der „involutional depression" in Frage gestellt wird (BECK z. B. äußerte „strong doubt regarding the usefulness of this nosological category"), erscheint sie als „involutional melancholia" im DSM II noch als zweite Form der großen affektiven Störungen neben dem manisch-depressiven Kranksein und ebenso unter Nr. 296.0 in der ICD-8. In der ICD-9 dagegen fällt der Begriff der Involutionsdepression weg und wird der endogenen Depression mit bisher nur monopolaren Verlaufsformen (ICD-9: 296.1) zugeordnet; im DSM III erscheint die „involutional melancholia" ebenfalls nicht mehr als eigene Gruppe. In der klinischen Diagnostik wird der Begriff der Involutionsdepression zunehmend durch den der „Spätdepression' (s. o.) abgelöst.
Unter Involutionsdepression bzw. Spätdepression versteht man zusammenfassend also solche endogene depressive Zustandsbilder, die ohne frühere depressive Episoden erstmals im Involutionsalter (bei der Frau gerechnet ab Ende des Klimakteriums, bei den Männern ca. ab dem 50. Lebensjahr, reichend bis etwa zum Beginn des Seniums, also etwa 65. Lebensjahr) als erste Phase einer monopolaren, monophasisch oder periodisch verlaufenden, endogenen Depression auftreten, und die durch bestimmte typologische und altersbedingte pathoplastische Besonderheiten gekennzeichnet sind. Zu letzteren zählen Art der prämorbiden Persönlichkeit, familiäre Häufung und Heredität, Dauer der Erkrankung, Umweltabhängigkeit, bestimmte Syndrombilder, erhöhtes Suizidrisiko etc.
— Häufig findet sich freilich die Verwendung des Involutionsbegriffes rein als zeitliche Einordnung, wobei das depressive Zustandsbild den jeweiligen nosologischen Gruppen zugeordnet wird (z. B. psychoreaktive Depression im Involutionsalter, neurotische Depression im Involutionsalter, erste Phase einer endogenen Depression im Involutionsalter u. a.). Dies kann der klinisch oft schweren Zusammenhangsbestimmung eher entgegenkommen. Auch in der Literatur besteht Übereinstimmung, daß gerade bei der Involutionsdepression verschiedene ätiopathogenetische Elemente i. S. der multifaktoriellen Bedingtheit zusammentreffen und die Involutions- bzw. Spätdepression am ehesten als mehrschichtige depressive Manifestation mit psychoreaktiven, endogenen und/oder somatogenen Anteilen zu begreifen ist. Der ursprünglich nosologische Begriff der Involutionsdepression beinhaltet unter dieser Perspektive seiner Verwendung nur noch eine zeitliche Einordnung.

Literatur
ANGST, J.: Zur Ätiologie und Nosologie endogener depressiver Psychosen. Berlin Heidelberg New York: Springer 1966, S. 8, 34, 98 f.
ANGST, J., FREY, R.: Die Prognose endogener Depressionen jenseits des 40. Lebensjahres. Nervenarzt 48, 571—574 (1977).
AVERY, D., SILVERMAN, J.: Psychomotor retardation and agitation in depression. Relationship to age, sex and response to treatment. J. Affect. Dis. 7, 67—70 (1984).
BECK, A. T.: Depression. London: Staples 1967, p. 107.
BLEULER, E.: Lehrbuch der Psychiatrie. Berlin: Springer 1916, S. 365.
BUMKE, O.: Die Diagnose der Geisteskrankheiten. Wiesbaden: Bergmann 1919, S. 220 u. 569.
CANNSTATT, C.: Krankheiten des höheren Alters. Erlangen: Enke 1839.
DREYFUS, G. L.: Die Melancholie, ein Zustandsbild des manisch-depressiven Irreseins. Jena: Fischer 1907.
KIELHOLZ, P.: Diagnose und Therapie der Depressionen für den Praktiker, 2. Aufl. München: Lehmann 1966, S. 21 ff.
KRAEPELIN, E.: Psychiatrie, 5. Aufl. Leipzig: Barth 1896, S. 561.
KRAEPELIN, E.: Die klinische Stellung der Melancholie. Mschr. Psychiat. Neurol. 6, 325—335 (1899).
KRAEPELIN, E.: Psychiatrie, 8. Aufl. Leipzig: Barth 1913, S. 1183.
LANGE, J.: Die endogenen und reaktiven Gemütserkrankungen und die manisch-depressive Konstitution. In: BUMKE, O. (Hrsg.) Handbuch der Geisteskrankheiten. Bd. 6. Berlin: Springer 1928.
MEYERS, B. S., KALAYAM, B., MEI-TAL, V.: Late-onset delusional depression: A district clinical entity. J. Clin. Psychiat. 45, 347—349 (1984).
MICHAELIS, R.: Psychiatrische Probleme der Lebensmitte. In: PETERS, U. H. (Hrsg.) Die Psychologie des 20. Jahrhunderts, Bd. X. Ergebnisse für die Medizin (2). Psychiatrie. Zürich: Kindler 1980, S. 321—327.
MÜLLER, C.: Psychiatrische Probleme des Pensions- und Rentenalters. In: PETERS, U. H. (Hrsg.) Die Psychologie des 20. Jahrhunderts. Bd X. Ergebnisse für die Medizin (2). Psychiatrie. Zürich: Kindler 1980, S. 328—334.
SCHULTE, W.: Involutionsdepression. In: HUBER, G. (Hrsg.) Schizophrenie und Zyklothymie. Stuttgart: Thieme 1969, S. 48—56.
STENSTEDT, A.: Involutional melancholia. Acta psychiat. scand., Suppl. 127 (1959).
WEITBRECHT, H. J.: Depressive und manische endogene Psychosen. In: KISKER, K. P., MEYER, J. E., MÜLLER, C., STRÖMGREN, E. (Hrsg.) Psychiatrie der Gegenwart, Forschung und Praxis, Bd. II/1. Berlin Heidelberg New York: Springer 1972.

G. HOLE und M. WOLFERSDORF

Klimakterische Depression
Schon in der älteren psychiatrischen Literatur wird über ein anscheinend gehäuftes Auftreten depressiver Zustandsbilder im Klimakterium berichtet, teils als einfache Mitteilung, teils mit dem Versuch einer Erklärung verbunden. So sieht ESQUIROL (1838) die Frauen zum Zeitpunkt des Aufhörens der Menstruation deshalb „der Melancholie ausgesetzt", weil sie die Welt und ihre Vergnügungen verlassen. Auch VON FEUCHTERSLEBEN (1845) erwähnt den klimakterischen Wechsel als Anlaß zu veränderter, „besonders wehmütiger Stimmung" mit der Bemerkung, es drücke bei vielen Frauen „das Ausgelebthaben ihrer irdischen Be-

stimmung" aus. ZIEHEN (1894) spricht hingegen nur von den physiologischen Wendepunkten oder Umwälzungen, zu denen er auch das Klimakterium zählt, als den „regelmäßigen Maxima der Morbiditätscurve".

Ausführlicher befaßte sich schon der frühe KRAEPELIN (1896) mit dem „sehr bedeutenden Einfluß" des Klimakteriums auf die Entwicklung von Geistesstörungen. Er sah diesen in erster Linie in den „allgemeinen Veränderungen" der beginnenden Rückbildungszeit, sprach aber gleichwohl dem Ausfall der Geschlechtsvorgänge noch einen besonderen Einfluß auf das geistige Leben zu. Die enge Zusammenschau mit den Involutionsvorgängen allgemein ließ ihn die klimakterische Depression ganz der damals eigenständigen Krankheitsgruppe der (Involutions-) → Melancholien unterordnen. 1913 gab KRAEPELIN dann mit der Revision des Melancholiekonzeptes unter dem Eindruck der Dreyfusschen Untersuchungen auch die Annahme einer besonderen „klimakterischen Melancholie" ausdrücklich auf und rechnete alle diese Bilder dem manisch-depressiven Irresein zu.

Die „starke Häufung von Depressionszuständen" im Klimakterium galt ihm dann nur noch als „Steigerung einer sich schon weit früher vorbereitenden Wandlung im klinischen Verhalten der Krankheitsfälle", nämlich dem späten Anwachsen rein depressiver Erkrankungen. BUMKE (1924) hielt dagegen daran fest, daß schon die „erhebliche Mehrheit" der Fälle von Involutionsmelancholien eine Sonderstellung beanspruchen könne, und daß insbesondere die Depressionszustände im Klimakterium eine Mittelstellung zwischen den endogenen Depressionen und den ängstlich-depressiven Verstimmungszuständen im Senium einnehmen würden. Auch betont er die häufige „Verschwommenheit" der klinischen Bilder und die vielfältigen Übergangsformen zu anderen Bildern klimakterischer Psychosen. Bei einer zugrundeliegenden „nervösen Anlage" komme dabei dem Klimakterium nur eine auslösende Rolle zu. LANGE (1928) vertritt ebenfalls das Konzept der Auslösung, spricht auch von der kritischen Zeit des Klimakteriums vor allem bei „Nervösen", doch sind die auftretenden depressiven Bilder für ihn Melancholien. Für deren Auslösung kommt dem Klimakterium freilich „eine nicht unbeträchtliche Neigung" zu. Im übrigen hält er bei der Frage nach der Wirkung des Klimakteriums angesichts des geringen Wissens darüber größte Vorsicht für geboten, auch gesteht er ihm nur eine bescheidene „pathoplastische Wirkung zu". Andere, besonders involutive Vorgänge, die mit dem Klimakterium als solchem nichts zu tun haben, erscheinen ihm wichtiger.

An dieser Situation der mangelhaften Kenntnis über die ätiologische, auslösende und pathoplastische Bedeutung des Klimakteriums für die Manifestation depressiver Bilder hat sich wenig geändert. RUFFIN (1960) faßt den Stand sogar dahingehend zusammen, daß die dem Klimakterium als Umstellung des endokrinen Zusammenspiels beigemessene Bedeutung jetzt „einer kritischen Betrachtung Platz gemacht" habe. Nach BENEDETTI (1957) kann überhaupt kein einfacher physiologischer Zusammenhang zwischen endokrinen und psychischen Störungen nachgewiesen werden, sondern die endokrinen Veränderungen haben je nach Alter, Lebensstufe und Persönlichkeitsreife unterschiedliche Auswirkungen. Er verweist auch ausdrücklich auf die Meinung M. BLEULERS (1954), daß die psychische Wirkung eines endokrinen Geschehens weitgehend von Konstitution, Disposition und Situation der betroffenen Persönlichkeit abhängt. In bezug auf die klimakterische Depression selbst differenziert M. BLEULER (1954; 1966) im übrigen dahingehend, daß er „leichte Depressionen und andere leichte Verstimmungen" auf das engste mit der hormonalen Krise im Klimakterium verknüpft sieht, hingegen „schwere Depressionen, die psychotischen Grad annehmen", bzw. Psychosen überhaupt, nicht mehr aus hormonalen klimakterischen Vorgängen für erklärbar hält. Er verweist dabei u. a. auf das Kriterium der Therapie; erstere können rasch, letztere hingegen (mit seltenen Ausnahmen) überhaupt nicht durch Behandlung mit Sexualhormonen geheilt werden. Gerade für die leichteren depressiven Verstimmungen betont er die Bedeutung anderer Mitursachen, vor allem solche psychogener Art. Nach BECK (1969) besteht ebenfalls „no evidence that hormonal changes during the climacterium are in any way responsible for depressions occurring during this period". Nach TÖLLE (1980) entspricht die Diagnose der klimakterischen Depression der weit „verbreiteten Neigung von Laien und Medizinern, die Bedeutung des Klimakteriums für die Gesundheit zu überschätzen". Eine Häufung von Melancholien im Klimakterium sei nicht erwiesen, und öfters seien in diesem Lebensabschnitt reaktive Depressionen aufgrund verschiedener psychosozialer Konflikte anzutreffen. „Die klimakterische Depression gibt es nicht" (TÖLLE 1980, S. 492).

So sehr auch die Meinungen über die nosologische Deutung und Einordnung der depressiven Zustandsbilder im Klimakterium differieren, so sehr besteht heute doch weitgehend Einigkeit darüber, daß eine klimakterische Depression als besondere Krankheitseinheit nicht haltbar ist. Für TELLENBACH (1976) z. B. gehört die klimakterische Depression zu den „situativ gebundenen Melancholien", speziell den „Fehlreifungsmelancholien", indem die spezifische Situation des Klimakteriums eine endokinetische Abwandlung erzeugt. Nach BECK (1969) gehört sie zur Gruppe der „psychotic depression"; bei einer Großzahl von Patienten mit einer klimakterischen Depression seien schon in früheren Lebensabschnitten depressive Episoden nachweisbar. Bei den psychogenen Interpretationen der klimakterischen Depression wird demgegenüber vor auf allem auf entsprechende neurotische Faktoren und Dekompensationen abgehoben. Für KEHRER (1959) sind gerade die depressiven Zustände im Klimakterium ein „Zeichen, wie fließend, ja bis zu einem gewissen Grade willkürlich" die Grenzsetzung zwischen Psychose und Psychoneurose in diesem Lebensalter ist. VOELKEL (1959) betont, daß neurotisch-depressive Verstimmungen in der Zeit des Klimakteriums besonders häufig sind, und daß sich vor allem unter einer lebensgeschichtlichen Betrachtung zahlreiche Gesichtspunkte in Richtung neurotischer Entwicklung mit Manifestation gerade in diesem Alter ergeben.

Die meisten Autoren betonen heute die Vielschichtigkeit des Problems. Unter dem warnenden Hinweis darauf, wie wenig man in Wirklichkeit über die ätiologische Rolle des Klimakteriums wisse, gibt WEITBRECHT (1963) schließlich 3 mögliche Deutungsversuche der klimakterischen Depression: Es könne sich entweder um einen selbständigen endogenen Psychosetyp oder um eine körperlich begründbare depressive Psychose oder aber um eine durch die hormonalen Umstellungen provozierte schwache manisch-depressive Anlage handeln. Gegen letztere Deutung macht er geltend, daß faßbare erbliche Belastungen unter allen Arten affektiver Psychosen bei der klimakterischen Depression weitaus am seltensten sind und sich an die „echten klimakterischen Erkrankungen" keine weiteren Phasen anschließen; für sie hingegen spreche, daß auch schon bei vorausgegangenen Phasen die Klimax eine „gewisse Klippe für ein Rezidiv" darzustellen scheint. KIELHOLZ (1966) möchte die herkömmlicherweise als klimakterische Depression bezeichneten Bilder auf nosologisch-genetisch verschiedene Gruppen von Depressionen aufteilen, wobei die Wechseljahre „höchstens eine Disposition" zu den verschiedenen psychischen Störungen setzen. Auch jene häufigen „reizbar-depressiven und ängstlichen Verstimmungen" im Klimakterium und in der Menopause scheinen ihm uneinheitlich und z. T. durch die hormonelle Krise, z. T. durch psychische Faktoren wie Angst vor Verlust der Sexualität und vor dem Alter bedingt. Ähnlich teilen DESTUNIS u. WEISSENBORN (1960) die klimakterische Depression in reaktiv, endogen, konstitutionell und neurotisch sowie in rein klimakterisch-endokrin bedingte Formen auf. Gerade letztere fanden sie selten im Gegensatz zur Häufigkeit von gemischten Bildern wie z. B. endogenen Depressionen mit psychoreaktiver Komponente u. a.

Nach dem heutigen Stand der Dinge kann als mit dem Begriff klimakterische Depression weder eine nosologische noch eine syndromale Einheit abgegrenzt werden. In der psychiatrischen Literatur und Klinik ist die Bedeutung dieses Begriffes auch weitgehend geschwunden, und er betont mit M. BLEULER (1966) nur einen *zeitlichen* Zusammenhang im Sinne von „Depression im Klimakterium". So empfiehlt es sich, alle in diesen Zeitraum fallenden depressiven Manifestationen entsprechend der jeweils naheliegenden nosologischen Bezeichnung zu benennen, z. B. als „reaktive Depression im Klimakterium", „endogene depressive Phase im Klimakterium" oder auch, als „mehrschichtige Depression im Klimakterium", wenn neben psychoreaktiven auch endogene oder somatogen-hormonelle pathogenetische Momente einbezogen werden sollen. Welcher Anteil schließlich den eigentlichen hormonellen klimakterischen Vorgängen im engeren Sinne beim Auftreten depressiver Zustandsbilder, insbesondere bei der Erstmanifestation in diesem Zeitraum, zukommt, muß offen bleiben. Die allgemeine Tendenz, sie in der Regel nur als mitverursachend, begünstigend oder auslösend zu veranschlagen, bzw. neben ihnen also auch die erlebnisreaktiven miteinzubeziehen oder aber, als neutralste Position, das Klimakterium nur als Zeitraum zu definieren, in welchen diese Depression fällt, ist jedoch deutlich. Bemerkenswerterweise bestätigt sie die schon von den älteren Autoren vorgebrachten Vermutungen.

Literatur
BECK, A. T.: Depression. p. 103, 107. London: Staples Press 1969.
BENEDETTI, G.: Die Bedeutung der Persönlichkeitsanalyse für die endokrinologische Forschung. Z. Psychother. med. Psychol. 7, 1–9, spez. 7 f. (1957).
BLEULER, E.: Lehrbuch der Psychiatrie (umgearb. v. M. BLEULER). 10. Aufl., S. 422. Berlin Heidelberg New York: Springer 1960 (Neudruck 1966).
BLEULER, M.: Endokrinologische Psychiatrie, spez. S. 241–249. Stuttgart: Thieme 1954.
BUMKE, O.: Lehrbuch der Geisteskrankheiten. 2. Aufl., S. 776–779. München: J. F. BERGMANN 1924.
DESTINUS, G., WEISSENBORN, E.: Die klimakterische Depression. Dtsch. Gesundh.-Wesen 15, 359–363 (1960).
DREYFUS, G. L.: Die Melancholie, ein Zustandsbild des manisch-depressiven Irreseins. Jena: Fischer 1907.
ESQUIROL, E.: Die Geisteskrankheiten (dtsch. Übers. von W. BERNHARD), 1. Bd., S. 251. Berlin: Voss 1838.
FEUCHTERSLEBEN, E. VON: Lehrbuch der ärztlichen Seelenkunde. S. 193 f. Wien: Gerold 1845.
KEHRER, F. A.: Die Psychoneurotik der 2. Lebenshälfte. In: Handbuch der Neurosenlehre und Psychotherapie (hrsg. v. FRANKL, V. E., VON GEBSATTEL, V. E., SCHULTZ, J. H.) 2. Bd., S. 398. München: Urban & Schwarzenberg 1959.
KIELHOLZ, P.: Diagnose und Therapie der Depressionen für den Praktiker. 2. Aufl., S. 22–24. München: Lehmann 1966.
KRAEPELIN, E.: Psychiatrie, 5. Aufl., S. 54 u. 580. Leipzig: Barth 1896.
KRAEPELIN, E.: Psychiatrie, 8. Aufl., III. Bd., II. Teil, S. 1358 u. 1361. Leipzig: Barth 1913.
LANGE, J.: Die endogenen und reaktiven Gemütserkrankungen und die manisch-depressive Konstitution. In: BUHMKE, V. O. (Hrsg.) Handbuch der Geisteskrankheiten, VI. Bd., spez. Teil II, S. 141 f. Berlin: Springer 1928.
RUFFIN, H.: Das Altern und die Psychiatrie des Seniums. In: GRUHLE, H. W. (Hrsg.) Psychiatrie der Gegenwart, Bd. II, S. 1098. Berlin Göttingen Heidelberg: Springer 1960.
TELLENBACH, H.: Melancholie, 3. Aufl., S. 176 f. Berlin Göttingen Heidelberg: Springer 1976.
TÖLLE, R.: Ursachen der Melancholien und Manien. In: PETERS, U. H. (Hrsg.) Die Psychologie des 20. Jahrhunderts Bd. X. Ergebnisse für die Medizin (2). Psychiatrie. S. 484–499, spez. S. 492. Zürich: Kindler 1980.
VOELKEL, H.: Neurotische Depression. S. 94. Stuttgart: Thieme 1959.

WEITBRECHT, H. J.: Psychiatrie im Grundriß. S. 273 f. Berlin Göttingen Heidelberg: Springer 1963.
ZIEHEN, T.: Psychiatrie. S. 210 u. 454. Berlin: Wreden 1894.

G. HOLE und M. WOLFERSDORF

Neurotische Depression
Die terminologischen Vorläufer, die den heute mit „Neurotische Depression" bezeichneten Sachverhalt wenigstens teilweise decken, zentrieren sich zunächst um Verbindungen des Melancholie- bzw. Depressionsbegriffs mit dem des „Hysterischen" (→ Hysterie) und des „Nervösen". So findet sich die Bezeichnung „Hystero-Melancholie", die schon um die Jahrhundertwende heftig diskutiert wird (GAUPP, 1903), oder, als zur Gruppe der „Psychoneurosen" gehörig, „Melancholie auf hysterischer Grundlge" (VON KRAFFT-EBING, 1903). Weiterhin begegnen die Verbindungen „Verstimmungen der Nervösen" oder „Verstimmungen" bei der „neurasthenischen" bzw. „nervösen Erschöpfung" (KRAEPELIN, 1915), schließlich die Ausdrücke „nervöse Depressionen" und „hysterische Depressionen" (BUMKE, 1924), die auch LANGE (1928) übernimmt. Die beschriebenen Bilder werden nosologisch sehr unterschiedlich eingeordnet, die 3 letzteren Autoren jedoch bemühen sich um eine Abgrenzung gegenüber den endogenen Depressionn. Fast allen gemeinsam ist die Betonung der starken Umweltlabilität und des allgemein uneinheitlichen Charakters dieser depressiven Zustandsbilder. Im Rahmen der inhaltlichen und nomenklatorischen Aufarbeitung der traditionellen Problemkreise um „Hysterie" und „Neurasthenie" und der Ausbildung des modernen psychodynamischen Neurosebegriffes (→ Neurose) kam es schließlich und folgerichtig auch im Zusammenhang mit den Depressionszuständen zur Ausbildung entsprechender Termini, so zunächst „Neurosen der Depression" oder „Depressive Neurosen" (KUGLER, 1922).
Bei FREUD erscheinen die Depressionszustände konsequent unter dem psychodynamischen Konzept eines „Konflikt(s) zwischen Ich und Über-Ich"; die Melancholien, als „ein Muster dieser Gruppe", werden als narzißtische Psychoneurosen bezeichnet (XIII, S. 390). Er schildert als das Wesentliche hierbei die „Identifizierung des Ichs mit dem aufgegebenen Objekt" im Zusammenhang mit einer Kränkung oder Enttäuschung (X, S. 435). Beim Vorhandensein entsprechender Persönlichkeitszüge verwendet er auch den Ausdruck „zwangsneurotische Depressionen" (X, S. 437). ABRAHAM (1912) hat analog die große Bedeutung zwanghafter Ansätze, der Oralität und der aggressiven Impulse betont. In Fortführung dieser Perspektive nahm SCHULTZ-HENCKE an, man könne eines Tages „alle Depressionen als seelisch bedingt aufklären". Er spricht von den „aggressiven Impulse(n) als Kern der Depression" und nennt als häufigsten psychogenetischen Faktor eine „Periode tiefster Einsamkeit" in der frühen Kindheit. Insgesamt wurden von den verschiedenen psychoanalytisch orientierten Autoren sehr differenzierte Modellvorstellungen für die Genese der Depressivität entwickelt, die meist um eine gestörte Oralität oder unbewältigte Aggressivität bzw. eine gestörte Kind-Eltern-Beziehung allgemein kreisen. Vereinfacht gesprochen ziehen sich durch die psychoanalytisch-tiefenpsychologische Literatur bezüglich der Psychogenese depressiver Erkrankungen ein triebpsychologischer und ein Ich-psychologischer Ansatz, welche beide als theoretische Grundlage psychotherapeutischer Maßnahmen mit unterschiedlichem Schwerpunkt wichtig werden. Der Grundgedanke des Objektverlustes, der Ambivalenz und des Rückzugs der Libido in das Ich spielt die wesentliche Rolle. Nach ELHARDT (1981) lassen sich 4 Aspekte herausheben: der Aspekt der Objektbeziehung, der triebpsychologische und Ich-psychologische Aspekt und der Aspekt der Selbst-Psychologie. BENEDETTI (1981) geht davon aus, daß die verschiedenen Depressionsmodelle sich in wesentlichen Ansichten überschneiden und meint, man könne von einer Über-Ich-, einer Ich- und/oder einer Es-Depression sprechen. Diese differenzierende Diagnostik betont im Einzelfall das jeweilige Überwiegen entweder der Über-Ich-Aggressivität oder der Selbstentwertung angesichts unbewußter überhöhter narzißtischer Selbstideale, oder das Erleben der Ich-Hilflosigkeit, oder den Grad der Liebesversagung bei gleichzeitig gehemmter Aggressivität.
Die heutige Psychopathologie geht in der formalen Verwendung der Bezeichnung Neurotische Depression, oder, meist synonym gebraucht, „Depressive Neurose", in der Regel von einem engeren Neurosebegriff aus. Sie trennt diese als nicht-psychotische Depressionsform deutlich von der Gruppe der endogenen Depressionen (Affektpsychosen der ICD-9) ab, wenngleich durch die Verwendung neuerer Klassifikationsschemata, vorwiegend aus dem nordamerikanischen Bereich und speziell mit dem Begriff der „major depressive disorder" i. S. des DSM III bzw. RDC verknüpft, eine Vermischung zwischen den nach der deutschsprachigen Psychiatrie endogenen und neurotischen Depressionsformen geschieht (z. B. CORDING-TÖMMEL et al., 1984). Durch die begriffliche und formale Unterscheidung von der sog. einfachen reaktiven Depression innerhalb der Gruppe der psychogenen Depressionen einerseits, und durch die differentialdiagnostische Abgrenzung gegenüber der endogenen Depression andererseits erhält die Neurotische Depression ihre wichtigsten Markierungslinien, wenngleich mit deutlichen Randunschärfen. VOELKEL verweist zu Recht darauf, daß sich die neurotische Depression zwar mit einigen gewichtigen Kriterien diagnostisch einkreisen läßt, aber „nicht mit letzter definitorischer Präzision zentral erfassen" läßt. Als das Wesentliche (das sich schon aus dem Neurosebegriff

als solchem ergibt) hebt er hervor, daß die Zusammenhänge zwischen der traurigen Verstimmung und den „wirklichen Gründen und Anlässen" keineswegs ohne weiteres einsichtig sind, und daß „der aktuelle Konflikt nur deshalb pathogen werden konnte, weil er in seinem tiefsten Wesen mit einem lange zurückliegenden, nie verarbeiteten Konflikt zusammenfiel".

Die unsaubere Verwendung des Begriffes der Neurotischen Depression spiegelt sich denn auch in den für diese Diagnose verwendeten unterschiedlichen Kriterien wider. Wie KLERMAN et al. (1979) ausführen, werde sie phänomenologisch als nicht-psychotisch, als nicht mit endogenen Symptomen einhergehend bezeichnet, als die sozialen Funktionen wenig einschränkend, auftretend in der Folge eines belastenden Lebensereignisses, welches üblicherweise auch psychosozialer Natur ist; sodann seien neurotische Depressionen die Konsequenzen lang anhaltender maladaptiver Verhaltensmuster und Resultat unbewußter Konflikte der Persönlichkeit, welche im Rahmen einer psychoanalytischen Theorie von 4 Faktoren abhängen, nämlich einem Stimmungswechsel als Folge eines interpersonellen Verlustes, einer Enttäuschung oder einer Abwertung, einem Zusammenbruch des Selbstwertgefühles, Konflikten wegen aggressiver Impulse, und einer prämorbiden Persönlichkeit, welche durch Narzißmus, Abhängigkeitsbedürfnis und Ambivalenz gekennzeichnet sei.

Formal eingrenzend kann man die Neurotische Depression definieren als „eine durch ganz oder teilweise verdrängte Konflikte bedingte Störung der psychischen Erlebnisverarbeitung, die zeitweise oder dauernd mit einer vorwiegend depressiven Symptomatik einhergeht" (KIELHOLZ). In der psychopathologisch wichtigen Unterscheidung von der einfachen „depressiven Reaktion" (oder „reaktiven Depression") und in berechtigter Abwehr eines zu weiten und dadurch unbrauchbaren Neurosebegriffs spricht BRÄUTIGAM von einer „neurotischen reaktiven Depression", wenn der Verstimmungszustand seine typische Ausprägung und Dynamik von der Persönlichkeit und von der Erkrankungssituation erfährt, d. h. wenn er „durch bestimmte psychodynamische Konflikte und Abwehrmanöver charakterisiert" ist. „Erst die neurotische Einstellung gibt den äußeren Ereignissen, die im allgemeinen geringfügig und alltäglich sind, ihren Stellenwert". Freilich gilt ebenso, daß eine strenge Unterscheidung zwischen einfach-reaktiven und neurotischen Depressionen nicht möglich ist (BLEULER, 1966), weil eine neurotische Entwicklung u. a. „zu reaktiver Depression disponieren" und eine reaktive Depression „eine Episode in der Entwicklung zu neurotischen Depressionen" sein kann.

An einer differentialdiagnostischen Abgrenzung gegenüber der endogenen Depression muß bis heute ebenfalls festgehalten werden. Freilich ist diese Unterscheidung der nicht-psychotischen neurotischen Depression von der psychotischen uni- oder bipolaren affektiven Psychose (endogene Depression) aus dem phänomenologischen Querschnittsbild nicht verläßlich möglich, da das wesentlichste Kriterium, nämlich das Fehlen einer erkennbaren oder zureichenden Motivation der Verstimmung, für beide Depressionsformen zutrifft. Abgesehen von den bipolaren affektiven Psychosen können sich Verlauf, Ausmaß von Antriebsstörungen, Schuldgefühle, Hemmung, Angst u. a. vielfach mit denen einer endogenen Depression decken. „Vordergründig können ähnliche, ja identische Bilder erscheinen" (VOELKEL). Für die Diagnose einer neurotischen Depression ist deshalb auch ein sich dem psychodynamischen Verständnis erschließender Zusammenhang zwischen der jeweiligen Verstimmung und ihrer Auslösung und einer ihr entsprechenden, spezifischen neurotischen Persönlichkeitsstruktur zu fordern, die den Hintergrund für eine solche Wiederholung komplexgebundener, affektbesetzter Situationen und Reaktionen abgibt. Die bloße, naturgemäß häufig zu erwartende Gleichzeitigkeit einer als endogen imponierenden depressiven Symptomatik und Verlaufsgestalt bei neurotischen Symptomen und Strukturen rechtfertigt die Diagnose einer neurotischen Depression allein noch nicht, so oft es auch andererseits unmöglich ist, die Rolle der beiden Komponenten in der Genese des depressiven Zustandsbildes zu entflechten. So hat VOELKEL neben der reaktiven Auslösung endogener Phasen konsequenterweise auch eine „endogene Auslösung neurotischer Entwicklungen" angenommen. Einen Versuch, die durch die nosologische Begrifflichkeit erzwungene, unter klinischen und therapeutischen Gesichtspunkten jedoch fragwürdig gewordene scharfe Trennung zwischen endogener und neurotischer Depression wenigstens partiell zu überwinden, haben wir neuerdings durch die Einführung des Begriffes der endoneurotischen Depression unternommen (HOLE, 1983).

Unter differentialdiagnostischen Gesichtspunkten sprechen auf der Symptomebene eher, wenn auch keineswegs verläßlich, für die neurotische Depression gegenüber der endogenen Depression folgende Zeichen: ein Alternieren zwischen Organ- und Psychosyndrom, ebenso zwischen mehr trauriger und mehr dysphorischer Stimmungslage, überhaupt eine allgemein geringere Umweltstabilität mit situationsbezogenen Stimmungsänderungen, dazu die Neigung, die Verstimmung durch die körperlichen Beschwerden zu motivieren, Vorrang von Einschlafstörungen, Fehlen oder geringe Intensität typischer Tagesschwankungen, ferner das Auftreten sonstiger neurotischer Symptome und Verhaltensweisen, einschließlich anamnestisch eruierbarer neurotischer Brückensymptomatik in Kindheit und Jugend. Im Unterschied zu der erwähnten „hysterischen Depression" i. S. BUMKES zeichnet sich die neurotische Depression durch ei-

ne „starke Tendenz zur Steuerung und Beherrschung" aus (VOELKEL).
In der englischsprachigen Psychiatrie (s. auch oben) neigte die Mehrzahl der Autoren, entsprechend der offiziellen Nomenklatur, zu einer nosologischen Trennung zwischen den endogen-psychotischen und den neurotisch-psychoreaktiven Formen (KENDELL, 1968; BECK, 1969), jedoch nicht mit solcher qualitativer Trennschärfe, wie dies in der deutschsprachigen klassischen Psychiatrie üblich war. Die Tendenz blieb eher die, ein Kontinuum anzunehmen, also mehr quantitative Unterschiede i. S. unterschiedlicher Schwere zwischen neurotisch-psychoreaktiv und endogen-psychotisch zu sehen; im DSM II drückte sich die beschriebene Problematik durch die Einführung zweier Kategorien, nämlich der „neurotic depressive reaction" und der „psychotic depressive reaction", aus. Heute scheinen sich in der englischsprachigen Psychiatrie zwei Entwicklungen abzuzeichnen, zum einen eine klarere Beschreibung und damit Abgrenzung depressiver Psychosen von anderen depressiven Krankheitsbildern, zum anderen eine Hinwendung zu einer eher syndromatologischen Betrachtung; letztere zeigt sich im DSM III in der Unterscheidung zwischen „major depressive disorder" und „minor depressive disorder" mit zugehörigen genauen Symptom- und Verlaufskriterien, aber mit Wegfall derjenigen ätiopathogenetischen Implikationen, wie sie in den diagnostischen Benennungen der deutschsprachigen Psychiatrie zum Ausdruck kommen.

Insgesamt erweist sich der Begriff der neurotischen Depression im Rahmen der klassischen psychiatrischen Nosologie nur dann als sinnvoll brauchbar, wenn er relativ eng gefaßt bleibt und seine isolierte Verwendung unter Beachtung der hier aufgezeigten Merkmale stattfindet. Solche erkennbar von der Psychodynamik her gesteuerten Depressionen gibt es sowohl im ambulanten wie auch im klinischen Bereich in nicht geringer Zahl. Die Ausdehnung des Begriffes neurotische Depression auf jegliche Parallelität zwischen depressiven und neurotischen Phänomenen würde den Begriff jedoch unbrauchbar machen. Zu rechtfertigen ist hingegen, außer solcher singulärer Verwendung, seine erweiterte, begründete Verwendung in einem multifaktoriellen Konzept, praktisch also im Rahmen von Kombinations- und Schichtdiagnosen. Solange das Problem der → Endogenität so unklar bleibt wie bisher und andererseits ein Verzicht auf nosologische Einteilungen aus klinischen Gründen nicht möglich ist, bleibt ein solches Verfahren das vorerst einzig angemessene und praktikable. Jedenfalls hat sich an der „contemporary confusion" (KENDELL) bezüglich der Klassifikation depressiver Zustände gerade auch für die neurotische Depression letztlich wenig geändert.

Literatur
ABRAHAM, K.: Ansätze zur psychoanalytischen Erforschung und Behandlung des manisch-depressiven Irreseins und verwandter Zustände. Zbl. Psychoanal. 2, 302–311 (1912).
ABRAHAM, K.: Psychoanalytische Studien, Bd. II. S. 146–162. Frankfurt/M.: Fischer 1971.
BECK, A. T.: Depression. Clinical, Experimental and Theoretical Aspects, p. 60, 75. London: Staples 1969.
BENEDETTI, G.: Zur Psychodynamik der Depression. Nervenarzt 52, 621–628 (1981).
BLEULER, E.: Lehrbuch der Psychiatrie, 10. Aufl. (umgearb. von M. BLEULER) S. 461. Berlin Heidelberg New York: Springer 1966.
BRÄUTIGAM, W.: Reaktionen, Neurosen, Psychopathien. S. 91 f. und 95. Stuttgart: Thieme 1968.
BUMKE, O.: Lehrbuch der Geisteskrankheiten. 2. Aufl., S. 516 u. 518. München: Bergmann 1924.
CORDING-TÖMMEL, C., BERGER, M., ZERSSEN, D. VON: Der Beitrag von Selbst- und Fremdbeurteilungsskalen sowie von operationalen Diagnostikverfahren zur Differentialdiagnose endogener und neurotischer Depressionen. In: HAASE, H. J. (Hrsg.): Der depressive Mensch, S. 91–103. Erlangen: Perimed 1984.
ELHARDT, S.: Neurotische Depression. Psychother. med. Psychol. 31, 10–14 (1981).
FREUD, S.: Trauer und Melancholie. Gesammelte Werke, Bd. X, 4. Aufl., S. 435, 437. Frankfurt: Fischer 1967.
FREUD, S.: Neurose und Psychose. Gesammelte Werke Bd. XIII, 4. Aufl., S. 390. Frankfurt: Fischer 1967.
GAUPP, R.: Zur Frage der kombinierten Psychosen. Zbl. Nervenheilk. Psychiat. 26, 766–775 (1903).
HOLE, G.: Definition und Diagnostik depressiver Zustandsbilder unter Berücksichtigung psychodynamischer Gesichtspunkte. In: PÖLDINGER, W. (Hrsg.) Aktuelle Aspekte der Depressionsbehandlung. S. 60–67. Bern Stuttgart Wien: Huber 1983.
KENDELL, R. E.: The classification of depressions: A review of contemporary confusion. Brit. J. Psychiat. 129, 15–28 (1976).
KIELHOLZ, P.: Diagnose und Therapie der Depressionen für den Praktiker, 2. Aufl., S. 41. München: Lehmann 1966.
KLERMAN, G. L., ENDICOTT, J., SPITZER, R., HIRSCHFELD, R. M. A.: Neurotic Depressions: A systematic analysis of multiple criteria and meanings. Amer. J. Psychiat. 136/1, 57–61 (1979).
KRAEPELIN, E.: Psychiatrie, 8. Aufl., Bd. IV, III. S. 1403 u. 1813. Leipzig: Barth 1915.
KRAFFT-EBING, R. V.: Lehrbuch der Psychiatrie, 7. Aufl., S. 514. Stuttgart: Enke 1903.
KUGLER, E.: System der Neurose, S. 147, 152 u. 182. Berlin: Urban & Schwarzenberg 1922.
SCHULTZ-HENCKE, H.: Der gehemmte Mensch, 2. Aufl., S. 275, 276 u. 281. Stuttgart: Thieme 1947.
VOELKEL, H.: Neurotische Depression, S. 2, 3, 80 und 97. Stuttgart: Thieme 1959.

G. HOLE und M. WOLFERSDORF

Umzugsdepression
Die Beobachtung, daß depressive Zustandsbilder im Zusammenhang mit einem Wohnungswechsel auftreten können, veranlaßte erstmals LIPSCHITZ (1906) zu der Annahme, daß hier hinsichtlich der auslösenden Momente eine „besondere Kategorie" von Melancholie vorliege. Für LANGE (1928) gehören Umzüge mit zu jenen besonderen Anlässen, bei denen man Beziehungen zu unmittelbar daran sich anschließenden depressiven Phasen „nicht ablehnen können" wird. Andererseits sieht er jedoch die Gefahr einer vorschnellen Verknüpfung der Geschehnisse und verweist auf die Möglichkeit, „daß das für die Krankheitsauslösung verantwort-

liche Ereignis nur dadurch wirksam wird, daß es zufällig mit einer sich vorbereitenden oder aber nur leichteren Schwankung zusammenfällt".

In der neueren Literatur zur Frage des Anlasses und der Auslösung endogener Depressionen wird der Umzug als pathogenetisches Moment zwar öfters erwähnt, jedoch finden sich nur selten Zahlenangaben oder ein näheres theoretisches Eingehen auf das Thema im engeren Sinne. Dies steht im Zusammenhang mit der üblichen Auffassung von Endogenität, für die eine Auslösung endogener Phasen durch psychologische, erlebnisreaktive Momente zwar möglich, aber pathogenetisch-psychodynamisch nicht weiter erhellbar ist. Erst in der neueren → Life-event-Forschung wird der Frage des Anlasses und seiner subjektiven Bewertung wieder vermehrt Aufmerksamkeit geschenkt. KORNHUBER (1955) stellte bei ca. ¼ der als psychisch ausgelöst angesehenen cyclothymen Depressionen bei Frauen eine Auslösung durch Umzug fest, hingegen keine bei Männern. Deswegen hob er die Wichtigkeit des Reichs der Wohnung bei der Frau unter den auslösenden Faktoren besonders hervor. PAULEIKHOFF (1958) betont ebenfalls, daß gerade bei Frauen das Auftreten einer endogenen depressiven Phase in Verbindung mit einem Wohnungswechsel auffallend oft zu beobachten ist, und daß der Wohnung am „Aufbau des Situationsgefüges dieser Kranken" eine besondere Bedeutung zukommt. Er spricht von der Unmöglichkeit, eine tiefgreifende „strukturelle Umstellung" zu vollziehen und vom „Verstummen der strukturellen Ansprechbarkeit". Bei der Untersuchung der zeitlichen Zusammenhänge zwischen Wohnungswechsel und Auftreten der Depression kommen MUELLER-FAHLBUSCH u. IHDA (1967) zur Aufstellung von drei Patientengruppen, nämlich solche mit einem Beginn der Depression entweder vor oder während oder nach dem Wohnungswechsel. Im ersteren Fall haben schon die laufenden Vorbereitungen oder die getroffene Entscheidung zum Umzug zu einem depressiven Zustandsbild geführt. Besonders betont wird, daß für die Diagnose einer Umzugsdepression das bloße Vorhandensein eines zeitlichen Zusammenhanges nicht genügt, sondern daß der Wohnungswechsel ein „bedeutender Faktor in der Situation des Patienten vor Erkrankungsbeginn" gewesen sein muß.

Eine spezielle Deutung und ausführliche Besprechung erfuhr die Umzugsdepression durch TELLENBACH (1976). Sie ist ihm ein besonderes Beispiel einer endogen-melancholischen Abwandlung durch die Konstellation der „Inkludenz", dem „Eingeschlossenwerden" oder „Sicheinschließen des melancholischen Typus in Grenzen, die er schließlich nicht mehr auf den regelmäßigen Vollzug seiner Ordnungen hin übersteigen kann". Es geht hier um die „typische Form des Häuslichseins", das Dasein hat sich in der Wohnung „fest eingeräumt", es besteht die Unfähigkeit, die Grenzen zu übersteigen, die sich aus dem Festgelegtsein *in* und Festgehaltenwerden *von* einer spezifischen Wohnordnung aufrichten" (1976, S. 30). TELLENBACH erwähnt in diesem Zusammenhang auch Fälle von Depressionen schon nach Umbau bzw. Renovierung der Wohnung und bestätigt insgesamt den überzufällig häufigen Zusammenhang zwischen Depression und Umzug im Vergleich zur Allmöglichkeit anderer „Motive", wobei er den Begriff „Motiv" im Sinne der verstehenden Psychologie hier jedoch ablehnt.

Mit einer weitgehend ähnlichen Deutung der Umzugsdepression aus einer „Änderung des Situationsgefüges" heraus wurde das Thema von ROESGER (1967) bearbeitet. Die Autorin sieht jedoch das besondere pathogenetische Prinzip in der „Entwurzelung" und ordnet dementsprechend die Umzugsdepression als Sonderform der Entwurzelungsdepression unter. In umfassender Weise, über den Kreis der Depressionen hinaus, hat BOVI (1967) den Zusammenhang zwischen Wohnungswechsel und bestimmten psychopathologischen Zustandsbildern untersucht. Auch hier liegt der Nachdruck auf der Bedeutung von Vertrautheit und Gesichertheit der Wohnsituation, allgemein der „anthropologischen Werthaftigkeit" der Wohnung.

Nach der üblichen Verwendung des Begriffs läßt sich die Umzugsdepression somit definieren als eine in innerem und zeitlichem Zusammenhang mit einem Wohnungswechsel auftretende und durch diesen ausgelöste depressive Phase. Der „innere Zusammenhang" (MUELLER-FAHLBUSCH) liegt in der situativen Bedeutung des Faktors der Wohnung für den Patienten, der zeitliche Zusammenhang umschließt sowohl die während und (bis zu einigen Wochen) nach dem Umzug, als auch die durch den beschlossenen und bevorstehenden Umzug auftretenden depressiven Episoden. Die Umzugsdepression kann nicht mit einer einfachen reaktiven Depression gleichgesetzt werden und entspricht auch selten deren psychopathologischen Kriterien (ein Rückgängigmachen des Wohnungswechsels z. B. vermag in der Regel keine Besserung mehr einzuleiten). Vielmehr pflegt das einmal so ausgelöste depressive Zustandsbild eigengesetzlich im Sinne einer endogen-depressiven Phase und unter den hierfür charakteristischen Syndromen weiterzulaufen. Gerade bei der Umzugsdepression wird aber auch der Zusammenhang zwischen situativ-erlebnisreaktiven bzw. psychodynamischen Momenten einerseits und endogenen Momenten andererseits deutlich. Psychopathologisch-phänomenologisch geht es um das Erfassen mehrerer Schichten von Vorgängen, und insgesamt um die Anwendung eines multifaktoriellen ätiopathogenetischen Konzepts.

Literatur
BOVI, A.: Wohnungswechsel und Geisteskrankheit. Nervenarzt 38, 251–256 (1967).
KORNHUBER, H.: Über Auslösung cyklothymer Depressionen durch seelische Erschütterungen. Arch. Psychiat. Neurol. 193, 391–405 (1955).

LANGE, J.: Die endogenen und reaktiven Gemütserkrankungen und die manisch-depressive Konstitution. In: BUMKE, O. (Hrsg.) Handbuch der Geisteskrankheiten, Bd. 6 (Speziell T. II, 1–231). Berlin: Springer 1928.
LIPSCHITZ, R.: Zur Ätiologie der Melancholie. Mschr. Psychiat. Neurol. 18, 193–220 (1906).
MUELLER-FAHLBUSCH, H., IHDA, S.: Endogene Depressionen bei Wohnungswechsel. Nervenarzt 38, 247–251 (1967).
PAULEIKHOFF, B.: Über die Bedeutung situativer Einflüsse bei der Auslösung endogener depressiver Phasen. Arch. Psychiat. ges. Neurol. 197, 669–685 (1958).
ROESGER, U.: Das Wesen der Umzugsdepression. Dissertation, Universität Tübingen 1967.
TELLENBACH, H.: Melancholie. 3. Aufl., zit. 124–128. Berlin Göttingen Heidelberg: Springer 1976.

G. HOLE und M. WOLFERSDORF

Untergrunddepression
Die Bezeichnung Untergrunddepression führte K. SCHNEIDER 1949 ein, um in der Einteilung der Depressionszustände von der zu einfachen, jedoch weitgehend üblichen Gegenüberstellung der psychoreaktiven und endogenen Depression abzukommen. Er meint damit die häufigen Stimmungsschwankungen des „normalen" und des „psychopathischen Lebens", die freisteigender Art sind, also keine Motivation erkennen lassen. Aus letzterem Grund wurden sie deshalb auch „endogen" bezeichnet, jedoch von der psychotischen Endogenität ausdrücklich und scharf unterschieden. Was der Untergrund selbst ist, „überschreitet die Erfahrung und ist eine philosophische Frage". Er ist „unerlebt und unerlebbar" und stellt lediglich einen Grenzbegriff dar. Der Untergrund „bestimmt die Durchschnittsstimmung", kann aber nicht psychologisiert werden, d. h. es handelt sich hier auch „um etwas völlig anderes als das Unbewußte der Psychoanalyse".
Die Unterscheidung der Untergrunddepression von der *cyclothymen* (also endogenen periodischen oder manisch-depressiven) Depression sieht K. SCHNEIDER weniger in Grad und Dauer der Verstimmung als darin, daß es bei der Cyclothymie „meist nicht bei solchen freisteigenden depressiven Gefühlen und Einfällen bleibt", sondern noch andere Symptome wie z. B. Störungen der Vitalgefühle, Hemmung, Agitiertheit, Wahneinfälle hinzutreten. Auch können die Bewegungen des Untergrunds, im Gegensatz zu den Psychosen, die Sinnkontinuität und Sinngesetzlichkeit des Lebens nicht zerreißen, sondern nur „dehnen, anspannen, lockern, verletzen". Außerdem sind die Untergrundstimmungen und -verstimmungen mit den reaktiven „eng verwoben", während die freisteigende Verstimmung des Cyclothymen mit seinen reaktiven Stimmungen nicht zusammenfließt. Dem entspricht auch, daß ein „reaktives Hinausgeraten" aus der Untergrunddepression etwas durchaus Regelmäßiges, bei cyclothymen Depressionen aber „sichtlich nicht möglich" ist, ganz im Gegensatz zum reaktiven Hineingeraten. Des weiteren wird die Untergrunddepression auch ausdrücklich von der „Hintergrundreaktion" abgehoben, die als depressive Reaktion auf dem „Hintergrund" eines zeitlich vorhergehenden Eindrucks abläuft. WEITBRECHT hat die Untergrunddepression als „endothyme Schwankungen" bezeichnet und dahingehend konkretisiert, daß sie „alle Tönungen von der Freudlosigkeit, müden Unansprechbarkeit oder mißmutigen oder gereizten Dysphorie bis zur ausgesprochen melancholischen grundlosen Traurigkeit" aufweisen könne. Untergrunddepressionen treten nach seiner Beobachtung u. a. im Klimakterium gehäuft und verstärkt auf, lassen sich im übrigen auch nicht von den prämenstruellen Verstimmungen unterscheiden.
Die Problematik der differentialdiagnostischen Abgrenzung gilt nicht nur gegenüber der endogenen, sondern vor allem auch gegenüber der *neurotischen Depression*. Wenn K. SCHNEIDER auch den Untergrund ausdrücklich als etwas völlig anderes als das Unbewußte der Psychoanalyse bezeichnet, so gibt es doch keine zuverlässigen psychopathologischen Kriterien, um die freisteigenden Verstimmungen im Sinne der Untergrunddepression von jenen neurotischen Stimmungsschwankungen zu unterscheiden, die ohne erkennbare, weil eben unbewußte Gründe auftreten, bzw. auf ebenfalls nicht erkannte Mikroauslöser zurückgehen. VOELKEL hat nachdrücklich auf die kaum mehr durchführbare Trennung zwischen Hintergrund und Untergrund bei einer biographischen Längsschnittbetrachtung bis in die Kindheit hingewiesen. Die Untergrunddepression läßt sich daher für ihn nur sehr schwer gegen jene depressiven Verstimmungen abgrenzen, die deshalb zu einer depressiven Resonanz des Hintergrundes führen, weil sie „in spezifischer Beziehung zu vorhandenen Kristallisationskernen" stehen, deren Erlebniszentren für den Kranken nicht immer erkennbar zu sein brauchen.
Mit der Herausstellung und Abgrenzung der Untergrunddepression wurde sicherlich eine Lücke in der Systematik der depressiven Verstimmungszustände geschlossen. Daß es depressive Verstimmungen von diesem Typ gibt, „steht wohl außer Zweifel" (STROEMGREN). Die endothymen Stimmungsschwankungen des „gesunden Lebens" sind im übrigen auch von psychologischer und philosophischer Seite vielfach adäquat beschrieben worden, so z. B. als „noch aus der vitalen Sphäre aufsteigende" Traurigkeit, von deren Gründen sich der Mensch „oft gar keine Rechenschaft zu geben weiß" (BOLLNOW). – In der klinischen Psychiatrie findet der Begriff der Untergrunddepression jedoch keine Verwendung, auch wurde er außerhalb der K. Schneiderschen Schule wenig beachtet. Jedenfalls muß es als problematisch gelten, solche Untergrundverstimmungen expressis verbis als „Depression" zu benennen. Gerade in dieser Grenzzone scheint es uns wichtig, der Tendenz zur uferlosen Ausbreitung des Depressionsbegriffs entgegenzuwirken.

Depression: spezielle Formen

Literatur

BOLLNOW, O.: Das Wesen der Stimmungen, 3. Aufl., S. 46. Frankfurt/M.: Klostermann 1956.
SCHNEIDER, K.: Die Untergrunddepression. Fortschr. Neurol. Psychiat. 17, 429–434 (1949).
SCHNEIDER, K.: Zur Differentialdiagnose der Depressionszustände. Fortschr. Neurol. Psychiat. 23, 1–6 (zit. 4 f.) (1955).
SCHNEIDER, K.: Klinische Psychopathologie. 8. Aufl., S. 43–45. Stuttgart: Thieme 1967.
STROEMGREN, E.: Klassifizierung der Depressionen. In: HIPPIUS, H., SELBACH, H. (Hrsg.) Das depressive Syndrom, S. 349. München: Urban & Schwarzenberg 1969.
VOELKEL, H.: Neurotische Depression, S. 74 f. Stuttgart: Thieme 1959.
WEITBRECHT, H. J.: Depressive und manische endogene Psychosen. In: Psychiat. d. Gegenw. GRUHLE, H. W., JUNG, R., MAYER-GROSS, W., MÜLLER, C. (Hrsg.), Bd. II, S. 85. Berlin Göttingen Heidelberg: Springer 1960.
WEITBRECHT, H. J.: Psychiatrie im Grundriß, S. 274 und 410. Berlin Göttingen Heidelberg: Springer 1963.

G. HOLE und M. WOLFERSDORF

Vegetativ-larvierte Depression

Beobachtungen über das Auftreten körperlicher Symptome bei depressiven Zustandsbildern finden sich schon bei den ältesten einschlägigen Beschreibungen. Gerade in der Antike fügen sie sich gut in das theoretische Konzept von der → „Melancholie" ein, wenngleich die (z. B. im Corpus Hippocraticum) angegebenen Syndrome heute teilweise recht befremdlich anmuten. Die in späteren Zeiten oft sehr unterschiedliche Schilderung und Wertung somatisch-vegetativer Symptome weist ebenso auf interessante Zusammenhänge mit den jeweiligen theoretischen Auffassungen hin. Detailliertere Angaben über die objektive und subjektive Körpersymptomatik finden sich im vergangenen Jahrhundert bereits recht häufig. So weist z. B. LEIDESDORF (1865) auf Schlafstörungen, Kreislaufstörungen, muskulären Tonusverlust, Darmträgheit, Schmerz- und Schweregefühle u. a. hin.
KRAEPELIN zählt schon 1883 einen Katalog von „elementaren nervösen Störungen" auf, neben Schlaf-, Appetit-, Verdauungs- und Kreislaufstörungen auch Schmerz- und Schweregefühle sowie kühle Extremitäten. Bis zur 8. Auflage (1913) weitet sich diese Aufzählung zu einer eingehenden Schilderung und Diskussion körperlicher Veränderungen im Rahmen des manisch-depressiven Irreseins aus. Bei PILCZ (1904) steht in der Beschreibung der Melancholie der Abschnitt über „somatische Symptome" bereits gleichwertig neben dem über „psychische Symptome".
Der erste Versuch, einen speziell durch das Vorherrschen vegetativer Symptome gekennzeichneten eigenständigen depressiven Krankheitstyp abzugrenzen, findet sich bei CIMBAL (1929). Er spricht außer von Begleitsymptomen seitens des vegetativen Systems noch von „vegetativen Äquivalenten" der Depressionszustände und meint damit Symptome, die „anstelle eines solchen Anfalls" auftreten können. Später greifen LOPEZ IBOR (1972) oder auch SPIEGELBERG (1955) den Begriff des affektiven bzw. depressiven Äquivalents wieder auf; LOPEZ IBOR differenziert das depressive Äquivalent von der larvierten Depression, indem er letztere als depressio sine depressione benennt, während beim ersteren ein körperlich-vegetatives Syndrom im Vordergrund stehe. Ob eine derartige Abgrenzung möglich oder gar sinnvoll ist, muß offen bleiben.
HEMPEL (1937) beschrieb die „vegetativ-dystone Depression" als besonderes Erscheinungsbild des manisch-depressiven Irreseins, das vor allem bei „vegetativ Stigmatisierten" auftreten kann. Er grenzt es ausdrücklich von einer gewöhnlichen hypochondrisch gefärbten endogenen Depression ab. Der kürzere Ausdruck „vegetative Depression" stammt schließlich von LEMKE (1949). Dieser bezeichnete damit depressive Zustandsbilder, bei denen die seelischen Erscheinungen „in die Nebenrolle gedrängt" bzw. „im äußeren Erscheinungsbild weitgehend geschwunden" sind und bei denen die vegetative Symptomatik die Hauptrolle übernommen hat. Er faßte sie ausdrücklich als „ängstliche Depressionen" auf und deutet die vegetativen Erscheinungen als körperlichen Ausdruck der Angst. In dem neueren Begriff der „somatisierten Angst" (PÖLDINGER, 1984) taucht dieser Aspekt wieder auf, wobei aber gleichzeitig Überschneidungsgebiete und differentialdiagnostische Schwierigkeiten in der Abgrenzung zwischen vegetativ-larvierter Depression und Angst entstehen. Die vegetative Depression wird von LEMKE auch als „eigene Krankheitsgruppe" oder „Sondergruppe" von den übrigen Depressionen abgetrennt, doch nur im phänomenologischen Sinn. Nosologisch bestehen für ihn „Beziehungen zu allen Formen der depressiven Krankheit überhaupt".
Die Beschreibung und Abgrenzung der vegetativen Depression wurde in der Folgezeit von einer zunehmend größeren Anzahl von Autoren teils unter demselben Begriff (z. B. DICHGANS, 1952), noch mehr aber unter anderen Synonyma fortgeführt. Als häufigste Bezeichnung finden sich heute vor allem „larvierte Depression" oder „maskierte Depression" („masked depression" z. B. bei LESSE, 1968) oder vegetativ-larvierte Depression. Dabei herrscht heute Einigkeit darüber, daß es sich hierbei um depressive Manifestationen handelt, bei denen der somatische Anteil des depressiven Syndroms so sehr im Vordergrund steht, daß die psychische und psychomotorische Symptomatik nur in geringem Maß und oft kaum mehr erkennbar in Erscheinung tritt und erst im Rahmen einer nachfragenden Diagnostik deutlich wird. Das Fehlen einer psychischen Symptomatik im engeren Sinn, zumeist jedoch nur auf den ersten Blick, hat sogar zu der paradoxen Bezeichnung „depressio sine depressione" Anlaß gegeben. K. SCHNEIDER wies freilich eindringlich darauf hin, daß man mit diesem Begriff vorsichtig umgehen müsse und daß auch die leiblichen cyclothymen Depressionen meist einen „seelischen Hof" hätten.
Ähnlich wird von den meisten Autoren, die sich

mit dieser Frage beschäftigen, die Forderung nach dem diagnostischen Nachweis anderer depressiver Symptome erhoben. Jedenfalls muß gerade an dieser diagnostischen Nahtstelle grundsätzlich daran festgehalten werden, daß ein depressives Syndrom sowohl psychische als auch psychomotorische und somatisch-vegetative Symptomanteile enthält, wenn eben auch in sehr unterschiedlicher Gewichtung (→ Depression). Auch wenn die betroffenen Patienten „nie offensichtlich depressive Symptome" zeigen, so ermöglicht eine gezielte Anamnese doch die „Aufdeckung getarnter, aber kaum je fehlender, affektiver Begleitsymptome" (PAKESCH). Leider hat jedoch der Begriff der larvierten Depression außerhalb der klinischen Psychiatrie im Sinne einer bloßen Ausschlußdiagnostik gerade im Bereich der inneren Medizin eine bedenkliche inflationäre Ausweitung erfahren. Nachdrücklich ist deshalb ein positiver diagnostischer Beleg auch der psychischen und psychomotorischen Phänomene zu fordern, gestützt durch Anamnese depressiver Verhaltensweisen und Persönlichkeitsstrukturanteile sowie durch Verlaufskriterien.

In der Symptomatik selbst läßt sich das Bild der vegetativ-larvierten Depression kennzeichnen durch „funktionelle Organbeschwerden und vegetative Störungen in vielfältiger Ausprägungsmöglichkeit und außerordentlicher Variabilität" (WALCHER). Oft wird dabei der nicht eindeutig beschreibbare Charakter der Beschwerden hervorgehoben. Meist handelt es sich um eigenartige Schmerz-, Druck- oder Beengungsgefühle, die vorwiegend im Kopf, Magen-Darm-Bereich oder Thorax lokalisiert werden (HOLE u. PÖLDINGER, 1968), dann aber auch um spezielle kardiale Empfindungen (Herzstiche, Herzjagen, pseudopectanginöse Beschwerden), um Globus-, Würge-, Schwindelgefühle oder Kreuz- und Gliederschmerzen. Weitere vegetative Symptome im engeren oder weiteren Sinne, die sich z. T. auch objektivieren lassen, sind Schweißausbrüche, Kältegefühle, Mundtrockenheit, Obstipation oder Diarrhoe, Appetit- und Gewichtsverlust, Schlafstörungen, Zyklusstörungen bei der Frau, Erektions- und Ejakulationsstörungen beim Mann, Haarausfall, trockene Haut u. a.

Nosologisch werden die vegetativ-larvierten Depressionen häufig dem Typus der endogenen Depression zugeordnet. Nach WALCHER unterscheiden sie sich „überwiegend nur graduell von den schwerergradigen depressiven Verläufen" und zeigen auch deren typische Merkmale, wie z. B. einen sich über viele Monate erstreckenden phasenhaften Verlauf mit vermehrter Rezidivneigung im Herbst und Frühjahr. Doch beschreibt er solche maskierten Manifestationen auch bei „depressiven Randpsychosen" (z. B. Untergrunddepressionen, endoreaktive Dysthymien, Entlastungsdepressionen, Erschöpfungsdepressionen), ferner u. a. bei psychoreaktiven und neurotischen Verstimmungen und Durchgangssymptomen. GLATZEL kommt zu dem Schluß, daß an der Zugehörigkeit der vegetativ-larvierten Depression zum cyclothymen Formenkreis kein Zweifel bestehe. Er hält sie für einen „fakultativen Verlaufsabschnitt", möglicherweise mit einer prognostischen Bedeutung. Ebenso gehören für HEINRICH die „maskierten Depressionen" eindeutig nur zu den endogenen Depressionen, und ihre Diagnose gründet sich auf deren typische Charakteristika (frühere Phasen, erbliche Belastung, vitale Herabgestimmtheit, regelmäßige Tagesschwankungen u. a.). Sie stellen für ihn darüber hinaus „moderne endogen-depressive Manifestationen" dar, die an Häufigkeit zunehmen, „entsprechend der zeitgenössischen Tendenz zur Entwicklung von Intimformen psychopathologischer Syndrome". Zur hiermit angesprochenen Frage eines Stilwandels der Gemütserkrankungen sei darauf hingewiesen, daß neben einer absoluten zahlenmäßigen Zunahme, einer vermehrten Neigung zu Chronifizierung und ätiopathogenetischen Überschneidungen eben ausgeprägte Somatisierungstendenzen beobachtbar sind, wobei möglicherweise auch der diagnostische Blickwinkel der Untersucher ein anderer geworden ist (HOLE, 1970).

Hinsichtlich der diagnostischen Zuordnung der vegetativ-larvierten Depression wird heute zunehmend die Tendenz erkennbar, diese als mögliche Syndromausprägung bei zunächst jeder Depressionsform zu verstehen, unabhängig davon, daß sie häufiger der Gruppe der endogenen Depressionen zugeschrieben wird. Ob diese Syndrome zahlenmäßig wirklich zugenommen haben, ob sie nur häufiger in psychiatrische Hand kommen und nur besser erfaßt werden, oder ob sie heute überhaupt eher und deutlicher gesehen werden, ist nicht zu beantworten; hier fehlen gegenwärtig noch die nötigen Daten. Schon in bezug auf die Häufigkeit selbst gehen die Angaben bereits sehr auseinander. WALCHER z. B. faßte 24,5% aller seiner ambulanten (neurologischen und psychiatrischen) Patienten als „leichte oder maskierte Depressionen" auf; WOLFERSDORF et al. fanden bei 509 untersuchten stationären depressiven Patienten nur 7,3% vegetativ-larvierte Syndrome. Auch aus anderen Angaben ergibt sich, daß die Zahl vegetativ-larvierter Depressionen bei einer ambulanten Klientel höher ist als bei einer stationären.

Literatur
CIMBAL, W.: Vegetative Äquivalente der Depressionszustände. Dtsch. Z. Nervenheilk. 107, 36–41 (1929).
DICHGANS, G.: Vegetative Depressionen. Dtsch. med. Wschr. 77, 1602–1605 (1952).
FAUST, V., WOLFERSDORF, M., HOLE, G.: Zur Diagnose der Depressionen. In: FAUST, V., HOLE, G. (Hrsg.): Depressionen. S. 9–17. Stuttgart: Hippokrates 1983.
GLATZEL, J.: Über zyklothyme Depressionen mit vegetativer Symptomatik. Fortschr. Neurol. Psychiat. 35, 441–452 (1967).
HEINRICH, H.: Die maskierten Depressionen. In: Depressive Erkrankungen, Vortr. d. 4. Veldener Symposions 1969, S. 32–36. München: Banaschewski 1970.

HOLE, G.: Zur Frage des Bildwandels bei der Depression. Schweiz. Arch. Neurol. Neurochirurg. Psychiat. 100, 319–328 (1970).
HOLE, G., PÖLDINGER, W.: Larvierte Depressionen und vegetative Symptome bei der Depression. M. k. ärztl. Fortbildung 18, 52 (1968).
KIELHOLZ, P. (Hrsg.): Die larvierte Depression. Bern Stuttgart: Huber 1973.
KRAEPELIN, E.: Psychiatrie, 8. Aufl., Bd. III/II. S. 1227–1236. Leipzig: J. A. Barth 1913.
LEIDESDORF, M.: Lehrbuch der psychischen Krankheiten. S. 170. Erlangen: Enke 1865.
LEMKE, R.: Über die vegetative Depression. Psychiat. Neurol. Med. Psychol. 1, 161–166 (1949).
LESSE, S.: The multivariant masks of depression. Amer. J. Psychiat. [Suppl.] 124, 11, 35–40 (1968).
LOPEZ IBOR, J. J.: Larvierte Depressionen und Depressionsäquivalente. In: KIELHOLZ, P. (Hrsg.) Depressive Zustände. Bern Stuttgart Wien: Huber 1972.
PAKESCH, E.: Zum Syndrom der larvierten Depression. In: KRANZ, H., HEINRICH, K. (Hrsg.) Pharmakopsychiatrie und Psychopathologie. S. 117–121, zit. 117 f. Stuttgart: Thieme 1967.
PILCZ, A.: Lehrbuch der spez. Psychiatrie. S. 7 u. 77. Leipzig Wien: Deuticke 1904.
PÖLDINGER, W.: Somatisierte Angst und Depressivität. Basel München Paris: Karger 1984.
SCHNEIDER, K.: Klinische Psychopathologie, 8. Aufl., S. 137 f. Stuttgart: Thieme 1967.
SPIEGELBERG, U.: Über Beziehungen endogener Psychosen zu körperlichen Krankheiten. Fortschr. Neurol. Psychiat. 23, 231 (1955).
WALCHER, W.: Die larvierte Depression. Wien: Hollinek 1969.
WOLFERSDORF, M., STRAUB, R., HELBER, I. et al.: Zur Hospitalisierung Depressiver. In: FAUST, V., HOLE, G. (Hrsg.) Depressionen. S. 26–48. Stuttgart: Hippokrates 1983.

G. HOLE und M. WOLFERSDORF

Wochenbettdepression

Das Wochenbett (puerperium) ist definiert als Zeit von der Beendigung der Nachgeburtsperiode bis zur Rückbildung der Geschlechtsorgane und dem Verschwinden von Schwangerschafts- und Geburtsveränderungen. Es umfaßt zeitlich die ersten 6 (bis 8) Wochen post partum und stellt eine Zeit erhöhter psychischer Auffälligkeiten dar (PAULEIKHOFF, 1964; VON ZERSSEN, 1977; GÖDTEL, 1979; KANE, 1984). Während in der Schwangerschaft keine Häufung depressiver Erkrankungen festzustellen ist (TÖLLE, 1980), und die Schwangerschaft diesbezüglich geradezu einen Schutz darstellt (PFAFFENBERGER et al., 1966; VON ZERSSEN, 1977), darf eine Häufung psychischer Störungen in den ersten Wochen nach der Entbindung als erwiesen gelten (GARVEY et al., 1983).
Der Begriff der Wochenbettdepression wird zunächst nosologisch unspezifisch für jenen Teil affektiver Störungen verwendet, die erstmals in diesem Zeitraum auftreten. Grundsätzlich können Schwangerschaft, Geburt und Wochenbett oder auch Klimakterium Auslöser für Erstmanifestationen psychischer Störungen i. S. eines unspezifischen Faktors darstellen bzw. zur Rezidivierung bereits früher bestehender affektiver Störungen beitragen. Ob hierfür eher die körperlichen Umstellungsvorgänge bestimmend sind oder die mit Entbindung und Wochenbett verbundenen seelischen Belastungen einschließlich einer für z. B. endogene Erkrankungen postulierten Disposition, ist nicht geklärt (TÖLLE, 1980).
Unter den depressiven Verstimmungen, welche im Wochenbett auftreten, muß der sog. „Heultag" („Wochenbett-Blues", „Syndrom des dritten Tages") als ein nahezu regelhaft um den 3. Tag post partum auftretendes Syndrom nicht-pathologischen Charakters angesehen werden. Dieser „Heultag" wird in Zusammenhang mit der Umstellung des Hormonhaushaltes, insbesondere dem rapiden Abfall von Östrogen und Progesteron, gebracht. Bei entsprechender Persönlichkeitsstruktur bzw. bei vorbestehenden neurotischen und/oder psychoreaktiven depressiven Verstimmungen können depressive Syndrome post partum leicht ausgelöst bzw. reaktiviert werden und weisen dann überwiegend ein ängstlich-depressives Gepräge mit Insuffizienz- und Überforderungsgefühlen auf. Besonders die psychosoziale Umstellung im Zusammenhang mit der Rückkehr nach Hause stellt ein derartiges auslösendes Ereignis dar. Affektive Psychosen im Wochenbett können Prodrome bereits zum Zeitpunkt des „Heultages" zeigen, treten aber häufiger erst in der zweiten Woche post partum auf. Sie zeigen die Symptome schwerer endogener Depressionen, nicht selten mit depressiven Wahnideen (Selbstvorwürfe bis Schuldwahn, Zwangsgedanken, schwere depressive Herabgestimmtheit etc.). Ätiopathogenetisch wird eine Disposition wie bei den endogenen Depressionen überhaupt sowie die gleiche Auslösung wie beim „Heultag", also eine massive hormonelle Umstellung, angenommen. Überhaupt gilt das Puerperium als unspezifischer Auslöser. Einmal postpartal aufgetretene Psychosen rezidivieren zum Teil im Anschluß an weitere spätere Entbindungen. Die Häufigkeit ernsthafter psychiatrischer Komplikationen im Wochenbett liegt nach statistischen Untersuchungen (VON ZERSSEN, 1977) mit 1–2 pro 1000 Entbindungen um ein Mehrfaches über dem Erwartungswert für den Ausbruch entsprechender Störungen bei anderen gleichaltrigen Frauen.
Zusammenfassend gelten für die nosologischen Zuordnungen und für die syndromalen Ausgestaltungen der Wochenbettdepressionen die gleichen Gesichtspunkte und Erfahrungen wie bei Depressionen allgemein. Das Besondere ist der spezifische zeitliche bzw. situative Zusammenhang, wobei dem Puerperium die Rolle eines unspezifischen Auslösers zukommen kann. Verlauf und Prognose unterscheiden sich nicht von sonstigen depressiven Erkrankungen.

Literatur
GARVEY, M. J., TUASON, V. B., LUMMRY, A. E., HOFFMANN, N. G.: Occurrence of depression in the postpartum state. J. Affect. Dis. 5, 97–101 (1983).
GÖDTEL, R.: Seelische Störungen im Wochenbett. Stuttgart New York: Fischer 1979.
PAULEIKHOFF, B.: Seelische Störungen in der Schwangerschaft und nach der Geburt. Stuttgart: Enke 1964.

PFAFFENBERGER et al. (1966), zitiert nach v. ZERSSEN (1977).
TÖLLE, R.: Ursachen der Melancholien und Manien. In: PETERS, U. H. (Hrsg.): Die Psychologie des 20. Jahrhunderts Bd. X. S. 484–499. Zürich: Kindler 1980.
ZERSSEN, D. VON: Psychische Störungen im Wochenbett. In: ZANDER, I., GOEBEL, R. (Hrsg.): Psychologie und Sozialmedizin der Frauenheilkunde. S. 87–110. Berlin Heidelberg New York: Springer 1977.

M. WOLFERSDORF, V. FAUST und G. HOLE

Depression, cyclothyme u. cyclische → Psychose, manisch-depressive

Depression, endogene → Depression → Endogenität

Depression, hypochondrische → Hypochondrie

Depression, larvierte → Depression, vegetative

Depression, maskierte → Depression, vegetative

Depression, organische → Depression

Depression, periodische → Depression → Psychose, manisch-depressive

Depression, psychogene → Depression

Depression, reaktive → Depression

Depression, somatogene → Depression

Depression, Spät- → Depression: Involutionsdepression

Deprivation, sensorische (oder: sensorielle)
Weitgehende Verminderung (bzw. Monotonisierung) aller Sinneseindrücke über längere Zeit in experimentellen Situationen: Aufenthalt in geräuschloser Dunkelheit bei Immobilisierung des Körpers, oder in warmem Wasser (nur mit einer Atemmaske versehen) usw.; gleichzeitig sind soziale Kontakte ausgeschaltet. Nach anfänglichem Bewegungsdrang und Reizhunger kommt es zu Konzentrationsstörungen, erhöhter Suggestibilität und schließlich zu vorwiegend optischen Sinnestäuschungen, die sich von elementaren Erscheinungen bis zu komplexen szenischen Abläufen hin entwickeln. In vielen Fällen handelt es sich um → Pseudohalluzinationen, d. h. der Trugcharakter wird erkannt. Es besteht eine Ähnlichkeit mit den → hypnagogen (Pseudo-)Halluzinationen. Diese Tatsache und das Vorhandensein von EEG-Veränderungen (Verlangsamung und geringere Ausprägung des Alpha-Rhythmus) lassen vermuten, daß leichte bzw. partielle Schlafzustände vorliegen. – Diese experimentell hervorgerufenen Zustände zeigen eine gewisse Ähnlichkeit mit unfreiwilligen Isolierungssituationen bei Bergsteigern, Schiffbrüchigen, Verirrten in Wüsten, verschütteten Bergleuten u. a. Eine Beziehung besteht auch zu halluzinatorischen Psychosen in Einzelhaft. Weniger ausgeprägt sind die Analogien zu Psychosen bei Schwerhörigen und bei sozialer Isolierung durch Aufenthalt in sprachfremder Umgebung. Zum Verständnis schizophrener Psychosen haben die geschilderten experimentellen Untersuchungen kaum etwas beigetragen; die „Isolierung des Schizophrenen" kann mit der experimentellen Isolierung nicht gleichgesetzt werden. – Halluzinogene Substanzen können unter Umständen ähnliche Zustandsbilder wie bei sensorisch-sozialer Deprivation hervorrufen (→ „Psychotomimetica"); hier wie dort ist an das Wirksamwerden partieller Schlafmechanismen zu denken (R. JUNG).

Literatur
JUNG, R.: Neurophysiologie und Psychiatrie. In: Psychiatrie der Gegenwart. Hrsg. von H. W. GRUHLE, R. JUNG, W. MAYER-GROSS, M. MÜLLER. Bd. I/1A, S. 325–928. Berlin Heidelberg New York: Springer 1967.
MATUSSEK, P.: Wahrnehmung, Halluzination und Wahn. In: Psychiatrie der Gegenwart. Hrsg. von H. W. GRUHLE, R. JUNG, W. MAYER-GROSS, M. MÜLLER. Bd. I/2, S. 23–76. Berlin Göttingen Heidelberg: Springer 1963.
Weitere Literaturhinweise (insgesamt 1500 einschlägige Arbeiten) s. bei:
ŠVÁB, L., GROSS, J.: Bibliography of sensory deprivation and social isolation. Prague: Psychiatric Res. Inst. 1966.

J. FINKE

Derealisation
Derealisation bezeichnet ein Erleben, in dem die Außenwelt fremd, unlebendiger, weniger wirklich, bis in die Qualität der Sinneseindrücke hinein matter, farbloser, nivellierter erscheint. WERNICKE sprach von „allopsychischer Depersonalisation". Derealisation wird heute der → Depersonalisation entgegengesetzt und mit dieser unter dem Oberbegriff Entfremdungserlebnis oder -gefühl zusammengefaßt. Nähere Einzelheiten und Literatur → Entfremdungserlebnis.

W. BLANKENBURG

Deskription → Daseinsanalyse

Desorientiertheit → Orientierungsstörungen

Destruktionstrieb
Definition: Destruktionstrieb ist nach FREUD die Komponente des Todestriebes, die von der Hinwendung auf das eigene Ich abgelenkt wurde auf ein äußeres Objekt. Todestrieb ist das dem belebten organischen Wesen innewohnende Streben nach Wiederherstellung eines ursprünglichen anorganischen (= toten) Zustandes.
Der Begriff des Todestriebes und des Destruktionstriebes hat bei FREUD in den Jahren zwischen 1920, in dem er das erste Mal auftaucht, und 1940, in dem er ihn das letzte Mal behandelt, eine Wandlung erfahren. Während FREUD ursprünglich den Ichtrieb mit dem Todestrieb gleichsetzte und den Sexualtrieben gegenüberstellte (1920, 1923), faßte er später die Ichtriebe und die Sexualtriebe zusammen unter dem Überbegriff des Eros und stellte diesem den Thanatos gegenüber (1933, 1940). Für die Entwicklung des Begriffes ist seine

spekulative Ableitung aus dem → Masochismus und dem → Sadismus grundlegend. Im Masochismus erkennt FREUD den Beleg für die Existenz einer Strebung, welche die Selbstzerstörung zum Ziel hat. Sadismus ist nach außen gewendeter Destruktionstrieb (also umgewandelter Masochismus).

Während der Todestrieb stumm ist und sich meist nicht äußert, wird seine nach außen gerichtete Komponente als Aggressionstrieb unter 2 Bedingungen wahrnehmbar:
1. Mit erotischen Trieben vermischt als Masochismus bzw. zu Sadismus umgewandelter Masochismus.
2. Als Aggression gegen die Außenwelt, mit größerem oder geringerem erotischem Zusatz versehen.

FREUD findet den Todes- bzw. Destruktionstrieb nicht nur in Sadismus, Masochismus, Haß und Aggression, sondern auch im Widerstand, der z. B. während einer Analyse bemerkbar wird. Dieser Widerstand komme aus einem starken Strafbedürfnis, das wiederum nur masochistischen Wünschen angereiht werden könne.

Manche Psychoanalytiker sehen die Annahme der primären Todestriebe noch durch die Tatsache unterstützt, daß es Krankheiten gibt, in denen der Mensch mit unwiderstehlicher Kraft auf seine eigene Vernichtung hinarbeitet: Selbstmord der Melancholiker u. a. Psychotiker, Selbstverstümmelung in Wut, in Ekstasen, bei Psychosen. Ferner wird behauptet (NUNBERG), daß es von dieser Manifestationsweise des Destruktionstriebes alle Übergänge gäbe bis zu der verkleideten Form bei den Menschen, deren Schicksal es sei, immer wieder Mißerfolge zu erleiden und unglücklich zu sein. Zur Entwicklung des Destruktionstriebes wird angegeben (NUNBERG), daß dieser Trieb schon von frühester Zeit an wirksam sei: als Fressen in der → oralen Phase, als Aggression (durch Muskelbetätigung) in der → anal-sadistischen Phase, als Sadismus in der → infantil-genital-phallischen Phase.

Die sexuelle Komponente von Masochismus und Sadismus dient FREUD als ein Beleg für seine Hypothese, daß alle Triebregungen aus Mischungen der beiden Grundtriebe Eros und Thanatos bestehen. Für seine Hypothese von der Verschmelzung von Eros und Thanatos führt er weiter an (1940): „So ist der Akt des Essens eine Zerstörung des Objekts mit dem Endziel der Einverleibung, der Sexualakt eine Aggression mit der Absicht der innigsten Vereinigung. Dieses Mit- und Gegeneinanderwirken der beiden Grundtriebe ergibt die ganze Buntheit der Lebenserscheinungen. Über den Bereich des Lebenden hinaus führt die Analogie unserer beiden Grundtriebe zu dem im Anorganischen herrschenden Gegensatzpaar von Anziehung und Abstoßung." „Veränderungen im normalen Mischungsverhältnis der Triebe haben die greifbarsten Folgen. Ein stärkerer Zusatz zur sexuellen Aggression führt vom Liebhaber zum Lustmörder, eine starke Herabsetzung des aggressiven Faktors macht ihn scheu oder impotent."

Die gesamte verfügbare Energie des Eros, die FREUD → Libido nennen will (1940), diene dazu, die gleichzeitig im Ich-Es vorhandenen Destruktionsneigungen zu neutralisieren. FREUD selbst entwarf keinen Terminus zur Bezeichnung der Energie des Destruktionstriebes. FEDERN schlug für diesen Begriff die Bezeichnung Mortido vor, WEISS die Bezeichnung Destrudo.

Als ein Grundtrieb will auch der Destruktionstrieb ausgelebt sein. Wenn mit der Einsetzung des Überichs das Ausleben des Destruktionstriebes verhindert wird, wirkt der Thanatos dort selbstzerstörend. Kann die Aggression infolge äußerer Hindernisse in der Außenwelt keine Befriedigung finden, so erhöht sie das Ausmaß der im Inneren waltenden Selbstdestruktion. FREUD bezeichnet dies als eine der hygienischen Gefahren, die der Mensch auf seinem Weg zur Kulturentwicklung auf sich nimmt. Zurückhaltung von Aggression sei überhaupt ungesund, wirke krankmachend. FREUD nimmt aber an, daß auch bei allem Ausleben des Destruktionstriebes nach außen immer noch der Todestrieb im Inneren wirksam bleibe, so lange „bis es ihm endlich gelingt, das Individuum zu töten".

Der Destruktionstrieb kann durch *Triebentmischung* isoliert werden. Zu dieser Triebentmischung kommt es durch Regression, ausgelöst durch die „Liebesenttäuschung" beim Untergang des Ödipus-Komplexes. Diesem verdanken die Menschen die Grundlage des → Über-Ichs. Dabei werden aber destruktive Tendenzen frei. Deshalb habe das → Über-Ich auch grausame Züge.

Die Freudsche Ableitung der Aggressions- und Destruktionstriebe aus dem Todesprinzip wurde auch von orthodoxen Psychoanalytikern vielfach nicht angenommen. Eher hielt man die Aggression unter dem Einfluß der Forschungen von Biologen wie LORENZ für einen Trieb im Dienste der Arterhaltung (es geht um den Kampf um das Territorium und um den Geschlechtspartner). Die meisten Psychoanalytiker betrachten heute den sog. Destruktionstrieb als Komponente oder gelegentliche Beimischung der → Aggression (FENICHEL).

Literatur
EIDELBERG, L.: Encyclopedia of Psychoanalysis. New York: The Free Press; London: Collier-Mac Millan Lin. 1968.
FEDERN, P.: zit. nach Eidelberg.
FENICHEL, O.: The Psychoanalytic Theory of Neurosis. London: Routledge and Kegan 1946.
FREUD, S.: Gesammelte Werke 13. Band. Jenseits des Lustprinzips. London: Imago 1940.
FREUD, S.: Gesammelte Werke 15. Band. Neue Folge der Vorlesungen zur Einführung in die Psychoanalyse. London: Imago 1940.
FREUD, S.: Gesammelte Werke 17. Band. Schriften aus dem Nachlaß. London: Imago 1941.
LORENZ, K.: Das sogenannte Böse. Zur Naturgeschichte der Aggression. Wien: Borothy-Schoeler 1963.

NUNBERG, H.: Allgemeine Neurosenlehre. Bern und Stuttgart: Hans Huber 1959.
WEISS, E.: zit. nach EIDELBERG.

C. SCHARFETTER

Deutung

Der Begriff der Deutung ist der zentrale behandlungstechnische Begriff der Psychoanalyse. FREUD forderte ja, daß, wo → Es war, → Ich werden solle. Der therapeutische Effekt der Psychoanalyse „ist an die Bewußtmachung des im Es im weitesten Sinn Verdrängten gebunden; wir bereiten dieser Bewußtmachung den Weg durch Deutungen und Konstruktionen..." (GW 16, S. 84).
Kennzeichen jeder Deutung ist es, daß sie dem Kranken einen Einsichtszuwachs vermittelt. Unbewußte Aspekte des Wünschens, der Aggression, der Angst, ja überhaupt des konfliktfördernden Verhaltens des Kranken werden durch die Deutung dem Bewußtsein zugänglich. „Deuten heißt, Bedeutung verleihen" (HOSTÄTTER). Erfüllt die Deutung diese Forderung, so weist sie der aktuellen Verfassung des Kranken, seiner inneren und äußeren Lebenslage oder seinem Konflikt einen neuen Bedeutungsgehalt zu. Dieser Bedeutungsgehalt liegt auf einer höheren Ebene des Selbstverständnisses begründet als diejenige, die der Kranke im Interesse seiner Entfaltung zu überwinden hat. In der Deutung gibt sich der Arzt als derjenige zu erkennen, der den Kranken verstanden hat und ihm in diesem Verständnis ein Stück weit und eine Zeitlang vorangeht. MITSCHERLICH bezeichnet jedes ärztliche Gespräch als eine „Interaktion von Mitteilung und Deutung".
Deutungen können sich auf die verschiedensten Teilaspekte des Wünschens, Fürchtens, Verhaltens, ja der Symptombildung des Patienten beziehen. In der Frühzeit der Psychoanalyse wurde unter Deutung vor allem die Aufweisung infantiler libidinöser Wünsche verstanden. Immer mehr wurde aber erkannt, daß die Bearbeitung der diesen Wünschen sich entgegenstellenden Widerstände einer Deutung derselben voranzugehen habe (FREUD, GW, XIV, S. 254). Es gilt heute als Regel, den Widerstand vor dem Trieb zu deuten und dabei von der klinischen Oberfläche zur Tiefe, bzw. vom Ich zum Es vorzustoßen und nicht in umgekehrter Richtung vorzugehen. Zu Beginn der Begegnung von Psychiatrie und Psychoanalyse und im Rahmen der Zusammenarbeit von E. BLEULER, S. FREUD und C. G. JUNG wurde die Deutungskunst zur Interpretation der schizophrenen Symbolbildung verwendet. Dadurch wurde die Verstehbarkeit der Psychosen wesentlich erweitert und der Weg von der statischen zur dynamischen Psychiatrie geöffnet (MEERWEIN).
Man kann heute in formaler und klinischer Hinsicht zwischen semantischen Deutungen, Wiederholungs- und Widerstandsdeutungen einerseits und Traum-, Übertragungs- und rekonstruktiven – von FREUD auch historische Deutungen (XI, S. 278) oder Konstruktionen (XVI, S. 47) genannt – Deutungen andererseits unterscheiden. Die erstere Gruppe kommt in allen ärztlichen Gesprächen, die auf Konfliktdiagnose hin ausgerichtet sind vor, die letztere hat jedoch nur in der fachärztlichen Psychoanalyse ihren Platz.
Semantische Deutungen zielen die Aufweisung unbewußter, auf das aktuelle Verhalten bezogener Determinanten desselben an. Wiederholungsdeutungen machen den Kranken darauf aufmerksam, daß sich in seinem Leben bestimmte Motiv- und Verhaltenskonstellationen immer wiederholen, wodurch immer wieder dieselben pathogenen Konflikte aktualisiert werden. Widerstandsdeutungen (→ Widerstand) zeigen dem Kranken schließlich auf, in welcher Weise er seinen eigenen Triebimpulsen und Angsterlebnissen Abwehr entgegensetzt und so zu einem gefälschten, konfliktfördernden, entfremdeten Selbsterleben kommen muß. Sie bilden den Übergang zur eigentlichen psychoanalytischen Behandlungstechnik.
Diese bedient sich vor allem, wie erwähnt, der Traum-, Übertragungs- und rekonstruktiven Deutung. Die Traumdeutung zielt auf den sog. latenten Traumgedanken und sein bis zum manifesten Trauminhalt führendes Schicksal, sowie dessen Bedeutung im Gesamterleben des Kranken (→ Traum). Sie ist in der Regel außerhalb einer lege artis durchgeführten Psychoanalyse nicht möglich, weil sie auf die vom Träumer zum Traum vorgebrachten Assoziationen (→ Assoziieren, freies) angewiesen ist. Sonst bleibt sie „auch im günstigsten Falle ein unwissenschaftliches Virtuosenstück von sehr zweifelhaftem Wert" (FREUD, GW, I, S. 563). Übertragungsdeutungen erfassen die unbewußten Motivationen des Übertragungsverhaltens (→ Übertragung) und der darin wirksamen Widerstände. Rekonstruktive Deutungen schließlich richten sich auf die logische Verbindung des aktuellen Verhaltens mit unbewußten, weil verdrängten, traumatisierenden und determinierenden Erlebnissen des früheren oder späteren Kindesalters.
In besonderen Fällen (z. B. bei stark ichgestörten oder besonders narzißtischen Kranken) kann es zweckmäßig sein, in metapsychologischer Hinsicht zwischen Es-Deutungen und Ich-Deutungen zu unterscheiden. Das Hauptgewicht der Deutungsarbeit muß dann lange Zeit auf die Ichfunktionen bzw. deren Genese und die ihnen zugeordneten Schutz- und Abwehrfunktionen gelegt werden. Dadurch wird eine Kräftigung der Ich-Funktionen erreicht und die Voraussetzung dafür geschaffen, daß die deutende Aufweisung von Inhalten des Es das Ich nicht übermäßig ängstigt oder kränkt, was eine Verstärkung der Abwehr zur Folge haben könnte.
Die Annahme von Deutungen durch den Kranken setzt in der Regel die Abwesenheit von gegen den Arzt gerichteten Widerständen voraus, ansonsten müssen diese Widerstände zuerst bearbeitet wer-

den. Mit der Mitteilung der Deutung wird man meist so lange warten, bis der Patient selbst „nur noch wenige Schritte zu machen braucht", bis er die Deutung finden kann (XIV, S. 251). Die Richtigkeit der Deutung ist dann bestätigt, wenn auf die Deutung hin neue Einfälle erfolgen, die zum Inhalt der Deutung stimmen, oder wenn der Kranke beispielsweise erstaunt ausruft „das habe ich nicht gedacht" (GW V, S. 218). Man darf in solchen Antworten eine „Bestätigung aus dem Unbewußten" (GW V, S. 217) erblicken. Schließlich darf man die Richtigkeit der Deutung auch dann bestätigt finden, wenn daraufhin eine wesentliche Verhaltensänderung des Kranken im Bereiche der gedeuteten Motivationen erfolgt. Bloße verbale Annahme der Deutung ist noch kein Beweis ihrer Richtigkeit (THOMAE).

Neuerdings finden Modifikationen der psychoanalytischen Behandlungstechnik Anwendung, bei denen, bei gegebener Indikation, schon frühzeitig eine aktive Deutungsarbeit einsetzt, so bei der psychoanalytischen Kurztherapie (MALAN) oder der „direct analysis" psychotischer Kranker (ROSEN).

Literatur
BLACK, G.: Some technical implications of egopsychology. Int. J. of Psycho-Analysis 47, 6 (1966).
FREUD, S.: Gesammelte Werke, Band I, V, XI, XIV, XV, XVI. London: Imago 1940, 1940, 1948, 1949, 1950, 1951.
HOSTÄTTER, P.: Vom Leben des Wortes. Wien: Wilhelm Braumüller 1949.
MALAN, D.: Psychoanalytische Kurztherapie. Stuttgart: Huber-Klett 1965.
MITSCHERLICH, A.: Krankheit als Konflikt. Studien zur psychosomatischen Medizin I, Frankfurt a. M.: Suhrkamp 1966.
ROSEN, J.: Direct Analysis. New York: Grune and Stratton 1953.
THOMAE, H., HOUBEN, A.: Über die Validierung psychoanalytischer Theorien durch die Untersuchung von Deutungsaktionen. Psyche 21, 664 (1967).

F. MEERWEIN

Diagnose
[gr.: διαγνῶσις = Erkennung]
Diagnose, ein schon in der antiken Medizin verwendeter Begriff, bedeutet heute wie damals, in der Psychiatrie wie in den anderen medizinischen Disziplinen, das Ergebnis der Zuordnung von krankhaften Normabweichungen, die bei einem Individuum festgestellt wurden, zu Krankheitsbegriffen (vgl. MAINZER) und damit ihre Einordnung als „ein Fall von..." in ein nosologisches System (→ Nosologie; abweichende Verwendungen des Begriffs s. unten). Dies ist mehr als eine bloße Chiffrierung individueller Krankheitserscheinungen, die eine Verständigung über komplexe medizinische Tatbestände erleichtern soll; vielmehr impliziert die Diagnose – soweit es sich nicht um eine *Fehldiagnose* handelt – gegenüber einer abgekürzten Kennzeichnung der vom Arzt erhobenen Angaben und Befunde (z. B. in Form einer sogenannten „Zustandsdiagnose") einen Erkenntniszuwachs; denn sie besagt, daß auf den vorliegenden Fall mit einer gewissen Wahrscheinlichkeit auch solche Merkmale der diagnostizierten Erkrankung zutreffen, die bei der Untersuchung nicht festgestellt wurden und womöglich prinzipiell noch gar nicht feststellbar waren.

So ergibt sich aus der Diagnose einer exogenen Psychose der sichere Hinweis auf eine direkte oder indirekte Hirnschädigung durch ein körperliches Agens – sei es eine Hirnkrankheit, eine andere Organkrankheit, eine allgemeine Stoffwechselstörung oder eine exogene Vergiftung –, und das auch dann, wenn die körperliche Untersuchung selber keinen pathologischen Befund ergeben hat. Die Diagnose eines Delirium tremens gestattet sogar den Schluß auf einen chronischen Alkoholmißbrauch, ohne daß darüber anamnestische Angaben vorliegen müßten. Außer solchen retrospektiven Schlüssen ermöglicht eine Diagnose auch prospektive Schlüsse, im Falle eines beginnenden Delirium tremens z. B. den Schluß auf eine vitale Gefährdung des Kranken, auch wenn noch keine Kreislaufkomplikationen aufgetreten sind, den Schluß, daß der psychisch abnorme Zustand sich zwar unbehandelt verschlechtern, aber – falls der Patient am Leben bleibt – innerhalb weniger Tage spontan abklingen, dann allerdings wahrscheinlich vorübergehend von einem amnestischen Syndrom gefolgt sein wird, ferner daß eine gezielte medikamentöse Behandlung die Heilungsaussichten entscheidend verbessern, daß aber der Patient nach seiner Rückkehr in die gewohnten Verhältnisse seinen Alkoholabusus aller Voraussicht nach wieder aufnehmen wird. Diese Erkenntnisse entspringen dem Erfahrungswissen um die wesentlichen Merkmale der diagnostizierten Krankheit, setzen also voraus, daß der betreffende Krankheitsbegriff wohldefiniert ist und sich zudem nicht bloß – wie ein Syndrombegriff (→ Syndrom) – auf ein typisches Zustandsbild, sondern auch auf dessen Ätiologie, sowie auf den Verlauf und das Ansprechen der klinischen Erscheinungen auf therapeutische Maßnahmen bezieht.

Tatsächlich sind allerdings die meisten psychiatrischen Krankheitsbilder weniger eindeutig definiert und dementsprechend schlechter abgrenzbar als das Delirium tremens. Übergänge zwischen ihnen und von ihnen zur sog. „Normalität", ferner die multifaktorielle Genese wohl der meisten psychischen Störungen und das häufige Fehlen einer sicher wirksamen und zugleich relativ spezifischen Therapie zwingen den Arzt im allgemeinen dazu, sich an „typischen Bildern" statt an klaren Begriffsdefinitionen und eindeutigen Zuordnungskriterien (wie in der „algorithmischen Diagnostik"; s. d.) zu orientieren. So ist die psychiatrische Diagnose oft mehr eine „Typognose" (→ Typus) als eine logisch eindeutige Klassifizierung des Falles. Da zudem die meisten Krankheiten einander keineswegs ausschließen, teilweise sogar miteinander korreliert sind (z. B. Schizophrenie und schizoide Psychopathie) oder gar eine die andere zur Voraussetzung hat (z. B. das Delirium tremens den Alkoholismus), ist man immer wieder gezwungen, einen Fall mehreren nosologischen Kategorien zuzuordnen, also gleichzeitig verschiedene, unter Umständen voneinander abhängige Diagnosen zu stellen.

Die *„mehrdimensionale Diagnostik"* (KRETSCHMER) macht gewissermaßen aus dieser Not eine Tugend, indem sie den Untersucher veranlaßt, einen Fall gleichzeitig unter verschiedenen Aspekten diagnostisch zu beurteilen und einzustufen, z. B. als „psychogene Wahnbildung bei traumatischer Hirnschwäche" (KRETSCHMER). Das Ergebnis eines solchen Vorgehens sind also aufeinander bezogene *Mehrfachdiagnosen*, wobei die *Hauptdiagnose* an den Anfang zu stellen ist, gefolgt von den ihr zugeordneten *Nebendiagnosen*.

Streng genommen müßte man den Begriff einer „mehr-*dimensionalen*" Diagnostik spezifizieren als Einordnung eines Falles in verschiedene *Variationsreihen* von Normabweichungen oder – wie in der von klinischen Psychologen betriebenen *Psychodiagnostik* – sogar in Variationsreihen, die auch den Bereich der Normalität einschließen (→ Konstitutionstypen). Die Diagnose entspräche dann der Position des betreffenden Falles in einem multidimensionalen Merkmalsraum (mit psychischen Zustands- und Persönlichkeitsmerkmalen als Raumachsen). Diese Diagnose würde per definitionem auch den Ausprägungsgrad der diagnostizierten Störung bzw. Störungen beinhalten. Ein derartiges Vorgehen ist in der Medizin allerdings ungebräuchlich. Hier trennt man – abgesehen von Ausnahmen, wie bei der Diagnose der Oligophrenie (als Debilität, Imbezillität bzw. Idiotie) – die Diagnose einer Krankheit von der Angabe ihres Schweregrades.

Ob kategoriale, ob dimensionale Einordnung eines Falles – immer handelt es sich bei der Diagnose um die letzte Etappe eines komplexen Geschehens, das als *diagnostischer Prozeß* bezeichnet wird. Er spiegelt sich ausschnittsweise in den Eintragungen wider, die der Arzt ins Krankenblatt macht. Den Auftakt bildet die Untersuchung des Falles (vgl. KIND) und eine Registrierung diagnostisch verwertbarer Angaben und Befunde. Die vom Untersuchten selber in der „subjektiven" Anamnese oder von Gewährsleuten in der „objektiven" oder Fremdanamnese gemachten Angaben zur Familie (Familienanamnese) und zur Person des Betreffenden (Eigenanamnese), insbesondere zu seinen bisherigen Erkrankungen (medizinische Anamnese), seinen bisherigen Lebensumständen (soziale Anamnese), seiner psychischen Entwicklung, seinen Beschwerden („subjektiver Befund") und ihrer Entwicklung, müssen zusammen mit den objektiv feststellbaren Normabweichungen auf körperlichem und seelischem Gebiet („objektiver Befund"), einschließlich der Ergebnisse von Laboratoriumsuntersuchungen und psychologischen Tests in ein Gesamtbild integriert werden. Dies wird dann mit typischen Krankheitsbildern und – soweit sich dabei keine für eine Zuordnung hinreichende Übereinstimmung ergibt – mit diagnostisch abgeklärten atypischen Fällen verglichen.

Bei einem solchen Vergleich werden die einzelnen Merkmale des Gesamtbildes (klinische Symptome und ergänzende Daten aus der Vorgeschichte) nach ihrer *diagnostischen Relevanz* geordnet. Sie erfahren dabei eine differentialdiagnostische Wertung, d. h. eine Gewichtung für den Ausschluß konkurrierender Diagnosen, der sog. *Differentialdiagnosen*. Dies gilt nicht nur für den psychischen Befund, sondern auch für den körperlichen (z. B. eine reflektorische Pupillenstarre), nicht nur für die klinischen, sondern auch für die Labordaten (z. B. Spitzenpotentiale im EEG) und schließlich für alle Angaben zur Vorgeschichte (z. B. Schädeltrauma, LSD-Einnahme, Psychosen von Blutsverwandten). Merkmale sind diagnostisch um so „sensibler", je häufiger sie bei einer bestimmten Erkrankung vorkommen (z. B. Alkoholkonsum bei Alkoholpsychosen), und um so spezifischer, je seltener sie bei anderen Erkrankungen anzutreffen sind (z. B. schizophrene „Symptome ersten Ranges" im Sinne von K. SCHNEIDER bei nichtschizophrenen Erkrankungen). Ihre differentialdiagnostische Bedeutung hängt also vor allem von ihrer Spezifität ab.

In der Psychiatrie gibt es zwar keine für eine bestimmte Erkrankung beweisenden, „pathognomonischen" Einzelmerkmale, wohl aber derartige Merkmalskombinationen (z. B. Größenwahn und dementiver Abbau, reflektorische Pupillenstarre und positive Luesreaktionen im Liquor cerebrospinalis bei progressiver Paralyse). Symptome, die sowohl sensibel als auch spezifisch sind, eignen sich besonders als *Leitsymptome* bei der Diagnosenfindung. Diese ist erst dann abgeschlossen, wenn festgestellt wurde, daß alle an dem untersuchten Fall ermittelten Merkmale zu dem als Diagnose gewählten Krankheitsbegriff passen und – zumindest in ihrer Gesamtheit – nicht zu anderen Krankheitsbegriffen, die in dem gleichen nosologischen System vorkommen. Andernfalls müssen zusätzliche Informationen gewonnen werden, bis eine diagnostische Entscheidung gefällt werden kann. Falls die dafür getroffenen diagnostischen Maßnahmen keine differentialdiagnostisch verwertbaren Informationen erbringen, muß man eventuell den weiteren Krankheitsverlauf abwarten oder – insbesondere wenn der Zustand des Kranken rasches Eingreifen erforderlich macht – eine Therapie vor Abschluß des diagnostischen Prozesses beginnen. Handelt es sich um eine relativ spezifische Therapie, so kann die Diagnose dann unter Umständen noch „ex juvantibus", d. h. aus dem Erfolg bzw. Mißerfolg der therapeutischen Maßnahmen gestellt werden. Wenn auch das nicht gelingt, muß man sich mit einer *vorläufigen Diagnose* begnügen. Eine *endgültige Diagnose* kann manchmal erst post mortem aufgrund autoptischer Befunde – oder sogar überhaupt nicht – gestellt werden.

Die Diagnosenstellung, d. h. die Entscheidung darüber, daß ein Fall zu einem bestimmten Krankheitsbild gehört, gelingt naturgemäß um so leichter, je eindeutiger und je ausgeprägter die an ihm festgestellten Merkmale sind und je typischer ihre Kombination für ein und nur ein wohlumschriebenes Krankheitsbild (z. B. ein posttraumatisches Korsakow-Syndrom) ist. Diagnostische Probleme ergeben sich somit schon bei der Feststellung der Merkmale, und sodann bei der Prüfung des Grades, in dem das vorliegende individuelle mit dem als Maßstab dienenden generellen (nosologischen) Merkmalsgefüge übereinstimmt. Leider divergieren die Darstellungen der Krankheitsbilder in verschiedenen Lehrbüchern beträchtlich. Für die gerade in der Psychiatrie häufigen „Grenzfälle" oder „atypischen Fälle" werden in der Literatur zumeist keine oder für praktische Zwecke unzureichende Zuordnungskriterien zu den verwendeten Krankheitsbegriffen angegeben. Deshalb ist es nicht verwunderlich, daß die Häufigkeit bestimmter Diagnosen von Land zu Land, von „Schule" zu „Schule", aber auch innerhalb eines Landes und einer „Schule" von Untersucher zu Untersucher beträchtlich variiert (vgl. KENDELL). In Ermangelung allgemein verbindlicher Richtlinien für das Vorgehen bei der Diagnosenfindung bilden Untersucher oft einen durchaus persönlich gefärbten „diagnostischen Stil" aus. Doch wechseln die meisten Untersucher ihre Taktik fallweise; zudem vollzieht sich gewöhnlich im Laufe der Ausbildung eine Art Stilwandel (vgl. GAURON/DICKINSON).

Von einem völlig unsystematischen Vorgehen abgesehen lassen sich vor allem drei grundsätzlich verschiedene Vorgehensweisen unterscheiden, die sich sowohl auf die Art der Exploration des Patienten als auch auf die Anordnung zusätzlicher Untersuchungen auswirken:

1. Auf Grund des „ersten Eindrucks" wird assoziativ eine heuristische *Anhiebsdiagnose* als Leitschiene für das Einholen weiterer Informationen gestellt. Es handelt sich nicht notwendigerweise um ein unkritisches Vorurteil, sondern unter Umständen um eine Art Hypothese (im Sinne einer *Verdachtsdiagnose*), die fortwährend anhand der neu anfallenden Informationen überprüft und gegebenenfalls geändert wird. So kann es im Verlauf des diagnostischen Prozesses zu einem mehrfachen Diagnosenwechsel kommen, bis keine der letzten Zuordnung widersprechenden Informationen mehr auftauchen.

2. Die für die Diagnosenstellung benötigten Informationen werden systematisch im Hinblick auf eine vorgegebene Folge von Krankheitsbildern (etwa zunächst organische Bilder, dann endogene Psychosen etc.) abgefragt. Schrittweise werden dabei alle nicht in Frage kommenden Krankheitsbegriffe verworfen, bis der passende „per exclusionem", d. h. durch Ausschluß der anderen, gefunden ist.

3. Erst nach möglichst vollständiger Sammlung aller einschlägigen Informationen wird ein Vergleich der gefundenen Merkmalskonstellation mit den als Maßstab dienenden typischen Krankheitsbildern vorgenommen. Die Fülle der Informationen über den vorliegenden Fall kann zu diesem Zwecke sukzessive verdichtet werden, indem zunächst über eine „Zustandsdiagnose" (s. oben) eine „Syndromdiagnose", d. h. die Einordnung des aktuellen klinischen Bildes in ein typisches Zustandsbild (→ Syndrom), erfolgt. Diese muß dann auf dem Hintergrund weiterer klinischer Zeichen sowie anamnestischer Angaben zu einem für die eigentliche (nosologische) Diagnose ausreichenden Bild ergänzt werden. Dann erst wird unter den bekannten Krankheitsbildern dasjenige herausgesucht, mit dem ein möglichst hoher Grad von Übereinstimmung besteht. Es handelt sich dabei um eine Art von Mustererkennung („pattern recognition").

In den letzten Jahren ist man, besonders in den angelsächsischen Ländern, zunehmend darum bemüht, die Gründe für unterschiedliche Diagnosenstellungen aufzudecken und unter Kontrolle zu bringen (vgl. SHEPHERD et al.). Ziel dieser Bemühungen ist es, die diagnostische Übereinstimmung verschiedener Untersucher zu erhöhen und dadurch einen weltweiten psychiatrischen Erfahrungsaustausch zu ermöglichen, und zwar über die Verbreitung psychischer Erkrankungen als auch über ihre Abhängigkeit von endogen-konstitutionellen (→ Konstitution) und exogenen „Risikofaktoren", über ihre persönlichen und sozialen Auswirkungen, über ihre therapeutische Beeinflußbarkeit und über die ihnen letztlich zugrundeliegenden pathologischen Prozesse.

Um dieses Ziel zu erreichen, muß zunächst eine internationale Einigung auf ein nosologisches System erreicht werden, das als *Diagnosenschema* (vgl. MEYER) der Zuordnung von Fällen zu Krankheitsbegriffen zugrundegelegt werden kann. Sodann ist zur Ausschaltung von Verwechslungsmöglichkeiten die Terminologie zu vereinheitlichen, d. h. eine in sich konsistente *Nomenklatur* zu schaffen: Jede Krankheit erhält eine allgemeinverbindliche Bezeichnung, für die zusätzlich allerdings gleichlautende Krankheitsnamen als „inclusive terms" anzugeben sind. Sodann sind die Krankheitsbegriffe – eventuell durch detaillierte Umschreibungen – möglichst eindeutig zu definieren und gegeneinander abzugrenzen. Diese Standardisierung der diagnostischen Begriffe wurde von einer Expertenkommission im Auftrag der WHO vorgenommen (vgl. *Diagnosenschlüssel...*). Trotzdem können auch da, wo das so erarbeitete Begriffssystem in die Diagnostik übernommen wurde, weiterhin erhebliche Diskrepanzen in der Einordnung von Fällen in das System auftreten (vgl. COOPER et al.). Deshalb müssen die zur Zuordnung führenden Schritte des diagnostischen

Prozesses ebenfalls standardisiert werden (vgl. NATHAN).

Für die *Informationsgewinnung* bedient man sich möglichst umfassender Erhebungsbögen mit Merkmalslisten (Symptome und anamnestische Angaben betreffend), besser noch mit einer Sammlung von Merkmalsbeschreibungen, deren Zutreffen in jedem untersuchten Fall zu eruieren und zu vermerken ist. Die Datenerfassung wird dadurch mit einer Datenspeicherung (Dokumentation) gekoppelt, so daß Erinnerungslücken und -verfälschungen bei ihrer diagnostischen Verwertung ausgeschaltet und spätere Kontrollen ermöglicht werden. Aber erst, wenn auch die Exploration durch ein strukturiertes oder semistrukturiertes Interview standardisiert ist und der Anwendung des Untersuchungsinstruments eine – möglichst gemeinsame – Schulung der verschiedenen Untersucher vorausgeht, die mit ihm arbeiten, wird eine befriedigende Übereinstimmung zwischen ihren Erhebungen erzielt (vgl. WING et al.). Diese Übereinstimmung bezieht sich zunächst jedoch nur auf den Befund und andere in der Untersuchung erfaßte Merkmale. Die Wahl des passenden Krankheitsbegriffs bleibt weiterhin in weiten Grenzen der Willkür der Untersucher überlassen.

Das zwingt zur Standardisierung auch der diagnostischen *Informationsverarbeitung*. Abgesehen von einer Datenreduktion – etwa durch die rechnerische Zusammenfassung von Angaben über Einzelsymptome zu „Syndrom-Scores" – bedarf es strikter Anweisungen für den Vergleich zwischen der jeweils gefundenen Merkmalskonstellation und den prinzipiell in Frage kommenden Krankheitsbildern. Werden diese Regeln formalisiert, spricht man von Algorithmen und nennt den Vorgang ihrer Anwendung „algorithmische Diagnostik". Sie kann für elektronische Rechenmaschinen programmiert werden, so daß diese nach Eingabe der Informationen über die untersuchten Fälle die Diagnosen stellen (sog. „Computer-Diagnostik"; Lit. bei GROSS). In den Algorithmen wird das Vorgehen des Arztes bei der Diagnosenfindung weitgehend simuliert. Man hat bisher vornehmlich die oben unter 2. und 3. beschriebenen Taktiken in dieser Weise programmiert, d. h. Entscheidungsprozesse zur Diagnosenstellung „per exclusionem" und die Mustererkennung (Lit. bei KENDELL).

Das Diagnostische und Statistische Manual der American Psychiatric Association trägt in seiner dritten Fassung (DSM-III; Lit. → Nosologie) den Fallstricken bei der Diagnosenstellung im Bereich der Psychiatrie Rechnung, indem die nosologischen Begriffe gegenüber den in der ICD verwendeten, nicht zuletzt unter dem Aspekt ihrer diagnostischen Eindeutigkeit und Unverwechselbarkeit, z. T. erheblich abgewandelt und – in Anlehnung an die Forschungs-Diagnose Kriterien (RDC) nach SPITZER et al. – möglichst weitgehend durch die Angabe verbindlicher Ein- und Ausschlußkriterien operational definiert worden sind. Das Manual mit diesen Begriffsdefinitionen und zusätzlichen Erläuterungen ist dementsprechend ein umfangreiches Werk mit fast 500 Seiten Text geworden, dessen gründliches Studium von jedem Psychiater in den USA erwartet wird. Ob diese Erwartung sich erfüllen und damit die erhoffte Einheitlichkeit der psychiatrischen Diagnostik zustande kommen wird, bleibt abzuwarten. Wahrscheinlich wäre ein solches Ziel letztlich nur auf der Basis einer standardisierten Informationsgewinnung durch ein strukturiertes Interview und die Verarbeitung der so gewonnenen Information durch einen Computer zu erreichen. Für epidemiologische Erhebungen ist ein solches Untersuchungsinstrument bereits entwickelt und klinisch erprobt worden (ROBINS et al.). Ein das ganze Spektrum psychischer Störungen abdeckendes Instrumentarium, das sich auch für klinische Zwecke eignet, existiert allerdings noch nicht. Man wird hierfür einen Kompromiß schließen müssen zwischen dem Streben nach Vollständigkeit und Eindeutigkeit des Begriffsinventars auf der einen Seite und seiner relativ raschen Erlernbarkeit und leichten Anwendbarkeit im Klinikbetrieb auf der anderen Seite.

Die Versuche zur Standardisierung und Formalisierung diagnostischer Prozeduren haben zu einer gerade in der Psychiatrie fruchtbaren Reflexion über das oft undurchschaubare intrapsychische Geschehen bei der ärztlichen Diagnostik geführt (vgl. NATHAN) und sind dadurch für die klinische Ausbildung auch dann von hohem Wert, wenn man sich nicht eines Computers bedient. Doch könnte dieser auch für Ausbildungszwecke im „Mensch-Maschinen-Dialog" bei Fallkonferenzen eingesetzt werden. Hier liegen – neben diagnostischen Video-tape-Übungen (vgl. SHEPHERD et al.) – zweifellos noch beachtliche Möglichkeiten für die Nutzung und weitere Entwicklung technischen Potentials zur Standardisierung der psychiatrischen Diagnostik.

So wichtig die Diagnosenstellung in allen Fächern der Medizin ist, darf sie selbstverständlich nicht zum Selbstzweck werden. Keinesfalls sollte man sich auf eine Diagnose festlegen, wenn tatsächlich Unklarheit herrscht und das Aufrechterhalten von Differentialdiagnosen oder der nosologische Rubrizierung als „unklarer Fall" den Verhältnissen angemessener wäre. Insbesondere hängt das Gewicht einer Diagnose und damit die Notwendigkeit weiterer diagnostischer Maßnahmen immer von ihren praktischen Konsequenzen für den Patienten ab. So gilt besonders für die Diagnostik der allgemeine ärztliche Grundsatz des „nil nocere", was unter Umständen den Verzicht auf die eindeutige nosologische Zuordnung eines Falles bedeutet – nicht etwa, weil die Diagnose in der Psychiatrie im Sinne der „Etikettierungstheorie" (SCHEFF) krankhafte psychische Abnormität durch die Erzeugung bestimmter Erwartungshaltungen auf seiten des „Patienten" und seiner Umwelt erst schafft (wofür es keine überzeugenden empirischen Belege gibt), sondern weil sie vor allem eine Entscheidungshilfe für therapeutische und soziale Maßnahmen sowie für Auskünfte und Ratschläge sein soll, die der Arzt dem Patienten und/oder dessen Angehörigen erteilt. Im übrigen impliziert selbst eine genaue und zutreffende Diagnose im konkreten Fall noch keine ausreichenden Beurteilungsmöglichkeiten und Handlungsanweisungen. Nur wenn der Arzt die jeweiligen Besonderheiten des Falles – Lebensgeschichte, (→) Konstitution und soziale Lage seines Patienten, Stadium, Schweregrad, spezifische Symptomgestaltung der Erkrankung etc. – im Sinne einer *Individualdiagnose* im Auge behält, kann die nosologische Diagnose ihm ein tiefer dringendes Verständnis des krankhaften Geschehens und der mit ihm verbundenen Risiken ermöglichen und ihn dadurch instandsetzen, dem Kranken in angemessener Weise zu helfen.

Literatur
COOPER, J. E., KENDELL, R. E., GURLAND, B. J., SHAPE, L., COPELAND, J. R. M., SIMON, R.: Psychiatric Diagnosis in New York and London. London: Oxford University Press 1972.
Diagnosenschlüssel und Glossar psychiatrischer Krankheiten (Dtsch. Ausg. d. internat. Klassifik. d. Krankh. d. WHO: ICD, 9. Rev., Kap. V, hrsg. von R. DEGKWITZ, H. HELMCHEN, G. KOCKOTT, W. MOMBOUR), 5. Aufl., Berlin Heidelberg New York: Springer 1971.
GAURON, E. F., DICKINSON, J. K.: Diagnostic decision making in psychiatry. I. Information usage/II. Diagnostic styles. Arch. gen. Psychiat. 14, 225–232/233–237 (1966).
GROSS, R.: Medizinische Diagnostik – Grundlagen und Praxis. Berlin Heidelberg New York: Springer 1969.
KENDELL, R. E.: Die Diagnose in der Psychiatrie. Stuttgart: Enke 1978.
KIND, H.: Psychiatrische Untersuchung. 3. Aufl., Berlin Heidelberg New York Tokyo: Springer 1984.
KRETSCHMER, E.: Über psychogene Wahnbildung bei traumatischer Hirnschwäche. Z. ges. Neurol. Psychiat. 45, 272–300 (1919).
MAINZER, F.: Über die logischen Prinzipien der ärztlichen Diagnose. In: Abhandlungen zur theoretischen Biologie, hrsg. von J. SCHAXEL, H. 21. Berlin: Borntraeger 1925.
MEYER, J.-E.: Diagnostische Einteilungen und Diagnosenschemata in der Psychiatrie. In: Psychiatrie der Gegenwart, hrsg. von H. W. GRUHLE, R. JUNG, W. MAYER-GROSS und M. MÜLLER, III. Berlin Göttingen Heidelberg: Springer 1961.
NATHAN, P. E.: Cues, Decisions, and Diagnoses. New York London: Academic Press 1967.
ROBINS, L. N., HELZER, J. E., RATCLIFF, K. S., SEYFRIED, W.: Validity of the Diagnostic Interview Schedule, version II: DSM-III diagnoses. Psychol. Med. 12, 855–870 (1982).
SCHEFF: T. J.: Das Etikett „Geisteskrankheit" (aus d. Amer.). Frankfurt a. M.: Fischer 1973.
SCHNEIDER, K.: Psychischer Befund und psychiatrische Diagnose. 2. Aufl., Leipzig: Thieme 1942.
SHEPHERD, M., BROOKE, E. M., COOPER, J. E., LIN, T.: An experimental approach to psychiatric diagnosis. Acta psychiat. scand., suppl. 201, ad vol. 44 (1968).
SPITZER, R. L., ENDICOTT, J., ROBINS, E.: Forschungs-Diagnose Kriterien (RDC) (aus d. Amer., dtsch. Bearb. H. E. KLEIN). Weinheim Basel: Beltz 1982.
WING, J. K., COOPER, J. E., SARTORIUS, N.: Die Erfassung und Klassifikation psychiatrischer Symptome (aus d. Engl.; dtsch. Bearb. M. V. CRANACH). Weinheim Basel: Beltz 1982.

D. V. ZERSSEN

Diagnostik, mehrdimensionale → Diagnose

Diagnostischer Prozeß → Diagnose

Diencephale Epilepsie → Epilepsie

Differentialdiagnose → Diagnose

Dipsomanie → Alkoholismus

Diskussionsgruppen

Unter „Diskussionsgruppen" versteht man im therapeutischen Bereich eine der Methoden der direktiv-suggestiven Gruppenpsychotherapie. Im Unterschied zur analytischen Gruppenbehandlung sind die Diskussionsgruppen vorwiegend nicht autozentriert, sondern allozentriert, d. h. auf ein Thema ausgerichtet. Der Therapeut achtet im Gegensatz zur analytischen Situation darauf, daß ein gegebenes Thema nicht verlassen wird. Therapeutisch wirkt dabei vor allem die Bereicherung in bezug auf Information.

R. BATTEGAY

Dissimulation

[Lat.: dissimulatio = Unkenntlichmachen, Verheimlichung, Verstellung, Nichtbeachtung]
Es handelt sich um das Verdecken, Verheimlichen und Ableugnen von Krankheitssymptomen mit dem Zweck, gesund zu erscheinen. Dissimulation kommt im klinischen Alltag wesentlich häufiger vor als ihr Gegenstück, die Simulation. Durch ihren überwiegend bewußten Ablauf unterscheidet sie sich von den Abwehrmechanismen (→ Abwehr), die unbewußt sind. Andererseits ist sie nicht gleichzusetzen mit Lügen. Dem dissimulierenden Patienten wird zugebilligt, daß er in erster Linie aus krankhaften Motiven handelt oder aus Krankheitsgründen in seiner Selbstbestimmungsfähigkeit eingeschränkt ist.
Von Dissimulation wird hauptsächlich im Zusammenhang mit → Psychosen gesprochen. „Der chronische Paranoiker hütet sein Wahnsystem, von dem er weiß, daß alle es für verrückt halten, der Melancholische seine tiefe Verzweiflung unter einer ruhigen, lächelnden Miene, um als genesen angesehen zu werden und eine Gelegenheit zum Selbstmord zu gewinnen" (JASPERS, 1913, S. 317). Manischen Patienten kann es gelingen, ihre Störungen für kurze Zeit unter Kontrolle zu halten, z. B. wenn sie sich einer psychiatrischen Untersuchung unterziehen müssen und durch „normales Verhalten" die Klinikeinweisung vermeiden wollen.
Bei der Begutachtung von Personen, die aus psychotischen Gründen Straftaten begangen haben, kann es wegen der Dissimulationstendenz schwierig sein, die Krankheit – praktisch immer handelt es sich um eine → Schizophrenie – und ihren Einfluß auf die inkriminierte Handlung

nachzuweisen. Hier ist die Dissimulation vermischt mit einem autistischen Rückzug. In den meisten dieser Fälle bringt eine eingehende Beobachtung über genügend lange Zeit jedoch Klarheit.

Gewisse Skalen von Persönlichkeitsfragebogen geben einen Hinweis über die Dissimulationstendenz des Probanden hinsichtlich seiner Charaktereigenschaften bzw. ihr Fehlen. So drückt der Offenheitswert des Freiburger Persönlichkeitsinventars (FAHRENBERG et al., 1978) aus, inwieweit die Versuchsperson allgemein menschliche Schwächen und Fehler zugibt.

Literatur
FAHRENBERG, J., SELG, H., HAMPEL, R.: Das Freiburger Persönlichkeitsinventar (FPI), 3. Aufl. Göttingen: Hogrefe 1978.
JASPERS, K.: Allgemeine Psychopathologie. Ein Leitfaden für Studierende, Ärzte und Psychologen. Berlin: Springer 1913.

J. SCHÖPF

Distanzlosigkeit → Psychosyndrom, organisches

Dokumentation

Unter Dokumentstion versteht man nach NACHE (BAUMANN) das „Sammeln, Ordnen, Speichern und Nutzbarmachen von Dokumenten aller Art", wobei unter Dokumenten Befunde, soziographische Daten, Laborbefunde etc. subsumiert werden können. Die Forderung nach Dokumentation von Patientendaten ist nicht erst im Rahmen der elektronischen Datenverarbeitung aufgekommen, sondern ist bereits früher zu beobachten. So postulierte bereits 1919 KRAEPELIN: „Es erscheint daher äußerst wünschenswert, daß in jeder wissenschaftlichen Arbeitsstätte der gesamte klinische Beobachtungsstoff in verwertbarer Form aufgespeichert wird" (S. 91). Die konsequente Realisierung dieser Forderung wurde aber erst durch die Entwicklung elektronischer Datenverarbeitung ermöglicht. Dokumentation wurde bis vor kurzem primär unter technischen Gesichtspunkten diskutiert (Welche Daten, Erhebungsbögen, Datenträger, Auswertungsmodalitäten sind optimal?), heute stehen dagegen Fragen des Datenschutzes (Was darf ich dokumentieren und wie?), im Vordergrund. Durch die Bestimmungen des Datenschutzes werden der Dokumentation Grenzen gesetzt; teilweise ist die Weitergabe dokumentierter Daten und deren Auswertung (vor allem in Form von Fallregistern) verunmöglicht worden, was vor allem die Verbundforschung beeinträchtigt. Es ist daher notwendig, ein sinnvolles Gleichgewicht zwischen den Intentionen des Datenschutzes und der Notwendigkeit zur Dokumentation (einschließlich der Auswertung dokumentierter Daten) zu finden; eine – zur Zeit zu beobachtende – einseitige Bevorzugung von Individualinteressen (Datenschutz) erscheint nicht gerechtfertigt.

Ein Dokumentationssystem dient in der Regel verschiedenen Zwecken (BAUMANN): (1) Hilfe beim Einzelfall: Erstellen von Computerdiagnosen, Gedächtnishilfe innerhalb einer Behandlung, Information bei Überweisungen und Wiederaufnahmen. Nach neuer Rechtsprechung stellt die Dokumentation des Therapiegeschehens nicht nur eine Berufspflicht, sondern auch eine gegenüber dem Patienten zu erfüllende Rechtspflicht dar. (2) Selbstkontrolle des Therapeuten: durch den Dokumentationsvorgang und die Analyse dokumentierter Daten (z. B. Tonband, Videobänder) wird das eigene Handeln kritisch reflektiert. (3) Forschung: Empirische Forschung basiert auf systematisch erhobenen Daten, die dokumentiert sind. Für jedes Forschungsprojekt ist daher zumindest eine temporäre Dokumentation notwendig. Einzelne Fragenbereiche (Krankheitsverlauf, Krankheitsverhalten etc.) sind systematisch nur mittels Fallregistern beantwortbar. (4) Evaluation: Die Bewertung einzelner Einrichtungen des Gesundheitssystems oder von Versorgungskonzepten setzt Dokumentationssysteme voraus.

Nach BAUMANN, KRÜGER und BOSCH, LÜBCKE-WESTERMANN können für die psychiatrische Dokumentation folgende Datenbereiche unterschieden werden: (1) Allgemeine Angaben (z. B. Patientenkennung, Geburtsjahr), (2) Eingangsdaten, (z. B. Beruf, Krankheitsbefund), (3) Behandlungsdaten (z. B. Medikamente, Psychotherapie), (4) Daten zum Behandlungsabschluß (z. B. Therapieerfolg, Entlassung wohin) und (5) katamnestische Daten (z. B. Veränderung der Symptomatik seit Entlassung). Vorschläge zur psychiatrischen Dokumentation liegen vor allem für die Bereiche (1), (2), (4) vor. Von DILLING et al. wurde ein *Minimalkatalog* zur psychiatrischen Basisdokumentation vorgeschlagen, der für stationäre Einrichtungen von verschiedenen Dachverbänden empfohlen wurde: ergänzt wird der Katalog durch einige weitere empfohlene Merkmale (E):

Aufnahme: Institution; Station (E); Aufnahme-Nr. und Aufnahmedatum; Dokumentationsnummer (E); Geburtsjahrgang; Geschlecht; Familienstand; Wohnort; Staatsangehörigkeit; ärztliche Einweisung; sofern ohne ärztliche Einweisung, Zugang durch; Aufnahmeart; Wohnsituation; lebt zusammen mit (E); jetzige berufliche Situation; Kostenträger (E); frühere (teil-)stationäre psychiatrische Behandlung.

Entlassung: Beendigung der Behandlung; Datum; stationäre/teilstationäre Weiterbehandlung durch; ambulante und/oder komplementäre Weiterbehandlung/Nachbetreuung durch; bei Entlassung eingestellt auf (z. B. Depotneuroleptica) (E); Station (E); Kostenträger (E); Wohnsituation nach der Entlassung; lebt zusammen mit (E); psychiatrische Diagnosen (ICD); somatische Diagnosen (ICD) (E).

Es wird angestrebt, alle stationär behandelten psychiatrischen Patienten routinemäßig mittels des angeführten Minimalkataloges zu dokumentieren, um so Unterlagen zur stationären Versorgung in der Bundesrepublik Deutschland zu gewinnen. Im Gegensatz dazu beinhaltet das von der Arbeitsgemeinschaft für Methodik und Dokumentation in der Psychiatrie (AMDP 1981; 1983) entwickelte System eine *umfassende Dokumentation,* in dem allgemeine Angaben, Eingangsdaten – und durch mehrfache Verwendung – auch Behandlungsverlauf und -abschluß festgehalten werden können. Dieses Dokumentationssystem ist dann von besonderem Interesse, wenn psychiatrische Befunde ausführlich und differenziert dokumentiert werden sollen, was vor allem für Forschungsinstitutionen zutrifft. Das System besteht aus einem Anamneseteil (3 Bögen) und einem Befundteil (psychischer und somatischer Teil). Der Anamneseteil umfaßt allgemeine Angaben (Patienten-Nr., Geburtsdatum etc.), aktuelle Sozialdaten (z. B. Religion, Wohnsituation), anamnestische Sozialdaten (z. T. in Form von Life-event-Liste) und aktuelle anamnestische Angaben zur Erkrankung. Der Befundteil sucht den psychopathologischen Befund umfassend auf Symptomebene abzubilden und ist unterteilt in einen psychischen und somatischen Befund. Im psychischen Befund sind 100 Symptome, unterteilt in 12 Bereiche (z. B. Formale → Denkstörungen, Störung der → Affektivität) angeführt, bei denen der Ausprägungsgrad (nicht vorhanden, leicht, mittel, schwer) festzuhalten ist. In gleicher Art sind 40 somatische Symptome, unterteilt in 7 Bereiche (z. B. Appetenzstörungen, neurologische Störungen), einzustufen. Die 140 Symptome können in 9 Primärskalen und 3 übergeordneten Skalen in Form von Syndromwerten zusammengefaßt werden (AMDP 1983; z. B. paranoid-halluzinatorisches, depressives, vegetatives Syndrom). Von besonderem Interesse ist die internationale Verbreitung des AMDP-Systems, das in mehreren Sprachen übersetzt und adaptiert worden ist (BOBON et al.). Damit lassen sich auf der Dokumentation aufbauende Forschungsergebnisse international vergleichen.

Ergänzend zu den bisher vorhandenen Dokumentationssystemen, die vorwiegend den Ausgangsbereich und – durch wiederholte Anwendung – den Verlauf und Behandlungsabschluß umfassen, kommen die psychologischen Testverfahren (→ Test) und → Rating-scales hinzu, die ebenso eine Dokumentation ermöglichen. Diese Verfahren weisen Merkmale auf, die nicht auf alle Dokumentationssysteme zutreffen: (1) Meist wird dem Inhalt der Einzelitems geringe Bedeutung zugemessen, da diese in Skalen zusammengefaßt werden. (2) Für interindividuelle Vergleiche liegen Normwerte vor. (3) In der Regel sind den Manuals detaillierte Angaben zur Reliabilität und Validität zu entnehmen.

Spezifische Dokumentationssysteme für den Psychotherapiebereich, die überregionale Verbreitung und Akzeptanz gefunden hätten, liegen bisher nicht vor. DÜHRSSEN et al. haben ein tiefenpsychologisch orientiertes Dokumentationssystem vorgelegt, aus verhaltenstherapeutischer Sicht stammen Systeme von CAUTELA. Bisher wenig befriedigend gelöst sind die Dokumentation von psychotherapeutischen Sitzungen, insbesondere der sich darin ergebenden Interaktionen.

Dokumentationssysteme sind bisher vor allem für Forschungsinstitutionen und -zwecke entwickelt worden. Für nicht forschungsorientierte psychiatrische Praxen wären vergleichbare Instrumente notwendig: Mit einem entsprechenden Minimalkatalog zur Dokumentation wäre die Grundlage zur Nutzung eines für die Forschung sehr wichtigen Sektors gelegt.

Literatur
AMDP (Arbeitsgemeinschaft für Methodik und Dokumentation in der Psychiatrie): Manual zur Dokumentation psychiatrischer Befunde, 4. Aufl. Berlin: Springer, 1981.
AMDP (Arbeitsgemeinschaft für Methodik und Dokumentation in der Psychiatrie) (Hrsg.) Testmanual zum AMDP-System. Verfaßt von U. BAUMANN, R. D. STIEGLITZ. Berlin: Springer, 1983.
BAUMANN, U.: Dokumentation in der Psychotherapie. In: BAUMANN, U., BERBALK, H., SEIDENSTÜCKER, G. (Hrsg.) Klinische Psychologie – Trends in Forschung und Praxis, Bd. 5. Bern: Huber 1982.
BAUMANN, U., KRÜGER, G.: Bei Psychotherapie zu dokumentierende Daten. In: BAUMANN, U., BERBALK, H., SEIDENSTÜCKER, G. (Hrsg.) Klinische Psychologie – Trends in Forschung und Praxis. Bd. 5. Bern: Huber, 1982.
BOBON, D., BAUMANN, U., ANGST, J., HELMCHEN, H., HIPPIUS, H. (eds): AMDP-System in pharmacopsychiatry. Basel: Karger, 1983.
BOSCH, G., LÜBCKE-WESTERMANN, D.: Synopse psychiatrischer Dokumentationen. Teil 1, 2. Platane 19, Berlin (Abt. Sozialpsychiatrie der Universität Berlin) 1980.
CAUTELA, J. R.: Behavior analysis forms for clinical intervention, vol. 1. Champaign: Research Press 1979.
CAUTELA, J. R.: Behavior analysis forms for clinical intervention, vol. 2. Champaign: Research Press 1981.
DILLING, H., BALCK, F., BOSCH, G. et al.: Zur psychiatrischen Basisdokumentation. Ein kurzer Bericht über die Tätigkeit der Arbeitsgruppe und Vorschlag der DGPN sowie der Bundesarbeitsgemeinschaft der Träger psychiatrischer Krankenhäuser zur Vereinheitlichung der Merkmalskataloge. Nervenarzt 54, 262–267 (1983).
DÜHRSSEN, A., BODENSTEIN, D., HOLITZER, W. V. et al.: Das Berliner Dokumentationssystem für Psychotherapie. Z. Psychosom. Med. Psychoanal. 26, 119–157 (1980).
U. BAUMANN

Dominanz der linken Hemisphäre → Hemisphären-Dominanz

Doppelbindung → Double bind

Doppelblindversuch
Doppelblind wird ein Versuch genannt, wenn weder Versuchsleiter noch Versuchspersonen genaue Kenntnisse über die Versuchsanordnung haben (unwissentliche Versuchsanordnung nach MARTINI). Im allgemeinen wird die doppelblinde Versuchsanordnung in einem Experiment zum Gruppenvergleich angewandt. Es kann sich dabei z. B. um eine diagnostische oder am häufigsten um eine therapeutische Studie handeln.

Bei therapeutischen Doppelblindversuchen werden die Versuchspersonen oder Patienten randomisiert zwei oder mehreren Vergleichsgruppen zugeordnet und verschiedenen Behandlungsverfahren unterworfen (z. B. verschiedenen Pharmaka oder Placebos). Weder die behandelnden Ärzte noch die Kranken haben Kenntnis über die Art der angewandten Medikamente.

Für den intra-individuellen Vergleich kann ebenfalls die doppelblinde Versuchsanordnung gewählt werden. Hier behandelt der Arzt den Patienten während verschiedenen Versuchsperioden doppelblind mit verschiedenen Pharmaka.

Eine Kombination des intra-individuellen und des inter-individuellen Vergleiches stellt der gekreuzte doppelte Blindversuch dar. Hier wird z. B. die Versuchsgruppe A in einer ersten Versuchsperiode mit dem Pharmakon X, in einer anschließenden zweiten Versuchsperiode mit dem Pharmakon Y behandelt. Umgekehrt erhält die Versuchsgruppe B in der ersten Versuchsperiode das Pharmakon Y, in einer zweiten das Pharmakon X. Um Placeboeffekte auszuschließen, werden derartigen Versuchen oft Placebo-„Wash-out"-Perioden vorgeschaltet, wobei alle Versuchspersonen bis zum Beginn des therapeutischen Versuches Placebos erhalten.

Der doppelte Blindversuch ist zu unterscheiden vom einfachen Blindversuch, bei welchem nur der Kranke selbst in Unkenntnis über die angewandte Therapie bleibt. Auch der einfache Blindversuch kann intra-individuell oder inter-individuell durchgeführt werden.

Es besteht heute vor allem unter dem Einfluß angelsächsischer Forscher die Neigung, den Wert des doppelten Blindversuches im Vergleich zu anderen Versuchsanordnungen zu überschätzen. Die Unentbehrlichkeit doppelter Blindversuche ist fast ein Dogma geworden (MARTINI). Ihm gegenüber sind ethische Bedenken vorgebracht worden: die natürlichen und persönlichen Beziehungen des für die Behandlung verantwortlichen Arztes zu seinem Kranken leiden Not, wenn der Arzt bewußt darauf verzichtet, über jede Einzelheit in der Behandlung seines Kranken jederzeit Bescheid zu wissen. Es kann im doppelten Blindversuch im Falle von Komplikationen Zeit verloren gehen, bis die nötige Notfallbehandlung eingeleitet werden kann.

Neuere ethische Bedenken richten sich gegen die Umgehung von Doppelblindversuchen, vor allem bei der Entwicklung von neuen Psychopharmaka im Vergleich zu Placebos. Da aus ethischen Gründen oft nur Vergleiche eines neuen Präparates mit Standardpräparaten durchgeführt werden, ist nicht immer gewährleistet, daß die neue Substanz auch gegenüber Placebo wirklich eine Wirkungsdifferenz aufweist. Es besteht heute zunehmend die Gefahr der Einführung therapeutisch unwirksamer Substanzen in den Handel. Diese Entwicklung wird noch gefördert durch die Beschränkung auf kleine Versuchsgruppen, welche zum Teil eine Konsequenz der Widerstände gegen Psychopharmakaprüfungen ist.

Literatur
COX, K. R.: Planning Clinical Experiments. Springfield (Ill.): Charles C. Thomas 1968.
MARTINI, P., OBERHOFFER, G., WELTE, E.: Methodenlehre der therapeutisch-klinischen Forschung, 4. Aufl. Berlin Heidelberg New York: Springer 1968.

J. ANGST

Double-bind

Der Begriff „double-bind", ins Deutsche übersetzt als „Doppelbindung", „Beziehungsfalle" (STIERLIN, 1959) bzw. „Zwickmühle" (LOCH, 1961) entstammt der 1956 erschienenen Arbeit „Auf dem Wege zu einer Schizophrenie-Theorie" von BATESON, JACKSON, HALEY und WEAKLAND (sog. „Palo-Alto-Gruppe"). Gemeint ist damit eine bestimmte unausweichliche zwischenmenschliche Beziehungssituation, die durch ein paradoxes Kommunikationsverhalten gekennzeichnet ist. Im einzelnen setzt sich eine Situation der Doppelbindung wie folgt zusammen: Zwei oder mehrere Personen stehen zueinander in einer intensiven Beziehung, die für einen oder auch alle Beteiligten lebenswichtig erscheint. In dieser Situation kommt es jetzt zur Kommunikation dergestalt, daß die an ein Individuum gerichteten Botschaften einander widersprechen, eine die andere aufhebt. Der Empfänger einer solchen Mitteilung, deren Bedeutung unentscheidbar ist, er also nicht weiß, auf welche Botschaft er reagieren soll, ist nicht in der Lage, sich kritisch damit auseinanderzusetzen, über die paradoxe Verfassung selbst zu kommunizieren, d. h. eine metakommunikative Feststellung zu treffen.

Derart strukturierte Situationen ergeben sich insbesondere zwischen Eltern und Kindern, aber auch in Situationen der Gefangenschaft, der Krankheit, der Therapie, in allen möglichen Beziehungen „lebenswichtiger" Abhängigkeit. Für gewöhnlich stellt sich die Double-bind-Situation so dar, daß auf verbaler Ebene ein Befehl gegeben, der auf einer zweiten, meist nonverbalen Ebene (durch Körperhaltung, Gestik, Stimmlage) negiert, disqualifiziert wird. Gleichzeitig wird die Botschaft von dem impliziten Verbot begleitet, darüber zu sprechen, über die Inkongruenz der beiden Ebenen zu metakommunizieren. Ebenso ist es implizit verboten, das Feld zu verlassen bzw. aufgrund einer lebenswichtigen Beziehung der Abhängigkeit nicht möglich. Eine bloß paradoxe Botschaft verwickelt also noch nicht in eine Double-bind-Struktur. Die zuletzt genannten beiden Punkte sind dafür unerläßlich.

Ein Beispiel HALEYs (1972, S. 105) kann veranschaulichen und weiterführen: „Nehmen wir zum Beispiel an, eine Mutter sagt zu ihrem Kind: ‚Komm auf meinen Schoß'. Nehmen wir weiter an, sie hat diese Aufforderung in einem Ton gemacht, der anzeigt, daß sie am liebsten hätte, das Kind würde ihr vom Leibe bleiben. Das Kind wird sich dann der Botschaft gegenübersehen: ‚Komm mir nahe', die inkongruent mit der Botschaft qualifiziert wird: ‚Geh weg von mir'. Das Kind kann diese inkongruenten Wünsche durch keine kongruente Reaktion befriedigen. Käme es ihr nahe, so würde sie ungemütlich werden, weil sie durch ihren Ton angezeigt hat, es solle sich fernhalten. Hielte es sich fern, so würde sie ungemütlich werden, weil sie es doch schließlich zu sich eingeladen hat". Die einzige Möglichkeit, die das Kind hat, diesen inkongruenten Wünschen zu begegnen, besteht darin, selbst „inkongruent" zu reagieren. Es wird deshalb zur Mutter gehen, aber zugleich dieses Verhalten mit einer Äußerung qualifizieren, die zum Ausdruck bringt, daß es nicht zu ihr gegangen ist. „So wird es zum Beispiel zu ihr gehen, ihr auf den Schoß krabbeln und dabei sagen: ‚Oh, was hast Du für einen schönen Knopf am Kleid!' Auf diese Weise würde es auf ihrem Schoß sitzen, sein Verhalten jedoch mit der Äußerung qualifizieren, daß es nur gekommen ist, um den Knopf zu betrachten". Das Kind kann also zu seiner Mutter gehen und zugleich leugnen, daß es zu ihr geht − „schließlich ist es ja der Knopf, weshalb es ihr nahegekommen ist".

Eine solche paradox-inkongruente Botschaft und die nicht minder paradox-inkongruente Antwort ist möglich, weil Menschen auf zwei Ebenen miteinander kommunizieren können, die logisch zu unterscheiden sind. Bei dieser Unterscheidung berufen sich BATESON et al. auf RUSSELLs „Theorie der logischen Typen". Die zentrale These dieser Theorie besagt, daß jenes „was immer die Gesamtheit einer Klasse (Menge) betrifft, nicht selbst Teil (Element) dieser Klasse sein darf" (A. N. WHITEHEAD u. B. RUSSELL: Principia Mathematica; zit. n. WATZLAWICK et al., 1974, S. 24). So ist die Menschheit die Klasse aller Individuen, aber nicht selbst ein Individuum. Eine Klasse ist deshalb von höherem Typus als ihre Elemente. Das drückt sich in der zwischenmenschlichen Kommunikation so aus, daß eine Aussage, die in der „Hierarchie der logischen Typen" der Ebene der „Klasse" angehört, eine Aussage über eine Aussage ist, die zu dem niedrigeren logischen Typus der Elementenebene zählt. Es sind also (mindestens) zwei Kommunikationsebenen gegeben, von denen die eine die andere „qualifiziert", „kommentiert" und „markiert". Wir haben also eine Mitteilung, die eine Instruktion oder Information enthält und eine zweite Mitteilung, die über die erste kommuniziert, d. h. metakommuniziert. In der Kommunikation kommt es jetzt entscheidend darauf an, die differenten Kommunikationsebenen und die ihnen entsprechenden Kommunikationsmodi auseinanderzuhalten.

BATESON et al. sind nun der Auffassung, daß bei einem schizophrenen Patienten diese Fähigkeit der Unterscheidung zwischen logischen Typen und damit den verschiedenen Kommunikationsebenen Defizite aufweist: „a) Er hat Schwierigkeiten, den Botschaften, die er von anderen empfängt, den richtigen Kommunikationsmodus zuzuordnen. b) Er hat Schwierigkeiten, jenen Botschaften, die er selber verbal oder averbal äußert, den richtigen Kommunikationsmodus zuzuordnen. c) Er hat Schwierigkeiten, seinen eigenen Gedanken, Empfindungen und Wahrnehmungen den richtigen Kommunikationsmodus zuzuordnen" (BATESON et al., 1972, S. 14). BATESON et al. gehen davon aus, daß diese Diskriminierungsschwäche daher käme, daß der Patient einer Double-bind-Situation ausgesetzt war, die seine Sozialisation prägte. Der schizophrene Patient erscheint so als „Opfer" chronifizierter Doppelbindung. Sofern es ihm verboten war, über Kommunikation zu kommunizieren, war ihm die Lernerfahrung der Diskrimination logischer Typen verunmöglicht. Entsprechend konfusioniert begegnet er jetzt in seinem Kommunikationsverhalten. So wird er beispielsweise eine metaphorische Feststellung wörtlich nehmen, sofern die Funktion der Metapher eine Diskrimination der verschiedenen Kommunikationsebenen voraussetzt. In der Inkongruenz seines Verhaltens − Reaktion auf die Inkongruenz der an ihn gerichteten Botschaften − begegnet er als „daneben", „verrückt". Wenn im Beispiel HALEYs (1972, S. 17) das Kind die inkongruente Aufforderung der Mutter, auf ihren Schoß zu kommen, damit beantwortet, daß es zu ihr geht und sagt: „Oh, was für ein hübscher Knopf", so sei dieses „Verhalten formal das gleiche wie beim Schizophrenen, der sich ängstigt und das Sprechzimmer seines Arztes mit der Frage betritt, ob das hier der Hauptbahnhof sei". Der Schizophrene, so postulieren BATESON et al. (1972, S. 16), „muß in einem Universum leben, in dem die Abfolge der Ereignisse dergestalt ist, daß seine unkonventionellen Kommunikationsgewohnheiten in gewissem Sinne angemessen sind". Man stelle sich vor, daß das Kind im Beispiel HALEYs in seinem zwischenmenschlichen Bezug weitgehend auf diese Beziehung der Double-bind-Kommunikation beschränkt war, es somit keine Möglichkeit zur Korrektur (Metakommunikation) fand, so würde auf diese Weise das künftige klinische Bild schizophrener Erkrankung vorbereitet. Entsprechend begegnete dann Pathologie als Antwort auf diese Sozialisation in einer „Beziehungsfalle". Angesichts seiner Unfähigkeit, die verschiedenen Kommunikationsmodi auseinanderzuhalten und deshalb zu beurteilen, was ein anderer wirklich meint, wird der Schizophrene eine übertriebene Besorgnis um das, was tatsächlich gemeint ist, an den Tag legen und kann beispielsweise annehmen, daß hinter jeder Äußerung eine Bedrohung verborgen ist, die ihm zum Schaden gereicht. Statt sich auf eine endlose Suche nach verborgenen Bedeutungen zu machen, kann der Betreffende aber auch jeden Versuch aufgeben, zwischen verschiedenen Ebenen der Botschaften, zwischen Wichtigem oder Unwichtigem zu unterscheiden, und die Mitteilungen behandeln als wären sie zum Lachen. Schließlich kann er noch den Versuch machen, metakommunikative Botschaften einfach zu ignorieren. Er wird jetzt sein Äußerstes tun, sein Interesse von der Außenwelt abzuziehen, Kommunikationsempfang zu blockieren. Er wird als unnahbar und autistisch imponieren. Praktisch dasselbe Resultat – d. h. Reaktion auf und Flucht aus Doppelbindungen – ließe sich auch durch ein hyperaktives Verhalten erzielen, sofern dadurch alle Kommunikation aus der Umwelt übertönt würde. – Diese drei Arten der Reaktion auf Doppelbindung entsprächen im Kern den klinischen Bildern schizophrener Erkrankung, nämlich der paranoiden Schizophrenie, der Hebephrenie, sowie der „stuporösen oder agitierten Katatonie". Die Psychose erscheint auf diese Weise zum Teil auch als Versuch, Double-bind-Situationen zu bewältigen, ihren lähmenden Effekt zu überwinden.

BATESON et al. stellen die Doppelbindungstheorie als Erklärungsmodell für das Entstehen einer Schizophrenie vor. Die weitgehend monokausale Einbahnstraße: Eltern(Täter) – Kind(Opfer) revidierte WEAKLAND bereits 1960 (deutsch: 1972) dahingehend, daß er die zirkuläre Wirkung von Double-binds hervorhob. Zwei Jahre später äußerte sich entsprechend das gesamte Autorenteam (BATESON et al., 1962). Das durch Doppelbindungen verursachte paradoxe Verhalten habe selbst doppelbindende Rückwirkungen, was zu Kommunikationsstrukturen führe, die sich selbst verewigten. Das Verhalten des am auffälligsten gestörten Kommunikationsteilnehmers entspräche dann den klinischen Kriterien der Schizophrenie.

Revidiert wurde weiterhin der Anspruch, Doppelbindungen seien schizophreniespezifisch. So diskutiert WATZLAWICK (1969), der später zur Palo-Alto-Gruppe stieß, auch die mögliche Ableitung depressiver und delinquenter Störungen aus Double-bind-Situationen. SLUZKI u. VERÓN (1980) sehen in der Doppelbindungstheorie ein Konzept, das die Definition einer „allgemeinen pathogenen Situation" liefere. Jeder pathologischen Erscheinung psychischer – und (gemäß dem kommunikationstheoretisch-systemischen Ansatz) somit interaktioneller – Natur läge ein Lernkontext zugrunde, wie ihn die Palo-Alto-Gruppe beschrieben habe. Im einzelnen führen SLUZKI u. VERÓN aus, wie die Hauptformen neurotischer Störungen (Hysterie, Phobien, Zwangsstörungen) auf einer „Double-bind-Sozialisation" gründeten. Der (spätere) Phobiker z. B. befände sich in einer Lernsituation, in der er zur Selbständigkeit ermutigt würde. Da seine Eltern jedoch die Welt voller Gefahren sähen, übermittelten sie ihm auf der Metaebene zugleich die Botschaft, die Welt sei sehr gefährlich. Die explizite Aufforderung zur Selbständigkeit stehe somit in Widerspruch zur impliziten Vorschrift, Unabhängigkeit zu vermeiden, da deren Welt voller Gefahren sei. Der Grundschwierigkeit des Phobikers, zwischen gefährlichen und ungefährlichen Situationen zu unterscheiden, liege dieser „Beziehungsfalle" zugrunde.

SLUZKI u. VERÓN wenden gewissermaßen ins Positive, was zuvor kritisch gegen das ursprüngliche Double-bind-Konzept vorgebracht wurde: die mangelnde Spezifität, sofern nicht nur schizophrene, sondern auch neurotische Patienten und viele „normale" Menschen solchen Situationen ausgesetzt wären. Mit LORENZER (1977) kann man sagen: „Entstünden Psychosen bloß aus der Virulenz paradoxer Handlungsvorschriften in Situationen, denen man sich auch emotional nicht entziehen kann, so würde es mit dem allgemeinen Wohlbefinden von uns allen katastrophal stehen". Die Palo-Alto-Gruppe ihrerseits versuchte insofern zu kontern als sie betonte, daß die Kritiker zum einen nicht genügend das langfristige Ausgesetztsein in Double-bind-Situationen berücksichtigten und zum anderen nicht sähen, daß es dem „Opfer" unmöglich sei, das familiäre Feld zu verlassen und korrektive Erfahrungen außerhalb zu suchen. Beide Momente träfen eben für den Schizophrenen zu. Kritisch wäre indessen erneut zu bedenken, daß eine Double-bind-Sozialisation wohl als „ein" Faktor für späteres schizophrenes Verhalten mit angesehen werden kann, sie aber keineswegs hinreicht, die gesamte Störung zu verursachen. Ausgehend von der schon erwähnten Korrektur des ursprünglich unilinearen Konzepts: Täter („binder")– Opfer („bound") in Richtung auf ein wechselseitiges „Binden" fragt LAING, ob nicht auch ein Kind von Anfang an seine Eltern in unhaltbare „paradoxe" Situationen bringen könnte. Das wäre beispielsweise anzunehmen, wenn in der frühen Mutter-Kind-Interaktion der Säugling nicht zufriedenzustellen ist. Er schreit nach der Brust, schreit aber auch, wenn er die Brust hat und schreit ebenfalls, wenn die Brust zurückgezogen wird. Eine Mutter, die mit einem solchen „paradoxen" Verhalten nicht zu Rande kommt, wird mehr und mehr verängstigt und fühlt sich schließlich als Versager. „Sie wird sich dann einerseits vom Kinde zurückziehen und andererseits sich ihm gegenüber zugleich überfürsorglich verhalten" (1969, S. 129).

Nicht bedacht wird von den Verfechtern der Double-bind-These ferner, daß die aberrierenden familiären Kommunikationsmodi Folge der mit der Erziehung eines schizophrenen Kindes verbundenen Belastungen sein könnten. Ein in der symbolischen Funktion vorgeschädigtes Kind kann seine primären Bezugspersonen veranlassen, ihm selbst mit gestörter Kommunikation zu begegnen. Oder es könnte sich bei diesen Kommunikationsstilen um den Ausdruck derselben Kräfte handeln, die auch in der erbgenetischen Anlage des Schizophrenen selbst wirksam werden. Die pathogenetische Verschränkung von biologischen und psychosozialen Faktoren wird von der Palo-Alto-Gruppe zu wenig berücksichtigt.

LORENZER (1977) macht in diesem Zusammenhang eine psychoanalytische Überlegung insofern geltend, als für jede psycho- und soziogenetische Interpretation von Psychosen ein Regreß auf frühe vorsprachlich-vorsymbolische Stufen der Kindheitsentwicklung unerläßlich sei. Die Elemente des Double-bind-Konzepts setzten bereits eine so reife Entwicklungsstufe voraus, daß von einer Genese von Psychosen nicht mehr die Rede sein könne. Will man gleichwohl „paradoxes" Verhalten als pathogenetischen Faktor ansetzen, wäre auf inkompatible Verhaltenskombinationen zu rekurrieren, die in der kindlichen Entwicklung hinter die Einführung von Sprachsymbolen zurückreichten. LORENZER verweist hier auf eine von SPITZ beobachtete und gefilmte Mutter mit Stillschwierigkeiten. Die Mutter zeigte dabei das folgende widersprüchliche Verhalten: „Die Mutter bot dem Kind die Brust, entzog ihm die Brustwarze aber in dem Augenblick, da der Saugreflex beim Kinde einsetzte. Die Greifreaktion des Kindes fiel in sich zusammen, wurde von der sich wieder annähernden Brustwarze aber erneut ausgelöst – um den selben Verlauf wie beim ersten mal zu nehmen, usw.". Handelte es sich bei einer solchen Interaktion nicht um ein momentanes Arrangement, sondern um ein Geschehen, das für die Mutter-Kind-Interaktion charakteristisch ist, so wäre eine mögliche Fixierung dieses Widerspruchs die Folge. Das Kind komme dann in eine Lage, die durch dreierlei gekennzeichnet sei: „1. Das Kind ist in eine intensive Beziehung verstrickt, in der es für das Kind lebenswichtig ist, einen szenischen Ablauf zu finden, 2. die Praxisangebote bzw. das Praxisdiktat bestehen aus widersprüchlichen szenischen Verläufen, und 3. das Kind ist nicht in der Lage, eine Synthesis zu bilden. Die Interaktionsformen stehen antagonistisch wie eine These und eine Antithese auf unvereinbare Weise einander gegenüber. Zugleich aber kann das Kind nicht ausweichen, eben weil die Situation lebenswichtig ist." – Die Strukturanalogie zum Double-bind-Konzept ist evident. Das Spitzsche Beispiel ist ebenfalls von einer völligen Abhängigkeit einerseits und der durchgreifenden Widersprüchlichkeit der Situation andererseits, der man sich nicht entziehen, geschweige darüber metakommunizieren kann, gekennzeichnet – nur setzt es nicht die Einführung von Sprache und gar Metasprache voraus und ist auf diese Weise auch mit psychoanalytischen Annahmen vereinbar.

Auf eine systematische Lücke im kommunikationstheoretischen Ansatz ist hier zusätzlich aufmerksam zu machen. Die Verfechter der Double-bind-Theorie betrachten im Grunde menschliches Verhalten dergestalt, als ob es der ständige Reflex auf Botschaften und Interaktionsangebote wäre und nicht schon jeweils seine „Geschichte" hätte, die untrennbar mit der Persönlichkeit des Kommunizierenden verbunden ist. Entsprechend findet auch, wie schon angedeutet, die „Natur" des Kindes, die mit in die Persönlichkeit eingeht, keine Berücksichtigung.

Sofern der Kommunikationstheorie neben der logischen Typenlehre RUSSELLs auch ein kybernetisches Modelldenken Pate steht, ist ohne weiteres die Übertragbarkeit dieses Ansatzes auf „Interaktion" mit Tieren möglich. So beschreibt BATESON in einer späteren Arbeit (1972), wie Delphine in eine Double-bind-Situation ohne Fluchtmöglichkeit gebracht wurden und sichtlich verstört reagierten. Es war dann aber interessanterweise zu beobachten, wie sie „kreativ" neue Verhaltensformen entwickelten, die zuvor nicht zu registrieren waren. Diesem Zusammenhang von Doppelbindung und schöpferischem Verhalten ist L. WYNNE (1976) weiter nachgegangen. Gestörtsein braucht also keineswegs die einzige Folge einer Double-bind-Verstrickung zu sein. BATESON et al. hatten in ihrer Originalarbeit ein Entrinnen aus „Beziehungsfallen" dann für möglich gehalten, wenn der Betreffende zwischen den einzelnen Kommunikationsebenen und Kommunikationsmodi zu differenzieren vermag und mit Hilfe von metakommunikativen Akten im einzelnen lernt, daß er zur Zielscheibe widersprüchlicher Botschaften geworden ist und mit inkompatiblen Bedeutungsebenen zu tun hat. Solche „Befreiungsakte", auf die OLSON (1972) im Detail eingeht, können beispielsweise die Form von „Humor" und „Ironie" annehmen, sofern diese Arten der Kommunikation sowohl eine emotionale Bedeutung haben als auch eine Unterscheidung zwischen verschiedenen Ordnungen von Botschaften erforderlich machen. „Schizophreniespezifisch" könnte es jetzt sein, daß gerade diese Auflösung, diese „Befreiung", nicht gelingt. WYNNE ist nun davon überzeugt, daß Versuche, Double-bind-Situationen möglichst rasch zu entkommen oder auch therapeutische Bemühungen, die ein schnelles Ausbrechen erleichtern, möglicherweise eine kreative Umformung behinderten. „Trotz der Qualen, die im Kampf mit einem double-bind beschlossen sein können, kann eine schöpferische Umgestaltung der Beziehungen möglicherweise erst dann erfolgen, wenn sich über lange Zeiträume hinaus kein Fluchtweg aus dem double-bind eröffnet. Beim Versuch, mit scheinbar unauflöslichen double-binds fertigzuwerden, können schöpferische Leidenschaft, ja sogar eine gewisse Lust und Freude ein Gegengewicht zu den dabei auch auftretenden schmerz- und sogar qualvollen Gefühlen bilden" (1976). In akuten schizophrenen Episoden mit oft intensivsten Erlebnisqualitäten begegne man einer Vielfalt schöpferischer Anstrengungen, neue Formen des Erlebens und der Beziehung zu kreieren, während in einer chronischen Schizophrenie der Patient sich damit abgefunden habe, daß Bedeutungsmitteilung unmöglich und Beziehungslosigkeit ein Dauerzustand sei.

Zu dieser Auffassung, daß Doppelbindungen nicht in jedem Falle pathogen sein müssen, wurde WYNNE mit dadurch angeregt, daß bereits BATESON et al. in ihrer Originalarbeit zu der Ansicht gekommen waren, Double-binds könnten zuweilen auch therapeutische Effekte zeigen. Dieser Gedanke wurde von der Palo-Alto-Gruppe weiter verfolgt. So sind WATZLAWICK et al. der Meinung, daß „symptomatische" Doppelbindungen kaum durch etwas anderes als wiederum durch Paradoxien zu brechen seien – „was Menschen zum Wahnsinn treiben kann, muß sie letztlich auch aus dem Wahnsinn herausholen können" (1969, S. 224 f). Die therapeutische Doppelbindung wird so zum Spiegelbild der pathologischen: „1. Sie setzt eine enge Beziehung voraus, in diesem Fall die psychotherapeutische Situation, die für den Patienten einen hohen Grad von Lebenswichtigkeit und Erwartung hat. 2. In dieser Situation wird eine Verhaltensaufforderung gegeben, die so zusammengesetzt ist, daß sie a) das Verhalten verstärkt, das der Patient ändern möchte, b) diese Verstärkung als Mittel der Änderung hinstellt und c) eine Paradoxie hervorruft, weil der Patient dadurch aufgefordert wird, sich durch Nichtändern zu ändern" (1969, S. 225). Damit aber kommt er mit seiner Pathologie in eine unhaltbare Situation, ist genötigt, das symptomatische Verhalten aufzugeben. So hat JACKSON (1963) eine „paradoxe" Technik für den Umgang mit paranoiden Patienten beschrieben und gibt u. a. folgendes Fallbeispiel: Ein ambulant behandelter Patient äußerte den Verdacht, jemand habe im Behandlungszimmer ein Mikrophon verborgen. Der Psychiater versetzt daraufhin den Patienten in eine Doppelbindung, indem er sich beunruhigt gibt und vorschlägt, die Sitzung nicht eher fortzusetzen, bis sie zusammen das Zimmer gründlichst untersucht hätten. Der Patient steht jetzt vor der Alternative, der Untersuchung zuzustimmen oder seinen Verdacht fallenzulassen. Er wählte die erste Möglichkeit, und als nun beide peinlichst genau das Zimmer absuchten, wurde dies dem Patienten immer peinlicher. Zugleich zeigte er sich mehr und mehr verunsichert hinsichtlich der Stichhaltigkeit seines Verdachts. Sofern hier also der Arzt den Patienten in seinem symptomatischen Verhalten ganz konkret verstärkte, sich seinem paranoiden Mißtrauen quasi verbündete, wurde eben diese Verstärkung zum Mittel der Änderung, d. h. der Verunsicherung der „Wahnwahrheit". Die Alternative, vor die der Psychiater gestellt hatte, war im Grunde keine Alternative, sondern eine „Illusion von Alternativen". Insofern steckte der Patient in einer „Beziehungsfalle". Hätte er die Aufforderung zur Durchsuchung („Symptomverschreibung") abgelehnt, hätte er selbst seinen Verdacht entwertet bzw. ihn als einen Gedanken hingestellt, der nicht ernstzunehmen ist. Im einen wie anderen Falle war und würde er gezwungen, sein symptomatisches Verhalten zu ändern.

Vorteilhaft kann sich eine therapeutische Doppelbindung im Umgang mit dem Widerstandsverhalten des Patienten auswirken. Ein solcher Widerstand zeigt sich darin, daß der Patient den Therapeuten selbst mit einem Paradox konfrontiert: „Heile mich, aber verändere mich nicht". Wenn der Therapeut jetzt mittels einer Symptomverschreibung den Patienten auffordert, sich nicht zu ändern, wird dieser Widerstand unterlaufen. Im Beziehungskontext gesehen, befindet sich der Arzt ja überhaupt in einer merkwürdigen Lage. Ist seine Behandlung erfolgreich, nimmt er in der Arzt-Patient-Beziehung die superiore Stellung ein. Scheitern seine Bemühungen, findet er sich in der Inferiorposition, denn die Natur seiner Beziehung zum Patienten ist durch Beeinflußbarkeit oder Nichtbeeinflußbarkeit der Krankheit bestimmt. Damit kann der Arzt von Patienten in eine Doppelbindung hineingezogen werden, sei es, daß sie (z. B. aus unverarbeiteten Schuldgefühlen) eine Besserung nicht ertragen können, sei es, daß sie jede Beziehung (und so auch die zum Arzt) beherrschen müssen, wieviel Schmerz und Problematik das auch kosten mag. Im einen wie anderen Falle scheinen die Patienten mittels ihrer Symptome zu signalisieren: „Hilf mir, aber ich werde es nicht zulassen" (WATZLAWICK et al., 1969, S. 231).
Bereits BATESON et al. hatten indessen darauf hingewiesen, zwischen therapeutischem und pathologischem Double-bind sei ein Unterschied darin gegeben, daß in der therapeutischen Doppelbindung der Therapeut selbst nicht an einem „Kampf auf Leben und Tod" beteiligt sei. Gleichwohl kann der Therapeut nicht, will er seinem Patienten helfen, sich dessen paradoxer Handlungsaufforderung („Wasch mir den Pelz, aber mach mich nicht naß") entziehen. Begegnet er dieser „Falle" nun selbst mit einem Double-bind, „entspricht" er den inkompatiblen Aufforderungen des Patienten und gibt die Frage der Notwendigkeit zur Veränderung in dessen Selbstverantwortung zurück.
Kritisch wäre gegen dieses Verfahren therapeutischer Doppelbindung (vgl. auch → Paradoxe Intervention) anzumerken, daß von seinen Vertretern zu wenig gesehen wird, wie sehr diese Methode eine Gratwanderung zwischen pathogener und therapeutischer Wirkung sein kann. Gerade die Schwäche schizophrener Patienten, zwischen den einzelnen Kommunikationsebenen zu differenzieren, z. B. zwischen konkret-wörtlicher und metaphorischer, kann durch ein inkongruentes, zweideutiges Kommunikationsverhalten des und der Therapeuten verstärkt werden. Klinisch ist dann eine verstärkte oder erneute Konfusion zu registrieren. Von daher fragt es sich, ob nicht gerade bei schizophrenen Patienten der umgekehrte Weg angezeigt ist, nämlich die Kommunikation zwischen Arzt und Patient, Team und Patient, möglichst echt, klar und kongruent zu gestalten (vgl. LANG, 1985).
Wie es auch um diese zweifellos strittige Frage,

wie auch um die nicht minder fragliche pathogene Spezifität bestellt sein mag – schlüssige empirisch-statistische Nachweise sind wegen der schwierigen Operationalisierung bislang nicht gelungen (vgl. OLSON, 1972; HIRSCH, 1979) –, so gebührt doch zweifellos dem Double-bind-Konzept das Verdienst, Möglichkeiten für kommunikations- und systemtheoretische Ansätze eröffnet zu haben, die vor allem ihren Niederschlag in familientherapeutischen Konzeptionen fanden (→ Familienforschung, → Familientherapie, → Paradoxe Intervention).

Literatur
BATESON, G.: Double bind. In: BATESON, G.: Ökologie des Geistes. Frankfurt/M.: Suhrkamp 1983.
BATESON, G., JACKSON, D. D., HALEY, J., WEAKLAND, J. H.: Auf dem Wege zu einer Schizophrenie-Theorie. In: BATESON, G., JACKSON, D. D., LAING R. D. et al. (Hrsg.) Schizophrenie und Familie. Frankfurt/M.: Suhrkamp 1972 (Erstausgabe 1956).
BATESON, G., JACKSON, D. D., HALEY, J., WEAKLAND, J. H.: A note on the double bind. Fam. Proc. 2, 154–161 (1962).
HALEY, J.: Die Interaktion von Schizophrenen. In: BATESON, G., JACKSON, D. D., LAING, R. D. et al. Schizophrenie und Familie. Frankfurt/M.: Suhrkamp 1972 (Erstausgabe 1959).
HIRSCH, S. R.: Eltern als Verursacher der Schizophrenie. Nervenarzt 50, 337–345 (1979).
JACKSON, D. D.: A suggestion for the technical handling of paranoid patients. Psychiatry 26, 306–311 (1963).
LAING, R. D.: Self and Others, 2nd edn. London: Tavistock 1969. (Dt: Das Selbst und die Anderen. Köln: Kiepenheuer & Witsch 1973).
LANG, H.: Struktural-analytische Überlegungen zur Psychotherapie Schizophrener. Nervenarzt 56:472–478 (1985).
LOCH, W.: Anmerkungen zur Pathogenese und Metapsychologie einer schizophrenen Psychose. Psyche 15, 684–720 (1961).
LORENZER, A.: Antagonistische Interaktionsformen beim „Double-bind". In: LORENZER, A. Sprachspiel und Interaktionsformen. Frankfurt/M.: Suhrkamp 1977.
OLSON, D. H.: Empirically unbinding the double bind: Review of research and conceptual reformulations. Fam. Proc. 11, 69–94 (1972).
SLUZKI, C. E., VERÓN, E.: Die Doppelbindung als allgemeine pathogene Situation. In: WATZLAWICK, P., WEAKLAND, J. H. (Hrsg.) Interaktion. Bern Stuttgart Wien: Huber 1980 (Erstausgabe 1971).
STIERLIN, H.: Die Anpassung an die Realität der „stärkeren Persönlichkeit". Einige Aspekte der symbiotischen Beziehung der Schizophrenen (1959). In: STIERLIN, H. (Hrsg.) Von der Psychoanalyse zur Familientherapie, 2. Aufl. Stuttgart: Klett 1980.
WATZLAWICK, P.: Patterns of psychotic communication. In: DOUCET, P., LAURIN, C. (Eds.) Problems of Psychosis. Amsterdam: Excerpta Medica 1969.
WATZLAWICK, P.: A review of the double bind theory. In JACKSON, D. D. (Hrsg.) Communication, family and marriage, 3rd edn. Palo Alto: Science and Behavior Books 1970.
WATZLAWICK, P., BEAVIN, J. H., JACKSON, D. D.: Menschliche Kommunikation. 3. Aufl. Bern Stuttgart Wien: Huber 1969 (Erstausgabe 1967).
WATZLAWICK, P., WEAKLAND, J. H., FISCH, R.: Lösungen. 3. Aufl. Bern Stuttgart Wien: Huber 1975 (Erstausgabe 1974).
WEAKLAND, J. H.: „Double-bind"-Hypothese und Dreier-Beziehung. In: BATESON, G., JACKSON, D. D., LAING, R. D. et al. (Hrsg.) Schizophrenie und Familie. Frankfurt/M.: Suhrkamp 1972 (Erstausgabe 1960).
WYNNE, L. C.: Neuformulierung des „double-bind". Familiendynamik 1, 24–35 (1976). H. LANG

Down-Syndrom → Mongoloider Schwachsinn

Dreamy state → Epilepsie

Drogenabhängigkeit

Als *Droge* wurde jede Substanz bezeichnet, die, allgemein gesprochen, innerhalb des lebendigen Organismus eine oder mehrere seiner Funktionen zu verändern vermag. Hierzu gehören insbesondere Substanzen mit einer zentralnervösen Wirkung, die u. a. Stimmung, Denken und Antrieb beeinflussen. Eindeutiger wird die Definition einer Droge, wenn zusätzlich die Funktion ihres Gebrauches berücksichtigt wird. Die Droge ist dann je nachdem ein Gift, dessen toxische Wirkung sich bei der akuten oder chronische Überdosierung manifestiert, ein Rauschmittel, wenn es zum Zwecke der Betäubung eingenommen wird, ein Heilmittel, wenn eine medizinische Zielsetzung seiner Einnahme vorliegt oder ein Genußmittel, wenn es im Rahmen kulturell überlieferter Normen benützt wird.

Die wiederholte oder kontinuierliche Einnahme einer Droge kann zur Drogenabhängigkeit führen. Dieser Begriff löste den alten Suchtbegriff – Sucht als Siechtum im Sinne des unbeeinflußbaren körperlichen und seelischen Zerfalls eines sittlich verdorbenen Menschen und eines lasterhaften Lebenswandels – ab. Mit der Schaffung einer Typologie von Drogenabhängigkeiten wurde in einer präzisen und wertfreien Weise der verschiedenen Wirkung einer Droge mit der ihr eigenen Intoxikations- und Entzugssymptomatologie Rechnung getragen. Die nicht substanzgebundenen Abhängigkeitsformen, wie Magersucht, Sammelsucht, Spielsucht u. a. wurden hierbei außer Betracht gelassen. Die bestehende Typologie der Drogenabhängigkeit ist pharmakologisch orientiert. Diese Einteilung läßt Verschiedenheiten bezüglich Ursachen, Auslösern und Folgeerscheinungen der Drogeneinnahme außer Betracht. Der Begriff Drogenabhängigkeit hat sich erstaunlicherweise durchgesetzt. Dies möglicherweise deshalb, weil das Phänomen Drogenabhängigkeit richtigerweise jenes *allgemeiner* Abhängigkeiten beleuchtet (Abhängigkeit von der Primärgruppe, vom Partner, von einem bestimmten Milieu u. a.), zum anderen auch, weil die generelle Thematik „Unabhängigkeit" im Sinne von „Selbstverwirklichung" heute besondere Bedeutung gefunden hat.

Drogenabhängigkeit wurde als ein Zustand psychischer oder psychischer und körperlicher Abhängigkeit von einer Droge beschrieben (EDDY et al.; WHO Expert Committee on Drug Dependence). Drogenabhängigkeit ist die Resultante des Wechselspiels von Droge, Persönlichkeit und Umwelt (KIELHOLZ u. LADEWIG). Dieses Wechselspiel läßt sich in einem lerntheoretisch orientierten Modell zusammenfassen. Neben einer Disposition bestehen auf einer individuellen und sozialen Ebene Ursachen (frühere Ereignisse) und Auslöser (un-

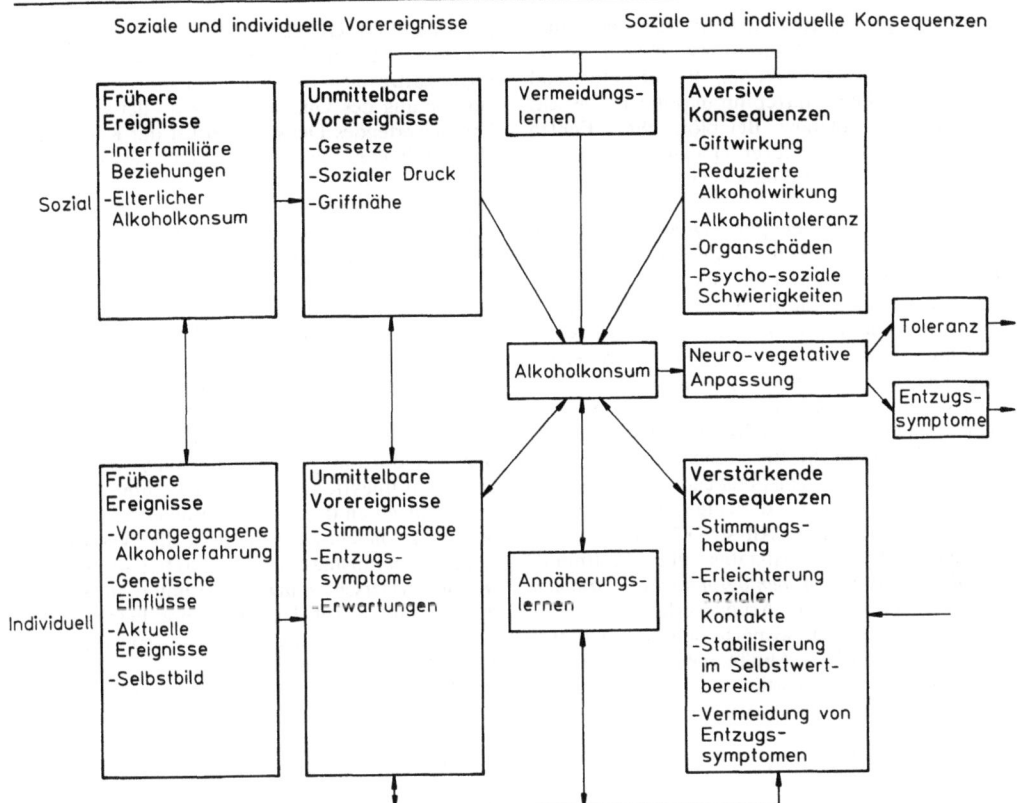

mittelbare Vorereignisse) für den Drogenkonsum. Die Drogenwirkung hat unangenehme (Vermeidung) oder angenehme Konsequenzen (Verstärkung). Das Auftreten von Entzugserscheinungen wirkt an sich aversiv, die Beseitigung von Entzugserscheinungen wiederum wirkt verstärkend auf die Einnahmegewohnheit (Abb. 1).

Stehen am Anfang der Drogeneinnahme Motive wie Neugier, Experimentierfreude oder Peergroup-Einflüsse, leitet sich anhaltendes Konsumverhalten eher aus einem *Konflikt* ab. Dieser kann sich in einer Störung in der Selbstwertregulation, in einer daraus resultierenden Beziehungsproblematik oder etwa auch in einem psychosomatischen Syndrom äußern. Die Unfähigkeit, sein Selbstwertgefühl zu regulieren und kontinuierlich Ziele und Ideale als wert- und sinnvoll zu erleben, bedingt Selbstwertschwankungen (Selbstwertschätzung oder Gefühle innerer Leere), seltener die Gefahr einer Fragmentierung des → Selbst (Kohut). Bezugspersonen etwa werden emotional nicht als unabhängige Personen mit eigenen Bedürfnissen, sondern nunmehr als Selbstobjekt wahrgenommen. Das allfällige Risikogefälle vom Drogenkonsum zur Drogenabhängigkeit wird sowohl durch pharmakogene Faktoren (Toleranzentwicklung) wie durch das Ausmaß von Sozialisationsdefiziten bestimmt. Letztere spielen vor allem bei jugendlichen Heroinabhängigen eine wichtige Rolle.

Psychische Abhängigkeit. Ein übermächtiges seelisches Verlangen, den anxiolytischen, euphorisierenden, stimulierenden oder betäubenden Effekt der Droge zu wiederholen, und dem daraus resultierenden Bedürfnis, sich die Droge um jeden Preis zu verschaffen. Das Verlangen nach der Droge kann nach monatelanger Abstinenz durch kognitive oder emotionale Stimuli reaktiviert werden. Die Aktivierung entsprechender Erinnerungsmuster ist häufig verbunden mit einer vegetativen Symptomatik, etwa der Sensation eines Ziehens oder Reißens in den Gliedern, begleitet von einer subdepressiven oder submanischen Verstimmung.

Körperliche Abhängigkeit. Die periodische oder chronische Zufuhr einer Droge bewirkt neben den Zeichen und Symptomen der Intoxikation Veränderungen im Sinne einer neurobiologischen Adaptation. Hierzu gehören Veränderungen an der Zellmembran, an den Substanzrezeptoren, im Bereich neurochemischer Strukturen wie den Endorphinen, den Neurotransmittern u. a. Ein wichtiges Element neurobiologischer Adaptation ist die Toleranzentwicklung (pharmakodynamische Toleranz, bei der größere Dosen benötigt werden, um den gleichen Effekt zu erzielen, und metabolische

Toleranz als gesteigerte Fähigkeit des Organismus, eine Droge zu metabolisieren). Zwischen verschiedenen Drogen, z. B. Alkohol, Barbituraten und teilweise den Benzodiazepintranquilizern besteht eine gekreuzte Toleranz. Bei plötzlichem Fehlen der Droge kommt es gegenregulatorisch zu drogenspezifischen, charakteristischen Entzugssymptomen.

Die allen Drogenabhängigkeitstypen gemeinsame psychische Abhängigkeit, sowie die beim Morphin- und dem Barbiturat-, Alkohol-, Meprobamat-, Benzodiazepintranquilizertyp bekannten Abstinenzsymptome sind nicht im Sinne eines Dualismus gegeneinander zu stellen. Drogenabhängigkeit ist ein somato-psycho-soziales Syndrom, das im Sinne eines multiaxialen Diagnosenschema einer weiteren Differenzierung bedarf. Diese umfaßt etwa die Berücksichtigung von *Persönlichkeitsvariablen* entsprechend verschiedener Persönlichkeitskonzepte, diejenige von *psychiatrischen Syndromen* wie → Angst, → Phobie, → Depression, → Psychose, Angaben über bestimmte *sozioökonomische und demographische Variablen* wie Alter, Geschlecht, Arbeitsverhalten, Delinquenz, Familien- und Partnerbeziehung sowie solche über den *Grad* der Abhängigkeit und *Folgeerscheinungen* im psychopathologischen (Wesensänderung), somatischen und sozialen Bereich.

Typen der Drogenabhängigkeit
Kriterien der Gefährlichkeit eines Drogentyps sind neben dem Abhängigkeitspotential die körperlichen Gefahren der akuten und chronischen Vergiftungen, die psychischen Folgen der akuten Vergiftung sowie jene, die beim Langzeitgebrauch auftreten und schließlich die sozialen Auswirkungen und Folgezustände (Tabelle 1). Bei den psychischen Folgezuständen ist die Wesensänderung zu nennen, die sich in Reizbarkeit, Neigung zu ängstlich-depressiven Verstimmungen, Stimmungslabilität, Gleichgültigkeit bis Abstumpfung, unechtes, gelegentlich versagenhaftes Verhalten, Lügenhaftigkeit, Konzentrationsstörungen, Verlangsamung des Gedankenganges oder ein Detail überbewertendes Denken, Verlust der Kritik- und Urteilsfähigkeit, Vernachlässigung der Interessen, Sorgfaltspflicht u. a. äußert.

Morphintyp. Hierzu gehören sämtliche Opiate, Opioide und Morphinersatzpräparate. Im Vordergrund steht heute das Heroin. Motive des Heroinkonsums sind Verhütung von Unlustgefühlen, Euphorisierung, seltener Betäubung. Da Heroin mit Adjuvantien gestreckt wird, kommen aus Unkenntnissen der effektiven Dosis häufig akute Vergiftungserscheinungen vor, die infolge Atemlähmung und nachfolgendem Lungenödem tödlich verlaufen. Bei der chronischen Intoxikation sind Blässe und Abmagerung zu nennen. Infolge der unsterilen Injektionsverhältnisse kommt es zu Abscedierungen an den Injektionsstellen und zur Hepatitis. Besonders ausgeprägt ist die Wesensänderung. Verhältnismäßig häufig treten soziale Verwahrlosungserscheinungen, mitunter in schwerstem Ausmaße, auf. Häufig ist eine Beschaffungsbegleitkriminalität, die vor allem den Nachschub des Stoffes sichern soll.

Die Abstinenzphänomene vom Morphintyp beginnen 6 Stunden nach Absetzen der Droge, erreichen einen Gipfel nach 24–48 Stunden und klingen innerhalb von zehn Tagen ab. Neben dem Verlangen nach der Droge sind Gähnen, Schwitzen, Tränenfluß, Piloerektion, Schlafstörungen, Muskel- und Gliederschmerzen, Durchfälle, Gewichtsabnahme, ängstlich-depressive Verstimmungen, Temperatur-, Puls- und Atemfrequenzanstiege möglich.

Alkohol- und Barbiturattyp. Wegen der Ähnlichkeit von Intoxikations- und Abstinenzsymptomen sowie einer weitgehenden Kreuztoleranz zwischen dem Alkohol und den Barbituraten wurde der Alkoholismus (vgl. FEUERLEIN) dem Abhängigkeitstyp der Barbiturate zugeordnet. Zu diesem Abhängigkeitstyp gehören vor allem auch barbituratfreie Hypnotica (Gluthetimid) Doriden, (Methaqualon) Toquilon u. a. barbiturathaltige oder hypnoticahaltige analgetisch wirkende Kombinationspräparate wie Optalidon, Tonopan, Saridon, Kontraschmerz, Spalt, Treupel u. a., sowie Tranquilizer vom Meprobamat- oder Benzodiazepintyp. Die Hauptgründe der Einnahme von Medikamenten dieser Gruppe sind Schlafstörungen, innere Unruhe, Schmerzen, Spannungszustände, die mit Konfliktverhältnissen beruflicher oder familiärer Art einhergehen und zur Suche von Beruhigung, Distanzierung und gelegentlich Betäubung Anlaß geben. Den Medikamenten des Barbiturattypus ist neben der Beruhigung und Entspannung eine sekundäre berauschend-euphorisierende Wirkung eigen, die entweder nach längerem Gebrauch oder bei bestimmten Personen von Anfang an auftritt und zum Einnehmen des Medikamentes auch tagsüber Anlaß gibt. Die Intoxikationssymptome be-

Tabelle 1. Wirkungen abhängigkeitserzeugender Stoffe

Abhängigkeitstyp	Psychische Abhängigkeit	Körperliche Abhängigkeit	Toleranzbildung	Organschäden	Wesensänderung mit sozialen Folgen	Psychose
Morphin	++	++	++	+	++	–
Cocain	++	–	–	+	+	+
Cannabis	+	(+)	+	(+)	(+)	(+)
Halluzinogene	+	–	(+)	(+)	–	+
Amphetamin	++	–	+	+	+	+
Barbiturat	++	+	+	(+)	+	+
Alkohol	+	+	+	++	++	+
Nicotin	+	+	(+)	+	–	–
Tranquilizer	+	+	+	–	+	–

++ = Hohe Wahrscheinlichkeit des Auftretens
+ = Auftreten möglich
(+) = Auftreten möglich, aber selten vorkommend
– = Auftreten nicht bekannt

stehen dosisabhängig in Beruhigung, Schlaf und Narkose. Die akute Überdosierung führt durch Ausschaltung lebenswichtiger zentralnervöser Funktionen zum Tod. Hypnotica sind die häufigst verwandten Suicidmittel. Die chronische Intoxikation führt zu rauschähnlichen Zuständen mit Koordinationsstörungen, Ataxie, Tremor, lallender Sprache und psychoorganischen Veränderungen. Bei chronischem Gebrauch besteht eine deutliche psychische und körperliche Abhängigkeitsgefahr mit Toleranzbildung. Dieses Abhängigkeitspotential führt zu Wesensänderung mit Reizbarkeit, Interesselosigkeit, Gleichgültigkeit, Leistungseinbuße. Soziale Auswirkungen mit Verlust der Erwerbsfähigkeit und allenfalls Delinquenz sind möglich. Die Abstinenzsymptome beginnen nach 6 Stunden, erreichen einen Gipfel nach 24 Stunden und halten 8–10 Tage an. Eine Rückbildung von Stoffwechseladaptation sowie eine Normalisierung des Schlafes benötigt im Minimum weitere 2–3 Monate. Die Abstinenzsymptome bestehen in Schlaflosigkeit, feinschlägigem Tremor, fibrillären Zuckungen, Unruhe, Schmerzen, Kollapsneigung, Obstipation im Wechsel mit Durchfällen, epileptiformen Anfällen, Halluzinationen und Entzugsdelirien.

Typ Amphetamin, Cocain, Psychostimulantien. Zu den Psychostimulantien gehören Substanzen wie das Cocablatt und das Cocain, sowie das bei uns unbekannte Khat, sowie die Weckamine d- und l-Amphetamin, Dexamphetamin, Metamphetin, Methylphenidat (Ritalin), Phenmatrazin (Preludin), Ephedrin, Norpseudoephedrin sowie Metaboliten von neueren Appetitzüglern, denen eine zentralnervöse stimulierende Wirkung eigen ist. Alle Psychostimulantien bewirken eine Antriebssteigerung, Stimmungsveränderung, z. B. Euphorisierung und Anregung des Gedankenganges (maniformes Syndrom) sowie Schlaf- und Appetithemmung. Entsprechend werden diese Mittel zur Ermüdungsbekämpfung, Appetitzügelung und Leistungssteigerung eingenommen. Da sich in bezug auf diese Wirkungen eine rasche Toleranzentwicklung einstellt, sind sie als Appetitzügler ungeeignet, als Dopingmittel im Leistungssport verboten; wegen der Aktivierung von Angstzuständen und einer damit verbundenen Zunahme der Suicidalität sind sie bei der Behandlung von Depressionen kontraindiziert. Bei hohen Cocain- oder Amphetamindosen treten dosisabhängig, vor allem bedingt durch eine zunehmende Unterdrückung des paradoxen Schlafes eine Reihe charakteristischer psychopathologischer Symptome auf: ekstatische gesteigerte Wahrnehmung, paranoide Wahnvorstellungen, zwanghafte Bewegungsstereotypien, illusionäre Verkennungen und mikrohallzinatorische Zustandsbilder. Eine differentialdiagnostische Abgrenzung gegenüber schizophrenen Psychosen ist nur durch eine Längsschnittuntersuchung möglich. Sowohl dem Amphetamin wie insbesondere dem Cocain ist die Gefahr einer rasch auftretenden, ausgeprägten psychischen Abhängigkeitsbildung eigen. Körperliche Entzugserscheinungen im eigentlichen Sinne gibt es nicht. Nach Absetzen der Substanz treten apathisch-depressive Verstimmungen mit einer über Monate anhaltenden Müdigkeit und Antriebslosigkeit sowie Schlafstörungen auf. Wesensänderung und soziale Auswirkungen und Folgezustände im Sinne einer verminderten Leistungsfähigkeit, dem Auftreten von Verwahrlosungserscheinungen, Erwerbsunfähigkeit und Delinquenz kommen vor.

Typ Cannabis und Halluzinogene
Je nach Dosierung treten im Bereich der Herztätigkeit, der Magen-Darm-Funktion und des Zentralnervensystems Veränderungen auf, die sich in Pulsanstieg, Nystagmus, Kopfdruck, Schwindel sowie psychischen Veränderungen wie Wohlgefühl, seltener Angstgefühle, Lachdrang, Verlust der Selbstkontrolle, Veränderungen der Konzentrationsleistung, Assoziationsreichtum und erhöhte Phantasiefähigkeit, Veränderungen im Zeit- und Distanzschätzen, auf. Bei chronischem Haschischrauchen sind vor allem eine chronische Bronchitis zu erwähnen. Über sonstige schädliche Auswirkungen hinsichtlich anderer körperlicher Funktionsbereiche ist nichts ausreichend Sicheres bekannt. Cannabis und im schwächeren Maße auch Halluzinogene wie LSD, Mescalin, Psilocybin u. a. bewirken eine psychische Abhängigkeit. Unerwünschte soziale Folgen eines Cannabis- oder Halluzinogengebrauchs sind eher die Ausnahme als die Regel; sie treten aber häufiger bei Jugendlichen als bei Erwachsenen, ebenso eher bei regelmäßigem als bei mäßigem Konsum auf.

Abusus und Mißbrauch
Als wissenschaftliche Begriffe sind die z. T. synonym verwandten Termini Abusus und Mißbrauch unbefriedigend, da sie in erheblichem Maße eine Wertung beinhalten. Bezüglich der Verwendung eines Medikamentes gilt die eigenmächtige Einnahme eines Medikamentes bei fehlender Indikation oder aber, bei bestehender Indikation, die Einnahme von Dosen, welche zur Erzielung des therapeutischen Zweckes nicht erforderlich sind, als Mißbrauch. Schwieriger wird die Definition des Gebrauches von Drogen außerhalb des medizinischen Anwendungsbereiches. Hier läßt sich etwa ein *nicht gebilligter*, weil von der Gesellschaft oder einer Gruppe innerhalb dieser Gesellschaft nicht gebilligter Konsum beschreiben. Ein *gewagter oder gefährlicher* Gebrauch ist ein solcher, der wahrscheinlich zu schädlichen Folgen führt, etwa das Rauchen von mehr als 20 Zigaretten pro Tag. Ein *schädigender Gebrauch* ist ein solcher, der den Konsumenten körperlich oder psychisch krank macht oder behindert, etwa die kontinuierliche Einnahme einer Schlafmittelüberdosis. *Dysfunktional* ist der Gebrauch einer Droge, der zu einer Einschränkung des psychologischen oder sozialen Funktionierens, etwa zum Arbeits-

platzverlust oder Eheproblemen führt. Neben pharmakologischen und psychosozialen Kriterien der Typologie verschiedener Abhängigkeiten gibt es *juristische* Bestimmungen, nach denen Drogen im Rahmen internationaler Vereinbarungen kontrolliert werden. Substanzen, die ihm Rahmen des Einheitsübereinkommens von 1961 unter internationaler Kontrolle stehen, umfassen solche vom Morphintyp (z. B. Opium, Heroin, Morphin), Cocain und Substanzen vom Cannabistyp (z. B. Marihuana, Haschisch, Haschischöl). Im weiteren ist im Rahmen des Psychotropenabkommens von 1971 eine internationale Kontrolle von Halluzinogenen, Amphetaminen sowie Barbituraten und anderen Schlafmitteln vorgesehen. Substanzen für die keine internationale Kontrolle besteht oder vorgesehen ist, sind Alkohol, Nicotin und Khat.

Therapie und Rehabilitation

Phase I
1. Kontakt
2. Entgiftung
3. Entwöhnung
4. Interne Rehabilitation

Phase II
1. Externe Rehabilitation
2. Nachsorge

Am Beginn jeder Abstinenzbehandlung steht die körperliche Entgiftung. Die hierzu notwendige Entzugsbehandlung ist klinisch durchzuführen, um einerseits eine gründliche intern-medizinische und neuropsychiatrische Diagnostik zu gewährleisten. Der körperliche Entzug ist bei Heroinabhängigen im allgemeinen problemlos und risikolos zu bewältigen. Gefährlicher sind die Entzugssymptome bei Schlaf- und Beruhigungsmittelabhängigen, indem bei diesen das Auftreten von epileptiformen (epilepsieähnlichen) Entzugsanfällen verhindert werden muß.

Die Entwöhnungsbehandlung beinhaltet die Rückbildung einer Wesensänderung und gleichzeitig eine Umorientierung in verschiedenen Lebensbewältigungsbereichen (Tagesablauf, Arbeit, Freizeit, Beziehungs- und Konfliktverhalten u. a.). Die Dauer einer Entwöhnungsbehandlung variiert je nach Ausmaß der Abhängigkeit, der Persönlichkeitsstörung und des Sozialisationsdefizites 3-6 Monate. Da ein beträchtlicher Teil der Suchtkranken in den existierenden Rehabilitationseinrichtungen oder Kliniken überfordert ist, weil falsch plaziert, und daher in den ersten Wochen 50-80% die Therapie abbrechen, sind geeignete, geschlossene oder halbgeschlossene Stationen zu schaffen und an das bestehende Angebot rehabilitativer Einrichtungen anzugliedern.

Diese bilden den eigentlichen Kern in der Behandlung Drogenabhängiger. Es bestehen heute verschiedene therapeutische Ansätze. Das Selbstverständnis der entsprechenden Einrichtungen ist verschieden, je nachdem, ob sie eine mehr demokratische oder eine mehr hierarchische Struktur aufweisen. Das Klientel (Patienten) dieser Einrichtungen ist ebenfalls verschieden, da sich die Einrichtungen entweder als freiwillig zu wählendes Modell persönlicher Nachreifung in einer quasi familiären Struktur oder als Alternative zum Strafvollzug verstehen. Die Reifung zu Selbständigkeit und eigenverantwortlichem Handeln über eine neue Identität ist eine der zentralen Aufgaben jeder therapeutischen Einrichtung zum Zwecke der Rehabilitation Drogenabhängiger. Verschiedene Formen von Gruppenaktivitäten und -therapien bilden einen zentralen Bestandteil des Reifungsprozesses. Wegen der erheblichen Sozialisationsdefizite sind einige Einrichtungen dazu übergegangen, neben der Arbeit auch die berufliche Ausbildung stärker zu betonen.

Die Schwierigkeiten, denen sich ein aus einer Therapiestation Entlassener gegenübersieht, werden oft unterschätzt: Ausbau tragfähiger Beziehungen, Wohnungssuche, Berufstätigkeit, Gestaltung der Freizeit, Tilgung eines großen Schuldenberges (vielfach aus Gerichtsverfahren stammend) usw. Eine Beratung oder Begleitung – wenn möglich durch eine Person, zu der schon während der Rehabilitation eine Beziehung hergestellt wurde – bildet darum eine wichtige Voraussetzung der sozialen Stabilisierung. Im Bereich der Nachsorge sind neuerdings verschiedene Initiativen zur Bildung von Wohngruppen und geschützten Werkstätten zu nennen.

Der drogenfreien Entwöhnungsbehandlung und Rehabilitation prinzipiell entgegengesetzt ist der Versuch, mit Suchtersatzmitteln, z. B. Methadon, eine Sozialisierung zu erreichen. Das Ziel dieser Behandlung besteht darin, Beschaffungskriminalität, Invalidisierung und Verwahrlosung aufzuhalten. Indikation für einen Methadonlangzeitabgabe und die psychologische Betreuung des Abhängigen in einem solchen Programm setzt die Funktion eines spezialisierten Dienstes voraus. Die Methadonabgabe erfolgt kontrolliert. Urinkontrollen und eine Begleitbetreuung sind integrierende Bestandteile einer solchen Behandlung. Die gegenwärtige Regelung in der Schweiz setzt eine kantonsärztliche Bewilligung voraus.

Prognose und Behandlungserfolg bei Drogenabhängigen variieren. Einerseits werden Erfolgskriterien verschieden definiert. Neben der Drogenabstinenz sind Arbeits- und Legalverhalten zu nennen. Die Auswahl der Patienten einer Einrichtung und die Zustimmung der Patienten zur Behandlung entscheiden über Behandlungserfolge. Besonderer Beachtung bedürfen in nächster Zeit die Therapieabbrecher. Prognostisch relevant sind Faktoren wie frühere Lebenstüchtigkeit, Zeitpunkt des Beginns des Drogenkonsums und der Abhängigkeit, kriminelles Verhalten vor der Drogenabhängigkeit, Fähigkeit Konflikte im Beziehungsbereich zu lösen. Langzeitergebnisse bei Heroinabhängigen ergeben, daß ca. ⅓ drogenabstinent und sozial selbständig wird, ⅓ weiterhin irgendwelche psychoaktiven Substanzen inklusive Alkohol konsumiert, ⅓ wiederholt rückfällig und behandlungsbedürftig bleibt. Rund 10% aller Heroinabhängigen sterben. Wie beim Alkoholismus gibt es auch bei der Drogenabhängigkeit Spontanverläufe, über die allerdings verhältnismäßig wenig bekannt ist.

Literatur
ALLGULANDER, C.: Dependence on sedative and hypnotic drugs. Acta Psychiatrica Scandinavica [Suppl], p. 270. Copenhagen: Munksgaard (1978).
BATTEGAY, R.: Narzißmus und Objektbeziehungen. Bern Stuttgart Wien: Huber 1977.
EDDY, N., HALBACH, H., ISBELL H., SEEVES, H. H. (1965) Drug dependence. Its significance and characteristics. WHO Bull. 32, 721–729.
ELLINWOOD, E. H., MARLYNE KILBEY, M.: Cocain and other stimulants. New York London: Plenum 1977.
FEUERLEIN, W.: Alkoholismus-Mißbrauch und Abhängigkeit. Stuttgart: Thieme 1979.
FEUERLEIN, W. (Hrsg.): Canabis heute. Wiesbaden: Akademische Verlagsgesellschaft 1980.
ISBELL, H., CHRUSCIEL, T. L.: Bull. WHO [Suppl], 43, (1970).
JAFFE, J. H.: Narcotic analgesics. In: GOODMAN, L. S., GILMAN, A. (eds) The pharmacological basis of therapeutics, 4th edn. New York: Macmillian, pp 237–275, 1970.
JAFFE, J. H.: Drug addiction and drug abuse. In: GOODMAN, L. S., GILMAN, A. (eds) The pharmacological basis of therapeutics, 4th edn. New York: Macmillan, pp 276–313 (1970).
KIELHOLZ, P., LADEWIG, D.: Die Drogenabhängigkeit des modernen Menschen. München: Lehmann 1972.
KIELHOLZ, P., BATTEGAY, R., LADEWIG, D.: Drogenabhängigkeit. In: GRUHLE, H. W., JUNG, R., MAYER-GROSS, W., MÜLLER, C. (Hrsg.) Psychiatrie der Gegenwart, 2. Aufl. Bd II/2. Berlin Heidelberg New York: Springer 1972.
KOHUT, H.: Narzißmus. Frankfurt: Suhrkamp 1973.
LABHARDT, F., LADEWIG, D.: WHO Expert Committee on Drug Dependence, Wld. Hlth. Org. techn., Reprint Ser. 1963–1970.
PÖLDINGER, W.: Zur Klinik der Drogenabhängigkeit. Mittlng Öster Sanitätsverwaltung 11, 182–186 (1982).
WHO Memorandum: Nomenclature and classification of drug- and alcohol-related problems. Bull WHO 59, 225–242 (1981).

D. LADEWIG

Durchgangssyndrom

Der Begriff „Durchgangssyndrom" wurde 1956 von WIECK in die deutsche Psychiatrie eingeführt. Er veranschaulicht die unbeständigen psychopathologischen Zustandsbilder bei körperlich begründbaren Psychosen, die neben Bewußtseinsstörungen und dementiellem Abbau bei Hirnschädigungen auftreten. WIECK wandte sich mit dieser Syndrombildung auch gegen die weitverbreitete Meinung, daß cerebral-organische Störungen (auch mit psychoorganischem Syndrombild) vorwiegend irreversible psychische Veränderungen hervorrufen. Es ging ihm darum, Funktionspsychosen hervorzuheben, die im Hinblick auf ihre Syndromgenese rückbildungsfähig sind und zwischen Bewußtseinstrübung und Normalzustand liegen. Auch wenn das „Durchgangssyndrom" als Begriff nur ansatzweise in die internationale Psychiatrie einging, setzte sich die Erkenntnis „durchgängiger" psychoorganischer Zustandsbilder, z. B. als „transient cognitive disorder" (vgl. → Delirium) doch durch. So hebt LIPOWSKY (1983) im Sinne WIECKs die Notwendigkeit der Unterscheidung zwischen dementiellen Prozessen und vorübergehenden kognitiven Störungen gerade bei Alterskranken hervor, bei denen oft vorschnell von einem Altersabbau oder gar von einer „Demenz" gesprochen wird.

Im einzelnen faßte WIECK unter Durchgangssyndrom die → Antriebsstörungen, die affektiven (d. h. maniformen oder depressiven) und die paranoid-halluzinatorischen Syndrome sowie das reversible amnestische Psychosyndrom zusammen, die bei der Entwicklung resp. Rückbildung cerebral-organischer und toxischer Prozesse auftreten. Ein von BÖCKER entwickelter psychopathometrischer Test gestattet es, die einzelnen Stadien der Funktionspsychose festzulegen.

Beim leichten Durchgangssyndrom sind nur die komplexeren geistig-seelischen Leistungen der Kranken eingeschränkt: So versagt der Betroffene zum Beispiel bei schwierigeren beruflichen Aufgaben, die er früher korrekt bewältigte; die Körperpflege wird nicht mehr so sorgfältig durchgeführt und die sprachliche Ausdrucksweise erscheint schlichter.

Im mittelschweren Durchgangssyndrom vollzieht sich „der psychische Ablauf drei- bis viermal langsamer als in nicht gestörtem Zustand" (WIECK, 1975). Die Orientierung ist nur bei einfachen Fragen ungestört; bei höheren Anforderungen lassen sich Ausfallserscheinungen nachweisen. Als produktive Symptome können wahnhafte Gedanken, aber auch illusionäre Verkennungen und Halluzinationen zur Hirnleistungsschwäche hinzutreten.

Im schweren Durchgangssyndrom sind sämtliche psychischen Funktionen stark beeinträchtigt. Von den abverlangten Gedächtnisleistungen werden bei psychometrischer Erfassung nur noch die Hälfte ausgeführt. Infolge der Antriebsverminderung werden Tätigkeiten nicht aufgenommen oder begonnene Handlungen abgebrochen. Auch das Gefühlsleben erscheint verarmt und eingeengt.

Die beschriebenen Stadien können vom betroffenen Kranken vorwärts und/oder rückwärts durchlaufen werden. Wesentlich erscheint WIECK nicht eine statische Stadieneinteilung, sondern der dynamische Aspekt im Ablauf des Durchgangssyndroms. Die einzelnen Stadien sind als Schwerestufen der Funktionspsychosen zu interpretieren, die der cerebralen Funktionsstörung parallel gehen sollen. Allerdings ist anzufügen, daß auch andere als organische Faktoren das Ausmaß der kognitiven Desorganisation bestimmen können (z. B. Streß oder besondere Stimulationsbedingungen). So tritt ein schweres Durchgangssyndrom oder eine Bewußtseinstrübung nach den Verlaufsuntersuchungen von BENOS (1973) vor allem nachts auf. Auch ist anzumerken, daß die Abgrenzung zwischen Durchgangssyndrom und Bewußtseinstrübung (resp. Delirium) äußerst unscharf ist. Ferner ist eine klare Differenzierung zwischen dem Durchgangssyndrom WIECKs und dem psychoorganischen Syndrom BLEULERs nicht möglich. Doch hebt das Durchgangssyndrom unter den umfassenderen Syndrombegriffen den Aspekt des „Durchgängigen" resp. „Reversiblen" besonders hervor.

Literatur
BENOS, J.: Tagesschwankungen der körperlich begründbaren Psychosen im Senium. In: WIECK, H. H., BÖCKER, F., LANG, E. (Hrsg.) Schlaf- und Verhaltensstörungen im Alter. Baden-Baden Brüssel: Witzstrock 1973.
LIPOWSKY, Z. J.: Transient cognitive disorders (delirium, acute confusional states) in the elderly. Amer. J. Psychiat. 140, 1426 (1983).
WIECK, H. H.: Zur Klinik der sog. symptomatischen Psychosen. Dtsch. med. Wschr. 81, 1345 (1956).
WIECK, H. H.: Zur klinischen Stellung des Durchgangssyndroms. Schweiz. Arch. Neurol. Psychiat. 88, 409 (1961).
WIECK, H. H. (Hrsg.): Angewandte Psychopathometrie. Janssen, Düsseldorf 1973.
WIECK, H. H.: Lehrbuch der Psychiatrie, 2., voll überarb. Aufl. Stuttgart New York: Schattauer 1977. D. HELL

Dysarthrie
[gr.: αϱθϱον = Artikulation]
Der Ausdruck bedeutet wörtlich „Unartikuliertheit" oder „fehlende Gliederung", im allgemeinen medizinischen Sprachgebrauch eine fehlerhafte sprachliche Lautbildung und in der Neurologie eine beeinträchtigte verbale Artikulation durch organische Erkrankung des ausführenden neuromuskulären Apparates.
A. In der allgemeinen medizinisch-wissenschaftlichen Terminologie gibt es eine strukturelle und eine klinische Betrachtung und Einteilung dysarthrischer Störungen.
1. Die strukturelle Systematik bedeutet eine kategorial reine Typologie der gestörten Lautbildung. Sie kann in Störungen der musikalischen Dynamik des Sprechens (fehlerhafte Akzentuierung), in einer mangelhaften Silbenbildung (zum Beispiel Silbenstolpern, Poltern) und in defekter Lautbildung (zum Beispiel Stammeln) bestehen.
2. Die klinische Einteilung ist eine kategorial gemischte, unsystematische, aber umfassende Klassifikation. Die einzelnen Formen sind hier die folgenden:
a) Das Näseln (Rhinolalie), b) die Bradylalie (verlangsamte Sprache), c) das Skandieren (taktmäßiges Sprechen mit besonderer Betonung der Hebungen), d) das Stammeln (Dysarthria litteralis = fehlerhaftes oder undeutliches Aussprechen einzelner Laute und ihre Varianten „Paralalie" = Ersetzen eines Lautes durch einen anderen, „Parasigmatismus" = Ersetzen des „S" durch einen anderen Laut und habituelle Stimmlähmung, wie z. B. Fistelstimme), e) das Poltern (überhastete, sich überstürzende Artikulation), f) das Stottern (Dysarthria syllabaris = unterbrochene Koordination der Sprache durch spastische Artikulationshemmung), g) ataktische Dysarthrie und h) asthenische Dysarthrie.
Die Ursachen der Dysarthrie sind überaus vielfältig. Sie umfassen zentral- und peripher-neurologische Störungen, Mißbildungen der Sprachwerkzeuge, fehlerhaften Zahnstatus, neuropathische Disposition, kindliche Neurosen und auch bloße habituelle Fehlinnervationen.
Die Therapie richtet sich zunächst grundsätzlich auf die Ursache der Dysarthrie und besteht in der Beseitigung der Mißbildung, Beheben des organischen Prozesses und Behandlung neurotischer Störungen. Die übende Behandlung heißt Logotherapie und wird von Logotherapeuten durchgeführt.
B. In der Neurologie wird der Ausdruck nur für instrumentelle Störungen der Lautbildung benutzt, die in einer Beeinträchtigung des muskulären und neuralen Sprechapparates beruhen. Seit BROCA und KUSSMAUL Ende des 19. Jh. wird zwischen Dysarthrie und Dysphasie (Aphasie) unterschieden.
Die neurologische Systematik der Dysarthrien ergibt sich aus der Lokalisation der Schädigung.
a) Eine erste Gruppe von Dysarthrien beruht auf Artikulationsstörungen bei muskulären Erkrankungen (Muskeldystrophie, Myasthenie, Myositis).
b) Bei Läsionen des peripheren motorischen Neurons sind Schädigungen peripherer Nerven (Polyneuritis, mechanische Läsionen) und Affektionen der motorischen Kerne des Hirnstammes (Bulbärparalyse durch Syringobulbie, Neoplasmen usw.) zu nennen.
c) Beidseitige Erkrankungen der zentralen Motoneurone des Stirnhirns führen zu Pseudobulbärparesen bzw. Paralysen durch Gefäßprozesse, Neubildungen, entzündliche Erkrankungen (Lues).
d) Extrapyramidale Erkrankungen können die Artikulation und Phonation ebenfalls beeinträchtigen, so beim Parkinsonismus, bei der Chorea, Athetose, beim Morbus Wilson, der Pseudosklerose Strümpell-Westphal.
e) Schließlich sind cerebelläre Prozesse anzuführen, die die ataktische Form der Dysarthrie bedingen. Hier kann die Sprache verwaschen, skandierend oder auch stakkato-artig sein. Sie kommt vor z. B. bei der multiplen Sklerose und der hereditären Ataxie.
Die Behandlung ist auch hier einmal eine ätiologische durch Beseitigung der Ursachen und zum anderen eine übende und erzieherische durch Logopädie.

Literatur
ESPIR, M. L. E., ROSE, C. F.: The basic neurology of speech. Oxford and Edinburgh: Blackwell Sci. Publ. 1970.
FRÖSCHELS, E.: Lehrbuch der Sprachheilkunde (Logopädie) 3. Aufl. Leipzig u. Wien: Deuticke 1931.
GUTZMANN, H.: Die dysarthrischen Sprachstörungen. In: Handbuch der Neurologie. Hrsg. Lewandowsky. Spez. Neurol. IV. Bd. 5. Berlin: Springer 1914.
KUSSMAUL, A.: Die Störungen der Sprache. Hrsg. Gutzmann, H. Leipzig: Vogel 1885.

MILNER, B., BRANCH, C., RASMUSSEN, T.: Disorders of Language. Ed. DE REUCK A. V. S., O'CONNOR, M. London: Churchill 1964.

S. WIESER

Dyskinese
[gr.: *κίνησις* = Bewegung]
Der Ausdruck wird im klinischen Sprachgebrauch oft, in der wissenschaftlichen Literatur jedoch selten benutzt. In den meisten Handbüchern und Lehrbüchern der Psychiatrie und Psychopathologie ist der Begriff nicht enthalten. Nur LANGE verwendete in dem Handbuch der Psychiatrie von KRAEPELIN und LANGE den Titel „Dyskinetische Syndrome", ohne ihn näher zu definieren, als Überschrift eines Kapitels, um damit hypokinetische und hyperkinetische Symptomverbände einschließlich katatoner Phänomene zu kennzeichnen. In diesem Sinne ist Dyskinese synonym mit dem gänzlich unspezifizierten Ausdruck „gestörte Bewegung".
Allein von WERNICKE und von KLEIST ist der Bezeichnung ein enger und willenspsychologisch begründeter Sinngehalt verliehen worden. Die Autoren verstanden darunter durch intrapsychische Hemmungen oder durch einen Überschuß an Impulsen erschwerte willkürliche Bewegungen. Die akinetische Dyskinese besteht in einer Behinderung und Störung der willkürlichen Bewegungen, die nur unter Anstrengung möglich sind und deshalb bruchstückhaft und rudimentär wirken. Bei der hyperkinetischen Dyskinese wird die Bewegungsmaschinerie von zahllosen Zwischenbewegungen so beschlagnahmt, daß die willkürlichen Bewegungen gebremst, behindert und verzögert werden.
Bei organischen Hirnkrankheiten kommen Dyskinesen verhältnismäßig selten vor. Im Sinne der Begriffsbestimmung von WERNICKE und KLEIST sind Dyskinesen psychomotorische Phänomene, die vor allem Motilitätspsychosen und die katatone Form der Schizophrenie kennzeichnen.

Literatur
FERNANDES, B.: Klinische Untersuchungen über motorische Erscheinungen bei Psychosen und organischen Hirnkrankheiten. Berlin: Karger 1937.
KLEIST, K.: Gehirnpathologie. Leipzig: Barth 1934.
KRAEPELIN, E., LANGE, I.: Psychiatrie. Leipzig: Barth 1927.
WERNICKE, K.: Grundriß der Psychiatrie, 2. Aufl., Leipzig: Barth 1906.

S. WIESER

Dysmorphopsie → Mikropsie

Dysphorie
[gr.: *δυσφορεῖν* = 1. unerträglich finden, unwillig sein; 2. sich übel befinden]
Der Begriff „Dysphorie" ist zwar — ebenso wie das dazugehörige Eigenschaftswort „dysphorisch" — in der Fachliteratur immer wieder anzutreffen, hat jedoch bislang noch keinen festen und verbindlichen Platz im psychiatrischen Sprachgebrauch gefunden. Häufig begegnet man ihm in einschlägigen Wörterbüchern und Glossaren, während er in vielen Lehr- und Handbüchern bzw. psychopathologischen Standardwerken entweder überhaupt nicht oder nur am Rande aufscheint. Wenn er Anwendung findet, so geschieht dies in sehr unterschiedlicher Weise: Offenbar unter Bezugnahme auf jeweils eine der beiden unterschiedlichen Bedeutungen des griechischen Ursprungswortes wird er einerseits zur Kennzeichnung einer *gereizten Mißgestimmtheit*, andererseits einer *depressiven Befindlichkeit* herangezogen. Andere Autoren verwenden das Wort „Dysphorie" als *beide Bedeutungen umfassenden Oberbegriff.* Schließlich scheint die Bezeichnung auch noch als Synonym für *„abnorm veränderte Stimmungslage"* überhaupt auf.
Obwohl der Begriff „Dysphorie" im französischen Sprachraum kaum gebräuchlich ist, findet er sich doch in der letztgenannten weiten Fassung in der Gebrauchsanweisung des französischen polydiagnostischen Klassifikationssystems L.I.C.E.T. – D 100. JASPERS nennt zwar auch ganz allgemein Verstimmungen „dysphorische Zustände", kennzeichnet jedoch offenbar mit dem Präfix „Ver" implizit eine negative (euphorische Bilder ausschließende) Tönung der Befindlichkeit. In ähnlicher, beide Bedeutungen des griechischen Wortes umfassender, Weise umschreiben HARING und LEICKERT die Dysphorie als „Verstimmtheit, Mißstimmung, gedrückte Stimmungslage" und setzen sie explizit in Gegensatz zur Euphorie. Eine andere Spielart der Verwendung des Wortes Dysphorie als Oberbegriff ist diejenige, welche das Zutreffen beider Bedeutungen fordert: So definiert z. B. PETERS die Dysphorie als „bedrückte, gereizte, schnell reizbare und freudlose Stimmung" und DORSCH als „ängstlich-bedrückte, traurige Stimmungslage, dabei gereizt und reizbar". Von derartigen Kennzeichnungen gibt es fließende Übergänge zu jenen Dysphoriedefinitionen, die jeweils mehr den depressiven oder den gereizten Charakter der Verstimmtheit zum entscheidenden Kriterium erheben.
In der angelsächsischen Psychiatrie wird die Dysphorie in eine enge *begriffliche Beziehung zur → Depression* gebracht. So führt etwa MERCIER die Erniedrigung oder Unterbewertung der eigenen Person als „häufigste seelische Begleiterscheinung" der Dysphorie an. HINSIE u. CAMPBELL kennzeichnen sie als „Niedergeschlagenheit, Unzufriedenheit", KAPLAN et al. als „ein Gefühl von Unannehmlichkeit oder Unbehagen; eine Gefühlslage allgemeiner Unzufriedenheit, Ruhelosigkeit, Depression und Ängstlichkeit". Dementsprechend wird auch im DSM III (Diagnostic and Statistical Manual of Mental Disorders; 3. Ausgabe) – ebenso wie in den Forschungs-Diagnose-Kriterien (RDC) – die dysphorische Gestimmtheit als das die Stimmung kennzeichnende Diagnosekriterium für eine „major depressive episode" (die etwa der

„endogenen Depression" des deutschen Sprachraums entspricht) angegeben und folgendermaßen umschrieben: „depressiv, traurig, schwermütig, hoffnungslos, trübsinnig, reizbar". Obzwar in dieser Schilderung die Reizbarkeit erwähnt wird (die übrigens in beiden Systemen auch als Stimmungsvariante manischer Zustände aufscheint), liegt das Schwergewicht doch eindeutig auf den üblicherweise der Depression zugeordneten Befindlichkeitsqualitäten. Im Gegensatz dazu findet sich in der deutschsprachigen Psychiatrie eher die Tendenz, die *Dysphorie als Gereiztheit* zu definieren: TÖLLE kennzeichnet die dysphorische Stimmung als „mürrisch-mißmutig-gereizt", SCHARFETTER fügt diesen Qualifikationen noch eine Reihe anderer, die in die gleiche Richtung weisen, wie moros, ärgerlich, „vergrämt", „verbissen" etc. hinzu.

Neben den geschilderten Bestrebungen, die Dysphorie aufgrund der Qualität der Gefühlslage zu definieren, gibt es auch Versuche einer *Begriffsbestimmung im Hinblick auf die Beeinflußbarkeit der Verstimmung durch Außenreize*: So ist es für PETERS ein Kennzeichen der Dysphorie, daß die „krankhaft veränderte Stimmung" durch angenehme Erlebnisse teilweise ausgeglichen, durch unangenehme hingegen weiter verstärkt werden könne. HARING u. LEICKERT sehen in dieser Reagibilität auf Außenreize jenes Kriterium, das eine Grenzziehung zwischen Dysphorie und vitaler Depression ermöglicht. In dieser Aussage zeichnet sich auch die bei manchen deutschsprachigen Autoren anzutreffende – und im Gegensatz zu den angelsächsischen Gepflogenheiten stehende – Tendenz ab, den *Dysphoriebegriff nur bei bestimmten, nicht dem manisch-depressiven Krankheitsgeschehen zuzurechnenden, nosologischen Gruppierungen*, nämlich bei organischen Hirnerkrankungen oder Psychopathien anzuwenden: So beschränkt ihn z. B. TÖLLE, ebenso wie PETERS, auf Verstimmungen bei organischen und hirnlokalen Psychosyndromen; JASPERS bezeichnet andererseits explizit nur die bei psychopathischen Konstitutionen auftretenden Verstimmungen als dysphorisch; andere, wie etwa HARING u. LEICKERT ordnen den Begriff beiden Gruppen zu.

In mehrfacher Hinsicht erscheint eine *Beschränkung* des Dysphoriebegriffes *auf die „gereizte Mißgestimmtheit"* vorteilhaft: Wenn man nämlich abnorm veränderte Stimmungslagen schlechthin, das Spektrum depressiver Befindlichkeit oder die Kombination von Reizbarkeit bzw. Gereiztheit und Depressivität „dysphorisch" nennt, so läuft man, wie die Beschäftigung mit der einschlägigen Literatur lehrt, Gefahr, mangels eines einprägsamen Begriffes auch einen psychopathologischen Sachverhalt aus den Augen zu verlieren, der von großer theoretischer und klinisch-praktischer Bedeutung ist. Desgleichen ist auch von einer Begriffsbestimmung abzuraten, welche die teilweise Reagibilität auf Außenreize zum Kriterium erhebt: Ebenso wie die gehobene oder depressive Befindlichkeit kann sich auch die gereizte Mißgestimmtheit einmal als durch Umweltreize veränderbar, ein andermal als unbeeinflußbar erweisen. Schließlich ist es auch dem wissenschaftlichen Fortschritt nicht zuträglich, psychopathologische Tatbestände – und als solcher ist die gereizte Mißgestimmtheit – definitionsgemäß mit bestimmten diagnostischen Kategorien zu verknüpfen. Aus den angeführten Gründen ist es empfehlenswert, die Dysphorie als eine morose, mürrische Gereiztheit zu beschreiben, die gelegentlich durch Außenreize abgeschwächt oder verstärkt werden kann und die bei verschiedensten Störungen vorkommt.

„Gereiztheit" und „Reizbarkeit" wurden, sofern sie nicht im Rahmen exogener Reaktionstypen, organischer Hirnleiden oder bei Psychopathen auftreten, im Anschluß an KRAEPELIN und WEYGANDT häufig unter dem Gesichtswinkel manisch-depressiver Mischzustände diskutiert. Hierbei ging es in erster Linie um die Frage, ob es sich bei der Zornmanie um eine Kombination eines depressiven Affektes mit einer manischen Exaltiertheit handle. In diesem Zusammenhang beschreibt bereits SPECHT, dessen Anliegen die Ableitung paranoischer Wahnbildungen aus abnormen Gestimmtheiten ist, „völlig endogen" auftretende „moros, zornmütige oder mißtrauische" Veränderungen der Affektlage, die er als manisch-melancholische Mischzustände auffaßt und für eine der wichtigsten Entstehungsbedingungen der Paranoia hält. LANGE, der mit Entschiedenheit die begriffliche Trennung von „Reizbarkeit" (im Sinne einer „Ansprechbarkeit für peinliche Erlebnisse") und „Gereiztheit" (definiert als „chronische Geladenheit") fordert, hält die reizbaren Melancholien und Manien tatsächlich für Mischzustände, während er sich in bezug auf die Stellung der Gereiztheitszustände innerhalb des manisch-depressiven Krankheitsgeschehens nicht festlegt. Die „Gereiztheit" (für welche eindeutig der Dysphoriebegriff in der Fassung SCHARFETTERS zutrifft, wenngleich weder SPECHT noch LANGE diese Bezeichnung verwenden) findet tatsächlich innerhalb einer einfachen Dichotomie zwischen angehobener und depressiver Befindlichkeit keinen befriedigenden Platz. Ebensowenig kann jedoch auch die „Reizbarkeit" an sich einfach auf das Vorliegen manisch-depressiver Mischzustände reduziert werden. Beide Phänomene lassen sich jedoch im Lichte strukturdynamischer Modellvorstellungen unserem Verständnis näherbringen:

JANZARIK versteht unter „Dynamik" einen, Antrieb und Emotionalität umfassenden, Fundamentalbereich und unterscheidet zwischen stabilen und labilen „dynamischen Verschiebungen". Zu den ersteren werden die bei manischen Zuständen anzutreffende „Expansion" und die bei depressiven Syndromen vorliegende „Restriktion" gerechnet, während die den rasch alternierenden Mischbildern MENTZOS' entsprechende „Unstetigkeit" den labilen Entgleisungstyp repräsentiert. Im Hinblick auf zahlreiche klinische Befunde, die den oben erwähnten Beobachtungen SPECHTS entsprechen, erscheint es gerechtfertigt, die Dysphorie als dritte, *eigenständige, stabile dynamische Entgleisung* der Expansion und Restriktion an die Seite zu stellen. Im Gegensatz zur „Unstetigkeit", welche durch einen schnellen Wechsel des Antriebs-Emotionalitätsbereiches in die verschiedenen Entgleisungsmöglichkeiten gekennzeichnet ist, bleibt bei den stabilen Verschiebungen deren Grundrichtung jeweils konstant. Dieser Sachverhalt trifft auch für die Dysphorie zu: Im Rahmen der moros-mißgestimmten Grundverfassung, die ideatorisch und motorisch mit einer verstärkten Neigung zu aggressiven Handlungen einhergeht, ist das affektive Ansprechen nur im Sinne einer Verstärkung – oder gelegentlich auch noch einer gewissen Beruhigung – der Gereiztheit, nicht jedoch in eine andere Richtung möglich. Von diesem Vollbild der als „gereizte Mißgestimmtheit" definierten Dysphorie gibt es fließende Übergänge zur einfachen „Reizbarkeit", die bei an sich unauffälliger Grundgestimmtheit durch eine erhöhte Bereitschaft, aggressiv zu reagieren, gekennzeichnet ist. Analoge Beziehungen gibt es auch zwischen ausgeprägten manischen oder depressiven Zuständen einerseits und der Tendenz zu überschießenden und gelegentlich auch reizinadäquaten euphorischen oder traurigen Reaktionen andererseits. So wie neuropsychologisch die Befindlichkeit bei manischen Bildern mit einem Erregungszustand positiver Verstärkerstrukturen, bei Depressionen mit dem Bestehen einer Hemmung derselben bzw. einer andauernden Aktivierung des negativen Verstärkersystems in Zusammenhang gebracht werden kann, läßt sich für die Dysphorie eine anhaltende Erregung der zentralnervösen Repräsentanten der Aggression postulieren. Die einfache Reizbarkeit hingegen läßt sich, ebenso wie die analogen Affizierbarkeitsanomalien in Richtung Euphorie oder Traurigkeit, damit erklären, daß die betreffenden Strukturen sich zwar nicht in einem andauernden Erregungszustand befinden, aber abnorm leicht aktivierbar sind.

Die von JANZARIK herausgestrichene nosologische Unspezifität dynamischer Verschiebungen trifft auch für die Dysphorie zu: Als vorübergehende Befindlichkeitsvariante ist sie ein normales Phänomen. Ausgeprägter und meist auch anhaltender tritt sie bei (diffusen oder in thymopsychischen Strukturen lokalisierten) akuten oder chronischen Hirnfunktionsbeeinträchtigungen, bei psychopathischen Persönlichkeiten, aber auch bei schizophrenen oder cyclothymen Psychosen auf. Im letztgenannten Falle sind dysphorische Zustände nicht nur, wie in der Literatur oft angeführt, vorübergehend bei einem Phasenwechsel, sondern auch als eigenständige, oft lange andauernde Phasen anzutreffen, die sich Umwelteinflüssen gegenüber als besonders unbeeinflußbar erweisen. Obwohl sie meist mit charakteristischen Biorythmusstörungen (Tagesschwankungen, vorzeitiges Erwachen) einhergehen, werden sie sowohl von der Umgebung wie auch vom Arzt oft deshalb nicht erkannt, weil man sie als Charakterveränderung auffaßt. Desweiteren kommen im Rahmen der Cyclothymie dysphorische Elemente auch in den Zornmanien und gereizten Depressionen zum Ausdruck, die sich im Lichte der früher angeführten theoretischen Erwägungen tatsächlich als Mischzustände, aber nicht zwischen Manie und Depression, sondern zwischen dysphorischer Befindlichkeit und manischen bzw. depressiven Antriebsveränderungen darstellen. Dysphorische Zustände sind häufig die Grundlage für die Entwicklung der paranoischen Beziehungs-, Beeinträchtigungs- oder Verfolgungswahns. Außerdem kann es in ihrem Rahmen zu Gewalthandlungen oder poriomanen Attacken kommen.

Literatur
DORSCH, F.: Psychologisches Wörterbuch, 9. Aufl. Bern Stuttgart Wien: Huber 1976.
HARING, C., LEICKERT, K. H.: Wörterbuch der Psychiatrie und ihrer Grenzgebiete. Stuttgart New York: Schattauer 1968.
HINSIE, L., CAMPBELL, R. J.: Psychiatric dictionary, 4th edn. New York London Toronto: Oxford University Press 1970.
JANZARIK, W.: Dynamische Grundkonstellationen in endogenen Psychosen. Berlin Göttingen Heidelberg: Springer 1959.
JASPERS, K.: Allgemeine Psychopathologie, 8. Aufl. Berlin Heidelberg New York: Springer 1965.
KAPLAN, H. I., FREEDMAN, A. M., SADOCK, B. J.: Comprehensive textbook of psychiatry, 3rd edn. vol. 3. Baltimore London: Williams & Wilkins 1980.
LANGE, J.: Die endogenen und reaktiven Gemütserkrankungen und die manisch-depressive Konstitution. In: BUMKE, O. (Hrsg.) Handbuch der Geisteskrankheiten, Bd. VI/II, S. 1–231. Berlin: Springer 1928.
MERCIER, C. A.: A text-book of insanity. London: Allen & Unwin 1914.
PETERS, U. H.: Wörterbuch der Psychiatrie und medizinischen Psychologie, 3. Aufl. München Wien Baltimore: Urban & Schwarzenberg 1984.
SCHARFETTER, C.: Allgemeine Psychopathologie. Stuttgart: Thieme 1976.
SPECHT, G.: Über die klinische Kardinalfrage der Paranoia. Zbl. Nervenheilk. Psychiatr. 31, 817–883 (1908).
TÖLLE, R.: Psychiatrie, 6. Aufl. Berlin Heidelberg New York: Springer 1982.

P. BERNER

Dysplasie → Konstitutionstypen

Dysthymie → Depression

Dystonie, vegetative
[lat.: vegetare = in Bewegung setzen, beleben – das autonome Nervensystem und seine Funktionen betreffend gr.: δύς ün – miß, fehlerhaft, gr.: τόϑος die Anspannung]
Synonym: Neurovegetative Dystonie, psychovegetatives Syndrom, vegetative Regulationsstörung, vegetative Stigmatisierung, vegetative Dysregulation, funktionelle Dystonie etc.

Unter vegetativer Dystonie wird eine komplexe Störung des Befindens mit vielfältigen seelischen und körperlichen Beschwerden ohne organische Befunde verstanden. Sie wird mit einem abnormen Spannungszustand und gestörten Zusammenspiel des sympathischen und parasympathischen Nervensystems in Verbindung gebracht.

Der auf den deutschen Sprachraum beschränkt gebliebene Begriff geht zurück auf WIECHMANN (1934), der die vorher von EPPINGER und von HESS beschriebene Vagotonie und die später eingeführte Sympathicotonie als Dystonie gegensätzlicher Tonuslagen auffaßte. Seine damalige Hoffnung, dem diffusen Beschwerdesyndrom konstante blutchemische oder elektrische Befunde als Krankheitsursache zuordnen zu können, ist bis heute enttäuscht worden. Von WIECHMANN wurden als Kardinalsymptome die Trias von Kopfschmerz, Schwindelgefühl und Hyperhidrosis angegeben, das Hauptgewicht in das Gesamtgebilde soll grundsätzlich auf körperlichem Gebiet liegen, wobei eine Verschiebung des Verhältnisses Blutkalium und Blutcalcium für die nervöse Erregbarkeit verantwortlich gemacht wurde, was sich nicht bestätigt hat. Die Symptomliste hat sich heute auf 150 subjektive oder objektiv nachweisbare funktionelle Störungen erweitert. WIECHMANN selbst machte, seiner Zeit gemäß, eine körperliche Anlage verantwortlich, nämlich die „konstitutionell bedingte Änderung der Reizvermittlung und die damit zusammenhängenden Abwandlungen im Chemismus der Körpersäfte hinsichtlich des sympathisch-parasympathischen Systems und dessen Erfolgsorgane". Systematische Untersuchungen ergaben jedoch, daß sogenannte vegetative Beschwerden und Symptome in der Normalbevölkerung weit verbreitet sind, bei 28% der gesunden Schulkinder und 25–28% gesunder Erwachsener. Vegetative Bescherden wie abnorme Schweißneigung, Kreislaufdysregulation sind nach Gehirnerschütterungen, nach Alkoholintoxikation, in der Rekonvaleszenz, nach Infektionskrankheiten zu beobachten, ohne daß diese Symptomatik dann etwas mit vegetativer Dystonie im engeren Sinne zu tun hat. – In der Praxis ist die Diagnose vegetative Dystonie bei Patienten ohne organischen Befund Verschleierung der Diagnose einer psychogenen Krankheit, die den Patienten belasten würde, und auf die der Arzt nicht ausreichend vorbereitet ist. Die ubiquitären vegetativen Erscheinungen wie Schweißneigung, Neigung zu Kopfschmerzen, Schwindel etc., die als Beschwerden Gesunder aufzufassen sind, werden erst dann zu Symptomen, wenn sie unter dem Einfluß einer seelischen Konfliktsituation oder neurotischen Entwicklungsstörung verstärkt werden und hinausgeschoben in den Raum ärztlicher Behandlung. Es handelt sich bei den dann zu Symptomen anwachsenden Allgemeinbeschwerden durchweg um Resonanzerscheinungen einer gestörten seelischen Lage. Die traditionelle organische Krankheitsauffassung des Arztes und das somatisierende Krankheitsangebot des Patienten wirken hier zusammen. Die eigentliche ärztliche Aufgabe liegt darin, bei einem solchen Krankheitsangebot ohne organischen oder psychosomatischen Befund nach den äußeren, psychosozialen Belastungen des Patienten oder nach seinen inneren neurotischen Konflikten zu suchen. Die beste Therapie ist das ärztliche Gespräch, in dem den Belastungen und Konflikten nachgegangen und auf die meist sekundäre einseitige Lebensführung Einfluß genommen wird.

Literatur
BRÄUTIGAM, W.: Psychotherapie vegetativer Störungen. Schweiz. psychosom. Medizin 2, 142 (1970).
DELIUS, L., FAHRENBERG, J.: Psychovegetative Syndrome. Stuttgart: Thieme 1966.
PFLANZ, M.: Sozialer Wandel und Krankheit. (Ergebnisse und Probleme medizinischer Soziologie). Stuttgart: Enke 1962.
UEXKÜLL v., T.: Grundfragen der psychosomatischen Medizin. Hamburg/Rowohlt 1964.
WIECHMANN, B.: Das vegetative Syndrom und seine Behandlung. Dtsch. med. Wschr. 60, 1500 (1934).
W. BRÄUTIGAM

E

Echoerscheinungen (Echolalie, Echopraxie, Echographie)
Einzelne Erscheinungen erhöhter Suggestibilität finden sich gelegentlich schon in der Kasuistik des psychiatrischen Schrifttums des frühen 19. Jahrhunderts. Ausdrücklich beschrieben und benannt wurde die Echolalie von wissenschaftlichen Autoren kurz vor der Jahrhundertwende (BASTIAN, KRAEPELIN, PICK).
Die Echolalie besteht im willenlosen Nachreden vorgesagter und/oder Nachplappern zufällig wahrgenommener Worte und Sätze. Bei der schwersten Form werden ganze verbale Passagen sinnlos und selbst mit feinen artikulatorischen Details wortgetreu nachgesprochen, obwohl die Spontansprache bei den Kranken manchmal völlig fehlt. In der Rückbildungsphase oder bei leichteren oder abortiven Fällen werden nur letzte oder einzelne Wortbestandteile echoartig imitiert oder gar nur die Ansprache in Form einer Frage wiederholt. Gleiches wie bei der Echolalie findet sich seltener auch bei nichtsprachlichen psychomotori-

schen Phänomenen, wie Schreiben und kleineren Handlungseinheiten. Man spricht in solchen Fällen in Analogie zur Echolalie von „Echographie" und „Echopraxie".

KRAEPELIN hat die Echoerscheinungen schon in den ersten Auflagen seines Lehrbuches im Kapitel über Störungen des Wollens und Handelns beschrieben. Er hat sie als Ausdruck einer erhöhten und pathologischen Beeinflußbarkeit bezeichnet. Andere Verfasser sprachen von „niederen Willensformen" und meinten damit ontogenetisch angelegte, primitive psychomotorische Mechanismen. Die Echoerscheinungen würden durch Wegfall hierarchisch höherer, zentral-nervöser Funktionen enthemmt, seien aber ihrem Wesen nach dem Nachsprechen des Kindes homologe psychopathologische Abläufe (PICK, BOSTROEM). Einen mehrschichtigen Ansatz für die Erklärung der Echoerscheinungen wählte CRITCHLEY. Er betrachtete die Echolalie als einen komplexen psychopathologischen Vorgang, zusammengesetzt aus einer unvollständigen Besinnung auf verbale Symbole, aus extremer Suggestibilität, Identifikation mit dem Befrager und mangelnder Einsichtsfähigkeit, verbunden mit einem Drang – trotz mangelnden höheren sprachlichen Hemmungsvermögens –, einen sozialen Kontakt durch das Medium der Sprache aufrechtzuerhalten. Für STENGEL handelt es sich dabei um ein verbales Sozialverhalten, ausgelöst durch die Gegenwart einer anderen Person, bedingt durch eine erschwerte verbale Kommunikation und aufrehterhalten durch den Versuch, die Verständigungs- und Auffassungsstörungen durch eine Identifikation mit dem Befrager zu überwinden.

Die Echoerscheinungen finden sich im Verband mehrerer Syndrome mit und ohne Bewußtseinstrübung. Am häufigsten werden sie beim katatonen Symptomenkomplex bei der Schizophrenie beobachtet, seltener bei hirnorganischen Syndromen, wie bei der Paralyse, Encephalitis, fortgeschrittener arteriosklerotischer Demenz, der symptomatischen und genuinen Epilepsie und hin und wieder bei der Hysterie als Konversionssymptom. Über die zentral-nervösen Substrate hatte sich insbesondere KLEIST Gedanken gemacht. Zu einer verbindlichen Lokalisation der Störungen kam er zwar nicht, vermutete aber, daß Prozesse des Schläfenlappens mit Druckwirkungen auf den Hirnstamm oder Prozesse im Hirnstamm selbst zu Echoerscheinungen führen.

Literatur
BASTIAN, C.: Über Aphasie und andere Sprachstörungen. Leipzig: W. Engelmann 1902.
BOSTROEM, A.: Katatone Störungen. In: Handbuch der Geisteskrankheiten. Hrsg. O. BUMKE. 2. Band, Allg. Teil II. Berlin: Springer 1928.
ISSERLIN, M.: Aphasie. In: Handbuch der Neurologie. Hrsg. O. BUMKE, FOERSTER, O. Bd. VI, Teil IV. Berlin: Springer 1936.
KLEIST, K.: Gehirnpathologie. Leipzig: J. A. Barth 1934.
KRAEPELIN, E., LANGE, I.: Psychiatrie. Leipzig. J. A. Barth 1927.
PICK, A.: Die neurologische Forschungsrichtung in der Psychopathologie und andere Aufsätze. Beih. Mschr. Psychiatr. H. 13. Berlin: Karger 1921.
STENGEL, E.: Speech disorders and mental disorders. In: Disorders of language. Ed. DE REUCK, A. V. S., O'CONNOR, M., CHURCHILL, J. u. A. London 1964.

S. WIESER

Echographie → Echoerscheinungen

Echolalie → Echoerscheinungen

Echopraxie → Echoerscheinungen

Eichung

In der psychologischen Testtheorie versteht man unter Eichung die Gewinnung von Normdaten. Normdaten erlauben Aussagen über die relative Position eines Individuums innerhalb einer bestimmten Population. Normdaten werden, nachdem die Testkonstruktion abgeschlossen worden ist (→ Itemanalyse, Itemselektion), an der Stichprobe der Itemanalyse oder an neuen Stichproben gewonnen. Die Testrohwerte werden meistens in allgemein gebräuchliche Normskalen transformiert (linear oder nicht-linear); als Normskalen finden Verwendung: Standardwerte (z. B. M = 100, s = 10; M = 50, s = 10), Prozentrangnormen, Äquivalentnormen (z. B. Intelligenzalter). Testnormen sind nicht von unbeschränkter Gültigkeit und müssen von Zeit zu Zeit überprüft werden.

Literatur
LIENERT, G. A.: Testaufbau und Testanalyse. 3. Aufl. Weinheim: Beltz 1969.

U. BAUMANN

Eidetische Bilder → Halluzination

Eifersuchtswahn → Denkstörungen

Einengung des Denkens → Denkstörungen

Einfühlbarkeit → Denkstörungen

Einheitspsychose

Dem Gedanken der Einheitspsychose, Ausdruck eines in der Geschichte der Psychiatrie wiederholt auftretenden monistischen Interpretationsbedürfnisses der Vielfalt psychopathologischer Phänomene, begegnet man prinzipiell bereits in der Antike bei ARETÄUS VON KAPPADOKIEN (er lebte am Ende der Regierungszeit Neros, der zweiten Hälfte des 1. Jahrhunderts n. Chr.), der Manie und Melancholie als einheitliches Krankheitsbild betrachtete. Ihren Höhepunkt erreichten unizistische Bestrebungen im Zeitalter der Romantik. Schlüsselfigur der mit dem Problem der Einheitspsychose befaßten Persönlichkeiten war der Psychiater A. ZELLER (1804–1877). Den Traditionen des Pietismus verpflichtet, stand er unter dem Einfluß AUTENRIETHS

(1782–1835), dem Tübinger Internisten, der in Anlehnung an SYDENHAM (1624–1689) die Lehre einer inneren Verwandtschaft der Krankheiten und die Möglichkeit des Überganges einer in die andere Krankheit (transmotio morborum) vertrat. Durch AUTENRIETH lernte ZELLER die Lehren REILS (1759–1813) kennen, nach dessen Überzeugung u. a. fast alle „Verrücktheiten" von einer Art der Melancholie begleitet werden. (J. C. REIL: „Über die Erkenntnis und Kur der Fieber", 4. Bd. 2. Aufl. 1799–1815.)

1824 gewann ZELLER die Freunschaft des Berliner Verlegers REIMER, dessen Haus Brennpunkt der Berliner Spätromantik wurde. Hier lernte er SCHLEIERMACHER kennen, dessen Theologie und Religionsphilosophie ihn nachhaltig beeindruckten. Die psychosomatische Einheit des Menschen wurde für ZELLER oberster Grundsatz, eine Einsicht von quasi axiomatischem Charakter. Er bestimmte das gesamte wissenschaftliche Lebenswerk. Die Alternative Psychogenese oder Somatogenese der Geisteskrankheiten verblaßte angesichts dieser Einheitsidee für ihn zu einem Problem zweiten Ranges.

Nach der Auseinandersetzung mit GUISLAINS (1797–1860) „Traitée sur les phrenopathies, ou doctrine nouvelle des maladies mentales" (Brüssel 1833), der Seelenstörungen aus einer durch abnorme Reize hervorgerufenen Verletzung der psychischen Sensibilität ableitete und die Melancholie für die „alteration fondamentale" jeder Geistesstörung und den Anfang jeder Psychose hielt, formulierte ZELLER eine zusammenfassende Darstellung seiner psychopathologischen Systematik. Er unterschied: 1. die Schwermut oder Melancholie, 2. die Tollheit oder Manie, 3. die Verrücktheit oder Paranoia, 4. den Blödsinn oder die Amentia. In Übereinstimmung mit GUISLAIN hielt er die Schwermut für die Grundform und Basis *jeder* Seelenstörung. Er betrachtete die Hauptformen der Seelenstörungen als Stadien, die keiner bestimmten Regel folgend durchlaufen werden. Geisteskrankheit beginnt mit Melancholie oder dem der Melancholie synonymen Seelenschmerz, der durch eine Irritation des Bauchgangliensystems (REIL) hervorgerufen wird, später durch Irritation des Cerebralsystems (REIL) in Irrsinn übergeht.

GRIESINGER (1817–1868) entwickelte in Fortbildung der Zellerschen Anschauungen ein neues Modell der Einheitspsychose. Er vertrat den obersten Grundsatz der Somatiker, Irresein stelle ein Epiphänomen beliebiger somatischer Krankheiten dar, für psychotische Zustände seien allein *die* psychischen Symptome ausschlaggebend, die als Herd der Störung das Gehirn anzeigten.

In der Studie „Über psychische Reflexaktionen" (1843) übertrug GRIESINGER den Reflexbegriff unter den Einfluß HERBARTS (1776–1841) auf Psychologie und Psychopathologie. HERBARTS Absicht, durch den französischen und angelsächsischen Sensualismus beeinflußt, zielte auf eine Auflösung der alten Begriffe der Seele und des Seelenvermögens durch konsequente Anwendung des Assoziationsgedankens.

GRIESINGER sieht den „Ursprung der Vorstellungen" in den zentripetalen Eindrücken der Empfindungen, die im Hirn zu Vorstellungen und Bestrebungen integriert werden. Wenn das Rückenmark den mittleren Tonus der Muskulatur reguliert, so entsteht im Hirn aus den verstreuten Vorstellungen ein psychischer Tonus, den man auch als Gemüt und Charakter bezeichnet. Der *pathophysiologischen Reflexhemmung* entspricht im Psychischen die Hemmung des Übergangs der Vorstellungen in Strebungen durch andere Vorstellungen, die eine Minderung des psychischen Tonus bewirkt und dadurch eine Störung der Besonnenheit, Kernsymptom jeder Psychose, verursacht. Der Zustand der Depression ist für GRIESINGER in der Mehrzahl der Fälle Ausgangspunkt aller weiteren psychischen Störungen. Der Stadienlehre der Geistesstörungen seines Lehres ZELLER verbunden, glaubte er jedoch konträr zu ihm, in allen psychischen Krankheiten „jedesmal Erkrankungen des Gehirns zu erkennen" (Pathologie und Therapie der psychischen Krankheiten, § 1, 1845).

Kritik erfuhr diese Konzeption der Einheitspsychose GRIESINGERS durch SNELL (1817–1892), der in einem Vortrag „über Monomanie als primäre Form der Seelenstörung" (Allgemeine Zeitschrift für Psychiatrie 1865, S. 368) anhand von 8 Fällen, die man heute als paranoid-halluzinatorische Schizophrenie diagnostizieren würde, die Monomanie oder den Wahnsinn als primäre Geistesstörung darstellte und damit ein entscheidendes Argument gegen die Zeller-Griesingersche Lehre der Einheitspsychose formulierte.

Unter Einfluß COMTES (1797–1858), Mitbegründer des philosophischen Positivismus, entwickelte H. NEUMANN (1814–1884) eine auf naturwissenschaftlicher Analyse begründete metaphysische und religiöse Fragen ausklammernde, psychopathologische Theorie der Einheitspsychose.

NEUMANN hält an einer *einzigen* Art der Seelenstörung fest, die er „Irrsinn" nennt. Autochthone Formen der Geistesstörung lehnt er ab, es handelt sich vielmehr um psychopathologisch differenzierbare Stadien ein und desselben Grundprozesses. Die Gruppe der affektiven Psychosen, die GRIESINGER, seinem Lehrer ZELLER folgend, den nichtaffektiven gegenüberstellte, werden im System NEUMANNS vernachlässigt.

Trotz übereinstimmender Grundgedanken ist die Auffassung NEUMANNS von der romantischen Zeller-Griesingerschen „Einheitspsychose" abzugrenzen. Nach einem Vorschlag G. ZELLERS (1961) sollte man in Zukunft ZELLER-GRIESINGER und NEUMANN nicht mehr in einem Atemzug nennen.

Die Tradition der Lehre von der Einheitspsychose läßt sich über NEUMANN und KAHLBAUM (1828–1899) bis zu ARNDT (1835–1900) verfolgen.

Mit KRAEPELIN (1856-1926) verliert der Gedanke der Einheitspsychose an Aktualität, wurde aber von JASPERS (1913) mit der Begründung wieder aufgegriffen, die Krankheitseinheit sei eine regulative Idee im Sinne KANTs. „Der Begriff eine Aufgabe, deren Ziel zu ereichen, unmöglich ist" (Allgemeine Psychopathologie 6. Aufl. 1953, S. 476 ff.). KRAEPELIN selbst äußerte 1920 unter dem Einfluß der Anschauungen HOCHES zur Bedeutung des Symptomenkomplexes Zweifel an der von ihm inaugurierten Zweiteilung der endogenen Psychosen. Von der Evolutionstheorie bestimmt sprach er von „vorgebildeten Einrichtungen des Organismus", aus denen sich die ineinander übergehenden Formen der Geisteskrankheiten als selbständig gewordene Rudimente der ontogenetischen Rekapitulation früher phylogenetischer Stadien, die nur unzureichend durch phylogenetische Neuerwerbungen gesteuert werden, erklären lassen.

Für SCHNEIDER sind „Cyclothymie" und „Schizophrenie" typologische Unterscheidungen, die sich nicht als scharf getrennte Einheiten beschreiben lassen, sondern „untereinander *alle* Übergänge erlauben", wenn auch die Symptome ersten und zweiten Ranges in wechselnder Verteilung und die bekannten Symptome manisch-depressiven Irreseins als „Merkmale einer Zustand-Verlaufsbildung" die „Diagnosen" Schizophrenie und Cyclothymie in der Regel ermöglichen.

WEITBRECHT entwickelte in verschiedenen psychopathologischen Studien über endoforme, körperlich begründbare Syndrome sowie über die Unspezifität psychopathologischer Symptome, cum grano salis den schon früher von SPECHT, später von RÜSSOW und LLOPIS vertretenen Standpunkt der Einheitspsychose, ohne die typologische Verschiedenheit der endogenen Psychosen dabei aus dem Auge zu verlieren.

Differentialtypologische Probleme endogener Psychosen führten JANZARIK zu einer neuen Fassung der Einheitspsychose als psychopathologischer Leitidee mit der Tendenz über nosologische Abgrenzungen hinaus, *ausschließlich* psychologische Zusammenhänge zu berücksichtigen und Übergänge zwischen vorwiegend schizophrenen Psychosen als Stufen eines einheitlichen Strukturwandels zu untersuchen. JANZARIKs Grundidee ist das einheitspsychotische Prinzip einer dynamischen Entgleisung. „Aus der Verschränkung des produktiven Prinzips mit individuellen Strukturen, aus seiner Unterlagerung durch eine Insuffizienz der Dynamik und aus der Komplizierung durch Störungen der Vigilität und des Informationsflusses lassen sich die psychotischen Syndrome als Querschnittsbilder und Verlaufsgestalten herleiten und auf ihrem Weg zur Abwandlung – Insuffizienz – und Abbausyndromen verfolgen."

Neben EY (1963), der ähnlich wie KRAEPELIN durch JACKSONs Schichtungsmodell angeregt, eine einheitspsychotische Konzeption vorlegte, die als „Desintegration der Persönlichkeit" alle Formen psychischer Erkrankung von den Neurosen und Psychopathien bis zu den endogenen Psychosen umfaßt, entwickelte CONRAD (1958) seine von der Gestaltpsychologie bestimmte Interpretation der Einheitspsychose.

Die in den letzten Jahrzehnten beobachteten Phänomene einer pharmakogenen Pathomorphose (HIPPUS u. SELBACH, 1961; PETRILOWITSCH, 1966 u. a.) bewirkten eine zunehmende Relativierung nosologischer Abgrenzungen und brachten, im Gegensatz zu der seit KRAEPELIN gebräuchlichen Systematik, den Gedanken der Einheitspsychose offen oder latent wieder zur Geltung. RENNERT entwickelte 1965 eine weitere Hypothese zur „Universalgenese der Psychosen (Einheitspsychose)". Die Möglichkeiten der Manifestation psychischer Krankheitsprozesse sieht er als ein langgezogenes (dabei dreidimensionales) ziemlich kontinuierliches Spektrum psychotischer Syndrome, das aufgrund verschiedener somatopsychischer Konstellationen, unterschiedlicher Persönlichkeitsstrukturen und übriger endogener und exogener Bedingungen bestimmte statistische „Verdichtungen" erkennen läßt, die besonderen klinischen Bildern entsprechen".

Eine grundsätzliche Grenzziehung in Pathogenese, Symptomatologie und Verlauf zwischen schizophrenen und cyclothymen Formen, zu denen ohnehin die große Zwischengruppe „atypischer Psychosen" kommt, werden von RENNERT abgelehnt und die Manifestationsmöglichkeiten der beobachtbaren Syndrome mit einem langgezogenen Spektralband verglichen, das aufgrund der multifaktoriellen Bedingungen klinisch annähernd typisierbare Krankheitsbilder hervortreten läßt.

Geschichte und Problematik der Einheitspsychose lassen erkennen, daß die ätiologisch-symptomatologische Krankheitslehre KRAEPELINs, welche die alte romantische Einheitspsychose ablöste, in neuerer Zeit durch die Lehre von der Unspezifität psychopathologischer Symptome, den Einfluß der Evolutionslehre, die Substitution der Assoziationspsychologie durch Ganzheits- und Gestaltpsychologie sowie die speziellen Erfahrungen der Psychopharmakologie in Frage gestellt wird. Eine nosologisch orientierte Psychiatrie wird zunehmend durch eine psychopathologische Syndromlehre ersetzt, die aufgrund der in den verschiedenen Psychoseformen gefundenen homologen Symptome oder Symptomverbände, eine neue Tendenz zur Einheitspsychose erkennen läßt.

Literatur

CONRAD, K.: Die beginnende Schizophrenie. Stuttgart: Thieme 1958.
EY, H.: Esquisse d'une conception organo-dynamique de la structure, de la nosographie et de l'éthiopathogénie des maladies mentales. In: Psychiatrie der Gegenwart. Bd. 1/2. Berlin Göttingen Heidelberg: Springer 1963.
HOCHE, A.: Die Bedeutung der Symptomenkomplexe in der Psychiatrie. Zbl. ges. Neurol. Psychiat. 5, 804–810 (1912).

Einsicht

JANZARIK, W.: Dynamische Grundkonstellationen in endogenen Psychosen. Berlin: Springer 1959.
JANZARIK, W.: Nosographie und Einheitspsychose. In: Schizophrenie und Zyklothymie, Hrsg. HUBER, G. Stuttgart: Thieme 1969 (s. dort weiterführende Literatur).
JASPERS, K.: Allgemeine Psychopathologie. 1. Aufl. Berlin: Springer 1913.
KRAEPELIN, E.: Die Erscheinungsformen des Irreseins. Z. ges. Neurol. Psychiat. 62, 1–29 (1920).
LEIBBRAND, W., WETTLEY, A.: Der Wahnsinn. Geschichte der abendländischen Psychopathologie. Freiburg München: Alber 1961.
LLOPIS, B.: Das allen Psychosen gemeinsame Axialsyndrom. Fortschr. Neurol. Psychiat. 28, 106–129 (1960).
RENNERT, H.: Die Universalgenese der endogenen Psychosen. Fortschr. Neurol. Psychiat. 33, 251–272 (1965) (s. dort weiterführende Literatur).
RENNERT, H.: Zum Modell „Universalgenese der Psychosen". Aspekte einer unkonventionellen Auffassung der psychischen Krankheiten. Fortschr. Neurol. Psych. I, 50, 1982.
SPECHT, G.: Zur Frage der exogenen Schädigungstypen. Z. ges. Neurol. Psychiat. 19, 104–116 (1913).
VLIEGEN, J.: Die Einheitspsychose. Geschichte u. Problem. Stuttgart: Enke 1980.
WEITBRECHT, H. J.: Zur Frage der Spezifität psychopathologischer Symptome. Fortschr. Neurol. Psychiat. 25, 41–56 (1957).
WEITBRECHT, H. J.: Das Syndrom in der psychiatrischen Diagnose. Fortschr. Neurol. Psychiat. 27, 1–19 (1959).
ZELLER, G.: Die Geschichte der Einheitspsychose vor Kraepelin (unveröffentlichte, durch die 77. Wanderversammlung südwestdeutscher Neurologen und Psychiater 1961 preisgekrönte Abhandlung zum Thema: Geschichte der Einheitspsychose).

J. VLIEGEN

Einsicht

Einsicht ist eine mit Erkennen von Zusammenhängen eines Sachverhalts oder Geschehens verbundene Form der Wahrnehmung. Eine besondere Bedeutung hat dieser Begriff in der Beantwortung der Frage gewonnen, ob Tiere sich lediglich instinktmäßig oder auch einsichtsvoll verhalten. W. KÖHLER (1917) spricht bei seinen bekannten Versuchen mit menschenähnlichen Affen vom Verhalten mit „Einsicht". Er kommt zu dem Ergebnis, daß seine Tiere nicht nur durch instinktmäßig festgelegte bzw. schon bekannte Verhaltensweisen und nicht lediglich durch reinen Zufall, sondern durch Einsicht ihre Aufgaben lösen. Folgende Merkmale einer einsichtsvollen Handlung bei der Lösung einer Aufgabe werden besonders herausgestellt: 1. Die Lösung tritt plötzlich ein. 2. Das Verhalten verläuft im ganzen kontinuierlich und ohne Zaudern. 3. Das Verhalten paßt sich dem Problem an. Weitere charakteristische Zeichen einsichtsvollen Verhaltens sind: a) Inspektion und Untersuchung von Situationen. b) Pausen, gepaart mit konzentrierter Aufmerksamkeit. c) Leichte Repetition einer Lösung. Zu unterscheiden ist zwischen Problemeinsicht und Lösungseinsicht. Problemeinsicht besteht bei Tieren bereits, wenn sie erkennen, daß das angestrebte Ziel im Augenblick wegen eines Hindernisses nicht zu erreichen ist. Sehen sie weitere Wege zur tatsächlichen Erreichung des Zieles, kommt es zur Lösungseinsicht. Lösungseinsicht setzt stets Problemeinsicht voraus.

Die Grade der Einsicht sind auch bei Affen verschieden. Einige Tiere können lediglich einsehen, daß Futter an einer Schnur durch Herunterziehen der Schnur zu erlangen ist; andere, daß ein Stock zum Heranangeln verwendet werden muß; wieder andere, daß das Heranschieben einer Kiste oder das Aufeinanderstapeln von Kisten oder sogar das Ineinanderschieben von Teilen einer Angelrute zur Erreichung des Zieles notwendig sind. Viele Aufgaben werden von Tieren allerdings nur durch Versuch und Irrtum und durch Zufall gelöst.

Beim menschlichen Erkennen und Handeln spielt Einsicht tagtäglich eine große Rolle. In der Selbstbeobachtung wird sie als plötzlicher Einfall, als „Aha-Erlebnis" (BÜHLER), als „Einschnappen", „Ineinanderkippen" (WERTHEIMER) erlebt. Besondere Bedeutung besitzt sie beim produktiven Denken, beim Vorgang der Erfindung und überhaupt beim Finden von etwas Neuem. Beim Akt des sittlichen Erkennens, Wollens und Handelns stellt Einsicht ein Grundprinzip dar. Bei der strafrechtlichen Beurteilung einer Tat gilt: Ohne Schuld handelt, wer bei Begehung der Tat wegen einer krankhaften seelischen Störung, wegen einer tiefgreifenden Bewußtseinsstörung oder wegen Schwachsinns oder einer schweren anderen seelischen Abartigkeit unfähig ist, das Unrecht der Tat einzusehen oder nach dieser Einsicht zu handeln. (§ 20 STGB)

Bei allen seelischen Krankheiten ist die Fähigkeit zur Einsicht gestört. Oft scheint gerade diese Störung zum Kern der Krankheit zu gehören. Sie zeigt sich vor allem in der mangelhaften Krankheitseinsicht. Bei einer großen Zahl von körperlich begründbaren und endogenen Psychosen kann die Krankheitseinsicht mehr oder minder oder gar völlig fehlen. Obwohl schwere Krankheitssymptome vorliegen, sehen die Kranken das nicht ein oder lehnen es geradezu ab, überhaupt krank zu sein. Oft betonen sie sogar immer wieder, sie seien völlig gesund. Es ist ihnen unmöglich, die Tatsache des Krankseins oder gar seine Zusammenhänge einzusehen und zu erkennen. Der Grund kann einmal in der durch die Hirnkrankheit verursachten Demenz und dem damit zusammenhängenden Persönlichkeitsabbau liegen. Zum anderen lehnen viele endogen depressive Patienten ein Kranksein deshalb ab, weil sie glauben, nicht krank, sondern schlecht und verkommen zu sein. Viele Eifersuchtswahnkranke sind von der Realität ihrer Vorstellungen und ihrem Gesundsein mehr als überzeugt, leben allerdings in der ständigen Furcht, als geisteskrank angesehen zu werden. Bei Neurosen führt nach FREUD die Einsicht in die unbewußten Zusammenhänge der Störungen und ihrer Entstehung zur Besserung und Heilung. Keineswegs in allen Fällen hat aber die Einsicht diese heilende Wirkung. Sie kann auch eine zusätzliche Belastung darstellung und die Störungen verhärten oder steigern.

Literatur
BÜHLER, K.: Die geistige Entwicklung des Kindes. Jena: Fischer 1918.
KALONA, G.: Organizing and memorizing. New York: 1940.
KATZ, D.: Handbuch der Psychologie. Basel: Schwabe 1951.
KÖHLER, W.: Intelligenzprüfungen an Menschenaffen. Unv. Nachdruck, 2. Aufl. Berlin Göttingen Heidelberg: Springer 1963.
KOFFKA, K.: Principles of gestalt psychology. London: 1935.
PAULEIKHOFF, B.: Zur Psychologie und Psychopathologie der Kritikfähigkeit. Fortschr. Neurol. Psychiat. 22, 493 (1954).
SCHELER, M.: Der Formalismus in der Ethik und die materielle Wertethik. 4. Aufl. Bern: Francke 1954.
WEITBRECHT, H. J.: Psychiatrie im Grundriß. 2. Aufl. Berlin Heidelberg New York: Springer 1968.
WERTHEIMER, M.: Produktives Denken. Frankfurt: Kramer 1957.

B. PAULEIKHOFF und H. MESTER

Einstellstörung

Unter diesem Begriff wird seit GRÜNTHAL (1923) eine krankhafte Veränderung der Denktätigkeit verstanden, die ein wesentliches Merkmal des amnestisch-konfabulatorischen Symptomenkomplexes darstellt. Sie äußert sich in einer Erschwerung oder Unmöglichkeit, aus einem einmal eingeschlagenen Gedankenkreis herauszukommen und Beziehungen zu solchen Vorstellungen herzustellen, die außerhalb dieses Kreises gelegen sind. Schon PICK (1915) hatte das Korsakow-Syndrom von denkpsychologischen Ansätzen her untersucht und dabei ein gänzlich beziehungsloses Nebeneinander unvereinbarer Gedanken, das Fehlen eines Korrekturbedürfnisses und das starre Festhalten an der einmal eingeschlagenen Gedankenrichtung bemerkt. Über PICK hinausgehend fand GRÜNTHAL eine mangelnde Beziehungssetzung von gerade bestehenden Vorstellungen zur Gesamterfahrung. Hieraus ergibt sich oft für derartige, dem aktuellen Denken fernliegende Inhalte eine Reproduktionsstörung, die wie ein Merkverlust aussieht. Wo diese Einstellstörung rein vorkommt, was nach GRÜNTHAL übrigens selten ist, liegt kein echtes Vergessen in dem Sinne vor, daß seelisches Material verblaßt und dadurch unverwertbar geworden ist, sondern es handelt sich um eine Absperrung, um eine mangelnde Verfügbarkeit über potentiell vorhandenes Wissen. Infolge der Beziehungslosigkeit des Denkens können neue Wahrnehmungen nicht mehr in das Zeitgitter oder in übergreifende Sinnzusammenhänge eingegliedert werden; ein solches, von der Gesamterfahrung isoliertes, ungeordnetes Wissen ist natürlich besonders schlecht auffindbar und reproduzierbar. Im Gegensatz dazu sind die älteren Gedächtnisspuren leichter begehbar. Die beim amnestischen Symptomenkomplex vorherrschenden Inhalte knüpfen daher meist an gewohnte Lebenslagen oder frühere, oft gefühlsbetonte Gedanken an; sie werden – da korrigierend wirkende Vergleichsmöglichkeiten fehlen – selbst dann für real und gegenwärtig gehalten, wenn sie mit den vor Augen liegenden Tatsachen offensichtlich nicht übereinstimmen.

Durch die mit der Einstellstörung gegebene Beziehungslosigkeit des Denkens werden also nicht nur ein großer Teil der Merkausfälle, sondern auch die Desorientiertheit und die Tendenz zur konfabulatorischen Situationsumdeutung erklärt. Die strukturanalytischen Untersuchungen von BÜRGER-PRINZ und KAILA (1930) haben allerdings gezeigt, daß der Begriff der Einstellstörung als Erklärungsprinzip für den amnestischen Symptomenkomplex noch in einer Reihe von anderen Faktoren auflösbar ist, die ihrerseits erst die Bedingungen für das Auftreten von Einstellstörungen schaffen. Die Einstellung ist nach diesen beiden Autoren nicht nur eine Angelegenheit des Denkens und der einzelnen Aktvollzüge, sondern betrifft die Gesamtverfassung des Menschen und stellt eine trieb-, affekt-, gefühls- und denkmäßig unterbaute Haltung dar, mit der eine Persönlichkeit erst an das Denken und Handeln herangeht. Bei dieser Fassung bekommt der Begriff „Einstellung" große Ähnlichkeit mit dem Situationsbegriff von ELIASBERG u. FEUCHTWANGER (1922). Der Einstellstörung liegt vor allem eine Aktivitätsminderung, eine Lahmlegung der „Vitalsphäre" zugrunde. Damit hängt es zusammen, daß die Kranken in einer einmal eingenommenen Situation verharren und häufig nur durch einen Anstoß von außen auf ein neues Geleis umgestellt werden können. Auch nach ZEH (1961) sind die Beeinträchtigung von Situation und Einstellung lediglich als Epiphänomene bestimmter elementarer Störungen des Denkens, der Persönlichkeit und des Antriebs anzusehen; die Einstellstörungen werden daher in der strukturanalytischen Betrachtung dieses Autors zu den Allgemeinerscheinungen des „Zwischenbereichs" gerechnet, die zwischen den aus der Tiefe wirksamen elementaren Störungen und den amnestischen Erscheinungsbildern eine vermittelnde Rolle spielen.

Literatur
BÜRGER-PRINZ, H., KAILA, M.: Über die Struktur des amnestischen Symptomenkomplexes. Z. ges. Neurol. Psychiat. 124, 553–595 (1930).
ELIASBERG, W., FEUCHTWANGER, E.: Zur psychologischen und psychopathologischen Untersuchung und Theorie des erworbenen Schwachsinns. Z. ges. Neurol. Psychiat. 75, 516–595 (1922).
GRÜNTHAL, E.: Zur Kenntnis der Psychopathologie des Korsakowschen Symptomenkomplexes. Mschr. Psychiat. Neurol. 53, 53–132 (1923).
GRÜNTHAL, E.: Über das Symptom der Einstellungsstörung bei exogenen Psychosen. Z. ges. Neurol. Psychiat. 92, 255–266 (1924).
PICK, A.: Beitrag zur Pathologie des Denkverlaufes beim Korsakow. Z. ges. Neurol. Psychiat. 28, 344–383 (1915).
SCHEID, K. F.: Die Psychologie des erworbenen Schwachsinns. Zbl. ges. Neurol. Psychiat. 67, 1–55 (1933).
WEITBRECHT, H. J.: Psychiatrie im Grundriß. Berlin Göttingen Heidelberg: Springer 1963.
ZEH, W.: Die Amnesien. Stuttgart: Thieme 1961.

H. LAUTER

Einwilligung (des psychisch Kranken)

Einwilligung des Patienten in ärztliche Maßnahmen, in erster Linie in die Einweisung ins Krankenhaus und in die Behandlung, ist juristische Voraussetzung dafür, daß sie dem Arzt nicht als Freiheitsberaubung oder Körperverletzung vorgeworfen werden können. Rechtswirksam ist die Einwilligung jedoch nur, wenn sie nach entsprechender → Aufklärung des Patienten gegeben wurde („informed consent") und wenn der Patient einwilligungsfähig ist; außerdem muß der Patient rechtsfähig sein und ohne Zwang freiwillig entscheiden können. Da Einwilligungsfähigkeit bei jedem Patienten bis zum Beleg des Gegenteils unterstellt wird (oder zumindest sollte), ergeben sich Zweifel an ihr am häufigsten dann, wenn der Kranke Maßnahmen ablehnt, die vom Arzt als notwendig angesehen werden. Erscheinen die Gründe für die Ablehnung nicht unmittelbar einleuchtend, dann taucht die Frage auf, ob sie Ausdruck psychischer Krankheit ist. Diese Frage muß übrigens auch bei bereits bekannter psychischer Krankheit jeweils geprüft werden, da diese die Einwilligungsfähigkeit weder in jedem Fall, noch gegebenenfalls immer vollständig oder auf Dauer beeinträchtigt und deshalb keineswegs automatisch zur Annahme einer Einwilligungsunfähigkeit führen darf. Auch ein nach dem jeweiligen Freiheitsentziehungs- (FE)-, Unterbringungs (UG)- oder Gesetz für psychisch Kranke (Psych. KG) in einer geschlossenen Abteilung gegen seinen Willen untergebrachter Patient darf nicht zwangsläufig als unfähig angesehen werden, in eine Behandlung einzuwilligen. Die Einwilligungsfähigkeit muß nicht global gestört sein. Sie ist weder mit der Geschäftsfähigkeit noch mit der Zurechnungsfähigkeit identisch. Sie kann nach verschiedenen Kriterien geprüft werden.

Grundsätzlich kann die Prüfung einem objektiven und/oder einem subjektivem Modell folgen: Nach dem objektiven Modell wird das *Verhalten* des Patienten mit dem eines „vernünftigen" Menschen verglichen, ohne daß berücksichtigt wird, ob der Patient aufklärende Informationen auch verstanden hat. Das subjektive Modell ist hingegen ausschließlich daran orientiert, ob der Patient die gegebene Aufklärung tatsächlich *versteht*, ohne Rücksicht auf das Verhalten des Patienten – und sei es noch so psychotisch oder bizarr (MEISEL et al.). Ausschließlich dem letztgenannten Modell folgen die Kriterien der Canadischen Psychiatrischen Vereinigung; danach soll sich der Psychiater vor Feststellung einer Einwilligungsunfähigkeit vergewissert haben, daß der Patient den Zustand, auf den die vorgeschlagene Maßnahme zielt, und/oder die Art und den Zweck der Maßnahme, und/oder deren Vorteile und Risiken, und/oder die Vorteile und Risiken, wenn er sich der Maßnahme nicht unterzieht, nicht versteht (CAHN). Elemente des subjektiven wie des objektiven Modells finden sich in einer umfänglicheren Liste von Kriterien, nach denen Zweifel an der Einwilligungsfähigkeit begründet sind, wenn 1. der Patient sich so verhält, als könne er eine *Wahlmöglichkeit nicht nutzen*, also z. B. bei katatonem oder depressivem Stupor, bei psychotischer Ambivalenz, katatoner (oder auch manischer) Erregung, bei schweren Zwangszuständen; wenn 2. der Patient die gegebene *Information nicht wirklich versteht*, also sie etwa nicht richtig wiedergeben kann, z. B. bei erheblicher geistiger Behinderung oder dementiellen Zuständen, bei Störungen der Orientierung, der Aufmerksamkeit, der Merkfähigkeit im Rahmen psychotischer Episoden; wenn 3. der Patient verstandene *Information* für realitätsbezogene, vernünftige und angemessene Entscheidungen *nicht nutzen* kann, z. B. bei Wahn, Halluzinationen, schweren formalen Denkstörungen, ausgeprägten Affektstörungen, exzessiver Abhängigkeit; wenn 4. der Patient *keine wirkliche Einsicht* in die Natur seiner Situation und seiner Krankheit hat, also etwa in das Faktum seiner Erkrankung oder deren Schwere oder seiner Hilfs- bzw. Behandlungsbedürftigkeit, z. B. bei Einschränkung abstrakten Denkens oder bei wahnhaften Realitätsverzerrungen im Rahmen psychotischer Erkrankungen; wenn 5. der Patient sich *nicht authentisch*, d. h. nicht mehr in Übereinstimmung mit seinen eigenen, „charaktergebundenen" Werten, Zielen, Haltungen, entscheidet, z. B. bei Manien, wahnhaften Depressionen oder Schizophrenien.

Die Feststellung dieser Kriterien bedarf bei dem 1. Kriterium nur der Verhaltensbeobachtung, bei dem 2.–4. Kriterium der Exploration des aktuellen psychopathologischen Befundes, bei dem 5. Kriterium überdies der Exploration der (biographischen) Anamnese. Insofern steigen in dieser Reihenfolge die Prüfungsanforderungen und gleichzeitig jeweils die Schwelle für die Annahme der Einwilligungsfähigkeit (ROTH et al.).

Die Beurteilung der Einwilligungsfähigkeit ist nicht einfach, erfordert Erfahrung und ist mit Unsicherheit belastet. Letztere resultiert daraus, daß die Beurteilungskriterien regional unterschiedlich, zeitlich – vor allem in den letzten Jahren – veränderlich und nicht immer eindeutig definiert und klar festzustellen sind: Zu einer erheblichen Kriteriumsvarianz kann also noch eine bedeutende Beobachtungsvarianz hinzukommen.

Ein Gedankenspiel verdeutlicht indessen schnell, in welche realitätsfernen Paradoxien eine zu große Regelungsdichte und streng formalistische Problembetrachtung führen kann: Um die Einwilligung zur Durchführung einer Untersuchung zu erhalten, müßte man zunächst untersuchen, ob der Patient einwilligungsfähig ist (!) – was aber eben ohne gültige Einwilligung nicht zulässig ist. Aber auch die Empfehlung, in Zweifelsfällen das Urteil eines unabhängigen zweiten Arztes einzuholen, ist schwer zu realisieren; ihr steht entgegen, daß gerade bei psychischen Erkrankungen der behandelnde Arzt den Zustand seines Patienten in der Regel am besten beurteilen kann, daß weiterhin dieses Verfahren in der oft gebotenen Eile nicht durchführbar ist, und daß schließlich die Untersuchung durch einen ihm unbekannten Arzt den Patienten verwirren und belasten könnte – abgesehen von der bei formalistischer Analyse zwangsläufigen Aporie, daß auch die Hinzuziehung eines zweiten Arztes der Einwilligung des Patienten bedürfte, deren Gültigkeit aber gerade Gegenstand des Zweifels und damit Grund der Zweitsicht ist.

In jedem Falle ist jedoch dringend zu empfehlen, die Gründe für Beurteilung und Vorgehen des Arztes sorgfältig zu dokumentieren. Wesentlich sind dabei Argumente der gegenseitigen Abwägung des Willens und der Einwilligungsfähigkeit des Patienten auf der einen gegen die Dringlichkeit und mögliche negative Folgen der Maßnahme wie Irreversibilität, Invasivität oder Schmerzen auf der anderen Seite. Lehnt ein einwilligungsunfähiger Patient eine notwendige und dringliche Maßnahme ab, dann muß der Arzt die Einwilligung seines gesetzlichen Vertreters einholen und – falls dieser nicht existiert – dessen Bestellung beim zuständigen Vormundschaftsgericht beantragen. Wenn (noch) keine Pflegschaft besteht, muß der Arzt prüfen, ob er wegen einer „vitalen Indikation" oder unter Berufung auf einen „übergesetzlichen Notstand" oder auch wegen „Gefahr im Verzuge" trotzdem behandeln muß bzw. darf.

Neben den bei Fehlen einer rechtswirksamen Einwilligung begründbaren Vorwürfen der Freiheitsberaubung und der Körperverletzung kann es auch zum Vorwurf der „unterlassenen Hilfeleistung" kommen. Er ist dann berechtigt, wenn der Arzt die Ablehnung einer notwendigen Maßnahme durch den Patienten akzeptiert, ohne geprüft zu haben, ob der Patient überhaupt einwilligungsfähig ist oder ob bei einem einwilligungsunfähigen Patienten die Ablehnung seinem mutmaßlichen oder natürlichen Willen entspricht.

Schließlich hat sich der Arzt gelegentlich auch mit dem Vorwurf auseinanderzusetzen, er habe eine Einwilligung des Patienten unterstellt, weil dieser die Maßnahme nicht abgelehnt hat. Diese Annahme sei aber möglicherweise unzutreffend, da er die Einwilligungsfähigkeit des Patienten nicht geprüft habe. Dem kann aber entgegengehalten werden, daß nach dem ersten der obengenannten Kriterien eine Einwilligungsfähigkeit schon dann angenommen werden kann, wenn das *Verhalten* des Patienten nicht offensichtlich dagegen spricht. Die eingangs beschriebene Realität jedoch, daß bei Ablehnung in der Regel weitere, auch am *Verständnis* des Patienten orientierte Kriterien zur Prüfung der Einwilligungsfähigkeit angewandt werden, ist Ausdruck einer Asymmetrie, die darin besteht, daß die Schwelle zur Prüfung und dann zur Annahme einer krankheitsbedingten Einwilligungsunfähigkeit bei Nichteinwilligung niedriger liegt als bei Einwilligung. „Da die Prüfung (der Einwilligungsfähigkeit) letztlich auf der Übereinstimmung zwischen der Entscheidung des Patienten und der einer vernünftigen Person oder der des Arztes beruht, ist sie zugunsten der Akzeptanz von Behandlung beeinflußt, auch wenn solche Entscheidungen von Menschen getroffen werden, die unfähig sind, Risiken und Nutzen der Behandlung abzuwägen. Mit anderen Worten: Wenn die Patienten sich nicht für den ‚falschen' Weg entscheiden, wird das Thema der Einwilligungsfähigkeit wahrscheinlich gar nicht auftauchen" (ROTH et al., 1977, S. 281). Für dieses De-facto-Verhalten des Psychiaters gibt es auch gute Gründe: Zum einen die Alltagserfahrung, daß Patienten nach Remission rückblickend die Beurteilung des Arztes oft für richtig halten; zum anderen und vor allem, daß in der Risikoabwägung, die der Arzt vorzunehmen hat, die psychologischen, sozialen und rechtlichen Risiken einer Pflegschaft oft (und zumal dann, wenn die nicht auszuschließende Einschränkung der Einwilligungsfähigkeit voraussichtlich vorübergehender Natur ist) höher einzuschätzen sind als das Risiko, eine ärztlich für notwendig, richtig und verhältnismäßig gehaltene Maßnahme ohne voll gültige Einwilligung durchzuführen. Ist aber die Einwilligungsfähigkeit bei fehlender Ablehnung bzw. konkludent gegebener Einwilligung krankheitsbedingt eingeschränkt, dann ist auch die Autonomie des Patienten aus den gleichen Krankheitsgründen, nicht aber durch die ärztlichen Maßnahmen eingeschränkt. Man denke nur daran, wie sehr ein depressiv gehemmter Patient Schuldgefühle entwickeln oder in zweifelndes Grübeln verfallen kann, nachdem er seine Einwilligung gegeben hat. Das bedeutet, daß hier der Psychiater im besten Interesse des Patienten handelt. Das Wohl des Patienten ist ihm oberstes Gesetz, nicht der Wille des Patienten, der in solchem Falle entweder krankheitsbedingt eingeschränkt oder für den Arzt nicht eindeutig erkennbar ist.

Dieser klinisch-pragmatische Versuch einer gleichsam externen Validierung der Einwilligungsfähigkeit wird durch den Versuch ihrer auch internen Validierung komplettiert. Er orientiert sich vor allem an dem letzten der erwähnten Prüfkriterien der Einwilligungsfähigkeit: Sie ist dann als eingeschränkt oder aufgehoben anzunehmen, wenn der Patient Selbstidentität und Selbstverfügbarkeit verliert, d. h. sich nicht mehr in Übereinstimmung mit seiner für ihn charakteristischen, früheren, „prämorbiden" Persönlichkeit befindet, der Sinnzusammenhang seines Lebens zerreißt, z. B. in der Manie, oder er sich nicht mehr anders, nicht mehr realitätsbezogen flexibel verhalten kann, z. B. in der Zwangsneurose. Das Problem dabei besteht darin, bei weniger klar strukturierten psychiatrischen Krankheitsbildern den Krankheitscharakter innerer Gründe und ihren Anteil am Gesamt der inneren Gründe (Antriebe, Motivationen) eines Menschen zu erkennen. Das ist bei qualitativ abnormer Psychopathologie (Psychosen) eindeutiger möglich als bei nur quantitativ abnormer Psychopathologie (Neurosen). Denn quantitativ abnorme Psychopathologie ist schwerer zu erfassen, und ihre Grenzen zum Normalen sind bei leichterer Ausprägung besonders unscharf. Die aus praktischen Gründen notwendige Grenzziehung enthält etwas Willkürliches. Dieses willkürliche Moment in der Definition von („schon") Krankheit an der Grenze zum („noch") Normalen wirft ein ethisches Problem auf, wenn es um die Einstellung zu den Folgen der Definition geht. Es ist darin begründet, daß das medizinische Modell der Krankheit dem Kranken Schutz gibt: Die Krankenversicherung übernimmt die Kosten und der Arzt die Verantwortung seiner Behandlung und Versorgung, sein abnormes Verhalten wird exkulpiert; gleichzeitig kann es ihm aber auch das Gefühl der Selbstverantwortung (für sein Fehlverhalten, für die Bemühung um dessen Überwindung) nehmen, sowie ihn als psychisch krank (als irreparabel, als störend, als versagend) stigmatisieren. Damit aber ist die Selbstverfügbarkeit des betroffenen Menschen nicht mehr nur durch die als Krankheit aufgefaßten inneren Gründe, sondern auch durch die Folgen der Krankenrolle eingeschränkt. Denn wenn – von eindeutiger Krankheit, vom zweifelsfreien, vollständigen und dauerhaften Verlust der Selbstverfügbarkeit aus – die Grenze weit ins Normale hineingezogen wird, dann kann tatsächlich vorhandene Selbstverfügbarkeit, Selbstverantwortung und soziale Freiheit abhanden kommen; wird die Grenze aber sehr eng gezogen – bis hin zur Aufgabe des Krankheitsmodells –, dann wird dem betroffenen Menschen (und auch seinen Nächsten) eine Verantwortung angelastet, die zu tragen er nicht imstande ist. Hier also, in der angemessenen Grenzziehung, die das Kosten-Nutzen-Verhältnis im Hinblick auf die Selbstbestimmung des betroffenen Menschen optimiert, liegt die Verantwortung des Psychiaters, Maß und Art der Einschränkung von noch erhaltener Selbstidentität und Selbstverfügbarkeit bei jedem seiner Patienten richtig zu erkennen: Zieht er die Grenze zu weit, dann verstößt er gegen das Selbstbestimmungsrecht des Patienten, zieht er sie zu eng, verstößt er gegen die ethische Maxime des Arztes, alles zum Wohle des Kranken zu tun und ihm nicht zu schaden, bzw. Schaden von ihm abzuwenden. Beide Konsequenzen haben einen fachlichen und einen ethischen Aspekt. In jedem Falle kann eine falsche Grenzziehung dem Patienten schaden: So kann sich im erstgenannten Fall eine regressive Passivierung, ein Hospitalismus, im letztgenannten Fall eine Krankheitsprogression, eine Selbst- oder Fremdgefährdung ergeben. Es ist also zunächst einmal eine psychiatrische Fachfrage, die Grenze der noch erhaltenen Autonomie des Kranken hier und jetzt richtig zu erkennen, um die schädlichen Folgen einer Fehleinschätzung zu vermeiden. In dem Maße jedoch, wie das psychiatrische Fachwissen für das anstehende Problem überhaupt noch nicht sicher genug oder ausreichend konkret ist, oder der Psychiater, der handeln muß, vorhandenes Fachwissen nicht parat oder aber Schwierigkeiten hat es anzuwenden, in diesem Maße werden die erforderlichen Entscheidungen des Psychiaters anfällig für außerfachliche Einflüsse, insbesondere für Grundeinstellungen, seien sie empirischer oder ideologischer Herkunft. Beispiele dafür sind Positionen, wie sie als kustodiale Verwahrpsychiatrie oder als emanzipatorische Antipsychiatrie markiert wurden. Der von SZASZ formulierten Position, daß Geisteskrankheit ein Mythos, ja ein Produkt der Psychiater sei, steht die Position von BIRLEY gegenüber, daß „der psychisch Kranke ein Recht darauf habe, auch gegen seinen Willen behandelt zu werden" (FINZEN).

Literatur
CAHN, C. H.: Consent in psychiatry. The position of the Canadian Psychiatric Association. Can. J. Psychiatry 25, 78–84 (1980).
FINZEN, A.: Psychiatrie–Politik–Ethik. Wende in der Psychiatrie. Spektrum Psychiatrie Nervenheilk 13, 198–211 (1984).
MACKLIN, R.: Problems of informed consent with the cognitively impaired. In: PFAFF, D. W. (Ed.) Ethical questions in brain and behavior, pp. 23–40. New York Berlin Heidelberg Tokyo: Springer 1983.
MACKLIN, R.: Treatment refusals: Autonomy, paternalism, and the "best interest" of the patient. In: PFAFF, D. W. (Ed.) Ethical questions in brain and behavior, pp. 41–56. New York Berlin Heidelberg Tokyo: Springer 1983.
MEISEL, A., ROTH, L. H., LIDZ, C. W.: Toward a model of the legal doctrine of informed consent. Amer. J. Psychiat. 134, 285–289 (1977).
ROTH, L. H., MEISEL, A., LIDZ, C. W.: Tests of competency to consent to treatment. Amer. J. Psychiat. 134, 279–284 (1977).
SCHÜNEMANN, H.: Einwilligung und Aufklärung von psychisch Kranken. Vers. R. 306–310 (1981).

H. HELMCHEN

Einzelfallstudie → Biographische Methode

Ejaculatio praecox
Von einer Ejaculatio praecox ist dann zu sprechen, wenn die Ejakulation sehr schnell eintritt und eine willentliche Kontrolle über den Zeitpunkt des Orgasmus nicht vorhanden ist. Zum klinischen Problem wird sie dann, wenn die Ejakulation schon bei Petting-Kontakten („ante portas") oder beim Einführen des Gliedes oder unmittelbar danach eintritt. Sie kann ein isoliertes Problem sein oder, häufiger nach längerem Bestehen, mit Erektionsstörungen verbunden sein; gelegentlich wird ein wenig intensives Orgasmuserleben angegeben.
Wie bei anderen funktionellen Sexualstörungen auch ist bei der Ejaculatio praecox die Intensität und der Verlauf der Symptomatik abzuklären. Eine Ejaculatio praecox ist eine sehr häufige initiale Potenzstörung bei jungen Männern bei ihren ersten heterosexuellen Erlebnissen. Mit zunehmender Sicherheit und Vertrautheit pflegt es sich dann zu legen. Bleibt die Symptomatik über längere Zeit bestehen, ist, ähnlich wie bei den Erektionsstörungen, zu eruieren, ob es ein primäres, d. h.

schon immer von der ersten heterosexuellen Erfahrungen an ein bestehendes Phänomen ist oder ob sie erst im späteren Leben (sekundär) aufgetreten ist, ob sie praktikbezogen (nur beim Geschlechtsverkehr oder auch bei der Selbstbefriedigung), partnerabhängig oder situationsgebunden ist.
Über die epidemiologische Verbreitung gibt es nur vage Schätzungen. Nach GEBHARD (1966, die Auswertung der Kinsey-Daten) haben etwa 4% der verheirateten Männer eine Ejakulation innerhalb der ersten Minute der Koitusdauer.
Im Unterschied zu Erektionsstörungen sind organische Ursachen nicht bekannt. Ob eine Prostatitis, wie gelegentlich behauptet wird, Ursache für eine Ejaculatio praecox sein kann, erscheint fraglich. Die psychischen Hintergründe in Form intrapsychischer Ängste und/oder Partnerkonflikte entsprechen denen bei der Erektionsstörung, der Impotenz genannten. Von Bedeutung für die Chronifizierung des Symptoms ist hier ebenfalls der dort beschriebene Selbstverstärkungsmechanismus. Die von ABRAHAM (1911) formulierte Interpretation, der Hintergrund der Ejaculatio praecox seien sadistisch-aggressive Beschmutzungsimpulse der Frau gegenüber, erscheint ebensowenig generalisierbar wie die Annahme eines „antrainierten Reflexes" von LO PICCOLO u. LOBITZ (1973). Dem klinischen Eindruck nach imponieren eine Schwäche der männlichen Identität, mehr oder minder stark abgewehrte Männlichkeitsängste. Es sind häufig Männer, die einer dominierenden Partnerin gegenüber in einer unterlegenen, abhängigen Position leben und starke Trennungs- und Verlustängste zeigen.

Literatur
ABRAHAM, K.: Über Ejaculatio praecox. Int. Zschr. Psychoanalyse 4, 171 (1917)
GEBHARD, P. H.: Factors in marital orgasm. Soc. Iss. 22, 88 (1966).
LO PICCOLO, J., LOBITZ, W. C.: Behavior therapy of sexual dysfunction. In: HAMMERLYNCK, L. A., HANDY, L. C., MASH, E. J. (eds.) Behavior change: Methodology concepts and practicte, p. 343. Champaign: Ress. Press (1973).

E. SCHORSCH

Ekstase

PETERS definiert den Begriff der Ekstase: „Rauschhafter, ins Extreme gesteigerter → Affekt meist religiös-glückhafter Art, der für sich allein das ganze Bewußtseinsfeld beherrscht und weder kritische Besinnung noch andere Affekte aufkommen läßt. Findet sich als Folge einer Massensuggestion (Unio mystica, Schamanismus), aber auch bei endogenen → Psychosen sowie unter der Einwirkung der → Halluzinogene (toxische Ekstase)" (1977, S. 143). G. HOLE hat betont, daß das Ekstasephänomen auf dem Boden psychischer Krankheit und als religiöses Intensiverleben bei Gesunden sehr ähnlich ist. Die Differenzierung nach der Art des Einzelerlebnisses ist oft schwierig oder unmöglich, was auch für mystische Zustände zutrifft. „Es bleibt hierbei zweitrangig, ob wir es mit Formen der ‚Primitiv-Ekstase' (archaische Ekstase) oder mit Formen der kontrollierten und gesteuerten sogenannten ‚Kultur-Ekstase' (tradierte Ekstase) zu tun haben. Die nach ihrer ganz anderen Entstehungsart abzugrenzende schizophrene Ekstase und toxische Ekstase (nach der Einnahme von Halluzinogenen oder anderen Drogen) entbindet offenbar Erlebnismuster, die in der Psyche grundsätzlich bereitliegen (vor allem mnestische Verschmelzungserlebnisse, Verzückung, Depersonalisation, Ich-Verlust)" (HOLE, 1980, S. 1091). Nach den Kriterien der Genese und der Auslösung sei jedoch trotz der gemeinsamen strukturellen Basis eine Differenzierung im Prinzip möglich, besonders unter Einbeziehung des Verlaufs unter Auswirkung auf die Gesamtpersönlichkeit. Als Variante der religiösen Ekstase ist die des ekstatischen Redens zu nennen. Damit ist die Glossolalie (Zungenreden) gemeint, ein Phänomen, das nach G. HOLE im Rahmen verstärkter Frömmigkeit bei religiösen Veranstaltungen auftreten kann und bei disponierten Persönlichkeiten ein abnormes Sprachverhalten bewirkt. Da die Lautkombinationen dabei „unsemantisch" sind, entsteht der Eindruck, es handele sich um eine „fremde Sprache" (SPOERRI), die von den umgebenden Gläubigen dann als göttliche Inspiration erlebt wird.
SPOERRI unterscheidet *Primitivekstase* und *Kulturekstase*. Unter Primitivekstase zählt er spontan einsetzende Zustände, die nicht durch tradierte Techniken in Gang gebracht und im Ablauf geformt werden. Aus einer Primitivekstase könne im Laufe der Entwicklung einer Gemeinschaft eine kontrollierte Kulturekstase hervorgehen.
Bei seiner Beschreibung der Charakteristika der Ekstase nennt SPOERRI gegensätzliche Elemente: „Man liest ebenso von typischer motorischer Erregung wie von typischer Unbewegtheit des Körpers, von Exaltation eines oder mehrerer Zustandsgefühle und von völliger emotioneller Ruhe. Wirkliche oder scheinbare Gegensätze finden sich in folgenden Beschreibungen: Unterwaches–überwaches Bewußtsein, getrübtes–eingeengt klares Bewußtsein, Unempfindlichkeit für Sinnesreize–erhöhte sensorische Reagibilität, Erlebnisfülle–innere Leere. Aufhebung der Spaltung von Subjekt und Objekt–distanzierte Objekterfassung, Chaos innerer Bildabläufe–gegliederte Innenschau, Desintegration–Integration des Gesamterlebens, Verlöschen des Ich-Erwachen, des → Ich oder → Selbst u. a. Gegensätzliche Deutungen der Ekstase sind: Lösung des Seelisch-Geistigen vom Physischen–einheitlich psychophysische Veränderung, nur körperlicher–nur seelischer Vorgang, Erleben der Wirklichkeit Gottes–des Teufels, Fremdhypnose und Autosuggestion–spontan in höchster Freiheit u. a." (SPOERRI).
Den Bereich der *toxischen Ekstase* hat H. LEUNER ausführlich untersucht; die toxische Ekstase sei von drei Gesichtspunkten her zu beschreiben:

1. Hinsichtlich der verwendeten Pflanzen, 2. bezüglich der rituellen oder säkularen Verwendung der Ekstase und 3. die Psychopathologie der von den Drogen hervorgerufenen Zustände.

LEUNER beschreibt als Gemeinsames der Halluzinogene (Synonyma: Psychotica, Psychotomimetica, Phantastica, Psychotoxine, Psychodeliksubstanzen, Mysticomimetica), daß sie „einen traumartigen Zustand erzeugen mit extremer Änderung aller psychischen Funktionen wie der Wahrnehmung der Realität, der Erfassung von Zeit und Raum und des Ich-Bewußtseins.

Die optischen Halluzinationen sind oft kaleidoskopartig mit ungewöhnlich brillanten und reichen Farben verbunden mit akustischen oder anderen Trugwahrnehmungen, oft in einer Vielzahl von Synästhesien. Szenische Halluzinationen, starke Gefühls- oder Affektregungen werden mobilisiert, tiefgreifende Einsichten in Zusammenhänge der Welt, der eigenen Person und transzendenter Bezüge können durch den ungewöhnlichen Grad der Gewißheit tief beeindrucken" (LEUNER 1968).

Über historische Aspekte der toxischen Exstase schreibt LEUNER: „Toxisch-ekstatische Zustände haben eine bis weit in die vorchristliche Zeit hineinreichende Tradition. Zu nennen sind die Pilzkulte mit Teonanacatl der mexikanischen Indios mit ihren auf 1300 vor Chr. datierten Pilzsteinen, der Peyotl-kult mexikanischer Indios, der wohl ähnlich lange zurücktradieren dürfte und eine neue Tradition in der ‚Naive Church of America', die man bei amerikanischen Indianerstämmen von Neu-Mexiko bis nach Kanada unter christlichem Vorzeichen gefunden hat. Schamanenpraktiken mit dem Fliegenpilz Amantia muscaria im subarktischen Raum, die nicht sicher bewiesene Benutzung des gleichen Pilzes zur Ekstase der Berserker und den Mysterien Griechenlands, die Anwendung von Hanf (Cannabis) durch die Mystiker des Islam seit vorchristlichen Zeiten und Ekstase-Praktiken mit Hilfe von Hexensalben (überwiegend Hyoscyamin), sind das Gegenstück zur toxischen Ekstase-Praktik des mexikanischen Kulturraumes im eurasischen Bereich" (LEUNER, 1975).

Aus dem Bereich der endogenen Psychosen hat WEITBRECHT über ekstatische Zustände bei → Schizophrenen (→ Schizophrenie) berichtet. Diese sind insbesondere durch ihren hohen Gewißheitscharakter ausgezeichnet, sowie durch die Einbettung in beginnende oder laufende psychotische Erkrankungen, beispielsweise katatone Symptomatik oder paranoid-halluzinatorische Bilder. „In den ekstatischen Zuständen Schizophrener ist nun zweifellos das imaginative Moment sehr ausgeprägt, und zwar einschließlich der erotisch-sexuellen Erlebnissphäre. Die tua-res-agitur-Haltung ist stark betont, wie dies bei allen imaginären Phänomenen verhältnismäßig nahe liegt. Das persönliche Angesprochen- und Angerufensein dominiert in der psychotischen Ekstase sehr eindrucksvoll über die intellektuellen Visionen und die eigentliche Entselbstung" (WEITBRECHT).

Deutlich ist, daß die Ekstase eine grundsätzliche Möglichkeit, eine Grundbereitschaft menschlicher Erfahrung schlechthin, darstellt, die in kultischen Handlungen, in religiösen Steigerungen und auch im psychotischen Erkranktsein zum Ausdruck kommen kann. Offensichtlich müssen Disponiertheit des einzelnen und Erleben der Umweltgestimmtheit in hohem Maße zusammenklingen.

Literatur
HOLE, G.: Psychiatrie und Religion. In: PETERS, U. H. (Hrsg.) Die Psychologie des 20. Jahrhunderts, Bd. X. Zürich: Kindler 1980, S. 1079–1097.
LEUNER, H.: Die toxische Ekstase. In: SPOERRI T. (Hrsg.) Beiträge zur Ekstase. Basel New York: Karger 1968.
LEUNER, H.: Ekstase. In: MÜLLER, C. (Hrsg.) Lexikon der Psychiatrie. Berlin Heidelberg New York: Springer 1973.
PETERS, U. H.: Wörterbuch der Psychiatrie und medizinischen Psychologie. München Wien Baltimore: Urban & Schwarzenberg 1977.
SPOERRI, T.: Zum Begriff der Ekstase. In: SPOERRI, T. (Hrsg.) Beiträge zur Ekstase. Basel New York: Karger 1968.
WEITBRECHT, H. J.: Ekstatische Zustände bei Schizophrenen. In: SPOERRI, T. (Hrsg.) Beiträge zur Ekstase. Basel New York: Karger 1968.

P. HARTWICH

Elektrokrampftherapie (EKT) *

Im April 1938 wandten CERLETTI und BINI erstmals bei einem katatonen Schizophrenen elektrischen Strom in therapeutischer Absicht an. Mit diesem „Elektroschock" wollten sie epileptische Anfälle hervorrufen, nachdem von MEDUNA und MIKOREY 1933/34 unabhängig voneinander die Hypothese eines Antagonismus zwischen Epilepsie und Schizophrenie aufgestellt hatten, und ersterer tatsächlich mit chemisch (zunächst Campher, später Cardiazol) provozierten epileptischen Anfällen Schizophrenen hatte helfen können.

Als Standardtechnik benutzten sie Wechselstrom (50 Hz, ~ 60 bis 130 V, ~ 200 bis 800 mA) für die Dauer von einigen Zehntelsekunden zwischen zwei bitemporal angelegten Elektroden. Nach Initialzuckung (0,1 sec) und folgender Latenz (6 s) setzte ein generalisierter tonisch-klonischer Krampf mit Apnoe ein. Wesentliche Nebenwirkungen und Komplikationen waren Frakturen, Schulter- und Kieferluxationen, psychopathologisch das organische Schocksyndrom und die Schockangst sowie Störungen von Atmung, Herz und Kreislauf; letztere traten besonders bei mißglückten, unvollständigen und atypischen Anfällen auf.

Diese Gefährdungen wurden durch zahlreiche Modifikationen der ursprünglichen Technik weitgehend ausgeschaltet („mitigierte" EKT). Mit genügender Elektrodengröße (≥ 4 cm) und Anfeuchtung der Haut mittels salzwassergetränkter Läppchen werden lokale Hitzeschäden vermieden. Ein brüsker Beginn des motorischen Krampfes wurde

---
* Herrn Prof. Dr. L. B. KALINOWSKY zum 28. 12. 1984 gewidmet.

ursprünglich durch graduierte Steigerung der Stromstärke („Glissando"-Technik) zu vermeiden gesucht, was jedoch viel besser durch die übliche Muskelrelaxation gelingt. Mittels Reizung durch Serien sehr kurzer (0,5 – 5 msec) Impulsströme kann der Krampf durch eine insgesamt geringere Strommenge ausgelöst und damit psychopathologische Zeichen hirnorganischer Beeinträchtigung reduziert werden.

Die Krampfschwelle wird dabei erst nach ausreichender Reizsummation in 3 – 6 s überschritten. Eine weitere Verminderung der Nebenwirkungen, insbesondere der mnestischen Störungen, wird durch Variation der Elektrodenpositionen angestrebt: Die unipolare Reizung über der nicht-dominanten Hemisphäre ist jetzt verbreitet, wird jedoch von manchen Autoren als weniger wirksam angesehen (mit der Folge längerer Behandlungsdauer); dies könnte dadurch bedingt sein, daß sich die cerebrale Krampfaktivität nicht immer ausreichend generalisiert und bilateral symmetrisch ausbreitet.

Die Narkose mit Kurznarkotica (Pentothal, Methohexital) reduziert die Schockangst und ermöglicht die Anwendung schnell und kurzwirkender Muskelrelaxantien (Succinyl-bis-Cholinester seit 1951), die die Gefahr von Frakturen und Luxationen beseitigen. Prämedikation mit Atropin verhindert eine kardiale Vagusreaktion und spätere Speichel- und bronchiale Sekretproduktion. Durch Sauerstoffaufsättigung vor und nach dem Krampf wird das neuronale Parenchym vor hypoxidotischen Reaktionen geschützt.

Die Häufigkeit der EKT im Verlauf einer Kur variierte früher zwischen einigen wenigen und mehreren Hundert, zwischen gelegentlichen Einzelanwendungen („Erhaltungstherapie") und drei bis vier innerhalb von 24 Stunden bzw. innerhalb einer Narkose („multiple ECT"). In der Regel werden heute zwei bis drei EKT pro Woche, insgesamt sechs bis zwölf EKT gegeben. Mit zunehmender Häufigkeit und Behandlungsdichte, von der Blockmethode (je ein Krampf an drei aufeinanderfolgenden Tagen) bis hin zur heute nicht mehr verwendeten „intensiven", auch „regressiven" „Annihilierungsmethode", steigerte sich die behandlungsbedingte psychorganische und ggf. auch neurologische (Babinskisches Zeichen, Muskeltonuserhöhung) Symptomatik sowie die Intensität und Persistenz von EEG-Veränderungen (Allgemeinveränderung, abnorme Rhythmisierung). Die Behandlungsdichte spielte auch eine Rolle für neurohistologische Befunde, überwiegend vasomotorische und dyshorische Störungen, die in der Regel als reversible Krampffolgen angesehen wurden; bei irreversiblen Schädigungen – wie sie in den ersten zwei Jahrzehnten vereinzelt beschrieben wurden –, vor allem Blutungen, war der pathogenetische Stellenwert der EKT gegenüber dispositionellen Faktoren kaum sicher abzugrenzen; auf irreversible Ganglienzellschäden durch direkte Stromeinwirkung wurde anhand von systematischen Tierversuchen hingewiesen. Irreversible Veränderungen des Hirnparenchyms durch die „mitigierte" EKT in der heute üblichen Anwendungsweise konnten jedoch weder tierexperimentell noch klinisch eindeutig belegt werden. Soweit pathologische Befunde aus Tierexperimenten bisher vorliegen, sind sie auf den Menschen kaum übertragbar, da sie in aller Regel unter Bedingungen entstanden sind, die der heute klinisch angewandten EKT (z. B. hinsichtlich elektrischer Reizdauer, cerebraler Krampfdauer, Krampfdichte, Sauerstoffaufsättigung usw.) meist nicht vergleichbar sind. Auch aus der heute noch bedeutsamsten klinischen Nebenwirkung, Störungen der Mnestik, konnte die Annahme irreversibler Hirnschäden bisher nicht bewiesen werden, da mnestische Störungen bei systematischen Untersuchungen spätestens einige Monate nach der EKT nicht mehr nachweisbar waren. Da es aber Patienten gibt, die noch Jahre nach einer EKT über geistige Leistungseinbußen klagen, muß die Frage noch beantwortet werden, ob die bisherigen Untersuchungen nicht empfindlich genug waren, um feinere oder spezifischere Leistungseinbußen, besonders im Hinblick auf das autobiographische Gedächtnis, zu erfassen. Auch ist zu prüfen, ob sich diese Patienten vom Gros jener Patienten ohne solche anhaltenden Klagen bereits vor der EKT, also prädiktiv, unterscheiden lassen. Untersuchungsbefunde und klinische Erfahrung weisen darauf hin, daß in der Genese persistierender Klagen anhaltende Depressivität, bestimmte Persönlichkeitsstrukturen, oder auch dem Zeitgeist entsprechende, jedoch unzutreffende Attribuierungen eine Rolle spielen können. Es finden sich andererseits auch Hinweise, daß Patienten nach EKT eine günstigere Langzeitprognose, z. B. eine geringere Mortalität durch Myokardinfarkte oder Suicide, haben als unbehandelte oder (möglicherweise unzureichend) mit trizyklischen Antidepressiva behandelte Patienten.

Die EKT wird auch ambulant durchgeführt, im Ausland mehr als in Deutschland. Dabei muß eine ausreichende Überwachung des Patienten (mindestens zwei Stunden in der Praxis, durch Angehörige; Verbot des Autoführens) gewährleistet sein, um Fehlhandlungen infolge von postkonvulsiver Benommenheit oder Erregung verhindern zu können. Die EKT wurde simultan oder alternierend früher mit der Insulinkomatherapie und heute auch mit psychopharmakologischer Therapie kombiniert. Vor ihrer Anwendung bei Reserpinbehandelten Patienten wird gewarnt. Ihre Kombination mit Beschäftigungstherapie und Psychotherapie hat erst in den letzten Jahren Interesse gefunden.

Die EKT löste die ältere Campher- bzw. Cardiazolkrampfbehandlung (erste Campherkrampfbehandlung am 23.1.1934 durch von MEDUNA) weitgehend ab, da sie deren subjektiv oft sehr quälen-

de Angst durch schnellen Krampfbeginn weitgehend vermied, auch leichter zu handhaben war und sich als zuverlässiger erwies. So wurde sie das führende Krampfbehandlungsverfahren und die Methode der Wahl bei der Behandlung der endogenen Psychosen. Ihre Bedeutung ging jedoch mit der Ausbreitung der Psychopharmakotherapie seit 1952 stark zurück. Sie hat aber auch heute noch fest umrissene Indikationen. Die vitale Bedrohung durch die perniziöse Katatonie oder durch die Suicidalität in der phasischen Depression erfordert ein schnelles und zuverlässiges Einsetzen der therapeutischen Wirkung, wie sie gerade durch die EKT erzielt werden kann. Wahnhafte Depressionen, Melancholien in der Involution und im Senium sprechen auf die EKT besonders gut an. Gelegentlich sollten auch akute depressiv-gehemmte und stuporös-negativistische Syndrome im Verlauf schizophrener Erkrankungen nicht völlig außer acht gelassen werden. Zwang, Angst, Phobie und Hypochondrie werden hingegen gelegentlich durch die EKT akzentuiert und können deshalb relative Gegenanzeigen darstellen. Wesentlichste relative Kontraindikation ist der frische Koronarinfarkt, der auch die häufigste Ursache der sehr seltenen (< 1‰) tödlichen Zwischenfälle der EKT ist (wobei im Einzelfall offenbleibt, ob dieses Risiko der EKT oder der Anästhesie zuzuordnen ist). Auch bei cerebralen Gefäßaffektionen und akuten entzündlichen Prozessen (Encephalitis, Hepatitis) sollte eine EKT nicht durchgeführt werden. Dies gilt auch für das kindliche, keinesfalls jedoch für das höhere Lebensalter. Die einzige absolute Kontraindikation ist gesteigerter Hirndruck. Die Indikation zur EKT wird auch von positiven persönlichen Vorerfahrungen oder ängstigenden Vorinformationen des Patienten, von der öffentlichen Meinung und vom Status der psychiatrischen Institution beeinflußt. Während in den 50er Jahren in den USA private Einrichtungen im Vergleich zu staatlichen Krankenhäusern (mit Patienten vorwiegend aus unteren Sozialschichten) EKT seltener (aber Psychotherapie häufiger) anwandten, hat sich das Verhältnis in den 70er Jahren offenbar insofern umgekehrt, als nach einer Übersicht in New York die EKT nun häufiger in privaten Einrichtungen angewandt wird. Gründe dafür werden u. a. darin gesehen, daß private Krankenhäuser eher den notwendigen Standard an Erfahrung und Durchführung (z. B. Anästhesieteam) vorhalten als staatliche Krankenhäuser. Auch in der Bundesrepublik kann deshalb manchenorts, z. B. in öffentlichen psychiatrischen Krankenhäusern Hessens, keine EKT durchgeführt werden. Neben finanziellen können auch ideologische Gründe eine Rolle spielen: An manchen deutschen Universitätskliniken verweigern Anästhesisten die Anästhesie zur EKT.
Eine einheitliche und allgemein akzeptierte Theorie über die Wirkungsweise der EKT gibt es nicht. Mehr als 50 verschiedene Theorien sind bekannt geworden. So vermutete CERLETTI die humorale Wirkung von „Acroagoninen", die durch den Krampf als Abwehrstoffe erzeugt werden sollten. In der psychodynamisch orientierten Theorie von ALEXANDER mobilisiert die EKT vor allem die Abwehrfunktionen des Ich. Nach einem organodynamischen Konzept sah DELMAS-MARSALET das wesentliche Prinzip in der Auflösung psychopathologischer Muster durch die EKT und einer danach möglichen Neustrukturierung der Psyche. VON BAEYER stellte das „Nichthaben-können" psychotischer Akte infolge der Schockorganik in den Vordergrund. OTTOSSON fand in sehr sorgfältigen EEG-Untersuchungen den Heilerfolg mit dem Ausmaß der cerebralen Krampfaktivität korreliert; MILSTEIN u. SMALL diskutierten ein „therapeutisches Fenster" der kumulativen cerebralen Krampfdauer von minimal 210 s und maximal 1000 s; FINK vermutete unterschiedliche Wirkungsmechanismen bei verschiedenen Psychosen; ihre antidepressive Wirksamkeit könne als Folge einer komplexen diencephalen Reizung mit Aktivierung zentraler Neurotransmittersysteme und Ausschüttung hypothalamischer Peptide aufgefaßt werden. Er hofft, daß die weitere Analyse dieser Prozesse zu einer spezifischeren pharmakologischen oder physiologischen Therapie führen werde.

Literatur
American Psychiatric Association: Task Force Report 14: Electroconvulsive therapy. Washington: American Psychiatric Association 1978.
ASNIS, G., FINK, M., SAFERSTEIN, S.: ECT in metropolitan New York hospitals: A survey of practice. 1975–1976. Amer. J. Psychiat. 135, 479–482 (1978).
BAEYER, W. VON: Die moderne psychiatrische Schockbehandlung. Stuttgart: Thieme 1951.
CERLETTI, U., BINI, L.: L'Elettroshock. Arch. Gen. Neurol. Psichiat. Psicoanal. 19, 266 (1938).
FINK, M.: Convulsive therapy: Theory and practice, p. 308. New York: Raven 1979.
FINK, M., OTTOSSON, J. O.: A theory of convulsive therapy in endogenous depression: Significance of hypothalamic functions. Psychiatry Res. 2, 49–61 (1980).
FREEMAN, C. P. L., WEEKS, D., KENDELL, R. E.: ECT: II. Patients who complain. Brit. J. Psychiat. 137, 17–25 (1980).
KALINOWSKY, L. B., HIPPIUS, H., KLEIN, H. E.: Biological treatments in psychiatry, p. 424. New York: Grune & Stratton 1982.
LEIBBRAND, W.: Koisches und experimentell– klinisches Denken bei der Convulsionstherapie (Metalegomena zum Cardiazolkrampf MEDUNA, L. v.). Nervenarzt 25, 429–431 (1954).
MEDUNA, L. VON: Versuche über die biologische Beeinflussung des Ablaufs der Schizophrenie. I. Campher- und Cardiazolkrampf. Z. Ges. Neurol. Psychiat. 152, 235–262 (1935).
MILSTEIN, V., SMALL, I. F.: An afterdischarge window for ECT? Biol. Psychiat. 7, 1143–1148 (1984).
OTTOSSON, J. O. (1980) Convulsive Therapy. In: KISKER, K. P., MEYER, J. E., MÜLLER, M., STRÖMGREN, E. (Hrsg.) Psychiatrie der Gegenwart, 2. Aufl. Bd I/2, S. 315–349. Berlin Heidelberg New York: Springer 1980.
QUANDT, J., SOMMER, H.: Zur Frage der Hirnschädigungen nach elektrischer Krampfbehandlung. Eine tierexperimentelle Studie. Fortschr. Neurol. Psychiat. 34, 513–548 (1966).
The Royal College of Psychiatrist's Memorandum on the Use of Electroconvulsive Therapy. Brit. J. Psychiat. 131, 261–272 (1977).
H. HELMCHEN

Elementare Halluzination → Halluzination

Emotion – Emotionalität → Affekt

Emotionspsychose
Der Begriff „Emotionspsychose" wurde von STAEHELIN im Jahre 1946 (Zur Frage der Emotionspsychosen. Bull. schw. Akad. med. Wissenschaften, Vol. 2, 121) in der Absicht in die neuere psychiatrische Literatur eingeführt, „um gewisse schizophrenieähnliche Reaktionen auf starke affektive Spannungen und Erschütterungen herauszulösen aus dem großen Kreis der schizophrenen Psychosen" (STAEHELIN). Die Kausalität implizierende Wortverbindung „Emotionspsychose" muß kritisch betrachtet werden, wenn gestörte Emotionalität etwa für die Entstehung „schizophrenieähnlicher Symptome", denen prinzipiell auch die Bleulerschen „Grund- und akzessorischen Symptome" sowie die Schizophreniesymptome 1. und 2. Ranges K. SCHNEIDERS zugerechnet werden (LABHARDT), verantwortlich gemacht wird. In Abwandlung eines Wortes WEITBRECHTs über affektive Psychosen ist die Kennzeichnung „Emotionspsychose" grob, denn ein Symptom 1. Ranges beispielsweise ist nicht verstehend aus einer alterierten Emotionalität adäquat abzuleiten, sondern es schließt Bereiche des geistigen Seins mit ein, die von einer Psychologie oder Psychopathologie der Emotionen nicht mehr erreicht werden (s. WEITBRECHT: „Affektive Psychosen"). Zahlreiche Versuche differentialdiagnostischer Abgrenzungen zwischen „Emotionspsychosen und Schizophrenien", „Übergangsformen von Emotionspsychosen zur Schizophrenie", „Emotionspsychosen und paranoiden und katatoniformen Reaktionen", „Emotionspsychosen und akuten organisch-toxisch bedingten Geistesstörungen", „Emotionspsychosen und Involutionspsychosen", „Emotionspsychosen und Puerperalpsychosen", „Emotionspsychosen und akuten Psychosen des epileptischen Formenkreises" unterstreichen die Vielfalt der Probleme, welche die unterschiedliche Stellung der Emotionalität für die Bedeutung der Psychopathologie beleuchten.
Fünf, von LABHARDT (1963) für die klinische Praxis entwickelte Kriterien: 1. das Bestehen einer mit dem Ausbruch der Psychose in Zusammenhang stehenden emotionalen Spannungssituation, die durch eine konstitutionelle Abnormität, durch abnorme seelische Entwicklungen oder durch körperliche Störungen kompliziert werden, 2. Fehlen einer hereditären Belastung mit Schizophrenie, 3. leicht verständlicher, oft an der Grenze des Normalen stehender Inhalt der Psychose, 4. guter affektiver Rapport der Kranken sowie Fehlen von uneinfühlbaren Symptomen und namentlich einer sogenannten „schizophrenen Atmosphäre", 5. rascher Ablauf des psychotischen Zustandes, oft sogar ohne therapeutische Maßnahmen innerhalb von ein bis vier Wochen, kein Zurückbleiben von Defektsymptomen – müssen mit äußerster Kritik betrachtet werden, wenn sie eine nosologische Einheit begründen sollen.
Genetische Studien über „Emotionspsychosen" sind selten, sie sind „meist Nebenprodukte anderer Untersuchungen und Fragestellungen (SCHULZ, 1932; ROTH, 1957; STENSTEDT, 1959 u. a.)" – (ZERBIN-RÜDIN). Verbindliche Ergebnisse sind bei der Uneinheitlichkeit psychopathologischer Kriterien, die den Ausgangspunkt erbbiologischer Untersuchungen in diesem Bereich bilden, nicht zu erwarten.
STÖRRING, der neben SUCHENWIRTH und VÖLKEL eine phänomenologisch-nosologische Abgrenzung der Emotionspsychosen „als dem dritten Formenkreis der überwiegend endogenen Psychosen" versuchte, identifizierte sie praktisch mit den Kleist-Leonhardtschen „Randpsychosen" cycloider Prägung. „Gefühle im eigentlichen Sinne sind nach STÖRRING „Erlebnisse des leib-seelischen Ergriffenseins, die mit Grundgefühlen (Lust–Unlust; Spannung–Lösung; Erregung–Beruhigung) einhergehen. Sind bei der manisch-depressiven Erkrankung Temperament und Biotonus (EWALD), die „primitiv-elementare Schicht, der Funktionsverlust, der Trieb- und Vitalgefühle" betroffen, so ist bei den „Emotionspsychosen" die viel komplexere emotionale Schicht der Affekte und Gemütsbewegungen ... primär gestört", und zwar „mit besonderer Beteiligung der Ausdrucksphänomene und des Vegetativums". Phänomenologisch den Schizophrenien, ätiologisch den manisch-depressiven Erkrankungen verwandt, sollen sie einen phasischen Verlauf nehmen, in der Regel keine Defekte hinterlassen.
Oneiroide Emotionspsychosen, deren Erforschung durch MAYER-GROSS („Selbstschilderung der Verwirrtheit. Die oneiroide Erlebnisform." Berlin 1924) wesentliche Impulse erhielt, sind nach STÖRRING als „Übergangsformen simultan bipolarer, vital-energetischer Phasen durch eine infantile Persönlichkeitsstruktur zu verstehen". Es handelt sich um primär schwärmerisch-sentimental veranlagte Persönlichkeiten, die mehr als andere in der Psychose die Realität fliehen, „um ganz ins Oneiroid umzuschalten".
Neuropathische Labilität, Belastungssituationen wie Wochenbett und Examen, sind nach seinen Beobachtungen *die* Voraussetzungen zur Entwicklung oneiroider Emotionspsychosen, die nach Ausreifung der Persönlichkeit in typische Phasen endogener Psychosen übergehen.
LABHARDT fand bei insgesamt 16 von 53 Patienten mit einer Emotionspsychose, die er nur im Sinne „schizophrenieartiger Reaktionen" versteht, ausgeprägte „eheliche Spannungen" wegen sexueller Unzulänglichkeit, Liebesentzug und Furcht vor Isolation. „Religiöse Konflikte" wurden von ihm in zwei Fällen beobachtet, „Skrupel und Versagensangst" fand er ebenso wie „Entwurzelung" in je zwei Fällen. „Schuldgefühle", „existentielle Be-

drohung" spielen für ihn bei der Entstehung von Emotionspsychosen eine wichtige Rolle, ungeachtet der Tatsache, daß Katastrophen, unmittelbare Bedrohungen menschlicher Existenz im letzten Krieg bei psychiatrisch untersuchten Fällen (PANSE: „Angst und Schreck", Thieme 1952) nicht in einem einzigen Falle psychopathologische Bilder erzeugten, die einer Emotionspsychose im Sinne STAEHELINS und LABHARDTs entsprachen.

Die Inhalte der Emotionspsychosen zeichnen sich „durch große Verständlichkeit und Einfühlbarkeit aus", sie stellen „eine kurze Dramatisierung einer Konfliktsituation dar" (LABHARDT). Für die „gute Verständlichkeit" der Emotionspsychosen ist nicht nur ihr Zusammenhang mit „gewissen äußeren und inneren Erlebnissen", sondern auch die „Kürze ihres Ablaufes" (LABHARDT) verantwortlich, eine Beziehung von Psychose und zeitlicher Dauer, der man sich wohl kaum in dieser Form anschließen kann. Wo neben einer „verständlichen Beziehung" des Psychoseinhaltes zur biographischen Vergangenheit, die übrigens niemals von der „Schulpsychiatrie" abgelehnt wurde, eine Beziehung zur Zukunft (es handelt sich in dem von LABHARDT mitgeteilten Falle um eine an Mamma-Carcinom operierte Patientin) als konstitutives Element der Emotionspsychose betrachtet wird, indem die Psychose als „Verdrängung" eines unausweichlichen Schicksals interpretiert wird, wird die Grenze des heute wissenschaftlich Vertretbaren überschritten.

Auf gleicher Linie liegen die tiefenpsychologischen Aussagen KRÜGERS zur Frage der Wochenbettpsychosen, die verschiedene Autoren als Sonderform der Emotionspsychosen auffassen, wenn er feststellt, daß sich diese Psychosen weitgehend dem Verständnis erschließen, obwohl Wochenbettpsychosen symptomatologisch uneinheitlich sind, vielmehr Symptome aus dem schizophrenen und zirkulären Formenkreis miteinander verbinden. Mangelnde Identifikation mit der eigenen Mutter, Infantilismus mit starken Regressionstendenzen, Ablehnung der eigenen Mutterschaft bzw. einer erneuten Schwangerschaft und Entbindung sind *die* Vorbedingungen für die Entstehung der Puerperalpsychosen (→ Puerperalpsychosen).
BOETERS berichtete 1971 („Die oneiroiden Emotionspsychosen") nach einer Analyse der Begriffsbildung über 54 Fälle, „die mit allen Mitteln der traditionellen Psychiatrie untersucht wurden". Oneiroide Emotionspsychosen erscheinen zwar prima vista „schizophrenieähnlich", zeichnen sich bei mehrdimensionaler Betrachtung als „verständlicher" in ihren Inhalten aus und rücken damit analog den Erkrankungen an „sensitivem Beziehungswahn" (KRETSCHMER) „in den Schnittpunkt der herkömmlichen Bezugssysteme" (BOETERS). Berücksichtigt man Langzeitverläufe, „läßt sich eine Vielzahl von Emotionspsychosen als temporäre atypische Gestaltung cyclothymer Phasen auffassen", ebenso werden Emotionspsychosen im Rahmen schizophrener Verläufe beobachtet. Die oft widerspruchsvollen Aussagen zur Frage der Emotionspsychose, die weder phänomenologisch noch ätiologisch geklärt ist, beleuchten die Situation der Psychiatrie der Gegenwart in dieser wesentlichen Frage. Auf die besonderen Probleme, die mit der pathogenetischen Bedeutung einer gestörten Emotionalität für die Psychiatrie der Verfolgten und der transkulturellen Psychiatrie verbunden sind, soll nur hingewiesen werden.

Literatur
BOETERS, U.: Die oneiroiden Emotionspsychosen. Basel: Karger 1971.
BOETERS, U.: Emotionspsychose. In: BATTEGAY, R., GLATZEL, J., PÖLDINGER, W., RAUCHFLEISCH, U. (Hrsg.) Handwörterbuch der Psychiatrie. Stuttgart: Enke 1984.
FREUD, S.: Hysterie und Angst. Studienausgabe, Bd. VI. Frankfurt: Fischer 1971.
JANSSEN, D., DENKER, U.: Emotionspsychosen in Schwangerschaft, Wochenbett und Stillzeit. Fortschr. Med. 82. Jg., 729–734 (1964).
KRÜGER, H.: Die Wochenbettpsychosen im Wandel der Anschauungen. Nervenarzt 35, 448–458 (1964).
LABHARDT, F.: Die schizophrenieähnlichen Emotionspsychosen. Berlin Göttingen Heidelberg: Springer 1963.
PANSE, F.: Angst und Schreck. Stuttgart: Thieme 1952.
STÖRRING, G.: Zyklothymie, Emotionspsychosen, Schizophrenie. In: Schizophrenie u. Zyklothymie. Hrsg. G. HUBER. Stuttgart: Thieme 1969.
WEITBRECHT, H.-J.: Offene Probleme bei affektiven Psychosen. Nervenarzt 24, 187–191 (1953).

J. VLIEGEN

Empathie
[gr.: $\pi\acute{\alpha}\vartheta o\varsigma$ = Leiden]
Empathie bezeichnet das Vermögen, ein ebenso umfassendes wie klares Bild über die Konstellation der Triebe, Gefühle und der ihnen entsprungenen Konflikte eines Gegenübers zu erhalten, ohne eigentlich mitzuleiden. Solches Begreifen des anderen beruht nicht nur auf persönlicher Lebenserfahrung, sondern besitzt auch in Fähigkeiten, die uns prähistorisch zugewachsen sind, wesentliche Grundlagen. Wie in dem phylogenetischen Stammbaum der Kommunikationsformen verbale und insbesondere alle reflektierten Verständigungsweisen als Schlußstein einer sehr langen Entwicklungsreihe einzuordnen sind, so stehen sie auch im individuellen Werdegang des Menschen an letzter Stelle. Eindrücke, die ein Säugling oder Kleinkind erfährt, sind zunächst sämtlich Erfahrungen rein emotionaler Art; anfangs „lebt der Mensch mehr in den anderen als in sich selbst, mehr in der Gemeinschaft als in einem Individuum" (SCHELER). Viele derjenigen Radikale, die das dynamische Gefüge auch einer von übermäßiger Sympathie freien Übertragungssituation bestimmen, entstammen solchen ursprünglichen Gegebenheiten des Einander-Verstehens. Weil Empathie in der frühesten, noch-nicht-verbalen Mutter-Kind-Kommunikation wurzelt, sah GREENSON in ihr eine „ausgesprochen weibliche Nuance".
Manche Autoren belegen dieses „instinktive Erspüren", das „elementare Mitgriffenwerden" oder auch die „subjektive Einfühlung", also die

drei undifferenziertesten Erfassungsmodi des Fremdpsychischen, mit dem Begriff der Empathie. Demgegenüber tendiert der Sprachgebrauch in psychoanalytischen Traditionen dahin, mit demselben Begriff nur das zu verbinden, was HELLPACH jenen mehr oder minder unbewußt ablaufenden Orientierungen über den Gemütszustand eines Mitmenschen als „objektives Beobachten", „rationale Einkennung" und schließlich als „synthetisches Verstehen" gegenüberstellte. Die Einsichten in diese Erkenntnisprozesse muten jedoch vielfach vage an. BERGSON nannte „jene Art von intellektueller Einfühlung, kraft deren man sich in das Innere eines Gegenstandes versetzt, um auf das zu treffen, was er an Einzigem und Unausdrückbarem besitzt", Intuition. Ähnlich definierte FREUD die Empathie als eine Art von intellektueller Identifikation, nämlich als rationales, weitestgehend sachliches Verstehen derjenigen Ich-Anteile des Gegenübers, die dem eigenen Ich nicht inhärent sind. Danach zielt dieser Vorgang des Sich-Vertrautmachens durch Einfühlung in den Partner also gerade auf jene Bereiche und Vorgänge des fremden Seelenlebens, die selbst nicht direkt erfahren wurden.
GREENSON versuchte eine klare Differenzierung zwischen Empathie und Intuition, bezeichnete erstere als den Vorgang, mit dem Gefühle begriffen werden, Affekte oder Impulse, und bezog Intuition auf das Nachvollziehen gedanklicher Vorstellungen: „Die Intuition setzt die Beweisstücke zusammen, die die Empathie gesammelt hat." Indem der Therapeut sich so nach Möglichkeit total in die Situation und Erlebnisweisen seines psychiatrischen Patienten hineinzuversetzen trachtet, bemüht ist, sich dessen „Welt" zu vergegenwärtigen, versucht er gleichzeitig, dem Ursprung und der Genese der individuellen Symptomenbildung nachzuspüren. Ein hohes Maß Empathie impliziere, daß der Therapeut im Universum des Klienten ganz und gar heimisch wird, schrieb ROGERS.

Literatur
ARGYLE, M.: Social Interaction. London: 1969.
ARING, D. D.: Sympathy and empathy. J. Amer. med. Ass. 167, 448 (1958).
BERGSON, H.: Introduction à la Metaphysique. Paris: 1903 (Einführung in die Metaphysik. Jena: 1909).
BÜHLER, K.: Die Seele des Kindes. Jena: 1929.
BUYTENDIJK, F. J. J.: Allgemeine Theorie der menschlichen Haltung und Bewegung. Berlin Göttingen Heidelberg: Springer 1956.
DARWIN, C. R.: The Expression of the Emotions in Man and Animals. London: 1872 (Der Ausdruck der Gemütsbewegungen bei dem Menschen und den Tieren. Stuttgart: 1874, 4. Aufl. 1899).
DAVITZ, J. R.: The Communication of Emotional Meaning, New York: 1964.
DUMAS, G., OMBREDANN, A.: Les Mimique et la Langage. In: Nouveau Traité de Psychologie. Tome III/1. Paris: Alcan 1937.
EHRENSTEIN, W.: Probleme des höheren Seelenlebens. München Basel: Reinhardt 1965.
EIBL-EIBESFELDT, I., HASS, H.: Neue Wege der Humanethologie. Homo 18, 13 (1967).
FREUD, S.: Gesammelte Werke; herausgeg. von A. FREUD, Frankfurt a. M.: Fischer 1946–1952.
GREENSON, R. R.: Zum Problem der Empathie. Psyche 15, 142 (1961/62).
GRUHLE, H. W.: Verstehen und Einfühlen. Berlin Göttingen Heidelberg: Springer 1952.
HEISS, R.: Allgemeine Tiefenpsychologie. Bern Stuttgart: Huber 1956.
HELLPACH, W.: Klinische Psychologie. Stuttgart: Thieme 1948.
HOLZKAMP, K.: Zur Geschichte und Systematik der Ausdruckstheorien. In: Hdb. der Psychologie, Bd. 5. Göttingen: Hogrefe 1965.
LEYHAUSEN, P.: Biologie von Ausdruck und Eindruck. Psychol. Forschung 31 (1967). Nachdruck in: Antriebe tierischen und menschlichen Verhaltens. München: Piper 1969.
LIPPS, T.: Das Wissen von fremden Ichen. In: Psychologische Untersuchungen I. Leipzig: 1907.
ROGERS, C. R.: Client centred therapy. In: Comprehensive Textbook of Psychiatry. Baltimore: 1967.
SCHAEFER, R.: Generative empathy in the treatment situation. Psychoanal. Quart. 23, 342 (1959).
SCHELER, M.: Wesen und Formen der Sympathie. 5. Aufl. Frankfurt a. M.: Schulte-Buhmke 1948.

B. PAULEIKHOFF und H. MESTER

Encephalopathie
[gr.: 'ἐγκέφαλος = Hirn]
Man faßt unter diesem Begriff im allgemeinen chronische Folgezustände von Hirnverletzungen zusammen (→ Encephalosen). Außerdem wird die Bezeichnung hier und dort auch für die cerebrale Bleischädigung angewandt. Von einigen Autoren wird der Begriff noch sehr viel weiter, auf alle hirnorganischen Persönlichkeitsveränderungen, ausgedehnt (V. BAEYER); diese weitere Fassung des Ausdrucks „Encephalopathie", in der die Gegenüberstellung zu den Psychopathien Hirngesunder besonders klar zum Ausdruck kommt, hat sich aber nicht allgemein durchgesetzt (→ Persönlichkeitsveränderung, organische).

Literatur
BAEYER, W. v.: Zur Pathocharakterologie der organischen Persönlichkeitsveränderung. Nervenarzt 18, 21–28 (1947).

H. LAUTER

Encephalosen
Unter der Bezeichnung „Encephalose" (NAEGELI, M. BLEULER, SPOERRI) faßt man chronische Folgezustände von Hirnverletzungen zusammen, die – im Gegensatz zu den psychogenen Reaktionen oder Entschädigungsneurosen – organischen Ursprungs sind und nicht – wie die neurologischen Ausfallserscheinungen oder bestimmte „Werkzeugstörungen" (Aphasien, Apraxien, Agnosien, optisch-räumliche Störungen) – auf einer herdförmigen Störung bestimmter cerebraler Systeme beruhen, sondern diffuse substantielle Schäden zur Grundlage haben. Anstelle dieses Ausdrucks werden vielfach auch weitgehend synonyme Begriffe angewandt, die ihren Ursprung in langen Auseinandersetzungen um die Phänomenologie und Genese der psychischen Hirntraumafolgen haben. Schon wenige Jahre nach OPPENHEIMS Veröffentlichung über traumatische Neurosen (1889), in der die grundsätzliche Verschiedenartigkeit der orga-

nischen und psychogenen Reaktionsformen noch nicht erkannt wurden, erschienen die ersten Arbeiten, die sich um die genaue Beschreibung und Abgrenzung organisch begründeter Hirnverletzungsfolgen bemühten. FRIEDMANN (1892) prägte den Begriff des „vasomotorischen Symptomenkomplexes", während KOEPPEN die Folgezustände traumatischer Hirnschädigungen unter der Bezeichnung „traumatische zerebrale Neurose" zusammenfaßte; TRÖMNER berichtete 1910 über die „traumatische Hirnschwäche", HORN 1913 über den „zerebralen Symptomenkomplex". Man sprach von „traumatischen Spätpsychosen" (ZIEHEN) oder „sekundär traumatischen Psychosen" (WOLLENBERG). In Einzelarbeiten und Lehrbüchern der damaligen Zeit wurden die Enzephalosen meist unter dem Begriff der „traumatischen Demenz" abgehandelt (BERGER, ASCHAFFENBURG, BUMKE, KRAEPELIN). Genaue psychologische Analysen an Hirnverletzten des 1. Weltkriegs zeigten aber dann, daß eine Demenz im engeren Sinne hier nur selten beobachtet wird (POPPELREUTHER, PFEIFER, GOLDSTEIN u. a.). SCHWAB prägte den Ausdruck der „traumatischen Enzephalopathie", der von DE MORSIER und anderen Autoren übernommen wurde. Eine Reihe weiterer Bezeichnungen – „neurovegetative Störungen" (MINKOWSKI), „Meningopathia vasogenica posttraumatica" (MINKOWSKI) oder „posttraumatische Neurasthenie" (BRUN) – legten den Nachdruck auf vegetative Störungen der Hirnverletzten und decken damit nur einen Teil des mit dem Ausdruck „Enzephalose" gemeinten Symptomenkomplexes. Auch die Bezeichnung „traumatische Hirnleistungsschwäche" (REICHARDT, 1923) umfaßt nur einen – allerdings sehr wichtigen – Störbereich, berücksichtigt aber nicht die traumatischen Persönlichkeitsveränderungen. Auch heute noch häufig verwandt wird der Begriff „traumatisches zerebrales Allgemeinsyndrom" (FOERSTER), welches in zwei Teilkomplexe, nämlich die posttraumatische vegetative Dystonie und den posttraumatischen psychischen Hirnschaden (SAETHRE, KÖBCKE) eingeteilt werden kann.

Trotz dieser Vielzahl von Bezeichnungen stimmen die in den einzelnen klinischen Schilderungen beschriebenen Symptome sehr eng miteinander überein. Es handelt sich dabei – ebenso wie bei diffusen Hirnschädigungen anderer Provenienz – um das Bild eines → organischen Psychosyndroms, das sich phänomenologisch in drei Gruppen psychopathologischer Erscheinungen unterteilen läßt, nämlich Hirnleistungsschwäche (1), organische Persönlichkeitsveränderung (2) und Demenz (3). Dabei sind dementielle Abbauerscheinungen im Gefolge eines Hirntraumas nie sehr ausgeprägt; sie entstehen fast ausschließlich durch Überschichtung traumatischer Hirnveränderungen mit atherosklerotischen, alkoholtoxischen oder heredodegenerativen Abbauerscheinungen (FAUST, 1960). Die folgende Schilderung kann sich also auf die Symptomatologie der Hirnleistungsschwäche und der Persönlichkeitsveränderung beschränken.

1. Die *Hirnleistungsschwäche* (→ Hirnleistungsschwäche) äußert sich in belastungsabhängigen Schwankungen und Einschränkungen der Leistungsbreite. Die Auffassungs-, Gedächtnis- und Denkstörungen des akuten Stadiums bilden sich nur sehr langsam oder gar nicht zurück; Konzentrationsvermögen und Zuwendung sind vermindert, eine erhöhte Ablenkbarkeit durch Außenreize macht sich störend bemerkbar. Bei psychoexperimentellen Prüfungen findet nach anfänglich guter Leistungsfähigkeit ein rasches Absinken durch Einsetzen vorzeitiger Ermüdbarkeit statt. Die Leistungsminderung wird dabei von den Hirnverletzten durchaus wahrgenommen und depressiv oder neurotisch verarbeitet.

Diese Leistungsschwäche wird in vielen Fällen begleitet oder überformt von einer abnormen vegetativen und affektiven Reaktionsbereitschaft, die unter anderem in sehr starken subjektiven Klagen zum Ausdruck kommt. Am häufigsten sind Kopfschmerzen und Schwindelerscheinungen, die durch Anstrengung, Bücken, Wärmeeinwirkung und Witterungseinflüsse verschlimmert werden. Außerdem treten Schlaflosigkeit, Schläfrigkeit, Ohrensausen oder Ohnmachten auf. Charakteristisch ist ferner eine Alkohol- und Nikotinintoleranz. Durch verschiedene vegetative Funktionsprüfungen und Belastungsproben lassen sich in manchen Fällen zentralnervöse Regulationsstörungen objektivieren (FROWEIN u. HARRER, 1956). Auf affektivem Gebiet stehen eine Neigung zu wehleidigem, depressivem oder mißmutigem Verhalten sowie eine oft sehr starke Stimmungslabilität mit Rührseligkeit, Reizbarkeit und Explosibilität im Vordergrund. Vegetatives und Psychisches sind in solchen Fällen eng verflochten, wobei Labilität und erhöhte Störbarkeit für beide Bereiche charakteristisch sind. Die gleiche abnorme Reaktionsbereitschaft im vegetativen und affektiven Bereich ist auch von anderen psychopathologischen Syndromen her bekannt; es bestehen vor allem enge Berührungspunkte mit den von BONHOEFFER beschriebenen hyperästhetisch-emotionellen Schwächezuständen und den organisch bedingten pseudoneurasthenischen Zuständen, auf die besonders BUMKE hingewiesen hat. Gemeinsames Kennzeichen aller dieser Symptomenkomplexe sind wahrscheinlich hirnstammabhängige Störungen der Reizverarbeitung im vegetativen System und die erlebnismäßige Verarbeitung dieser Störungen, welche oft zum Ausgangspunkt von psychogenen Fehlentwicklungen wird.

2. Die *Persönlichkeitsveränderung* (→ „organische Persönlichkeitsveränderung") äußert sich bei Hirnverletzten vor allem in einer Verlangsamung des psychischen Tempos, in Verminderung der Spontaninitiative mit Lethargie und apathischer Indolenz und einer Entdifferenzierung und Vergröberung des Charakters. Bei der Durchführung

von Intelligenztests wird der sonst fehlende Antrieb durch die Fremdanregung des Untersuchers ersetzt, so daß die Testergebnisse oft durchaus normengerecht ausfallen können und sich ein Widerspruch zwischen guter intellektueller Befähigung und negativer Lebensbewährung ergibt. Sofern der Antriebsmangel aus einer emotionalen Motivationsschwäche und einer mangelnden Ausrichtung auf die Zukunft resultiert, fehlt im allgemeinen eine Selbstwahrnehmung der Persönlichkeitsveränderung; dies ist vor allem bei Frontalhirngeschädigten der Fall. Bei dienzephalen Antriebsstörungen wird dagegen das Versiegen an vitaler Dynamik von den Hirnverletzten oft als unangenehm erlebt; bei dieser Gruppe sind die Antriebsstörungen manchmal mit stärkeren vegetativen Steuerungsmängeln und endokrinen Störungen verbunden (FAUST, 1960).

Literatur
ASCHAFFENBURG, G.: Zur Frage der psychogenen Reaktionen und der traumatischen Neurosen. Dtsch. med. Wschr. 52, 1594–1595 (1926).
BERGER, H.: Trauma und Psychose. Berlin: Springer 1915.
BLEULER, E.: Lehrbuch der Psychiatrie. 11. Aufl., umgearb. von M. BLEULER. Berlin Heidelberg New York: Springer 1969.
BONHOEFFER, K.: Die Psychosen im Gefolge von akuten Infektionen, Allgemeinerkrankungen und inneren Erkrankungen. In: ASCHAFFENBURGS Hb. d. Psychiatrie III/1, 1–120. Leipzig Wien: Deuticke 1912.
BRUN, R.: Verlauf und Spätfolgen der Schädel- und Gehirntraumen. Schweiz. Arch. Neurol. 31, 182–240 (1933).
BUMKE, O.: Lehrbuch der Geisteskrankheiten. 7. Aufl. Berlin Göttingen Heidelberg: Springer 1948.
FAUST, C.: Die psychischen Störungen nach Hirntraumen. In: Psychiatrie der Gegenwart Bd. II, S. 552–645. Berlin Göttingen Heidelberg: Springer 1960.
FOERSTER, O.: zit. nach KÖBCKE, H.: Das Schädel-Hirntrauma. Leipzig: Thieme 1944.
FRIEDMANN, H.: Zur Lehre von den Folgezuständen nach Hirnerschütterungen. Dtsch. med. Wschr. 39, 1108–1111 (1891).
FROWEIN, R., HARRER, G.: Richtlinien für die Begutachtung vegetativer Störungen bei Hirnverletzten. In: Das Hirntrauma. S. 20–62, REHWALD, E. (Hrsg.) Stuttgart: Thieme 1956.
GOLDSTEIN, K.: Der Aufbau des Organismus. Den Haag: Martinus Nijhoff 1934.
HORN, P., RUMPF, T.: Über nervöse Erkrankungen nach Eisenbahnunfällen. Bonn: Markus und Weber 1913.
KÖBCKE, H.: Das Schädel-Hirntrauma. Leipzig: Thieme 1944.
KOEPPEN, zit. nach ZILLIG, G.: Die traumatische Hirnleistungsschwäche. Nervenarzt 19, 206–216 (1948).
KRAEPELIN, E.: Psychiatrie. 8. Aufl. Leipzig: Barth 1913.
MINKOWSKI, M.: Klinisches und Pathologisch-Anatomisches zur Frage der traumatischen Hirnschädigungen und ihrer Folgezustände. Schweiz. med. Wschr. 2, 701–710 (1930).
MORSIER, G., DE, JENZER, A.: Die schweren posttraumatischen Encephalopathien. Schweiz. Arch. Neurol. 33, 330–332 (1934).
NELI, zit. nach MARBURG, O.: Die traumatischen Erkrankungen des Gehirns und Rückenmarks. Hb. Neurologie XI, S. 1–177. Berlin: Springer 1936.
OPPENHEIM, H.: Die traumatischen Neurosen. Berlin: Hirschwald 1889.
PFEIFER, B.: Die psychischen Störungen nach Kriegsverletzungen des Gehirns. In: BUMKE-FOERSTERS Hb. d. Neurologie, Bd. I, S. 493–625. Berlin: Springer 1924.

POPPELREUTHER, W.: Über die Psychologie der Hirnverletzten. 7. Psychol. Kongr. Marburg, 1921. Ref. Zbl. ges. Neurol. Psychiat. 25, 582 (1921).
REICHARDT, M.: zit. nach G. ZILLIG: Die traumatische Hirnleistungsschwäche. Nervenarzt 19, 206–216 (1948).
SAETHRE, H.: Folgezustände nach Kopfverletzung unter besonderer Berücksichtigung des „traumatisch entstandenen cerebralen Allgemeinsyndroms". Dtsch. Z. Nervenheilk. 150, 163–175 (1940).
SCHWAB, O.: Encephalographie, Liquorpassage- und Liquorresorptionsprüfungen im Dienste der Beurteilung von sogenannten Commotionsneurosen. Z. ges. Neurol. Psychiat. 102, 294–312 (1926).
SPOERRI, T.: Kompendium der Psychiatrie. Frankfurt a. M.: Akadem. Verlagsanstalt 1966.
TRÖMNER, E.: Über traumatische (Concussions-) Psychosen. Z. ges. Neurol. Psychiat. 3, 548–562 (1910).
ZEH, W.: Die Objektivierung der Folgen von gedeckten traumatischen Hirnschädigungen. Fortschr. Neurol. Psychiat. 18, 1–30 (1950).
ZIEHEN, T.: Psychiatrie, 3. Aufl. Leipzig: Hirzel 1908.
ZILLIG, G.: Die traumatische Hirnleistungsschwäche. Nervenarzt 19, 206–216 (1948).

H. LAUTER

Endogenität

[gr.: ἔνδον = innen, γίγνομαι = entstehen.]
Substantivierte Form von endogen. „Endogen" bedeutet ursprünglich „darin", d. h. im Hause geboren. Nach „Thesaurus graecae linguae ab Henr. Stephano constructus" (III 1835, 1037) findet sich „endogenes u.u.ä. = intus genitus s. domi natus" erstmals in einer delphischen Inschrift (zit. nach TELLENBACH).
In der Neuzeit erscheint „endogen" als wissenschaftlicher Begriff in der Botanik.
Endogenae plantae sind im De Candolleschen Pflanzensystem (1817) „die Monokotyledonen, deren Stamm nach einer unrichtigen Vorstellung nicht wie bei den Dikotyledonen (Exogenae) durch Zuwachs an der Außenfläche, sondern durch Bildung neuer Gefäßbündel von innen in die Dicke wachsen soll" (Meyers Lexikon, 1925). Der „Irrtum in betreff der endogenen und exogenen Bildung" wurde bereits 1831 von MOHL nachgewiesen (M. MÖBIUS 1968). Später bedeutet endogen „die Entstehungsweise von Seitenwurzeln und gewissen Adventivsprossen, die aus im Inneren des Gewebes liegenden Zellen hervorgehen und daher die Oberflächengewebe durchbrechen" (Meyers Lexikon, 1925).
Im Gegensatz dazu steht die „exogene Entstehung der Blätter und Seitensprosse aus Oberflächenzellen des Sproßvegetationspunktes" (Meyers Lexikon, 1925).
In der Geologie heißen endogen, innenbürtig (A. v. HUMBOLDT 1845) alle „Kräfte, deren Energie aus dem Erdinnern stammt". Sie äußern sich z. B. in „Bewegungen der Erdkruste und in vulkanischen Erscheinungen" (MURAWSKI, 1963).
Als exogen werden die „Kräfte, die auf die Erdoberfläche einwirken, wie Wasser, Atmosphäre, Organismen u. a." bezeichnet (Der große Duden, Bd. 5, 1966).
In der Mineralogie werden „die im Gestein selbst entstandenen also authigenen Gemengteile" (Mey-

ers Lexikon 1925) endogen genannt. Auch Steine vulkanischen Ursprungs, die sich im Inneren der Erde bildeten, wie Granit, Porphyr u. a. werden als endogen bezeichnet (LAROUSSE, P.: Grand dictionnaire universel du XIX. siècle). Endogen und exogen dienen heute auch als Begriffe der Wirtschafts- und insbesondere der Konjunkturtheorie zur Differenzierung innerwirtschaftlicher und außerwirtschaftlicher Einflüsse auf den Wachstumsverlauf (W. HUPPERT). Endogen heißen Erscheinungen, die aus dem Ablauf des Wirtschaftsprozesses selbst resultieren und diesen beeinflussen. Sie sind überwiegend organischer Art, treiben das Wachstum vorwärts und geben ihm einen mehr oder weniger gesetzmäßigen Charakter (W. HUPPERT). Exogene Einflüsse dagegen liegen außerhalb des eigentlichen Wirtschaftsprozesses (H. RITTERSHAUSEN 1958).

„Vor allem können politische Kräfte und Zielsetzungen die wirtschaftliche Entwicklung in hohem Maße bestimmen" (W. HUPPERT).

In der Soziologie nennt man „endogen" Formen innergesellschaftlicher Herrschaftsentwicklung. Nach der Akkumulationstheorie entsteht die herrschaftliche Gesellschaftsform auf „endogenem" Wege durch gruppeninterne, friedliche Differenzierung, wie sie etwa mit der Arbeitsteilung regelmäßig in Erscheinung tritt. Wird Herrschaft durch friedliche Infiltration oder kriegerische Eroberung von außen an eine Gesellschaft herangetragen, so spricht man vom „exogenen" Ursprung der Herrschaft (R. KÖNIG).

In der modernen Biologie hat der Begriff der Endogenität einen besonderen Stellenwert. Er taucht im Rahmen der Verhaltensphysiologie und Ethologie auf. Er bezeichnet Leistungen des Zentralnervensystems, die phylogenetisch entstanden, d. h. angeboren sind. Es handelt sich nicht um pathologische, sondern um normale Erscheinungen. Den Nachweis einer autonomen, nicht von Umweltreizen abhängigen, rhythmischen Aktivität des Zentralnervensystems führte E. VON HOLST (1969). Bei der Erforschung periodischer biologischer Vorgänge erwies sich die Eigenständigkeit dieser Rhythmik, so daß man heute von „endogenen Rhythmen" spricht (J. ASCHOFF, 1959). Hiermit korrespondierend hat K. LORENZ als Ursache der von ihm als „Leerlaufreaktionen" bezeichneten Phänomene, das sind ohne Auslöser ablaufende angeborene Verhaltensweisen, eine „endogene Reizerzeugung" im Zentralnervensystem angenommen.

Die Akkumulation reaktionsspezifischer Energie wird in den letzten Jahren zusammen mit Vorgängen im Metabolismus biogener Amine gesehen. Dieser Aspekt ist hinsichtlich der biochemischen Erforschung endogener Psychosen ebenso interessant wie die Anwendung von Anschauungen der modernen Verhaltensforschung für die Erklärung endogener Psychosen (D. PLOOG, 1958; s. u.).

Um die Jahrhundertwende erscheint der Begriff „endogen" erstmals in der Psychiatrie, und zwar in MOEBIUS' „Abriß der Lehre von den Nervenkrankheiten" (Leipzig 1893). Im Anschluß an die traditionelle Lehre der inneren und äußeren Krankheitsursachen unterscheidet MOEBIUS endogene und exogene Krankheiten, „je nachdem die Hauptbedingungen der Krankheit von außen in das Individuum hineinkommen oder im Individuum liegen, in einer mitgebrachten Anlage bestehen". In Fortführung der Degenerationslehre MORELS (1809—1873), die im Zusammenhang mit der damals aktuellen Lehre der Einheitspsychose die polymorphe Heredität der Nervenleiden vertrat, bei der sich alle neurologischen und psychiatrischen Krankheitsformen äquivalent im Erbgang vertreten können, hielt MOEBIUS' Degeneration für die „conditio sine qua non" endogener Erkrankungen. Entartung im Sinne MOEBIUS ist gleichbedeutend mit „Abweichung vom Typus im ungünstigen Sinne", eine Formulierung, in der MORELS „deviation maladive du type primitif", die krankhafte Abweichung vom ursprünglichen, gottebenbildlich erschaffenen Menschentypus nachklingt.

Endogene Abweichungen sind nach MOEBIUS Ausdruck angeborener Anlagen, „sei es, daß sie von vornherein vorhanden sind, sei es, daß sie sich im Laufe des Lebens von selber oder auf Anstöße, Gelegenheitsursachen hin entwickeln". SOMMER (1864—1937) und STRÜMPELL (1853—1925) griffen den Begriff des Endogenen auf, MARIE (1853—1940) übernahm ihn in die Pathologie des Rückenmarkes. Seit der 5. Auflage seines Lehrbuches (1896) unterschied KRAEPELIN (1856—1926) zwischen erworbenen und anlagebedingten Geistesstörungen, in der 8. Auflage (1909/1913) erscheint die Dementia praecox als „endogene Verblödung", während NISSL (1860—1919) diese Krankheit noch 1899 als hirnorganisch begründete Psychose deklarierte, deren histopathologisches Substrat er gefunden zu haben glaubte.

Das manisch-depressive Irresein wurde demgegenüber spätestens seit FALRET (1794—1870) und BAILLARGER (1809—1890) allgemein als anlagebedingtes Leiden angesehen. Als psychopathologisches Kriterium endogener Psychosen betonte BUMKE (1877—1950) noch 1909 in einer für das moderne Verständnis erstaunlichen Weise „ihre Verständlichkeit für den Gesunden". Die Schizophrenie hielt er, für die Konsequenz dieser These folgend, für eine exogene Psychose. Unverständlichkeit spreche für den exogenen Charakter einer Psychose, Verständlichkeit dagegen beweise ihre psychogene Bedingtheit. Der so gefaßte Begriff des Endogenen schloß eine hirnorganische Ursache aus. Endogene Psychosen waren demnach weitgehend mit reversiblen funktionellen Psychosen identisch. Dem rückbildungsfähigen MDI standen die in einen Defekt mündenden oder mit einer Knickbildung einhergehenden organischen Psychosen und die Dementia praecox gegenüber, die BUMKE als chronifizierte exogene Psychosen bezeichnete. Entsprechend dieser Verschmelzung von „funktionell" und „endogen" vollzog sich im ersten Jahrzehnt des 20. Jahrhunderts eine Annäherung der Begriffe „exogen" und „organisch" (s. MECHLER).

Erst in KRETSCHMERS Konstitutionspsychiatrie treten MDI und Schizophrenie als „endogene Psychosen" nebeneinander auf. Der Einfluß der Konstitutionslehre führte zu einer weitgehenden Übereinstimmung der Begriffe „endogen" und „erbkonstitutionell", die sich namentlich bei den Autoren der Tübinger Schule KAHN (1920) und HOFFMANN (1891–1944) abzeichnet. Die endogene Psychose wird zur Erbkrankheit, Produkt einer somatisch gefaßten Krankheitsanlage von hoher Umweltstabilität. Endogene Psychosen in diesem Sinne sind nach einer von BERZE (1866–1929) schon 1909 gegebenen Definition „Anlagepsychosen".

Im Anschluß an BONHOEFFERS (1868–1948) „Lehre vom akuten exogenen Reaktionstypus", einer unspezifischen cerebralen Reaktion auf äußere Noxen, entwickelte sich ein Begriff der Endogenität, der seinen ursprünglichen Inhalt einer „degenerativen Reaktionsanomalie" verloren hatte. Die klinische Beobachtung gleichförmiger Reaktionen sowohl auf äußere Gifteinwirkungen als auch auf „endogene", d. h. im Körper entstandene Ursachen (z. B. Urämien, Tumoren etc.) veranlaßte JASPERS (1883–1969) unter Hinweis auf die Relativität der Fundamentalkategorien „Innen" und „Außen", die die „Dialektik von Exogenem und Endogenem" (K. SCHNEIDER, 1887–1969) bewirken, zur Feststellung, daß die Begriffe „endogen" und „exogen" einen verschiedenen Sinn haben, je nachdem sie für bloß körperliche Erkrankungen oder für seelische gebraucht werden. Alle exogenen Faktoren für körperliche Erkrankungen (Gifte, Bakterien, Klima) sind zwar auch exogen für seelische Erkrankungen. Wir nennen aber auch die körperlichen Erkrankungen, selbst die somatischendogenen Hirnerkrankungen, gegenüber der seelischen Veranlagung exogen. In diesem Sinne ist alles Somatogene auch exogen, ist alles Psychogene auch endogen.

Die These SPECHTS (1913), nach der Quantität und Intensität einer Noxe die Differenz endogener und exogener psychopathologischer Bilder bewirken, intendierte ebenso wie STERTZ' (1878–1959) „Pathologie der innersekretorischen Organe als Grenzzone endogener und exogener Hirnschädigung" einen primär quantitativen Begriff der Endogenität.

Schon 1916 hatte sich der Sinn des Exogenen und Endogenen von seinen historischen Ursprüngen so weit gelöst, daß KLEIST (1879–1960) feststellte, man bezeichne als „endogen" nur noch die unbekannten Krankheitsursachen, denen alle bekannten als „exogen" gegenübergestellt werden.

Für K. SCHNEIDER bedeutet der Begriff des Endogenen Verzicht auf eine ätiologische Zuordnung. Endogene Psychosen sind körperlich nicht begründbare Psychosen, wenn auch die negative Begriffsbestimmung mit dem Postulat einer in Zukunft zu entdeckenden Somatose eng verflochten ist. Das Endogene im Sinne eines den „empirischen Dualismus" umgreifenden Ursachenfeldes kommt für SCHNEIDER nur als spekulative, nicht verifizierbare Möglichkeit des „Metagenen" in Betracht. Positiv zielt der Begriff des Endogenen bei SCHNEIDER auf einen, dem Erleben entzogenen Untergrund, der als Basis aller seelischen Phänomene gedacht wird, aus der die „endogenen Schwankungen" des normalen und pathologischen psychischen Lebens aufsteigen. Als metaphysischer Grenzbegriff entzieht sich das Endogene einer exakten Definition, während KRETSCHMERS „endogener Untergrund" weniger spekulativ gefaßt, mehr biologischen Charakter trägt und unter gegebenen Bedingungen „Schwankungen", „Auflockerungen" und „Rutschungen" unterliegt.

Neben dem vorwiegend ätiologischen Begriff des Endogenen entwickelte sich im Anschluß an BONHOEFFERS Unterscheidungen ein in erster Linie vom Erscheinungsbild der Psychosen bestimmter Begriff des Endogenen, der eine Reihe von Merkmalen trägt, deren Explikation Aufgabe der verschiedenen Schulen und Autoren wurde, ohne dabei bis heute eine allgemeine Übereinstimmung zu erzielen. Unableitbarkeit aus inneren und äußeren Konflikten, differentia specifica gegenüber abnormen Erlebnisreaktionen und Persönlichkeitsentwicklungen, „Grundlosigkeit des Überfallenwerdens von Symptomen endogener Psychosen" (WEITBRECHT), „das spontane, psychologisch nicht analysierbare Herausgeraten" (WEITBRECHT), die positive Bedeutung somatischer Therapie, „sinnloses Alternieren depressiver und manischer Phasen bei einem Individuum" (WEITBRECHT), die sog. Tagesschwankungen, sind hier neben den Verlaufsformen Phase und Schub als typische Merkmale endogener Psychosen zu erwähnen.

Daneben sind die psychopathologischen Kriterien zu nennen, die nach K. SCHNEIDER als Symptome ersten bzw. zweiten Ranges endogener Psychosen gelten, die nicht den Anspruch auf „Grundstörungen" bzw. von ihnen abgeleitete accessorische oder sekundäre Symptome im Sinne E. BLEULERS (1857–1939) erheben.

Bezüglich der spezifischen Symptomatologie endogener Psychosen sei auf die einschlägigen Abschnitte dieses Buches verwiesen.

Resümiert man das Ergebnis der skizzierten historischen Entwicklung des Begriffes „endogen" oder seines substantivierten Synonyms „Endogenität", so begreift man v. BAEYERS resignierende Feststellung vom „erkenntnismäßig leeren Raum des Endogenen" sowie WEITBRECHTS Aussage, „hinter jeder Aussage stehen Hypothesen und Überzeugungen".

Eine befriedigende Definition der Endogenität dürfte z. Z. unmöglich sein, wenn man nicht voreilig durch dogmatische Thesen einer sachbezogenen Forschung die weitere Entwicklung versagt. Setzt man nach WEITBRECHTs Vorschlag „endogen" gleich „kryptogen", so umschreibt man damit die Situation des Nichtwissens am besten, „zugleich bleibt für das so bestimmte ‚Endogene' völlig offen, ob es nicht, ganz oder teilweise, eines Tages zum ‚Exogenen' werden wird" (WEITBRECHT). Eine enge Beziehung zwischen Endogenität und Vererbung wird heute von einer beachtlichen Zahl der Forscher kaum bezweifelt. Für die Vererbung endogener Psychosen sprechen der Konkordanzunterschied zwischen eineiigen und zweieiigen Zwillingen, die Befunde an getrennt aufwachsenden eineiigen Zwillingen, sowie Erfahrungen mit Kindern und Adoptivkindern schizophrener Mütter, die seit der Geburt von ihnen getrennt waren. Die durchschnittlich gleichbleibende Frequenz endogener Psychosen in Katastrophenzeiten, die Unspezifität der für die Entstehung endogener Psychosen angeschuldigten auslösenden Situationen, sind weitere Pluspunkte für eine genetische Theorie der Endogenität. Andererseits stellte RÜDIN schon 1916 fest, daß bei endogenen Psychosen „auch Faktoren mitwirken, welche mit Vererbung an und für sich nichts, wohl aber mit Milieu zu tun haben". Erbfaktoren sind nach ZERBIN-RÜDIN Vorbedingungen für die Entstehung einer Psychose, jedoch sind Umwelteinflüsse und intrapsychische Vorgänge möglicherweise entscheidend, ob die Abnormität Krankheitswert bekommt oder nicht, ob die Psychose manifest wird oder nicht. Die für die klassische Zeit der Genetik charakteristische Zweiteilung in Anlage und Umwelt tritt heute hinter der komplizierteren Modellvorstellungen des Zusammenspiels beider Größen zurück. „Nur anlagebedingte und *nur* umweltbedingte Krankheiten sind theoretische Endpunkte, die es praktisch selten gibt ... Gene sind immer in eine bestimmte Umwelt hineingestellt, und eine Umwelt wirkt immer auf bestimmte Gene" (ZERBIN-RÜDIN).

Auch die aus dem Blickwinkel der Verhaltensforschung zur Entstehung endogener Psychosen (PLOOG, 1969; s. o.) entwickelten Hypothesen, welche die Theorien JACKSONs (1835–1911) zur Evolution und Dissolution des NS als Grundlage haben, sind hier zu erwähnen. Die phylogenetischen Grundlagen menschlichen Verhaltens und des zentralen Nervensystems, die Kumulation aktionsspezifischer Energie für Instinkthandlungen, Homöostase und Periodizität der Organismen und die biologischen Signalsysteme lassen bestimmte Merkmale endogener Psychosen verständlicher werden und diese als „pathogenetisches Gegenstück der Neurosen" (PLOOG) erkennen. Führen bei den Neurosen „einschlägige" Erfahrungen zu begreiflichen Anpassungsstörungen, so sind Psychosen durch eine endogene Störung der Instinktorganisation gekennzeichnet, die ihrerseits pathologische Verhaltens- und Erlebnisbereitschaften erzeugt und eine Anpassung unter Verwendung der gesammelten Erfahrung verhindert.

Vom deskriptiven Sinn des Begriffes endogen als Bezeichnung „bestimmter psychopathologischer Syndrome und Verlaufszusammenhänge" geht auch die „strukturdynamische Betrachtungsweise" (JANZARIK) psychotischer Entgleisungen aus, wie sie W. JANZARIK entwickelte. Endogenität wird weniger vom Wortsinn, sondern „im Sinne einer weitgehend anerkannten Konvention" auf alle „endogen psychotischen Bilder" angewandt, denen jeweils ein pathophysiologisches Prinzip zugrundeliegend gedacht wird. Im Mittelpunkt stehen die endogenen Psychosen, bei denen es sich vorerst nur um – wenn auch unentbehrliche – „Hypostasierungen" (JANZARIK) von Krankheiten handle. Den Endogenitätsbegriff faßt JANZARIK im Sinne einer multikonditionalen Genese endogener Psychosen „mehrdimensional" (E. KRETSCHMER).

In seiner strukturdynamischen Konzeption nimmt JANZARIK den dynamistischen Standpunkt ein, wie ihn J. VOLKELT, K. LEWIN u. a. vor ihm vertraten. „Maßgebend ... wurde vor solchen Anregungen ... der Dynamismus der romantischen Psychiatrie (sc. des 19. Jhdts.), die hinter dem ‚Wahnsinn' bereits eine dynamische Störung vermutet hatte". Unter Struktur versteht JANZARIK ein biologisch unterlegtes Gefüge von inhaltlich determinierten und wertbezogenen Gerichtetheiten, „die die seelische Individualität konstituieren". Die strukturellen Bestände stellen „vergleichsweise dauerhafte Bereitschaften" dar und „werden von seelischer Dynamik getragen". Der „dynamische Aspekt seelischer Individualität" erscheint „in den Phänomenen des Antriebs und der Emotionalität". Der produktive Kern endogener Psychosen ist in Entgleisungen seelischer Dynamik zu suchen. Dagegen „dürfte eine Strukturabhängigkeit die Regel sein bei der Chronifizierung endogener Verläufe". Grundsätzlich unterscheidet JANZARIK drei Entstehungsmodi dynamischer Entgleisungen: autochthon, strukturabhängig, körperlich begründbar. Die beiden ersten spielen für die strukturdynamische Interpretation des Endogenitätsbegriffes eine Rolle. Nur eine Minderheit endogener Psychosen läßt sich als „Ausdruck eines autochthonen somatischen Geschehens" beschreiben. Dann wird „endogen" zum Signum einer nach biologischer Gesetzlichkeit entstehenden und verlaufenden Krankheit. Die angelegte Bereitschaft, in bestimmter Weise psychotisch zu erkranken, heftet sich an die seelische Dynamik und an ihr somatisches Substrat. „Endogenität" im herkömmlichen Sinne nimmt er am ehesten für bipolar zyklothyme und atypische schizophrene Psychosen an. Für die Mehrzahl endogener Psychosen gilt dagegen eine einlinig autochthon verstandene Endogenität nicht. „Wenn die psychotische Dynamik ... auf die seelische Struktur und ihre Wandlungen zurückbezogen bleibt", wird „endogen" „zur abkürzenden Formel für strukturell-dynamische Kreisprozesse und die aus solchen Kreisprozessen hervorgehenden psychotischen Abwandlungen".

Von wachsender Bedeutung für die Klärung des Endogenen sind die Ergebnisse morphologischer, neurophysiologischer und biochemischer Erforschung endogener Psychosen, die in den letzten Jahren einen beachtlichen Aufschwung nahmen, jedoch immer noch ungeeignet sind, die Frage nach dem Wesen der „Endogenität" zu beantworten.

Die Frage nach der Endogenität stellt sich für den Kliniker nach einem Wort WEITBRECHTs nicht nur „an den weitgehend umweltstabilen Verlaufsformen, der in Phasen verlaufenden mono- und bipolaren cyclothymen Psychosen, den wellenförmig oder gradlinigen, einem bestimmt aussehenden Defekt- oder Endzustand zustrebenden schizophrenen Formen und den im Verlaufstypus den Cyclothymien ähnlichen periodischen Katatonien", für die man eine körperliche Begründung in Zukunft erwartet, sondern an jenen psychopathologischen Zuständen, die weder als erlebnisreaktive Fehlhaltungen noch als endogene Psychosen einzuordnen sind. WEITBRECHTS „endo-reaktive Dysthymien", die vitalisierten depressiven Reaktionen, der „vitale Tonusverlust auf freier Strecke" (KRETSCHMER) und jene Fälle von Liebes- und Eifersuchtswahn, „bei deren Herauswachsen aus einer schweren Krisensituation die Evidenz des Zusammenhanges so überzeugend ist, daß die Annahme eines zufälligen Zusammentreffens mit einer gerade ausbruchsbereiten, endogenen, wahnbildenden Psychose gekünstelt und unbefriedigend bleibt" (WEITBRECHT), sind besonders geeignet, den vorläufigen Charakter aller bisher entwickelten Theorien über das Wesen des Endogenen zu demonstrieren.

Angesichts dieser unbefriedigenden Situation hat TELLENBACH in seiner Studie „Melancholie" versucht, unter Annahme eines hypostasierten „Endon" als eines die menschliche Natur konstituierenden Eigenbereichs, „weder auf Physisches noch auf Psychisches zurückführbar", die zahlreichen, mit dem Begriff der „Endogenität" auftretenden Schwierigkeiten zu lösen. Ausgehend von einer Frage WYRSCHS, ob die Vielfalt menschlicher Erscheinungsformen von einer Instanz zu einem Ganzen integriert wird, stellt TELLENBACH die These auf, daß das „Endon" selbst diese Instanz sei. Das „Endon" trägt eine Fülle heterogener Merkmale wie Geschlecht, Rasse, Begabung und Bereitschaften, typische Äußerungsformen von Haltungen, körperliche Konstitutionstypen, Ausprägungen und Eigenarten der Intelligenz, Arten der Grundgestimmtheiten etc. „Endogen ist all das am Menschen, was sich als Einheit der Grundgestalt im Geschehen immer wieder hervorbringt, zeitigt, seine Selbigkeit" (TELLENBACH). Das „Endon" ist für TELLENBACH weder das apersonal Biologische noch das Personale im Sinne der Innerlichkeit. „Das ‚Endon' ist vor solchem, weil es all dies erst ermöglicht und prägt, es ist nach solchem, weil es davon beeinflußt, durchwohnt, geformt werden kann." Versuche, das Endogene in der Dimension psycho-physischer Relationen aufgehen zu lassen, verkennen nach TELLENBACH die Eigenart der Endogenität und enden im psycho-physischen Dilemma Descartes. Endogene Psychosen sind Erscheinungen, die ihren „entscheidenden Grund in spezifischen Abwandlungen der Grundgestalt des Geschehens des Menschseins selbst haben und sich im Spektrum typischer Merkmale äußern".

Mit diesen und ähnlichen Aussagen wird der Boden empirischer Forschung verlassen und das Problem der Endogenität in einen Bereich des Spekulativen verschoben, der zwar das Bedürfnis nach abschließenden Lösungen befriedigt, jedoch eine schrittweise Erforschung des Problems der Endogenität durch Antecipationen verbaut, die es im Prinzip einer medizinisch-naturwissenschaftlichen Forschung entziehen.

Neben TELLENBACHS Versuch, das „Endon" als organismischen Eigenbereich zu erfassen, dessen Erschütterung durch Bedrohung der Mit- und Umwelt, die endogenen Psychosen erzeugt, sind modernere, an der Existenzphilosophie des 20. Jahrhunderts orientierten Anschauungen zu nennen, die das Wesen der endogenen Psychosen als „Abwandlungen des gesamten Menschen" zu verstehen suchen. Diese in ihrer Verquickung philosophischen Denkens mit klinischer Erfahrung als Anthropologie, Daseinsanalyse, Existenzanalyse auftretenden Lehrmeinungen geben den lebenssituativen Krisen und Belastungen den eindeutigen Vorrang vor dem Somatischen, „von dem am liebsten überhaupt nicht mehr gesprochen wird" (WEITBRECHT).

Ob die Transposition des Problems der Endogenität in einen jede mögliche Erfahrung übersteigenden Bereich ein Erkenntnisfortschritt ist, da man streng genommen weder jetzt noch zukünftig durch somatische und psychopathologische Forschungen eine Klärung des Problems erhofft, ist mit Nachdruck zu fragen. Die Idee der Zuordnung im Sinne des empirischen Dualismus K. SCHNEIDERs ist demgegenüber die logisch-notwendige Voraussetzung für die Weiterarbeit der Forschung. Beide „Psychologie und Physiologie verderben alles", um ein abgewandeltes Wort MAYs zu zitieren, „wenn sie irgendwann und irgendwo ein ‚Dasein' eingreifen oder beeindrucken lassen".

Bis zur Stunde aktuell sind jene Versuche des Verständnisses endogener Psychosen, die sich von der Psychoanalyse S. FREUDS (1856–1939) herleiten, der die endogenen Psychosen für eine „besondere Form" der Neurosen hielt. Schizophrenie beispielsweise ist für FREUD ein „Zustand der Introversion, bei dem die von der Objektbesetzung zurückgezogene Libido, nicht wie bei den ‚Übertragungsneurosen' (Hysterie, Zwänge) auf imaginäre Phantasieobjekte, sondern auf das eigene Ich gelenkt wird" (zit. n. WEITBRECHT). Für SCHULTZ-HENKE (1892–1953) entfällt jeder Unterschied zwischen Neurose und endogener Psychose. Die Schizophrenie erscheint bei ihm „als eine vollständig psychologisch aufklärbare Vorgangsreihe", in der intentionale Gestörtheit und daher Verkennung der Realität *die* entscheidende Rolle spielen. Andere Richtungen psychosomatisch orientierter Medizin, welche die Neurosen-Struktur endogener Psychosen offenläßt, erteilt der psychogenen Auslösung endogener Psychosen durch biographische Krisen den Vorrang, die ihr den vermeintlichen Schlüssel zum Verständnis der „Endogenität" bieten. Hier ist mit WEITBRECHT festzustellen, „daß alle derartigen Krisen überraschend selten in Form solcher psychopathologischer Abnormitäten auftreten, deren Aufbau und Ablaufweise charakteristisch für endogene Psychosen sind". Schizophrene Formalstörungen im Sinne der „Symptome ersten Ranges" von K. SCHNEIDER trifft man auf dem Felde der Neurosen ebenso wenig wie phasenhafte Verlaufstypen cyclothymer Psychosen und zum Defekt führende Schübe, die trotz aller Divergenzen psychopathologischer Beschreibung und Interpretation von der Mehrzahl der Autoren als Kriterium des „Prozeßcharakters" endogener Psychosen gewertet werden und eine „Entwicklung" im Sinne der abnormen Erlebnisreaktionen unwahrscheinlich machten. Der Kliniker kennt die hohe „Umweltstabilität" endogener Psychosen, die sich weder durch Erlebnisse im positiven noch negativen Sinne beeinflussen läßt und entschieden für eine sekundäre, prozeßbedingte Blockierung des umweltbezogenen Apparates des Nervensystems spricht, weniger für eine ausschließlich umweltbedingte Konfliktstörung. – Auch v. BAEYERS „Entordnung des leib-seelischen Organismus in der Psychose", der immer eine Entordnung des sozialen Umfeldes entsprechen soll bzw. diese voraussetzt, ist deshalb problematisch, weil hier präjudiziert wird, was bisher nicht bewiesen wurde. Das soziologische Konzept der Schizophreniegenese wurde im übrigen vor allem durch die Vertreter der sog. „Antipsychiatrie" so erweitert, daß eine Auflösung des medizinischen Krankheitsbegriffes die Folge war. „Wenn ich den Terminus ‚Schizophrenie' benutze, meine ich damit nicht irgendeinen Zustand mehr geistiger als physischer Art oder eine Krankheit wie Pneumonie, sondern ein Etikett, mit dem etliche Leute andere Leute unter bestimmten sozialen Umständen versehen" (LAING, R. D. Phänomenologie der Erfahrung, Ffm. 1969). Eine Interpretation der Endogenität als ausschließliches Produkt soziologischer Faktoren verkennt die Verflechtung des Menschen mit den tragenden biologischen Voraussetzungen. Die Diskussion um das Wesen der Endogenität ist heute erneut entfacht, sie trifft den Schnittpunkt aller divergierenden Richtungen moderner Psychiatrie und erweist sich nach wie vor als „das delphische Orakel der Psychiatrie" (KOLLE).

Literatur
ASCHOFF, J.: Zeitliche Strukturen biologischer Vorgänge. Nova Acta Leopoldina. 21, 59–147 (1959).
HOLST, E. v.: Zur Verhaltensphysiologie bei Tieren und Menschen. Ges. Abhandlungen I. München: Piper 1969.
HUPPERT, W.: Gesetzmäßigkeit und Voraussehbarkeit des wirtschaftlichen Wachstums. Berlin 1957.
JANZARIK, W.: Dynamische Grundkonstellationen in endogenen Psychosen. Berlin Göttingen Heidelberg: Springer 1959.
JANZARIK, W.: Strukturdynamische Überlegungen zur Fortentwicklung des Endogenitätsbegriffes. In: KRANZ, H., HEINRICH, K. (Hrsg.) Psychiatrie im Übergang. Stuttgart: Thieme 1969.
JASPERS, K.: Allgemeine Psychopathologie. 6. Aufl. Berlin Göttingen Heidelberg: Springer 1953.
KÖNIG, R.: Fischer Lexikon Soziologie, Frankfurt/M.: Fischer 1967
KOLLE, K.: Die endogenen Psychosen, das delphische Orakel der Psychiatrie. München: Lehmann 1955.
LORENZ, K.: Psychologie und Stammesgeschichte. In: HEBERER, G. Evolution, 2. Aufl. Jena 1954.
MÜLLER, M.: Der Begriff der Endogenität in der Psychiatrie. Inaugural-Dissertation, Bonn 1976.
MECHLER, A.: Degeneration und Endogenität. Nervenarzt 34, 219–226 (1963).
MURAWSKI, H.: Geologisches Wörterbuch. Stuttgart 1963.
PLOOG, D.: Verhaltensbiologische Hypothesen zur Entstehung endogener Psychosen. In: HUBER, G. (Hrsg.) Schizophrenie und Zyklothymie. Stuttgart: Thieme 1969.
PLOOG, D.: Endogene Psychosen und Instinktverhalten. Fortschr. Neurol. Psychiatr. 26, 58 (1983).
SCHNEIDER, K.: Psychiatrie heute. Stuttgart: Thieme 1966.
SCHNEIDER, K.: Klinische Psychopathologie. 8. Aufl. Stuttgart: Thieme 1967.
TELLENBACH, H.: Melancholie. Berlin Göttingen Heidelberg: Springer 1961.
VENZLAFF, U.: Die psychoreaktiven Störungen nach entschädigungspflichtigen Ereignissen. Berlin Göttingen Heidelberg: Springer 1958.
WEITBRECHT, H. J.: Kritik der Psychosomatik. Stuttgart: Thieme 1955.
WEITBRECHT, H. J.: Depressive und manische endogene Psychosen. In: Psychiatrie der Gegenwart, Bd. II: Klinische Psychiatrie. Ed. GRUHLE, JUNG, MAYER-GROSS, MÜLLER. Berlin Göttingen Heidelberg: Springer 1960.
WYRSCH, J.: Zur Geschichte der endogenen Psychosen. Stuttgart: Thieme 1956.
WYRSCH, J.: Die Person des Schizophrenen. Bern: Haupt 1949.
ZERBIN-RÜDIN, E.: Endogene Psychosen. In: Humangenetik. Bd. V/2. Stuttgart: Thieme 1967.
ZERBIN-RÜDIN, E.: Die vielschichtigen Beziehungen der endogenen Psychosen in genetischer Sicht. In: Schizophrenie und Zyklothymie. Ed. HUBER, G. Stuttgart: Thieme 1969.

J. VLIEGEN

Endokrines Psychosyndrom → Psychosyndrom, endokrines

Energetischer Potentialverlust → Schizophrenie

Engramm
Engramm: „das Eingeschriebene", wurde als Arbeitshypothese von SEMON eingeführt. Danach seien Engramme Veränderungen „der organischen Substanz" durch Einwirkungen von Reizen, die jene Substanz dazu disponieren, auf gleiche Reize immer wieder mit gleichen Antworten zu reagieren. Die erworbene Menge aller Engramme wurde als ein schließlich vererbbares „unbewußtes Ge-

dächtnis" (Mneme) postuliert („Mnemismus"). Einige typische Zitate (HERING, 1876; HENSEN, 1877) und ihre kritische, noch immer beachtenswerte Diskussion findet man bei WUNDT: „Aber da wir doch nicht jede derartige Einübung dem Begriff des Gedächtnisses im psychologischen Sinne zurechnen, sondern den letzteren nur mit Rücksicht auf den Wiedereintritt von bewußten Functionen statuieren, so ist nicht zu übersehen, daß eben auch durch die Beteiligung des Bewußtseins das Gedächtnis von anderen Formen der Einübung sich unterscheidet."

Die meisten Gedächtnis-Hypothesen stützen sich auf die Annahme von Spuren, Residuen oder Engrammen als Grundlagen der reproduktiven Fähigkeiten. Über die Art und den Ort solcher Spuren herrscht Ungewißheit. Deshalb ist das „Engramm" nur eine Arbeitshypothese, der man einen heuristischen Wert beimessen kann. Man spricht auch von der Dispositionalhypothese des Gedächtnisses. Danach liegt etwas Gedachtes, Erlerntes oder einmal Erlebtes grundsätzlich so bereit, daß es auf Abruf wieder auftauchen und zur Erinnerung gelangen kann.

Man müßte dann aber ein Denkmodell für die Art und Repräsentanz jener Engramme akzeptieren und klären, wie aus den vielen Einzelengrammen dieses Spuren- oder Abbildsystems übersummative Leistungen des Gedächtnisses und der Erinnerung abzuleiten sind. Es wäre dann auch zu überlegen, wie es sich beispielsweise mit der Umstrukturierung unseres mnestischen Systems während des fortschreitenden Alters im Reifungsprozeß der Persönlichkeit verhält. Man fand auf diesem Wege noch keine Möglichkeit zu entscheiden, ob das altersgebundene Nachlassen des rein formalen quantitativen Gedächtnisses nicht ein Scheinergebnis sein könnte: die Eigenarten der mnestischen Fähigkeiten könnten doch im Alter anders, nämlich ökonomischer und qualitativ besser als in der Jugend sein, sie könnten in einer epikritischen Auswahl und Zentrierung auf das Wesentliche der Dinge tatsächlich mehr wirklich Wertvolles umfassen?

Man spricht bei Modellversuchen viel von einem — inzwischen experimentell widerlegten (ADAMS) — Unterschied von Kurzzeitspeicher und Langzeitgedächtnis. Selbst zwischen dem Speichern und informativer Verarbeiten einfacher Daten und den kurzzeitigen Nacheffekten von Sinneseindrücken bestehen hinsichtlich einer psychologischen oder neurophysiologischen Engramm-Hypothese so erhebliche Unterschiede, daß Behauptungen über die Verfestigung frischer Eindrücke zu langdauernden Engrammen nicht recht verständlich erscheinen.

Wie die von PAWLOW und seinen Schülern angenommenen Schaltverbindungen im Gehirn beschaffen seien, ist ebenfalls ungeklärt. Fast alle neurophysiologischen Lernhypothesen benutzen als Grundlage die synaptische Bahnung, aber niemand hat bis heute morphologische, physiologische oder chemische Spuren oder Engramme überzeugend darstellen können. Die synaptischen Bahnungserscheinungen sind im Grunde einfache Funktionen, wie sie sich vornehmlich in den primären Sinneszentren abzuspielen scheinen. Bei einer hypothetischen Übertragung solcher Befunde auf die Eigenarten der höheren menschlichen Geistestätigkeit ist zu berücksichtigen, daß die neurophysiologisch dargestellten Vorgänge letztlich der Kausalität unterliegen, während man es in der Psychologie viel mit implikativen Auffassungen zu tun hat. In der Neurobiologie des Verhaltens (HYDÉN) ist bis heute die Frage, ob überhaupt in den Gehirnzellen spezifische, mit Lernen und Üben zusammenhängende makromolekulare Veränderungen stattfinden, noch nicht schlüssig beantwortet.

Die moderne Informatik der Lernprozesse (ADAMS, BUSSMANN, WELTNER) beschreibt die über menschliche Sinnesorgane zugänglichen Ereignisse als meßbare Signalfunktionen eines extracerebral organisierten Bereichs. Dies hat unter anderem den Vorzug, daß man gegenüber unbewiesenen Hypothesen von Gedächtnis-Engrammen aus methodischen Gründen eine Theorie der Invarianten in Form von Signalen oder Zeichen einführen kann. Einzelne Daten der Informationsvorgänge können dabei wie biologische Mechanismen zeitlich gemessen werden, der gesamte Komplex „Information" bleibt aber methodisch konkret in der jeweiligen Gegenwart und folglich außerhalb schwieriger Überlegungen über die seelische oder hirnorganische Repräsentanz vergangener „Inhalte" und über die subjektive Zeitlichkeit des Vergangenen.

Literatur
ADAMS, A. E.: Informationstheorie und Psychopathologie des Gedächtnisses. Berlin Heidelberg New York: Springer 1971.
ADAMS, A. E.: Experimente über mnestische Entropie bei Gesunden und Hirnkranken. Arch. Psychiat. Nervenkr. 214, 137–149 (1971).
BUSSMANN, H.: Zur Kybernetik des Lernprozesses. Düsseldorf: Schwann 1971.
HYDÉN, H.: Biochemical and molecular aspects of learning and memory. In: Biologie und Klinik des Zentralnervensystems. S. 17–58. Basel: Sandoz 1967.
HYDÉN, H.: A molecular basis of neuron–glia interaction. In: Macromolecular specifity and biological memory. F. O. SCHMITT (Ed.), pp. 55–61. Cambridge (Mass.): M.I.T. Press 1962.
PAWLOW, I. P.: Die höhere Nerventätigkeit (das Verhalten) von Tieren. München: J. F. Bergmann 1926.
SEMON, R.: Die Mneme als erhaltendes Prinzip im Wechsel des organischen Geschehens. Leipzig: W. Engelmann 1908.
WELTNER, K.: Informationstheorie und Erziehungswissenschaft. Quickborn: Schnelle 1970.
WUNDT, W.: Grundzüge der physiologischen Psychologie. Leipzig: W. Engelmann 1887.

A. E. ADAMS

Entfremdungserlebnis

Der Terminus „Entfremdung" — zur Begriffsgeschichte vgl. H.-H. SCHREY (1975) — stammt von

Entfremdungserlebnis

HEGEL (1806); er wurde von ihm für die Verselbständigung der Produkte des subjektiven Geistes geprägt. Im Marxismus gewann er große Bedeutung. GABEL (1955) übernahm ihn in der Interpretation von LUKÁCS und wendete ihn (Entfremdung als „Entdialektisierung" verstehend) auf die Psychopathologie der Schizophrenie an. – Für W. v. BAEYER ist „Entfremdung" eines der wichtigen disziplinübergreifenden „Schlüsselwörter".

Damit hat das *„Entfremdungserlebnis"* als ein psychiatrisches Symptom wenig zu tun. Verglichen mit frz. aliénation und engl. alienation hat dieser Begriff innerhalb der deutschsprachigen Psychopathologie eine sehr viel engere Bedeutung bekommen: Er faßt als Oberbegriff Depersonalisation und Derealisation zusammen und bezeichnet somit Veränderungen des Erlebens, bei denen entweder das eigene Ich, das eigene seelische Erleben oder auch nur der eigene Körper (Depersonalisation) oder die Außenwelt (Derealisation) oder beides – Eigenwelt und Außenwelt – als fremd, mehr oder weniger unwirklich, zumindest unlebendig, empfunden wird. In über der Hälfte der Fälle kommen Depersonalisation und Derealisation zusammen vor. Unter den übrigen Fällen ist isolierte Depersonalisation etwa doppelt so häufig wie isolierte Derealisation (MAYER-GROSS).

Es handelt sich um eine Veränderung der Selbstwahrnehmung in der Form, daß vorübergehend das Gefühl der eigenen Wirklichkeit abblaßt oder ganz verlorengeht. Außer dem Gefühl, daß alles – oder bestimmte Bereiche der eigenen Person – unlebendig, „unwirklich" geworden sei und daß alles nurmehr „mechanisch" funktioniere, können auch einzelne Körperteile hinsichtlich ihrer Größe oder Struktur verändert erlebt werden. Manche Patienten geben an, sie hätten sich „wie im Traum" gefühlt. Es gibt die verschiedenartigsten sensorischen Störungen. Auch die eigenen Handlungen können als fremd, die Zeit als verändert, erlebt werden. Dennoch bleiben alle Empfindungen, mögen sie auch noch fremdartig erlebt werden, ich-synton. Analoges gilt für das Erleben der Umwelt, die eigentümlich fern, unlebendig, fremd empfunden wird. – Betroffen sind in erster Linie Adoleszenten und jüngere Erwachsene.

Historisches: Als ein der Reflektiertheit entspringendes, im Stufenbau seelischer Funktionen relativ hoch anzusetzendes Phänomen („maladie du reflexion") stieß das Entfremdungserlebnis ursprünglich vor allem bei Philosophen und philosophisch interessierten Psychologen und Geisteswissenschaftlern (TAINE 1870; RIBOT 1882; JAMES 1891; JANET 1903; DILTHEY 1890; OESTERREICH 1910 u.a.) auf Interesse. Seit KRISHABER (1874) und DUGAS (1898) haben sich aber auch klinische Psychopathologen immer wieder intensiv mit diesem Symptom beschäftigt. Die Literatur ist umfangreich. 14 der wichtigsten älteren Arbeiten darüber finden sich in dem von J. E. MEYER herausgegebenen Sammelband „Depersonalisation" vereinigt. Nach JASPERS (1948, 101 f.) handelt es sich um Störungen des Daseinsbewußtseins.

Nosologisch gesehen ist das Symptom „Entfremdungserlebnis" unspezifisch. Es kommt bei körperlich begründbaren Psychosyndromen (z. B. in epileptischen Auren und Dämmerattacken, bei den verschiedensten Formen von Durchgangssyndromen und exogenen Bewußtseinsveränderungen, in endomorph-depressiven Phasen (bei sog. Entfremdungsdepressionen) und bei Schizophrenien vor; dort vor allem in der basaleren Form eines Verlusts der „natürlichen Selbstverständlichkeit" (WYRSCH 1940; BLANKENBURG 1971), wobei dann allerdings nicht so sehr die pure Realität als vielmehr der Bewandtniszusammenhang des Begegnenden fragwürdig geworden ist; das heißt die Entfremdungserlebnisse sind bei Schizophrenen besonders akzentuiert und können dort unmittelbar in die – von den Entfremdungserlebnissen abzugrenzenden Ichstörungen (z. B. in ein „Gemacht-Bekommen" als Symptom 1. Ranges) – übergehen. – Besonders hervorzuheben sind die Entfremdungserlebnisse bei Zwangsneurotikern (v. GEBSATTEL, GÖPPERT). Nach J. E. MEYER stellen Entfremdungserlebnisse und Zwang polare Störungen der Ich-Außenwelt-Beziehung dar. Im übrigen gibt es Entfremdungserlebnisse auch bei anderen z. B. hysterischen Neurosen – wo sie im Vordergrund stehen, spricht man auch von „Entfremdungsneurosen" –, bei abnormen Persönlichkeitsentwicklungen, abnormen Erlebnisreaktionen, Intoxikationen und auch in Ausnahmezuständen bei Gesunden. Bis zu einem gewissen Grade lassen sich Entfremdungserlebnisse sogar durch forcierte Reflexion willkürlich provozieren.

Im DSM-III wird ein Entfremdungserleben unter 300.60 dann als „Depersonalisationssyndrom" gesondert diagnostiziert, wenn es sich nicht in das Krankheitsbild einer anderen nosologischen Einheit einordnen läßt.

Psychodynamisch gesehen bedeuten Entfremdungserlebnisse einen Rückzug der libidinösen Objektbesetzung, wobei das „Objekt" im Falle der Depersonalisation das eigene Ich, bzw. der eigene Leib, im Falle der Derealisation die Außenwelt ist. FREUD schrieb in einem Brief an Romain ROLLAND: „Die endopsychische Wahrnehmung einer Affektablösung kommt in dem Gefühl des Fremden zum Ausdruck. Diese Ablösung kann nur eine gewünschte, eine willkommene oder teilweise gelungene sein." Leitend wurde die Inkompatibilitätshypothese. Die Auffassung, daß es sich beim Entfremdungserlebnis um einen Abwehrmechanismus handele (FREUD, NUNBERG), wurde von FEDERN und in anderer Weise von GIESE in Frage gestellt. Für FEDERN gehören die Entfremdungserlebnisse zur Gruppe der „Ich-Krankheiten". Sie werden nach der jeweiligen Besetzung der Ichgrenzen differenziert. Besonders sorgfältige Beschreibungen stammen aus der älteren Literatur von SCHILDER.

Literatur
Wichtige Texte zum Problem der Entfremdungserlebnisse von DILTHEY, SCHILDER, NUNBERG, EHRENWALD, FREUD, MAYER-GROSS, V. GEBSATTEL, K. SCHNEIDER, PETRILOWITSCH, FEDERN, J. E. MEYER, M. ROTH und B. KIMURA finden sich (nebst Hinweisen auf die noch weiter zurückliegende Literatur) in:
MEYER, J. E. (Hrsg.): Depersonalisation. Darmstadt: Wissenschaftliche Buchgesellschaft 1968.
Darüber hinaus:
BAEYER, W. V.: Über die Bedeutung psychiatrischer Schlüsselwörter: In: KRAUS, A. (Hrsg.) Leib, Geist, Geschichte. Brennpunkte anthropologischer Psychiatrie. Heidelberg: Hüthig 1978.
BLANKENBURG, W.: Der Verlust der natürlichen Selbstverständlichkeit. Ein Beitrag zur Psychopathologie symptomarmer Schizophrenien. Stuttgart: Enke 1971.
BRÄUTIGAM, W.: Reaktionen – Neurosen – Abnorme Persönlichkeiten, 5. Aufl. Stuttgart: Thieme 1985.
GLATZEL, J.: Über das Entfremdungserlebnis. Z. Psychother. med. Psychol. 21, 89–99 (1971).
GLATZEL, J.: Spezielle Psychopathologie. Stuttgart: Enke 1981.
GÖPPERT, H.: Zwangskrankheit und Depersonalisation. Basel New York: Karger 1960.
GUTHEIL, E.: Über Depersonalisation. In: Fortschr. Sexualwiss. Psychoanalyse 3, 47–74 (1928).
HAUG, K.: Depersonalisation und verwandte Erscheinungen. In: Hb. d. Geisteskrankheiten. Erg. Bd. 1. Berlin: Springer 1939.
MEYER, J. E.: Die Entfremdungserlebnisse. Stuttgart: Thieme 1959.
SCHREY, H.-H. (Hrsg.): Entfremdung. Darmstadt: Wissenschaftliche Buchgesellschaft 1975.

W. BLANKENBURG

Entfremdungsgefühl → Entfremdungserlebnis

Enthemmung
In der klinischen Psychopathologie umfaßt der Ausdruck Enthemmung verschiedene Formen gesteigerter psychischer Aktivität. Diese kann sich in einem gleichzeitigen Überfluß emotionaler Antriebe, intellektueller Tätigkeit und motorischen Leistungsdrangs äußern. Das ist beispielsweise bei einer Manie der Fall, die sich außer durch eine gehobene Stimmungslage bis zu überschwenglicher Begeisterungsfähigkeit durch einen Hang zu rastloser, manchmal fast unerschöpflicher Betätigung auszeichnet. Der zunächst möglicherweise vorhandene Zuwachs an Auffassungsvermögen und Denkproduktivität läßt bei weiterer Antriebssteigerung allerdings alsbald wieder nach, so daß das intellektuelle Leistungsniveau insgesamt verflacht bis hin zu ideenflüchtiger Verwirrtheit. Der Grund liegt im wesentlichen in dem schon bald eintretenden Unvermögen, Eindrücke und Einfälle nach wesentlich und unwesentlich zu selektionieren (vgl. WUNDTs Hemmungstheorie der Konzentration). Die verschiedenen psychischen Bereiche können aber auch sehr ungleich von der Störung betroffen sein, wie zornmütige Manien und agitierte Depressionen zeigen. Im Rahmen katatoner Episoden und epileptischer Dämmerzustände tritt eine Hemmungslosigkeit gelegentlich eruptiv hervor, ebenso bei manchen symptomatischen Psychosen. Solche vehementen Ausbrüche imponieren zuweilen zumindest dem äußeren Bild nach als ganz und gar ungebremste Instinkthandlungen.

Verletzungsfolgen in den basisnahen Stirnregionen führen außer zu einer affektiven Nivellierung und Steuerungslosigkeit oft zu auffälliger Enthemmung. Grobe Entgleisungen auf dem Gebiet der Sitte, des Anstandes und Taktgefühls können als initiale Erscheinungen einer darüber hinaus psychisch noch nicht manifest gewordenen progressiven Paralyse auch praktisch diagnostische Bedeutung erlangen. Bei diencephalen Läsionen, speziell wenn sie den ventromedialen Hypothalamus betreffen, drängen häufig periodisch elementare, orale, sexuelle oder auch aggressive Triebimpulse so zügellos nach Entladung, daß die Kranken in einen maniform anmutenden Zustand heftigster Erregung hineingeraten. Derartige, weitgehend von übermächtig gewordenen Instinktregungen bestimmte Attacken entsprechen den Wutanfällen und der Freßgier, die sich im Tierexperiment regelmäßig durch Reizungen bzw. Zerstörungen in den entsprechenden Hirnabschnitten provozieren lassen.

Die Enthemmung, die im Beginn einer Alkoholintoxikation und als Wirkung anderer Rauschgifte auftritt, kann zu sexuellen Delikten und anderen kriminellen Handlungen beitragen. Das primär entwickelte Hemmungsvermögen ist bei Suchtkranken infolge einer fortschreitenden Charakterdepravation nicht selten sehr weitgehend bis auf Rudimente destruiert. Manche abnorme Persönlichkeiten tendieren bereits konstitutionell zu abrupten triebhaften Aufwallungen und allen vernünftigen Erwägungen widersprechenden Handlungsweisen (→ Kurzschlußhandlungen, → Primitivreaktionen nach KRETSCHMER, Affektverbrechen nach ASCHAFFENBURG).

Literatur
ASCHAFFENBURG, G.: Das Verbrechen und seine Bekämpfung. 2. Aufl. Heidelberg: Winter 1906.
BERINGER, K.: Rhythmischer Wechsel von Enthemmtheit und Gehemmtheit als diencephale Antriebsstörung. Nervenarzt 15, 225 (1942).
FAUST, C.: Die psychischen Störungen nach Hirntraumen. In: Psychiatrie der Gegenwart, Bd. II. Berlin Göttingen Heidelberg: Springer 1960.
FULTON, J. F., INGRAHAM, F. D.: Emotional disturbances following experimental lesions of the base of the brain (pre-chiasmal). J. Psychol. (London) 67, 27 (1929).
KLÜVER, H., BUCY, P. C.: Preliminary analysis of functions of the temporal lobes in monkeys. Arch. Neurol. Psychiat. 42, 949 (1939).
KRETSCHMER, E.: Hysterie, Reflex und Instinkt. 5. Aufl. Stuttgart: Thieme 1948.
MEYER, A.: The Wernicke syndrome. J. Neurol. Neurosurg. Psychiat. 7, 66 (1944).

B. PAULEIKHOFF und H. MESTER

Entlastungsdepression → Depression

Entmündigung → Vormundschaft

Entwicklungsstörungen → Persönlichkeitsstörungen

Entwurzelungsdepression → Depression

Entziehungssyndrom → Drogenabhängigkeit

Enuresis
[gr.: 'ενουρεῖν = einharnen]
Als Enuresis diurna wird das Einnässen während des Tages, als Enuresis nocturna das nächtliche Einnässen bezeichnet. Man spricht von primärer Enuresis bei Kindern, die nie sauber waren, von sekundärer Enuresis, wenn nach mehr oder weniger langem Trockensein wieder Einnässen auftritt. Die intermittierende Enuresis diurna oder nocturna kann bei Belastungssituationen oder im Laufe der normalen Entwicklung auftreten. Die Enuresis als unwillkürlicher und unbewußter Akt muß von der Inkontinenz als unwillkürlicher, aber bewußter Vorgang abgegrenzt werden.
Überlicherweise ist ein Kind tags mit drei Jahren, nachts mit vier bis fünf Jahren trocken. Bettnässen ist indessen recht häufig: nach einer Lausanner Studie nässen 9,5% der neunjährigen Knaben, 8% der neunjährigen Mädchen nachts noch ein. Die Prävalenz der Enuresis nocturna nimmt nach dem neunten Lebensjahr rasch ab und wird bei Pubertierenden nur noch selten angetroffen. Immerhin nässen nachts noch 4‰ der zwanzigjährigen Schweizer Rekruten ein. In Gegensatz zu vielen kinderpsychiatrischen Affektionen sind die Mädchen fast so häufig betroffen wie die Knaben. Fast alle Kinder und Jugendliche, die unter Enuresis leiden, weisen eine primäre Enuresis auf. Nach A. WILLE ist Enuresis das häufigste Begleitsymptom der Enkopresis.
Man kann in den letzten zwanzig Jahren einen Wandel in der *erzieherischen und therapeutischen Haltung* gegenüber den einnässenden Kindern beobachten. So waren vor zwanzig bis dreißig Jahren noch vor allem körperliche Bestrafung oder narzißtisch kränkende Verfahren häufig, um diese kindliche „Unart" zu bekämpfen. Eltern, Erzieher und Ärzte empfahlen öffentliches Bloßstellen, Aushängen nasser Wäsche, Liebesentzug, Einsperren, usw. Die heutige Einstellung beruht auf besserem Verständnis der organisch-funktionellen Ursachen der Enuresis sowie der kindlichen Sorgen und Probleme. Die psychoanalytische Forschung öffnete neue Zugänge zur Erfassung psychischer Schwierigkeiten. Dazu kommt eine flexiblere Haltung der Gesellschaft gegenüber „abweichendem" Verhalten. Die Erziehung spielt in der Entwicklung der Enuresis eine große Rolle. Weder eine zu früh einsetzende und starre Reinlichkeitserziehung, die meist mit moralischem Druck oder Strafen einhergeht, noch ein „laisser-aller" können den Kindern helfen, rein zu werden. Wie in vielen Bereichen der Erziehung ist weniger das Verhalten und Tun ausschlaggebend, als die innere Einstellung und die emotional getragene Eltern-Kind-Beziehung. Die strenge, inadäquate Reinlichkeitserziehung geschieht oft unter dem Druck eines übermächtigen Ich-Ideals, sei es, daß das Kind früher sauber sein muß als dasjenige der Freundin oder Nachbarin, sei es, daß das Einnässen als aggressiv und abstoßend empfunden wird. Es baut sich dann früh ein sado-masochistisches Beziehungssystem auf, das sich über Jahre erhalten kann. Normalerweise spürt die Mutter den richtigen und empfindlichen Zeitpunkt, in dem sie das Kind zum Reinhalten aufmuntern kann, so wie das Kind in gegenseitiger Abstimmung in einer bestimmten Entwicklungsstufe auf diese ermunternde Haltung anspricht, ja sie sogar erwartet.
Bei einnässenden Kindern sind stets die *Umstände* des Einnässens, wie der Zeitpunkt, die Häufigkeit und der Rhythmus, festzustellen. Den begleitenden Umständen, die häufig erst nach mehreren Konsultationen erzählt werden, kommt eine große Bedeutung zu. Kinder und Eltern berichten von ihrer Erwartungsangst, den vielfältigen Kontrollen, von nächtlichen Auseinandersetzungen und Schlaflosigkeit, die durch das Aufnehmen des Kindes bedingt sind. Diese nächtlichen „Szenen" verbergen manchmal Schlaf- oder sexuelle Störungen der Eltern. Anderseits kommt es vor, daß das Kind nicht allein schläft; es geht zum Einnässen in das Bett eines Geschwisters, oder das Geschwister kommt in sein Bett. In schwer pathologischen Fällen haben wir beobachtet, daß das Kind die Nacht im Bett der Mutter verbringt und beide die wohlige nasse Wärme des Einnässens genießen. Die enge Beziehung zwischen Enuresis und sexueller Erregung und Befriedigung ist recht häufig. Der urethrale Erotismus kann sich so stark fixieren, daß spätere Potenz- oder andere sexuelle Störungen auftreten können. In gewissen Fällen werden noch Kinder in der Latenzphase regelmäßig gewickelt. Häufig erfolgt auch das Trockenlegen durch die Mutter, die auch Pyjama und Bettwäsche wäscht, ohne daß sich das Kind um diese hygienischen Maßnahmen kümmert. Die Abhängigkeit wird hier besonders deutlich. Man kann sich die Frage stellen, ob Kind und Mutter wirklich ein Erwachsenwerden des Kindes wünschen. Der Vater wird häufig aus dieser Beziehung ausgeschlossen. Es wird ihm lediglich die Rolle des strafenden Dritten zugeteilt.
Die Reinlichkeitskontrolle beim Kind ist ein recht *komplexer Vorgang*. Es müssen nicht nur familiäre, konstitutionelle und Umweltfaktoren in Betracht gezogen werden, sondern auch individuelle neurophysiologische und psychologische Reifungs- und Lernprozesse. Seit der eingehenden Studie von HALLGREN (1957) ist eine außerordentlich reichhaltige Literatur entstanden, die teilweise kontroverse und absolute Ansichten vertritt. Dies ist wohl der Ausdruck davon, daß das Krankengut der verschiedenen Spezialisten recht unterschiedlich ist. In der pädiatrischen und urologischen Praxis weisen ungefähr 20% der Enuretiker organische Ursachen auf, während in der kinderpsychiatrischen Tätigkeit organische Komponenten eher selten sind.
Die *Untersuchung* muß natürlich organische Ursa-

chen ausschließen, vor allem congenitale Mißbildungen wie Mündung der Ureter in die Vagina, Mißbildungen der Blase, chronische Infektionen, Dysfunktion der Blasen- und der Sphinctermuskulatur, kleine Blasenkapazität oder „Reizblase". Urinuntersuchung und Cystometrie, evtl. Cystourethrographie, können zur Abklärung dieser verschiedenen Ursachen hinzugezogen werden. Da das Elektroencephalogramm äußerst selten typische pathologische Veränderungen aufweist, ist es als Routineuntersuchung heute aufgegeben. Konstitutionelle Faktoren müssen in Betracht gezogen werden: ungefähr 70% aller Enuresiskinder haben Eltern oder Geschwister, die nach dem fünften Lebensjahr einnäßten. Es kann in diesem Zusammenhang auch ein psychologischer Ansatz entwickelt werden. Die Hypothese, daß Eltern, die aus persönlicher Erfahrung wissen, daß das einnässende Kind früher oder später trocken wird, weniger motiviert sind, dem Einnässen Einhalt zu gebieten, kann nicht von der Hand gewiesen werden. Die Bedeutung der psychischen und Umweltfaktoren werden von allen Autoren hervorgehoben, auch wenn das Einnässen mit Reifungsstörungen und organisch-funktionellen Ursachen in Verbindung gebracht werden kann. Die Enuresis ist sozusagen die „schwache Stelle", in der das Kind sein psychisches Unbehagen ausdrückt, wenn es über lange Zeit großen psychischen Belastungen durch Spannungen und Zwist der Eltern, gestörte Eltern-Kind-Beziehung, dauernde Überforderung, oder unbewußt negative Haltung der Eltern ausgesetzt ist.

Nächtliche EEG-Aufzeichnungen haben frühere Thesen des tiefen Schlafes der Enuretiker dahin widerlegt, da diese eher einen leichten Schlaf aufweisen. Die Enuresis kann vielleicht auf eine Störung des Aufwachens oder der ungenügenden Wahrnehmung der Blasenspannung während des Schlafes zurückgeführt werden. Schlaf-EEGs haben ebenfalls gezeigt, daß die Urinemission an keine Schlafphase gebunden ist und daß Einnässer im Vergleich zu normalen Kindern keine spezifischen neurophysiologischen Störungen aufweisen. Es können auch bei den gleichen Kindern keine Unterschiede im EEG zwischen den Nächten mit oder ohne Einnässen festgestellt werden (SHAFFER 1980; GILLIN et al. 1982).

Die *Behandlung* setzt eine genaue, umfassende Abklärung voraus. Die Motivation zur Heilung ist oft oberflächlich, da weder das Kind noch die Eltern auf die sekundären Krankheitsgewinne, wie zum Beispiel die Lustgefühle des Einnässens, die Sonderstellung des Kindes als Enuretiker in der Familie, das Weiterbestehen der Abhängigkeit des Kindes von der Mutter, verzichten können. Die Behandlung kann sich auf lern- und verhaltenstherapeutische Methoden mit Blasentraining beschränken. Apparative Einrichtungen, die das Kind zu Beginn des Einnässens aufwecken, kommen ebenfalls zur Anwendung. Die sadistische Methode, den Wecker durch eine elektrische Entladung in der urogenitalen Gegend zu ersetzen, ist heute aufgegeben. Die verhaltenstherapeutischen Methoden können guten Erfolg zeigen, wenn der Wille zur Symptombeseitigung bei Kind und Eltern vorhanden ist. Sie sollen aber, wie überhaupt in der Enuresisbehandlung, erst bei älteren, motivierten Kindern einsetzen. Es besteht eine große Literatur über die Behandlung der Enuresis mit Thymoleptika, besonders mit Imipramin. Die Heilung kann pharmakologisch als Regulation des cholinergisches Systems verstanden werden. Andere Autoren führen hingegen an, daß Enuresis häufig eine verborgene Form der kindlichen Depression darstellt: „Das Kind weint durch die Blase". In diesem Lichte wird der Wirkung des Imipramins eine ganz andere Erklärung gegeben. Subjektive Methoden (z. B. Placebobehandlungen, Verabreichung von gefärbter oder schlechtriechender Flüssigkeit, usw.) wirken oft „Wunder", ohne eine wirkliche Heilung der psychischen Schwierigkeiten zu bringen. Die Anwendung von psychotherapeutischen Methoden ist vor allem angezeigt, wenn die Enuresis Ausdruck einer gestörten Eltern-Kind-Beziehung oder der psychischen und affektiven Störung des Kindes ist. Um ein vorzeitiges Abbrechen der Psychotherapie zu vermeiden, müssen die Beteiligten bereit sein, sich nicht auf eine Symptomheilung zu beschränken und das Leiden in einer globalen Sicht anzugehen.

Da normalerweise die Enuresis im Laufe der Entwicklung verschwindet, ist die Wirkung der verschiedenen Behandlungsmethoden schwierig abzuschätzen. Da das Einnässen sich pathogen auswirken kann, ist die Symptombeseitigung gelegentlich von gewissem Interesse. Es darf aber nicht vergessen werden, daß es vor allem darum geht, soweit nicht organische oder funktionelle Ursachen vorliegen, psychischer Fehlentwicklung und familiären Störungen Einhalt zu bieten. Neurotische Störungen im Erwachsenenalter zeigen sich bei Enuretikern, die nach dem zehnten Lebensjahr noch einnässen (CH. MÜLLER).

Bei der Enuresis diurna ist der Leidensdruck stärker, da das Kind von seinen Kameraden verstoßen wird und oft ihr Opfer wird. Psychische Störungen scheinen häufiger vorhanden zu sein. Die psychotherapeutische Behandlung ist in diesen Fällen meist unumgänglich.

Literatur
GILLIN, J. C., RAPOPORT, J. L., MIKKELSEN, E. J., LANGER, D., VANSKIVER, C., MENDELSON, W.: EEG sleep patterns in enuresis: A further analysis and comparison with normal controls. Biol. Psychiat. 17/8, 947–953 (1982).
HALLGREN, B.: Enuresis: A clinical and genetic study. Acta Psychiat. Neurol. Scand. 32 (Suppl 114): 1–159 (1957).
MÜLLER, CH.: Zur Katamnese der Enuresis nocturna. Schweiz. Arch. Neurol. Psychiat. 75/1–2, 171–180 (1955).
SHAFFER, D.: The Development of Bladder Control. In: RUTTER, M. (ed) Scientific Foundations of Developmental Psychiatry, pp 129–137. London: Heinemann Medical Books 1980.

WILLE, A.: Die Enkopresis im Kindes- und Jugendalter. Berlin Heidelberg New York Tokyo: Springer 1984.

W. BETTSCHART

Epidemiologie

Vergleichende, ökologische und organisatorische Themen gehörten in der Zeit von PINEL, ESQUIROL, KRAEPELIN und selbst noch kurz nach der Jahrhundertwende zur klinischen Psychiatrie. Erst mit Beginn der 30er Jahre begann sich die Epidemiologie durch eifrige empirische Materialsammlung und zunehmende Benutzung demoskopischen Materials in der klinischen Psychiatrie thematisch zu profilieren. Gegenwärtig grenzt sich die Epidemiologie durch ein eigenes Begriffssystem, durch selbständiges methodologisches Bewußtsein und durch eigene Zielsetzungen immer deutlicher als eigenständige Disziplin der Psychiatrie ab.

Eine der bekanntesten Definitionen der Epidemiologie ist die einer Kommission der Weltgesundheitsorganisation aus dem Jahre 1960. Mit ihr wird die Epidemiologie als das Studium der Verteilung und der Eigenschaften von psychischen Erkrankungen unter unterschiedlichen Lebensbedingungen in verschiedenen Sozietäten bezeichnet. Etwas technischer ist die Begriffsbestimmung von INFRACATEL aus dem Jahre 1959; danach wird unter Epidemiologie die Messung der Koexistenz und Kovariation psychischer Störungen mit Variablen verstanden, die eine bestimmte Bevölkerung oder Bevölkerungsteile kennzeichnen. Wesentlich einfacher ist ein Ausdruck von GREENWOOD; die Epidemiologie befaßt sich mit den Massenaspekten psychischer Erkrankungen.

Die Aufgaben der psychiatrischen Epidemiologie sind einmal operationaler Natur und zielen auf eine optimale Organisation psychiatrischer Dienste. In diesem Zusammenhang soll die Epidemiologie technische Unterlagen für private und öffentlich-rechtliche psychiatrische Organisationen und Institutionen liefern. Solche Materialien ergeben sich aus der Prävalenz, Inzidenz und Dauer psychiatrischer Erkrankungen oder aus der psychiatrischen Ökologie. Die Epidemiologie soll dabei auch die Dienste selbst auf ihre Wirksamkeit prüfen, etwa durch Aufwand-Ertragsanalysen oder Untersuchung des Strukturwandels der psychiatrischen Aufgaben in einer sich stets verändernden Gesellschaft. Neben dem operationalen Ansatz richtet sich die Aufmerksamkeit der Epidemiologie auf ätiologische Fragen. Um aber Ursachenforschung betreiben zu können, muß sich die Epidemiologie solchen Gewohnheiten, Merkmalen, Organisationsformen menschlicher Sozietäten zuwenden, die Beginn und Verlauf psychiatrischer Leiden beeinflussen. Dies wiederum läuft auf das Stadium von Faktoren, wie Zeit, Lebensraum, Geschlecht, Alter, Beruf, Schichtung und Mobilität, soziale Situation, Einkommen, Bildung hinaus, um nur einige wenige Variable dieser Art zu nennen.

Die Quellen der Erfahrung entsprechen nur zu einem Teil denen der klinischen Psychiatrie. Aus Krankenhausstatistiken hat die Epidemiologie immer schon Erkenntnisse gewonnen; doch ist man sich heute über die Vor- und Nachteile eines solchen Vorgehens im klaren. Sie ergeben sich aus überaus komplizierten Selektionsprozessen bei der Aufnahme und Entlassung von Patienten im psychiatrischen Krankenhaus. Als bedeutende Faktoren haben sich hier erwiesen: die Anzahl und Verfügbarkeit von solchen Institutionen in einer Bevölkerung, die Aufnahmepolitik des Krankenhauses, die geographische Lage und die Entfernungen zu den Wohngebieten, die Einstellungen der praktischen Ärzte und der Bevölkerung dem psychiatrischen Krankenhaus gegenüber, die Definition der psychischen Erkrankung in der Laienbevölkerung, die Art, wie Krankengeschichten geführt und Diagnosen gestellt werden. Daten aus psychiatrischen und allgemeinen Praxen können zur Korrektur mancher Fehler führen, die Krankenhausstatistiken anhaften. Felduntersuchungen haben nicht die Nachteile, die sich aus Studien an Krankenhauspopulationen ergeben. Sie stützen sich auf objektive demoskopische Daten, sie werden nach vorgegebener wissenschaftlicher Strategie primär angelegt, ermöglichen eine zuverlässige Auswahl von repräsentativen Gruppen, setzen eine klare und einheitliche Definition der Krankheit oder des Krankheitsfalles voraus und richten sich nach einem standardisierten psychiatrischen Diagnosenschema. Mortalitätsstatistiken sind zwar zuverlässige Quellen epidemiologischer Forschung, doch spielen sie in der psychiatrischen Epidemiologie eine nur geringe Rolle. Sie sind beispielsweise beim Studium des Suicids und vereinzelter, tödlicher organischer Erkrankungen des Gehirns anwendbar. Die amtlichen Daten von Bevölkerungszählungen liefern wertvolle demoskopische Grunddaten für das Studium einer exponierten Bevölkerung. Merkmale wie Alter, ziviler Stand, Wohnsitz usw. sind als allgemeiner demoskopischer Hintergrund für die meisten epidemiologischen Studien zwar unerläßlich, doch müssen sie meist mit zusätzlichen Daten durch spezielle Umfragen ergänzt werden. Morbiditätsstatistiken sind für epidemiologische Forschung operationaler und ätiologischer Art von hervorragender Bedeutung (→ Morbidität).

Im Begriffssystem der psychiatrischen Epidemiologie spielt die Definition der psychischen Krankheit eine große Rolle. Im allgemeinen wird unterschieden zwischen wissenschaftlich-normativen und operational-empirischen Begriffsbestimmungen. Die ersten orientieren sich nach strukturimmanenten Eigenschaften der Leiden jeweils aus der Sicht von Forschern oder klinischen Experten (z. B. Lehrmeinungen). Die anderen ziehen zur Charakterisierung der Krankheit soziale und operationale Definitionen heran, wie z. B. Laiendiagnose, soziale Konsequenzen der Erkrankung usw. Die wichtigsten Ergebnisse der Epidemiologie auf dem Gebiete der ätiologischen Forschung beziehen sich 1. auf die Bedeutung von genetischen Faktoren für die Entstehung endogener Psychosen (Familienuntersuchungen, Zwillingsstudien), 2. auf die Rolle somatischer Faktoren vor, während und nach der Geburt, von Infekten, Mangelernährung und Strahlenwirkungen und 3. auf die Wirksamkeit psycho-sozialer Faktoren, wie Wohnung, Lebensstil, Beruf, Mobilität und Migration, ziviler Stand, Urbanisation und Ruralisation, Familie, wirtschaftliche Sicherheit und Enkulturation. Bei Verlaufsstudien ergaben sich eine ganze Reihe von Umweltfaktoren, wie Grad der sozialen Integration, gesellschaftlicher Status, Art und Verfügbarkeit therapeutischer und nachsorgender Einrichtungen, die neben somatischen Faktoren den Ausgang und die Dauer psychiatrischer Leiden beeinflussen. Der operationale Ansatz führt zur modernen medizinischen Systemanalyse von Behandlungseinrichtungen und prophylaktischen psychiatrischen Maßnahmen. Die Aufwand-Ertragsanalysen setzen die Kenntnis der demoskopischen Daten einer Bevölkerung, Einblick in die Epidemiologie von psychiatrischen Leiden, genaue Informationen über die bestehenden Einrichtungen, Übersicht über die materiellen und immateriellen Sozialkosten von psychiatrischen Leiden und die Kenntnis der Effizienz von Programmen und Institutionen voraus.

Literatur
BRUGGER, C.: Psychiatrische Ergebnisse einer medizinischen, anthropologischen und soziologischen Bevölkerungsuntersuchung. Z. Neurol. Psychiat. 146 (1933) 489.
DAHLBERG, G., STENBERG, S.: Eine statistische Untersuchung über die Wahrscheinlichkeit der Erkrankung an verschiedenen Psychosen. Z. Neurol. Psychiat. 133 (1931) 447.
Epidemiology of Mental Disorders. Eighth Report of the Expert Committee on Mental Health, World Health Organization Technical Report Series No. 185, Geneva 1960.
FARIS, R. E. L., DUNHAM, H. W.: Mental disorders in urban areas: An ecological study of schizophrenia and other psychoses. Chicago: University of Chicago Press 1939.
FREMMING, K. H.: The expectation of mental infirmity in a sample of Danish population. London: Cassell and Co. 1951.
HOCH, P. H., ZUBIN, J.: Comparative epidemiology of the mental disorders. New York London: Grune and Stratton 1961.
HOLLINGSHEAD, A. B., REDLICH, F. C.: Social class and mental illness. A community study. New York: J. Wiley and Sons 1958.
ØDEGAARD, Ø.: Epidemiology of the Psychoses. In: Psychiatrie der Gegenwart, Band II, Teil 1. Berlin Heidelberg New York: Springer 1972.
ØDEGAARD, Ø.: The incidence of mental diseases in Norway during World War II. Acta psychiat. scand. 29, 333 (1954).
PLUNKETT, R., GORDON, J.: Epidemiology and mental illness. Basic Books, New York 1960.
REID, D. D.: Epidemiological Methods in the Study of Mental Disorders, World Health Organization, Public Health Papers 2, Geneva 1960.
SHEPHERD, M., COOPER, B.: Epidemiology and mental disorders: A review J. Neurol. Neurosurg. Psychiat. 27, 277–290 (1964).

TSUNG-YI, LIN, STANDLEY, C. C.: The Scope of Epidemiology in Psychiatry, World Health Organization, Public Health Papers 16, Geneva 1963.

S. WIESER

Epilepsien
[gr.: επιλαμβάνω = Anfall]
Epilepsie (Fallsucht, Anfallsleiden, Morbus sacer) ist eine Krankheit, die schon im Altertum gut bekannt war. In der magisch-mythischen Frühkultur wurde sie auf das Einwirken übernatürlicher Mächte zurückgeführt. Einerseits ist dies zurückzuführen auf die Grundanschauungen dieser frühen Epoche über Krankheiten allgemein, Priester und Arzt waren in einer Person vereinigt. Andererseits war das Auftreten eines Anfalles mit bewußtlosem Hinstürzen, Krampfen und raschem Abklingen der Erscheinungen ohne äußere Veranlassung sowie die teils religiös-ekstatischen, teils angsterfüllten halluzinatorischen Erlebnisse in Dämmerzuständen besonders geeignet, das Wirken außerirdischer, dämonischer Mächte zu vermuten. Die Krankheitsbezeichnungen *„Morbus sacer"*, *„Morbus daemonicus"*, *„Morbus deificus"* legen hierfür beredtes Zeugnis ab.
HIPPOKRATES (ca. 500 v. Chr.) war, soweit historisch überschaubar, der erste, der Besessenheit als Ursache abgelehnt hat. Wie bei anderen Krankheiten sieht er auch hier in der Heredität den entscheidenden Faktor. HIPPOKRATES stellt klar fest, daß der Ort des krankhaften Geschehens im Gehirn liegt. Wenn kaltes *Phlegma* in warmes Blut kommt, führt dies zu Gerinnung und Stillstand des Blutflusses. Er interpretiert, durch *Phlegma* werden die Gefäße von der Luftzufuhr abgeschnitten und hierdurch kommt es zu Bewußtlosigkeit, Krämpfen und Atemstillstand. Das kalte *Phlegma* hieß *„pituita";* es wurde als ein Sekret der Glandula pituitaria aufgefaßt. Wir begegnen hier schon in dieser frühen Zeit der Konzeption, daß die Epilepsie eine Drüsenkrankheit ist. Das Anfallsgeschehen wird als Folge von Luftmangel (Anoxie) aufgefaßt. Es war HIPPOKRATES bereits bekannt, daß bei Ziegen, die infolge von Anfällen zugrunde gegangen waren, ein Ödem des Gehirns vorlag. „Das Gehirn ist feucht, voller Schweiß und von üblem Geruch", ist in seinen Schriften vermerkt. Er berichtet über einen Fall (Kind), der durch absolutes Fasten geheilt wurde. Er schreibt, wer in der Lage ist, einen Menschen feucht oder trocken, heiß oder kalt zu machen, ist auch in der Lage, durch diese Maßnahmen die Epilepsie zu heilen.
GALEN (129–199 n. Chr.) schreibt ebenfalls „die Anfälle beginnen im Gehirn". Er teilt die Epilepsie in drei Gruppen ein. Die erste Gruppe wird verursacht durch eine Dyskrasie der Gehirnsäfte, er bezeichnet sie als die idiopathische. Die zweite Gruppe sieht er verursacht durch eine Gehirnreizung durch toxische Substanzen aus dem übrigen Körper. Das Anfallsgeschehen wird hier interpretiert als Versuch, die irritative Noxe auszustoßen,

als Vergleich wird das Erbrechen herangezogen, wo krankmachende Stoffe ausgestoßen werden. Diese Gruppe wird als sympathische bezeichnet. Bei der dritten Gruppe wird ein krankmachender Saft in einer Extremität gebildet, der zum Gehirn zieht und das Anfallsgeschehen in Gang bringt. Als Modell bringt er Konvulsionen nach Viperbiß. In dieser Gruppe werden wohl fokale Anfälle zusammengefaßt, als Behandlung wird die rechtzeitige Amputation des Gliedes empfohlen.

Entsprechend diesen Anschauungen sah man eine rationale Therapie in der Schädeltrepanation (königlicher Schädelbohrer der Pharaonen), um den krankmachenden Dünsten ein Entweichen zu ermöglichen. Im Mittelalter trat die Bedeutung übernatürlicher Kräfte bei der Erklärung der epileptischen Phänomene wieder mehr in den Vordergrund. Zur Feststellung, ob ein Dämon für die Erkrankung verantwortlich zu machen ist, wurden Zauberformeln gesprochen. Je nach Reaktion des Kranken auf die Beschwörungsformeln wurde festgestellt, ob und von welchem Dämon er besessen ist. Daneben wurde diese Erkrankung von anderen Schulen auf eine Störung der Säfte – Blut, Phlegma, rote Galle und schwarze Galle – zurückgeführt. Die Beachtung des „Temperamentes" und Urinuntersuchungen wurden zur Feststellung der Krankheitsursache herangezogen. Auch die Bedeutung von Giften wurde hervorgehoben. Außerdem wurde die Epilepsie zu den Infektionskrankheiten gerechnet und galt lange als eine der acht hauptsächlichen übertragbaren Übel. Neben den magisch-mythischen Vorstellungen dürfte die Kontagiosität die wesentliche Mitursache sein für die soziale Ächtung der Anfallskranken. Vielgestaltig wie die ätiologischen Vorstellungen waren auch die Behandlungsmethoden dieser Epoche. Besprechungen und Heilriten; Aderlaß, Erbrechen, Diuretica und schweißtreibende Mittel; diätetische Maßnahmen mit Verbot bestimmter Speisen und Getränke; Antitoxine in Form von Pflanzen- und Gewebeextrakten.

Zur Zeit der Renaissance kam es zu einer Abkehr von den vorherigen Anschauungen, ohne daß eine neue Konzeption gefunden wurde. Die Epilepsie wurde als kryptogen aufgefaßt; sie war für diese Zeit eine unergründliche und unheilbare Krankheit.

Im 19. Jahrhundert setzt die naturwissenschaftliche Erforschung der Epilepsie ein. Aufgrund diffiziler klinischer Beobachtungen und genauer pathologisch-anatomischer Untersuchungen kommt JACKSON zu der Feststellung, daß ein Anfall Ausdruck einer pathologischen Entladung im Gehirn ist. Unter Beachtung der funktionellen Anatomie des Gehirns war er als erster in der Lage, fokale Anfälle zu interpretieren. GOWERS hat 1881 eine Monographie veröffentlicht, in der er über seine ausgedehnten Untersuchungen über die Epilepsie und andere chronische konvulsive Erkrankungen berichtet. Er beschreibt bereits die verschiedenen Anfallsformen und deren Häufigkeit. Bezüglich der Ätiologie hebt er zwei Faktoren hervor, die Heredität und auslösende Faktoren. Entscheidend für den Krankheitsverlauf ist der erstere. Als auslösende Faktoren erwähnt er allgemeine Krankheiten, besonders Ascariden, Geburt (Zange), Zahnen, Rachitis, Kopfunfall, Sonneneinwirkung und Vergiftungen, insbesondere Alkohol. Er weist auch bereits auf die besondere „epileptogene" Periode der Pubertät hin.

Seit der epochemachenden Entdeckung des menschlichen Elektrencephalogramms durch H. BERGER (1929), der auch als erster „epilepsiespezifische" Potentialschwankungen des Gehirns am Menschen registrierte, wurden in der Formalgenese große Fortschritte erzielt.

Versuchen wir zu definieren, was Epilepsie ist, müssen wir rasch erkennen, daß es sich hier um ein Krankheitsbild handelt, das in jeder Hinsicht viele Facetten aufweist. Unmißverständlich im Zentrum steht der klassische *große Anfall*. Daneben gibt es eine Vielzahl sogenannter *kleiner Anfälle*, die in früheren Zeiten von der Epilepsie streng getrennt wurden. So hat FRIEDMANN 1906 „über die nichtepileptischen Absencen" berichtet, SCHRÖDER und SAUER haben diese Gruppe als *Pyknolepsie* zusammengefaßt und von der Epilepsie getrennt. Anfallsformen, die wir heute in der Gruppe der „psychomotorischen Epilepsie" einordnen, wurden früher nicht selten der *Hysterie* zugeordnet. Noch schwieriger war die Einordnung psychischer Störungen. Traten solche in mehr oder weniger regelmäßigen Intervallen episodisch auf, war man geneigt, diese als *epileptische Äquivalente* zu interpretieren. Auch heute ist es nicht möglich, unter ätiologischen, formalgenetischen, hereditären und psychopathologischen Gesichtspunkten eine Krankheitseinheit zu konzipieren; die logische Konsequenz hieraus führt dazu, nicht von der Epilepsie, sondern von den Epilepsien zu sprechen. Hinzu kommt, „nicht jeder Anfall ist ein epileptischer", „nicht jeder generalisierte Krampfanfall bedeutet Epilepsie" (SCHULTE), ist doch der generalisierte Krampfanfall auch eine unspezifische cerebrale Reaktionsform auf verschiedenste Noxen. Einen entsprechend starken Reiz vorausgesetzt, ist jeder Mensch krampffähig. Etwa 10% der Menschen weisen eine latente erhöhte Krampfbereitschaft auf, bei 4–5% kommt es unter besonderen Konstellationen, besonders in der Kindheit, ein oder einige wenige Male zur Manifestation epileptischer Anfälle, nur bei 0,4–0,5% der Menschen stellt sich ein *Anfallsleiden* ein. Unter letzteren ist noch zu differenzieren zwischen spontan heilenden und stationären Verläufen sowie solchen, die prozeßhaft fortschreitend sind.

Vom klinischen Erscheinungsbild her können wir bei den Epilepsien unterscheiden „paroxysmale Phänomene", „episodische Störungen" und „chronische psychische Störungen".

Im Rahmen der vielgestaltigen paroxysmalen Abläufe beim epileptischen Geschehen ist der *große Krampfanfall*, das *Grand mal*, von dramatischer Eindrücklichkeit. Schlagartig kommt es zu einem Bewußtseinsverlust, Schrei und Atemstillstand. Der Kranke stürzt wie vom Blitz gefällt in brutal anmutender Weise zu Boden. Der Rumpf ist überstreckt, der Kopf nach hinten gebeugt. Die Oberarme sind adduziert, Ellenbogen und Handgelenk sind flektiert und leicht proniert. Die Finger werden zur Faust geballt. Die Beine sind gestreckt und adduziert, die Füße sind einwärtsrotiert, die Zehen plantarflektiert. Kiefer und Lippen sind fest aufeinandergepreßt, das Gesicht ist verzerrt. Die Augen sind starr und stehen in wechselnder Stellung. Die im Beginn des Anfalles engen Pupillen werden weit und lichtstarr. Die Bauchdecken sind eingezogen. Bei entsprechender Beteiligung der glatten Muskulatur kommt es zu Einnässen, seltener zu Einkoten und ausnahmsweise zu Samenerguß. Infolge der anhaltenden Verkrampfung von Agonisten und Antagonisten werden die Halsvenen stark gestaut, petechiale Blutungen in die Bindehäute können eintreten. Setzt das Anfallsgeschehen nicht so abrupt ein, so verläuft der Sturz milder, in seltenen Fällen kann es zu einer initialen allgemeinen Hypotonie der Muskulatur kommen, die zu einem In-sich-Zusammensacken führt. Dieses *tonische Stadium* dauert ca. 10–20 sec. Hieran schließt sich die *klonische Phase* an, die 30 sec bis zu 2 min dauert. Die tonische Starre der Muskulatur geht zunächst in Vibrationen über, dann treten rhythmische Zuckungen mit aufeinanderfolgenden Beuge- und Streckbewegungen auf, die stoßenden und schlagenden Charakter haben. Hierbei kann es zu heftigem Aufschlagen des Kopfes auf die harte Unterlage kommen. In der Frequenz der allgemeinen klonischen Zuckungen bewegen sich die Augäpfel. Die Frequenz der klonischen Zuckungen wird im Anfallsablauf langsamer und die Intensität der Zuckungen schwächer. Nicht selten enden die motorischen Entladungen mit einer tiefen seufzenden Einatmung. Infolge des Krampfes der Kaumuskulatur und der ruckartigen Thoraxkompressionen wird Sekret aus den Speicheldrüsen herausgepreßt und schaumiger Speichel aus dem Mund abgesondert. In der Regel ist dieser blutig verfärbt. Gerät die Zunge zwischen die Zahnreihen, so kommt es zu dem charakteristischen „*Zungenbiß*". Geschieht dies in der klonischen Phase, so ist die Verletzung in der Regel geringer, als wenn die Zunge schon in der tonischen Phase mit ihrer enormen Kraftentfaltung zwischen die Zahnreihe gerät. Neben Zungenbissen kann es zu Lippen- und Wangenverletzungen kommen. An die klonische Phase schließt sich das *postparoxysmale Erschöpfungsstadium* an. Der Patient liegt zunächst unbeweglich schlaff da, die Atmung ist tief schnarchend. Noch für Minuten besteht eine Bewußtseinstrübung. Der Reflexstatus ist sehr wechselnd, flüchtige Paresen können bestehen. Pathologische Reflexe wie z. B. der Babinski können auslösbar sein und evtl. wenn dies konstant der Fall ist, ein Herdhinweis sein. Der Cornealreflex und der Lichtreflex der Pupillen sind zunächst noch aufgehoben, kehren aber innerhalb kurzer Zeit wieder. Manche Patienten sind anschließend rasch wieder in der Lage, ihrer Beschäftigung nachzugehen, während bei anderen sich ein Minuten bis zu Stunden dauernder Schlaf anschließt, der abnorm tief sein kann.

Während des Anfallsablaufes ist der Puls zunächst klein und frequent, später wird er kräftiger. Von KINNIER WILSON wurde Pulslosigkeit beschrieben. Nach sehr schweren Anfällen können Atemstillstand mit Pulslosigkeit ein bedrohliches Ausmaß annehmen.

Für Stunden oder gar Tage können dem Anfall *Vorboten* (Prodromi) vorangehen. Die Patienten zeigen hierbei eine verstärkte vegetative Labilität mit Zunahme des Körpergewichtes, Harnverhaltung, Verdauungsstörungen, Übelkeit und vermehrter Müdigkeit mit häufigem Gähnen. Der Schlaf kann unruhig und durch ängstliche Träume gestört sein. Über Kopfdruck und Schwindelgefühl sowie Herzklopfen wird geklagt. In der Sphäre des Trieblebens können sich Änderungen in Form von Heißhunger und gesteigertem Flüssigkeitsbedürfnis äußern. Die Stimmungslage kann sich ändern, neben depressiven und hypochondrischen Klagen steht die verdrossen-mißmutige Haltung im Vordergrund, die Patienten werden reizbar, mißtrauisch und aggressiv.

Bei einem Teil der Anfallskranken geht dem Anfallsbeginn unmittelbar eine *Aura* (PELOPS) voraus. Vor dem Bewußtseinsverlust bemerken die Kranken ein vom Magen aufsteigendes, für sie bezeichnendes Gefühl, es kann zu Niesen, Husten, Schmatzen und Schweißausbruch kommen. Wärme- oder Kälteempfindung besonders im Gesicht haben die Bezeichnung *Aura* (kühler Hauch) hervorgebracht. Andere Kranke berichten über Angstgefühl und Herzbeklemmung, auf dem Wahrnehmungssektor kann es zu *Mikropsie, Makropsie*, Farbempfindungen unangenehm greller Qualität kommen. Die Umgebung kann die Qualität der Entfremdung oder des besonders Vertrauten annehmen (déjà-vu, vécu). Verlangsamung oder Beschleunigung des Gedankenablaufs mit verändertem Zeiterleben sind ebenfalls beschrieben, ebenso kommen Zwangsdenken, Illusionen und Halluzinationen zur Beobachtung. Nur wenige (ca. 2%, DREYER) können über Aura-Erscheinungen berichten. Daß dem großen Anfall eine Aura häufiger vorausgeht und der Amnesie verfällt, konnte RUFFIN zeigen, indem es ihm gelang, in Hypnose häufiger Berichte über Aura-Erlebnisse zu erhalten. Sehr selten kann das Anfallsgeschehen schon im Beginn steckenbleiben, so daß die Aura den ganzen Anfall repräsentiert; DOSTOJEWSKI hat solches anschaulich beschrieben. Manchen Kranken gelingt es, einen mit einer Aura beginnenden Anfall durch heftige Bewegungen,

Schmerz, Anhalten des Atems in tiefer Inspiration oder durch angespannte Konzentration zu unterdrücken. „Manchmal überwältigt der Anfall mich, manchmal überwältige ich ihn" (SCHORSCH).
Treten große Anfälle im Laufe von Stunden gehäuft auf, so bezeichnet man dies als *Grand mal-Serien*. Zwischen den Anfällen kommen die Patienten wieder zu Bewußtsein. Im Verlaufe einer Serie treten 3 bis 8 Anfälle auf. Je kürzer das Intervall zwischen den ersten Anfallsabläufen ist, mit desto mehr Anfällen ist zu rechnen. Anfallsserien kommen bei *Schlaf-Epilepsien* häufiger vor (JANZ). Kinder scheinen eher zu Anfallsserien zu neigen als Erwachsene. Nicht selten sind sie ein Hinweis auf unregelmäßige Medikamenteneinnahme.
Treten die Anfälle in so kurzer Folge auf, daß der Patient zwischen den einzelnen Paroxysmen das Bewußtsein nicht wiedererlangt, so liegt ein *„Status epilepticus"* (Grand mal-Status) vor. Der Status kann sich sowohl allmählich aus einer Grand mal-Serie entwickeln, wie auch sofort mit relativ kurzen Abständen einsetzen. Unbehandelt pendeln sich die Abstände der Anfallsabläufe auf ziemlich gleichbleibende Intervalle von ca. 5–15 min Dauer ein. Die Anfallsfrequenz bewegt sich also zwischen 4 und 12 pro Stunde. Wird die Anfallsfrequenz größer, so treten Anfallsgruppen auf, zwischen denen längere Intervalle liegen. Scheint bei Kindern die Anfallsdauer bis zu 1 Std. oder mehr zu betragen, dann handelt es sich meist um eine Serie von kurzen, charakteristischen Einzelparoxysmen im Sinne eines Status (BAMBERGER u. MATTHES). Daß Krämpfe ohne sichtbare Unterbrechung ineinander übergehen bzw. über Stunden fortschwelen, findet sich nur bei Säuglingen und Kleinkindern in Form der *„prolongierten Anfälle"*. In der Literatur wird über sehr hohe Anfallszahlen berichtet; SMITH (1912) teilt einen Fall mit, bei dem innerhalb von 4½ Tagen über 1650 Anfälle im Rahmen eines Status aufgetreten sind. SCHORSCH (1960) erwähnt einen Kranken, der jahrelang anfallsfrei war und ohne ersichtlichen Grund im Verlaufe von 2 aufeinanderfolgenden Tagen mehr als 100 Anfälle hatte.
Ein Status epilepticus ist kein seltenes Vorkommnis. LENNOX gibt in seinem Krankengut eine Häufigkeit von 10% an, JANZ eine Häufigkeit von 3,7%. Ein Status kann ein einmaliges Ereignis sein, LENNOX stellte bei seinem Krankenmaterial fest, daß 52% nur einen Status hatten, bei 31% trat jedoch 2- bis 4mal ein Statusgeschehen auf und bei 17% kamen mehr als 4mal Statusattacken im Laufe der Krankheit vor. In der älteren Literatur finden sich nur selten Beschreibungen von gehäuft auftretenden Anfällen, aus denen ein Status abzulesen ist. Der Begriff Status epilepticus wird von CALMEIL (1824) zum ersten Mal gebraucht, in der deutschsprachigen Literatur verwendet OBERSTEINER (1873) diesen Terminus als erster.
Das Ereignis eines Status epilepticus ist stets ein lebensbedrohliches. Nach jedem Anfall wird das Koma tiefer. Erfolgt auf Schmerzreize noch eine Reaktion, dann ist die Tiefe der Bewußtseinsveränderung noch nicht bedrohlich, erfolgt keinerlei Reaktion mehr, dann ist das Koma komplett und die Prognose dubiös. Steigt die Pulsfrequenz auf Werte über 120/min und die Temperatur über 40° Celsius, so ist dies ebenfalls als ernstes Zeichen zu werten. Kommt es trotz medikamentöser Unterbrechung der Anfälle zu einem weiteren Temperaturanstieg, dann ist dies ein sehr ungünstiges Zeichen. In manchen Fällen zeigt sich eine stark ausgeprägte Bronchialsekretion, diese ist wahrscheinlich durch eine zentrale Vagusreizung hervorgerufen, die Temperaturerhöhung ist ebenfalls Zeichen einer kritischen Störung der zentralen Temperaturregulation. Ohne Behandlung wird ein Status epilepticus nur ausnahmsweise zum Stillstand kommen. Die Gesamtprognose ist in erster Linie abhängig von der Anzahl der Anfälle und der Dauer des Status. Gelingt es nicht, durch rasches intensives Eingreifen den Status zu unterbrechen, so kommt es durch Kreislaufversagen, Hirnödem oder Lungenödem zum Exitus. Die Mortalität des Status bewegte sich früher um 33–50% (BINSWANGER, 1913), durch die modernen Behandlungsmöglichkeiten ist sie auf 5–10% gesunken. Gelang es, den Status zu unterbrechen, so besteht nachher ein schwerer Erschöpfungszustand. Es bleiben für längere Zeit oder für dauernd Symptome zurück, die auf eine schwere Gehirnschädigung verweisen. Besonders bei Kindern kann er zu einem cerebralen Defektzustand mit Lähmungen führen. PENFIELD (1954) berichtet bei einem Jungen über eine bleibende Enthirnungsstarre nach einem Status von 5tägiger Dauer. Als Folgen bleiben in der Regel Intelligenzschädigungen (LENNOX stellte sie in 26% seiner Statuspatienten fest), vorübergehende oder bleibende Restsymptome zeigen sich in Form von Lähmungen, Sprachstörungen und Ataxien.
Ein Status epilepticus ist stets als Ausdruck einer Gehirnschädigung aufzufassen. Tritt er im Verlaufe eines schon längerdauernden Anfallsleidens auf, so ist er Hinweis für eine Hirnschädigung infolge des Anfallsgeschehens (Hypoxie). Immer ist in dieser Konstellation zu fragen, ob nicht plötzlich die Medikamente weggelassen wurden, sicher mit eine der häufigsten Ursachen, die zur Auslösung eines Status führen. Ein Status kann aber auch initial, ohne daß vorher Krampfanfälle generalisierter oder fokaler Art beobachtet wurden, auftreten. Kommt ein Status in dieser Form zur Beobachtung, so ist mit allen klinisch-diagnostischen Möglichkeiten nach einer organischen Gehirnerkrankung zu fahnden. Nicht selten wird sich dann als Ursache des *initialen Status* ein Gehirntumor nachweisen lassen. JANZ (1960) weist neben anderen darauf hin, daß der initiale Status bevorzugt bei frontalem Sitz von Hirnläsionen beobachtet wird. Bezüglich der Artdiagnose handelt

es sich meist um Astrocytome oder multiforme Glioblastome. Kommt es bei einem traumatisch bedingten Anfallsleiden zu einem Status, so ist festzustellen, daß hier die Stirnhirnverletzungen bei weitem überwiegen, außerdem kommt ein solches Ereignis im Vergleich zu gedeckten Cerebralschäden nach offener Hirnverletzung deutlich häufiger vor.

Während sich beim Grand mal vom Anfallsbeginn das gesamte Gehirn am Krampfgeschehen beteiligt, ist bei den *„fokalen Anfällen"* die krankhafte Erregung auf bestimmte Hirngebiete beschränkt. Dies gilt besonders für neocorticale Anfälle.

Die bekannteste Form eines neocorticalen Anfalles ist der *„Jackson-Anfall"*. Es handelt sich hierbei um motorische, sensomotorische oder sensible sukzessiv sich ausbreitende Halbseitenanfälle. Sie beginnen an einem umschriebenen Ort der Gliedmaßen oder des Gesichtes. Vom Ort des Beginns breiten sich die Krampfphänomene sukzessiv in bestimmter Folge auf andere Körperregionen der gleichen Seite aus bzw. schreiten fort. Das Bewußtsein ist während des Jackson-Anfalles nicht getrübt. Der *motorische Jackson-Anfall* beginnt stets mit klonischen Zuckungen und nicht mit einer tetanischen Kontraktion. Am häufigsten startet das Anfallsgeschehen in der oberen Extremität, an zweiter Stelle im Kopfbereich und am wenigsten häufig in der unteren Extremität. JACKSON stellte schon fest, daß der Anfallsbeginn in den Teilen des Gesichtes, des Armes oder des Beines lokalisiert ist, der den mannigfaltigsten Gebrauch hat. Im Bereich des Kopfes sind dies die Mund-Wangen-Partie, die Zunge und der Gaumen; an der oberen Extremität Daumen und Zeigefinger; an der unteren Extremität die große Zehe. Ein weiteres differentialdiagnostisch wichtiges Kriterium ist der *„march of convulsion"*, gemeint ist hiermit, daß sich die Krampfphänomene langsam in festgelegter Regel ausbreiten, evtl. fortschreiten, während in den zuerst betroffenen Muskelgruppen das Krampfgeschehen schon erloschen ist. Beginnt z. B. der Anfall im Kopfbereich, so schreitet er über die gleichseitige Hand, hier Daumen und Zeigefinger am deutlichsten betreffend, den Arm aufsteigend fort, um schließlich das Bein und zuletzt den Fuß einzubeziehen. Die Reihenfolge, in der der Marsch des Krampfes erfolgt, entspricht der topischen Repräsentanz der Körperperipherie im Bereich der Zentralwindung. Auch die Regel, daß die am meisten und differenziertesten gebrauchten Muskelgruppen vom Krampfgeschehen am stärksten betroffen sind bzw. am Anfallsbeginn stehen, hat ihre anatomische Grundlage. Die räumliche Ausdehnung ihrer Repräsentanz im Cortex ist relativ groß, im Vergleich zu anderen, in der Peripherie voluminöser Körperabschnitte. Daß ein Jackson-Anfall auch mit einem tonischen Krampf beginnen könne ist behauptet worden, doch spricht dieser Beginn dafür, daß die Krampferregung vom frontal gelegenen Rindengebiet ihren Ausgang nimmt.

Sensible Jackson-Anfälle halten sich ebenfalls an die beschriebene Ablaufsfolge. Es handelt sich bei diesen um Mißempfindungen in Form von Kribbelparästhesien, Prickeln, Elektrisieren, Gefühl der Ertaubung usw. Selten treten Schmerzsensationen oder Temperaturempfindungen als Anfallssymptom auf. Die sensiblen Anfälle breiten sich in der Regel rascher aus als die motorischen. Reine sensible Jackson-Anfälle sind sehr selten, dagegen beginnen motorische Jackson-Anfälle häufiger mit sensiblen Phänomenen. Bei sensomotorischen Jackson-Anfällen laufen Krämpfe und sensible Phänomene parallel. Ist der Anfall abgeklungen, so findet sich häufig für eine begrenzte Zeit in den von dem Krampf betroffenen Bereichen eine Lähmung und Dysästhesie. Diese *postparoxysmale Lähmung* ist als Erschöpfungszustand aufzufassen. Der Jackson-Anfall muß jedoch nicht immer ganz ablaufen, er kann in jeder Phase steckenbleiben, läuft er ganz ab, so dauert er von mehreren Sekunden bis zu Minuten. Andererseits kann ein Jackson-Anfall auch in einen großen Anfall übergehen. Der Beginn des großen Anfalles liegt in dem Moment, wenn es zu Bewußtseinsverlust kommt.

Die *„Epilepsia partialis continua"* (KOJEWNIKOFF, 1894) (focal status nach RUSSEL u. WHITTY, 1953; focal myoclonic status nach LENNOX, 1960) ist gekennzeichnet durch über längere Zeit anhaltende klonische Zuckungen in einem umgrenzten Gebiet des Körpers. Die klonischen Zuckungen treten einseitig meist im Arm auf und sind hier distal in der Hand betont. In einer unteren Extremität kommen sie auch vor, aber seltener. Der Ablauf der Zuckungen ist auffallend rhythmisch, in der Regel mit einer Frequenz um 60/min, es wurden aber auch raschere und langsamere Frequenzen beschrieben. Die Dauer dieses Anfallsgeschehens beträgt Stunden, Tage, Wochen, vereinzelt wurden Jahre beschrieben. Von mehreren Autoren (SELBACH, BAMBERGER u. MATTHES, SCHORSCH) wird mitgeteilt, daß die Zuckungen auch im Schlaf weitergehen. JANZ sieht hierin ein differentialdiagnostisches Kriterium zur Abgrenzung gegen extrapyramidale Hyperkinesen. Wie bei dem Jackson-Anfall ist auch hier das Bewußtsein erhalten. Im Gegensatz zum Jackson-Anfall fehlt jedoch der Marsch der Erscheinungen, die Konvulsionen bleiben in einem Bereich begrenzt.

Die Epilepsia partialis continua (KOJEWNIKOFF) kann in jedem Alter auftreten, sie ist jedoch im Kindes- und Jugendalter eine Rarität. Am häufigsten tritt sie im vierten Lebensjahrzehnt auf.

Ursprünglich glaubte KOJEWNIKOFF, daß dieser Anfallsform eine umschriebene Encephalitis zugrunde liegt. Russische Autoren hielten lange Zeit an dieser Meinung fest, sie glaubten, daß eine durch Zecken übertragene Encephalitis, die im Frühjahr und Sommer in Sibirien häufig vorkommt, ein sehr ähnliches Bild in ihrem Verlaufe vorübergehend zeigt. Inzwischen hat sich jedoch allgemein durchgesetzt, daß es sich auch bei diesem Anfallsmuster um ein ätiologisch unspezifisches Syndrom handelt. Bei der Epilepsia partialis continua wurden raumfordernde Prozesse, Gefäßerkrankungen des Gehirns, cerebrale Blutungen, traumatische und postencephalische Hirnschädigungen sowie Zustand nach frühkindlichem Hirnschaden gefunden. Wir beobachteten einen Fall, bei dem nur eine unspezifische perivenöse Encephalitis nachzuweisen war. Der Ort der Läsion ist die Zentralregion bzw. die darunterliegenden Markfasern.

Treten charakteristische Jackson-Anfälle in kurzen Intervallen auf, so wird man dies als *Jackson-Status* (JANZ) bezeichnen und nicht bei der Epilepsia partialis continua einordnen. Zwischen beiden einen prinzipiellen unterschiedlichen Vorgang zu sehen, ist jedoch kein Anlaß, da Übergangsformen bekannt sind.

Ein weiteres Anfallsmuster, dessen Analyse auf eine lokalisierte Irritation im Neocortex hinweist, ist der *Adversiv-Krampf*. Es handelt sich dabei um Anfälle, bei denen es zu einer tonisch-krampfhaften Seitwendung der Augen und des Kopfes kommt. Ein weiteres differentialdiagnostisch wichtiges Kriterium ist ein tonischer Krampf der Gesichtsmuskulatur mit Aufwärtsverziehung des Mundes, Zukneifen des Auges und Stirnrunzeln, also eines tonischen Facialiskrampfes. Seltener ist ein seitengleiches Anheben der Schulter oder gar der oberen Extremität beteiligt. Es kommt also zu einer tonischen Wendebewegung im Kopfbereich. Im Unterschied zum Jackson-Anfall treten hier keine klonischen Zuckungen auf, sondern langsame tonisch-krampfhafte Versionen. Gemeinsam mit dem Jackson-Anfall ist auch diesem Anfallsmuster, daß das Bewußtsein erhalten bleibt. Der Patient erlebt seinen Anfall und kann ihn gut schildern. JANZ weist darauf hin, daß Adversiv-Krämpfe oft mit dem Gefühl einer ausgesprochenen Todesangst erlebt werden.

Einerseits kann der Adversiv-Anfall in einen generalisierten großen Anfall übergehen, andererseits kann er sich auf Wendebewegungen nur der Augen beschränken, seltener sind isolierte Kopfdrehung oder isolierter Facialiskrampf. Die motorischen Adversiv-Krämpfe bei erhaltenem Bewußtsein weisen auf eine pathologische Entladung in der prämotorischen Region im hinteren Stirnhirn der Gegenseite hin. Je näher zum Frontalpol zu der irritative Focus lokalisiert ist, um so leichter und rascher kommt es zu einer Generalisation des Anfalles und um so frühzeitiger kommt es zu einer Bewußtseinsstörung. Adversiv-Anfälle, allein auftretend oder in Kombination mit großen Anfällen sind immer ein Hinweis auf ein symptomatisches Anfallsleiden.

In der Regel ist die Richtung der Wendebewegung beim Adversiv-Anfall zur Gegenseite des Hirnherdes gerichtet, man spricht deshalb vom *kontraversiven Anfall*. Es sind jedoch auch *ipsiversive Anfälle*, d. h. Anfälle mit Wendebewegung zur Hirnherdseite, beschrieben worden. Diese weisen aber auch noch andere Abweichungen vom charakteristischen Bild des Adversiv-Anfalles auf. JANZ konnte zeigen, daß es sich bei einem Teil dieser ipsiversiven Anfälle um Jackson-Anfälle handelt, bei denen der Sternocleidomastoideus der Gegenseite mitkrampft und so zu einer Kopfwendung zur Herdseite führt. Allerdings „ruckt" hier der Kopf zur Herdseite und wird nicht tonisch gewendet. Er schlägt für diese die Bezeichnung „*dissoziierte Adversiv-Krämpfe*" vor.

Der Adversiv-Anfall kann als alleinige Anfallsmanifestation auftreten, häufiger ist er jedoch mit großen Anfällen kombiniert. Er kann auch jederzeit in einen großen Anfall übergehen. Wie beim Jackson-Anfall markiert der Moment des Bewußtseinsverlustes den Beginn des Grand mal. Zu unterscheiden sind die primärgroßen Anfälle, die am Anfang eine Wendebewegung des Kopfes erkennen lassen, was gar nicht so selten der Fall ist. Die Differenzierung ist deshalb wichtig, weil bei diesen der initialen Versionsbewegung keine lokalisatorische Bedeutung zukommt. Ihre Abgrenzung ergibt sich aus dem Fehlen isolierter Adversiv-Anfälle und aus dem Seitenwechsel der Wendebewegung.

Eine gewisse Ähnlichkeit einerseits mit dem Adversiv-Anfall, andererseits, mit dem Jackson-Anfall hat der „*Supplementär-Area-Anfall*". Dieses Anfallsmuster ist zuerst von PENFIELD herausgearbeitet worden, AJMONE-MARSAN und RALSTON haben es ebenfalls einer eingehenden Analyse unterzogen. Aufgrund der Beobachtungen bei seinen subtilen reizphysiologischen Untersuchungen am Menschen fand PENFIELD am medialen Frontallappen im Interhemisphärenspalt einen umschriebenen Bezirk, in dem auf kleinerem Raum der Körper topisch geordnet repräsentiert ist. Dieser Bezirk liegt vor dem sensomotorischen Streifen der Zentralwindung im Interhemisphärenspalt. Nach vorn erstreckt er sich bis ungefähr zum Balkenknie, nach unten wird er vom Gyrus cinguli begrenzt. An der Mantelkante reicht er einige Millimeter in die Konvexität der Hirnoberfläche herein. PENFIELD hat für dieses Areal den Namen „*supplementärmotorische Area*" geprägt. Hinter dem sensomotorischen Streifen, bis zum Lobulus paracentralis reichend, fand er einen weiteren Bezirk mit räumlich geordneter Repräsentation des Körpers, Stimulation löst hier in erster Linie sensible Phänomene aus, dieses Areal wurde von PENFIELD „*supplementär-sensorische Area*" bezeichnet. Insgesamt reicht also die *Supplementär-Region* vom Balkenknie bis zum Lobulus paracentralis. Schon geringe Stromintensitäten lösen motorische Phänomene aus, wenn diese Region stimuliert wird. Im Gegensatz zur primär motorischen Region im Gyrus centralis, ist hier nicht die „periphere Feinmotorik" zusammengefaßt, sondern es werden Bewegungen in den „proximalen großen Gelenken" koordiniert, so daß eine bestimmte Körperhaltung resultiert. Es kommt zu einer Abduktion und Außenrotation im Schultergelenk, zu einer Beugung im Ellenbogen, die Hand wird nach ulnar abduziert, die Finger werden in der Regel gestreckt. Gleichzeitig kommt es zu einer Kopfdrehung nach der Seite des erhobenen Armes, manchmal weichen die Augen in die gleiche Richtung ab. Das gleichseitige Bein kann gestreckt oder leicht gebeugt werden. Arm und Bein der Gegenseite sind dabei gestreckt. Diese Haltung wurde von JANZ als „Fechterstellung" bezeichnet. Dieses beschriebene Haltungsmuster kommt zum Vorschein, wenn in der Supplementär-Area eine begrenzte Krampfentladung abläuft. Gegen Anfallsende kann es zu gering ausgeprägten einzelnen klonischen Zuckungen von kurzer Dauer kommen. Nicht konstant kann ein tonischer Facialiskrampf hinzukommen. Kopfwendung und Armbeugung treten kontralateral zum Hirnherd auf. Neben diesen motorischen Erscheinungen kommt es nicht selten zu einer Sprechhemmung oder zu Vokalisation sowie zu Pupillenerweiterung, Herzklopfen, Gesichtserröten und epigastrischen Sensationen. Das Bewußtsein ist während des Anfalles nicht erloschen, mehr oder weniger ausgeprägte Bewußtseinstrübungen kommen neben vollerhaltenem Bewußtsein vor. Eine uncharakteristische Aura kann dem Anfall vorausgehen. Nach Anfallsende ist eine vorübergehende leichte Parese in Arm und Bein möglich. Wie jeder andere fokale Anfall kann auch dieser in einen großen Anfall münden. Auch der Anfall der Supplementär-Area ist immer ein Hinweis auf symptomatisches Anfallsleiden. Die häufigste Ursache sind Tumoren, wobei bemerkenswert häufig Angiome gefunden wurden, aber auch gliöse Narben nach Hirnverletzung sind beschrieben.

Sehr selten kommt es vor, daß *Nystagmus* als isoliertes Anfallssymptom auftritt. Es zeigt sich dabei ein anfallsweise auftretender horizontaler Nystagmus von Sekunden bis Minuten Dauer. Daß es sich bei diesen *Nystagmus-Anfällen* um ein fokales Anfallsgeschehen handelt, ist durch das Elektrocephalogramm zu sichern. Es gibt wenige Mitteilungen in der Literatur, daß während anfallsweise auftretendem Nystagmus gleichzeitig im Elektrocephalogramm über der Occipitalregion der Gegenseite ein lokalisierter „Krampfstromanfall" ablaufe. Der Ort der pathologischen bioelektrischen Entladungen dürfte die Area 19 nach BRODMANN sein, deren Bedeutung als optomotorisches Assoziationsfeld aus neurophysiologischen experimentellen Untersuchungen wohlbekannt ist. Phänomenologisch unterscheidet sich der „corticale Nystagmus" vom „vestibulären" dadurch, daß bei ersterem die rasche Phase der Nystagmuszuckung im Schlagfeld des Nystagmus liegt. Während es beim vestibulären Nystagmus infolge Tonusüberwiegen eines Vestibulariskernes zu einer langsamen Seitabweichung der Bulbi aus der Mittelstellung kommt, werden beim corticalen Nystagmus die Augen ruckartig aus der Mittelstellung nach der Seite gerissen.

Die Existenz von *Halbseitenanfällen*, die weder einen charakteristischen „march of convulsion", noch eine typische Wendebewegung, noch eine Fechterstellung als Anfallsmuster haben, sondern von Beginn an aussehen wie ein nur halbseitig sich entladender Grand mal wurde von GASTAUT abgelehnt, obwohl schon GOWERS und FÉRÉ solche beschrieben hatten. GASTAUT glaubte vielmehr, daß es sich hierbei um ungenaue Beobachtung besonders im Anfallsbeginn handele. Diese Anfallsform mit Bewußtlosigkeit und tonisch-klonischen Krämpfen auf einer Seite wurden später von GASTAUT genauer untersucht. Er berichtet, daß sie im frühen Kindesalter auftreten. Die tonische Phase ist um so kürzer, je jünger das Kind ist. Nach Anfallsende tritt das Bewußtsein rascher wieder ein als nach einem generalisierten Krampf, aber es folgt den Halbseitenkrämpfen eine Halbseitenparese verschieden langer Dauer. Treten diese Halbseitenanfälle gehäuft in Serien auf, wozu sie neigen, so bildet sich eine bleibende Halbseitenlähmung aus. Hat diese einen entsprechenden Ausprägungsgrad erreicht, so bleiben schließlich die Anfälle aus, das Feuer ist dann gleichsam ausgebrannt. Außer der Halbseitenparese bleiben psychische Defekte nicht aus. Nach einem Intervall von Monaten bis Jahren kann sich dann eine Epilepsie entwickeln, die generalisierte Krampfanfälle, mehr oder weniger seitenbetont, zeigt, einen chronischen Verlauf hat, bei der dann aber keine postparoxysmalen Lähmungen mehr hinzukommen. GASTAUT hat dieses Krankheitsbild *„HHE-Syndrom"* (*H*emiconvulsion-*H*emiparese-*E*pilepsie) genannt. Als auslösende Faktoren sind cerebrale Erkrankungen wie Encephalitis, Meningitis, Thrombophlebitis etc. bekannt geworden.

Im Rahmen der kleinen Anfälle ist der häufigste der *„psychomotorische Anfall"* (dreamy state, JACKSON; uncinate group of epileptic fits, JACKSON; psychomotorische Äquivalente, FOERSTER; Dämmerattacken, MEYER-MICKELEIT). Etwa 20−30% der Epilepsien gehen mit psychomotorischen Anfällen einher. Im Kindesalter sind sie etwas weniger häufig als im Jugend- und Erwachsenenalter. Neben den nach ihm benannten corticalen Anfällen der Zentralregion hat JACKSON als erster auch diese Anfallsgruppe systematisch beobachtet, eingehend beschrieben und mit dem Temporalhirn in Verbindung gebracht. Berühmt geworden ist durch ihn der Bericht des Kollegen Z., der seit seinem 20. Lebensjahr an psychomotorischen Anfällen litt und 15 Jahre lang bei JACKSON in Behandlung stand. Dieser Bericht gibt ein anschauliches Bild über die subjektive Seite dieser komplexen Anfallszustände.

Eine knappe, präzise Beschreibung dieser Anfälle ist wegen ihrer Vielgestaltigkeit nicht möglich.

Wenn der Anfallsablauf beim gleichen Patienten auch eine gewisse Konstanz aufweist, so ist interindividuell doch eine große Varianz festzustellen. Um eine Systematik zu erreichen, wurden von verschiedenen Autoren unter divergierenden Gesichtspunkten Unterteilungen mit Hervorhebung einzelner Symptome bzw. Symptomgruppierungen vorgenommen. GIBBS und GIBBS dient als Basis das Elektroencephalogramm, sie unterscheiden eine Gruppe mit Focus am Temporalpol, von einer zweiten mit einem Herd in der „mid-temporalen Region". LENNOX unterteilt in „automatismus", „subjective psychic seizures", in die psychomotorische Gruppe sowie in Fälle mit Bewegungs- und Denkhemmung. PENFIELD nimmt seine Gruppierung nach anatomischen Gesichtspunkten vor. JANZ unterteilt in *„dreamy state"*, oraler Typus, adversiver Typus, psychomotorischer Anfall mit Sprachsymptomen.

GIBBS umschreibt den psychomotorischen Anfall folgendermaßen: „Während der psychomotorischen Attacke ist der Patient verwirrt und, obwohl amnestisch, nicht bewußtlos. Seine Bewegungen sind zweckvoll, aber ungenügend koordiniert, seine Stimmung ist negativistisch. Seine allgemeine Verfassung ist die einer Person, die einen schlechten Traum erlebt. Während des Anfalles finden sich oft Furcht- und Zornmanifestationen mit Kreischen und Schreien. Bei den meisten Attacken sind die Bewegungen einfach, sie wiederholen sich mehr oder weniger automatisch wie z. B. Schmatzen mit den Lippen, Händepressen oder Nesteln an den Kleidern. Bei anderen Fällen sind die Bewegungen zielgerichteter und zweckvoller, die Sprache ist ungestört, abgesehen von ihrem Inhalt. Während der anfallsfreien Intervalle sind gewöhnlich schwere Persönlichkeitsdefekte vorhanden.

MEYER-MICKELEIT gibt die Definition der Dämmerattacke so: „Dämmerattacken sind kurze, anfallsartige Bewußtseinsveränderungen, die meist von motorischen Automatismen, vegetativen Symptomen, sinnlosem Handeln und Sprechen begleitet sind. Die motorischen Erscheinungen bestehen oft in einförmig wiederholten Bewegungen, oralen Automatismen oder tonischen Deviationen. Sie gehen häufiger als andere Anfallsformen mit Halluzinationen und sonstigen abnormen Erlebnissen einher. Dämmerattacken sind eine eigene Art epileptischer Anfäle mit einem durch das Electroencephalogramm nachweisbaren Krampffocus, des basalen und vorderen Temporallappens."

Im *dreamy state* kommt es zu einer nicht recht beschreibbaren, nur annähernd umschreibbaren Veränderung des Erlebens. Die Veränderung zeichnet sich dadurch aus, daß einerseits die Wahrnehmungen, die Vorstellungen und das Befinden eine eigenartige Tönung des Bekanntseins, Vertrautseins oder des Anheimelnden, andererseits des Unbekannten, Fremden, Unheimlichen annehmen. Wie beim Träumen hat das Erleben eine diffuse, nicht recht greifbare, nur annäherungsweise umschreibbare Qualität. Versuchen die Patienten ihre Sensation zu schildern, so geraten sie in Verlegenheit, deutlich erkennbar am suchenden Gesichtsausdruck, am Ringen mit Vergleichen, die nie ganz befriedigen. JANZ weist auf die „Es-Haftigkeit" des Erlebens hin, das mit der geläufigen Erfahrung des gesunden Erlebens nichts gemein hat. Die „Jemals-Tönung" oder die „Niemals-Tönung" können so lebhaft werden, daß sie die Qualität einer Ahnung, einer ganz anderen Welt annehmen und als Schwelle zum Jenseits erfahren werden. Als gängige Termini haben sich für diese Erlebnisse eingebürgert: *„déjà-vu, déjà-vecu, jamais-vecu"*.

Treten Illusionen hinzu, so spricht man mit HALLEN vom illusionistischen *dreamy state* oder mit PENFIELD von *Illusionen der Interpretation*. Dabei kann das Wahrnehmungserleben total betroffen sein und alle Sinnesqualitäten einbeziehen. Die Illusionen können aber auch nur einzelne Sinne betreffen, so daß das Gesamt der Erlebensstruktur eine ungeheure Spannung erfährt. So kann das optisch Wahrgenommene fremd erscheinen, während gleichzeitig der akustische Sektor seine alte Vertrautheit behält.

Außer Illusionen kommen auch Trugwahrnehmungen während eines dreamy state vor, HALLEN spricht dann vom *halluzinatorischen dreamy state*, PENFIELD von Halluzinationen der Erfahrung. Visuelle Halluzinationen werden häufiger berichtet als akustische. Es kommt zu szenisch-bildhaften Abläufen, das Gesehene weist verzerrte Proportionen auf, das Ganze ist in der Regel unheimlich getönt. Die Stimmung während der Attacke ist meist beklemmend, bedrohlich, selten angenehm, anheimelnd. Das Zeiterleben kann ebenfalls im Anfall tangiert sein, meist in der Form, daß die Zeit stehenbleibt. Die räumliche Distanz kann sich verändern, die Gegenstände werden kleiner gesehen, was als *Mikropsie* bezeichnet wird oder sie werden größer gesehen, was man *Makropsie* nennt. Das Bewußtsein ist im dreamy state verändert. Der Bewußtseinsumfang ist eingeengt, die Außenwelt rückt ab und innerseelische Vorgänge treten in den Vordergrund.

Am häufigsten sind *orale Automatismen* das führende Symptom im psychomotorischen Anfall. Nach einer Aura mit vegetativen Symptomen, die in den Oberbauch, die Herzgegend etc. lokalisiert werden oder die sich in fremdartigen Empfindungen des Geschmacks oder Geruchs äußert, treten Kaubewegungen, Schmatzen, Knirschen mit den Zähnen, Gurgeln, Schluckbewegungen, Würgen, Husten u. a. auf. Dabei ist nicht selten eine Hypersalivation mit Speichelfluß aus dem Mund zu beobachten. Neben diesen oralen Automatismen kommen Wendebewegungen entweder nur der Augen oder des Kopfes vor, es kann jedoch auch die Fortbewegung im Kreis erfolgen, so daß der Eindruck einer Manegebewegung entsteht. Die Sprache kann sich in Form *„geordneter Sprachautomatismen"* am Anfallsgeschehen beteiligen.

FALCONER unterscheidet fünf Typen von Sprachautomatismen: 1. Ankündigungen am Anfallsbeginn, die nachher nicht erinnert werden, in Form einer Äußerung wie etwa „jetzt kommt's". 2. Stereotype Redewendungen, es werden sinnlos erscheinende Phrasen perseveriert. 3. Irrelevante Äußerungen, die zusammenhanglos vorgebracht werden. 4. Emotionell getönte Äußerungen wie Flüche. 5. Äußerungen der Ratlosigkeit wie „was ist?". Daneben werden auch dysphasische Symptome beschrieben. Letztere haben einen lokalisatorischen Wert, sie finden sich fast ausnahmslos bei Anfällen, die durch eine Läsion der dominanten Hemisphäre bedingt sind.

Neben den psychischen, motorischen und sensorischen Phänomenen gehören auch vegetative Symptome zum psychomotorischen Anfall. Am häufigsten sind Pupillenveränderungen, meist Erweiterung. Die Änderung der Gesichtsdurchblutung zeigt sich in Erröten oder Blässe. Die Atmung kann unregelmäßig werden, sowohl Verlangsamung wie auch Tachypnoe sind beschrieben worden. Häufig werden Schweißausbruch an der Stirn und Hypersalivation beobachtet. Urinabgang ist kein seltenes Ereignis. Der Puls ist im Anfall meist beschleunigt und der Blutdruck erhöht.

Die Dauer des psychomotorischen Anfalles ist sehr unterschiedlich. Nach dem Anfallsende zeigen die Patienten meist eine längerdauernde Periode, in der sie ratlos sind, sich nicht zurechtfinden und sich merkwürdig benehmen. Dieser *postparoxysmale Dämmerzustand* dauert ca. 2 bis 10 min und ist nicht selten länger als der Anfall im engeren Sinne selbst. Die merkwürdigen Verhaltensweisen sind dabei auffallender und beeindrucken mehr als die Attacke. In dieser Phase kommen, wie in der iktalen, ebenfalls Automatismen vor. PENFIELD und JASPER unterscheiden deshalb zwischen *paroxysmalen Automatismen* und *postparoxysmalen Automatismen*. Automatismen äußern sich in Form stereotyper Handlungen wie Scharren oder Trippeln, weniger automatenhaft wirken szenische Handlungen, die scheinbar sinnvoll ablaufen. PENFIELD und JASPER definieren Automatismus als einen Zustand, in dem sich ein Individuum in relativ normaler Weise bewegen kann ohne später eine Erinnerung an diese Zeit zu haben.

Die psychomotorischen Anfälle haben die Neigung, periodisch gehäuft aufzutreten. Auch ein *Status psychomotorischer Anfälle* kommt vor. Daneben sind längerdauernde Zustände mit psychischen und sensiblen Empfindungen als *Aura continua* (PENFIELD und JASPER) beschrieben worden. Die Erinnerung an diese Aura ist in der Regel gut erhalten. Auch *epileptische Delirien* oder *episodische Verwirrtheitszustände* sind im Rahmen der psychomotorischen Epilepsie keine Seltenheit. Bei mehr oder weniger starker Bewußtseinstrübung zeigt der Patient ein produktiv-psychotisches Verhalten, er ist mutistisch, negativistisch, motorisch unruhig getrieben, in wahnhafter Verkennung der Situation neigt er zu aggressiven Handlungen.

Der psychomotorische Anfall kann als eigenständige Form auftreten, aber auch mit großen Anfällen kombiniert in Erscheinung treten. JANZ unterscheidet eine primäre von einer sekundären psychomotorischen Epilepsie. Erstere beginnt mit psychomotorischen Anfällen und bleibt auf diese beschränkt, treten große generalisierte Anfälle hinzu, so setzen letztere zeitlich später ein. Bei der sekundären psychomotorischen Epilepsie treten anfangs nur große Anfälle auf und die psychomotorischen gesellen sich später hinzu.

Daß bestimmte Formen nichtfokaler kleiner Anfälle eine Altersgebundenheit bei ihrem ersten Auftreten erkennen lassen, ist eine schon lange bekannte Tatsache. In der frühen Kindkeit, mit einem Maximum um das erste Lebensjahr, treten die *BNS-Krämpfe* (*B*litz-, *N*ick-, *S*alaam-Krämpfe) auf. Synonyma sind Propulsiv-Petit mal (BAMBERGER u. MATTHES), Ruckkrämpfe (IBRAHIM), infantile spasms (GIBBS). PAMPIGLIONE schlug die Bezeichnung West-Syndrom vor, nach dem Erstbeschreiber, dessen eigenes Kind von dieser Anfallsform befallen war. ZELLWEGER faßte als erster diese drei Anfallsmuster zu einer Einheit zusammen.

Der *Salaam-Krampf* zeigt sich in einer tonischen Vorwärtsbewegung des Kopfes und Rumpfes, die Arme werden seitwärts angehoben oder vor der Brust zusammengeschlagen. Tritt der Anfall im Liegen auf, so wird der Kopf angehoben, bei stärkerer Ausprägung auch der Rumpf. Tritt er im Sitzen auf, so klappt das Kind nach vorn zusammen, unter Umständen kommt der Kopf dabei zwischen die Beine zu liegen. Die Beine werden im Anfall angezogen, in Hüfte und Knie leicht gebeugt. Die Salaam-Krämpfe neigen dazu, in Serien aufzutreten. Gegen Ende der Anfallsserie werden die Abstände zwischen den Einzelzuckungen größer und die Intensität der motorischen Entladung wird geringer.

Der *Blitz-Krampf* zeigt sich in Form einer raschen blitzartigen Zuckung, die durch den ganzen Körper geht. Es kommt zu einer ruckartigen Beugung und Anhebung der Arme, die Beine werden angezogen, der Kopf wird blitzartig angehoben oder zwischen die Schultern eingezogen. Die Muskelkontraktionen erfolgen dabei mit großer Vehemenz. Seltener sind die Zuckungen so mild, daß es nur zu kaum sichtbaren motorischen Effekten kommt, es ist, als ob ein Schauer durch den Körper läuft (MATTHES). Der Unterschied zum Salaam-Krampf liegt im zeitlichen Ablauf. Dieselben Bewegungsabläufe, die beim Blitzkrampf im Bruchteil einer Sekunde einschießen, laufen im Salaam-Krampf langsam tonisch ab. Ein weiterer Unterschied zu den Salaam-Krämpfen besteht darin, daß die Blitz-Krämpfe in der Regel einzeln auftreten und nicht zu Anfallsserien neigen, wenn auch in seltenen Fällen solche beobachtet wurden.

Beim *Nick-Krampf* kommt es zu einer mehr oder weniger raschen Vorwärtsbewegung des Kopfes, inkonstant ist an der Vorwärtsbewegung der Rumpf mitbeteiligt. Die Extremitäten werden im Gegensatz zu den beiden vorgenannten Anfallsmustern vom Krampfgeschehen nicht sichtbar miteinbezogen. Daß sie jedoch am Krampfgeschehen nicht ganz unbeteiligt sind, zeigt sich darin, daß die kleinen Patienten, wenn sie im Stehen von dem Anfall betroffen werden, nach vorn stürzen. Da das Bild an einen Tonusverlust erinnert, prägte LENNOX den Ausdruck „akinetic seizure". Nicht selten kommt es beim Hinstürzen zu einer Stirnverletzung.

JANZ und MATTHES sehen in allen drei Anfallsmustern dasselbe „motorische Grundmotiv" in Form einer „Propulsivbewegung", was zu der Benennung Propulsiv-Petit mal führte. In der Regel sind die motorischen Attacken symmetrisch ausgeprägt, es gibt jedoch auch Fälle, die die Krampfphänomene nur einseitig aufweisen und dann als Seitenhinweis verwertbar sind. Andererseits sind auch Patienten beobachtet worden, bei denen die Seite wechselt. Auch Übergangsformen oder Kombinationen der einzelnen Anfallsmuster beim gleichen Patienten sind möglich. Über Bewußtseinsstörungen läßt sich bei der Kürze des Anfallsgeschehens keine sichere Aussage machen, bei Anfallsserien machen die Kinder nicht selten einen benommenen Eindruck. Vegetative Symptome gehören nicht unbedingt zum Anfallsbild, über gelegentliches Blaßwerden oder Erröten wird berichtet. Über einen *BNS-Status* hat bisher nur MATTHES berichtet, der eine Salaam-Krampfserie über 18 min Dauer mit anschließender Erschöpfung und Schlaf beobachtete, und einen *Blitz-Krampfstatus* therapeutisch unterbrechen konnte.

Die BNS-Krämpfe zeigen in der Regel einen schweren Verlauf. Die statischen Funktionen werden in ihrer Entwicklung schwer gehemmt oder sie bilden sich wieder auf primitivere Stufen zurück, wenn schon eine gewisse psychomotorische Leistung erreicht war. Auch die psychische Entwicklung zeigt schwerste Störungen. Im Endzustand findet man dranghafte Bewegungsunruhe bzw. agile Imbezillität. Die Letalität ist relativ hoch. Nur ein kleinerer Teil der Kranken zeigt Spontanheilung.

Ätiologisch liegen bei dieser Anfallsform Gehirnschädigungen verschiedenster Art vor. Die BNS-Krämpfe sind so gut wie nie idiopathische Epilepsien. Neben pränatalen Faktoren findet sich in der Anamnese gehäuft pathologischer Geburtsverlauf. Auch während der Neugeborenenperiode zeigen sich meist schon vor Ausbruch der Anfälle Auffälligkeiten wie Trinkschwäche, Atemschwäche und Neigung zu Erbrechen. Auch eine encephalitische Genese wird immer wieder diskutiert.

Im Alter von 2–5 Jahren treten als altersgebundene kleine Anfälle, die *myoklonisch-astatischen Anfälle* auf. Das Krankheitsbild war schon von JACK-SON beschrieben worden. 1922 hat HUNT das Krankheitsbild wieder beschrieben und als *static seizures* bezeichnet. 1945 wurde das Anfallsbild von LENNOX besonders herausgestellt und als *akinetisches Petit mal* in die Petit mal-Trias eingeordnet. DOOSE hat die Bezeichnung akinetisches Petit mal vorgezogen. In den letzten Jahren wird die Bezeichnung *Lennox-Syndrom* für diesen Anfallstyp gebraucht; da neben LENNOX auch GASTAUT mit seiner Arbeitsgruppe wesentliches zur Herausarbeitung und pathophysiologischen Einordnung beigetragen hat, wird auch die Bezeichnung *Lennox-Gastaut-Syndrom* vorgeschlagen.

Der myoklonisch-astatische Anfall zeigt sich in einem plötzlichen „Insichzusammenklappen", das Kind stürzt zu Boden, sogleich wie es unten angekommen ist, erhebt es sich wieder und setzt sein Spiel fort als ob nichts geschehen wäre. Der zeitliche Anfallsablauf ist dabei ein sehr unterschiedlicher und variabler. Einerseits kommt es zu einem schlagartigen Hinstürzen mit großer Heftigkeit, die Kinder werden umgerissen wie vom Blitz getroffen, als ob die Beine weggezogen würden. Die Richtung des Sturzes ist wechselnd, je nach dieser treten Verletzungen des Gesichtes und der Stirn, des Hinterkopfes, der Knie auf, Abbrüche von Zähnen sind ebenfalls keine Seltenheit. Die vielen Narben in Gesicht und Stirn lassen die Diagnose schon prima vista vermuten. Die Sturzrichtung kann beim gleichen Kind konstant und auch wechselnd sein. Die Intensität des Sturzes kann jedoch weniger heftig sein, es kommt dann gleichsam zu einem „Insichzusammensinken", zu einem „Zubodengleiten". Der Anfallsablauf ist hier gedehnt und erinnert eher an eine Ohnmacht. Während die Kinder nach dem Sturz in der Regel sofort wieder aufstehen, kommt es jedoch auch vor, daß sie wenige Sekunden am Boden verharren, wie um sich zu besinnen. Danach richten sie sich langsam auf und blicken etwas ratlos in die Umgebung. Selten ist mit dem Anfall eine etwas längere Bewußtseinstrübung verknüpft. Prüft man in dieser Periode den Muskeltonus, so zeigt sich dieser schlaff. Daß in dieser Erschlaffungsphase einige wenige Kloni zum Vorschein kommen, ist von KRUSE beobachtet und beschrieben worden. Der Anfall kann jedoch auch auf halber Strecke stehenbleiben, das Kind zeigt dann die Stellung als ob es sich niedersetzen wollte, richtet sich dann wieder auf ohne ganz hinzustürzen. Beschränkt sich das Anfallsgeschehen auf den Kopf-Nackenbereich, so kommt es lediglich zu einem kurzen *Nick-Anfall*, der Kopf fällt schlaff nach vorn. Manchmal neigt sich auch der Rumpf in geringem Ausmaß mit nach vorn. Die Augenlider sinken ab und das Kind bekommt den Gesichtsausdruck, als ob es müde sei. Aber auch dieser *Nick-Anfall* kann heftig schleudernd erfolgen, wobei immer die Gefahr besteht, daß sich das Kind am Tisch oder an der Bettkante verletzt. Seltener als die Nickbewegung nach vorn wird auch ein leichtes Zucken nach hinten beschrieben. KRUSE hat beobachtet, daß während des myoklonischen Anfalls, infolge einer kurzen heftigen Exspiration, ein kurzer Laut oder Brummton ausgestoßen wird; er hat diese Anfälle *Ruf-Anfälle* genannt.

Neben den eigentlichen myoklonischen und astatischen Anfällen treten im Rahmen des myoklonisch-astatischen-Petit mal auch Absencen auf, nicht selten finden sich hierbei dann Myoklonismen geringsten Ausmaßes, die nur bei genauem Hinsehen zu erkennen sind. Außerdem sind die Absencen im Rahmen dieses Anfallsmusters in der Regel kurz. Bei ca. 60% der Fälle kommen generalisierte Krampfanfälle zu den kleinen hinzu. Die großen Anfälle können tonisch-klonisch oder vorwiegend klonisch oder vorwiegend tonisch ablaufen.

Am Beginn der Erkrankung können die astatischen Anfälle vereinzelt auftreten, im weiteren Verlauf neigen sie zu gehäuftem Auftreten während des Tages, es sind bis zu 100 Anfälle pro Tag beschrieben. Besonders auffallend sind dann einzelne eingelagerte Tage, an denen die Anfallsmanifestationen ausfallen. Als anfallsfördernd hat sich die Periode kurz nach dem Aufwachen, unabhängig von der Tageszeit, herausgestellt. Auch bei Ermüdung scheinen gehäuft Anfälle aufzutreten. Hyperventilation ist zur Anfallsprovokation nur in der Minderzahl der Patienten geeignet. In einem hohen Prozentsatz sind jedoch auch während des Nachtschlafes abortive Krampfphänomene in Form mehr oder weniger ausgedehnter Myoklonismen festzustellen. Die Eltern solcher Kinder berichten über die ganze Nacht anhaltende Zuckungen, die das Kind, im Gegensatz zu den Eltern, im Schlaf nicht störten. Daß es sich bei diesen Schlafzuckungen um Krampfphänomene handelt, ist aus dem Elektroencepalogramm abzulesen.

Die Häufigkeit des myoklonisch-astatischen Petit mal ist je nach Krankengut unterschiedlich und bewegt sich zwischen 10 und 25%. Bemerkenswert ist noch, daß Knaben von dieser Anfallsform offensichtlich häufiger betroffen werden als Mädchen; KRUSE fand ein Verhältnis von 3,3:1. Bezüglich der Ätiologie ist auch bei diesem Anfallsmuster mit einer cerebralen Schädigung zu rechnen, vereinzelt wurden Fälle beschrieben, wo sich das myoklonisch-astatische-Petit mal aus einem Propulsiv-Petit mal entwickelt hat. Neben frühkindlichen Hirnschäden finden sich auch Differenzierungsstörungen. Andererseits kann KRUSE bei etwa 16% seines Krankengutes einen hereditären Faktor nachweisen.

Die allgemein bekannteste Form der kleinen Anfälle sind die *Absencen* (Synonyma: gehäufte kleine Anfälle, HEILBRONNER; Pyknolepsie, SAUER; pure petit mal, LENNOX; petits, TISSOT). Bei der Absence kommt es zu einer plötzlich einsetzenden Bewußtseinsstörung, während derer der Kranke starr oder verloren blickt und die Gesichtsmuskulatur ihren Tonus verliert (erkenntlich am leichten Absinken der Augenlider und am wenig geöffneten Mund). Während der Absence ist der Patient nicht ansprechbar, er hat in der Regel keine Erinnerung an sie; sie stellt gewissermaßen eine „seelische Pause" dar. LANDOLT unterscheidet mehrere Schweregrade der Absencen. Bei der schwersten Form treten geringe Zuckungen im Gesicht und an den Gliedern auf, Bradykardie und Einnässen können hinzukommen, manchmal sistiert die Atmung. Der Kranke merkt nichts von seiner Störung, das Bewußtsein ist erloschen, bei Anrede reagiert er nicht. Bei der zweitschwersten Form finden sich nur ganz geringe, kaum sichtbare motorische Phänomene an den Augen und im Gesicht, auf Außenreize wird inkonstant reagiert aber nicht zweckgerichtet sondern in elementarer Weise. Die dritte Form zeichnet sich dadurch aus, daß sich der Patient dunkel an die stattgehabte Absence erinnern kann. Bei noch leichterer Ausprägung der Absence wird sinnvoll reagiert, Antworten erfolgen erst nach beendeter Absence. Die leichteste Form führt lediglich zu verlangsamten Reaktionen.

Die Dauer der Absence kann bis zu 30 und mehr sec betragen. Ist sie kürzer als 3 sec, dann wird sie weder von dem Patienten noch von der Umgebung bemerkt, lediglich im Elektroencephalogramm finden sich die charakteristischen Potentialschwankungen, die die Absence dokumentieren.

JANZ hebt hervor, daß die Absence keine spezielle Krankheitsform darstellt, sondern eine unspezifische „Minimalform" verschiedener Arten von epileptischen Anfällen. Die Epilepsie des Schulalters bezeichnet er als *pyknoleptisches Petit mal*. Diese Anfallsform manifestiert sich in der Zeit des 4. bis 14. Lebensjahres. Im Rahmen des pyknoleptischen Petit mal wird die „reine" Absence, JANZ nennt sie *indifferenten pyknoleptischen Anfall*, eine Anfallsform unter anderen. In seinem Krankengut traten die reinen Absencen nur in ca. 20% aller Pyknolepsien auf. Von der indifferenten pyknoleptischen Absence trennt JANZ das *differente pyknoleptische Petit mal* ab. In diese Gruppe gehört einmal das häufiger auftretende *Retropulsiv-Petit mal*. Neben der Bewußtseinsänderung kommt es hierbei zu vertikalen, nach oben gerichteten Bulbusbewegungen, zusätzlich oder allein treten nach oben hinten gerichtete Kopfbewegungen hinzu. Der Bewegungsablauf erfolgt dabei nicht glatt, sondern ruckartig im 3/sec-Rhythmus. Bei genauer Beobachtung ist zu erkennen, daß neben den Augen- und Kopfbewegungen auch leichte Mitbewegungen der Arme in Form von Adduktion und Beugung im Ellenbogen synchron mitlaufen. Beim *pyknoleptischen Propulsiv-Petit mal*, das wesentlich seltener ist, kommt es während der Absence zu einem leichten rhythmischen Nicken des Kopfes nach vorn. Die Augen bleiben geradeaus gerichtet, die Augenlider sind halb geschlossen. Als weitere Unterform wird das *pyknoleptische Adversiv-Petit mal* unterschieden, hierbei kommt zu der Absence eine gering ausgeprägte ruckartige Wendebewegung des Kopfes und der Augen nach einer Seite. Auch diese Form kommt wenig häufig vor. An vegetativen Symptomen finden sich bei allen Anfallsarten inkonstant Pupillenerweiterung, die Atmung wird unregelmäßig oder sistiert, seltener kommt es zu einem Farbwechsel im Gesicht. Häufig kommt es zu vermehrter Speichelbildung und zu Einnässen. Charakteristisch für das pyknoleptische Petit mal ist, daß die Anfälle gehäuft in der Zeit kurz nach dem Aufstehen und am frühen Vormittag auftreten. Eine starke anfallsfördernde Wirkung hat Schlafentzug. Durch Hyperventilation lassen sich Absencen leicht provozieren. Auch eine reizarme, zum Dösen verführende Umgebung fördert die Anfallsmanifestation. Umgekehrt ist eine interessante Tätigkeit, die Aufmerksamkeit fordert, geeignet, die Absencen zu unterdrücken. Frühere Untersuchungen haben die günstige Prognose der Pyknolepsie betont. Faßt man neuere Untersuchungen zusammen, so ergibt sich, daß bei reinen Pyknolepsien nach 15 Jahren ca. 15% anfallsfrei geworden sind, ca. 30% leiden weiterhin an pyknoleptischen Anfällen, bei ca. 53% sind große Anfälle hinzugekommen. Die großen Anfälle treten dabei, ähnlich wie die Absencen, in der Zeit nach dem Aufstehen bevorzugt auf, der Verlauf geht also, in der Terminologie von JANZ gesprochen, in Richtung einer Aufwachepilepsie.

Die Statusform der Pyknolepsie, *Petit mal-Status, Epilepsia minor continua,* hat vom klinischen Aspekt her große Ähnlichkeit mit dem Dämmerzustand, der stunden- bis tagelang anhält. Im Status sind die Patienten benommen, das Bewußtsein fluktuiert. Die Auffassung ist deutlich gestört, Reaktionen auf Ansprache bleiben aus oder kommen nur verzögert und langsam. Inkonstant sind geringe motorische Phänomene, wie z. B. ein leichtes Zucken des Daumens oder der Mundwinkel bei genauer Beobachtung zu erkennen.

Pyknolepsien haben eine relativ hohe Hereditätsquote, dies ist schon durch genetische Familienuntersuchungen und Zwillingsforschung nachgewiesen worden. Nachdem elektroencephalographische Familienuntersuchungen durchgeführt wurden, hat dies noch sich erhärtet. Das für das pyknoleptische Petit mal charakteristische 3/sec spike and wave-Muster im EEG findet sich auch bei klinisch gesunden Familienangehörigen gehäuft (METRAKOS u. METRAKOS, DOOSE, MATTHES). Die Pyknolepsie gilt daher als Prototyp der essentiellen, idiopathischen Epilepsie, ein fortschreitender cerebraler Prozeß liegt hier so gut wie nie zugrunde, wogegen residuale Zustände nach frühkindlicher Erkrankung vorkommen.

Von dem pyknoleptischen Petit mal trennt JANZ noch eine Gruppe ab, das *„nicht-pyknoleptische Petit mal"*. Die vorherrschende Anfallsform ist bei dieser Gruppe die reine Absence. Von den Patienten wird häufig nicht realisiert, daß sie Bewußtseinsstörungen haben. Der Anfallsverlauf ist etwas unregelmäßiger, es sind immer wieder Tage eingeschaltet, an denen Absencen ausbleiben. Wie beim pyknoleptischen Petit mal kann es auch hier zum Status kommen. Bezüglich Ätiologie und Heredität gilt das gleiche wie für das pyknoleptische Petit mal.

Etwas später, um das 13.–20. Lebensjahr, liegt der Beginn des *Impulsiv-Petit mal* (Jerk-Epilepsy, LENNOX; Myoclonic Petit mal, PENFIELD u. JASPER). Bei dieser Anfallsform kommt es zu plötzlich einschießenden kurzdauernden isolierten Zuckungen. Das Anfallsbild erinnert in etwa an schreckhaftes Zusammenfahren. Es kommt zu einer schleudernden Bewegung im Schultergürtel, meist symmetrisch ausgebildet, die unteren Extremitäten sind seltener und wenig intensiv betroffen. Kurzes Kopfnicken kann hinzukommen. Da die Bauchmuskulatur und das Zwerchfell am Krampf beteiligt sind, tritt inkonstant ein unangenehm klingendes Geräusch hinzu, das an Schluchzen oder Grunzen erinnert. Hat der Patient einen Gegenstand in der Hand, so wird dieser heftig weggeschleudert. Die Kranken erleben diese Zuckungen bei klarem Bewußtsein. Nur ausnahmsweise kommt es bei heftigeren Attacken zu kurzer Benommenheit. Die Zuckungen kommen meist in kurzen Salven von 2 bis 5 Attacken mit kurzem, jedoch unregelmäßigem Abstand. Auch längere *Impulsiv-Petit-mal-Serien* sind beschrieben. Sehr selten ist der *Impulsiv-Petit-mal-Status,* bei dem das Bewußtsein nicht getrübt ist. Es kommt dabei zu einem chaotischen, regellosen, in Salven auftretenden Zucken. Das Bild erinnert dabei an eine Chorea; die *Chorea electrica* der älteren Literatur dürfte hier einzuordnen sein. Auch eine Verwechslung mit einem hysterischen Anfall ist naheliegend; EEG und anschließender generalisierter Anfall korrigieren diese Fehlinterpretation. Bei den meisten Fällen treten im Verlaufe von Jahren große Anfälle hinzu. Kombination mit Absencen ist ebenfalls beschrieben. Anfallsprovozierend wirkt auch bei dieser Form Schlafentzug.

Ätiologisch werden die myoklonischen Anfälle in die Gruppe der *essentiellen Epilepsie* eingeordnet (JANZ fand unter 280 Patienten nur einen einzigen, bei dem eine sichere Gehirnschädigung nachzuweisen war). Auch die Heredität ist bei dieser Anfallsgruppe von allen am höchsten.

Auf der Basis neurophysiologischer Überlegungen und aufgrund der elektroencephalographischen Phänomene haben PENFIELD und JASPER die *zentrencephale Epilepsie* von der Gruppe der fokalen Epilepsien abgetrennt. Zu den zentrencephalen Anfällen zählen die, deren epileptogene Entladungen im zentralen, integrierenden System des oberen Hirnstammes, im *„zentrencephalen System",* ihren Ursprung haben. Im Elektroencephalogramm zeichnen sie sich dadurch aus, daß die pathologischen Entladungen über beiden Hemisphären synchron erscheinen. Eine genaue Lokalisierung dieses Systems innerhalb des Hirnstammes mit Festlegung scharfer Grenzen erfolgte nicht. PENFIELD und JASPER zählen zu den zentrencephalen Anfällen das Petit mal, das myoklonische Petit mal, den großen Anfall, das Petit mal mit Automatismen und die psychomotorischen Automatismen mit 4–6/sec-Rhythmen primär bitemporal oder bifrontotemporal lokalisiert. Die Ursache der zentrencephalen Epilepsie sahen sie in erster Linie in genetischen Faktoren; exogene Faktoren wie Hirnschädigung, Anoxie oder Encephalitis wurden ebenfalls berücksichtigt. In der Regel handelte es sich um Epilepsien, deren Ursache unklar war, und so wurden sie zur idiopathischen Epilepsie. Viele Autoren benutzen den Ausdruck zentrencephale Epilepsie synonym mit *kryptogene Epilepsie.* Daneben entdeckten PENFIELD und JASPER generalisierte Epilepsien mit bilateraler Entladung im Elektroencephalogramm, die durch Schädigung in der medialen oder orbitalen Rinde eines Frontallappens bedingt waren. Bei diesen Fällen werden offenbar die Zentren im Hirnstamm sekundär aktiviert, und das Anfallsgeschehen wird von hier aus gesteuert. Von der „primären bilateralen Synchronie" des echten zentrencephalen Anfalles mußte die „sekundäre bilaterale Synchronie" bei Frontalhirnläsion unterschieden werden.

Die Beachtung des Auftreten großer Anfälle in Abhängigkeit oder Unabhängigkeit von der Schlaf-Wach-Rhythmik hat sich JANZ zur klinischen und pathogenetischen Einteilung der Grand mal-Epilepsie bewährt. Bei den *Schlafepilepsien* treten die Anfälle entweder kurz nach dem Einschlafen oder im frühen Morgenschlaf auf. Die Anfälle pflegen sich in relativ gleichbleibenden Intervallen zu wiederholen, sie führen in besonderer Weise zur Wesensänderung und Demenz. Schlafepileptiker zeigen ein charakteristisches Schlafverhalten, sie kommen rasch in den Tiefschlaf, bleiben lange im Tiefschlaf und wachen morgens rasch auf, mit dem Gefühl, ausgeschlafen zu sein. Im Vergleich mit Gesunden haben sie einen Schlafüberschuß. Bei der *wachepilepsie* stellen sich die Anfälle 1–2 Std. nach dem Aufstehen ein, oder sie kommen in der Entspannungsphase als „*Feierabend-Anfälle"* zur Beobachtung. Schlafentzug, Alkohol und Erregungen provozieren bei dieser Gruppe Anfälle. Das Schlafverhalten der Aufwachepileptiker unterscheidet sich von den Schlafepileptikern dahingehend, daß sie verzögert einschlafen, erst gegen Morgen erreichen sie tiefere Schlafstadien, insgesamt schlafen sie nie so tief. Am anderen Morgen müssen sie geweckt werden, sie fühlen sich unausgeschlafen und benötigen eine gewisse Anlaufzeit, bis sie voll wach sind. Aufwachepileptiker leiden an einem Schlafdefizit. Neben diesen Unterscheidungsmerkmalen ist auch das Persönlichkeitsbild der beiden Typen grundverschieden. Anfälle, die unabhängig vom Wach-Schlaf-Rhythmus auftreten, werden *diffuse Grand mal-Epilepsie* genannt. Ein Wechsel von einem Typus in einen anderen kommt vor. Aufwachepilepsien können in Schlafepilepsien, seltener in diffuse Epilepsien übergehen. Schlafepilepsien können in diffuse Epilepsien übergehen, nicht dagegen in Aufwachepilepsien. Diffuse Epilepsien werden als die am meisten entdifferenzierte Form des Anfallsgeschehens interpretiert, sie ändern ihren Verlaufsmodus nicht.

SCHORSCH hat unter dem Blickpunkt des vorherrschenden Krankheitscharakters die *stationäre Epilepsie* von der *Prozeß-Epilepsie* unterschieden. Bei der Prozeß-Epilepsie zeigen sich häufig Vorboten einer bis zum Anfall anwachsenden inneren Spannung, das Anfallsgeschehen wird oft als Befreiung empfunden. Werden die Anfälle medikamentös unterdrückt, so kommt es bei den Patienten zu vermehrter Reizbarkeit und seelischen Ausnahmezuständen, außerdem sind die therapeutischen Bemühungen von geringerem Erfolg als bei den stationären Epilepsien.

Die Gruppe der symptomatischen Epilepsien wird unter ätiologischen Gesichtspunkten weiter unterteilt. Als *Residual-Epilepsie* wird ein durch frühkindliche Hirnschädigung hervorgerufenes Anfallsleiden bezeichnet. Ursächlich kommen in Frage Toxoplasmose, Zangenentbindung, Infektionskrankheiten im Säuglingsalter, Kernikterus etc. Wenn es in der frühen Kindheit zu erheblichen substantiellen Hirnschädigungen gekommen war, so zeigt sich dies häufig in Asymmetrien der Schädelentwicklung, die im Röntgenbild leicht nachzuweisen sind, in Form einseitiger Kalottenverdikkung, Hochstand des Felsenbeines oder des kleinen Keilbeinflügels und erheblicher Asymmetrie der Nebenhöhlen. Eine *posttraumatische Epilepsie* liegt vor, wenn als Ursache des Anfallsleidens ein geschlossenes oder offenes Schädel-Hirntrauma nachzuweisen ist, nach ersterem kommen Anfälle in ca. 3%, nach letzterem in ca. 15% zur Beobachtung. In der Regel stellen sich die Anfälle zwischen dem vierten Monat und dem zweiten Jahr nach dem Trauma ein, es kommen jedoch auch längere Intervalle vor. Treten Anfälle erstmals in höherem Lebensalter auf, meist infolge umschriebener anoxämischer Schädigungen im Rahmen eines cerebralen Gefäßleidens, so spricht man von *Spätepilepsie.* Im Kleinkindesalter gibt es Anfälle, die nur bei fieberhaften Erkrankungen, oft banalen Infekten, auftreten; man bezeichnet diese als *Fieberkrämpfe, Gelegenheitskrämpfe* oder *Okkasionskrämpfe.* Es handelt sich dabei um generalisierte Krämpfe, wobei der Streckkrampf überwiegt. LENNOX und GIBBS stellten bei Fieberkrämpfen eine gleichartige erbliche Belastung der Eltern häufiger fest als bei allen anderen Gruppen. Ein Teil dieser Fieberkrämpfe bleibt ein- oder mehrmaliges Ereignis ohne Folgen, nicht selten entwickelt sich aus dem Fieberkrampf jedoch ein Anfallsleiden, um so eher, je asymmetrischer der Anfallsablauf war. Als *Myoklonus-Epilepsie,* UNVERRICHT-LUNDBORG wird eine familiäre Erkrankung bezeichnet, die durch große epileptische Anfälle, eine progrediente Demenz und Myoklonie gekennzeichnet ist. Letztere verlaufen asymmetrisch und betreffen meist nur einzelne Muskelgruppen oder Muskelteile, ein großer Bewegungseffekt kommt dabei nicht zustande, der Ablauf der Myoklonien ist unrhythmisch. Intensionsbewegungen und sensorische Reize provozieren die Myoklonien. Dem Krankheitsbild liegt eine genetische Störung des Kohlenhydratstoffwechsels zugrunde. Pathologisch-anatomisch sind die „Laföra-Einschlußkörperchen" charakteristisch, die außer im Gehirn auch im Muskel und in der Leber nachzuweisen sind.

Eine seltene Anfallsform sind die *diencephalen Anfälle*. Während der Attacke kommt es dabei zu Beschleunigung der Pulsfrequenz, Atmungsbeschleunigung, Blutdruckanstieg und Pupillenerweiterung, Speicheln, Schwitzen und Tränenfluß sowie Rötung des Gesichtes können hinzukommen. Diese einer Sympathicuserregung entsprechende Symptomatik wurde von PENFIELD beschrieben, er führte sie auf eine Läsion im hinteren seitlichen Hypothalamus zurück. Andererseits sollen auch diencephale Anfälle von parasympathischem Charakter mit Bradykardie, Hypotension und gesteigerter Darmtätigkeit vorkommen. GIBBS beschreibt als charakteristisches Muster diencephaler Anfälle 14/sec und 6/sec positive spikes im EEG, er fand sie vorwiegend bei Jugendlichen mit Schwindelanfällen, Kopfschmerzattacken, Parästhesien, visceralen und vegetativen Störungen.

Daß Lichteinwirkung, besonders wenn sie intermittierend erfolgt, Anfälle auslösen kann, ist schon lange bekannt und gab Anlaß, von einer *photogenen Epilepsie* zu sprechen. Wenn solche Patienten bei schräg einfallendem Sonnenlicht durch Alleen fahren oder an Lattenzäunen entlanggehen, kommt es leicht zur Präcipitation eines Anfalles. GASTAUT fand in seinem Krankengut bei 3% neben spontan auftretenden Anfällen eine durch Photostimulation provozierbare *photosensible Epilepsie*. Zweifellos kommt eine Provokation von Krampfpotentialen im Elektroencephalogramm auch bei Nichtepileptikern vor. Selten wurde beobachtet, daß von Patienten in suchtartiger Weise durch Bewegen der Hand vor den Augen Absencen selbst induziert werden.

Die photosensible Epilepsie ist ein Spezialfall der *Reflexepilepsien*. Neben der Auslösung von Anfällen über das optische System können auch über andere Sinnespforten Anfälle präcipitiert werden. So ist auch schon lange die *musikogene Epilepsie* bekannt. Lösen laute Geräusche, z. B. ein Pfiff, Anfälle aus, so ist der Ausdruck *audiogene Epilepsie* adäquat. Auch schmerzhafte Reize sind selten in der Lage, ein Anfallsgeschehen in Gang zu bringen.

Unter *epileptischen Äquivalenten* versteht man anfallsartige Zustände, die mit Krampfentladungen im Gehirn einhergehen und gewöhnlich *nicht* epileptischer Natur sind. Hierher gehören Migräneattacken, sogenannte Nabelkrämpfe, auch eine bloße Ohnmacht kann Ausdruck eines *epileptischen* Geschehens sein. LANDOLT hat gezeigt, daß temporale Krampfentladungen Ohnmachtszustände herbeiführen können, er hat hierfür die Bezeichnung „*temporale Ohnmacht*" geprägt. Hierher zu rechnen sind auch *psychische Äquivalente,* die an Stelle eines Anfalles auftreten und nicht postparoxysmal oder präparoxysmal. So kann ein Verstimmungszustand unmotiviert und unvermittelt einsetzen, es kommt zu einer Stunden bis Tage dauernden Veränderung der Grundstimmung, Beeinträchtigung der Bewußtseinshelligkeit, zu Reizbarkeit, motorischer Unruhe und Neigung zu Zornausbrüchen. Vegetative Symptome wie Herzklopfen, Schwitzen, Müdigkeit und Hirndruck kommen hinzu. Bei *poriomanen Ausnahmezuständen* (Wanderzustände, fugues) kommt es zu einem unmotivierten ziellos dranghaften Weglaufen. Verbunden damit ist eine innere Unruhe und eine stärkere Veränderung der Bewußtseinstätigkeit. Nicht selten ist die Erinnerung an diese Phase mangelhaft. Die Poriomanie wurde bei jugendlichen Cerebralgeschädigten mit temporalem Krampffocus beschrieben. Auch *dipsomane Attacken,* bei denen es im Rahmen einer inneren Unruhe und Getriebenheit zu Trinkexzessen kommt, können eine epileptische Grundlage haben. Episoden mit *produktiv-psychotischem Gepräge* (LANDOLT) können ebenfalls als psychische Äquivalente an Stelle von Anfällen in Erscheinung treten. Mit Einsetzen dieser psychotischen Zustandsbilder sistieren die Anfälle, um wiederzukehren, wenn die Episode abgeklungen ist. In der Regel entwickeln sich die Psychosen aus einem Verstimmungszustand heraus, die Patienten sind reizbar, verlangsamt und klagen über Schlafstörungen, sie fühlen sich zwanghaft eingeengt. Die Außenwelt wird meist als bedrohlich erlebt. Wahneinfälle mit Beziehungsideen und Beeinflussungserlebnissen führen zu einem emotionellen Spannungszustand. Angstzustände wechseln abrupt mit Neigung zu Aggressionen. Akustisch halluzinatorische Erlebnisse können während dieser Episoden auftreten. Im Gegensatz zu den Dämmerzuständen ist das Bewußtsein ungetrübt, die Patienten können nachher über ihr Befinden und ihre Erlebnisse berichten, es besteht also keine Amnesie oder Desorientiertheit. Von LANDOLT wurde die psychotische Episode mit forcierter Normalisierung herausgearbeitet. Während bei diesen Patienten in Zeiten relativer psychischer Unauffälligkeit das Elektroencephalogramm pathologisch verändert ist, findet sich im Verlaufe der psychotischen Episoden ein normales EEG. Diese Episoden treten bevorzugt bei Neueinstellung oder Umstellung auf eine wirksame antiepileptische Medikation auf. In der Regel muß man die Therapie unterbrechen, zumindest reduzieren; zeigen sich im Elektroencephalogramm wieder Anfallspotentiale, so hat sich die Psychose zurückgebildet.

Epileptische Dämmerzustände → Bewußtseinsstörungen (HEIMANN).

Von den paroxysmalen und episodischen Phänomenen ist die *epileptische Wesensveränderung* als Dauerveränderung abzugrenzen. Im Laufe der Erkrankung kommt es bei den Patienten zu einer Änderung der Reaktionsweisen, die den Persönlichkeitskern immer mehr miteinbeziehen und zu einem mehr oder weniger erstarrten Haltungsgefüge mit vermindertem Freiheitsgrad führen. Die vielfältigen, differenzierten und nuancierten Facetten der ursprünglichen Persönlichkeit gehen verloren. Besonders die Möglichkeiten im zwischenmenschlichen Bezug werden eingeengt und durch gleichsam fertigintegrierte Verhaltensmuster ersetzt. Als Konsequenz hieraus ergibt sich eine stärkere Polarisierung der psychischen Akte mit Fehlen der Zwischentöne. Deshalb imponiert das „Gehabe" der Epileptiker unnatürlich, übertrieben, theatralisch. Die Charakterisierung des Epileptikers zeigt dies deutlich: widersprüchliche Verhaltensweisen wie Eigensinn – abnorme Beeinflußbarkeit; ausgeprägtes Autoritätsgefühl – Abstandslosigkeit, Aufdringlichkeit und unangebrachte Vertraulichkeit; devote Süßlichkeit – feierliche Gemessenheit; betonte Höflichkeit – hemmungslose Rücksichtslosigkeit bis zur Brutalität; Überheblichkeit – Unterwürfigkeit; hypersoziales Verhalten – asoziales Verhalten. Sieht man in diesen Widersprüchlichkeiten nicht das Krankhafte, sondern das Unaufrichtige, Heuchlerische, Bigotte, so wird der berühmt gewordene Ausspruch von SAMT von den „armen Epileptischen, die das Gebetbuch in der Tasche, den lieben Gott auf der Zunge und den Ausbund von Canaillerie im Leibe tragen" verständlich. Auch im Psychischen setzt sich die Tendenz, wie in der Krampfentladung zum „Alles oder Nichts" durch. BLEULER beschreibt die Affektivität folgendermaßen: emotionelle Wallungen und Stimmungen werden krankhaft stark, dauern krankhaft lang und sind schwerer als beim Gesunden durch Einflüsse von außen zu unterbrechen. Dies gilt nicht nur für die Reizbarkeit, sondern auch für die Freude. Hier klingt bereits die Neigung zu retentiven Tendenzen auf, wie sie BRÄUTIGAM in seiner Strukturanalyse von tiefenpsychologischem Apsekt her in ihrer Beziehung zu aggressiven Tendenzen in einen Zusammenhang gebracht hat. Er zeigt auf, daß das hypersoziale Gebaren als eine kompensatorische Reaktionsbildung auf unbewußte, überwertig-aggressive Antriebe zu verstehen ist. BRÄUTIGAM vermutet, daß das Ausmaß der Wesensänderung zum Grad der aggressiven Kräfte einerseits und dem Grad der Verdrängung andererseits in einem Verhältnis steht. Die Unausgeglichenheit des affektiven Lebens spiegelt so die ambivalenten Tendenzen zwischen der „Lust", gut, und der „Lust", böse zu sein, wider. Gerade letzteres ist eine besondere Belastung für die Umgebung aber auch für den Patienten selbst, der diesen hintergründigen Widerspruch ahnend erlebt und erleidet.

Nachdem „die Epilepsie" in die „Epilepsien" mit distinkten Anfallsformen aufgegliedert wurde, war es naheliegend, unter dem Blickwinkel der einzelnen Anfallsformen und Krankheitsverläufe das Persönlichkeitsbild zu analysieren. Schon früher wurde die besondere Wesensart der pyknoleptischen Kinder hervorgehoben und als ausgesprochen unepileptisch unterstrichen. Die Kinder galten als besonders lebhaft, geistig regsam und ausgesprochen intelligent. Man hat darauf hingewiesen, daß pyknoleptisch Kranke in somatischer wie in psychischer Hinsicht viel stärker im kommunikativen Medium eingebettet seien, als Kranke mit anderen Anfallsformen (LEDER). Im Verlaufe der Entwicklung zeigt sich jedoch, daß die zunächst als positiv gesehenen Wesenszüge wie Lebhaftigkeit, Wendigkeit und Aufgewecktheit sich zu Nervosität, Mangel an Gründlichkeit und als Unkonzentriertheit und Flüchtigkeit herausstellen. Die ursprünglich als besonders intelligent imponierenden Kinder lassen hierdurch in ihren Schulleistungen nach. Bildet sich die Wesensänderung stark aus, so kommt es schließlich zu Haltlosigkeit, Liederlichkeit, Unbekümmertheit und Gleichgültigkeit. Unter Berücksichtigung der Verlaufsformen „Schlafepilepsie" und „Aufwachepilepsie" hat JANZ differente Charakterstrukturen herausgearbeitet. Die Aufwachepileptiker zeichnen sich durch eine auffallende Instabilität aus. Sie neigen zu Haltlosigkeit und Leichtsinn, suggestiblen Einflüssen sind sie leicht zugänglich und damit rasch verführbar. Sie legen ein großzügiges und lässiges Gehabe an den Tag, das bis zur Prahlerei reicht. Ausdauer und Zielstrebigkeit sind ihnen zuwider, was eine ordentliche Lebensführung erschwert. Sie neigen zu launenhaften Verstimmungen, lassen sich dabei aber rasch beruhigen. Das Verhalten zeigt so insgesamt eine infantil-hysterische Färbung. Der Schlafepileptiker zeigt eine geradezu entgegengesetzte Charakterstruktur mit besonderer Solidität, Pflichtbewußtsein und Zuverlässigkeit. Er neigt zu Eigensinn, Rechthaberei und Pedanterie. Kommt es bei ihm zu Verstimmungen, so sind diese tief und halten lange an. Er ist arbeitsam, umständlich und auf das Detail bedacht. Bei den Kranken mit Temporallappen-Epilepsie findet man in der Regel die ausgeprägteste Wesensänderung. Neben Haltlosigkeit und Willensschwäche steht Pedanterie und Gerechtigkeitssinn, die Patienten sind egozentrisch eingeengt, ihr affektives Leben ist zähflüssig. Sie neigen zu depressiven Verstimmungen und Hypochondrie. Die beschriebenen Wesensänderungen sind zwar relativ typisch, aber keinesfalls ausschließlich, der Reichtum an Spielarten der prämorbiden Persönlichkeit dürfte bei den Epileptikern wie bei den Gesunden der gleiche sein (SCHORSCH).

Die *epileptische Demenz* ist, im Unterschied zur Wesensänderung, Anfallsfolge und von der Zahl und Schwere der Anfälle abhängig. Hinzu kommen Hirnkontusionen beim Sturz im Anfall. Besonders deletär wirken sich gehäufte Staten aus. Im Vordergrund steht die Verlangsamung mit der Auffassungserschwerung. Die Merkfähigkeit läßt nach und die gedankliche Durchdringung gelingt nicht mehr, der intentionale Bogen ist eingeengt. Das Wesentliche kann vom Unwesentlichen nicht mehr unterschieden werden, Kritik und Urteilsfähigkeit zeigen sich schwer gestört. Je nach dem Verlauf der Grundkrankheit kann es bis zur Verblödung kommen.

Die *Narkolepsie* ist differentialdiagnostisch im Rahmen von Anfallskrankheiten in Erwägung zu ziehen, sie hat jedoch mit der Epilepsie weder pathogenetisch, noch elektroencephalographisch, noch prognostisch Gemeinsamkeiten. Sie zeichnet sich aus durch *Schlafanfälle*, die auch beim ausgeruhten Patienten zwingend auftreten, besonders in schlaffördernder Umgebung (Reizarmut, angenehme Wärme, Sattheit, Langeweile). Die Schlafperioden dauern 10–15 Minuten. Die Patienten sind jederzeit aus dem Schlafanfall erweckbar. Hinzu kommen kann *affektiver Tonusverlust (kataplektischer Anfall).* Hierbei schwindet in einzelnen Muskelgruppen oder in der ganzen Körpermuskulatur der normale Grundtonus, so daß es zu schlaffem Herabfallen eines Körperteiles oder gar zum Hinstürzen kommt. Während einiger Minuten sind die Patienten unfähig, die schlaffen Körperteile zu bewegen. Ausgelöst wird der kataplektische Anfall durch Überraschung, besonders wenn diese affektbetont ist, sowie durch herzhaftes Lachen. Besteht in der Aufwachphase vollkommene Unfähigkeit, sich zu bewegen, so spricht man von *Schlaflähmung.* Dieser Zustand dauert wenige Sekunden bis Minuten, durch Ansprechen oder Berühren kann er unterbrochen werden. Die Ursache der Narkolepsie ist unbekannt, neben kryptogenetischen Fällen sind symptomatische nach Encephalitis beschrieben.

Von der postparoxysmalen Lähmung ist die *paroxysmale Lähmung* zu unterscheiden. Zu paroxysmalen Lähmungen kommt es bei der periodischen hypokaliämischen Lähmung, die isoliert oder familiär auftreten kann. Hierbei kommt es zu einer aufsteigenden Paralyse, die in der Regel das Zwerchfell und die Gesichts- und Kopfmuskulatur ausspart. Im Anfall besteht eine Hypokaliämie. Die Anfallsdauer beträgt mehrere Stunden. Davon abzugrenzen ist die *Adynamia episodica hereditaria* (GAMSTORP). Es handelt sich um ein autosomaldominant erbliches Leiden. Auch hier kommt es zu Lähmungsanfällen, deren Dauer meist unter 1 Stunde liegt. Das Leiden beginnt meist in der frühen Kindheit, Anfälle treten mehrmals pro Woche auf. Im Gegensatz zur periodischen Lähmung ist während des Anfalles eine Hyperkaliämie festzustellen. Kleine Kaliumgaben können einen Anfall auslösen.

Literatur
AJMONE-MARSAN, C.: The Epileptic Seizure. Springfield: C. C. Thomas 1957.
BAMBERGER, PH., MATTHES, A.: Anfälle im Kindesalter. Basel New York: Karger 1959.
FRIEDEL, B.: Seminar über das Elektroencephalogramm mit EEG-Atlas. München: J. F. Lehmann 1965.
GASTAUT, H., ROGER, J., LOB, H.: Les Etats de Mal Epileptiques. Paris: Masson u. Cie. 1967.
GIBBS, F. A., GIBBS, E. L.: Atlas of Electroencephalography. Vol. II – Epilepsy. Cambridge, Mass.: Addison-Wesley Press 1952.
GOWERS, W. R.: Epilepsy. New York: Dorer 1964.
JANZ, D.: Die Epilepsien. Stuttgart: G. Thieme 1969.
KRUSE, R.: Das myoklonisch-astatische Petit Mal. Berlin Heidelberg New York: Springer 1968.
LANDOLT, H.: Die Temporallappenepilepsie und ihre Psychopathologie. Basel New York: Karger 1960.
LENNOX, W. G.: Epilepsy and Related Disorders. Boston: Little, Brown and Co. 1960.
PENFIELD, W., JASPER, H.: Epilepsy and Functional Anatomy of the Human Brain. Boston: Little, Brown and Co. 1954.
ROTH, B.: Narkolepsie und Hypersomnie. Berlin: VEB-Verlag Volk u. Gesundheit 1962.
SCHULTE, W.: Epilepsie und ihre Randgebiete in Klinik und Praxis. München: J. F. Lehmann 1964.
SCHORSCH, G.: Epilepsie: Klinik und Forschung. In: Psychiatrie der Gegenwart Bd. II. Berlin Göttingen Heidelberg: Springer 1960.
SELBACH, H.: Die cerebralen Anfallsleiden. In: Handbuch der inn. Medizin. Bd. V/3. Berlin Göttingen Heidelberg: Springer 1953.
TAYLOR, J.: Selected writings of John Hughlings Jackson. Vol. I:. On Epilepsy and Epileptiform Convulsions. New York: Basic Books 1958.   B. FRIEDEL

Erethismus
[gr.: ἐρεθίζω = reize]
„Erethisch" bedeutet reizbar oder erregbar. Als Erethismus wird dementsprechend ein Zustand gesteigerter Reizbarkeit oder Erregbarkeit gekennzeichnet. Eine Aussage über dessen Entstehung ist damit nicht verbunden. Auf diese wird teils durch die Nennung einer ursächlichen Noxe (z. B. *Erethismus mercurialis* = Reizbarkeit, Unruhe und Schlafstörungen bei Quecksilbervergiftung), teils durch adjektive Verwendung in Zusammenhang mit einer Hauptdiagnose hingewiesen. So wurden bei dem Versuch einer Klassifikation der Oligophrenien auf Grund des Verhaltens „torpider Schwachsinn" und „*erethischer Schwachsinn*" einander gegenübergestellt.

Die Tatsache, daß Erethismus und Intelligenzdefekt häufig und schon fast gewohnheitsmäßig miteinander in Verbindung gebracht worden sind, dürfte dafür verantwortlich sein, daß der Begriff Erethismus selbst nicht eindeutig definiert und abgegrenzt ist. Im allgemeinen wird unter Erethismus eine *psychomotorische Unruhe* stärkerer Ausprägung verstanden, die sich von Zuständen vermehrter Aktivität bei konstitutioneller Hyperthymie oder bei einer Manie qualitativ durch ihren dranghaft erscheinenden Charakter und ihre Ziellosigkeit unterscheidet.

Derartige Zustände werden im Kindesalter keineswegs nur im Zusammenhang mit Intelligenzdefekten beobachtet, sondern kommen als selbständiges *erethisches Syndrom* vor. — KRAMER u. POLLNOW

(1932) haben als *hyperkinetische Erkrankung* chronisch erethische Zustände beschrieben, die nach zuvor unauffälliger Entwicklung im Vorschulalter einsetzten, sich z. T. nach einigen Jahren zurückbildeten und für deren hirnorganische Ursache teils neurologische Symptome, teils auch das gleichzeitige Vorkommen von Krampfanfällen sprachen. Es ist vermutet worden, daß das Kramer-Pollnow-Syndrom eine entwicklungsspezifische Reaktionsform auf verschiedenartige cerebrale Affektionen darstellt (Encephalitis, Durchgangssyndrome nach Schädelhirntrauma). Vielfach wird es sich aber auch um die entwicklungsphasisch (Zuwachs an motorischen Ausgriffsmöglichkeiten) bedingte Dekompensation eines bis dahin unerkannten oder unbeachteten Residualzustandes nach früherworbener Hirnschädigung als häufigste Ursache erethischer Syndrome handeln.

Die Bezeichnung → *Hyperkinese* kann in diesem Zusammenhang irreleiten, weil darunter nicht nur psychomotorische Unruhe, sondern auch *neuromotorische Unruhe* (extrapyramidale Hyperkinesen) verstanden wird. Weniger mißverständlich ist der Ausdruck *Hypermotorik*, noch eindeutiger der vor allem im englisch-amerikanischen Sprachraum gebräuchliche Terminus *Hyperaktivität*. Allerdings schließt *Hyperaktivität* als ein umfassender Begriff auch Zustände leichterer pychomotorischer Unruhe – z. B. als Auswirkung einer minimalen cerebralen Dysfunktion (minimal brain dysfunction) – ein, die im allgemeinen nicht als erethisch gekennzeichnet werden.

Die Entstehung der pathologischen, erethischen Hyperaktivität wird auf verschiedene Weise erklärt. Das Antriebsniveau allein ist aber nicht ausschlaggebend für die Art und Weise der Verhaltensausgabe. Störungen der Verhaltensorganisation scheinen vielmehr im Prinzip zu beruhen auf a) ungenügender Kontrolle über irrelevante Impulse und Reizantworten (BINDRA), b) mangelhafter Filterung irrelevanter Stimuli (STRAUSS, LETHINEN, KEPHART). Gleichzeitiges Vorkommen und Rückwirkungen (bei a mangelhafte Fixierung auf Wahrnehmungsobjekte; bei b ungenügende sensomotorische Kontrolle) sind möglich. Der Informationsfluß kann dabei in verschiedenen Stadien beeinträchtigt sein (z. B. unzulängliche Rückkopplung zwischen übergeordneten Bezugssystemen und Reizaufnahme usw.). – Die Vermutung, es handele sich bei der Hyperaktivität um ein Persistieren der ontogenetisch älteren Provokation der Verhaltensausgabe über die – vor allem taktilen – Nahrezeptoren (ZAPOROZHET: motor-touch-association system), bei eingeschränkten Möglichkeiten (Retardierung, GELLNER: visual-autonomic defect) zu visuellen und verbalen Zielsetzungen, könnte zur Erklärung der Phasenspezifität und der z. T. günstigen Verläufe beim Kramer-Pollnow-Syndrom beitragen. Schließlich ist bei Hyperaktivität im Rahmen der minimalen cerebralen Dysfunktion auch an eine Unterfunktion der für die Verhaltensorganisation durch Lernprozesse wesentlichen neurophysiologischen Belohnungs- und Vermeidungssysteme gedacht worden (WENDER).

Das pathologisch-anatomische Substrat derartiger Funktionsstörungen ist im limbischen System und im Hypothalamus zu suchen. In umschriebenen Bereichen dieser Regionen lokalisierte Elektroreize, Läsionen oder nachgewiesene Encephalitisfolgen können Hyperaktivität hervorrufen.

Bei hyperaktivem Verhalten im Kindesalter muß differentialdiagnostisch an psychomotorische Unruhe bei einer persistierenden kleinkindlichen Auseinandersetzung mit den Beziehungspersonen und an eine mangelhafte Verhaltensorganisation als Folge unzulänglicher, diskontinuierlicher oder verzerrter emotionaler und sensorischer Zufuhr während der ersten Lebenszeit (Deprivation) gedacht werden. Die vermuteten Funktionsstörungen machen verständlich, daß bei der Behandlung erethischer Syndrome Hypnotica und Neuroleptica oft durch einen zusätzlichen Verlust an Kontrolle über Wahrnehmung und Impulse lediglich eine Zunahme der psychomotorischen Unruhe bewirken, während zentral stimulierende Pharmaka (Amphetamin, Methyphenidat) zu einer besseren Steuerung der Verhaltensausgabe führen können.

Literatur
BINDRA, D.: Components of general activity and the analysis of behavior. Psycho. Rev. 68, 205–215 (1961).
CROMWELL, R. L., BAUMEISTER, A., HAWKINS, F. W.: Research in activity level. In: ELLIS, N. R. (Ed.): Handbook of mental deficiency. New York: Mc Graw-Hill 1963.
KRAMER, F., POLLNOW, H.: Über eine hyperkinetische Erkrankung im Kindesalter. Mschr. Psychiat. Neurol. 82, 1–40 (1932).
STRAUSS, A. A., KEPHART, N. C.: Psychopathology and education of the brain-injured child. J. genet. Psychol. 90, 203–212 (1957).
WENDER, P. H.: Minimal brain dysfunction in children. New York: Wiley 1971.
WERRY, J. S., CAHMPAIGN, J.: Studies on the hyperactive child. IV. An empirical analysis of the minimal brain dysfunction syndrome. Arch. gen. Psychiat. 19, 9–16 (1968).
ZAPOROZHET, A. V.: The development of voluntary movements. In: SIMON, B. (Edit.): Psychology in the Soviet Union. Stanford: Stanford 1957.

F. SPECHT

Erfassungstypus, Erlebnistypus → Testverfahren, projektive

Ergotherapie → Arbeitstherapie

Erlebnisreaktion, abnorme → Konfliktreaktion

Ermüdung
Physiologisches Nachlassen der körperlichen bzw. psychischen Leistungsfähigkeit nach anhaltender Beanspruchung bestimmter Funktionen; diese Leistungseinbußen sind reversibel durch Ruhe und Schlaf. (Auch in der Technik wird der Terminus „Ermüdung" gebraucht, allerdings hier für irreversible Strukturänderungen anorganischen Materials.) Psychische Ermüdungserscheinungen können sich in verringertem Arbeitstempo, Konzentrationsschwäche, Merkfähigkeitsstörungen, Wen-

digkeitsverlust, herabgesetzter Spaltbarkeit der Aufmerksamkeit, fehlerhaften Handlungen, Unlust, Verstimmung, Reizbarkeit u. a. äußern. In manchen Fällen kommt es zur Euphorie, in einigen Fällen werden (bis dahin latente) anankastische Mechanismen freigesetzt. Durch Willensanspannung, Training, aber auch durch affektive bzw. emotionale Faktoren können psychische Ermüdungserscheinungen hintangehalten werden. Bis zu einem gewissen Grade können sie auch durch Stimulantien unterdrückt werden. Umgekehrt können Sedativa oder Hypnotica Ermüdungssymptome nachahmen. Nach Hirntraumen oder anderen organischen Hirnschädigungen kommt es zu vorzeitiger Ermüdbarkeit, ebenso bei manchen Allgemeininfektionen und anderen internistischen Erkrankungen.

Für Ermüdungserscheinungen sind Stoffwechseländerungen verantwortlich zu machen, die am besten bei der Ermüdung der Muskulatur erforscht sind. Auch im psychischen Bereich hat man schon früher „Hypnotoxine" oder „Ermüdungsstoffe" postuliert, die aber bislang nicht eindeutig nachgewiesen werden konnten. Die Suche nach derartigen Substanzen ist wieder aktuell geworden, seit KORNMÜLLER u. Mitarb. 1961 Untersuchungen an Tieren mit gekreuztem Kreislauf durchführten: wurde eines der Tiere (mit Hilfe eines elektrischen Thalamusreizes nach HESS) in Schlaf versetzt, kam es auch bei dem anderen, durch gemeinsamen Kreislauf verbundenen (aber nicht elektrisch gereizten) Tier zu Schläfrigkeit mit entsprechenden EEG-Korrelaten. Es ist also zumindest mit humoralen Teilfaktoren zu rechnen. Eine besonders wichtige Substanz ist Serotonin, das im zirkadianen Verlauf Konzentrationsschwankungen im Gehirn zeigt. Aber auch Noradrenalin, Dopamin und Acetylcholin spielen offenbar eine Rolle, neben anderen Faktoren. Indessen ist man bisher nicht in der Lage, Aufmerksamkeit, Wachsein, Ermüdung bzw. Schlaf ausschließlich durch die wechselnden Konzentrationen bestimmter Substanzen zu „erklären".

Protrahierter Schlafentzug führt zu Übermüdung mit kurzdauernden Teilschlafzuständen, die durch EEG-Registrierungen objektivierbar sind, vom Betroffenen selbst aber oftmals nicht wahrgenommen werden. Weitere Symptome langdauernden Schlafentzugs sind: erhöhte Reizbarkeit, Entfremdungserlebnisse, im Extremfall auch Wahnphänomene und Halluzinationen oder Pseudohalluzinationen, ähnlich den sogenannten → hypnagogen Halluzinationen. Im EEG treten bisweilen Krampfpotentiale auf; epileptische Anfälle können bei entsprechender Disposition durch Schlafentzug provoziert werden. Sonstige körperliche Symptome sind nicht sicher nachweisbar. Die erwähnten Folgeerscheinungen des Schlafentzugs sind durch einen anschließenden Erholungsschlaf voll reversibel. Von eventuellen Spätschäden ist nichts bekannt. (Tierexperimentelle Untersuchungen über Schlafentzug sind in der Regel mit extremer motorischer Beanspruchung verknüpft: es kommt durch diesen Streß zu schwerer Erschöpfung mit metabolischen Störungen und Nebennierenschädigungen, bisweilen mit tödlichem Ausgang; insofern lassen sich diese Resultate nicht auf die Übermüdungserscheinungen beim Menschen übertragen.)

Literatur
DURIG, A.: Die Ermüdung. Wien: Hölder 1916.
FINKE, J., SCHULTE, W.: Schlafstörungen. Ursachen und Behandlung. 2. Aufl. Stuttgart: Thieme 1979.
JUNG, R.: Neurophysiologie und Psychiatrie. In: Psychiatrie der Gegenwart. Hrsg. von GRUHLE, H. W., R. JUNG, W. MAYERGROSS, M. MÜLLER. Bd. I/1 A. S. 325–928. Berlin Heidelberg New York: Springer 1967.

J. FINKE

Erregung
Erregung bezeichnet die Fähigkeit aller Lebewesen, auf Reize zu antworten, sobald diese einen gewissen Schwellenwert erreichen. Solche Stimulation der lebenden Substanz ist trotz vieler Kenntnisse von den damit verknüpften Epiphänomenen ein bis heute im Grunde unverstandener Vorgang. Die Erregung bleibt entweder stationär, verharrt am Ort ihrer Entstehung, oder sie breitet sich aus, wird fortgeleitet. Bei vielzelligen Organismen entspricht jede Zustandsänderung eines Receptors, sei sie von außen induziert oder gehe sie auf einen im Körperinneren entstandenen Reiz zurück, einer Erregung. In der Regel wird sie in den verschiedenen stammesgeschichtlichen Linien des Tierreiches bei höher entwickelten und mit größerer Eigenmotilität ausgestatteten Arten schleuniger weitergeführt als bei vergleichsweise primitiven Formen. Aus dieser Zunahme der arttypischen Geschwindigkeit, mit der Sinneswahrnehmungen, Empfindungen dieser oder jener Modalität zu einem zentralnervösen Erregungsmuster führen, ergibt sich bezüglich der Orientierung im Raum-Zeit-Gitter ein gesteigertes Differenzierungsvermögen.

Daß die Verfügbarkeit jedweder Instinktbewegung einem ganz bestimmten endogenen Rhythmus unterliegt, ist sowohl aus physiologischen Beobachtungen ablesbar als auch aus Endhandlungen zu schließen, die „am Ersatzobjekt" oder „im Leerlauf" auftreten. Wird der Vollzug einer Instinkthandlung längere Zeit gehemmt, kommt es zur Kumulation reaktionsspezifischer Energie. Der jeweilige Erregungsstau führt zu einer progredienten Erniedrigung der betreffenden Reizschwelle (LORENZ). Spontane Reizerzeugung zählt zu den Elementarleistungen des Zentralnervensystems. Die Ansprechbarkeit des Individuums gegenüber den jeweils bedeutungsvollen Signalmustern, die es in der Umwelt in unablässigem Wechsel vorfindet, variiert also mit dem Aktualspiel autochthon entstandener reaktionsspezifischer Erregung. Erst durch diese endogene Bewegung der zentralen Erregungsprozesse gewinnt das Verhal-

ten relative Unabhängigkeit von den Außenreizen (LEYHAUSEN).
Die *James-Lange*-Theorie der Gefühle, nach der Emotionen und Affekte ausschließlich durch eine von der Peripherie her einströmende Erregung entstehen, ist mit diesen Befunden unvereinbar. Nach der „Thalamus-Theorie" gehen von Impulsen, die zum Rindengrau gelangen, Induktionen zu den diencephalen Zentren aus. In anderen Fällen werden diese unmittelbar von den afferenten Erregungen erreicht, so daß die Reizimpulse erst von dieser Schaltstation aus zum Cortex gelangen. Das Gesamtverhalten wird danach außer durch den von der Formatio reticularis gesteuerten „Aktivitätstonus" der Hirnrinde insbesondere durch den Einfluß des limbischen Systems auf die konsekutive Ausbreitung der Erregung in die Peripherie bestimmt. Infolgedessen geht psychische Erregung stets mit vegetativer Tonusänderung einher.
In der Psychiatrie bezeichnet Erregung verschiedene Formen krankhafter Überaktivität. In einer manischen Exaltation sind davon zumeist der intellektuelle und emotionale Sektor sowie der Bewegungsbereich besonders betroffen. Selbst nach einem lange während Erregungszustand stellen sich in einer solchen Phase gesteigerter Vitalität, allgemeiner psychischer Belebung und überhöhten Selbstgefühls kaum Ermüdungserscheinungen ein. Hinter der psychomotorischen Erregung zeichnet sich dabei fast immer noch eine gewisse Ordnung ab, anders als bei vielen cerebralorganischen Erkrankungen, die eher mit einer stärker desintegriert wirkenden, oft sogar relativ monoformen triebhaften Unruhe verlaufen. Manche Erregungszustände bei schizophrenen Episoden scheinen hier eine Mittelstellung einzunehmen. Stets lassen sie die generelle Übersteigerung des Manischen vermissen. Wenn auch katatone Erregungssyndrome zuweilen an subcorticale organische Störungen erinnern, so wirken sie psychologisch jedoch meist nicht absolut sinnlos. Vielmehr identifiziert sich der Kranke weitgehend mit seinem Verhalten, was der Organiker nicht im gleichen Maße kann.
Reaktive, durch psychische Traumen hervorgerufene Erregungssyndrome gehen entweder mit inadäquat heftigen, überbordenden Affektausbrüchen und lebhafter motorischer Entladung einher oder führen zu Symptombildungen, die einer motorischen Erstarrung entsprechen. Nach dem *Jackson*schen Regressionsprinzip lassen sich beide Möglichkeiten als Freiwerden archaischer Verhaltensschablonen infolge der Ausschaltung höherentwickelter Regulative erklären. Die individuelle Bereitschaft zu solchen Reaktionen besitzt eine beträchtliche Variationsbreite. Bei abnormen Persönlichkeitsstrukturen sowie bei Epileptikern kann die initiale Erregung eines toxischen Rausches abrupt in Impulshandlungen überspringen, die dann oft ohne wesentliche affektive Beteiligung ablaufen. Das anfallsweise jähzornige Verhalten reizbarer, explosibler Psychopathen mündet gelegentlich in ein blindes Wüten gegen sich selbst bis hin zu suicidalen Akten.
Nicht wenige abnorme Persönlichkeiten der geschilderten Prägung erinnern deutlich an Encephalopathien. Geraten Hirntraumatiker in Erregung, so breitet diese sich extrem aus und hält auch übermäßig lange an. Dauerhafte Syndrome äußerster psychomotorischer Erregtheit, die mit destruktiven Tendenzen und autistischer Getriebenheit verbunden sein kann, sieht man außer bei kindlichem → „Erethismus" bzw. bestimmten Oligophrenieformen zuweilen auch bei symptomatischen Psychosen oder Hirnschwundkrankheiten. Bei den posttraumatischen Psychosen und sonstigen cerebralorganischen Prozessen steigert sich die allgemeine, von Angst oder auch Aggressivität bestimmte Unruhe und Aufregung oft zur Nachtzeit.

Literatur
BERITOFF, J.: On the role of the spontaneous activity of the central nervous system in the behaviour of men and animals. Arch. Néerl. Physiol. 28, 521 (1948).
CANNON, W. B.: Neural Organisation for Emotional Expression. Worchester: 1928.
CLARA, M.: Das Nervensystem des Menschen. Leipzig: Barth 1959.
EWALD, G.: Temperament und Charakter. Monographien d. Neurol. u. Psychiat. Bd. 39–41. Berlin: 1924.
GILJARKOWSKI, W. A.: Lehrbuch der Psychiatrie. Berlin: VEB Verlag Volk u. Gesundheit 1960.
HOLST, E. V.: Die relative Koordination als Phänomen und als Methode zentralnervöser Funktionsanalyse. Ergebn. Physiol. 42, 228 (1939).
LEYHAUSEN, P.: Das Motivationsproblem in der Ethnologie. In: Handb. der Psychologie, Bd. 2 (Motivationen), 794. Göttingen: Hogrefe 1965.
LORENZ, K.: Über den Begriff der Instinkthandlung. Folia Biotheoretica Series 2, 17 (1937).
MAYER-GROSS, W., SLATER, E., ROTH, M.: Clinical Psychiatry. 2nd ed. London: Cassels 1960.
B. PAULEIKHOFF und H. MESTER

Ersatzbefriedigung → Ersatzbildung

Ersatzbildung
Synonym: Ersatzhandlung, Ersatzbefriedigung, Substitution
Symptombildungen, Fehlleistungen oder entsprechende Charakterzüge, die unbewußte Inhalte ersetzen, werden in der Psychoanalyse als Ersatzbildung bezeichnet. Diese Ersatzbildung hat psychoanalytisch einen ökonomischen Aspekt, wobei das Symptom eine ursprünglich unbewußte Triebbefriedigung abführt und einen symbolischen Aspekt, der durch assoziative Verknüpfung die Form der Symptombildung bestimmt.
Die Feststellung, daß eine Handlung (ein neurotisches oder körperliches Symptom) an die Stelle einer zensierten oder abgewehrten Triebregung (einer Phantasie) treten kann, gehört zu den Prinzipien einer dynamischen, aus beweglichen Triebkräften motivierenden Psychologie und Psychiatrie. Bei S. FREUD ist mit der Vorstellung der Plastizität der Libido und ihrer Entwicklungsgeschichte eng die ihrer Verschiebbarkeit verbun-

den. Als unbewußte Ersatzbildungen werden vor allem Stufen niederer oder früherer Integration, zum Beispiel autoerotische Stufen, beschrieben, weiter neurotische Symptome, aber auch Phantasien, Fehlleistungen, Witze, Halluzinationen, künstlerische und religiöse Produktionen – schließlich in der psychoanalytischen Behandlung die Übertragung. Die Ersatzbildung ist nicht durch Verdrängung hervorgerufen, sondern sie ist Wiederkehr des Verdrängten, meist desexualisiert. Am deutlichsten ist das im hysterischen Anfall, der an der Stelle verdrängter autoerotischer Betätigung oder heterosexueller Phantasien steht (S. FREUD, VII, 238). S. FREUD stellte beim Neurotiker fest, daß er an Triebversagungen leidet, die ihn krank machen, und daß sein Symptom ihm den Dienst von Ersatzbefriedigung leistet. In Ersatzbildungen neurotischer Art ist nach dem ökonomischen Prinzip eine verschobene Lustbefriedigung wirksam, im neurotischen Symptom verbindet sich primärer eventuell auch mit sekundärem Krankheitsgewinn. Die Verschiebung der Ersatzbefriedigung durch Ersatzhandlungen an (z. B. geträumten oder halluzinierten) Ersatzobjekten ist vor allem bei zwangsneurotischen Symptombildungen zu studieren.

Von der Psychologie sind Ersatzhandlungen durch DOLLARD u. MILLER experimentell, vor allem im Aggressionsverhalten als Aggressionsverschiebungen beschrieben worden. In der vergleichenden Verhaltensforschung bei Tieren tauchen sie als Übersprungshandlung auf (LORENZ). Auch im Tierexperiment zeigt sich eine Verschiebbarkeit des Aggressionsverhaltens auf Ersatzobjekte (MILLER).

Literatur
FREUD, S.: Die Verdrängung. Ges. Werke X, 256 ff. Frankfurt: Fischer 1965.
FREUD, S.: Allgemeines über den hysterischen Anfall. Ges. Werke VII, 238 ff. Frankfurt: Fischer 1965.
FREUD, S.: Hemmung, Symptom und Angst. Ges. Werke XIV, 176 ff. Frankfurt: Fischer 1965.
LORENZ, K.: Das sogenannte Böse. Zur Naturgeschichte der Aggression. Wien: Schoeler 1963.
MILLER, N. E., DOLLARD, K., zit. nach GRAUMANN, C. F.: Einführung in die Psychologie: Motivation. Frankfurt: Akad. Verlagsges. 1969.

W. BRÄUTIGAM

Erschöpfungsdepression → Depression

Erwartungsangst
Besetzung einer Leistung wie Sprechen, Schreiben, Schlafen, Wasserlassen, Auftreten vor anderen Menschen, Coitus etc. mit ängstlicher Erwartung. Sie ist bedingt durch die mit der Leistung verbundenen Phantasien und/oder durch vorangegangenes Mißlingen der Leistung.
Eine Gruppe von Störungen als Erwartungsneurosen abzugrenzen, erscheint unzweckmäßig. Erwartungsangst begleitet viele Neurotiker und tritt bei den verschiedensten Neurose-Formen auf. Einen Erwartungskomplex fand schon E. BLEULER bei vielen Neurosen und Psychosen. Die diffuse oder an Gegenstände gebundene Angst bei Neurosen ist allein aus den mit der Leistung verbundenen, meist unbewußten Phantasien abzuleiten. S. FREUD trennte jedenfalls die Realangst, zu der er die Erwartungsangst rechnete, von der neurotischen Angst: „Die neurotische Angst ist Angst vor einer Gefahr, die wir nicht kennen. Die neurotische Gefahr muß also erst gesucht werden; die Analyse hat uns gelehrt, sie ist eine Triebgefahr" (XIV, 198). In den Mittelpunkt der Symptombildung wird die Erwartungsangst von FRANKL gestellt: „Die Furcht verwirklicht, was sie fürchtet. Mit einem Wort: Ist der Wunsch der sprichwörtliche Vater des Gedankens, so die Furcht die Mutter des Geschehens, nämlich des Krankheitsgeschehens. Oft schlägt die Stunde der Neurose erst dann, wenn sich die Erwartungsangst des Krankheitsgeschehens bemächtigt." Eine solche Auffassung verkennt, daß neurotische Symptombildungen in den jeweiligen Phantasien der Patienten ihren Ursprung haben und nimmt eine sekundäre Begleiterscheinung als Ursache. Die neurotischen Phantasien und Ängste liegen vor der Symptomatik, sie kann allerdings durch symptomabhängige Erwartungsangst sekundär gesteigert werden.

Therapeutisch ist die Erwartungsangst am ehesten durch entlastende Schutzvorstellungen (Parameter) zu beeinflussen, wie sie z. B. BIEN als Coitusverbot bei Impotenten erstmals empfohlen hat. Eine Variante davon stellt die später von FRANKL propagierte paradoxe Intention dar, die Anleitung, der Patient soll sich das vorstellen und das zu realisieren versuchen, wovor er sich eigentlich fürchtet (z. B. seine Sprachhemmung). Aus der Entlastung vor dem Müssen ist häufig der angstfreie unwillkürliche Vollzug möglich.

Literatur
BIEN, E.: Das Koitusverbot in der Behandlung der psychischen Impotenz. Zbl. Psychoth. 5, 400 (1932).
FRANKL, V. E.: Theorie und Therapie der Neurosen. Wien: Urban & Schwarzenberg 1956.
FREUD, S.: Hemmung, Symptom und Angst. Ges. Werke XIV, 197. Frankfurt: Fischer 1965.

W. BRÄUTIGAM

Erythrophobie
[gr.: ἐρυθρός = rot; φόβος = Angst)
Synonym: Errötungsfurcht
Bei der neurotischen Errötungsfurcht handelt es sich um eine neurotische Entwicklung, die um die Angst zu erröten und dabei von anderen Menschen beobachtet zu werden, kreist. Sie tritt vor allem bei selbstunsicheren und im Kontakt gestörten jugendlichen Menschen auf und ist praktisch unabhängig davon, ob der darunter Leidende real zum Erröten neigt oder nicht. Der Betroffene ist subjektiv fest überzeugt, von anderen beim Erröten beobachtet und abgewertet zu werden. Die Affekte der Angst und der Scham stehen im Vordergrund. Der Begriff stammt von CASPAR (1848), die Störung wurde von P. JANET als Situationsphobie be-

schrieben, in der angelsächsischen Literatur taucht sie unter den sozialen Phobien auf. In der klinischen Erfahrung sind häufig sensitive und paranoide Züge vorhanden und es ist die Dynamik einer projektiven Identifizierung erkennbar. Der Errötende sieht seine eigene manifeste und unbewußte Tendenz im Auge des Beobachters.

Als grundlegend werden in der psychoanalytischen Auffassung exhibitionistische Phantasien betrachtet, verbunden mit Kastrationsängsten. FENICHEL betont eine Verbindung mit Prüfungsängsten und Lampenfieber im Hinblick auf die unbewußte Dynamik. Es wird in seiner Auffassung die Triebphantasie verdrängt, nicht aber der begleitende Affekt, der eine Verkehrung erfährt vom ursprünglich Lustvollen zu Abscheu und Angst (Affektkonversion). Es finden sich aber auch tiefergehende Störungen des Selbstwertgefühls auf der narzißtischen Ebene.

Die Erythrophobie kann in leichter Form bei vielen Jugendlichen passager auftreten. Sie kann aber auch die seelische und soziale Entwicklung gefährden und zu erheblichen Einschränkungen der Entwicklung führen. Sie bietet eine Indikation für aufdeckende Psychotherapie, vor allem für analytische Einzel- und für Gruppentherapie.

Literatur
FENICHEL, O.: Psychoanalytische Neurosenlehre II. Olten Freiburg: Walter 1975.
FREUD, S. (1909): Analyse der Phobie eines 5jährigen Knaben. Ges. Werke VII, S. 241–377. Frankfurt: Fischer 1965.
NEMIAH, J. C.: Neurotic Disorders. In: KAPLAN, FREEDMAN, SADDOK (Eds.) Comprehensive Textbook of Psychiatry III, Baltimore London: Williams and Wilkins 1980.

W. BRÄUTIGAM

Es (das)

Das Studium der Neurosen führte FREUD zur Annahme sich widerstreitender Gruppen von seelischen Kräften und zur Formulierung eines Modells des psychischen Apparates, das die beobachteten Phänomene einzuordnen erlaubte. Unter allmählicher Modifikation des topischen Gesichtspunkts und der ersten Trieblehre, die sich um die Konfliktpartner, Bewußt–Unbewußt, Ichtriebe-Sexualtriebe zentrierten, formten sich in den frühen zwanziger Jahren die Konzepte, die zur *Strukturtheorie* und zweiten Trieblehre führten. FREUD (1923) unterschied nun drei Hauptzentren des Psychischen, *Es, Ich* und *Über-Ich*, die vor allem durch ihre Funktionen definiert wurden.

Das „Es", ein bereits von NIETZSCHE geprägter Ausdruck für das Unpersönliche und sozusagen Naturnotwendige in unserem Wesen, fand durch GRODDECK (1923) Eingang in die Psychoanalyse. Von FREUD wurde dieser Begriff erstmals in „Das Ich und das Es" (1923) verwendet.

Als eine der drei Instanzen des psychischen Apparates steht das Es für jenen Anteil, welcher der Träger der Triebregungen ist (FREUD, 1926, S. 302). Es umfaßt die „unbekannten, unbeherrschbaren" Mächte, von denen wir „gelebt werden" (GRODDECK), die vitale Struktur der Persönlichkeit, vor allem die aus libidinösen und aggressiven Energien in wechselndem Ausmaß zusammengesetzten Triebkräfte und Grundbedürfnisse (1938, S. 75), die angeborene, „archaische Erbschaft", aber auch das Verdrängte und Teile des persönlich Erworbenen.

Genetisch bildet sich das Es mit den anderen Strukturelementen der Persönlichkeit durch allmähliche Differenzierung aus der undifferenzierten Ich-Es-Einheit. Die wesentlichen Strukturmerkmale des psychischen Apparates sind im Alter von 5–6 Jahren ausgebildet. Später finden nur noch Modifikationen und Bereicherungen der gebildeten Strukturen statt (HARTMANN, KRIS, LOEWENSTEIN, 1946).

Vom *ökonomischen* Gesichtspunkt aus betrachtet bildet das Es das Hauptreservoir der psychischen Energie, aus dem Ich und Überich gespeist werden.

Topisch gehört das Es vollständig dem Unbewußten an (FREUD, 1926, S. 302).

Dynamisch ist das Es Konfliktpartner des Ichs und des Über-Ichs.

Strukturell zeichnet sich das Es durch seinen Mangel an Organisation aus. Das Es kennt keine Wertung, keine Moral. Die Vorgänge in ihm sind charakterisiert durch große Beweglichkeit und Abfuhrfähigkeit der Besetzung der Triebtendenzen und ihrer Repräsentanzen, d. h. durch den Primärvorgang.

Qualitativ entspricht das Es somit dem Unbewußten der ersten Trieblehre. FREUD (1932, S. 79–80) charakterisiert es folgendermaßen: Der Hauptcharakter dieser Seelenprovinz ist ihre Ichfremdheit. „Es ist der dunkle, unzugängliche Bereich unserer Persönlichkeit; das wenige, was wir von ihm wissen, haben wir durch das Studium der Traumarbeit und der neurotischen Symptombildung erfahren." In ihm finden die aus dem Somatischen stammenden Triebbedürfnisse ihren psychischen Ausdruck. „Von den Trieben her erfüllt es sich mit Energie, aber es hat keine Organisation ... nur das Bestreben, den Triebbedürfnissen unter Einhaltung des Lustprinzips Befriedigung zu schaffen. Für die Vorgänge im Es gelten die logischen Denkgesetze nicht, vor allem nicht der Satz des Widerspruchs. Gegensätzliche Regungen bestehen nebeneinander, ohne einander aufzuheben ... Es gibt im Es nichts, was man der Negation gleichstellen könnte ... nichts, was der Zeitvorstellung entspricht, keine Anerkennung eines zeitlichen Ablaufs und ... keine Veränderung des seelischen Vorgangs durch den Zeitablauf."

Als Träger der aus dem Somatischen stammenden Triebbedürfnisse grenzt sich das Es nicht scharf gegenüber den innersomatischen Reizquellen ab. Es ist gegen das Somatische hin offen. Ebenso bestehen zwischen dem Es und den tieferen Schich-

ten des Ichs und des Über-Ichs Verbindungen und Überschneidungen, die sich aus dem gemeinsamen genetischen Ursprung der Instanzen, der undifferenzierten Ich-Es-Einheit, herleiten. So kann auch das mit dem Es zusammenfließende Verdrängte, welches selbst vom Ich durch die Verdrängungswiderstände scharf geschieden ist, auf dem Umweg über das Es mit dem Ich kommunizieren und sich an den Symptombildungen beteiligen (FREUD, 1923, S. 252).
Die Strukturtheorie trug zunächst der Tatsache Rechnung, daß das Unbewußte nicht nur (hauptsächlich) das Verdrängte enthält. Es umfaßt, neben den Trieben, bedeutende unbewußte Anteile des Ichs und des Über-Ichs, also stabile hochorganisierte Strukturen, wie sie etwa in der unbewußten Abwehrtätigkeit des Ichs oder im unbewußten Schuldgefühl und Strafbedürfnis zum Ausdruck gelangen. Der psychische Konflikt spielt sich also nicht zwischen den verschiedenen Bewußtseinsschichten ab, sondern zwischen dem (unbewußten) Es und unbewußten Anteilen des Ichs.
Die neue Konzeption des psychischen Apparates ermöglichte zudem eine klarere begriffliche Trennung zwischen Trieb und Instinkt (im Sinne vorwiegend hereditär festgelegter nervöser Mechanismen). Die Kräfte im Es sind ungeordneter und realitätsferner als die umweltbezogenen tierischen Instinkte. Die Aufgaben der Anpassung und der Selbsterhaltung wurden beim Menschen einer unabhängigen Organisation, dem Ich, anvertraut. Die libidinösen und aggressiven Es-Strebungen werden beim Durchgang durch das Ich, das die Wahrnehmung und die Motilität kontrolliert, den Forderungen der Realität angepaßt. In der zweiten Trieblehre FREUDS ersetzen somit Ichfunktionen die ursprünglichen Ich- und Selbsterhaltungstriebe der ersten Trieblehre (HARTMANN, 1939, S. 117 f.).

Literatur
BRENNER, CH.: An Elementary Textbook of Psychoanalysis. New York: Int. Univ. Press 1955.
FENICHEL, O.: The Psychoanalytic Theory of the Neuroses. New York: Norton and Co. 1946.
FREUD, S.: Das Ich und das Es, G. W. XIII, London: Imago 1923.
FREUD, S.: Psychoanalyse, G. W. XIV. London: Imago 1926.
FREUD, S.: Neue Folge der Vorlesungen zur Einführung in die Psychoanalyse, G. W. XV. London: Imago 1932.
FREUD, S.: Abriß der Psychoanalyse, G. W. XVII. London: Imago 1938.
GRODDECK, G.: Das Buch vom Es. Leipzig: Int. Psychoanal. Verlag 1923.
HARTMANN, H.: Comments on the psychoanalytic theory of instinctual drives. Psychoanal. Quart. 17, 368 (1948).
HARTMANN, H. (1939): Ich-Psychologie und Anpassungsproblem. Psyche 14, 81 (1960).
HARTMANN, H., KRIS, E., LOEWENSTEIN, R. M.: Comments on the Formation of Psychic Structure. Psychoanal. Stud. Child 2, 11 (1946).
RAPAPORT, D.: Die Struktur der psychoanalytischen Theorie. Stuttgart: Klett 1959.

H. LINCKE

Ethnopsychiatrie
[gr.: ἔϑνος = Volk]
1 Definition
Der Begriff kam um die Jahrhundertwende auf und leitete sich her von den damals in Aufschwung begriffenen Wissenschaften der Ethnographie und Ethnologie, die sich um eine Beschreibung und Erforschung fremder, insbesondere archaischer Kulturen bemühten, die noch nicht mit westlicher Zivilisation in Berührung gekommen waren. Eine die Fachgrenzen dieser Wissenschaften übergreifende Faszination ging später für die Psychiatrie von den Arbeiten Margaret MEADS aus. Für die Ethnopsychiatrie kamen erste Anstöße von Wilhelm WUNDT, der selbst auch Ethnologe war und von dem Wundt-Schüler Emil KRAEPELIN, der die Möglichkeiten eines solchen Forschungsansatzes durch eine Studienreise nach Java bekannt machte, wo er psychiatrische Patienten selbst untersuchte. Die Definition des Begriffes Ethnopsychiatrie bleibt in der Literatur zumeist unpräzise, da die Grenzen dieses Fachgebietes innerhalb der Psychiatrie weit und stellenweise nicht klar gefaßt sind. Manche Autoren legen den Begriff des Ethnos sehr weit aus. Besonders wenn sich an dem Ausdruck transkulturelle Psychiatrie orientieren, so beziehen sie gelegentlich auch Untersuchungen über Subkulturen, wie etwa religiöse Sekten oder Rockergruppen in einem Land, oder gar den Übergang eines arbeitenden Menschen in die „Subkultur" der Pensionäre mit in dieses Fachgebiet ein. Eine solche Ausweitung des Begriffes führt aber zu seiner Verwässerung. Unter Ethnopsychiatrie soll im folgenden die vergleichende Beschäftigung mit psychiatrischen Krankheitsbildern und ihren ätiologischen und pathogenetischen Hintergründen in unterschiedlichen Kulturkreisen verstanden werden. Dazu gehören neben der vergleichenden Erforschung der Krankheitsbilder auch die der Persönlichkeitsformen, der Grundzüge der Entwicklungspsychologien in verschiedenen Kulturkreisen und der für sie vermutlich relevanten Merkmale der betreffenden Kultur. Abgegrenzt werden müssen von kulturellen Einflüssen bei der Erforschung psychiatrischer Krankheiten in außereuropäischen Kulturen biologische Faktoren, wie sie etwa durch unterschiedliche Ernährungsgewohnheiten oder etwa im Falle des „lachenden Todes" auf Borneo durch eine durch Kannibalismus perpetuierte endemische slow-virus-Infektion exemplifiziert worden sind. Manche Autoren grenzen den Begriff der Ethnopsychiatrie gegen den der transkulturellen Psychiatrie bzw. den im internationalen Schrifttum gebrauchten der „cross-cultural psychiatry" ab und reihen unter Ethnopsychiatrie vor allem die Arbeiten ein, die sich mit einer Analyse der kulturellen Einflußfaktoren auf psychiatrische Erkrankungen in dieser Kultur beziehen, während sich die anderen beiden Begriffe mehr auf die Beschäftigung mit den psychiatrischen Krankheitsbildern selbst

in solchen Kulturen beziehen. Diese Unterscheidung ist aber nicht überall durchgehalten, sie erscheint auch etwas künstlich, da beide Aspekte natürlich eng miteinander zusammenhängen. Im folgenden werden diese drei Begriffe deshalb weitgehend synonym gebraucht.

2 Ziele

Die Ziele ethnopsychiatrischer Forschung lassen sich unter einem allgemeinen und einem speziellen Gesichtspunkt zusammenfassen. Zu den allgemeinen Zielen gehört das Bestreben, unsere jeweils kulturspezifischen Erfahrungen mit psychiatrischen Patienten und ihren Erkrankungen durch eine Erweiterung des Erfahrungshintergrundes zu relativieren, um damit zu einem vertieften Verständnis vom Menschen und den Bedingungen seines sozialen Lebens, seiner Befindlichkeiten, seines Handelns zu kommen. Zu den speziellen Fragestellungen gehören das deskriptive Herausarbeiten von Grundmustern psychiatrischer Erkrankungen oder auch von Grundmustern an Persönlichkeitsformierungen, entwicklungspsychologischen Wirkprinzipien oder Heilungsvorgängen sowie die Isolierung ätiologischer oder pathogenetischer Krankheitsfaktoren in einer Kultur, d. h. den spezifischen sozialen Konstellationen, in denen und aus denen heraus sich seelische Krankheit ereignet. So konnte z. B. hinter aller kulturspezifischen Buntheit schizophrener Syndrome doch ein Stereotyp bestimmter Erscheinungsweisen im Kern des schizophrenen Syndroms eingegrenzt werden, das gewissermaßen nach Subtraktion der interkulturellen Varianz übrig blieb. Beispiele für die Isolierung von Krankheitsfaktoren stellen die Migrationsstudien, die allerdings in ihren Ergebnissen in jüngerer Zeit wieder angezweifelt wurden, dar, oder etwa Untersuchungen über das Ausmaß der Integriertheit des Individuums in das Rollen- und Statussystem ihrer Kultur. Diese Studien gehen von der Annahme aus, daß eine stark ausgeprägte Integration stabilisierend, eine gering ausgeprägte Integration, die mit einem hohen Maß an Rollenkonflikten einhergeht, destabilisierend für das seelische Gleichgewicht des Individuums in dieser Kultur sei. Eine solche Isolierung „kultureller Noxen", die ohne die Verfremdung der eigenen Kultur im Überstieg auf andere Organisationsformen sozialer Systeme nicht möglich wäre, kann primärpräventive Perspektiven eröffnen und helfen, Krankheitsverläufe zu mitigieren. Allerdings liegt in einer solchen Betrachtung auch die Gefahr unzulässiger Wertungen, wie sie etwa der Begriff der „kranken Gesellschaft", der gelegentlich bei DEVEREUX auftaucht, kennzeichnet. SARTORIUS führt die nicht unbedingt auf Krankheitserscheinungen bezogene Persönlichkeitsforschung noch als ein eigenes Ziel der Ethnopsychiatrie auf. Man könnte sie auch als ethnopsychiatrische Grundlagenforschung betrachten, ihre Abgrenzung gegen Ethnologie und Ethnographie verwischt sich dann aber. Hier wären etwa die Studien über soziale Rollen in verschiedenen Kulturen zu nennen, die Fragen nach der Universalität des Ödipuskomplexes, seiner Gültigkeit in matriarchalischen Gesellschaften; die Untersuchungen von LÉVI-STRAUSS zur Struktur von Verwandtschaften, die Suche nach entwicklungspsychologischen Radikalen von PARIN et al. oder Untersuchungen zur differentiellen Sprachstruktur in verschiedenen Kulturkreisen.

Schließlich kann die Erforschung unterschiedlicher Einstellungen zu seelischer Krankheit und zu seelisch Kranken in verschiedenen Kulturkreisen als weiteres Ziel der Ethnopsychiatrie angesehen werden. Sie bringt eine oft heilsame Verfremdung des eigenen Umgangs mit seelisch gestörten Menschen. Beispiele dafür stellen die Studien über die ganz unterschiedlichen Arten der Integration chronisch Kranker in verschiedenen Gesellschaften dar sowie die z. T. extrem voneinander abweichenden Einstellungen zum Suizid.

3 Methoden

In einem ersten Stadium der Entwicklung der Ethnopsychiatrie galt es, überhaupt psychiatrisch relevante Störungen in den Populationen fremder Kulturen aufzufinden, sie in einer ihr angemessenen und uns verständlichen Weise phänomenologisch zu beschreiben und sie in Bezug zu setzen zu den uns geläufigen psychiatrischen Syndromen. Dabei spiegelte sich von Anfang an die Methodendichotomie zwischen empirisch-objektivierenden und hermeneutisch-idiographischen Zugängen zur Psychopathologie, die sich durch die gesamte Psychiatrie zieht, natürlich auch in der ethnopsychiatrischen Literatur wider. Beschreibende Studien können dabei leicht an der Sprachbarriere, an den unvertrauten Wertungen von Verhalten scheitern oder doch entscheidende Verzerrungen erleiden. So mußten sich manche Autoren z. B. auf indirekte Angaben von Informanten, etwa Fremdsprachen sprechenden Dorfältesten stützen. Es bestand die Gefahr, daß auffällige, spektakuläre Störungen sehr viel mehr beachtet werden als ihnen ihrer medizinischen Bedeutung nach zukäme. Der quantitativen epidemiologischen Erfassung der Störungen würde der nächste Schritt gelten, ein methodisch oft sehr schwieriges Unternehmen in Ländern, die nicht über ein entwickeltes Medizinalsystem verfügen und psychisch Kranke häufig in den Familien versorgen. Solche vergleichende epidemiologische oder auch vergleichende Verlaufsstudien, wie sie etwa die International Pilot Study of Schizophrenia der WHO darstellt, wären nicht ohne standardisierte Dokumentations- und Klassifikationsinstrumente möglich geworden, die ihrerseits durch solche Studien verbessert wurden. Der letzte und diffizilste Akt hätte schließlich einer Erfassung von kulturspezifischen Einflüssen auf das Individuum und seine Psychopathologie zu gelten. Diese Aufgabe ist in besonderem Maße wohl nur interdisziplinär zu bewältigen. Hier ist wiederum die größte Methodenvielfalt zu beobachten.

4 Einige Ergebnisse

Die folgende Übersicht muß sich auf die Darstellung einiger besonders bekannt gewordener Untersuchungen beschränken, die als exemplarisch für Zielsetzung und Methodik oder die gewonnenen Befunde gelten können oder zu anregenden Hypothesenbildungen geführt haben.

4.1 Vergleichende deskriptive Phänomenologie

Für die transkulturelle Erforschung psychotischer Erkrankungen schien vor allem die Schizophrenie geeignet, da sie hinsichtlich diagnostischer Reliabilität noch am ehesten brauchbare Resultate zu ermöglichen schien. Ein bestimmender Eindruck bei den Schilderungen schizophrener Syndrome in noch wenig westlich akkulturierten Ländern ist das relativ häufigere Vorkommen von entweder symptomarmen Verläufen oder von akut verworrenen, oneiroiden Zuständen, während die von uns als besonders charakteristisch empfundene paranoid-halluzinatorische Form in manchen Ländern eher selten zu sein scheint. Diesen Eindruck hat z. B. WULFF von den schizophrenen Erkrankungen in Vietnam mitgebracht. Er interpretierte diesen Befund mit der Hypothese, daß für die Ausbildung eines Wahns ein hochindividualisiertes Ich erforderlich sei, paradigmatisch etwa ausgedrückt im Ideal der autonom-harmonischen Persönlichkeit der deutschen Klassik oder dem autonom handelnden Ich der christlichen Morallehre, während sich der ostasiatische Mensch durch seine Sozietät definiert fühle. WULFF stützt diese Hypothese mit linguistischen Argumenten, etwa dem Hinweis, daß unsere Personalpronomina in der vietnamesischen Sprache fehlen und durch die Stellung des Subjektes im Satz ausgedrückt werden. Andere Autoren – YAP für Hong-Kong, JAKOVLIJEVIC für Guinea, PFEIFFER für Westjava – bestätigen den Befund WULLFs, allerdings mit der Einschränkung, daß die Unterschiede nur dann zu finden seien, wenn die Ausdifferenzierung und Systematisierung des Wahns zum Kriterium gemacht werde, während aktuelle Entfremdungserlebnisse wie Beeinflussungsgefühle, abnorme Bedeutungssetzungen auch in Kulturen nicht selten seien, in denen sich die Menschen ihren psychotischen Erlebnissen eher passiv überlassen oder sich motorisch abreagieren, anstatt sie rationalisierend zu verarbeiten. Eine Bindung des Wahnvorkommens an höhere Schulbildung und höheres Lebensalter wird überall gefunden. PFEIFFER interpretiert diese Befunde mit der Vorstellung, daß es sich bei den blanden Verläufen der Schizophrenie um den eigentlichen Kern des Syndroms handele, während die paranoid-halluzinatorische Form eine besondere Art der Verarbeitung und Ausgestaltung darstelle. Die traditionellen, auf KRAEPELIN zurückgehenden Grundtypen seien aber überall zu finden,

wenn auch die akut verworrenen Psychosen vor allem in den tropischen Ländern häufiger seien als in Europa. Den stärksten Kultureinflüssen sind offenbar die produktiven Symptome, insbesondere die Wahnbildungen ausgesetzt. Dennoch gibt es eine, wie PFEIFFER sagt, „erschütternde Gleichförmigkeit" schizophrener Kernsymptomatik in den verschiedenen Kulturkreisen. Diese Gleichförmigkeit hinter der bunten Produktivsymptomatik wird auch von anderen Autoren hervorgehoben: Nivellierung der Emotionalität, Rückzug von der Gemeinschaft scheinen in allen Kulturen das postakute Stadium zu kennzeichnen. Allerdings wird von zahlreichen Autoren vermerkt, daß der zerrissene Sozialbezug Schizophrener in seinen Rückwirkungen auf den Patienten hinsichtlich eines nachfolgenden Autismus, einer sozialen Isolierung, wesentlich von der Einstellung der Gesellschaft und insbesondere der Familie zum Kranken abhänge. So wird immer wieder auf die ausgelassen tanzenden und singenden Schizophrenen in afrikanischen Hospitälern und in Westjava hingewiesen, Beobachtungen, die die Annahme nahelegen, daß Stimmung und Befindlichkeit generell stärker und unmittelbarer von der sozialen Umgebung eines Menschen beeinflußt werden als andere psychische und psychopathologische Phänomene. BOROFFKA u. a. weisen darauf hin, wie naheliegend Schwarzafrikanern der Ausdruck von Ekstase und Verzückung im Tanz sei. Es wird die für Europäer ungewohnte Gelöstheit Schizophrener im ekstatischen Tanz beschrieben. Auch PARIN und MORGENTHALER gehen in ihrer psychoanalytischen Studie über die Dogon in Mali auf die große Bedeutung empathisch-rhythmischer Mitbewegungen ein, die einen Schrittmacher für die wichtigen, für das innere Gleichgewicht nötigen Identifikationsvorgänge mit Individuen und Gruppen darstellen. Je weiter die Psychose fortschreitet, um so mehr wird die kulturspezifische Färbung nivelliert. Die in Asien, Afrika und Südamerika geringer ausgeprägte Neigung zur Entwicklung systematischer Wahnbildungen wird von MURPHY damit interpretiert, daß es dazu einer Gesellschaft mit Rationalisierungs- und Erklärungsdrang bedürfe, während sich eine seelische Entlastung von den psychotischen Erlebnissen in anderen Kulturen, etwa durch motorisches Abreagieren, wie bei den Philippinos, anstatt durch rationales Erklären anbiete. DEVEREUX hat aus solchen Beobachtungen die Annahme abgeleitet, daß es in jeder Gesellschaft ein Angebot von Verhaltens- und Rollenstereotypen nicht nur für das sozial erwünschte Funktionieren gebe, sondern auch für Fehlverhalten, Versagen, für krankhaftes und kriminelles Verhalten. Die Bedeutung ritualisierten Verhaltens z. B. durch Höflichkeitsgesten für die Schizophreniediagnose wurde von KIMURA in Japan betont. Das Sich-Vergreifen in den nach Maßgabe der sozialen Schicht, der Situation, der Intention der Dialogpartner fein nuancierten Sprachformeln gebe einen besonders feinen Indikator für die „Störung des Zwischen" in der Schizophrenie. Auf das gleiche Phänomen weist PFEIFFER für Westjava hin, wo ebenfalls die Vielschichtigkeit des Sprachtenors sich zur Situation fügen müsse. Inhaltlich spielen neben den uns vertrauten religiösen und politischen Wahnthemen in den nicht verwestlichten Kulturen mysisch-magische Vorstellungen noch eine größere Rolle.

Die in Afrika beobachteten Trance- und Besessenheitszustände, die z. T. von den Besessenen lenkbar sind – man sprach von luzider Besessenheit – und von einigen Autoren der Schizophrenie zugerechnet werden, sind wohl eher dissoziativ-oneiroiden Bewußtseinsveränderungen verwandt, wie sie bei uns früher im Rahmen hysterischer Störungen häufiger gesehen, aber mit zunehmender psychologischer Aufgeklärtheit seltener geworden sind. Ganz allgemein läßt sich beim Studium von Fallstudien insbesondere aus Schwarzafrika der Eindruck gewinnen, daß zentrale Konfliktthemen wie die soziale Identität und Gruppenzugehörigkeit oder die Fruchtbarkeit der Frau sehr viel elementarer, unverstellter, unverfremdeter in den psychotischen Inhalten zur Darstellung gelangen als in unserer Kultur.

Die deskriptiven Berichte über depressive und manisch depressive Zustände sind so vielgestaltig, daß sich immer die Frage nach einer reliablen diagnostischen Zuordnung ergibt. Die typische cyclothyme Depression und bipolar verlaufende Cyclothymien wurden in der Frühzeit ethnopsychiatrischer Studien selten, in jüngerer Zeit etwas häufiger geschildert. LAMBO zeichnet das charakteristische Bild endogener Depressionen in Nigeria als ein neurasthenisch-vegetatives mit nur geringer Verstimmung, dafür ausgeprägtem Mangel an Initiative. Selbstvorwürfe, Zukunftsangst oder Phänomene wie nihilistischer Wahn seien so gut wie unbekannt. Auch PFEIFFER stellt dies anhand zahlreicher Beobachtungen als charakteristisch für Schwarzafrika heraus, ebenso PRINCE und BOROFFKA, die das Fehlen der in Europa gewohnten Schuldthematik betonen.

Mehrfach wird das häufige Auftreten oder der Umschlag einer milderen Symptomatik in Stupor beschrieben. In Ostasien scheinen Cyclothymien im Gegensatz zu Afrika eher beobachtbar zu sein, auch mit einer der westeuropäischen sehr ähnlichen Symptomatik. KIMURA sieht den von TELLENBACH beschriebenen Typus melancholicus mit seiner speziellen Leistungs- und Rollenrigidität ganz ähnlich in der japanischen Gesellschaft, auch wenn er ihren soziokulturellen Hintergrund abweichend von der Hypothese TELLENBACHS in der gegenseitigen Verpflichtung von Gesellschaft und Individuum sieht. Als eine Entsprechung dazu mag auch die japanische MORITA-Therapie gelten, die wesentlich eine Neubesinnung auf die Werte des wechselseitigen Verpflichtungsgefüges stimuliert sowie die in Japan zeitweilig gebilligte Neigung zum altruistischen Suizid etwa der Kamikazekämpfer. Auch in der chinesischen Gesellschaft und in Indien, dort wahrscheinlich schichtabhängig, wurden solche prämorbiden Persönlichkeitsstrukturen mit typisch vitalen Depressionen beobachtet. Hierin ist also eine interessante Diskrepanz in der Phänomenologie zu den Depressionen afrikanischer Menschen zu sehen. Es liegt nahe, diesen Unterschied mit der stärker ausgeprägten Leistungs- und Pflichtstruktur in den ostasiatischen Kulturen in Zusammenhang zu bringen. So weist PFEIFFER in diesem Zusammenhang auf die Einflußgebiete der strengen konfuzianischen Ethik und anderer ethisch geprägter religiöser Gruppierungen hin und illustriert dies mit einem kasuistischen Beispiel von einer Inderin, die sich in ihrer Depression beschuldigte, in einer früheren Inkarnation ein schweres Verbrechen begangen zu haben. Die Psychopathologie diagnostisch eng gefaßter Manien scheint hingegen verhältnismäßig wenig zu differieren. Auch in tropischen Ländern sind euphorische, ekstatische wie auch gereizte Manien bekannt. Die diagnostische Abgrenzung gegen den schizophrenen und schizoaffektiven Zwischenbereich bleibt problematisch.

Zu den neurotischen Kernsyndromen gehören die relativ gut abgrenzbaren und untersuchbaren Phobien und die Zwangskrankheit. Auch für diese Syndrome ist ähnlich wie hinsichtlich der Wahnbildungen anzunehmen, daß in vorindustriellen Kulturen oft die kritisch-verfremdende Einstellung zum eigenen Erleben nicht gegeben ist und daher Zwang und Phobie viel öfter den Charakter unmittelbarer dranghafter Impulshaftigkeit annehmen als den kühl berichteter ich-dystoner Regungen, die in Ritualen systematisiert werden. Auch werden sie oft nicht als in den ärztlichen Kompetenzbereich fallend angesehen. Phobisch-anankastische Syndrome sind aber in anderen Kulturen bekannt, so wird von einer Kajakangst der Eskimos berichtet, ein quälendes, phobisch getöntes Entfremdungsgefühl, das Kajakfahrer auf spiegelglatter See befallen und völlig hilflos machen kann. Der Pathologie europäischer Patienten sehr ähnliche zwanghafte Befürchtungen werden aus islamischen Ländern im Zusammenhang mit der Religionsausübung beschrieben, etwa die Furcht, eine Gotteslästerung bei rituellen Handlungen auszustoßen. Unserer hypochondrisch ausgeweiteten Angstneurose ist ein Krankheitsbild ähnlich, das im chinesischen Sprachraum und auch auf Borneo vorkommt, Koro, ein ängstlich hypochondrisches Gefühl, der Penis verkleinere sich und ziehe sich in den Leib zurück. Diese Befürchtung ist mit akuter Todesangst verbunden.

Mit die größte Formbarkeit durch kulturelle Einflüsse scheinen seelische Krisen und Reaktionen in ungewöhnlichen Belastungssituationen zu erfahren. So muß mit dem Voodoo-Tod nach Tabu-Verletzung wohl ein „psychosomatischer Tod" als möglich angenommen werden. Von dem nordafrikanischen Stamm der Massai ist bekannt, daß sie durch Inhaftierung psychisch schwer beeinträchtigt werden und sterben, weswegen die Behörden Freiheitsstrafen bei ihnen vermeiden. Neben den auch uns geläufigen depressiven, asthenischen, hypochondrischen, oneiroid-erregt-verwirrten und suizidalen Reaktionen gibt es einige Syndrome, die sich in unsere gewohnte Klassifikation schwer einordnen lassen. PFEIFFER gibt einen Überblick über diese von ihm als latah-ähnlich zusammengefaßten Reaktionen. Neben der auf den Malayischen Inseln beheimateten Latah (= kitzlig, nervös) gehören dazu auch der Amok in Südindien und die Berserk-Reaktion, ferner Imu, Miryachit und andere Verhaltensauffälligkeiten. Das Gemeinsame dieser Syndrome liegt in einer reaktiven, durch eine Situation meist ganz plötzlich ausgelösten, extremen Verhaltensänderung, die mit einer hochgradigen Bewußtseinseinengung oder Bewußtseinsabwandlung im Sinne einer Dissoziation einhergeht. Das resultierende Verhalten reicht von katatoniformen Zuständen und Echophänomenen über TOURETTE-ähnliche zwanghafte Bewegungen und koprolalische Entäußerungen bis hin zu extrem aggressiver motorischer Abreaktion. Eine Unterscheidung gegenüber dem Gilles-de-la-Tourette-Syndrom ist dadurch möglich, daß dort die motorischen Entäußerungen spontan erfolgen und keine Echophänomene vorkommen. Interessant ist auch, daß berichtet wird, das Pflegepersonal könne Echophänomene bei Katatonie von solchen bei latah-ähnlichen Reaktionen unterscheiden. Die Beschreibungen dieser Syndrome wecken mitunter den Eindruck großer Suggestibilität der betroffenen Patienten, Induktionen, auch gruppenweise, scheinen häufig vorzukommen, aber auch lebenslange Chronifizierungen mit sozialem Rückzug und Persönlichkeitswandel. Unserem nosologischen Denken müssen diese Reaktionen als heterogen erscheinen. Ein Teil der Bilder erinnert an die in Mitteleuropa vor der psychologischen Aufklärung häufigeren oneiroid-hysterischen dissoziativen Dämmerzustände, die beschriebenen Chronifizierungen hingegen eher an schizophrene Psychosen, die als „hysterische Psychosen" auch in westlichen Ländern gelegentlich in Form einer akuten katatoniformen Reaktion beginnen können. Die nosologische Heterogenität bei ähnlichen, durch die Akutheit geprägten Erscheinungsbildern läßt an die Begriffsbildung der bouffée delirante der französischen Psychiatrie denken. Inhalt, Ausdruck und der Bezug zu spezifischen Konflikten bleiben dabei am stärksten gesellschafts- und kulturbezogen. So kann der Amok-Lauf, seinem Sinn und der Funktion nach dem Berserk-Gang verwandt, als ein typisches Beispiel für das von DEVEREUX erwähnte Rollenangebot der Gesellschaft für seelische Ausnahmezustände angesehen werden, deren resultierendes deviantes Verhalten dann wieder in vorbestimmten Bahnen aus der Normalität ausbricht.

Die Besessenheits-, Behexungs-, Tranceceremonielle, die vor allem in Afrika studiert wurden, sind sehr heterogen. Sie stehen der Meditation nahe, können manchmal auch als eine Art leiterzentrierter Hypnose aufgefaßt werden und stellen, phänomenologisch gesehen, nicht-organisch bedingte, geordnete Dämmerzustände dar. Sie sind nicht Krankheit, sondern Kunst, die nur von ausgeprägten Persönlichkeiten erlernt werden kann.

Die große transkulturelle Variabilität der Suicidhandlungen bezieht sich naturgemäß mehr auf die wertende, akzeptierende oder ablehnende Einstellung der Gesellschaft zum Suicidalen und seinen Motiven als auf die Suicidpraktiken selbst, obgleich es auch in der konkreten Vorgehensweise einige bemerkenswerte Besonderheiten gibt, wie etwa die Praktik der Hereros, sich durch Verschließen der Luftwege mit der Zunge zu suicidieren, wobei das Zungenbändchen zerrissen werden muß. Auch Japan kannte bis vor einem Menschenalter ritualisierte Suicidpraktiken. Die Einstellung der Gesellschaft zum Suicid variiert von strikter Ablehnung im Christentum und Islam, wo im Suicid eine Anmaßung gegenüber Gott, der allein über Leben und Tod entscheidet, gesehen wird, bis zu weitreichender Akzeptanz zum Beispiel im Japan der Vorkriegs- und Kriegszeit in Abhängigkeit von den Motiven des Suicidalen. Zu erwähnen sind neben den Kamikazefliegern die Massensuicide japanischer Offiziere zu Kriegsende, z. B. auf Okinawa, oder das als ehrenhaft geltende Harakiri verarmter Samurai in früherer Zeit. Selbst der erweiterte Suicid, z. B. von Liebespaaren, soll keiner eindeutigen Sanktionierung verfallen. Der „hypernomische Suicid" – von unseren melancholischen Patienten bekannt – wurde auch von japanischen Patienten beschrieben: Die übermäßig starke Bindung an die Erwartungen der Gesellschaft, deren Verfehlen nicht durch die Einnahme eines autonomen oppositionellen Standpunktes ausgehalten werden kann, führt im Rahmen einer depressiven Erkrankung zur Selbsttötung. Ein altruistischer Suicid wird auch von Eskimos berichtet sowie von subarktischen Nomaden, deren Alte zu einer Belastung des weiterziehenden Stammes zu werden drohen. Ein institutionalisierter Suicid wurde auch von der Hindu-Gesellschaft angeboten. Ein Asket darf sich an bestimmten heiligen Orten zu Tode hungern, ein als fröhlich intendiertes Ritual. Die Suicide Leprösen, die als Unreine unter diesen Umständen doch das sonst verweigerte Ritual einer Bestattung gewährt bekamen, oder die Angehörigen, Frauen und Diener reicher Verstorbener kamen durch die Erwartung ihrer Bereitschaft, sich einmauern oder einäschern zu lassen, zu einem Quasi-Suicid unter erheblichem Druck der Gesellschaft, ähnlich den erwähnten Alten der Nomadenstämme, die sonst evtl. einfach zurückgelassen wurden. Der Appell- und Anklagecharakter des Suicids kommt in einer vormaligen, in einem ostindischen Land bekannten Gesetzesregelung zum Ausdruck, wonach derjenige, der den Suicidenten zum Suicid getrieben hat, rechtlich belangt werden konnte.

Zum Abschluß des Abschnittes über deskriptive Phänomenologie in der Ethnopsychiatrie seien noch einige Ergebnisse der ethnopsychoanalytischen Studie von PARIN et al. wiedergegeben. Diese Untersuchung entfernt sich zwar von den psychiatrischen Krankheitsbildern und auch von einem herkömmlichen psychoanalytischen Setting – es wurde mit gesunden Probanden gearbeitet, die für ihre Kooperation bezahlt wurden –, aber die Studie liefert doch einen überzeugenden Beitrag zu einer psychoanalytischen Ethnographie und hat in dem Fach für die Theorienbildung Bedeutung erlangt. Die Autoren arbeiten Besonderheiten der Abwehrformen und Ich-Entwicklung der Dogon in Mali heraus und betonen das Überwiegen identifikatorischer Bezugnahme aufeinander gegenüber der objektgerichteten in unserer Kultur. Das Ich bleibe dadurch letztlich ausgeglichener, aber auch abhängiger, erreiche nicht das Ausmaß an sekundärer Autonomie, das unserem Persönlichkeitsideal entspricht. Die Identifikationsvorgänge seien wesentlich weiter ausdifferenziert als bei uns. Als Beispiel wird der Tanz angeführt, dem aus der langen Säuglingsphase von drei Jahren, in der die Kinder von den Müttern am Leib getragen werden, eine Tradition anhaftet: sich zur eigenen und der Mutter Befriedigung in den Rhythmus ihrer Bewegungen einzuschwingen. Auch der → Ödipuskomplex unserer Form mit → Kastrationsangst werde vermieden durch die Eingliederung in die Brüderreihe, Toro, die ein nuanciertes Identifikationsangebot vom Ältesten bis zu den Gleichaltrigen zur Verfügung stelle. Statt der Kastrationsangst spiele für den Ödipuskomplex die Angst, von der Mutter verlassen zu werden, eine zentrale Rolle, wodurch Angst und Bedrohungserlebnisse selten, eher Trauer und Verlassenheitsgefühle anzutreffen seien. Für jede spezielle, häufig wiederkehrende Konfliktsituation gebe es solche Identifikationsangebote. Dadurch werde ein hohes Maß an innerer Flexibilität, Umbesetzungsvermögen und Ambivalenz-Toleranz erreicht. Die Ich-Struktur der Dogon sei wesentlich durch ein Gruppen-Ich geprägt, an Stelle der inneren Wächter treten äußere, die Identifikationsobjekte.

Eine solche Relativierung der uns vertrauten europäischen Psychodynamik des Ödipuskomplexes weist Perspektiven zu völlig anders organisierten Ich- und Gesellschaftsstrukturen, macht aber auch die methodischen Probleme deutlich: Es kann nur vom definierten Standpunkt einer Kultur und mit dem von ihr elaborierten Werkzeug der Zugang zu einer anderen versucht werden.

Die chronisch seelisch Kranken in den nicht industrialisierten Gesellschaftsformen scheinen oft im täglichen Leben besser integriert und präsenter zu sein als hier, obgleich auch dort Ausstoßungsformen vorkommen. Interessant ist, daß sich überall eine Kerngruppe von „Verrückten" findet, die von der Gemeinschaft als solche identifiziert werden, so daß eine Abgrenzung gegen uns schizophrenieverdächtig erscheinende Erregungs- oder Trancezustände durch Einheimische möglich ist. Bei Betrachtung aller Befunde drängt sich der Gedanke auf, daß den Kern der schizophrenen Störung der emotionale und kognitive Referenzbruch mit der Gemeinschaft darstellt, daß konsekutive Verflachungs- und Verarmungsphänomene aber ebenso in allen Kulturen anzutreffen sind. Die Form der Erkrankung scheint hingegen kulturellen Einflüssen zugänglich, so die erwähnte Bevorzugung von Wahnbildungen in den christlichen, industrialisierten, rational und individual akzentuierten Gesellschaftsformen, – und natürlich die Inhalte psychotischer Erlebnisse. Ähnlich scheint das transkulturell Gleichbleibende endomorpher Depressionen im vitalen Syndrom zu liegen, während die Ausformung in hohem Maß pathoplastischen Einflüssen offensteht: Schuld, Versündigung, Verarmung in den leistungsbezogenen Industrieländern, eher hypochondrisch leibbezogene Ausprägung in den tropischen Ländern. Das gleiche Prinzip trifft für die neurotischen Kernsyndrome → Angst, → Phobie, → Zwang, → Hypochondrie zu, die in den psychologisch nicht aufgeklärten Ländern unmittelbarer, weniger verarbeitet und gestaltet auftreten. Schließlich gibt es in vielfältiger Ausprägung noch die bei uns selten gewordenen dissoziativ-oneiroiden Zustände.

4.2 Quantitative Untersuchungen

Die technischen Schwierigkeiten epidemiologischer Studien in Entwicklungsländern sind durch die Probleme einer zuverlässigen Datenerhebung, der Gewinnung repräsentativer Stichproben und Probleme der Klassifikation gekennzeichnet. Solche technischen Probleme und das Bemühen, gezielt hypothesengeleitet spezielle Fragestellungen anzugehen, haben dazu geführt, daß sich die transkulturelle psychiatrische Forschung in den letzten 1½ Jahrzehnten mehr und mehr auf Detailaspekte vereinzelt hat. Bei der Untersuchung eines sozialen Mikrofeldes kann eine bessere Kontrollierbarkeit intervenierender Variablen und eine konzisere Problemstellung für die Studie erreicht werden. Ein thematischer Zusammenhang solcher „transkultureller" Studien geht damit allerdings mehr und mehr verloren. Die Forschungsergebnisse dieser inzwischen sehr zahlreich gewordenen Detailstudien lassen sich sehr viel zwangloser den Fachgebieten innerhalb der Psychiatrie zuordnen wie etwa Suicidologie, Schizophrenieverlaufsforschung, Prädiktorensuche etc. Im folgenden sollen daher wiederum nur einige klassisch gewordene ältere Studien referiert werden, die exemplarisch zeigen konnten, in welcher Weise quantitativ arbeitende transkulturelle Studien einen Beitrag zu speziellen Fragestellungen in der Psychiatrie zu leisten vermögen. Folgende Techniken haben sich herausgebildet: Es kann die Epidemiologie definierter Populationen verschiedener Kulturen miteinander verglichen und bei Abweichungen eine Arbeitshypothese entwickelt werden, damit in späteren Untersuchungen die verdächtigen Einflußfaktoren einer Kultur isoliert werden können. Zu Studien dieses Typs sind die großen älteren epidemiologischen Untersuchungen zu rechnen, die eine Art Bestandsaufnahme und Basisforschung darstellten. Wenn sich in einer weitgehend homogenen Kultur Regionen finden lassen, in denen ein psychiatrisch relevanter Kulturparameter variiert, so bietet sich eine vergleichende psychiatrische Epidemiologie solcher Regionen an. In diesem Fall kann also hypothesen- und modellgeleitet eine spezielle Fragestellung verfolgt werden. Ein Beispiel für diesen Forschungstyp stellt die Untersuchung von LEIGHTON et al. an drei unterschiedlich stark akkulturierten Yorubadörfern in Nigeria dar. Schließlich gibt es die Migrationsstudien, die sich einen quasi-experimentellen Vorgang zunutze machen, um zu prüfen, inwieweit eine sich ändernde Kultur das Individuum psychiatrisch relevant beeinflußt. Da der Vorgang der Migration aber natürlich nicht so kontrolliert wie ein Experiment abläuft, treten erhebliche Methodenprobleme auf. Als Beispiel für diesen Typus sei die klassische Migrationsstudie von ÖDEGAARD an norwegischen Einwanderern in den USA genannt. In den Anfängen quantitativer transkultureller Forschung tauchten immer wieder Befunde auf, die Unterschiede in der Häufigkeit endogener Psychosen in verschiedenen Ländern und Kulturen behaupteten. Nachuntersuchungen mit verfeinerter Technik hielten diese Befunde meist nicht stand. So konnten z. B. MURPHY u. a. die früher von EATON und WEIL aufgestellte Hypothese der Schizophrenieresistenz von Hutteriten in Kanada bei Benützung der Census-Unterlagen widerlegen. Technisch sorgfältige Untersuchungen in Ländern mit für epidemiologische Studien ausreichender Infratruktur, aber doch einer der westlichen fremden Kultur, wie die von LIN auf Formosa und die von MURPHY auf Mauritius brachten sehr ähnliche Inzidenzzahlen wie sie in Großbritannien, dem europäischen Referenzland, gefunden werden. Als Nebenbefund kann in der Studie von MURPHY auf Mauritius interessieren, daß mäßig gestörte Schizophrene dort einen besseren Krankheitsverlauf zeigen als in Großbritannien, nach Interpretation der Autoren deshalb, weil sie in einer Industrieleistungsgesellschaft schonungsloser mit ihrer Defizienz konfrontiert und damit weniger gut integriert werden. Die Zahl der schwer residual veränderten erwies sich jedoch ebenso wie die Gesamtinzidenz als gleich. Dieser Befund wird von zahlreichen neueren, methodisch verbesserten Untersuchungen bestätigt. Eine „transkulturelle" Untersuchung ganz anderer Art stellt die historiographisch-epidemiologisch vergleichende Untersuchung von GOLDHAMER und MARSHALL dar, die wahrscheinlich machen konnte, daß die Psychoseinzidenz in Massachusetts zwischen 1840 und 1940 keine größeren Veränderungen aufwies, so daß die heutige kompetitive Industriegesellschaft nicht als stärker schizophrenogen angesehen werden könne als die frühere ländliche Gesellschaftsstruktur. Die Autoren, die Unterschiede in der Schizophrenieinzidenz verschiedener Kulturen auszumachen glaubten − zumeist relativ geringfügige Unterschiede, die auf eine Lebenszeitinzidenz zwischen 0,5 und 3% hinausliefen − verbanden ätiologische Hypothesen mit ihren Beobachtungen. MURPHY wies in einer Übersichtsarbeit von 1968 darauf hin, daß erhöhte Schizophrenieraten gefunden wurden bei den: Tamilen in Singapur; den Kroaten in Istrien; den Iren in den USA und in Großbritannien; den Katholiken in Canada und den Frauen in konservativen kanadischen Provinzen, die sich im Wandel befinden. Die genannten Gruppen wurden jeweils verglichen mit der Gesamtbevölkerung der Region. Diese Befunde wurden interpretiert mit der Hypothese, daß die gefährdeten Gruppen jeweils gesellschaftlichen Strukturen entstammen, die im Umbruch stehen. Über Rollenkonflikte würden Ambivalenz und Strukturverlust gefördert; soziologische Theorien zu Anomie und Rollenauflösung standen bei Émile DURKHEIM und Leo SROLE zur Verfügung. Auf diese Theorie fokussiert auch die erwähnte Studie von LEIGHTON et al., die drei Yoruba-Dörfer in Nigeria untersuchten, ein nicht akkulturiertes, ein im Akkulturierungsprozeß befindliches und eines, dessen Akkulturierungsprozeß weitgehend zum Abschluß gekommen war. Die Gesamtinzidenz ähnelt der westlicher Vergleichsstudien stark, die im Umbruch befindliche Gemeinde zeigte jedoch die höchste Morbidität, wobei eine spezielle Aussage über Psychosen wegen der geringen Fallzahlen nicht möglich war. Zu einer gleichsinnigen Aussage kam die Sterling-County-Studie von LEIGHTON et al., die auch Körpererkrankungen wie Bluthochdruck einbezogen hat. Die klassisch gewordene Studie von ÖDEGAARD über norwegische Einwanderer in den USA fand unter dieser Gruppe eine stark erhöhte Schizophrenieinzidenz. Die Studie macht aber auch auf methodische Fallstricke aufmerksam: Ein Teil der Immigranten war in Norwegen schon ein psychotisch erkrankt. Andere mögen prämorbid auffällig, schizoid, unangepaßt gewesen sein und deshalb eher zur Emigration geneigt haben, manche reimigrierten nach Norwegen oder wanderten ruhelos zwischen den Kontinenten hin und her. Die Isolierung eines kulturellen von einem Persönlichkeitsfaktor mag so kaum gelingen.

Den Schizophreniestudien vergleichbare Ergebnisse aus dem Bereich der Affektpsychosen und Neurosen liegen, jedenfalls in gleicher Vielfalt und Zuverlässigkeit, nicht vor. Dazu ist die Standardisierung der Diagnostik wohl noch nicht exakt genug. Sucht und ihre Folgekrankheiten scheinen ziemlich direkt mit dem Angebot der Suchtmittel in einer Gesellschaft zusammenzuhängen. Dies schließt nicht aus, daß bei uns kriminalisierte Rauschmittel in ihren Ursprungsländern von manchen Menschen auch einmal kontrolliert genommen werden können. Es scheint auch, daß sozial vermittelte Haltungen durchschlagen, wie etwa die erhöhte Alkoholgefährdung bei Iren in Kanada oder erhöhte Drogengefährdung jüdischer Einwanderer dort zeigen.

Die Suicid- und Suicidversuchsraten verschiedener Länder werden in der Literatur zwar immer in einer Rangfolge, an deren Spitze meist Ungarn steht, angeboten, ihre Interpretation ist aber nur im globalen Erhebungen problematisch. Man fand ein erhöhtes Suicidrisiko bei älteren Menschen, bei Männern, bei Protestanten, bei Personen mit Partnerverlust etc. Ein Erklärungsversuch, die Anomiehypothese DÜRKHEIMS, wurde bereits erwähnt, eine andere ist die der Statusintegration, wie sie von amerikanischen Autoren beschrieben wurde. Gesellschaften, die ein klar definiertes, hochintegriertes Rollenangebot machen, sollen danach eine niedrigere Suicidrate aufweisen als Gesellschaften, deren Statusgefüge im Wandel ist.

Am psychiatrischen Spezialgebiet der Suicidologie läßt sich besonders gut belegen, wie sich die ältere transkulturelle Psychiatrie mit zunehmender Spezialisierung der Fragestellungen und einer Verfeinerung der empirischen Untersuchungstechniken in eine leistungsfähigere sozialpsychiatrische Mikroepidemiologie auflöst.

Die aufgeführten Befunde konnten nur beispielhaft anreißen, was ethnopsychiatrische Forschung für die allgemeine Psychiatrie leisten kann: Die Trennung der Kernsymptome unserer Krankheitsbilder von ihren pathoplastisch überformbaren Ausgestaltungen und Erscheinungsformen; die Isolierung sozialer Faktoren, die ätiologische, pathogenetische oder den Verlauf beeinflussende Funktion haben; und schließlich allgemein eine Bereicherung unserer Kenntnis der großen Vielfalt menschlicher Befindlichkeits-, Ausdrucks-, Anpassungs- und Fehlanpassungsvarianten.

Literatur
DEVEREUX, G.: Normal und anormal. Aufsätze zur allgemeinen Ethnopsychiatrie. Frankfurt/M.: Suhrkamp 1974.
GOLDHAMER, H., MARSHALL, A.: Psychosis and civilization. Two studies in the frequency of mental disease. Glencoe/Illinois: Free Press 1953.
HOFER, G.: Ethnopsychiatrie. In: KISKER, K. P., MEYER, J. E., MÜLLER, C., STRÖMGREN E., (Hrsg.) Psychiatrie der Gegenwart, Bd. I. (S. 739–770). Berlin Heidelberg New York: Springer 1979.
LAMBO, T. A.: Patterns of psychiatric care in developing African countries. In: KIEV, A. (ed) Magic, faith and healing. New York: Free Press 1964.
LEFF, J.: The crosscultural study of emotions. Cult. Med. Psychiatry 1, 317–350 (1977).
LEIGHTON, A., LAMBO, A. T., HUGHES, C. C., LEIGHTON, D. C., MURPHY J. U., MARKLIN, D. B.: Psychiatric disorder among the Yoruba. Ithaka, New York: Cornell University Press 1963.
LIN, TSUNG-YI: The study of the incidence of mental disorder in Chinese and other cultures. Psychiatry 16, 313–336 (1953).
MURPHY, H. B. M.: Cultural factors in the genesis of schizophrenia. In: ROSENTHAL, D., KETY, S. S. (Ed.) Proceedings of the 2nd Research Conference of the Foundations Fund for Research in Psychiatry, p. 137–153. Oxford: Pergamon 1968.
MURPHY, H. B. M., RAMAN, A. C.: The chronicity of schizophrenia in indigenous tropical peoples. Results of a 12-year follow-up survey in Mauritius. Brit. J. Psychiat. 118, 489–497 (1971).
ÖDEGAARD, O.: Emigration and Insanity. A study of disease among the norwegianborn population of Minnesota. Acta Psychiatrica and Neurologica Supplementum IV. 1932.
PARIN, P., MORGENTHALER, F., PARIN-MATTHEY, G.: Die Weißen denken zuviel. Psychoanalytische Untersuchungen bei den Dogon in Westafrika. Frankfurt/M.: Fischer 1983.
SARTORIUS, N.: Crosscultural psychiatry. In: KISKER, K. P., MEYER, J. E., MÜLLER, C., STRÖMGREN, E. (Hrsg.) Psychiatrie der Gegenwart, Bd. I, Teil 1 (S. 711–737). Heidelberg Berlin New York: Springer 1979.
WULFF, E.: Psychiatrischer Bericht aus Vietnam. In: N. Petrilowitsch (Hrsg.) Beiträge zur vergleichenden Psychiatrie, Bd. I, S. 1–84. Basel: Karger 1967.
YAP, P. M.: Classification of the culture-bound reactive syndromes. Anst. N.Z.I. Psychiatry 1, 172 (1967).
ZUBIN, J., KIETZMANN, M. C.: A crosscultural approach to classification of schizophrenia and other mental disorders. In: HOCH, P. H., ZUBIN, J. (Eds.) Psychopathology of Schizophrenia, New York: Grune & Stratton 1966.

CH. MUNDT

Ethologie

[gr.: εθος = Sitte, Gewohnheit]

Die *vergleichende Verhaltensforschung* oder *Ethologie* beschäftigt sich vor allem mit der naturwissenschaftlichen Analyse stammesgeschichtlicher Anpassungen des Verhaltens. Der Begriff „Ethologie" fand bereits früher Verwendung in der Biologie. Er kennzeichnet einen Forschungsbereich, der heute als Ökologie bezeichnet wird, d. h. Lehre von den Beziehungen der Lebewesen zu ihrer Umwelt (DOLLO 1895, 1909, nach EIBL-EIBESFELDT, 1969). Für JOHN ST. MILL (1843) war Ethologie „die exakte Wissenschaft der menschlichen Natur". Die Bezeichnung „Ethologie" für die vergleichende Verhaltensforschung, einem Zweig der Biologie, der sich aus der Zoologie entwickelte, ist seit TINBERGEN (1951) allgemein üblich. TINBERGEN gehört mit LORENZ zu den unmittelbaren Begründern der vergleichenden Verhaltensforschung.

Unter den frühen Vorläufern der Ethologie sind u. a. v. PERNAU (1702, 1716), REIMARUS (1740, 1762), REAUMUR (1734, 1742) und DARWIN (1872) zu erwähnen, die alle auf die Notwendigkeit der Unterscheidung angeborener, d. h. nicht auf individueller Erfahrung beruhender, z. T. höchst komplexer Verhaltensmuster von erworbenen Fähigkeiten hingewiesen haben. V. PERNAU, ein deutscher Zoologe, beobachtete z. B., daß einige Vogelarten ihren arteigenen Gesang erlernen müssen, während andere Arten, denen keine Gelegenheit gegeben war, den Gesang von Artgenossen zu hören, dennoch artspezifisch sangen.

Die moderne Entwicklung der Ethologie setzt, E. H. HESS (1962) zufolge, mit dem Satz des amerikanischen Zoologen WHITMAN (1898) ein: „Instinkte und Organe sind von dem gemeinsamen Gesichtspunkt der phyletischen Abstammung zu untersuchen" (zit. nach HESS, 1962, S. 168).

Unabhängig von WHITMAN konnte HEINROTH (1910) auf Grund seiner Untersuchungen an Entenvögeln belegen, daß das Konzept der Homologie, wie es die morphologische Phylogenetik verwendet, gleichermaßen auf bestimmte Verhaltensmuster anwendbar ist: Bestimmte Bewegungen, das Kratzen etwa, lassen sich über Arten, Gattungen und Ordnungen verfolgen. Diese formkonstanten angeborenen Verhaltensweisen sind gleichermaßen kennzeichnend wie morphologische Merkmale, d. h. sie besitzen taxonomischen Wert.

CRAIG (1918), einem Schüler WHITMANs, ist die Unterscheidung der gleichförmig ablaufenden triebbefriedigenden Endhandlung („consummatory action", Erbkoordination, LORENZ) von dem flexibleren, einleitenden Appetenzverhalten („appetitive behavior", Appetenzverhalten, LORENZ), zu verdanken. LORENZ, ein Schüler HEINROTHS, der die Untersuchungen CRAIGS anfänglich nicht kannte, kam zu ähnlichen Ergebnissen, die er auf Grund von Beobachtungen zuerst an − z. T. zahmen − Vögeln theoretisch weiter ausbaute. Aus den empirischen Feststellungen, daß Instinktbewegungen leichter auszulösen sind, wenn sie über längere Zeit nicht ausgeführt werden, daß andererseits häufige Auslösung offenbar zu einer Art Schwellenerhöhung für die Auslösung führt, die nicht auf muskuläre Ermüdung zurückzuführen ist, schloß LORENZ (1937) auf eine *aktionsspezifische Energie*, auf ein jeder Erbkoordination zugeordnetes Reservoir, in dem Energie kumuliert wird. Die Kumulierung der Energie führt zu einer Schwellenerniedrigung.

Die neurophysiologischen Grundlagen des hypothetischen Konstrukts einer zentral-nervös produzierten, aktionsspezifischen Energie sind v. a. E. v. HOLST (1936, 1937) zu verdanken, der u. a. nachwies, daß bei einigen Fischen der Bewegungskoordination des Schwimmens eine zentralnervöse Erregungsproduktion zugrundeliegt. Durch Stimulation bestimmter Hirnregionen bei Vögeln und Katzen mit Hilfe von implantierten Elektroden konnten v. HOLST (ab 1933) und W. R. HESS (seit 1927) die neuronale Organisation aufweisen, die den von den Ethologen beobachteten artspezifischen Verhaltensmustern zugrundeliegen.

Eines der ersten Bücher, das sich mit Instinktverhalten im Sinne der modernen Ethologie beschäftigt, ist das von TINBERGEN(englische Ausgabe 1951).

Die Ethologie ist eine naturwissenschaftliche Disziplin; das Verhalten von Lebewesen wird empirisch untersucht und kausal erklärt. Die typische Vorgehensweise des Ethologen besteht im ersten Schritt in einer möglichst vollständigen Bestandsaufnahme des Verhaltens der zu untersuchenden Species, wenn möglich in deren natürlicher Umgebung. Ein solcher Katalog von Verhaltenseinheiten: „Nagen", „Scharren", etwa oder von nach ihrer Funktion gebildeten Einheiten wie „Nestbauen", wird als *Ethogramm* bezeichnet. Auf die Klassifikation und Erhebung des Verhaltens folgt im allgemeinen ein Vergleich des gewonnenen Verhaltensinventars mit dem anderer, vor allem verwandter Arten. Daran schließt sich eine Analyse der Faktoren an, die die aufgezeigten Verhaltensweisen beeinflussen. Die ontogenetische und phylogenetische Entwicklung einer Verhaltenseinheit, sowie deren physiologische Grundlagen werden untersucht. Das Augenmerk des Verhaltensforschers ist vor allem auf angeborene Verhaltenskomponenten gerichtet − dies nicht etwa, weil er Lernprozesse für unwichtig hält: Er ist vielmehr der Überzeugung, daß die dem Tier mitgegebene Verhaltensausrüstung bekannt sein muß, bevor Verhaltensänderungen, die auf Lernen zurückzuführen sind, untersucht werden können. Es ist unbestritten, daß stammesgeschichtliche Anpassungen durch individuelles Lernen modifiziert werden können („Instinkt-Dressurverschränkung", LORENZ).

In der Folge sollen einige ethologische Grundbegriffe kurz definiert werden:

Instinkt

Der Begriff des Instinktes hat eine Tradition, die der vergleichenden Verhaltensforschung lange vorausgeht. In seiner schillernden Bedeutung bezeichnet „Instinkt" besondere Verhaltenstendenzen („Triebkräfte"), die Mensch und Tier anlagemäßig gegeben sein sollen. So sind von den verschiedensten Autoren im Laufe der Zeit eine Reihe von „Instinkten" angeführt worden, mit dem Ziel, soziales (menschliches) Verhalten zu erklären. BERNARD (1924, 1926, nach HOFSTÄTTER, 1959, 185−186) hat bei 400 Autoren nicht weniger als 5684 als „instinktiv" bezeichnete Verhaltensweisen gefunden. Zu ihnen zählen u. a. ein „Sympathieinstinkt" (SMITH, 1776), der Nachahmungstrieb, ein Geselligkeits- und Herdentrieb. McDOUGALL hat etwa ein Dutzend „Instinkte" („propensities") aufgezählt. W. JAMES (1890) bringt es nach HOFSTÄTTER (1959, 185) auf 32 verschiedene Instinkte, unter ihnen einen „Instinkt des Zuckermögens". „Es scheint so, als hätte man von altersher jedes Verhalten, das in einer bestimmten Gesellschaftsform als ‚selbstverständlich' galt, als den Ausfluß der ‚menschlichen Natur' schlechthin und damit als anlagemäßig und instinktiv begründet angesehen" (HOFSTÄTTER, 1959, 184).

Es ist nun in erster Linie ein Verdienst der vergleichenden Verhaltensforschung, die wissenschaftliche Rehabilitierung des Instinktbegriffes herbeigeführt zu haben.

TINBERGEN (1966, 104) hat 1951 „Instinkt" − wie er sagt, vorläufig − definiert „als einen hierarchisch organisierten nervösen Mechanismus, der auf bestimmte vorwarnende, auslösende und richtende Impulse, sowohl innere wie äußere, anspricht und sie mit wohlkoordinierten, lebens- und arterhaltenden Bewegungen beantwortet" (im Original gesperrt gedruckt).

Instinkthandlung
Angeborene Verhaltensmuster — Bewegungsweisen, die im Verhalten eines Tieres häufig wiederkehren und die nicht gelernt worden sind, werden als *Erbkoordination* oder *Instinktbewegungen* bezeichnet (LORENZ, 1953; LORENZ u. TINBERGEN, 1938). Dieses „angeborene Können" (EIBL-EIBESFELDT) kann bereits kurz nach der Geburt vorhanden sein, so wenn ein gerade aus dem Ei geschlüpftes Hühnerküken läuft, scharrt, nach Körnern pickt und trinkt oder wenn es vor Raubvögeln zur Glucke flüchtet. Andererseits impliziert der Begriff der Instinktbewegung nicht, daß das so gekennzeichnete Verhaltensmuster bereits von Geburt oder dem Schlüpfen an ausgebildet sei. Es kann vielmehr auch im Laufe der Entwicklung heranreifen.
Zur Aufdeckung von Bewegungsweisen, die „auf der Grundlage stammesgeschichtlich erworbener Entwicklungsrezepte" (EIBL-EIBESFELDT) von Geburt an ein basales Verhaltensrepertoire darstellen oder sich im Laufe der Jugend entwickeln, bedient sich die Verhaltensforschung vor allem der folgenden Vorgehensweisen: Zum einen der Beobachtung und Suche nach formkonstanten, weitgehend stereotyp ablaufenden Bewegungsmustern. Das Aufzeigen der Formkonstanz einer Bewegung, d. h. Invarianz der Reihenfolge und des Phasenabstandes des beteiligten motorischen Elementes, sowie das Vorhandensein dieser Bewegung bei nahverwandten Arten, reichen jedoch nicht aus, diese eindeutig als Erbkoordination oder Instinktbewegung zu qualifizieren, da auch gelernte Verhaltensweisen stereotyp ablaufen können. Zur experimentellen Abklärung der Frage, ob eine Bewegungsweise „angeboren", d. h. eine phylogenetische Anpassung darstellt, oder auf individueller Erfahrung beruht, bietet sich die *Aufzucht* unter *Erfahrungsentzug* an. Bei diesen sog. „Kaspar-Hauser-Versuchen" wird das heranwachsende Tier daran gehindert, die untersuchte spezifische Verhaltensweise zu erlernen, indem es vom Artgenossen isoliert aufgezogen wird und keine Gelegenheit erhält, das Verhaltensmuster etwa durch Übung zu erlernen.
Gewisse Fehlleistungen sprechen auch für den erbangepaßten Charakter einer Verhaltensweise. So, wenn ein Hund sich im Kreise dreht, bevor er sich niederlegt, obwohl es dort kein Gras gibt, das vorher niedergetreten werden muß.
Zu den Erbkoordinationen, die, einmal in Gang gesetzt, unabhängig von äußerer Stimulation ablaufen, kommen im allgemeinen bestimmte Orientierungsbewegungen hinzu, die im Gegensatz zur Erbkoordination dauernder Außenreize bedürfen, wenn sie in Erscheinung treten sollen. Mit TINBERGEN (1951) werden diese erblich festgelegten, durch äußere Reize aufrechterhalten Richtwendungen als *Taxien* bezeichnet. Der beutefangende Frosch z. B. vollführt eine Bewegung in Richtung auf die Beute zu, um anschließend mit der Schnauzenspitze zuzuschnappen. Die Zielwendung auf die Beute zu ist die Taxis, während das Schnappen die Instinktbewegung darstellt (TINBERGEN, 1951). Instinktkoordination und Taxis laufen nicht immer so getrennt nacheinander ab. Vielmehr sind sie häufig miteinander verschränkt. Taxis und Erbkoordination zusammen machen eine Instinkthandlung aus.

Auslöser (Schlüssel-, Signalreize)
Wie v. UEXKÜLL (seit 1909) und v. FRISCH (1953) zuerst gezeigt haben, ist ein Tier durch die Funktionsweise seiner Sinnesorgane an eine spezifische Umwelt gebunden. Eine Maus hört z. B. nur im Ultraschallfrequenzbereich. Dazu kommt, daß Mensch wie Tier nicht auf alle wahrgenommenen Umwelt-Reize gleichermaßen reagieren. Die Mehrzahl der Reize hat hinsichtlich der Auslösung von Reaktionen nur einen potentiellen Charakter: Das Tier kann im Laufe seiner Entwicklung auf sie zu reagieren lernen (→ *Lerntheorien*). Nur wenige Stimuli aus der Vielzahl der möglichen wahrgenommenen Reize können eine Instinktbewegung auslösen. Sie werden als Schlüssel-, Signal- oder Auslösereize bezeichnet. Die Bezeichnung macht die Bedeutung dieser Reize sinnfällig. Sie können eine Erbkoordination in Gang setzen, die dann, einmal ausgelöst, weitgehend unabhängig von äußerer Stimulation abläuft. Der automatische Ablauf, der Mangel an Einsicht seitens des Tieres und die Beschränkung auf wenige, einfache auslösende Reize aus dem möglichen Wahrnehmungsbereich der jeweiligen Art, werden am Beispiel der Henne deutlich, die einem Küken, das sie unter einer Glasglocke gefangen sieht, nicht zur Hilfe kommt, solange sie das Küken nicht hört. Sieht die Henne es hingegen nicht, hört aber die „ängstlichen" Schreie des Kükens, kommt sie ihm sofort zu Hilfe (BRÜCKNER, 1933, nach HESS, 1962, 180).
Zur Untersuchung von Auslöser- oder Schlüsselreizen bedient man sich u. a. der Attrappenversuche. Dabei wird versucht, das zu untersuchende Verhaltensmuster mit Hilfe der einfachst möglichen Attrappe bei einem meist unter Erfahrungsentzug aufgezogenen Tier auszulösen. Die Tatsache, daß häufig sog. übernormale Attrappen, d. h. Attrappen, die Charakteristika natürlicher Auslöser überbetonen, eine optimale Auslöserwirkung aufweisen, legt die Vermutung nahe, daß gewisse Schlüsselreize durch natürliche Auslese im Verlaufe der Stammesgeschichte immer auffälliger werden.
Diese und andere Versuche machen deutlich, daß die Reize, die als Auslöser wirken, prägnant und

einfach strukturiert sind, eine Bewegung etwa, ein Geruch, eine hervorstehende Farbe am Körper, aber auch Beziehungen zwischen Kopf- und Körpergröße — so einfach, daß sie gelegentlich leicht imitiert werden können. Der Angler, der sich eines Blinkers bedient, um einen Hecht anzulocken, verwendet einen Auslöser (BAERENDS, 1950, nach HESS, 1962, 184).

Gelegentlich kann eine bestimmte Verhaltensweise durch mehrere, d. h. qualitativ verschiedene Schlüsselreize ausgelöst werden. In diesem Fall addiert sich die Wirksamkeit der Auslöser, wenn sie zusammen — häufig an einem Objekt — auftreten. SEITZ (1940) hat dies als *Reizsummensregel* bezeichnet.

Innere Faktoren, Appetenzverhalten, Leerlaufaktivität
Ein Verhalten wird nicht allein von der Stärke auslösender Stimuli bestimmt. Das zeigt sich darin, daß Erbkoordinationen trotz konstanter äußerer Bedingungen hinsichtlich Intensität und Dauer nicht immer gleichmäßig ablaufen. Das Verhalten ist auch von inneren Faktoren abhängig, die eine Handlungsbereitschaft, eine „Stimmung" provozieren, u. a. z. B. innere Sinnesreize, die den Füllungsgrad von Magen und Blase melden, Faktoren, die mit dem Stoffwechsel in Verbindung stehen, vor allem die Hormone. Ganz allgemein gilt, daß eine Instinkthandlung, die längere Zeit nicht abgelaufen ist, eine niedrige Schwelle für Auslöserreize aufweist.

Ausdruck einer inneren Handlungsbereitschaft oder Gestimmtheit ist das *Appetenzverhalten* („appetitive behavior", CRAIG, 1918). Dieser Begriff bezeichnet das spezifische Suchverhalten nach einer auslösenden Reizsituation, die, wenn sie erst einmal gefunden ist, die Erbkoordination quasi automatisch ablaufen läßt. Das Appetenzverhalten ist variabel, plastisch, die Erbkoordination starr. EIBL-EIBESFELDT (1969, 58) nennt als Beispiel einen jagdbestimmten Hund, der einen Hühnerhof aufsucht, den er von früher kennt. Dort findet er die jagdauslösende Reizsituation vor, die die Erbkoordination des Beutefanges in Gang setzt.

Bietet sich über längere Zeit für ein Tier keine Gelegenheit, eine bestimmte Handlung auszuführen, nimmt es unter Umständen mit Ersatzobjekten vorlieb; schließlich kann die Erbkoordination auch im *Leerlauf* ablaufen. So beobachtete LORENZ (1937) einen jungen, zahmen, im Zimmer fliegenden Star, der bei längerwährendem Mangel an einer entsprechenden auslösenden Situation, in diesem Fall einem fliegenden Insekt, den typischen Handlungsablauf des Insektfanges mit Totschlagen und Freßbewegung spontan im Leerlauf ausführte. LORENZ hat auf Grund dieser und ähnlicher Beobachtungen die Hypothese der Kumulierung aktionsspezifischer Energie infolge einer endogenen Reizproduktion aufgestellt.

Diese Hypothese findet ihre neurophysiologische Fundierung in den Untersuchungen von v. HOLST (1936, 1937), die für eine Spontanaktivität des Nervensystems („zentrale Automatie", v. HOLST) sprechen.

Angeborener Auslösemechanismus (AAM)
Die Hypothese, daß jeder Erbkoordination eine zentrale Erregungsproduktion zugrundeliegt, die durch höhere zentrale Instanzen gehemmt wird, macht die Annahme eines neuro-sensorischen Mechanismus erforderlich, der die Blockierung im geeigneten Moment auf entsprechende Außenreize, den Auslöser- oder Schlüsselreizen, aufhebt. LORENZ sprach in diesem Zusammenhang vom „auslösenden angeborenen Schema". Heute wird allgemein der Ausdruck TINBERGENs *angeborener Auslösemechanismus* (AAM) zur Kennzeichnung des Reizfilters verwendet, das mit unterschiedlicher Sensibilität auf Schlüsselreize anspricht. Die Lokalisation des angeborenen Auslösemechanismus ist in der Mehrzahl der Fälle unbekannt. — Das Attribut „angeboren" ist insofern irreführend, als auch Lernprozesse bei der schließlich als Auslöser in Frage kommenden Reizkonfiguration eine Rolle spielen können. BAERENDS (1956, nach PLOOG, 1964) hat daher vorgeschlagen, diese Qualifizierung vorläufig aufzugeben, solange nicht mehr experimentelle Daten zur Ontogenese des AAM vorliegen. LORENZ hat (1935, nach PLOOG, 1964) bereits frühzeitig darauf hingewiesen, daß eine zunehmende Selektivität für als Auslöser in Frage kommende Reize im Verlauf der individuellen Entwicklung auftreten kann, die sich bei allen Mitgliedern einer Species wiederfindet. Diese zunehmende Selektivität tritt in zweierlei Form auf (E. H. HESS, 1962, 186–187). Zum einen kann der Umfang der eine spezifische Reaktion auslösenden Reize eingeengt werden, etwa durch „Verlernen" der Reaktion auf einzelne Reize, so wenn eine Kröte, die zu Beginn nach sämtlichen kleinen, fliegenden Objekten schnappt, nach einmaliger (schlechter) Erfahrung jedoch Bienen und Wespen meidet. Zum anderen kann bei einer Reihe von Tierarten eine Auswahl und Wirkungsverstärkung eines Schlüsselreizes aus einer ganzen Reihe möglicher Auslöser im Verlaufe des Sozialisierungsprozesses erfolgen. Dies wird als Prägung bezeichnet.

Prägung
Eine besondere Form des Lernens, die durch stammesgeschichtliche Anpassung determiniert ist, stellt die *Prägung* dar. Dieser Begriff, der von LORENZ (1935) definiert wurde, beruht auf Beobachtungen, die auch bereits von HEINROTH (1910) und wahrscheinlich WHITMAN gemacht wurden. Graugänse und mehrere Entenarten durchlaufen eine Phase, in der sie auf bestimmte Auslöser, etwa für das Hinter-der-Mutter-Herlaufen („erworbenes Eltern-Kumpan-Schema", LORENZ) oder das sexuelle Werbeverhalten fixiert werden. Das Phäno-

men der Prägung ist vor allem bei Vögeln untersucht worden. Prägung gibt es aber auch erwiesenermaßen bei Insekten, Fischen und einigen Säugetieren, z. B. bei Schaf, Zebra und Büffel (zur Lit. s. E. H. HESS, 1962, 226). Auch beim Menschen werden Prägungen vermutet. Experimentelle Befunde liegen hierzu jedoch nicht vor.
Während die Tiere in der natürlichen Umgebung gemeinhin auf Artgenossen, vor allem das Muttertier geprägt werden, kann die Prägung bei entsprechender Anordnung auch auf Tiere einer anderen Art, auf Menschen oder bewegte Attrappen, erfolgen. Beim Graugansgössel provozieren kurze Zeit nach dem Schlüpfen rhythmische Rufe und bewegte Objekte verschiedenster, auch „unbiologischer" Art, die Folgereaktion. Ein im Brutkasten gezogenes Gössel, das nach dem Schlüpfen als erstes Lebewesen einen Menschen sieht und ihm nachläuft, wird fortan Menschen als „Führkumpan" (LORENZ) behandeln. Eine einmal erfolgte Prägung einer bestimmten Reaktion auf ein Objekt bzw. eine Objektklasse ist irreversibel. Die hinsichtlich der Folgereaktion auf den Menschen geprägte Graugans wird zeitlebens nicht dazu zu bringen sein, Artgenossen zu folgen, sie wird stets das Objekt dr Prägung, in diesem Falle den Menschen, bevorzugen.
Der ungewöhnlich rasche, auslöschungsresistente Lernprozeß, der sich auf Anhieb weder in das Schema der klassischen, noch der instrumentalen Konditionierung (→ Lerntheorien) einordnen läßt, findet stets nur in einer bestimmten Entwicklungszeit statt, die als *sensible Periode* bezeichnet wird. Sie liegt, wie die experimentellen Untersuchungen von E. H. HESS (1959, 228 ff.; zur Versuchsanordnung s. HESS, 1962, bzw. EIBL-EIBESFELDT, 1969, 238) zeigen, z. B. für die Folgereaktion der Enten zwischen der 13. und 16. Stunde nach dem Schlüpfen. Wird die sensible Phase nicht genutzt, ist keine Prägung möglich. Hinzuzufügen ist noch, daß immer nur eine bestimmte Verhaltensweise auf ein Objekt geprägt wird. So war der Mensch für eine Dohle, die LORENZ (1935) aufzog, „Eltern- und Geschlechtskumpan", Nebelkrähen hingegen „Flugkumpan".
Neben der Objektprägung, der Fixierung einer Triebhandlung auf ein bestimmtes Objekt, gibt es noch prägungsähnliche Lernvorgänge im Bereich der Motorik. Ein Beispiel für motorische Prägung bietet das Gesanglernen des Buchfinken, das in den ersten 13 Lebensmonaten stattfindet. Ein Buchfink, der vor allem gegen Ende der sensiblen Phase den arteigenen Gesang hört, kann ihn sehr viel später, obwohl in der Folge von den Eltern getrennt aufgezogen, adäquat reproduzieren (THORPE, 1958, nach EIBL-EIBESFELDT, 1969, 241).

Übersprungsbewegungen
Instinktabläufe sind hierarchisch geordnet, wie etwa TINBERGEN (1951) am Beispiel des Fortpflanzungsverhaltens des Stichlings gezeigt hat. Die Handlungsfolgen sind nicht nur oft kettenartig miteinander verbunden, wobei eine Endhandlung ein anderes Appetenzverhalten oder eine weitere Erbkoordination auslöst, das Verhalten ist vielmehr auch noch auf unterschiedlichen Integrationsstufen in einem hierarchischen System organisiert. Herrscht im allgemeinen also ein geordnetes Nacheinander von biologisch sinnvollen Handlungsfolgen, folgt das Kopulationsverhalten der Balz, die Brutpflege dem Nestbau, kann man ferner ein zeitliches Nebeneinander beobachten: gewisse Verhaltensweisen sind einander zugeordnet, sie lassen sich unter dem Gesichtspunkt eines gemeinsamen Schwankens der Reizschwelle für Auslöser gruppieren (Drohen, Angreifen, Beißen), so gibt es andererseits auch äußere Reizkonfigurationen, die Handlungen oder Elemente der Handlungen verschiedener Instinktabläufe mehr oder weniger gleichzeitig zu aktivieren vermögen: Ein Gegner löst unter Umständen nicht nur Angriffsbewegungen aus, sondern auch Handlungselemente, die dem Fluchtinstinkt zuzuordnen sind. Beim Werbezeremoniell können gleichermaßen Flucht und Aggression durch den Partner aktiviert werden. Scheint die Aktivierung verschiedener Instinktbewegungen von relativ geringer Intensität zu sein, so können Handlungsteile dieser Instinkte gleichzeitig oder nacheinander ablaufen.
KORTLANDT (1940) und TINBERGEN (1940) haben nun unabhängig voneinander in gewissen Konfliktsituationen „irrelevante" Bewegungen beobachtet, die nicht den aktivierten sich widersprechenden Instinkten zugehörten. Eine von jedermann nachzuvollziehende Beobachtung dieses Phänomens stellen kämpfende Hähne dar, die zu picken beginnen, weil der gegnerische Hahn augenscheinlich nicht nur Angriffs-, sondern auch Fluchttendenzen aktiviert. Beispiele für häufig auftretende Übersprungsbewegungen sind das Putzen des Gefieders, wie es kämpfende Stare zeigen, sowie ein Kratzen bei Säugern. Im Konflikt zwischen Angriffs- und Fluchtstimmung nehmen einige Vögel ihre Schlafstellung ein.
Die für diese Verhaltensweisen gewählte Bezeichnung „Übersprungsbewegung" faßt in einem Wort die von TINBERGEN zur Erklärung herangezogene Hypothese einer in ihrem normalen Ablauf gehemmten, gestauten Erregung zusammen, die in eine andere Bahn überspringt, d. h. auf das Zentrum eines anderen Instinktes, über dessen zugeordnete motorische Mechanismen eine Entladung erfolgen kann. Übersprungsbewegungen sind zu erwarten, wenn die beteiligten, sich widersprechenden Antriebe besonders stark sind.
Gegen die Vorstellung des Überspringens aktionsspezifischer Impulse sind von ANDREW (1956), SEVENSTER (1958) und von JERSEL u. BOL (1958, zur Lit. s. HESS, 1962) Bedenken angemeldet worden. Die Untersuchungen dieser Autoren legen nahe, daß die Hemmung, die einer oder beide der widerstreitenden gleichstarken Antriebe auf einen

anderen Funktionskreis ausüben, zeitweilig auf Grund des Konfliktes aufgehoben werden. Diese neuere Hypothese vermag jedoch nicht alle Fakten hinlänglich zu erklären (HESS, 1962, 192–193). Andererseits ist die Hypothese eines zentralen Übersprungs, wie sie von TINBERGEN aufgestellt wurde, EIBL-EIBESFELDT (1969, 191) zufolge „weder widerlegt noch bewiesen".

Individualdistanz, Fluchtdistanz
Aus der Vielzahl ethologischer Befunde zum Sozialverhalten sollen hier noch zwei Begriffe erwähnt werden, die für die Psychiatrie von einiger Relevanz sind.

Individualdistanz: Bei vielen Tieren kann man beobachten, daß gewisse Territorien oder Reviere gegenüber Artgenossen – u. U. nur zeitweilig – abgegrenzt und verteidigt werden. Darüber hinaus greifen viele Tiere ihre Artgenossen an, wenn diese ihnen „zu nahe auf den Pelz rücken", wenn diese eine gewisse räumliche Distanz nicht einhalten. „Sie tragen", so EIBL-EIBESFELDT (1969, 324), „gewissermaßen ein kleines Hoheitsgebiet mit sich." Die räumliche Distanz, die ein Individuum gegenüber Artgenossen verteidigt, wird als *Individualdistanz* bezeichnet.

Fluchtdistanz: Unter *Fluchtdistanz* versteht man die kritische Distanz, deren Unterschreiten durch einen Feind Fluchtverhalten bei einem Tier auslöst. Die Fluchtdistanz ist artspezifisch, sie kann durch Lernen modifiziert werden. Allgemein gilt, daß kleinere Arten eine kleinere Fluchtdistanz als größere aufweisen. Die Fluchtdistanz ist abhängig vom Schutz, über den eine Art verfügt. So weist ein Feldhase, der gut getarnt in einer Sasse hockt, eine geringere Fluchtdistanz auf; auffällige Tiere hingegen, bunte Fische etwa, ergreifen frühzeitig die Flucht, d. h. bei relativ großer räumlicher Distanz zum Verfolger.

Vergleichende Verhaltensforschung und Psychiatrie
Die Ethologie hat ihr Konzept, wie PLOOG (1964) betont, vor allem aus Untersuchungen an Vögeln, Fischen und Insekten gewonnen. Eine geschlossene, umfassende Theorie steht noch aus. Andererseits liegen zahlreiche Beobachtungen vor, die für stammesgeschichtliche Anpassungen im menschlichen Verhalten sprechen. HESS (1967) nennt als großen, allgemeinen Beitrag, den die Ethologie zur Psychiatrie leistet, die Wiederentdeckung der Tatsache, daß der Mensch ein biologischer Organismus ist, das am höchsten organisierte Säugetier, mit einem Repertoire von Verhaltensweisen als stammesgeschichtlichem Erbe, die sich für das Überleben einmal als wichtig erwiesen haben. Die vielen Befunde zur Ethologie des Menschen im allgemeinen und die Beziehungen der Verhaltensforschung zur Psychopathologie im besonderen können hier nicht einmal angedeutet werden. Es wird besonders auf das entsprechende Kapitel bei EIBL-EIBESFELDT (1969) und auf die umfassenden kritischen Ausführungen von PLOOG (1964) verwiesen.

Gewarnt wird von zahlreichen Autoren vor der Gefahr einer voreiligen Inanspruchnahme ethologischer Begriffe, wie Übersprungshandlungen („Übersprungsharnen" für Bettnässen) oder Leerlaufaktivität durch die Psychiatrie und andere Wissenschaften. Voreilig heißt hier, daß unter Verzicht auf die rigorose kausale Verhaltensanalyse, wie sie der Ethologie eigen ist, Begriffe ihrer vergleichsweise präzisen Bedeutung entkleidet und einfach übernommen werden, wenn eine unter Umständen pathologische Verhaltensweise dem von den ethologischen Konzepten gedeckten Verhalten ähnlich zu sein scheint. Im magischen Umgang mit Worten wird hier dann das Belegen mit Begriffen, das Benennen, mit Erklären verwechselt.

Der Begriff Prägung ist verschiedentlich seitens der Psychiatrie herangezogen worden, so etwa um abnormes sexuelles Verhalten zu erklären. Es ist naheliegend, Prägung in Beziehung zum → psychischen Trauma (FREUD) zu setzen: einschneidende frühkindliche Erlebnisse führen zu lebenslangen Beeinträchtigungen. Zur allgemeinen Frage der Prägung beim Menschen erscheint PLOOG (1964) der Zeitpunkt für Schlußfolgerungen noch nicht gekommen. Die Mehrzahl der frühkindlich erworbenen Verhaltensweisen bedarf zu ihrer Ausbildung längerer Übung, so daß andere Formen des Lernens eine adäquate Beschreibung darstellen dürften.

Sehr schöne Beispiele für Individual- und Fluchtdistanzen geben die Beobachtungen von STAEHELIN (1953, 1954) an zumeist chronisch psychotischen Patienten auf einer geschlossenen Abteilung. Sie zeigen unter anderem neben einer Revier- oder Platzverteilung, etwa am Essenstisch, das aggressive Reagieren auf Annäherung über die kritische Distanz hinaus (vgl. z. B. auch ESSER, 1965a; ESSER et al., 1965b).

Wir stehen erst am Anfang dessen, was die Ethologie potentiell zur Psychiatrie beitragen kann (E. H. HESS, 1967, 188).

Literatur
EIBL-EIBESFELDT, I.: Grundriß der vergleichenden Verhaltensforschung, 2. Aufl. München: Piper 1969.
ESSER, A. H.: Social contact and the use of space in psychiatric patients. Amer. Zool. 5, 231 (1965).
ESSER, A. H., CHAMBERLAIN, A. S., CHAPPLE, E. D., KLINE, N. S.: Territoriality of Patients on a Research Ward. In: WORTIS, J. (ed.): Recent Advances in Biological Psychiatry, 7, 37–44. New York: Plenum Press 1965.
FRISCH, K. v.: Aus dem Leben der Bienen, 5. Aufl. Berlin Göttingen Heidelberg: Springer 1953.
HESS, E. H.: Ethology. An Approach to the Complete Analysis of Behavior. In: BROWN, R., GALANTER, E., HESS, E. H., MANDLER, G.: New Directions in Psychology. New York: Rinehart and Winston 1962.
HESS, E. H.: Ethology. In: FREEDMAN, A. M., KAPLAN, H. I. (eds.): Comprehensive Textbook of Psychiatry. pp. 180–189. Baltimore: Williams and Wilkins 1967.
HESS, W. R.: Hypothalamus und Thalamus, Experimental-Dokumente. Stuttgart: Thieme 1956.

HOLST, E. v.: Zur Verhaltensphysiologie bei Tieren und Menschen. I. u. II. München: Piper 1969.
HOFSTÄTTER, P. R.: Einführung in die Sozialpsychologie. 2. Aufl. Stuttgart: Kröner 1959.
KORTLANDT, A.: Eine Übersicht über die angeborenen Verhaltensweisen des mitteleuropäischen Kormorans. Arch. neerl. Zool. 4, 401–442 (1940).
LORENZ, K.: Über tierisches und menschliches Verhalten. Aus dem Werdegang der Verhaltenslehre. (Ges. Abhandlg.) I u. II. München: Piper 1965.
LORENZ, K., LEYHAUSEN, P.: Antriebe tierischen und menschlichen Verhaltens. (Ges. Abhandl.) München: Piper 1968.
LORENZ, K., TINBERGEN, N.: Taxis und Instinkthandlung in der Eirollbewegung der Graugans. Z. Tierpsychol. 2, 1–29 (1938).
PLOOG, D.: Verhaltensforschung und Psychiatrie. In: GRUHLE, H. W., JUNG, R., MAYER-GROSS, W., MÜLLER, M.: Psychiatrie der Gegenwart. Forschung und Praxis, 1, 1B: Berlin Göttingen Heidelberg: Springer 1964.
SEITZ, A.: Die Paarbildung bei einigen Zichliden. Z. Tierpsychol. 4, 40–84 (1940).
STAEHELIN, B.: Gesetzmäßigkeiten im Gemeinschaftsleben schwer Geisteskranker. Schweiz. Arch. Neurol. Psychiat. 72, 277–298 (1953).
STAEHELIN, B.: Gesetzmäßigkeiten im Gemeinschaftsleben Geisteskranker, verglichen mit tierpsychologischen Ergebnissen. Homo 5, 113–116 (1954).
TINBERGEN, N.: Die Übersprungsbewegung. Z. Tierpsychol. 4, 1–40 (1940).
TINBERGEN, N.: The Study of Instinct. London: Oxford Univ.-Press 1951.
TINBERGEN, N.: Instinktlehre. Vergleichende Erforschung angeborenen Verhaltens. 4. Aufl. Berlin u. Hamburg: Parey 1966.
UEXKÜLL, J. v.: Umwelt und Innenwelt der Tiere. 2. Aufl. Berlin: Springer 1921.

H. G. EISERT

Euphorie → Manie

Exhibitionismus

Exhibitionismus ist ein Verhalten des jüngeren und mittleren Lebensalters; jenseits des 40. Lebensjahres kommt es selten vor. Es sind überwiegend periodische, situative Inszenierungen nach Art eines habituellen Konfliktlösungsmusters; meist sind auslösende Situationen von Kränkungen zu erkennen. Seltener sind es fixierte Perversionen auch mit Phantasiebeteiligung, bei denen man eine progrediente Verlaufsform häufig beobachten kann.

Die typische Exhibition besteht im stummen Präsentieren des meist erigierten Genitale mit oder ohne Masturbation – und zwar überwiegend vor Frauen und Mädchen oder speziell vor Kindern, seltener vor Jungen und äußerst selten vor Männern. Gelgentlich wird die Aufmerksamkeit durch Zeichen, Zurufen auf die Entblößung gelenkt. Ein Übergehen in ein aggressives Verhalten kommt nur sehr selten vor. Die subjektive Intention von Exhibitionisten, soweit sie verbalisierbar ist, geht meist auf ein Erschrecken der Frau oder beinhaltet den geheimen Wunsch nach positiver Reaktion, die Frau möge neugierig oder fasziniert zusehen. Das Gelingen der Befriedigung ist auf eine dieser Reaktionen angewiesen. Die meisten Exhibitionisten vermögen solche Situationen zu schildern, in denen eine ausbleibende Reaktion, eine neutrale Objektivität, eine herablassend abschätzige Bemerkung, eine mitleidige Zuwendung seitens der Frau den Spannungszustand schlagartig lösen und nur noch Beschämung zurücklassen.

Dem Akt des Entblößens geht eine schwer verbalisierbare innere Ausgangsverfassung voraus, die neben der sexuellen Spannung durch Rastlosigkeit, Unruhe, Getriebensein gekennzeichnet ist. Von Exhibitionisten wird immer wieder die Zwanghaftigkeit dieses Tuns angeführt. Nach der sexuellen Entspannung folgt schlagartig die Ernüchterung, in der das „Absurde" der Handlung mit → Scham und Reue ins Bewußtsein gelangt. Schilderungen von Exhibitionisten über ihre innere Verfassung mit der extremen Einengung der Aufmerksamkeit auf den Akt der Entblößung, die Unkorrigierbarkeit durch die realen Umstände, die Unfähigkeit zur Einfühlung in die Reaktion des Gegenüber wirken eigenartig realitätsfern. Vor allem in der älteren Literatur ist von tranceartigen Zuständen die Rede, vielfach wurde die Exhibition fälschlicherweise als ein Symptom von Epilepsie gewertet.

Bei dem psychodynamischen Bedeutungs- und Ausdrucksgehalt lassen sich drei Aspekte unterscheiden: Einmal ein Erleben und Demonstrieren von Potenz, Mächtigkeit, Männlichkeit, eine Vergewisserung genitaler Vollwertigkeit als momentane Überwindung von Ängsten, klein, ohnmächtig, unmännlich zu sein. Eine andere Ebene sind aggressive Gefühle und Impulse, die in irgendeiner, meist verdeckter Form immer auch enthalten sind, z. B. als symbolische Bedrohung der Frau mit dem „mächtigen" Phallus, der die als stark und überlegen erlebte Frau beeindrucken, einschüchtern, faszinieren, in die Flucht schlagen soll. Diese oft nur projizierten Reaktionen dienen als Bestätigung für die Macht der Männlichkeit und als Vergewisserung, daß die Angst vor der Frau unbegründet ist. Auf einer anderen Ebene schließlich liegt in der Exhibition ein ritualisiertes Kontaktangebot, das gleichzeitig Distanz garantiert.

E. SCHORSCH

Existentielle Depression → Depression

Existenz → Daseinsanalyse

Exogen

Aus äußerer, d. h. bekannter, meist körperlicher Ursache. Gegensatz zu → endogen, d. h. innerer, hereditärer, körperlicher, nicht näher bekannter Ursache. Auch im psychiatrischen Sprachgebrauch wird der Begriff *exogen* meist eingeschränkt auf körperlich bedingt und begründbar → exogene Psychose (Geisteskrankheit mit körperlich bekannter Ursache, die direkt oder indirekt cerebral bedingt ist, toxisch, infektiös, traumatisch, vasculär, cerebral-degenerativ), → akuter exogener Reaktionstypus, → exogene Depression (Depression bei bekannter Grundkrankheit =

symptomatische Depression, organisch cerebral bedingte Depression). Die Trennung zwischen exogen und endogen kann allerdings nicht konsequent durchgeführt werden. Heredodegenerative Erkrankungen, die zu psychischen Störungen, zuweilen auch zu eigentlichen Psychosen führen, wie die Wilsonsche Krankheit (Degeneratio lenticularis progressiva) und die Huntingtonsche Chorea, sind einerseits als „endogen" anzusehen, da unmittelbare körperliche Ursachen nicht eruiert werden können und die Krankheiten eine ausgesprochene Heredität aufweisen. Andererseits sind aber – im Gegensatz zu den „klassischen" endogenen Psychosen, wie Schizophrenie und manisch depressive Psychose, eindeutige cerebrale Strukturveränderungen nachzuweisen; somit müssen diese Krankheiten dennoch als exogen angesehen werden. Zwangsläufig zeigen diese Erkrankungen auch eine den exogenen Psychosen entsprechende Symptomatologie (hirndiffuses bzw. hirnlokales Psychosyndrom, Demenz).

Gewöhnlich wird der Ausdruck „exogen" nicht für psychogen bedingte Zustände (psychogene Depression, schizoreaktive Erkrankungen) verwendet, obwohl dadurch ebenfalls ein möglicher Gegensatz zu „endogen" hervorgehoben und auf eine hinreichend bekannte Ursache hingedeutet würde.

F. LABHARDT und D. LADEWIG

Experiment

Im 13. Jahrhundert hat R. BACON die Prinzipien der scholastischen Denkweisen „auctoritas" und „deductio" eingehend kritisiert und verlangt, daß das Experiment in die Wissenschaften von der Natur eingeführt werde. Aber erst drei Jahrhunderte später schuf F. BACON eine der wesentlichen methodischen Voraussetzungen für die moderne wissenschaftliche Erkenntnis, indem er Wesen und Bedeutung der Induktion für die Naturwissenschaften herausstellte. Maßstab und Ziel für das naturwissenschaftliche Experiment hatte ungefähr zur gleichen Zeit sein Zeitgenosse GALILEI durch seine Arbeiten zum Fall- und Trägheitsgesetz geschaffen. Dabei war sich GALILEI der Neuheit seiner induktiv-experimentellen Methode gegenüber den scholastischen Verfahren voll bewußt. Eine der bekanntesten Definitionen des naturwissenschaftlichen Experimentes stammt von MILL. Sie wurde von ihm in seinem System der deduktiven und induktiven Logik im Jahre 1843 so gefaßt, daß auch die heutigen Begriffsbestimmungen sich mit ihr decken.

Das Experiment gilt heute als ein Untersuchungsverfahren, durch das eine Kausalhypothese in kontrollierten, künstlichen Situationen durch geeignete Meßverfahren bewiesen oder widerlegt wird.

Das eine wesentliche Element des Experimentes ist die Hypothese. Sie muß primär schon vorhanden sein, und sie wird daher auf anderen Wegen der Erkenntnis, etwa durch Beobachtung oder durch einen intuitiven Einfall, gewonnen. Der Beweis oder die Widerlegung der auf diese Weise erhaltenen Hypothese geschieht durch einen weiteren methodischen Zug; durch zwei Situationen, deren Faktoren bekannt und kontrollierbar sein müssen. Die eine Situation ist die experimentelle, die andere die Kontrollsituation. Die Faktoren werden in beiden Situationen gleich gehalten mit Ausnahme eines einzigen („experimentelle" oder „unabhängige Variable"), die die hypothetische Ursache oder Wirkung darstellt. Sodann wird in der experimentellen Gruppe die unabhängige Variable nach vorgegebenem Plan verändert, die dadurch erzielten Ergebnisse werden gemessen und die nunmehr entstandene Situation mit der der Kontrollgruppe qualitativ und quantitativ verglichen. Ein mathematisch signifikanter Unterschied zwischen neuen experimentellen und den unveränderten Kontrollsituationen stellt dann die Wirkung der experimentellen Variablen dar (MILL, GALILEI, LAPLACE, BERNARD). Die beiden Situationen, die experimentelle und die Kontrollsituation (oder Gruppe) können entweder in zwei voneinander unabhängigen Arrangements (a und b) bestehen oder sie können bei ein und derselben Stichprobe zeitlich nacheinander (a_1 und a_2) hergestellt werden.

Zu den Varianten zählt zunächst das gedankliche Experiment, bei dem die unabhängigen und die abhängigen Variablen nur in der Vorstellung des Forschers manipuliert und planmäßig verändert werden. Das Ex-post-facto-Experiment ist primär nicht angelegt, sondern bezieht sich auf ein spontanes Geschehen. Die beiden Situationen entstehen von sich aus und stellen somit ein natürliches Arrangement der Natur oder der sozialen Welt dar. Bei ihm wird die gegenwärtige, zu studierende Situation als Wirkung von in der Vergangenheit tätig-gewesenen Ursachen aufgefaßt. Auch hier lassen sich die Variablen nicht faktisch, sondern nur gedanklich verändern. Beim Laboratoriumsexperiment werden sowohl die experimentelle als auch die Kontrollsituation künstlich geschaffen und die Variablen der auf diese Weise konstruierten Situation können faktisch nach vorgegebenem Forschungsplan verändert werden. Beim Feldexperiment können vermutliche Kausalfaktoren in einer natürlichen Umgebung, außerhalb des Laboratoriums, kontrolliert und verändert werden. Eine große praktische Bedeutung haben in der Medizin die unvollständigen Versuchsanordnungen in Form des Quasi-Experimentes. Hier wird nicht das gleiche strenge Protokoll hinsichtlich gegensätzlicher Situationen, Kontrolle der Faktoren und Meßbarkeit angewandt wie beim Laboratoriumsexperiment. Ein solches klinisch bedeutsames Quasi-Experiment ist z. B. die statistische Bearbeitung von Stichproben, die mit Hilfe von Fehlertheorien dennoch wissenschaftlich einwandfrei deutbar sind.

Alle diese Varianten des Experimentes haben in der Psychiatrie ihren festen Platz. In der täglichen

Arbeit sind wohl das gedankliche Experiment und das Quasi-Experiment, in der klinischen Forschung das Experiment ex-post-facto, das Feldexperiment und das Laboratoriums-Experiment und in der theoretischen Forschung das Laboratoriumsexperiment am häufigsten.

Das Anwendungsgebiet des Experimentes sind die somatischen und die objektiven psychischen und sozialen Vorgänge einschließlich spontan und therapeutisch modifizierter Verläufe sowie die psychiatrische Ökologie und Epidemiologie.

Literatur
BACON, F.: The novum organon; or A true guide to the interpretation of nature. Oxford: The University Press 1855.
BERNARD, C.: Introduction à l'étude de la médicine expérimentale. Paris 1865. Delagrave 1938.
DINGLER, H.: Das Experiment. München: E. Reinhardt 1928.
FESTINGER, L., KATZ, D. (eds.): Research methods in the behavioral sciences. New York: Dryden 1953.
GALILEI, G.: Opere, ed. Albèri. Florenz. Società editrice fiorentina 1842–1856. 1842.
KÖNIG, R. (Hrsg.): Beobachtung und Experiment in der Sozialforschung. Mit Beiträgen von GREENWOOD, E., CHAPIN, F. S., FRENCH, J. R. P., FESTINGER, L., LIPPITT, R. Köln Berlin. Kiepenheuer und Witsch 1966.
METZGER, W.: Das Experiment in der Psychologie. Stud. Generale 5, 142 (1952).
MILL, J. S.: System der deduktiven und induktiven Logik. Fues's (R. REISLAND), 2. Aufl. Leipzig: Fues 1884.
WELLEK, A.: Das Experiment in der Psychologie. Stud. Generale 1, 18–32 (1947–48).

S. WIESER

Expertise
Synonym: Gutachten

Die medizinische Diagnostik dient in der Regel der ärztlichen Therapie, sie kann aber auch ein Hilfsmittel zur Regelung der sozialen und rechtlichen Ordnung unseres Gemeinschaftslebens sein — in der Form des medizinischen Gutachtens. Verwaltung, Versicherungsträger und Gerichte benötigen das medizinische Sachwissen der Gutachter, um über krankheitsbedingte Hilfsbedürftigkeit, über Versicherungs- und Entschädigungsansprüche des Einzelnen entscheiden zu können. In der Regel wird der medizinische Sachverständige von dem Auftraggeber eines Gutachtens zunächst nach dem Grad der Leistungseinschränkung gefragt, die ein Leidenszustand verursacht, — z. B. Arbeitsunfähigkeit in der Krankenversicherung, Berufs- oder Erwerbsunfähigkeit in der Rentenversicherung, Erwerbsminderung in der Unfallversicherung und im Versorgungsrecht. Soll die Leistungsbeeinträchtigung einen Entschädigungsanspruch begründen, der auf einen ganz bestimmten Schädigungsvorgang bezogen wird — beispielsweise als Unfall, als Berufskrankheit oder als Wehrdienstbeschädigung —, dann wird der Gutachter nach der Kausalität des festgestellten Leidenszustandes gefragt. Die Erstattung derartiger Gutachten über die Kausalität bestimmter Krankheitszustände oder Schädigungsfolgen und die dadurch bedingte Beeinträchtigung der Leistungsfähigkeit im Erwerbsleben, die zu den Alltagsaufgaben in allen Fachgebieten der Medizin gehört, gibt es in gleicher Weise auch im Fachgebiet der Psychiatrie.

Die ärztlichen Berufsordnungen verpflichten den Arzt bei der Ausstellung von Zeugnissen und Gutachten zur Sorgfalt. Ärzte, die wider besseres Wissen ein unrichtiges Zeugnis über den Gesundheitszustand eines Menschen zum Gebrauch bei einer Behörde oder einer Versicherungsgesellschaft ausstellen, machen sich nach § 278 StGB strafbar. Der Arzt ist allerdings nur dann verpflichtet, ein Gutachten zu erstatten, wenn dies durch eine persönliche vertragliche Vereinbarung, beispielsweise als Kassenarzt für die Sozialversicherung (RVO § 368), oder durch eine gesetzliche Verpflichtung für die Gerichte (§ 118 SGG für die Sozialgerichtsbarkeit, § 407 ZPO für das bürgerliche Recht, § 75 StPO für das Strafrecht) im Einzelfalle festgelegt ist. Der Arzt, der seiner Verpflichtung zur Gutachtenerstattung für ein Gericht nicht nachkommt, kann mit einem Ordnungsgeld bestraft werden. Er ist aber zur Gutachtenverweigerung bei Gericht aus den gleichen Gründen berechtigt, aus denen auch ein Zeuge eine Aussage verweigern darf. Er kann auch wegen Befangenheit oder ungenügender Sachkenntnis als Gutachter abgelehnt oder von der Pflicht zur Gutachtenerstattung entbunden werden.

Mit der Verpflichtung zur gerichtlichen Gutachtenerstattung kann die ärztliche Schweigepflicht (geregelt in § 203 StGB und in den Bestimmungen der ärztlichen Berufsordnungen) in Kollision treten, wenn der Arzt den zu Begutachtenden zuvor schon als Patient betreut hat. Entbindet der Patient den Arzt von der Schweigepflicht, dann ist dieser vor Gericht zur Aussage als Zeuge und Sachverständiger verpflichtet. Hat der Arzt den zu Begutachtenden nicht als Patienten kennengelernt sondern allein als „Probanden" im Rahmen des gerichtlichen Gutachtenauftrages untersucht, dann entfällt der Geheimnisschutz für den Untersuchten.

Die Begutachtung im Fachgebiet der Psychiatrie hat gegenüber den ganz überwiegend naturwissenschaftlich geprägten sonstigen Fachgebieten der Medizin in zweifacher Hinsicht eine besondere Aufgabe:

1. Im Sozialrecht und im Schadensersatzrecht muß manchmal über Rechtsansprüche entschieden werden, die nicht mit organisch-bedingten Krankheitszuständen oder Schädigungsfolgen, sondern mit psychoreaktiven, mit neurotischen oder psychopathischen Störungen begründet werden. Das seit jeher sehr umstrittene Problemgebiet ist nach dem zweiten Weltkrieg durch das Bundesentschädigungsgesetz für die Opfer nationalsozialistischer Verfolgung, welches einen ganz neuen Erfahrungsbereich und neue juristische Aspekte gebracht hat, noch komplizierter geworden. An den psychiatrischen Sachverständigen werden bei der Begutachtung theoretisch-juristische Fragestellungen herangetragen, die eigentlich nur noch dann sachgerecht

beantwortet werden können, wenn der Psychiater über spezielle Kenntnisse von den juristischen Implikationen seiner Aussagen und der Jurist über spezielle Kenntnisse auf dem Gebiet der psychopathologischen Begriffsbestimmungen verfügt. Ein solches Spezialwissen kann nur von den wenigen Psychiatern erwartet werden, die viel auf diesem Gebiet gearbeitet haben.

2. Unser gesamtes soziales Leben gründet auf der für das unreflektierte Denken ganz selbstverständlichen Annahme, daß der Mensch für das, was er tut und läßt, verantwortlich zu machen ist. Voraussetzung für die so unterstellte Verantwortungsfähigkeit des Menschen sind eine ausreichende geistige Entwicklung und geistige Gesundheit. Geistige Mängel und Störungen, die das Forschungsgebiet der Psychiatrie sind, können im konkreten Einzelfalle die ansonsten allgemein unterstellte Verantwortungsfähigkeit einschränken oder ausschließen. Dies zu beurteilen ist die zentrale Aufgabe der Begutachtungen in der → forensischen Psychiatrie. Im Strafrecht wird die Verantwortungsfähigkeit mit dem Begriff der → Schuldfähigkeit (früher Zurechnungsfähigkeit), im Zivilrecht mit dem Begriff der → Geschäftsfähigkeit erfaßt.

H. WITTER

Exploration → Interview

Extinktion → Konditionierung

Extratensiv → Introversion

Extraversion → Introversion

F

Faktorenanalyse

Im Rahmen der Theorienbildung versucht man, die Zusammenhänge beobachteter Merkmale durch eine oder mehrere nicht beobachtete/latente Merkmale (Faktoren, Eigenschaften) zu beschreiben oder zu erklären (MOOSBRUGGER). Zur Analyse latenter Strukturen ist vor allem die (lineare) Faktorenanalyse bekannt geworden; daneben liegen verschiedene andere Modelle vor; so u. a. die nichtlineare, polynomiale Faktorenanalyse, die nicht-metrische Raumanalyse (SHEPARD et al.) und die logistischen Modelle (FISCHER).

Die Faktorenanalyse hat ihren Ausgangspunkt in der Intelligenzforschung; SPEARMAN diskutierte 1904 ein Modell, bei dem jede intellektuelle Leistung durch einen allgemeinen Begabungsfaktor (g-Faktor) und durch eine spezifische Leistung erklärt wird. Seither wurde die Faktorenanalyse sowohl von mathematisch-statistischen, als auch von psychologischer Seite weiterentwickelt. Die Faktorenanalyse hat neben der Begabungsforschung vor allem im Gebiet der Persönlichkeits- und Testpsychologie vielfältige Anwendungen gefunden (z. B. CATTEL, EYSENCK, GUILFORD; s. dazu AMELANG, BARTUSSEK, 1981; PAWLIK, 1982); aber auch in außerpsychologischen Bereichen wird die Faktorenanalyse häufig verwandt (Medizin, Soziologie usw.). Die Faktorenanalyse ist ein multivariates Modell, das eine Vielzahl von Variablen auf eine kleinere Zahl von Faktoren (Dimensionen, Grundvariablen, Elementarvariablen) zurückzuführen erlaubt. Mathematisch läßt sich das Modell wie folgt darstellen:

$$z_{ij} = \sum_{l=1}^{k} a_{il} f_{lj} + u_i f_{ij}$$

z_{ij}: standardisierter Wert der Person j in Variable i
a_{il}: Ladung der Variablen i in Faktor l (insgesamt k Faktoren)
f_{lj}: Ausprägungsgrad der Person j in Faktor l (= Faktorenwert, score)
u_i: Ladung im Einzelrestfaktor i
f_{ij}: Faktorwert der Person j im Einzelrestfaktor i.

Bei unkorrelierten Faktoren läßt sich die Gesamtvarianz einer Variablen aufgliedern in einen Anteil, der durch die k gemeinsamen Faktoren bestimmt ist (h^2 = Kommunalität), und in die Einzelvarianz (u^2): $s_i^2 = a_{i1}^2 + \ldots + a_{ik}^2 + u_i^2 = h^2 + u^2$.

Nach dem Fundamentaltheorem von THURSTONE ist die Korrelationsmatrix der Rohdaten bei orthogonalen Faktoren durch die Faktorenladungen reproduzierbar (Korrelationsmatrix $R = AA'$, wobei A = Matrix der Faktorenladungen). Ausgehend von einer Korrelationsmatrix werden mittels der Hauptachsenmethode (früher Centroidmethode) k-Faktoren extrahiert, indem die Eigenwerte und Eigenvektoren der Korrelationsmatrix bestimmt werden; daran schließt sich die Rotation der Faktoren („simple structure", THORSTONE) und die Schätzung der Faktorwerte an. Die Hauptprobleme der Faktorenanalyse bestehen in der Schätzung der Kommunalitäten (Diagonale der Korrelationsmatrix), Bestimmung der Faktorenzahl k, Wahl eines optimalen Koordinatensystems (Rotation: orthogonal oder schiefwinklig) und Schätzung der

Faktorwerte. Für jeden Problemkreis existieren verschiedene, z. T. sich widersprechende Lösungsvorschläge (PAWLIK, 1971; ÜBERLA, 1968). Neben der *R*-Technik (Variablenkorrelationen über Personen: Eigenschaftsfaktoren) werden im Rahmen der Faktorenanalyse hauptsächlich die *P*-Technik (Variablenkorrelationen über Situationen: Zustandsfaktoren) und die *Q*-Technik (Personenkorrelationen über Variablen: Typusfaktoren; s. BAUMANN) verwandt. Die Kritik an der Faktorenanalyse richtet sich zum einen prinzipiell gegen das Modell, zum anderen gegen Einzelaspekte wie z. B. Linearität, metrische Voraussetzung, Populationsabhängigkeit der Lösung (PAWLIK, 1982).

In der Psychiatrie findet die Faktorenanalyse vor allem bei der Syndrom- und Symptomanalyse, bei Skalenkonstruktionen (AMDP, BLASHFIELD) und bei Klassifikationsproblemen (→ Typenanalyse) Anwendung.

Literatur
AMDP (Arbeitsgemeinschaft für Methodik und Dokumentation in der Psychiatrie) (Hrsg.): Testmanual zum AMDP-System. Verfaßt von U. BAUMANN, R. D. STIEGLITZ. Berlin: Springer 1983.
AMELANG, M., BARTUSSEK, D.: Differentielle Psychologie und Persönlichkeitsforschung. Stuttgart: Kohlhammer 1981.
BAUMANN, U.: Psychologische Taxometrie. Bern: Huber 1971.
BLASHFIELD, R. K.: The Classification of Psychopathology. New York: Plenum 1984.
FISCHER, G.: Einführung in die Theorie psychologischer Tests. Bern: Huber 1974.
MOSSBRUGGER, H.: Modelle zur Beschreibung statistischer Zusammenhänge in der psychologischen Forschung, S. 1–50. In: BREDENKAMP J, FEGER, H. (Hrsg.) Enzyklopädie der Psychologie. B/I/Band 4. Göttingen: Hogrefe 1983.
PAWLIK, K.: Dimensionen des Verhaltens. 2. Aufl. Bern: Huber 1971.
PAWLIK, K. (Hrsg.): Multivariate Persönlichkeitsforschung. Bern: Huber 1982.
SHEPARD, R. N., ROMNEY, A. K., NERLOVE, S. B.: Multidimensional scaling. Vol. I/Theory. New York: Seminar Press 1972.
ÜBERLA, K.: Faktorenanalyse. Berlin: Springer 1968.

U. BAUMANN

Familienforschung

Die Familie als soziokulturelle Institution ist universell und beschäftigt die Religionsstifter und Gesetzgeber seit jeher. Familienbeziehungen sind seit AISCHYLOS ein ewig aktuelles Thema der Weltliteratur und nach wie vor einer der wichtigsten Problemkreise des Menschen – sie bestimmen weitgehend seine Identität und beschäftigen ihn lebenslänglich. Die Psychologie hat die Familie lange den Anthropologen, Soziologen, Theologen und anderen Fachleuten überlassen. Die Psychiatrie befaßte sich zwar mit Erbforschung und hat Familieneinflüsse als wichtigen „sozialen Faktor" schon vor 1900 berücksichtigt. Sie blieb aber am klassischen Modell der somatischen Medizin orientiert; ihre Erklärungen für psychopathologisches oder sonstwie abweichendes Verhalten nahmen und nehmen weitgehend noch heute ihren Ausgangspunkt beim Individuum als „Sitz" der Störung. (Die frühbeschriebene „Folie à deux" z. B. blieb ein Kuriosum). Daran änderte auch die Psychoanalyse, obwohl an sich bereits eine „Familientheorie", nichts. Sie erforschte die Bedeutung der (frühkindlichen) Familienbeziehungen für spätere intrapsychische Vorgänge, nicht die aktuelle Familiendynamik, und schloß die Angehörigen aus der Behandlung aus; Familienbeziehungen kommen nur indirekt zur Sprache – in Form der Übertragung.

In den 30er Jahren führte die Beobachtung, daß sich Neuroseformen von Familienangehörigen ergänzen und gegenseitig beeinflussen können, zum Begriff der „Familienneurose". Nachdem dann SULLIVAN die *aktuellen* interpersonellen Beziehungen in den Vordergrund stellte, wurde die Familie des psychisch Kranken für die Psychiatrie allmählich zu einem Untersuchungsobjekt. Die Weiterentwicklung der Psychoanalyse, sozialpsychiatrische Arbeit, erstaunliche Erfahrungen über familiendynamische Vorgänge bei Langzeit-Psychotherapien mit Schizophrenen, dann verschiedene interdisziplinäre Einflüsse, Lern-, Verhaltens- und Kommunikationstheorien und vor allem die → Familientherapie brachten in den USA die Familienforschung ungefähr ab 1955 in Gang. Sie beschäftigte sich zuerst und am meisten mit den Familien von Schizophrenen, dann mit Familien von verhaltensgestörten Kindern und Jugendlichen (u. a. Adipositas und Anorexie [BRUCH]), mit Familien von Süchtigen, → Alkoholikern und Delinquenten – diejenigen von → Depressiven und Alterskranken wurden sehr viel weniger häufig studiert. Seit langem gehören psychosomatische Störungen und in den letzten Jahren vermehrt körperliche Krankheiten wie Krebs, rheumatische Erkrankungen u. a. m. zum Arbeitsfeld dieser Forschungsrichtung – als Beispiel die Heidelberger Krebsstudie mit signifikanten *Voraussagen* der Malignität auf Grund von Familienbeziehungs-Variablen (!) (STIERLIN, 1983).

Die Vielfalt der den Studien zugrundegelegten Theorien tragen zur Heterogenität der Familienforschung bei. Wie die Familientherapie ist sie seit ihren Anfängen, d. h. seit der Einführung der Kommunikations- und Systemtheorie in die Psychiatrie durch BATESON epistemologisch „gespalten". Das Dilemma wird in ihren Fragestellungen sichtbar: „Objektive" Familienforschung arbeitet mit erprobten naturwissenschaftlichen Methoden („harte" Daten sind allerdings selten!) und sucht nach *ursächlichen* Zusammenhängen, die bestätigt oder nicht bestätigt werden; sie fragt, ob die Familie die Krankheit verursache oder mitverursache (oder allenfalls, selten, ob die inidividuelle Krankheit Familienstörungen verursache). Der Systemtheoretiker beruft sich auf BATESON, um die Objektivität des Beobachters als Illusion zu entlarven, verzichtet auf das Auffinden von nichtsubjektiver Wahrheit, und zeigt, daß statistische lineare Modelle nicht erlauben, den *zyklischen* Charakter dynamisch interagierender Veränderungen (z. B. zwischen Patient und Familie) zu erfassen – aber: brauchbare Methoden für die Forschung, die auf der Systemtheorie basieren, gibt es in der Psychiatrie, wenn überhaupt, nur in allerersten Ansätzen.

Die Hypothese „abnormer" (pathologischer) Familienvorgänge und -entwicklungen setzt die Existenz und die Kenntnis der „gesunden" Familie voraus. Darüber gibt es aber keinen Konsens. Die „Norm" für regelsetzende Werte, für Funktionen, Zuständigkeiten und Prioritäten ist stark von Kultur, sozialer Klasse und Geschichte mitbestimmt; zudem sind die „Familiennormen" unserer Epoche in kurzer Zeit dermaßen in Bewegung geraten (Stellung der Frau; Scheidungsrate; Geburtenkontrolle; mancherorts Überwiegen der außerehelichen Geburten; mehr unvollständige als vollständige Kernfamilien usw.), daß sich die Forschung an ihnen kaum mehr orientieren kann. Sie hat übrigens die soziologische Forschungsarbeit auf demselben Gebiet zu wenig berücksichtigt – so werden Familienmerkmale, welche die Familien-Mikrosoziologie (KELLERHALS) bereits kennt und beschrieben hat, nicht selten übersehen oder „psychiatrisch" gedeutet; ferner ignoriert die Familienforschung oft die Einflüsse des Kontexts, in dem untersucht wird. Was als „Gesundheitsmerkmal" übrigbleibt, ist noch am ehesten die Fähigkeit der Familie, weitgehend selber darüber zu bestimmen, *wie* sie ihre Funktionen erfüllt und *wie* sie ihre Organisation den Verhältnissen entsprechend wandelt und ihre Kontinuität trotzdem wahrt.

Die wichtigsten Familienfunktionen sind (nach LIDZ, FLECK, MINUCHIN, STIERLIN u. a.): Ernährung und Pflege der Kinder, kommunikative Funktionen und die scheinbar widersprüchlichen Funktionen der emotionalen Verflechtung einerseits (die notwendig ist für das Bedürfnis nach Sicherheit, sozialer Nähe, Geborgenheit, Erholung, Anerkennung) und der Individuation und Sozialisierung der Kinder anderseits. Die Voraussetzungen für die Erfüllung dieser Funktionen sind z. B.: flexible Allianz der Eltern und klare Generationentrennung; Weitergabe einer zuverlässigen Sprache (LIDZ u. FLECK); optimale Abgrenzung der Familien-Subsysteme (MINUCHIN), klare hierarchische bzw. Machtverhältnisse (HALEY); genügende Konstanz, Voraussagbarkeit und Anpassungsfähigkeit der Eltern und der Elternfunktion (FIVAZ u. KAUFMANN); auf Vertrauenswürdigkeit basierende Familienbeziehungen (BOSZORMENYI-NAGY).

Die frühere Familienforschung war vorwiegend eine indirekte (Ausnahme: Palo Alto): die Daten wurden an Individuen erhoben. Die Arbeiten, in denen anhand der individuellen psychopathologischen Profile versucht wurde die „charakteristischen" Mütter, Väter oder Eltern von psychotischen, neurotischen und delinquenten Nachkommen darzustellen, führten zu widersprüchlichen Resultaten. Ganz neue Erkenntnisse brachten die Längsschnittuntersuchungen von Familien von Schizophrenen von LIDZ u. FLECK mit psychodynamischen Beschreibungen von abnormen Familienstrukturen (Ehe der Eltern) und von Beziehungsabläufen, die die Entwicklung einer sexuellen Identität beim Kind erschweren, homosexuelle und inzestuöse Neigungen verstärken und irrationales Denken „züchten" sollen. Andere Autoren beschrieben die Abspaltung und Übertragung prägenitaler Fixierungen der Eltern auf das Kind mittels projektiver Identifikation, die Folgen narzißtischer Beziehung der Mutter oder des Vaters mit dem zukünftigen Schizophrenen, die Verschmelzung von Mutter und (erwachsenem, schizophrenem) Kind in einem autistischen grandiosen Einssein usw. Andere klinische Studien, in- und außerhalb des Bereichs der Psychose, zeigten in vermehrtem Maß die Wechselwirkungen zwischen intrapsychischen Vorgängen und realen Familienbeziehungen auf; sie stammen von Familientherapeuten (RICHTER, STIERLIN, FRAMO, WILLI, WYNNE) und bieten bereits einen Ausweg aus dem linearen Ursache-Wirkung-Denken. Die Mehrzahl der Arbeiten vor 1965 über die Familie von Schizophrenen galten noch der Hypothese, daß die Familie die Krankheit (mit)verursache, die dann mehr und mehr, u. a. durch eine großangelegte Studie über erblich belastete, früh adoptierte Kinder widerlegt wurde (P. WENDER et al.).

Die eindrücklichste, noch jetzt richtungweisende Studie über Familien von Schizophrenen ist die von WYNNE und SINGER (1963–66) über den Zusammenhang von Denkstörungen und Familienbeziehungen: sie verwendeten die Handhabung der fokalisierten Aufmerksamkeit (focal attention) für die formale Beschreibung der individuellen verbalen *Kommunikation* und konnten anhand von Rorschach-Protokollen die Eltern von jugendlichen Schizophrenen, autistischen Kindern und nichtpsychotischen Nachkommen blind unterscheiden und die Elternprotokolle jeweils blind dem betreffenden Patientenprotokoll zuordnen. Dasselbe gelang WYNNE später bei einer Reihe von „normalen" Adoptiveltern der Studie von KETY, ROSENTAL, WENDER u. Mitarbeitern; zusammen mit Beobachtungen anderer Autoren führte das zur jetzt geltenden Auffassung, daß „psychotische Transaktionen" und Erbfaktoren beim Zustandekommen von schizophrenen Entwicklungen zusammenwirken: die Risiko-Forschung wurde wichtig (L. WYNNE 1983).

In den letzten Jahren wurde im Rahmen der psychopädagogischen Arbeit mit Familien von entlassenen Schizophrenen die Bedeutung der familialen Interaktion für den Krankheits*verlauf* „neuentdeckt": der Grad der emotionalen Verstrickung erweist sich, in Form der meßbaren Variable der „expressed emotions" (EE), als statistisch signifikant für das Rückfallrisiko, das allerdings an den Rehospitalisierungen abgelesen wird. Es ergeben sich Konsequenzen für die praktische therapeutische Arbeit. Die Geschwister von Schizophrenen sind nachweislich weniger emotional in der Familie engagiert als der Patient, dafür mehr außerhalb, haben aber in einem hohen Prozentsatz Beziehungsprobleme.

Daß sich längerdauernde psychische (manchmal auch somatische) Störungen für die Familienangehörigen negativ auswirken können, steht auf Grund zahlreicher Studien fest, wobei die in voller Entwicklung stehenden Kinder durch Störungen der Eltern gefährdeter sind als umgekehrt. Neben offensichtlichen Psychosen wirken „diskrete" (Charakter-)Störungen, Depressionen, vor allem ängstlich gefärbte, pathogen bzw. ungünstig für die Entwicklung des Kindes, ferner natürlich Alkoholismus, ganz allgemein emotionale Unreife, elterliche Hyperaktivität u. a. m. Andererseits kann die psychosoziale Weiterentwicklung von Erwachsenen durch die Belastung und Isolierung durch einen chronisch Kranken (z. B. einen alten, dementen Angehörigen, ein schwer psychotisches Kind) bis zum Auftreten von gesundheitlichen Schäden beeinträchtigt werden; die „Ko-Evolution" ist dann eben gestört.

Die bis jetzt bekannten pathogenen bzw. entwicklungsfeindlichen Familienfaktoren sind nicht spezifisch für bestimmte Krankheiten. Sie führen zu mehr oder weniger schwer veränderten Beziehungen und Kommunikationsmustern, die starre (mitunter auch „chaotische") entwicklungshemmende homöostatische Familiensysteme entstehen lassen – oder auch, bei gegenseitiger Isolation und Vernachlässigung der Loyalitätsverpflichtungen, zur Auflösung der Familie führen.

Für den systemtheoretischen Ansatz in der Psychiatrie, nach dem jedes Verhalten durch die Struktur eines transaktionalen Feldes bedingt ist, muß die *Interaktion* als solche Untersuchungsobjekt sein. Die Familien-Interaktionsforschung (300 Arbeiten schon vor 1970, dann Zunahme) beschreibt die Familie in Begriffen der Kommunikations- und Systemtheorie und basiert auf der *Direktbeobachtung* der Familiengruppe in klinischen, experimentellen oder Testsituationen. Sie geht auf die Zusammenarbeit BATESONs mit der Palo-Alto-Gruppe zurück (erste Publikationen über den „double-bind", über den wichtigen Begriff der Metakommunikation etc.). Sie befaßt sich hauptsächlich mit den zirkulär ablaufenden Interaktions- und Kommunikationsmustern, welche die Darstellung mehr oder weniger funktionaler Familienstrukturen erlauben. Interaktionsforschung verwendet klinisches Material wie Familieninterviews, das auf Tonband oder noch besser auf Video aufgenommen ist, oder arbeitet mit speziell konzipierten experimentellen Settings (HALEY, FERREIRA, REISS) oder mit Tests. Es wurden zahlreiche Testverfahren vorgeschlagen, die aber mit Ausnahme des Familien-Rorschachs und des Gießen-Tests meist keine allgemeine Verbreitung erfuhren; bei den meisten Tests haben die Familienglieder Aufgaben zu lösen oder Konflikte anzugehen oder werden einer standardisierten aber weniger strukturierten Situation gegenübergestellt und dabei beobachtet.

Interaktionsforschung ist klinisch relevant. HALEY, später FERREIRA, REISS und viele andere fanden, bei Verwendung von Interaktionsmustern als Variable, signifikante Unterschiede zwischen klinischen und nichtklinischen Familien. REISS wies Korrelationen zwischen individuellem Denken und Familien-Interaktion nach. Verwendete Variablen sind: Quantität der ausgetauschten Kommunikation, deren Qualität (genügende, nicht maximale Klarheit, Kongruenz, Bestätigung, d. h. Quittieren, usw.), Toleranz für Meinungsverschiedenheiten und der Umgang damit, Spannungsgrad und andere Aspekte des affektiven Klimas, Rigidität und (oder) Konfusion der „Regeln", Qualität der Informationsverarbeitung, Kohäsion, das Spiel zwischen Kontrolle und Autonomie, Qualität und Quantität des Austauschs mit der sozialen Umwelt, Wahrnehmung dieser Umwelt usw.

Obschon BATESON und HALEY die Kommunikation schon vor 1960 als Ganzes studierten und auf die Bedeutung des Nichtverbalen für den so wichtigen Beziehungsaspekt jeder Mitteilung hinweisen, befaßten sich die meisten Familienkommunikationsstudien jahrelang nur mit der verbalen Kommunikation (WINTER, REISS, KAUFMANN u. a.). Erst in jüngster Zeit gibt es Ansätze zur wissenschaftlichen Untersuchung der nichtverbalen Kommunikation in klinischen und nichtklinischen Familien in standardisierten Untersuchungssituationen, so z. B. unter Bezugnahme auf ein systemtheoretisches Metamodell für Entwicklungsprozesse (FIVAZ u. KAUFMANN 1983).

Mit dem Nachweis der Nützlichkeit der Familien-Interaktions-Diagnose für die Familientherapie ist es noch nicht weit her, was den dürftigen Ergebnissen der Forschung auf dem Gebiet der Psychotherapie im allgemeinen entspricht. Zwar gibt es eine Reihe von brauchbaren Methoden für die Familiendiagnose – die Lücke zwischen Hypothesen und empirischen Daten ist aber nicht überbrückt (BRUNNER, 1984). Gegenwärtig wird versucht, Selbstberichte, Beziehungstests und direkt wahrnehmbare Interaktion für eine mehrdimensionale Familiendiagnose zu kombinieren.

Die Zukunft der Familienforschung ist mit der der Familientherapie verknüpft und hängt weitgehend von der Frage ab, ob – und wenn ja, wie – das systemtheoretische Denkmodell in der Psychiatrie und in der Medizin im allgemeinen angewandt werden wird.

Literatur
BATESON, G., JACKSON, D. D., HALEY, J., WEAKLAND, J.: Toward a theory of schizophrenia. Behav. Sci. 1, 251–264 (1956).
BRUNNER, E. H.: Interaktion in der Familie. Heidelberg: Springer 1984.
FIVAZ, E., FIVAZ, R., KAUFMANN, L.: Accord conflit, symptôme: un paradigme évolutionniste. Cahiers critiques de thérapie familiale et de pratique de réseaux 7, 91–110 (1983).
HALEY, J.: Research on family patterns: An instrument measurement. Family Process 3, 41–65 (1964).
KELLERHALS, J., TROUTOT, P. Y., LAZEGA, E.: Microsociologie de la famille. Paris: Presses Universitaires de France 1984.
LEWIS, J. M., BEAVERS, W. R., GOSSETT, J. T., PHILLIPS, V. A.: No single thread. Psychological health in family systems. New York: Brunner-Mazel 1976.
LIDZ, T.: Zur Familienumwelt des Schizophrenen. Psyche 13, 243–256 (1959/60).
LOVELAND, N. T.: The relation Rorschach: a technique for studying interaction. J. Nerv. Ment. Dis. 145, 93–105 (1967).
REISS, D.: Individual thinking and family interaction II. In: MISHLER, E. G., WAXLER, N. E. (Eds.) Family processes and schizophrenia. New York: Jason Aronson 1975.
SINGER, M. T., WYNNE, L. C.: Thought disorder and family relations of schizophrenics. Archiv. Gen. Psychiatry 12, 187–212 (1965).
STIERLIN, H., WIRSCHING, M., HAAS, B., HOFFMANN, F., SCHMIDT, G., WEBER, G., WIRSCHING, B.: Familienmedizin mit Krebskranken. Familiendynamik 1, 48–68 (1983).
VAUGHN, C. E., LEFF, J. P.: Patterns of emotional response in relatives of schizophrenic patients. Schizophr. Bull. 7/1, 43–44 (1981).
WENDER, P. H., ROSENTHAL, D., KETY, S., SCHULSINGER, F., WELNER, J.: Crossfostering: A research strategy for clarifying the role of genetic and experiential factors in the etiology of schizophrenia. Arch. Gen. Psychiatry 30, 121–128 (1974).
WYNNE, L., COLE, R.: The Rochester Risk Research Program: A new look at parental diagnoses and family relationships, p 35–48. In: STIERLIN, H., WYNNE, L. C., WIRSCHING, M. (Eds.) Psychosocial Intervention in Schizophrenia. Berlin: Springer 1983.

L. KAUFMANN

Familienmythen
[gr.: μῦθος = Erzählung, Fabel]

Begriffsbestimmung: Nach FERREIRA handelt es sich um „eine Anzahl streng systematisierter Ansichten aller Familienmitglieder über ihre verschiedenen Rollen innerhalb der Familie und über ihre Beziehungen untereinander. Diese Familienmythen enthalten viele versteckte Beziehungsregeln, die in der Trivialität von häuslichen Clichées und Gewohnheiten zum Ausdruck kommen... Diese organisierten Meinungen mögen einem Außenstehenden als plumpe Verfälschungen der tatsächlichen Gegebenheiten in der Familie erscheinen, trotzdem werden sie von allen Familienmitgliedern als eine Art letzter Wahrheit betrachtet, die über jeglichen Zweifel erhaben ist" (1966, S. 87).
Diese von allen Angehörigen geteilte Auslegung der Realität ist spezifisch auf eine gegebene Familie zugeschnitten und gilt als oberster Maßstab zur Festlegung von Rollenzuschreibungen, Verhaltensmustern, interaktionellen Abläufen und Gruppennormen. Mehr explizit oder eher implizit in seiner Formulierung, vermag der Mythos sich in klar umrissener und gut strukturierter Gestaltung anzubieten oder aber die Form eines vage gelassenen und wenig folgerichtigen Erklärungsklischees anzunehmen; STIERLIN (1973) spricht von „festen" versus „lockeren" Mythen. Auf den ersten Blick erscheint des öfteren zunächst nur dies oder jenes Mitglied im Rampenlicht, im Endeffekt jedoch umfaßt der Mythos die komplementären und tiefgreifenden Beziehungspositionen aller Angehörigen. Mögen auch einige dieser Glaubenssätze in religiösen oder nationalen Vorstellungen verankert und/oder von kulturellen Zeitgeiststromungen durchsetzt sein, letztlich erweisen sich „idiosynkratische Züge der jeweiligen Familie" (L. WYNNE, 1981) als zentraler Bestandteil. Der Ursprung verliert sich in der entwicklungsgeschichtlichen Familienvergangenheit, kein Name eines Urhebers kommt zum Vorschein, nirgendwo findet sich eine schriftliche Niederlegung, vielmehr wird der Mythos mündlich überliefert und weitgehend von Generation zu Generation weitergegeben.
Das so gestaltete familienumspannende Ideengebäude wird zur vorgegebenen Schablone, in die die Familienmitglieder hineinwachsen müssen. Diese gemeinsame Werthierarchie schmiedet sehr feste Bande, ein jeder fühlt sich diesem verinnerlichten Familienselbstbildnis total verpflichtet. Mag der einzelne auch ahnen, daß diesem Familienimage viel Irriges und Falsches anhaftet, er wird sein aufkeimendes Wahrnehmen unter Kontrolle halten und nicht lautwerden lassen. Er wird sich keinen Spielraum für differenzierte Einschätzung und Selbstbehauptung eröffnen, wird vielmehr seine Urteilsfreiheit den im Kollektiv vorherrschenden Glaubenshaltungen unterordnen. Beinhalten diese nun sehr krasse Realitätsentstellungen, so kann die familiengesteuerte → Loyalität sich verheerend auf den Selbstverwirklichungsprozeß eines Heranwachsenden auswirken.
Familienmythen gedeihen nun aber keineswegs nur in mit Pathologie belasteten Gruppen, nach L. WYNNE besitzen sie „für alle Familien eine notwendige und positive Funktion als stabilisierendes Prinzip innerhalb und zwischen den Generationen" (1981, S. 345). In funktionellen Familien sind sie nicht in zeitloser Gültigkeit erstarrt, vermögen vielmehr sich zu entwickeln gemäß den zeitgebundenen Wachstumsbedürfnissen der einzelnen Mitglieder. Pathogene Auswirkungen kommen zum Vorschein in jenen Familien, die durch ihre Mythologie vollständig erdrosselt werden, in denen sich eine starre Rollenpolarisierung eingespielt hat und wo jede Wandlungsbereitschaft im Keim erstickt wird. M. SELVINI (1975) schildert recht anschaulich, wie ein Familienmythos im generationenübergreifenden Geschehen immer geballter wird, die Familienregeln schließlich voll einfriert und zum Nährboden eines psychotischen Zusammenbruchs wird.
Geht man den Mythos auf der Ebene der wirklich-

keitsgetreuen, harten Tatbestände an, so wird dieses Kollektivprodukt zur mehr oder weniger hochgradigen Verleugnung oder Entstellung der Familienwirklichkeit mit Bezeichnungen wie realitätsfremd, irrational, pathologisch versehen, wobei aber schon FERREIRA darauf hinweist, daß der traditionelle Psychopathologiebegriff nur sehr bedingt auf den Familienmythos zutrifft. R. BEAVERS (1982) schlägt vor, die Kongruenz zwischen Mythos und Realität anhand einer einfachen Wertungsskala festzulegen. Interessante Fragestellungen und Überlegungen betreffend Beziehungen, Gemeinsamkeiten, Artikulationen sowie Unterschiede, Abgrenzungen, Differenzierungen zwischen Familienmythen einerseits, Primärprozessen, Trauminhalt, Gruppenphantasien, Wahngebilde andererseits, finden sich etwa bei STIERLIN (1973), ANZIEU (1978), GILLIERON (1980), RUFFIOT (1980), LEMAIRE (1984), EIGUER (1984). Heraushebenswert erscheint auch der Beitrag von ANDRÉ GREEN (1980), der im Familienmythos ein „kollektives Übergangsobjekt" sieht.

Klassifizierung: H. STIERLIN (1973) ordnet Familienmythen in 3 Hauptgruppen ein:

1. Harmoniemythen: Ein „idealisierender" Scheinwerfer läßt Familienbeziehungen im rosigen Licht eines immerwährenden, ungetrübten Glücks erstrahlen. Zur Entwerfung dieses verklärten Harmoniegebildes muß die Familiengeschichte neugeschrieben und umgedichtet werden, müssen vergangene und gegenwärtige Konfliktkonstellationen im „Familiengedächtnisloch" zum verschwinden gebracht werden. Man denkt hier unverzüglich an die von L. WYNNE (1958) beschriebenen pseudogegenseitigen Familien (→ Pseudomutualität).

2. Entschuldigungs- und Wiedergutmachungsmythen: Angeblich soll eine, noch im Familienkreis lebende oder durch Trennung oder Tod außerhalb stehende, Person vollauf für das Unglück des ganzen Clans verantwortlich sein (es können auch mehrere Angehörige herhalten müssen). Diesem Sündenbock wird alle Familienschuld aufgebürdet und als stellvertretendes „Opferlamm" wird er delegiert, das aufgespeicherte Verschuldetsein abzutragen. Bei diesem → Delegations- und Sühnungsprozeß spielen die → Abwehrmechanismen der projektiven Identifikation und Externalisation eine zentrale Rolle, wird auch, wenigstens in gewissen Grenzen, existentiellen Gegebenheiten Rechenschaft getragen, wobei diese allerdings in einem selektiv verzerrten Bild erscheinen.

3. Rettungsmythen: Sie bauen die eben beschriebenen Mythen noch weiter aus. Die Familie hegt die Überzeugung, eine starke, mit magischen Kräften versehene Person oder Instanz könne ihr jedwedes Leid und Unglück ersparen sowie widerfahrene Ungerechtigkeit ungeschehen machen; diese Rolle des mythischen Retters und Wohltäters kann einem Familientherapeuten zugestellt werden.

Die Funktionen des Familienmythos: Neben vielen anderen unterstreicht FERREIRA (1963, 1966) den entscheidenden Beitrag der Mythen zur Aufrechterhaltung des homöostatischen (→ Homöostase) Gleichgewichts der Familie; er verdeutlicht dies durch die Metapher des Thermostaten, der bei jedweder Gefährdung des Familienzusammenhalts anspringt, und ihm zufolge „kommt dem Familienmythos in der Beziehung dieselbe Rolle zu wie den Abwehrmechanismen im Individuum" (1963, S. 462). Y. REY (1979) streicht die ökonomische Bedeutung des gemeinsam geteilten Glaubenssystems hervor und spricht von „einer Art Erholungsstätte, wo die Übereinkunft von sich aus gegeben und der Konflikt gebannt ist". STIERLIN beschreibt überdeterminierte, miteinander verzahnte Abwehr- und Schutzfunktionen; erstere kommen vorwiegend im Familienbeziehungsgefüge zum Zuge und sollen den Familienmitgliedern die mit starken Angst- und Schuldgefühlen besetzte Gegenüberstellung mit vergangenen oder/und gegenwartsprägenden Leidensaspekten und Konfliktkonstellationen ersparen, indem uneingelöste Verpflichtungen, erlittenes Unrecht, tiefgreifende Zerwürfnisse, konflikträchtige Entgleisungen, gesetzeswidriges Verhalten rationalisiert, selektiv entstellt, vertuscht, abgespalten und verleugnet werden. Diese wesentlichen Aspekte der intrafamiliären Beziehungsrealität dürfen aber auch Außenstehenden nicht preisgegeben werden, sollen die schmerzhaften Auswirkungen für das Selbstwertgefühl der Betroffenen und die Auslösung von Scham und Schuld nicht heraufbeschworen werden; hier kommen hauptsächlich die Schutzfunktionen ins Spiel, indem die Umwelt im Nebel gelassen und mystifiziert werden soll.

GUY AUSLOOS (1980) erörtert, wie Familiengeheimnisse, Familienregeln und Familienmythen eng miteinander verwoben sind: Einem Geheimnis entspringen eine oder mehrere Regeln, die fortan das Familienleben oft schicksalhaft prägen; diese Normen und Erwartungen verbleiben jedoch ungeschrieben und finden ihren verdeckten Niederschlag im generationenüberspannenden Mythos. Diese Sequenz wird wohl am besten durch ein Beispiel veranschaulicht. In einer streng calvinistischen, städtischen Oberschichtfamilie hatte die Großmutter ein uneheliches Kind zur Welt gebracht und großgezogen, eine Entgleisung, welcher der Stempel eines familienweiten Tabu aufgedrückt ward. Mit dem Kind wurde die Regel geboren, daß in der Generationsabfolge die Frauen bestimmten, was und wieviel über Familienbeziehungen ausgesagt werden durfte; diese unausgesprochene Regel verschanzte sich hinter einem Harmoniemythos, demzufolge in dieser besonders problemlosen Gruppe jedwedes Befragen der Beziehungen völlig überflüssig war.

Therapeutische Implikationen: Aufgrund der eben skizzierten Funktionen und insbesonders seiner stabilisierenden Kraft für die Familieneinheit, stimmen alle erwähnten Autoren darin überein, daß der Familienmythos nicht ungestüm in die Achillesferse getroffen werden soll, indem Verschrobenheit, krasse Ungereimtheiten und Realitätsentstellungen sofort in den Brennpunkt gerückt werden; vielmehr soll der Therapeut ihm mit Takt und Einfühlungsgabe begegnen, ihn in den komplexen, zwischenmenschlichen Kontext des familiären Gewordenseins einbetten und ihn dort angehen.

Literatur

ANZIEU, D.: Oedipe avant le complexe, ou de l'interprétation psychanalytique des mythes. Bull. Psychol. 31, 713–730 (1978).
AUSLOOS, G.: Secrets de famille, p. 62–80. In: HALEY, J., CAILLÉ, P., AUSLOOS, G., FERREIRA, A. J., SLUZKI, C. E., VERON, E. (Eds.) Annales de psychothérapie: Changements systémiques en thérapie familiale. Paris: ESF 1980.
BEAVERS, R. W.: Healthy, midrange, and sevely dysfunctional families. In: WALSH, F. (Ed.) Normal family process, p. 45–66. New York: Guilford 1982.
EIGUER, A.: Le mythe familial, le mythe social, le mythe du couple. Dialogue 84, 86–102 (1984).
FERREIRA, A. J.: Family myth and homeostasis. Arch. Gen. Psychiatry 9, 457–463 (1963).
FERREIRA, A. J.: Family myths. Psychiatric research report No. 20, American psychiatric association (1966). (Dt.: Familienmythen, p. 85–93). In: WATZLAWICK, P., WEAKLAND, J. H. (Eds.) Interaktion. Bern: Huber 1980.
GILLIERON, E.: La fonction des mythes dans l'équilibre des groupes. Rev. Europ. Sci. Soc. et Cahiers Vilfredo Pareto 18, 97–120 (1980).
GREEN, A.: Le mythe: un objet transitionnel collectif. Le temps de la réflexion 1: 99–131 (1980).
LEMAIRE, J. G.: La réalité informe, le mythe structure. Dialogue 84, 3–23 (1984).
REY, Y.: Approche systémique et psychologie clinique. Application à la thérapie de famille. Thèse 3ème cycle, Grenoble 1979.
RUFFIOT, A.: Fonction mythopoïétique de la famille: mythe, fantasme, délire et leur genèse. Dialogue 70, 3–19 (1980).
SELVINI-PALAZZOLI, M., BOSCOLO, L., CECCHIN, G., PRATA, G.: Paradosso e controparadosso. Milano: Feltrinelli (1975). (Dt.: Paradoxon und Gegenparadoxon. Stuttgart: Klett-Cotta, 3. Aufl. 1981).
STIERLIN, H.: Gruppenphantasien und Familienmythen: Theoretische und therapeutische Aspekte (1973), 2. Aufl., S. 150–163. In: STIERLIN, H. (Hrsg.) Von der Psychoanalyse zur Familientherapie. Stuttgart: Klett-Cotta 1980.
WYNNE, L. C.: Die Familien Schizophrener. Familiendynamik 4, 333–351 (1981).
WYNNE, L. C., RICKOFF, I. M. et al.: Pseudo-mutuality in the family relations of schizophrenics. Psychiatry 21, 205–220 (1958).

F. SEYWERT

Familientherapie

Das rasch expandierende Feld der Familientherapie greift über die Grenzen der Psychiatrie und der traditionellen Psychotherapie hinaus und wird durch keine einheitliche Theorie zusammengehalten. Es weist eine verwirrende Vielfalt von Behandlungsformen auf und ist zudem Modeströmungen unterworfen. Die Familientherapie gibt sich heute in bezug auf Theoriebildung und in der Anwendung als betont interdisziplinär.

Vereinzelte Ansätze zu einer Behandlung, die Familienangehörige in die psychotherapeutische Bemühung einbezieht, gehen auf die 30er Jahre zurück. Aber erst die Erfahrungen aus der psychoanalytischen Psychotherapie von Schizophrenen nach 1950 und die vermehrte Berücksichtigung der *aktuellen* zwischenmenschlichen Beziehungen in der (nordamerikanischen) Psychiatrie brachten die zentrale Bedeutung der Familie für den psychisch Kranken in ihrer Eigenschaft als psycho-soziale Einheit ins Blickfeld. Es kam zu den ersten Versuchen, die Familienbeziehungen direkt zu beobachten und zu beeinflussen; der neue therapeutische Ansatz blieb nicht lange auf die Anwendung bei Schizophrenie beschränkt. Ab 1960 nahm die Familientherapie in den USA einen gewaltigen Aufschwung. Neben den wegweisenden, voneinander weitgehend unabhängigen Schulen wurde die Ausbildung allmählich in die Lehrprogramme für Ärzte in psychiatrischen Institutionen und auch für Psychologen und Sozialarbeiter einbezogen. In Europa faßte die Familientherapie – von wenigen Vorläufern abgesehen – ab 1970 Fuß, zuerst anscheinend in Holland und England, dann in der Bundesrepublik, der Schweiz, in Österreich, Italien, Norwegen und zuletzt in Frankreich. Im deutschsprachigen Raum gibt es zur Zeit ungefähr zwölf Institute, die Ausbildung in Familientherapie anbieten.

Familientherapie beruht *nicht* auf der Hypothese, daß die Familie die Krankheit im Sinne einer linear-kausalen Beziehung verursacht – diese irrige Vorstellung wirkte und wirkt manchmal noch heute als Hemmschuh für ihre Entwicklung. Familientherapie (im folgenden FT) stützt sich auf folgende *Axiome:* 1. Die psycho-soziale Entwicklung des Individuums wird während des *ganzen* Lebens von früheren und *aktuellen* Familienbeziehungen mitbestimmt. Individuelles Verhalten, so auch das psychopathologische, steht über die aktuellen Familienbeziehungen mit dem Verhalten von anderen Familiengliedern in Wechselwirkung.

2. Therapeutische Maßnahmen, die das Verhalten des Individuums ändern, greifen deshalb – mit oder ohne Absicht des Therapeuten – indirekt in das Beziehungsgefüge der Familie ein. Umgekehrt wirken sich Veränderungen im Beziehungsnetz auf individuelles Verhalten aus. Der Sinn (oder die „Funktion") gestörten Verhaltens ergibt sich u. U. aus dem Familienkontext.

3. In den Familienbeziehungen steckt das Potential zur therapeutischen Veränderung. Familientherapie setzt direkt an den Familienbeziehungen an und bezweckt, solche Veränderungen herbeizuführen, die für die Befriedigung normaler und individueller Lebensansprüche, für die Persönlichkeitsentwicklung, für die Beziehungen zwischen Angehörigen und für die Beziehung der Familie mit der sozialen Umwelt bessere Voraussetzungen schaffen.

Die verschiedenen Lehrmeinungen über die Zusammenhänge zwischen Psychopathologie und Familien-Interaktion und die davon abgeleiteten Arbeitsmethoden können folgendermaßen eingeteilt werden:

1 Historische Modelle

1.1 Auf der → Psychoanalyse beruhende, für die Familientherapie weiterentwickelte Methoden. Ihre Pioniere sind u. a. ACKERMAN, LIDZ, FLECK, SEARLES und in Deutschland RICHTER. Therapeuten dieser Richtung arbeiten mit Hypothesen über unbewußte Aspekte der Eltern-Kind-Beziehung (z. B. narzißtische Beziehung, Externalisation, projektive Identifikation) und unbewußte, unter Angehörigen ausgetauschte Phantasien. Sie befassen sich mit Wechselwirkungen zwischen Familiendynamik und individueller Psychodynamik. Die Persönlichkeitsentwicklung des „Primärpatienten" behält als therapeutisches Ziel Vorrang (SCHINDLER, RICHTER, N. PAUL, FRAMO). Das Modell WILLIS, bestimmt durch die Begriffe der Kollusion und der Ko-Evolution, stellt die Beziehungen zwischen Psychodynamik und Ablauf der (Paar-)Beziehung dar, beschreibt aber die Interaktion selbst zirkulär, als System.

1.2 Mehrgenerationen-Modelle, in denen psychodynamisches Denken und neue, spezielle Theorien über Familienbeziehungen integriert sind. Ihre Hauptvertreter sind M. BOWEN, BOSZORMENYI-NAGY und STIERLIN. Individuelles Schicksal erscheint hier stärker und vor allem lebenslang verwoben mit den Familienbeziehungen über Generationen; in diesem Kontext erschließt sich ein neues Verständnis für krankhaftes oder abweiges individuelles Verhalten bis hin zu psychosomatischen Störungen. Die therapeutische Arbeit konzentriert sich auf die Beziehungen zwischen Generationen und soll allen Familiengliedern, auch den abwesenden, zugute kommen.

Bei BOWEN steht der Begriff der Selbstdifferenzierung im Zentrum. Undifferenziertheit bedeutet, daß Denken und Handeln übermäßig stark von Emotionen im Beziehungskontext der Familie bestimmt werden. Sie wird in fusionellen Beziehungen fixiert und verstärkt, dann über Triangulation der Kinder weitergegeben. Die Behandlung beruht auf der Prämisse, daß das Erreichen einer höheren Selbstdifferenzierung in einer Zweierbeziehung gleichsinnige Veränderungen im übrigen Familien-Beziehungsnetz auslöst.

In der „kontextuellen Familientherapie" werden mehrere Familiendimensionen berücksichtigt; das Schwergewicht liegt aber auf der Beziehungsethik, die nach der von BOSZORMENYI-NAGY entwickelten Theorie für das Schicksal und für die Entwicklung menschlicher Beziehungen und deren Pathologie fundamental ist (ausführlicher unter → Loyalität). Die Behandlung bezieht mehrere Generationen ein und zielt auf die Wiederherstellung von Vertrauen, auf das Sichtbarmachen von Treuebindungen, die hinter symptomatischem Verhalten und Krankheit stehen, und auf das Anerkennen von (unerledigten) Schuld- und Verdienstkonten.

Nach dem Heidelberger Konzept STIERLINS, das sich mit dem Modell von NAGY überschneidet, werden Familien nach folgenden Gesichtspunkten beschrieben und behandelt: 1. Die bezogene Individuation, ein dialektisches Konzept menschlicher Beziehungsdynamik, 2. Die Interaktionsweisen → Bindung und → Ausstoßung, die die Trennungsproblematik betreffen, 3. Die → Delegation, 4. Die Mehrgenerationenperspektive von Vermächtnis und Verdienst, 5. Der Status der Gegenseitigkeit, die positiv oder negativ sein kann. In der Therapie verwendet diese Schule neuerdings auch systemtheoretisch inspirierte Techniken.

2 Struktur-Prozeß-Modelle

Diese auf der Systemtheorie, der Kybernetik und der Kommunikationstheorie basierenden Therapiemodelle beherrschen das Feld in zunehmendem Maß. Sie beruhen auf einer neuen epistemologischen Sichtweise, die das herkömmliche lineare und medizinische Denkmodell ablehnt (Ausführlich unter → Systemtheorie). Der geistige Vater dieser Behandlungsrichtung ist BATESON, dessen Zusammenarbeit mit RUESCH (Kommunikationstheorie) und vor allem mit der Palo-Alto-Gruppe (JACKSON, WEAKLAND, HALEY) in den fünfziger Jahren die neue Ära eröffnete. Der Kliniker JACKSON prägte die Begriffe der Familienhomöostase und der „Familienregeln" und führte den „therapeutischen Double-bind" ein.

Die systemtheoretisch begründete Familientherapie vernachlässigt bewußt die (hypothetische) Psychodynamik und beschäftigt sich mit den beobachtbaren Formen und Abläufen der Kommunikationen (jedes Verhalten ist Kommunikation!), sowie mit Rückkoppelungen, über welche die Familienglieder und der Therapeut zu einem „therapeutischen System" zusammengeschlossen sind. Dysfunktionelle Interaktionsmuster (in der Familie und manchmal auch in der Therapie), die zu „Regeln" werden, sind für das Zustandekommen und die Fixierung von symptomatischem Verhalten des Primärpatienten *und* der anderen Familienglieder verantwortlich. Für die Kommunikationstheorien, die für Systemdiagnose und Behandlungsstrategie angewendet werden, muß auf G. BATESON, P. WATZLAWICK und J. HALEY verwiesen werden.

Die Struktur-Prozeß-Modelle sind auf das gegenwärtige bzw. das zukünftige Geschehen und auf Problemlösung zentriert und berücksichtigen Vorgeschichte nur insofern, als sie für das Verständnis der aktuellen Interaktionsmuster etwas beisteuert. In der „systemischen" Familientherapie wird die Veränderung der Funktionsweise der Familie in ihrer Eigenschaft als soziale Organisation angestrebt. Der Therapeut handelt aktiv, verwendet direkte oder paradoxe Anweisungen und Verschreibungen und mißt der psychologischen Einsicht der Familienglieder und manchmal (wie bei HALEY) auch dem emotionalen Erleben und dem Ausdrücken von Affekten in der Therapie keine therapeutische Wirkung zu.

2.1 Diese Behandlungsrichtung verzweigt sich im wesentlichen in *Kurztherapien paradoxaler Ausprägung;* Hauptvertreter die Palo-Alto-Gruppe mit WATZLAWICK, FISCH, BODIN, SLUZKI und die Mailänder Gruppe mit SELVINI-PALAZZOLI und PRATA, BOSCOLO und CECCHIN. Die Palo-Alto-Therapeuten verwenden für die theoretische Formulierung des Gleichbleibens und der Veränderung mathematisch-philosophische Theorien. Die entscheidende therapeutische Intervention ist die (paradoxe) Umdeutung, das „reframing" der Störung in einem anderen Bezugssystem.

Die in mehrfacher Hinsicht paradoxen Strategien der Mailänder Gruppe sind für die Behandlung starrer, sonst therapieresistenter Familien konzipiert. Mit der „gegenparadoxen" Verschreibung kommt das Familiensystem aus dem Gleichgewicht – um aus der von den Therapeuten auferlegten Beziehungsdefinition auszusteigen, kann die Familie die (verschriebene!) dysfunktionelle Struktur nicht aufrechterhalten und „entdeckt" eine neue, bessere Ordnung. Einen großen Fortschritt brachten die von dieser Schule erarbeiteten Grundregeln und Methoden für das Familieninterview, hier mit den Stichworten „systemisches hypothetisieren", „zirkuläres Fragen" und „Neutralität" angedeutet (M. SELVINI et al. 1981).

2.2 *Strukturelle Familientherapie:* Bei der Problemlösungstherapie HALEYS liegt der Fokus auf den Machtverhältnissen und der hierarchischen Ordnung im Familien- und im therapeutischen System; im besonderen wird nach dysfunktionellen Dreiecken (Koalitionen zwischen den Generationen) gesucht. Die Therapie ist direktiv; direkte Verschreibungen werden mehr in Krisensituationen, paradoxe mehr bei sich der Veränderung widersetzenden Familien verwendet. Die Familientherapie erfolgt in Etappen; ist ein Ziel erreicht, folgt – mit neuem Vertrag – möglicherweise das nächste.

MINUCHINS strukturelle Familientherapie integriert die theoretischen Ansätze und Techniken HALEYS, stellt jedoch eine flexible, in verschiedenen psychiatrischen Kontexten brauchbare Behandlungsmethode dar. MINUCHIN zeigt, was man tun muß, um Funktionsweise, Ressourcen, Flexibilität und andere Familieneigenschaften zu beurteilen, und führt eine Reihe neuer Begriffe dafür ein. Die „Restrukturierung" der Familie erfolgt nach dem Herstellen des therapeutischen Systems („Joining") mit Hilfe eines ganzen Arsenals von hier nicht darstellbaren Techniken.

3 *Erlebnisorientierte Familientherapie,* zu der man WHITAKERS atheoretische, vor allem intuitive Familientherapie rechnen kann – die man kaum beschreiben kann und sehen muß. Erlebnis- und *entwicklungsorientiert* sind noch eine ganze Reihe von anderen Schulen (SATIR; Gestalt-Familientherapie von KEMPLER; BOSCH u. a.).

4 *Andere, z. B. verhaltenstherapeutische Familientherapie;* psychopädagogische Programme für Familien von Schizophrenen etc.

Die *Indikation* für Familientherapie ist aus theoretischen Gründen nicht an bestimmte nosologische Kategorien gebunden (→ Systemtheorie). Sie ersetzt natürlich die bei richtiger Indikationsstellung wirksamen Methoden der individuellen Psychotherapie nicht. Praktisch kommt sie am ehesten in Frage bei Patienten, die materiell, sozial, legal und psychologisch von Angehörigen, mit denen sie zusammenleben, stark abhängig sind, also

a) bei neurotischen, psychosomatischen und psychotischen Störungen im Kindesalter; als Präventivbehandlung bei Risikokindern; bei Kindesmißhandlung;

b) bei verschiedenen Verhaltensstörungen und Krisen während der Adoleszenz und bei jugendlichen Erwachsenen, wie z. B. Anorexie (→ Pubertätsmagersucht), psychotischen Zustandsbildern, Delinquenz, Verwahrlosung, Drogenabhängigkeit etc.;

c) bei besonders unreifen erwachsenen Neurotikern (z. B. um den Weg für eine individuelle Psychotherapie freizumachen); bei Borderline-Patienten;

d) bei Schizophrenen und schizophrenieähnlichen Zustandsbildern und Entwicklungen; bei Alkoholismus sowie grundsätzlich bei den verschiedensten psychiatrischen und psychosomatischen Störungen, die in einem dysfunktionellen Familiensystem primär oder sekundär eingebaut sind; das gilt auch für Depressionen, allerdings mit Vorbehalten – so ist z. B. die „Umdeutung" einer Melancholie in eine Familien-Beziehungsstörung diskutabel, möglicherweise ein Kunstfehler.

Der Schweregrad der individuellen psychiatrischen Affektion bzw. der „Familienpathologie" ist *kein* Kriterium für oder gegen Familientherapie. Wichtig ist dagegen die Motivation der Familie – und, in der Literatur meist unerwähnt, die des Therapeuten. Absolute Gegenindikationen gibt es vom systemtheoretischen Standpunkt aus nicht – praktisch gibt es aber natürlich relative Gegenindikationen, z. B. Debilität oder erhebliche psychoorganische Störungen bei mehreren Familiengliedern, manche Fälle von Paranoia, ferner: Nicht-Anerkennen der ärztlichen Kompetenz für Familienprobleme; zu große kulturelle Unterschiede zwischen Familie und Therapeut; für Familientherapie ausgesprochen ungünstige Verhältnisse in der psychiatrischen Institution (z. B. einseitig biologische oder psychoanalytische Ausrichtung).

Die Arbeit mit Familien, die durch Scheidungen und andere „endgültige" Trennungen auseinandergerissen sind, ist zwar nicht kontraindiziert – im Gegenteil, sie ist aber leider, selbst wenn sie nicht abgelehnt wird, äußerst schwierig. Dies stellt für die Familientherapie bei der Häufigkeit solcher Familienverhältnisse ein wachsendes, nichtgelöstes Problem.

Die Ziele der Familientherapie sind mehr oder (besser) weniger weit gesteckt und am besten Etappenziele; sie variieren je nach der Art und der Dauer der Erkrankung. Sie sind ebenso wie das Vorgehen und die „Technik" dem Patienten, den Phasen seiner Erkrankung und den Möglichkeiten, den kulturellen Besonderheiten und dem intellektuellen und sozialen Niveau der Familie anzupassen. Freilich setzen Persönlichkeit und Ausbildung der Polyvalenz des Familientherapeuten, der ja nicht alle Techniken beherrschen kann, recht enge Grenzen.

Die Dauer der Familientherapie schwankt sehr stark – von wenigen Sitzungen bis zu jahrelanger Arbeit –, jedoch zeichnet sich eine deutliche Tendenz auf zeitliche Begrenzung der Behandlung auf Wochen oder mehrere Monate ab.

Familientherapie im engeren Sinn (eine Anzahl regelmäßiger Sitzungen mit Vertrag oder als Krisenintervention) ist von „nur familienorientierter" Behandlung nicht scharf zu trennen – beides ist mit dem systemischen Denkmodell vereinbar – praktisch besteht jedoch ein deutlicher Unterschied:

Familienorientiert ist ein Behandlungsprogramm, wenn die Interaktionen zwischen Institution(en) bzw. Arzt und Patient/Familie laufend durchleuchtet und womöglich im Sinn der für das Behandlungsprogramm günstigen Organisation beeinflußt werden. Das ist grundsätzlich immer angezeigt, wenn ein in seiner Entwicklung oder seiner Selbständigkeit gefährdeter Patient (gleich welcher nosologischen Kategorie) von psychiatrischen Institutionen und von der Familie abhängig ist oder wird. Solche Familienarbeit während und besonders auch nach der Spitalentlassung erleichtert Wiedereingliederungsmaßnahmen und andere Behandlungen bzw. läßt besser abschätzen, wieweit sie durchführbar sind.

Die erwähnten psychopädagogischen Programme für die Nachbetreuung von Schizophrenen und ihrer Familie sind die konsequente Weiterentwicklung dieser Richtung.

Die *Wirksamkeit* der Familientherapie ist durch Empirie und zahlreiche Publikationen belegt, wurde und wird aber im Zug eines mitunter kritiklosen Enthusiasmus überschätzt, wie z. B. ihre Anwendung bei Schizophrenie gezeigt hat. Berichte über Resultate, die auf einer methodologisch einwandfreien Nachuntersuchung beruhen, sind sehr selten – ein Manko auch auf dem Gebiet ganz anderer psychotherapeutischer Richtungen. Über die anzuwendenden Kriterien besteht kaum ein Konsens. Schlecht steht es vor allem mit der Vergleichbarkeit – etwa zwischen individueller Psychotherapie und „systemischer" Familientherapie, oder mit der Vergleichbarkeit von Familientherapie-Methoden, die in ganz verschiedenen Kontexten praktiziert werden (NASH DE WITT, 1980). Besonders wirksam scheint Familientherapie bei Verhaltensstörungen im Kindesalter, Schulschwierigkeiten, bei Trennungsproblemen in der Adoleszenz und bei manchen Formen der Anorexie; verblüffend und vielversprechend sind ferner symptomatische „Heilungen" von Schizophrenen dank ambulanter „systemischer" Nur-Familientherapie, doch weiß man kaum etwas über den langfristigen Verlauf dieser Fälle; Dauerheilungen sind von den bekannten Spontanheilungen nicht leicht abzugrenzen. Der *Familientherapeut* muß emotional belastungsfähig, anpassungsfähig und beweglich sein – bald mehr Beobachter, bald aktiv den therapeutischen Prozeß steuernd. Klinische- und Selbsterfahrung sind auch hier Voraussetzung; Familien-Selbsterfahrung in Form aktiver Arbeit im Beziehungsnetz der eigenen Familie ist zu empfehlen. Die Ausbildung dauert Jahre; auch nach der Ausbildung ist Supervision, am besten „live" nützlich, mitunter unabdingbar. Im übrigen muß jeder Familientherapeut seinen ihm entsprechenden Behandlungsstil entwickeln und seine Grenzen kennen. Für die Behandlung von schwerer gestörten Familien muß er von seiner Arbeitsgruppe und von der Institution, in der er arbeitet, „getragen" und aktiv unterstützt werden.

Literatur
ACKERMAN, N. W.: Treating the troubles family. New York: Basic Books 1966.
ANDERSON, C. M., HOGARTY, G., REISS, D.: Family treatment of adult schizophrenic patients: A psycho-educational approach. Schizophr. Bull 6, 490–505 (1980).
BATESON, G.: Ökologie des Geistes. Frankfurt: Suhrkamp 1981.
BOSZORMENYI-NAGY, I., KRASNER, B. R.: Trust-based therapy: A contextual approach. Amer. J. Psychiatry 137/ 7, 767–775 (1980).
BOWEN, M.: Family therapy after twenty years. In: ARIETI, S. (Ed.) American handbook of psychiatry, vol 5. 2nd edn, New York: Basic Books 1975.
FRAMO, J. L.: Symptoms from a family transactional viewpoint, p. 271–308. In: ACKERMAN, N. W. (Ed.) Family therapy in transition. Boston: Little, Brown 1970.
HALEY, J.: Problem solving therapy. San Francisco: Jossey-Bass 1976.
JACKSON, D. D.: The question of family homeostasis. Psychiatr. Quart. [Supplement] 31 (Part I), 79–90 (1957).
MINUCHIN, S.: Familie und Familientherapie. Freiburg: Lambertus 1977.
NASH DE WITT, K.: Die Wirksamkeit von Familientherapie. Familiendynamik 1: 73–103 (1980).
RICHTER, H. E.: Patient Familie. Reinbek: Rowohlt 1972.
SELVINI-PALAZZOLI, M., BOSCOLO, L., CECCHIN, G., PRATA, G.: Hypothetisieren, Zirkularität, Neutralität, Familiendynamik (1981).
STIERLIN, H., RUECKER-EMBDEN, N., WETZEL, M., WIRSCHING, M.: Das erste Familiengespräch, 2. Aufl. Stuttgart: Klett-Kotta 1980.
WATZLAWICK, P., WEAKLAND, J., FISCH, R.: Change: Principles of problem formation and problem resolution. New York: Norton 1974.
WILLY, J.: Die Zweierbeziehung. Reinbek: Rowohlt 1975.
WHITAKER, C. A.: Psychotherapy of the absurd; with a special emphasis on psychotherapy of aggression. Family Process 14, 1–16 (1975).

L. KAUFMANN

Faseln → Denkstörungen

Fehlhandlungen – Fehlleistungen

Fehlhandlungen oder Fehlleistungen, wie beispielsweise gewisse Formen des Vergessens, des Versprechens und des Vergreifens (nach FREUD aber auch Aberglaube und Irrtum) sind Handlungen oder Leistungen, die unter dem Einfluß unbewußter Konflikte als Störfaktoren das ursprünglich intendierte Ziel verfehlen oder doch nur in entstellter Weise erreichen, und dabei unbewußten, wenn auch stark abgewehrten Wünschen zum Durchbruch bzw. zur Verbalisierung oder symbolischen Darstellung verhelfen.

So zitiert FREUD beispielsweise folgende Episode: „Ru. erzählt von Vorgängen, die er in seinem Innern für ‚Schweinereien' erklärt. Er sucht aber nach einer milden Form und beginnt: ‚Dann aber sind Tatsachen zum *Vorschwein* gekommen ...' Mayer und ich waren anwesend und Ru. bestätigte, daß er ‚Schweinereien' gedacht hatte. Daß dieses gedachte Wort bei ‚Vorschein' verriet und plötzlich wirksam wurde, findet in der Ähnlichkeit der Wörter seine genügende Erklärung." (Von FREUD zitiert, nach MERINGER und MAYER, GW IV, S. 65).

Fehlhandlungen und Fehlleistungen kommen auch bei Gesunden, nicht nur bei neurotischen Menschen, häufig vor und bilden einen der schlagendsten Beweise unbewußter Motivationen des Menschen. Sie sind von FREUD in seiner Monographie „Zur Psychopathologie des Alltagslebens" (1901) meisterhaft und mit unzähligen Beispielen belegt, bearbeitet worden. Neuere psychosomatische Untersuchungen erlauben es, auch gewisse Formen der Unfallanfälligkeit den Fehlhandlungen zuzuordnen.

Literatur
FREUD, S.: Zur Psychopathologie des Alltagslebens. GW IV. London: Imago 1901.
KNOEPFEL, H. K.: Psychosomatische Aspekte gesteigerter Unfallhäufigkeit. Praxis 52, 1435 (1963).

F. MEERWEIN

Feldbeobachtung → Beobachtung

Fetischismus

Der Fetischismus ist in mancher Hinsicht ein Prototyp der sexuellen → Perversion, weil hier das die Perversion kennzeichnende Ausweichen vor der genitalen partnerschaftlichen Heterosexualität am konsequentesten verwirklicht wird. Der Partner ist ersetzt durch einen Gegenstand, den Fetisch. Will man die klinischen Erscheinungsformen des Fetischismus aufzählen, läuft man Gefahr, sich ins Uferlose zu verlieren. Es gibt kaum einen Gegenstand, der nicht irgendwann einmal zum Fetisch geworden ist. Zur Befriedigung eines klassifikatorischen Bedürfnisses kann man verschiedene Kategorien von Fetischen unterscheiden: Der Fetisch ist ein Körperteil (am häufigsten Brust, Gesäß, Füße), oder wird am Körper getragen (z. B. Wäsche, Strümpfe, Stiefel, Schürze); oder der Fetisch wird repräsentiert durch bloßes Material (am häufigsten Leder, Gummi, Pelz) oder stellt ein von der Person unabhängiges Objekt dar. Seltene Form des Fetischismus sind die Exkrementophilie oder die Nekrophilie. Eine besondere Form des Fetischismus ist der Transvestitismus, den man als generalisierten Kleiderfetischismus auffassen kann.

Fetischistische Symptombildungen und Episoden sind nicht ganz selten bei neurotischen, gehemmten, isolierten Jugendlichen als erste Annäherungsversuche an das weibliche Geschlecht. Sie sind dann meistens passager, können aber auch Initialsymptom schwerer perverser Entwicklungen sein, zumal der Fetischismus nicht selten mit Sadomasochismus kombiniert ist. Bei Kleiderschlitzern, Attacken auf die weibliche Brust und ähnlichem handelt es sich häufig um fetischistische Akzentuierungen im Rahmen einer sadomasochistischen Perversion.

Psychodynamisch spielt beim Fetischismus offenbar mehr als bei anderen Perversionen die Problematik der Ablösung von der Mutter eine Rolle. Durch regressive Wiederbelebung oraler Beziehungsformen versucht der Fetischist, die Einheit mit der Mutter wieder herzustellen. Damit werden z. B. Berührung und Geruch wieder wichtig, es kommt zur Erotisierung introjizierter mütterlicher Teilobjekte wie Hand, Brust, Gesäß, Geruch. WINNICOTT (1963) und WULFF (1946) haben die Beziehung zwischen Fetisch und Übergangsobjekt aufgezeigt. Die fetischistische Symptombildung hat mehrere Aspekte: Auf einer vordergründigen Ebene ist der Fetisch Surrogat für die Frau, zu der kein Zugang gefunden wird. Auf einer tieferen Ebene signalisiert das Symptom Unzulänglichkeiten und Brüche in der männlichen Identität. In einer infantilen Abhängigkeit von der Mutter verhaftet, fühlt sich der Fetischist nur dann gleichsam vollständig, wenn er sich mit dem Fetisch als einem Stück der Mutter umhüllt; nur so ist Männlichkeit in Gestalt von Potenz, Orgasmus erlebbar. Die Aggressivität drückt sich in dem häufigen Haß auf den Fetisch aus, der vernichtet, zerrissen, weggeworfen wird.

Literatur
WINNICOTT, D. W.: Übergangsobjekt und Übergangsphänomene. Psyche 23, 666 (1963).
WULFF, M.: Fetishism and object choice in early childhood. Psychoanal. Quart. 15, 450 (1946).

E. SCHORSCH

Fieberdelir → Delirien

Fixierung

Der Begriff bezog sich zunächst (FREUD, 1905) auf die Entwicklungshemmung eines Partialtriebs: Ein Trieb oder Triebanteil verbleibt infolge einer Entwicklungshemmung in einem infantilen Stadium. „Die betreffende libidinöse Strömung verhält sich zu den späteren psychischen Bildungen wie eine dem System des Unbewußten angehörige, wie eine verdrängte" (FREUD, 1911). In einer solchen Triebfixierung liegt nach FREUD die Disposition für spätere Erkrankungen.

Mit der weiteren Entwicklung der Libidotheorie wurde der Begriff der Fixierung auf die verschiedenen Entwicklungsstufen der prägenitalen Sexualität ausgedehnt. Die Beziehungen zwischen Fixierungen auf der oralen, analen oder phallischen Organisationsstufe der Libido einerseits und bestimmten Neurose- und Charakterformationen andererseits konnten dadurch in einen umfassenderen genetischen und strukturellen Zusammenhang eingeordnet werden. Der Begriff erstreckte sich nun zudem auf das Festhalten an den infantilen (inzestuösen) Objektbesetzungen.

Fixierungen sind nach FREUD teils auf konstitutionelle, teils auf Umwelteinflüsse zurückzuführen. Sowohl die allgemeine Tendenz der Libido, an einmal erreichten Positionen festzuhalten, wie akzidentelle Faktoren, erfahrene Befriedigungen, Versagungen oder erlebte Traumen (traumatische Fixierungen) können Fixierungen bewirken.

Die klinische Bedeutung der Fixierung liegt vor allem in ihrer Tendenz, regressive Prozesse auszulösen. Sie steht zudem in enger Beziehung zur → Verdrängung.

Literatur
FREUD, S.: Drei Abhandlungen zur Sexualtheorie. G. W. V. London: Imago 1905.
FREUD, S.: Über einen autobiographisch beschriebenen Fall von Paranoia. G. W. VIII. London: Imago 1911.
FREUD, S.: Vorlesungen zur Einführung in die Psychoanalyse. G. W. XI. London: Imago 1917.

H. LINCKE

Fluchtdistanz → Ethologie

Folie à deux → Innesein, induziertes

Föllingsche Krankheit (Phenylpyruvische Oligophrenie) → Oligophrenie

Forensische Psychiatrie
[lat.: forum = freier Platz, der dem Marktverkehr, der Volksversammlung und der Rechtspflege dient]
frz.: psychiatrie médico-légale;
engl.: forensic psychiatry
Die in der Medizin allgemein übliche gutachtliche Aufgabe, die Kausalität von Krankheiten und die durch Krankheiten hervorgerufene Leistungsbeeinträchtigung im Erwerbsleben zu beurteilen, gibt es auch in der Psychiatrie (→ Expertise). Demgegenüber hat aber die *forensische* Psychiatrie einen davon unterscheidbaren eigenen Aufgabenbereich, der sich in einer groben Übersicht wie folgt aufgliedern läßt:

1 Die Beurteilung der Verantwortungsfähigkeit
1.1 im Strafrecht
1.1.1 Die Feststellung und Beurteilung von Reifemängeln, die die Verantwortungsfähigkeit von Jugendlichen (§ 3 JGG) und Heranwachsenden (§ 105 JGG) einschränken.
1.1.2 Die Feststellung und Beurteilung von psychischen Defekten und Störungen, die die Schuldfähigkeit (Zurechnungsfähigkeit) des Erwachsenen ausschließen oder einschränken (§§ 20, 21 StGB) können.
1.2 im Zivilrecht
1.2.1 Die Feststellung von Reifemängeln, psychischen Defekten und Störungen und die Beurteilung ihrer Auswirkungen auf die Geschäftsfähigkeit (§§ 104, 105 BGB) und ihre speziellen Unterformen wie Prozeßfähigkeit (§ 50, I ZPO), Testierfähigkeit (§ 2229 BGB), Mündigkeit (§§ 6, 1906, 1910 BGB), Eidesfähigkeit (§ 393 ZPO).
1.2.2 Die Feststellung von Reifemängeln, psychischen Defekten und Störungen und die Beurteilung ihrer Auswirkungen auf die Deliktsfähigkeit (§§ 827, 828 BGB) und auf die zivilrechtliche Schuldfähigkeit (beispielsweise früher im Eherecht)

2 Die Beurteilung der kriminologischen und sozialen Prognose und der Behandlungsmöglichkeiten bei Straftätern

3 Die ambulante und stationäre Behandlung von geistig-abnormen Straftätern

4 Die Feststellung und Beurteilung verschiedener andersartiger Auswirkungen von Reifemängeln, psychischen Defekten und Störungen
4.1 bei der Prüfung der Glaubwürdigkeit kindlicher und jugendlicher Zeugen
4.2 bei der Prüfung der Verkehrstauglichkeit
4.3 bei anderen Rechtsfragen (beispielsweise im Familien-, Ehe- und Jugendwohlfahrtsrecht)
4.4 bei der Prüfung von Haft-, Verhandlungs- und Vernehmungsfähigkeit im Strafrecht
4.5 im Unterbringungs- und Freiheitsentziehungsrecht

Zu 1: Als Verantwortungsfähigkeit bezeichnen wir die Fähigkeit des Menschen, sich unter sinnvoller Orientierung im sozialen Raum eigenständig zu entscheiden. Eine solche Verantwortungsfähigkeit wird beim erwachsenen, geistig normalen Menschen im Strafrecht als „Schuldfähigkeit" unterstellt. Jedermann ist offensichtlich, daß dem geistig noch nicht entwickelten Kind, dem hochgradig Schwachsinnigen und dem Geisteskranken, der die Beziehung zur Sinnordnung unserer Welt verloren hat, die kognitiven und voluntativen Voraussetzungen der vorstehend definierten Verantwortungsfähigkeit fehlen. Deshalb hat man seit jeher in allen Rechtskulturen Kinder, Geistesschwache und Geisteskranke exkulpiert. Rechtsgeschichtlich gesehen hat sich die forensische Psychiatrie mit der Wahrnehmung der Aufgabe entwickelt, im konkreten Fall des Rechtsverfahrens zwischen der Verantwortungsfähigkeit des Geistesgesunden und der Verantwortungsunfähigkeit des Geistesschwachen oder Geisteskranken zu unterscheiden. Bis heute ist die ursprüngliche Aufgabe des psychiatrischen Sachverständigen, die Beurteilung der Verantwortungsfähigkeit, das zentrale Problem der forensischen Psychiatrie geblieben. Erst mit der Fortentwicklung des Rechts haben sich neue, zusätzliche Aufgaben für den psychiatrischen Sachverständigen ergeben, so wie dies aus der vorstehenden Übersicht zu entnehmen ist.

1.1.1: Gesetzlich festgelegte Altersgrenzen bestimmen in verschiedenen Rechtszweigen verbindlich, wann der heranwachsende Mensch die erforderliche Verantwortungsreife erreicht hat. Im Strafrecht lassen die Altersgrenzen aber auch einen gewissen Spielraum für die Berücksichtigung individueller Reifemängel im Einzelfalle. So kann der psychologisch-psychiatrische Sachverständige zur Beurteilung der „Jugendzurechnungsfähigkeit" (§ 3 JGG) bei 14 bis 17 Jahre alten Tätern und zur Beurteilung der „Reife von Heranwachsenden" (§ 105 JGG) bei 18 bis 20 Jahre alten Tätern herangezogen werden. Obgleich die theoretischen Konzeptionen der Reifebeurteilung vielfach umstritten bleiben, gibt es bei der Praxis dieser Begutachtung keine allzu großen Probleme. Praktische Lösungen werden jeweils dadurch gefunden, daß dem Erziehungsgedanken gegenüber der Schuldvergeltung Vorrang gegeben wird.

1.1.2: Anders ist dies bei der Beurteilung der strafrechtlichen → *Schuldfähigkeit* Erwachsener. Nach dem Wortlaut unseres Strafgesetzbuches von 1871 bezeichneten die juristischen Begriffe „Geistesschwäche", „krankhafte Störung der Geistestätigkeit" und „Bewußtseinsstörung" (siehe → Geisteskrankheit, forensisch) die psychischen Störungen, bei denen eine Zurechnungsunfähigkeit (= Schuldunfähigkeit) in Betracht kam. Da es nur die Alternative zwischen voll zurechnungsfähig oder zurechnungsunfähig gab, kamen praktisch nur erheblicher Schwachsinn, Psychosen und organisch bedingte Bewußtseinsstörungen als Exkulpationsgrund zum Zuge. Eine erste Gesetzesreform von 1933 führte das Rechtsinstitut der „verminderten Zurechnungsfähigkeit" ein und mit den nunmehr fließenden Grenzen zwischen In-, De- und Exkulpation mußten auch leichtere psychische Störungen als zurechnungseinschränkend berücksichtigt werden. Eine sich damit langsam ausbreitende Verunsicherung der Schuldfähigkeitsbeurteilung, die in der höchstrichterlichen Rechtsprechung nur teilweise durch die Entwicklung neuer Leitgedanken aufgefangen werden konnte, sollte mit einer Neufassung der Gesetzesbestimmungen durch die Strafrechtsreform von 1975 beendet werden. Bei der Gesetzesneufassung wurde die Bezeichnung „Zurechnungsfähigkeit" durch „Schuldfähigkeit" ersetzt und die vorgenannten 3 alten Rechtsbegriffe wurden von den 4 neuen Begriffen „Schwachsinn", „krankhafte seelische Störung" (= Psychose), „schwere seelische Abartigkeit" (= neurotisch-psychopathische Störungen und sexuelle Triebanomalien) und „tiefgreifende Bewußtseinsstörung" (= psychogene Ausnahmezustände, beispielsweise hochgradige Affekte) abgelöst. Die Beurteilung der strafrechtlichen → *Schuldfähigkeit* führt aber nach wie vor in ein großes Feld ungelöster, juristischer und juristisch-psychiatrischer Streitfragen, in dem nur sehr schwer eine klare Übersicht zu gewinnen ist. Mehr und mehr kann nur noch der forensisch speziell ausgebildete Psychiater den Erfordernissen der strafrechtlichen Gerichtspraxis genügen.

1.2.1: Im Zivilrecht ist der Einfluß des psychiatrischen Sachverständigen auf die Entscheidungen der Rechtspraxis verhältnismäßig gering geblieben und eine Verunsicherung bei der Beurteilung der Verantwortungsfähigkeit ist weitgehend ausgeblieben. Die im Jahre 1900 in Kraft getretenen §§ 104, 105 des Bürgerlichen Gesetzbuches wurden nie reformiert, die Rechtsbegriffe „krankhafte Störung der Geistestätigkeit", „Bewußtlosigkeit" und „vorübergehende Störung der Geistestätigkeit", mit denen die psychischen Störungen bezeichnet werden, bei denen ein Ausschluß der → *Geschäftsfähigkeit* in Betracht kommt, sind bis heute unverändert. Maßgeblich ist in jedem Falle der Ausschluß der „freien Willensbestimmung", der nicht nur „vermutet" werden darf, sondern „bewiesen" werden muß. Im Zweifel gilt die Annahme von Geschäftsfähigkeit, – ganz im Gegensatz zum Strafrecht, welches im Zweifelsfalle die Annahme von Schuldunfähigkeit gelten läßt. Im Zivilrecht gibt es auch nur die Alternative zwischen Geschäftsfähigkeit und Geschäftsunfähigkeit, einer der „verminderten Schuldfähigkeit" analoges Rechtsinstitut gibt es im BGB nicht. Die „beschränkte Geschäftsfähigkeit" des Minderjährigen ist zeitlich starr durch die Lebensaltersgrenzen 7 bis 17 Jahre und inhaltlich durch 7 detaillierte zusätzliche Rechtsbestimmungen genau festgelegt. Eine individualisierende Berücksichtigung von Reifemängeln, die etwa psychologisch-psychiatrisch gutachtlich bestimmt werden könnten, ist gesetzlich ausgeschlossen. – Alles dies hat einer „Aufweichung" des Begriffs der → *Geschäftsfähigkeit* durch psychologisch-psychiatrische Gutachter entgegengewirkt.

Während die Frage nach der Geschäftsfähigkeit, der Prozeßfähigkeit und Testierfähigkeit stets unter Bezug auf ein ganz bestimmtes Rechtsgeschäft der Vergangenheit oder Gegenwart gestellt wird, gibt es auch Situationen, in denen ein Volljähriger in Hinblick auf ein „geistiges Gebrechen", eine „Geistesschwäche" oder eine „Geisteskrankheit" (siehe → Geisteskrankheit, forensisch) für die Zukunft bei allen denkbaren Rechtsgeschäften geschützt werden muß. Zur Gewährleistung dieses Schutzes gibt es die Pflegschaft, die Entmündigung und die vorläufige → *Vormundschaft*. In diesem Bereich ist der Richter im Zivilrecht so ähnlich wie im Strafrecht auf das empirische Wissen des Psychiaters angewiesen, um die sozialen Auswirkungen der im Individualfall feststellbaren Besonderheiten einer psychischen Störung richtig einschätzen und das Ausmaß der erforderlichen Schutzmaßnahmen festlegen zu können. Dementsprechend werden Gutachten dieser Art häufiger angefordert und ist die Einflußnahme des psychiatrischen Gutachters auf die Rechtsentscheidungen weit größer als bei der Beurteilung der Geschäftsfähigkeit.

1.2.2: In Analogie zur Schuldfähigkeit des Strafrechts gibt es im Zivilrecht eine „Deliktsfähigkeit", die hier stets unter dem Aspekt der Schadenshaftung gesehen wird. Der Ausschluß und die Minderung der Verantwortungsfähigkeit bei Erwachsenen (§ 827 BGB) und Minderjährigen (§ 828 BGB) enthält bei der Beurteilung der zivilrechtlichen Deliktsfähigkeit zwar grundsätzlich ähnliche Probleme, wie sie sich bei der Beurteilung der strafrechtlichen Schuldfähigkeit stellen, sie stehen aber in der Praxis sehr selten zur Diskussion. Dies ist in verschiedenen Regelungen unseres privatrechtlichen Ordnungssystems begründet. Die Schadenshaftungen, um die es bei der Deliktsfähigkeit stets geht, sind häufig durch Versicherungen gedeckt, so daß das Kostenrisiko, welches ein Gerichtsverfahren zum Nachweis von Deliktsunfähigkeit mit sich bringt, von vornherein vermieden wird. Behauptete Deliktsunfähigkeit muß im Zivilrecht – so wie Geschäftsunfähigkeit – unter einem strengen Maßstab „bewiesen" werden. Auch dann, wenn dies gelingt, kann der Deliktsunfähige immer noch nach Maßgabe seines Könnens zum Schadensersatz herangezogen werden (§ 829 BGB). Auch Eltern, Vormund und Arbeitgeber können zu Schadensersatz herangezogen werden, wenn der Täter ihrer Aufsicht unterstellt war (§§ 831, 832 BGB). Aus all diesen Gründen ist die psychiatrische Begutachtung der Deliktsfähigkeit selten geblieben.

Die früher nicht seltenen psychiatrischen Begutachtungen der zivilrechtlichen Schuldfähigkeit bei *Ehescheidungen* sind seit der Eherechtsreform vom 1. 7. 1977 hinfällig geworden, weil das „Verschuldensprinzip" vom „Zerrüttungsprinzip" abgelöst wurde. – Im Eherecht gibt es seltene, vom psychiatrischen Gutachter zu beantwortende Fragen nur noch im Zusammenhang mit der → Geschäftsfähigkeit und gelegentlich bei psychisch bedingten Sexualstörungen.

Zu 2: Unser 1871 in Kraft getretenes StGB war ganz auf den Prinzipien der Vergeltungsstrafe und Generalprävention aufgebaut. Seit der Jahrhundertwende sind die Prinzipien in mehreren Teilreformen durch den Strafzweck der Spezialprävention ergänzt worden, – vor allem im Jugend-, dann auch im Erwachsenenstrafrecht. Der Ausbau des spezialpräventiven Gedankens hat den Maßregeln, die neben der Strafe der Erziehung des Täters und seiner (Re-)Sozialisierung dienen sollen, immer größeren Raum verschafft. Der Sachverständige hat nunmehr nicht nur die Frage zu prüfen, ob beim Täter geistige Defekte oder Krankheiten vorliegen, die die Verantwortungsfähigkeit einschränken oder ausschließen, sondern darüber hinaus die Aufgabe, in einer umfassenden Analyse der Tatzeitpersönlichkeit die äußere und innere Situation des Täters in ihrer individuellen Besonderheit darzustellen. Auf diese Weise sollen Aussagen über die kriminologische und soziale Prognose, über die Rückfallgefahr und über die Notwendigkeit von Sicherungsmaßregeln, sowie über geeignete Mittel der Erziehung und der Behandlung des Täters ermöglicht werden.

Zu 3: Die Behandlung geistig-abnormer und kranker Straftäter, die in den psychiatrischen Landeskrankenhäusern durchgeführt wird, wird teils als Aufgabe der allgemeinen, teils als Aufgabe der forensischen Psychiatrie angesehen. Wenn ein geistig gestörter Straftäter nach Abschluß des Strafprozesses in einem psychiatrischen Landeskrankenhaus untergebracht worden war, dann war die Justiz nur noch insoweit mit ihm befaßt, als über Fortdauer oder Beendigung des aus Sicherheitsgründen verfügten Freiheitsentzuges zu entscheiden war. Die Verstärkung des Behandlungsgedankens durch die letzten Strafrechtsreformen hat nun der forensischen Psychiatrie neue Aufgaben zugewiesen.

Spezialpräventive Behandlungsverfahren werden auch bei in Freiheit befindlichen Tätern, beispielsweise bei Sexualdelinquenten, durchgeführt. Neben tiefenpsychologischen und verhaltenstherapeutischen Behandlungsprogrammen werden speziell auf diesem Gebiet auch somatische Behandlungsmethoden eingesetzt. Die freiwillige Kastration, deren Zulässigkeit und Verfahren durch das Kastrationsgesetz vom 14. 8. 1969 geregelt sind, kommt nur bei schwerwiegender sexueller Rückfalldelinquenz in Betracht und wird immer seltener durchgeführt. Die stereotaktische Hirnoperation ist bei solchen Fällen bisher über ein Erprobungsstadium nicht hinausgekommen und als psychochirurgisches Verfahren grundsätzlich umstritten geblieben. Häufig eingesetzt wird die medikamentöse Antiandrogenbehandlung mit „Androcur" (Schering), welches den Sexualtrieb für die Dauer der Medikation stark dämpft, aber weder auf körperlichem noch psychischen Gebiet zu irreversiblen Veränderungen führt. Es ist deshalb besonders zur Überbrückung von Krisenzeiten und zur Unterstützung der Psychotherapie geeignet.

Die psychiatrische Tätigkeit wurde auf psycho- und sozialpädagogische Aufgaben, die sogenannte „Sozialtherapie", die in justizeigenen Anstalten durchgeführt werden soll, ausgedehnt. Bisher gibt es nur einige Modelleinrichtungen, die sich mit der neuen forensischen Behandlungsaufgabe befassen.

Die hochgespannten Erwartungen, die etwa zwischen 1960 und 1980 an ein sozialtherapeutisches strafrechtliches Reformprogramm geknüpft wurden und sich auf einen unrealistischen, vom Zeitgeist getragenen milieutherapeutischen Optimismus stützten, müssen enttäuscht werden. Seit etwa 1980 ist aber eine Ernüchterung eingetreten, die nun – in Verbindung mit ökonomischen Gesichtspunkten – auch die Verwirklichung des bescheidenen Anteils derjenigen Reformpläne behindert, die realistische Erfolgsaussichten bieten.

Zu 4: In der vorstehenden Übersicht sind unter 1. und 2. die sozusagen traditionellen gutachtlichen Aufgaben der forensischen Psychiatrie zusammengefaßt. Die unter 3. erörterte Aufgabe der Behandlung von Straftätern ist insoweit neu, als sie sich nicht auf die Grundsätze der Krankenbehandlung der allgemeinen Psychiatrie beschränkt, sondern auch die sozialpädagogische Behandlung von neurotisch-psychopathischen Straftätern als forensisch-psychiatrischen Tätigkeitsbereich einbezieht. Unter 4. sind nun eine Reihe weiterer Rechtsprobleme genannt, die erst in jüngster Zeit zu einer ständig wachsenden psychologisch-psychiatrischen Gutachtertätigkeit geführt haben.
Bei *4.1* bis *4.3* handelt es sich überwiegend um psychologische Fragen, die im Grenzgebiet der Psychiatrie liegen und für deren Beantwortung früher allein der Richter für zuständig erachtet wurde. Heute sind insbesondere auf den Gebieten *4.1* und *4.2* forensische Psychologen und Psychiater in sehr großem Umfange gutachtlich tätig, teilweise sogar in eigens dazu eingerichteten Institutionen.
Zu *4.4* läßt sich sagen, daß die Humanisierung des Strafvollzuges und des Strafverfahrens in den letzten Jahren dazu geführt hat, daß Psychiater immer häufiger zu den Fragen der Haftfähigkeit, der Verhandlungs- und Vernehmungsfähigkeit gutachtlich gehört werden. Bei diesen Beurteilungen ist es besonders schwer zwischen psychologisch-psychiatrischen Sachfeststellungen über die Fähigkeit und das Können eines Probanden und der juristischen Bewertung der Zumutbarkeit der jeweiligen Belastungen von Strafvollzug und Strafverfahren zu unterscheiden. In der Praxis werden vom psychiatrischen Gutachter meist Zumutbarkeitsentscheidungen verlangt, die eigentlich Sache des Richters sind.
Zu *4.5* ist zu sagen, daß die gemäß Artikel 104 Absatz 2 des Deutschen Grundgesetzes erforderliche juristische Absicherung der Freiheitsrechte des psychisch kranken und hilfsbedürftigen Bürgers ein ganz neues Rechtsgebiet geschaffen hat. Die Fragen dieses Rechtsgebietes sind recht unübersichtlich in verschiedenen Bundes- und Landesgesetzen geregelt und haben die gutachtliche Mitwirkung des Psychiaters bei verschiedenen juristischen Fragestellungen erforderlich gemacht. Es ist davon mehr die allgemeine Psychiatrie als die forensische Psychiatrie betroffen. → *Unterbringung, Unterbringungsrecht.*

Zusammenfassend läßt sich zur historischen Entwicklung der forensischen Psychiatrie sagen, daß ihre Aufgaben an Umfang und Bedeutung ständig zugenommen haben, insbesondere in den letzten Jahrzehnten. In der Gegenwart steht dem hohen juristischen Bedarf ein erheblicher Mangel an psychiatrischen Fachärzten gegenüber, die speziell für die gerichtliche Sachverständigentätigkeit ausgebildet sind. In der Praxis werden die gutachtlichen Aufgaben zum größten Teil von Ärzten und Psychologen der psychiatrischen Landeskrankenhäuser und Universitätskliniken wahrgenommen, stellen für diese aber lediglich eine Nebentätigkeit dar. Universitätsinstitute und Klinikabteilungen, deren Haupttätigkeit die forensische Psychologie und Psychiatrie ist, gibt es nur sehr wenige. Örtlich sehr unterschiedlich werden gerichtspsychiatrische Gutachten auch von Amtsärzten und den Universitätsinstituten für Rechtsmedizin erstattet.

Literatur
GÖPPINGER H., WITTER, H. (Hrsg.): Handbuch der forensischen Psychiatrie. Bd. I u. II. Berlin Heidelberg New York: Springer 1972.
LANGELÜDDEKE, A., BRESSER, P. H.: Gerichtliche Psychiatrie. 4. Aufl. Berlin New York: de Gruyter 1976.
H. WITTER

Fragebogentechnik → auch Interview
Die erste bekannte wissenschaftliche Umfrage ist die des F. M. EDEN aus dem Jahre 1795 über die Verhältnisse, in denen die Armen der Arbeiterklasse in England lebten. Auf dem Kontinent entstanden solche Untersuchungen in rascher Folge in mehreren Ländern Mitte des 19. Jahrhunderts.
Die Fragebogentechnik ist eine besondere, strukturierte und standardisierte Form des → Interviews, und der Fragebogen das entsprechend formulierte und mit Anweisungen versehene schriftliche Programm. Der Ausdruck wird sowohl für standardisierte Leitfaden für Befrager als auch für fertige Bögen benutzt, die von den Befragten selbst ausgefüllt werden.
Jede Frage eines Fragebogens bedeutet jeweils eine gezielte Auswahl aus vielen möglichen Indikatoren für einen Sachverhalt aus einem angenommenen Kollektiv. Beim Inhalt der Fragen wird unterschieden zwischen Sachfragen, Einstellungsfragen, Motivationsfragen, Verhaltensfragen und Wissensfragen. Damit ist aber auch schon der Anwendungsbereich von Fragebögen umrissen; Tatsachen, Kenntnisse, Attitüden, Handlungsbereitschaften, sekundäre Rationalisierungen und Erklärungen. Der Form nach gibt es geschlossene Fragen, die nur vorgegebene Antworten zulassen, freie Fragen, Einzelfragen und Fragenbatterien, skalierte Fragen, Programmfragen, die eine Aufgabe nur vorläufig ausdrücken und Testfragen für eine definitive Aussage, einleitende Fragen („Eisbrecher"), die lediglich der psychologischen Vorbereitung der Befragten für heikle Themen dienen und andere mehr.

Die Vorteile des Fragebogens sind die technische Einfachheit der Durchführung, die große Reichweite und die Anonymität; außerdem garantiert die standardisierte Form eine beträchtliche Zuverlässigkeit der Methode und Vergleichbarkeit der Ergebnisse. Das Verfahren eignet sich besonders für quantitative Untersuchungen. Es steht daher in der Regel nicht am Anfang, sondern am Ende eines zeitlich gegliederten Vorhabens, durch das eine bereits existierende Hypothese bewiesen oder widerlegt werden soll.

Der Fragebogen wird nach einem einheitlichen Verfahren schrittweise ausgearbeitet. Am Anfang steht die allgemeine Fragestellung in Form einer Hypothese, die freilich das Ergebnis vorausgegangener, meist intuitiver qualitativer Denkmethoden und Einfälle ist. Sodann wird entschieden, welche Art Fragen gewählt werden sollen. Daraufhin wird der erste Fragebogen, vorerst noch mit offenen Fragen, entworfen. An ihm wird die Hypothese evtl. unter Zuziehung von außenstehenden Experten überprüft. Im darauffolgenden Vortest wird der zwar noch vorläufige, doch in der Form bereits auf Quantifizierbarkeit ausgerichtete Fragebogen probeweise abgefragt. Er wird dann erneut überprüft und überarbeitet. Erst dann wird er in die endgültige Form gebracht. Mit der Gebrauchsanweisung an den Interviewer ist das Endprodukt einer Kette von methodischen Operationen fertig.

Literatur
Bureau of Applied Social Research, Columbia University: Der Aufbau von Fragebogen. In: Praktische Sozialforschung Bd. I. Herausg. R. KÖNIG. Köln Berlin: Kiepenheuer und Witsch 1966.
HYMAN, H. H.: Survey Design and Analysis: Principles, Cases and Procedures. New York: The Free Press of Glencoe 1955.
HYMAN, H. H., COBB, W. J. and others: Interviewing in Social Research. Chicago; University of Chicago 1954.
NOELLE, E.: Umfragen in der Massengesellschaft. Hamburg: Rowohlt 1963.
PAYNE, S. L.: The art of asking question. Princeton University 1951.
SCHEUCH, E. K.: Das Interview in der Sozialforschung. In: Handbuch der empirischen Sozialforschung. Herausg. R. KÖNIG, Bd. I. Stuttgart: Enke 1967.
SELLTITZ, C., JAHODA, M., DEUTSCH, M., COOK, S. W.: Research Methods in Social Relation. New York Chicago San Franzisko Toronto: Holt, Rinehart and Winston 1959.
S. WIESER

Freies Assoziieren → Assoziieren

Frigidität
Frigidität ist ein heute nur noch selten verwendeter Sammelbegriff für sexuelle Funktionsstörungen der Frau. Es sind hier zumindest drei heterogene Syndrome zu unterscheiden:
1. Sexuelle Unansprechbarkeit (KAPLAN, 1983) oder *sexuelle Erregungsstörung* (ARENTEWICZ u. SCHMIDT, 1980): In der schwersten Ausprägung fehlen erotische Empfindungen überhaupt, sexuelle Lust ist noch nie erlebt worden, weder bei der Selbstbefriedigung noch beim Petting oder Geschlechtsverkehr (8% der Frauen in den USA nach KAPLAN 1983). Häufiger tritt die Erregungsstörung nur in partnerschaftlichen sexuellen Kontakten auf, nicht jedoch bei der Selbstbefriedigung. Fehlende Erregbarkeit geht einher mit ausbleibender Lubrikation, dies führt zu Schmerzen, Mißempfindungen beim Geschlechtsverkehr. Der sexuellen Unansprechbarkeit liegen meist unbewußte Konflikte zugrunde, z. B. ödipale Verletzungsängste, Feindseligkeit auf Männer, Furcht vor Zurückweisung bei einem Sich-gehen-Lassen, Angst vor Kontrollverlust, Wehrlosigkeit, Ausgeliefert-Sein, sexuelle Schuldgefühle (KAPLAN, 1983).

2. Orgasmusstörungen bei vorhandener sexueller Erregbarkeit: Die sexuelle Erregung steigert sich nicht oder bricht plötzlich ab. Es läßt sich, je nach der Ausprägung, eine Intensitätsskala aufzeigen: Die Orgasmusstörung kann praktikunabhängig sein, ein Orgasmus wurde noch nie, auch nicht bei der Selbstbefriedigung erlebt; oder die Orgasmusstörung tritt nur bei partnerschaftlichen Kontakten auf; oder ein Orgasmus kann nur schwer und nach langer Zeit erreicht werden; oder ein Orgasmus kann nur durch gezielte klitoridale Stimulation erlebt werden. Bei der letztgenannten Problematik ist in letzter Zeit viel diskutiert worden, inwieweit darin eine Störungssymptomatik zu sehen ist. Die orthodoxe Psychoanalyse trennt den vaginalen von dem klitoridalen Orgasmus und nennt nur den vaginalen Orgasmus „reif". Die physiologischen Untersuchungen von MASTERS u. JOHNSON (1966) haben gezeigt, daß es keine zwei Formen des weiblichen Orgasmus gibt: Orgasmus ist ein einheitliches physiologisches Phänomen, die Reizung der Klitoris (direkt oder indirekt) ist fast immer der entscheidende Reiz. Das Angewiesen-Sein auf direkte klitoridale Stimulation wird mit einer unterschiedlichen Reizschwelle erklärt, für „normal" gehalten und nicht als ein Störungssymptom genommen. Zum Problem wird es nicht selten erst durch den männlichen Partner, der darauf mit Gekränktsein reagiert.

3. Sexuelle Lustlosigkeit als isoliertes Problem, nicht selten bei ungestörter Funktion. Dies scheint in der Sexualberatung ein zunehmendes Problem zu sein (ARENTEWICZ u. SCHMIDT, 1980). Es ist meistens ein Ausdruck einer besonderen Partnerproblematik, die nicht unbedingt als Konflikt erlebt werden muß; dieses Phänomen gibt es auch nicht selten in harmonischen Beziehungen, die unerotisch geschwisterlich oder symbiotisch sind.

Bei den Formen von „Frigidität" ist, ähnlich wie bei der → „Impotenz" des Mannes, zu differenzieren, ob die Störung initial, primär oder sekundär ist, ob sie praktikbezogen oder praktikunabhängig, partnerbezogen oder situationsbezogen auftritt, wie lange sie besteht und wie intensiv die Symptomatik ausgeprägt ist.

Über die Häufigkeit machen ARENTEWICZ und SCHMIDT folgende Angaben: Frauen unter 40 Jahren haben in 5% bis 10% noch nie einen Orgasmus

beim Geschlechtsverkehr erlebt, 20% bis 25% selten, 20% bis 30% oft, 40% bis 50% (fast) immer. Nach RAINWATER (1965) sind Orgasmusstörungen bei Frauen der unteren Sozialschichten häufiger und schwerer.
Organische Ursachen sind noch seltener als bei der → „Impotenz" des Mannes. In Frage kommen lokale Krankheiten, Entzündungen, Verwachsungen, die zu Schmerzen und sekundär zu Orgasmusstörungen führen können, Wirkungen von Pharmaka, endokrine Faktoren z. B. im Zusammenhang mit Ovulationshemmern, Diabetes mellitus. Die psychischen Ursachen sind heterogen und unspezifisch wie bei der „Impotenz" des Mannes. Die sexuelle Symptombildung ist ein Schutzmechanismus gegen Ängste. ARENTEWICZ und SCHMIDT unterscheiden Triebängste (Kontrollverlust, Angst vor Aggressivität, Kastrationsängste), Beziehungsängste (Ängste vor Abhängigkeit, Ich-Verlust, vor ödipalen Inzestwünschen), Geschlechtsidentitätsängste und Gewissensängste. Eine weitere Verursachung kann in neurotischen Partnerkonflikten liegen, deren Strukturen von WILLI (1975) beschrieben sind. Wichtig für die Chronifizierung von Störungen ist der Selbstverstärkungsmechanismus, der bei der „Impotenz" des Mannes beschrieben worden ist. Bei sekundären, partnerbezogenen Störungen ist das Symptom häufig Ausdruck einer unbewußten Verweigerung, einer „sexuellen Sabotage" (KAPLAN 1983), um sich gegen männliche Dominanz zu wehren.

Literatur
ARENTEWICZ, G., SCHMIDT, G. (Hrsg.): Sexuell gestörte Beziehungen. Berlin Heidelberg New York: Springer 1980.
KAPLAN, H. S.: Sexualtherapie, ein neuer Weg für die Praxis. Stuttgart: Enke 1983.
MASTERS, W. H., JOHNSON, V. E.: Human sexual response. Boston: Little Brown 1966.
RAINWATER, L.: Some aspects of lower class sexual behavior. Gen. Soc. Iss. 22, 96 (1966).
WILLI, J.: Die Zweierbeziehung. Reinbek: Rowohlt 1975.
E. SCHORSCH

Frustration
Als Frustration kann man zunächst ganz allgemein die → Versagung einer Wunscherfüllung bezeichnen, besonders dann, wenn diese Versagung von einer starken Enttäuschungsreaktion begleitet ist. Trotz dieser scheinbaren Übereinstimmung weichen die Begriffe Frustration und Versagung im neueren Sprachgebrauch der Psychoanalyse jedoch wieder voneinander ab. Während Versagung in der Regel die in ganz bestimmter Weise zum Ausdruck gebrachte Weigerung des Psychoanalytikers bezeichnet, auf die unbewußten oder bewußten, infantilen Liebes- oder Haßregungen des Patienten und auf die damit verbundenen Wunschvorstellungen agierend (→ Agieren) einzutreten und damit also auf den Bereich der psychoanalytischen Behandlungstechnik eingeschränkt bleibt, hat der Begriff Frustration im heutigen Sprachgebrauch eine weitere Bedeutung erhalten.
Unter Frustration versteht man in der Regel das auf innere oder äußere Ursachen zurückzuführende Ausbleiben einer Bedürfnisbefriedigung oder einer Wunscherfüllung. Je früher solche Frustrationen einen Menschen in seiner Entwicklung treffen und je vitaler die davon betroffenen Bedürfnisse sind, um so traumatischer können ihre Folgen sein, d. h. um so schwieriger kann das Ausbleiben der Befriedigung von den psychologischen Regelmechanismen aufgefangen und verarbeitet werden. Die Entwicklung von Neurosen, psychosomatischen Krankheiten oder von Psychosen kann dann die Folge solcher Frustrationen oder Frustrationsketten sein. Treffen Frustrationen einen Menschen im späteren Leben, kann das Wiederauftreten kindlicher, d. h. in der Kindheit geprägter Enttäuschungs-, Abwehr- und Kompensationsreaktionen (z. B. hyperphage Reaktionen), aktiviert werden. Beim reifen Menschen wird in der Regel eine gewisse Frustrationstoleranz vorausgesetzt.
Es ist jedoch zu beachten, daß durch die vorherrschende Kulturströmung und den jeweils das Leben einer Familie, einer Gruppe oder eines Volkes bestimmenden, sozialen Verhaltensstil häufig vorgegeben ist, welchen Bedürfnisversagungen frustrierender Charakter zukommt und welchen nicht (ERIKSON). So können frühkindlich gesetzte Frustrationen, die in mitteleuropäischen Verhältnissen schwer auffällige, ja neurosefördernde Konsequenzen nach sich ziehen würden, beispielsweise bei afrikanischen Völkerstämmen dazu beitragen, den sozialen Verhaltensstil in kennzeichnender, gruppenpsychologisch positiver Weise aufzubauen und zu tragen (PARIN u. MORGENTHALER).

Literatur
(→ auch unter Versagung)
ERIKSON, E.: Kindheit und Gesellschaft. Zürich Stuttgart: Pan-Verlag 1957.
MARCH, H.: Untersuchungen zum hyperphagen Reaktionstypus. Z. psychosom. Med. Psychoanal. 15, 272 (1969).
PARIN, P., MORGENTHALER, F.: Die Weißen denken zuviel. Zürich: Atlantis 1963.
F. MEERWEIN

Fugues → Epilepsie

Funktionelle Asymmetrie des Cortex → Hemisphären-Dominanz

G

Gedächtnisstörungen

Das Wort „Gedächtnis" gründet sich auf die althochdeutsche Form „Kithehtnissi" (Andacht) und das mittelhochdeutsche Verbum „gedaehtnisse" (gedenken). Lateinisch: memoria. Griechisch: μνημοσύνη (personifiziert als die den menschlichen Verstand bildende Mutter der mit Jupiter gezeugten neun Musen). Von diesen Töchtern der „Mnemosyne" bezeichneten „Mneme" und „Melete" das (aktuell gegenwärtige) Bedenken des Vorausgegangenen, „Aoide" dagegen das Bedenken des Künftigen als ein gleichsam umgekehrtes, in die Zukunft gerichtetes Gedächtnis. Durch die Mneme-Lehre (SEMON) fungierte dieser Name später für eine Gedächtnislehre schlechthin und als Wurzel psychopathologischer Wortschöpfungen. Während die spätere Forschung „Gedächtnis-Spuren" postulierte und im Großhirn zu lokalisieren versuchte, hatte CARUS Gedächtnis und Erinnerung in den Zusammenhang lebensgeschichtlichen Werdens gestellt: „Das Gedächtnis ist der Individualsinn, das Element der Individuation" (NOVALIS).

Bei den seit HERBART und EBBINGHAUS entstandenen Gedächtnistheorien war es immer unklar, wie man sie zwanglos oder ohne zusätzliche Hypothesen auf klinische Fälle und die Realitäten des Alltags anwenden könnte. Schon BERGSON hatte in „Matière et mémoire" (1896) auf die Gefahr einer Hypostasierung rein mechanistischer Vorgänge hingewiesen, die um so größer wird, je mehr man sich von der empirischen Offenheit entfernt. SEMON hatte eine viel zu ausgeweitete mnestische Organisation aller biologischen Strukturen postuliert. In der Hirnforschung kam man trotz großartiger Einzeluntersuchungen von PAWLOW und LASHLEY zur grundsätzlichen Frage nach mnestischen Hirnlokalisationen kaum über spekulative Hypothesen hinaus. Inzwischen sind aus der Neurophysiologie und Biochemie einige weitere Denkmodelle hervorgegangen, deren experimentelle Bestätigung noch aussteht.

Der Begriff „Gedächtnis" umfaßt die reflexiven Intentionen des Rückschauens und Erinnerns einschließlich der projektiven oder reproduktiven Fähigkeiten, die durch Lernen und Merken erworben wurden. Ein Gedächtnis ist ein inhomogener Leistungserfolg. Wiedererkennen und Reproduzieren mit Anspruch auf Richtigkeit haben Sachweltbeziehung. Erinnerung hat als subjektive Reflexion ohne Wahrheitsanspruch Eigenbeziehung. Erkenntnis und Gedächtnis können sich nur durch kontrollierbare Inter-Subjektivität als hinreichend objektivierbar erweisen. Mnestische Information kann als signierte Aufnahme oder Abgabe von Erkenntnis und Wissen dargestellt und durch meßbare Signalfunktionen beschrieben werden. Das Gedächtnis enthält zahlreiche kognitive Faktoren und beruht auf unterschiedlichen Einzelleistungen.

Wenn von Gedächtnisstörungen die Rede ist, so wird meist von gestörten Ordnungsstrukturen und verminderten Leistungsbereitschaften so gesprochen, als sei das Subjekt mit seinen inneren Motiven und seinen Einsichten oder affektiven Hemmungen an allem unbeteiligt. Dies bedeutet eine der häufigsten Reduktionen auf einen methodisch unbewußten Denkapparat. Das Konzept der Vergangenheitsspuren, die unser Handeln mitbestimmen oder gar entschuldigen und die für Pläne und Ziele bequem griffbereit sind, kommt den Gewohnheiten unseres Alltagsdenkens allzu leicht entgegen. Die Hauptfrage nach den Zusammenhängen zwischen Gehirn und Gedächtnis lautet: Kann man Teile des Gehirns als anatomische oder funktionsspezifische Systeme abgrenzen, die bestimmten Leistungsfaktoren oder klinischen Syndromen des Gedächtnisses eindeutig zugeordnet sind?

Die limbischen Aktionskreise und ihre bitemporalen Verbindungen haben größere Bedeutung für unsere kognitiven und mnestischen Leistungen als andere, interregionale Assoziationsbahnen und direkte, interhemisphärische Kommissuren. Beim Menschen bilden die bilateralen limbischen Strukturveränderungen das häufigste Korrelat von Gedächtnisstörungen, im besonderen als amnestische Syndrome und Korsakow-Psychosen.

Die moderne Informatik der klinischen Gedächtnisstörungen untersucht – auch Information ist grundsätzlich aktuell und gegenwärtig – mnestische Leistungsmodalitäten an physiologisch nachweisbaren Sinnesvorgängen. Menschliche Information ist eine extracerebral organisierte, invariant bezeichnete und daher interindividuell kontrollierbare Aufnahme oder Abgabe von Erkenntnis oder Wissen. Eine Informatik der Gedächtnisstörungen bedeutet eine Analyse invarianter System- oder Ablaufstrukturen eines psychopathologischen Teilbereichs, die eine subjektive Introscendenz des Bewußtseins voraussetzt.

Die Aufnahme oder Abgabe von Information (Merken und Reproduzieren) durch den Patienten als Empfänger oder Quelle von Zeichen kann aus hirnorganischen Krankheitsgründen gestört sein. Daraus ergibt sich der methodische Aspekt der mnestischen Leistungsschwäche und ihrer Sonderformen. Der Patient kann ferner aus Gründen einer Psychose eine formal oder inhaltlich abgewandelte mnestische Information abgeben, und er kann aus den gleichen Gründen an der Abgabe bestimmter Informationen gehindert sein. Daraus folgen Psychose-Amnesien. Diese neueren Untersuchungsmethoden bei Gedächtnisstörungen vermitteln auch Einblicke in die störungsbedingten Abwandlungen der persönlichen Wesensgrundlage. Sie gründen sich nicht nur auf Relationen von Angebots- und Reproduktionsereignissen, sondern auch auf das, was möglich war, jedoch aus irgendwelchen Gründen nicht eintrat.

Literatur
ADAMS, A. E.: Informationstheorie und Psychopathologie des Gedächtnisses. Berlin Heidelberg New York: Springer 1971.
BERGSON, H.: Matière et mémoire. Paris: Alcan 1896.
CARUS, C. G.: Vorlesungen über Psychologie (1831). Darmstadt: Wissenschaftliche Buchgesellschaft 1958.
EBBINGHAUS, H.: Über das Gedächtnis. Leipzig: Duncker & Humblot 1885.
HERBART, J. F.: Lehrbuch zur Psychologie. Königsberg: A. W. Unzer 1834.
LASHLEY, K. S.: Cerebral mechanisms and behavior. New York: J. Wiley and Sons 1952.
PAWLOW, I. P.: Die höhere Nerventätigkeit (das Verhalten) von Tieren. München: J. F. Bergmann 1926.
SEMON, R.: Die Mneme als erhaltendes Prinzip im Wechsel des organischen Geschehens. Leipzig: W. Engelmann 1908.

A. E. ADAMS

Gedankenabreißen

Von (schizophrenen) Kranken selbst gebildeter Ausdruck. Das Symptom gehört zu den formalen Denkstörungen. Es handelt sich um eine Sperrung (KRAEPELIN) des Gedankenablaufs. E. BLEULER handelte das Phänomen im Rahmen der schizophrenen Grundsymptome unter den Abwandlungen des Assoziationsverlaufes ab.
Psychopathologischer und differentialdiagnostischer Stellenwert:
1. Das Gedankenabreißen ist einerseits gegen das *Fadenverlieren* (HOENIGSWALD, 1925, 64), andererseits gegen den → *Gedankenentzug* (C. G. JUNG) abzugrenzen. Wie bereits das Wort ausdrückt, ist das Gedankenabreißen gewaltsamer, abrupter als das Fadenverlieren und deutet, sofern der Eindruck des „Gemachten" vom Kranken nicht klar verneint werden kann, bereits auf eine Ich-Störung hin, wie sie dann im Symptom des Gedankenentzugs offenkundig ist. Das Gedankenabreißen ist demnach formal zwischen Fadenverlieren und Gedankenentzug einzuordnen, steht aber hinsichtlich seiner diagnostischen Bedeutung letzterem näher als ersterem.
2. Das Gedankenabreißen ist gegen plötzlich einsetzende, organisch bedingte Psychosyndrome wie z. B. Absencen abzugrenzen. Verwechslungsmöglichkeiten sind jedoch nur selten gegeben; einzelne Fälle wurden von H. BÜRGER und C. SCHNEIDER beschrieben.

Literatur
BLEULER, E.: Dementia praecox oder Gruppe der Schizophrenien. In: Hb. der Psychiatrie, hrsg. von ASCHAFFENBURG. Spez. T. IV/1, S. 26 ff. Leipzig Wien: F. Deuticke 1911.
BÜRGER, H.: Gedankenentzug, Sperrung, Reihung. Z. ges. Neurol. Psychiat. 111, 107–140 (1927).
GLATZEL, J.: Denkstörungen bei endogenen juvenilen asthenischen Versagenssyndromen. Nervenarzt 39, 393–398 (1968).

HOENIGSWALD, R.: Über das sog. Verlieren des Fadens. In: Die Grundlagen der Denkpsychologie. 2. Aufl. Leipzig Berlin: B. G. Teubner 1925.
SCHNEIDER, C.: Die Psychologie der Schizophrenen. S. 43–60. Leipzig: G. Thieme 1930.

W. BLANKENBURG

Gedankenausbreitung

Nach K. SCHNEIDER ein → Symptom ersten Ranges der Schizophrenie. Es bezeichnet das Erlebnis der unmittelbaren Teilhabe anderer an den eigenen Gedankeninhalten. K. SCHNEIDER spricht auch von „Gedankenenteignung". Gedankenausbreitung weist nach ihm auf eine „Durchlässigkeit" der „Ich-Umwelt-Schranke" bzw. auf einen „Konturverlust des Ich" hin. Als unmittelbares Erlebnis ist es abzutrennen von entsprechenden Schlußfolgerungen Paranoider, die aus ihren „Stimmen" oder aus wahnhaft gedeuteten Gesten und Bemerkungen anderer Menschen schließen, daß diese wissen, was in ihnen vorgeht; es ist abzutrennen auch von Wahneinfällen gleichen Inhalts ohne Wahrnehmungscharakter. Nach GRUHLE handelt es sich um eine nicht weiter beschreibbare qualitative Veränderung der Gedankenvorgänge selbst. Psychodynamisch ist das Symptom als Ausdruck einer Veränderung der Ich-Grenzen (FEDERN) anzusehen.

Literatur
GRUHLE, H. W.: Die Schizophrenie. Die Psychopathologie. Hb. der Geisteskrankheiten Bd. 9. Berlin: Springer 1932.
SCHNEIDER, K.: Klinische Psychopathologie. 7. Aufl. S. 101 f., 136. Stuttgart: G. Thieme 1966.

W. BLANKENBURG

Gedankendrängen

Meist im Rahmen einer Schizophrenie (oft im Prodromalstadium) auftretendes Symptom. Die Gedanken verselbständigen sich, treten in großer Fülle auf und überstürzen sich, was von den Kranken überwiegend als lästig, bedrängend oder sogar quälend empfunden wird. Der Charakter der Unfreiwilligkeit und die (nicht immer) fehlende Hochstimmung unterscheiden das Gedankendrängen von der *Ideenflucht*, bei der der Kranke seinen davoneilenden Gedanken nachjagt oder sich von ihnen getragen fühlt oder sie sogar selbst zu steuern vermeint. Der Unterschied liegt demnach vor allem in der Ich-Besetzung der Gedanken bzw. in der Veränderung des „Vollzugsbewußtseins" (JASPERS). Das Gedankendrängen ist als polares Gegenstück zum → Gedankenabreißen anzusehen. So wie dieses in den Gedankenentzug übergehen kann und sich damit als Ich-Störung ausweist, steigert sich das Gedankendrängen häufig zur → Gedankeneingebung und zu den „gemachten" Gedanken. Während die Ideenflucht meist unmittelbar im Redefluß (Logorrhoe) des Patienten ihren Ausdruck findet, ist die Feststellung eines Gedankendrängens oft erst Ergebnis der (auf die Mitteilungsfähigkeit und -willigkeit des Kranken angewiesenen) Exploration. – Das Gedankendrängen ist nicht so spezifisch schizophren wie die → Gedankeneingebung oder der → Gedankenentzug. Es wird in charakteristischer Form auch im Rahmen anderer Psychosyndrome beobachtet. Gelegentlich kann sich auch ein Zwangsdenken, wie es bei Zwangsneurosen, Depressionen, Schizophrenien, hirnorganischen Psychosyndromen oder in milderer, flüchtiger Weise bei abnormen Erlebnisreaktionen vorkommt, zum Gedankendrängen zuspitzen.

Literatur
BLEULER, E.: Dementia praecox oder Gruppe der Schizophrenien. In: Hb. der Psychiatrie, hrsg. von G. ASCHAFFENBURG, S. 25 f. Leipzig Wien: F. Deuticke 1911.
GLATZEL, J.: Denkstörungen bei endogenen juvenilen asthenischen Versagenssyndromen. Nervenarzt 39, 393–398 (1968).
MAYER-GROSS, W.: Die Klinik. In: Hb. der Geisteskrankheiten, hrsg. von O. BUMKE, Bd. 9, S. 415 f. Berlin: Springer 1932.

W. BLANKENBURG

Gedankeneingebung

Ein bei Schizophrenen häufig vorkommendes Symptom. „Ich habe sie (die Gedanken) nie gelesen, noch gehört. Sie kommen ungerufen, ich wage nicht zu meinen, sie entstünden aus mir, aber ich bin glücklich, daß ich es weiß, ohne sie gedacht zu haben. Sie fliegen mir zu in jedem angebrachten Momente. Sie scheinen mir geschenkt, daß ich nicht wage, sie als eigene mitzuteilen" (JASPERS). Gegenüber den „gemachten Gedanken" hebt die Gedankeneingebung weniger auf den Akt als den Inhalt des Denkens ab, der als von woandersher kommend erlebt wird. Das Symptom Gedankeneingebung ist nicht ganz so spezifisch wie das der „gemachten Gedanken". Es ist aber sehr häufig mit diesem oder mit → Gedankendrängen gekoppelt. Als schizophrenes Symptom hängt die Gedankeneingebung mit der Persönlichkeitsspaltung zusammen, auf die M. BLEULER neuerdings (1972) wieder stärker abhebt. Es ist abzutrennen von inspirativen Erlebnissen kreativer Persönlichkeiten (vgl. etwa RILKES Kennzeichnung der Entstehungsweise der Duineser Elegien als „Diktat") und von mediumistischen Phänomenen. In der Praxis stößt die Abgrenzung nur selten auf Schwierigkeiten.

Literatur
BLEULER, M.: Klinik der schizophrenen Geistesstörung. In: Psychiatrie der Gegenwart. Bd. II/1, 2. Aufl. Berlin Heidelberg New York: Springer 1972.
JASPERS, K.: Allgemeine Psychopathologie. 7. Aufl. Berlinn Göttingen Heidelberg: Springer 1959.
SCHNEIDER, K.: Klinische Psychopathologie. 7. Aufl. Stuttgart: G. Thieme 1966.

W. BLANKENBURG

Gedankenentzug

Von einer schizophrenen Patientin C. G. JUNGS geprägter Ausdruck. E. BLEULER (1911, 27 f.) verschaffte ihm als festem Terminus innerhalb der Psychopathologie Geltung. Schon KRAEPELIN zitierte einen Patienten, der vom „Abziehen der Gedanken" sprach. Gedankenentzug bezeichnet eine bestimmte Abwandlung bzw. Störung des „Vollzugsbewußtseins" (JASPERS, 1948, 102 f.) oder der „Meinhaftigkeit" (K. SCHNEIDER, 1966, 124 f.). Nach K. SCHNEIDER (135 f.) handelt es sich um ein → Syndrom ersten Ranges der Schizophrenie. Genauere Analysen in der älteren Literatur stammen von C. SCHNEIDER und BÜRGER, in der neueren von GLATZEL. Das Symptom findet sich relativ häufig in Verbindung mit abnormen leiblichen Sensationen insbesondere solchen, die als von außen „gemacht" erlebt werden.

Literatur
BLEULER, E.: Dementia praecox oder Gruppe der Schizophrenien. In: Hb. der Psychiatrie, hrsg. von G. ASCHAFFENBURG. Leipzig Wien: F. Deuticke 1911.
BÜRGER, H.: Gedankenentzug, Sperrung, Reihung. Zum Problem der schizophrenen Denkstörungen. Z. ges. Neurol. Psychiat. 111, 107–140 (1927).
GLATZEL, J.: Denkstörungen bei endogenen juvenilen asthenischen Versagenssyndromen. Nervenarzt 39, 393–398 (1968).
JASPERS, K.: Allgemeine Psychopathologie. 7. Aufl. Berlin Göttingen Heidelberg: Springer 1959.
NAGAI, M.: On the experience of „thought divulged" in schizophrenia. Jap. J. of Psychopath 2, 157–172 (1981).
SCHNEIDER, C.: Die Psychologie der Schizophrenen. Leipzig: G. Thieme 1930.
SCHNEIDER, K.: Klinische Psychopathologie. 7. Aufl. Stuttgart: G. Thieme 1966.

W. BLANKENBURG

Gedankenlautwerden → Halluzination

Gegenübertragung

Das Verständnis des Phänomens der Gegenübertragung ist eng an dasjenige des Begriffes der → Übertragung gebunden und kann nicht völlig unabhängig von diesem erörtert werden.
Während der Begriff Übertragung in der Psychoanalyse schon relativ früh auftaucht, spricht FREUD 1910 erstmals in einem Brief an FERENCZI und in einem Vortrag am 2. Psychoanalytiker-Kongreß in Nürnberg von Gegenübertragung. So schrieb er am 6. 10. 1910 an FERENCZI: „Ich bin nicht der psychoanalytische Übermensch, den Du Dir in Deiner Vorstellung erdacht hast, ich habe auch nicht die Gegenübertragung bewältigt (JONES)." In seinem Nürnberger Vortrag sagte er: „Wir sind auf die Gegenübertragung aufmerksam geworden, die sich beim Arzt durch den Einfluß des Patienten auf das unbewußte Fühlen einstellt, und sind nicht weit davon, die Forderung zu erheben, daß der Arzt diese Gegenübertragung in sich erkennen und bewältigen muß." (→ Lehranalyse)
Dem Begriff der Gegenübertragung liegt die Erfahrung zugrunde, daß die Übertragung des Patienten ihrerseits Reaktionen im Analytiker aktivieren kann, die durch dessen eigene Komplexe und Widerstände geprägt sind und deshalb einen Störfaktor des therapeutischen Prozesses darstellen können. Das zu Beginn der Psychoanalyse entstandene Idealbild des Analytikers als eines fleckenlosen Spiegels oder als eines ganz auf den Kranken eingestellten, von jeder Eigenregung freien Empfängers, hat zunächst der Ansicht Vor-

schub geleistet, die Gegenübertragung bilde vor allem eine Störung der Arzt-Patienten-Beziehung. Ähnliches wurde ja anfänglich auch für die Übertragungsvorgänge vermutet. Auch sie wurden lediglich als Störfaktoren der analytischen Kur betrachtet, bis ihnen schließlich pathognomonischer Charakter zuerkannt und gesehen wurde, daß sie geradezu die Grundlage der analytischen Arbeit bilden können. So weiß man heute, daß Gegenübertragungsreaktionen weder ausbleiben können noch sollen. Der Arzt soll aber in der Lage sein, sie als solche zu erkennen und ihnen nicht agierend (→ Agieren) zu erliegen. Diese Möglichkeit wird durch die → Lehranalyse geöffnet. Darüber hinaus ist es aber möglich, die Gegenübertragungsreaktionen dann, wenn sie als solche erkannt sind, als diagnostisches Instrument zur Erfassung unbewußter Strebungen des Kranken zu benützen. So kann beispielsweise das Aufkommen eines aggressiven Impulses einem unterwürfigen, zuvorkommenden Kranken gegenüber die Vermutung nahelegen, daß durch die unterwürfige Zuvorkommenheit des Kranken bei diesem starke aggressive Impulse dem Analytiker gegenüber abgewehrt werden sollen. Der Reaktion des Analytikers käme dann der Charakter einer Gegenaggression zu, die als solche erkannt werden muß, nicht agiert werden soll und außerdem den Schluß auf die vom Kranken zunächst abgewehrten Aggressionen erlaubt. Während FREUD also in der Frühzeit der Psychoanalyse von einer „Bewältigung" der Gegenübertragung sprach und damit die Forderung ihres Ausbleibens implizierte, hat sich in neuerer Zeit das Hauptgewicht auf die Erkennung und situationsgerechte, technische Benutzung der Gegenübertragung gelegt. Einzelne Psychoanalytiker gehen so weit, daß sie ihre Gegenübertragungsreaktionen ihren Kranken gegenüber verbalisieren, um diesen so ein Stück Selbstverständnis zu vermitteln (GREENSON und WEXLER). Hier ergeben sich Behandlungsprobleme besonders heikler Art, die nicht generell, sondern nur von Fall zu Fall entscheidbar sind.

Von manchen Psychoanalytikern wird der Begriff der Gegenübertragung in bestimmter Weise eingeengt. Viele Elemente des Verhaltens, das ein Psychoanalytiker seinem Patienten gegenüber entwickelt, können Folge von Projektionen sein, d. h. sie können in der Persönlichkeit des Analytikers begründet sein, ohne daß das Übertragungsverhalten des Patienten zu ihrem Aufkommen beigetragen hätte. Man spricht dann in solchen Fällen von Übertragung des Analytikers auf den Analysanden und gebraucht den Begriff Gegenübertragung erst dann, wenn die Einstellung des Analytikers zum Analysanden im Gefolge der Übertragungsneurose eine Veränderung erfährt (HEIMANN). Die enge Verzahnung, ja die letztliche Untrennbarkeit der psychoanalytischen Zweiersituation machen es aber oft schwierig, zwischen der Übertragung des Analytikers auf den Analysanden und der eigentlichen Gegenübertragung im engeren Sinne zu unterscheiden.

Literatur
FREUD, S.: Die zukünftigen Chancen der psychoanalytischen Therapie. G. W. VIII. London: Imago 1943.
GREENSON, R., WEXLER, M.: The non-transference relationship in the psychoanalytic situation. Int. J. Psycho-Anal. 50, 27 (1969).
JONES, E.: Leben und Werk Sigmund Freuds. Bern: Huber 1960.
HEIMANN, P.: Bemerkungen zur Gegenübertragung. Psyche 19, 483 (1965).
SCHEUNERT, G.: Zum Problem der Gegenübertragung. Psyche 13, 574 (1960).

F. MEERWEIN

Geisteskrankheit, forensisch
auch: Geistesschwäche, Bewußtseinsstörung, Abartigkeit
Die Texte des Strafgesetzbuches (StGB, in Kraft getreten 1871) und des Bürgerlichen Gesetzbuches (BGB, in Kraft getreten 1900) haben die begrifflichen Bezeichnungen für die psychischen Störungen, die die freie Willensbestimmung, also die Verantwortungsfähigkeit (→ Expertise, → Forensische Psychiatrie) beeinträchtigen, teils aus der Allgemeinsprache und teils aus der psychiatrischen Fachsprache ihrer Zeit genommen. Nachdem die Geistesstörungen in der Frühzeit der Psychiatrie unter theologisch-philosophischen Aspekten Störungen der Seelentätigkeit oder Seelenstörungen genannt wurden und man in der praktischen Pflege und Behandlung von „Irresein", Irrenanstalt, Irrenheilkunde und Irrenarzt gesprochen hatte, setzte sich seit der Mitte des 19. Jahrhunderts unter dem Einfluß der naturwissenschaftlich-medizinischen Betrachtungsweise zunächst in der Psychiatrie und dann auch in der Allgemeinsprache die Bezeichnung *Geisteskrankheit* durch. In Frankreich, welches beim Fortschritt der europäischen Psychiatrie zunächst führend war, wurde schon ab der Wende vom 18. zum 19. Jahrhundert aus der „aliénation mentale" allmählich die „maladie mentale". Demgegenüber war *Geistesschwäche* eine aus der Allgemeinsprache kommende Bezeichnung, die im Gegensatz zur „Verrücktheit" des Geisteskranken auf die „Schwäche" der Intelligenz aber auch sonstiger Fähigkeiten abnormer Persönlichkeiten abstellte. Schließlich gab es als dritte Kategorie in der Allgemeinsprache und der psychiatrischen Fachsprache für die kurzfristig vorübergehenden Geistesstörungen, die wir heute Bewußtseinsstörungen nennen, die Bezeichnung *Bewußtlosigkeit*. Mit diesen drei Begriffen war das gesamte Feld der Geistesstörungen abgedeckt.

So enthielt im *Strafrecht* der Katalog für den Ausschluß der Zurechnungsfähigkeit (→ Schuldfähigkeit) in der ersten Fassung des StGB die drei Rechtsbegriffe: „Krankhafte Störung der Geistestätigkeit, Geistesschwäche und Bewußtlosigkeit". Das erste Lehrbuch der Gerichtlichen Psychopathologie (KRAFFT-EBING, 1875), welches die Gesetzgebung von Österreich, Deutschland und Frankreich berücksichtigte, unterschied systematisch „Geisteskrankheiten" (heute würden wir sagen: exogene, endogene und psychogene Psychosen), „psychische Entartungen" (heute würden wir sagen: sexuelle Triebanomalien und Persönlichkeitsstörungen) und „Zustände krankhafter Bewußtlosigkeit" (heute würden wir sagen: Bewußtseinsstörungen durch Schlaftrunkenheit, Gifte, insbesondere Alkohol, Fieber und Affekte). Der Schwachsinn wurde in der Systematik von KRAFFT-EBING nicht als eigene Gruppe abgetrennt, sondern je nach Ausprägung manchmal den Geisteskrankheiten, manchmal den Entartungen zugerechnet oder einfach als zusätzlicher Befund erwähnt. Mit dieser Systematik hat KRAFFT-EBING die Inhalte der drei Rechtsbegriffe der ersten Fassung des Paragraphen über die Zurechnungsfähigkeit aus psychiatrischer Sicht verdeutlicht.

Der Psychiatrie in langem zeitlichen Abstand folgend wurde die Bezeichnung „Bewußtlosigkeit" im Jahre 1934 durch „Bewußtseinsstörung" ersetzt. Bei der Weiterentwicklung der Begriffe der psychiatrischen Diagnostik einerseits und der strafrechtlichen Begriffe andererseits entstanden aber immer wieder mehr oder minder große Differenzen, die sich zwangsläufig aus den unterschiedlichen Betrachtungsweisen und Zielsetzungen von Psychiatrie und Rechtsprechung ergaben. In der Psychiatrie führte die zeitweise zum Dogma erhobene Formulierung von GRIESINGER „Geisteskrankheiten sind Gehirnkrankheiten" zu der für die gerichtlichen Zwecke schiefen Perspektive, daß der Nachweis körperlich-krankhafter Befunde für die Exkulpation maßgebend sein müsse. Demgegenüber betonten grundlegende Entscheidungen des Bundesgerichtshofes seit 1955, daß nicht nur Geisteskrankheiten im klinisch-psychiatrischen Sinne, sondern „alle Arten von Störungen der Verstandestätigkeit sowie des Willens-, Gefühls- oder Trieblebens, welche die bei einem normalen und geistig reifen Menschen vorhandenen, zur Willensbildung befähigenden Vorstellungen und Gefühle beeinträchtigen", eine krankhafte Störung der Geistestätigkeit im Rechtssinne sein könnten (BGHSt. 14, 30, 32). Das Bedürfnis zu einer derartigen Entscheidung war maßgeblich dadurch bestimmt, daß man schwere sexuelle Triebanomalien dekulpieren wollte, aber unter den Rechtsbegriffen des § 51 StGB schlecht unterbringen konnte. Mit der Beseitigung der klaren juristisch/psychiatrischen Entsprechung Geisteskrankheit = Psychose wurde aber in der forensischen Begutachtung viel Verwirrung erzeugt. Dabei hätte eine Verständigung leicht gelingen können. Die Psychiater hätten beachten müssen, daß es forensisch immer um den „Geisteszustand" geht, dementsprechend der psychopathologische Befund immer das Primat hat und körperliche Befunde stets nur als Indiz für die psychopathologische Veränderung Bedeutung haben können. Die Juristen hätten bei ihren normativ gerechtfertigten Grundsatzentscheidungen Formulierungen finden müssen, die die empirisch-psychiatrisch gesicherte Realität des Unterschiedes zwischen Psychosen und nicht-psychotischen Persönlichkeitsstörungen nicht aus dem Auge verliert.

Die Strafrechtsreform von 1975 hat mit einem Katalog von nunmehr vier Bezeichnungen eine Sprachregelung gebracht, die die juristischen und psychiatrischen Begriffsbildungen wieder einander annähern und die Verständigungsprobleme entschärfen soll. Das Merkmal *krankhafte seelische Störung* kann jetzt wieder auf Psychosen, psychotische oder mindestens psychoseartige Syndrome (ICD 290–299) beschränkt werden. Zur Erfassung von sexuellen Triebanomalien (ICD 302), Neurosen und Persönlichkeitsstörungen (ICD 300, 301) und u. U. auch noch anderen nicht-psychotischen Störungen ist das neue Merkmal *schwere seelische Abartigkeit* eingefügt worden. Das neue Merkmal *Schwachsinn* kennzeichnet eindeutig die Oligophrenien (ICD 317–319). Am wenigsten befriedigt der Ersatz der „Bewußtseinsstörung" durch das neue Merkmal *tiefgreifende Bewußtseinsstörung*, mit dem nicht Bewußtseinsstörungen im psychiatrischen Sinne, sondern schwerwiegende Störungen der Besonnenheit, beispielsweise durch hochgradige Affekte, erfaßt werden sollen. Psychopathologisch kommen hier also kurzfristige vorübergehende psychogene Ausnahmezustände, z. B. akute Belastungsreaktionen nach ICD 308, in Betracht. Die „echten" Bewußtseinsstörungen sollen dagegen dem Merkmal der krankhaften seelischen Störung zugeordnet werden. Man kann auch mit dieser Regelung arbeiten, wenn für den Sachverständigen und den Juristen der Rückzug aus der psychiatrischen in die psychologische Begriffsbildung der Allgemeinsprache klargestellt ist.

Rechtsvergleichend findet man in § 11 des *österreichischen* StGB: Geisteskrankheit, Schwachsinn, tiefgreifende Bewußtseinsstörung und andere, einer dieser Zustände gleichwertige seelische Störung; in Art. 10 des *Schweizer* StGB Geisteskrankheit, Schwachsinn und schwere Störung des Bewußtseins; in § 15 StGB der *DDR* zeitweilige oder dauernde krankhafte Störung der Geistestätigkeit, Bewußtseinsstörung.

Ganz im Gegensatz zum Strafrecht sind im *Bürgerlichen Recht* die ursprünglichen, im Jahre 1900 eingeführten Bezeichnungen unverändert erhalten geblieben. Zwischen den Rechtsbegriffen für psychische Störungen im BGB und den diagnostischen Bezeichnungen und Begriffsinhalten der heutigen psychiatrischen Fachsprache bestehen deshalb nur noch grobe Beziehungen. Psychopathologisch gesehen werden unter Geisteskrankheit, krankhafter Störung der Geistestätigkeit und Geistesschwäche ständig vorhandene oder zumindest sehr langdauernde, – unter Bewußtlosigkeit, Bewußtseinsstörung und vorübergehender Störung der Geistestätigkeit dagegen kurzfristig vorübergehende psychische Störungen verstanden. Im übrigen wird die rechtliche Relevanz der psychischen

Störungen, wie auch immer sie genannt werden mögen, durch die Einschätzung der Beeinträchtigung der „freien Willensbestimmung" festgelegt.
Nach § 6 BGB gilt der wegen „Geistesschwäche" Entmündigte als beschränkt geschäftsfähig und ist damit einem 7 bis 17 Jahre alten Minderjährigen gleichgestellt, der wegen „Geisteskrankheit" Entmündigte gilt als geschäftsunfähig und ist damit einem unter 7 Jahre altem Kind gleichgestellt. Die unterschiedlichen Rechtsfolgen zeigen, daß Geistesschwäche stets die leichtere, Geisteskrankheit stets die schwerere psychische Störung ist. Im Gegensatz zum psychiatrischen Sprachgebrauch muß deshalb im Entmündigungsrecht beispielsweise ein leichter schizophrener Defekt als „Geistesschwäche", ein hochgradiger Schwachsinn als „Geisteskrankheit" bezeichnet werden (siehe → Vormundschaft).
Nach § 104 BGB führt die „krankhafte Störung der Geistestätigkeit" und nach § 105 BGB führen die „Bewußtlosigkeit" und die „vorübergehende Störung der Geistestätigkeit" nur dann zur Geschäftsunfähigkeit, wenn die freie Willensbestimmung dadurch ausgeschlossen ist. Dies bedeutet praktisch eine Einschränkung auf Psychosen, erheblichen Schwachsinn und organisch bedingte Bewußtseinsstörungen. Das gleiche gilt für die „krankhafte Störung der Geistestätigkeit", „Geistesschwäche" und „Bewußtseinsstörung", die in § 2229,4 BGB zur Regelung der Testierunfähigkeit genannt sind (siehe → Geschäftsfähigkeit).
Von psychiatrischer Seite wird manchmal eine Bereinigung der Terminologie des BGB verlangt, weil der rechtsunkundige Psychiater mit diesen Begriffsbildungen nichts mehr anfangen kann. In der Praxis der zivilrechtlichen Rechtsprechung ist das Bedürfnis dazu aber gering. Durch die Beweislast und die hohen Anforderungen an den Ausschluß der „freien Willensbestimmung" sind die Entscheidungen in der Hand des Richters geblieben und die Rechtssicherheit erscheint gewährleistet; eine verstärkte Einflußnahme von psychologisch-psychiatrischen Sachverständigen auf den Entscheidungsprozeß ist nicht erwünscht (siehe → Forensische Psychiatrie, → Geschäftsfähigkeit).

Literatur
BROX, H.: Allgemeiner Teil des Bürgerlichen Gesetzbuches. 2. Aufl. Stuttgart: Kröner 1978.
Weitere Literatur siehe → Forensische Psychiatrie
DREHER/TRÖNDLE, H.: Strafgesetzbuch, Kurzkommentar. 41., neubearb. Aufl. München: Beck 1983.
v. KRAFFT-EBING, R.: Lehrbuch der Gerichtlichen Psychopathologie mit Berücksichtigung der Gesetzgebung von Österreich, Deutschland und Frankreich. 2. Aufl. Stuttgart: Enke 1881.

H. WITTER

Gemeindenahe Psychiatrie
Dieser Begriff wird teilweise synonym mit demjenigen der → Sozialpsychiatrie und teilweise als Unterbegriff davon verwendet. Nur von letzterer Bedeutung soll hier die Rede sein.

Der Terminus „gemeindenahe Psychiatrie" oder „Gemeindepsychiatrie" taucht zusammen mit demjenigen der Sozialpsychiatrie ungefähr seit den 50er Jahren in der Literatur auf. Jedenfalls handelt es sich dabei um eine Übersetzung des angelsächsischen Ausdrucks „community psychiatry". In der Tat ist die moderne Gemeindepsychiatrie als eigene Denkrichtung und Bewegung zunächst vor allem in den USA entstanden. Europäische Vorläufer sind die seit Jahrzehnten vielerorts verbreitete Familienpflege und die Betreuung von Geisteskranken in einzelnen Dorfgemeinschaften wie im belgischen Geel mit jahrhundertelanger Tradition (vgl. SCHMIDT-MICHEL). Wesentliche Anstöße kamen in den USA vom Präventionsgedanken unter dem Einfluß von LINDEMANN und CAPLAN (→ Prävention). Zentral ist in der gemeindenahen Psychiatrie die Forderung, daß sowohl die Prävention wie auch die Behandlung psychischer Störungen möglichst dort, wo sie entstehen, d.h. „gemeindenah" mitten im sozialen Feld und nicht abgesondert hinter Anstaltsmauern stattfinden soll. Zu dieser Idee führte namentlich die Erkenntnis, daß Langzeithospitalisationen von psychisch Kranken durch Milieuschäden oft die Chronifizierungstendenz fördern und die soziale Wiedereingliederung erschweren. WING et al. prägten hierzu den Begriff des „Institutionalismus", charakterisiert durch Passivität, Gleichgültigkeit, Rückzug, Einengung von sozialen Interessen und Aktivitäten, Zukunfts- und Hoffnungslosigkeit, Stereotypien und Manierismen. Sie konnten nachweisen, daß solche Syndrome bei Dauerhospitalisationen weitgehend unabhängig von der Grundkrankheit aufgrund von sozialer Einengung und Unterstimulation entstehen können. Daraus leitete sich die Forderung nach Schaffung von neuartigen Pflegemöglichkeiten vor allem in Form von gemeindenahen Übergangsinstitutionen zur flexiblen Teilzeitbetreuung und Rehabilitation (Tages- und Nachtkliniken, Wohn- und Übergangsheime, beschützende Wohngemeinschaften, Rehabilitationszentren etc.) ab. Auch kleine, oft an somatische Spitäler angegliederte Zentren zur → Krisenintervention und sozialpsychiatrischen Ambulatorien einer neuen Art (s.u.) gehören in den selben Zusammenhang. Basierend auf diesen Grundideen entstanden je nach lokalen Gegebenheiten zuerst in den USA, England, Holland, etwas später auch in der Schweiz und in Deutschland erste gemeindenahe Behandlungszentren; einen wichtigen Impuls dazu gab in den USA das von Präsident KENNEDY 1963 eingeführte neue Psychiatriegesetz, das die Schaffung eines landesweiten Netzes von gemeindenahen „Mental Health Centers" einleitete. In England gingen wichtige Einflüsse namentlich vom Maudsley Hospital in London und dem umliegenden Camberwell-District aus, in Frankreich vom sektorisierten 13. Arrondissement in Paris.

Das Prinzip der → *Sektorisierung*, d.h. der zusammenfassenden Organisation der psychiatrischen Versorgung innerhalb einer klar umschriebenen geographischen Region ist wegen der Notwendigkeit, die Betreuungsbedürfnisse sämtlicher Bevölkerungsgruppen mit Einschluß von Randgruppen wie Alters- und Drogenpatienten, Oligophrenen, chronischen Psychotikern etc. zu berücksichtigen, ein besonders wichtiges Element einer gemeindenahen Psychiatrie. In Frankreich wurde die Sektorisierung bereits 1960 landesweit gesetzlich eingeführt; in manchen anderen Ländern ist sie zumindest in gewissen Regionen verwirklicht oder in Einführung begriffen. Stark gemeindepsychiatrische Akzente liegen ebenfalls der in den 70er Jahren unter dem Einfluß von BASAGLIA und andern Pionieren in Italien zustandegekommenen Psychiatriereform zugrunde, insbesondere durch die generalisierte Schaffung von kleinen psychiatrischen Abteilungen an somatischen Spitälern. Dort wie anderswo erfuhr die psychiatrische Versorgung eine deutliche Schwerpunktverlagerung vom stationären zum halbstationären und ambulanten Bereich. Viele psychiatrische Krankenhäuser wurden radikal verkleinert oder geschlossen; wo sie weiterbestehen, tendieren sie mehr und mehr dazu, sich vom Asyl für Chronischkranke zur Intensivbehandlungsstation für Akutpatienten zu wandeln.

Im einzelnen sind unter dem Stichwort „Gemeindepsychiatrie" lokal recht verschiedene Arbeits- und Organisationsformen entstanden. So konzentrierte sich z.B. das Mannheimer Modell (vgl. PÖRKSEN) vorwiegend auf die indirekte Patientenbetreuung durch Koordination und fachpsychiatrisch-supervisorische Beratung verschiedenster Betreuergruppen in der Gemeinde (Sozialdienste, Heime, Hilfsorganisationen usw.), während anderswo, u. a. an der Berner Sozialpsychiatrischen Universitätsklinik, neben der Schaffung solcher Koordinations- und Arbeitskontakte auch die direkte Patientenbetreuung am Wohn- und Arbeitsort stark gefördert wurde. Sehr bewährt haben sich dabei fliegende ambulante Equipen, bestehend aus Arzt, Sozialarbeiter und Psychiatrieschwester oder -pfleger, welche bestimmten Quartieren zugeordnet sind und zusammen die dort anfallenden psychiatrischen Probleme in Zusammenarbeit mit Hausärzten und Gemeindeschwestern, Arbeitgebern, Nachbarn, Quartiersorganisationen etc. zu lösen versuchen. Schwerpunkte einer solchen Arbeit sind die langfristige ambulante Betreuung und Wiedereingliederung von klinikentlassenen Patienten, namentlich Schizophrene mit Residualzuständen, die ambulante oder halbambulante Krisenintervention, die Betreuung von Alters- und z.T. Drogenpatienten. Von großer Wichtigkeit ist dabei die enge Verzahnung eines solchen gemeindenahen Dienstes mit weiteren sozialpsychiatrischen Institutionen wie Tageskliniken, Rehabilitationszentren, geschützte Werkstätten, Kriseninterventionsstationen etc.

Literatur
BASAGLIA, F. (Hrsg.): Die negierte Institution. Frankfurt: Suhrkamp 1971.
BELLAK, L. (ed.): Handbook of community psychiatry and community mental health. New York London: Grune & Stratton 1964.
CAPLAN, G.: Principles of prevention psychiatry. London: Tavistock 1964.
CIOMPI, L. (Hrsg.): Sozialpsychiatrische Lernfälle – aus der Praxis, für die Praxis (Psychiatrie-Verlag 1985).
KÖPPELMANN-BAILLIEU, M.: Gemeindepsychiatrie. Erfahrungen mit einem Reformmodell in Frankreich. Frankfurt New York: Campus 1979.
KULENKAMPFF, C., PICARD, W. (Hrsg.): Gemeindenahe Psychiatrie. Köln: Rheinland 1975.
PÖRKSEN, N.: Kommunale Psychiatrie. Das Mannheimer Modell. Reinbek: Rowohlt 1974.
SCHMIDT-MICHEL, P. D.: Die psychiatrische Familienpflege als Alternative zur Hospitalisierung chronisch psychisch Kranker. Geel und die deutsche Tradition der Familienpflege. Teil I und II. Notabene medici 4:324–328 und 5:418–424 (1984).
WING, J. K., BROWN, J.: Institutionalism and schizophrenia. London: Cambridge Univ. Press 1970.

L. CIOMPI

Genetik, psychiatrische

Psychiatrische Genetik ist eine Übersetzung des englischen „psychiatric genetics" und hat sich nach 1945 anstelle der alten „Erbpsychiatrie" eingebürgert. Zusammen mit der humangenetischen Psychologie (früher Erbpsychologie), wird sie häufig zur Verhaltensgenetik gerechnet. Als Randdisziplin kommt die umstrittene Soziobiologie hinzu.

Schon im 19. Jahrhundert bemerkten die Psychiater eine Häufung psychischer Störungen in manchen Familien und schlossen auf Vererbung. Zur Wissenschaft wurde die psychiatrische Erbforschung, als RÜDIN 1916, beraten durch den Medizinalstatistiker WEINBERG, eine größere Anzahl Schizophrener und ihrer Familien mit einwandfreien statistischen Methoden sammelte und auswertete. Als nach dem 2. Weltkrieg somatische Entstehungstheorien psychischer Störungen weitgehend durch sozio- und psychogenetische Hypothesen ersetzt wurden, geriet auch die psychiatrische Genetik in Mißkredit. In jüngster Vergangenheit finden biologisch-organische Gegebenheiten und somit auch genetische Aspekte wieder stärkere Berücksichtigung. Die Schwerpunkte psychiatrisch-genetischer Forschung liegen heute in Skandinavien, Schweiz, England, USA und auch Japan.

In der Psychiatrie sind monogene Erbleiden die Ausnahme und jeweils selten, z.B. Morbus Wilson mit rezessiv erblichem Defekt des Coeruloplasmin oder die dominant erbliche Chorea Huntington mit Atrophie der Stammganglien. Grobe Chromosomenanomalien sind nicht vermehrt, obgleich umgekehrt Personen mit numerischen Chromosomenaberrationen, besonders solchen der Geschlechtschromosomen, zu psychischen Störungen neigen. Unter neurologischen Leiden und → Oligophrenien gibt es häufiger monogene, meist rezessive Formen, bei Oligophrenen auch Chromosomenaberrationen.

Bei den meisten und gerade den häufigeren psychiatrischen Störungen ist keine spezifische somatische Grundlage bekannt, man bewegte sich bis vor kurzem auf rein psychopathologischer, also phänomenologischer Ebene. Die Schwierigkeiten, psychische Phänomene exakt zu objektivieren, sind bekannt. Es verwundert nicht, wenn auf dieser oberflächlichen und unsicheren Ebene keine Mendelziffern erkennbar werden. Auch viele körperliche Leiden, z.B. Gesichtsspaltenbildungen und atopische Hauterkrankungen, zeigen trotz aller Hinweise auf Erbeinfluß keinen klaren Erbgang. Als Erklärung kommen Manifestationsschwankungen infolge von (umweltbedingten?) Auslöse- oder Schutzfaktoren, genetische Heterogenität und Polygenie in Betracht. Die *Anlage-Umwelt-Interaktion* steht heute im Vordergrund des Interesses. Verhalten und Psyche werden durch Gene *und* Umwelteinflüsse bestimmt, unmittelbar durch die jeweilige Umwelt, Verhalten und Reaktion des Partners, mittelbar durch Erfahrungen, Lernvorgänge und Prägungen. Die Erbanlage steckt den Kreis des Möglichen ab, die Umwelt hat Mitspracherecht bei der Realisierung: Die nichtgenetischen Faktoren scheinen jedoch andere zu sein, als traditionellerweise angenommen wird. *Genetische Heterogenität* der psychiatrischen Diagnosen ist um so wahrscheinlicher, als sie auch bei klinisch besser definierten und einheitlicheren Störungen wie Muskeldystrophien oder Taubstummheit vorliegt. Bei *Polygenie* sind mehrere Genpaare beteiligt. Man suchte ihrer Zahl näherzukommen, indem man monogene und polygene Erbgangsmodelle errechnete und verglich. Diese biomathematisch-statistischen Methoden führen wohl nicht mehr weiter. Man sollte stattdessen die Suche nach einzelnen, konkreten Teilfaktoren intensivieren.

An *Methoden* stehen zur Verfügung: Familienforschung, die die empirischen Risikoziffern erbracht hat; prospektive Longitudinalstudien an „high-risk"-Kindern (siehe Schizophrenie); → Zwillings- und → Adoptionsstudien. Sie bewegen sich vorwiegend noch auf klinisch-phänomenologischer, also phänogenetischer Ebene. Man bemüht sich jedoch, in gennähere Regionen vorzudringen, indem man psychophysiologische, neurochemische und endokrine Parameter untersucht, an den Kranken selbst, ihren Zwillingspartnern und an nichtkranken Zwillingspaaren. Solche Untersuchungen stecken noch in den Anfängen. Eine neue Strategie ist die Suche nach genetischen Markern (genetic markers), d.h. nach Merkmalen mit bekannter genetischer Grundlage oder chromosomaler Lokalisierung, die mit der fraglichen Störung überdurchschnittlich häufig zusammen vorkommen. Mit dieser Methode wurde kürzlich für die Chorea Huntington ein mutiertes Gen auf Chromosom 4 wahrscheinlich gemacht.

Schizophrenien (Übersicht ZERBIN-RÜDIN, 1980)
Die familiäre Häufung ist unbestritten. Das gleichartige Erkrankungsrisiko beträgt für die Eltern etwa 5%–10% (Mittel 6,3%), für Geschwister 8–14% (10,4%), Kinder 9–16% (13,7%), Kinder zweier schizophrener Eltern 40–68%, eineiige Zwillinge (EZ) 6–75% (60%), zweieiige Zwillinge (ZZ) 5–16%, Enkel 2–8% (3,5%), Neffen und Nichten 1–4% (2,6%). Das Erkrankungsrisiko nimmt also parallel zur Nähe der Blutsverwandtschaft zu, und das spricht für eine erbliche Grundlage. Da mit Nähe der Blutsverwandtschaft auch die Milieuähnlichkeit zunimmt, postulierte man andererseits, diese sei der entscheidende Faktor. → Adoptions- und → Zwillingsbefunde stützen jedoch die Erbtheorie.

Die empirischen Risikoziffern lassen keinen klaren Erbgang erkennen. Man hat das mit Heterogenität, Polygenie und Manifestationsschwankungen infolge von Umwelteinflüssen erklärt. Weder Aufteilung in Unterformen nach Syndromatik, Erkrankungsalter, Endzustand usw. noch Einbeziehen „verwandter" Störungen wie Schizoid und Spektrumstörungen ergab jedoch Mendelsche Proportionen. In prospektiven Längsschnittuntersuchungen an „high-risk"-Kindern, d.h. jungen Kindern Schizophrener, hoffte man erbliche Basissymptome herauszuarbeiten, die später durch die dramatische Symptomatik verdeckt werden. Man sah sie in Assoziationsstörungen, schneller, überschießender Reaktivität des autonomen Nervensystems auf Stimuli oder aber in der Symptomtrias herabgesetzte motorische Geschicklichkeit, große Leistungsschwankungen bei Wiederholung gleicher Testaufgaben und „präschizophrene" Persönlichkeitszüge. Andere Autoren bestätigten das nicht. Die Ergebnisse sind widersprüchlich und können erst nach langjährigen Katamnesen bestätigt oder verworfen werden. Das Errechnen und Vergleichen polygener Erbgangsmodelle dürfte das Problem auch nicht lösen. Man muß nach faß- und definierbaren Einzelfaktoren, wie Störungen der Wahrnehmung, der Assoziation, psychophysiologischer Regelungsvorgänge und neurochemischer Prozesse, fahnden. Die Suche nach genetischen Markern aus dem HLA- und Immunsystem war bis jetzt erfolglos.

Nichtgenetische Faktoren spielen eine Rolle, wie schon die Tatsache zeigt, daß EZ nicht zu 100%, sondern nur zu etwa 60% konkordant für Schizophrenie sind. Aber es sind offenbar nicht oder nicht nur die traditionell angeschuldigten. Die rein psychogenetischen Theorien wie gestörte Familiendynamik, schizophrenogene Mutter, „double-bind", mußten beträchtliche Abstriche hinnehmen (HIRSCH, 1979). DUNHAM erklärte 1976 aufgrund neuer Befunde und gegen seine früheren Überzeugung: Soziale Benachteiligung ist kein ätiologischer Faktor in der Schizophrenieentstehung. Jedes der angeschuldigten Traumen zeigt im individuellen Fall Beziehung zum Krankheitsausbruch. Andererseits fehlt es aber bei vielen anderen Patienten und wird millionenmal gesund überstanden. Die Auslöser sind offenbar unspezifisch, und die Manifestation der Anlage scheint durch eine Summation von Alltagsbelastungen und Zufallskonstellationen bewirkt zu werden.

Affektive Psychosen
Depressive (unipolare) und manisch-depressive (bipolare) Psychosen sah man seit KRAEPELIN als Einheit an. LEONHARD bestritt dies schon immer, und 1968 entdeckten ANGST, PERRIS und WINOKUR unabhängig voneinander einige genetische Unterschiede. Die familiäre Belastung schien vorwiegend gleichartig und bei den Bipolaren höher als bei den Unipolaren. Eine saubere Zweiteilung ergab sich jedoch nicht. Mit anwachsenden Befunden verwischten sich die Unterschiede wieder, insbesondere überwiegen unipolare Sekundärfälle auch in den Familien der Bipolaren. Daher vermutet man neuerdings doch wieder eine zumindest zum Teil gemeinsame genetische Grundlage. Amerikanische Autoren stellten (hypothetische) Schwellen-Modelle auf: Bei Zusammentreffen einer gewissen Zahl von Erb- und Umweltfaktoren tritt eine Depression auf (1. Schwelle), bei Hinzukommen weiterer Faktoren eine manisch-depressive Psychose (2. Schwelle). Reaktive und neurotische Depressionen sind im familiären Umkreis endogen affektiver Patienten geringfügig vermehrt, nicht aber umgekehrt endogene Psychosen in den Familien reaktiv oder neurotisch Depressiver. Der Versuch, mit Markierungsgenen (Farbenblindheit, Xg Blutgruppe) einen geschlechtsgebundenen Erbgang für einen Teil der bipolaren Psychosen zu beweisen, ist nicht überzeugend gelungen.

Im Erbgang spielt offenbar Dominanz eine Rolle. Die alten, an uni- *und* bipolaren Probanden und ihren Familien gewonnenen Risikoziffern sind immer noch wichtig, besonders für die genetische Beratung, da man bei einem depressiven Patienten nie weiß, ob er nicht noch manische Phasen entwickelt. Sie liegen für Eltern, Geschwister und Kinder zwischen 10% und 20%. Umwelteinflüsse wurden nie so heiß diskutiert wie bei der Schizophrenie und werden höchst unterschiedlich mit 3–70% angegeben. Lithium-Medikation während der Schwangerschaft erhöht das Risiko kardiovaskulärer Mißbildungen für den Embryo, jedoch nur minimal.

Atypische Psychosen
Anfangs hoffte man durch Konzentration auf typische und schwere schizophrene und affektive Psychosen den Erbverhältnissen am schnellsten auf die Spur zu kommen. Atypische, besonders schizoaffektive Psychosen sind aber so häufig, daß ihr Ausschluß die Wirklichkeit verfälscht. Sie scheinen häufiger geworden zu sein, mag nun der Blick geschärft, die diagnostische Gepflogenheit gewandelt oder ein psychopharmakologisch bedingter oder spontaner Symptomwandel stattgefunden haben. Die genetischen Befunde sind genauso heterogen wie die klinischen. Nur in einem Punkt stimmen sie überein: Das Gesamterkrankungsrisiko an psychischen Störungen ist für die Verwandten 1. Grades mit etwa 25% sehr hoch und bunt; gleichartige Erkrankungen sind selten.

Neurosen
Genetische Einflüsse sind von geringerer Bedeutung als bei den endogenen Psychosen, aber doch erkennbar (vgl. → Zwillingsforschung). Die Disposition kann als multifaktoriell bedingte Variable gesehen werden, die erst durch Umwelteinflüsse (Lebenserfahrungen, Lernvorgänge) Krankheitswert erlangt.

Alkoholismus
→ Zwillings- und → Adoptionsstudien weisen auf die Beteiligung genetischer Mechanismen hin. Sie sind im Alkoholmetabolismus sowie in der Sensibilität der Rezeptoren zu vermuten. Mutative Erbschäden durch exzessiven Alkoholgenuß sind beim Menschen nicht nachgewiesen. Dagegen bedeutet Alkoholismus der Schwangeren eine toxische Gefährdung der Leibesfrucht und führt zu Tot- und Fehlgeburten sowie zur Alkohol-Embryopathie mit charakteristischen körperlichen und geistigen Schäden.

Kriminalität
Das Gen für Kriminalität gibt es ebensowenig wie eine Einheit der Delikte und Motive. Kriminalität, Delinquenz, antisoziales Verhalten sind unscharf abgegrenzt und definiert, die übliche Erfassung der Probanden nach gerichtlicher Verurteilung ist für genetische Probleme unbefriedigend. Dennoch zeigen → Adoptions- und → Zwillingsstudien eine Beteiligung von Anlagefaktoren. Es bestehen aber lediglich Korrelationen und keine direkten Kausalitäten. So findet sich die Chromosomenaberration XYY überdurchschnittlich häufig unter hochwüchsigen Insassen von Strafanstalten, aber umgekehrt wird nur ein kleiner Teil der XYY-Männer straffällig. Minderbegabung und Impulsivität spielen eine Rolle.

Epilepsien
Krampfanfälle kommen bei einer Reihe von erblichen Stoffwechselstörungen und Chromosomenanomalien vor. Aus den sog. genuinen Epilepsien wurden in den letzten Jahren mehrere Unterformen isoliert, besonders nach dem EEG-Befund. Dessen prognostische Bedeutung ist jedoch begrenzt: Die EEG-Anomalien treten altersabhängig auf. Anfallskranke können im Intervall ein normales EEG haben, Angehörige mit krampfverdächtigen Mustern zeitlebens anfallsfrei bleiben. Es gibt Einzelfamilien mit rezessivem oder dominantem Erbgang. Das höchste empirische Erkrankungsrisiko wurde für die Töchter von Patientinnen mit Myoklonus Petit Mal angegeben (35%), ferner für

die Geschwister von Kindern mit Krampfanfällen, deren nichtkrampfende Mutter ein EEG vom centrencephalen Typ aufweist. Das Erkrankungsrisiko für Geschwister (3–4%) und Kinder (4–8%) „idiopathischer" Epileptiker ist relativ niedrig, wenn keine Sonderform vorliegt und keine weiteren familiären Fälle oder centrencephale EEG-Muster vorkommen. Unter Hydantointherapie Schwangerer ist das Mißbildungsrisiko der Leibesfrucht auf das 2- bis 8fache erhöht. Doch ist es auch ohne Medikation erhöht, besonders wenn während der Schwangerschaft generalisierte Anfälle auftreten.

→ *Oligophrenien*
In den letzten Jahren wurde eine wachsende Zahl genetischer Formen erkannt. Ihr Anteil schwankt je nach Zusammensetzung der Patientenstichprobe. Als grober Anhalt kann gelten: Exogene Formen 20%, Chromosomenaberrationen 15%, monogene, meist metabolische Leiden 5%, Syndrome 20%, „idiopathische" Oligophrenie 40%. An der letzten, größten Gruppe haben sich hitzige Debatten bezüglich genetischer oder nichtgenetischer Entstehung entzündet. Die unbestrittene familiäre Häufung ausschließlich der familiären und soziokulturellen Umwelt zuzuschreiben ist sicher nicht richtig. Ein Teil dürfte das negative Ende der Intelligenzverteilung darstellen und wie diese durch Gene und Umweltfaktoren bedingt werden.

Genetische Beratung
Ziel ist kein bevölkerungsaufbessernder Effekt, sondern das Wohl des einzelnen und seiner Familie. Der genetische Berater soll Information geben und Entscheidungshilfen anbieten. Die Entscheidungen liegen beim Beratenen selbst. Bei chromosomal oder metabolisch bedingter geistiger Behinderung ist eine pränatale Diagnose möglich, bei den psychiatrischen Störungen, insbesondere den endogenen Psychosen, nicht. Wir sind hier auf die empirischen Risikoziffern, also Wahrscheinlichkeiten, angewiesen. Sie lassen sich im Einzelfall etwas präzisieren, z. B. nach Erkrankungsalter, Lebensalter, Zahl der familiären Sekundärfälle. Neben den Risikoziffern müssen alle möglichen Gesichtspunkte berücksichtigt werden, z. B. familiäre Gesamtsituation, Ursache des Kinderwunsches (Selbstbestätigung?), Behandelbarkeit und Schwere der Störung. Das Kind hat nicht nur ein Erbrisiko, sondern wird häufig auch von einer problematischen Umwelt erwartet. Präventive Maßnahmen sind nicht bekannt, da wir weder die Anlage, noch die relevanten Umweltfaktoren kennen.

Literatur
DUNHAM, H. W.: Society, culture, and mental disorder. Arch. Gen. Psychiatry 33, 147–156 (1976).
HARVALD, B.: Genetik der Epilepsien, p. 691–712. In: KISKER, K. P., MEYER, J.-E., MÜLLER, M., STRÖMGREN, E. (Hrsg.) Psychiatrie der Gegenwart. Bd. II/2. Berlin: Springer 1972.
HIRSCH, S. R.: Eltern als Verursacher der Schizophrenie. Der wissenschaftliche Stand einer Theorie. Nervenarzt 50, 337–345 (1979).
NEWMARK, M. E., PENRY, J. K.: Genetics of epilepsy: A review. New York: Raven-Press 1980.
ZERBIN-RÜDIN, E.: Psychiatrische Genetik. In: Psychiatrie der Gegenwart. Bd. I/2, 2. Auflg., S. 546–618. Berlin: Springer 1980.
ZERBIN-RÜDIN, E.: Genetische Beratung von psychisch Kranken und ihren Verwandten. moderne medizin 9, 421–424 (1981).
ZERBIN-RÜDIN, E.: Genetische Befunde bei den atypischen Psychosen, S. 325–336. In: HUBER, G. (Hrsg.) Endogene Psychosen: Diagnostik, Basissymptome und biologische Parameter. Stuttgart: Schattauer 1982.
ZERBIN-RÜDIN, E.: Ursachen und Folgen der Drogensuchten aus genetischer Sicht, S. 150–165. In: FAUST, V. (Hrsg.) Suchtgefahren in unserer Zeit. Compendium Psychiatricum. Stuttgart: Hippokrates 1983.
ZERBIN-RÜDIN, E.: Gegenwärtiger Stand der Zwillings- und Adoptionsstudien zur Kriminalität, S. 1–17. In: GÖPPINGER, H., VOSSEN, R. (Hrsg.) Humangenetik und Kriminologie, Kinderdelinquenz und Frühkriminalität. Stuttgart: Enke 1984.
ZERBIN-RÜDIN, E.: Genetische Grundlagen angeborener und frühkindlicher geistiger Behinderung, S. 155–163. In: Neuhäuser, G. (Hrsg.): Entwicklungsstörungen des Zentralnervensystems. Stuttgart: Kohlhammer 1986.
ZERBIN-RÜDIN, E.: Vererbung und Umwelt bei der Entstehung psychischer Störungen. 2. Auflg. Darmstadt: Wissenschaftl. Buchgesellschaft 1985.

E. ZERBIN-RÜDIN

Geschäftsfähigkeit

Mit der Vollendung der Geburt wird jeder Mensch *rechtsfähig*, zeit seines Lebens sind ihm gewisse Rechte zugesichert, die ihm als Mitglied einer Gemeinschaft zukommen, ganz unabhängig von seinem Lebensalter und seinem Geisteszustand. Darüber hinaus gibt es analog zur strafrechtlichen eine zivilrechtliche Verantwortungsfähigkeit (→ Forensische Psychiatrie, → Schuldfähigkeit), die von der geistigen Reife und Gesundheit des Menschen abhängig ist. Diese zivilrechtliche Verantwortungsfähigkeit erscheint je nach dem speziellen Rechtsgebiet, in dem sie angesprochen wird, unter verschiedenen Bezeichnungen. Der wichtigste Begriff ist die *Geschäftsfähigkeit*.
Von der Geburt bis zum 6. Lebensjahr besteht Geschäftsunfähigkeit, vom 7. bis 17. Lebensjahr beschränkte Geschäftsfähigkeit, vom 18. Lebensjahr an Geschäftsfähigkeit. Der Geschäftsunfähige kann nicht aktiv am Rechtsleben teilnehmen, auf Grund seiner Rechtsfähigkeit ist er lediglich passiv an der Rechtsordnung beteiligt, kann zum Beispiel eine Erbschaft oder Schenkung erhalten. Der beschränkt Geschäftsfähige kann dagegen durch Willenserklärungen aktiv am Rechtsleben mitwirken, jedoch bedürfen die von ihm abgeschlossenen Rechtsgeschäfte der Zustimmung seines Vormundes, um rechtsverbindlich zu sein. Allein der Geschäftsfähige kann aus selbständiger Entscheidung rechtsverbindliche Willenserklärungen abgeben, z. B. ein Haus kaufen.
Der Ausschluß der Geschäftsfähigkeit ist in §§ 104, 105 BGB geregelt:

§ 104
Geschäftsunfähig ist:
1. wer nicht das siebente Lebensjahr vollendet hat;
2. wer sich in einem die freie Willensbestimmung ausschließenden Zustande krankhafter Störung der Geistestätigkeit befindet, sofern nicht der Zustand seiner Natur nach ein vorübergehender ist;
3. wer wegen Geisteskrankheit entmündigt ist.

§ 105
1. Die Willenserklärung eines Geschäftsunfähigen ist nichtig.
2. Nichtig ist auch eine Willenserklärung, die im Zustande der Bewußtlosigkeit oder vorübergehenden Störung der Geistestätigkeit abgegeben wird.

Für den psychiatrischen Sachverständigen ergibt sich aus den unterschiedlichen Begriffen, die einerseits in § 104,2 und andererseits in § 105,2 genannt sind, die Aufforderung, die chronischen, oft auch irreversiblen psychischen Störungen dem § 104,2 und die akuten, reversiblen psychischen Störungen dem § 105,2 zuzuordnen. Einen über diese Unterscheidung hinausgehenden Hinweis kann man aus den juristischen Begriffen für die psychiatrische Diagnostik nicht entnehmen (→ Geisteskrankheit, forensisch). Entscheidend ist, daß die psychischen Störungen nur dann die Geschäftsfähigkeit ausschließen, wenn der Ausschluß der „freien Willensbestimmung" als „bewiesen" angesehen werden kann. In der Praxis kommen danach für den Ausschluß der Geschäftsfähigkeit nur hochgradiger Schwachsinn, fortgeschrittene Demenzprozesse, schwere chronische Psychosen zu § 104 BGB einerseits und akute psychotische Syndrome, insbesondere auch organisch-toxische Bewußtseinsstörungen, zu § 105 BGB andererseits in Betracht. Bei so hohen Anforderungen kann es durchaus vorkommen, daß eine Person im Strafverfahren wegen psychischer Störung freigesprochen wird, weil Zweifel an der Schuldfähigkeit bestehen, Geschäftsunfähigkeit aber nicht anerkannt wird, weil sie nicht bewiesen ist.
Bei chronisch fortschreitenden sklerotisch-involutiven Altersabbauprozessen mit zeitweilig sehr wechselnder psychischer Verfassung wird von juristischer Seite manchmal die Frage nach sogenannten *intervalla lucida*, also „lichten Augenblicken", aufgeworfen. Der ansonsten Geschäftsunfähige kann in solchen Augenblicken als geschäftsfähig angesehen werden, wenn relativ klares und vernünftiges Denken bei situationsadäquater, offensichtlich eigenständiger Willensbildung festgestellt werden kann.
Die Anerkennung einer *partiellen Geschäftsunfähigkeit* kommt bei isolierten, systematischen Wahnbildungen, z. B. beim Eifersuchtswahn und beim Querulantenwahn, in Betracht. Geschäftsunfähigkeit gilt dann nur für das speziell durch den Wahninhalte motivierte Denken und Handeln. – Diese partielle Geschäftsunfähigkeit hat nichts mit der beschränkten Geschäftsfähigkeit zu tun und ist auch kein Analogon zur verminderten Schuldfähigkeit des Strafrechts.

Ein gesetzlich besonders geregelter Fall von Geschäftsunfähigkeit ist die *Testierfähigkeit*. Sie beginnt nicht erst mit der Volljährigkeit, sondern schon mit dem vollendeten 16. Lebensjahr. Für den Ausschluß der Testierfähigkeit sind in § 2229,4 BGV die Merkmale „krankhafte Störung der Geistestätigkeit", „Geistesschwäche" und „Bewußtseinsstörung" genannt. Forensisch-psychiatrisch gelten aber hier die gleichen Gesichtspunkte wie bei der Beurteilung der Geschäftsunfähigkeit nach den Merkmalen der §§ 104, 105 BGB (→ Geisteskrankheit, forensisch).

Ein weiterer Spezialfall der Geschäftsfähigkeit ist die *Prozeßfähigkeit*. Nach der Zivilprozeßordnung ist prozeßfähig, „wer sich durch Verträge verpflichten kann". Der Ausschluß der Prozeßfähigkeit wird forensisch-psychiatrisch unter den gleichen Gesichtspunkten geprüft wie der der Geschäftsfähigkeit. In der gutachtlichen Praxis ist insbesondere die Prozeßfähigkeit von Querulanten, bei denen eine partielle Geschäfts- und Prozeßunfähigkeit vermutet wird, des öfteren zu prüfen.

Nicht zu verwechseln mit der Prozeßfähigkeit des Zivilrechts sind die Verhandlungsfähigkeit und Vernehmungsfähigkeit des Strafrechts. Hierbei gelten ganz andere, dem Strafrecht gemäße, großzügigere und stärker individualisierende Beurteilungsgesichtspunkte (→ Forensische Psychiatrie).

Literatur
PALANDT, O.: Bürgerliches Gesetzbuch. Beck'sche Kurz-Kommentare. 42. Aufl. München: Beck 1983.
Weitere Literatur → Forensische Psychiatrie

H. WITTER

Gestaltanalyse → Gestaltpsychologie

Gestaltpsychologie – Gestaltanalyse
Der österreichische Philosoph v. EHRENFELS (1859–1932) hat 1890 („Über Gestaltqualitäten") von Eigenschaften eines Ganzen gesprochen, die erhalten bleiben, auch wenn die das Ganze ausmachenden Teile bis zu einem gewissen Grade verändert werden. Als Beispiel wird gern eine Melodie genannt, die als Verlaufsgestalt erhalten bleibt, auch wenn sie in eine andere Tonart transponiert wird. Das Ganze ist mehr als die Summe seiner Teile – diese These hat jedoch eine sehr viel ältere Tradition (ARISTOTELES, PLATON). Ihre wissenschaftliche Ausarbeitung verdanken wir im wesentlichen der Gestaltpsychologie der ehemaligen „Berliner Schule" (WERTHEIMER, 1880–1943; KOFFKA, 1886–1941; KÖHLER, 1887–1967; LEWIN) und der Ganzheitspsychologie der „Leipziger Schule" KRÜGERs (1874–1948). Der Gestaltpsychologie zufolge sind nicht Empfindungen (Elemente) oder deren „Und-Verbindungen" (WERTHEIMER) primär und unmittelbar im Verhalten und im Erleben gegeben, sondern Ganzheit

und Ordnung. Die Gestaltpsychologie wendet sich u. a. gegen die Auffassungen der klassischen angelsächsischen Assoziationspsychologie (u. a. J. St. MILL) und gegen die „Physiologische Psychologie" WUNDTs – gegen das als „Atomismus" geschmähte Bemühen der Analyse von Einzelempfindungen des Bewußtseins. Methodisch ist die Gestaltpsychologie stark von der → Phänomenologie (HUSSERL) beeinflußt.

Historischer Ausgangspunkt der Gestaltpsychologie ist die Beschäftigung WERTHEIMERS (1912) mit der Wahrnehmung von (scheinbaren) Bewegungen („Phi-Phänomen"). Werden zwei Linien A und B, die sich zueinander in einer rotierten Position – etwa einem rechten Winkel – befinden, nacheinander in einem Zeitabstand von 0,06 sec dargeboten, so nimmt der Betrachter eine einzige Linie wahr, die sich von A nach B bewegt („phänomenale Identität"). Bei einem etwas größeren Intervall zwischen den Darbietungen von A und B wird die „reine Bewegung" erlebt. Unter bestimmten Bedingungen ist eine phänomenologische Bewegung nicht von einer physikalischen Bewegung zu unterscheiden. Bewegung, so schloß WERTHEIMER, ist eine nicht auf Raum oder Zeit zurückführbare Qualität. Bewegungen sind „gegeben". Sie werden unmittelbar wahrgenommen.

Das Primat der Gestalt vor deren Elementen sollen die zahlreichen optischen Täuschungen (z. B. Müller-Lyersche Pfeiltäuschung, Ebbinghaussche Kreistäuschung, Sandersches Parallelogramm) verdeutlichen: Die Gestalt bestimmt die Erscheinungsweise der Elemente.

HELSON hat bereits 1933 nicht weniger als 114 Gestaltgesetze zusammengetragen, die BORING (1942) zu 14 wesentlichen Konzepten zusammenfaßte. Einige grundlegende Konzepte – teils empirische Verallgemeinerungen, teils Postulate – sollen hier erwähnt werden.

Wahrnehmungsgegenstände werden spontan gestalthaft organisiert, so wenn der Betrachter den nächtlichen Sternenhimmel vor allem auf Grund von Nähe und Ähnlichkeit in Sternbilder strukturiert. Nach KÖHLER und KOFFKA entspricht dem Wahrnehmungsfeld ein zentralnervös lokalisiertes physikalisches Kraftfeld. Es wird angenommen, daß zwischen Wahrnehmungserlebnis und corticalen Vorgängen eine Gestaltgleichheit (*Isomorphie*) besteht. Gestalten, d. h. geschlossene, gegliederte, umgrenzte Bereiche heben sich als „Figuren" von einem ungeordneten „Grund" ab. Gestalten von unvollkommenem Strukturiertheitsgrad, sog. „schlechte Gestalten", tendieren zu „guten Gestalten", so wenn ein nicht vollständiger Kreis bei kurzer Expositionszeit als geschlossener Kreis wahrgenommen wird. Dies gilt auch für Gedächtnisinhalte (*Prägnanz*). Das Denken besteht im wesentlichen aus Umstrukturierungen des Wahrnehmungsfeldes. Lösungen ergeben sich aus dem Sehen einer neuen Konfiguration („Einsicht"). Mit *Aktualgenese* wird die Entwicklung von Gestalten bezeichnet, die über diffuse „Vorgestalten" zu „Endgestalten" verläuft. Dies gilt nicht nur für die Wahrnehmung, sondern auch für die Entwicklungsgeschichte von Organismen. Leistungsausfälle im Gefolge von hirnorganischen Störungen (→ Aphasie, → Agnosie) werden von GOLDSTEIN und GELB sowie – jedenfalls anfänglich – CONRAD als nicht abgeschlossene Aktualgenese bzw. Rückfall auf Vorgestalten gesehen.

Das klinische Bild, nicht nur in der Psychiatrie, wird häufig gestalthaft erfaßt.

Gestaltanalyse. Die Erlebnisanalyse seelischer Störungen wird von CONRAD als Gestaltanalyse bezeichnet. In der Psychopathologie zeigt sich CONRAD zufolge u. a. ein „Verlust der Gestaltetheit", d. h. Erleben und Verhalten sind entdifferenziert. Die Gestaltanalyse des schizophrenen Wahns zeigt zum einen ein abnormes Bedeutungsbewußtsein („Agophänie"), zum andern das Erlebnis, Mittelpunkt des Geschehens zu sein („Anastrophé"). Schizophrenes Erleben ist nach CONRAD wesentlich durch diese beiden Elemente ausgezeichnet.

Auch andere Autoren, so BASH, haben den „Gestaltzerfall" als Leitsymptom der Schizophrenie herausgestellt, nicht ohne zu betonen, daß der Gestaltzerfall auch bei organischen Psychosen und zeitweilig im unpsychotischen Erleben zu beobachten sei.

Beispiele gestalttheoretischer Analysen u. a. bei Personenverkennungen und Wahnwahrnehmungen geben WIECK u. STÄCKER (1964).

Literatur

BASH, K. W.: Lehrbuch der allgemeinen Psychopathologie, Stuttgart: Thieme 1955.
BORING, E. G.: Sensation and Perception in the History of Experimental Psychology. New York: Appleton-Century-Crofts 1942.
CONRAD, K.: Über den Begriff der Vorgestalt und seine Bedeutung für die Hirnpathologie. Nervenarzt 18, 289 (1947).
CONRAD, K.: Über Struktur- und Gestaltwandel. Dtsch. Z. Nervenheilk. 158, 344 (1947).
CONRAD, K.: Die Gestaltanalyse in der Psychiatrie. Stud. Gen. 5, 503 (1952).
CONRAD, K.: Die beginnende Schizophrenie (Versuch einer Gestaltanalyse des Wahns). Stuttgart: Thieme 1958.
CONRAD, K.: Die Gestaltanalyse in der psychiatrischen Forschung. Nervenarzt 31, 267 (1960).
ELLIS, W. D.: A Source Book of Gestalt Psychology. London: Trench, Trubner 1938.
GELB, A., GOLDSTEIN, K.: Zur Psychologie des optischen Wahrnehmungs- und Erkennungsvorganges. In: GELB, A., GOLDSTEIN, K.: Psychologische Analysen hirnpathologischer Fälle I. Leipzig: Barth 1920.
GRAUMANN, C. F.: Aktualgenese. Z. exp. angew. Psychol. 6, 410 (1959).
HELSON, H.: The fundamental propositions of Gestalt psychology. Psychol. Rev. 40, 13–32 (1933).
HOFSTÄTTER, P. R.: Gestalt- und Ganzheitspsychologie. In: Das Fischer Lexikon, Band 6, Psychologie, 142–152. Frankfurt: Fischer 1957.
KÖHLER, W.: Die psychischen Gestalten in Ruhe und im stationären Zustand. Erlangen: Weltkreis 1920.
METZGER, W.: Psychologie. 2. Aufl. Darmstadt: Steinkopff 1954.
WELLEK, A.: Gestalt- und Ganzheitspsychologie. In: Ganzheitspsychologie und Strukturtheorie (A. WELLEK). Bern: Francke 1955.

WERTHEIMER, M.: Drei Abhandlungen zur Gestalttheorie. Erlangen: Palm und Enke 1925.
WIECK, H. H., STÄCKER, K.: Gestalttheoretische Probleme in der Psychiatrie. Akt. Fragen Psychiat. Neurol. 1, 74–95 (1964).
WITTE, W.: Zur Geschichte des psychologischen Ganzheits- und Gestaltsbegriffs. Stud. Gen. 5, 455 (1952).

H. G. EISERT

Gestalttherapie

Die Gestalttherapie wird zu den Behandlungsverfahren der „humanistischen Psychologie" gezählt. Sie ist ein holistisches Psychotherapiesystem, das gestörtes Verhalten als eine Folge von Blockierungen in der Selbstregulation des Organismus auffaßt. Das therapeutische Konzept fußt auf den Theorien der → Psychoanalyse und der → Gestaltpsychologie und ist stark von existentialistischen und östlichen Philosophien geprägt.

Die Gestalttherapie wurde von Friedrich (Fritz) Solomon PERLS (1893–1970) entwickelt. PERLS war Psychiater und Psychoanalytiker. In Berlin geboren und aufgewachsen, hatte er am Theater von Max Reinhardt gearbeitet und sich später der avantgardistischen Gruppe des Bauhauses angeschlossen. Zur Psychoanalyse war er über seine Therapeutin K. HORNEY gekommen. In der Anfang der 30er Jahre bei Wilhelm REICH durchgeführten Analyse erlebte er dessen sehr starke Orientierung an charakteristischen (Abwehr-)Haltungen, insbesondere auch deren körperlichen Aspekten im Unterschied zu den klassischen analytischen Techniken, die er bei anderen Psychoanalytikern in Berlin und in Frankfurt kennengelernt hatte. Die psychoanalytische Technik von REICH kam ihm sehr entgegen und beeinflußte die Entwicklung der gestalttherapeutischen Behandlungstechnik sehr.

Aus Interesse an der Existenzphilosophie war PERLS 1924 für ein Jahr nach Frankfurt gegangen, wo BUBER und TILLICH lehrten. In dieser Zeit hatte er als Assistenzarzt bei Kurt GOLDSTEIN gearbeitet und über dessen gestaltpsychologische Untersuchungen an hirngeschädigten Soldaten Zugang zur Gestaltpsychologie bekommen.

Als Jude gefährdet, emigrierte er 1933 zunächst nach Holland und 1935 nach Johannesburg/Südafrika, wo er das Südafrikanische Institut für Psychoanalyse gründete und 1942 seine kritische Auseinandersetzung mit der Psychoanalyse („Ego, Hunger und Aggression") schrieb. 1946 nach New York übergesiedelt, suchte er zunächst Anschluß an die neoanalytische Gruppe um FROMM und seine ehemalige Analytikerin HORNEY, vollzog dann aber die endgültige Trennung von der Psychoanalyse 1951 mit dem gemeinsam mit GOODMAN und HEFFERLEIN veröffentlichten Buch „Gestalt Therapy". Die Gestalttherapie hat seit Mitte der 60er Jahre in den USA eine sehr starke Verbreitung gefunden und gewinnt inzwischen auch im europäischen Raum zunehmend Bedeutung.

Gestalttherapie fußt auf folgenden theoretischen Auffassungen über die gesunde Person:

1. Gestalttherapie geht von der Grundannahme der → Gestaltpsychologie aus, „daß die menschliche Natur in Strukturen oder Ganzheiten organisiert ist, daß sie von Individuen auf diese Art erfahren wird und daß sie nur als eine Funktion dieser Strukturen oder Ganzheiten, aus denen sie besteht, verstanden werden kann" (PERLS, 1976a, S. 22). Leib, Seele und Geist sind untrennbare Aspekte des ganzen menschlichen Organismus (Überwindung der Leib-Seele-Dichotomisierung). Jedes Verhalten kann nur ganzheitlich in der Interdependenz zwischen Organismus und Umwelt verstanden werden (Zugang zu feldtheoretischen Konzepten).

2. Der Organismus wird vom Streben nach Selbsterhaltung und Selbstverwirklichung bestimmt. In der Interaktion mit der Umwelt folgt er dem Prinzip der Selbstregulierung: Ein auftretendes Bedürfnis (Spannungszustand) wird mit dem Ziel befriedigt, wieder ein homöostatisches Gleichgewicht herzustellen, bis dieses Gleichgewicht durch ein neues Bedürfnis gestört wird. „Alles Leben ist durch dieses endlose Spiel von Gleichgewicht und Un-Gleichgewicht im Organismus gekennzeichnet" (PERLS, 1976a, S. 22).

3. Ein einzelnes Bedürfnis tritt als dominante Gestalt in den Vordergrund, und die äußere Realität wird entsprechend diesem Bedürfnis strukturiert wahrgenommen. Nach dessen Befriedigung strukturiert sich die Wahrnehmung neu.

4. Voraussetzung für eine gesunde Selbstregulation ist eine wache Bewußtheit (Awareness), die eine sichere Wahrnehmung innerer und äußerer Ereignisse ermöglicht, sowie hinreichende aggressive Energien im Auf-die-Welt-Zugehen. An die Stelle der Libido FREUDS stellt PERLS das Paradigma „Hunger"; dieser repräsentiert orale und aggressive Aspekte. Gesundes Wachsen und Reifen vollzieht sich in einem mit der Bedürfnisbefriedigung notwendigerweise verbundenen aggressiven Kontakt zur Umwelt und den zugehörigen oralen Assimilationsprozessen.

Gesund ist der Organismus dann, „wenn eine ungehinderte Funktion der organismischen Selbstregulation möglich ist... in einer kreativen Anpassung an die Umwelt" (SÜSS u. MARTIN, 1978, S. 2731).

Krankheit (→ Neurose) besteht in der Unterbrechung der Selbstregulierung des Organismus. Die volle Wahrnehmung für intraorganismische oder externe Abläufe (innere oder äußere Awareness) ist blockiert. Die Befriedigung von Bedürfnissen wird dadurch behindert. Die Gestalt bleibt offen. „Unerledigte Geschäfte" (PERLS, 1947) der Vergangenheit bleiben zurück und behindern – in Analogie zum „Wiederholungszwang" der → Psychoanalyse – die Befriedigung gegenwärtiger Bedürfnisse. Störungen an der Kontaktgrenze zwischen Individuum und Umwelt können sich in bestimmten Haltungen manifestieren, die als starre und dauerhafte Denk- und Verhaltensmuster pathologische Qualität annehmen. Vier Haltungen werden von PERLS (1976) besonders hervorgehoben: Die Introjektion (in pathologischer Form: passiv-unkritische Aufnahme ohne aktive Assimilation), die Projektion (Abspaltung von nicht akzeptierten Aspekten des eigenen Selbst, die der Umwelt zugeschrieben werden), die Retroflektion (Blockierung der Interaktion mit der Umwelt und Wendung aller Aktivitäten nach innen gegen die eigene Person) und die Konfluenz (Verschwimmen klarer Grenzen zwischen Ich und Umwelt). Es handelt sich hier nicht um Abwehrmechanismen im Sinne der Psychoanalyse, sondern um Haltungen und „Strategien abnormen Funktionierens" (SÜSS u. MARTIN, 1978), die nach POLSTER u. POLSTER (1975) jeweils den ganzen Lebensstil prägen. Durch solche Haltungen wird die Reifung der Persönlichkeit behindert. Weil genuine Bedürfnisse nicht wahrgenommen werden können, kommt es zur Entfremdung der Person, die sich zum Beispiel in der Übernahme fremder Rollen oder einem völlig klischeehaften Verhalten zeigen kann (PERLS, 1969).

Ziel der Gestalttherapie ist es nach SÜSS u. MARTIN (1978, S. 2753), „durch Integration abgespaltener Teile der Persönlichkeit in einem Prozeß der Selbstverwirklichung wieder ein Ganzes" im Sinne einer vollständigen Gestalt entstehen zu lassen und auf der Ebene der Individuum-Umwelt-Beziehung „offene Erlebnis-Gestalten durch Durchleben unerledigter Situationen" zu schließen.

Grundlage der Behandlungstechnik der Gestalttherapie (vgl. PERLS, 1976, 1979; POLSTER u. POLSTER, 1975) ist die Unmittelbarkeit der therapeutischen Situation. Im Mittelpunkt steht nicht die Frage nach dem Warum (kausale Orientierung), sondern die nach dem Wie (phänomenologische Orientierung). Der Patient wird mit dem konfrontiert, was sich in der unmittelbaren Situation des therapeutischen Miteinander darstellt, insbesondere Verhaltensweisen, die einen guten Kontakt zum Therapeuten behindern. Das klassische Setting der Gestalttherapie, wie es PERLS bevorzugte, ist die Einzeltherapie in der Gruppe, wo das einzelne Individuum figürlich gegen den Hintergrund der Gruppe gestellt wird. Neben dieser Technik der Eins-zu-eins-Interaktion (vor dem Hintergrund der Gruppe) findet inzwischen auch die gruppendynamische Interaktion in der Gestalttherapie Berücksichtigung (POLSTER u. POLSTER, 1975), wobei auch hier vornehmlich kontaktstörende Verhaltensweisen verdeutlicht werden. Der Therapeut geht nach dem Prinzip „selektiver Authentizität" vor, wobei er in einer konfrontierenden Technik selektiv von dem Mitteilung macht, was der Patient („hot-seat"-Position) in ihm auslöst. Als besondere Gestalttechniken gelten die Betonung der Ich-Sprache mit dem Verbot des „Darüber-Redens", die starke Berücksichtigung nonverbaler Mitteilungen, insbesondere der Körpersprache, Mimik, Haltung usw., die Identifizierung mit dem Körper (z. B.: „Sei Dein verspannter Nacken!"). Schließlich spielen darstellerische Gestaltexperimente eine große Rolle, so z. B. die Darstellung von „unerledigten Geschäften", die Darstellung einer besonders charakteristischen Haltung, gegebenenfalls mit paradoxer Überbetonung. Die Traumarbeit der Gestalttherapie geschieht überwiegend über eine Identifizierung mit einzelnen Traumelementen und entspricht damit dem Zugang zum Traum auf der Subjektstufe in der analytischen Psychotherapie.

Die Behandlungsziele der Gestalttherapie sind nicht auf einzelne isolierte Symptome gerichtet, sondern streben eine Aufhebung von Blockierungen und eine Freilegung verschütteter Lebensmöglichkeiten an.

Die Gestalttherapie betont ein breites Indikationsspektrum (POLSTER u. POLSTER, 1975). Kontrollierte Ergebnisüberprüfungen oder katamnestische Untersuchungen über stabile Langzeitergebnisse fehlen allerdings weitgehend (vgl. SÜSS u. MARTIN, 1978; YONTEF, 1978). Sicherlich spielt hierbei auch eine Rolle, daß die Gestalttherapie weitgehend außerhalb der Universitäten mit ihren Forschungsmöglichkeiten gewachsen ist. Es stellt sich allerdings die Frage, inwieweit die außerordentlich stark auf das „Hier und Jetzt" der therapeutischen Situation ausgerichtete und einem mehr phänomenologischen als kausalen Denken verhaftete Gestalttherapie einen solchen Zugang überhaupt will. Vom therapeutischen Konzept her scheint die Gestalttherapie am ehesten bei sehr eingeengten und sozial angepaßten Individuen indiziert zu sein, d. h. Neurosen mit überwiegend depressiven und anankastischen Strukturelementen. Bei tiefergehenden Störungen sind Modifikationen in der Technik nötig, um durch ein allzu starkes konfrontatives Vorgehen Zusammenbrüche von sehr fragilen Ich-Strukturen zu vermeiden. Wegen des holistischen Ansatzes und ihrer existentialistischen Orientierung scheint die Gestalttherapie gerade auch von Gesunden als Mittel zu Wachstum und Persönlichkeitsreifung genutzt zu werden. Die Grenzen therapeutischer Zielsetzungen überschreitend bietet Gestalttherapie ihre Hilfe auch bei der Suche nach neuen Formen der Kommunikation und neuen Lebenswerten an, in der Überzeugung, daß die Therapie zu wertvoll ist, „um nur den Kranken vorbehalten zu sein". (POLSTER u. POLSTER, 1975, S. 35.)

Die Gestalttherapie hat in modifizierter Form oder in Kombination mit anderen Behandlungsverfahren in viele Bereiche Eingang gefunden (vgl. die Übersicht von SÜSS u. MARTIN, 1978) oder die Entwicklung neuerer Therapiemethoden sehr beeinflußt. Erwähnt seien hier körperorientierte Psychotherapieverfahren wie z. B. die Bioenergetik (LOWEN, 1976) oder die integrative Bewegungstherapie (PETZOLD, 1979). Einzelne Elemente gestalttherapeutischen Vorgehens finden sich inzwischen in vielen anderen Psychotherapieverfahren,

so zum Beispiel bei interaktionellen Therapieansätzen, in denen das Prinzip der „selektiven Authentizität" übernommen wurde (vgl. COHN, 1975 und HEIGL-EVERS u. HEIGL, 1973). Außerhalb des eigentlichen therapeutischen Rahmens hat die Gestalttherapie in der Beratungspraxis und in der Pädagogik zunehmend Einfluß gewonnen.
Die in der Regel im Anschluß an ein Medizin- oder Psychologiestudium durchgeführte Weiterbildung zum Gestalttherapeuten erfolgt berufsbegleitend und vermittelt wie auch bei anderen Psychotherapieverfahren theoretische Kenntnisse, therapeutische Arbeit unter Supervision und Selbsterfahrung. Gerade weil in der Gestalttherapie stabilisierende Abwehr-Strukturen und Kompensationstechniken oft recht konfrontativ in Frage gestellt werden, sind, soweit eine Tätigkeit in der Krankenbehandlung angestrebt wird, hinreichend psychopathologische Kenntnisse und klinische Erfahrungen mit Krankheitsprozessen, insbesondere mit ersten Anzeichen von psychischen Zusammenbrüchen, wünschenswert.

Nähere Auskünfte:
Für die Bundesrepublik Deutschland: Deutsche Gesellschaft für Gestalttherapie und Kreativitätsforschung, Brehmstraße 9, 4000 Düsseldorf 1
Für Österreich: Fachsektion für Integrative Gestalttherapie, Getreidegasse 16, A-5020 Salzburg
Für die Schweiz: Gestaltregionalgruppe Schweiz, Postfach 123, CH-8125 Zollikerberg

Literatur
COHN, R.: Von der Psychoanalyse zur themenzentrierten Interaktion. Stuttgart: Klett 1975.
HEIGL-EVERS, A., HEIGL, F.: Gruppentherapie: Interaktionell – tiefenpsychologisch fundiert (analytisch orientiert) – psychoanalytisch. Gruppenpsychother. Gruppendyn. 7, 132–157 (1973).
LOWEN, A.: Bioenergetik. Bern: Scherz 1976.
PERLS, F. S.: Ego, hunger and aggression. London: Allen & Unwin 1947. (Dt.: Das Ich, der Hunger und die Aggression. Stuttgart: Klett-Cotta 1978).
PERLS, F. S.: Grundlagen der Gestalt-Therapie. München: Pfeiffer 1976.
PERLS, F. S.: Gestalt-Therapie in Aktion. Stuttgart 1976.
PERLS, F. S., HEFFERLEIN, R. F., GOODMAN, P.: Gestalt-Therapie. Stuttgart: Klett-Cotta 1979.
PETZOLD, H.: Integrative Bewegungstherapie, S. 289–406. In: PETZOLD, H. (Hrsg.) Psychotherapie und Körperdynamik. Paderborn: Junfermann 1979.
POLSTER, E., POLSTER, M.: Gestalttherapie. München: Kindler 1975.
SÜSS, H. J., MARTIN, K.: Gestalttherapie. In: PONGRATZ, L. J. (Hrsg.) Handbuch der Psychologie Bd. 8, Klinische Psychologie, S. 2725–2749. Göttingen Toronto Zürich: Hogrefe 1978.
YONTEF, G. M.: A review of the practice of Gestalt-therapy, p. 161–208. In: STEFENSON, F. D. (Ed.) Gestalt Therapy. New York: Primer Aronson 1978.
U. RÜGER

Gestationspsychosen → Puerperalpsychosen

Gewöhnung (Tachyphylaxie, Toleranz)
Gewöhnungsvorgänge bedeuten im allgemeinen zunehmende Gebundenheit (DUKOR). Seltener dienen sie einer Entlastung (GEHLEN). Bei bestimmten Drogen kommt es durch die Suche eines spezifischen psychischen Erlebnisses (Veränderung der Wahrnehmung und des Icherlebens unter LSD) zu einer raschen Dosissteigerung. Bei fortgeschrittener Zufuhr bestimmter Drogen wird die Empfindlichkeit des Organismus gegenüber der Droge scheinbar herabgesetzt. Dies beruht auf einer Aktivierung von Entlastungs- und Schutzfunktionen. Toleranzbildung ist möglich durch celluläre Gewöhnung an den Wirkungsorten oder durch Beschleunigung des Fremdstoffabbaus im Organismus (SCHRAPPE).

Literatur
DUKOR, E.: Wörterbuch der Psychologie und ihrer Grenzgebiete. Hrsg.: H. v. SURI. Basel Stuttgart: Schwabe 1966.
GEHLEN, A.: Der Mensch. 4. Aufl. Bonn: Athenäum Verl. 1950.
SCHRAPPE, O.: Gewöhnung und Süchte. Nervenarzt 8, 337–350 (1968).
D. LADEWIG

Grand mal → Epilepsie

Größenwahn → Denkstörungen

Gruppe
[lat.: co-repare = (mit Seil) verknüpfen]
Der Begriff „Gruppe" beinhaltet im sozialpsychologischen Bereich eine – begrenzte – Mehrzahl von Personen, die in einer gegebenen Situation miteinander mehr in wechselseitigen – emotionalen und intellektuellen – Kontakt treten als mit allen anderen (SPROTT) und dabei, durch ihre Eigenart und die Gesamtheit determinierte, Funktionen ausüben. Wir verstehen also unter dem Begriff „Gruppe" ein hochorganisiertes soziales Gebilde, das aus einer meist kleinen Zahl von wechselseitig in Beziehung stehenden Individuen besteht, von denen jedes in eine für es selbst und das Kollektiv charakteristische Funktion hineinwächst.
Durch COOLEY wurde der Begriff „Primärgruppe" eingeführt und von demjenigen der „Sekundärgruppe" unterschieden. Eine Primärgruppe ist nach dieser Einteilung relativ klein, und deren Mitglieder können direkten Kontakt miteinander pflegen. Solche Kleingruppen sind beispielsweise Familien, Arbeitsteams, Fußballmannschaften usw. Demgegenüber ist eine Sekundärgruppe nur indirekt verbunden durch ein gemeinsames Ziel oder einen für alle Beteiligten verbindlichen Zweck bzw. eine für alle gültige „gemeinsame Mitte" (BATTEGAY). Sekundärgruppen bilden beispielsweise die Bürger einer Stadt oder eines Landes, für die die Zugehörigkeit zum betreffenden Kollektiv einer Vorstellung von Gemeinsamkeit wie von gemeinsamen Wesenszügen der Beteiligten entspricht.
Um die Gegenseitigkeitsbeziehungen zwischen den Mitgliedern einer Gruppe zu kennzeichnen, wurde von amerikanischen Soziologen und Sozialpsychologen (J. L. GILLIN u. J. B. GILLIN, HOMANS, LAPIERE, MORENO u. a.) der Begriff „Interaktion" eingeführt. Er charakterisiert die wechsel-

seitigen Relationen in einer Gruppe besser als die von der Individualpsychologie bekannten Worte „Rapport" oder „Kommunikation" (E. L. HARTLEY u. R. E. HARTLEY). Voraussetzung zu jeder Gruppenbildung ist demnach eine im Vergleich zu den Beziehungen zu anderen Menschen in einem bestimmten Kontext erhöhte Interaktionsdichte. Während HOMANS annahm, daß eine gesteigerte Interaktionsdichte nur zu einer Zunahme der Sympathie unter den Mitgliedern führe, haben Erfahrungen mit der therapeutischen Gruppe ergeben, daß mit dem Anwachsen der Gesamtinteraktionen die emotional geladenen Interaktionen an Zahl zunehmen, die sympathischen wie die aggressiven. D. h. je mehr die wechselseitigen Beziehungen in einer Gruppe anwachsen, desto mehr kommt es zu emotional bedeutungsvollen Interaktionen und desto weniger zu gefühlsmäßig gleichgültigen (BATTEGAY). Diese Tatsache impliziert, daß das gegenseitige Interesse und damit die Kohäsion der Gruppe zunimmt. In dieser Aussage ist auch enthalten, daß die Binnenkontakte (innerhalb einer Gruppe) intensiver sind als die Außenkontakte (außerhalb einer Gruppe) und naturgemäß ebenso die Binnendistanzen als die Außendistanzen (HOFSTÄTTER). Nimmt allerdings die Zahl der Interaktionen dermaßen zu, daß die Aggressionen ein unerträgliches Maß erreichen, so droht die Gruppe auseinanderzubrechen. Ebenso ist naturgemäß der Bestand der Gruppe gefährdet, wenn die Interaktionsdichte beliebig abnimmt.

YALOM spricht von der Kohäsion als einem grundlegenden Faktor in der Gruppe und versteht darunter „die Resultante aller Kräfte, die auf alle Gruppenmitglieder dahingehend einwirken, in der Gruppe zu bleiben" oder als „die Anziehungskraft einer Gruppe bei ihren Mitgliedern". Dabei ist unserer Erfahrung gemäß diese Zentripetalkraft der Gruppe weitgehend das Resultat der Dichte und der emotionalen Qualität der Interaktionen, die ihrerseits wieder auf der Möglichkeit oder Unmöglichkeit der Mitglieder beruhen, die anderen in ihre narzißtische Libido mit einzubeziehen (BATTEGAY) und auf dieser Basis sich mit ihnen zu identifizieren.

In der Gruppe besteht zwischen den Erwartungen und Bedürfnissen der einzelnen und den im Kollektiv vorherrschenden Vorstellungen darüber, was die Gruppenmitglieder fühlen und tun sollten bzw. dem normativen System (MILLS), immer eine mehr oder weniger ausgesprochene Spannung. Ob die Strebungen des einzelnen oder aber die Ansprüche der Gruppe bzw. der Gruppen, in die er miteinbezogen ist, mehr zu Wort kommen, ist je nach Individuum und Kollektiv verschieden. Die Lebensgeschichte des Individuums und seine Ich-Stärke einerseits und die in dieser Gruppe tradierte oder sich immer wieder neu entwickelnde Norm tragen zu der Rolle bei, die der einzelne Beteiligte innehat. Nach DAHRENDORF vermitteln die Rollen die beiden Tatsachen des einzelnen und der Gesellschaft bzw. der Gruppe. Die Rollen sind Resultanten der Bedürfnisse der beteiligten Individuen einerseits und der Erwartungen des Kollektivs andererseits. Ob dem Individuum oder der Gruppe das Hauptgewicht in der sozialen Rolle des einzelnen zukommt, ist jedoch nicht nur vom einzelnen und der Gemeinschaft abhängig, sondern auch vom Kulturkreis und der Epoche. In der heutigen, weitgehend außengeleiteten Gesellschaft kommt oft der Gruppennorm das Hauptgewicht zu. Früher, in der sogenannten innengeleiteten Gesellschaft, wurden die sozialen Rollen – allerdings vorwiegend nur der Führenden – vor allem durch das Individuum bzw. durch dessen inneren Entwurf bestimmt (RIESMAN).

Ist es einem Individuum aus irgendwelchen Gründen nicht möglich, die Gruppennormen und -ziele zu übernehmen, befindet es sich in einem Zustand der „Anomie" (DURKHEIM, MERTON). Der einzelne gerät dabei mit der Gruppennorm in Konflikt und wird zum „Außenseiter" (HOFSTÄTTER). Der Nicht-Konvergierende übernimmt in der Gruppe die Rolle, sie immer in Frage zu stellen. Damit trägt er dazu bei, die Beteiligten auf den Gruppenprozeß zu zentrieren und dem Geschehen im Kollektiv Aktualität zu verleihen. Auf diese Weise fördert der Außenseiter die Gruppenkohäsion. Doch wird umgekehrt eine nicht-konvergente Ansicht und Haltung um so stärker abgelehnt, je ausgesprochener der Zusammenhalt einer Gruppe ist. In jeder Gruppe kommt es zu einer – von der Persönlichkeit der Beteiligten und den Anforderungen des Kollektivs abhängig – Rollenverteilung. BENNE und SHEATS schlagen eine dreiteilige Klassifikation der Mitgliederrollen vor, wobei ein Individuum im Verlaufe der Zeit in unterschiedliche Rollen hineinwachsen kann:

1. Rollen, die sich auf die Gruppenaufgabe beziehen.
2. Rollen, die sich auf den sozialen Bestand der Gruppe beziehen.
3. Rollen, die sich auf die Bedürfnisse des Individuums in der Gruppe beziehen.

So kann es zum Beispiel in einer Diskussionsgruppe zu folgenden Verhältnissen kommen:
Unter 1. könnten genannt werden: der Initiator (Anstoßgeber), der Koordinator (Wegweisende), der Kritiker, der Antreibende u. a.
In die 2. Kategorie würden u. a. folgende Rollen fallen: der Bestätigende, der Ausgleichende, der Vermittelnde, der Normengeber, der Kommentator, der Mitläufer.
Sub. 3 wären zum Beispiel folgende aufzuführen: der Aggressor, der Hemmende, der Geltungsstrebende, der Dominierende, der Hilfesuchende, der Vertreter besonderer Interessen. Diese letzten Rollen beeinträchtigen gewöhnlich den Einsatz für die Gruppenziele. Ein und dasselbe Individuum kann indes in verschiedenen Gruppen unterschiedliche Rollen übernehmen. Im Prozeß der Strukturierung und Rollenverteilung kommt es in jeder Gruppe

zu einer bestimmten Ordnung und Hierarchie (FISCHER). Gewisse Gruppenmitglieder vereinigen mehr Gesellungen, Zuwendungen oder Abstoßungen auf sich als andere, so daß auf diese Weise eine hierarchische Abstufung der Geltung der an der Gruppe Beteiligten eintritt.

Literatur
BATTEGAY, R.: Der Mensch in der Gruppe. Band III. Bern Stuttgart Wien: Hans Huber 1969.
BATTEGAY, R.: Der Mensch in der Gruppe. Band I, 3. Aufl. Bern Stuttgart Wien: Hans Huber 1970.
BATTEGAY, R.: Möglichkeiten, Grenzen und Gefahren der Gruppenpsychotherapie. Gruppenpsychother. und Gruppendyn. 7, 115 (1973).
BATTEGAY, R.: Narzißmus und Objektsbeziehungen. Bern Stuttgart Wien: Hans Huber 1977, 2. Aufl. 1979.
BENNE, K. D., SHEATS, P. (zit. HARTLEY, E. L., HARTLEY, P. E.): Die Grundlagen der Sozialpsychologie. Berlin: Rembrandt 1955.
COOLEY, CH. S. (zit. in SPROTT, W. J. H.): Human Groups. London: Penguin 1958, repr. 1969.
DAHRENDORF, R.: Homo sociologicus. Köln Opladen: Westdeutscher Verlag 1964.
DURKHEIM, E.: Les règles de la méthode sociologique. Paris: Felix Alcan 1893, 9. Aufl. 1938.
FISCHER, H.: Gruppenstruktur und Gruppenleistung. Bern Stuttgart: Hans Huber 1962.
GILLIN, J. L., GILLIN, J. P.: An introduction to sociology. New York: MacMillan 1946.
HARTLEY, E. L., HARTLEY, R. E.: Die Grundlagen der Sozialpsychologie. Berlin: Rembrandt 1955.
HOFSTÄTTER, P. R.: Einführung in die Sozialpsychologie. Stuttgart: Alfred Kröner 1963.
HOMANS, C. G.: The Human Group. New York: Harcourt and Brace 1950.
LAPIERE, R. T.: Sociology. New York London: Mc-Graw-Hill 1946.
MERTON, R. K.: Social Theory and Social Structure. Glencoe, Ill.: Free Press 1957.
MILLS, TH. M.: Soziologie der Gruppe. Übersetzt aus dem Englischen von SEPENIES, W. V., HOLTE, H. ("The Sociology of small groups", Prentice Hall Inc., Englewood Cliffs, New Jersey, USA), München: Juventa 1969.
MORENO, J. L.: Die Grundlagen der Soziometrie. Köln Opladen: Westdeutscher Verlag 1954.
RIESMAN, D.: Die einsame Masse. Hamburg: Rowohlt 1958.
SPROTT, W. J. H.: Human Groups. London: Penguin 1958, repr. 1969.
YALOM, I. D.: Gruppenpsychotherapie. München: Kindler 1974. (Übersetzung der amerikanischen Originalausgabe: "The theory and practice of group psychotherapy". New York London: Basic Books 1970).

R. BATTEGAY

Gruppe, therapeutische

Eine Behandlungsgruppe ist ein aus drei oder mehr therapeutisch Mitwirkenden und meist auch Miterfaßten bestehender Verband. Das Ziel einer solchen Gruppe ist nicht deren Erhaltung, sondern die Heilung jedes einzelnen Mitgliedes (HULSE). Die therapeutische Gruppe ist autozentriert, auf sich selbst ausgerichtet, und nicht allozentriert, d. h. nicht einer äußeren Aufgabe verpflichtet. Sinn und Zweck einer therapeutischen Gruppe liegen deshalb nicht wie bei einer sozialen in der Außenwelt begründet, sondern im Bestreben, jedem einzelnen durch die in ihrem Rahmen gewonnene Erfahrung Einsicht und soziales Lernen zu vermitteln und damit die Verwirklichung seiner selbst in den sozialen Bezügen zu erleichtern (BATTEGAY). Die therapeutische Gruppe soll nicht nur die Integration des Individuums in das soziale System fördern, sondern, wie ROSENBAUM festhält, dem einzelnen auch Gelegenheit geben, seine Einmaligkeit zu erkennen.

Literatur
BATTEGAY, R.: Der Mensch in der Gruppe, Bd. II. Bern Stuttgart Wien: Hans Huber, 1. Aufl. 1967, 4. Aufl. 1973.
HULSE, W. C.: Curative Elements in Group Psychotherapy. Topic. Probl. Psychother. Vol. 5: Group Psychotherapy Today, S. 90. Basel New York: Karger 1965.
ROSENBAUM, M.: Group psychotherapy. In: ROSENBAUM, M., SNADOWSKY, A.: The intensive group experience, S. 1. New York: The Free Press, Macmillan 1976.

R. BATTEGAY

Gruppendynamik

Unter dem Begriff „Gruppendynamik" verstehen wir die Gesetzmäßigkeiten des Geschehens in einer Gruppe, wobei gewisse Autoren nur den soziologischen Prozeß (HOFSTÄTTER), andere aber auch die psychologischen Hintergründe berücksichtigen. Unter den soziologischen Gesetzmäßigkeiten des Gruppenprozesses wären u. a. aufzuzählen: das Entstehen von Rollen in der Gruppe, das Verhältnis zwischen Gruppe und Führer, der Gruppe inhärente Gefahren, wie jene der Entartung zu einer Masse bzw. zu einer Menge im Kleinen oder zu einem restlos auf sich selbst ausgerichteten Kollektiv. Unter den psychologischen Gruppengesetzmäßigkeiten sind beispielsweise die multiple und multidimensionale Übertragung in der Gruppe (FOULKES, SLAVSON, STORKVIS u. a.) und die Verstärkerwirkung der Gruppe auf die Gefühle (BATTEGAY) zu verzeichnen.

Die Untersuchung der Gruppendynamik ist auch experimentell möglich. Der in den USA wirkende türkische Psychologe M. SHERIF konnte die Unterschiede des individuellen Verhaltens in der Gruppe und in der Einzelsituation mit Hilfe eines Experimentes darstellen. Er verwendete hierzu das „autokinetische Phänomen", bei dem in einem völlig verdunkelten Raum ein sehr kleiner und schwacher Lichtpunkt für kurze Zeit dargeboten wird. Da auch bei fester Fixation unsere Augen nie ganz ruhig bleiben (Nystagmus), scheint sich der Lichtpunkt, der objektiv feststeht, zu bewegen. Eine Versuchsperson besitzt nicht die Möglichkeit, den subjektiven Charakter dieser Bewegungserscheinung zu erkennen, da es dazu eines festen Bezugssystems bedürfte. Ist außerdem die Entfernung des Lichtpunktes unbekannt (der Projektor befindet sich hinter einem Schirm, der erst nach Verdunkelung weggezogen wird), so fällt die Schätzung der scheinbaren Bewegungsweite des Punktes überaus schwer. Der Umfang wie auch die Form dieser scheinbaren Bewegung variieren bei verschiedenen Beobachtern und unter verschiedenen Versuchsbedingungen beträchtlich. SHERIF fand, daß bei Einzelprüfungen von Versuchspersonen eine individuell charakteristische Variationsbreite der errechneten Bewegungen herauskam. Der Mittelwert des Variationsspielraumes diente den Versuchspersonen mehr oder weniger als Richtpunkt ihrer Schätzungen. Die Variationsbreite und dieser Richtpunkt erwiesen sich bei wiederholten Versuchen als individuell relativ konstant. Wurde indes eine Anzahl von Versuchspersonen, die bei Einzeluntersuchungen sehr verschiedene Variationsbreiten und Bezugspunkte entwickelt hatten, bei einer gemeinsamen Prüfung um laute Äußerung ihrer Beobachtung gebeten, so zeigte sich eine Tendenz zu konvergierenden Urteilen. Im Laufe der Zeit neigten die meisten Beteiligten dazu, sich (ihnen selbst unbewußt) der Variationsbreite und der durchschnittlichen Tendenz der anderen Gruppenmitglieder anzugleichen. Diese durch die Gruppe erworbenen Normen blieben auch dann bestehen, wenn die Versuchsperson später Einzelprüfungen unterzogen wurden. Es zeigte sich keine Rückkehr zu den bei den Einzeluntersuchungen entwickelten Normen.

Demnach macht sich in der Gruppe eine Tendenz zur Ausbildung einheitlicher Ansichten und Meinungen bemerkbar. Zu einer solchen Gruppennorm kommt es, indem die Streuung der verschiedenen Ansichten und Standpunkte mit der Dauer des Bestandes der Gruppe abnimmt (Konvergenz). Es kann jedoch zur Bildung von zwei Untergruppen kommen, die sich dann nicht mehr zu einigen vermögen. HOFSTÄTTER hat diesen Vorgang mit „Polarisation" bezeichnet. Diese Entwicklung ist jedoch nur eine scheinbare Ausnahme der Konvergenzregel. Anstelle der Gesamtgruppe sind zwei Tochtergruppen entstanden, wobei keine der anderen Meinung billigen und teilen kann. Der Meinungsaustausch in der Gruppe besitzt demnach zwei Realisierungsmöglichkeiten. Es kann zu einer tatsächlichen Konzentration (Konvergenz) oder zu einer Polarisation mit einem (drohenden) Zerfall der Gesamtgruppe in zwei Teilgruppen kommen. Eine Gruppe ist immer mehr oder weniger darauf aus, eine gewisse Einheitlichkeit der Standpunkte, eine gewisse Norm zu erlangen. Im Falle der Polarisation schließt sie ganz die Vertreter einer anderen Ansicht aus. Erleiden einzelne dieses Schicksal in einer Gruppe, so nennt man sie „Außenseiter" (HOFSTÄTTER). Es wird auch von Anomie (DURKHEIM, MERTON) gesprochen, um die Position jener festzuhalten, die die – oft ungeschriebenen – Regeln, die in einer Gruppe herrschen, nicht zu befolgen vermögen und damit nicht in der Lage sind, sich der darin geltenden institutionellen Möglichkeiten zu bedienen.

Wir kennen auch Untersuchungsmethoden zur quantitativen Erfassung der Gruppendynamik. Von MORENO, FRIEDEMANN, HÖHN und SCHICK sowie anderen Autoren wurde die „Soziometrie" zum Studium der Gruppenstrukturen entwickelt. Bei diesem Verfahren wird die Position des Individuums in einer Gruppe durch eine Erhebung über die gegenseitigen Anziehungen und Abstoßungen der Gruppenmitglieder bestimmt, wenn sie zu einer gegebenen Fragestellung ihre Einstellung zueinander äußern. Es ist mit dieser Methode beispielsweise möglich, eine Schulklasse zu untersuchen. Dabei wird jedes Kind z. B. aufgefordert, den Namen eines Klassenkameraden aufzuschreiben, mit dem es gerne zusammensitzen würde, und eines Klassenmitgliedes, mit dem es nicht gerne zusammensäße. Die auf diese Weise ermittelten Namen zeigen die gegenseitigen Vorlieben und Abstoßungen auf. Die Stellung des Betreffenden in der Gruppenhierarchie kann dann aus der Zahl der Anziehungen bzw. Abstoßungen herausgelesen werden. SANDNER zielt darauf ab, eine Methodologie zur Erfassung des Gruppenprozesses zu erarbeiten, die eine „konsensuelle Validierung" durch unterschiedliche Beobachter erfahren könnte. TEIRICH und R. SCHINDLER haben in Parallele zu den Tiergruppen die menschlichen Gruppen in Alpha-, Beta-, Gamma- und Omega-Positionen zur Kennzeichnung der hierarchischen Stellung ihrer Inhaber aufgeteilt.

Literatur
BATTEGAY, R.: Der Mensch in der Gruppe. Band II, Bern Stuttgart Wien: Hans Huber 1. Aufl. 1967, 4. Aufl. 1973.
DURKHEIM, E.: Les règles de la méthode sociologique. Paris: Felix Alcan 1893, 9. Aufl. 1938.
FOULKES, S. H.: Therapeutic Group Analysis. London: Allen and Unwin 1964.
FRIEDEMANN, A.: Gruppenpsychotherapie. In: Hdb. der Neurosenlehre und Psychotherapie. München Berlin: Urban & Schwarzenberg 1958.
HOEHN, E., SCHICK, CHR.: Das Soziogramm. Göttingen: Verlag für Psychologie, Hogrefe 1956.
HOFSTÄTTER, P. R.: Gruppendynamik. Hamburg: Rowohlt 1957.
MERTON, R. K.: Social therapy and social structure. Glencoe/Ill.: Free Press 1957.
MORENO, J. L.: Die Grundlagen der Soziometrie. Köln Opladen: Westdeutscher Verlag 1954.
SANDNER, D.: Zur Erforschung des Gruppenprozesses. Gruppenpsychother. Gruppendynamik 19, 380 (1984).
SCHINDLER, R.: Grundprinzipien der Psychodynamik in der Gruppe, Psyche 11, 308 (1957/58).
SHERIF, M. (in HOFSTÄTTER, P. R.): Gruppendynamik. Hamburg: Rowohlt 1957.
SLAVSON, S. R.: Analytic Group Psychotherapy. New York: Columbia University Press 1951.
STOKVIS, B.: Grundlagen und derzeitige Situation der Gruppenpsychotherapie. Ref. 10. Lindauer Psychotherapiewoche 1960. Z. Psychother. med. Psychol. 10, 129 (1960).
TEIRICH, H. R.: Übertragungs- und Rangordnungsprobleme in der Gruppentherapie. Ref. Int. Psychotherapie-Kongreß, Zürich, 1954. Acta psychother. 3, Suppl. 409 (1955).

R. BATTEGAY

Gruppenpsychotherapie

Gruppenpsychotherapie ist eine Behandlungsmethode, bei der sich zwei oder mehr therapeutisch Mitwirkende, unter der Leitung eines Therapeuten, gemeinsam um ein psychotherapeutisches Anliegen bemühen (BATTEGAY). Die therapeutisch Mitwirkenden sind meist gleichermaßen Betroffene und durch den therapeutischen Prozeß Miterfaßte. Gelegentlich hilft ein zweiter Therapeut mit, die Gruppe zu leiten. In anderen Fällen können die bei der Behandlung Mitwirkenden mehrere Therapeuten sein, die sich um einen Patienten bemühen. Gruppenpsychotherapie nennen wir auch jene Methoden, bei der ein Kollektiv von Patienten gemeinsam mit einem oder mehreren Therapeuten bei der Behandlung mitwirkt. Die Gruppenpsychotherapie ist eine Methode, die nicht nur auf das Individuum ausgerichtet ist, sondern auch auf dessen soziales Beziehungssystem. Die Behandlung betrifft gleichzeitig den einzelnen und das Kollektiv. Sie ist keine ausschließlich auf das Individuum zentrierte Therapie, sondern eine Behandlung, die der sozialen Bezogenheit des Menschen Rechnung trägt und in das gleiche therapeutische Bemühen eine ganze Gruppe miteinschließt. Dementsprechend hat der Therapeut, außer den einzelnen, auch die Gruppe als ganze im Auge zu behalten. Gewisse Autoren, wie ARGELANDER, BION, WEXLER et al. u. a., sprechen indes beinahe ausschließlich die Gruppe in ihrer Gesamtheit an, während andere Autoren (s. BATTEGAY) betonen, daß es zur Verhütung maligner Regressionen (BALINT) wesentlich sei, in der Gruppenpsychotherapie sich bifokal an die beteiligten Individuen einerseits und die Gruppe in ihrer Ganzheit andererseits zu richten. Die Gruppenpsychotherapie vermittelt den Beteiligten simultan und im gleichen Rahmen die Möglichkeit zu analytischer Einsicht und zu sozialer Erfahrung. Die wechselseitige emotionale Induktion der Mitglieder untereinander bedingt es, daß die an einer therapeutischen Gruppe Beteiligten mehr oder weniger zur gleichen Zeit in die gleiche Entwicklungsphase kommen und die Gruppenpsychotherapie im allgemeinen in fünf Phasen abläuft: 1. Explorative Kontaktnahme, 2. Regression, 3. Katharsis, 4. Einsicht, 5. Sozialer Lernprozeß.

In Erweiterung der Slavsonschen Einteilung können die verschiedenen gruppenpsychotherapeutischen Methoden eingeteilt werden in:

1. Aktivitäts-Gruppenpsychotherapie, die bei Kindern angewandt wird. Es wird für sie eine speziell gewährende, permissive Umgebung geschaffen, in der sie sich mittels verschiedener Aktivitäten frei äußern dürfen und dabei durch einen Therapeuten beobachtet werden.

2. Analytische Gruppenpsychotherapie. Sie wird bei allen Altersstufen angewandt und lediglich unter Verwendung des sprachlichen Ausdrucks geführt. Wie in der − individuellen − Psychoanalyse werden verbale und averbale Äußerungen, Übertragungen, Widerstände und Träume interpretiert (GRINBERG et al., W. SCHINDLER, SLAVSON u..), wobei das Geträumte z. T. auch die Psychodynamik der anderen Mitglieder und die Soziodynamik der Gruppe reflektiert (BATTEGAY: „Gruppentraum").

Die Methode der analytischen Gruppenpsychotherapie wird auch in den analytisch orientierten Selbsterfahrungsgruppen, die der Ausbildung von Therapeuten dienen, verwendet (BATTEGAY).

3. Direktiv-suggestive Gruppenpsychotherapie. Unter dieser Behandlungsart verstehen wir alle Gruppenpsychotherapieformen, bei denen der Therapeut eingreift, die Kranken beeinflußt, lenkt, führt.

4. Das Psychodrama. Dieser Form von Gruppenpsychotherapie liegt der Gedanke zugrunde, daß neurotische Konflikte nicht nur in Worten erzählt und durchlebt, sondern auch in der Aktion voll ausgelebt, agiert (acting-out) werden sollen (MORENO).

5. Beschleunigende Methoden. Darunter verstehen wir alle jene Methoden der Gruppenpsychotherapie, bei denen durch spezielle Techniken versucht wird, den Gruppenprozeß bzw. den psychodynamischen Vorgang im einzelnen Mitglied zu beschleunigen. Solcher Techniken bedienen sich beispielsweise die Encounter-Groups (ROGERS), die Themenzentrierte Interaktionelle Methode (RUTH COHN), die in Gruppen erfolgende Gestalttherapie (PERLS), wie auch die Transaktionale Analyse in Gruppen (BERNE).

Literatur:

ARGELANDER, H.: Gruppenprozesse: Wege der Psychoanalyse in Behandlung, Lehre und Forschung. Reinbek/Hamburg: Rowohlt 1972.
BALINT, M.: The basic fault. Therapeutic aspects of regression. London: Tavistock 1968.
BATTEGAY, R.: Gruppenpsychotherapie und klinische Psychiatrie. Bibliotheca Psychiatrica et Neurologica, S. 119. Basel New York: S. Karger 1963.
BATTEGAY, R.: Der Mensch in der Gruppe. Bd. II bis III. Bern Stuttgart Wien: Hans Huber 1969.
BATTEGAY, R.: The group dream. In: WOLBERG, L. R., ARONSON, M. L. (Eds.) Intercontinental Medical Book Corp, S. 27. New York: Stratton 1972.
BATTEGAY, R.: The value of analytic self-experience groups in the training of psychotherapists. Int. J. Group Psychother. 33, 199 (1983).
BERNE, E.: Principles of group treatment. New York: Oxford University Press 1966.
BION, W. R.: Experiences in groups. London: Tavistock 1961.
COHN, R.: Das Thema als Mittelpunkt interaktioneller Gruppen. In: Gruppenpsychotherapie und Gruppendynamik, Bd. 3, Heft 2, S. 251. Göttingen Zürich: Vandenhoeck & Ruprecht 1970.
GRINBERG, L., LAUGER, M., RODRIGUÉ, E.: Psychoanalytische Gruppentherapie. Stuttgart: Klett 1960.
MORENO, J. L.: Gedanken zu meiner Gruppenpsychotherapie. CIBA-Symposium 11, 148 (1963).
MORENO, J. L.: Gruppenpsychotherapie und Psychodrama. Stuttgart: Georg Thieme 1964.
PERLS, F. S.: Four lectures. In: FAGAN, J., SHEPHERD, I. L. (Eds.) Gestalt Therapy now, S. 14, New York Evanston San Franciso London: Harper & Row 1970.
ROGERS, C. R.: Encounter groups. New York Evanston London: Harper & Row 1970.
SCHINDLER, W.: Transference and Counter-Transference in „Family-Pattern" Group Psychotherapy. Ref. Int. Psychotherapiekongreß, Zürich 1954. Acta psychother. 3, Suppl. 345 (1955).
SLAVSON, S. R.: Gruppenpsychotherapie. In: STERN, E.: Die Psychotherapie in der Gegenwart. Zürich: Rascher 1958.
SLAVSON, S. R.: Analytic Group Psychotherapy. New York: Columbia University Press 1951.
WEXLER, B. E., JOHNSON, D., GFELLER, J., GORDON, J.: Group psychotherapy with schizophrenic patients: An example of the oneness Group. Int. J. Group Psychother. 34, 451 (1984).

R. BATTEGAY

Gruppentherapie

Gruppentherapie → auch Gruppenpsychotherapie
Gewisse Autoren unterscheiden Gruppentherapie von Grupp*enpsycho*therapie. Diejenigen Verfahren, in denen der Leiter bzw. der Therapeut die Patienten aktiver angreift, sie stimuliert oder richtungweisend beeinflußt, bezeichnen sie als Gruppentherapie. Nur die analytisch orientierten Therapieformen werden von diesen Forschungen als Grupp*enpsycho*therapie bezeichnet. Wir halten diese Unterscheidung für fragwürdig, da in jedem Fall nicht nur die Gruppe allein therapeutisch auf die Kranken einwirkt, sondern der Therapeut bzw. die anderen Gruppenmitglieder mittels ihrer Psyche auf diejenige eines oder mehrerer Patienten. Andererseits könnte man eigentlich bei allen Gruppenpsychotherapiearten die Einschiebung „-psycho-" weglassen, da jegliche Gruppenbehandlung gleichzeitig auch Psychotherapie ist, und somit diese erläuternde Einschränkung unnötig wird. Immerhin wird damit deutlich, daß diese Behandlung eine Methode der Psychotherapie darstellt.

R. BATTEGAY

Gutachten → Expertise

H

Haftfähigkeit → Forensische Psychiatrie

Haftpflicht → Kunstfehler

Haftpsychosen
In den meisten Lehrbüchern des vergangenen Jahrhunderts, so auch bei KRAEPELIN, findet man Abschnitte über das Auftreten psychischer Störungen in der Haft. Während einzelne Autoren (GUTSCH, KIRN, siehe WILMANS) noch versuchten, eine Gefängnispsychose als klinische Einheit aufzustellen, kam man bald zur Überzeugung, daß es sich nicht um einen spezifischen Vorgang handeln könne. RÜDIN untersuchte auf Veranlassung KRAEPELINs das Material der Heidelberger Klinik und wies nach, daß die Haft lediglich einen pathoplastischen Einfluß ausüben könne.
WILMANS, RAECKE, BIRNBAUM beschrieben folgende häufig auftauchenden Störungen: Stuporen, leichte depressive Erscheinungen, Wahnbildungen wunscherfüllenden Charakters, insbesondere Unschulds- und Begnadigungswahn, *Gansersches* Syndrom. Daß daneben echte Psychosen (akute Schizophrenien, Epilepsien etc.) erstmals in der Haft manifest werden können, liegt auf der Hand.
Interessant ist im Zusammenhang mit der Frage der Simulation ein Experiment, das ANDERSON, TRETHOWAN und KENNA mit 18 Psychologiestudenten durchführten. Diese wurden aufgefordert, sich in die Lage eines Strafgefangenen zu versetzen und eine Geisteskrankheit zu simulieren. Ihre Verhalten sowie die Testresultate wurden mit Gruppen von nicht simulierenden Freiwilligen, von echten organischen Demenzen und von Pseudodemenzen verglichen. Es ergab sich, daß sich sämtliche Gruppen deutlich unterscheiden ließen.
Die *Häufigkeit* der Haftpsychosen ist stark von zeitbedingten Faktoren abhängig. So konnte KNIGGE an sämtlichen Strafgefangenen von Hamburg aus den Jahren 1905–1930 nachweisen, daß eine starke Häufung von Haftpsychosen in den Jahren 1920–1923 auftrat, als nämlich der Strafvollzug einschneidend geändert wurde.
In bezug auf das Alter konnte er die Ansicht anderer Autoren bestätigen, wonach es vor allem zwischen dem 20. und 30. Lebensjahr zu einer „gesteigerten Haftintoleranz" komme. Interessanterweise fand er aber doch unter den total 640 Strafgefangenen 14, die im Alter zwischen 50 und 70 Jahren eine Haftpsychose durchmachten.
Die Dauer einer Haftpsychose kann individuell verschieden sein, meist verschwindet sie nach Verlegung in ein Spital rasch.
Der *Zuchthausknall* ist eine Primitivreaktion. Durch die Isolierung gerät der Gefangene in einen Zustand der Angst und Panik und spielt dann den „wilden Mann" (REICHARDT). In einem akuten Wutanfall kommt es zu blindem Umsichschlagen und Zerstören, fast immer mit anschließender Amnesie. Nach WYRSCH tritt der Zuchthausknall „fast nur bei Untersuchungsgefangenen in der *ersten Zeit der Einzelhaft* auf und erwächst aus dem Wunsch, um jeden Preis frei zu sein. Dieser Wunsch ist natürlich bewußt, und wahrscheinlich steigert sich der Gefangene auch bewußt in den Erregungszustand hinein. Das Weitere aber läuft automatisch ab".
Als Folge *langdauernder Haft* kommen nach BINDER (im Lehrbuch REICHARDT) abnorme Verdüsterungszustände vor, Überreizungen, Vertrotzung und Querulanz, die sich in ständig wiederholenden Eingaben und Protesten oft sinnloser Natur äußern.
Haftpsychosen im oben geschilderten Sinne werden in der jüngeren Literatur wenig mehr erwähnt. Es ist zu vermuten, daß sie im Rahmen der verbesserten Haftbedingungen seltener geworden sind, doch fehlen statistische Vergleiche. Dagegen hat die Psychologie und Psychopathologie der Verfolgten, vor allem der Konzentrationslagerinsas-

sen, seit dem zweiten Weltkrieg ein großes Gewicht erlangt. Insbesondere wurde die Frage der Dauerschädigungen untersucht und deren Vorkommen bestätigt.

Literatur
ANDERSON, E. W., TRETHOWAN, W. H., KENNA, J. C.: An experimental investigation of simulatio pseudodementia. Acta psychiat. neurol. scand. Suppl. 132 ad Vol. 34 (1959).
BIRNBAUM, K. (Hrsg.): Handwörterbuch der medizinischen Psychologie. Leipzig: Thieme 1930.
GANSER, S.: Über einen eigenartigen hysterischen Dämmerzustand. Arch. Psychiat. Nervenkr. 30, 633 (1898).
HEY, J.: Das Ganser'sche Symptom. Berlin: A. Hirschwald 1904.
KNIGGE, F.: Über psychische Störungen bei Strafgefangenen. Arch. Psychiat. Nervenkr. 96, 127–148 (1932).
KRAEPELIN, E.: Klinische Psychiatrie. 7. Aufl. Leipzig: A. Barth 1903.
NITSCHE, P., WILMANS, K.: Die Geschichte der Haftpsychosen. Z. ges. Neurol. Psychiat. Referate und Ergebnisse 3, 353–382, 497–524 (1911).
RAECKE, J.: Über hysterische und katatonische Situationspsychosen. Arch. Psychiat. Nervenkr. 44, 771–780 (1915).
REICHARDT, M.: Allgemeine und spezielle Psychiatrie. Basel: Karger 1955.
RUDIN, E.: Über die klinischen Formen der Gefängnispsychosen. Allg. Z. Psychiat. 18, 447 (1901).
WYRSCH, J.: Gerichtliche Psychiatrie. Bern: P. Haupt 1955.

C. MÜLLER

Halluzination

[lat.: [h]alucinor = gedankenlos reden, faseln, geistesabwesend sein; gr.: 'αλύω = irre sein, toben, außer sich sein; 'ηλεός = verwirrt, betört]

Definition: „Halluzinationen sind für objektiv wirklich gehaltene Sinneseindrücke ohne entsprechenden gleichzeitigen äußeren Sinnesreiz" (BASH, 1955). – Die unseres Wissens älteste exakte Definition stammt von ESQUIROL (1817): „Un homme qui à la conviction intime d'une sensation actuellement perçue, alors que nul objet extérieur propre à exciter cette sensation n'est à portée de ses sens, est dans un état d'hallucination." – Auch alle anderen Definitionen lassen sich auf die vereinfachten Formeln „Sinneseindruck ohne äußeren Sinnesreiz" oder „Wahrnehmung ohne reales Objekt" bringen. Weitere Merkmale der Halluzinationen: Sinnliche Klarheit und Intensität, die zwar variieren können, aber doch viel ausgeprägter sind als bei bloßen Vorstellungen und Gedanken. Außerdem werden Halluzinationen meist in die Außenwelt projiziert.

Allgemeine psychopathologische Aspekte: Zum Verständnis des Phänomens genügt es nicht, in der normalen Kette „Reales Objekt – Wahrnehmungsvorgang – Subjekt" einfach an die Stelle des realen Objektes gleichsam ein „Nichts" treten zu lassen. Denn bei Halluzinationen handelt es sich weniger um „Wahrnehmungen" als um eine eigenständige neuartige Erlebniskategorie von bloß wahrnehmungsähnlichem Charakter. Die Störung betrifft auch nicht etwa isoliert den Wahrnehmungssektor, sondern letzten Endes die Gesamtpersönlichkeit. Wie die etymologische Herkunft (s. oben) schon andeutet, sind Halluzinationen oftmals eingebettet in delirante Erregung, Desorientiertheit, Bewußtseinstrübung (= Hinweise auf organische Ursache). In anderen Fällen, besonders bei der Gruppe der Schizophrenen, sind Halluzinationen eng verflochten mit wahnhaften Erlebnissen, so eng, daß Wahn und Halluzination oft nur als zwei Aspekte ein und derselben Grundstörung imponieren. Aber auch wenn Wahnhaftes in den Hintergrund tritt, liegt doch eine (schwer zu definierende) abnorme Bewußtseins-„Struktur" oder Bewußtseins-Erweiterung vor: Beim Halluzinierenden allgemein, nicht nur beim Schizophrenen, ist die Grenze Ich–Umwelt in Auflösung begriffen; was zum Ich gehört, wird als zur Umwelt gehörig erlebt. Halluzinationen „sind Varianten, pathologische Variationen der Grundbeziehung Ich- und -das-Andere" (STRAUS). – *Psychodynamisch* lassen sich manche Halluzinationen interpretieren als → Wunscherfüllungen bzw. als Anpassungsmechanismen, die dem psychotischen Menschen eine weitere Existenz ermöglichen sollen.

Neurophysiologische Aspekte: Durch elektrische Reizung der Hirnrinde lassen sich Halluzinationen auslösen, beispielsweise: von antero-medialen bzw. basalen Bezirken des Temporallappens Geruchs- und Geschmackseindrücke, von anderen temporalen Bereichen akustische Sinnestäuschungen, kombinierte akustisch-optische Erlebnisse oder optische Szenen, von der primären Sehrinde mehr elementare optische Phänomene, von anderen Occipitalregionen komplexere optische Halluzinationen usw. Phänomenologisch gibt es keine eindeutigen Kriterien zur Abgrenzung derartiger Sinnestäuschungen von denjenigen Halluzinationen, die bei Intoxikationen, organischen Hirnkrankheiten, aber auch bei endogenen Psychosen vorkommen. Gleichwohl tragen die Reizexperimente zum Verständnis psychotisch bedingter Halluzinationen kaum etwas bei, auch wenn man bei der Interpretation allgemeine Begriffe wie „Hemmung" und „Enthemmung" ins Spiel bringt. „Bisher kann man nach neurophysiologischen Daten nur vermuten, daß eine Aktivierung von Wahrnehmungen, Vorstellungen oder Erinnerungen, bis zu traumähnlichen halluzinatorischen Vorgängen durch das thalamo-retikuläre System erfolgen. Offenbar handelt es sich um eine subcorticale Beeinflussung der corticalen Funktionen in solchen Hirnrindenfeldern, die auch bei der direkten Wahrnehmung beteiligt sind" (R. JUNG). Eine Theorie der Halluzinationen ganz allgemein vermag die Neurophysiologie noch nicht zu geben. – Experimentelle Forschungen mit Hilfe von Halluzinogenen: → Halluzinogene. Halluzinationen in Isolierungssituationen: → „Deprivation, sensorische".

Die Begriffe „Sinnestäuschung" oder „Trugwahrnehmung" werden oft synonym mit „Halluzination" gebraucht; sie umfassen aber außerdem auch die Phänomene → Illusion sowie Pseudohalluzination (s. folgender Abschnitt).

Pseudohalluzination (KANDINSKY): Ohne adäquaten Sinnesreiz auftretender Sinneseindruck, dessen *Trug*charakter *erkannt* wird. Fließende Skala bis hin zu den echten Halluzinationen (s. oben) mit voll ausgeprägtem Realitätscharakter. In der Rückbildungsphase echter Halluzinationen nehmen diese unter Umständen mehr und mehr den Charakter von Pseudohalluzinationen an, d. h. sie werden zunehmend als (unreale) Trugphänomene erkannt. Auch die – beim Gesunden vorkommenden – hypnagogen Halluzinationen (s. unten) haben oftmals den Charakter von Pseudohalluzinationen. Ganz allgemein bestehen fließende Übergänge zwischen Halluzinationen und Pseudohalluzinationen.

Nach den betroffenen Sinnesbereichen lassen sich folgende Arten von Halluzinationen unterscheiden:

Akustische Halluzinationen: Im Vergleich zu anderen Sinnesbereichen ist der Gehörsinn von Halluzinationen am häufigsten betroffen. Man unterscheidet einfachere Formen (= elementare Halluzinationen), die im akustischen Bereich auch *Akuasmen* oder *Akoasmen* genannt werden (bisweilen werden diese Termini jedoch synonym mit „akustische Halluzination" ganz allgemein gebraucht), von differenzierten Gehörseindrücken, z. B. Hören eines Gespräches. Auch innerhalb der Akuasmen gibt es Gradabstufungen der Differenziertheit: Ungestaltete Akuasmen (Rauschen, Zischen, Klingen, Summen, Pfeifen u. a.) oder gestaltete Akuasmen (Glockenläuten, Orgeltöne, Wasserplätschern, Uhrticken u. a.). Derartige Phänomene kommen zwar auch bei → Schizophrenie vor; sie sind aber besonders verdächtig auf eine hirnorganische Verursachung.

Ohrgeräusche: Bei Ohrerkrankungen, Gefäßsklerose, anderweitigen Durchblutungsstörungen, Kleinhirnbrückenwinkel-Tumor oder sonstigen (oft unklaren) Prozessen kommen Ohrgeräusche, z. B. „Ohrenklingen", vor, die mit akustischen Halluzinationen kaum zu verwechseln sind. Derartige Geräusche – fast immer ungestaltete Akuasmen – werden deutlich als Trugphänomene erkannt und auch meist nicht in die Außenwelt projiziert. – Pulssynchrone Geräusche durch Gefäßmißbildungen und -stenosen sind real vorhanden und können u. U. über den Carotiden oder am Schädel auskultiert werden.

Bei den differenzierteren Gehörstäuschungen handelt es sich am häufigsten um ein Hören von Stimmen, die von einer oder mehreren Personen auszugehen scheinen. Derartige Stimmen werden auch als „Phoneme" bezeichnet. (Weniger empfehlenswert ist die Gleichsetzung: Phoneme = akustische Sinnestäuschung überhaupt.) In manchen Fällen wird die Stimme nach ihrer Qualität irgendwelchen bekannten Personen zugeordnet, in anderen Fällen „weiß" der Kranke auch unabhängig von Stimmqualität und Inhalt von vornherein, wer redet (z. B. der Teufel), oder es handelt sich um für ihn unbekannte Stimmen. Die Stimmen werden häufig nach außen in eine bestimmte Richtung projiziert (Decke, Wand, Fußboden), seltener in bestimmte Körperteile (Kopf, Brust, Extremitäten u. a.). Manchmal können die Kranken keine lokalisatorische Zuordnung treffen. Inhaltlich handelt es sich meist um Unangenehmes, z. B. Beschimpfungen, Drohungen, Vorhaltungen, Befehle, oder um ständige Kommentare, die als besonders lästig empfunden werden. Nur selten sagen die Stimmen etwas Angenehmes und Tröstliches. In einem Teil der Fälle kommt zwischen Patient und Stimmen ein Dialog zustande. K. SCHNEIDER zählt „Hören von Stimmen in der Form von Rede und Gegenrede, Hören von Stimmen, die das eigene Tun mit Bemerkungen begleiten", zu den schizophrenen Symptomen 1. Ranges, die besonders zur Stützung der Diagnose Schizophrenie geeignet sind, sofern keine körperlichen Grundkrankheiten zu finden sind. Prinzipiell muß man sich vor dem diagnostischen Kurzschluß „Stimmenhören = Schizophrenie" hüten.

Vom Stimmenhören gibt es eine gleitende Skala zum Lautwerden eigener Gedanken (= *Gedankenlautwerden*), ebenfalls einem vorzugsweise schizophrenen Symptom. (Abzugrenzen ist „leises" innerliches Sprechen, wie es auch normalerweise vorkommt.) Im Rückbildungsstadium akustischer Halluzinationen hört man bisweilen die Angabe, die Stimmen würden immer „leiser". Es kommt auch vor, daß sie trotz unveränderter „Lautstärke" an Aktualität verlieren, daß sie schließlich nur noch als Geräuschkulisse fungieren und kaum noch beachtet werden (ebensowenig, wie wir etwa den Druck unserer Kleidung beachten).

Geruchs- und Geschmackshalluzinationen: Meist handelt es sich um unangenehme Qualitäten, die an Teer, Rauch, Hering, Benzin, Schwefel, Leuchtgas, fauligen Gestank, Verwesung usw. erinnern oder einfach an bitteren bzw. salzigen Geschmack. Seltener sind angenehme Eindrücke, etwa Blumen-, Frucht- oder Parfümgeruch. Bei Schizophrenen können Geruchshalluzinationen bei rund einem Drittel aller Fälle (KLAGES und Mitarb.) erwartet werden, nicht immer nur kombiniert mit anderen Halluzinationen, sondern bisweilen isoliert und sogar als Initialsymptom auftretend. Aber auch hirnorganische Krankheiten können mit Geruchs- und Geschmackshalluzinationen einhergehen, die ganz ähnlich geschildert werden wie bei Schizophrenie. Besonders hervorzuheben sind Geruchs- und Geschmackshalluzinationen im Rahmen psychomotorischer Anfälle (→ Epilepsien).

Parosmie und Parageusie (bzw. Kakosmie bzw. Kakogeusie): Diese Bezeichnungen werden bisweilen synonym mit „Geruchs- und Geschmackshalluzination" gebraucht; sie sollten aber besser denjenigen abnormen Geruchs- und Geschmacksempfindungen vorbehalten bleiben, die bei psychisch Gesunden im Verlaufe von Erkrankungen der Nase (z. B. Schnupfen) oder der Mundhöhle vorkommen können, aber auch als Nebenwirkung mancher Medikamente (beispielsweise bei Benzodiazepinen).

Optische Halluzinationen:
Photome = elementare, undifferenzierte optische Halluzinationen (Licht- oder Farbenschein, Blitze,

Funken, Flecken oder einfache geometrische Figuren u. a.) sprechen mit Wahrscheinlichkeit für hirnorganische Ursachen (z. B. Aura eines epileptischen Anfalles, progressive Paralyse, Encephalitis usw.); sie kommen aber auch – sehr selten – bei Schizophrenie vor.

Rasch bewegliche Trugwahrnehmungen: Eine andere Gruppe optischer Halluzinationen besteht aus raschen szenenhaften Abläufen, fragmentarisch bleibend und häufig wechselnd, meist mit kleinen beweglichen Objekten (z. B. Kaninchen, Mäuse, Spinnen), die sich oft konzentrisch in Richtung auf den Halluzinierenden bewegen und ihn ängstigen; manchmal steht die Thematik in Zusammenhang mit biographischen Fakten (SCHULTE). Diese Form optischer Halluzinationen ist typisch für das Delirium tremens, aber auch für delirante Zustandsbilder anderer Genese (verschiedene organische Hirnkrankheiten, Intoxikationen; → Halluzinogene).

Visionen: Leuchtende, oft farbenprächtige und detailreiche Bilder, meist mit religiösen bzw. mythologischen oder allegorischen Darstellungen, entweder unbewegt oder szenisch veränderlich, jedoch weniger rasch wechselnd, als die Sinnestäuschungen beim Delir. (Der Terminus „Vision" sollte auf derartige Phänomene beschränkt bleiben und nicht gleichgesetzt werden mit optischen Sinnestäuschungen ganz allgemein.) Vorkommen ebenfalls bei hirnorganischen Erkrankungen (Intoxikationen, progressive Paralyse, epileptische Aura usw.), aber auch gelegentlich bei Schizophrenie.

Visionäre Erlebnisse, bei denen allerdings fraglich ist, ob sie den geschilderten Phänomenen gleichgesetzt werden können, gibt es auch außerhalb von neurologisch-psychiatrischen Erkrankungen: Visionäre Erscheinungen auf dem Höhepunkt einer religiös-mystischen Versenkung bzw. Entrückung durch Meditation und andere Verfahren. Voraussetzungen sind: Bestimmte Persönlichkeitsstruktur, langdauernde gedankliche Beschäftigung mit entsprechenden Themen sowie evtl. Schulung durch übend-meditative Methoden (z. B. Yoga). Oft wird der Trugcharakter erkannt und eingestanden. Wo das nicht der Fall ist, erhebt sich in manchen Fällen die Frage, ob der Betreffende sich einer Einsicht verschließt.

Eidetische Bilder sind von optischen Halluzinationen meist ohne besondere Schwierigkeit abzugrenzen: Es handelt sich um optisches Erinnerungsmaterial, das in Form eines subjektiven Anschauungsbildes in sehr großer sinnlicher Klarheit und Differenziertheit reproduziert wird, bis zu einem gewissen Grad subjektiv steuerbar. Vorkommen: in der Kindheit relativ häufig (Gipfel um das 6.–7. Lebensjahr); bei Erwachsenen nur selten (= besonders eidetische Veranlagung). Die innere Beziehung des Subjekts zu dem Bild läßt sich am ehesten vergleichen mit derjenigen, die bei optischen Nachbild besteht. Der Trugcharakter wird also, zumindest im Erwachsenenalter, deutlich empfunden. Außerdem ist stets ein reales Objekt vorhanden gewesen, das früher einmal zu dem Erinnerungsbild geführt hat.

Tagträume: In entspanntem Wachzustand können die Denkabläufe und Vorstellungen zunehmend Bildcharakter annehmen bis hin zum sogenannten „Bildstreifendenken" (E. KRETSCHMER), insbesondere auch kurz vor dem Einschlafen. Hierbei wird jedoch subjektiv deutlich empfunden, daß es sich um gedanken- und vorstellungsähnliche intrapsychische Vorgänge handelt. (Abzugrenzen sind „hypnagoge Halluzinationen", s. S. 322).

Phantastische Gesichtserscheinungen J. Müllers: Eindringlich-lebhafte Bilder (bzw. Szenenabläufe), oft affektbetont bei erhaltenem Wachbewußtsein, auftretend entweder am Tage (bei geschlossenen Augen) oder im Dunkeln (bei geschlossenen oder offenen Augen), manchmal steuerbar. Insgesamt kommen diese Phänomene selten vor; sie werden subjektiv immer als Trugwahrnehmungen erkannt.

Digitalisüberdosierung: Wahrnehmung der realen Umwelt in abnormen Farben, z. B. „wie violette Schneelandschaft"; derartige Angaben dürfen nicht mit optischen Halluzinationen verwechselt werden.

Taktile (= haptische) Halluzinationen: Sinnestäuschungen, die auf die Körperoberfläche projiziert werden, insbesondere Trugwahrnehmung kleiner Lebewesen (Insekten u. a.), die auf der Haut herumkrabbeln. Vorkommen hauptsächlich bei taktiler Halluzinose (s. unten), entweder chronisch oder akut. Bei der akuten Form steht das Cocain-Delir an erster Stelle, aber auch andere Intoxikationen und Alkoholdelir können taktile Halluzinationen verursachen. – Es gibt auch hautbezogene Trugwahrnehmungen, die nicht nur den Tastsinn betreffen, sondern andere Qualitäten einbeziehen, z. B. Empfindung des „Kalt-angeblasen-Werdens", des – eventuell schmerzhaften – „Warm-bestrahlt-Werdens", einer schmerzhaften Umklammerung der Handgelenke durch „eiskalte Stahlfäuste" usw. Derartige Sinnestäuschungen kommen nicht allzu selten bei Schizophrenie vor, hin und wieder auch bei organischen Hirnkrankheiten mit Befall basaler (Hypothalamus, Thalamus) oder (bzw. und) parietaler Strukturen. Vereinzelt sind taktile Halluzinosen bei großen Hypophysentumoren beobachtet worden.

Kinästhetische Halluzinationen: Körperteile oder der ganze Körper werden (unzutreffend) als bewegt empfunden. Vorkommen u. a. bei Schizophrenie: von außen „gemachte" Bewegungen des Armes werden erlebt, trotz objektiver Unbewegtheit; die Sitzfläche scheint hin und her zu schwanken u. a. Komplexere Bewegungshalluzinationen, z. B. bestimmte Tätigkeiten, kommen insbesondere bei deliranten Zustandsbildern vor, oder halluzinierte Bewegungen des gesamten Körpers, z. B. schlangenähnliche Fortbewegungen. Fließende Übergänge zu vestibulären Halluzinationen:

Vestibuläre Halluzinationen: Empfindungen des Schwebens, Fliegens, Fallens, Gleitens, Schwankens, Rotierens usw. Vorkommen bei Intoxikationen (Haschisch [wohl daher im Orient Erlebnis

des „fliegenden Teppichs"], andere Substanzen, eventuell auch Alkoholdelir), hirnorganische Erkrankungen, bisweilen auch Schizophrenie.
Körper-Halluzinationen (etwa gleichbedeutend: Körper-Organ-Halluzinationen, proprioceptive Halluzinationen, koenästhetische Halluzinationen von κοινός = allgemein, insgesamt, gemeinsam): Halluzinierte Körpermißempfindungen, teils auf bestimmte Körperregionen bezogen, teils auf den Gesamtkörper. Oft bizarre Schilderungen: Eisenfaust greift nach der Leber, Messer schneidet das Herz heraus, Tiere nagen die Därme an usw. Sexuelle Empfindungen, meist unlustvoller Art, die u. U. mit halluzinierten Einwirkungen von außen (z. B. Bestrahlung) in Zusammenhang gebracht werden. Parasiten kreisen in der Blutbahn und fressen den Körper von innen her auf. Bisweilen unbestimmte, nicht lokalisierbare Empfindungen, die in manchen Fällen auch als Wahn klassifiziert werden können: Verfaulen des ganzen Körpers, oder: Umwandlung des ganzen Körpers in Holz. – Vorkommen bei Schizophrenie, insbesondere aber auch bei Hirnatrophie, schweren (organisch gefärbten) hypochondrischen Depressionen, anderen hirnorganischen Erkrankungen. – Von Körperhalluzinationen abzugrenzen sind gleichnishafte, plastische Schilderungen, die manche Patienten zur Veranschaulichung hypochondrischer oder realer Beschwerden gebrauchen (beispielsweise: „Schmerzen, *als ob* ein Messer durch die Därme fährt"). Auch bei eindeutig psychotisch Kranken muß differentialdiagnostisch stets die Möglichkeit einer zusätzlichen Erkrankung innerer Organe berücksichtigt werden.

Unter den Begriff „Körper-Halluzinationen" werden bisweilen auch kinästhetische, vestibuläre und sogar taktile Halluzinationen (s. oben) subsumiert.

Unabhängig von den Sinnesgebieten werden noch folgende Sonderformen von Sinnestäuschungen unterschieden:
Elementare Halluzinationen: Relativ undifferenzierte Sinneseindrücke (z. B. Lichtschein, Rauschen), im Gegensatz zu differenzierteren Halluzinationen (z. B. bildhafte Szenen, Stimmen). Elementare Halluzinationen lassen mit einer gewissen Wahrscheinlichkeit (jedoch keineswegs als strenge Regel) eher eine organische Ursache vermuten, als eine schizophrene Erkrankung.
Negative Halluzinationen: Nicht-Wahrnehmung eines vorhandenen realen Objektes trotz intakter Sinnesorgane. Dieses Phänomen läßt sich in der Hypnose hervorbringen; psychopathologisch spielt es kaum eine Rolle.
Nicht-Wahrnehmung eines eigenen Defektes → Anosognosie.
Kombinierte Halluzinationen: Trugwahrnehmungen, die mehrere Sinnesgebiete gleichzeitig betreffen, z. B. bildhafter Szenenablauf, der von einem Dialog begleitet wird.
„Reflex"-Halluzinationen: Die (an sich normale) Wahrnehmung eines realen Objektes löst Halluzinationen auf einem anderen Sinnesgebiet aus: Der Kranke sieht ein tatsächlich vorhandenes Pferd und hört dieses gleichzeitig sprechen. Oder: Beim Hören der Stimme eines Mitpatienten taucht das Bild des Teufels auf. Es handelt sich gleichsam um eine „Irradiation", die fließende Übergänge zu den sogenannten *Synästhesien* zeigt, z. B. Farbempfindung beim Hören eines Tones, „Kalt-über-den-Rücken-Laufen" beim Hören eines schrillen Gräusches usw. (Derartige Phänomene kommen bei manchen Gesunden vor, aber auch bei organischen Psychosen [z. B. Intoxikationen] sowie der Schizophrenie.) – Der Terminus „*Reflex*"-Halluzination ist sachlich falsch; man könnte von „*assoziierten* Halluzinationen" sprechen (als Abwandlung eines normalen Assoziationsvorganges).
Extrakampine Halluzinationen: Trugwahrnehmungen werden außerhalb des zuständigen Sinnesfeldes projiziert. Der Kranke sieht, ohne den Kopf zu wenden, eine Fratze, die sich hinter seinem Hinterkopf befindet; er tastet ein Mauseloch, das in eine mehrere Meter weit entfernte Zimmerecke lokalisiert wird; Stimmen werden nicht mit dem Ohr, sondern mittels der Hand „gehört" usw. Vorkommen bei Schizophrenie, aber auch bei organisch bedingten Psychosen.

Hemianopische Halluzinationen: Optische Trugwahrnehmungen, die in hemianopische Gesichtsfelddefekte projiziert werden. Vorkommen bei (meist subcorticalen) Läsionen des Occipitalhirns.

Hypnagoge Halluzinationen: Beim Gesunden in oberflächlichen Schlafstadien auftretende optische Sinneseindrücke (Figuren, bruchstückhafte oder komplette Bilder, szenische Vorgänge) oder akustische Phänomene (Geräusche, Töne, Melodien, Wortfetzen oder ganze Unterhaltungen), eventuell auch optisch-akustische Sinnestäuschungen kombiniert. Diese Trugphänomene werden oft mit Erstaunen beobachtet, in einer fast sachlich-distanzierten Weise. Bis zu einem gewissen Grad wird in manchen Fällen der Trugcharakter vergegenwärtigt, so daß dann besser von „Pseudohalluzinationen" gesprochen würde. Vielfach führen diese hypnagogen Halluzinationen zum Erwachen; es kann auch vorkommen, daß erst dann allmählich die Unwirklichkeit erkannt wird. Ohne spontanes Erwachen (und ohne sonstige Weckreize) werden hypnagoge Halluzinationen nur mangelhaft (und wahrscheinlich vielfach gar nicht) erinnert. – Die Kenntnis der hypnagogen Halluzinationen und ihrer Entstehungsbedingungen ist wichtig: Wer diese Möglichkeit nicht kennt oder außer acht läßt, wird vorschnell pathologische Sinnestäuschungen („Stimmenhören" u. a.) annehmen und falsche diagnostische Rückschlüsse ziehen.
Halluzinogene: → Halluzinogene
Halluzinosen: Krankheitsbilder, die vorwiegend durch (nahezu ständig vorhandene) Halluzinationen gekennzeichnet sind, bei relativer Besonnenheit und einigermaßen geordnetem Gesamtverhal-

ten. Sonstige Symptome, auch wahnhafte Erlebnisse, treten in den Hintergrund oder fehlen. Spezielle Formen:
Chronische Alkoholhalluzinose: Bei chronischem Alkoholabusus kommt es zu chronischen Sinnestäuschungen, meist Hören von beschimpfenden und drohenden Stimmen. Vielfach beachtet der Kranke diese Stimmen kaum; die akustischen Halluzinationen laufen gleichsam parallel zu dem realen Geschehen, etwa wie eine Begleitmusik. Manchmal indessen fühlen sich die Halluzinierenden stärker belästigt; sie reagieren mit einer heftigen Gegenbeschimpfung, kehren dann aber sofort in ihre reale Umwelt zurück, als wäre nichts geschehen. Inhaltlich stehen die Halluzinationen oft in Zusammenhang mit dem Alkoholabusus: „Soweit hat er's schon gebracht. Er wird sich noch zu Tode saufen." — Wegen des Überwiegens *akustischer* Sinnestäuschungen wird erwogen, ob es sich um ausgeklinkte schizophrene Psychosen handelt oder ob wenigstens eine pathogenetische Nachbarschaft zum schizophrenen Formenkreis besteht; diese Möglichkeiten sind jedoch umstritten.
Chronische taktile Halluzinose (= Dermatozoenwahn [EKBOM]): Taktile Trugwahrnehmung kleiner Lebewesen (Insekten u. a.), die auf der Haut herumkrabbeln. Seltener unbelebte Objekte: Bettfedern, Holzspäne, ätzende Säuren usw. Häufig Kombination mit optischen Illusionen: Verkennung von Schmutzpartikelchen, Hautschuppen, Kleidungsfasern als „Tierchen", bisweilen aber auch Verbindung mit echten optischen Halluzinationen. Trotz relativ geordneten Gesamtverhalten heftige „Abwehrmaßnahmen": Desinfektion bzw. Entwesung von Haut, Kleidung, Möbeln, Wohnung. Eventuell paranoide Ausweitung mit Beschuldigung von Nachbarn usw. Vorkommen vorzugsweise im vorgerückten Lebensalter (Gefäßsklerose), selten bei Hirntumoren und anderen organischen Prozessen, bisweilen Genese ungeklärt.
Akute Halluzinosen: Plötzlich einsetzende, nach einigen Tagen u. U. reversible Halluzinationen auf einem der mehreren Sinnesgebieten. Vorkommen im Rahmen von Medikament-Unverträglichkeiten bzw. -Überdosierungen (häufig: bei Anti-Parkinson-Mitteln), aber auch unter Drogen sowie bei verschiedenen anderen Intoxikationen.

Literatur
BASH, K. W.: Lehrbuch der allgemeinen Psychopathologie. Stuttgart: G. Thieme 1955.
ESQUIROL, E.: Des maladies mentales. Paris: Baillère 1938.
FINKE, J., SCHULTE, W.: Psychiatrie. In: Taschenbuch der praktischen Medizin, hrsg. von J. KOTTMAIER und G. SCHETTLER, 9. Auflage, S. 1138–1165. Stuttgart: G. Thieme 1980.
GLATZEL, J.: Spezielle Psychopathologie. Stuttgart: Enke 1981.
JASPERS, K.: Allgemeine Psychopathologie. 7. unveränderte Auflage. Berlin Göttingen Heidelberg: Springer 1959.
JUNG, R.: Neurophysiologie und Psychiatrie. In: Psychiatrie der Gegenwart, hrsg. von H. W. GRUHLE, R. JUNG, W. MAYER-GROSS, M. MÜLLER, Bd. I/1 A, S. 325–928. Berlin Heidelberg New York: Springer 1967.
KANDINSKY, V.: Kritische und klinische Betrachtungen im Gebiete der Sinnestäuschungen. Berlin: Friedländer 1885.
KLAGES, W., KLAGES, J., ANIS, A. M.: Zur Psychopathologie des Geruchssinnes im Rahmen schizophrener Psychosen. Arch. Psychiatr. Z. ges. Neurol. 209, 161–173 (1967).
MATUSSEK, P.: Wahrnehmung, Halluzination und Wahn. In: Psychiatrie der Gegenwart, hrsg. von H. W. GRUHLE, R. JUNG, W. MAYER-GROSS, M. MÜLLER, Bd. I/2 S. 23–76. Berlin Göttingen Heidelberg: Springer 1963.
MÜLLER, J.: Über die phantastischen Gesichtserscheinungen. Coblenz: J. Hölscher 1826. (Fotomechanischer Neudruck: W. Fritsch, Antiquariat, München, 1967).
SCHNEIDER, K.: Klinische Psychopathologie. Stuttgart: G. Thieme 1962.
SCHORSCH, G.: Zur Theorie der Halluzinationen. Leipzig: J. A. Barth 1934.
STRAUS, E.: Die Ästhesiologie und ihre Bedeutung für das Verständnis der Halluzinationen. In: Psychologie der menschlichen Welt; gesammelte Schriften von E. STRAUS. Berlin Göttingen Heidelberg: Springer 1960.
TÖLLE, R.: Psychiatrie. Berlin Heidelberg New York: Springer 1986.

J. FINKE

Halluzinogene
Syn.: Psychotomimetica
engl.: psychedelic drugs
Halluzinogene sind Traumbilder produzierende Substanzen. Ihre Wirkung ermöglicht Grenzerfahrungen, wobei Dosis, die situativen Bedingungen der Einnahme, die aktuelle Gestimmtheit der Person, und die prämorbide Persönlichkeit des Betreffenden Art, Ausmaß und Verlauf dieser Grenzerfahrung bestimmen. Der Begriff Bewußtseinserweiterung ist abzulehnen; wir sprechen statt dessen von veränderten Wachbewußtseinszuständen (DITTRICH).
Die Verwendung halluzinogener Drogen läßt sich in die frühen Hochkulturen zurückverfolgen. Die Erforschung der Benützung halluzinogener Substanzen geht einerseits auf die Forschungstätigkeit von Pharmakologen wie DRAGENDORFF, HARTWIG und Louis LEWIN, auf jene von Psychiatern wie MOREAU, KRAEPELIN und BEHRINGER sowie von Botanikern wie SCHULTHESS und WASSON zurück (EFRON, s. a. VOELGER und v. WELCK).
Bei den Halluzinogenen handelt es sich bezüglich geographischen Vorkommens, chemischer Struktur, Verwendung und gesundheitlicher Risiken um eine heterogene Gruppe von Substanzen. Gehören prinzipiell wegen ihrer kulturgeschichtlichen und bewußtseinsverändernden Wirkung alkoholische Getränke und Tabak ebenfalls zum Themenkreis halluzinogener Substanzen, läßt sich bei den eigentlichen Halluzinogenen eine stärkere Veränderung der Wahrnehmungsleistung als gemeinsames Charakteristikum feststellen.
Diese Wirkung ist einer Vielzahl, zunächst von pflanzlichen Produkten, gemeinsam, so dem Fliegenpilz (Bufotenin, Muscimol, u. a., die Ibotensäure enthalten) der besonders in Skandinavien und Sibirien Verwendung fand, dann den Atropin, Hyoszyamin und Scopolamin enthaltenden Nachtschattengewächsen wie Bilsenkraut und Eisenhut

oder den klassischen Halluzinogenen der Neuen Welt. Zu letzteren gehört der psilocybinhaltige Teonanacatl-Pilz, der mescalinhaltige Peyotl-Kaktus, die harmin- und harmalinhaltige Liane Caapi und die D-Lysergsäureamid-haltigen Samen der Ipomea Violacea (Olloliuqui). Zu den synthetischen Halluzinogenen gehört das 1938 entdeckte LSD 25 (HOFMANN), an die sich in der Folge eine Vielzahl von Lysergsäurederivaten anschlossen. Zu den Halluzinogenen gehören weiter eine Reihe von Amphetamin- resp. Tryptaminderivaten. Nach LEUNER lassen sich Halluzinogene erster und Halluzinogene zweiter Ordnung unterscheiden. Zu den Halluzinogenen erster Ordnung gehören das LSD 25, Mescalin, Psilocybin, Psilocin und ihre Derivate, Tetrahydrocannabinole und Tryptaminderivate. Bei ihnen besteht bei einer entsprechenden Dosierung der → exogene Reaktionstyp mit produktiven optischen Phänomenen wie Visionen, Illusionen und Halluzinationen, Ich-Störungen und Veränderungen des Zeit- und Raumerlebens im Vordergrund, ohne daß eine ausgeprägte Trübung des Bewußtseins und mnestische Störungen auftreten müssen. Zu den Halluzinogenen zweiter Ordnung gehören Atropin, Hyoscyamin und entsprechende Derivate, denen allen eine starke anticholinergische Wirkung eigen ist. Gegenüber den Halluzinogenen erster Ordnung stehen bei ihnen schwere Bewußtseinstrübungen und ausgeprägte, langanhaltende mnestische Störungen im Vordergrund, während die eigentliche halluzinogene Wirkung nur schwach und passager ausgeprägt ist und vor allem neben illusionären Verkennungen Elementarhalluzinationen auftreten.

Halluzinogene haben die klinische psychiatrische Grundlagenforschung, insbesondere die der experimentellen Psychosenforschung, stark stimuliert. Die Anwendung von Halluzinogenen für therapeutische Zwecke als psycholytische oder psychodelische Therapie ist nach anfänglichen Erfolgen insbesondere bei chronifizierten und therapieresistenten Neurosen, psychosomatischen Krankheiten, Alkoholismus (KURLAND, LUDWIG), Drogenabhängigkeiten und Carcinompatienten, wieder weitgehend verlassen worden. Obwohl es in der Hand erfahrener Therapeuten und bei entsprechender Indikationsstellung vergleichsweise selten zu Zwischenfällen wie Suicid, anhaltenden psychotischen Reaktionen und anderen Nebenwirkungen kam, hat der Schatten der mißbräuchlichen Verwendung die weitere Erforschung und therapeutische Verwendung halluzinogener Substanzen stark eingeschränkt. Die in den 60er und 70er Jahren vor allem bei Schülern und Studenten beobachtete mißbräuchliche Verwendung halluzinogener Drogen ist in den 80er Jahren sehr stark zurückgegangen oder stellenweise vollständig verschwunden.

Literatur
DITTRICH, A.: Untersuchungen über veränderte Wachbewußtseinszustände (VWB) Gesunder (Study on altered states of consciousness (ASC) in normals). In: Psychiatrische Universitätsklinik Zürich, Zehnjahresbericht der Forschungsabteilung 1969–1979, Zürich, 1979, 106–122 (188–196).
EFRON, D. H., HOLMSTEDT, B., KLINE, N. S.: Ethnopharmacological search for psychoactive drugs, 1967, Public Health Service Publication No 1645, U.S. Government Printing Office Washington, D.C.
GRINSPOON, L., BAKALAR, J. B.: Psychedelic drugs reconsidered. New York: Basic Books 1979.
HOFMANN, A.: LSD – Mein Sorgenkind. Stuttgart: Klett-Cotta 1979.
KURLAND, A. A., SAVAGE, C., PAHNKE W., GROF, S., OLSSEN, J. E.: LSD in the treatment of alcoholics. Pharmacopsychiat. 4, 83 (1971).

D. LADEWIG

Haltlosigkeit, Haltschwäche
[engl.: inconsistency; frz.: inconsistance]
Haltlosigkeit, oder besser: Haltschwäche, bezeichnet eine bestimmte Störung des Willens. Im Gegensatz zur → Abulie ist aber nicht sosehr der Antrieb und die Entscheidungsfähigkeit beeinträchtigt, als vielmehr die Selbstkontrolle, nicht sosehr das entschiedene Jasagenkönnen, als vielmehr das Neinsagenkönnen. Haltschwäche bedeutet, daß ein Mensch den Einflüssen seiner Umwelt, insbesondere den Einflüssen seitens anderer Menschen, rückhaltlos ausgeliefert ist, ihnen keinerlei Widerstand, keinen eigenen Stilwillen entgegenzusetzen vermag. Haltlosigkeit bzw. Haltschwäche charakterisiert somit willensschwache Psychopathen bzw. Menschen mit entspr. → Persönlichkeitsstörungen. Gemäß dem ICD-Schlüssel sind sie unter „301.8 Andere Persönlichkeitsstörungen" diagnostisch einzuordnen; häufig bestehen Beziehungen zu „301.6 Asthenische Persönlichkeit" und mehr noch zu „301.7 Persönlichkeitsstörungen mit vorwiegend soziopathischem oder asozialem Verhalten". Das DSM III sieht ebensowenig wie die ICD eine gesonderte Rubrizierung von durch Haltschwäche gekennzeichnete Persönlichkeitsstörungen vor.

Haltschwäche findet sich gelegentlich auch im Rahmen einer nur verzögerten Persönlichkeitsreifung und hat dann eine wesentlich bessere Prognose als dort, wo sie Ausdruck einer → Psychopathie ist. Aber auch im letzten Fall scheint, wie die katamnestischen Untersuchungen von FANAI (1969), HARTMANN (1970) und TÖLLE (1966) gezeigt haben, die Prognose – sofern die Lebensumstände einigermaßen haltgebend sind (s. u.) – günstiger zu sein als bei anderen Persönlichkeitsstörungen.

Ätiologisch, d. h. hinsichtlich der Gewichtigkeit bio-, psycho- und soziologischer Faktoren, handelt es sich um ein uneinheitliches Syndrom. Haltlosigkeit ist (s. o.) von anderen Formen der Willensschwäche wie Entscheidungs-, Antriebs- und Durchsetzungsschwäche zu unterscheiden. Fehlt es bei diesen an der Fähigkeit, sich *für* etwas zu entscheiden, so hier: sich *gegen* etwas zu entscheiden, „nein" sagen zu können; d. h. an der Fähigkeit, gegen wechselnde Umwelteinflüsse, gegen den Einfluß momentaner Triebbedürfnisse, affektiver Regungen und Augenblickseinfälle Widerstand zu leisten und an etwas Vorgenommenem (z. B. an einzelnen Vorsätzen oder Verbindlichkeiten und darüber hinaus an einem bestimmten Lebensentwurf) festzuhalten, somit an Selbstkontrolle und Durchhaltevermögen. Daraus resultiert eine polytrope Verführbarkeit (BRÄUTIGAM, 1985). Dem Lebenslauf fehlt der „rote Faden", die innere Kontinuität und ein eigenes Profil.

E. BLEULER (1916) bezeichnete die haltlosen Psychopathen als „wechselwarme Milieumenschen". Relativ häufig sind Prostitution, süchtige Fehlhaltungen und Delikte wie Betrug, Unterschlagung, Diebstahl, Lügnereien und Schwindeleien (v. BAEYER) die Folge. Fast zwangsläufig wird der Weg des geringsten Widerstandes eingeschlagen. Nach HARTMANN (1970) subsumiert der Begriff „Haltsigkeit" Labilität – sowohl i. S. von Bindungsschwäche als auch i. S. von Belastungsschwäche (inkl. verringerter Frustrationstoleranz). Eine Kombination von innerer Haltlosigkeit, Impulsivität und Fehlen eines äußeren Halts begünstigen in besonderem Maße Verwahrlosungserscheinungen. Der Ausdruck „Haltlosigkeit" kennzeichnet oft nicht nur die psychosoziale Verfassung, sondern bis zu einem gewissen Grade auch die Physiognomie bzw. das ganze Erscheinungsbild der „Verwahrlosten" (→ Verwahrlosung).

Haltlosigkeit ist in einer sehr komplexen Weise gesellschaftsbezogen; sie manifestiert sich, sobald soziale Anforderungen an den Menschen gestellt werden. Sie kann im späteren Lebensalter zurücktreten; bei abnormen Persönlichkeiten und Pseudopsychopathen – wohl nur erscheinungsbildlich – dadurch, daß ein fester äußerer Halt (z. B. ein starker Ehepartner) gefunden wurde, in Fällen von (z. B. neurotisch) retardierten Persönlichkeitsentwicklungen auch durch echte Nachreifung.

Haltlosigkeit findet sich gehäuft bei Oligophrenen und hirnorganisch Geschädigten, d. h. bei sog. Pseudopsychopathien (auch schon bei „Minimaler cerebraler Dysfunktion"). Sie kann zudem nicht nur Ursache, sondern zusätzlich zugleich auch Folge von Alkohol- und Drogenabusus sein. Differentialdiagnostisch ist – von psychoorganischen Syndromen abgesehen – in erster Linie an larvierte Manien und blande verlaufende hebephrene Psychosen zu denken.

Etwas anderes als Haltlosigkeit oder Haltschwäche ist der Mangel an „Halt", über den mitunter reflexionsfähige Schizophrene, insbesondere solche vom Hebephrenie- oder Simplextyp, klagen. WYRSCH hat ihn als Mangel an Selbstgestaltungsfähigkeit von der psychopathischen Haltlosigkeit abgegrenzt; BLANKENBURG analysierte ihn als einen Verlust der – dem Gesunden „Halt" gebenden – kategorialen Orientierung.

Literatur
AICHHORN, A.: Verwahrloste Jugend. 4. Aufl. Bern: Huber 1957.
BAEYER, W. V.: Neurose, Psychotherapie und Gesetzgebung. In: FRANKL, V. E., VON GEBSATTEL, V. E., SCHULTZ, J. H. (Hrsg.) Hdb. d. Neurosenlehre und Psychotherapie. Bd. I München Berlin: Urban & Schwarzenberg 1959.
BLANKENBURG, W.: Der Versagenszustand bei latenten Schizophrenien. Dtsch. Med. Wschr. 93, 67–71 (1968).
BRÄUTIGAM, W.: Reaktionen – Neurosen – Abnorme Persönlichkeiten. 5. Aufl. Stuttgart: Thieme 1985.
FANAI, F.: Verlauf und Prognose der Verwahrlosung. Katamnese Jugendlicher mit gestörtem Sozialverhalten. Psychiat. Clin. (Basel) 2, 1 (1969).
HARTMANN, K.: Theoretische und empirische Beiträge zur Verwahrlosungsforschung. Berlin Heidelberg New York: Springer 1970.
KAHN, E.: Die haltlosen Psychopathen. In: BUMKE, O. (Hrsg.): Handbuch der Geisteskrankheiten; Bd. V. Berlin: Springer 1928.
KRAEPELIN, E.: Psychiatrie. 8. Aufl. Leipzig: Joh. Ambrosius Barth 1910.
LION, J. R.: Personality Disorders: Diagnosis and Management. Baltimore: Williams and Wilkins 1981.
MEYER-BORNSEN, C.: Störungen der Persönlichkeitsentwicklung und Verwahrlosung. Ein Beitrag zur theoretischen und empirischen Verwahrlosungsforschung. Dissertation, Wien (1979).
MILLON, T.: Disorders of Personality – DSM-III: Axis II. New York: Wiley 1981.
PETRILOWITSCH, N.: Abnorme Persönlichkeiten. 3. Aufl. Basel New York: Karger 1966.
TÖLLE, R.: Katamnestische Untersuchungen zur Biographie abnormer Persönlichkeiten. Berlin Heidelberg New York: Springer 1966.
VAILLANT, G. E., PERRY, J. C.: Personality disorders. In: KAPLAN, H. I., FREEDMAN, A. M., SADOCK, B. J. (eds.): Comprehensive Textbook of Psychiatry (3rd. ed.), pp. 1562–1590. Baltimore: William and Wilkins 1980.
WHO: Mental Disorders: Glossary and Guide to their classification in accordance with the Ninth Revision of the International Classification of Diseases. Geneva: WHO 1978.
WYRSCH, J.: Über die Psychopathologie einfacher Schizophrener (1940); Wiederabdruck in: Psychiatrie als offene Wissenschaft. Berlin Stuttgart: Haupt 1969.

W. BLANKENBURG

Heautoskopie

[gr.: ἑαυτός = sich selbst; σκοπέω = sehen]
Synonym: autoskopische Halluzination, Deuteroskopie

Es handelt sich um das Sehen der eigenen Gestalt im Sinne einer Halluzination, d. h. um den Anblick des eigenen Doppelgängers. Seit ältester Zeit bekannt (ARISTOTELES), in der schönen Literatur und von den Mystikern immer wieder erwähnt (GOETHE, DOSTOJEWSKI, MAUPASSANT), wird die Heautoskopie im Volksmund meist als schlechtes Omen und als Ahnung des bevorstehenden Todes aufgefaßt. Das „zweite Gesicht", d. h. die Existenz eines Astralkörpers, wird auch in der wissenschaftlichen Literatur bis Mitte des letzten Jahrhunderts zur Erklärung herbeigezogen (DU PREL).

In der älteren psychiatrischen Literatur findet sich bei SOLLIER eine interessante Kasuistik und theoretische Erklärungsversuche. Er unterscheidet eine innere und eine äußere Heautoskopie, wobei im ersteren Fall der Zustand der inneren Organe erlebt wird, im zweiten erscheint der Körper des Betreffenden doppelt, z. T. mit Spiegelbildcharakter, z. T. sich anders verhaltend als die Person selbst. MENNINGER-LERCHENTHAL kommt in seiner Monographie 1946 zum Schluß, daß es sich um ein Problem des Körperschemas handeln müsse, in-

dem gewisse seelische Vorgänge abgespalten würden wie beim Phantomglied oder beim „déjà vu". MENNINGER-LERCHENTHAL meint, daß man diese Spaltungsvorgänge im Hirnstamm und in der Parietooccipitalrinde lokalisieren könne.
Nach LEISCHNER (1961) soll Heautoskopie ungleich viel häufiger bei Männern als bei Frauen vorkommen. Verschiedentlich wurde über das Vorkommen dieses Phänomens bei geistig völlig gesunden Personen im Zustand der Ermüdung berichtet. EEG-Befunde liegen bis heute nicht vor. Ob man dabei von kinästhetisch-optischen Reflexhalluzinationen (RORSCHACH), von Störung des Körperschemas, von Depersonalisationsphänomenen (SOLLIER) oder transitivistischer Halluzination (BLEULER) sprechen soll, ist wenig relevant.
Nicht eindeutig geklärt ist, ob bei allen Heautoskopien der Bewußtseinszustand verändert resp. herabgesetzt ist. Manche Personen berichten, daß sie den Doppelgänger in einem Zustand von überklarer Wachheit gesehen hätten. Mit LEISCHNER, der das letzte gründliche Sammelreferat geschrieben hat, kann man wohl übereinstimmen, wenn er sagt: „Vom hochbegabten Gesunden, über den Ermüdeten, den Bewußtseinsgetrübten, den Träumer, den Eidetiker bis zum hysterischen Psychopathen spannt sich der Hintergrund der psychischen Persönlichkeit, auf dem eine Heautoskopie in Erscheinung treten kann." Eine wichtige Ursache kann die epileptische Aura sein. Es können aber auch praktisch sämtliche Hirnschädigungen von der Vergiftung über das Gefäßleiden bis zum Tumor zu dieser Erscheinung führen. Die meisten neueren Arbeiten berichten kasuistisch über Hirntumorfälle. Damit reiht sich die Heautoskopie an ähnliche Erscheinungen wie die Dysmegalopsie resp. → Mikro- und Makropsie. ZUTT meint zum „Außer-sich-sein", daß es kein pathologisches Erlebnis, sondern die Freilegung einer erlebten Wirklichkeit sei, die sich im alltäglichen unreflektierten Erleben unserer Selbstbeobachtung entzieht.

Literatur
CONRAD, K.: Über ein eigenartiges Spiegelphantom. Heautoskopisches Phänomen als Dauerzustand bei Hypophysentumor. Nervenarzt 24, 265–270 (1953).
FÉRÉ, M. CH.: Note sur les hallucinations autoscopiques ou spéculaires et sur les hallucinations altruistes. C. R. Soc. Biol. (Paris) 3, 451–453 (1891).
HÉCEAN, H., GREEN, A.: Sur l'héautoscopie. (A propos de quelques cas récents.) Encéphale 46, 581–594 (1954).
JASPERS, K.: Allgemeine Psychopathologie. 7. Aufl. Berlin Göttingen Heidelberg: Springer 1959.
KITAMURA, S.: Untersuchungen über das autoskopische Erlebnis in dem Vorstellungsleben. Tohoku psychol. Fol. (Sendai) 6, 1–34, 169–188 (1938).
LEISCHNER, A.: Die autoskopischen Halluzinationen (Heautoskopie). Fortschr. Neurol. Psychiat. 29, 550–585 (1961).
LEMAITRE, A.: Hallucinations autoscopiques et automatismes divers chez des écoliers. Arch. de psychologie 1, 357–379 (1902). Un accident mortel imputable à l'autoscopie (note additionelle aux Hallucinations Autoscopiques). Arch. de psychologie 4, 86–86 (1905).
MENNINGER-LERCHENTHAL, E.: Eine Halluzination Goethes. Z. ges. Neurol. Psychiat. 140, 486–495 (1932).
MENNINGER-LERCHENTHAL, E.: Das Truggebilde der eigenen Gestalt (Héautoskopie, Doppelgänger). Berlin: Karger 1935.
MÜLLER, J.: Über die phantastischen Gesichtserscheinungen. Coblenz: Hölscher 1826.
SCHILDER, P.: Das Körperschema. Berlin: Springer 1923.
SOLLIER, P.: Les phénomènes d'autoscopie. Paris: Alcan 1903.
ZUTT, J.: „Außersichsein" und „auf sich selbst zurückblicken" als Ausnahmezustand. Nervenarzt 24, 24–30 (1953).

C. MÜLLER

Hebephrenie → Schizophrenie

Hemisphären-Asymmetrie → Hemisphärendominanz

Hemisphärendominanz
[gr.: ἐμισφαῖρα = Halbkugel; lat.: dominari = herrschen]
engl.: cerebral dominance, hemispheric dominance;
frz.: dominance hémisphérique

Die Franzosen DAX und BROCA beobachteten vor etwa 100 Jahren, daß die Sprachleistung nur bei Läsionen in der linken Hemisphäre beeinträchtigt ist. Dies führte zu der Vermutung, daß die wesentlichen mentalen Funktionen des Menschen in der linken Hemisphäre angesiedelt seien. Inzwischen hat sich jedoch herausgestellt, daß die linke Hemisphäre nur für bestimmte Funktionen dominant ist. In der rechten Hemisphäre befinden sich andere wichtige Zentren (Musikalität, Raumvorstellung etc.). Dies wird als funktionelle Asymmetrie der Hemisphären bezeichnet. Hemisphärendominanz bezeichnet demnach das Primat der linken Hemisphäre für sprachliche Operationen. Der Ausdruck „Dominanz" hat ferner seine Berechtigung in der Tatsache, daß die mentale Tätigkeit der rechten Hemisphäre nur über die (sprachliche) Fähigkeit der linken Hemisphäre dem subjektiven Erleben zugänglich bzw. Inhalt des Bewußtseins ist. Bei Personen mit Unterbrechung der hauptsächlichen neuronalen Verbindungen zwischen den beiden Hemisphären – des Corpus callosum – läßt sich dies experimentell nachweisen. Dies trifft für sog. Split-brain-Patienten zu. Das sind in der Mehrzahl der Fälle Patienten, bei denen bei therapieresistenter multifocaler Epilepsie aus therapeutischen Gründen das Corpus callosum durchtrennt wurde. Bei diesem Personenkreis hat man bestimmte experimentalpsychologische Untersuchungen durchgeführt, um die spezifischen Leistungen der durch die Operation getrennten Hemisphären zu prüfen. Hierbei wird durch ein spezielles experimentelles Arrangement sichergestellt, daß nur eine der getrennten Hemisphären eine sensorische Information empfängt. Wenn man z. B. im linken visuellen Halbfeld (Feld links vom Fixierpunkt) eine bestimmte Abbildung kurzfristig darbietet, empfängt *nur* die *rechte*, d. h.

nicht dominante Hemisphäre diese Information (Projektion der korrespondierenden Netzhautgebiete auf eine Hemisphäre). Da sich nur die *linke* Hemisphäre, die dominante Hemisphäre, „sprachlich mitteilen kann", weiß der Proband auf Befragen nicht, was er gesehen hat. Jedoch hat man beobachtet, daß der Proband bei Darbietung bestimmter Bilder eine (nonverbale) Reaktion zeigt, z. B. ein Lächeln oder einen angewiderten Gesichtsausdruck. (Es wird vermutet, daß ein Transfer des emotionalen Gehaltes über subcorticale intakte Verbindungen, z. B. zwischen Teilen des limbischen Systems, stattfindet, und daß so der linken Hemisphäre die emotionalen Begleiteffekte „bewußt", d. h. sprachlich mitteilbar, werden, ohne daß der dazugehörige Inhalt transferiert bzw. bewußt wird). Bietet man demselben Split-brain-Patienten ein Bild im rechten visuellen Halbfeld (rechts vom Fixierpunkt) dar, d. h. der linken Hemisphäre (Sprachfunktion), ist der Proband in der Lage, über das Gesehene Auskunft zu geben. Für die Aufklärung der funktionellen Spezialisierung der Hemisphären durch Untersuchung von Split-brain-Patienten erhielt SPERRY 1981 den Nobelpreis.

Nach den bisher durchgeführten experimentellen Untersuchungen lassen sich folgende Hemisphärenspezialisierungen annehmen: Die linke Hemisphäre leistet die Analyse sequentieller Prozesse und die Steuerung sequentieller Operationen. Die wichtigste Form dieser Leistung ist die menschliche Sprache. Allgemeiner ausgedrückt: Die mentale Bearbeitung aller Phänomene, bei denen eine Analyse der Einzelelemente in sukzessiven Prüfschritten nötig ist, wird in der linken Hemisphäre ausgeführt. Hierzu zählen auch Rechenoperationen. Denkbar, aber nicht gesichert, ist, daß komplexe gezielte Bewegungssequenzen primär in der linken Hemisphäre gesteuert werden. (Hinweise hierzu durch bestimmte Formen der → Apraxie bei Läsion in der linken Hemisphäre.) Im Gegensatz dazu ist die rechte Hemisphäre auf räumliches Vorstellungsvermögen und (mit Einschränkungen) musikalische Fähigkeiten spezialisiert. Ferner ist die rechte Hemisphäre der linken beim Erfassen komplexer räumlicher Strukturen (z. B. menschliche Gesichter) überlegen. Wobei die besondere Leistung der rechten Hemisphäre das Erfassen oder Erkennen „auf einen Blick" darstellt, also keine schrittweise Analyse der Einzelelemente.

Generell lassen sich die spezifischen Leistungsunterschiede der beiden Hemisphären folgendermaßen charakterisieren: Die mentalen Funktionsabläufe der linken Hemisphäre können als sequentiell-analytisch aufgefaßt werden und die der rechten Hemisphäre als synthetisch-ganzheitlich, holistisch.

Die Asymmetrie der Funktionen ist bereits im anatomischen Bau der beiden Hemisphären angelegt. Beispielsweise ist neben anderen Unterschieden das hinter dem auditorischen Cortex liegende Planum temporale in der *linken* Hemisphäre ausgedehnter im Vergleich zur rechten, und das frontale Operculum in der rechten Hemisphäre vergrößert im Vergleich zur linken. Die Volumina und die Gewichte der Hemisphären sind jedoch gleich. Ferner gibt es Hinweise auf ungleiche Verteilungen der Neurotransmitter in den beiden Hemisphären (z. B. in noradrenergen Neuronen im Thalamus).

Folgende Einschränkungen sind jedoch zu berücksichtigen:

1. Die genannten Asymmetrien gelten für Rechtshänder und auch hier nicht bei allen. (Bei etwa 90% der Rechtshänder ist die Sprachfunktion in der linken Hemisphäre und nur bei etwas über 40% der Linkshänder ist die Sprachfunktion ebenfalls in der linken Hemisphäre angesiedelt.)

2. Die Asymmetrie bzw. die Dominanz einer Hemisphäre für eine Funktion ist immer nur relativ. Die jeweils andere Hemisphäre ist an der Ausgestaltung der Funktionen mitbeteiligt (Primus-inter-pares-Prinzip).

3. Anlage und Umwelteinflüsse spielen offensichtlich eine Rolle. So ist z. B. bei musikalisch trainierten Personen (z. B. Musiker) die linke Hemisphäre (analytische Fähigkeit) wesentlich stärker beteiligt bei der Ausübung musikalischer Fertigkeiten. (Musikalisch untrainierte Personen erleben die Musik als Gesamtgestalt, Leistung der rechten Hemisphäre).

4. Die Asymmetrien sind bei den beiden Geschlechtern unterschiedlich ausgeprägt. Bei Frauen wurde eine geringere funktionelle Lateralisierung beobachtet als bei Männern.

5. Die funktionelle Asymmetrie der Hemisphären beschränkt sich nicht auf die menschliche Species. Sie ist bisher bei verschiedenen Wirbeltierarten (so auch bei Singvögeln z. B. für das Melodieerkennen) nachgewiesen worden.

Wie häufig beobachtet, tritt bei Läsionen oder anderen gravierenden Funktionsstörungen in der linken, d. h. dominanten Hemisphäre bei den meisten Rechtshändern eine Aphasie auf, besonders dann, wenn die Läsionen in der Nähe der Areale von BROCA und WERNICKE liegen (Störung der Sprachproduktion und des Sprachverständnisses).

Im Bereich der Psychiatrie ist von verschiedenen Autoren postuliert worden, daß der → Schizophrenie eine Störung der dominanten, linken Hemisphäre und der → Depression eine Störung der rechten Hemisphäre zugrunde läge. Der entscheidende Anstoß zu diesen Überlegungen erfolgte durch eine Veröffentlichung von FLOR-HENRY (1969) in Kanada. FLOR-HENRY argumentiert mit der Ähnlichkeit bestimmter Symptome bei linksseitiger Temporallappen-Epilepsie (→ Epilepsie) mit denen der Schizophrenie und bei rechtsseitiger Temporallappen-Epilepsie mit denen der Depression. Dies ist jedoch von verschiedenen Seiten kritisiert worden, da sich die Analogie nur auf bestimmte Symptome beschränkt. Ferner wird mit der Häufigkeit akustischer Halluzinationen, formaler Denkstörungen und der Realitätsveränderungen als Hinweis auf eine Störung der linken Hemisphäre bei Schizophrenen argumentiert. Trotz zahlreicher Untersuchungen auf dem Gebiet der Neuroanatomie, Psychophysiologie und Experimentalpsychologie sind bisher keine gesicherten Hinweise auf die Gültigkeit dieser Hypothese erbracht worden. Auch ist die Zuordnung der Symptome der links- bzw. rechtsseitigen Temporallappen-Epilepsie zu dem Symptombild der Schizophrenie bzw. der affektiven Psychose in neueren Untersuchungen nicht zweifelsfrei bestätigt worden (ULRICH, 1979, SHUKLA u. KATIYAR, 1980, MERRIN, 1981).

Literatur
BRYDEN, M. P.: Laterality. Functional asymmetry in the intact brain. New York London: Academic Press 1982.
DIMOND, S.: The double brain. Edinburgh & London: Churchill Livingstone 1972.
FLOR-HENRY, P.: Psychosis and temporal lobe epilepsy. Epilepsia 10, 363–365 (1969).
KOLB, B., WHISHAW, I. Q.: Fundamentals of human neuropsychology. San Francisco: Freeman 1980.
MERRIN, E. L.: Schizophrenia and brain asymmetry. An evaluation of evidence for dominant lobe dysfunction. J. Nerv. Ment. Dis. 169, 405–416 (1981).
SHUKLA, G. D., KATIYAR, B. C.: Psychiatric disorders in temporal lobe epilepsy: The laterality effect. Brit. J. Psychiatry 137, 181–182 (1980).
SPRINGER, S. P., DEUTSCH, G.: Left brain, right brain. New York: Freeman 1985.
ULRICH, G.: Der Lateralitätsaspekt in der psychiatrischen Forschung. Fortschr. Neurol., Psychiatr. Grenzgeb. 47, 418–430 (1979).
WALSH, K. W.: Neuropsychology. Edinburgh London New York: Churchill Livingstone 1978.

E. STRAUBE

Hemmung

Hemmung gehört neben Bahnung von Impulsen zu den Grundfunktionen des Nervensystems. In der Physiologie versteht man unter Hemmung die transitorische Einwirkung auf eine reizbare Struktur, durch die deren Erregbarkeit eingeschränkt wird. Der Hemmungsvorgang hebt entweder eine Reizschwelle an oder übt eine suppressive Wirkung auf den bereits eingetretenen Erregungszustand aus. In der Psychologie ist Hemmung ganz allgemein als die Eindämmung oder Unterdrückung einer Strebung, eines Affektes oder Gedankens bzw. des Ablaufs einer motorischen Leistung zu definieren.

PAWLOW deutete alle experimentell hervorgerufenen Neurosen als Folge einer Überspannung oder Hemmung der corticalen Erregung bzw. als Resultat einer Kollision, einer „schwierigen Begegnung" dieser beiden Prozesse. In der „Reflexologie" seiner Schule wird als „äußere", passive oder unbedingte Hemmung ein angeborener Mechanismus von absolut vitaler Bedeutung verstanden. Erst durch ihn ist eine unbehinderte Reizleistung auch dann gewährleistet, wenn simultan miteinander konkurrierende Erregungsvorgänge auftreten. Diejenige Hemmung, die eine konzentrierte Erregung in ihrer Umgebung (oder nach dem Abklingen an Ort und Stelle) hinterläßt, heißt negative Induktion. Die bedingten, aktiven oder „inneren" Hemmungsprozesse, von denen vier Varianten unterschieden wurden, sind hingegen erlernt und stellen immer nur ein vorübergehendes Phänomen dar. Die Wechselbeziehungen zwischen den verschiedenen Abschnitten und Ebenen des Zentralnervensystems verlaufen nach den Gesetzen der mutualen Induktion. Aus dieser Theorie wurde auch das für die Lehre des „Neurismus" gültige axiomatische Grundprinzip der Therapie psychischer Störungen abgeleitet, das auf die Förderung der Hemmungsvorgänge abzielt. Ihnen wird eine protektive und heilende Wirkung zugesprochen. Ein Grundschema lerntheoretisch orientierter Behandlungstechniken ist das „Einüben" bedingter Hemmungen der Angst, die sich im Zusammenhang mit bestimmten Situationen etabliert und später womöglich generalisiert hat („reciprocal inhibition principle").

Im dem Modell von LORENZ für den Ablauf von Instinkthandlungen, in dem Zusammenspiel von endogen produzierter reaktionsspezifischer Energie und angeborenem auslösendem Mechanismus, steht den die Endhandlung provozierenden Schlüsselreizen die zentrale Hemmung als Widerpart gegenüber. Ein Wirrwarr völlig ungeordneter Verhaltensweisen wird u. a. dadurch ausgeschlossen, daß zwei Instinkte gleicher Hierarchiestufe („Stimmungstreppe") einander inhibieren. Wird einer lebhaft aktiviert, so kann nicht gleichzeitig die Endhandlung eines zweiten in Gang kommen. Absorbieren zwei miteinander unvereinbare Triebe ihre Kräfte gegenseitig, so können diejenigen Aktionen, die von der einen oder anderen dieser beiden stärkeren Triebregungen zunächst blockiert wurden, plötzlich wieder befreit werden, so daß deplazierte Handlungen oder „Übersprungbewegungen" auftreten. Schüchternheits- und Verlegenheitsgesten bei einem Ambivalenzkonflikt sind auf solche Weise zu erklären.

In der Tiefenpsychologie spielt der Begriff der Hemmung eine zentrale Rolle. FREUD gebraucht ihn schon in seinen psychologischen Frühwerken. Offenbar wählte er ihn ebenso wie einige weitere Bezeichnungen (→ Verdrängung, → Verdichtung u. a.) in Anlehnung an die *Herbart*sche Vorstellungsmechanik. Abgesehen von jenen Hemmungen, die in der Funktion eines Reizschutzfilters womöglich bereits auf ererbten Dispositionen beruhen, werden sie als Auswirkung psychischer Konflikte verstanden. In Übereinstimmung mit der von HAECKEL formulierten Regel, nach der die Ontogenese in vielen Zügen eine kurze, gedrängte Rekapitulation der stammesgeschichtlichen Entwicklung darstellt, bewegen sich die Entäußerungsmöglichkeiten eines Kindes noch um so ausschließlicher im instinktiven oder triebhaften Bereich, je jünger es ist. Vollzieht sich die emotionale

Reifung verzögert, dann wird der Heranwachsende schließlich nur über in bestimmtem Grade inadäquant gewordene Einstellungen und Verhaltensmuster verfügen. Derartige primäre Hemmungen der Triebentwicklung bezeichnete FREUD als „Fixationen" (→ Fixierung). Als → „Regression" stellt er ihnen die Rückentwicklung auf einen früheren, infantileren emotionalen Zustand gegenüber, die sekundär durch eine Inhibition des zuvor schon erreichten Reifegrades eintritt.

Je nachdem, ob sich Spannungszustände zwischen Es und Über-Ich oder aber zwischen zwei gegensinnigen Triebregungen einstellten, trennte ALEXANDER „strukturelle" Konflikte auf der einen von „Triebkonflikten" auf der anderen Seite. Gelingt es nicht, die Triebwünsche, die unmittelbar nach Absättigung verlangen, und die im Laufe der Individualgenese erworbenen moralischen Hemmungen („Sekundärtriebe") in ein dynamisches Gleichgewicht miteinander zu bringen, führen neurotische Symptombildungen zu einem scheinbaren Ausweg. Aus physiologischer Sicht ließen sich diese „Sekundärtriebe" durchaus als bedingte Hemmungsreflexe bezeichnen. Beim Vorliegen einer strukturellen Konfliktkonstellation besteht die Aufgabe des Therapeuten zunächst darin, hinter den Hemmungen, die pathologisches Gewicht erlangten, das jeweilige neurotische Dilemma aufzuspüren, d. h. das Kräftespiel von andrängendem Triebverlangen und seitens der Über-Ichs geforderten Versagung freizulegen. Hemmungen brauchen jedoch nicht unbedingt Anzeichen eines abnormen Geschehens zu sein. Sie wüchsen, erklärte FREUD, „nicht auf demselben Boden" wie neurotische oder psychotische Symptome. Werden gleichzeitig mit dem Erwachen von Affekten schmerz- oder unlusterzeugende Reize von außen herangetragen, so vermögen letztere die entsprechenden psychischen Regungen ebenso zu hemmen, wie der innere Widerstand gegen sie oder etwa auch die Übersteigerung der Affekte bis zu einem unerträglichen Ausmaß (PAWLOWS Überlastungs- oder Schutzhemmung nach „übermaximaler" Reizeinwirkung).

Im Sprachgebrauch der deskriptiven klinischen Psychiatrie wird unter Hemmung die Verzögerung der Antriebsfunktionen und damit aller sensorischen, motorischen und assoziativen Leistungen verstanden. Zumeist ist sie an eine traurige, gedrückte Stimmungslage gebunden, besonders augenfällig bei der gehemmten oder „erstarrten" Melancholie. Diese führt nicht nur zu einer Verlangsamung des Gedankenstromes und der Auffassung, zu einer Einfalls- bzw. Vorstellungsarmut und zu einer Entschlußerschwerung, sondern zuweilen auch zu hochgradiger Verminderung der Betätigungsantriebe bis hin zum vollständigen Ausbleiben erkennbarer Reaktionen (→ Stupor, Attonität). Von solcher Hemmung wird eine mehr abrupte, anscheinend durch plötzlich einschießende Gegenimpulse hervorgerufene Unterbrechung aller Handlungs- oder Äußerungsintentionen auch terminologisch als „Sperrung" unterschieden. Sie findet sich am häufigsten bei Schizophrenen.

Forensisch spielt bei einem Delinquenten die Beurteilung des Hemmungsvermögens, das er den kriminellen Neigungen entgegenzusetzen vermochte, neben der Analyse seiner Einsichtsfähigkeit in das Strafbare seines Tuns eine ausschlaggebende Rolle. Erweist sich die Hemmungsfähigkeit als verhaltensgestaltende Kraft durch einen psychopathologischen Defekt oder Prozeß (eventuell auch unter dem Einfluß intensiver, aber nicht eigentlich krankhafter Affektstürme) so wesentlich eingeschränkt, daß der Täter den womöglich noch als verbrecherisch erkannten Impulsen offenbar doch willenlos ausgeliefert war, so gilt das nach deutschem Recht als Exkulpationsgrund (Frage der „Handlungsfähigkeit" im Sinne des § 51 StGB).

Literatur
ABRAHAM, K.: Selected Papers on Psychoanalysis. London 1927.
BÜHLER, C.: From Birth to Maturity. London 1935.
DODGE, R.: Human Variability. New Haven 1931.
FREUD, S.: Gesammelte Werke. Leipzig Wien Zürich: Internat. Psychoanalyt. Verlag 1924.
HULL, C. L.: Principles of Behaviour. New York 1943.
JUNG, R.: Allgemeine Neurophysiologie. In: Handb. d. inneren Medizin, Bd. V/1. Berlin Göttingen Heidelberg: Springer 1953.
KRETSCHMER, E.: Medizinische Psychologie. 12. Aufl. Stuttgart: Thieme 1963.
LORENZ, K.: Über die Bildung des Instinktbegriffes. Naturwiss. 25, 289, 307, 325 (1937).
PAWLOW, I. P.: Sämtliche Werke. Berlin: Akademie-Verlag 1953–55.
SCHULTZ-HENCKE, H.: Der gehemmte Mensch. 2. Aufl. Stuttgart: Thieme 1967.
SETSCHENOW, I. M.: Physiologische Untersuchungen über die Hemmungsmechanismen für die Reflextätigkeit des Rückenmarks im Gehirn des Frosches. Berlin 1863.
TINBERGEN, N.: Instinktlehre. Berlin Hamburg: Parey 1956.
WEINSCHENK, C.: Über Pawlows Lehre von der Physiologie der Großhirnhemisphären in ihrer Beziehung zur Neurologie und Psychiatrie. Nervenarzt 28, 488 (1957).
WOLPE, J.: Psychotherapy by Reciprocal Inhibition. Stanford 1958.
WUNDT, W.: Grundzüge der physiologischen Psychologie. 5. Aufl. Leipzig 1903.
H. MESTER

Herzneurose → Herzphobie

Herzphobie
Synonym: Herzneurose, Kardiophobie, Herzhypochondrie
Die Herzphobie ist eine neurotische Entwicklung, die akut mit heftigem Herzklopfen und einer damit verbundenen Angst, das Herz könne stillstehen, beginnt. Die Angst weitet sich im weiteren Verlauf in Richtung einer allgemeinen phobischen, hypochondrischen und generalisierten Angstsymptomatik aus.
Der Begriff Herzphobie stammt von KULENKAMPFF u. BAUER (1960). Schon FREUD hat unter dem Begriff Angstneurose (1895) die Symptomatik beschrieben, kannte sie im übrigen aus eigener

Erfahrung an sich. In der amerikanischen Literatur tauchen Herzphobien als Effort-Syndrom oder neurozirkulatorische Asthenie wieder auf. Die gleichen Anfälle wurden als Herzhypochondrie (BRÄUTIGAM, 1956) beschrieben und unter dem Begriff Herzneurose von RICHTER u. BECKMANN in einer allerdings weiteren Fassung des Begriffes, in der Ausdehnung auf alle nicht organisch begründeten, herzzentrierten Beschwerden, untersucht.

Es gibt keine Hinweise für primäre organische Störungen von seiten des Herzens oder des Kreislaufs als Ursache der herzphobischen Entwicklung. Allerdings beginnt die Krankheit in mehr als 90% der Fälle nach diffusen Vorboten mit Unruhe und Anspannung, mit einem sympathicovasalen Anfall, wobei Blutdruckwerte von 160/100 und Pulswerte bis 150/min zu beobachten sind. Daneben werden vegetative Zeichen mit Schweißausbruch, Zittern der Glieder, Gesichtsröte und Atemnot beobachtet. Im Vordergrund steht die subjektive Erfahrung von rasendem Herzjagen und der panikartige Angstzustand, der um die Herzstillstandsangst zentriert ist. Es bestehen heftige Anklammerungstendenzen an andere Menschen, vor allem gegenüber Ärzten, in deren Nähe die Symptome regelmäßig schnell zurücktreten. Im weiteren Verlauf können sich aber solche akuten Anfälle wiederholen, es herrscht eine auf die Angst gerichtete hypochondrische Erwartungsangst, besonders in Situationen, bei denen die Patienten allein sind. Im Rahmen hypochondrischer Entwicklungen sind phobische Ausweitungen z.B. mit klaustrophoben Zügen zu beobachten. Bei Chronifizierungen können Ängste um subjektive Herzsensationen jahrelang im Mittelpunkt der Aufmerksamkeit stehen und zu einer regressiven Schonhaltung führen, ohne daß sich jemals ein organischer Befund oder eine spätere Schädigung nachweisen läßt. Chronifizierungen und allgemeine phobische und hypochondrische Ausweitungen des Beschwerdebildes sind häufig zu beobachten. Herzphobiker zeigen bei katamnestischen Untersuchungen kein gesteigertes Risiko für Herzinfarkt oder für Hypertonie.

Herzphobische Entwicklungen gehören zu den häufigst gestellten pychosomatischen Diagnosen, sie machen in einer Psychosomatischen Ambulanz ca. 6% der untersuchten Patienten aus (BRÄUTIGAM u. CHRISTIAN 1985). Das Manifestationsalter liegt zwischen dem 20. und dem 30. Lebensjahr; Männer sind etwas häufiger betroffen als Frauen.

Auslösend für die Symptomatik sind charakteristische Situationen und Konfliktkonstellationen. Es finden sich Trennungs- und Ablösungskonflikte, wie sie für diese Altersgruppe charakteristisch sind. Anlässe finden sich aber auch in Todesfällen, die in der unmittelbaren Umgebung eintreten, vor allem Herztodesfälle. Coffeingenuß und Nicotinmißbrauch sowie Schlafentzug können bei der Auslösung der sympathicovasalen Krisen am Anfang mitwirken. Ohne neurotische Konflikt- und Persönlichkeitshintergrund scheinen diese sympathicovasalen Anfälle nicht zu herzphobischen Einengungen und Schonhaltungen zu führen.

Psychodynamisch ist charakteristisch eine meist hohe Ambivalenzspannung in einem Trennungskonflikt im Rahmen einer depressiven Abhängigkeit mit starken latenten aggressiven Phantasien und Todeswünschen gegenüber der schutzgebenden Person. Es bestehen Phantasien um eine Vereinigung mit dem Primärobjekt Mutter und Phantasien um die Vernichtung derselben. Der Herzphobiker lebt in der angstvollen Erwartung und in der Vorwegnahme der Trennung von der Mutter. Überbesorgte, die Selbständigkeit hindernde Mütter oder Großmütter und Einzelkindsituation fördern häufig eine Fixierung an das mütterliche Primärobjekt und eine symbiotische Beziehung. Depressive Neurosenstrukturen wurden unter 281 Patienten der Jahre 1979 bis 1983 in der Ambulanz der Psychosomatischen Universitätsklinik Heidelberg in 80% der Fälle gefunden, was auf eine enge Verbindung hinweist. In der herzphobischen Entwicklung wird der Konflikt mit der Mutter verdrängt, die Anklammerung an das innere Objekt Herz steht an der Stelle der Anklammerung an die Primärobjektive (RICHTER). Von diesem ängstlichen und depressiven Abhängigkeitstypus läßt sich ein kontraphobischer abgrenzen, der seine symbiotischen Wünsche extravertiert und leistungsorientiert verleugnet. Gerade bei einer weiteren Begriffsfassung ist er unter den Herzphobikern nicht selten zu finden.

Fehlbehandlungen, meist mit Cardiaca, Betablockern etc. überwiegen auch heute noch. Sie erweisen sich nicht nur regelmäßig als erfolglos, häufig fördern sie auch eine weitere iatrogene Fixierung und Chronifizierung. Die Behandlung der Wahl der Herzphobie ist eine frühzeitig begonnene analytische Gruppentherapie, bevor Chronifizierung und psychosoziale Einengungen eingetreten sind. Einzelbehandlungen können tiefe und maligne Regressionen in der Zweiersituation der analytischen Behandlung fördern. Angstlindernde Medikamente, vor allem Diazepine können im akuten Anfall Erleichterung bringen, sind aber im Hinblick auf eine dauernde Medikamentenabhängigkeit nur gezielt einzusetzen.

Literatur
BRÄUTIGAM, W.: Analyse der hypochondrischen Selbstbeobachtung. Beitrag zur Psychopathologie und Pathogenese mit Beschreibung einer Gruppe von jugendlichen Herzhypochondern. Nervenarzt 27, 409 (1956).
BRÄUTIGAM, W.: Typus, Psychodynamik und Psychotherapie herzphobischer Zustände. Z. Psychosom. Med. 10, 276-285 (1964).
COHEN, M. E., WHITE, P. D.: Life situations, emotions and neurocirculatory asthenia (anxiety neurosis, neurasthenia, effort syndrome). Psychosom. Med. 13, 335 (1951).
DELIUS, L.: Psychovegetative Syndrome. Stuttgart: Thieme 1966.
KULENKAMPFF, C., BAUER, A.: Über das Syndrom der Herzphobie. Nervenarzt 31, 443 und 496 (1960).
RICHTER, H. E., BECKMANN, D.: Herzneurose. 2. Aufl., Stuttgart: Thieme 1974. W. BRÄUTIGAM

Hirnerkrankungen, syphilitische
Historisch: Die Lues (lat.: Seuche, Pest, Siechtum) oder Syphilis (die heute wieder bevorzugte Bezeichnung) wurde ungefähr vom 15. Jahrhundert an auch in Europa beschrieben, die progressive Paralyse erstmalig 1822 (BAYLE). 1905 wurde die Spirochaeta pallida entdeckt und 1913 auch im Gehirn nachgewiesen. 1906 Wassermannsche Reaktion. Salvarsan-Therapie ab 1911. Zur Behandlung der progressiven Paralyse wurde 1917 die Malaria-Fiebertherapie durch WAGNER VON JAUREGG eingeführt (Nobelpreis 1927). Zwischenzeitlich wurde auch mit Wismut behandelt, bis 1943 Penicillin Mittel der Wahl wurde.
Vorkommen: Bis dahin waren luetische Psychosen sehr häufig (10–30% der stationären psychiatrischen Patienten; Prävalenzzahlen liegen nicht vor); heute sind sie ausgesprochen selten. In Niedersachsen wurde 1979 die Prävalenz der Neurolues mit 17/100000, die Inzidenz mit 2,7/100000 ermittelt [4].
Formen: Lues cerebrospinalis [4] oder meningovaskuläre Form: die psychiatrische Symptomatik besteht in psychoorganischen Ausfällen ähnlich wie bei anderen Gefäßkrankheiten. – Die *Progressive Paralyse* [5] ist eine primär chronische luetische Encephalitis mit der Folge einer Hirnatrophie (z. T. verbunden mit der neurologischen Krankheit Tabes dorsalis als Taboparalyse). Sie gilt nosologisch als Muster einer → organischen Psychose. Syndrome: → Hirnorganisches Psychosyndrom bis zum Grade der Demenz; euphorisch-expansives Syndrom als eindrucksvollste, aber nicht häufigste Form; depressiv-hypochondrische, paranoide und delirant-agitierte Syndrome.
Verlauf: Durch Therapie kann ein Stillstand erreicht werden, unbehandelt gehen die vorgenannten Formen in Demenz über, die daher als Achsensyndrom gilt (daß überhaupt ein Gestaltwandel weg von den produktiv-dramatischen Syndromen zu der Demenz hin eingetreten sei, wird seit annähernd hundert Jahren behauptet, ist aber nicht bewiesen). Unbehandelt führt die Progressive Paralyse innerhalb weniger Jahre zum Tod. – Die juvenile Form der Progressiven Paralyse steht mit einer Lues connata in Zusammenhang, die an der Hutchinson-Trias zu erkennen ist: Innenohrschwerhörigkeit, tonnenförmige Einkerbung der vorderen Schneidezähne, Keratitis parenchymatosa; die Psychose manifestiert sich während der Schulzeit bis Adoleszenz.
Die *Diagnose* kann oft nicht allein mit neurologischer und psychopathologischer Untersuchung gestellt werden, sondern muß durch die Syphilis-Serologie gesichert werden [2].
Therapie: Penicillin [3] ist bei der Behandlung in den frühen Stadien der Lues die beste Prävention gegen Progressive Paralyse und andere luetische Hirnkrankheiten, bei ausgebrochener Psychose eine kausale Therapie. Die Erfolgsraten werden unterschiedlich angegeben. Je nach Symptomatik können zusätzlich Psychopharmaka, Konvulsiva, Analgetica notwendig werden [1].

Literatur
1. HELMCHEN, H., HIPPIUS, H.: Therapie der organischen Psychosen. In: Psychiatrie der Gegenwart, 2. Auflage, Band II/2. Berlin Heidelberg New York: Springer 1972.
2. LUGER, H.: Syphilisserologie heute (Review) Zbl. Haut- und Geschl.-Kr. 149, 107–117 (1983).
3. NOLTING, S.: Syphilis (Therapie). In: KRÜCK, KAUFMANN, GÜNTE, GLADTKE, TÖLLE (Hrsg.) Therapiehandbuch. München: Urban und Schwarzenberg 1983.
4. RITTER, G., PRANGE, H.: Neurosyphilis. In: HOPF, H., POECK, K., SCHLIACK, H. (Hrsg.) Neurologie in Praxis und Klinik Band II. Stuttgart: Thieme 1981.
5. ZEH, W.: Progressive Paralyse. Stuttgart: Thieme 1964.

R. TÖLLE

Hirnleistungsschwäche → Psychosyndrom, organisches

Hirnlokales Psychosyndrom → Psychosyndrom, hirnlokales

Hirnsyphilis → Hirnerkrankung, syphilitische

Homöostase
[Homoiostasis: gr.: $\omega\mu o\tilde{\iota}o\varsigma$ = gleich; $\sigma\tau\acute{\alpha}\sigma\iota\varsigma$ = das Stellen, Stehen]
Der Begriff stammt von CANNON. Er bezeichnete damit den regulierenden Mechanismus des lebenden Organismus, der dazu bestimmt ist, konstante Lebensbedingungen aufrechtzuerhalten. Es handelt sich um ein dynamisches Gleichgewicht, das dem Organismus harmonische Funktionsfähigkeit gestattet. Auftretende Reize mobilisieren Gegenkräfte, welche das Gleichgewicht zu bewahren trachten. Dieser aus der Physiologie gewonnene Begriff wird auch auf psychische Organisationssysteme übertragen. In diesem Sinne wird er in der psychoanalytischen Triebtheorie gebraucht. FREUD spricht vom Prinzip der Stabilität zwischen Lust und Unlust, J. H. SCHULTZ sieht in der Neurose eine Abweichung von der normgemäßen „bionomen" Mittellage, der Homöostase im psychophysischen Organismus.

Literatur
CANNON, W. B.: The wisdom of the body. New York: W. Norton 1932.
FREUD, S.: Jenseits des Lustprinzips. Ges. W. XIII, S. 1–69. London: Imago 1940.
SCHULTZ, J. H.: Abgrenzung der Neurose. Der medizinisch-psychologische Standpunkt. Hdb. Neurosenlehre Psychother. V. 242–249. München Berlin: Urban & Schwarzenberg 1959.

H. KIND

Homosexualität
Kein sexuelles Phänomen hat die wissenschaftliche Literatur in solchem Maße beschäftigt wie die Homosexualität. Es gibt inzwischen eine kaum noch zu überblickende Literatur. Der Hauptakzent liegt auf den Fragen der „Verursachung". Für die Psychiatrie ist Homosexualität gleichbedeutend mit unreifer, gestörter Persönlichkeitsent-

wicklung, basierend auf einer konstitutionellen Disposition, auf einer „Veranlagung". Es gibt verschiedene Versuche, das biologische Substrat näher einzugrenzen. Bis heute findet sich eine Fülle nicht endender vergeblicher Versuche, hormonelle Besonderheiten zu finden. Konstitutionsbiologische Hypothesen sind von SHELDEN (1972) widerlegt. Am bekanntesten ist die „Zwischenstufentheorie" von HIRSCHFELD. Eine neue Variante in dieser Tradition ist die Hypothese von DÖRNER (1972), Homosexualität entstehe als hormonbedingte Fehlprägung des Zwischenhirns im intrauterinen Stadium durch einen Mangel an Androgenen. Die → Zwillingsuntersuchungen von KALLMANN (1952) ergaben eine Konkordanz bei eineiigen Zwillingen von 89%, bei zweieiigen von 8%. Diese Befunde sind von anderer Seite stark kritisiert worden.

Demgegenüber gibt es eine Vielzahl psychoanalytischer Erklärungsansätze. Die klassische Vorstellung, nach der Homosexualität durch eine pathologische Auflösung des ödipalen Konflikts entsteht, wurde durch vielfältige Hypothesen einer präödipalen Entstehung der Homosexualität ergänzt.

Aus all diesen Forschungen resultiert eine Vielzahl von klassifikatorischen Einteilungen: Z. B. in effeminierte versus phallozentrierte, aktive versus passive, gebundene versus ungebundene, objekterotische versus subjekterotische Homosexuelle, Hemmungs- versus Neigungs- versus Pseudohomosexuelle usw.

All diesen Ansätzen ist gemeinsam, daß Homosexualität, ob ausgesprochen oder nicht, als ein defizienter Modus begriffen wird, der in Abgrenzung gesehen wird vor dem Hintergrund der gesunden Heterosexualität. Dies impliziert einen normativen Ansatz in diesen Forschungsrichtungen.

Demgegenüber wurde die These der Sexualwissenschaften formuliert, Homosexualität sei eine Befriedigungsform wie andere auch. KINSEY hat, ausgehend von der Verhaltensbeschreibung, eine Skala von 0 bis 6 aufgestellt, wobei 0 ausschließlich heterosexuell, 6 ausschließlich homosexuell, 3 bisexuell, die Stufen 1, 2 und 4, 5 die Übergänge erfassen. 4–5% der Männer und Frauen verhalten sich ausschließlich homosexuell; diese Zahl scheint konstant zu sein. Nach KINSEY haben 50% der Männer, 20% der Frauen bis ins mittlere Lebensalter hinein homosexuelle Erfahrungen gemacht. Bei Frauen dürften diese Erfahrungen heute deutlich höher liegen. Diese hohen Zahlen kommen dadurch zustande, daß es in der Pubertät, in der Zeit noch nicht ausgereifter Sexualität, zu einer sogenannten homosexuellen Durchgangsphase kommen kann. Die Einteilung von KINSEY entspricht einer Transponierung der These von der ursprünglichen Bisexualität der Libido auf die Verhaltensebene. Diese „Gleichgewichtstheorie" KINSEYs vom fließenden Übergang, so wichtig sie auch für den Prozeß der Umbewertung der Homosexualität gewesen sein mag, suggeriert eine Beliebigkeit der sexuellen Objektwahl, die keineswegs besteht; es wird übersehen, daß es, ungeachtet der konkreten Verhaltensmöglichkeiten, so etwas wie eine homosexuelle bzw. heterosexuelle Orientierung gibt. Von schweren Pubertätskrisen und kritischen Phasen des „coming out" abgesehen, die mit schweren Unsicherheiten der Orientierung und Identitätskonfusionen einhergehen können, ist sich jeder Mensch spätestens am Ende der Pubertät der sexuellen Objektwahl fraglos sicher.

Das Problem der Bisexualität ist weder theoretisch aufgearbeitet noch empirisch hinreichend bekannt. Es erscheint fraglich, ob die These von BERGLER (1969), nach der jede Bisexualität eine getarnte bzw. abgewehrte Homosexualität ist, generalisiert werden kann. Bisexualität bedeutet wohl auch nicht eine völlige Beliebigkeit der sexuellen Objektwahl. Es ist vielmehr anzunehmen, daß es qualitativ unterschiedliche sexuelle Erlebnisqualitäten sind, die der Bisexuelle in Beziehungen zu Frauen und Männern sucht, z. B. zärtliche, regressive Triebwünsche in heterosexuellen Beziehungen, mehr phallische, aggressive in homosexuellen Kontakten oder umgekehrt.

Neuere Denkansätze lehnen die implizit normative Betrachtung einer pathologischen homosexuellen Konstellation vor dem Hintergrund einer reifen, normalen Heterosexualität ebenso ab wie die Beliebigkeitshypothese, wie sie in KINSEYs Skala enthalten ist. Eine homosexuelle wie heterosexuelle Orientierung wird als Resultat von Entwicklungsbedingungen begriffen, das heißt als Kompromißbildung, die bezüglich „reif" oder „neurotisch" zunächst gleichwertig ist. Homosexualität ist bei einer präziseren Begriffsverwendung auch nicht unter die sexuellen Perversionen (siehe dort) zu zählen, weil die für Perversionen kennzeichnende Prädominanz der narzißtischen und aggressiven Elemente für Homosexualität nicht zutrifft; Homosexualität ist ebenso wie Heterosexualität im Unterschied zu den sexuellen Perversionen mit Objektkonstanz, mit einer reifen Beziehungsfähigkeit vereinbar. MORGENTHALER (1980) spricht von geglückten und mißglückten Entwicklungen zur Heterosexualität oder Homosexualität, jede Entwicklung hat ihre charakteristischen Risiken und Chancen. Nach MORGENTHALER ist eine starke Besetzung der Autoerotik in der narzißtischen Entwicklung im Prozeß der Ablösung die charakteristische Weichenstellung für homosexuelle Entwicklungen mit deren spezifischen Formen der Auflösung der ödipalen Konstellation. Die Verbreitung von Potenzängsten und -störungen, die bei homosexuellen Entwicklungen von weit geringerer Bedeutung sind, weisen auf spezifische Risiken in der Entwicklung zur Heterosexualität, während Homosexualität wie Heterosexualität gleichermaßen offen sind für perverse Symptombildungen. Die besonderen Risiken der homosexuellen Entwicklung liegen nicht zuletzt in der Akzeptanz der eigenen sexuellen Orientierung, den Schwierigkeiten der sozialen Integration als Minorität. Die resultierenden Konflikte des Coming-out, die Gefahr einer „kollektiven Neurose" sind in der profunden Untersuchung von DANNEKKER u. REICHE (1974) geschildert.

Die zweite umfangreiche, breite empirische neuere Untersuchung über die Homosexualität von BELL et al. (1981) geht ebenfalls von diesem „Normalitätsansatz" aus, in dem heterosexuelle und homosexuelle Biographien verglichen und nebeneinandergestellt werden. Die Betrachtungsebene wird hier jedoch nicht konsequent durchgehalten, wenn die Autoren angesichts des Fehlens spezifisch pathologischer Konstellationen auf die Hypothese von der Angeborenheit der Homosexualität rekurrieren und damit in das alte „Verursachungsdenken" zurückfallen.

Daß dieser Denkansatz, der von der potentiell reifen Entwicklungsmöglichkeit zur Homosexualität oder Heterosexualität ausgeht, die Realität am ehesten erfaßt, läßt sich auch daraus ableiten, daß heute bei der vergleichsweise größeren Toleranz der Homosexualität gegenüber Homosexualität auch immer seltener Anlaß für das Suchen therapeutischer Hilfe wird, da es in der sich differenzierenden und ausfaltenden homosexuellen „Subkultur" mehr Integrationschancen gibt.

Literatur
BELL, A. P., WEINBERG, M. A., HAMMERSMITH, S. K.: Der Kinsey-Institut-Report über sexuelle Orientierung und Partnerwahl. München: Bertelsmann 1981.
BERGLER, E.: Differential diagnosis between spurious homosexuality and perversion homosexuality. In: Selected papers. New York London 1969.
DANNECKER, M., REICHE, R.: Der gewöhnliche Homosexuelle. Frankfurt: Fischer 1974.
DÖRNER, G.: Sexualhormonabhängige Gehirndifferenzierung und Sexualität. Wien: Springer 1972.
HIRSCHFELD, M.: Geschlechtsanomalien und Perversionen. Frankfurt: Akademische Verlagsgesellschaft 1953.
KALLMANN, F. J.: Comparative twin study on the genetic aspects of male homosexuality. J. Nerv. Ment. Dis. 115, 283 (1952).
KINSEY, A. C., POMEROY, W. B., MARTIN, C. E.: Sexual behavior in the human male. Philadelphia, London: Saunders 1948.
MORGENTHALER, F.: Homosexualität. In: SIGUSCH, V. (Hrsg.) Therapie sexueller Störungen. 2. Auflg. Stuttgart: Thieme 1980.
SHELDON, W. H.: The varieties of temperament: A psychology of constitutional differences. New York: Harper 1942.

E. SCHORSCH

Hospitalismus

Dieser Begriff wurde vor allem von SPITZ seit 1945 in der Kinderpsychiatrie verwendet. Es wurde beobachtet, daß Kinder, die in den ersten Lebensjahren von ihrer Mutter getrennt in Institutionen leben müssen, einen deutlichen Entwicklungsrückstand aufweisen. Dieser äußert sich im körperlichen und intellektuellen Bereich, aber auch in bezug auf die affektive Entwicklung. Die Kinder sind unfähig zur Spontaneität, zeigen geringe Neugier, suchen vor allem orale Befriedigungen, sind kontaktarm und wenig spielfreudig. Sie entwickeln wenig malerische Aktivität und wirken nach außen apathisch. SPITZ konnte nachweisen, daß diese Verhaltensstörungen proportional zur Qualität der Mutter- oder Mutterersatzbeziehungen auftreten. Bei langdauernder Hospitalisierung kann es zu irreversiblen Charakterdefekten kommen. Englische Pädiater haben freilich eingewendet, daß die von SPITZ beobachteten Kinder möglicherweise neurologische Defekte aufwiesen. BOWLBY hat das ganze Problem der affektiven Karenz und ihrer Folgen in einer Monographie bearbeitet, die weites Echo fand und nach ihrem Erscheinen 1951 vielfältig diskutiert wurde.

Seither wurde die Anwendung des Begriffes auch auf Erwachsene ausgedehnt. Man spricht bei langdauernd hospitalisierten Geisteskranken, vor allem chronischen Schizophrenen, ebenfalls von einem Hospitalismus. Dieser äußert sich im Fehlen von Initiative, passiver Abhängigkeit, Abulie, Auftreten von Manierismen und Stereotypien, Sammelwut, Kontaktlosigkeit. Es kann heute als sicher gelten, daß viele früher zur schizophrenen Symptomatik gezählten Symptome vor allem der katatonen Reihe (Stereotypien, Haltungsanomalien, abnorme Gewohnheiten) als Reaktion auf die Dauerhospitalisation zu verstehen sind. Beweis dafür ist das weitgehende Verschwinden dieser Bizarrerien seit der Öffnung der psychiatrischen Krankenhäuser, der Intensivierung der Wiedereingliederung und Beschäftigung. Es handelte sich also um milieubedingte Artefakte. Es ist deshalb auch nicht verwunderlich, daß der „infantilisierende Einfluß" des Spitalmilieus jenen Kritikern Argumente liefert, welche die psychiatrische Institution als solche kritisieren und ablehnen. Auf die negativen Seiten des zeitlich langdauernden Zusammenlebens psychotischer Menschen in geschlossenen Institutionen haben soziologische Untersuchungen (z. B. GOFFMANN) hingewiesen. Er wies auf das Syndrom der „sekundären Adaptation" hin.

Literatur
AJURIAGUERRA, J. DE: Manuel de psychiatrie de l'enfant. Paris: Masson 1970.
BOWLBY, J.: Soins maternels et santé mentale. Organisation mondiale de la santé. Genève 1951.
GOFFMANN, E.: Asiles. Etudes sur la condition sociale des malades mentaux et autres reclus. Editions de Minuit. Paris 1968.
MÜLLER, C.: L'hôpital psychiatrique moderne et la métamorphose des tableaux cliniques. Praxis 50, 1007–1010 (1961).
SPITZ, R.: Hospitalism: an inquiry into genesis of psychiatric conditions in early childhood. Psychoanalytic study of the child, Vol. I. New York: Internat. Univ. Press 1945.

C. MÜLLER

Huntingtonsche Chorea → Chorea Huntington

Hygiene, seelische → Psychohygiene

Hyperkinese (Hypermotilität)

Die Bezeichnungen „Hyperkinese" und „Hypermotilität" sind vielfach rein deskriptive Begriffe einer vorwissenschaftlichen Empirie. In den meisten Fällen versteht man auch heute noch darunter einen bloßen Überschuß an Spontan- und Reaktivbewegungen jeder Art. Selbst in den Handbüchern der Gegenwart bedeutet der Ausdruck nicht mehr als ein Abweichen der Motorik vom normalen Bewegungsrepertoire in quantitativer Hinsicht. In diesem weit gegriffenen Sinne gehören selbst noch die amyostatischen Unruheerscheinungen, insbesondere die choreatischen, ballistischen, athetotischen, dystonischen und myoklonischen Syndrome sowie Tics zu dieser Kategorie von motorischen Erscheinungen. Auch für JASPERS sind die Hyperkinesen lediglich Ausdruck überschießender Bewegungen als Gestalt gewordene unspezifische motorische Erregung.

Im Handbuch von KRAEPELIN und LANGE werden die Hyperkinesen wiederum im Kapitel über pathologische Willensantriebe abgehandelt. Dementsprechend werden sie je nach Vorhandensein oder Fehlen einer wesentlichen, intentionalen psychischen Komponente in zwei Kategorien eingeteilt. Der „Bewegungsdrang" besteht so aus motorischen Abläufen, die ohne Ziel und Zweck sind und keine Willenskomponente erkennen lassen (katatone Erscheinungen, Grimassieren, Verrenken und Verdrehen der Gliedmaßen usw.). Der „Betätigungsdrang" setzt sich aus motorischen Elementen zusammen, die sich strukturell zu zweckmäßigen, physiologischen Handlungen zusammenfügen. Sie stellen den Ausdruck eines gesteigerten psychischen Antriebes dar und basieren somit auf vermehrten Willensantrieben (Beschäftigungsdrang, vermehrte Aktivität bei der Manie usw.).

Der Ausdruck „Hyperkinese" gewinnt erst in der Lehre von den psychomotorischen Störungen nach WERNICKE und KLEIST schärfere Umrisse und deutlicheren Inhalt. Das Rohmaterial für die Begriffsbestimmung sind Unruheerscheinungen als Ausdruck einer automatischen, subcorticalen Bewegungsbereitschaft, einer „rohen Bewegungsanregung" (KLEIST), die von der willkürlichen Motorik weitgehend unabhängig sind. Ich-fremde Bewegungsstörungen zählen hier nicht zu den Hyperkinesen, sondern sie gehören in das Kapitel über die amyostatischen Bewegungsstörungen. Hyperkinesen sind vielmehr psychomotorische Störungen und werden von den Patienten als Ich-eigen erlebt. Ihre vielfältigen Formen lassen sich auf Ausdrucks-, Reaktiv- und Initialbewegungen zurückführen. Physiologisch entsprechen die Hyperkinesen der Spielmotorik des Menschen. Pathogenetisch wird die Hyperkinese nach WERNICKE mit einer vermehrten Reizbildung in der psychomotorischen Bahn des psychischen Reflexbogens erklärt, während KLEIST darin den Ausdruck einer subcorticalen neuralen Aktivität sieht.

Bei den Hyperkinesen wird seit KLEIST zwischen mehreren Varianten unterschieden. a) Die elementaren Formen sind die einfachen Gliederbewegungen, die amyostatischen Erscheinungen zwar ähneln, aber mit diesen nicht identisch sind. b) Einstellungs- und Kurzschlußbewegungen des Hinschauens, Hinhorchens, Hinwendens, Greifens, sind dadurch gekennzeichnet, daß sie Berührungs-, Seh- und Hörreizen zugeordnet sind. c) Letzteren stehen die reflexiven Hyperkinesen nahe, die eine reaktive Bewegungsunruhe darstellen, indem sie Körperempfindungen zugeordnet sind (Betasten, Kratzen, Jaktationen, Wälzen und Winden usw.). d) Die → Echoerscheinungen und die Beeinflussung sind zwar ebenfalls auf Sinneseindrücke bezogen, nur sind sie Nachahmungen von Bewegungen und von Gesprochenem, sind dadurch komplexer und von höherer Ordnung (Echopraxie, Echolalie). e) Die rhythmischen Unruheerscheinungen umfassen sowohl einfachere Abläufe wie Zittern, sofern diese nicht extrapyramidaler, sondern psychomotorischer Natur sind, als auch kompliziertere, rhythmische oder episodisch wiederholte Abfolgen, die unterschiedlichen Arten von Iterationen entsprechen (Logoklonie, Verbigeration, Palilalie usw.). f) Eine weitere Gruppe von Hyperkinesen entspricht Ausdrucksbewegungen und Gefühlszuständen, sei es, daß sie physiologische Ausdrucksformen von Emotionen oder mimisch-gestische Zuordnungen bzw. negativistische Störungen und Einstellungen darstellen. g) Die Parakinesen sind nach KLEIST verunglückte und vorbeigeratene Bewegungen.

Literatur
BOSTROEM, A.: Störungen des Wollens. Katatone Störungen. Striäre Störungen. In: Handbuch der Geisteskrankheiten. Hrsg. O. BUMKE. Band II, Allg. Teil II. Berlin: Springer 1928.
FERNANDES, B.: Klinische Untersuchungen über motorische Erscheinungen bei Psychosen und organischen Hirnkrankheiten. Berlin: Karger 1937.
GERSTMANN, J.: Grundsätzliches zur Frage der Akinesen und Hyperkinesen bei Erkrankungen des striopallidären Systems. Mschr. Psychiat. 55, 35–54 (1924).
GERSTMANN, J., SCHILDER, P.: Studien über Bewegungsstörungen, Folge I–VII, Z. Neur. Psychiat. 58, 266–275 (1920), 58, 276–279 (1920), 61, 203–218 (1920), 70, 35–54 (1921), 85, 32–43 (1923), 85, 44–51 (1923), 87, 570–582 (1923).
HASSLER, R.: Extrapyramidal-motorische Syndrome und Erkrankungen. Handbuch der inneren Medizin V/3, Neurologie III. Berlin Göttingen Heidelberg: Springer 1953.
JASPERS, K.: Allgemeine Psychopathologie. Berlin Göttingen Heidelberg: Springer 1965.
KLEIST, K.: Gehirnpathologie. Leipzig: Thieme 1934.
LANGE, J., KRAEPELIN, E.: Allgemeine Psychiatrie. 9. Aufl. Leipzig: Barth 1927.
LEONHARD, K.: Aufteilung der endogenen Psychosen. Berlin: Akademie-Verlag 1957.
WAGNER, W.: Physiologie und Pathologie der Motilität. Fortschr. Neurol. Psychiat. 8, 76–92 (1936), 10, 436–463 (1938).
WERNICKE, C.: Grundriß der Psychiatrie in klinischen Vorlesungen. Leipzig: Thieme 1906.

S. WIESER

Hypermnesie
Eine Steigerung des „normalen" Erinnerns konnte bisher weder psychopathologisch klar definiert noch experimentell erwiesen werden, und sie wäre nach unseren heutigen Kenntnissen über die mnestische Leistungsstruktur auch nicht gut verständlich. Es gibt vielmehr „hypermnestische" Veränderungen partieller Leistungsprofile: 1. als „angeborene" oder persönlichkeitseigene, hirnpathologisch bis jetzt nicht geklärte Anomalien von Dauer, und 2. als flüchtige Symptome von allerdings fraglicher Evidenz bei endogenen und exogenen Psychosen.
1. Die meisten der sogenannten „Gedächtniskünstler" erlangten eine höchst problematische Publizität, die einer vorurteilslosen wissenschaftlichen Nachprüfung aller Einzelheiten im Wege stand. Eine vortreffliche Ausnahme bildet der seit vielen Jahren genau untersuchte und einstweilig beschriebene Proband von LURIA. In diesem Fall handelt es sich nicht um eine attraktive, womöglich noch besonders trainierte Akrobatik mit Zahlen oder Wörtern, sondern um die psychopathologisch reale und ebenso lebensgeschichtlich relevante Problematik eines „Nicht-Vergessen-Könnens".
2. In Fällen von Psychosen kann man vorab schwerlich entscheiden, ob bestimmte Erlebnisfolgen wirklich „hypermnestisch" aktualisiert wurden oder ob sie nur — gegenüber klar abgrenzbaren Psychose-Amnesien — als relativ gewichtige Episoden dem Patienten bedeutsamer und folglich auch dem Untersucher evidenter erschienen. BASH hatte in seinem Lehrbuch einige Gesichtspunkte der Hypermnesie zusammengestellt. Eine psychopathologisch sehr differenzierte Beschreibung hypermnestischer Phänomene bei psychotischen Strukturen durch JANZARIK stellte unter anderem folgendes dar:
Schizophrene mit chronischen residualen Verläufen haben oft überscharfe Erinnerungen an präpsychotische Episoden oder an Motivationen und Ereignisse aus ihren psychotischen Initialstadien. Andere Fälle mit guter Remission scheinen das Erlebte vergessen zu haben („Psychose-Amnesien"). Die besonders prägnanten „Erinnerungen" der chronisch Kranken werden als Aktualisierungen verformter, strukturell gegenwärtiger Bereitschaften oder persönlich vertrauter Motive aufgefaßt. Gut bekannt ist in solchen Fällen die psychotische Reaktivierung scheinbar längst vergessener Inhalte. „Der aufs innigste mit der Persönlichkeit amalgamierte chronisch paranoische Wahn, der dem Kranken gegenwärtig bleibt wie sonst nur wichtige Begebenheiten der persönlichen Lebensgeschichte, und die akute katatone Episode, die vielleicht eben noch als bedrohliche Unterbrechung der Erlebniskontinuität, doch ohne jede Einzelheit des stürmischen Verlaufes erinnert werden kann, bilden insofern entschiedene Gegensätze (JANZARIK)."

Literatur
ADAMS, A. E.: Informationstheorie und Psychopathologie des Gedächtnisses. Berlin Heidelberg New York: Springer 1971.
BASH, K. W.: Lehrbuch der allgemeinen Psychopathologie. Grundbegriffe und Klinik. Stuttgart: Thieme 1955.
JANZARIK, W.: Die Erinnerungen alter Schizophrener und der mnestische Aspekt seelischer Struktur. In: Psychopathologie heute, H. KRANZ (Hrsg.), S. 94 – 107. Stuttgart: Thieme 1962.
LURIA, A. R.: The mind of a mnemonist. New York London: Basic Books, Inc. 1968.
A. E. ADAMS

Hypermotilität → Hyperkinese

Hyperthymie → Manie

Hypnose
[gr.: ὑπνόω = ich schläfere ein]
Das Wort soll von BRAID (1795 – 1860) eingeführt worden sein [1]. Obwohl der hypnotische Zustand als solcher seit langem bekannt war, wurde er erst durch MESMER allgemeiner Aufmerksamkeit zugänglich, der aber darin die Wirkung einer magnetischen Kraft sah. Die wissenschaftliche Erforschung und therapeutische Anwendung der Hypnose ist mit den Namen CHARCOT, LIÉBEAULT, BERNHEIM, FOREL, VOGT u. a. verknüpft [1].
Definition: Eine moderne und heute allgemein gebräuchliche Auffassung vom Wesen der Hypnose gibt die Formulierung von STOKVIS [3]: „Hypnose ist ein durch affektive Faktoren hervorgerufener Zustand einer (oftmals geringen) Senkung des zuvor eingeengten Bewußtseins, in dem eine Regression der Grundfunktionen der Persönlichkeit (Denken, Fühlen, Wollen) sowie der körperlichen Funktionen eintritt. Die Einsicht in die reale Situation geht dagegen höchst selten verloren. Die Reaktionsweise bleibt dem Hypnotisierten in der Hypnose fast immer bewußt" (S. 10).
MILTON H. ERICKSON [2], einer der bedeutendsten modernen Hypnosetherapeuten, hält die Hypnose aber allgemeiner für „a special state of conscious awareness" (ROSSI, Bd. IV, S. 54).
Zum *Wesen der Hypnose* gehört deshalb eine *Bewußtseinseinengung* durch die Einstellung auf den Hypnotiseur. Es kommt zu einem tranceartigen Zustand, in welchem andere Wahrnehmungen blockiert sind. Es werden verschiedene Tiefen des Zustandes unterschieden: *Hypnoid* bezeichnet die oberflächliche Hypnose, → *Somnambulismus* die tiefe. Suggestive Einwirkungen des Hypnotiseurs (→ Suggestion) leiten die Hypnose ein und vertiefen sie, wobei die affektive Resonanz der Versuchsperson entscheidend ist. Jede Hypnose ist deshalb im Grunde eine Autohypnose. Zur Einleitung der Hypnose werden meist spezielle Techniken angewendet, z. B. Fixations- oder Farbkontrastmethode. Besonders MILTON H. ERICKSON hat aber gezeigt, daß unterschiedlichste Praktiken (z. B. auch eine Konfusionstechnik, ROSSI, Bd. I, S. 258) benützt werden können mit dem Ziel, die

Bewußtheit (Awareness) der Versuchsperson auf die Suggestionen des Therapeuten auszurichten.
Therapeutische Anwendung: Hypnosetherapie gehört zu den suggestiven Verfahren in der → Psychotherapie und hat oft einen kathartischen, aber auch stützenden und ausgleichenden Effekt. Nicht selten ist ein eigentliches Training notwendig, um regelmäßig den notwendigen hypnotischen Zustand zu erreichen. Zur Erzielung dauerhafter Resultate muß deshalb Hypnose oft kurmäßig angewendet werden. In tieferen Hypnosestadien können posthypnotische Aufträge erteilt werden, die von der Versuchsperson erst im zum voraus bestimmten Zeitpunkt nach dem Wecken aus der Hypnose ausgeführt werden. Ebenso kann eine posthypnotische Amnesie für die Erlebnisse in der Hypnose suggeriert werden.
Eine Modifikation der *Fremd- oder Heterohypnose* ist die gestufte *Aktivhypnose* nach KRETSCHMER und LANGEN, bei welcher die Versuchsperson an der Erarbeitung des hypnotischen Zustandes aktiv beteiligt ist. Zur Einleitung übt die Versuchsperson zunächst die Grundübungen des autogenen Trainings, worauf eine Fixierübung zur Vertiefung des hypnotischen Zustandes angeschlossen wird.
Fraktionierte Hypnose wird eine Technik genannt, bei welcher die Versuchsperson in einer Sitzung mehrmals geweckt und über ihre Erlebnisse befragt wird, was dann zur suggestiven Vertiefung der jeweils folgenden Hypnose verwendet wird.
Als Indikation für eine Hypnosetherapie kommen psychogene Symptome, psychoneurotische und psychosomatische Störungen, aber auch gewisse organische Zustände in Betracht [4]. → Psychosen werden meist als Kontraindikationen angesehen. Besondere Vorsicht kann aufgrund der Persönlichkeitsstruktur der Versuchsperson notwendig sein, beispielsweise bei hysterischem Charakter, bei paranoiden Persönlichkeiten, bei → Hypochondrie u. a. Auch ohne spezifische Suggestionen wird Hypnose zur allgemeinen Beruhigung und Entspannung verwendet. Die Erzielung von Schmerzfreiheit kann bei geeigneten Versuchspersonen eine wichtige Indikation sein, z. B. in der Zahnheilkunde, Geburtshilfe u. a.

Literatur
1. ACKERKNECHT, E. H.: Kurze Geschichte der Psychiatrie. 2. Aufl. Stuttgart: Enke 1967.
2. ROSSI, E. L. (Ed.): The collected Papers of Milton H. Erickson on Hypnosis, Vol. I–IV. New York: Irvington 1980.
3. LANGEN, D.: Die gestufte Aktivhypnose. Eine Anleitung zur Methodik und Klinik. 4. Aufl. Stuttgart: Thieme 1972.
4. LEUNER, H., SCHROETER, E.: Indikationen und spezifische Applikationen der Hypnosebehandlung. Bern Stuttgart Wien: Huber 1975.
5. STOKVIS, B.: Lehrbuch der Hypnose. Eine Anleitung für Ärzte und Studierende. 2. Aufl. bearbeitet von D. LANGEN. Basel New York: Karger 1965.

H. KIND

Hypnotica → Schlafmittel

Hypochondrie

Die Bezeichnung Hypochondrie [gr.: τὸ ὑποχόνδριον; aus ὑπό = unter und χόνδρος = Knorpel] stammt von dem in der antiken Medizin gebräuchlichen Ausdruck für den Oberbauchbereich. Die Gegend der „Hypochóndrien" repräsentierte einen wichtigen Ort für die damalige Säftelehre, vor allem in Verbindung mit der Entstehung der (→)Melancholie, woraus u. a. die enge Verbindung von Hypochondrie und Melancholie in späteren Konzeptionen herrührt. Als eigene Krankheitsbezeichnung findet sich die Hypochondrie jedoch erst bei GALEN (130–201 n. Chr.), und zwar ebenfalls im Rahmen der Melancholie-Lehre. Er erwähnte unter Zitierung anderer Ärzte einen „hypochondriacum flatulentumque morbum" als eine bestimmte Form der Melancholie.

Die Galenische Grundauffassung von Hypochondrie hat sich, über eine Fülle von interessanten Variationen hinweg, bis in das 19. Jahrhundert erhalten. Noch GRIESINGER (1845) faßte die „hypochondrischen Zustände" als die „mildeste, mäßigste Form des Irreseins" unter dem Oberbegriff der „psychischen Depressionszustände" bzw. der „Schwermuth oder Melancholie" zusammen. Der herkömmliche Hypochondrie-Begriff wurde dann jedoch in dem weitläufigen Streit um die Neurasthenie mehr und mehr problematisch, vor allem als Bezeichnung einer besonderen Krankheitsform. Eine Reihe von Autoren hielt zunächst noch an einer solchen fest, so z. B. JOLLY (1877), dessen monographische Bearbeitung des Themas auch den jungen KRAEPELIN beeinflußte. Interessant ist dabei seine Unterscheidung zwischen einer Hypochondria cum materia (mit Überbewertung realer Beschwerden) und einer Hypochondria sine materia (ohne jede objektive Grundlage). Auch KRAFFT-EBING (1903) betonte noch die Eigenständigkeit der Hypochondrie als „hypochondrisches Irresein", obgleich er von ihr aus mannigfache Berührungspunkte zur Neurasthenie sah. Dagegen faßte sie KRAEPELIN schon 1896 als eine „Theilerscheinung des neurasthenischen Irreseins" auf. Mit der Monographie von WOLLENBERG (1904) schließlich wurde die Hpochondrie als selbständiges Krankheitsbild endgültig aufgelöst. Er begründete dies damit, daß dieser Begriff „sehr verschiedene Zustände" decke und daher „nur einen psychopathologischen Zustand, eine krankhafte psychische Disposition besonderer Art" bezeichnen könne. Nur wenige Autoren blieben in der Folgezeit bei der Annahme einer besonderen Krankheitseinheit (näheres zur Frühgeschichte des Begriffs s. FISCHER-HOMBERGER).

Die der Hypochondrie zugrundeliegende „Elementarstörung" bestand für WOLLENBERG, unter Berufung auf die Mehrzahl der damaligen Autoren, in einer „krankhaften Veränderung der Selbstempfindung". Während normalerweise vom eigenen Körper nur eine „Gesamtempfindung" bestehe, ohne Wissen um Verhalten und Funktionieren der Organe im einzelnen, komme es hier zu einer Art „psychischer Hyperästhesie". JASPERS (1959) sah das Grundsätzliche bei der Hypochondrie ähnlich: „Der Gesunde lebt seinen Leib, aber denkt nicht an ihn; er beachtet ihn nicht"; im selben Maß hingegen, in dem „dem Menschen sein Leib zum Lebensinhalt wird", wächst das „Feld körperlichen Leidens, das seine Quelle in Selbstbeobachtung und Sorge hat". Für JAHRREIS (1930) stellte die „hypochondrische Vorstellung" den entscheidenden psychopathologischen Bestandteil dar, wobei zwar tatsächlich vorhandene körperliche Mißempfindungen eine große Bedeutung haben, jedoch nicht die entscheidende Rolle in der Dynamik des hypochondrischen Denkens spielen würden.

In der psychoanalytischen Literatur beggnen zur speziellen *Psychodynamik* des hypochondrischen Erlebens auffallend wenige eingehendere Darstellungen. Sie nehmen ihren Ausgang von der Libidotheorie, wobei FREUD die Hypochondrie, zusammen mit der Neurasthenie und der Angstneurose, zunächst als eine der Aktualneurosen verstand. Nach seiner Auffassung (1914) zieht der Hypochondrische „Interesse wie Libido ... von den Objekten der Außenwelt zurück und konzentriert beides auf das ihn beschäftigende Organ". Diesem „narzißtischen Zurückziehen der Libidopositionen auf die eigene Person" entspricht eine „Stauung der Ichlibido", die als unlustvoll empfunden wird. Auch hier erscheint die Hypochondrie nicht mehr als besondere Krankheitseinheit; ein „Stückchen Hypochondrie" könne vielmehr auch Bestandteil der anderen Neurosen sein. FELDMANN betont zwar in seiner Monographie, daß die „konkrete Entstehungsdynamik hypochondrischer Entwicklungen" sehr vielfältig sein kann und sich nicht auf einen gemeinsamen Nenner bringen läßt, nennt aber unter Hinweis auf FENICHEL als allgemeinste Voraussetzung, die in jedem Fall zutreffen würde, „daß Objektlibido zu Leiblibido wird". Die klinische Beobachtung zeige auch, daß vielfach ödipale Konflikte am Beginn einer Hypochondrie stehen. „In der peniblen Fürsorge, mit der das Ich seinen Leib umgibt und den Ängsten zu begegnen versucht, scheint die introjizierte Haltung der umsorgenden und liebenden Mutter wiederzukehren". Für den Hypochonder sei das Leibliche „psychisch derart besetzt, daß er sich selbst quasi nur noch als Körper hat". Nach BRÄUTIGAM spielen vor allem aufgestaute aggressive oder sexuelle Phantasien eine Rolle, die „in den hypochondrischen Ängsten zurückzuschlagen" scheinen; als Kastrationsphantasien sind sie auf bestimmte Körperteile verlagert. TELLENBACH betont, unter Bezug auf WULFF und RUFFIN, die „Reziprozität von Leib und Welt", wenn die „Verarmung des Welthaften" am Leibe als Hypochondrie zum Austrag kommen kann.

MENTZOS (1982) versucht das Charakteristische der hypochondrischen Psychodynamik im Vergleich zur hysterischen herauszuarbeiten. Der Unterschied wird darin gesehen, daß der „hysterische Modus" mit Identifikation, mit Quasi-Veränderungen der Selbstrepräsentanz und mit (sich selber und den anderen gegenüber) Anders-Erscheinen arbeite, wogegen der „hypochondrische Modus" durch introjektive und projektive Vorgänge charakterisiert sei. Der hysterische Patient identiziert sich mit dem, was er inszeniert. Der Hypochonder verhält sich so, als ob er den „Feind", also das, was er nicht sein will, im eigenen Körper entdecke. Hierbei fällt vor allem eine eigentümliche Ähnlichkeit mit wahnbildenden Prozessen auf; Der Hypochonder sucht in seinem Körper genauso nach Hinweisen auf gefährliche Erkrankungen, wie der sich verfolgt fühlende Patient in der Außenwelt nach Belegen für seine Überzeugung. Es ist auch nicht selten, daß sich Verfolgungswahn und Hypochondrie abwechseln. Der hypochondrische Modus taucht bevorzugt bei narzißtischer und aggressiver Problematik auf, wobei der hypochondrische Patient mittels einer „Krankheit" etwas ausdrücken will, was ihn ängstlich stimmt und ihm gefährlich erscheint. Das „Böse" wird also nicht nach außen (wie in den wahnbildenden Psychosen), sondern in den eigenen Körper hineinprojiziert. Diffuse Ängste oder unerträgliche aggressive Tendenzen werden auf diese Weise konkretisiert, als körperliche oder psychische Erkrankung eingegrenzt und als solche bekämpft. MENTZOS weist auch noch darauf hin, daß beim hypochondrischen Modus mehrere zusätzliche primäre und sekundäre „Gewinne" vorhanden seien. So könne der Patient mit Hilfe seiner hypochondrischen Beschwerden Zuwendung fordern und erreichen, gewisse aggressive Tendenzen indirekt abführen und die Unannehmlichkeiten direkter Auseinandersetzungen mit Bezugspersonen vermeiden.

Die Auflösung der alten Krankheitseinheit Hypochondrie in einem Symptomverband, der im Rahmen verschiedener psychopathologischer Zustandsbilder vorkommen kann, hat dazu geführt, daß in der nosologischen Nomenklatur das Substantiv Hypochondrie selbst mehr und mehr durch das Adjektiv „hypochondrisch" ersetzt wurde. Von Hypochondrie selbst ist meist nur noch in erläuternden Abhandlungen und dann im Sinne eines Problembegriffs die Rede. Je nach Stärke und Anteil des hypochondrischen Elements wird von hypochondrischer Färbung und Begleitsymptomatik oder aber von hypochondrischer Ausrichtung und Prägung eines Krankheitsbildes gesprochen. Im nichtpsychotischen Bereich können dementsprechend sowohl abnorme Reaktionen und Entwicklungen so spezifiziert werden („hypochondrische Reaktion", „hypochondrische Entwicklung"), als auch in diese Richtung ausgestaltete Neurosen im engeren Sinne („hypochondrische Neurose", s. u.), sowie ferner (nach DSM III) hypochondrisch gefärbte dysthyme Störungen, generalisierte Angst- und Paniksyndrome oder Zwangs- und Somatisierungssyndrome.

Die typische *hypochondrische Neurose* (die in der ICD 9 und im DSM III als eigenes Krankheitsbild geführt wird) sieht der Allgemeinarzt und Internist eher häufig, der Psychiater und Psychotherapeut viel seltener, da die Patienten die Überweisung zum Facharzt oft verweigern. Der Beginn fällt meistens in die Pubertät oder Adoleszenz, obgleich die Störungen mitunter auch in den mittleren Lebensjahren und zu Beginn des Seniums einsetzen können. Für eine hereditäre Belastung finden sich meist keine konkreten Anhaltspunkte. Prädisponierende biographische Faktoren sind nicht auszuschließen, wenngleich schwer objektivierbar. Dazu gehören frühere Erfahrungen mit realen körperlichen Krankheiten bei sich, einem Familienmitglied oder im Bekanntenkreis (z. B. Krebserkrankung oder Krebstod). Der Verlauf ist in der Regel chronisch, mit wechselnder Zu- und Abnahme der Symptomatik, mitunter auch langsam zunehmend bis zur psychosozialen Behinderung (s. u.). Die hypochondrischen Inhalte können an sich jede Art von meist körperlicher Erkrankung betreffen. Besonders häufig begegnet die Furcht vor einem Tumor, aber auch Angst vor Leukämie, Multipler Sklerose, Herzleiden usw. Als Auslöser (oder Folge) der Befürchtungen lassen sich auch Schweißausbrüche, Magen-Darm-Beschwerden, Herzsensationen jeglicher Art sowie sonstige geringe Beeinträchtigungen ausmachen. Es können mehrere Organsysteme oder auch nur einzelne Organe einbezogen sein (z. B. bei der sogenannten „Herzneurose", → Herzphobie). Die Anamnese wird typischerweise umständlich, bedeutsam und detailliert vorgetragen. Häufige Arztkonsultationen und vor allem Arztwechsel sind die Regel, desgleichen eine bisweilen rasche Verschlechterung der Arzt-Patient-Beziehung, ausgelöst durch Ärger und Frustration auf beiden Seiten. Die psychosozialen Folgen können sehr unterschiedlich sein, jedoch führen die hypochondrischen Klagen und auch die mit ihnen häufig verbundenen depressiven Stimmungsschwankungen bei Chronifizierung des Leidens nach und nach zum Nachlassen der sozialen und beruflichen Leistungsfähigkeit. Kann der Betroffene die krankhafte Beschäftigung mit seinen körperlichen Beschwerden nicht mehr auf die Freizeit beschränken, droht über zunehmende zwischenmenschliche, familiäre und berufliche Störungen der soziale Abstieg und der Rückzug in die Krankheitswelt. Im psychotischen Bereich begegnet das Phänomen und die Bezeichnung Hypochondrie sowohl im Rahmen der → Schizophrenie („hypochondrische Schizophrenie", „schizophrene Hypochondrismen") als auch im Rahmen depressiver Zustandsbilder. Die „hypochondrische Depression" stellt allerdings keine nosologische Einheit dar und darf auch keinesfalls mit einer larvierten, maskierten oder vegetativen → Depression verwechselt werden. Meist handelt es sich jedoch um Syndrombilder einer endogenen Depression, sei es aus der manisch-depressiven oder periodischen Gruppe einschließlich der Involutionsdepression. Die „hypochondrische Depression" hat schon die alte Hypochondrie-Konzeption bestimmt (s. o.). SATTES fordert für ihre Diagnose gleichzeitig alle Kriterien einer endogenen Depression sowie das Vorliegen einer hypochondrischen Einstellung mit „überwertiger bis wahnhafter Verarbeitung" körperlicher, objektiv nicht nachweisbarer Beschwerden; er kommt zu einer Häufigkeit von 13% unter der endogenen Gruppe. Für K. SCHNEIDER ist in diesem Zusammenhang die hypochondrische Symptomatik Zeichen einer der „Urängste" des Menschen, die durch die Psychose lediglich aufgedeckt werden. WEITBRECHT betont, daß eine solche „primäre Hypochondrie" bei der cyclothymen Depression so wenig psychologisch ohne Rest auflösbar sei wie die Schuldgefühle; im übrigen weist er, wie andere auch, auf das Auftreten des hypochondrischen Syndroms bei nichtcyclothymen Depressionen hin, spezifisch bei der von ihm beschriebenen (→) endoreaktiven Dysthymie. Interessanterweise hat sich in den vergangenen Jahrzehnten ein Wandel in der Häufigkeitsverteilung bestimmter depressiver Inhalte abgezeichnet, nämlich ein Rückgang der Versündigungsideen und ein Anwachsen hypochondrischer Vorstellungen und Verarbeitungsweisen (LAUTER u. a.). Schließlich kann eine hypochondrische Symptomatik auch im Rahmen (chronischer) körperlich begründbarer Psychosen sowie cerebraler Abbauprozesse und sonstiger Störungen verschiedener Genese auftreten.

Eine einheitliche *Definition* des hypochondrischen Syndroms ist angesichts des so breit gestreuten und vielfältigen Vorkommens hypochondrischer Phänomene schwer möglich. Beim Versuch einer überwiegend praxisbezogenen Begriffsbildung läßt sich folgendes zusammenfassen: Hypochondrie ist ein Angstsyndrom, bei dem nicht oder nicht ausreichend objektivierbare bzw. objektadäquate Befürchtungen, Vermutungen oder Verdachtsmomente, krank zu sein oder krank zu werden, das Erleben und Denken übermäßig besetzen. Den Kern bildet eine abnorme psychische Einstellung zum eigenen Leib und seinen Gefährdungsmöglichkeiten, mit ausgeprägter bis exzessiver Selbstbeobachtung des eigenen Körpers bzw. seiner Gesundheit im allgemeinen, sowie der Angst um die Unversehrtheit seiner Organfunktionen im besonderen (die Angst um die seelische oder geistige Gesundheit scheint – zumindest zahlenmäßig – eine untergeordnete Rolle zu spielen). Nach JANZARIK (1959) handelt es sich um eine „übermächtige und in ihrer Beharrlichkeit und Maßlosigkeit sachlich nicht mehr begründbare Sorge um Gesundheit und Leben", nach BRÄUTIGAM (1968) um „ängstliche Selbstbeobachtung und Krankheitsfurcht bei meist phantastischen Körpervorstellungen".

Der hypochondrische Patient hat das Vertrauen in die Selbstverständlichkeit der körperlichen und geistig-seelischen Funktionsabläufe seines Organismus verloren. Er ist verunsichert und beobachtet seine leiblichen Regungen zunehmend mit ängstlich-besorgter Unruhe. Er neigt dazu, in unbedeutenden Beschwerden und Störungen lebensbedrohliche Erkrankungen zu erleben, wobei er schließlich von der „tödlichen" Ernsthaftigkeit seines Leidens voll überzeugt sein kann. Dabei findet er in mannigfachen Mißempfindungen oder gar Schmerzen eine ständig mahnende Wiederbelebung seiner anfangs schleichenden, später manifesten und chronifizierten Angst und Sorge. Über den Körper und seine Funktionen bestehen hierbei oft unrealistische und phantastische Vorstellungen; er wird nach den psychischen Eigendürfnissen und nicht nach Anatomie und Physiologie konzipiert. Die körperliche Untersuchung ergibt meist keinen Anhalt für die vorgebrachten Befürchtungen oder lediglich die üblichen „Grenzbefunde". In seltenen Fällen kann gleichzeitig eine objektivierbare körperliche Störung bestehen, die dann typischerweise unrealistisch überhöht wird (s.o.). Die zermürbende Furcht oder Überzeugung, eine bedrohliche Erkrankung zu haben, dauert trotz ärztlicher Beruhigung an und kann durch sachliche Gegenargumente nicht korrigiert werden. Im Extremfall kommt es zu wahnhaften Befürchtungen (z.B. Carzinophobie), die sich schließlich bis zur Wahngewißheit steigern können (hypochondrischer → Wahn).

Ein besonderes und immer wieder zu Fehldiagnosen verleitendes Problem ist die Abgrenzung hypochondrischer Symptome von echten organischen Erkrankungen. Hier muß die Differentialdiagnose somatogen/psychogen auch auf längere Verläufe hin prinzipiell im Auge behalten werden, um zwischenzeitlich auftretende ernsthafte Körpersymptome nicht zu übersehen. „Hypochondrie" bzw. „hypochondrisches Syndrom" bleibt jedenfalls eine rein psychiatrische Diagnose und wird nicht per exclusionem, sondern aufgrund der *psychischen* Symptomatik (s.o.) gestellt. „Der bloße unbestimmte Eindruck des Hypochondrischen, oft genug nur aus fehlenden Organbefunden abgeleitet, sollte stets zu einem klinisch-bestimmten werden" (FELDMANN). – Diese diagnostische Klarheit ist um so wichtiger, als Prognosestellung und Therapieplanung von einer hartnäckigen und meist wenig beeinflußbaren Symptomatik auszugehen haben. Nach BRÄUTIGAM ist es sogar „in der Mehrzahl der Fälle nicht möglich, mit hypochondrisch Fixierten eine psychotherapeutische Behandlung zu beginnen"; auch Übungsbehandlungen würden eher die hypochondrische Selbstbeobachtung steigern. Anerkannte therapeutische Konzepte gibt es hier jedenfalls nicht. Als Fazit darf gelten, daß hypochondrische Syndrome, soweit sie nicht Begleitsymptomatik anderer psychischer Störungen sind, vorerst therapeutisches Experimentierfeld bleiben.

Literatur
BRÄUTIGAM, W.: Reaktionen, Neurosen, Psychopathien. 3. Aufl. Stuttgart: Thieme 1972.
DSM III – Diagnost. and statist. manual of mental disorder. American Psychiatr. Association, Washington 1980. – Dtsch. Übers. v. KOEHLER K., SASS, H. Weinheim u. Basel: Beltz 1984.
FELDMANN, H.: Hypochondrie. Berlin Heidelberg New York: Springer 1972.
FISCHER-HOMBERGER, E.: Hypochondrie. Bern: Huber 1970.
FREUD, S.: Zur Einführung des Narzißmus. In: Gesammelte Werke Bd. X. London: Imago 1946.
GALENUS, C.: Opera omnia. In: KÜHN, C. G. (Hrsg.) Bd. VIII, Leipzig 1821–1833.
GRIESINGER, W.: Die Pathologie und Therapie der psychischen Krankheiten. Stuttgart: Krabbe 1845.
JAHRREIS, W.: Das hypochondrische Denken. Arch. Psychiat. Nervenkr. 92, 686–823; insbesondere 694, 741 u. 772 (1930).
JANZARIK, W.: Zur Klinik und Psychopathologie des hypochondrischen Syndroms. Nervenarzt 30, 539–545 (1959).
JASPERS, K.: Allgemeine Psychopathologie. Berlin Göttingen Heidelberg: Springer 1959.
JOLLY, F.: Hysterie und Hypochondrie. In: ZIEMSSEN, H. v. (Hrsg.) Handbuch der speziellen Pathologie und Therapie, Band 12/2. Leipzig 1877.
KRAEPELIN, E.: Psychiatrie. Leipzig: Barth 1896.
KRAFFT-EBING, R. v.: Lehrbuch der Psychiatrie. Stuttgart: Enke 1903.
LAUTER, H., SCHOEN, W.: Über den Gestaltwandel der Melancholie. Arch. Psychiat. Zschr. Neurol. 209, 209–306 (1967).
MENTZOS, S.: Neurotische Konfliktverarbeitung. München: Kindler 1982.
SATTES, H.: Die hypochondrische Depression. Halle: Marhold 1955.
SCHNEIDER, K.: Die Aufdeckung des Daseins durch die cyclothyme Depression. Nervenarzt 21, 193–194 (1950).
TELLENBACH, H.: Melancholie. 3. Aufl. Berlin Heidelberg New York: Springer 1976.
WEITBRECHT, H.J.: Über Hypochondrie. Dtsch. med. Wschr. 76, 312–315 (1951).
WOLLENBERG, R.: Die Hypochondrie. Wien: Hölder 1904.
G. HOLE und V. FAUST

Hypokinese (Akinese, Amimie)
Mit Hypokinese wird ein Zustand verringerter Motilität bezeichnet, der in der Akinese das Ausmaß einer völligen Bewegungslosigkeit erreicht. Der Terminus enthält keinen Hinweis auf den Ursprung der motorischen Erscheinung und seine Begriffsbestimmung schließt eine zentrale oder periphere Lähmung sowie eine Bewußtseinsstörung aus. Wenn mit der Bewegungsarmut die Ausdrucksmotorik des Gesichtes gemeint ist, spricht man von einer Amimie. Während Hypokinese und Akinese sich nur durch das Ausmaß der Armut an Spontan- und Reaktivbewegungen voneinander unterscheiden, bedeutet das Wort „Bradykinese" einen verlangsamten, zeitlupenartigen Ablauf von Bewegungen.
Man kennt eine organisch-neurologische und eine psychodynamisch begründbare Hypokinese sowie eine zu diesem Begriffspaar nicht passende Residualkategorie der psychotischen Bewegungsarmut.

a) Bei den organisch-neurologisch begründbaren Arten von Hypo- und Akinesen wird zwischen einer frontalen und hirnstammbedingten Form unterschieden. Die frontale Hypo- und Akinese beruht lokalisatorisch auf einer Läsion der cranialen, motorisch stummen Abschnitte des zentralen Nervensystems. Ihr Wesen ist eine Einengung des Erlebnishorizontes, eine Reduktion an weitergreifenden Entwürfen, ein Schwinden der Handlungsanlässe und der Motive im motorischen Verhalten. Sie stellt damit auch den Ausdruck einer Ziel- und Motivverarmung des Kranken dar (HÄFNER). Die hirnstammbedingte, extrapyramidale oder auch striäre Hypo- und Akinese besteht in einer verringerten Spontaneität, in einer motorischen Gebundenheit, in einem Fehlen von Mitbewegungen und in einer Verarmung bzw. einem Erlöschen der Ausdrucksbewegungen. Fallweise können das Fehlen von ideo-motorischen Handlungen, Bradykinese oder die Amimie stärker im Vordergrund stehen. Lokalisatorisch beruht die striäre Akinese auf einem Untergang der Zellen der Substantia nigra (HASSLER). Eine Sonderform der Hirnstammakinese ist der sogenannte „akinetische Mutismus" (CAIRNS et al.). Hier sind Bewußtsein, sensorische und sensible Funktionen sowie Orientierungsreaktionen erhalten, aber die spontane Motorik, Sprache und Schmerzreaktionen einschließlich mimischer Ausdrucksfähigkeit sind erloschen. Anatomisch findet man in solchen Fällen Läsionen des Cingulum und des Hirnstammes.

b) Die psychogene Hypo- und Akinese, die fallweise den Grad eines Stupors annehmen kann, ist in manchen Fällen der Ausdruck eines Konversionsvorganges. E. KRETSCHMER hat diese Art konversionshysterischer Reglosigkeit stammesgeschichtlich gedeutet und als eine phylogenetisch urtümliche Schutzreaktion auf schädliche Einwirkungen, als ein Homologon des Totstellreflexes bei Tieren aufgefaßt. Außer durch den Konversionsmechanismus können die Hypo- und Akinese auch durch einfache, psychogene Hemmungszustände, etwa bei der Bewegungsarmut der depressiven Reaktion, bedingt sein.

c) Nach Abzug der organ-neurologischen und psychogenen Bewegungsarmut verbleibt noch eine Residualkategorie von psychotisch bedingten Hypo- und Akinesen. Eine ihrer Abarten beruht auf intrapsychischen Hemmungszuständen, wie man sie bei der gehemmten Depression findet. Die depressive Hemmung ist strukturell ein komplexer Vorgang, der sich gedanklich in eine erschwerte Entschlußfähigkeit, in eine Verlangsamung der psychomotorischen Abläufe und in ein Versiegen des Antriebs zergliedern läßt. Die katatone Hypo- und Akinese gehört in das Gebiet der pathologischen Willensbildungen. Bei ihr existieret einmal eine reine Hypo- bzw. Akinese mit völligem Fehlen von Initiativ- und Reaktivbewegungen. Die Hypo- und Akinese mit Sperrung ist hingegen durch die gleichzeitige Wirksamkeit von Impulsen und Gegenimpulsen gekennzeichnet, die einander kinetisch aufheben und die Person dadurch immobilisieren. Durch eine solche simultane Ambitendenz entsteht der verspannte, „harte" oder „gesperrte" Stupor.

Für die Frankfurter psychiatrische Schule (KLEIST, FÜNFGELD, LEONHARD, FERNANDES) sind Hypo- und Akinese psychomotorische Störungen. Von WERNICKE werden sie auf eine verringerte Reizbildung in der psychomotorischen Bahn des sensomotorischen Reflexbogens und von KLEIST auf mangelnde elementare spielerische Regungen im Hirnstamm zurückgeführt. Für KLEIST sind sie Ausdruck des organischen Krankheitsprozesses und Manifestation von instinktiven motorischen Regungen in den Ganglien des Hirnstammes allein oder einer mangelnden Zusammenarbeit mit dem Stirnhirn. Auf diese Weise schärfer definiert, umfaßt der Ausdruck „Akinese" Bewegungs- und Sprechunfähigkeit mit Spannungen und tonisch-kataleptische Erscheinungen.

Hypokinese und Akinese können schon physiologisch als Erscheinungen eines psychomotorischen Temperaments vorkommen. In pathologischen Zuständen kennzeichnen sie die Motilitätspsychosen, die katatone Form der Schizophrenie, manche hirnorganische Zustände und exogene und endogene Vergiftungen.

Literatur

BOSTROEM, A.: Störungen des Wollens. Katatone Störungen. Striäre Störungen. In: Handbuch der Geisteskrankheiten. Hrsg. H. BUMKE, Band 2, Allg. Teil II. Berlin: Springer 1928.
CAIRNS, H.: Disturbances of consciousness with lesions of the brain stem and diencephalon. Brain 75, 109–146 (1952).
FERNANDES, B.: Klinische Untersuchungen über motorische Erscheinungen bei Psychosen und organischen Hirnkrankheiten. Berlin: Karger 1937.
GERSTMANN, J.: Grundsätzliches zur Frage der Akinesen und Hyperkinesen bei Erkrankungen des striopallidären Systems. Mschr. Psychiat. 55, 35–54 (1924).
GERSTMANN, J., SCHILDER, P.: Studien über Bewegungsstörungen, Folge I–VII, 2. Neur. Psychiat. 58, 266–275 (1920), 58, 276–279 (1920), 61, 203–218 (1920), 70, 35–54 (1921), 85, 32–43 (1923), 85, 44–51 (1923), 87, 570–582 (1923).
HÄFNER, H.: Psychopathologie des Stirnhirns 1939–1955. Fortschr. Psychiat. 25, 205–252 (1957).
HASSLER, R.: Extrapyramidal-motorische Syndrome und Erkrankungen. Handbuch der inneren Medizin V/3, Neurologie III. Berlin Göttingen Heidelberg: Springer 1953.
HAUPTMANN, A.: Der „Mangel an Antrieb" von innen gesehen (das psychische Korrelat der Akinese). Arch. Psychiat. Nervenkr. 66, 615–686 (1922).
JASPERS, K.: Allgemeine Psychopathologie. Berlin Göttingen Heidelberg: Springer 1965.
KLEE, A.: Akinetic mutism: Review of the literature and report of a case. J. nerv. ment. Dis. 133, 536 (1961).
KLEIST, K.: Gehirnpathologie. Leipzig: Thieme 1934.
LANGE, J., KRAEPELIN, E.: Allgemeine Psychiatrie, 9. Aufl. Leipzig: Barth 1927.
LEONHARD, K.: Aufteilung der endogenen Psychosen. Berlin: Akademie-Verlag 1957.
WAGNER, W.: Physiologie und Pathologie der Motilität. Fortschr. Neurol. Psychiat. 8, 76–92 (1936), 10, 436–463 (1938).
WERNICKE, C.: Grundriß der Psychiatrie in klinischen Vorlesungen. Leipzig: Thieme 1906.

S. WIESER

Hypophysärstimmung → Psychosyndrom, endokrines

Hysterie

[gr.: ὑστερικός = die Gebärmutter betreffend]
Mit Hysterie wird eine Form neurotischen Krankseins bezeichnet, das entweder durch eine vielgestaltige körperliche Symptomatik ohne organische Grundlage (Konversionssymptome) oder durch eine bestimmte Persönlichkeitsstruktur charakterisiert ist.

Der Begriff geht zurück auf HIPPOKRATES, der in der Gebärmutter den Sitz der Krankheit vermutete, die nach seiner Auffassung nur bei Frauen vorkommen soll. Daß Hysteriker außerordentlich suggestibel sind, zeigte sich zum Beispiel in den in Klöstern im Mittelalter sich ausbreitenden Epidemien von rasender Tanzwut und Anfällen von Zuckungen, die als dämonische Besessenheit religiös gedeutet und durch exorzistische Praktiken geheilt wurden. Minutiöse Beschreibungen der hysterischen Symptome lieferte CHARCOT in seinen berühmten Vorlesungen an der Salpêtrière. Er sah die Hysterie noch als eine degenerative Erkrankung der Nervenbahnen an. An der Hysterie vollzog sich von CHARCOT zu FREUD der Übergang von der organischen, neurodegenerativen zur psychogenetischen Auffassung und Interpretation seelischer und psychosomatischer Störungen. An der hysterischen Konversion entdeckte FREUD, daß das Symptom der körperliche Ausdruck einer verdrängten Vorstellung und eines unbewußten Konfliktes sein kann; oder unter ökonomischen Gesichtspunkten ausgedrückt: daß die von den verdrängten Vorstellungen gelöste Libido in Innervationsenergie umgewandelt wird und zur libidinösen Befriedigung in der Symptombildung führen kann (primärer Krankheitsgewinn).

Bei den hysterischen Konversionssymptomen sind Motorik und Sensorik am häufigsten betroffen: Gangstörungen; Armlähmungen; Sensibilitätsstörungen; Ausfall der Sinnesorgane. Um die Jahrhundertwende waren hysterische Anfälle noch sehr häufig, sie hatten entweder den Charakter einer dramatischen motorischen Entladung (Bewegungssturm) oder äußerten sich in Starre, Steifheit oder einfacher Schwäche als eine Art von „Totstellreflex" (KRETSCHMER). Auch hysterische Dämmerzustände, Stimmlähmungen, Blindheit und Taubheit haben diese Bedeutungsrichtung des regressiven Sich-tot-stellens. Die von CHARCOT in allen Einzelheiten beschriebenen hysterischen Anfälle mit kreisbogenförmiger Körperbiegung bei starker Vorbeugung des Beckens (arc de cercle) und rhythmischen Bewegungen brachten auf Umwegen den unbewußten sexuellen Konflikt zum Ausdruck.

Zur hysterischen Persönlichkeitsstruktur gehört die narzißtische, egozentrische, geltungsbedürftige Einstellung mit Darstellungstendenzen und einem infantilen Bedürfnis nach Anerkennung. Die Hysteriker sind nicht in der Lage, das Sexuelle zu integrieren, sie bleiben unfähig zu einer reifen genitalen Sexualbeziehung und Befriedigung. Hysteriker sind gewöhnlich sehr begabt darin, ihre Konflikte zu verdrängen, ja sie vollkommen vom Bewußtsein abzuspalten. – Bei der Angsthysterie gelingt die Verdrängung weniger vollständig, der mit der verdrängten Vorstellung verbundene Angstaffekt verbindet sich mit anderen Gegenständen (z. B. Tieren, Plätzen etc.), was zur Phobie führt.

Die Bedingung der hysterischen Neurosenstruktur liegt nach psychoanalytischer Auffassung in ödipalen Fixierungen mit Bindung an den gegengeschlechtlichen Elternteil und unbewußten Phantasien sexueller Verführung. Bei Frauen wird die eigene Geschlechtsrolle als demütigend abgelehnt, phallische Züge sind häufig, sie wollen sich wegen ihrer vermeindlichen Unterlegenheit als Frau („Penislosigkeit") bestätigen oder sich rächen. Männer suchen in narzißtischer und egozentrischer Weise eine Bestätigung der eigenen männlichen Potenz. Grundlegend ist eine narzißtische Störung, die durch öffentliche und persönliche Anerkennung und Erfolge ausgeglichen werden muß. Bei vielen hysterischen Symptomen, z. B. bei hysterischen Anfällen und Schmerzen, spielt neben einer Sexualisierung das Strafbedürfnis eine große Rolle. Die wichtigsten Abwehrmechanismen des Hysterikers sind Verdrängung, Abspaltung und Verleugnung sexueller Antriebe.

Die Häufigkeit hysterischer Symptombildungen und auch ihre jeweilige Ausprägung wird durch den kulturellen Wandel mitgeformt. In Ländern, in denen der Affektbereich und die sexuelle Triebhaftigkeit integriert, das heißt, bewußtseinsfähig und zu verbalisieren sind, werden hysterische Symptombildungen selten beobachtet. Die durch Aufklärung und rationale Lenkung bestimmte Lebensführung in den westlichen Ländern führt zu einer Abnahme der Hysterie, während sie z. B. in Indien und Osteuropa noch häufig anzutreffen ist. Nach EYSENCK überwiegen im Westen hysterische Symptombildungen noch im unteren Intelligenzbereich; nicht selten kommt es dabei zu einer sekundären Ausgestaltung einer (hirn-)organischen Schädigung im Sinne einer funktionellen, meist tendenziösen Überlagerung.

Therapeutisch ist eine aktive, energische Führung angezeigt, bei einfachen Menschen auch Hypnose, analytische Therapie nur bei differenzierten hysterischen Charakterneurosen mit starkem Leidensdruck.

Literatur
BRÄUTIGAM, W.: Reaktionen – Neurosen – Abnorme Persönlichkeiten, 5. Aufl. Stuttgart: Thieme 1985.
BRENNER, CH.: Grundzüge der Psychoanalyse. Frankfurt: Fischer 1967.
FREUD, S. (gemeinsam mit BREUER, F.): Studien über Hysterie. Wien: Deuticke 1922.
KRETSCHMER, E.: Hysterie, Reflex und Instinkt. Stuttgart: Thieme 1948.
KUIPER, P. C.: Die seelischen Krankheiten des Menschen. Stuttgart: Klett 1968.   W. BRÄUTIGAM

I

Ich (das)
Das Ich, seine Rolle im psychischen Konflikt und seine dadurch möglichen Beeinträchtigungen waren von Anfang an das eigentliche Objekt der Psychoanalyse, deren therapeutisches Ziel immer die Wiederherstellung der Intaktheit des Ichs war. Der Begriff selbst hat jedoch im Laufe der Entwicklung der psychoanalytischen Theorie eine Reihe von Ergänzungen und Modifikationen erfahren. In den Anfängen der Theoriebildung waren die Begriffe Ich, → Selbst und Person, ferner Ich und Bewußtsein noch weitgehend identisch und austauschbar. Doch lag der Akzent schon damals einerseits auf seiner Hemmfunktion (→ Zensur), der Fähigkeit zur → Verdrängung zurückgewiesener Wünsche und Bedürfnisse, andererseits auf der engen Beziehung des Ichs zur Umwelt, seiner Kontrolle über Wahrnehmung und Motorik und der Fähigkeit zur Realitätskritik. Unter allmählicher Modifikation des topischen Gesichtspunkts (der Gliederung des psychischen Apparates in die Systeme Bewußt, Vorbewußt und → Unbewußt), tauchten in den frühen zwanziger Jahren die Vorstellungen auf, die zu einer Neuformulierung des Ich-Begriffs führten (FREUD, 1923). Der topische Gesichtspunkt wurde durch den strukturellen ersetzt, die psychischen Prozesse um die drei nach ihre spezifischen Funktionen definierten Bereiche Ich, → Es und → Über-Ich zentriert. Diese Neugruppierung bot für die Einordnung und die Beschreibung der Interaktion psychischer Vorgänge bessere Möglichkeiten.

Das Ich der zweiten Trieblehre ist in erster Linie das Organ der Anpassung, Hemmung und Synthese. Es ist jener Teil der Psyche, der auf die Umwelt ausgerichtet ist, um an ihr und durch sie ein Optimum an Triebabfuhr und Befriedigung zu erzielen. Es hat die Aufgabe der Reizbewältigung und Selbsterhaltung übernommen und ist von der Rücksicht auf Sicherheit beherrscht. FREUD (1932, S. 81–85) charakterisiert das Ich folgendermaßen: Das Ich steht in enger Beziehung zum äußersten oberflächlichen Stück des seelischen Apparates, dem Wahrnehmungsbewußtsein, das der Außenwelt zugewandt ist und die Wahrnehmungen von ihr vermittelt (auch solche, die aus dem Innern des Seelenlebens herankommen). In ihm entsteht das Phänomen des Bewußtseins. Das Ich ist jener Teil des Es, der durch den Einfluß der Außenwelt modifiziert und zur Reizaufnahme und zum Reizschutz eingerichtet wurde. Als Vertreter der Außenwelt gegenüber dem Es beherrscht es die Zugänge zur Motilität. Es schiebt zwischen Bedürfnisbefriedigung und Handlung die Denkarbeit ein und verwertet frühere Erfahrungen. Auf diese Weise entthront es das → Lustprinzip, das den Ablauf der Vorgänge im Es beherrscht und ersetzt es durch das Realitätsprinzip. Es strebt nach Synthese seiner Inhalte, Vereinheitlichung seiner seelischen Vorgänge und stellt einen hohen Grad an Organisation her. Es entwickelt sich von der Triebwahrnehmung zur Triebbeherrschung. Das Ich hat aber nicht nur die Ansprüche des Es mit den Realitätsforderungen in Einklang zu bringen, es hat zugleich die Normen und Gebote des Über-Ichs zu beachten. Es wird somit von drei Seiten her eingeengt, von dreierlei Gefahren bedroht, und reagiert bei Bedrängnis mit Angstentwicklung, Minderwertigkeits- und Schuldgefühlen: Realangst vor der Außenwelt, Gewissensangst vor dem Überich und neurotischer Angst vor der Stärke der Leidenschaften im Es.

Genetisch entwickelt sich das Ich aus der undifferenzierten Ich-Es-Einheit unter dem Einfluß der Realität. Die wesentlichen Strukturmerkmale des psychischen Apparates sind am Beginn der Latenzphase, im Alter von 5–6 Jahren, ausgebildet. Später finden nur noch Modifikationen und Bereicherungen der gebildeten Strukturen statt.

Topisch durchdringt das Ich die drei Systeme Bewußt, Vorbewußt und Unbewußt.

Strukturell stellt es eine z. T. unabhängige Funktionseinheit dar (primäre und sekundäre Ich-Autonomie) und verfügt über eigene Apparate und Funktionen.

Dynamisch ist das Ich Konfliktpartner des Es und des Über-Ichs. Es bildet den adaptiven und defensiven Pol der Persönlichkeit und reagiert beim Auftreten stärkerer Unlustaffekte (Angstsignale) mit Abwehr.

Ökonomisch zeichnet sich das Ich durch das Vorherrschen des Sekundärvorgangs gegenüber dem Primärvorgang und – besonders im Bereich seiner nicht defensiven Funktionen – durch einen hohen Neutralisierungsgrad der in ihm wirksamen Triebenergie aus.

Die wichtigsten *Entwicklungsprozesse im Ich* betreffen die Entwicklung der Wahrnehmung, des Gedächtnisses, der Kontrolle über die Motorik und Körperbedürfnisse, die Differenzierung zwischen Selbst und Umwelt, den Fortschritt vom Lust- zum Realitäts-Ich bzw. vom Primär- zum Sekundärprozeßdenken und vom primären → Narzißmus zur Objektbeziehung. Bei all diesen Prozessen wirken Lern- und Reifungsvorgänge eng zusammen.

Die Differenzierung des Ichs beginnt innerhalb der ersten 6–8 Lebensmonate und ist mit 2–3 Jahren weitgehend beendet, obwohl später noch beträchtliche Erweiterungen und Umformungen stattfinden (BRENNER, 1955, S. 46). Neben genetisch determinierten Wachstumsprozessen im Zentralnervensystem – der Reifung der Wahrnehmung und anderer Apparate des Ichs – wirken die Einflüsse der → Triebe und der Außenwelt auf die Ichentwicklung ein. Unter den Umweltfaktoren beansprucht der eigene Körper schon früh einen besonderen Platz, und er behält ihn, solange wir leben (FREUD, 1911). Die psychischen Repräsentanzen des Körpers, d. h. die mit ihm verbundenen Vorstellungen und Erinnerungen mit ihren Triebbesetzungen, bilden den Kern des sich entwickelnden Ichs. In diesem Sinne ist das Ich nach FREUD (1923) in erster Linie ein → *Körper-Ich.*

Mit der Fähigkeit zur Differenzierung von Außen- und Innenreizen lernt das Kind allmählich zwischen Selbst und Nicht-Selbst zu unterscheiden, und so entwickeln sich seine *Ich-Grenzen.* Eine vollständige und klare Trennung von Innerem und Äußerem, Subjektivem und Objektivem gelingt jedoch nie. Das Kind zeigt noch längere Zeit große Schwierigkeiten, zwischen Phantasie und Realität zu unterscheiden und die Beeinflussung der Erfahrung durch eigene Wünsche, Hoffnungen, Erinnerungen oder Ängste bleibt zeitlebens als ein die Realität verzerrender Faktor erhalten (vgl. auch Projektion).

Ein wichtiger Aspekt der Ichentwicklung betrifft die *Beziehung des Ichs zu den Triebregungen.* Das Ich muß fähig sein, Triebbedürfnisse aufzuschieben und zu kontrollieren. Während die Umwelt in den ersten Lebensmonaten ausschließlich als ein Mittel zur Triebbefriedigung gebraucht wird, beginnt das Kind schon gegen Ende des ersten Lebensjahres sich den Triebregungen entgegen und auf die Seite der Realitätsforderungen zu stellen (BRENNER, 1955). Oft gibt die Reinlichkeitserziehung Anlaß zu heftigen Konflikten zwischen dem Ich und dem Es. Infolge der Abhängigkeit des Kindes von der Mutter und im Bestreben, größere Unlust zu vermeiden, unterwirft sich das Kind den mütterlichen Forderungen. Viele dieser Anpassungsleistungen des Ichs werden durch die schon früh einsetzende Neigung, sich mit bewunderten oder gefürchteten Vorbildern zu identifizieren, wesentlich erleichtert.

Die zentrale Stellung der → *Identifikation* in der Ichentwicklung zeigt sich beim Erwerb der Sprache und zahlreicher anderer Ichleistungen, an übernommenen Interessen, Reaktionsweisen und Eigenheiten. Auf dem Weg der Identifikation werden Besetzungen von Objektrepräsentanzen dem Selbst zugeführt, wird mit anderen Worten dem Es Triebenergie entzogen und in neutralisierter Form dem Ich oder Selbst zur Verfügung gestellt. Diese Bereicherung und Stärkung des Ichs auf Kosten des Es schafft zugleich günstigere Bedingungen für die Kontrolle der Triebe.

Eng verknüpft mit der Ich-Es-Differenzierung und der Neutralisierung von Triebenergie ist die Entwicklung vom → *Primär-* zum → *Sekundärvorgang* und vom Lust- zum *Realitätsprinzip.* Beide Prozesse beziehen sich auf die Umwandlung von frei beweglicher Triebenergie in eine gebundenere, aufschubfähigere Form und sind entscheidend für die Fähigkeit des Ichs, zwischen Triebanspruch und Befriedigungshandlung die *Denktätig-*

keit einzuschalten (FREUD, 1938). Die intellektuelle Reifung setzt den Fortschritt vom Lust- zum Realitätsprinzip voraus. Das Kind lernt in seinem Denken und Handeln objektive Kriterien anzuwenden. Durch Reifungs- und Lernprozesse entwickelt es Geschicklichkeiten und Aktivitäten, deren Betätigung als lustvoll erlebt wird (Funktionslust) und die ihrerseits wieder zur Festigung des Realitätsprinzips beitragen (HARTMANN, 1948). Auch Phantasie und Spiel können wichtige Funktionen im Lernprozeß ausüben und bessere Formen der Realitätsbewältigung anregen (HARTMANN, KRIS, LOEWENSTEIN, 1946). Zudem bieten Tagträume und Phantasien – wie der nächtliche → *Traum –* eine partielle Triebbefriedigung und erleichtern dem Ich auch damit die Kontrolle über die Es-Forderungen.

Alle diese frühen Lernerfahrungen sind nach HARTMANN, KRIS, LOEWENSTEIN (1946) von vier Hauptfaktoren abhängig: 1. dem Reifezustand des Ichs, 2. der Reaktion der Umwelt, 3. der Toleranz des Ichs gegenüber Versagungen und 4. von verschiedenen Arten der Gratifikation und Befriedigung, die der Lernprozeß dem Kind verschafft.

Der wichtigste Umweltfaktor des Kindes ist seine Mutter. Schon früh wurde daher die Ichentwicklung im Zusammenhang mit den → *Objektbeziehungen* des Kindes untersucht. Das Neugeborene unterscheidet nur Lust und Unlust, Wohlbehagen und Unbehagen. Mit der allmählichen Differenzierung zwischen Selbst und Nicht-Selbst neigt es zunächst dazu, die Quelle der Unlust außerhalb des eigenen Selbst zu lokalisieren. Reifungsprozesse in der zweiten Hälfte des ersten Lebensjahres ermöglichen eine erste Kontrolle über die Umwelt und die Objekte und führen zu einer besseren Verarbeitung der Erfahrung. Zu Beginn des zweiten Lebensjahres hat das Kind dauerhafte Objektbeziehungen ausgebildet. Die Abwesenheit der Mutter wird immer weniger als Gefahr erlebt und die Angst, das Liebesobjekt zu verlieren, geht über die Angst vor Liebesverlust (FREUD, 1926). Dieser Fortschritt, der das Aufrechterhalten der Objektbesetzung bei vorübergehender Abwesenheit des Objekts gegenüber dem frustrierenden Objekt zur Voraussetzung hat (Entwicklung der *Objektkonstanz* nach HARTMANN), setzt bereits eine gewisse Fähigkeit zum Triebaufschub und damit einen hinreichenden Grad an Neutralisierung von Triebenergie voraus.

Besonders solange das Ich noch schwach und wenig entwickelt ist, wird es bei ansteigender Bedürfnisspannung (etwa infolge Abwesenheit der Mutter) einer zunehmenden Reizstärke ausgesetzt, die es schließlich nicht mehr zu bewältigen oder abzuführen vermag. FREUD (1926, S. 199) nannte diese Situation eine „traumatische" und führte die Angstentwicklung darauf zurück. Ursprünglich ist Angst somit eine Reaktion auf das Gefühl von Ohnmacht gegenüber der Trieb- oder Reizstärke. Mit der Zeit lernt das Kind Gefahren zu antizipieren und ihnen mit zweckmäßigen Reaktionen vorzubeugen. Es wird durch das *Angstsignal* gewarnt, das nun aktiv vom Ich selbst erzeugt wird. Nur wenn das Ich nicht zweckmäßig darauf antworten kann, tritt vermehrte Angstentwicklung auf.

Parallel mit der Ichentwicklung und der zunehmenden Unabhängigkeit des Kindes ändert sich auch der Charakter der Gefahrsituationen. Zunächst steht die Angst vor Objektverlust im Vordergrund. Sie geht über in Angst vor Liebesverlust. In der phallischen Phase dominieren die → Kastrationsängste. Schließlich, nach erfolgter Überichbildung, treten Überichängste in Form von Schuld- und Minderwertigkeitsgefühlen hinzu.

Das Angstsignal mobilisiert die Abwehroperationen, die dem Ich gegen drohende Triebgefahren zur Verfügung stehen. Grundsätzlich kann das Ich jede ihm verfügbare Möglichkeit, die den Zweck erfüllt, zur Abwehr einsetzen. Unter den mannigfaltigen Abwehrleistungen des Ichs gibt es aber eine beschränkte Zahl von Mechanismen, die ausschließlich oder vorwiegend der Triebabwehr dienen und von A. FREUD (1936) als *„Abwehrmechanismen"* bezeichnet werden, nämlich: → Verdrängung, → Regression, → Reaktionsbildung, Isolierung, Ungeschehenmachen, → Projektion, Introjektion, Wendung gegen die eigene Person und Verkehrung ins Gegenteil. Das Kind entwickelt aus den vorliegenden Möglichkeiten seinen eigenen Abwehrstil, die ihm eigene Form der Auseinandersetzung mit der Umwelt, dem Es und später dem Überich, welche seiner Persönlichkeitsstruktur und seinem Charakter die individuelle Prägung verleihen (HARTMANN, KRIS, LOEWENSTEIN, 1946, S. 29).

Infolge der engen Verbindung zwischen Ich- und Triebentwicklung läßt sich ein Aspekt der *Ichentwicklung als Korrelat der Triebentwicklung* beschreiben. In diesem Sinne wird von einem oralen, analen oder phallischen Ich gesprochen (ERIKSONS *„Modalitäten"*, 1957). Aus oralen, analen, exhibitionistischen, aggressiven oder narzißtischen Triebregungen entwickeln sich häufig besondere Ichinteressen. Viele Ichaktivitäten lassen sich so genetisch auf Determinanten im Es oder auf Konflikte zwischen dem Ich und dem Es zurückverfolgen. Solche Funktionen und Aktivitäten, die ursprünglich im Dienste der Triebabwehr standen, können sich später zu selbständigen autonomen Strukturen entwickeln (sekundäre Ich-Autonomie) und neue Funktionen übernehmen (Funktionswandel) (HARTMANN, 1955).

Die *Beziehungen zwischen Ich und Es* sind somit komplex. Das Es stellt dem Ich seine Energien zur Verfügung, während das Ich Zielen des Es dienen kann. Es-Ziele können aber auch durch Ich-Ziele ersetzt werden. Die Übergänge zwischen Ich und Es sind fließend. So geraten Denken, Wahrnehmung, Motorik oder andere Ichapparate oft regressiv unter den Einfluß des Es oder Über-Ichs. Das Denken kann z. B. zwanghaften Zweifeln, die Wahrnehmung voyeuristischen Bedürfnissen dienen (Aggressivierung und Sexualisierung von Ichfunktionen) (HARTMANN, KRIS, LOEWENSTEIN, 1946, S. 14).

Die *Stärke des Ichs* besteht in seiner Fähigkeit, den Trieben ichgerechte Abfuhrmöglichkeiten zu eröffnen, stabile Gegenbesetzungen aufzubauen, das Realitätsprinzip gegenüber dem Lustprinzip durchzusetzen und in seiner Toleranz gegenüber Frustration, Unlust und Angst, so daß es zweckmäßig auf Angstsignale zu reagieren vermag. Ein starkes Ich zeigt nach HARTMANN eine große Kapazität, Triebenergie zu neutralisieren und zu integrieren, einen hohen Grad an Unabhängigkeit gegenüber Konflikten und genügend Widerstandskraft gegen regressive Prozesse, die nicht reversibel im Dienste des Ichs stehen (HARTMANN, 1955). Die für den Menschen spezifische Trennung zwischen Ich und Es, die Befreiung der Ichfunktionen und -Aktivitäten aus ihrer engen Verbindung mit den Triebbedürfnissen, erlaubt dem Menschen ein variableres und plastisches Verhalten gegenüber inneren und äußeren Anforderungen. Was ursprünglich instinktiv war, kann nun mit den Mitteln des Ichs vor sich gehen. Das Es ist somit von der Realität weiter entfernt als die Instinkte. Eine Folge davon ist die längere Hilflosigkeit und Abhängigkeit des Menschen von seiner Umwelt. Das Ich kann daher nicht summarisch als „nicht-biologischer" Teil der Persönlichkeit dem Es als dem „biologischen" gegenübergestellt werden, wie schon aus seiner Bedeutung für die Selbsterhaltung hervorgeht (HARTMANN, 1939).

Literatur
ARLOW, J.: Ego Psychology. Annual Survey of Psa. I. New York: Int. Univ. Press 1950.
BRENNER, CH.: An Elementary Textbook of Psychoanalysis. New York: Int. Univ. Press 1955.
ERIKSON, E.: Kindheit und Gesellschaft. Zürich Stuttgart: Pan-Verlag 1957.
FREUD, A.: Das Ich und die Abwehrmechanismen (1936). München: Kindler 1964.
FREUD, A.: The Mutual Influences in the Development of Ego and Id. Psychoanal. Stud. Child 7, 42 (1952).
FREUD, S.: Formulierungen über die zwei Prinzipien des psychischen Geschehens. G. W. VIII, London: Imago 1911.
FREUD, S.: Das Ich und das Es. G. W. XIII, London: Imago 1923.
FREUD, S.: Hemmung, Symptom und Angst. G. W. XIV, London: Imago 1926.
FREUD, S.: Neue Folge der Vorlesungen zur Einführung in die Psychoanalyse. G. W. XV, London: Imago 1932.
FREUD, S.: Abriß der Psychoanalyse. G. W. XVII, London: Imago 1938.
HARTMANN, H.: Ich-Psychologie und Anpassungsproblem (1939). Psyche 14, 81 (1960).
HARTMANN, H.: Comments on the Psychoanalytic Theory of Instinctual Drives (1948). In: Essays on Ego Psychology. New York: Int. Univ. Press 1964.
HARTMANN, H.: Comments on the Psychoanalytic Theory of the Ego. Psychoanal. Stud. Child 5, 74 (1950).
HARTMANN, H.: Die gegenseitige Beeinflussung von Ich und Es in der psychoanalytischen Theoriebildung (1952). Psyche 9, 1 (1955).

HARTMANN, H., KRIS, E., LOEWENSTEIN, R. M.: Comments on the Formation of Psychic Structure. Psychoanal. Stud. Child 2, 11 (1946).
RAPAPORT, D.: Die Struktur der psychoanalytischen Theorie. Stuttgart: Klett 1959.

H. LINCKE

Ichbewußtsein, gestörtes → Bewußtsein

Ichgrenzen, Störung der → Bewußtsein

Ichideal, Idealich, Idealselbst
FREUD (1914, S. 161) verwendet den Begriff zunächst deskriptiv als eine Instanz im → Ich, welche das aktuelle Ich und jede seiner Betätigungen an einem *Idealich* mißt, das im Laufe der Persönlichkeitsentwicklung geschaffen wurde. „Diese Schöpfung geschah in der Absicht, jene Selbstzufriedenheit wieder herzustellen, die mit dem primären infantilen → Narzißmus verbunden war, die aber seither so viel Störungen und Kränkungen erfahren hat ...." Seine Herkunft leitet FREUD aus den Einflüssen von Eltern, Erziehern und sozialer Umgebung ab, „aus der Identifizierung mit einzelnen dieser vorbildlichen Personen" (1917), S. 444. „Jeder Einzelne ist ... durch Identifizierung vielseitig gebunden und hat sein Ichideal nach den verschiedensten Vorbildern aufgebaut" (1921, S. 144).
Später, im Zusammenhang mit der Entwicklung der Strukturtheorie (1923), wurde das Ichideal zu einer Teilfunktion des → Über-Ichs (s. auch HARTMANN u. LOEWENSTEIN, 1962). LAMPL-DE GROOT (1962) hingegen setzt das Ichideal als besonderen Ichbereich mit eigenen Funktionen dem restriktiven Überich gegenüber. Das Ichideal ist nach ihr hauptsächlich ein Agent der Bedürfnisbefriedigung und Wunscherfüllung, das Über-Ich aber eine einschränkende Macht.
FREUD unterschied nicht zwischen den Begriffen Ichideal und Idealich. Eine andere Bedeutung kommt jedoch dem *Idealselbst* zu. Mit der Strukturierung der psychischen Repräsentanzen bilden sich auch solche, welche „idealen affektiven Zuständen des → Selbst" entsprechen und ihren Niederschlag im Idealselbst finden. Die besondere Kategorie von Idealen, die im Zusammenhang mit der Entwicklung der kindlichen Größenphantasien in Erscheinung tritt, ist nach SANDLER (1963) als *„idealisiertes Selbst"* zu bezeichnen.

Literatur
FREUD, S.: Zur Einführung des Narzißmus. G. W. X, London: Imago 1914.
FREUD, S.: Vorlesungen zur Einführung in die Psychoanalyse. G. W. XI, London: Imago 1917.
FREUD, S.: Massenpsychologie und Ich-Analyse. G. W. XIII, London: Imago 1921.
FREUD, S.: Das Ich und das Es. G. W. XIII, London: Imago 1923.
HARTMANN, H., LOEWENSTEIN, R. M.: Notes on the Superego. Psychoanal. Stud. Child 17, 42 (1962).
LAMPL-DE GROOT, J.: Ego Ideal and Superego. Psychoanal. Stud. Child 17, 94 (1962).
SANDLER, J., HOLDER, A., MEERS, D.: The Ego Ideal and the Ideal Self. Psychoanal. Stud. Child 18, 139 (1963).
SCHAFER, R.: Aspects of Internalisation. New York: Int. Univ. Press 1968.

H. LINCKE

Ich-Identität, gestörte → Bewußtsein

Ideen, überwertige → Denkstörungen

Ideenflucht → Denkstörungen

Identifikationsstörung → Identifizierung

Identifizierung (Introjizierung)
Der Begriff „Identifizierung", von S. FREUD schon im Zusammenhang mit seinen Untersuchungen über die Traumbildung und die Entstehung der hysterischen Symptome eingeführt, gewann von da an zunehmend an Bedeutung. Wichtige Erweiterungen und Vertiefungen erfuhr er in den Werken „Totem und Tabu" (1913), „Zur Einführung des Narzißmus" (1914), „Trauer und Melancholie" (1916), „Massenpsychologie und Ich-Analyse" (1921) und, nach Entwicklung der Strukturtheorie, in „Das Ich und das Es" (1923), „Der Untergang des Ödipuskomplexes" (1924) und der Arbeit von A. FREUD: „Das Ich und die Abwehrmechanismen" (1936).
Gegenüber verwandten Begriffen wie Imitation, Ansteckung, Stimmungsübertragung, Empathie und Induktion läßt sich der Begriff „Identifizierung" durch seinen unbewußten Charakter, seine mehr oder weniger dauerhafte Wirkung und seine zentrale Bedeutung für die Ichentwicklung abgrenzen.
Unter „Identifizierung" verstehen wir einen psychologischen Vorgang, durch welchen sich das Subjekt besondere Eigenschaften, Haltungen, Rollen, Einstellungen oder Gestimmtheiten des Objekts vorübergehend oder dauernd aneignet oder mittels dessen es sich unbewußt an die Stelle einer anderen Person setzt.
Die Begriffe → „Introjektion", gelegentlich auch „Inkorporation" und „Internalisation", werden in der Literatur häufig als synonym mit „Identifikation" gebraucht. HARTMANN und LOEWENSTEIN (1962) schlugen jedoch vor, den Begriff „Inkorporation" auf die zur oralen Phase gehörenden Triebregungen und Einverleibungsphantasien zu beschränken, die häufig im Zusammenhang mit Identifizierungen als deren regressiv reaktivierte Vorstufe zu beobachten sind. (Zur Abgrenzung zwischen Identifikation und Introjektion siehe: „Introjektion".)
Die Identifizierung ist einer der wichtigsten, wenn nicht der wichtigste Mechanismus bei der Bildung der Persönlichkeit. In den frühen Stadien seiner Entwicklung lehnt sich das Kind eng an die Art der Erwachsenen an, mit der Umwelt in Beziehung zu treten. Es partizipiert an seinen Reaktionen und macht sich seine Problemlösungen zu eigen. Die

ersten Lernprozesse erfolgen zum großen Teil durch Identifizierung mit der Mutter. Von größter Bedeutung ist dieser Vorgang auch bei der Entwicklung des moralischen Verhaltens. FREUD beschreibt die Identifizierung gewöhnlich als einen Prozeß, der sich im Ich abspielt, doch beteiligen sich bestimmte Identifizierungen auch an der → Über-Ich-Bildung. Sekundär, bei Gefahr, kann die Identifizierung der Abwehr dienen. Ihre erste Funktion für die Entwicklung und ihre zweite zur Abwehr sind nicht scharf trennbar.

Die Wurzeln der Identifizierung können auf jene Es-Strebungen zurückverfolgt werden, die auf eine Inkorporation des Objekts tendieren (Kannibalismus) (FREUD, 1905, S. 98). In der frühen oralen Entwicklungsphase sind Objektbeziehung und Identifizierung noch kaum zu unterscheiden. Nach HARTMANN und LOEWENSTEIN (1962) stellt diese frühe Identifizierung mit der Mutter eine Vorstufe der Objektbeziehung dar. Später wird ein aufgegebenes Liebesobjekt häufig durch „Aufrichtung des Objekts im Ich" (Identifizierung) ersetzt, eine Art Regression auf die orale Phase, die mit einer Ich-Veränderung verbunden ist. FREUD (1923, S. 257) meint, daß die Identifizierung vielleicht überhaupt die Bedingung ist, unter der das Es seine Objekte aufgibt, und daß „der Charakter des Ichs ein Niederschlag der aufgegebenen Objektbesetzungen ist". Diese in „Totem und Tabu", „Trauer und Melancholie" von FREUD näher untersuchten Prozesse erwiesen sich als grundlegend zum Verständnis der *Melancholie* (vgl. „Introjektion"), sowie später der → *Über-Ich-Bildung* und finden ihren Niederschlag in zahlreichen magischen Bräuchen, Ritualen und Zeremonien (z. B. Totemmahl, Kommunion).

In „Zur Einführung des Narzißmus" wurden von FREUD (1914) Bedeutung und Wirkungsweise der Identifizierung im Zusammenhang mit der narzißtischen Objektwahl (vgl. „Narzißmus") geklärt, die u. a. bei bestimmten Formen der Homosexualität klinisch bedeutsam ist.

Schließlich, in „Massenpsychologie und Ich-Analyse" (1921, Kap. VII) unterscheidet FREUD drei Arten der Identifizierung: 1. Die *„vorbildliche" Identifizierung* als Ausdruck einer präödipalen Gefühlsbindung an eine andere, zum Ideal genommene Person, ein Abkömmling oraler Einverleibungswünsche (jemanden „zum Fressen gern" haben). 2. Die *Identifikation als regressiver Ersatz einer aufgegebenen Objektwahl*. Sie kommt besonders eindrücklich in bestimmten neurotischen Symptomen zur Wirkung, etwa beim Kind, das identifikatorisch denselben quälenden Husten wie seine Mutter entwickelt. Hier ist die Identifikation eine partielle, entleiht nur einen einzelnen Zug des Objekts. 3. Die *Identifizierung auf Grund einer wichtigen affektiven Gemeinsamkeit* (auf dem Weg der „psychischen Infektion" bei gleichartiger Gefühlsbereitschaft). Ihr begegnen wir ebenfalls bei der hysterischen Symptombildung, aber auch im Verhalten des einzelnen in Massensituationen (Bindung der Individuen an ein gemeinsames Vorbild oder Ideal). Zusammenfassend bemerkt FREUD (1921, S. 118), „daß erstens die Identifizierung die ursprünglichste Form der Gefühlsbindung an ein Objekt ist, zweitens daß sie auf regressivem Wege zum Ersatz für eine libidinöse Objektbindung wird, gleichsam durch Introjektion des Objekts ins Ich, und daß sie drittens bei jeder neu wahrgenommenen Gemeinsamkeit mit einer Person, die nicht Objekt der Sexualtriebe ist, entstehen kann" (alloplastische Identifizierung).

Beim Durchlaufen der ödipalen Entwicklungsphase führen Prozesse der Identifizierung und Introjektion zu tiefgreifenden Veränderungen in der psychischen Struktur des Kindes und zur Aufrichtung des → *Über-Ichs*.

Bestimmte Identifizierungen beziehen sich auf innere oder äußere Gefahrsituationen. A. FREUD (1936) beschrieb einen solchen Vorgang, die *Identifizierung mit dem Aggressor*, als normale Stufe in der Über-Ich-Entwicklung. Die Drohung oder Kritik des Aggressors wird identifikatorisch zwar verinnerlicht, dessen Aggression aber nach außen abgeführt und noch nicht selbstkritisch gegen die eigene Person gewendet. Nach SPITZ (1957) spielt dieser Mechanismus eine entscheidende Rolle bei der Entwicklung der Nein-Geste (Kopfschütteln) um den 15. Lebensmonat. Später, nach erfolgter Über-Ich-Bildung, kann die *Identifizierung mit dem Über-Ich* dazu dienen, dessen Aggression gegen das Ich nach außen zu lenken, um dadurch den Konflikt zwischen Ich und Über-Ich zu entspannen (Beispiel: kämpferischer Glaubenseifer).

Ausgang und Folgen der Identifizierungsprozesse hängen somit vom Entwicklungsniveau, vom psychischen Milieu, in dem sie stattfinden und von den jeweiligen Umweltbedingungen ab. Von den ursprünglichen und primitiven Formen von Imitation (die hauptsächlich der Realitätskontrolle dienen), über das Rollenspiel bis zu den tiefgreifenden Veränderungen, die mit der Überichbildung verbunden sind, führt ein langer Weg. Aber auch nach dem Durchlaufen der ödipalen Phase bildet das Kind neue Identifizierungen, die jedoch mehr das Ich als das Über-Ich beeinflussen.

Triebökonomisch ist der Begriff „Identifizierung" eng mit dem der → Sublimierung und Desexualisierung (vgl. Sublimierung) verknüpft.

Literatur
FREUD, A.: Das Ich und die Abwehrmechanismen (1936). München: Kindler 1964.
FREUD, S.: Drei Abhandlungen zur Sexualtheorie. G. W. V, London: Imago 1905.
FREUD, S.: Totem und Tabu. G. W. IX, London: Imago 1913.
FREUD, S.: Zur Einführung des Narzißmus. G. W. X, London: Imago 1914.
FREUD, S.: Trauer und Melancholie. G. W. X, London: Imago 1916.
FREUD, S.: Massenpsychologie und Ich-Analyse. G. W. XIII, London: Imago 1921.

FREUD, S.: Das Ich und das Es. G. W. XIII, London: Imago 1923.
FREUD, S.: Der Untergang des Ödipuskomplexes. G. W. XIII, London: Imago 1924.
HARTMANN, H., LOEWENSTEIN, R. M.: Notes on the Superego. Psychoanal. Stud. Child 17, 42 (1962).
SPITZ, R. A.: Nein und Ja. Die Ursprünge der menschlichen Kommunikation. Stuttgart: Klett 1957.

H. LINCKE

Idiotie → Oligophrenie

Illusion
[lat.: Illudo = vortäuschen, vorspielen]
Fehldeutung von Sinneseindrücken, die durch ein reales Objekt hervorgerufen wurden. Spezialfall einer Sinnestäuschung (andere Formen: vgl. Halluzination, Pseudohalluzination.
Schon beim normalen Wahrnehmungsvorgang handelt es sich nicht um bloßes objektives Registrieren bestimmter physikalischer Vorgänge, sondern um einen produktiven Gestaltungsprozeß: Konturen und Kontraste werden stärker hervorgehoben, beleuchtungsabhängige Farbänderungen werden korrigiert, undeutliche oder fehlende Teilstrukturen werden ergänzt usw. Bekannt ist beispielsweise das Überlesen von Druckfehlern, im allgemeinen (abgesehen vom Korrekturlesen) ein durchaus zweckmäßiger Vorgang der dem ungestörten Textverständnis dient. Derartige sinnvolle Umgestaltungen heben das Wesentliche hervor; sie erhöhen den Informationsgehalt unserer Wahrnehmung. Insofern sollten sie streng genommen noch nicht als „Illusion" bezeichnet werden.
Eine Illusion im eigentlichen Sinne liegt erst dann vor, wenn die Umgestaltung eine falsche Information, ein Fehlurteil bewirkt (beispielsweise: ein Busch wird für ein Raubtier gehalten). Das Entstehen von Illusionen wird begünstigt durch objektive und subjektive Faktoren. Objektive Faktoren: erschwerte Wahrnehmungsbedingungen, wie zeitlich kurze (z. B. tachistoskopische) Exposition der Objekte, Unschärfe des Wahrnehmungsfeldes (Dämmerung, Nebel, Stimmengewirr u. a.), mangelnde Strukturiertheit des wahrzunehmenden Objektes bzw. mangelnde Abhebung vom Hintergrund, Überlagerung durch andere Strukturen mit stärkerem Kontrast usw. Subjektive Faktoren: Unaufmerksamkeit bzw. Ablenkung, Übermüdung, Bewußtseinstrübung, Erwartungsspannung in Abhängigkeit von freudigen oder ängstlichen Affekten, aber auch Wirksamwerden unbewußter Konstellationen (manche Freudsche Fehlleistung bedient sich der illusionären Verkennung). Meist wirken die erwähnten objektiven und subjektiven Faktoren zusammen: In der Dämmerung wird bei ängstlicher Grundstimmung ein Baumstumpf für ein Tier gehalten.
Man kann davon ausgehen, daß derartige Illusionen bei jedem gesunden Menschen gelegentlich vorkommen. Für dieses durchaus normale Phänomen ist kennzeichnend, daß der Betreffende sofort zu einer Korrektur seiner Illusion bereit ist, sofern die äußeren Umstände eine Korrektur ermöglichen. Erst wenn eine derartige Korrektur − trotz vorhandener äußerer Voraussetzungen − unterbleibt, handelt es sich um eine als pathologisch zu wertende Illusion. Von hier aus ergeben sich fließende Übergänge zur → Halluzination, aber auch zur → Wahnwahrnehmung. Pathologische (d. h. unkorrigierbare) Illusionen kommen vor bei Schizophrenie, Alkoholismus, Drogen, anderen zentralwirksamen Substanzen bzw. bei organischen Hirnkrankheiten, eventuell auch im Rahmen abnormer Entwicklungen unter starkem Affektdruck, z. B. bei Querulanten oder bei schweren neurotischen Fehlhaltungen.

Pareidolien: Durch produktive Phantasietätigkeit werden flächenhafte Gebilde (z. B. Tapeten, alte Mauern, Wolken) umgestaltet zu Gesichtern, Fratzen, Tierkörpern und anderen Phänomenen. Oder in rhythmischen Geräuschen (z. B. Geräusch einer fahrenden Eisenbahn) werden Worte gehört u. a. Diese Vorgänge können bis zu einem gewissen Grad willkürlich gesteuert werden; die phantastischen Erscheinungen werden in die Realität „hineingesehen" oder „hineingehört"; schon in dieser Formulierung drückt sich eine gewisse Aktivität des Subjektes aus. Unabhängig von dem Pantasiegebilde bleibt die reale Eigenqualität des Objektes (z. B. Tapete) bewußt; die phantastische Gestalt besteht zusätzlich zur Realität bzw. „neben" ihr; die Vorsilbe „para" (in Pareidolie) ist also zutreffend. Insofern besteht ein gewisser Unterschied zu den oben geschilderten eigentlichen Illusionen, die ja zu einem Fehlurteil führen. − Vorkommen der Pareidolien hauptsächlich bei Kindern, aber auch bei manchen gesunden Erwachsenen in entspanntem Zustand. Prinzipiell ähnlich ist der Vorgang beim Rorschachschen Formdeuteversuch. Bei Bewußtseinstrübung (z. B. Fieberdelir) kommen Pareidolien gehäuft vor; hier fällt die Steuerbarkeit weg, die reale Eigenqualität des Objektes wird nicht mehr vergegenwärtigt; fließende Übergänge zu den Illusionen, u. U. sogar Übergang in Halluzinationen (z. B. wenn die Fratzen aus der Tapete heraustreten und den Kranken von allen Seiten bedrohen). Nach anderem Sprachgebrauch wird der Begriff Pareidolie gleichgesetzt mit Illusion allgemein.
Eidetische Bilder: s. S. 217.

Literatur
BASH, K. W.: Lehrbuch der allgemeinen Psychopathologie. Stuttgart: Thieme 1955.
GLATZEL, J.: Spezielle Psychopathologie. Stuttgart: Enke 1981.
JASPERS, K.: Allgemeine Psychopathologie. 7. unveränderte Auflage. Berlin Göttingen Heidelberg: Springer 1959.

J. FINKE

Imago
[lat.: Bild]
Der Begriff „Imago" wurde von C. G. JUNG in Anlehnung an SPITTELERS Roman „Imago" sowie an die antike religiöse Vorstellung der „imagines et lares" in die Tiefenpsychologie eingeführt und auch von S. FREUD übernommen. Er bezeichnet die innere Gesamtvorstellung, die ein Mensch von den geliebten Personen seiner Kindheit, also vor allem von Vater, Mutter und Geschwistern, gewonnen hat und in sich trägt. Kommt diesen Personen in der Realität nicht die Qualität eines Vorbildes zu, so faßt der Begriff „Imago" die phanta-

sierte Vorstellung eines idealisierten Vaters, einer idealisierten Mutter oder eines idealisierten Geschwisters. In dieser Hinsicht ist aber der Gebrauch des Begriffes nicht vereinheitlicht worden, d. h. es wird beispielsweise zwischen der „Vaterimago" als innerer Repräsentanz des realen Vaters oder als Bild des vorbildlichen Vaters nicht immer scharf unterschieden. Der Begriff wird heute ohnehin nur noch selten gebraucht. „Imagines" können, wie FREUD einmal sagte, auch als „Klischees" wirksam sein und zu psychologischen Reihenbildungen Anlaß geben. So kann beispielsweise eine Reihe von Liebes- und Sexualpartnern immer wieder auf Grund der „Mutter-Imago" fortgesetzt werden, wobei die in dieser Reihenbildung aktiven Inzestverbote für die libidinöse Frustration resp. für die daraus hervorgehende, erfolglos fortgesetzte Weiterführung der Reihenbildung verantwortlich sind.

Literatur
FREUD, S.: Zur Dynamik der Übertragung. Gesammelte Werke, Band 8. London: Imago 1943.
JUNG, C. G.: Wandlungen und Symbole der Libido. Leipzig: Deuticke 1912. F. MEERWEIN

Imbezillität → Oligophrenie

Impotenz
Impotenz ist ein unpräziser Sammelbegriff für alle möglichen sexuellen Funktionsstörungen des Mannes. Zu unterscheiden sind die beiden Hauptgruppen: Ejakulationsstörungen (→ Ejaculatio praecox und Ejaculatio deficiens, das heißt die Unfähigkeit, zur Ejakulation und zum Orgasmus zu kommen) und Erektionsstörungen, die em ehesten unter dem Begriff Impotenz verstanden werden. Unter diagnostischen und therapeutischen Aspekten ist es wichtig, zwischen Arten und Intensitätsabstufungen von Erektionsstörungen zu differenzieren. Eine Erektion kann völlig ausbleiben oder unvollständig sein, häufig ist sie anfänglich vorhanden, läßt dann vor der Immissio oder im Verlauf des Koitus nach. Ferner ist es wichtig, im Lebenslängsschnitt zu differenzieren, ob diese Störung initial ist, das heißt mit dem Beginn sexueller Erfahrungen auftritt, ob sie primär ist, das heißt von Anfang an bestanden hat oder sekundär, das heißt nach einer Zeit ungestörter sexueller Funktion aufgetreten ist, ob sie, wie meist, praktikbezogen ist, das heißt nur beim Geschlechtsverkehr auftritt, nicht aber bei der Masturbation oder beim Petting, ob die Erektionsstörung situationsbezogen, partnerabhängig ist, ständig auftritt oder nur gelegentlich. Ist eine Erektionsstörung komplett und praktikunabhängig und fehlen auch nächtliche und morgendliche Spontanerektionen, dann ist immer eine genaue körperliche Diagnostik angezeigt.
Epidemiologisch sind nur grobe Schätzungen möglich. KINSEY (1948) hat gefunden, daß dauerhafte Erektionsstörungen bei Männern bis zu 30 Jahren unter 1% liegen, bei 40jährigen zu 2%, bei 55jährigen in 7% und bei 65jährigen in 25% zu beobachten sind. Episodische Erektionsstörungen sind sicher sehr viel häufiger. KAPLAN (1974) schätzt, daß jeder zweite Mann, SCHNABL (1972), daß jeder dritte Mann gelegentlich Erektionsstörungen hat.
Organische Verursachungen sind selten, die Angaben schwanken, liegen aber unter 10%. In Frage kommen genitale Mißbildungen, Operationsfolgen (Prostata), Entzündungen, Rückenmarkserkrankungen, endokrine Störungen, Diabetes mellitus, medikamentöse Nebenwirkungen; in neuerer Zeit werden Durchblutungsstörungen im Bereich des Beckens und des Penis ein großes Gewicht beigemessen.
Die weitaus häufigste Ursache ist psychisch. Die sexuelle Symptombildung ist ein Schutzmechanismus gegen neurotische Ängste. Nach ARENTEWICZ u. SCHMIDT (1980) kann man sie unterteilen in Triebängste (→ Angst vor Kontrollverlust, vor aggressiven Impulsen, Kastrationsängste), Beziehungsängste (Angst vor Abhängigkeit, Ichverlust, Angst vor inzestuösen Wünschen bei ungelöster ödipaler Problematik), Geschlechtsidentitäts- und Gewissensängste. Wichtige diagnostische Hinweise liefern die sexuellen Präferenzen und Phantasien. Neben den individuellen Ängsten spielen sehr oft Partnerkonflikte eine Rolle. Nicht selten steht eine sexuelle Funktionsstörung im Dienste der Aufrechterhaltung eines neurotischen Gleichgewichts.
Unabhängig von der Art der Verursachung spielt ein Selbstverstärkungsmechanismus eine wichtige Rolle und ist für die Chronifizierung der Störung wesentlich mit verantwortlich. Die Erfahrung eines „Versagens" führt zu Ängsten vor Wiederholung. Es setzt eine verstärkte Selbstbeobachtung ein, verbunden mit Erwartungsängsten, Beschämungsgefühlen, Versagensängsten, die das Scheitern der sexuellen Funktion vorprogrammieren und zu einer Verstärkung der Ängste führen.
Die genannten psychischen Ursachen sind nicht für die Erektionsstörung spezifisch, sondern können auch zu anderen sexuellen Funktionsstörungen führen, bei denen auch der Mechanismus der Selbstverstärkung regelmäßig zu beobachten ist.

Literatur
ARENTEWICZ, G., SCHMIDT, G.: Sexuell gestörte Beziehungen, Konzept und Technik der Paartherapie. Berlin Heidelberg New York: Springer 1980.
KAPLAN, H. S.: The new sex therapy. New York: Brunner and Mazel 1974.
KINSEY, A. C., POMEROY, W. W., MARTIN, C. E.: Sexual behavior in the human female. Philadelphia London: Saunders 1948.
SCHNABL, S.: Funktionelle Sexualstörungen. In: HESSE, P. G., TEBROCK, G. (Hrsg.) Sexologie, Bd. 1. Leipzig: Hirzel 1972. E. SCHORSCH

Impulshandlungen
Der Begriff *Impulshandlungen* wird von E. KRETSCHMER detailliert ausgeführt. Unter dem

Oberbegriff → *Primitivreaktionen* lassen sich *Explosiv-* oder *Impulsivhandlungen* von *Kurzschlußreaktionen* abgrenzen. Während bei Kurzschlußhandlungen ein vorbereitetes Feld mit planenden Komponenten bestehen kann, hat die Impulsivhandlung *Augenblicksbestimmung*. MEYER-GROSS beschreibt die klinische Beobachtung der Impulsivität bei einem Katatonen: „Der anscheinend regungslose, völlig gebundene Kranke springt ganz plötzlich aus dem Bett, bewegt sich frei und ungezwungen, zerschlägt eine Fensterscheibe, ohrfeigt den Bettnachbarn, versucht, sich aufzuhängen, usw. Er kehrt in seine frühere Stellung zurück, als ob nichts geschehen wäre" (S. 406). MEYER-GROSS kommentiert dazu, daß diese impulsiven Attacken häufig unter halluzinatorischen Einflüssen erfolgten und sie als Entladungen aufgespeicherter Affekte wirkten. In dieser Darstellung ist, unabhängig von einer sonstigen diagnostischen Zuordnung, das impulsive Handlungsphänomen als äußerlich beobachtbarer Tatbestand beschrieben, dabei ist das Plötzliche, Abrupte einer solchen Handlung charakteristisch. Dieses hebt auch JASPERS in seiner Beschreibung hervor: „Wenn Triebregungen ohne weiteres, ohne Kampf, ohne Entscheidung, aber doch unter verborgener Kontrolle der Persönlichkeit zur Entladung kommen, spricht man von Triebhandlungen. Sind die Phänomene ungehemmt, unhemmbar, unkontrolliert, so spricht man von impulsiven Handlungen" (S. 98). In dieser Beschreibung ist eine subjektive Komponente, die auf die Fähigkeit der Eigenkontrolle des Betroffenen abzielt, enthalten. Zur subjektiven Bewertung der Handlung ergänzt PETERS in seiner Definition: „Zum Begriff gehört, daß die Handlung von der rationalen Persönlichkeit wenigstens im Augenblick, in dem sie ausgeführt wird, nicht gebilligt wird, sondern als Triebdurchbruch geschieht, sobald ein verführerischer Reiz auftritt, der Befriedigung verspricht" (S. 270). Diesen kurzzeitigen Handlungsimpuls grenzt PETERS gegenüber Handlungen im epileptischen Dämmerzustand oder anderen krankhaften Ursachen ab. Damit werden Formen von Impulshandlungen ausgegrenzt, die auf dem Boden organischer Erkrankungen (Hirntumoren, → Epilepsie, Intoxikationen, etc.) entstehen und deren Kontrollverlust hierdurch zu erklären ist. Diese Richtung wird auch grundsätzlich weiterverfolgt, wenn Impulshandlungen im Rahmen von Psychosen beschrieben werden. Impulshafter Handlungsablauf und Zustandekommen werden in enger Verknüpfung mit der psychotischen Erkrankung gesehen.
In der Definition von SCHARFETTER wird ebenfalls auf die phänomenologische Beschreibung abgehoben: „Überwältigend durchschlagende (d. h. ausgeführte) unreflektierte (unbesonnene) Handlungen als Folge eines freiheitseinschränkenden imperativen Dranges. Im Fehlen jeder selbstreflexiven Kontrolle (Bedenken) werden die Folgen solcher Handlungen nicht bedacht oder berücksichtigt. Willentliche Hemmungen treten entweder gar nicht auf oder vermögen sich nicht gegen den Drang durchzusetzen." SCHARFETTER rechnet Poriomanie, → Pyromanie, → Kleptomanie und Dipsomanie mit zu den Impulshandlungen.
In dieser Weise werden auch im amerikanischen Diagnosesystem DSM-III die Störungen der Impulskontrolle beschrieben. Die folgenden psychopathologischen Zustände werden zur Impulshandlung gerechnet:

1. *Pathologisches Spielen, Spielsucht:* Als diagnostisches Kriterium gilt a) daß der Betroffene ständig und zunehmend unfähig ist, dem Impuls der Spielleidenschaft zu widerstehen; b) daß sein Familienleben und die berufliche Stellung nachhaltig gefährdet werden.

2. *Kleptomanie:* Als diagnostisches Kriterium gilt, daß der Betroffene a) unfähig ist, dem Impuls, Gegenstände zu stehlen, sich zu widersetzen. Es muß sich allerdings um Objekte handeln, die für ihn keinen Nutzen haben; b) hinzu kommen muß ein zunehmendes Spannungsgefühl vor dem Stehlakt; c) das Erleben von Lust und Entspannung zur Zeit des Wegnehmens muß beschrieben sein; d) der Diebstahl muß ohne Vorplanung und ohne Zusammenhang mit Komplizen ausgeführt sein.

3. *Die Pyromanie:* Hierzu werden ebenfalls eine Reihe von Diagnosekriterien vorgegeben, a) wiederholte Unfähigkeit, dem Impuls, Feuer zu legen, zu widerstehen; b) zunehmendes Spannungsgefühl vor dem Feuerlegen; c) Lusterleben, Befriedigung oder Spannungslösung beim Feueranzünden; d) Motivlosigkeit.

4. *Explosive Impulshandlung:* Es handelt sich dabei um intermittierende Zustände, die zeitlich und inhaltlich wie ausgestanzt sind. In den freien Intervallen bestehen keine Hinweise auf erhöhte Aggressivität. Ein Zusammenhang mit plötzlichen situativen Belastungsfaktoren ist nicht gegeben. Die Störung, die ohnehin selten ist, muß differentialdiagnostisch gegenüber Hirntumoren, Epilepsien, Intoxikationen und weiteren symptomatischen Einflüssen abgegrenzt werden, was oft schwierig und nur im Verlauf möglich ist.

Literatur
American Psychiatric Association: Diagnostic and Statistical Manual of Mental Disorders, Third Edition. Washington, D.C.: APA 1980.
JASPERS, K.: Allgemeine Psychopathologie. 6. Aufl. Berlin Göttingen Heidelberg: Springer 1953.
KRETSCHMER, E.: Medizinische Psychologie. 11. Aufl. Stuttgart: Thieme 1956.
MEYER-GROSS, W.: Die Schizophrenie. IV Die Klinik, S. 293–605. In: BUMKE, O. (Ed.) Handbuch der Geisteskrankheiten Bd. 9, V. Berlin: Springer 1932.
PETERS, U. H.: Wörterbuch der Psychiatrie und medizinischen Psychologie. 3. Aufl. München Wien Baltimore: Urban & Schwarzenberg 1984.
SCHARFETTER, C.: Allgemeine Psychopathologie. Stuttgart: Thieme 1976.
P. HARTWICH

Incidenz → Morbidität

Individualdistanz → Ethologie

Individualpsychologie

1. Nicht mehr übliche Bezeichnung für differentielle Psychologie (z. B. MÜNSTERBERG, 1891; OEHREN, 1895). Die differentielle Psychologie ist das Teilgebiet der Psychologie, das sich mit der Erforschung individueller Unterschiede befaßt (s. z. B. ANASTASI, 1965).

2. Vergleichende Individualpsychologie. Schöpfer der vergleichenden Individualpsychologie ist der Wiener Arzt ALFRED ADLER, dort geboren am 7. Febr. 1870, am Herzinfarkt gestorben am 28. Mai 1937 in Aberdeen auf einer Vortragsreise, zweites von sechs Kindern eines jüdischen Kornhändlers. 1898 erste Veröffentlichung „Gesundheitsbuch für das Schneidergewerbe" mit weitblickenden sozialmedizinischen Thesen: Krankheit ist u. a. das Produkt individueller Lebensumstände, die gesellschaftsbedingt sind. Krankheit ist somit ein soziales Phänomen, hat häufig soziale Ursachen und immer soziale Folgen. Zeitlebens blieb Schwerpunkt der Betrachtungen ADLERs über den Menschen dessen soziale Einbindung in die menschliche Gemeinschaft im weitesten Sinne, also der interaktionale Aspekt jeder Lebensregung und der interpersonale Aufgabencharakter jeder einzelnen Lebensgestaltung. Erst in zweiter Linie interessierte sich ADLER für die intrapsychischen Phänomene, die er zwar für genauso wichtig hielt, wie FREUD dies tat, die er aber als Mittel zum Zweck des Zusammenlebens ansah. ADLERs Standpunkt ist ein holistischer: Jede Lebensbewegung, jede bewußte oder unbewußte psychische Regung ist nur verständlich als Teil einer zielgerichteten Bewegung des Gesamtwesens. Jedes Lebewesen, auch der Mensch, verfolgt sein Lebensziel auf einer Lebensbahn nach einem ihm eigenen Lebensgesetz (Lebensstil). Konflikte ergeben sich nach ADLER nicht zwischen verschiedenen psychischen Instanzen, sondern daraus, daß der Mensch bewußte (verstandene) und unbewußte (unverstandene) Ziele mit bewußten, aber auch unbewußten Methoden verfolgt, so daß er sich in sinnvollen, akzeptierten, aber auch scheinbar unsinnigen, ihm scheinbar widerstrebenden Lebensbewegungen findet.

In den Jahren 1902 bis 1911 gehörte ADLER der Wiener Psychoanalytischen Vereinigung um SIGMUND FREUD an, deren Vorsitzender er 1910 wurde. 9 Jahre lang gehörte ADLER zu dem Kreis, der sich jeden Mittwoch um FREUD versammelte, doch wäre es falsch, daraus abzuleiten, ADLER wäre Schüler FREUDs gewesen.

ADLER wie FREUD haben in der gemeinsamen Arbeit ihre unterschiedlichen Standpunkte akzentuiert herausgearbeitet; 1911 zerbrach die menschliche Gemeinsamkeit scheinbar an sachlichen Differenzen: Die Gemeinsamkeit, nämlich die psychodynamische Betrachtungsweise der menschlichen Lebensgestaltung unter Einfluß des Unbewußten, war nun weniger wichtig geworden als die Differenzen, die zu keinem Zeitpunkt nicht vorhanden oder auch nur unklar waren.

Namensgebung: Über viele Jahre sah ADLER in der Psychoanalyse eine Methode und kein Dogma, so daß er auch seine Befunde und Ansichten als psychoanalytisch empfand. Nach der Trennung von FREUD und ADLER im Jahre 1911 nannte er seine Arbeitsgruppe zunächst „Verein für freie Psychoanalyse", doch ab 1912, nach der Veröffentlichung seines Hauptwerks „Über den nervösen Charakter. Grundzüge einer vergleichenden Individual-Psychologie und Psychotherapie" hieß die Adlersche Arbeitsrichtung Individualpsychologie. Unsinnigerweise wurde damals der Gegensatz zwischen dem holistischen Ansatz ADLERs (in-dividuum = das Unteilbare) und dem Instanzenmodell FREUDs (Es-Ich-[Über-Ich]) so viel Gewicht beigemessen, daß er namensgebend wurde. Das Beiwort „vergleichend", das den sozialen Aspekt verdeutlichen sollte, fiel bald ganz weg. So ist nicht leicht zu verstehen, daß es sich bei der Individualpsychologie um eine Methode der Menschenkenntnis handelt, die sich am ehesten als teleoanalytische (gr. τέλος: das Ziel) Sozialanthropologie (Orthologie und Pathologie) unter Einschluß des Unbewußten mit prophylaktischen, pädagogischen und psychotherapeutischen Aspekten handelt. Versuche, den Terminus Individualpsychologie zu ersetzen, z. B. durch holistische Psychologie oder Teleoanalyse, sind gescheitert.

Grundlagen der Individualpsychologie: Jeder einzelne, nicht entmutigt und dadurch in seiner Zielsetzung fehlgeleitet ist, strebt nach einer Lösung seiner Lebensaufgaben (Arbeit – Liebe – Mitmenschlichkeit/Gemeinschaft – Transzendenz) im Sinne des Wohls der Menschheit. Anstelle des Wohls der gesamten Menschheit eine Untergruppe zu setzen, ist grober Mißbrauch der Adlerschen Anschauung. Die Lebensenergie speist sich aus zwei Quellen: 1. dem Gemeinschaftsgefühl, dessen kindliche Frühform das Zärtlichkeitsbedürfnis ist und dessen gesunde Entwicklung im verantwortlichen allumfassenden Wirbewußtsein gipfelt, 2. dem → Minderwertigkeitsgefühl, das sich physiologisch aus der primären relativen Lebensuntüchtigkeit des Neugeborenen ergibt und seine Lebensenergie so richtet, daß die Minussituation überwunden (kompensiert) und eine Plussituation erreicht wird. Die adäquate Plussituation ist die Entwicklung der Lebenstüchtigkeit, also adäquater Fähigkeiten und Fertigkeiten zur Lösung der Lebensaufgaben, was gleichbedeutend ist mit einem gesunden Selbstbewußtsein/Selbstwertgefühl.

Das Kind entwickelt innerhalb eines ihm eigenen schöpferischen Freiraums gemäß seiner (individuellen tendenziösen) Wahrnehmung Bewältigungsstrategien im Sinne oder doch nahe der Norm, also im Sinne des „common sense", oder aber entfernt von/außerhalb der Norm im Sinne einer „privaten Logik", die es vor Demütigungen, resultierend aus dem Minderwertigkeitsgefühl, bewahren (Sicherungstendenz) und ihm soziale Anerkennung durch Überwindung der Minussituation verschaffen sollen. Primär gesunde, geliebte, erzieherisch im Sinne der Kooperation geförderte Kinder entwickeln einen Lebensstil (s. u.), der bei ausreichender Entwicklung des Gemeinschaftsgefühls eine lebenstüchtige wirhaft kooperative Bewältigung der Lebensaufgaben erlaubt. Primär gehandicapte, ungeliebte, vernachlässigte oder verwöhnte, nicht im Sinne der Kooperation geförderte Kinder entwickeln entmutigt einen Lebensstil, der mit einem verschärften Minderwertigkeitsgefühl einhergeht und kompensatorisch überdimensionierte Sicherungsaktionen vor erwarteten und befürchteten Demütigungen und ichhafte statt wirhafte Methoden zur Erringung einer fiktiven Überlegenheit vorsieht. Damit ist die neurotische Disposition bereits skizziert.

Lebensstil: Um die ganze Breite der Entwicklung bzw. Fehlentwicklung zu überblicken, muß man sich alle Aspekte des Lebensstils, also des unbewußten Apperzeptions-, Beurteilungs-, Folgerungs-, Handlungsentwurfs- und Handlungsschemas vor Augen führen, wobei in allen genannten Bereichen die Kognitionen und Emotionen immer zugleich gemeint sind. Der unbewußte Lebensstil nimmt in aller denkbaren Breite Stellung:
1. zum Selbstbild/Selbstwert,
2. zum Menschenbild und zur Sozietät,
3. zur Sicht der Welt und des Lebens in ihr,
4. zu den Lebenszielen,
5. zu den Methoden, mit denen diese Ziele zu erreichen sind.

ADLER betont, daß die individuelle Wirklichkeit gleichbedeutend ist mit der Meinung, die das Individuum zur Realität hat. Den Lebensstil eines Menschen zu verstehen heißt, seine persönliche, unverwechselbare Dynamik begreifen und einfühlen zu können. Das Verstehen des Lebensstils bietet den Schlüssel zur Menschenkenntnis, das Verstehen des eigenen Lebensstils bietet den Schlüssel zur Selbsterkenntnis und zur möglichen Veränderung, weshalb die Lebensstilanalyse eine zentrale Rolle in der individualpsychologischen Diagnostik einnimmt und in der individualpsychologischen Psychotherapie (s. u.) einen wichtigen Raum einnimmt.

Der Lebensstil entsteht in den ersten Lebensjahren unbewußt, aber planvoll. Er bietet das Muster, nach dem im ganzen weiteren Leben vor allem soziale Fragen und Aufgaben wahrgenommen, beurteilt und beantwortet bzw. gelöst werden. Bei der Kreation des Lebensstils spielen außer der biologischen Ausstattung des Kindes insbesondere die soziokulturellen Gegebenheiten eine Rolle, unter denen es aufwächst. Dabei ist jedoch nicht einmal die genetisch determinierte Konstitution einschließlich der Geschlechtszugehörigkeit schicksalsbestimmend. Nicht was der Mensch mitbekommen hat, ist entscheidend, sondern was er daraus macht. Wichtige Zuflüsse bei der Bildung des Lebensstils stammen aus der primären Mutterbeziehung (Urwir nach KÜNKEL), aus der Familienkonstellation, besonders aus dem Erziehungsstil der Eltern oder der Elternsurrogate, der Geschwisterposition, den sozioökonomischen Bedingungen, der außerfamiliären Erziehung. Der Lebensstil ist das psychodynamische Pendant zum eher statisch gedachten Charakter. Der Lebensstil kennzeichnet die Art, wie ein Mensch lebt, im Gegensatz zum Charakter, der die Eigenschaften eines Menschen beschreibt.

Neurosenlehre: Von den großen Themen ADLERS, zu denen besonders die Sozialmedizin, die Erziehung der Kinder und die Neurosenlehre gehören, soll hier nur das dritte ausgeführt werden.
Der erste Schritt zum Aufbau und Verständnis von ADLERS Neurosenlehre ist seine Beschäftigung mit dem Problem der Minderwertigkeit von Organen und die zunächst rein biologische Bewältigung dieser Minderwertigkeit (→ Organminderwertigkeit). Die grundlegende Bedeutung der „Studie über Minderwertigkeit von Organen" (1907) für die Schaffung der Adlerschen Neurosenlehre besteht in der Einführung der Theorie der Kompensation. Sie geht davon aus, daß in jedem sonst gesunden Menschen, dessen Leistungsfähigkeit durch ein nicht voll funktionsfähiges Organ gemindert ist, eine Kraft erwächst, die nach der Erringung der vollen Leistungsfähigkeit strebt. Dies kann von dem betroffenen Organ selbst ohne jedes bewußte Zutun des Organträgers geschehen, dies kann auch durch bewußtes Training des betreffenden Organs geschehen, dies kann aber auch bewußt oder auch nicht durch die Ausbildung anderer körperlicher oder auch psychischer Fähigkeiten geschehen, die für die ausgefallene oder ungenügend ausgebildete Fähigkeit mindern, gleichwertigen oder überwertigen Ersatz bieten. Wichtig ist dabei das in der gesamten Biologie zu beobachtende Phänomen, daß kompensatorische Bewegungen zumindest zunächst in der Regel zu einem überwertigen Ergebnis führen, so daß ein Mangel mehr als wettgemacht wird.

War die Entdeckung der psychischen Kompensation somatischer Handicaps schon ein großer gedanklicher Wurf, so war doch der noch größere die Parallelisierung der Organminderwertigkeit mit dem sozialpsychologischen Phänomen des Minderwertigkeitsgefühls. Hat der Mensch das quälende Bewußtsein des geringeren Ansehens in der von ihm selbst gewählten Vergleichsgruppe, so hat er doch auch die Möglichkeit der psychischen Überwindung dieses Bewußtseins. Es geht dann um die Position des Menschen in der Gruppe, also ein gruppendynamisches Problem, das realitätsgerecht, sachlich, wirhaft konstruktiv im Sinne des Gemeinschaftsgefühls gelöst werden kann – oder eben nicht, und hier wird der Schritt in die Pathodynamik des Seelenlebens getan.

Der zweite Schritt zum Verständnis der Neurosenlehre ADLERS ist die Klärung der Frage, wie ein Mensch überhaupt in das pathodynamische Fahrwasser gerät, wie die Störung aussieht, die einen Menschen neurotisch werden und handeln läßt. Einigkeit bestand zwischen FREUD und ADLER in zwei ganz entscheidenden Grundfragen: 1. Der Mensch ist ein dynamisches System. Die Beschwerden, die Symptome, auch die körperlichen, eines psychisch Kranken sind Symptome einer Störung des Persönlichkeitskerns, die nur dann geheilt werden können, wenn es gelingt, die Störungen des Persönlichkeitskerns zu beseitigen. 2. In den ersten Jahren der Kindheit werden die Weichen für das ganze weitere Leben gestellt. Während nun FREUD beim Ausbau seiner Lehre die Triebtheorie als dynamisches Prinzip und die Sexualität als das Feld der Ausprägung psychischer Inhalte wählte, hat ADLER die zielgerichtete Bewegung von minus nach plus, die auch als Kompensation von Minderwertigkeitsgefühlen verstanden werden kann, zum dynamischen Prinzip gewählt, während die Bewegungen des Menschen innerhalb der menschlichen Gemeinschaft samt der Lösung der Lebensaufgaben das Feld wurden, in dem ADLER die Phänomenologie der psychischen Inhalte und Bewegungen verfolgte. Dabei ist für die Neurosenentstehung oder gesunde Entwicklung und Lebensbewältigung die Entwicklung des Gemeinschaftsgefühls entscheidend. ADLERS Neurosentheorie ist also eine Sozialtheorie, keine Sexualtheorie. Die sexuellen Störungen sind sekundäre Wirkungen der aus gruppendynamischen Gründen entstandenen primären Störungen der sozialen Einordnung.

Der dritte Schritt zum Verständnis der Adlerschen Neurosenlehre ist die Beschreibung des „männlichen Protests". Die Tatsache der Gleichwertigkeit aller Menschen wird für das Kind schon dadurch fraglich, daß es dem männlichen oder weiblichen Geschlecht angehört, wobei das Kind schon sehr früh die Erfahrung machen muß, daß die soziokulturelle Bewertung der Geschlechtsrollen unterschiedlich ist. Die männliche wie die weibliche Rolle sind mit Rollenerwartungen verknüpft, wobei die weibliche Rolle von vornherein mit einem minderen Wert belegt ist, die männliche Rolle jedoch auch Forderungen enthält, deren Erfüllung dem Knaben als zu schwierig oder unmöglich erscheinen mag. So ist es bei beiden Geschlechtern wahrscheinlich, daß allein die Zugehörigkeit eine Quelle eines Minderwertigkeitsgefühls bedeutet und Kompensation im Rollenprotest gesucht wird, was ADLER für beide Geschlechter als „männlicher Protest" bezeichnet.

Als Ausgangslage für die neurotische Disposition, die in unserer Gesellschaft nahezu als Normalfall anzusehen ist, kommen also folgende Faktoren in Betracht:
1. das biologische Handicap und die in unserer Gesellschaft beinahe zwangsläufige soziale Unterlegenheit zumindest des Kindes,
2. das erzieherisch begünstigte Minderwertigkeitsgefühl durch Demütigung/Vernachlässigung oder Verwöhnung/Verhätschelung des Kindes, beides gleich von der Realität entfremdende Einflüsse, die zur Entmutigung führen,
3. die die Gleichwertigkeit der Menschen unterminierende soziokulturelle Ungleichbewertung der Geschlechtsrollen.

Ein auf diesem Boden entstandener Lebensstil enthält mit hoher Wahrscheinlichkeit eine neurotische Disposition, die insgesamt nur durch ein glücklich entwickeltes Gemeinschaftsgefühl realitätsgerecht kompensiert werden kann.

Manifestation der → *Neurose:* Droht in der Konfrontation mit den Lebensaufgaben ein Sinken oder der Verlust des Selbstwertgefühls, wird zu inadäquaten, nicht realitätsgerechten, unsachlichen Sicherungsmechanismen gegriffen, die eine fiktive Überlegenheit begründen sollen. Hierzu dienen u. a. die Symptombildungen, seien sie neurotischer (einschließlich psychosomatischer) oder psychotischer Natur. Wird der Angriff auf das Selbstwertgefühl in der Individualentwicklung sehr früh sehr stark empfunden, so wird die neurotische Sicherung zum Habitus: Es entsteht eine abnorme Persönlichkeit. Ist das Gemeinschaftsgefühl sehr gering entwickelt und sind damit die Gemeinschaftsnormen sehr wenig verbindlich, wird der Weg in die fiktive Überlegenheit mit sozial inadäquaten Mitteln häufig in der Kriminalität gesucht. Die seelischen Störungen folgen nach ADLER letzten Endes einer einheitlichen Psychodynamik.

Diagnostik: Das individuelle Bewegungsgesetz einer Persönlichkeit, sein Lebensstil, muß verstanden werden, will man die Persönlichkeit erfassen. Da alle einzelnen Gedanken, Gefühle, Handlungen, Erinnerungen, Träume, Symptome tendenziös im Sinne des Lebensstils zielgerichtet arrangiert werden, sind alle diese Phänomene zum Verständnis des Lebensstils verwendbar. Mit einem hohen Maß an Menschenkenntnis und Übung lassen sich zumindest die wesentlichsten Aspekte eines Lebensstils relativ schnell erfassen. Hilfsmittel bieten die genaue Kenntnis der individuellen Frühsozialisation, der Familienkonstellation, der Geschwisterposition, der frühesten Kindheitserinnerungen, der Wiederholungsträume und Phantasien des Kindes neben aktuellem bewußtem und unbewußtem Material.

→ *Psychotherapie:* In der Therapie geht es keineswegs im wesentlichen um den kognitiven Prozeß der „Bewußtmachung" des Lebensstils, um daraus eine Korrektur erworbener irrtümlicher Sichtweisen (tendenziöse Apperzeption), irrtümlicher Schlußweisen (private Logik) und irrtümlicher Zielsetzungen sowie irrtümlicher Handlungsweisen (Methoden) abzuleiten. Es geht vielmehr um den emotionalen Prozeß des wiederbelebenden Erinnerns in allen denkbaren Einzelheiten und jeder möglichen Tiefe, um nacherlebend eine Neubewertung und neue Schlußbildung im Hier und Jetzt zu ermöglichen. Der therapeutische Prozeß, der die Möglichkeit einer bewußten Änderung vorher unbewußter Zielsetzungen enthält, wird auch Umfinalisierung genannt. Diese Form der Nachreifung bedient sich nicht der gewollten Regression, der Therapeut wird nicht Übertragungsobjekt in einer erstrebten Übertragungsneurose, er versucht sich auch der Gegenübertragung weitestgehend zu enthalten. Dagegen bleibt der Therapeut, der dem Patienten gegenübersitzt, gleichwertiger Gesprächspartner im Hier und Jetzt. Unbewußtes Material wird in jeder Form zugelassen und das frei assoziierende Aufsteigen dieses Materials wird gefördert, durchaus auch themenzentriert in der Arbeit mit frühesten Kindheitserinnerungen, Kindheitsträumen, Kindheitsphantasien, ebenso wie mit späteren und aktuellen Inhalten, wobei die Bearbeitung von schmerzlichen Traumata eine besondere Rolle spielt. Es wird, auch in der Traumarbeit, nicht gedeutet, sondern Anleitung zum tieferen Selbstverstehen durch Anleitung zur weiteren Selbstexploration und zur vertieften emotionalen und reflexiven Durcharbeitung gegeben. Der Therapeut hat durch sein bedingungsloses und absolut verläßliches Partnersein die Rolle eines Modells zur korrigierenden, realitätsgerechteren Beziehungserfahrung und wirkt dadurch ermutigend. Seine langjährige Ausbildung und in der Lehranalyse gewonnene Selbsterfahrung ebenso wie die unter Kontrolle durchgeführten Therapien und ausgedehnte Balint-Gruppenerfahrung sollen ihn dazu befähigen. Gruppentherapie wird in der Individualpsychologie schon seit den 20er Jahren geübt. Eine eigene theoretische Grundlage der individualpsychologischen Gruppentherapie ist noch in der Entwicklung.

Hinweise auf Organisationen, Institutionen und Publikationsorgane der Individualpsychologie bietet insbesondere das Werk von H. und R. ANSBACHER, das auch eine Gesamtbibliographie von ALFRED ADLER enthält. Neue Publikationen über Individualpsychologie sind so zahlreich geworden, daß der Zugang ohne besonderen Hinweis leicht möglich ist.

Literatur
ADLER, ALEXANDRA: Individualpsychologie (Alfred Adler). In: FRANKL, V. E., v. GEBSATTEL, V. E., SCHULTZ, J. H. (Hrsg.) Handbuch der Neurosenlehre und Psychotherapie, Bd. 3, S. 221–268. München: Urban & Schwarzenberg 1959.
ADLER, ALFRED: Gesundheitsbuch für das Schneidergewerbe. Berlin: Heymanns 1898.
ADLER, ALFRED: Studie über die Minderwertigkeit von Organen. Wien Berlin: Urban & Schwarzenberg 1907 (Reprint: S. Fischer, Frankfurt/M. 1977).
ADLER, ALFRED: Über den nervösen Charakter: Grundzüge einer vergleichenden Individual-Psychologie und Psychotherapie. Wiesbaden: Bergmann 1912 (Reprint: S. Fischer, Frankfurt/M. 1972).
ADLER, ALFRED: Der Sinn des Lebens. Wien Leipzig: Passer 1933 (Reprint: S. Fischer, Frankfurt/M. 1973).
ANASTASI, A.: Differential psychology. 3rd edn. New York: Macmillian 1965.
ANSBACHER, H. L., und R. R.: Alfred Adlers Individualpsychologie. Eine systematische Darstellung seiner Lehre in Auszügen aus seinen Schriften. München Basel: Ernst Reinhardt ³1982.
DREIKURS, R.: Grundbegriffe der Individualpsychologie. Stuttgart: Klett 1969.
DREIKURS, R.: Soziale Gleichwertigkeit. Stuttgart: Klett 1972.
EICKE, D. (Hrsg.): Tiefenpsychologie. In: Kindlers Psychologie des 20. Jhdts, Bd. 4: Individualpsychologie und analytische Psychologie. Zürich: Kindler 1977.
KÜNKEL, F.: Einführung in die Charakterkunde. Leipzig: Hirzel 1928 (16. Aufl. Stuttgart: Hirzel 1975).
MÜNSTERBERG, H.: Zur Individualpsychologie. Zbl Nervenheilk Psychiat 14, 196–198 (1891).
OEHREN, A.: Experimentelle Studien zur Individualpsychologie. Psychol. Arbeit. 1, 95–152 (1895).
SCHMIDT, R. (Hrsg.): Die Individualpsychologie Alfred Adlers. Ein Lehrbuch. Stuttgart: Kohlhammer 1982.
TITZE, M.: Lebensziel und Lebensstil. Grundzüge der Teleoanalyse nach Alfred Adler. München: Pfeiffer 1979.
WEXBERG, E.: Individualpsychologie. Eine systematische Darstellung. Leipzig: Hirzel ²1931 (Reprint: Stuttgart: Hirzel 1974).
WEXBERG, E. (Hrsg.): Handbuch der Individualpsychologie. 2 Bde. München: Bergmann 1926 (Reprint: Amsterdam: Bonset 1966).

R. POREP

Individuation

Die Individuation bezeichnet Weg und Zielsetzung, doch ein nie völlig zu erlangendes Ziel in der Jungschen analytischen Psychologie. Sie richtet sich auf die möglichst weitgehende, harmonische Entfaltung und Verwirklichung aller Begabungen, Fähigkeiten und Gegebenheiten der jeweiligen Persönlichkeit, der unbewußten wie der bewußten, im Einklang mit der Umwelt, doch ohne Vergewaltigung durch diese. Schon diese Andeutungen lassen erkennen, daß die Individuation als Ziel nie ganz erreicht werden kann. Auf eine knappste Formel gebracht, kann man die Individuation als eine unselbstsüchtige Selbstverwirklichung bezeichnen. Wie JACOBI in ihrer ausgezeichneten Abhandlung gezeigt hat [1], spannt sich der Bogen der Individuation, wie es dem Begriffe selbst ziemt, vom ersten bis zum letzten Werk JUNGs. Der Idee, wenn nicht dem Worte, begegnet man schon in seiner Dissertation aus dem Jahre 1902 [2] *Zur Psychologie und Pathologie sogenannter occulter Phänomene*. Er schildert darin Auftritte und Äußerungen vermeintlicher Geister bei einem jungen Mädchen, das als Medium diente, deutet sie psychologisch als Erscheinungen eines gespaltenen (aber nicht schizophrenen) Bewußtseins und überlegt sich wörtlich: „Es ist ... nicht undenkbar, daß derartige Doppelbewußtseinserscheinungen nichts anderes sind als Charakterneubildungen oder *Durchbruchsversuche der zukünftigen Persönlichkeit*". Der Gedanke hat JUNG nie verlassen, daß jede Persönlichkeit auf eine ihr eigene Entwicklung, Verwirklichung und Schicksalserfüllung hin angelegt sei.

Wort und Begriff der Individuation führt JUNG erst 1921 in *Psychologische Typen* [3] ein, zuerst unter Hinweis auf NIETZSCHE, welcher „Apollo als das herrliche Götterbild des principii indivi-

duationis bezeichnen" mochte. „Das Dionysische hingegen", fährt JUNG selbst weiter (a.a.O. Paragraph [= par.] 210 in der Ausgabe der *Gesammelten Werke*), „ist die Befreiung des schrankenlosen Triebes ... die Zerbrechung des Individuationsprinzips." Die Individuation kommt dann nicht mehr im Text des Buches vor, aber als Stichwort in den angeschlossenen Definitionen und auch unter dem Stichwort der Identifikation. Die vorübergehende Identifikation mit Leit- und Vorbildern, auch mit der eigenen differenzierten Funktion ist „sogar ein notwendiger Durchgangspunkt auf dem Wege der Individuation" (par. 820). Sie ist im Gegensatz zur Imitation unbewußt und muß bewußt gemacht werden, soll man von ihr wieder loskommen und auf dem Wege der Individuation weiterschreiten. „Die Individuation ... ist ein *Differenzierungsprozeß*, der die Entwicklung der individuellen Persönlichkeit zum Ziele hat. Die Notwendigkeit der Individuation ist insofern eine natürliche, als eine Verhinderung der Individuation durch überwiegende oder gar ausschließliche Normierung an Kollektivmaßstäben eine Beeinträchtigung der individuellen Lebenstätigkeit bedeutet. ... Da das Individuum nicht nur Einzelwesen ist, sondern auch kollektive Beziehung zu seiner Existenz voraussetzt, so führt auch der Prozeß der Individuation nicht in die *Vereinzelung*, sondern in einen intensiveren und allgemeineren Kollektivzusammenhang" (par. 825, Hervorhebungen hier und nachher im Original). „Der ... Vorgang der Individuation ist eng verknüpft mit der sogenannten *transzendenten Funktion*, indem durch diese Funktion die individuellen Entwicklungslinien gegeben werden, welche auf dem durch Kollektivnormen vorgezeichneten Wege niemals erreicht werden können" (par. 826). Die Schilderung, wie sich diese Funktion in Symbolen abbildet, nimmt einen breiten Raum in JUNGs Werken ein; vgl. besonders [4–6]. „Die Individuation befindet sich immer mehr oder weniger im Gegensatz zur Kollektivnorm", doch ist dieser Gegensatz „nur ein scheinbarer, ... weil der Gegensatz ... nur eine entgegengesetzte *Norm* sein könnte. Der individuelle Weg ist daher eben niemals eine Norm" (par. 828).
Die Individuation bedeutet Unterscheidung vom Kollektiv, auch vom kollektiven Unbewußten und somit Bewußtwerdung. Weder kann diese je vollständig werden, noch darf die Verwurzelung im kollektiven Unbewußten vernachlässigt oder gar unterdrückt werden. Die Bewußtmachung der differenzierten Funktionen gehört in der Regel zur Individuationsaufgabe der ersten Lebenshälfte, die der weniger differenzierten zur Aufgabe der zweiten. Damit verbunden ist eine Neuorientierung der Gesamtpersönlichkeit vom Ich als Mitte weg auf das Selbst. Dieses „bezeichnet ... den Gesamtumfang aller psychischen Phänomene im Menschen. Es drückt die Einheit und Ganzheit der Persönlichkeit aus" (3, par. 891), ist deren virtuelles, weil jenseits des Bewußten liegendes Zentrum. Demnach ist auch die Individuation ein virtuelles und doch durchaus wirkliches Ziel, ein in jedem einzelnen Fall anderer Grenzwert gleichsam, welchem sich die Persönlichkeit nur im günstigsten Fall asymptomatisch nähern, welchen es aber nie erreichen kann. Individuation bedeutet (annähernde) Ganzheit, aber nie Vollkommenheit. Die Ganzheit schließt auch das Minderwertige und stets Unvollkommene, den „Erdenrest, zu tragen peinlich" ein.

Wege zur Individuation hat es immer gegeben, z. T. sich spontan vollziehende in der natürlichen Reifung und Selbstwerdung des Menschen, z. T. durch Überlieferung vorgebahnte, durch Ritus vorgeschriebene, bald durch Religion auferlegte, bald durch philosophische Nachdenklichkeit errungene. Immer hat es seit den Anfängen der Menschheitsgeschichte Individuen gegeben, die gleichsam von selbst den einen oder anderen dieser Wege gewandelt sind und solche, die einen für sie passenden Weg gesucht, das Ziel erstrebt haben. Was JUNG als Indivduationsprozeß beschrieben hat, ist eine unter den Voraussetzungen der heutigen Zeit gewonnene Sicht auf solche Wege. Da es sich dabei stets um die Trennung, d. h. um die Differenzierung, und um die Zusammensetzung, d. h. um die Vereinigung von Gegensätzen mit Hilfe der transzendenten Funktion handelt, ist dieser Untertitel passend für JUNGs großes Letztwerk, die bisher wohl eingehendste Untersuchung der Individuation: *Mysterium Coniunctionis* [7].

Literatur
1. JACOBI, J.: Der Weg zur Individuation. Zürich: Rascher 1965.
2. JUNG, C. G.: Zur Psychologie und Pathologie sogenannter occulter Phänomene. Leipzig: Mutze 1902. Neu aufgelegt in Gesammelte Werke (GW) 1. Zürich: Rascher 1966.
3. JUNG, C. G.: Psychologische Typen. Zürich: Rascher 1921. Neu in GW 6. Zürich: Rascher 1960.
4. JUNG, C. G.: Symbolik des Geistes. Zürich: Rascher 1948. Verteilt auf verschiedene Bände der GW.
5. JUNG, C. G.: Gestaltungen des Unbewußten. Zürich: Rascher 1950. Größtenteils enthalten in GW 9/1 (noch nicht erschienen).
6. JUNG, C. G.: Aion. Zürich: Rascher 1951. GW 9/2 (noch nicht erschienen).
7. JUNG, C. G.: Mysterium Coniunctionis. Zürich: Rascher 1954–56. Neu in GW 14. Zürich: Rascher 1968.

K. W. BASH

Infantilismus
[lat. infantilis = kindlich]
1864 von LASÈGUE geprägter Begriff. Er bezeichnet ein Persistieren (primärer Infantilismus) oder ein Wiederkehren (sekundärer Infantilismus) von körperlichen und sselischen Merkmalen der Kindheit in einem späteren Lebensalter. Zunächst stand der somatisch bedingte primäre Infantilismus ganz im Vordergrund des Interesses. Klinisches Bild und Entstehungsursachen wurden in der älteren Literatur von BRISSAUD, DI GASPERO, KRONFELD, BORCHARDT u. a. näher beschrieben.
Obwohl in erster Linie auf kindliche Züge beim

Erwachsenen ausgerichtet, wurde der Begriff seit ANTON (1908) auch auf körperliche oder seelische Entwicklungsverzögerungen im Kindesalter angewendet. Nach DE SANCTIS hat jedes Lebensalter seinen Infantilismus. HOMBURGER beschrieb in seinen „Vorlesungen über Psychopathologie des Kindesalters" unter anderem einen motorischen Infantilismus.

Als Psycho-Infantilismus bezeichnet man das Überdauern oder Wiederauftreten von Wesenszügen der kindlichen Psyche, wie abnorme Beeinflußbarkeit bis zur Hörigkeit im Wechsel mit Trotz- und Eigensinn, Unstetigkeit, Gefühls- und Stimmungslabilität, Aufgehen im Augenblick, Unmittelbarkeit des affektiven Reagierens, Neigung zu Primitivreaktionen, Anlehnungs- und Autoritätsbedürfnis, Suggestibilität, Schüchternheit oder Distanzlosigkeit, Mangel an kritischer Selbstreflexion, Fehlen von reifen Zielsetzungen, von Umsicht und Verantwortungsbewußtsein; Unfähigkeit, eigenständig feste Bindungen einzugehen und aufrechtzuerhalten; phantasiegetragenes Weltverhältnis mit mangelndem Wirklichkeitsbezug, Egozentrizität, ungehemmte Neugierde und nicht zuletzt Ignorierung, Verdrängung oder uneigentliche Übernahme der Sexualität bzw. ein Verharren in Vorformen derselben. Diese Liste ließe sich noch verlängern.

Psycho-Infantilismus kommt nicht nur bei somatisch und konstitutionell bedingten Entwicklungshemmungen und nach Hirnschäden vor, sondern auch im Rahmen von endogenen und exogenen Psychosen. In leichterer Form ist er Kennzeichen vieler neurotischer, psychopathischer sowie präschizophrener (vor allem zur Hebephrenie führender) Persönlichkeitsentwicklungen. Er findet sich aber – mehr oder weniger angedeutet – als eine Teilerscheinung auch bei manchen (im übrigen gesunden) schöpferischen Persönlichkeiten (vor allem Künstlern).

KRAEPELIN differenzierte den Infantilismus nach Entwicklungsstörungen bestimmter Teilgebiete des seelischen Lebens (Trieb-, Willens-, Gefühls- und Denksphäre). Eine gewichtige Rolle spielen Retardierung und Teilretardierung in der psychobiologischen Konzeption KRETSCHMERS. – Der Schwerpunkt der Retardierung, die man mit dem Begriff des Psycho-Infantilismus ins Auge faßt, liegt in der emotionalen, willensmäßigen und Trieb-Entwicklung, nicht in der intellektuellen Entwicklung; letztere kann sogar Frühreife aufweisen. – Das Vorkommen von Spätreife und bleibender Unreife und die damit zusammenhängenden Probleme hat CORBOZ (1967) genauer untersucht.

Es gibt nebem dem Infantilismus auch einen Juvenilismus (MEYER) als Dauerverfassung. E. KRETSCHMER sprach von „Flegeljahrsyndromen" und von einem Persistieren des „Backfischcharakters". Außer Dauerverfassungen gibt es aber auch – mehr oder weniger flüchtige – infantilistische Regressionen – sowohl psychoreaktiv, neurotisch als auch organisch bedingt – bis hin zum Infantilismus bei Hirnabbausyndromen im Alter.

Infantilismus auf somatischer Grundlage kommt vor bei ererbter abnormer Wachstumsanlage, bei Keimschädigungen, vor allem bei endokrinen Störungen, z. B. hypophysärer Infantilismus (Typ Loran, Typ Souques und Chauvet), Klinefelter-Syndrom, Gonaden-Dyskinesie (Turner-Syndrom), angeborener oder erworbener Hypogonadismus u. a. (vgl. M. BLEULER), ferner nach Hirnschädigungen und nach schweren körperlichen Erkrankungen in der frühen Kindheit (dystrophischer Infantilismus BORCHARDT). Nicht selten kann man bei körperlichem Infantilismus (meist verbunden mit Psycho-Infantilismus) keine endokrinen oder andere somatische Störungen nachweisen („Pseudo-Eunuchoidismus"). Familiäre Häufung legt die Annahme hereditärer Faktoren nahe (FURGER). M. BLEULER diskutierte passagere endokrine Störungen in bestimmten wichtigen Entwicklungsphasen. Die psychopathologischen Eigenheiten dieser Gruppe hat LINDBERG genauer untersucht.

Vom somatisch und konstitutionell bedingten Infantilismus ist der psychogene Infantilismus zu unterscheiden. Eine scharfe Grenze läßt sich nicht ziehen. Häufig spielen somatisch-konstitutionelle und psychoreaktive Faktoren ineinander.

Psychoreaktiven Infantilismus gibt es:
1. im Rahmen von *neurotischen* Entwicklungen, vor allem bei hysterischen Syndromen. Nach FREUD ist das Wesen der Neurose ganz allgemein in infantilen Fixierungen der Libido-Entwicklung zu sehen. Dabei handelt es sich seltener um durchgehend manifeste Entwicklungshemmungen als vielmehr latente, die erst bei Belastungen im späteren Leben in der Form akuter Regression zutage treten. Das äußere Erscheinungsbild wird allerdings nur bei einem kleinen Teil der neurotischen und psychopathischen Entwicklungen von infantilistischen Zügen geprägt. Eine umfangreiche Kasuistik mit psychoanalytischen Deutungen findet sich in der älteren Literatur bei STEKEL;
2. im Rahmen von *einfachen* Entwicklungen (bei massivem Druck durch die psychosoziale Umwelt, meist durch die Mutter);
3. als zweckgerichtete Erlebnisreaktion z. B. bei Haftpsychosen. Hier spricht man statt von Infantilismus meist von Puerilismus. Neben einer Pseudodemenz prägt er das Erscheinungsbild des GANSER-Syndroms.

Leichtere Formen von Psycho-Infantilismus sollte man nicht einseitig gegen die Durchschnittsnorm oder eine Idealnorm menschlicher Reife abheben, sondern eher gegen das polar entgegengesetzte Extrem einer Akzeleration der psychischen Entwicklung mit zu früher Verfestigung in genormter Realitätsanpassung (deren Pathologizität nur weniger ins Auge springt). Eine dialektische Betrachtungsweise ist indiziert. Mit ihrer Hilfe eröffnen sich leichter Möglichkeiten des Verstehens und des psychotherapeutischen Einstiegs. Kindheit ist das große Arsenal zukünftiger menschlicher Entwicklungsmöglichkeiten. (Entwicklungsgeschichtlich gesehen, ist die gegenüber den Tieren verlängerte Kindheit ein Spezifikum der menschlichen Art.) Es gibt auch „positive Regressionen" (BALINT, BLANKENBURG), in deren Verlauf infantile Persönlichkeitszüge hervortreten können. DABROWSKI sprach von einer „positive disintegration". Von daher ist die nicht ganz seltene Kombination von künstlerischer Produktivität mit angedeutetem Infantilismus zu verstehen.

Literatur
BASH, K. W.: Lehrbuch der Allgemeinen Psychopathologie. Stuttgart: Thieme 1955.
BLANKENBURG, W.: Gibt es eine positive Regression? In: Heinrich, K. (Hrsg): Psychopathologie der Regression. Stuttgart-New York: Schattauer 1984
BLEULER, M.: Endokrinologische Psychiatrie. In: KISKER, K. P. et al. (Hrsg.): Psychiatrie der Gegenwart, 2. Aufl., Bd. I/2. Berlin Heidelberg New York: Springer 1980.
CARBOZ, R.: Spätreife und bleibende Unreife. Berlin Heidelberg New York: Springer 1967.
DABROWSKI, K.: Personality-shaping through positive disintegration. Boston: Little Brown & Co. 1967.
FREUD, S.: Gesammelte Werke. London: Imago 1940.
FURGER, R.: Über den familiären Infantilismus als psychiatrisches Problem. Schweiz. Arch. Neurol. Neurochir. Psychiat. 91, 250–259 (1963).
HEYMANN, K. (Hrsg.): Infantilismus. Basel: Karger 1955.
HOMBURGER, A.: Vorlesungen über Psychopathologie des Kindesalters. Berlin: Springer 1926.
KRETSCHMER, E.: Psychotherapeutische Studien. Stuttgart: Thieme 1949.
KRETSCHMER, W.: Die Neurose als Reifungsproblem. Stuttgart: Thieme 1952.
LINDBERG, B. J.: Psycho-Infantilismus. Kopenhagen: Munksgaard 1950.
MEYER, J.-E.: Psychopathologie und Klinik des Jugendalters, der Pubertät und Adoleszenz (darin S. 832 f.: Exkurs: Infantilismus und Juvenilismus). In: KISKER, K.-P. et al. (Hrsg.): Psychiatrie der Gegenwart, 2. Aufl., Bd. II/1. Berlin Heidelberg New York: Springer 1972.
STEKEL, W.: Der psychosexuelle Infantilismus. Berlin Wien: Urban & Schwarzenberg 1922.
STUTTE, H.: Kinder- und Jugendpsychiatrie. In: KISKER, K.-P. et al. (Hrsg.) Psychiatrie der Gegenwart. 2. Aufl., Bd. II/1. Berlin Heidelberg New York: Springer 1972.
W. BLANKENBURG

Informationstheorie
Informationstheorie ist die *mathematische Behandlung* von Problemen der *Nachrichtenübermittlung*. Gegenstand der Informationstheorie sind *Signalfolgen*, in denen das Auftreten des einen oder anderen Symbols durch eine Wahrscheinlichkeitsverteilung beschrieben wird; d. h. die Informationstheorie untersucht die statistischen Eigenschaften eines Nachrichtenübertragungsvorgangs. Sie interessiert sich demgemäß nicht für den *subjektiv bedingten Inhalt* einer Information.
Bei einem Versuch V seien n Ergebnisse E_i ($i = 1, 2, \ldots, n$) mit den Wahrscheinlichkeiten p_i möglich. *Der Grad der Unbestimmtheit* vor dem Versuch kann durch die *Entropie $H(V)$* gemessen werden:

$$H(V) = -\sum_i p_i \log_2 p_i$$

$H(V)$ wird als die im Ergebnis des Versuchs V enthaltene *mittlere Information* gedeutet (SHANNON).
Die Termini *Perseveration* und *Stereotypie*, die im psychiatrischen Sprachgebrauch inhaltlich oft verschieden akzentuiert und in klinisch unterschiedlichem Kontext verwendet werden, implizieren, generell betrachtet, Aussagen über den *Prozeßcharakter von Verhaltensfolgen*, ihre Ordnung und sequentielle Struktur, die sich quantitativ mit geeigneten Modellen erfassen lassen. MITTENECKER hat ein Verfahren entwickelt (Zeigeversuch), das eine *experimentelle* Analyse *einfacher Handlungsfolgen* und die Beschreibung ihrer Struktur mit *informationstheoretischen Größen* gestattet.

Literatur
ASH, R. B.: Information theory. New York London Sydney: Interscience 1965.
MEYER-EPPLER, W.: Grundlagen und Anwendungen der Informationstheorie, Berlin Heidelberg New York: Springer 1969.
MITTENECKER, E.: Z. exp. angew. Psychol. 5, 45–60 (1958).
MITTENECKER, E.: Z. exp. angew. Psychol. 7, 392–400 (1960).
PETERS, I.: Einführung in die allgemeine Informationstheorie. Berlin Heidelberg New York: Springer 1967.
U. FERNER

Inhibition → Konditionierung

Inkohärenz (des Denkens) → Denkstörungen

Inkontinenz (der Sphincter)
[lat.: contenere = zusammenhalten, und griech. σφιγκτήρ = Schnur, Band; medizinisch im Sinn von: Schließmuskel]
Das Unvermögen, Harn oder Stuhl willkürlich zurückzuhalten, Incontinentia urinae = unfreiwilliger Harnabgang; incontinentia alvi = unfreiwilliger Stuhlabgang.
Harn- und Stuhlinkontinenz können auf rein körperlichen, namentlich neurologischen oder lokalanatomischen Ursachen beruhen, auf welche hier nicht eingegangen werden kann. In der Psychiatrie spielen vor allem die funktionellen Ausscheidungsstörungen im Zusammenhang mit neurotischen oder psychotischen Regressionszuständen, sowie die organisch oder funktionell bedingte Inkontinenz bei → Bewußtseinsstörungen und bei organischen → Demenzen eine Rolle. Unter dem Einfluß moderner Psychopharmaka, besonders gewisser Antidepressiva, beobachtet man ferner eine leichte Urininkontinenz gelegentlich als neurovegetative Nebenerscheinung im Gefolge einer Harnretention.
Die Sphincterinkontinenz stellt also ein unspezifisches Symptom multipler Genese dar, das bei sehr verschiedenartigen, am häufigsten aber bei folgenden psychiatrischen Affektionen auftreten kann: akute paranoid-halluzinatorische Psychosen, akute Katatonie, akute Verwirrtheitszustände auf toxisch-infektiöser oder anderweitig cerebraler Grundlage, Epilepsie, chronische Schizophrenie, Oligophrenie, organische Demenzen senil-atrophischer, präseniler, arteriosklerotischer oder alkoho-

lischer Genese. Meist im Rahmen von neurotischen Störungen kann ferner eine kindliche → Enuresis nocturna (nächtliches Bettnässen), die bis ca. 3jährig als normal gilt und bei 10jährigen noch in 20%, bei 14jährigen in 10% gefunden wurde (DUCHÉ), bis ins Erwachsenenalter persistieren. Ausgesprochen selten ist die Harn- oder Stuhlinkontinenz bei Depressionen oder Manien.

In jedem Fall liegt ein Versagen der angelernten, vom Ich gesteuerten Kontrolle über die Ausscheidungsfunktionen vor. Bei Verwirrtheitszuständen und anderen Bewußtseinsstörungen (z. B. im epileptischen Anfall sowie bei organischen Demenzen) wird man diese momentane oder dauernde Ichschwächung in erster Linie der cerebralen Schädigung zuschreiben, obwohl gerade etwa bei Angst- und Spannungszuständen im Rahmen von seniler oder arteriosklerotischer Demenz das mögliche Verschwinden der Inkontinenz nach affektiver Beruhigung auch auf zusätzliche psychodynamische Einflüsse hindeutet. Solche spielen dagegen wohl die Hauptrolle bei neurotischen oder endogen-psychotischen Inkontinenzerscheinungen. Hier werden sie, fast immer im Verein mit anderen tiefgehenden Verhaltensstörungen, von den meisten Autoren als Ausdruck einer → Regression auf frühkindliche Verhaltensweisen aufgefaßt, wobei ihr enger ursprünglicher Zusammenhang mit infantil-sexuellen und aggressiven Strebungen, wie er namentlich von der → Psychoanalyse aufgezeigt wurde, wieder deutlich werden kann. Weitgehend unbewußt soll demgemäß die Sphincterinkontinenz in vielfältiger, im Einzelfall analytisch aufzudeckender Weise Gefühle von Angst, Hilflosigkeit, Verlassenheit, Spannung, Aggression, eventuell legiert mit kindlichen Triebwünschen urethral- oder analerotischer Art zum Ausdruck bringen. Die besonders bei schweren Psychosen beobachtbare incontinentia alvi stellt dabei ein weitergehendes Regressionsphänomen dar als die häufigere und banalere incontinentia urinae.

Literatur
BROCKLEHURST, J. C.: Incontinence in old people. Edinburgh: Livingstone Ltd. 1951.
DUCHÉ, L.: Le problème de l'énurésie. Paris: Thèse 1950.
LUQUET, P., LUQUET-PARAT, J. C.: Les troubles des conduites excrémentielles. Enc. med.-chir. 37, 105 D 10, 1–6 (1955).
MICHAELIS, J. J., GOODMAN, S. E.: The frequency of enuresis. Amer. J. Orthopsychiat. 9, 59–71 (1939).
ROSENFELD, M.: Die neurologischen Störungen bei Geisteskrankheiten. In: O. BUMKE (Hrsg.) Handbuch der Geisteskrankheiten. Bd. III, S. 103–104. Berlin: Springer 1928.

L. CIOMPI

Instinkt → Ethologie

Instinkthandlung → Ethologie

Insuffizienzgefühl → Minderwertigkeitsgefühl

Integrieren, Integration
Integrieren bedeutet, etwas als wesentlichen Teil einem Ganzen einfügen, so daß ein Ganzes entsteht. Integrität ist der Zustand der Unversehrtheit, Ganzheit – Vollständigkeit. In psychiatrischer Anwendung spricht man von einer *integrierten Persönlichkeit* im Sinne einer festgefügten in sich harmonischen Persönlichkeit von ausreichender Ichstärke, im Gegensatz zu einer desintegrierten Persönlichkeit, bei der einzelne Komplexe hervortreten oder infolge von Ichschwäche eine Auflösung der einzelnen psychischen Komponenten eintritt. Der Begriff leitet über zur *zerfallenden* Persönlichkeit des Schizophrenen. Im Sinne der psychoanalytischen Ich-Theorie bedeutet die geglückte Ablösung aus der Mutter-Kind-Einheit der ersten Lebensphase die entscheidende Grundlage für eine gesunde Ich-Entwicklung und damit die Voraussetzung für eine ausreichende Integration der sich entwickelnden Person.

Im sozialpsychiatrischen Sinne, vorzüglich unter dem Gesichtspunkt der → *Rehabilitation,* wird häufig von sozialer oder beruflicher Integration gesprochen. Damit ist das Einfügen (Wiedereingliedern) einer psychisch gestörten Persönlichkeit nach Ablauf der akuten Krankheitsphase in die zugehörige soziale Bezugsgruppe, vor allem die Familie und die Arbeitsgruppe, aber auch die Nachbarschaftsgruppe, gemeint. Sowohl der Krankenhausaufenthalt als auch überhaupt die soziale Bestimmung und die Rolle des Geisteskranken stellen eine erhebliche Störung der sozialen Integration dar, die im Verlauf des Heilungsprozesses wieder rückgängig gemacht werden muß. Das gelingt keineswegs leicht, vor allem bei Kranken aus dem schizophrenen Formenkreis. Die Erfahrung zeigt, daß der dauerhafte Erfolg einer Behandlung wesentlich vom Ergebnis der sozialen Reintegration abhängig ist, so daß eine rein medizinische Behandlung, die die soziale Wiedereingliederung nicht berücksichtigt, heute als unvollständig angesehen werden muß. Vielfach wird auch eine formale Wiederzugehörigkeit als ausreichend hingenommen, doch bietet eine solche keine befriedigende Stabilität. Diese tritt erst ein, wenn das Individuum sich wieder als *wesentlicher* Teil im Ganzen der ihn aufnehmenden Gesellschaft empfindet, in dessen Schicksal sich das Schicksal des Ganzen gültig widerspiegelt.

R. SCHINDLER

Intelligenz

1 Vorwissenschaftlicher Begriff
Die Bezeichnung Intelligenz geht zurück auf intellegere (lat.) = erkennen, einsehen, verstehen. Im Mittellatein hat intelligentia die grundsätzlichere Bedeutung von Verstand (mens, prudentia) und Vernunft (ratio) erhalten. Als philosophischer und psychologischer Begriff wurde Intelligenz erst im Zusammenhang der Entwicklungs- und Verer-

bungstheorien des 19. Jahrhunderts (SPENCER, GALTON) mit der Annahme einer übergeordneten Befähigung verknüpft, die innerhalb einer Art und gegenüber anderen Arten Überlegenheit bei der Bewältigung neuer Situationen und damit bei der Daseinsbewältigung überhaupt gewährleistet. Dementsprechend hat das Adjektiv „intelligent" mit seiner Popularisierung die Bedeutung eines positiven Werturteils angenommen. „Die Intelligenz" einer Gesellschaft ist im allgemeinen die Gruppe mit dem höchsten Sozialprestige. Mißliebigen Minoritäten wird dagegen Intelligenz oft abgesprochen. Herrschende Gruppen nehmen Intelligenz auch dann für sich in Anspruch, wenn sie der „Intelligenz" mißtrauen. Vorwissenschaftlich erscheint Intelligenz damit als ein Inbegriff jener Fähigkeiten, die den innerhalb einer Kultur Erfolgreichen gemeinsam sind (ANASTASI u. FOLEY). Dieses vorwissenschaftliche Verständnis hat z. T. unkontrollierten Einfluß auf die Kriterien genommen, nach denen im wissenschaftlichen Bereich intelligentes Verhalten beurteilt wird. Bei der Konstruktion von Intelligenztests z. B. richtet sich die Auswahl der Testaufgaben oft nach ungeprüften Annahmen über die Bedeutung der damit untersuchten Fertigkeiten. Ihre Gültigkeit wiederum wird an solchen Außenkriterien überprüft (z. B. Schulleistungen, Berufserfolg), die eben diesen Annahmen zugrundeliegen, aber unter dem Einfluß auch anderer Bedingungen stehen (Motivation, sozialer Status, Anpassung).

2 Definitionen

Der wissenschaftliche Begriff *Intelligenz* unterscheidet sich von dem vorwissenschaftlichen Werturteil dadurch, daß er sich auf eine Befähigung bezieht, die quantitativ und qualitativ unterschiedlich ausgeprägt sein kann. Dabei handelt es sich nicht um eine einfach zu definierende Eigenschaft, sondern um eine Annahme, die das gemeinsame Vorkommen bestimmter Verhaltensweisen erklären soll (HÖRMANN, 1963). Intelligenz ist die Abstraktion derjenigen kognitiven Bedingungen, die *intelligentes* Verhalten ermöglichen. Nur über intelligentes Verhalten, nicht dagegen über Intelligenz, sind konkrete Aussagen möglich. Bei solchen konkreten Aussagen ist zu berücksichtigen, daß intelligentem Verhalten außer kognitiven auch motivationale Bedingungen zugrundeliegen.
Die verschiedenen Definitionen intelligenten Verhaltens lassen sich nach dem Umfang der dabei ausgeschlossenen, d. h. nicht auf Intelligenz bezogenen Verhaltensweisen ordnen. Sie betonen in unterschiedlicher Weise a) die Lernkapazität, b) die Fähigkeit, sich der Umgebung anzupassen, c) die Fähigkeit zu abstraktem Denken (FREEMAN).
Definiert man intelligentes Verhalten (1) als sachgerechtes Verhalten in Situationen, für die keine ererbte sachgerechte Reaktionsweise (Instinkt) vorhanden ist, dann entspricht die ein sehr weit gefaßter Intelligenzbegriff, der die Schnelligkeit, Genauigkeit und Komplexität jeglichen Lernens (d. h. auch bei Tieren) erfaßt. Werden (2) außer den Instinkten auch *Dressate*, d. h. die Reproduktion für bestimmte Situationen eingeübter Reaktionsweisen und Gewohnheiten (habits) ausgeschlossen, dann bedeutet intelligentes Verhalten Anpassung an neue, ungewohnte Situationen bzw. Lösen von neuen Problemen. Dem Intelligenzbegriff werden dabei all diejenigen Voraussetzungen zugeordnet, die es ermöglichen, eine durch ein offenes Problem „defekte" Situation so umzustrukturieren, daß es zum Ausgleich der Feldspannungen kommt. Diese *Umstrukturierung* kann sowohl in der Anschauung, im Handeln wie auch in der Vorstellung, d. h. als Denkprozeß vorgenommen werden.
Die (3) engste Definition intelligenten Verhaltens schließt auch die anschauungsgebundenen Umstrukturierungen aus und bezieht sich auf Intelligenz als Abstraktion der lediglich für den homo sapiens spezifischen Anpassungsvoraussetzungen, zu denen vor allen Dingen die Fähigkeit zur Begriffsbildung und zum abstrakten Denken gehören. Obwohl Kinder während der ersten Entwicklungsabschnitte über diese Fähigkeit noch nicht verfügen, spielt sie in den verbreiteten Formulierungen eine wesentliche Rolle.

STERN: „Intelligenz ist die Fähigkeit, sich unter zweckmäßiger Verfügung über Denkmittel auf den Forderungscharakter neuer Situationen einzustellen." WECHSLER: „Intelligenz ist die zusammengesetzte und globale Befähigung eines Individuums, zweckvoll zu handeln, vernünftig zu denken und sich erfolgreich mit seiner Umwelt auseinanderzusetzen."

HOFSTÄTTER bestimmt als Intelligenz 1. eine Gruppe von Begabungen, die 2. zum Lösen konkreter oder abstrakter Probleme und damit der Bewältigung neuer Situationen befähigt, so daß sich 3. bloßes Herumprobieren und das Lernen an zufällig sich einstellenden Erfolgen erübrigt, und die sich 4. in der Erfassung, Anwendung, Deutung und Herstellung von Beziehungen und Sinnzusammenhängen äußert.
VERNON (1960) hat biologische, psychologische und operationale Definitionen der Intelligenz unterschieden. Biologische Definitionen beschreiben Intelligenz als Fähigkeit zur Anpassung an Umweltbedingungen (s. oben). Psychologische Definitionen versuchen u. a. zwischen einem anlagebedingten, mit der Struktur des Zentralnervensystems gegebenen Potential und dem Ergebnis von Erfahrung, Umwelteinflüssen und Lernprozessen zu unterscheiden (HEBB: Intelligence A and Intelligence B; CATELL: Fluid and Crystallised Intelligence). Daß intelligentes Verhalten keine unmittelbaren Rückschlüsse auf die ursprüngliche kognitive Kapazität zuläßt, wird auch in einem durch KEMMLER und HECKHAUSEN modifizierten Schema von BOHM (1957) deutlich.
Operationale Definitionen besagen letzten Endes,

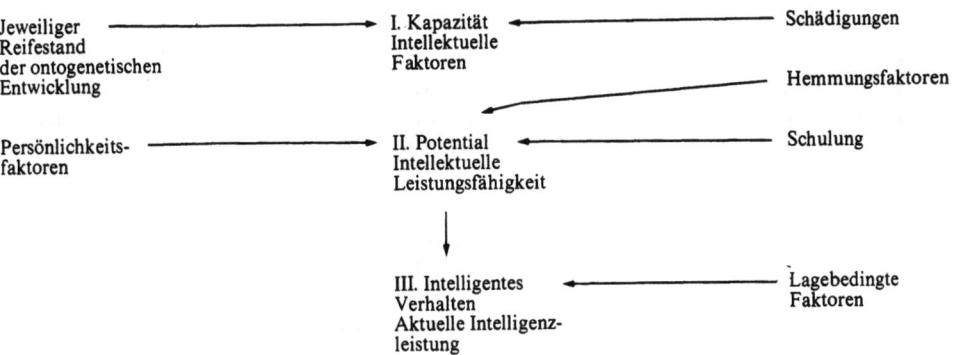

Intelligentes Verhalten (KEMMLER u. HECKHAUSEN)

wie BORINGS (1923) ironisierend gemeint hat, daß Intelligenz das ist, was die Intelligenztests messen. Weniger absurd als vorsichtig kommt darin zum Ausdruck, daß sich alle wissenschaftlichen Rückschlüsse auf ein angenommenes Gesamt „Intelligenz" lediglich auf die Ermittlung einzelner Verhaltensweisen unter bestimmten experimentellen Bedingungen (Tests) gründen können. Die Konstruktion und die Auswahl dieser experimentellen Bedingungen erfolgt unter dem Einfluß verschiedenartiger vorwissenschaftlicher Annahmen und Zielsetzungen oder allgemeiner Hypothesen zur Intelligenz (s. oben).

Offenkundig ist diese Zielsetzung und die zugrundeliegende Annahme noch bei der ersten von BINET und SIMON (1905) entwickelten Intelligenzskala. Um Schüler einer dem jeweiligen individuellen Lerntempo angemessenen Unterrichtsform zuführen zu können, sollte dieses Lerntempo – d. h. das Verhältnis zwischen dem Umfang der aufgenommenen und verarbeiteten Informationen und der dafür benötigten Zeit – gemessen werden. Dabei wäre es möglich gewesen, wie bei modernen Lernexperimenten, die Menge an Informationen konstant zu halten und die Zeit zu messen. Bei dem von BINET entwickelten Verfahren wird bei konstantem Zeitfaktor, dem Lebensalter nämlich, eine Stichprobe aus der Menge der verfügbaren Informationen und Fertigkeiten ermittelt und mit der im Durchschnitt für deren Aufnahme und Verarbeitung benötigten Zeit (sogenanntes Intelligenzalter) gekennzeichnet. Da sich auf diese Weise mit ausreichender Sicherheit zutreffende Voraussagen hinsichtlich des weiteren Lerntempos und damit hinsichtlich des Schulerfolges machen ließen, schien es – unter der Annahme, daß Erfolg auf Intelligenz schließen läßt (s. oben) – berechtigt, von entsprechenden Testkonstruktionen zu behaupten, daß sie ganz allgemein Intelligenz messen.

Die Geschwindigkeit, mit der es gelingt, ein Problem zu lösen (FURNEAUX, 1960; EYSENCK, 1967) oder unter technisch standardisierten Bedingungen (Lernmaschine) zu lernen (SORENSON, 1963), ist in der Tat ein wesentliches Merkmal, das Individuen von hohem und niedrigem allgemeinen Leistungsniveau unterscheidet und dementsprechend hoch mit der gemessenen Intelligenz korreliert (LEWIS and GREGSON, 1965). Je mehr die programmierte Instruktion in Einzelschritte zerlegt wird und je mehr das Tempo dieser Einzelschritte individualisiert wird, um so mehr weichen allerdings Lernerfolg und gemessene Intelligenz auseinander. Die Korrelation scheint demnach nur für konventionelle, nivellierende Lernbedingungen zu gelten.

3 Faktorenstruktur der Intelligenz

Vorwissenschaftlich als „intelligent" bezeichnete Personen unterscheiden sich nicht nur nach dem Umfang, sondern auch nach der Art ihrer Befähigung voneinander. Dementsprechend weisen Individuen mit einem im Durchschnitt übereinstimmenden Ergebnis der Intelligenzmessung unterschiedliche Ergebnisse bei den einzelnen Untertests einer Testbatterie auf. Die Untertestergebnisse des einzelnen Individuums weichen wiederum mehr oder weniger erheblich voneinander und vom individuellen Durchschnittsergebnis ab. Diese Feststellungen führten zu Bemühungen, Ordnungsdimensionen für die vielfältigen Einzelleistungen zu finden, intelligentes Verhalten nicht nur global, sondern hinsichtlich der daran beteiligten Faktoren zu bestimmen und als Grundlage unterschiedlicher Leistungen eine individuell verschiedenartige *Intelligenzstruktur* zu beschreiben. Das Ergebnis der *Faktorenanalyse* (s. entsprechendes Stichwort) hat im wesentlichen zu vier Modellvorstellungen geführt (s. Abb. auf S. 360):

1. In jeder Leistung wirken sich aus ein Generalfaktor (g) und eine spezifische Begabung (s) (SPEARMAN: *Zwei-Faktoren-Theorie*).

2. In jeder Leistung erscheinen ein allgemeiner Faktor (g) und Gruppenfaktoren (Hauptgruppen/Untergruppen), bei einzelnen Leistungen außerdem spezifische Faktoren (BURT, VERNON: *Hierarchische Struktur-Theorie*).

3. Eine begrenzte Zahl voneinander unabhängiger

Intelligenz

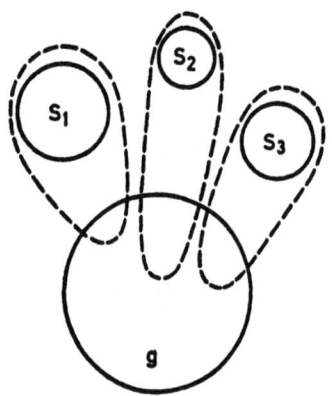

1) Zwei-Faktoren-Theorie

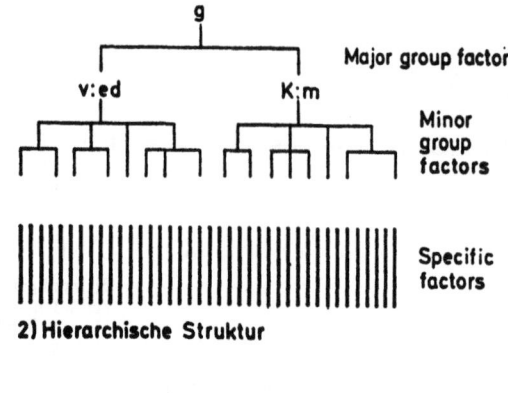

2) Hierarchische Struktur

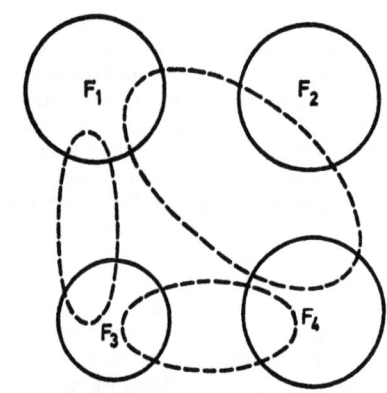

3) Multiple Faktoren-Theorie

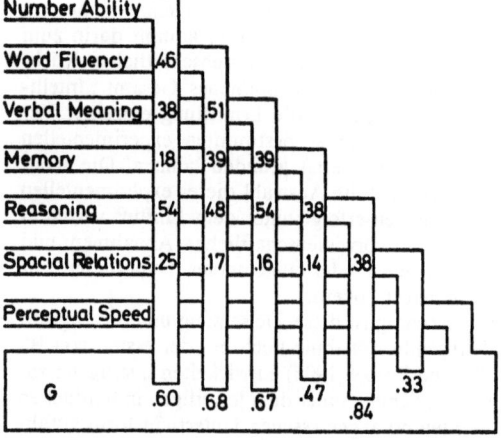

Interkorrelationen der „primary mental abilities" und Allgemeinfaktor 2. Ordnung (Nach BISCHOF, L. J.: Intelligence: Statistical concepts of its nature, 1954)

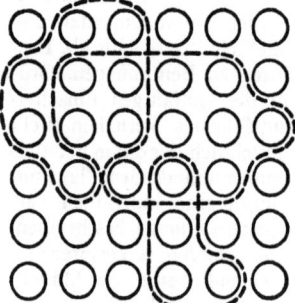

4) Sampling-Theorie

Begabungsfaktoren wirken bei jeder Leistung in jeweils verschiedenartiger Konstellation und mit unterschiedlichem Gewicht zusammen (THURSTONE: *Multiple Faktoren-Theorie*).

4. Es existiert eine große Zahl elementarer, psychologisch nicht näher zu identifizierender Begabungsfaktoren, von denen an jeder Einzelleistung immer nur einige beteiligt sind. Korrelationen zwischen Einzelleistungen hängen von der Anzahl, dem Sample übereinstimmender Elementarfaktoren ab (THOMSON, THORNDIKE: *Sampling-Theorie*). Das Ergebnis einer Faktorenanalyse hängt von der Auswahl der zugrundeliegenden Einzelleistungen und der Zusammensetzung der Untersuchungspopulation ab. Ihre Interpretation beruht auf Annahmen über das Zusammenwirken der Faktoren, bei denen berücksichtigt werden muß, daß es sich um statistische Abstraktionen und nicht um konkrete Eigenschaften handelt. Jedes der dargestellten Mo-

delle läßt sich statistisch konstruieren. Die Faktorenanalyse ist deswegen allein nicht in der Lage, ein zutreffendes Bild der Intelligenzstruktur zu liefern, zumal sie außerdem motivationale und soziale Bedingungen nicht einbezieht (JÄGER).

Von den Strukturmodellen ist die Mehrfaktorentheorie am weitesten durchgebildet worden. THURSTONE (1938) identifizierte mit 56 Tests sieben Faktoren: S – spatial ability, P – perceptual speed, N – numerical ability, V – verbal meaning, M – memory, W – verbal fluency, I or R – inductive reasoning. Deren Benennung als „primary mental abilities" ist mißverständlich, da es sich nicht um psychologisch oder physiologisch bestimmte Grundeigenschaften handelt. Eine Faktorenanalyse der Interkorrelationen zwischen den einzelnen Faktoren führt zu einem sogenannten Allgemeinfaktor zweiter Ordnung. Er stimmt weitgehend mit dem Faktor „reasoning" überein, der neben „verbal meaning" den höchsten Vorhersagewert hinsichtlich des Schulerfolges hat (s. Abb.). GUILFORD (1966) hat ein dreidimensionales System konstruiert, das mit 120 Faktoren alle Bereiche der Intelligenz erfassen soll. Jeder einzelne Faktor läßt sich nach seiner Stellung innerhalb der drei Dimensionen: Leistungen, Inhalte, Ergebnisse bestimmen. Die Dimension Leistungen umfaßt 5 Operationen: Evaluation (Bewertung, Urteilen), convergent production (schlußfolgerndes Denken), divergent production (Einfallsreichtum, Kreativität, Phantasie), Gedächtnis und Wahrnehmung. Die Dimension Inhalte (contents), an denen die Leistungen zum Einsatz kommen, erfaßt 4 Möglichkeiten: figural (Figuren, Gestalten), symbolisch (z. B. Zahlen), semantisch (z. B. Wortbedeutungen) oder handlungsrelevant (behavioral, z. B. soziale Beziehungen). Die durch die beiden Dimensionen *Leistungen* und *Inhalte* bestimmten Leistungsbereiche können in der dritten Dimension *Ergebnisse* zu 6 verschiedenen Produkten führen: Einheiten oder Elemente, Klassen, Relationen, Systeme, Transformationen (Änderungen, Revisionen, Modifikationen, die ein Informationsprodukt in einen anderen Zustand überführen) und Implikationen (was von einer Information vorhergesagt wird). Die Klassifizierung intelligenten Verhaltens nach der Art, dem Gegenstand und dem Ergebnis der Operationen erscheint logisch überzeugend und ein brauchbarer Bezugsrahmen. Die praktische Bedeutung des Systems ist durch die Häufung sehr spezieller und z. T. unwichtiger Faktoren eingeschränkt. Wesentlich ist die Unterscheidung von konvergenter Produktion (Auffinden einer bestimmten, allein zutreffenden Problemlösung) und divergenter Produktion (Auffinden einer Vielzahl möglicher Lösungen) geworden (Kreativität).

Möglicherweise kommen die Zweifaktoren-Theorie und die Sample-Theorie gemeinsam der substantiellen Bedingungsstruktur intelligenten Verhaltens näher als die Mehrfaktorentheorie. Berücksichtigt man wie HEBB und CATTEL (s. oben), daß die gegenwärtige Struktur der intellektuellen Leistungsmöglichkeiten das Ergebnis von mitgebrachter zentralnervöser Programmierung und von Lernprozessen ist, dann ist zu erwarten, daß ein genereller Faktor, der sich auf Tempo und Flexibilität des Lernens bezieht (CATTELL: fluid general ability = gf) sich in allen Leistungen auswirkt, deren Ergebnis vom Umfang der aufzunehmenden Information abhängt, während andere Leistungen, die mehr auf dem Mitwirken oder Zusammenwirken zentralnervöser Einzelfunktionen beruhen, sich eher nach dem Sample-Modell erklären lassen. In jeder Leistung würde sich dann mehr oder weniger gewichtig ein genereller substantieller Faktor und eine unterschiedliche Auswahl von substantiellen Einzelfaktoren ausdrücken.

4 Denken, Abstraktionsfähigkeit
Denken, die Manifestation von Intelligenz im Sinne der engeren Definition, läßt sich operational definieren als ein Vorgang, bei dem konkrete Gegebenheiten oder deren Repräsentationen geordnet und ihre Beziehungen untereinander strukturiert werden. Dadurch wird die Auswahl zweckmäßigen Verhaltens in Situationen möglich, für die entsprechende Handlungsabläufe noch nicht programmiert sind oder infolge eines Hindernisses nicht vollzogen werden können, und es können ohne das Verfahren von Versuch und Irrtum Lösungen für Probleme gefunden werden.

FREUD (1911) hat Denken als Probehandeln bezeichnet, das sich vollzieht, wenn unter dem Druck der Realität motorische Abfuhr aufgehalten werden muß, und das mit dem Ertragen einer erhöhten Reizspannung verbunden ist. Denkvorgänge werden häufig von einer allgemeinen Zunahme des Muskeltonus und von minimalen Muskelinnervationen und Aktionspotentialen in solchen Muskelgruppen, die zum Gedankeninhalt in Beziehung stehen, begleitet, ohne daß diese Beteiligung des gesamten Körpers indessen notwendige Bedingung des Denkens wäre.

Denkvorgänge sind durch die Einbeziehung und Verwertung von Gegebenheiten gekennzeichnet, die in der augenblicklichen Situation nicht gegenwärtig sind. Vorhergegangene Situationen und vorhergegangene Verhaltensweisen werden dafür in unterschiedlicher Weise als einfaches oder komplexes, starres oder variables Modell der Außenwelt zur Verfügung gehalten. Einfache, nichtverbale Symbole ermöglichen es offenbar höheren Tierarten, eine Handlung auch nach Fortfall der ursprünglichen Reizgegebenheit auszuführen (verzögerte Reaktion), sich bei Verhaltensalternativen für ein bestimmtes Verhaltensmuster zu entscheiden (z. B. Labyrinthversuche), Reizgegebenheiten zu generalisieren (z. B. unabhängig von der Größe eine bestimmte Form zu wählen) oder erlernte Handlungselemente für eine Problemlösung neu miteinander zu verbinden (auf konkrete Erfahrungen begrenzte Einsicht). Tiere sind jedoch nicht in der Lage, Symbole auf Situationen anzuwenden, die deutlicher von der Ausgangssituation abweichen und mit Symbolen zu operieren, denen keine konkrete Erfahrung zugrundeliegt. Dazu bedarf es der nur dem Menschen eigenen *Abstraktionsfähigkeit*. Sie ermöglicht es, Symbole zu bilden, die nicht einem einzelnen, umschriebenen Gegenstand oder einem bestimmten einzigen Ergebnis, sondern einer Klasse von tatsächlichen oder auch konstruierten Gegebenheiten entsprechen (symbolische Generalisation). Derartige allgemeine Bedeutungsklassen werden als *Begriffe* bezeichnet.

Zur Begriffsbildung führen a) generalisierende Abstraktion, bei der den relevanten Merkmalen der Klassen und b) isolierende Abstraktion, bei der Eigenschaften und Relationen Selbständigkeit verliehen wird und c) die idealisierende Abstraktion, bei der Modelle konstruiert werden. Es können Identitätsklassen (Gleichartigkeit unterschiedlicher Erscheinungsform) und Äquivalenzklassen (Übereinstimmung verschiedenartiger Elemente in einer bestimmten Richtung) mit konjunktiven, disjunktiven, probabilistischen und relationalen Kategorien gebildet werden. Das Vorgehen bei der Begriffsbildung weist während der einzelnen Entwicklungsstadien (s. unten), aber auch beim Erwachsenen, wesentliche Unterschiede auf. Bei der Bildung konjunktiver Kategorien etwa ist eine Konvergenzstrategie (alles, was für und was gegen eine Hypothese spricht, wird berücksichtigt und integriert) und eine Strategie der sukzessiven Prüfung (die Eingangshypothese wird beibehalten, solange ihr keine Feststellung widerspricht; ist das der Fall, wird eine neue Hypothese formuliert) möglich (BRUNER).

Begriffe können richtig verwandt werden, ohne daß sie verbal formuliert zu sein brauchen. Die Verbalisierung kann sich u. U. sogar nachteilig, z. B. bei divergierenden Operationen (s. oben), auswirken. Die Herstellung von geordneten Beziehungen zwischen Repräsentationen (konzeptuelles Verhalten, logisches Überlegen) setzt die Verwendung willkürlicher, auf Konventionen beruhender Symbole (Sprache, Schrift, Ziffern) voraus. Sie ermöglichen zugleich eine äußere Repräsentation der inneren symbolischen Repräsentation (PAWLOW: Zweites Signalsystem) und damit die Übermittlung und Aufnahme von Informationen, für die keine eigene anschauliche Erfahrung vorhanden ist. Verbalisierte Begriffe haben zwei Hauptanwendungsweisen, denen zwei Bedeutungsschichten entsprechen. Die denotative Bedeutung, die objektive, allgemeingültige Verbindung zwischen Gegebenheit und Symbol (Definition), ermöglicht die extensive, für alle Benutzer identische Anwendung. Die konnotative Bedeutung und die intentionale Anwendung beziehen die unterschiedliche individuelle Erfahrung und die emotionalen Assoziationen ein.

5 Entwicklung intelligenten Verhaltens

Intelligentes Verhalten ändert sich im Lauf der individuellen Entwicklung sowohl quantitativ (d. h. hinsichtlich der Zahl und des Schwierigkeitsgrades der Probleme, für die Lösungen gefunden werden) als auch qualitativ (d. h. hinsichtlich des Vorgehens bei der Problemlösung). Die mit Hilfe einer gleichartig strukturierten Testbatterie gemessenen intellektuellen Leistungen nehmen während der ersten 10 Lebensjahre rasch, zwischen 10 und 20 Jahren langsamer zu und erreichen zwischen 20 und 25 Jahren ihr Maximum. Dann kommt es zu einem langsamen, aber kontinuierlichen Rückgang der gemessenen Leistungen. Allerdings werden diejenigen Fähigkeiten, die für die praktischen Leistungen im mittleren und höheren Lebensalter ausschlaggebend sind (CATTELL: Crystallised intelligence), durch die üblichen, am Lernfortschritt validierten Intelligenztests nicht erfaßt. Das gilt auch für das Ergebnis von Messungen während der ersten drei Lebensjahre. Der bei einjährigen Kindern ermittelte Intelligenzquotient korrelierte bei einer Längsschnittstudie (BALEY) mit dem im Alter von 18 Jahren kontrollierten Intelligenzquotienten nur mit 0,14. Die beim Säugling für das Ergebnis ausschlaggebende sensomotorische Wachheit und das bei Zwei- bis Vierjährigen für die Testdurchführung wesentliche Durchhaltevermögen haben wenig Bedeutung für das spätere intelligente Verhalten (HOFSTÄTTER, 1954, 1956). Bis zum 10. Lebensjahr stabilisiert sich das individuelle Niveau der gemessenen intellektuellen Leistungen weitgehend. Der Intelligenzquotient von 9jährigen korreliert mit denen der 18jährigen bereits mit 0,80. Nach dem 10. Lebensjahr wird sich demnach der Platz, den der einzelne innerhalb der Verteilung der gemessenen Intelligenz einnimmt (Normalverteilungskurve, Prozentrangplatz) nicht mehr wesentlich ändern. Der für das individuelle intelligente Verhalten entscheidende Entwicklungsabschnitt liegt zwischen 3 und 9 Jahren (BLOOM, 1964). Innerhalb dieses Zeitraumes rascher Veränderungen haben auch Umweltbedingungen den größten Einfluß auf das Niveau und die Struktur der Intelligenz. Während sich noch im Alter von 15 Monaten zwischen Kindern unterschiedlicher sozialer Herkunft keine Unterschiede des durchschnittlichen Intelligenzniveaus nachweisen lassen, sind diese im Alter von 6 Jahren bereits beträchtlich (BALEY).

Die Tatsache, daß die gleiche Leistung auf verschiedenen Altersstufen durch unterschiedliche Prozesse zustandekommen kann, hat dazu geführt, eine zunehmende *Differenzierung* der Intelligenz anzunehmen. GARRET (1946) und BURT (1954) zeigten, daß mit dem Altersfortschritt die Zahl der an einer Leistung beteiligten Faktoren zunimmt und daß sich dabei die Gewichtigkeit des Generalfaktors zugunsten spezifischer Faktoren vermindert. WEWETZER (1957) wies nach, daß die *Divergenz* der Faktorenstruktur nicht vom Lebensalter, sondern vom Intelligenzniveau abhängt. Bei Gleichaltrigen weisen Minderbegabte eine geringere Zahl an Faktoren und einen höheren Anteil eines allgemeinen Intelligenzfaktors auf. Gegen diese Differenzierungshypothesen ist allerdings geltend gemacht worden, daß die zugrundeliegenden Ergebnisse methodische Artefakte sein könnten. Das bei jüngeren Kindern größere Tempo der Entwicklungsfortschritte bringt es nämlich mit sich, daß die Leistungen bei einer Stichprobe der 6jährigen eine größere Streuung aufweisen als etwa bei einer Stichprobe der 16jährigen. Je inhomogener eine Stichprobe zusammengesetzt ist, um so höher fallen die Korrelationen aus, um so weniger Faktoren lassen sich extrahieren und um so höher wird ein allgemeiner Faktor aufgeladen.

Mit dem Zuwachs an meßbaren intellektuellen Leistungen und der Beteiligung verschiedenartiger Faktoren wird nur ein Ergebnis der Entwicklung erfaßt. Nach der Art des Denkens unterscheidet PIAGET auf experimenteller Grundlage fünf Stadien der Entwicklung intelligenten Verhaltens. Er kennzeichnet es als ein „fließendes Gleichgewicht" zwischen *Assimilation* (Einordnung neuer Erfahrungen in die vorhandenen kognitiven Erklärungs- und Aktionsschemata) und *Akkommodation* (Umformung ungeeigneter, nicht mehr ausreichender kognitiver Schemata auf Grund neuer Informationen) und stellt *irreversibles, anschauliches Denken* (bis zum Alter von 6-7 Jahren der einzige Typ erkennender Tätigkeit) und *reversibles, operatives Denken* einander gegenüber. Es folgen aufeinander a) *sensomotorische Intelligenz* (0-2 Jahre: Reflexe, einfache Gewohnheiten, aktive Wiederholung, Verknüpfung von Mittel und Zweck, aktives Experimentieren, Erfinden, Erfahrung der Objektkonstanz); b) *symbolisches und vorbegriffliches Denken* (2-4 Jahre: Bildung individueller Symbole, im Zusammenhang damit Erwerb der Sprache, daran anknüpfend Vorstellungen, die als übertragbar zwischen dem individuell erfahrenen Objekt und allgemeinen Begriffen [Bildung von Klassen] stehen); c) *anschauliches Denken* (4-7 Jahre: zunächst irreversible Operationen, die an die Beziehung zwischen verinnerlichten Tätigkeitsschemata und Gegenstandswahrnehmung gebunden ist, Veränderung in Richtung einer Dezentrierung der Anschauung und zunehmender reversibler Beweglichkeit; d) *konkrete Operationen* (8-11 Jahre: reversible, aber noch auf konkrete Objekte bezogene, d. h. nicht kombinierte Operationen mit der Möglichkeit der Invariantenbildung, der Aufzählung, der Seriation und Klassifikation); e) *formale Operationen* (ab 11-14 Jahren: hypothetisch-deduktives Denken auf Grund von verbalem Material, Bildung und Überprüfung von Annahmen).

6 Bedingungen der geistigen Entwicklung
Die kognitiven Voraussetzungen des aktuellen intelligenten Verhaltens sind das Ergebnis eines Prozesses, an dem genetische Determinierung und Umwelteinflüsse, Reifung und Lernen beteiligt sind. Die 1. *somatischen Grundlagen* für die Verarbeitung von Erfahrungen, nämlich die Struktur des Zentralnervensystems (Aufbau und Zusammenhang von Regelungs-, Verstärkungs- und Speichersystemen, Zahl und Organisation der synaptischen Verbindungen, Kanalkapazität) und der Funktionszustand des Zentralnervensystems (Leitungsgeschwindigkeit, Verfügbarkeit von Neurotransmittern, Energiezufuhr für Verrechnungstätigkeit und Impulsabgabe der Neurone) werden bestimmt durch a) das genetisch fixierte Programm für die Entwicklung von Gehirn/Rückenmark und den Metabolismus des Nervensystems, b) äußere chemische oder physikalische Einwirkungen (nutritiv, toxisch, mechanisch usw.) auf die Entwicklung (embryonal, fetal, peri- und postnatal) und auf die Struktur oder die Funktionsfähigkeit des Zentralnervensystems, c) Intensität und Qualität der Stimulation während der postnatalen Ausreifung des Zentralnervensystems und durch d) die unter den gleichen Einflüssen (a-c) stehende Ausreifung des Zentralnervensystems (Myelinisation, Dendritenwachstum). Hinsichtlich des 2. *Angebotes von Erfahrungen* lassen sich unterscheiden a) Grunderfahrungen während der Basissozialisation, die unter den für einen menschlichen Säugling normalen Bedingungen kulturunabhängig auf einer ausreichenden und konstant strukturierten sensorischen Zufuhr beruhen, aber schon kulturunterschiedliche Akzentuierungen aufweisen können und wesentliche Voraussetzungen für das Interesse an weiteren Erfahrungen, deren Aufnahme und Einordnung herstellen, b) kulturspezifische Erfahrungen und nichtorganisierte Lernangebote im Zusammenhang der innerfamiliären Sozialisation, deren sozialschicht- und familienabhängige Modifikationen unterschiedliche Vorbedingungen hinsichtlich Einstellung und Assimilationsmöglichkeiten bei den 3. *organisierten und institutionalisierten Lernangeboten* zur Folge haben, bei denen Wissen und Fertigkeiten, die innerhalb einer Kultur als wichtig gelten, vermittelt werden.

Unterschiede hinsichtlich des individuellen Tempos der geistigen Entwicklung bzw. hinsichtlich des meßbaren intelligenten Verhaltens auf einer bestimmten Altersstufe sind zu einem wesentlichen Teil anlagebedingt. Obwohl zahlreiche Zwillings- und Geschwisteruntersuchungen für eine ausschlaggebende genetische Kontrolle der Intelligenz sprechen, läßt sich doch der jeweilige Anteil von Anlage und Umwelt wegen ihrer Wechselwirkung nur schwer analysieren. Legt man als Maßstab einen Quotienten aus $(r\,EZ - r\,ZZ)/(1 - r\,ZZ)$ zugrunde, dann schwankt dieser Wert bei den verschiedenen Untersuchungsergebnissen zwischen 0,51-0,66. Ein komplizierteres Gleichungssystem (CATTELL) berücksichtigt bei der Varianz der Unterschiede a) Umweltdifferenzen *zwischen* Familien, b) anlagebedingte Unterschiede *zwischen* Familien, c) Umweltdifferenzen *innerhalb* der Familien und d) genetische Differenzen *innerhalb* der Familie.

Da die somatischen Voraussetzungen intelligenten Verhaltens vielfältig sind (s. oben), ist ihre genetische Kontrolle einer Vielzahl von Genen zuzuschreiben. Möglicherweise sind dabei einzelne Abweichungen von besonderer Bedeutung für Unterschiede des Lerntempos und des Lernergebnisses (z. B. Geschwindigkeit der Übertragungsvorgänge im Zentralnervensystem, Intensität der Kurzzeitspeicherung). Mit der polygenetischen Determinierung läßt sich die Normalverteilung der Scores für gemessenes intelligentes Verhalten innerhalb einer Bevölkerung erklären. Allerdings ist bei dieser Verteilung, sobald eine tatsächlich repräsentative Stichprobe (d. h. unter Einbeziehung aller Intelligenzdefekte) zugrundegelegt wird, eine Linksasymmetrie zu erwarten, da sich unterhalb des Durchschnittsbereiches außer den polygenetisch verursachten Minderleistungen auf exogenen Faktoren beruhende Defektzustände finden (BURT).

Zwillings- und Geschwisteruntersuchungen haben im übrigen aber auch gezeigt, daß hinsichtlich des Schulerfolges nicht die gleichen Übereinstimmungen wie bei den Intelligenzquotienten vorhanden sind. Da das Lernangebot der Schule im allgemeinen bereits einen während der Vorschulzeit erworbenen differenzierten Gebrauch der Sprache voraussetzt, sind von vornherein die schulischen Chancen derjenigen Kinder geringer, die im Zusammenhang der innerfamiliären Sozialisation nicht den „*elaborierten Code*" der Mittelschicht, sondern einen in Unterschichtfamilien verwandten „*restringierten Code*" (BERNSTEIN) kennengelernt haben. Sie haben nicht nur tatsächlich Schwierigkeiten, Beziehungen, an deren Verbalisierung sie nicht gewöhnt sind, zu erfassen, sondern sie werden bei der üblichen Orientierung an verbalen Leistungen hinsichtlich ihrer Intelligenz auch dann niedrig eingeschätzt, wenn sie über gute nichtverbale Fähigkeiten verfügen. Sozioökonomische Unterschiede wirken sich aber nicht nur auf den Schulerfolg, sondern auch auf das gemessene intelligente Verhalten aus, vor allem wiederum bei verbalen Aufgaben, wie sie den mittelschichtorientierten Vorstellungen von intelligentem Verhalten entsprechen, z. T. aber auch bei „kulturfreien" Tests (OEVERMANN). Unterschiede der gemessenen Intelligenz zwischen Angehörigen verschiedener Rassen, z. B. zwischen Negern und Weißen in den USA, haben sich auf unterschiedliche sozioökonomische Bedingungen zurückführen lassen. Mangelhafte Möglichkeiten zu Spielerfahrungen, restringierter sprachlicher Code, Vorurteile und sprachorientierte Einschätzung mit ihrer negativen Rückwirkung auf die Lernmotivation sind dabei in verschiedenartiger Weise beteiligt.

Literatur
BAYLEY, N.: On the growth of intelligence. Amer. Psychologist 10, 805 – 818 (1955).
BERNSTEIN, B.: A socio-linguistic approach to socialisation: with some reference to educability. In: GUMPERZ, J., DELL, H. (Eds.): Directions in Sociolinguistics. New York: Holt, Rinehart & Winston 1970.
BLOOM, B. S.: Stability and changes in human characteristics. New York: Wiley 1965.
BRUNER, J. S., GOODNOW, J. J., AUSTIN, G. A.: A study of thinking. 4. Aufl. New York: Wiley 1960.
BURT, C.: The factors of mind. London: Univ. Press 1940.
BUTCHER, H. J.: Human intelligence. Its nature and assessment. London: Methuen 1968.
CATTELL, R. B.: Theory of fluid and crystallized intelligence: a critical experiment. J. educ. Psychol. 54, 1 – 22 (1963).
EYSENCK, H. J.: Intelligence assessment: a theoretical and experimental approach. Brit. J. educ. Psychol. 37, 81 – 98 (1967).
FREEMAN, F. S.: Theory and practice of psychological testing, 3rd edn. New York: Holt 1962.
FURNEAUX, W. D.: Intellectual abilities and problem-solving behavior. In: EYSENCK, H. J. (Ed.): Handbook of abnormal psychology. London: Pitman 1960.
GALTON, F.: Hereditary Genius. New York: Appleton 1870.
GOTTESMANN, I. I.: Genetic aspects of intelligent behavior. In: ELLIS, N. R. (Ed.): Handbook of mental deficiency. New York: McGraw-Hill 1963.
GUILFORD, J. P.: The nature of human intelligence. New York: McGraw-Hill 1967.
HEBB, D. O.: The organisation of behavior. New York: Wiley 1949.
HOFSTÄTTER, P. R.: Psychologie. Frankfurt: Fischer 1957.
JÄGER, A. O.: Dimensionen der Intelligenz. Göttingen: Hogrefe 1967.
KEMMLER, L., HECKHAUSEN, H.: Praktische Fragen der Begabungsdiagnostik in der Erziehungsberatung. Weinheim: Beltz 1965.
OEVERMANN, U.: Schichtenspezifische Formen des Sprachverhaltens und ihr Einfluß auf die kognitiven Prozesse. In: ROTH, H.: Begabung und Lernen. Stuttgart: Klett 1969.
PIAGET, J.: Psychologie der Intelligenz, 4. Aufl. Zürich: Rascher (1947) 1966.
SORENSON, A. G.: The use of teaching machines in developing and alternative to the concept of intelligence. Educ. Psychol. Measmt. 23, 323 – 329 (1963).
SPEARMAN, C. E.: The abilities of man. London: Macmillan 1927.
SPENCER, H.: The principles of psychology. London: Williams & Norgate 1855.
THOMSON, G. H.: The factorial analysis of human ability, 5th edn. London: Univ. Press 1951.
THORNDIKE, R. L.: Intellectual status and intellectual growth. J. educ. Psychol. 57, 121 – 127 (1966).
THURSTONE, L. L.: Primary mental abilities. Psychomet. Monogr. No. 1, Chicago 1938.
VERNON, P. E.: The structure of human abilities. London: Univ. Press 1950.
WECHSLER, D.: Die Messung der Intelligenz Erwachsener, 2. Aufl. Bern Stuttgart: Huber 1961.
WISEMAN, S. (Ed.): Intelligence and ability. Harmondsworth Baltimore Ringwood: Penguin Books 1967.

F. SPECHT

Intelligenzprüfung → Tests

Intelligenzstörungen
Einschränkungen des intelligenten Verhaltens haben zur Ursache 1. Abweichungen der Struktur oder der Funktionsweise des Zentralnervensystems (Intelligenzdefekte), 2. mangelhafte Grunderfah-

rungen (perzeptuelle bzw. sensorische Deprivation), 3. gestörte Realitätsbeziehungen (autistische Syndrome bzw. psychotische Strukturierung, schizophrene Psychosen), 4. Abweichungen der Leistungsmotivation (neurotische Leistungshemmungen, Mißerfolgsgewohnheiten), 5. affektive Einflüsse auf die kognitiven Vollzüge (Wahrnehmungseinengung oder -abwehr, situationsbedingte Angst).

1 Intelligenzdefekte
Beeinträchtigungen der somatischen Voraussetzungen für intelligentes Verhalten können a) bei der Geburt vorhanden oder in der allerersten Lebenszeit erworben, eine abweichende Intelligenzentwicklung bedingen (*Oligophrenien* = angeborene und früherworbene *Schwachsinnszustände*, geistige Entwicklungsstörungen (mental deficiency, mental retardation, geistige Behinderungen) *oder* b) bei zunächst altersentsprechender geistiger Entwicklung durch Schädigungen (toxisch, traumatisch, entzündlich, hypoxisch) sowie durch degenerative Vorgänge zustandekommen (→ *Demenz*). Hinsichtlich des Schweregrades der Intelligenzdefekte läßt sich eine Einteilung nach dem Ge-samtergebnis der Intelligenzmessung (Intelligenzquotient) vornehmen.

Die Zuordnung des Einzelfalles auf Grund der gemessenen Leistungen braucht nicht mit der Zuordnung nach Gesichtspunkten der lebenspraktischen Bewährung (Lernerfolg, Unabhängigkeit bei der Selbstversorgung, soziale und wirtschaftliche Selbständigkeit) übereinzustimmen, da diese von Intelligenzstruktur und motivationalen Bedingungen abhängen, die mit dem Intelligenzquotienten allein nicht gekennzeichnet werden können.

Unterschiedlich defekte Intelligenzstrukturen kommen dadurch zustande, daß die somatisch verursachten Störungen der Informationsverarbeitung und -speicherung zusammentreffen mit a) Wahrnehmungsstörungen (z. B. mangelhafte visuelle oder akustische Differenzierung) und b) Beeinträchtigungen der Informationsaufnahme und -abgabe (Seh- und Hörstörungen, Bewegungs- und Sprachstörungen, ungenügende Kontrolle der Aktivität) als weitere Schädigungsfolgen sowie mit c) primären und sekundären Einschränkungen der psychosozialen Voraussetzungen des Lernens (soziokultureller und sozioökonomischer Status, Über- und Unterforderung, Rückwirkung von Vorurteilen). Entsprechende Abweichungen der Intelligenzstruktur lassen sich auch dann nachweisen, wenn der Intelligenzquotient im Durchschnittsbereich liegt. So führen z. B. bei leichten Residualzuständen nach früherworbenen Hirnschäden Störungen der Figur-Hintergrund-Differenzierung, der Form-, Gestalt- und Beziehungserfassung sowie der visomotorischen Koordination (WEWETZER) zu sehr unterschiedlichen Ergebnissen bei verschiedenen Tests – häufig mit einer Diskrepanz zwischen Verbal- und Handlungstests – (s. Abb. auf S. 366) und zu umschriebenen Leistungsausfällen (z. B. Lese-Rechtschreibe-Störungen).

Die Möglichkeiten zur vermutlich intramolekularen Langzeitspeicherung von Informationen sind,

Ältere Einteilung der Intelligenzdefekte (WHO 1954)

Grad	Bezeichnung	IQ	IA*	Anteil a. d. Bevölkerung**
I leicht	Debilität	50–70	8–12 Jahre	2,6%
II mittel	Imbezillität	20–50	3– 7 Jahre	0,3%
III schwer	Idiotie	<20	< 3 Jahre	0,1%

* Lebensalter, dem etwa das beim Erwachsenen nachweisbare intelligente Verhalten entspricht
** Schätzung

Neuere Einteilung der Intelligenzdefekte (WHO 1967)
(davon leichte Abweichungen in ICD 9/1979)

Standardabweichung	Bezeichnung	HAWIE/K-IQ	Binet-IQ*	IA**	Häufigkeit***
<−1	Grenzfall	70–85	68–85	11–12,9 Jahre	12,6%
<−2	leicht	55–70	52–67	8–11 Jahre	2,14%
<−3	mittelgradig (deutlich)	40–55	36–51	5– 7 Jahre	0,135%
<−4	ausgeprägt (schwer)	25–40	20–35	3– 5 Jahre	
<−5	hochgradig	<25	<20	< 3 Jahre	

* Bei HAWIE (HAWIK) und Binet-Test sind auf Grund unterschiedlicher Entwicklung den Standardabweichungen jeweils verschiedene IQ zugeordnet
** s. o.
*** hypothetisch auf der Grundlage der Normalverteilung ohne Berücksichtigung der mittelgradigen und ausgeprägten auf Entwicklungsanomalien oder früherworbenen Schäden beruhenden Oliogophrenien.
HAWIE = Hamburg-Wechsler-Intelligenztest für Erwachsene
HAWIK = Hamburg-Wechsler-Intelligenztest für Kinder

Intelligenzstörungen

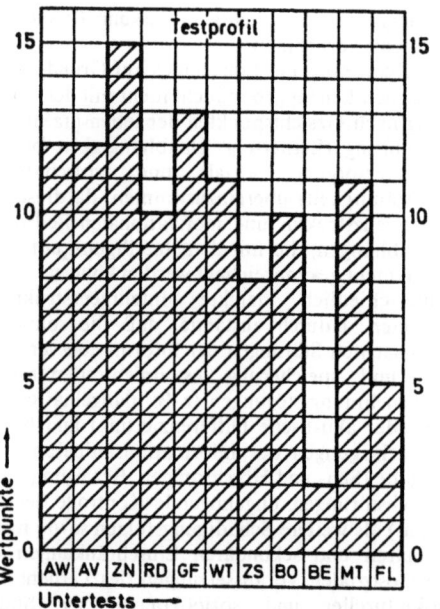

Testprofil des Hamburg-Wechsler-Intelligenztests für Kinder bei einem 14jährigen Gymnasiasten, der seiner Schulprobleme wegen vorgestellt wurde (Intelligenzquotient des Gesamttests 97, des Verbalteiles 114, des Handlungsteiles 79).

vante Stimuli und in einer verringerten Aktualisierbarkeit des Reaktionsrepertoirs gesehen. Tatsächlich lassen sich die Abweichungen des intelligenten Verhaltens (Verzögerung der Lernprozesse, mangelhafte Fähigkeit zur Umorientierung, mangelhafte Differenzierung der Reizbeantwortung) mit derartigen Grundstörungen sehr gut erklären. Weisen die informationsverarbeitenden Systeme von Anfang an Defekte auf, dann kommt es zu Störungen der geistigen Entwicklung, deren komplexes Ergebnis oft keine Rückschlüsse auf Lokalisation und Auswirkung der ursprünglichen Schädigung mehr zuläßt (Oligophrenien). Werden derartige Defekte erst im Verlauf des späteren Lebens erworben (Demenz), dann lassen sich zumindest bei umschriebenen Schäden einzelne Funktionsausfälle deutlicher abgrenzen.

wie aus Lernversuchen zu schließen ist, bei Intelligenzdefekten häufig nicht und anscheinend erst bei gröberen Großhirndefekten sowie bei Störungen der Proteinsynthese entscheidend eingeschränkt. Schädigungen wirken sich offensichtlich eher an den Systemen aus, die der Verarbeitung von Informationen, ihrem Vergleich mit bereits gespeicherten Datengruppierungen, ihrer Überführung in den Langzeitspeicher und dem Abruf von Operationsanweisungen dienen. Das Bemühen, ausschlaggebende neurophysiologische Grundstörungen zu ermitteln, hat zu einer Reihe von Theorien geführt. Die *Aufmerksamkeits- bzw. Reizbeachtungstheorie* (ZEAMAN und HOUSE) sieht ein wesentliches Unvermögen darin, daß bei Intelligenzdefekten die für Unterscheidung und Einprägung relevanten Reizdimensionen erst nach einer überdurchschnittlich langen Zeit, die den angestrebten Speicherungsvorgang hinauszögert, bemerkt und ausgewählt werden. Die *Stimulustrace-Theorie* (ELLIS) geht von Untersuchungsergebnissen aus, die dafür sprechen, daß Dauer und Intensität der Kurzzeitspeicherung in bioelektrischen Rückkopplungskreisen beeinträchtigt sind und daß dadurch Zusammenhänge von zeitlich aufeinanderfolgenden Ereignissen (z. B. positive oder negative Rückmeldungen) nur mangelhaft erfaßt bzw. hergestellt werden können. Wesentliche Störungen werden außerdem in einer ungenügenden Umstellung auf neue Reizbedingungen, in einer unzulänglichen Hemmung der Reaktion auf irrele-

2 Deprivationsfolgen

Tierversuche haben gezeigt, daß Veränderungen der Stimulation während der allerersten Lebenszeit (abnorme Reize, visuelle und taktile Deprivation, Entzug des mütterlichen Kontaktes) zu Abweichungen hinsichtlich der Feinstruktur und der biochemischen Prozesse des Zentralnervensystems, zu Veränderungen der emotionalen Reaktivität, der sozialen Aktivität und Einschränkungen der nachfolgenden Wahrnehmungs- und Lernprozesse führen können (AMBROSE). Die beim Menschen langdauernde extrauterine Ausreifung des Zentralnervensystems (Dendritenwachstum, Myelinisation) hat einerseits zur Folge, daß er nicht durch angeborene Verhaltensprogramme (Instinkte) festgelegt ist, bedingt andererseits aber besondere Anfälligkeit für Abweichungen der frühkindlichen Reizkonstellationen. Neben den bekannten Auswirkungen emotionaler Entbehrungen während der ersten Lebenszeit (Massenpflege, Kontaktabbrüche) auf den Gesamtzustand (SPITZ: anaklitische Depression psychischer Hospitalismus) und auf die spätere soziale Entwicklung, hat die mit den gleichen Bedingungen zusammenhängende sensorische bzw. perzeptuelle Deprivation als unmittelbare Auswirkung z. T. erhebliche motorische und kognitive Entwicklungsrückstände zur Folge. Auch bei Kompensation dieser Rückstände können mehr oder weniger ausgeprägte, irreversible Beeinträchtigungen zurückbleiben, die auf a) ungenügender Strukturierung der Wahrnehmungs- und Integrationssysteme, b) ungenügenden Vertrauen in regelhafte Zusammenhänge (Fehlen eines „logischen Optimismus"), c) Einschränkungen des Explorationsbedürfnisses, d) mangelhaften Aufordnungskategorien beruhen. Unter der Bezeichnung Deprivation werden im allgemeinen sowohl Unzulänglichkeit als auch Verzerrung und Diskontinuität der ersten Erfahrungen und Beziehungen zusammengefaßt (AINSWORTH), die sich hinsichtlich der Spätfolgen wahrscheinlich unterschiedlich auswirken, auf Grund lediglich äußerer Merkmale (Heimunterbringung, Kontaktabbruch) bei Untersuchungen aber nur mangelhaft abgegrenzt werden können. Häufig lassen sich bei deprivierten Kindern später eine Einschränkung der Lernmöglichkeiten, ein Mangel an Abstraktionsfähigkeit und im Zusammenhang damit eine Orientierung des Verhaltens überwiegend an den konkreten, aktuellen Gegebenheiten nachweisen.

Zu berücksichtigen ist dabei, daß Kinder, die unter Bedingungen der Massenpflege oder auch in Familien Deprivation erleben, aus den gleichen sozialen Gründen mit einem erhöhten Risiko prä- und perinataler Hirnschäden belastet und damit besonders vulnerabel sind und daß sie außerdem häufig auch über die erste Lebenszeit hinaus nur unzulängliche Lernangebote bekommen.

Bei leichteren Oligophrenien liegt sehr häufig eine Wechselwirkung zwischen biologischen und sozialen Faktoren vor. Für Auswirkungen einer fortgesetzten „kulturellen Deprivation" (einschließlich der Auswirkung von Vorurteilen) spricht die Tatsache, daß die ausgeprägteren, auf nachweisbaren hirnorganischen Anomalien beruhenden Intelligenzdefekte in allen Sozialschichten gleichmäßig vertreten sind, während sich leichtere geistige Entwicklungsstörungen, ohne wesentliche somatische Abweichungen, gehäuft in den unteren Sozialschichten finden.

3 Gestörte Realitätsbeziehungen

Einschränkungen der Realitätsbeziehungen können bei autistischen Syndromen im Kindesalter bzw. psychotischer Strukturierung zu Erfahrungslücken führen, die oft nicht eindeutig gegenüber einem gleichzeitig vorhandenen somatogenen Intelligenzdefekt abzugrenzen sind. Darüber hinaus kann die Motivation für an sich mögliche Leistungen fehlen. Neben Erfahrungs- und Motivationslücken finden sich isolierte Interessen und manchmal einzelne hochentwickelte Fähigkeiten.

Bei schizophrenen Psychosen ist die intellektuelle Kapazität wahrscheinlich nicht eingeschränkt, kann allerdings zumindest zeitweilig nicht vollständig realisiert werden. Die kognitiven Vollzüge weisen eine Reihe von qualitativen Abweichungen auf, die teils unmittelbar das intelligente Verhalten verändern, teils einschränkende Abwehrmaßnahmen bedingen. Bei der Bildung und Anwendung von Begriffen werden subjektive Bedeutungen maßgeblich, die sich u. a. in einer „overinclusion", der Einbeziehung von üblicherweise ausgeschlossenen Merkmalen, zeigen. Übereinschließungsphänomene Schizophrener sind mit einer Störung von Reizfilterung und Hemmungsmechanismen (Überaktivierung) erklärt worden. Eine zu große Breite der Aufmerksamkeit, mit mangelhafter Unterdrückung irrelevanter Reizgegebenheiten, kann wiederum eine reaktive, die Reizüberflutung lediglich abwehrende, nicht aufgliedernde, rigide Einengung der Aufmerksamkeit zur Folge haben.

Literatur

AINSWORTH, M. D. (Ed.): Deprivation of maternal care. A reassessment of its effects. WHO Public Health Papers No. 14. Genf: World Health Organization.
AMBROSE, A.: Comparative approach to early child development: The data of ethology. In: MILLER, E. (Ed.): Foundations of child psychiatry. Oxford: Pergamon Press 1968.
AMBROSE, A. (Ed.): Stimulation in early infancy. London New York: Academic Press 1969.
BAUMEISTER, A. A. (Ed.): Mental retardation. Chicago: Aldine 1967.
BUSEMANN, A.: Psychologie der Intelligenzdefekte. München Basel: Reinhardt 1959.
BUSS, A. H., LANG, P. J.: Psychological deficit in schizophrenia. I. Affect, reinforcement and concept attainment. – J. abnorm. Psychol. 70, 2–24 (1965).
ELLIS, N. R. (Ed.): Handbook of mental deficiency. New York: Mc Graw-Hill 1963.
KUSHLICK, A.: Social problems of mental subnormality. In: MILLER, E. (Ed.): Foundations of child psychiatry. Oxford: Pergamon Press 1968.
LANG, P. J., BUSS, A. H.: Psychological deficit in schizophrenia: II. Interference and activation. – J. abnorm. Psychol. 70, 77–106 (1965).
PLAUM, E.: Kognitive Störungen bei Schizophrenen: Forschungsergebnisse und ihre praktische Anwendbarkeit. In: DUHM, E. (Hrsg.): Praxis der klinischen Psychologie, Bd. II. Göttingen: Hogrefe 1971.
SPITZ, R.: Vom Säugling zum Kleinkind. Stuttgart: Klett 1967.
WEWETZER, K. H.: Das hirngeschädigte Kind. Stuttgart: Thieme 1959.
YATES, A. J.: Psychological deficit. – Ann. Rev. Psychol. 17, 111–144 (1966).

F. SPECHT

Intentionalität → Daseinsanalyse

Interview (Exploration)

Historisch verlieren sich die Spuren der Befragungsmethoden in den Anfängen der vorwissenschaftlichen Medizin, Psychologie, Soziologie und Anthropologie. Die informative Gesprächsführung ist dem alltäglichen, fragenden und mitteilenden Dialog so verwandt, daß ein kritisches Methodenbewußtsein darüber sich verhältnismäßig spät durchgesetzt hat. In der Schulpsychiatrie ist die Exploration als Methode bis zuletzt ein Stiefkind der Forschung geblieben. Ihre Varianten sind auch heute noch nicht weit von einem einfachen, unreflektierten Frage- und Antwortspiel entfernt.

Man versteht unter Interview einen geplanten, verbalen Kommunikationsprozeß mit bestimmten Zielsetzung. Die Exploration ist eine in der Psychiatrie übliche, spezielle Form eines qualitativen, individuellen Interviews, dessen Ziel die klinische oder Persönlichkeitsdiagnostik ist.

Eine der wichtigsten Eigenschaften des Interviews ist die Art und der Grad seiner Strukturiertheit. Ein vollständig strukturiertes Interview enthält eine Serie von programmierten und vorformulierten Fragen und bedeutet somit eine vollständige Kontrolle des Wortlautes und der Abfolge des Gespräches zwischen den Partnern (→ Fragebogen). Das teilstrukturierte Interview ist beim verbalen Frage- und Antwortspiel weniger gebunden, indem die endgültige Formulierung der Antwort des Befragten überlassen bleibt. Das unstrukturierte Interview, wie z. B. das psychoanalytische Gespräch, stellt den Wortlaut und die Reihenfolge der Fragen dem Interviewer und die Art, Anzahl und die Formulierung gänzlich dem Belieben des Befragten anheim.

Das Interview kann auch als ein mehr oder weniger asymmetrischer Interaktionsprozeß betrachtet werden. Bei ihm ist der verbale Kommunikationsfluß zwischen den Partnern ebenso asymmetrisch wie die beidseitigen, aufeinander bezogenen nichtverbalen Signale der formalen Interaktion. Die Asymmetrie kann einmal darin bestehen, daß der Interviewer sein Programm mit maschinenmäßiger Regelmäßigkeit abfragt und der Interviewte sich ebenso ausschließlich auf dessen Beantwortung beschränkt. Beide Partner sind einander fremd, der Fluß der Informationen ist einseitig, der Befrager ist lediglich ausführendes Organ dessen, der die Information wünscht und auswertet, dauernde soziale Beziehungen werden nicht hergestellt und Emotionen werden aus dem Kommunikationsprozeß ausgeschlossen (→ Fragebogentechnik). Weit weniger asymmetrisch und in den aufgezählten Punkten dem vorgenannten Interview entgegengesetzt, ist z. B. das therapeutische Interview. Unter Wahrung von aufeinander bezogenen komplementären Rollen spielt sich bei dieser Art Gespräch eine Primärbeziehung mit allen dazugehörenden Merkmalen, wie intensive emotionale Besetzung, Extensität der besprochenen Themen und eine gewisse Konstanz der Beziehungen zwischen Arzt und Patienten ab. Andere Formen des Interviews liegen in der Asymmetrie und in der Art der Beziehung der Interaktionspartner zwischen diesen beiden Extremen. Das explorative Gespräch z. B. ist eine Sekundärbeziehung, deren Merkmale die Begrenztheit des Feldes, die thematische Selektion, das Zeremonielle des Ablaufes, die spärliche emotionale Bindung und die zeitliche Limitierung sind.

Alle Interviews haben ihre Vorteile und Nachteile. Im allgemeinen sind strukturierte und stark asymmetrische Interviews von größerer Präzision und Reproduzierbarkeit, ihre Ergebnisse sind quantifizierbar und statistisch bequem zu bearbeiten, und sie eignen sich für den Beweis oder für die Widerlegung von Arbeitshypothesen. Nachteilig sind der kleine Umfang und die geringe Tiefe des zu sondierenden Terrains, die Begrenztheit der Information und die fehlende Empfindlichkeit der Methode. Das individuelle Interview hingegen zeichnet sich durch die Offenheit der Situation, durch die Vielfalt der Information auf einem breiten Feld, durch die Variabilität und Flexibilität der Kommunikation und durch eine hohe Empfindlichkeit aus. Nachteile des offenen, individuellen Interviews sind wiederum die mangelnde Vergleichbarkeit der Resultate, die erschwerte Quantifizierbarkeit und die fehlende Präzision. Man kann mit ihrer Hilfe ein Gebiet wissenschaftlich überhaupt erschließen, sich durch sie auf einem noch unbekannten Feld orientieren, Variable und Größen ermitteln und mit ihnen Arbeitshypothesen finden.

Unter den speziellen Formen ist das demoskopische Interview eines der gebräuchlichsten. Es wird von O'NEILL definiert als eine „mündliche, standardisierte Befragung von Personen, die nach statistischen Prinzipien ausgewählt sind". Für die Befragten ist ein solches, strukturiertes Interview eine persönliche Aktion, bei der die Anonymität gewahrt bleibt, für den Befrager ein abzufragendes, fixes Ablaufschema und für den Auftraggeber ein soziologisches Experiment. Seine Kennzeichen sind die Gliederung des Vorhabens in aufeinanderfolgende Phasen und die Vielzahl der daran beteiligten Personen (Geldgeber, Planungsstab, Interviewer, Interviewte, Spezialisten in Statistik und Datenverarbeitung usw.). Die säuberliche Trennung der Rollen dieser Personen, die Invarianz des Verfahrens, die Anonymität und Austauschbarkeit der Befragten und die strenge Strukturiertheit charakterisieren somit das demoskopische Interview. Ihm ist das Forschungsinterview in der Struktur, der Asymmetrie der Beziehungen und der Rollenverteilung der Teilnehmer sehr ähnlich. SCHEUCH definiert es als „... planmäßiges Vorgehen mit wissenschaftlicher Zielsetzung, bei dem die Versuchsperson durch eine Reihe gezielter Fragen oder mitgeteilter Stimuli zu verbalen Informationen veranlaßt werden soll". Noch mehr als beim demoskopischen Experiment kommt es hier auf die Quantifizierbarkeit, Zuverlässigkeit, Genauigkeit und Empfindlichkeit des Instrumentes an.

Das diagnostische Interview einschließlich psychiatrischer Exploration ist eine teilsystematische, individuelle Befragung mit dem Ziel einer Persönlichkeitsdiagnose oder klinischen Diagnose. Es ist keine objektive Technik, und deshalb ist es weder zuverlässig noch in seinen Ergebnissen reproduzierbar. Man unterscheidet im Hinblick auf die Rolle und Engagiertheit des Interviewers zwischen teilnehmender und nicht teilnehmender Exploration. Doch ist der Partnerbezug auch bei der verbindlichen und individuellen explorativen Interaktion noch immer asymmetrisch, obwohl sich der Explorierende durch das Gebot der Neutralität, durch Meiden wertender Urteile, leiten lassen sollte. Das diagnostische Interview bedient sich aller Arten von Fragen. Einfache Variable werden durch geschlossene, andere durch alternative und halboffene und wiederum andere Daten durch offene Fragen ermittelt. Die freien diagnostischen Verfahren ergeben sich aus der psychoanalytischen Grundregel, als Patient in ruhiger Konzentration sich der Verfolgung spontaner Einfälle hinzugeben, sich in die Lage eines leidenschaftslosen Selbstbeobachters zu versetzen und die Phänomene an der Oberfläche des Bewußtseins abzulesen. Einige Varianten dieses Verfahrens sind die freie Bedeutungsassoziation, die analytische Synästhesiologie, gewisse projektive Verfahren und die nichtdirektiven Verfahren (ROGERS u. DIAMOND), um einige Beispiele zu nennen. Das diagnostische Interview kann gezielt sein oder in einem Sondieren eines Feldes bestehen. Bei der Exploration ist es üblich, das vorerst noch unbestimmte Explorationsfeld, dessen Fakten und Phänomene man erst erfahren will, zu gliedern. Dies kann geschehen durch systematische Einteilung des Gegenstandes der Anamnese oder durch unsystematische Teilexplorationen. Im ersten Fall wird das zu explorierende Feld systematisch gegliedert in Familien-, Eigen-, Geburts-, Kindheits-, Sozial-, Prämorbid-, Organ- oder Krankheitsanamnese. Im zweiten Fall werden regional spezielle Ziele anvisiert, wie z. B. durch das psychosomatische System-Review, das die Exploration des Erlebnishintergrundes in bestimmter Reihenfolge mit den partiellen Anamnesen der speziellen Beschwerden explorativ verbindet.

Das therapeutische Interview (BALINT, ARGELANDER, STRUPP) ist noch mehr als die klinische Exploration eine strukturierte soziale Situation, an der zwei Personen nach thematisch wechselnden und von Emotionen getragenen Interaktionsmustern, unter hilfsweiser Benutzung nichtverbaler Ausdrucksmittel beteiligt sind. Der Therapeut ist Beobachter der Gefühle, Verhaltensweisen, Einstellungen und phänomenologischer Erlebnisweisen seines Patienten, er nimmt an der Interaktion als Objekt der Übertragung teil, wird damit zum teilnehmenden Beobachter und gestaltet durch Kontrolle seiner Gegenübertragung das Behandlungsinterview. In diesem abgesteckten Rahmen kann der Therapeut den Akzent einmal mehr auf die persönlichen Beziehungen legen und z. B. in der Daseinsanalyse und in der anthropologischen Psychotherapie die Selbstverwirklichung und Selbstbestätigung betonen. In anderen Fällen, wie z. B. im therapeutischen Interview der Verhaltenstherapie, nimmt der Therapeut die Rolle eines aktiven Manipulanten und Gestalters von Lernvorgängen an. Für den Kranken sind die therapeutischen Interviews mit der darin sich verwirklichenden Übertragung ebenso viele Reprisen von emotional besetzten Interaktionen und Erfahrungen seiner Kindheit. Seine Position ist in sich gegensätzlich; sie bedeutet erlebnismäßig die Vergangenheit in der gegenwärtigen Begegnung mit dem Therapeuten, und sie dient zugleich dazu, diese Prozesse als leidenschaftsloser Beobachter zu registrieren und daraus Folgerungen für das künftige Leben zu ziehen.

Literatur
ALEXANDER, I.: Analysis of the Therapeutic Factor in Psychoanalytic Treatment. Psychoanal. Quart. 19, 482 (1950).
ARGELANDER, H.: Das Erstinterview in der Psychotherapie. Teil I – III. Psyche 21, 341, 429, 473 (1967).
ARGELANDER, H.: Der psychoanalytische Dialog. Psyche 22, 325 (1968).
BALINT, M. u. E.: Psychotherapeutische Techniken in der Medizin. Bern: Huber und Stuttgart: Klett 1963.
DÖRNER, K.: Interview und Exploration. Nervenarzt 37, 18 – 25 (1966).
HELLER, K., MYERS, R. A., KLINE, L. V.: Interviewer Behavior as a Function of Standardized Client Roles. J. cons. Psychol. 27, 117 (1963).
JACOB, H.: Wandlungen, Möglichkeiten und Grenzen der klinisch-psychiatrischen Exploration. In: Randzonen menschlichen Verhaltens. Stuttgart: Enke 1962.
KAHN, R. L., CANNELL, C. F.: Interviewing I. Social Research. In: Internat. Encyclopedia Soc. Sci. Ed. SILLS, D. L., Vol. 8, London: MacMillan Co. Free Press 1968.
NOELLE, E.: Umfragen in der Massengesellschaft. Hamburg: Rowohlt 1963.
SCHEUCH, E. K.: Das Interview in der Sozialforschung. In: Handbuch der empirischen Sozialforschung. Hrsg.: R. KÖNIG, Bd. I, Stuttgart: Enke 1962.
STEVENSON, J.: The psychiatric Interview. In: American Handbook of Psychiatry. Ed.: Silvano Arieti. Vol. I. New York: Basic Book 1959.
STRUPP, H.: Interviewing III. Therapeutic Interviewing. In: Internat. Encyclopedia Soc. Sci. Ed.: SILLS, D. L., Vol. 8, London: MacMillan Co. Free Press 1968.
SULLIVAN, H. S.: The Psychiatric Interview. New York: Norton 1954.
WITTENBORN, J. R.: Interviewing II. Personality Appraisal. In: Internat. Encyclopedia Soc. Sci. Ed.: SILLS, D. L.: Vol. 8, London: MacMillan Co. Free Press 1968.

S. WIESER

Intimgruppe → Gruppe

Intoxikationserscheinungen → Drogenabhängigkeitstypen
Psychophysische, meist neurovegetative Veränderungen, die sich je nach Droge in wechselndem Maße in einer Veränderung von Bewußtsein, Wahrnehmung, Antrieb und Stimmung manifestieren (DE BOOR, WIRTH et al.).
Jede chronische Intoxikation führt zu einer Wesensveränderung (STAEHELIN), die beim Morphinismus und bei der Hypnoticaabhängigkeit besonders ausgeprägt ist. Sie besteht in Affektlabilität, Überempfindlichkeit, Reizbarkeit, rascher Ermüdung und Neigung zu mißtrauisch- oder ängstlich-depressiven Verstimmungen. Mit der Zeit treten Verflachung der Gesinnung, Schwächung des Gewissens, Abstumpfung des Pflicht-, Takt- und Verantwortungsgefühls, zunehmende Egozentrizität, Unzuverlässigkeit, Unaufrichtigkeit und Verlogenheit ein. Der bereits primär bindungsschwache Drogenabhängige wird in seinen Strebungen maßlos, zu echten menschlichen Bindungen unfähig und ausschließlich darauf konzentriert, mit dem Suchtmittel das Lusterlebnis zu wiederholen, Unlustgefühle zu vermeiden oder Abstinenzsymptome zu bekämpfen. Er manipuliert in zunehmendem Maße seine Umwelt, um seine innere Leere zu vergessen. Realisiert er schließlich die Auswegslosigkeit seiner Situation, bleibt ihm nurmehr die Möglichkeit einer definitiven Realitätsflucht im Sinne des Suicids. Die Entwicklung einer inneren Vereinsamung geht mit einer äußeren Isolierung im Berufsleben und in der Familie parallel; Stellenverlust und Abgleiten des sozialen Niveaus einerseits, wie Trennung, Scheidung vom Ehepartner andererseits, sind die sozialen Folgen einer Drogenabhängigkeit, die je nach Alter des Dro-

Drogentyp (WHO-Definition)	Intoxikation		Chronischer Mißbrauch						
	Typisch	Atypisch	Abhängigkeit		Wesens-änderung	Psychosen			
			Psychisch	Körperlich		Wahn-psychose	Hallu-zinose	Kor-sakow	Entzugs-delir
Alkohol	Rausch	Rausch	++	++	++	+	+	+	+
Barbiturat	Beruhigung Bewußtseinstrübung	Erregung	++	++	+	–	–	(+)	+
Antipyretische Analgetica	Beruhigung Anregung Bewußtseinstrübung	Erregung	+	+	+	–	–	(+)	+
Morphin	Euphorie Beruhigung		++	++	++	–	–	–	–
Cocain	Euphorie Enthemmung	Delir	++	+	++				–
Cannabis	Versenkung Entspannung	Erregung Verstimmung Delir	+	(+)	+	+	(+)	(+)	–
Amphetamin	Antriebssteigerung	Erregung	++	(+)	+	+	+	(+)	–
Halluzinogene	Halluzinationen Versenkung	Wahn Erregung	+ –	(+)	+	+	–	–	

genabhängigen, nach Intensität und Dauer der Einnahme, sowie nach Drogentyp variieren können.

Literatur
BOOR, W. DE: Pharmakopsychologie und Psychopathologie. Berlin Göttingen Heidelberg: Springer 1956.
STAEHLIN, J. E.: Nichtalkoholische Süchte. In: Psychiatrie der Gegenwart, Bd. II, 340. Berlin Göttingen Heidelberg: Springer 1960.
WIRTH, W., HECHT, G., GLOXHUBER, CHR.: Toxikologie-Fibel. Stuttgart: Thieme 1967.

D. LADEWIG

Introjektion → Identifikation und Über-Ich
Das Kind „nimmt die dargebotenen Objekte, insofern sie Lustquellen sind, in sein → Ich auf, introjiziert sich dieselben (nach dem Ausdruck FERENCZIS) und stößt andererseits von sich aus, was ihm im eigenen Innern Unlustanlaß wird" (FREUD, 1915, S. 228). FREUD setzt hier Introjektion in Opposition zu → Projektion. Der Begriff „Introjektion" wird häufig als synonym mit → Identifikation, gelegentlich Inkorporation und selbst Internalisation gebraucht (HARTMANN u. LOEWENSTEIN, 1962, S. 48). Viele verwenden ihn im Sinne einer Vorstufe der Identifikation. SANDLER (1960) betrachtet als spezifisches Merkmal des Introjekts dessen Fähigkeit, das reale Objekt als Quelle narzißtischer Befriedigung zu ersetzen. Oft bezieht sich der Begriff „Introjektion" auf die Dauerhaftigkeit und Stabilität der identifikatorisch übernommenen und in die psychische Struktur integrierten Eigenschaften (der Substitution von Objekt- und Selbstrepräsentanzen). M. KLEIN verknüpfte den Begriff – in Anlehnung an ABRAHAM – eng mit der → oralen Entwicklungsphase, in welcher das Sexualziel in der oralen Einverleibung des Objekts oder Teilen desselben besteht (Kannibalismus) und introjektive und projektive Mechanismen die Beziehungen zu den „guten" und „bösen" Objekten beherrschen.

Es scheint jedoch, daß der Begriff „Introjektion" zunehmend auf jene Verinnerlichungsvorgänge eingeschränkt wird, die unmittelbar mit der → Über-Ich-Bildung verknüpft sind (Über-Ich-Identifikation im Gegensatz zu Ich-Identifikation). Nach FREUD (1924a, S. 399) bildet „die ins Ich introjizierte Vater- oder Elternautorität... den Kern des Über-Ichs". SANDLER (1962, S. 138) charakterisiert den Vorgang folgendermaßen: „Introjektion in diesem Sinne bedeutet, daß sich das Kind in Abwesenheit der Eltern so verhält, als ob sie anwesend wären. Dies bedeutet nicht Nachahmung der Eltern – das wäre Identifizierung. Es ist, als ob das Kind sich sagen würde: ‚Ich will sein, wie mich die Eltern wünschen...' und nicht: ‚Ich will wie meine Eltern sein...'."

Introjektion der Aggression. „Mit der Einsetzung des Über-Ichs werden ansehnliche Beträge des Aggressionstriebes im Innern des Ichs fixiert und wirken dort selbstzerstörend. Es ist eine der hygienischen Gefahren, die der Mensch auf seinem Weg zur Kulturentwicklung auf sich nimmt..." (FREUD, 1938, S. 72). FREUD führt unsere Neigung zu psychischen Konflikten auf die Wirkung der verinnerlichten Aggression zurück (1937, S. 90), die sich nun gegen das → Ich wendet: durch Übernahme ins Über-Ich, das „als ‚Gewissen' gegen das Ich dieselbe strenge Aggressionsbereitschaft ausübt, die das Ich gerne an anderen, fremden Individuen befriedigt hätte" (1930, S. 482). Dieser Prozeß der Introjektion oder „Wendung gegen die eigene Person" der Aggression spielt eine wichtige Rolle in der Psychopathologie des → *Masochismus* (FREUD, 1924 b, S. 377).

Der Begriff „Introjektion" ist noch in einem anderen Zusammenhang klinisch bedeutsam: im Falle der pathologischen Introjektion, die in der *Melancholie* zur Wiederaufrichtung eines verlorenen ambivalent besetzten Liebesobjekts im Selbst führt. FREUD (1916, S. 428) wies nach, daß die Selbstanklagen der Melancholie in Wirklichkeit sich gegen das verlorene und introjizierte Objekt richten.

Literatur
FREUD, S.: Triebe und Triebschicksale. G. W. X, London: Imago 1915.
FREUD, S.: Trauer und Melancholie. G. W. X, London: Imago 1916.
FREUD, S.: Der Untergang des Ödipuskomplexes. G. W. XIII, London: Imago 1924 a.
FREUD, S.: Das ökonomische Problem des Masochismus. G. W. XIII, London: Imago 1924 b.
FREUD, S.: Das Unbehagen in der Kultur. G. W. XIV, London: Imago 1930.
FREUD, S.: Die endliche und die unendliche Analyse. G. W. XVI, London: Imago 1937.
FREUD, S.: Abriß der Psychoanalyse. G. W. XVII, London: Imago 1938.
HARTMANN, H., LOEWENSTEIN, R. M.: Notes on the Superego. Psychoanal. Stud. Child. 17, 42 (1962).
SANDLER, J.: On the Concept of Superego. Psychoanal. Stud. Child. 15, 128 (1960).
SANDLER, J., ROSENBLATT, B.: The Concept of the Representional World. Psychoanal. Stud. Child 17, 128 (1962).
SCHAFER, R.: Aspects of Internalisation. New York: Int. Univ. Press 1968.

H. LINCKE

Introversion − Extraversion, Introvertiert − Extravertiert

Introversion und Extraversion bezeichnen zwei komplementäre Haltungen oder Einstellungen der Persönlichkeit oder auch von Teilen der Persönlichkeit. Da sie stets zusammen in wechselndem Verhältnis vorkommen und die eine ohne die andere weder theoretisch denkbar noch empirisch antreffbar ist, sollen beide zusammen abgehandelt werden. Eine vorherrschende Einnahme der einen oder anderen Einstellung durch das Ich berechtigt zur Zuordnung der Persönlichkeit zum betreffenden Einstellungstypus; sie wird dann introvertiert oder extravertiert genannt. Auf die Typenfrage wird unten zurückzukommen sein.

Der Begriff der Introversion in zunächst beschränkter Bedeutung wird von C. G. JUNG 1910 in seinem Aufsatz „Über Konflikte der kindlichen Seele" [12] mit den Worten eingeführt: „Die elegischen Träumereien sprechen es aus, daß ein Stück Liebe, das vorher einem realen Objekte gehörte und einem solchen gehören sollte, introvertiert, d. h. nach innen ins Subjekt gewendet ist und dort eine vermehrte Phantasietätigkeit erzeugt" (S. 21). Zwei Jahre später hat FREUD im zweiten Teil seiner „Beiträge zur Psychologie des Liebeslebens"

[19] den Gedanken aufgegriffen und schreibt im Hinblick auf den „allgemeinen Mechanismen der Neurosenbildung": „Die → Libido wendet sich von der Realität ab, wird von der Phantasietätigkeit aufgenommen (Introversion), verstärkt die Bilder der ersten Sexualobjekte, fixiert sich an dieselben" (S. 81). Im gleichen Jahr bemerkt FREUD in einer Fußnote zu „Über neurotische Erkrankungstypen", daß der Terminus „introvertiert" von JUNG stamme, ein Jahr nachher in „Zur Einleitung der Behandlung", daß bei JUNGS Gebrauch „der Begriff der ‚Introversion' (der → Libido) ... seinem einzigen berechtigten Sinne entfremdet würde". Dieser Sinn war nach FREUD die sexual-libidinöse Besetzung des eigenen Leibes, der Narzißmus (der Terminus geht nach FREUD selbst auf N. NAECKE [1899] zurück), bzw. der übrigen „ersten Sexualobjekte" und die Belebung der damit verknüpften Phantasien, in beiden Fällen eine im Vergleich zur genitalen irrealen anstatt einer realen Befriedigung. Die „Entfremdung", auch zwischen den beiden Gelehrten, hatte sich 1912−13 mit dem Erscheinen von JUNGS *Wandlungen und Symbole der Libido* vollzogen [13], worin Jung die Freudsche Auffassung der „libido sexualis" zugunsten einer Gleichsetzung der Libido mit psychischer Energie überhaupt verworfen hatte. FREUD rechnete 1914 in „Zur Einführung des Narzißmus" scharf mit ihm ab, behielt aber die Bezeichnung „Introversion" in seinem eigenen Sinne bei wie auch 1917 in den *Vorlesungen zur Einführung in die Psychoanalyse* [11], wo es noch heißt: „Der Rückgang der Libido auf die Phantasie ist eine Zwischenstufe des Weges zur Symbolbildung, welche wohl eine besondere Bezeichnung verdient. C. G. JUNG hat den sehr geeigneten Namen der Introversion für sie geprägt, ihn aber in unzweckmäßiger Weise auch anderes bedeuten lassen" (S. 388). Von dort an ist die Introversion bei FREUD nicht nachzuweisen. Die komplementäre Extraversion kommt bei ihm überhaupt nicht vor, steht aber wohl seiner „Objektlibido" nahe.

In der Urfassung von *Wandlungen und Symbole* spricht JUNG zwar mehrfach von Introversion, doch stets in einem dem Freudschen mindestens verwandten Sinn einer Regression. Noch fehlt die Extraversion. Sie ist in die 1952 herausgebrachte Neufassung eingefügt worden. Während JUNG in der Erstfassung (12, S. 223) von den beiden „Grundmechanismen der → *Psychosen*, die → *Übertragung* und die Introversion" gesprochen hatte, ist an der entsprechenden Stelle in der Neufassung (S. 224) die Rede von den beiden „Grundmechanismen der *Psyche*, nämlich die *Extraversion* und die Introversion" (von K. W. B. hervorgehoben).

Die Aufstellung des Begriffspaares Extraversion und Introversion, in welchem beide als gleichwertig gelten, zugleich die Befreiung beider aus der Bindung an die Psychopathologie und an die Sexualität geschah in einem Vortrag „Zur Frage der psychologischen Typen", den JUNG 1913 am Psychoanalytischen Kongreß in München hielt, wo auch seine letzte Begegnung mit FREUD stattfand. Der Vortrag wurde im gleichen Jahr in französischer Sprache veröffentlicht, der deutsche Text blieb Jahrzehnte unzugänglich [14]. JUNG geht darin vom Gegensatz zwischen der Hysterie und der „dementia praecox" aus. Jene ist gekennzeichnet „durch eine zentrifugale Bewegung der Libido, während bei der Dementia praecox die Bewegung mehr eine zentripetale ist" (S. 541), als Beleg wofür zahlreiche typische Symptome angeführt werden. Alsogleich heißt es: „Ich habe diese zwei entgegengesetzten Richtungen der Libido *Extraversion* und *Introversion* genannt; in krankhaften Fällen, wo durch die Emotivität inspirierte Wahnvorstellungen, Fiktionen oder phantastische Deutungen das Werturteil des Patienten ... verfälschen, möchte ich die Bezeichnung *regressiv* dazufügen" (S. 542). Zugleich sind „Introversion und Extraversion zwei psychische Reaktionsweisen, die bei ein und demselben Individuum beobachtet werden", was darauf hinweise, „daß wahrscheinlich auch normale Menschentypen durch das Vorwiegen der einen oder anderen Mechanismus charakterisiert sind" (S. 543). Ein Nachtrag zur 1914 erschienenen zweiten Auflage der kleinen Schrift *Der Inhalt der Psychose* bietet zum ersten Male in deutscher Sprache einen knappen Umriß seiner Typenlehre. Dem folgt 1917 ein breiterer in *Die Psychologie der unbewußten Prozesse* [15], jedoch mit einer bedeutsamen Veränderung, indem JUNG hier von einem postulierten Gefühls-, bzw. Denktypus ausgeht und jenem die Extraversion, diesem die Introversion zuordnet. In dieser, bald überholten Fassung gewann die Theorie der Einstellungstypen schnell weiteste Verbreitung, woraus später Verwirrung und bei H. RORSCHACH ein historisches Mißverständnis (s. u.) entstanden sind.

Die heute gültige, seit der Veröffentlichung nicht nennenswert modifizierte Fassung seiner Lehre von der Introversion und Extraversion und von den psychologischen Typen überhaupt hat JUNG 1921 in dem gleichnamigen monumentalen Werk gegeben. Dem breit angelegten Text folgen im Schlußkapitel ausführliche Definitionen, woraus im folgenden zitiert wird. Introversion und Extraversion sind Einstellungen, und „Einstellung ist für uns eine Bereitschaft der Psyche, in einer gewissen Richtung zu agieren oder zu reagieren" (Paragraph 781 der Ausgabe der *Gesammelten Werke*, Bd. 6). „Introversion heißt Einwärtswendung der Libido ... Jemand, der introvertiert eingestellt ist, denkt, fühlt und handelt in einer Art und Weise, die deutlich erkennen läßt, daß das Subjekt in erster Linie motivierend ist, während dem Objekt höchstens ein sekundärer Wert zukommt. ... Ist die Introversion habituell, so spricht man von einem *introvertierten Typus*" (Par. 833, S. 460). „Extraversion heißt Auswärtswendung der *Libido* ... Jemand, der sich in einem extravertierten Zustand befindet, denkt, fühlt und handelt in bezug auf das Objekt, und zwar in einer direkten und äußerlich deutlich wahrnehmbaren Weise, ... Die Extraversion ist daher gewissermaßen eine Hinausverlegung des Interesses aus dem Subjekt auf das Objekt. Ist der Zustand der Extraversion habituell, so entsteht daraus der *extravertierte Typus*" (Gesammelte Werke, S. 467, Hervorhebungen im Original).

Neben den Funktionen des Fühlens und Denkens, welche er 1917 zur Charakterisierung von Typen benützt hatte, anerkennt JUNG nun als gleichwertig die Funktionen des Wahrnehmens und Intuierens, vier insgesamt, deren gewohnheitsmäßiges Vorwiegen auch psychologische Typen kennzeichnet. Auf die Funktionslehre kann hier nicht eingegangen werden: ihre Bedeutung für die Psychopathologie und die Psychiatrie ist andernorts ausführlich erörtert worden [9]. Der entscheidende, neue Schritt liegt in der Erkenntnis, daß die vier Funktionstypen sich völlig frei mit den beiden Einstellungstypen (Introversion und Extraversion) verbinden. Daraus entstehen acht Typen (mit Übergängen), welche JUNG eingehend beschreibt und mit einem reichen Sammelgut aus Literatur, Mythologie und Geschichte belegt. Die alte Verbindung zwischen Extraversion und Gefühl einerseits, Introversion und Denken andererseits wird fallen gelassen. Die normalen Typen, nicht ihre pathologischen Ausprägungen und Verformungen, stehen im Vordergrund. Auf die Neigung der Hysteriker zu Extraversion, der paranoiden Schizophrenen und der Psychastheniker zu Introversion wird er erneut hingewiesen: sie ist seither durch zahlreiche klinische und Testuntersuchungen bestätigt worden. Schizoide, Angstneurotiker und die meisten reaktiv Depressiven verhalten sich eher introvertiert, leicht beeinflußbare Organiker und manche Debile eher extravertiert.

Die Einstellungen, bzw. die ihnen entsprechenden Typen sind als solche des → Bewußtseins bzw. des → Ichs gedacht. Die Frage nach der Berechtigung, bzw. der Existenz der normalen Bewußtseinstypen hängt auf dem Gebiet der objektiv wissenschaftlichen Psychologie mit der Frage nach Möglichkeit und Methoden von deren Feststellung und Messung zusammen. Die Feststellung allein nach klinischen Merkmalen genügt nicht, weil, wie JUNG stets betont hat und gewisse Kritiker geflissentlich überhört haben, die Ausprägung der Introversion und Extraversion selbst innerhalb des nämlichen Typus, aber auch von Zeit zu Zeit und je nach seelischer Lage graduell verschieden sein kann. Eine absolute Typenzugehörigkeit wird nirgends postuliert. Zur Bestimmung des jeweiligen Grades der Introversion bzw. Extraversion dienen hauptsächlich Fragebogen, Farbtests oder projektive Tests, in erster Linie der RORSCHACH-Test. Wenn Introversion und Extraversion sich skalar messen lassen, dürfte man bei echten Typen in einer normalen Bevölkerung eine zweigipflige Verteilung erwarten. Frühere Fragebogenuntersuchungen haben keine solche aufgezeigt, stehen aber dem Einwand offen, daß die Ergebnisse von der Versuchsperson zu leicht bewußt beeinflußt werden können. Weniger leicht beeinflußbar dank eingebauter Selbstkontrollen ist das „Maudsley-Personality-Inventory" von EYSENCK. Dieser hat eine Verteilungskurve publiziert, welche Zweigipfligkeit andeutet.

Die Bestimmung der Introversion und Extraversion mit Hilfe des RORSCHACH-Testes begegnet zwei weiteren Einwänden. Einer beruht auf dem oben erwähnten Mißverständnis. Bekanntlich benützt RORSCHACH [17] die Begriffe der Introversion, wofür die Bewegungsdeutungen ein Maß abgeben, und der Extraversion, welche durch die Anzahl der Farbantworten bewertet wird. Dazu hatte er aber geschrieben, „daß ich ... den Begriff Introversion in einem Sinn verwenden werde, der mit dem Jungschen Introversionsbegriff eigentlich fast nur noch den Namen gemeinsam hat" (S. 77). RORSCHACH zitiert JUNG häufig, nicht aber dessen *Psychologische Typen*, welches Buch im letzten vollen Lebensjahr RORSCHACHs († 2. April 1922) erschienen ist. Unveröffentlichte Briefe von ihm zeigen, daß er sich kurz vor seinem Tode die neueren Ansichten JUNGs weitgehend zu eigen gemacht hatte (ausführliche Darstellung des Sachverhaltes in [1, 6]), doch bis zu einem halben Jahr vor dieser Wende sich an den früheren, ihm entgegengesetzt scheinenden festhielt, weil sie in dieser Form am ausgiebigsten in den allgemeinen Sprachgebrauch eingegangen waren. Die Befunde seiner Schüler und Nachfolger haben der späten Wende Recht gegeben. Ein zweiter Einwand betrifft die Berechnungsart. RORSCHACHS „Erlebnistypus", in welchem die Anzahl der Bewegungsantworten (B) derjenigen der Farbantworten (Fb) gegenübergestellt wird, wird aus zwei Zahlen gebildet, also $\Sigma B : \Sigma Fb$. Er enthält demnach außer der Dimension Introversion – Extraversion eine Dimension der Weite, der sog. Dilatation oder Koartation. Diese kann man ausschalten, indem man den Quotienten $\Sigma B : \Sigma Fb$ ausdividiert. Der so erhaltene „Erlebnisquotient" (EQ) verteilt sich kurvenmäßig nach Art der Tangensfunktion. Eine Gerade mit gleichmäßigen Stufen erhält man dadurch, daß man daraus die inverse Tangensfunktion errechnet, bzw. an trigonometrischen Tabellen abliest. So gelangt man zum „Einstellungswert" (= EW: BASH), welcher gestattet, jeder Vp eine Stelle auf einer geradlinien Skala Introversion – Extraversion mit äquidistanten Stufen zuzuteilen [1, 3, 7]. Untersuchungen an mehreren Gruppen psychisch unauffälliger Vpn haben ergeben, daß der EW sich tatsächlich zweigipflig verteilt: eine Stütze für die Jungsche Theorie der Einstellungstypen [3], ferner, daß die Korrelationen zwischen EW und an den nämlichen Vpn mit Fragebogen und Farbtests gewonnenen Introversion/Extraversions-Werten praktisch null sind [6]. Demnach wird es fraglich, ob die üblichen Fragebogen und Farbtests das messen, was JUNG mit Introversion und Extraversion gemeint hat und ebenso deren Vergleich mit RORSCHACH-Ergebnissen.

Zur Einstellung des → Bewußtseins verhält sich diejenige des → Unbewußten nach JUNG komplementär, introvertiert z. B., wenn die Bewußtseinseinstellung extravertiert ist und umgekehrt, dem allgemeinen Grundsatz der psychischen Komplementarität gemäß. Dies läßt sich nicht nur klinisch aufzeigen, sondern auch experimentell mit Hilfe des EW nachweisen. Man bestimmt den habituellen Ausgangswert durch eine gewöhnliche RORSCHACH-Testaufnahme und bringt einige Zeit nachher die Vp in eine Sättigungssituation, in welcher sie einige hundert Male zur immer gleichen, jeweils kurzfristig dargebotenen RORSCHACH-Tafel (IX) eine Deutung zu geben hat, und bestimmt den EW für Abschnitt nach Abschnitt. In der überwiegenden Mehrzahl der Fälle zeigt sich eine Verschiebung vom habituellen EW zur Gegenseite, und das Verhalten der Vp ändert sich dementsprechend, während immer mehr traumähnliche, dem habituellen Bewußtsein der Vp fremd scheinende Deutungen vorkommen, die sich unverkennbar von denjenigen im Normalversuch unterscheiden und oft spontan von den Vpn mit ihren Träumen verglichen werden [1, 2]. Die Befunde sind von anderen Untersuchern bestätigt worden (Literatur bei BASH [3]).

Die Namen der Introversion und Extraversion sind in die allgemeine wie in die Fachsprache eingegangen und sind aus der Psychopathologie und Psychiatrie nicht wegzudenken. Von zahllosen Typenbegriffen hat sich JUNGs Begriff der Einstellungstypen als der haltbarste und wohl am besten begründete erwiesen. Darin steht ihm die Kretschmersche Typenlehre nah. Die Kretschmerschen Leptosomen und Schizothymen neigen zur Introversion, die Pykniker und Zyklothymen zur Extraversion. Die Athleten und Epileptoiden schienen früher eine Zwischenstellung einzunehmen, welche aber infolge neuerer Untersuchungen (LEDER [16]) sich, mindestens in ihrer pathologischen Ausprägung, als uneinheitlich erweist.

Die Geschlechter verhalten sich, an RORSCHACH-Befunden gemessen, fast stets polar, doch nach Altersstufe verschieden (Zusammenfassung bei BOHM [7]). Die Verschiedenheit erstreckt sich auf die geographische und kulturelle Verteilung, so daß breite und billige Verallgemeinerungen unstatthaft sind. Deutschschweizerinnen neigen nach BASH [3] zur Introversion, Südfranzösinnen nach SCHACHTER zur Extraversion, während deutschschweizerische Männer sich eher extravertiert geben.

Eine der wenigen beschreibenden Vertiefungen der Jungschen Bewußtseinstypen hat VAN DER HOOP gegeben. EYSENCK spannt den Bogen weit, von JUNG bis zu PAWLOW. Nach diesem soll das Nervensystem der Hysteriker durch starke

Hemmungspotentiale, das der Psychastheniker (in der Eysenckschen Terminologie Dysthmiker und Psychopathen) durch starke Erregungspotentiale gekennzeichnet sein. Nach EYSENCK [9] soll starke, langsam verfließende reaktive Hemmung mit extravertiertem Verhalten verbunden sein (weil steuernde, regelnde Zuflüsse von innen unterbunden sind?), geringe, schnell ablaufende Hemmung mit introvertiertem (weil ebensolche Zuflüsse wohltätig eingreifen können?). Eine statistische Analyse der Ergebnisse am schon zitierten „Maudsley-Personality-Inventory" (MPI) soll gezeigt haben, daß neurotische Tendenz und Extraversion nicht miteinander korrelieren, also voneinander unabhängige Persönlichkeitsveränderliche darstellen, während eine Vielzahl anderer Autoren (Literatur bei BRENGELMANN [8]) gefunden haben, daß neurotische Anfälligkeit und Introversion, stets aber nur in europäisch-angelsächsischen Ländern, positiv miteinander korrelieren, wie es FREUD vermutet hatte. Ein wichtiger Teil der Eysenckschen Lerntheorie behauptet, daß Extravertierte schlechter, Introvertierte besser konditionierbar seien, doch gilt diese Ansicht nach BRENGELMANN als entweder nicht nachgewiesen oder schon widerlegt. An der Extraversionsskala des MPI sind Hysteriker und Dysthymiker schwer zu unterscheiden (bemerkenswert scheint, daß EYSENCK ebenso ausschließlich von Extraversion spricht wie FREUD von Introversion, obschon das Begriffspaar Introversion – Extraversion gemeint ist).

Literatur
1. BASH, K. W.: Erlebnisfeld und Erlebnistypusumkehr im Rorschach-Verfahren. Rorschachiana-Zeitschrift 1, 158–162 (1952).
2. BASH, K. W.: Zur experimentellen Grundlegung der Jungschen Traumanalyse. Schweiz. Zschr. Psychol. 11, 282–295 (1952).
3. BASH, K. W.: Über die Bestimmung und statistische Verteilung der Introversion und Extratension im RORSCHACH-Versuch". Rorschachiana-Zeitschrift 1, 333–343 (1953).
4. BASH, K. W.: Lehrbuch der allgemeinen Psychopathologie. Stuttgart: Thieme 1955.
5. BASH, K. W.: Tabula undecima. S. 15–349. In: RORSCHACH, H.: Gesammelte Aufsätze, BASH, K. W. (Hrsg.). Bern Stuttgart: Huber 1965.
6. BASH, K. W.: Ein Vergleich dreierlei Meßmethoden für die Extraversion/Introversion. Schweiz. Zschr. Psychol. 40, 91–107 (1981).
7. BOHM, E.: Lehrbuch der Rorschach-Psychodiagnostik. 3. Aufl. Bern Stuttgart: Huber 1967.
8. BRENGELMANN, J. C.: Bedingte Reaktionen, Lerntheorien und Psychiatrie. In: JUNG, R. et al. (Hrsg.) Psychiatrie der Gegenwart, Bd. I/1A. Berlin Heidelberg New York: Springer 1967.
9. EYSENCK, H. J.: A dynamic theory of anxiety and hysteria. J. Ment. Sci. 101, 28–51 (1955).
10. FREUD, S.: Beiträge zur Psychologie des Liebeslebens. II. Jahrbuch für psychoanalytische und psychopathologische Forschung 4. Leipzig Wien: Deuticke 1912. Neu aufgelegt in Gesammelte Werke VIII, S. 65–94.
11. FREUD, S.: Vorlesungen zur Einführung in die Psychoanalyse. Leipzig Wien: Heller 1916–17. GW X.
12. JUNG, C. G.: Über Konflikte der kindlichen Seele. Jahrbuch für psychoanalytische und psychopathologische Forschung 2. Leipzig Wien: Deuticke 1910. Gesammelte Werke XVII, S. 19–48. Olten Freiburg i. B.: Walter 1972.
13. JUNG, C. G.: Wandlungen und Symbole der Libido. Jahrbuch für psychoanalytische und psychopathologische Forschung 3–4. Leipzig Wien: Deuticke 1911–12. 4., umgearbeitete Aufl. als Symbole der Wandlung. Zürich: Rascher 1952. GW V, S. 162–464. Olten Freiburg i. B.: Walter 1973.
14. JUNG, C. G.: Contribution à l'étude des types psychologiques. Arch. Psychol. 13, 289–299 (1913). Dt.: Zur Frage der psychologischen Typen in GW VI. Zürich: Rascher 1960.
15. JUNG, C. G.: Die Psychologie der unbewußten Prozesse. Zürich: Rascher 1917. Umgearbeitet als Das Unbewußte im normalen und kranken Seelenleben. Zürich: Rascher 1926. Nochmal umgearbeitet als Über die Psychologie des Unbewußten. Zürich: Rascher 1943. Neu aufgelegt in GW VII, Zürich: Rascher 1964.
16. LEDER, A.: Aufwachepilepsie. Bern Stuttgart: Huber 1969.
17. RORSCHACH, H.: Psychodiagnostik. 1. Aufl. Bern Leipzig: Bircher 1921. 9. Aufl. Bern Stuttgart: Huber 1972.
K. W. BASH

Involution
[lat.: involvere = einwickeln]
Synonym: Rückbildung, Rückwandlung
Involution ist ein als Gegenstück zur Evolution (Entfaltung) des Organismus gebildeter Terminus, der schon bei CANSTATT (1839) vorkommt und seither immer wieder zur Bezeichnung der körperlichen und psychischen Rückbildungsvorgänge im Zusammenhang mit dem Alterungsprozeß verwendet wurde.

Die *Zeit der Involution* ist strenggenommen sehr schwer festzulegen, da bekanntlich an Geweben und Organen gewisse Alters- und Abbauerscheinungen sehr frühzeitig, an der Linse des Auges sogar schon vom 1. Lebensjahr an aufzuzeigen sind. Im Gehirn finden sich Abnutzungspigmente und andere beginnende Altersveränderungen bereits in den zwanziger Jahren: das Hirngewicht nimmt im Mittel vom 20.–25. Lebensjahr an kontinuierlich ab. Anderseits aber hören sowohl körperlich wie psychisch die Entwicklungs- und Aufbauprozesse während des ganzen Lebens nie völlig auf. Die eigentliche Involution ist deshalb vielfach durch ein Überwiegen der Rückbildungs- gegenüber den Aufbauvorgängen definiert worden. Abgesehen von innersekretorischen Veränderungen, namentlich im Bereich der Sexualhormone und Modifikationen in der Kolloidstruktur der Gewebe, sind die biochemischen Grundlagen dieser Prozesse und ihre Ursachen bisher erst sehr ungenügend bekannt.

Erstes und augenfälligstes Zeichen der einsetzenden Rückbildungsprozesse ist bei der Frau die Menopause; gewisse Anhaltspunkte sprechen auch beim Mann für eine Art von Klimakterium. Trotzdem wird von vielen psychiatrischen Autoren das Klimakterium von der Involutionszeit i.e.S. unterschieden, indem man unter letzterer heute gewöhnlich die Übergangsphase zwischen dem mittleren Erwachsenenalter und der Seneszenz, also ungefähr die fünfziger und sechziger Jahre versteht.

Körperlich ist diese Phase durch ein deutlicher werdendes allmähliches Nachlassen von Vitalität, Kraft, Leistungsfähigkeit, Schnelligkeit, Ausdauer, Triebstärke und sexueller Potenz gekennzeichnet.

Die psychischen Erscheinungen der Involution könnten theoretisch mit KEHRER unterteilt werden in unmittelbare, also direkt auf cerebrale Veränderungen zurückzuführende, und mittelbare, d. h. als Reaktionen auf somatische und psycho-soziale Gegebenheiten des Alters aufzufassende Folgen der Alterungsprozesse. Praktisch ist eine solche Unterscheidung allerdings problematisch, da zwischen allen in Frage stehenden Phänomenen enge Wechselbeziehungen bestehen.

Zu den *direkt cerebral bedingten* psychischen Alterserscheinungen gehört wohl in erster Linie die von WECHSLER und vielen anderen Autoren untersuchte allmähliche Abnahme bestimmter Aspekte der intellektuellen Leistungsfähigkeit (namentlich psychomotorische und psychosensorische Leistungen, Reaktionsgeschwindigkeit, Lernvermögen, Konzentration, Gedächtnis). Wahrscheinlich ist auch die in höheren Jahren häufig zu beobachtende verminderte Umstellungsfähigkeit mit entsprechender Neigung zu größerer psychischer Rigidität wenigstens teilweise cerebral bedingt. Andererseits muß betont werden, daß die verbalen und kombinatorisch-synthetischen intellektuellen Fähigkeiten bei entsprechender Übung mit dem Alter nicht nur nicht abzusinken brauchen, sondern sich sogar verbessern können.

Als vorwiegend *mittelbare und reaktive Alterserscheinungen* dagegen dürfen wohl so häufige Veränderungen wie erhöhte Vorsicht und Ängstlichkeit, Abneigung gegen Neues, manchmal bis in Zwanghafte gehende Einengung und Stereotypisierung der ganzen Lebensweise, ausgeprägtere Egozentrizität, Übersteigerung und zuweilen Karikierung gewisser Charakterzüge, allgemein erhöhte psychische Labilität mit Neigung zu Reizbarkeit, depressiven und depressiv-hypochondrischen Verstimmungen gedeutet werden. Es ist zu bedenken, daß in der Involutionszeit oft eine ganze Reihe von psychischen Belastungsfaktoren zusammentreffen, welche eine Verstärkung reaktiver oder auch neurotisch unterbauter Abwehrhaltungen ohne weiteres verständlich machen. An solchen typischen und häufig kumulierten psychischen Belastungen, welche zu vielerlei Umstellungen und Einbußen führen, müssen etwa aufgezählt werden: die unausweichliche Konfrontation mit der Tatsache des Alterns an sich, die Verminderung der psychophysischen und sexuellen Leistungsfähigkeit, zusätzliche Krankheiten und Gebrechen, die forcierte Entlastung durch die nahende oder bereits eingetretene Pensionierung, das Wegsterben der Eltern und die Emanzipation der nunmehr erwachsenen Kinder, die durch all diese Veränderungen bedingte Verminderung von sozialen Kontakten, Funktionen und anderer als Selbstwertgefühl stützender Betätigungsmöglichkeiten.

Es ist sehr zu betonen, daß normalerweise vielfältige Möglichkeiten der Kompensation und des Ausgleichs zur Verfügung stehen, die eine Anpassung an die veränderte Alterssituation erleichtern. Die „Metamorphose der inneren Umwelt" (J. H. SCHULTZ), zu der es im Lauf des Alternsprozesses kommt, bietet neben Einbußen auch Möglichkeiten zu neuer Gestaltung und Entfaltung. Zwischen den ausgleichenden Kräften und drohenden Gefühlen der Vereinsamung, der Leere und der Nutzlosigkeit besteht indessen in der Involution ein oft prekäres Gleichgewicht, welches je nach Persönlichkeitsstruktur und Gesamtsituation erhalten bleiben oder aber dekompensieren wird (s. dazu auch → Involutionspsychosen).

Literatur
CANSTATT, C.: Krankheiten des höheren Alters. Erlangen: F. Enke 1839.
HERON, A.: Psychological changes with age; the present status of research. In: W. B. YAPP and G. H. BOURNE (Ed.): The biology of aging, pp. 91–100. New York: Hafner Publ. 1957.
KEHRER, F. A.: Die krankhaften psychischen Störungen des Rückwandlungsalters vom klinischen Standpunkt aus. Z. Neurol. Psychiat. 167, 35–78 (1939).
SCHULTE, W.: Zur Psychologie des Alters. Möglichkeiten der Gestaltung, Z. Neurol. Psychiat. 144, 9–10 (1958).
SCHULTZ, J. H.: Das Endgültigkeitsproblem in der Psychologie des Rückbildungsalters. Z. Neurol. Psychiat. 167, 117–126 (1939).
WECHSLER, D.: Intelligence, memory and the aging process. In: HOCH and ZUBIN (Ed.): Psychopathology of the aging, pp. 152–159. New York: Grune and Stratton 1961.
L. CIOMPI

Involutionsdepression → Depression

Inzest
[lat.: incestus = moralisch und religiös unrein, unkeusch, im Mittelalter eingeengt auf blutschänderisch]
Synonym: Blutschande
Als Inzest bezeichnet man sexuelle Handlungen zwischen Verwandten, heute vor allem zwischen Blutsverwandten, so zwischen Vater und Tochter, Mutter und Sohn oder auch Bruder und Schwester. Der Inzestscheu und dem Verbot sexuellen Verkehrs zwischen Verwandten, das in allen Natur- und Kulturvölkern, wenn auch bei unterschiedlichen Begrenzungen existiert, entspricht das Exogamiegebot, die Regel, sexuelle und eheliche Verbindungen allein mit Angehörigen anderer Familien einzugehen. Wie die allgemeine Inzestscheu im einzelnen Menschen verankert bzw. die Exogamieregel im Rahmen der Sozialisation vermittelt wird und wie beide miteinander verbunden sind, ist noch Gegenstand der Forschung und der Diskussion.

Im Rahmen der starken emotionalen und personalen Bindungen, wie sie zwischen Eltern und Kindern und zwischen Geschwistern gewöhnlich bestehen, sind auch allgemeine psychosexuelle Interessen und Vorstellungen wohl immer gegeben. Als normale ödipale Durchgangsphase und unbewußtes Motiv der kindlichen Entwicklung zwischen dem 4. und 6. Lebensjahr beschreibt die → Psychoanalyse das sexuelle Interesse am andersgeschlechtlichen Elternteil und die Rivalität mit dem gleichgeschlechtlichen. Die schicksalhafte Schuld des Ödipus bestand darin, ohne es zu wissen, einen Mann zu erschlagen, der sein Vater war, und eine Frau zu heiraten, die als seine Mutter erkannt wurde. Die allgemeine Verbreitung ödipaler Verliebtheit und Konkurrenz und die demgegenüber viel seltenere inzestuöse Handlung weist auf den großen Abstand zwischen Phantasie und Handlung, kindlichen zärtlichen Vorstellungen und realem Geschehen hin. Beischlaf zwischen Verwandten, nach § 173 StGB geahndet, ist demgegenüber eher selten, wenn auch bei einer großen Dunkelziffer sicher viel verbreiteter als abgeurteilt. Dazu bemerkenswert der starke Abfall in den letzten Jahrzehnten. 1950 wurden in der BRD 436, 1965 111, 1980 22 Personen nach § 173 verurteilt, ganz überwiegend Männer. Die an sich schon große Dunkelziffer bei sexueller Nötigung und Mißbrauch von Kindern ist bei Handlungen innerhalb der Familie sicher besonders groß. Deshalb ist es fraglich, ob diese abfallenden Zahlen einen echten Rückgang bedeuten oder eine wachsende Tendenz, innerhalb der Familie Strafanzeigen und öffentliche Verfahren zu vermeiden. Der sexuelle Mißbrauch von Kindern, der in der BRD zur Aburteilung kommt, geschieht in nicht einmal 10% der Fälle bei Mädchen, die von Fremden angesprochen wurden. Die übrigen Täter sind Bekannte, Verwandte oder selbst Familienangehörige, Menschen also, die eine besondere Nähe und eine stärkere Autorität gegenüber dem Kind haben.

Weitaus am häufigsten ist der Inzest zwischen Vater und Tochter (Stiefvater und Stieftochter), nämlich in 84% der Fälle, die zur Verurteilung kommen. Er kann als Gelegenheitstat, etwa bei Schwangerschaft oder Krankheit der Ehefrau auftreten, es gibt jedoch auch viele Fälle, wo eine inzestuöse sexuelle Beziehung über viele Jahre, teilweise mit Wissen und Förderung der Mutter aufrechterhalten wird. Unter den Tätern werden vereinzelt sozial und seelisch ganz unauffällige Menschen, meist jedoch haltlose, triebhafte und allgemein abnorme Persönlichkeiten beschrieben. Bei den Opfern besteht eine starke Abhängigkeit gegenüber den Tätern, seltener eine ödipale Verliebtheit. Sexuelle Neugierde sowie Angst und Unkenntnis der eigenen Rechte tragen dazu bei, daß eine inzestuöse Beziehung entstehen und über Jahre unterhalten werden kann. Bei Inzest zwischen Mutter und Sohn spielen persönliche Bindungen gewöhnlich noch eine größere Rolle. Bei Inzestbeziehungen zwischen Geschwistern, die in der Literatur (Musil, Cocteau) bevorzugt abgehandelt werden, spielen starke persönliche Bindungen ebenfalls eine Rolle. Nicht selten handelt es sich aber nur um ein experimentierendes Durchgangsstadium bei sexueller Frühreife.

Einerseits läßt sich feststellen, daß ein Inzest zwischen Erwachsenen und Kindern schon Zeichen der Destruktion der Familie, des Fehlens der Generationenschranke darstellt. Wenn er nicht die alleinige und primäre Ursache seelischer Schädigungen ist, so stellt er doch jedenfalls eine große Belastung für die betroffenen Kinder dar. Ihre weitere Entwicklung ist häufig gestört. Neurotische Verhaltensstörungen, psychosomatische Symptome und sexuelle Hemmungen finden sich in der weiteren Lebensentwicklung. Meist werden die Handlungen verschwiegen und sind nur im engsten Familienkreis bekannt. Auch Psychotherapeuten hören oft erst im Laufe längerer Behandlungen von der Tatsache inzestuösen Mißbrauchs. Diese Erlebnisse erweisen sich nun nicht selten als seelisch belastende und schwer zu überwindende Erfahrung, die als „Zeitbombe" weiter wirkt. Die meist passive Haltung des Inzestopfers wird mit einer Identifizierung mit den Angreifern und die Übernahme seiner Schuldgefühle erklärt. (S. FERENZCI). Die Unfähigkeit, sich von Anfang an zu wehren, von der eingegangenen Beziehung freizumachen oder auch später einen Affekt des Protestes und des Zorns zu äußern, wurde schon von FERENZCI registriert und mit dieser ängstlichen Identifizierung und Introjektion des Bedrohenden oder Angreifenden begründet. Wenn reale Inzestbeziehungen meist durch den Wunsch des jüngeren Partners, der mit Gleichaltrigen Beziehungen aufnimmt, schließlich beendet werden, so bleiben die inzestuösen Erlebnisse gewöhnlich unverarbeitet. Sie sind auch in psychoanalytischen Behandlungen nur schwer zu überwinden und positiv in die weitere Lebensentwicklung zu integrieren.

Blutschande wurde im Altertum und im Mittelalter häufig mit Todesstrafe geahndet, die Grenzen des Inzesttabus werden bei manchen Völkern bis in ferne Glieder der Verwandtschaft ausgedehnt. Gegenwärtig schwankt die Rechtsprechung in den Ländern sehr stark, manche Staaten verfolgen mit Zuchthaus bis zu 10 Jahren, andere ahnden Inzest nur im Rahmen „unzüchtiger Handlungen an Minderjährigen". Eine juristische Freigabe der Sexualität mit Kindern überhaupt oder eine handfeste Aufklärung mit sexuellen Einführungen durch Erwachsene wird neuerdings durch bestimmte Interessengruppen öffentlich vertreten. Dagegen hat sich vehement die Frauenbewegung gewendet, und Initiativgruppen setzen sich für die Rechte der Kinder und weitere Strafwürdigkeit sexueller Handlungen an ihnen ein (KAVEMANN u. LOHSTÖTER). Es bleibt aber die Frage, ob die juristische Regelung nicht durch die §§ 176 und 174 (Sexueller Mißbrauch von Kindern und von Abhängigen) ausreichend abgedeckt ist, wenn man nicht im Mißbrauch der väterlichen Autorität einen besonders belastenden und strafwürdigen Faktor sieht.

Herkunft und Deutung des Inzesttabus beschäftigen das menschliche Denken und verschiedene wissenschaftliche Disziplinen seit langem, ohne daß es zu einer allgemeinen Übereinkunft gekommen ist. Es gibt keine menschliche Gesellschaft und keine Kulturepoche ohne Heiratsregeln und Einschränkungen in der sexuellen Partnerwahl. Wenn aus dynastischen Gründen bei den Ägyptern und bei den Inkas die Herrscherhäuser Geschwisterehen zuließen, so bestätigt gerade diese Regelung als Privileg der sich von ihren Zeitgenossen aus erbrechtlichen Gründen abgrenzenden Herrscherhäuser und die extreme Ausnahme eine allgemeine Regelhaftigkeit. Deutungen des Inzesttabus aus utilitaristischen und ökonomischen Motiven (M. LUTHER: „Überwindung des Sippengeizes") erreichen die tiefe Wurzel der Inzestscheu und des Exogamiegebotes wohl nicht. Die mit dem Inzest drohend verbundene biologische Degenerationshypothese oder Vorstellungen einer „Stimme des Blutes" mit angeborenem Widerwillen verzerren die durchaus berechtigte Frage, ob zu produktiven Evolutionssprüngen die Kopulation mit Erbvarianten, wie sie bei eher fremden Stammesgenossen gegeben ist und die damit verbundene Vermeidung von biologischer Inzucht nicht so zweckmäßig ist.

Nach S. FREUD ist einerseits die Inzestneigung und andererseits ihre Überwindung, das Ödipusthema, der Kern des Kulturlebens und steht im Mittelpunkt der Entwicklungspsychologie des einzelnen Menschen. FREUD selbst sieht das Inzesttabu als Teil der Massenpsyche, als angeborenes Element des Gefühlslebens. Er betrachtet das Tabugewissen als phylogenetisch erworben. Für die Psychoanalyse war es ein entscheidender Erkenntnisschritt auf dem Wege zu ihrem Selbstverständnis und zur Bewertung ihres Gegenstandes, als FREUD 1897 nicht mehr die reale sexuelle Verführung durch Erwachsene, meist die sexuelle Verführung der Tochter durch den Vater, als Ursache der Hysterie beschrieb, sondern diese als Inzestphantasien erkannte. Hinter diesen Schritt gehen neuere Konstruktionen wieder zurück, die in FREUDs neuer Annahme eine persönliche Problematik und eine Verleugnung häufig stattfindender sexueller Verführungen als Ursache der Neurosen sehen (MASSON).

Neuere soziologische und ethnologische Theorien (LEVI-STRAUS, 1949, 1966), sehen im Verzicht auf Befriedigung der unmittelbaren sexuellen Begierde innerhalb der Familie ein Zeichen der umfassenden kulturellen Struktur, in der der Tausch, die Gabe von Tochter und Schwester an Außenstehende, Teil des sekundären Bezugssystems ist, das wir Gesellschaft nennen. In seinen späteren Schriften (LEVI-STRAUS, 1966) wird betont, daß das universale, vor allen ethnischen Differenzierungen gegebene Inzestverbot auf die Transformation hinweist, die in dem Fortschreiten von der biologischen Naturexistenz zur gesellschaftlichen Kulturexistenz liege. In der Sprache und in den gesellschaftlichen Regeln des Austausches von Gütern, im Geben und Nehmen, in der Gegenseitigkeit liege das wesentliche Strukturelement menschlicher Kultur. Diese strukturalistischen Theorien erklären jedoch besser die Exogamieregel als die seelisch tief verwurzelte Inzestscheu.

Literatur
COCTEAU, J.: Die Kinder der Nacht (Les enfants terribles). (1929). München: Reinhardt 1953.
FERENCZI, S.: Sprachverwirrung zwischen Erwachsenen und dem Kind (Die Sprache der Zärtlichkeit und der Leidenschaft) (1932) (III. S. 511). In: Bausteine zur Psychoanalyse. Bern Stuttgart: Huber 1964.
FREUD, S.: Totem und Tabu. Ges. Werke IV. Frankfurt: Fischer 1965.
KAVEMANN, B., LOHSTÖTER, I.: Väter als Täter (Sexuelle Gewalt gegen Mädchen). Reinbek: Rowohlt 1984.
LÉVI-STRAUS, C.: Die elementaren Strukturen der Verwandtschaft (1966). Frankfurt: Suhrkamp 1981.
MAISCH, H.: Inzest. Hamburg: Rowohlt 1968.
MASSON, J. M.: Was hat man Dir, du armes Kind getan? Reinbek: Rowohlt 1984.
MUSIL, R.: Der Mann ohne Eigenschaften. Reinbek: Rowohlt 1967.
SCHORSCH, E., GALEDARY, G., HAAG, A., HAUCK, M., LOHSE, H.: Perversion als Straftat. Dynamik und Psychotherapie. Berlin Heidelberg New York: Springer 1985.
WYSS, D.: Unzucht mit Kindern. Berlin Heidelberg New York: Springer 1967.

W. BRÄUTIGAM

Irresein, induziertes

In der deutschsprachigen Psychiatrie spricht man seit LEHMANN (1883) von „induziertem Irresein", während die französische Psychiatrie den Terminus „folie à deux" verwendet. HOFFBAUER (1766–1827) sprach von „contagio psychica". 1881 beschrieb MARANDON DE MONTYEL (1851–1909) drei Formen der folie à deux. Die erste Form, „folie communiquée", welche er von BAILLARGER (1815–1890) übernahm, ist fast synonym mit dem Begriff „induziertes Irresein". Die „folie simultanée" nach RÉGIS (1881–1918) meint eine Disposition von zwei Personen, die unter zufälligen äußeren oder inneren Bedingungen erkranken und gleichartige Symptome entwickeln. Von LASÈGUE (1816–1883) und FALRET (1794–1870) übernahm LEHMANN die dritte Form der „folie imposée", bei der ein Psychotiker seine Wahnideen einem moralisch oder geistig schwächeren Individuum, das in einem Abhängigkeitsverhältnis zu ihm steht, „überträgt".

Als „Induktion" definierte BIRNBAUM (1930) „pathologische Veränderungen des seelischen Lebens, die durch psychische Beeinflussung von seiten psychisch abnormer oder psychotischer Personen hervorgerufen sind, wobei speziell die der induzierenden Person eigenen pathologischen Erscheinungen übernommen werden". Diese Definition rückt die Induktion in die Nähe der Suggestion. Versuche, beide Begriffe zu definieren, reichen bis in die Gegenwart, wenn auch der letzte größere Versuch in deutscher Sprache, das Wesen der Suggestion aus ganzheitspsychologischer Sicht zu erfassen, von

STRAUS („Wesen und Vorgang der Suggestion", Berlin) aus dem Jahre 1925 stammt. Schon WUNDT (1832–1920) gab zu bedenken, daß die unterschiedliche Subsumption unter die Begriffe der Fremdsuggestion „Autosuggestion, Massensuggestion (LE BON, 1841–1931) unvermeidlich dazu führe, die heterogensten Dinge zusammenzufassen", und damit die Präzision der Unterscheidungen verwische.

Auch die Psychotherapie, die theoretisch und praktisch mit den Begriffen „Suggestion" und Suggestibilität (→ Suggestion – Suggestibilität) arbeitet, dürfte in ihren verschiedenen Schulrichtungen bis heute kaum in der Lage sein, sich über den Prozeß, durch den die Suggestion hervorgerufen wird, wissenschaftlich zu einigen" (PLAUT). Ungeachtet der Fülle kasuistischer Mitteilungen verhält es sich ähnlich mit der „Induktion", deren „eigentliche Mechanik" (BIRNBAUM, 1930) bisher nicht erfaßt wurde. „Degeneration", „erbliche Belastung", „konstitutionelle Faktoren" u. a., die als Erklärung des Phänomens angeboten werden, dekken lediglich eine primäre Unwissenheit; sie sind deshalb unbefriedigend. Der Begriff „folie à deux", obwohl er einer vergangenen Epoche der Psychiatrie angehört, ist demgegenüber handlicher und schließt nicht wie das „induzierte Irresein" die Form der „folie simultanée" von vornherein aus. Wenn man „folie" nicht gleich Psychose setzt, so sind die Unterscheidungen der französischen Psychiatrie auch heute noch cum grano salis verwendbar, wenn auch die ursprünglich gemeinten Krankheitsbilder weitgehend abgeändert oder verschwunden sind. Zunächst nahm man an, die suggestive oder induktive Wirkung eines Psychotikers könnte bei kranken oder gesunden Menschen eine psychische Störung auslösen, die sich entweder selbständig weiterentwickelt oder unter dem Einfluß des Induzenten so lange unterhalten läßt, bis man den Induzierten dem pathogenen Einfluß entzieht.

Versteht man „Irresein" im gleichen Sinne wie „Psychose" so entfallen die Formen der Induktion bei Schwachsinnigen, Psychopathen oder reinen Subordinationsverhältnissen. Bei vielen in der Literatur mitgeteilten Fällen handelt es sich um oberflächliche, nur flüchtige Beeinflussungen von intellektuell oder charakterlich Unterlegenen. Selbstverständlich sind dann die Wahnideen des Induzenten beim Induzierten keine mehr, obwohl sie sich phänomenologisch deskriptiv oft nur gering voneinander unterscheiden. Unterläßt man diese Differenzierung, faßt man also den Begriff des Irreseins weiter, so werden ihm Beobachtungen subsumiert, die vom Irrtum über die Leichtgläubigkeit, unter suggestivem Einfluß einer dominierenden Persönlichkeit, bis zur Psychose reichen.

K. SCHNEIDER (1887–1967) lehnte den Ausdruck „induziertes Irresein" ab, da sich Induktion und Irresein widersprechen und einander ausschließen.

Er schlug vor, von einer „induzierten Reaktion" zu sprechen und klassifizierte sie als „abnorme Erlebnisreaktion". Die „Erlebnisreaktion" ist der „Milieureaktion" vorzuziehen, da der erste den zweiten Begriff impliziert, ohne damit die pathogenetische Bedeutung des Milieus zu vernachlässigen.

Die „folie communiquée" meint in erster Linie die Induktion von Verfolgungs- und Beeinträchtigungswahn und unterscheidet sich durch die Stärke der Resistenz gegenüber den angebotenen Wahnideen von der „folie imposée", bei der kritik- und widerstandslos alle Inhalte und Vorbilder übernommen werden. Nach BRAUN („Psychogene Reaktionen", Hdb. der Geisteskrankheiten. Hrsg. v. O. BUMKE, Bd. V, Spez. T. 1, Berlin 1928) besteht die Inkongruenz zwischen den modernen Psychosetheorien und der „folie communiquée", die von der Voraussetzung ausgeht, daß eine Psychose eine weitere auslösen könne, die ihr in Form und Inhalt gleiche. Der moderne Begriff der Psychose sei in der „folie communiquée" nicht enthalten, er meine lediglich die gemeinsame Symptomatologie. Unter die Kategorie der „folie imposée" fallen primär Fälle von Leichtgläubigkeit, Kritiklosigkeit, Wundergläubigkeit, hysterische Induktionen etc. Matrix dieser Induktionen bilden Zeiten politischer und sozialer Unruhen. Körperliche Schäden, Hunger, Erschöpfung, Lebensgefahr und das Fehlen authentischer Nachrichten sind wesentliche pathogenetische Bedingungen (BONHOEFFER).

Schilderungen psychischer Epidemien in Antike und Mittelalter, die in der modernen Zeit, sieht man von den Massenhysterien des „dritten Reiches" ab, kaum Entsprechungen finden, vermitteln lebhafte Eindrücke hysterischer Induktion. Manche dieser Phänomene, z. B. die Besessenheit, würden zunächst den Verdacht auf eine Psychose erwecken, erfaßt man sie aber im Kontext des epochebestimmenden, „objektiven Geistes", so wird der psychogene Charakter deutlich. Die Induktion zwischen zwei psychotischen Menschen bezeichnet die französische Psychiatrie als „folie simultanée". In zahlreichen Literaturfällen ist die Übernahme eines Wahninhaltes mit entsprechenden Konsequenzen des Verhaltens des Induzierten das erste für die Umgebung auffällige Symptom, während er sich in Zeiten psychischer Gesundheit lange erfolgreich gegen den Einfluß des kranken Partners wehren konnte. Gelegentlich ließen sich vor der Übernahme des fremden Wahninhaltes eigene paranoide Vorstellungen nachweisen, die Psychose entwickelte sich unbemerkt, ehe sie sich inhaltlich an der anderen orientierte. Der Kranke findet im fremden Wahn unter Umständen eine klärende, eventuell erlösende Deutung seiner eigenen psychotischen Erlebnisse. Die Feststellung der Ähnlichkeit zwischen eigenem und fremdem psychotischem Erleben kann Anlaß zur Übernahme des fremden Wahnes sein. Manchmal bleibt es bei der ausschließlichen Übernahme des Wahnes, der unverändert festgehalten wird, in anderen Fällen wird er selbständig weiterverarbeitet und ausgebaut. Eine räumliche Trennung ist in diesen Fällen nicht erfolgreich, da sich die Psychosen autonom weiterentwickeln. 1939 beschrieb v. BAEYER zwei Paranoiker, die an einem gemeinsamen Wahnsystem bauten, ein psychopathologisches Phänomen, das er als „konforme Wahnbildung" bezeichnete, andere Autoren sprechen von „konkordantem Wahn" (u. a. TOLSMA). „Conditio sine qua non" aller Fälle von „folie simultanée" ist ein längerer räumlicher und gemüthafter Kontakt. Während Schizophrene in einem psychiatrischen Krankenhaus in der Regel gleichgültig nebeneinander leben, ohne sich in ihren Wahnproduktionen gegenseitig zu beeinflussen, kommt es unter agitiert-depressiven Patienten gelegentlich zu wechselseitigen inhaltlichen Induktionen. Manische oder Depressive übernehmen im allgemeinen nur Induktionen, die der jeweiligen Phase entsprechen. GILLESPIE (1922) teilte einen Fall mit, der selbst manisch, gewisse Inhalte des Depressiven übernahm, diese aber ins Manische übersetzte.

Genetische Untersuchungen über reaktive Psychosen sind selten; die wenigen Befunde, Nebenprodukte anderer Untersuchungen, sind ungeeignet, das möglicherweise partiell genetische Problem des „induzierten Irreseins" befriedigend zu klären. In neuerer Zeit setzte sich SCHARFETTER (1968 und 1970) umfassend mit den „symbiontischen Psychosen" und ihrer genetischen Problematik auseinander. Nach Sichtung von insgesamt 231 Fällen, von denen er 9 selbst untersuchte, kam er zu dem Ergebnis, daß sich in der Verwandtschaft der mit den Induzenten nicht blutsverwandten induzierten Partnern schizophrenieartige Psychosen in hohem Maße, ähnlich wie in der Blutsverwandtschaft Schizophrener, häufen. Er sieht darin den Beweis für die familiäre Bereitschaft zur Entwicklung symbiontischer Psychosen. Daß bei der Häufigkeit schizophrener Psychosen das voll ausgebildete Bild des „induzierten Irreseins" dennoch selten ist, spreche für eine „endogene Disposition" als Voraussetzung für die Entstehung der „Psychosis-Assoziation" (GRALLNIK, 1942). „Symbiontische Psychosen stehen", nach SCHARFETTER, „als schizophrenieartige Psychosen mit bekannter psychoreaktiver Entwicklung hinsichtlich ihrer Psychopathologie und Genetik den Schizophrenien sehr nahe". Sie „entstehen aus dem Zusammenwirken einer hereditären schizophrenogenen Disposition und lebensgeschichtlicher Erfahrung als eines psychodynamischen Agens" (SCHARFETTER).

Literatur
BAEYER, W. v. (Zit. v. SCHMIDT, G.): Ergebnisse: Der Wahn im deutschsprachigen Schrifttum (1914–1939). Zbl. ges. Neurol. Psychiat. 97, 113–143 (1940).
BAILLARGER, M. (Ref. von FLOURNOY, H.): Folie à deux. Schweiz. Arch. Neurol. Psychiat. 1927.
BIRNBAUM, K.: Handwörterbuch der Medizinischen Psychologie. Leipzig: Thieme 1930.
BLEULER, E.: Affektivität – Suggestibilität – Paranoia. 2. neuberab. Aufl. Halle: Marhold 1926.
BRAUN, E.: Psychogene Reaktionen. In: Handbuch der Geisteskrankheiten (Bd. V, 1 S. 114–226). Hrsg. v. O. BUMKE. Berlin: Springer 1928.
GILLESPIE, R. D.: Folie à deux: dual organ inferiority, religious conversion, and evangelism conflict, psychosis and adjustment. J. Neurol. Psychopath. 3, 269–273 (1922).
GRUHLE, H. W.: Verstehende Psychologie. 2. Aufl. Stuttgart: Thieme 1956.
JANZARIK, W.: Induziertes Irresein, induzierte Reaktion und die Frage der Suggestion. Fortschr. Neurol. Psychiat. 19, 85–99 (1951).
JASPERS, K.: Allgemeine Psychopathologie. 6. Aufl. Berlin Göttingen Heidelberg: Springer 1953.
LASÈGUE, E., FALRET, J. P.: La folie à deux ou folie communiquée. Communication à la Société Med.-psychol. de Paris, 1873 et Ann. méd.-psychol. 2, 321 (1877).
LEHMANN, G.: Zur Kasuistik des induzierten Irreseins (folie à deux). Arch. Psychiat. Nervenkr. 14, 145 (1883).
MARANDON DE MONTYEL: Des conditions de la contagion mentale morbide. Ann. méd.-psychol. 1, 266 ff. (1894).
RÉGIS, E.: Note rectificative à propos de historique mentale morbide. Ann. méd.-psychol. 2, 42–48 (1885).
SCHARFETTER, CH.: Symbiontische Psychosen. Bern: Huber 1970.
ZERBIN-RÜDIN, E.: Endogene Psychosen. In: Humangenetik, Bd. V/2, Stuttgart: Thieme 1967.

J. VLIEGEN

Irresein, manisch-depressives → Psychose, manisch-depressive

Itemanalyse
Bei der Konstruktion eines psychologischen Tests müssen die Items (= Testaufgaben) so ausgewählt werden, daß die Testform formalen und inhaltlichen Kriterien genügt. Eine Itemanalyse liefert für die Itemauswahl (→ Itemselektion) die nötigen Grundlagen, indem für jedes Item statistische Kennwerte berechnet werden; gleichzeitig wird auch das Itemgesamt analysiert. Zur Kennzeichnung von Items werden vor allem folgende Kennwerte verwandt: Schwierigkeitsindex bei dichotomen Items, Itemmittelwert bei mehrstufigen Items, Item-Standardabweichung, Trennschärfe (Korrelation Item, Gesamtwert), Reliabilitätsindex (= Trennschärfe × Item-Standardabweichung → Reliabilität), Validitätskoeffizient (Korrelation Item, Kriteriumswert → Validität), Validitätsindex (Validitätskoeffizient × Item-Standardabweichung). Bei mehrstufigen Items wird auch die Antwortverteilung pro Item analysiert. Das Itemgesamt kann durch eine Verteilungsanalyse (Verteilung der Rohwerte), die Iteminterkorrelationen durch eine → Faktorenanalyse näher untersucht werden. Die verschiedenen Item-Kennwerte sind z. T. voneinander abhängig und beeinflussen vor allem Testmittelwert, Teststandardabweichung, Rohwertverteilung, → Reliabilität und → Validität (LORD, NOVICK; LIENERT; MICHEL, CONRAD).
Beim probabilistischen Testmodell von RASCH (FISCHER) wird bei der Itemanalyse untersucht, wieweit ein Item dem Modell angepaßt ist, was sich bei der Analyse von verschiedenen homogenen Gruppen überprüfen läßt. Der Itemanalyse schließt sich die → Itemselektion an.

Itemselektion

Literatur
FISCHER, G.: Einführung in die Theorie psychologischer Tests. Bern: Huber 1974.
LIENERT, G. A.: Testaufbau und Testanalyse. 3. Aufl. Weinheim: Beltz 1969.
LORD, F. M., NOVICK, M. R. (Eds.): Statistical theories of mental test scores. Reading/Mass.: Addison-Wesley 1968.
MICHEL, L., CONRAD, W.: Theoretische Grundlagen psychometrischer Tests, S. 1–81. In: GROFFMANN, K. J., MICHEL, L. (Hrsg.) Enzyklopädie der Psychologie B/II/Band 1. Göttingen: Hogrefe 1982.

U. BAUMANN

Itemselektion

Unter Berücksichtigung der bei der → Itemanalyse erhobenen statistischen Daten werden bei der Itemselektion die für die Testendform geeigneten Items ausgewählt. Je nach dem Ziel der Testkonstruktion werden an die statistischen Kennwerte, die aus der Itemanalyse resultieren, verschiedene Anforderungen gestellt. Weitere Gesichtspunkte für die Itemselektion: Testlänge; Absicht, Testparallelformen zu konstruieren. Die verschiedenen Itemselektions-Kriterien führen teilweise zu divergierenden Resultaten.

Literatur
GULLIKSEN, H.: Theory of mental tests. 2. Aufl. New York: John Wiley 1958.
LIENERT, G. A.: Testaufbau und Testanalyse. 3. Aufl. Weinheim: Beltz 1969.

U. BAUMANN

Iteration

[lat.: iterare = wiederholen]
„Iteration" bedeutet die episodische Wiederholung verbaler Sequenzen oder eines motorischen Vollzugs. Die Spontaneität, Regelmäßigkeit und Rhythmik, Sinnlosigkeit in einer gegebenen Situation und die zeitliche Begrenzung sind die wichtigsten Zeichen der Iteration. Psychomotorische Stereotypien, Perseverationen, Palilalie, Paligraphie und Palikinese können Interationen sein, sofern sie obiger Begriffsbestimmung entsprechen. Sie sind es aber nicht, wenn ihnen der Charakter des sich periodisch Wiederholenden und Taktmäßigen abgeht.
Bei der Erklärung der Iterationen verweisen die meisten Autoren auf die Rhythmik bei der Eigentätigkeit funktionell nachgeordneter nervöser Zentren hin. Die Cephalisation bedeutet, aus einer besten Sicht betrachtet, nichts anderes als die Umwandlung rhythmischer motorischer Grundphänomene in phasische Aktionen. Wenn durch Wegfall höherer Zentren, etwa der Rinde und vor allem des Striatum, hierarchisch nachgeordnete funktionelle Zentren enthemmt werden, dann kann es zu sprachmotorischen und psychomotorischen Iterationen kommen. Beobachtungen bei gesunden Kindern, die in einem bestimmten Alter zu rhythmischen Wiederholungen in ihren psychomotorischen Vollzügen neigen, scheinen diese Hypothese zu stützen.

Iterationen werden im Rahmen katatoner Syndrome, bei den postencephalitischen, sogenannten striären Hyperkinesen, beim Schwachsinn höheren Grades, bei epileptischen Dämmerzuständen und gelegentlich bei der Restitution aus comatösen Zuständen nach Intoxikationen oder Traumen beobachtet. Unter sehr starkem Affekt und gewissen kulturellen Voraussetzungen können sich auch Gesunde sprachlich iterativ verhalten, so z. B., wenn sie eintönige Totenklagen äußern.

Phänomenologisch sind die Iterationen je nach ihrer Zugehörigkeit zu bestimmten Symptomverbänden voneinander unterschieden. Bei striären Hyperkinesen werden iterative Erscheinungen vom Subjekt als Zwangsphänomene erlebt, bei der Katatonie bestehen Reste psychotischen Erlebens und auch bei epileptischen Dämmerzuständen können sie von abnormen Phänomenen des Ich- und Gegenstandsbewußtseins begleitet sein.

Literatur
BOSTROEM, A.: Katatone Störungen. Striäre Störungen. In: Handbuch der Geisteskrankheiten. Hrsg. BUMKE, O. 2. Bd., Allg. Teil II. Berlin: Springer 1928.
INGLESSIS, M.: Zur Frage der Iterationserscheinungen. Arch. Psychiat. Nervenkr. 90, 756–764 (1930).
KLEIST, K.: Gehirnpathologie. Leipzig: J. A. Barth 1934.
LEYSER, E.: Zum Problem der Iteration. Mschr. Psychiat. Neurol. 55, 175–206 (1924).
RIESE, W.: Über einige motorische Herdsymptome (Echoerscheinungen, Iteration, Perseveration). Psychol. Med. 2, 172–183 (1927).

S. WIESER

Jackson-Anfall → Epilepsie

K

Kastration, therapeutische (Antiandrogentherapie)
[lat.: castratio = Entmannung]
Die chirurgische Kastration mit Entfernung der Keimdrüsen war lange Zeit die einzige medizinische Methode, um Sexualdelinquenten vom abnormen Geschlechtstrieb zu befreien. Das Rückfallrisiko nach erfolgter Kastration war zwar bemerkenswert klein, doch hatte der irreversible Eingriff zum Teil unerwünschte körperliche und vor

allem psychische Veränderungen zur Folge (fahle, schlaffe Gesichtshaut, Stimmungsschwankungen, Selbstentwertungen).

1944 verwandte FOOTE als erster die antiandrogene Wirkung von Oestrogenen, um den Sexualtrieb zu reduzieren, doch waren die Nebenwirkungen der Behandlung mit Oestrogenpräparaten so erheblich, daß sie sich in der Behandlung von „Triebtätern" nicht durchsetzte. 1962 entdeckten NEUMANN et al., daß Cyproteronacetat (CA) antiandrogene Wirkungen hat. Dieser Effekt konnte auf eine kompetitive Hemmung der Androgene an den Receptoren der Erfolgsorgane – sowohl in der Peripherie als im Gehirn – zurückgeführt werden. Nachdem 1966 CA erstmals therapeutisch zur Herabsetzung der sexuellen Appetenz angewendet worden ist, sind in der Folge über 50 Arbeiten veröffentlicht worden, die über Behandlungen mit CA berichten.

Ein ähnliches Erfahrungsmaterial liegt über die Verwendung von Medroxyprogesteronacetat vor, das ebenfalls erstmals 1966 zur Behandlung von Sexualdelinquenten eingesetzt wurde. Doch beschränkt sich der Gebrauch dieses synthetischen Progesterons weitgehend auf die USA und Kanada.

Klinische Wirkung: CA führt innerhalb weniger Tage bis Wochen zu einer Verminderung der sexuellen Appetenz, die dosisabhängig konstant anhält. Gleichzeitig wird auch die Erektionsfähigkeit beeinträchtigt, doch kann diese bei starker Stimulation (z. B. mittels aktivem Petting durch einen Partner oder visueller Stimulierung mit erotischen Szenen) erhalten bleiben. Nach Wochen bis Monaten tritt eine Ejaculationsverzögerung, eine Ejaculat-Verminderung und eine Hemmung der Spermiogenese auf.

Zu Beginn einer CA-Behandlung kann es bei einem Drittel der Patienten zu Müdigkeit, Abgeschlagenheit, Antriebsverlust und auch einmal zu depressiv-dysphorischen Verstimmungen kommen. Bei Fortführung der Behandlung verschwinden diese Nebenwirkungen zumeist wieder. Häufiger wird unter CA-Therapie über vermehrte Ausgeglichenheit, geringere Aggressivität und größere Selbstsicherheit berichtet, was auf eine Entlastung von triebbedingten Konflikten zurückgeführt werden dürfte. Nach längerer Therapie werden gelegentlich Gynäkomastie und häufiger Gewichtsschwankungen (Zu- und Abnahme) beobachtet.

Nach den bisherigen Erfahrungen sind alle körperlichen Veränderungen nach Absetzen der antiandrogenen Behandlung reversibel. Die Spermiogenese ist nach spätestens drei bei fünf Monaten normalisiert.

Indikation: CA hat einen eng begrenzten, aber wichtigen Indikationsbereich. Harmlose → Exhibitionisten und → Voyeure sollten ohne starken → Leidensdruck nicht behandelt werden. Hingegen ist die Indikation nach SIGUSCH (1979) bei schwerst gestörten Persönlichkeiten mit einer süchtig-perversen Entwicklung gegeben. In Frage kommen auch → Pädophilien und andere Sexualdeviationen, die mit Hypersexualität einhergehen. Die Indikationskriterien zur Behandlung gewalttätiger Sexualdelinquenten werden derzeit noch unterschiedlich eingeschätzt.

Bei der Behandlung von Sexualdeviationen ist zu berücksichtigen, daß CA zwar die sexuelle Triebstärke dämpfen kann, die abweichende Triebrichtung aber nur in Ausnahmefällen beeinflußt wird. Auch sind sexualdeviante Patienten gerade auch bei Behandlung mit CA gleichzeitig psychotherapeutisch zu betreuen. Vor Beginn der Behandlung sind mit allfälligen Sexualpartnern klärende Gespräche zu führen. In diesem Zusammenhang ist von Bedeutung, daß eine CA-Behandlung keineswegs notwendigerweise zu einer Problematisierung oder gar zu einem Scheitern der Partnerschaft führt. Es sind im Gegenteil auch positive Veränderungen der partnerschaftlichen Sexualität beschrieben worden (RÖNNAU u. WILLE 1981).

Prognose: Eine genaue Einschätzung der Behandlungserfolge mit CA ist derzeit mangels geeigneter katamnestischer Studien noch nicht möglich. JOST (1979) sieht eine ungünstige Prognose bei mangelnder Einsicht, schwerer Minderung der Zurechnungsfähigkeit, vorherrschendem Wunsch nach Haftentlassung und einfach strukturiertem Charakter. Nach manchen Beobachtungen erscheinen die Bereitwilligkeit zur Behandlung, das Fehlen von antisozialen Tendenzen und von Alkoholabusus sowie das Vorliegen einer Partnerbeziehung günstige Faktoren zu sein. Doch sind alle diese prognostischen Kriterien noch wenig gesichert. Vorderhand steht nur fest, daß eine antiandrogene Therapie die sexuelle Appetenz bei Männern deutlich verringern kann und die körperlichen Auswirkungen dieser Behandlungsmethode gut verträglich und reversibel sind.

Literatur
JOST, F.: Zur Behandlung und Resozialisierung von Sexualdelinquenten mit Antiandrogenen und Psychotherapie. Schweiz. Arch. Neurol. Neurochr. Psychiatrie 124, 243 (1979).
KOCKOTT, G.: Die Behandlung sexueller Delinquenz mit Antiandrogenen. Psychiat. Praxis 10, 158 (1983).
MONEY, J., WIEDEKING, C., WALKER, P., MIGEON, C., MEYER, W., BORGAOUKAR, D.: 47 XXY and 46 XY Males with antisocial and/or sex-offending behavior: Antiandrogen therapy plus counseling. Psychoneuroendocrinology 1, 165 (1975).
SIGUSCH, V.: Die Behandlung mit Antiandrogenen. Sexualmedizin 3, 13 (1979).
D. HELL

Kastrationskomplex

Der Kastrationskomplex bezeichnet ein zentrales Moment in der psychoanalytischen Erfahrung und Theorie. Seine Bedeutung gründet sich auf Erlebnissen, die jeder heranwachsende Mensch während des phallischen Stadiums durchzumachen und zu verarbeiten hat (→ phallisches Stadium).

Knaben und Mädchen haben nach FREUD zunächst die gleichen typischen phallischen Phantasien und Erwartungen, denen zufolge jedermann einen Penis hat oder bekommt. Dann werden beide Geschlechter mit der möglichen bzw. wirklichen Penislosigkeit konfrontiert. Die daraus entspringende Kastrationsangst liefert den Schlüssel zum Verständnis wichtiger Aspekte des in diese Phase fallenden ödipalen Geschehens bzw. → Ödipuskomplexes. Beim Knaben trägt die Angst vor der Kastration zur Verdrängung inzestuöser Wünsche und, damit einhergehend, zur Bildung des Über-Ichs und zur Einleitung der Latenzperiode bei. Beim Mädchen entscheidet die Bewältigung der (vermeintlichen) Kastration bzw. Penislosigkeit über den Charakter der sich entwickelnden Weiblichkeit. Neben FREUD hat vor allem BRUNSWICK (1940) die Unterschiede in der präödipalen und ödipalen Entwicklung beim Knaben und Mädchen beschrieben.

Die während des phallischen Stadiums zum Zuge kommenden aggressiven und libidinösen → Triebvorgänge und intrapsychischen Prozesse beeinflussen, jeweils durch eine spezifische zwischenmenschliche Situation konstelliert, entscheidend den sich ausbildenden Charakter und machen viele Aspekte einer sich später entwickelnden → Neurose, → Psychose oder → Perversion verständlich.

Was die Charakterentwicklung anbelangt, können wir beim Manne zwischen den Extremen eines sogenannten phallischen Charakters – sich in einer aggressiven Supermaskulinität bekundend – und eines gleichsam aphallischen, d. h. besonders weichen und gefügigen Charakters unterscheiden. Hierbei handelt es sich um relativ stabilisierte und ichsyntone Spielarten einer mehr oder weniger pathologischen Bewältigung des Kastrationskomplexes. In den Neurosen mißlingt dessen ichsyntone Bewältigung, und es kommt zur Symptombildung unter den Zeichen eines andauernden inneren Konfliktes und, damit einhergehend, von Angst und Leidensdruck. Hier ist eine Psychoanalyse oft angezeigt und erfolgversprechend. Darin bringt sich die Kastrationsthematik auf vielerlei Weise – wie in Träumen, Widerstands- und Übertragungsphänomenen – zur Geltung. In den Psychosen und insbesondere in der Gruppe der Schizophrenien erscheint diese Thematik oft weniger verschlüsselt als in den Neurosen. In seiner 1911 erschienenen Monographie „Dementia Praecox oder die Gruppe der Schizophrenien" liefert E. BLEULER zahlreiche Beispiele dafür, wie sich diese Thematik in schizophrenen Symptomen manifestieren kann. (Dabei ist jedoch zu beachten, daß in der schizophrenen Störung die frühesten präödipalen Phasen im Vergleich zur ödipalen Phase wichtiger erscheinen.)

Bei den → Perversionen und verschiedenen Formen der männlichen → Homosexualität bilden häufig neurotische oder quasi neurotische Symptome – wie z. B. der phobische Horror vor dem weiblichen Genitale oder die Verklärung des großen, schönen und intakten Phallus – ein komplexes Abwehrmosaik gegen die untergründige Kastrationsdrohung. Falls der Betroffene seine Homosexualität als ichdyston erlebt, erscheint auch hier eine Psychotherapie bzw. Psychoanalyse nicht selten angezeigt und erfolgversprechend.

Den Annahmen FREUDS und anderer früher Analytiker zufolge spielen in den Neurosen, Psychosen und Perversionen der Frau Neid und Inferioritätsgefühle, die sich von deren Penislosigkeit (bzw. vermeintlicher Kastration) herleiten, eine besondere Rolle. Damit einhergehend sah man eine sogenannte phallische, konkurrierende Einstellung zum Manne, oft mit Frigidität und/oder einer aggressiv verführenden Sexualität einhergehend, als einen letztlich auf Penisneid zurückzuführenden weiblichen Charakterzug an. Diese Annahmen – und die darin enthaltenen Wertungen – wurden in den letzten Jahrzehnten auch von Psychoanalytikern und insbesondere von Psychoanalytikerinnen zunehmend in Frage gestellt. Sowohl neuere sexualwissenschaftliche Untersuchungen als auch ein neues Selbstverständnis vieler Frauen bahnten dafür den Weg. Heute zeigen sich daher die frühen psychoanalytischen Vorstellungen zur Entwicklung der weiblichen Sexualität, insbesondere aber die Thesen über den „phallischen Monismus" und den „Penisneid" zunehmend als Ausdruck und Folge bestimmter historischer und gesellschaftlicher Gegebenheiten und der sich daraus herleitenden Definitionen von Weiblichkeit.

Literatur
BLEULER, E.: Dementia Praecox oder Gruppe der Schizophrenien. Leipzig Wien: Deuticke 1911.
BRUNSWICK, R. M.: The preoedipal phase of the libido development. Psychoanal. Quart. 9, 293 (1940).
CHASSEGUET-SMIRGEL, J.: Psychoanalyse der weiblichen Sexualität. Frankfurt: Suhrkamp 1974.
FREUD, S.: Drei Abhandlungen zur Sexualtheorie. Gesammelte Werke V (1905). London: Imago 1942.
FREUD, S.: Die infantile Genitalorganisation. Gesammelte Werke XIII. London: Imago 1940.
FREUD, S.: Der Untergang des Ödipuskomplexes. Gesammelte Werke XIII (1924). London: Imago 1940.
FREUD, S.: Einige psychische Folgen des anatomischen Geschlechtsunterschiedes. Gesammelte Werke XIV (1925). London: Imago 1948.
HORNEY, K.: On the genesis of the castration-complex in women. Int. J. Psycho-Anal. 5, 50 (1924).
JONES, E.: The phallic phase. In: JONES, E. (Ed.) Papers on psycho-analysis. London: Bailliere 1948.
KATAN, A.: Distortions of the phallic phase. Psychoanal. Stud. Child. 15, 208 (1960).
LOEWENSTEIN, R.: Phallic passivity in men. Int. J. Psycho-Anal. 16, 334 (1935).
LOEWENSTEIN, R.: Conflict and autonomous ego development during the phallic phase. Psychoanal. Stud. Child. 5, 47 (1950).
LORAND, S.: Clinical studies in psychoanalysis. New York: Int. Univ. Press 1950.
MITSCHERLICH-NIELSEN, M.: Zur Psychoanalyse der Weiblichkeit. Psyche 32, 669 (1978).
MOORE, B. E.: Freud and female sexuality. A current view. Int. J. Psycho-Anal. 57, 287 (1976).
REICH, W.: Charakteranalyse. Kopenhagen: Sexpol 1933.
REINKE-KÖBERER, E. K.: Zur heutigen Diskussion der weiblichen Sexualität in der psychoanalytischen Bewegung. Psyche 32, 695 (1978).

SOCARIDES, CH.: The overt homosexual. New York: Grune & Stratton 1968.
STOLLER, R. J.: Perversion. New York: Pantheon-Books 1975.
H. STIERLIN

Kasuistik → Biographische Methode

Katalepsie
[gr.: καταλαμβάνειν = aufschieben, aufheben]
Im Diagnoseschema der Psychiatrie des 18. Jahrhunderts kannte man eine „Katalepsia vera" oder „Katalepsia simplex", die für eine selbständige, durch muskuläre Starre, Haltungsanomalien und Anfallszustände gekennzeichnete Krankheit galt. Die ihr erscheinungsbildlich gleichende „Katalepsia spuria" hielt man für das Symptom andersartiger primärer geistiger Erkrankungen. Im wissenschaftlichen Schrifttum des 19. Jahrhunderts wurde von mehreren Autoren gefordert, die Vorstellung von einer Krankheitseinheit „Katalepsie" aufzugeben und den Begriff nur noch zur Kennzeichnung einer erscheinungsmäßig selbständig heraushebbaren, aber ursächlich unspezifischen Störung der menschlichen Bewegungsabläufe zu reservieren. Inzwischen hatte WERNICKE in seiner Lehre von den Motilitätspsychosen den Terminus „psychomotorische Störung" geprägt und darunter akinetische, hyperkinetische Zustände einschließlich entsprechender sprachmotorischer Phänomene verstanden, die unabhängig vom Willen und von der Überlegung stattfinden. Seit dieser Zeit gilt die Katalepsie für eine psychomotorische Erscheinung, die auf einer charakteristischen Innervationsanomalie der Muskulatur beruht.
Die Definition enthält zwei Bestimmungsstücke:
a) Die wächserne Biegsamkeit (Flexibilitas cerea). Sie äußert sich in einer leichten Spannung der Muskulatur eines Gliedes, das passiven Bewegungsversuchen wächsern nachgibt. Es kann aber auch beim Kranken eine erkennbare Bereitschaft bestehen, der Absicht des Untersuchers in der Bewegung entgegenzukommen. Wenn der Kranke einen solchen passiven Bewegungsversuch aktiv vorwegnimmt, dann spricht man von einer Pseudoflexibilitas cerea.
b) Das Haltungsverharren. Die erteilte oder zufällig eingenommene Stellung eines Gliedes wird vom Kranken längere Zeit beibehalten, selbst wenn sie unnatürlich oder unbequem ist. Dieses läßt den Eindruck entstehen, als ob sich bei kataleptischen Kranken die Ermüdung wesentlich später einstellte als die physiologische Müdigkeit bei Gesunden.
Kein allgemeiner Konsensus ist in der wissenschaftlichen Literatur darüber zu finden, wie weit eine Anzahl ähnlicher Erscheinungen, wie Nachahmungstendenz, gewisse extrapyramidale Tonusstörungen und Eigentümlichkeiten der Bewegungen bei endogenen Psychosen noch als kataleptisch zu bezeichnen sind. Ebenfalls umstritten ist die Zugehörigkeit zur Katalepsie bei der rigiden oder rigorösen muskulären Hypertonie sowie bei einer weiteren Gruppe auf diese Weise nicht eindeutig klassifizierbarer Erscheinungen der motorischen Aspontaneität, wie Stupor und Akinese.
Auf experimentellem Wege ist wiederholt versucht worden, die Pathogenese der Katalepsie zu erhellen. Durch chemische Mittel sind bei unterschiedlichen Tierarten und selbst bei Affen mit Toxinen, wie Bulbocapnin, LSD, Mescalin, Cannabinolen, Nicotin, Indoläthylamin der Katalepsie ähnliche Erscheinungen erzielt worden (DE JONG, BARUK). Auch mit Endotoxinen wie Urinextrakten, endogenen Stoffwechselprodukten durch Abbinden der Arteria hepatica, mit Hormonen, durch intrazisternale Applikation von Serotonin sind der Katalepsie ähnelnde psychomotorische Phänomene erzeugt worden. Solche Versuche mit Exo- und Endotoxinen gelingen besonders bei Tierarten, bei denen ein gut entwickeltes Neopallium besteht. In anderen Serien von Versuchen haben zahlreiche Autoren durch anatomische Läsionen in unterschiedlichen Teilen des zentralen Nervensystems die menschliche Katalepsie bei Versuchstieren nachzuahmen versucht. Auffallende psychomotorische Erscheinungen entstanden bei einzeitiger, doppelseitiger Entfernung der Stirnrinde bei Katzen, durch Verletzungen der Übergangsregion vom Mittel- zum Vorderhirn und durch Zerstörung der Gegend zwischen den Mamillarkörpern und den roten Kernen. Auch eine sogenannte cerebelläre Katalepsie ist von BABINSKI, MARBURG und LHERMITTE beschrieben worden. Weitere experimentelle Beiträge zum Studium der Katalepsie entstammen dem klinischen Erfahrungsschatz der Aktivhypnose und des autogenen Trainings beim Menschen. Auch die Tierkatalepsie ist zum Studium der entsprechenden Phänomene beim Menschen häufiger herangezogen worden.
Es ist inzwischen offensichtlich, daß man mit diesen experimentellen Techniken das Problem Katalepsie nicht einmal im Ansatz erfaßt hat. Der wichtigste Einwand gegen den Erkenntnisgewinn chemischer, biochemischer, anatomischer und psychopathologischer Experimente besteht darin, daß die hervorgerufenen psychomotorischen Erscheinungen bei Tieren der Katalepsie beim Menschen wesensmäßig nicht entsprechen. Durch anatomische Läsionen im Bereich der präfrontalen Rinde bei Affen entsteht eine Akinese infolge mangelnder Initiative, jedoch keine Flexibilitas cerea. Bei Zerstörungen von Substraten im Hirnstamm und in den roten Kernen werden muskuläre Starre und Haltungsanomalien und durch Vergiftung mit äußeren und körpereigenen Stoffen im Tierexperiment komplizierte psychomotorische Erscheinungen hervorgerufen, die nach maßgeblicher Meinung entweder auf Haltungsreflexen, auf Umklammerungsreflexen oder auf sonstigen reflektorischen Wegen erzeugten Zuständen der Reglosigkeit beruhen. Auch stimmen Katalepsie und Suggestion miteinander im Wesen nicht über-

ein. In der Katalepsie wirkt die induzierende Person nicht suggestiv, sondern nur reizmäßig-mechanisch und damit im strengen Sinne nicht „persönlich".

Die Hypothesen, die man zur Erklärung der Katalepsie in der heute überblickbaren Geschichte der Psychiatrie herangezogen hat, sind überaus unterschiedlich und von Epoche zu Epoche wechselnd. Noch im 18. Jahrhundert wurde allen Ernstes eine dämonologische Theorie vertreten (WESTPHAL), es wurde auch von einem „Einfrieren tierischer Kräfte" (SCHILLING), von einer „komatösen Neuropathie" (PINEL), „starren Anordnung der Moleküle" (SVETLIN, 1878) gesprochen. Die Psychiatrie der neueren Zeit und der Gegenwart kennt psychogenetische Deutungsversuche, dann Modellvorstellungen, die aus der Assoziations-Psychologie stammen, willenstheoretische Denkmodelle, zentralnervöse, neurophysiologische Modellvorstellungen und auch Theorien, nach denen Störungen des Muskelstoffwechsels für die abnorme Innervation bei der Katalepsie wirksam sein sollen.

Nicht weniger vielfältig als die experimentelle Pathologie ist die Klinik der Katalepsie.

a) Mit einer Regelhaftigkeit, die Ausnahmen durchaus zuläßt, findet man sie bei der produktiven, akuten oder chronischen Schizophrenie. Manchmal ist die Katalepsie in den Verlauf einer paranoiden oder sonstigen schizophrenen Psychose episodenhaft eingebettet. In anderen Fällen wiederum nimmt der Schub eine Gestalt an, die durch Spannungszustände in allen Muskeln, durch eine begleitende Temperatur und durch ein Salbengesicht eher an eine Hirnstammencephalitis als an eine endogene Psychose erinnert.

b) Weit seltener ist das katatone Syndrom und eine damit verbundene Katalepsie bei symptomatischen Psychosen. Solche exogenen Reaktionstypen sind beschrieben bei Endotoxikosen wie z. B. bei der Urämie, bei Infektionen, wie beim Typus abdominalis und bei unterschiedlichen Erkrankungen des nervösen Zentralorgans, wie chronische Entzündungen, Gefäßprozesse, Epilepsie usw. (KRAEPELIN, ZIEHEN, GAUPP, LIEPMANN, WEYGANDT, K. SCHNEIDER). Im Rahmen psychogener Krankheitsverläufe findet man gelegentlich kataleptische Anfälle, kataleptischen Schlaf und muskuläre Spannungszustände beschrieben. Zu diesem Punkt wird von manchen Autoren kritisch bemerkt, daß psychomotorische Konversionserscheinungen wohl unter dem Bilde einer Akinese oder eines Mutismus und selbst eines Negativismus verlaufen können, es fehlt aber diesen Zuständen die für die Katalepsie typische Flexibilitas cerea und das Haltungsverharren.

Literatur
BARUK, H.: Psychiatrie médicale, psychologique et expérimentale. Paris: Masson et Cie. 1938.
BOSTROEM, A.: Katatone Störungen. Handbuch der Geisteskrankheiten. Hrsg. O. BUMKE, Bd. II, Allg. Teil II. Berlin: Springer 1928.
FRAUCHIGER, E.: Seelische Erkrankungen bei Mensch und Tier. Berlin: Huber 1945.
INGRAM, W. R., BARRIS, R. W., RANSON, S. W.: Catalepsy. An experimental study. Arch. Neurol. (Chic.) 35, 1175–1197 (1936).
JONG, H. H. DE: Experimental catatonia in animals and induced stupor in man. Dis. Nerv. System 17, 135–139 (1956).
KRAEPELIN, E.: Über Katalepsie. Allg. Z. Psychiat. 48, 170–177 (1892).
LANGE, J.: Allgemeine Psychiatrie. In: Psychiatrie. Hrsg. E. KRAEPELIN und J. LANGE. Leipzig: J. A. Barth 1927.
LHERMITTE, J., SUSIC: Sur la catalepsie des vieillards, Rev. neurol. 71, 69–77 (1939).
PÖLL, W.: Die Suggestion. Wesen und Grundformen. München: Kösel-Verlag 1951.
SCHNEIDER, K.: Über Wesen und Bedeutung katatonischer Symptome. Z. Neurol. Psychiat. 22, 486–505 (1914).
SCHULTZ, J. H.: Das autogene Training. Handbuch der Neurosenlehre und Psychotherapie, Bd. 4: Spezielle Psychotherapie II und Neurosenlehre. München Berlin: Urban & Schwarzenberg 1959.
STOKVIS, B.: Allgemeine Überlegungen zur Hypnose. Handbuch der Neurosenlehre und Psychotherapie. Bd. 4: Spezielle Psychotherapie II und Neurosenlehre. München Berlin: Urban & Schwarzenberg 1959.
SVETLIN, W.: Ein Beitrag zur Lehre von der Katalepsie. Arch. Psychiat. Nervenkr. 8, 549 (1878).
WERNICKE, G.: Grundriß der Psychiatrie in klinischen Vorlesungen. Leipzig: Thieme 1906.

S. WIESER

Kataplexie

[gr.: πλήσσειν = schlagen]

Geschichtlich geht der Begriff der „Kataplexie" auf die ersten Beschreibungen des narkoleptischen Syndroms durch GÉLINEAU und WESTPHAL und später auf eine monographische Darstellung durch REDLICH zurück. Kataplexie ist eine plötzlich einsetzende, kurze und in der Regel durch Emotionen ausgelöste Atonie und Lähmung der quergestreiften Muskulatur bei erhaltenem Bewußtsein. Gebräuchliche Synonyma sind „affektiver Tonusverlust" und „myoplegischer Anfall", weniger üblich und teilweise unzutreffend „Lachschlag" (WESTPHAL), „chute" oder „astasie" (GÉLINEAU), „Sturzanfälle" (KELLER), „Affektatonie" (TRÖMNER), „Adynamie" (ROSENTHAL). Die Anfälle werden in der Reihenfolge der Häufigkeit durch jähe Affekte meist freudiger Art, wie Lachen, Freude, dann Furcht, Erschrecken, Überraschung und Bewegungsintentionen ausgelöst. Vereinzelt wurden auch spontane Attacken beschrieben. Dem kataplektischen Anfall geht vielfach eine viscero-vegetative, sensible und seltener motorische Aura voraus. Die Myatonie selbst kann generalisiert sein und zum Sturz des Subjektes führen, sie kann als unvollständige Attacke umschriebene Bewegungseffekte verursachen oder als abortiver Tonusverlust einzelne Muskeln zum Erschlaffen bringen. Der Anfall dauert nur Sekunden, seltener 1–2 min. Der Muskeltonus stellt sich, ebenso rasch wie er verschwunden war, spontan wieder her. Wenn Bewußtseinsstörungen bestehen, so gehören sie nicht zur Kataplexie, sondern zu begleitenden Phänomenen der Narkolepsie. Die Befun-

de im Elektroencephalogramm sind unterschiedlich; einzelne Autoren haben bei sitzenden oder liegenden Patienten im Anfall entweder normale Wachrhythmen oder Schlafabläufe, bei stehenden Patienten in partiellen Attacken Wachabläufe registriert.
Varianten oder Äquivalente der Kataplexie sind nach WILSON der „Schlafanfall ohne Schlaf" mit Auftreten in Ruhe, von längerer Dauer und willentlich unterdrückbar, „Wachanfälle" und die sogenannte „rêverie", bei der der Patient den Eindruck des Schlafenden macht und selbst das Gefühl hat, beliebig erwachen zu können. Andere Autoren zählen die Äquivalente zu den Phänomenen des dissoziierten Schlafes und nicht zur Kataplexie.
Die Kataplexie gehört zum Symptomverband der Narkolepsie. Sie bildet zusammen mit dem Schlafanfall deren Haupt- und Leitsymptom. Als akzessorische Symptome kommen Erscheinungsformen eines dissoziierten Schlafes (Somnambulismus, hypnagoge Halluzinationen), Durchschlafstörungen, Fettsucht, eine vagotone Innervationslage des Vegetativums, dyskrine Erscheinungen und unspezifische psychopathologische Phänomene, wie Neigung zu Depressivität und pseudopsychopathischen Züge, zum Tonusverlust hinzu.
Die Pathophysiologie der Kataplexie ist unbekannt. Manche Autoren halten sie für den Ausdruck eines dissoziierten Schlafes, andere vergleichen sie mit dem „Totstellreflex" bzw. einem „Schutzreflex".
Ätiologisch gibt es bei der Narkolepsie und damit auch bei der Kataplexie eine idiopathische Form, und hier wiederum eine seltene familiär-erbliche Variante. Die symptomatische Form ist bei Hirntraumen, bei der Impfencephalitis, Lues cerebri, Chorea minor etc. gefunden worden.

Literatur
CAVE, H. A.: Narcolepsy. Arch. Neurol. Psychiat. (Chic.) 26, 50–101 (1931).
GÉLINEAU, J. B. E.: De la narcolepsie. Gaz. Hôp. (Paris) 53, 635–637 (1880).
HEYCK, H., HESS, R.: Zur Narkolepsiefrage; Klinik und Elektroenzephalogramm. Fortschr. Neurol. Psychiat. 22, 531–579 (1954).
LEVIN, M.: Cataplexy. Brain 55, 397–405 (1932).
REDLICH, E.: Epilegomena zur Narkolepsiefrage. Z. Neurol. Psychiat. 136, 128–173 (1931).
ROSENTHAL, C.: Zur Pathogenese, Ätiologie und versorgungsrechtlichen Bedeutung der „genuinen" und posttraumatischen, echten Narkolepsie. Arch. Psychiat. Nervenkr. 96, 572–608 (1932).
ROTH, B.: Beiträge zum Studium der Narkolepsie. Analyse eines persönlichen Beobachtungsgutes von 155 Kranken. Schweiz. Arch. Neurol. Psychiat. 84, 180–210 (1959).
WILDER, J.: Narkolepsie. In: Handbuch der Neurologie. Hrsg. BUMKE, O. und FOERSTER, O. Bd. XVII. Berlin: Springer 1935.
WILSON, S. A. K.: The narcolepsias. Brain 51, 63–109 (1928).

S. WIESER

Katathymie → Schizophrenie

Katatonie → Schizophrenie

Katharsis — kathartische Behandlung
[gr.: καθάρσις = Reinigung]
Herkunft des Begriffs: Bei HIPPOKRATES bezieht sich die Reinigung nur auf den Leib, bei PLATO ist Katharsis auf Leib und Seele gerichtet. Im Belehren durch die Sophisten werden analog der körperlichen Reinigung durch die Ärzte falsche Vorstellungen durch Bewußtmachung und Einsichtigwerden der Irrtümer beseitigt (zit. nach WETTLEY). In Anlehnung an diese platonische Idee der Reinigung sprach BREUER (1842–1925) in der gemeinsam mit S. FREUD 1893 veröffentlichten, vorläufigen Mitteilung „Über den psychischen Mechanismus hysterischer Phänomene" von der kathartischen Wirkung der Aussprache eines psychotraumatischen Erlebnisses. BREUER hatte erstmals bei seiner berühmten Patientin Anna O., die er 1880–1882 behandelte, die Erfahrung gemacht, daß das Aussprechen ihrer hysterischen Halluzinationen und Phantasien in der Hypnose die Erscheinungen verschwinden ließ und die Kranke beruhigte und entspannte. Die Patientin selbst erfand für diese Aussprachen die englische Bezeichnung „talking cure" oder humoristisch „chimney sweeping". BREUER und FREUD hatten die Entdeckung gemacht, daß hysterische Symptome auf nicht abreagierten, pathogenen Vorstellungen beruhten. Wenn es gelang, die Erinnerung an den das Symptom veranlassenden Vorgang zu voller Helligkeit zu erwecken und auch den begleitenden Affekt hervorzurufen, verschwand das Symptom endgültig. Affektloses Erinnern war hingegen wirkungslos. Die Erinnerung ließ sich leichter in der Hypnose bewerkstelligen als im Wachzustand. Nach der Trennung von BREUER gab FREUD diese kathartische Therapie in Hypnose auf und verwendete statt dessen die „freie Assoziation". Die kathartische Therapie ist deshalb die Vorläuferin der Psychoanalyse. Später nahm FERENCZI die kathartische Methode in modifizierter Form wieder auf und nannte sie Neokatharsis.
In Frankreich hatte JANET zur gleichen Zeit wie BREUER in Wien die therapeutische Bedeutung des Abreagierens pathogener Vorstellungen bei der Behandlung hysterischer Störungen entdeckt. Was BREUER und FREUD „Katharsis" nannten, bezeichnete JANET als „désinfection morale". Seine diesbezügliche Publikation datiert von 1889, weshalb ACKERKNECHT JANET als den Vater der kathartischen Therapie erklärt.
Bedeutung: Katharsis bedeutet in der Psychotherapie ganz allgemein die heilsame Abreaktion von „eingeklemmten" Affekten durch affektvolles Erinnern von verdrängten, pathogenen Erlebnissen. Nach dem Aufkommen der Psychoanalyse wurde die Psychokatharsis als isolierte therapeutische Methode nicht mehr häufig verwendet. Meist wurde die Abreaktion in Hypnose vorgenommen. Eine Renaissance erlebte diese Therapieform in

und nach dem zweiten Weltkrieg in der Form der *Narkoanalyse*, d. h. der Abreaktion im durch Barbiturate erzeugten Halbschlaf. Vor allem traumatische Kriegsneurosen wurden mit dieser Methode erfolgreich behandelt.

Später wurden in analoger Weise Halluzinogene wie LSD 25 und Psilocybin zur Erzeugung eines bewußtseinsveränderten Zustandes benützt, in welchem unter Umständen starke kathartische Abreaktionen möglich waren. Ganz allgemein kann Katharsis bei manchen Patienten ein wichtiger Wirkungsweg vieler Methoden der → Psychotherapie (KIND, 1982) im Gespräch oder Dialog sein. Besondere Bedeutung hat Katharsis neuerdings in manchen Methoden erlangt, die darauf abzielen, weit in die Kindheit oder gar bis zum Geburtserlebnis zurückreichende eingeklemmte Affekte zu befreien wie in der Primärtherapie von A. JANOV, der Schreitherapie von D. J. CASRIEL und manchen körperbezogenen Techniken (KIND, 1982). Auch in imaginativen Verfahren wie dem katathymen Bilderleben (LEUNER, 1982) kann Katharsis eine wichtige Rolle spielen.

Katharsis gibt es nicht nur in der Psychotherapie als therapeutische Entlastung von aufgestauten Affekten, sondern auch spontan in Erregungen, akuten psychischen Reaktionen aller Art, hysterischen Ausnahmezuständen u. a. Drogen und Alkohol können solche Entladungen begünstigen.

Literatur
ACKERKNECHT, E. H.: Kurze Geschichte der Psychiatrie. 2. Aufl. Stuttgart: Enke 1967.
BREUER, J., FREUD, S.: Über den psychischen Mechanismus hysterischer Phänomene. Vorläufige Mitteilung. Neurolog. Centralblatt 12, S. 4–10 u. 43–47 (1893).
BREUER, J., FREUD, S.: Studien über Hysterie. Leipzig Wien: Deuticke 1895.
FERENCZI, S.: Relaxationsprinzip und Neokatharsis. In: FERENCZI, S. (Hrsg.) Bausteine zur Psychoanalyse Bd. III, 468–489. Bern Stuttgart: Huber 1964.
FRANK, L.: Die psychokathartische Behandlung nervöser Störungen. Leipzig: Thieme 1927.
GEBSATTEL, V. E. v.: Psychokatharsis. Handbuch der Neurosenlehre und Psychotherapie Bd. III, S. 327–334. München Berlin: Urban & Schwarzenberg 1959.
JANET, P.: L'automatisme psychologique. Paris: Alcan 1889.
JANET, P.: Les médications psychologiques. Études historiques, psychologiques et cliniques sur les méthodes de la psychothérapie. T. II, p. 216. Paris: Alcan 1919.
KIND, H.: Psychotherapie und Psychotherapeuten. Methoden und Praxis. Stuttgart: Thieme 1982.
LEUNER, H.: Katathymes Bilderleben: Grundstufe. Einführung in die Psychotherapie mit der Tagtraumtechnik. Ein Seminar. 3. Aufl. Stuttgart: Thieme 1982.
WETTLEY, A.: Prolegomena zu einer Geschichte der Psychotherapie. Hippokrates (Stuttg.) 36, 150–155 und 190–197 (1965).

H. KIND

Kinderpsychiatrie

1 Definition
Unter Kinderpsychiatrie versteht man dasjenige Spezialgebiet, welches sich mit der Diagnostik, der Therapie und der Prophylaxe psychischer Störungen während der ganzen biologischen Entwicklungszeit des Menschen befaßt. Altersmäßig befindet sich somit die untere Grenze bei der Geburt, die obere bei der Erreichung der Erwachsenenreife. Dies trifft im allgemeinen bei der Volljährigkeit zu. Doch gibt es namentlich bei den Spätreifen zahlreiche Ausnahmen: so muß man in der Schweiz bei der militärischen Rekrutierung im Alter von 18–19 Jahren mit 17–18% Stellungspflichtigen rechnen, welche einen erheblichen psychischen Entwicklungsrückstand aufweisen. Es gibt somit zwischen Kinder- und Jugendpsychiatrie einerseits und Erwachsenenpsychiatrie andererseits keine starre Altersgrenze, sondern fließende Übergänge. Neben dem Grad der affektiven Reifung des Patienten spielen bei der Arbeitsteilung zwischen Jugend- und Erwachsenenpsychiatrie noch andere Gegebenheiten eine Rolle, wie z. B. die Lebenssituation und die Art der Problematik. Befindet sich ein Jugendlicher in einem beruflichen Lernprozeß, lebt er noch bei seinen Eltern und ist er von ihnen abhängig, so wird er mit Vorteil vom Jugendpsychiater betreut. Ein anderer, vielleicht gleichaltriger, aber beruflich und persönlich verselbständigter Patient wird in der Regel besser von einem Facharzt oder von einer Institution für Erwachsene behandelt.

Allerdings haben sich in den letzten Jahren zwei Neuerscheinungen bemerkbar gemacht. Einmal sind Anzeichen dafür vorhanden, daß sich die Adoleszentenpsychiatrie allmählich verselbständigt. Dies zeigt sich vor allem auf dem Gebiet der Forschung. Abgesehen von den Erziehungsheimen gibt es auch einzelne Kliniken oder Abteilungen, die für Adoleszenten reserviert sind. Diese Institutionen nehmen auch junge Erwachsene bis zum Alter von 25 Jahren auf. Dies hängt damit zusammen, daß die Adoleszenten und jungen Erwachsenen sich vielfach in einer ähnlichen Lebenssituation befinden, indem sie ihre Ausbildung noch nicht abgeschlossen haben, in der Regel noch unverheiratet sind, die gleiche Kleidung tragen und ihre Freizeit auf gleiche Art und Weise verbringen (z. B. Disco). In weiten Bereichen haben sie auch eine übereinstimmende Psychopathologie, namentlich auf dem Gebiet der Dissozialität, der Delinquenz und der Sucht.

Ein analoges Phänomen macht sich zu Beginn des kindlichen Lebens bemerkbar. In zunehmendem Maß interessiert sich zumindest in der Forschung die Kinderpsychiatrie für das vorgeburtliche Leben, und es wird z. B. experimentell versucht, das fetale emotionale Befinden und dessen Reaktionen auf bestimmte Reize zu ermitteln. Dieses wissenschaftliche Interesse findet seine Fortsetzung in der Neugeborenenperiode im Säuglingsalter. Unmittelbare Nutzanwendungen findet man in der Geburtshilfe und in der Neugeborenenpflege vor. Ferner werden die Interaktionen zwischen Säugling und Mutter gewissermaßen vom ersten Tag an möglichst genau beobachtet und nach bestimmten Gesichtspunkten festgehalten. Neuere Forschungen haben gezeigt, daß schon sehr früh ein „Dialog" zwischen Säugling und Mutter entsteht. Das bessere Verständnis für diese intime Kommunikation und für deren Störungen oder Ausbleiben wird genaueren Aufschluß für die psychische Entwicklung von Kind und Mutter vermitteln, sowie eine bessere, zuverlässigere Beurteilung von Mängeln und Fehlentwicklungen erlauben.

Da die menschliche Entwicklung die Pubertät und Adoleszenz als wichtige Stadien in sich schließt, wäre es angemessener, stets von einer Kinder- und Jugendpsychiatrie, als nur von Kinderpsychiatrie zu sprechen. Zwar ist es üblich, in den verschiedenen Sprachgebieten auch mit den Bezeichnungen „pédopsychiatrie" und „child-psychiatry" die Psychopathologie der Pubertät und der Adoleszenz miteinzubeziehen. In Österreich ist „Heilpädagogik" für manche Autoren (namentlich ASPERGER) gleichlautend wie Kinderpsychiatrie.

2 Geschichtliches

Seit Jahrhunderten schon haben sich einzelne Ärzte und Erzieher mit psychischen Störungen bei Kindern befaßt. Unter ihnen sei ITARD[1] erwähnt, der zu Beginn des 19. Jahrhunderts ein Wildkind (Victor de l'Aveyron) mit wissenschaftlicher Genauigkeit beobachtete und es auch während 5 Jahren erzieherisch vorbildlich betreute. Es vergingen einige Jahrzehnte, bis die ersten systematischen Darstellungen der Psychopathologie des Kindesalters entstanden (EMMINGHAUS, MANHEIMER, MOREAU, WEYGAND, ZIEHEN). Aber erst der Beginn des 20. Jahrhunderts sollte der Entwicklung der Kinderpsychiatrie entscheidende Impulse verleihen. Diese gingen einerseits von der Tiefenpsychologie und somit von der Entdeckung der Bedeutung der Kinderjahre für die Bildung der Persönlichkeit, andererseits von den Fortschritten der Entwicklungspsychologie und der Testpsychologie aus. BINET und SIMON führten die erste, im Kindesalter brauchbare Intelligenzprüfung ein und verliehen gleichzeitig der Zusammenarbeit zwischen Arzt und Erzieher neuen Antrieb. Etwas später befaßte sich COLLINS mit der psycho-motorischen Entwicklung des Kindes und führte 1912 die Bezeichnung „Pédopsychiatrie" ein.

Bald darauf wurden im deutschen Sprachgebiet die grundlegenden Vorlesungen über Psychopathologie des Kindesalters von HOMBURGER veröffentlicht. Es folgten in verschiedenen Ländern Europas und in den USA lehrbuchmäßige Darstellungen der Kinder- und Jugendpsychiatrie (u. a. ASPERGER, HEUYER, KANNER, LUTZ, MICHAUX, STUTTE, TRAMER). Kinderpsychiatrische Zeitschriften (wie Acta Paedopsychiatrica, Praxis der Kinderpsychologie und Kinderpsychiatrie, Nervous Child), periodische Publikationen (La Psychiatrie de l'enfant) und Jahrbücher (Jahrbuch für Kinderpsychiatrie und ihre Grenzgebiete, A Criança Portuguesa) förderten den Austausch von Kenntnissen und Erfahrungen. Damit trugen sie wesentlich zur Errichtung eines wissenschaftlichen Lehrgebäudes bei.

Gleiches gilt für die internationalen Kongresse für Kinderpsychiatrie. Der erste wurde 1937 in Paris unter dem Vorsitz von HEUYER durchgeführt. Es folgten nach dem 2. Weltkrieg weitere internationale Kongresse in Lissabon, Scheveningen, Edinburg, Jerusalem, Melbourne und Dublin. Seit 1960 finden auch europäische Kongresse statt, welche von der Europäischen Gesellschaft für Kinder- und Jugendpsychiatrie veranstaltet werden.

Daneben widmen die meisten internationalen Zusammenkünfte auf dem Gebiete der Psychiatrie und der Pädiatrie einen Teil ihres Programms der Kinderpsychiatrie, womit deren Verbundenheit mit den Nachbargebieten bekundet wird. Die wissenschaftliche Selbständigkeit der Kinderpsychiatrie hat sich durch die Errichtung eigener Lehrstühle in etlichen Ländern bekundet. Daneben halten zahlreiche Dozenten kinderpsychiatrische Vorlesungen, sowohl für Medizinstudenten als auch für angehende Heilpädagogen und Psychologen. Schließlich tritt die berufliche Selbständigkeit der Kinderpsychiatrie in Erscheinung, indem mancherorts eine besondere Ausbildung für angehende Kinderpsychiater vorgeschrieben ist und ihre besondere Qualifikation mit einem entsprechenden Facharztdiplom anerkannt wird (z. B. in der Schweiz: Spezialarzt FMH für Kinderpsychiatrie, seit 1953).

Die Möglichkeiten der beruflichen Tätigkeit auf kinderpsychiatrischem Gebiet sind mannigfaltig. Zahlreiche Kinderpsychiater werden in öffentlichen Institutionen, wie in Polikliniken, Erziehungsberatungsstellen, Beobachtungsstationen, Therapieheimen und in spezialisierten Kliniken für Kinder und Jugendliche benötigt. Andere wiederum betätigen sich als Schulpsychiater oder als Mitarbeiter von Kinderkliniken. In zunehmendem Maße eröffnen sie eine spezialärztliche Privatpraxis.

Weltweit können wahrscheinlich nur knapp 20% aller Kinder durch Fachärzte für Kinder- und Jugendpsychiatrie betreut werden. Es verbleibt noch ein langer Weg, bis das gleiche Ziel für die übrigen 80% der Kinder erreicht wird, zumal bei Millionen von Kindern noch viel elementarere Bedürfnisse nicht gestillt sind.

3 Nosologischer Überblick

Die Psychopathologie des Kindes und des Jugendlichen erhält durch den Vorgang der *Entwicklung* ein eigenes Gepräge. Nie dürfen Symptome losgelöst vom Entwicklungszustand diagnostisch gewertet werden: so wird das Bettnässen erst jenseits des dritten Lebensjahres zu einer pathologischen

---
[1] Die Quellenangaben zur Geschichte der Kinderpsychiatrie sind bei den Autoren zu finden, die im Literaturverzeichnis angeführt sind, namentlich bei HEUYER, HOMBURGER und STUTTE.

Erscheinung. Der Trotz gehört normalerweise zu bestimmten Entwicklungsphasen, und sein Ausbleiben mutet pathologisch an. Dagegen macht er sich üblicherweise im mittleren Schulalter kaum bemerkbar, also während jener harmonischen Zeit, in der das Kind die Unterordnung unter die verständnisvolle Autorität von Erwachsenen als seinem Wesen entsprechend empfindet.

Die Entwicklungsvorgänge beeinflussen sowohl die somatische Verfassung als auch die psychische Reifung. Doch besteht zwischen beiden Bereichen insofern ein wesentlicher Unterschied, als die körperliche Entwicklung gleichmäßiger als die psychische vor sich geht, nach dem Grundsatz „natura non facit saltus". So geschieht die Wandlung des Säuglings zum Kleinkind, diejenige des Kleinkindes zum Schulkind und diejenige des Schulkindes zum Jugendlichen schrittweise und, sofern keine pathologischen Vorgänge beteiligt sind, ohne Rückschritt. Anders liegen die Verhältnisse auf psychischem Gebiet: der Übertritt von einer Entwicklungsphase in die andere erfolgt oft krisenhaft, so daß im Erleben und im Verhalten des Kindes bzw. des Jugendlichen die Grenzen des Pathologischen erreicht werden. Mitunter wird zudem in einem erheblichen Maße regrediert, bevor eine neue Entwicklungsstufe erklommen wird, etwa nach dem Grundsatz: „reculer pour mieux sauter".

In der biologischen Entwicklung, namentlich im Zuge der neurophysiologischen Integrationsvorgänge, werden bekanntlich ältere, früher erworbene Funktionen beibehalten, auch wenn sie durch das Hinzukommen neuer Funktionen an Bedeutung verlieren. Anders liegen die Verhältnisse im psychologischen Bereich: frühere Seins- oder Erlebnisweisen müssen über Bord geworfen werden, damit die Entwicklung fortschreiten kann: so bekennt sich das Schulkind zum Realitätsprinzip, indem es den ganzen magischen Bereich, der ihm wenig zuvor noch viel bedeutete, radikal ablehnt.

Die Psychogenese ist somit an sich ein komplizierter und konfliktbeladener Vorgang, den ein inadäquates Verhalten der Umwelt namentlich in kritischen Phasen gewaltig amplifizieren kann. Hinzu kommt die Tatsache, daß die Entwicklung keineswegs immer regelrecht verlaufen muß. Von den wichtigsten Entwicklungsanomalien seien nur einige angeführt. Eine konstitutionelle Entwicklungsverzögerung kann als Spätreife mit einigen Jahren Verzögerung zu einer normalen charakterlichen Struktur im Erwachsenenalter führen oder in einen somatopsychischen Dauerinfantilismus („infantile Psychopathie") münden. Zusätzliche reaktive Störungen stellen sich oft als Folgeerscheinungen einer Überforderung durch die Umwelt ein. Eine Beschleunigung der Entwicklung nennt man Acceleration. Diese kann global oder partiell sein und führt dann zu gefährdenden Asychronien (STUTTE) der Entwicklung.

Weit verbreitet, namentlich in der städtischen Bevölkerung, ist die säkulare Acceleration, welche die Reifungsproblematik der heutigen Jugend zusammen mit sozio-kulturellen Faktoren prägt.

Die Tiefenpsychologie, die Pädagogik und die Soziologie haben wesentlich zum Verständnis der *Verhaltensstörungen* des Kindes als milieubedingte und somit als psycho-reaktive Erscheinungen beigetragen.

Von entscheidender Bedeutung ist zum Beispiel die Erkenntnis der Störungen, die aus einer mangelhaften Berücksichtigung der emotionellen Bedürfnisse des Kindes in den ersten Lebensjahren entstehen. So ist das Bild der frühkindlichen, affektiven Verwahrlosung geläufig geworden, wobei der Hospitalismus nur als Sonderfall dieses Syndroms zu betrachten ist. Man unterscheidet davon die einfache erzieherische Verwahrlosung, deren Folgeerscheinungen für die Persönlichkeitsbildung bei weitem nicht so folgenschwer sind, wie diejenigen der affektiven Verwahrlosung.

Ungünstige, psycho-reaktiv bedingte Entwicklungen können sich als trotzige oder depressive Grundhaltung äußern, wobei fließende Übergänge zwischen einfachen Reaktionen und *neurotischen Störungen* bestehen. Diese haben oft, im Gegensatz zum Erwachsenen, einen flüchtigen Charakter und klingen ab, sobald das Kind sich nicht mehr in der akuten Konfliktsituation befindet. Daneben kommen neurotische Persönlichkeitsentwicklungen (mit entsprechend bereits fixierten Strukturen) vor, die spezifische therapeutische Maßnahmen erfordern. Die Symptomatologie der neurotischen Störungen im Kindesalter sehr mannigfaltig: bald handelt es sich um psycho-somatische Symptome (Tag- bzw. Bettnässen, Einkoten, Nägelbeißen, Haarausreißen, Tics, Asthma bronchiale, Anorexie, Bauchschmerzen, Erbrechen, Schlafstörungen usf.), bald um Verhaltensstörungen, die prima vista als Ungezogenheit anmuten – wie Lügen, Stehlen, Davonlaufen –, bald um eigentliche psychoneurotische Symptome wie Phobien, Zwänge und seltener hysterische Erscheinungen.

Die *endogenen Psychosen* spielen vor dem Pubertätsbeginn eine untergeordnete Rolle. Bis zum Erscheinen der Monographie von LUTZ war das Vorkommen der Schizophrenie beim Kinde eine umstrittene Angelegenheit. Jetzt diskutiert man nicht mehr ernsthaft darüber: das wissenschaftliche Interesse richtet sich gegenwärtig vor allem auf den frühkindlichen Autismus (KANNER) und auf verwandte Störungen, wie z. B. auf die symbiotischen Psychosen. Man ist sich nicht einig, ob es nur eine frühkindliche, endogene Psychose gibt, oder ob hinreichende Kriterien vorliegen, um verschiedene nosologische Einheiten zu unterscheiden.

Auch die manisch-depressive Krankheit gibt im Kindesalter zu etlichen Kontroversen Anlaß. In reiner Form kommt sie zwar erwiesenermaßen vor, wenn auch selten. Gewisse Autoren nehmen indessen an, daß die Cyclothymie beim Kind einen verschleierten Aspekt annimmt, wobei manische Zustände als Ungezogenheit mißdeutet, endogene Depression fälschlicherweise als reaktiv angesehen werden.

Von der Pubertät an tritt – in bezug auf die endogenen Psychosen ein grundlegender Szenenwechsel ein: die Häufigkeit dieser Erkrankungen nimmt deutlich zu, was vor allem für die Schizophrenie gilt. Manisch-depressive Psychosen sind zwar auch beim Jugendlichen anzutreffen, erreichen jedoch den ersten Häufigkeitsgipfel von Ersterkrankungen im 3. Lebensjahrzehnt. Die cyclischen Schwankungen weisen manchmal während der Adoleszenz eine kürzere Dauer auf als beim Erwachsenen. Sie sind oft von körperlichen Befindlichkeiten abhängig, wie z. B. von der Menstruation. Was die schizophrenen Symptome anbetrifft, so sind sie nicht selten – namentlich in den Anfangsstadien – von einer schweren Pubertätskrise kaum zu unterscheiden. Schwere Kontakt- und Beziehungsverluste zur Realität, depressive Verstimmungen, unmotivierte aggressive Ausbrüche, unerwartete Selbstmordversuche usf. prägen das klinische Bild, während ausgesprochene paranoide Symptome mit einem ausgebauten Wahnsystem seltener beobachtet werden.

Daß es auch im Kindes- und Jugendalter *organische Psychosyndrome* gibt, wurde erst allmählich erkannt. Noch vor einigen Jahrzehnten herrschte die Lehrmeinung vor, nach welcher eine im Kindesalter erworbene Hirnschädigung zu einem mehr oder weniger ausgesprochenen sekundären Schwachsinn führe. Inzwischen hat sich herausgestellt, daß dies so sein kann, aber keineswegs sein muß. Die Persönlichkeitsveränderungen nach der epidemischen Encephalitis führten zur Erkenntnis, daß die intellektuellen Funktionen keineswegs immer von einer organischen Hirnschädigung betroffen sein müssen. Das klinische postencephalitische Bild, im Sinne der Enthemmung und des plötzlichen Durchbruchs von Triebregungen, entspricht einem kindlichen hirnlokalen Psychosyndrom. Wie die Forschungen bei posttraumatischen Zuständen und bei Hirntumoren gezeigt haben, gibt es im Kindesalter auch ein allgemeines organisches Psychosyndrom, welches mit Störungen der intellektuellen Funktionen (Merkfähigkeits- und Konzentrationsschwäche, pathologische Ermüdbarkeit, Perseveration, Wortfindungsstörungen usw.) und der Affektivität (Labilität, Reizbarkeit, Steuerungsschwäche und Neigung zu regressivem Verhalten) einhergeht. Hinzu kommen vegetative Funktionsstörungen im Sinne einer Labilität und Dystonie, verbunden mit einer Beeinträchtigung der Lebensrhythmen (z. B. im Sinne des circadianen Rhythmus). Handelt es sich um eine fetale oder frühkindliche Hirnschädigung, so kommen noch andere Funktionsstörungen hinzu: nur mühsame Erfassung und Wiedergabe von Gestalten, Störungen der Motorik, wie Synkinesien, verzögerte Lateralisation und gestörte Erfassung des Körperschemas.

Psycho-organische Störungen kommen im Kindesalter oft vor. Die Fortschritte der Medizin tragen dazu bei, ihre Häufigkeit zu erhöhen. Kinder, die früher während der Geburt oder an den Folgen einer Meningoencephalitis, eines Hirntumors oder eines kongenitalen Herzvitiums gestorben wären, bleiben heute glücklicherweise am Leben. Viele unter ihnen leiden indessen an einem infantilen psycho-organischen Syndrom, welches – wenn unerkannt – zu erheblichen zusätzlichen reaktiven Störungen, namentlich im Sinne eines neurotischen Überbaus führt.

Der Verlauf und die Pathogenese psychoorganischer Störungen sind im letzten Jahrzehnt erfolgreich weiter erforscht worden (BLOOMINGDALE). Die Erkenntnis, daß Störungen der Neurotransmittoren auch im Kindesalter eine wichtige Rolle spielen, haben wesentlich zu unserem Verständnis beigetragen. Es ist einleuchtend, daß Störungen des Katecholaminstoffwechsels mit Stimulantien korrigiert werden können. Dieser Brückenschlag zwischen den wahrscheinlichen biochemischen Grundlagen psychoorganischer Störungen und den therapeutischen Nutzanwendungen ist von größter Relevanz. Weitere Fortschritte sind zu erwarten einerseits von einer sorgfältigen klinischen Forschung, andererseits von neuen Untersuchungsmethoden, die auch im Kindesalter ihre Anwendung finden werden, wie z. B. die Positronenemissionstomographie (PET) und die Kernspintomographie (NMR).

Den Fortschritten der *Neuropsychologie* sind neuere Erkenntnisse im Bereich psychoorganischer Störungen zu verdanken (REMSCHMIDT u. SCHMIDT). Es geht dabei um die genaue, oft schon quantifizierbare Erfassung von Störungen, so z. B. im Bereiche der Wahrnehmung, der motorischen Abläufe, der Sprache, aber auch der Aufmerksamkeit, des Gedächtnisses und des Lernens. Mit neuropsychologischen Methoden sollte es bereits in einer nahen Zukunft gelingen, im großen Sammelbecken der psychoorganischen Störungen verschiedene Formen gegeneinander abzugrenzen.

Unter den *angeborenen konstitutionellen Persönlichkeitsvarianten* spielt der *Schwachsinn* im Kindesalter eine bedeutsame Rolle. Die Diagnose bereitet im allgemeinen keine allzugroßen Schwierigkeiten, wobei allerdings die konstitutionelle Debilität von den Pseudodebilitäten einerseits und vom essentiellen Infantilismus anderseits abzugrenzen ist. Beim Schwachsinn leichten Grades handelt es sich oft um eine erbliche Form. Bei schwereren Formen liegt nicht selten eine Chromosomenanomalie (z. B. Trisomie 21) oder eine Stoffwechselanomalie (z. B. Phenylketonurie, Galaktosämie) vor. Bei dieser letzten Gruppe sind auch die größten Fortschritte im Hinblick auf die Früherfassung, Vorbeugung und Behandlung des Schwachsinns zu verzeichnen. Die jüngsten Fort-

schritte der Medizin haben gerade auf diesem Gebiet neue berechtigte Hoffnungen geweckt.
Was die *angeborenen Störungen des Charakters* anbetrifft, so hat die moderne Forschung den Begriff der Psychopathie bzw. denjenigen der Präpsychopathie im Kindesalter zunehmend in Frage gestellt. Einmal hat sich herausgestellt, daß psychopathisch anmutende Entwicklungen, namentlich im Sinne einer hochgradigen Beziehungsunfähigkeit, und eines triebhaften, egozentrischen Verhaltens oft auf eine frühkindliche affektive Verwahrlosung zurückzuführen sind. Andere Charakteranomalien, die man noch vor Jahren als psychopathisch bezeichnet hat, haben sich als hirnorganisch erwiesen, wozu die neuen Erkenntnisse auf dem Gebiet der psycho-organischen Schädigung einerseits und die breite Anwendung der Elektroencephalographie andererseits wesentlich beigetragen haben.
Es läßt sich indessen nicht bestreiten, daß gewisse spätere psychopathische Erwachsene sich bereits im Kindesalter durch ein besonderes Verhalten erkennen lassen: dies ist namentlich bei schizoiden, ixothymen und asthenischen Persönlichkeiten der Fall. Dennoch wird die Diagnose der Psychopathie bzw. der Präpsychopathie mit großer Zurückhaltung gestellt. Mit Recht wird das Hauptgewicht auf den reaktiven Aspekt der Störungen gelegt. Damit beugt man der Entstehung einer pädagogischen und therapeutischen Resignation vor. Zudem ist zu berücksichtigen, daß die voreilige und unberechtigte (oder auch nur ungenügend fundierte) Diagnose einer Psychopathie für das weitere Schicksal des Kindes eine schwere Beeinträchtigung bedeuten kann.

4 Diagnostische und therapeutische Methodik
Ihre Eigenständigkeit verdankt die Kinderpsychiatrie sowohl den Besonderheiten der psychischen Störungen im Kindesalter als auch den eigenen diagnostischen und therapeutischen Methoden, die sie im Laufe einiger Jahrzehnte entwickelt hat. Dabei hat sie wertvolle Anregungen sowohl von psychologischer Seite (Entwicklungspsychologie, experimentelle Psychologie, Tiefenpsychologie) als auch von der Pädagogik erhalten.
Auf *diagnostischem Gebiet* kommt es noch mehr als beim Erwachsenen auf eine sorgfältige Milieuforschung an. Die Persönlichkeit der Eltern, ihre Probleme, ihre eigenen Kindheitserlebnisse, ihre erzieherische Haltung/Fehlhaltung, die Geschwister und weitere Familienangehörige (wie namentlich die Großeltern) sind in ihrer Bedeutung genau zu erfassen. Man weiß ja um die grundlegenden Vorgänge der Identifikation des Kindes mit den Eltern: schon aus der anamnestischen Beleuchtung dieser Wechselbeziehung lassen sich oft äußerst wertvolle Schlüsse ziehen. Beim Schulkind sollte man über die Schulsituation (Lehrer, Kameraden, Schulweg usw.) genau Bescheid wissen. Ähnliches gilt für die Lehr- und Arbeitsverhältnisse des Jugendlichen. Schließlich wird man heute stets auch an die Beeinflussungsmöglichkeiten durch die Massenmedien denken müssen, da sie einerseits an der Reizüberflutung der Jugendlichen maßgeblich beteiligt sind, andererseits ihre Phantasie nähren und durch die Vermittlung von Vorbildern auch das Agieren anbahnen oder erleichtern können.
Zur kinderpsychiatrischen Diagnostik gehört eine eingehende somatische Untersuchung: die Ermittlung konstitutioneller Eigentümlichkeiten (Typus und Dysplasien) und des Standes der Entwicklung spielt bereits beim körperlich gesunden Kind eine bedeutsame Rolle. Um so mehr ist die Erfassung krankhafter Veränderungen wichtig, wobei die neurologische Untersuchung inkl. EEG und, in gewissen Fällen, auch spezialisierte Untersuchungen (z. B. des Stoffwechsels, des Endokriniums, des Urogenitaltraktes, der Verdauungsorgane und der Sinnesorgane) unerläßlich sind.
Je jünger das Kind ist, um so mehr tritt bei der Exploration das Gespräch in den Hintergrund. Ergiebig ist die Verhaltensbeobachtung, wobei dem spontanen und dem zielgerichteten Spiel eine entscheidende Bedeutung zukommt. Etliche Testmethoden (z. B. Scenotest, Sandkasten oder „World"-test, Kasperlespiel) beruhen auf dem Spielbedürfnis des Kindes sowie auf seiner Fähigkeit, seine Konflikte und seine affektiven Stellungnahmen im Spiel symbolisch darzustellen. Dem freien Spiel des jüngeren Kindes kommt in diagnostischer Hinsicht eine ähnliche Bedeutung zu wie den Träumen des Erwachsenen, wobei das Zeichnen und Malen zu den spielerischen Entäußerungsmöglichkeiten zu zählen sind. Auch assoziative bzw. apperzipierende Verfahren, wie der Thematic Apperception-Test nach MURRAY sind der kindlichen Psyche angepaßt worden (so als Children Apperception-Test und als Michigan-Test). Zum Teil sind diese Untersuchungsmethoden eigens für sie geschaffen worden, so z. B. bei den analytischen Fabeln nach DUESS. Daß die Untersuchung der Intelligenz sich besonderer Verfahren bedienen muß, welche die verschiedenen Entwicklungsstufen berücksichtigt, haben wir bereits erwähnt.
In der westlichen Hemisphäre haben sich in der jüngsten Zeit die Kinderpsychiater vieler Länder in vermehrtem Maß für Klassifikations- und Dokumentationsfragen interessiert. Es handelt sich dabei um eine wichtige Grundlage des wissenschaftlichen Fortschrittes. Wie in der Erwachsenenpsychiatrie decken sich die Nosologien verschiedener Länder bei weitem nicht. Dies erschwert natürlich die Kommunikation und auch multizentrische Studien. In Europa ist innerhalb der Gesellschaft für Kinder- und Jugendpsychiatrie eine Arbeitsgruppe gegründet worden, die sich zur Hauptsache mit der Anwendung der ICD-9 (REMSCHMIDT u. SCHMIDT) befaßt. Die ursprüngliche Klassifikation ist auf 5 Achsen erweitert worden. Dieses System wird den verschiede-

nen nosologischen Konzepten besser gerecht. Es hilft auch, die unterschiedlichen Nosologen aneinander anzugleichen. In den Vereinigten Staaten von Amerika wird fast nur die DSM-III verwendet, welche allerdings auch in Europa Eingang gefunden hat. Die Zukunft wird zeigen, ob beide Klassifikationsmethoden im Verlaufe der Zeit zu einem übergreifenden generellen System zusammengebaut werden können.

Die *therapeutischen Möglichkeiten* sind in der Kinderpsychiatrie sehr mannigfaltig: sie zielen darauf ab, schädliche Einflüsse auszuschalten oder zu mildern, die körperlichen und psychischen Kräfte des Kindes zu stützen und zur Entfaltung zu bringen. Meistens bedient man sich zugleich mehrerer Verfahren und versucht bei der Aufstellung des therapeutischen Planes sowohl auf das Kind als auch auf seine Umgebung einzuwirken. Bei der Behandlung des Kindes selbst stehen psychotherapeutische, heilpädagogische und medikamentöse Maßnahmen im Vordergrund. Wie die Diagnostik bedient sich die Psychotherapie vielfach des Spieles in allen möglichen Formen (Zeichnen, Malen, Modellieren, Basteln, Dramatisieren), wobei diese entweder in der Einzelbetreuung oder auch im Rahmen einer Gruppentherapie zur Anwendung kommen können. Die heilpädagogischen Verfahren weisen meist einen übenden Charakter auf und bezwecken mangelhafte Funktionen zu entfalten und zu harmonisieren. Dies gilt z. B. bei der Behandlung der Dyslexie (Lese- und Rechtschreibeschwäche) oder auch neuerdings bei der psychomotorischen Behandlung von Kindern, die in ihren Bewegungsabläufen, im Unterscheidungsvermögen zwischen rechts und links und im gestaltpsychologischen Bereich gestört sind. Schließlich ist die Behandlung psychisch gestörter Kranker in einem erfreulichen Ausmaße die Entwicklung der modernen Psychopharmakologie zugute gekommen.

Was die therapeutische Einwirkung auf das Milieu anbetrifft, so steht die Beratung der Eltern im Vordergrund, welche sich im einfachsten Fall auf eine einmalige Besprechung beschränken darf, bei schweren Konfliktsituationen sich über längere Zeit erstrecken muß oder sogar mit einer Psychotherapie der Eltern selbst zu ergänzen ist. Oft ist indessen auch die Haltung anderer Erzieher für das Wohl und Weh des Kindes von Bedeutung, so daß, je nach Konfliktlage, auch die Kindergärtnerin, der Lehrer und beim Jugendlichen der Lehrmeister miteinbezogen werden müssen. In manchen Fällen drängt sich eine Änderung des erzieherischen Milieus auf, namentlich wenn die häuslichen Verhältnisse nicht zu bessern sind, oder wenn beim Kind eine Fehlentwicklung vorliegt, welche für längere Zeit intensive heilpädagogische Maßnahmen erfordert. Die kinderpsychiatrische Therapie besteht kaum je in der Behandlung des Kindes allein durch den Arzt, sondern sie ist vor allem dann wirksam und erfolgreich, wenn sie die Mitwirkung aller Personen einschließt, welche einen maßgeblichen Einfluß auf das Kind ausüben.

Neue Impulse für die gesamte Psychiatrie brachte der systemische oder kontextuelle Ansatz. Er betont mit Recht die oft entscheidende Bedeutung der Familie in der Diagnostik und in der Therapie. Zudem stellt er das zirkuläre in Ergänzung zum linearen Denken in den Vordergrund. Beide Aspekte sind an sich nicht neu, haben doch die meisten Kinderpsychiater seit Jahrzehnten der Familienkonstellation starkes Gewicht verliehen. Auch die Erscheinung des circulus vitiosus ist ja längst bekannt. Es ist wohl nicht nötig, hier die verschiedenen familientherapeutischen Schulen darzustellen (→ Systemtheorie). Der echte Beitrag des kontextuellen Ansatzes besteht in der Originalität gewisser Interventionen, namentlich des paradoxalen Vorgehens, bei welchem man sich einer Verordnung der Symptome bedient. So ist es mitunter möglich, festgefahrene Situationen, aus denen sich der Indexpatient nicht mit eigenen Kräften befreien kann, zu lockern oder vollständig aufzulösen. In solchen Fällen besteht eine echte und oft auch erfolgreiche Alternative zur patientenzentrierten Methode. Allerdings muß hervorgehoben werden, daß die Vorzüge und Erfolge des kontextuellen Ansatzes z. T. maßlos überbewertet worden sind. Wissenschaftliche Studien, bei denen an einem größeren Krankengut die therapeutischen Erfolge der Familientherapie mit denen der klassischen patientenzentrierten Behandlungsweise verglichen wurden, sind bis zum heutigen Tag kaum vorhanden. Außerdem sind etliche Familien nicht bereit, den systemischen Ansatz zu akzeptieren. Schließlich gibt es in den öffentlichen kinderpsychiatrischen Diensten relativ oft Kinder, die überhaupt keine Familie haben, und bei denen deshalb eine Familientherapie nicht in Betracht gezogen werden kann. Die Aufgabe für die Zukunft wird darin bestehen, die echten Indikationen für eine primäre oder sekundäre Familientherapie klarer darzustellen, als es heute noch der Fall ist. Ferner wird es darum gehen, die ebenfalls vorhandenen Gegenindikationen klarer zu formulieren. Schließlich wird es voraussichtlich zu einer gewissen Kombination, so paradox dies zunächst erscheinen mag, zwischen patientenzentrierter Therapie und Familientherapie kommen. Dies gilt namentlich von strukturierten Neurosen, bei denen die Familientherapie keine Heilung des sog. Indexpatienten herbeizuführen vermag, und zwar weil das Kind hier in seiner Persönlichkeitsstruktur erkrankt ist und niemals lediglich als ein Indikator für ein gestörtes familiäres System betrachtet werden kann.

Abschließend sei auf die große *präventive Bedeutung* der kinderpsychiatrischen Tätigkeit aufmerksam gemacht, welche eine wichtige Rolle im Rahmen der allgemeinen Psychohygiene übernommen hat. In diesem Rahmen ist die *Suchtprophylaxe* von zentraler Bedeutung. Heute nimmt man bei der Entstehung der Sucht im Adoleszentenalter eine multifaktorielle Verursachung an. Wesentlich ist wohl die Identitätsproblematik, die ihrerseits mit ungelösten Problemen, die von der Kindheit stammen, zusammenhängt. Hinzu kommt ein schwaches → Ichideal, welches mit einem Defizit an tragenden und gültigen Lebenszielen verbunden ist. Alles, was zur Beseitigung von psychopathologischen Hypotheken aus der Kindheit beiträgt, hilft auch in der Adoleszenz, die Suchtgefahr zu vermindern. In erster Linie sei die Verhütung oder die Frühbehebung von emotionalen Verwahrlosungssyndromen genannt. Gleiches gilt für Neurosen und für psychoorganische Störungen. So verstanden kann ein sehr weites Feld kinderpsychiatrischer Tätigkeit als Suchtprophylaxe bezeichnet werden. Die Kinderpsychiatrie wird diese Aufgabe niemals allein bewältigen können und wird sie am besten in Zusammenarbeit mit der Pädagogik anpacken. Denn es geht in der Suchtprophylaxe nicht nur darum, psychische Störungen des Kindesalters zu verhüten oder abzubauen, sondern ebensosehr um die Förderung von Talenten und um die Vermittlung von Lebensinhalten und Lebenszielen, wobei das Beispiel heute noch von entscheidender Bedeutung ist. Ein psychisch gesunder Jugendlicher, der die bestehenden und kommenden Probleme zwar deutlich sieht, aber über ein hinreichendes Selbstvertrauen verfügt und bereit ist, diese Probleme anzupacken und zu bewältigen, wird am besten den Verlockungen und Gefahren der verschiedenen Süchte widerstehen können.

Ebenso knapp sei der Hinweis auf die forensischen Aspekte: die Begutachtung und die Behandlung jugendlicher Rechtsbrecher war mancherorts eine wichtige Antriebsfeder in der Entwicklung der Kinderpsychiatrie, welche verantwortungsvolle Aufgaben auch im zivilrechtlichen Bereich (z. B. im Vormundschaftswesen, bei Ehescheidungen im Hinblick auf die Kindszuteilung usf.) übernommen hat.

Literatur
ASPERGER, H.: Heilpädagogik, 2. Aufl. Wien: Springer 1956.
BIERMANN, G.: Handbuch der Kinderpsychotherapie, 1. Aufl. München: Reinhardt 1969.
BLOOMINGDALE, L. M. (Ed.): Attention deficit disorder. New York: SP Medical & Scientific Books 1984.
DÜHRSSEN, A.: Psychogene Erkrankungen bei Kindern und Jugendlichen 2. Aufl. Göttingen: Verlag für medizinische Psychologie 1955.
HEUYER, G.: Introduction à la psychiatrie infantile. Paris: Presses universitaires de France 1952.
HOMBURGER, A.: Vorlesungen über Psychopathologie des Kindesalters. Darmstadt: Wissenschaftliche Buchgesellschaft 1967.
KANNER, L.: Child psychiatry, 2nd edn. Springfield Baltimore: Thomas 1937.
LUTZ, J.: Kinderpsychiatrie, 3. Aufl. Zürich: Rotapfel 1968.
REMSCHMIDT, H., SCHMIDT, M.: Neuropsychologie des Kindesalters. Stuttgart: Enke 1981.
REMSCHMIDT, H., SCHMIDT, M.: Multiaxiale Diagnostik in der Kinder- und Jugendpsychiatrie. Bern: Huber 1983.

STOCKERT, F. G. v.: Einführung in die Psychopathologie des Kindesalters 4. Aufl. München: Urban & Schwarzenberg 1967.
STUTTE, H.: Kinderpsychiatrie und Jugendpsychiatrie. In: Psychiatrie der Gegenwart, Bd. II, S. 955–1087. Berlin Göttingen Heidelberg: Springer 1960.
TRAMER, M.: Lehrbuch der allgemeinen Kinderpsychiatrie, 4. Aufl. Basel: Schwabe 1964.

R. CORBOZ

Kinesitherapie → Physiotherapie

Klaustrophobie
[lat.: claustrum = Verschluß, Schloß, Riegel; gr.: φόβος =Furcht]
Synonym: Raumangst
Eine neurotisch begründete Angst, die in geschlossenen Räumen auftritt, meist in Aufzügen, Eisenbahnabteilen, Theatern, Kinos, Kirchen oder Warenhäusern und überhaupt im Gedränge unter vielen Menschen. Die Vorstellung, eingeschlossen zu sein, wird weniger belastend empfunden, wenn die Nähe der Tür oder eines Fensters einen (Flucht-)Weg ins Freie bzw. zu hilfegebenden Personen bietet. In abgeschwächter Form ist sie in der Bevorzugung von Randsitzen in großen Sälen weit verbreitet. In gesteigerter Form kann sie zu heftigen körperlich empfundenen Angstattacken mit Herzklopfen, Muskelschwäche und der Vorstellung, ohnmächtig zu werden, führen. Formen klaustrophober Ängste wurden von französischen Psychiatern (PITRES u. REGIS, JANET u. a.) differenziert beschrieben und ätiologisch mit psychasthenischen Merkmalen, einem niedrigen Stand der psychischen Energie, in Verbindung gebracht. Angaben über belastende Erlebnisse oder Unfälle als Auslösung sind nur Rationalisierungen der tieferliegenden Ängste, die letztlich den in die Situation hineinprojizierten Phantasien entstammen. In den „Studien zur Hysterie" hat FREUD eine Angst einer Patientin, den Lift zu benutzen, wie ihre anderen Symptome noch assoziationspsychologisch als „falsche Verknüpfung" interpretiert. Spätere psychoanalytische Autoren wie FERENCZI und FENICHEL finden ambivalente Wünsche um die Rückkehr in den Mutterleib oder die Angst vor dem Allein- und Getrenntsein von Bezugspersonen. Psychodynamisch gehört die Klaustrophobie jedenfalls zu den Angsthysterien, bei denen die konflikthaften Themen verdrängt bzw. verschoben werden, während die Verdrängung des Angstaffektes, wie bei den Hysterien selbst, nicht ganz gelungen ist. Die klaustrophobe Angst kann auch phylogenetisch mit instinktiven Verhaltensweisen von Tieren in Verbindung gebracht werden, die in Angst geraten, wenn ihnen der Fluchtweg abgeschnitten ist.

Tritt sie als isoliertes Symptom auf, ist die Klaustrophobie als vermeidbare Situationsphobie meist keine ausreichende Motivation für eine Behandlung. Tritt sie im Rahmen anderer neurotischer Symptome auf, so ist die analytische Psychotherapie indiziert.

Literatur
FENICHEL, O.: Psychoanalytische Neurosenlehre II. Olten Freiburg: Walter 1975.
FREUD, S.: Studien über Hysterie (Krankengeschichte Emmy v. N.) Gesammelte Werke I, 99. London: Imago 1952.
JANET, P.: Les obsessions et la psychasthénie. Paris: Alcan 1908.
PITRES, REGIS E.: Les obsessions et les impulsions. Paris: Doin 1902.

W. BRÄUTIGAM

Kleptomanie

[gr.: κλέπτειν = stehlen]
Der Begriff geht auf die Monomanienlehre des französischen Psychiaters J. E. D. ESQUIROL zurück, der Anfang des 19. Jahrhunderts eine wiederum an seinem Lehrer PINEL orientierte Systematik psychiatrischer Erkrankungen von fünf Kategorien schuf: Melancholie – Monomanie – Manie – Demenz – Blödsinn. ESQUIROL versuchte, die psychiatrischen Erkrankungen als Abwandlungen der Aufmerksamkeit zu bestimmen. So definierte er die Monomanie als übermäßige Konzentration und Einengung der Aufmerksamkeit auf einen Gegenstand, so daß sie nicht auf die „umgebenden Nebenbegriffe" übergehen könne. Die Monomanien grenzte er von unseren heutigen Psychosen – in seiner Systematik Melancholie, Manie, Blödsinn – ab. Später ist auch von „fixer Idee" die Rede, ein Ausdruck, der auf die Umgrenztheit der Störung bei ansonsten unauffälligem Seelenleben abhebt. Zur weiteren Ideengeschichte des Monomaniebegriffes ist noch die Beschreibung der „überwertigen Idee", von WERNIKKE um 1900 eingeführt, zu erwähnen, die einen übermächtigen und fixierten Gedanken meint, der sich eines Menschen nach einem besonders erregenden Erlebnis bemächtige. Bis zu KRAEPELIN lebt die Monomanienlehre in der psychiatrischen Systematik fort, in dessen Lehrbuch sich als „impulsives Irresein" erhaltend, für das KRAEPELIN einen „Kurzschluß" zwischen Impuls und Tat in Analogie zur neurologischen Reflexlehre postuliert. Die erstmalige inhaltliche Eingrenzung einer Monomanie auf den Diebstahl wird MATTHEY 1816 zugeschrieben (HIRSCHMANN, 1956); der französische Autor MARC habe dann 1838 erstmals den Begriff Kleptomanie gebraucht (FLORU, 1974). Bei KRAEPELIN findet sich Kleptomanie als eine Form des impulsiven Irreseins neben anderen Durchbruchshandlungen wie Poreomanie und → Pyromanie. KRAEPELIN hebt als kennzeichnend heraus, daß die Handlungen ohne Vorbedacht, ohne Planung, unwillkürlich durchbrechen, oft dem Handelnden selbst nicht verständlich, ja widersinnig erscheinen. Als eine „Hauptrichtung der krankhaften Antriebe" wird auch das Stehlen von Gegenständen erwähnt, die für den Betreffenden gar keinen Wert haben. Bisweilen würden große Mengen von Waren ohne erkennbaren Verwendungszweck zusammengestohlen. Die Neigung finde sich am häufigsten bei Frauen zur Zeit der Menstruation, der Schwangerschaft oder im Klimakterium. In der Zeit nach KRAEPELIN hat sich die Kategorie des impulsiven Irreseins und der Monomanien als eigenständige nosologische Entität nicht mehr halten können. Das beschriebene dranghafte Stehlen wurde bei ganz unterschiedlichen psychiatrischen Grundkrankheiten beschrieben, z. B. lokalen oder allgemeinen Hirnprozessen; Epilepsie; manischen Psychosen; endogenen Depressionen, hier besonders am Rande von Phasen, wenn die Hemmung nicht stark ausgeprägt ist; bei schizophrenen Psychosen; bei schweren Neurosen; bei Oligophrenien. Diese Aufzählung von Krankheitsbildern aus der gesamten psychiatrischen Systematik macht deutlich, daß es weder aus psychopathologischer noch aus forensischer Sicht sinnvoll erscheint, ein spezielles Verhaltensmerkmal der sozialen Devianz zum Kriterium für die Definition eines psychiatrischen Syndroms zu machen. Obgleich es über die Unsinnigkeit eines solchen Vorgehens in der Literatur eine ausführliche Diskussion gegeben hat (s. HADAMIK, 1955; BRESSER, 1979), hält sich das Syndrom einer „Kleptomanie", in jüngeren Arbeiten meist als „pathologisches Stehlen" oder „Diebstahl ohne Bereicherungstendenz" bezeichnet, hartnäckig in der Literatur. Ein aus der klinischen Praxis herrührendes Bedürfnis nach einfacher und rascher Klassifizierung überwiegt offenbar die rationalen Einwände gegen die Bildung eines durch alle nosologischen Einheiten der Psychiatrie schneidenden Syndroms. Gemeint sind in der Regel Diebstahlhandlungen, die dem Untersucher persönlichkeitsfremd erscheinen und einen eher neurotischen Persönlichkeitshintergrund zeigen. So trug FLORU von verschiedenen Autoren Definitionskriterien zusammen, zu denen er neben der Persönlichkeitsfremdheit noch rechnet: Mangelnde Vorsicht bei der Tat oder gar ein Herbeimanipulieren der eigenen Entdeckung; abnorme Reaktionen oder Befindlichkeit vor der Tat; starke vegetative Spannung und Entspannung vorher und nachher wie etwa gelegentlich berichtete sexuelle Erregung bis zum Orgasmus oder starker Harndrang; tranceähnliche Bewußtseinseinengung während der Tat; „partielle Amnesie" für den Tathergang. Zu diesen Kriterien fügt FLORU selbst aus dem Studium eigener Fälle noch die an die Tat anschließende Verstimmung mit Selbstvorwürfen. Selbst das DSM-III hat die Kleptomanie als eigenständiges Syndrom in die „Störungen der Impulskontrolle" aufgenommen, „soweit sie nicht andernorts klassifiziert" seien. Das Krankheitsbild wird dort als das wiederholte Versagen beschrieben, Diebstahlimpulsen zu widerstehen. Die gestohlenen Gegenstände würden nicht benötigt, Geld, sie zu bezahlen, sei immer zur Verfügung. Auch die bis zur Tat ansteigende Spannung mit Befriedigung und Entspannung nach der Tat findet Erwähnung, die Ungeplantheit, die Achtlosigkeit gegenüber dem Risiko, das in keinem Verhältnis zu der zu erwartenden Strafe

stehe. Oft fänden sich depressive Verstimmungen dabei, Angst und Schuldgefühle. Die Kleptomanie könne bereits in der Kindheit beginnen, zu- oder abnehmen; über Verlaufsformen und ihre Häufigkeit gebe es keine zuverlässigen Angaben, sie könne „ausbrennen". Eine soziale Behinderung trete durch die mit der Kleptomanie verbundene Delinquenz auf. Über Prädisposition, Prävalenz, Genetik wisse man nichts. Interessanterweise werden Differentialdiagnosen zusammengestellt, darunter Verhaltensstörungen, Manie, Schizophrenie, organische Wesensänderung, so daß also offenbar doch wieder die Beschreibung eines eigenständigen Syndroms intendiert und an die alten Kategorien der Monomanie und des impulsiven Irreseins angeknüpft wird. Das Syndrom wird im DSM-III zu einer Kategorie zusammengefaßt mit pathologischem Spielen, der Pyromanie, intermittierend oder vereinzelt auftretenden explosiven Affektdurchbrüchen und einer Gruppe atypischer Erscheinungsformen der Störungen der Impulskontrolle. Nach der Beschreibung werden vier Einschlußkriterien zusammengefaßt: A. Wiederholtes Versagen, dem Impuls zu widerstehen, Gegenstände, die nicht gebraucht werden, zu stehlen. B. Zunehmende Spannung vor der Tat. C. Lust oder Entspannung bei der Tat. D. Ein Tatablauf ohne Planung oder Hilfe und als Ausschlußkriterium E. Es darf keine Verhaltensstörung und keine antisoziale Persönlichkeit diagnostiziert werden. Diese Verbindung von zumal unscharfen Merkmalen der subjektiven Befindlichkeit (Lust und Spannung) mit Verhaltensstrategien (keine Hilfe bei der Tat) und sozialen Wertungen (Stehlen) ist wohl nicht geeignet, ein nosologisch valides psychiatrisches Syndrom zu definieren. Eingegrenzt werden soll vermutlich auf Diebstahlimpulse im Rahmen vorwiegend neurotischer Störungen.

Es verwundert bei solcher nosologischer Heterogeneität eines Verhaltensmerkmals nicht, daß die Angaben zu seiner Genese äußerst vielfältig sind. So wurde eine Reihe psychodynamischer Mechanismen beschrieben, die in kasuistischen Studien nachgewiesen werden konnten, deren Allgemeingültigkeit für die Pathogenese das Syndroms aber offen bleiben muß. Es wurden gesehen Diebstahl als Ersatzhandlung für frustrierte oder abgewehrte ödipal-sexuelle oder orale Triebwünsche; als narzißtische Ersatzbefriedigung, die ein Gefühl der Überlegenheit herbeiführen könne; als fetischistische Triebbindung an die entwendeten Gegenstände; als masochistisches Ausagieren von Bestrafungswünschen durch soziale Selbstvernichtung, wenn die Entdeckung herbeigeführt wird, oft durch Fehlleistungen; als „Trieb-Handlungs-Anastomose" bei prä- oder postakuten Stadien psychotischer Erkrankungen, wenn „das seelische Gefüge gelockert" sei (SCHULTE, 1954), als „manische Einsprengsel" in depressiven Phasen Melancholischer. Diese aufgeführten ätiologischen und pathogenetischen Deutungen von persönlichkeitsfremd erscheinenden Diebstahlhandlungen in der Literatur zielen auf Mechanismen, die ganz unterschiedlichen nosologischen Krankheitswurzeln zuzuordnen sind und erscheinen damit sowohl unter forensisch gutachtlichen wie psychopathologisch therapeutischen Gesichtspunkten heterogen.

Nach eigenen Erfahrungen mit der Untersuchung und Begutachtung von Menschen, die auffällige Diebstahldelikte begangen hatten (MUNDT, 1981) erscheint es möglich, und insbesondere unter therapeutischen Gesichtspunkten auch sinnvoll, einige psychodynamische Grundkonstellationen zu beschreiben, die allerdings keinen Anspruch auf Vollständigkeit erheben können und auch kein Präjudiz hinsichtlich einer evtl. in Frage kommenden nosologischen Zuordnung der Verhaltensdevianz im Rahmen der Begutachtung bedeuten dürfen. Diese psychodynamischen Grundkonstellationen können sich bei Neurosen ebenso wie bei hirnorganisch durch Enthemmung bedingten Diebstahlhandlungen finden. Bei psychotischen Abwandlungen, die über die Lockerung der Impulskontrolle hinausgehen, wenn etwa ein Wahn oder die melancholische Seinsabwandlung die Motive zum Diebstahl stellt, muß die Suche nach psychodynamischen Mechanismen auf die Primärpersönlichkeit rekurrieren. In den eigenen Fällen fand sich, wie auch in Darstellungen anderer Autoren, häufig eine Trias von Erlebnisqualitäten, die sich in direkter oder symbolvermittelter Weise in der Diebstahlhandlung ausgestalteten:

1. Ein aus den Beziehungskonstellationen der Kindheit ins Erwachsenenleben mitgenommenes Lebensgefühl, zu kurz gekommen zu sein, etwas vorenthalten bekommen zu haben.

2. Eine sthenische, offen oder verdeckt aggressive oder trotzige Verarbeitung dieses Grundgefühls mit dem resultierenden, oft unbewußten Wunsch als Resultat, das erlittene Unrecht durch ebenfalls unrechtmäßige Aneignungen zu rächen und zu beschwichtigen.

3. Ein daraus wiederum entspringendes Schuldgefühl, das zu hochgradiger Ambivalenz der Aneignungswünsche und oft schon zu schuldgetöntem Erleben der ursprünglichen Verlusterlebnisse führt, die so – beispielsweise durch forcierte Rechtfertigung von Eltern, die im Erleben der Probanden ungerechterweise ein Geschwister vorzogen – gar nicht mehr bewußt wahrgenommen und trauernd verarbeitet werden konnten.

Die zumeist hochambivalente Haltung zum Impuls, sich endlich selbst zu bevorteilen und zu rächen für erlittene Unbill, führt nicht selten zu Fehlhandlungen, die die Entdeckung und Bestrafung herbeiführen, die dann wiederum mit Erleichterung aufgenommen wird. Ein eindrucksvolles Beispiel für eine solche Fehlhandlung lieferte eine Probandin, die die Kontrollclips eines Pelzmantels vor dessen Diebstahl zwar unbemerkt entfernte, dann aber in ihre Jackentasche steckte, so daß sie am Ausgang des Warenhauses durch den ausgelösten Alarm dann doch gefaßt wurde. Je nach Persönlichkeitsstruktur kann die verlangend-depressive, die fordernd-psychopathische oder die rächend-narzißtische Komponente in der geschilderten Gefühlskonstellation besonders hervortreten. Ein besonderes Problem stellt die Habituierung der Diebstahlhandlungen dar. Häufig beeindruckt die geschilderte Psychodynamik oder ein eindeutig pathologischer Mechanismus, wie eine manische Auslenkung im Verlauf einer Zyklothymie, den Untersucher hinsichtlich der ersten Diebstahlakte, während die später verübten Delikte eine vehemente Affektdynamik vermissen lassen, oder z. B. in die Remissionsphase der Zyklothymie fallen. Nicht selten gestehen die Patienten dann, daß sich ein heimlicher Reiz am Stehlen ausgebildet habe oder daß sie eine hohe Erfolgsquote gehindert habe, ihre Diebstahlimpulse energischer zu unterdrücken. Es ließe sich spekulieren, daß auch hier der einmal eingeschlagene Weg zur Trieb- und Spannungsregulierung, wie so oft im ins Abnorme abgewandelten Seelenleben, eine Beharrungstendenz zeigt, die am auffälligsten in den Perversionen und der Sucht begegnet.

Die Abhandlung der forensischen Problematik der Kleptomanie müßte sehr weit zu allgemeinen forensisch psychiatrischen Überlegungen ausholen, da Diebstahlimpulse eben bei ganz unterschiedlichen Krankheitszuständen mit ihrer jeweiligen speziellen forensischen Problematik gefunden werden. Die Feststellungen zur Forensik der Kleptomanie müssen sich daher auf einige kursorische Bemerkungen beschränken.

Die forensische Beurteilung von Diebstahldelikten im Strafrecht der BRD hat zu berücksichtigen, daß die Darstellung einer unbewußten Konfliktdynamik den Täter vor Gericht zwar verständlicher, einfühlbarer macht, eine relevante Aussage zur Schuldfähigkeit aber zunächst der nosologisch-diagnostischen Abklärung bedarf, ob der Täter zur Tatzeit krank war i. S. der vier Kategorien der §§ 20 und 21 StGB: Krankhafte seelische Störung, tiefgreifende Bewußtseinsstörung, Geistesschwäche oder schwere andere seelische Abartigkeit – das sog. biologische Stockwerk der Begutachtung. Erst wenn feststeht, daß der Täter zur Tatzeit an einer dieser vom Gesetzgeber als erschöpfend konzipierten krankheitswertigen Störungen litt, stellt sich die Frage, ob ein Zusammenhang zwischen dem Vorliegen dieser Störung und einer möglichen Minderung der Kontrolle gegenüber Diebstahlimpulsen bestand – das sog. psychologische Stockwerk der Begutachtung. Die Darstellung einer unbewußten Konfliktdynamik kann weder die differentialdiagnostische Abgrenzung möglicher zugrundeliegender Krankheiten noch deren Abgrenzung gegen noch als zur Spielbreite der Norm zu rechnenden Befindlichkeiten leisten; sie kann allenfalls den möglichen Zusammenhang zwischen einer einmal festgestellten Grunderkrankung und der Enthemmung von Diebstahlimpulsen erläutern. Unproblematisch dürfte dieses Vorgehen bei klar definierten und mit objektivierbaren Befunden zu diagnostizierenden Grunderkrankungen sein. So wäre etwa durch kraniale Computertomographie und den klinischen Befund, evtl. testpsychologisch ergänzt, eine Picksche Stirnhirnatrophie als eine krankhafte seelische Störung feststellbar, während die Konfliktdynamik der (Primär-)Persönlichkeit erläutert, warum es unter der Enthemmung gerade zu Diebstahlhandlungen kommt. Schwieriger ist die Beurteilung dann, wenn eine „schwere andere seelische Abartigkeit", also eine Neurose oder Persönlichkeitsstörung nachzuweisen wäre, und darauf zielt die Syndrombeschreibung jüngerer Autoren, wie sie etwa auch im DSM-III gefaßt ist. Sicher reichen dazu weder die dort gegebenen Kriterien für die Diagnose dieses Syndroms aus noch die Darstellung einer unbewußten Konfliktdynamik, die auch bei seelisch gesunden Menschen nachzuweisen ist. Hier käme es also auf eine umfassende Persönlichkeitsbeurteilung des Täters nach allgemeinen neurosepsychologischen Maßstäben an. Für eine De- oder gar Exkulpierung wären in der Regel gravierende psychopathologische Erscheinungen mit entsprechend hochgradiger Freiheitseinengung analog zur psychotischen Abwandlung auch außerhalb der Tatzeitsituation zu fordern mit einem Bezug dieser Psychopathologie zu den Diebstahlimpulsen, evtl. mit zusätzlich präzipitierenden Einflüssen zur Tatzeit. Solche Konstellationen können durchaus vorkommen, im eigenen Patientengut beispielsweise eine schwer narzißtisch gestörte Frau mit mehreren sehr schweren Suizidversuchen, die nur während der Selbstwertkrisen stahl. Auch die Problematik der Prognose und Therapierbarkeit, eine im Falle der Dekulpierung wichtige Frage des Gerichts an den Gutachter, kann hier nicht auf Kleptomanie hin spezifiziert werden, ihre Bearbeitung muß sich an der Forensik der Grunderkrankung bestimmen.

Zusammenfassend läßt sich feststellen, daß der Begriff Kleptomanie unter strengen psychopathologischen und forensisch-psychiatrischen Gesichtspunkten heute obsolet geworden ist, da er keine eigenständige Krankheitseinheit darstellt, daß er in der Praxis aber immer wieder Verwendung findet, vorwiegend zur Kennzeichnung eines Tätertyps, der psychopathologisch im Grenzbereich zwischen neurotisch und gesund, häufig in Lebenskrisen stehend, einzustufen ist.

Literatur
BRESSER, P. H.: Diebstähle ohne Bereicherungstendenz – kein psychopathologisches Syndrom. Fortschr. Neurol. Psychiat. 47, 617–627 (1979).
ESQUIROL, J. E. D.: Von den Geisteskrankheiten. Bern Stuttgart: Huber 1968.
FLORU, L.: Der Begriff des „pathologischen Stehlens". Phänomenologische, nosologische und forensische Standpunkte, Bemerkungen am Rande von 3 Fällen. Mschr. Krim. 57, 72–88 (1974).

GREGER, J., POPELLA, E.: Zur forensisch-psychiatrischen Beurteilung motivisch unklarer Diebstähle. Psychiat. Neurol. Med. Psychol. 20, 302–312 (1968).
HADAMIK, W.: Die Wesenlosigkeit des Kleptomaniebegriffs. Mschr. Krim. 38, 83–93 (1955).
HIRSCHMANN, J.: Die Kleptomanie. In: SPEER, E. v. (Hrsg.) Die Vorträge der 6. Lindauer Psychotherapiewoche 1955. Stuttgart: Thieme 1956.
KELLER, S., BATTEGAY, R., RAUCHFLEISCH, U., HAENEL, T.: Diebstähle bei Depressiven. Mschr. Krim. 64, 342–352 (1981).
LANGE, H. U., ENGELMEIER, M. P., PACH, J.: Der Ladendiebstahl ohne Bereicherungstendenz – zur Kritik eines „psychopathologischen" Syndroms – Mschr. Krim. Strafrechtsreform, 63, 140–148 (1980).
MÖLLER, H. J.: Zur Psychopathologie von Stehlhandlungen ohne (wesentliche) Bereicherungstendenz. Arch. Psychiat. Nervenkr. 223, 323–336 (1977).
MUNDT, CH.: Eigentumsdelikte bei endogen Depressiven. Überlegungen zur Psychopathologie und zur forensischen Beurteilung der „Allgemeinkriminalität" bei Melancholischen. Fortschr. Neurol. Psychiat. 49, 214–219 (1981).
PAULEIKHOFF, B., HOFFMANN, D.: Diebstähle ohne Bereicherungstendenz als psychopathologisches Syndrom. Fortschr. Neurol. Psychiat. 43, 254–271 (1975).
SCHULTE, W.: Depressive Verstimmungen mit Erschütterung des Selbstwerterlebens an der Schwelle ethischer Entgleisungen und krimineller Handlungen. Z. Psychother. med. Psychol. 4, 122–132 (1954).

CH. MUNDT

Klüver-Bucy-Syndrom

Das Klüver-Bucy-Syndrom umfaßt Verhaltensänderungen, welche nach beidseitiger Läsion des Temporallappens, speziell des Ammonshorns, entstehen. Es wurde von KLÜVER u. BUCY erstmals 1937 nach beidseitiger Entfernung des anterioren Temporallappens bei Rhesusaffen beschrieben. Bei Mensch und Tier wurden jedoch teilweise gleiche und teilweise unterschiedliche Symptome beobachtet, was verschiedene Gründe hat: phylogenetisch unterschiedliche Einbettung der Funktion der betroffenen anatomischen Strukturen, aber auch das relativ seltene Vorkommen des klassischen Klüver-Bucy-Syndroms bzw. die relative Seltenheit umschriebener Läsionen beim Menschen. Beim Menschen treten Läsionen des Temporallappens bzw. Ammonshorns (eventuell auch noch Amygdala und Uncus) als Teil degenerativer bzw. entzündlicher Erkrankungen des Gehirns (Morbus → Pick, Morbus → Alzheimer, Enzephalitis) auf; seltener bei bilateralen temporalen Infarkten, aber auch teilweise bei Temporallappen-Epilepsien während des Krampfanfalles zu beobachten; ferner als Folge gezielter hirnchirurgischer Eingriffe (inzwischen nicht mehr durchgeführt).

Im folgenden sind die Symptome des Klüver-Bucy-Syndroms beim Menschen in der Reihenfolge ihrer Wichtigkeit aufgeführt:
1. Orale Tendenzen: Patient führt alle erreichbaren Gegenstände in den Mund, auch nicht eßbare und gefährliche Objekte.
2. Abnahme von Affektäußerungen: Patienten sind in ungewöhnlicher Weise unbeteiligt an Ereignissen, die sonst Wut, Aggression oder → Erregung hervorgerufen hätten. Die Patienten wirken weitgehend indifferent. (Diese Beobachtung war der eigentliche Anlaß für die früher durchgeführten psychochirurgischen Eingriffe im Bereich des Temporallappens, z. B. bei pathologischer Übererregung und Aggression.)
3. Unangepaßtes Sexualverhalten: Vermehrt Gespräche sexuellen Inhalts und anzügliche Bemerkungen. Sexuelle Annäherungen oft ohne Unterschied bezüglich Person und Geschlecht. Masturbieren in Anwesenheit von anderen Personen etc.
4. Gedächtnis-Störungen: Störungen des Einprägens bei weitgehender Intaktheit des Altgedächtnisses.
5. Erhöhte Ablenkbarkeit: Erhöhte Ablenkbarkeit besonders durch visuelle Reize. Jeder neu eingeführte Reiz erregt sogleich die Aufmerksamkeit des Patienten, besonders im Zusammenhang mit unter 1 beschriebener Tendenz, jedes neu auftretende Objekt sofort in den Mund zu nehmen.
6. Visuelle → Agnosie: Dieses Symptom ist bezüglich seiner Zugehörigkeit zum Klüver-Bucy-Syndrom unsicher. In der Literatur ist dieses bisher nur bei zu wenigen Fällen als eindeutig zum Klüver-Bucy-Syndrom zugehörig beschrieben.

Bei fast allen bisher in der Literatur beschriebenen Fällen wurde auch Aphasie zusammen mit dem Klüver-Bucy-Syndrom beobachtet. Ein voll entwickeltes klinisches Klüver-Bucy-Syndrom ist den dementiellen Veränderungen zuzurechnen.

In einigen neueren Lehrbüchern wird schon das Vorliegen nur eines oder zwei der angeführten Symptome als Klüver-Bucy-Syndrom bezeichnet, z. B. Gedächtnisstörungen oder die beschriebenen Abweichungen der Sexualität. Teilweise werden auch Symptome, die eigentlich Frontalhirn-Läsionen zuzuschreiben sind, unter dem Begriff Klüver-Bucy-Syndrom zusammengefaßt (Ähnlichkeit z. B. bzgl. unangepaßtem Sexualverhalten). Die bisher durchgeführten – nicht sehr zahlreichen – neuroanatomischen Studien beim Menschen legen eine Beteiligung von Läsionen des Gyrus hippocampalis, besonders des Ammonshorns, als Voraussetzung für das Auftreten des Symptoms nahe.

Literatur
KLÜVER, H., BUCY, P. C.: Psychic blindness and other symptoms following bilateral temporal lobectomy in rhesus monkeys. Am. J. Physiol. 119, 352–353 (1937).
KLÜVER, H., BUCY, P. C.: Preliminary analysis of functions of the temporal lobes in monkeys. Arch. Neurol. (Chicago) 42, 979 (1939).
LILLY, R., CUMMINGS, J. L., BENSON, F., FRANKEL, M.: The human Klüver-Bucy syndrome. Neurology (Cleveland) 33, 1141–1145 (1983).
LINDSLEY, D. F., HOLMES, J. E.: Basic human neurophysiology. New York Amsterdam Oxford: Elsevier 1984.
PILLERI, G.: The Klüver-Bucy syndrome in man. Psychiatria Neurologia 152, 65–103 (1966).
POECK, K.: Pathophysiology of emotional disorders associated with brain damage. VINKEN, P. J., BRUYN, G. W. (Eds.) Handbook of clinical neurology, Vol. 3. Disorders of higher nervous activity. New York: American Elsevier 1969.

E. STRAUBE

Koartiert → Introversion – Extraversion

Koma → Bewußtseinsstörungen

Kommunikationsparadoxe → Familienforschung

Komplex
Wenn auch andere vor ihm das Wort zur Bezeichnung gewisser seelischer Phänomene benützt haben mögen, steht fest, daß der Begriff des Komplexes so, wie er heute allgemein anerkannt und verwendet wird, von C. G. JUNG stammt. Seine Entdeckung des Komplexes erfolgte 1902/3 im Zuge von Versuchen an der Psychiatrischen Universitätsklinik Burghölzli, Zürich, mit Wortassoziationen, wie sie WUNDT in die Psychologie und, ihm folgend, KRAEPELIN und ASCHAFFENBURG in die Psychiatrie eingeführt hatten. Durch jene Versuche unter der Leitung von E. BLEULER und Mitarbeit von F. RICKLIN sollten, zunächst an Gesunden, Normen hinsichtlich Reaktionsart, -zeit und -reproduktion aufgestellt werden, durch deren Vergleich mit später zu ermittelnden „Normen" für verschiedene Gruppen Geistesgestörter die Diagnose eben dieser Gruppen erleichtert und womöglich vertieft werden sollte. Schon sehr früh fiel JUNG auf, daß die Assoziationen selbst seiner gesunden Vpn. nicht durchwegs nach schlichten Regeln erfolgten, sondern manchmal ganz erhebliche Abweichungen, Störungen des sonst glatten Assoziationsverlaufs, scheinbare Abirrungen aufwiesen. Diesen je im Einzelfall nachgehend mit Hilfe zuerst von mehr klinischen und subjektiven Mitteln wie Kenntnis der Vp. und deren Lebenslage, Befragung sowohl darüber wie auch über die gegebenen Assoziationen und weiteres Assoziieren-Lassen dazu, später von experimentellen und objektiven Mitteln wie Atem- und Pulsmessung, Plethysmographie und psychogalvanischem Phänomen, gelangte JUNG zu den Komplexen als den zwar hypothetischen, aber mit großer Regelmäßigkeit nachweisbaren tieferen Gründen der Assoziationsstörungen.

Die erste von JUNG selbst gegebene Begriffsbestimmung ist in einer Fußnote zur einleitenden Arbeit „Experimentelle Untersuchungen über Assoziationen Gesunder" von JUNG und RICKLIN aus dem Jahre 1904 in den von JUNG herausgegebenen *Diagnostischen Assoziationsstudien* [2] erschienen und lautet: „Als ‚affektbetonten Komplex‘ bezeichnen wir die Gesamtzahl der auf ein bestimmtes gefühlsbetontes Ereignis sich beziehenden Vorstellungen." Er fügt bei: „Wir werden im folgenden den Ausdruck ‚Komplex‘ immer in diesem Sinne gebrauchen", wodurch der Gefühlsanteil, wenn auch nicht immer ausdrücklich erwähnt, so doch als wesentlich dazugehörig hervorgehoben wird. „Ereignis" braucht nicht wörtlich, biographisch genommen werden. Ein jeder belangvoller psychischer Inhalt kann zum Kristallisationskern für andere werden, die an ihn durch einen gemeinsamen Gefühlston gebunden werden.

FREUD verwendet das Wort „Komplex" zum ersten Mal 1906 in „Tatbestandsdiagnostik und Psychoanalyse" (Ges. Werke Bd. VII) unter Hinweis auf BLEULER und JUNG. Dort heißt es: „Man hat sich gewöhnt, einen solchen Vorstellungsinhalt, der imstande ist, die Reaktion auf das Reizwort zu beeinflussen, einen ‚Komplex‘ zu heißen."

Nach jener ersten, weiten, heute noch gültigen Begriffsfassung JUNGs können Komplexe ebenso gut bewußt wie unbewußt sein. Ihnen haftet nichts Krankhaftes, keineswegs etwas notwendigerweise Krankmachendes an. Sie stellen Knotenpunkte der psychischen Struktur, Verdichtungen des psychischen Geschehens dar, oft Teil- oder Untergestalten, für welche in besonderem Maße das Gestaltgesetz des gemeinsamen Schicksals gilt. Wie weit davon entfernt sie sind, krankhafte seelische Gebilde darzustellen, geht daraus hervor, daß JUNG das Ich als einen Komplex, den wohl am festesten gefügten und beständigsten von allen betrachtet, auch öfters vom „Ichkomplex" schreibt.

Komplexe entstehen in der Regel durch Konflikte, d. h. durch eine geringere oder größere, flüchtigere oder dauerhaftere Unassimilierbarkeit des Kerngehaltes an die Ganzheit des Psychischen. Dies gilt auch für den Ichkomplex, wodurch seine Eigenständigkeit, seine Individualität dem allgemeinen und kollektiv Psychischen gegenüber zustande kommt und gewährleistet wird. Ein Großteil anderer Komplexe entstehen aus Konflikten mit dem mächtigeren Ichkomplex und haben als Kerninhalte und maßgeblichen Gefühlston solche, die nicht ohne weiteres an den Ichkomplex assimiliert werden können. Demnach sind Komplexe, wie JUNG [6] schreibt, „eine Art von Minderwertigkeiten im weitesten Sinne, wozu ich gleich bemerken muß, daß Komplex oder Komplexhaben nicht ohne weiteres Minderwertigkeit bedeutet. Es will nur besagen, daß Unvereintes, Unassimilierbares, Konflikthaftes besteht, ein Hindernis vielleicht, aber auch ein Anreiz zu größeren Anstrengungen und damit vielleicht sogar eine neue Erfolgsmöglichkeit. Komplexe sind daher in diesem Sinne geradezu Brenn- oder Knotenpunkte des seelischen Lebens, die man gar nicht missen möchte, ja, die gar nicht fehlen *dürfen*, weil sonst die seelische Aktivität zu einem fatalen Stillstand käme. Aber sie bezeichnen das Unerledigte im Individuum, ...".

Die weitere Komplexforschung hat sich verhältnismäßig wenig damit befaßt, wie das Unerledigte „erledigt" wird, sondern hat ihr Augenmerk derart auf die Psychopathologie der Komplexe gerichtet, daß die zwar manchmal unausgesprochene Neigung immer mehr entstanden ist, Komplexe überhaupt als krankhaft anzuschauen. Daß sie pathogen wirken können und es auch tun, steht außer Zweifel, denn „durch jede Komplexkonstellation wird ein gestörter Bewußtseinszustand gesetzt" [7]. Der Kerngehalt eines Komplexes hat die Neigung, sich mit anderen, auf den verschiedensten Weisen

darauf bezogenen seelischen Inhalten zu verbinden. „Der Kitt, der den Komplex zusammenhält, ist der den einzelnen Vorstellungen gemeinsame Gefühlston" [4]. Durch die bekannte Irradiation der Gefühle werden neue Inhalte bzw. Vorstellungen einbezogen, welche meist mit einem Energie- oder Libidobetrag (die Libido hier als unspezifische seelische Energie im Sinne JUNGS verstanden) besetzt sind, so daß auch die Libidobesetzung des Komplexes wächst und zur Abwehr gegen das Ich verwendet werden kann. Das Thema des Komplexes wird zwar vertieft, aber „eine ungünstige Folge ist die Einschränkung auf ein engeres Gebiet" [5]. Im günstigeren Fall kann dies zur Abstraktion und so zu einer besseren Möglichkeit der Erfassung, Assimilation und Auflösung führen, im ungünstigeren aber „wird dieser Komplex gegen alles Nichtzugehörige abgeschlossen und gerät dadurch in ... Isolierung" [5]. Von dort zur Dissoziation bzw. zur Bildung einer verhältnismäßig abgeschlossenen Teilgestalt ist nur noch ein kleiner Schritt. Wird er vollzogen, wird der Komplex autonom und bildet eine „abgesprengte Teilpsyche", als welche sie JUNG in solchem Falle bezeichnet [7]. Dadurch ist der Komplex noch unbewußt, kann es aber durch die Verdrängung werden. Da dies einerseits häufig geschieht und da andererseits gerade die unbewußten Komplexe weit häufiger und in der Regel stärker pathogen wirken als die bewußten, auch schwieriger ans Bewußte wieder assimiliert werden können, ist nach und nach die Gewohnheit entstanden, Komplexe fast nur noch oder sogar ausschließlich als unbewußte psychische Gebilde zu betrachten und zu behandeln. Es ist nicht zu leugnen, daß JUNG selbst in manchen seiner Schriften dieser seiner eigenen Begriffsbestimmung zuwiderlaufenden Gewohnheit Vorschub geleistet hat, indem er oft nur die unbewußten und pathogenen Komplexe erwähnt, auch schreibt: „Die via regia zum Unbewußten sind ... nicht die Träume, ... sondern die Komplexe, welche die Verursacher der Träume und Symptome sind" [7]. Dennoch heißt es bei ihm in der gleichen Schrift ausdrücklich: „Komplexe sind nicht durchaus krankhafter Natur, sondern eigentümliche Lebenserscheinungen der Psyche, sei sie nun differenziert oder primitiv." Bewußte Komplexe, z. B. stark affektbeladene Abwehreinstellungen, können sogar sonst regelmäßig vorkommende somatische Begleiterscheinungen unbewußter Komplexe, wie z. B. das psychogalvanische Phänomen, hemmen. Unbewußte Komplexe sind nicht stets verdrängte, welche einst bewußt gewesen sind. Komplexe können sich z. B. um einen dem Träger nie bewußt gewordenen archetypischen Kern bilden, an dem die Reihe ist, bewußt zu werden (etwa im Sinne des „Urverdrängten" FREUDS). Durch die Komplexbildung wird der Archetypus konstelliert, seine Aufnahme ins Bewußte gebahnt.
Wo ein unbewußter, autonomer Komplex am Werk ist, entstehen besonders leicht Projektionen, in denen der Komplex sich gleichsam abbildet. Die weiteren Folgen für die Psychiatrie hat besonders C. A. MEIER übersichtlich zusammengefaßt ([8], S. 147). Sie reichen von Gedächtnisstörungen und Fehlleistungen, wie sie im Alltagsleben vorkommen, bis zu psychosomatischen und Konversionssymptomen, wo JUNG sie selbst mit Hilfe des Assoziationsexperiments sehr einprägsam nachgewiesen hat. Von großer Wichtigkeit und für das Verständnis der Psychosen bahnbrechend war der Schritt, den JUNG, angeregt durch FREUDS „Fall Schreber" und ermuntert durch E. BLEULER, getan hat, indem er, ebenfalls mit Hilfe des Assoziationsexperiments, bei Schizophrenen nachwies, daß deren bislang für zufällig und sinnlos gehaltenen Wahngebilden zugrunde lagen, die sich sehr wohl sinnvoll aus der Lebensgeschichte ableiten und in diese sinnvoll einordnen ließen. Die in [3] niedergelegten Ergebnisse fanden zunächst bei den psychiatrischen Fachkollegen wenig Beachtung. Dagegen wurden Begriff und Bedeutung des Komplexes von der Freudschen Schule rasch erfaßt und übernommen, und in die psychoanalytische Literatur sind eine lange Reihe namhafter, nicht mehr wegzudenkender Komplexe (man denke an den Ödipus-Komplex, den Kastrationskomplex usw.) eingegangen, wie auch sonst der Komplex zum Allgemeingut der Psychiatrie und der Psychologie geworden ist.

Die früher häufig, jetzt kaum mehr verwendete Bezeichnung „komplexe Psychologie" für das theoretische Lehrgebäude JUNGS beruht nicht, wie oft angenommen, auf dem Begriff des Komplexes, sondern gilt der Komplexität der seelischen Zusammenhänge.

Literatur
1. JACOBI, J.: Komplex, Archetypus, Symbol. Zürich: Rascher 1957.
2. JUNG, C. G.: Diagnostische Assoziationsstudien. Leipzig: Barth, Bd. 1, 1906, Bd. 2, 1909.
3. JUNG, C. G.: Über die Psychologie der Dementia praecox. Halle: Marhold 1907. Neu gedruckt in Gesammelte Werke (GW) 3, Zürich: Rascher 1968.
4. JUNG, C. G.: Die psychologische Diagnose des Tatbestandes. Halle: Marhold 1906. Neu bei Rascher, Zürich 1941 und GW 2 (noch nicht erschienen).
5. JUNG, C. G.: Psychologische Typen. Zürich: Rascher 1921. GW 6, Zürich: Rascher 1960.
6. JUNG, C. G.: Psychologische Typologie. In: Seelenprobleme der Gegenwart, Zürich: Rascher 1931. GW 6, Zürich: Rascher 1960.
7. JUNG, C. G.: Allgemeines zur Komplextheorie. Aarau: Sauerländer 1934. GW 8, Zürich: Rascher 1967.
8. MEIER, C. A.: Die Empirie des Unbewußten. Lehrbuch der komplexen Psychologie C. G. JUNGS. Bd. 1, Zürich: Rascher 1968.
Gute Übersichten bei (1), wo weitere Literatur angegeben wird, (7) und (8).

K. W. BASH

Konditionierung

Mit Konditionierung wird derjenige Prozeß bezeichnet, durch den Stimuli, die ursprünglich nicht mit einer Reaktion gekoppelt waren, damit verbunden werden. Der Begriff Konditionierung wird häufig synonym mit (Reiz-Reaktions-)Lernen gebraucht. Im engeren Sinne bezeichnet er die experimentellen Vorkehrungen, unter denen bestimmte Lernformen auftreten (HILGARD).

Im allgemeinen werden zwei Klassen von Konditionierungsexperimenten unterschieden: die *klassische Konditionierung* (bedingter Reflex, bedingte Reaktion), Paradigma ist das Pawlowsche Experiment des bedingten Speichelflusses, und die *instrumentelle* oder *operante Konditionierung*, für die das Referenzexperiment das Hebel-Drücken einer Ratte ist, wie es etwa SKINNER untersucht hat.

Klassische Konditionierung. Der russische Physiologe PAWLOW (1849–1936) beobachtete um die Jahrhundertwende bei seinen Untersuchungen an Hunden, daß Reize, die während der Zeit wirkten, zu der die Hunde Futter bekamen, zur Speichelabsonderung führten, selbst wenn kein Futter gegeben wurde. So konnten z. B. die Schritte des Untersuchers beim Betreten des Untersuchungsraumes den Speichelfluß auslösen, obwohl die Hunde weder Futter sehen noch riechen konnten. Ähnliche Beobachtungen hatten vor PAWLOW schon BIDDER u. SCHMIDT (1852) und neben anderen auch BERNARD gemacht. PAWLOW hat diese Phänomene unter experimentell kontrollierten Bedingungen beobachtet und zu einer systematischen Verhaltenstheorie ausgebaut.

In einem typischen Pawlowschen Experiment wird einem Hund Futter ins Maul eingebracht. Nach 1 bis 2 sec kann der Versuchsleiter eine Speichelsekretion beobachten, die durch eine Fistel in eine Meßvorrichtung abgeleitet wird. D. h. Futter, das in Verbindung mit den sensorischen Endorganen der Mundhöhle kommt, führt zu Speichelsekretion. Das Futter ist ein unbedingter Reiz oder Auslöser (US = unkonditionierter Stimulus) dieses sog. Nahrungsreflexes. Ist nun unmittelbar vor dem unbedingten Reiz (US) wiederholt ein anderer Stimulus wirksam, etwa ein Glockenton oder ein Lichtreiz, so wird dieser an sich neutrale Reiz zu einem Auslöser (konditionierter Reiz, CS) des Reflexes: ein „bedingter Reflex" bzw. eine „bedingte Reaktion" ist ausgebildet.

Wesentliches Kennzeichen der klassischen Konditionierung ist also, daß ein ursprünglich neutraler Reiz durch wiederholtes Paaren mit dem unbedingten Stimulus die Reaktion – oder einen Teil davon – auslöst, die ursprünglich nur auf den unbedingten Reiz folgte.

Instrumentelle Konditionierung. Im Gegensatz zur klassischen Konditionierung, bei der Handlungen des Organismus, die über die vom Versuchsleiter ausgelöste Reaktion hinausgehen, irrelevant sind – im Pawlowschen Experiment wird der Hund durch ein Geschirr an Bewegungen gehindert, die nicht mit der untersuchten Reaktion in Verbindung stehen –, kommt der Aktivität des Organismus die entscheidende Rolle in der instrumentellen Lernsituation zu. Ein sich in Grenzen frei bewegender Organismus führt Verhaltensweisen aus, deren unmittelbare Konsequenzen die Wahrscheinlichkeit des Wiederauftretens dieses Verhaltens unter gleichen oder ähnlichen Bedingungen bestimmen. Eine Katze in einer Thorndikeschen „Puzzle Box" lernt, einen Riegel zu heben, um aus dem Käfig herauszukommen. Im sog. Skinnerkäfig drückt die Ratte einen Hebel mit der Konsequenz, daß Futter in einem Napf erscheint. Die positive Konsequenz – im Skinnerkäfig das Futter – steigert die Frequenz der unmittelbar vorhergehenden Verhaltensweise, im Falle der Skinnerbox, das Hebeldrücken. Das Futter ist ein positiver Verstärker. Der Organismus „lernt am Erfolg".

Mit dem Begriff der *Verstärkung* („reinforcement", „Bekräftigung") verbindet sich unter dem Erlebnisaspekt eine „angenehme" Konsequenz; physiologisch gesehen kann es sich um eine Triebreduktion handeln. Ganz allgemein, voraussetzungsfreier, ist ein Verstärker ein Stimulus, durch den die Wahrscheinlichkeit des zukünftigen Auftretens der bestimmten Reaktion verändert wird. Neben der positiven Verstärkung kennen wir noch die negative Verstärkung, etwa ein schmerzhafter Reiz, dessen Nachlassen oder Ausbleiben eine Verhaltenstendenz aufrechterhält. Die negative Verstärkung ist von der Bestrafung zu unterscheiden, bei der ein aversiver Reiz unmittelbar auf eine Reaktion folgt und zu einer Abnahme der Auftretenswahrscheinlichkeit dieser Reaktion des Organismus in gleichen Situationen führt. Bei der differentiellen Verstärkung erfolgt die Verstärkung nur auf das Auftreten einer Reaktion bei einem bestimmten Reiz (diskriminativer Stimulus) bzw. einer bestimmten Reizkonfiguration. – In einem typischen Lernexperiment werden die Verstärker nach einem bestimmten Plan gegeben. So wird eine erwünschte Verhaltensweise etwa nur jeweils nach jedem fünften Auftreten verstärkt. – Nur wenigen Objekten oder Ereignissen kommt von vornherein und permanent eine verstärkende Funktion zu. Selbst sog. primäre Verstärker, wie Nahrung, können ihre Wirkung, jedenfalls zeitweise, verlieren: es tritt Sättigung ein. – Als sekundäre bzw. erlernte Verstärker werden häufig das Lächeln, Kopfnicken oder Lob beim Menschen angesehen.

Von großer Bedeutung bei der Anwendung des operanten Konditionierens ist das „*Shaping*". Dieser Begriff kennzeichnet das Verstärken sukzessiv näherer Approximierungen an eine gewünschte Verhaltensweise. Werden anfänglich, verglichen mit dem zu erreichenden Verhalten, relativ unähnliche Reaktionen verstärkt, so steigert der Untersucher schrittweise die Anforderungen, bis die gewünschte Zielreaktion erreicht ist. So wird die Ratte, die einen Hebel drücken soll, zu Beginn für jede Aktivität verstärkt. Dann werden nur solche Bewegungen verstärkt, die das Tier näher an den Hebel heranführen. Nun erhält das Tier lediglich Futter, wenn es mit den Pfoten den Hebel berührt; schließlich nur noch, wenn es den Hebel herunterdrückt.

Ketten von Verhaltensweisen werden aufgebaut, indem sukzessive bestimmte neue Verhaltenselemente vom Organismus ausgeführt werden müssen, bevor eine Verstärkung erfolgt („*response chaining*"). Zuerst wird Reaktion A verstärkt, darauf muß Reaktion B vor A ausgeführt werden, soll eine Verstärkung erfolgen. Ist diese Folge gelernt, wird ein neues Verhaltenselement eingeführt. Auf diese Weise können lange, komplexe Verhaltensketten langsam aufgebaut werden.

Klassische Konditionierung und operante Konditionierung werden im allgemeinen als wesentliche Formen des Lernens voneinander abgehoben. Reaktionen, die durch das autonome Nervensystem gesteuert werden, können am ehesten mit Hilfe der klassischen Konditionierung unter die Kontrolle externer Reize gebracht werden. Es ist nun anzumerken, darauf hat KIMBLE (1961) hingewiesen, daß in einem Experiment zur instrumentellen Konditionierung auch die Voraussetzungen für eine klassische Konditionierung gegeben sind. Andererseits werden bei dem Versuch, eine bedingte Reaktion auszubilden, - wiewohl unbeabsichtigt - gewisse Verhaltensweisen zufällig verstärkt. Streng genommen lassen sich die beiden Formen des Lernens kaum getrennt realisieren (vgl. KANFER u. PHILLIPS, 1970).

Die Ähnlichkeit beider Lernformen zeigt sich unter anderem auch bei der *Extinktion* (Auslöschung) einer gelernten Verhaltensweise. Gelerntes Verhalten, das nicht verstärkt wird, wird vom Organismus aufgegeben. Dabei ist bei der klassischen Konditionierung der unbedingte Stimulus der Verstärker, dessen wiederholtes Ausbleiben zur Löschung führt. Zur Erklärung der Extinktion bei der bedingten Reaktion nahm PAWLOW an, daß das Auftreten des bedingten Reizes einen hemmenden Vorgang im Nervensystem auslöst. Diese innere *Inhibition* (Hemmung) wird jedoch durch den unmittelbar folgenden unbedingten Stimulus wieder aufgehoben. Erst bei wiederholtem Ausbleiben des unbedingten Stimulus führt die Hemmung zu einem Abbau der bedingten Reaktion. Daneben sprach PAWLOW noch von einer äußeren Inhibition, wenn ein Störreiz bei der Konditionierung die bedingte Reaktion verringerte. Eine vergleichsweise sparsamere Erklärung für die Extinktion gibt GUTHRIE, demzufolge bei der Löschung die neue Abfolge: bedingter Stimulus - Ausbleiben der unbedingten Reaktion, gelernt wird. Erworbene Verhaltensweisen, die der Extinktion anheimfallen, treten nach einiger Zeit spontan wieder auf. Darüber hinaus kann die Inhibition, die zur Auslöschung führen soll, ihrerseits gehemmt werden (Disinhibition), so wenn äußere Reize den Organismus ablenken. - Bei unter partieller Verstärkung erworbenen Reaktionen - bei der Konditionierung wurde die Verhaltensweise nicht jedesmal bei ihrem Auftreten verstärkt - wird die Extinktion verzögert.

Löst ein bestimmter Reiz eine Reaktion aus, so erwerben auch andere ähnliche Stimuli diese Funktion, obwohl sie bei der Konditionierung nicht beteiligt waren. Diese Beobachtung führt zu dem Konzept der *Generalisierung*. Die Reaktion auf neue Reize hängt ab von deren Ähnlichkeit mit bekannten Stimuli. Das Ausmaß der Generalisierung nimmt mit zunehmender Unähnlichkeit mit der gelernten Reizsituation ab (Generalisationsgradient).

Das Komplement der Generalisierung ist die *Diskriminierung* oder *Differenzierung*, die durch selektive Verstärkung und Extinktion herbeigeführt wird: Von zwei ähnlichen Reizen wird der eine verstärkt, der andere nicht, so daß am Ende bei der klassischen Konditionierung die Auslöserfunktion auf den einen (verstärkten) Reiz beschränkt ist. Bei der operanten Konditionierung löst ein diskriminativer Stimulus eine Verhaltensweise nicht aus; er zeigt vielmehr an, wann eine Verhaltensweise verstärkende Konsequenzen hat.

Von großer Bedeutung für den Erwerb und das Aufrechterhalten neuer Verhaltensweisen ist das *Lernen am Modell* (Imitation). Es ist strittig, ob es sich hier um eine qualitativ unterschiedliche Form des Lernens handelt oder lediglich um eine komplexe Organisation der Ergebnisse operanten Konditionierens. Vor allem BANDURA (vgl. 1969) hat gezeigt, daß nahezu alle Lernphänomene, die auf direkten Erfahrungen beruhen, auch durch die Beobachtung des Verhaltens anderer Personen sowie die Konsequenzen deren Verhaltens auftreten können. Komplexe Verhaltensmuster können von Modellen gelernt werden. Zur Bedeutung der Lernprinzipien für die Psychiatrie → Verhaltensmodifikation (Verhaltenstherapien).

Literatur
BAN, T.: Conditioning and Psychiatry. Chicago: Aldine 1964.
BANDURA, A.: Principles of Behavior Modification. New York: Holt, Rinehart & Winston 1969.
BLÖSCHL, L.: Belohnung und Bestrafung im Lernexperiment. Weinheim: Beltz 1969.
FOPPA, K.: Lernen, Gedächtnis, Verhalten. Ergebnisse und Probleme der Lernpsychologie, 2. Aufl. Köln: Kiepenheuer & Witsch 1966.
GANTT, W. H., PICKENHAIN, L., ZWINGMANN, C. (Eds.): Pavlovian Approach to Psychopathology. History and Perspectives. Leipzig: Pergamon 1970.
GRANT, D. A.: Classical and operant conditioning. In: MELTON, A. W. (Ed.): Categories of Human Learning. New York: Academic Press 1964.
HOLLAND, J. G., SKINNER, B. F.: Analyse des Verhaltens. München: Urban & Schwarzenberg 1971.
HONIG, W. K. (Ed.): Operant Behavior: Areas of Research and Application. New York: Appleton-Century-Crofts 1966.
KANFER, F. H., PHILLIPS, J. S.: Learning Foundations of Behavior Therapy. New York: Wiley 1970.
KIMBLE, G. A.: Hilgard and Marquis' Conditioning and Learning Revised. New York: Appleton-Century-Crofts 1961.
KIMBLE, G. A. (Ed.): Foundations of Conditioning and Learning. New York: Appleton-Century-Crofts 1967.
MARX, M. H. (Ed.): Learning: Processes. New York: Macmillan 1969.
MILLENSON, J. R.: Principles of Behavioral Analysis. New York: Macmillan 1967.

PAWLOW, I. P.: Sämtliche Werke. Berlin: Akademie 1953.
SKINNER, B. F.: The Behavior of Organisms. New York: Appleton-Century-Crofts 1938.
SKINNER, B. F.: Contingencies of Reinforcement: A Theoretical Analysis. New York: Appleton-Century-Crofts 1969.

H. G. EISERT

Konfabulation → Denkstörungen

Konflikt, seelischer
[lat.: configere = zusammenstoßen, aneinandergeraten]
Unter einem seelischen Konflikt versteht man den Widerstreit von mindestens zwei Motivationen, die in sich widerspruchsvoll sind, im Individuum miteinander konkurrieren und eine äußere oder innere Stellungnahme herausfordern. Diese Konflikte können zwischen zwei äußeren gleichgewichtigen Anziehungspunkten liegen — BURIDANS hungriger Esel, der zwischen zwei im gleichen Abstand stehenden Heuhaufen, nicht entscheidungsfähig, verhungert — oder sie liegen zwischen zwei Strebungen, die als Pflicht und Neigung, Vernunft und Leidenschaft, Über-Ich und Es erscheinen.
Solche äußeren oder inneren seelischen Konfliktlagen gibt es bei Lebewesen, die ein Bewußtsein von Welt haben und die im Rahmen ihrer äußeren und inneren Selbstbehauptung handeln müssen. Konflikte sind zunächst einmal normale Aufbauelemente der seelischen Entwicklung, z. B. als Reifungskonflikt der Pubertierenden, wenn Ablösungs- und Verselbständigungstendenzen gegenüber den Eltern mit Wünschen nach weiterer Geborgenheit und Schutz im Rahmen der Familie miteinander in Widerstreit geraten. Solche auftauchenden inneren Konflikte sind in ihrer Motivation dem Betroffenen meist nicht voll einsichtig, sie werden bei psychischen Störungen als unbewußte Konflikte psychoanalytisch beschrieben.
Annäherungs- und Vermeidungskonflikte zwischen zwei Objekten, in denen Tiere nacheinander in zwei inkompatible Erfahrungen eingeführt werden, bezeichnet man als experimentelle → Neurosen: Ratten wird am Ende eines Ganges zunächst Futter gereicht, dann an der gleichen Stelle durch einen elektrischen Schlag ein Schmerz zugefügt. Wiederholt dieser Erfahrung ausgesetzt, bieten sie Verhaltensstörungen und psychosomatische Symptome. Auch die Verhaltensforschung bei Tieren gibt viele Beispiele für gegensätzliche konflikthafte Motivationen in einer Situation, vor allem zwischen Kampf und Flucht, Sichern und Fressen. Hier sind als Typ von Konfliktlösungen auch beschrieben: Überlagern gegensätzlicher Tendenzen, Pendeln zwischen beiden, Unterdrückung einer Tendenz, Auftauchen einer neuen Verhaltensweise, „Übersprung" etc. (EIBL-EIBESFELDT). Solche abnormen Reaktionen sind aber eher als Konfliktreaktionen oder abnorme Erlebnisreaktionen zu bezeichnen, sie entsprechen nicht den komplexen genetischen und topischen Determinanten neurotischer Störungen.
In der → Psychoanalyse ist der seelische Konflikt zu einem Schlüsselbegriff geworden, sie ist im ganzen als Konfliktpsychologie zu bezeichnen. Es werden überwiegend intrapsychische Konfliktlagen zwischen elementaren Trieben (→ Sexualität; Aggression) und den als Gewissen internalisierten Geboten der Eltern und der Gesellschaft beschrieben. Die Konflikte liegen dabei nicht auf der Verhaltens-, sondern auf der Vorstellungsebene: Verdrängende und zensurierende Abwehr hält Repräsentanzen, d. h. Vorstellungsbilder, vom Bewußtsein fern. Die neurotischen Symptome, Verhaltensweisen und Charaktermerkmale, werden als Kompromiß und Resultante des Kräftefeldes in sich widersprüchlicher und zunächst nicht bewußtseinsfähiger Determinanten beschrieben. Verbleibt der Mensch in solchen Konfliktlagen, führt das zu psychophysischen Erregungszuständen und, wenn sie nicht gelöst werden, zu seelischen oder körperlichen Symptomen.
Auf der erwähnten experimentellen → Neurosen baut die Lernpsychologie und Verhaltenstherapie auf (HOFSTÄTTER, MILLER). Aus Annäherungs-Vermeidungskonflikten sich ergebende Blockierungen werden in zwei- und dreidimensionalen Konfliktmodellen ausgearbeitet und für Therapiesituationen in der Gesprächs- und Verhaltenstherapie genutzt. Daneben werden aber auch Konflikte zwischen verschiedenen Vorstellungsbildern, kognitive Dissonanzen, beschrieben (FESTINGER), die die kognitive Verhaltenstherapie benutzt.
In der Soziologie werden Konflikte vor allem als soziale Interessenkonflikte verschiedener Gruppen beschrieben. Ein Übergang von der individuellen zur gesellschaftlichen Konfliktauffassung stellen die neopsychoanalytischen Konflikttheorien von KAREN HORNEY und ERICH FROMM dar. K. HORNEY beschreibt die moderne Gesellschaft im Widerspruch von 1. harten Konkurrenzanforderungen und der Erwartung, liebenswürdig und zuvorkommend zu sein; 2. im Wecken aller Bedürfnisse und zugleich Hervorbringung immer neuer Einengungen; 3. in der Überbetonung der individuellen Freiheit bei maximaler Unfreiheit eines jeden. Andere Autoren sehen generell einen gesellschaftlichen Konflikt mit Infantilisierung bei maximaler Bedürfnisbefriedigung des Kindes bei Komplizierung des Erwachsenwerdens. Die Erwachsenenwelt ist durch ihre Ferne für das Kind ungreifbar und bietet so keine Lernmöglichkeiten (VAN DEN BERG). Aus einer sozial-und kulturkritischen Position beschreibt ERICH FROMM die Konfliktlage des modernen Menschen zwischen materiellen merkantilen Einstellungen und kreativer Selbstfindung (Haben und Sein). In Auseinandersetzung mit dem 3. Reich hat er als einer der ersten die Anziehungskraft totalitärer Systeme für den modernen Menschen als die „Furcht vor der Freiheit" bezeichnet.

Konfliktreaktion

Literatur
BERG, J. H. VAN DEN: Metablectica – über die Wandlung des Menschen. Göttingen: Vandenhoeck und Ruprecht 1960.
COSER, L. A.: Theorie sozialer Konflikte. Neuwied: Luchterhand 1965.
DAHRENDORF, R.: Soziale Klassen und Klassenkonflikte. Stuttgart: Enke 1957.
EIBL-EIBESFELDT, I.: Grundriß der vergleichenden Verhaltensforschung. München: Piper 1967.
FESTINGER, L.: A theory of cognitive dissonance. Stanford 1957.
FROMM, E.: Die Furcht vor der Freiheit. Frankfurt: Europäische Verlagsanstalt 1973.
FROMM, E.: Haben oder Sein. Stuttgart: Deutsche Verlagsanstalt 1976.
HOFSTÄTTER, P. R.: Konflikt und Entscheidung, S. 240–253. In: HERRMANN, T., HOFSTÄTTER, P. et al. (Hrsg.) Handbuch psychologischer Grundbegriffe. München: Kösel 1977.
HORNEY, K.: Der neurotische Mensch unserer Zeit. Stuttgart: Kilpper 1951.
HORNEY, K.: Unsere inneren Konflikte. Stuttgart: Kilpper 1954.
LÜCKERT, H. R.: Der Mensch, das konflikträchtige Wesen. München: Reinhardt 1964.
MILLER, N. E.: Analysis of the form of conflict reactions. Psychol. Bull. 34, 720–724 (1937).
PONGRATZ, L. J.: Psychologie menschlicher Konflikte. Göttingen: Hogrefe 1961.
THOMÄ, H.: Der Mensch in der Entscheidung. München: Barth 1960.

W. BRÄUTIGAM

Konfliktreaktion
Synonym: abnorme Erlebnisreaktion, abnorme Reaktion
Bei Erlebnisreaktionen treten Symptome wie Angst, Verstimmung, Erschöpfung, Schlafstörung etc. in einem verständlichen Zusammenhang mit einem lebensgeschichtlichen Ereignis auf. Das Ereignis kann in einem traumatischen Erlebnis, in einer körperlichen oder seelischen Belastung, im Erlebnis eigener Krankheit, in einem Verlust eines nahestehenden Menschen oder auch in einer äußeren und/oder inneren Konfliktsituation liegen. Erlebnisreaktionen erscheinen als Antwort auf eine solche Belastung und klingen mit der Beseitigung, Verarbeitung oder Anpassung an die Belastung wieder ab.
JASPERS hat als erster die normale und die pathologische Reaktion auf ein Erlebnis von der normalpsychologisch einfühlbaren Entwicklung und vom krankhaften psychotischen Prozeß, von der Phase und dem Schub in klinisch-psychopathologischer Beschreibung abgegrenzt. Von den Reaktionen fordert er, daß ihr Inhalt in einem verständlichen Zusammenhang mit einem Erlebnis stehe, sie nicht ohne das Erlebnis aufgetreten wären und daß sie in ihrem Verlauf von dem Erlebnis und seinen Zusammenhängen abhängig bleiben. K. SCHNEIDER hat sie als abnorme Erlebnisreaktionen, die sinnvoll motivierte, gefühlsmäßige Antworten auf ein Erlebnis darstellen, beschrieben, wobei er zuletzt vor allem auf die Mitwirkung des nicht erlebten Untergrundes für das Zustandekommen abnormer Reaktionen hinwies (z. B. Untergrunddepression). Die Erlebnisreaktion ist selbst als Antwort auf direkte äußere Belastungen, etwa auf Streß durch Lärm, Überarbeitung und Schlafentzug, immer durch persönlichkeitsbedingte Wahrnehmungen, durch die Bedeutungshaftigkeit der Situation wie auch durch entsprechende Antworten mitbestimmt. Menschen, die Konfliktreaktion zeigen, waren vorher meist unauffällig und ausgeglichen, sie unterscheiden sich dadurch von den neurotischen Entwicklungen, deren Einengungen und Störungen bis in die Kindheit zurückzuverfolgen sind. Die häufigsten Erlebnisreaktionen mit Verstimmungen, Angst, Schlafstörungen etc. dürften heute im Rahmen der Behandlung und des Verlaufs akuter und chronischer körperlicher Krankheiten auftreten. Weitere Beispiele für Konfliktreaktionen sind die Erschöpfungsreaktion, Trauerreaktion, Angstreaktion, tendenziöse Konfliktreaktion und der Selbstmordversuch.
Im Tierexperiment lassen sich bei domestizierten Tieren (Ratten, Meerschweinchen) abnorme Erlebnisreaktionen, meist als experimentelle Neurosen bezeichnet, provozieren. Sie sind aber eher als Konfliktverhalten bzw. als Konfliktreaktion aufzufassen. Durch Hunger stark motivierte Tiere haben durch Belohnung ein bestimmtes Verhalten gelernt, um sich Nahrung zu verschaffen. Sie werden dann z. B. durch einen elektrischen Schlag oder einen Windstoß beim eingeübten Verhalten gegensätzlich motiviert. In diesem Konflikt zeigen die Tiere ausgesprochene Hemmungen, Nahrungsverweisung, Fluchtverhalten und bieten psychosomatische Symptome wie Durchfall, Gewichtsverlust, Kreislaufversagen.
Die Behandlung von Konfliktreaktionen liegt in der Bearbeitung durch das ärztliche und psychotherapeutische Gespräch. Reaktionen im Rahmen körperlicher Krankheiten werden heute im Rahmen psychotherapeutischer und psychosomatischer Konsultationsdienste versorgt. Eine Distanzierung vom Konfliktfeld durch Milieuwechsel kann vor allem bei Angstreaktionen, Kampfreaktionen und Erschöpfungsreaktionen hilfreich sein.

Literatur
BRÄUTIGAM, W.: Reaktionen – Neurosen – abnorme Persönlichkeiten. 5. Aufl. Stuttgart: Thieme 1985.
JASPERS, K.: Allgemeine Psychopathologie, 2. Aufl. Berlin Göttingen Heidelberg: Springer 1946.
MILLER, N. E.: Analysis of the form of conflict reactions. Psychol. Bull. 34, 720–724 (1937).
SCHNEIDER, K.: Klinische Psychopathologie. Stuttgart: Thieme 1962.

W. BRÄUTIGAM

Konstitution
[lat.: constitutio = Zusammensetzung, Verfassung oder Beschaffenheit]
Konstitution ist ein seit dem Altertum in der Medizin häufig verwendeter Begriff. Im Laufe der Geschichte hat er vielfache Wandlungen durchgemacht und ist deshalb nur im jeweiligen Kontext richtig zu verstehen. Er bezeichnet zwar fast immer die Eigenart von Individuen, wird aber von ei-

nem Teil der Autoren unmittelbar auf feststellbare Eigenschaften angewendet, von anderen Autoren dagegen auf eine hinter den Eigenschaften stehende Entität bezogen.

Diese Entität, „das alldurchdringende, ordnende und führende Eine"[1], das „überall im Biologischen wirksam" ist, bleibt aber „Idee" und ist empirisch nicht erkennbar (JASPERS). Verständlicherweise wurde eine derart metaphysische Interpretation des Konstitutionsbegriffes von der naturwissenschaftlich orientierten Medizin unseres Jahrhunderts verworfen. Einige Autoren haben die hinter den empirisch erkennbaren Eigenschaften stehende Entität mit dem Genotypus identifiziert. So verstanden bedeutet konstitutionell soviel wie „genetisch bedingt". Der Begriff ist in dieser wie noch durchaus gebräuchlichen Fassung als Synonym eines eindeutiger definierten Begriffs jedoch überflüssig und könnte aus dem medizinischen Sprachgebrauch eliminiert werden. Entsprechendes gilt für seine Gleichsetzung mit dem Begriff des Phänotypus. Eine gewisse Eigenständigkeit erhält der Konstitutionsbegriff aber bei den meisten neueren Autoren dadurch, daß er speziell auf die relativ umweltstabilen und damit weitgehend irreversiblen und dementsprechend relativ konstanten Anteile des Phänotypus eingeengt wird, also auf Eigenschaften, die ganz oder überwiegend erbbedingt sind oder auf dauerhaften Modifikationen beruhen (vgl. KNUSSMANN, REES).

So definiert SCHWIDETZKY Konstitution als „das gesamte Erscheinungs-, Funktions- und Leistungsgefüge eines Individuums in seiner *Erbbedingtheit* und *Umweltgeformtheit*. Das Hauptgewicht liegt dabei auf relativ dauerhaften Zügen ... und auf den funktionell wichtigen Merkmalen, die die Reaktivität des Individuums beeinflussen." In dieser Fassung ist der Konstitutionsbegriff dem des Habitus eng verwandt, aber nicht mit ihm identisch. Vielmehr ist er weiter als dieser; denn er umfaßt neben den nach außen in Erscheinung tretenden – morphologischen wie funktionellen – Merkmalen auch solche, die nur subtilen Untersuchungen zugänglich sind, z. B. die Struktur der Chromosomen oder Besonderheiten der molekularen Struktur und des Stoffwechsels. Beispielsweise ist die Alkaptonurie zu den Konstitutionsanomalien zu rechnen, obwohl sie keine das äußere Erscheinungsbild prägenden Symptome hervorruft.

Definitionsgemäß sind aber alle Konstitutionsmerkmale „habituell" im Sinne von dauerhaft. Sie besitzen damit prädiktiven Wert. Dieser wird noch erhöht durch Korrelationen, die *zwischen ihnen* und *von ihnen zu anderen*, nicht im engeren Sinne konstitutionellen Merkmalen bestehen. Die Feststellung eines Konstitutionsmerkmals beinhaltet mithin einmal die Vorhersage, daß es auch zu einem späteren Zeitpunkt vorhanden bzw. in ähnlicher Weise ausgeprägt sein wird, zumindest in Relation zu seiner Ausprägung bei anderen Fällen; zum anderen läßt es den „typologischen Schluß" (→ Typus) auf andere, mit ihm korrelierte Merkmale bzw. deren Ausprägung zu. Dies kann von praktischer Bedeutung sein, wenn die korrelierten Merkmale schwer identifizierbar sind – wie z. B. gewisse Charaktereigenschaften – oder zum Zeitpunkt der Untersuchung überhaupt nicht vorhanden; letzteres gilt beispielsweise für Konstitutionsmerkmale (einschließlich gewisser Konstitutionsanomalien), die sich erst in einem späteren Lebensabschnitt manifestieren, oder für Reaktionen, die nur auf bestimmte, derzeit nicht auf das in Frage stehende Individuum einwirkende Reize hin auftreten. Zu solchen Reaktionen gehören auch krankhafte Formen der Reizbeantwortung sowie deren Ansprechen auf gewisse therapeutische Maßnahmen.

Über die praktische Relevanz hinaus besitzt die Kenntnis von konstitutionellen Merkmalskorrelationen auch theoretisches Interesse für die Bildung von Arbeitshypothesen über Kausalfaktoren, die für die Entstehung der Korrelationen verantwortlich sind (vgl. CONRAD). In diesem Sinne definiert KRETSCHMER die Konstitutionsforschung geradezu als Korrelationsforschung: Denn „hinter den Korrelationen liegen die Naturgesetze verborgen, und weil echte Korrelationen echte Kausalitäten hinter sich haben – deshalb erforschen wir sie".

So hat denn in der Psychiatrie unter dem Einfluß KRETSCHMERs die Erforschung von Merkmalskorrelationen die Beschäftigung mit den psychischen Konstitutionsanomalien als solchen zeitweise überschattet. Darunter sind alle relativ umweltstabilen und damit dauerhaften psychischen Normabweichungen zu verstehen, nämlich → Oligophrenie, spezielle Begabungsmängel wie die → Legasthenie, ferner psychopathische Persönlichkeitsvarianten (→ Persönlichkeitsstörungen) und gewisse Triebanomalien; dazu zählen u. a. quantitative und qualitative Normabweichungen des Sexualtriebs, soweit sie nicht entweder situativ bedingt sind (wie eine allgemeine Triebschwäche bei Mangelernährung oder homosexuelles Verhalten in Gefangenschaft) oder im Rahmen aktueller psychischer Erkrankungen auftreten (wie Triebstörungen bei neurotischen Konfliktreaktionen oder bei Psychosen). Konstitutionell ist aber in dem hier gebrauchten Sinne des Wortes nicht gleichbedeutend mit „genetisch bedingt", sondern umfaßt auch Deviationen, die auf früh erworbener Schädigung von Hirn oder Endokrinium oder auf prägenden Erlebnissen der frühen Kindheit beruhen.

Zur Analyse psychischer Konstitutionsanomalien gehört also einmal die Feststellung der Abweichungen als solcher, zum anderen die ihrer Ursachen. Ersteres schließt die Analyse der Abnormität im zeitlichen Längsschnitt ein, da es sich bei Konstitutionsmerkmalen definitionsgemäß um relativ umweltstabile und damit vergleichsweise konstan-

---

[1] Original im Sperrdruck.

te Merkmale handelt. Ein Oligophrener wird sich – im Vergleich mit anderen Individuen – immer relativ schwachsinnig verhalten, ein Psychopath relativ psychopathisch, auch wenn unter gewissen Umweltbedingungen die Abnormität nicht so deutlich in Erscheinung tritt wie unter anderen.

Die Analyse der psychischen Abnormität beinhaltet ebenfalls die Analyse ihres Zusammenhangs mit den normalen Variationen des von ihr betroffenen Funktionsbereichs (Intelligenz, Spezialbegabungen, Charakter, Triebstruktur). Im allgemeinen lassen sich die Träger von Konstitutionsanomalien formal als abnorme Extremvarianten innerhalb kontinuierlicher Variationsreihen auffassen (→ Konstitutionstypen). In diesem Sinne sind die Oligophrenen abnorme Extremvarianten von Minderbegabten. Kausal gesehen können aber zwei grundsätzlich verschiedene Formen der Oligophrenie unterschieden werden, nämlich jene, die durch eine besonders schwache Ausbildung intelligenzfördernder (genetischer und/oder sozialer) Faktoren entstanden sind, und solche, bei denen pathogene Faktoren zu einer Hemmung der Intelligenzentwicklung geführt haben, z. B. Chromosomenanomalien, fetale, perinatale oder frühkindliche Hirnschädigung oder kindliches Myxödem.

Auch bei der Analyse von konstitutionellen Merkmalskorrelationen läßt sich die Ermittlung der Korrelationen als solcher (im Sinne einer Interdependenzanalyse) von der Kausalanalyse der „hinter den Korrelationen verborgenen Naturgesetze" (s. oben) unterscheiden. Zu den konstitutionellen Korrelationen sind sowohl die statistischen Beziehungen zu rechnen, die zwischen verschiedenen Konstitutionsmerkmalen bestehen, als auch die entsprechenden Beziehungen von Konstitutionsmerkmalen zu anderen Merkmalen, unter anderem zu verschiedenen Formen aktueller seelischer Störungen. So haben KRETSCHMERS „Untersuchungen zum Konstitutionsproblem und zur Lehre von den Temperamenten" die „Affinität" zwischen bestimmten Körperbauformen, bestimmten Temperamentsformen und den Grundformen endogener Psychosen in den Blickpunkt des Interesses gerückt (→ Konstitutionstypen). Als Temperament wird dabei „derjenige Teil des Psychischen" definiert, „der ... mit dem Körperbau in Korrelation steht". Neuere Untersuchungen haben ergeben, daß sich dieser „Teil des Psychischen" offenbar im wesentlichen mit dem deckt, was gemeinhin als „Vitalität" bezeichnet wird, also dem allgemeinen Antrieb, der Belastbarkeit u. dgl. (v. ZERSSEN); andererseits scheinen auch Beziehungen zwischen Körperbau und Intelligenz zu bestehen. Der Begriff des Temperaments sollte deshalb heute nicht mehr im Sinne KRETSCHMERS als „heuristisches Kennwort" für die psychischen Korrelate des Körperbaus verwendet werden, sondern – dem populären Sprachgebrauch entsprechend – zur pauschalen Kennzeichnung von Spontaneität, Intensität und Schnelligkeit seelischer Abläufe. In diesem – quantitativen – Sinne kann man von einem Menschen zwar sagen, er habe viel oder wenig Temperament, aber nicht, sein Temperament sei (qualitativ) schizothym oder cyclothym (→ Konstitutionstypen). So gesehen hat KRETSCHMER also keine Temperaments-, sondern Charaktertypen beschrieben. Im übrigen sind die psychomorphologischen Korrelationen offenbar sehr viel schwächer, als es nach älteren Arbeiten – von KRETSCHMER, SCHLEGEL, SHELDON u. a. Autoren (→ Konstitutionstypen) – anzunehmen war. Auch ist ihre Bedeutung für die Disposition zu verschiedenen Formen endogener Psychosen erheblich überschätzt worden (vgl. v. ZERSSEN).

Für die Psychiatrie steht heute bei der Erforschung konstitutioneller Krankheitsdispositionen wieder – wie schon zur Zeit vor KRETSCHMER – die Beziehung aktueller psychischer Störungen zu Persönlichkeitsvarianten, die unabhängig vom Körperbau definiert worden sind, im Mittelpunkt des Interesses, z. B. die Beziehung endogen-phasischer Verstimmungen zum „Typus melancholicus" (TELLENBACH; → Persönlichkeit prämorbide), von schizophrenen Psychosen zum schizoiden Typus (→ Konstitutionstypen) und von Zwangsneurosen zum anankastischen Typus. Die für die Entstehung dieser Korrelationen verantwortlichen Faktoren sind immer noch weitgehend unbekannt. Nach Zwillingsuntersuchungen spielen genetische Faktoren dabei eine wichtige, aber vermutlich nicht die einzige Rolle (→ Zwillingsforschung). Wie deren Wirkung auf die Persönlichkeitsentwicklung einerseits und die Entstehung psychischer Störungen andererseits zu verstehen ist, bleibt jedoch vorläufig eine offene Frage.

In Zukunft dürften die Beziehungen biochemischer, pharmakokinetischer und physiologischer Konstitutionsmerkmale (z. B. Sinnesschwellen, ferner Ruhewerte, Rhythmik und habituelle Reizreaktionen physiologischer Variablen) zu Persönlichkeitsmerkmalen (vgl. FAHRENBERG), sowie zum Auftreten, zum Verlauf und zur therapeutischen Beeinflußbarkeit psychischer Störungen (z. B. sogenannter vegetativer Dystonien und endogener Psychosen) zunehmend an Interesse gewinnen. Bisher ist das Wissen über derartige Zusammenhänge noch außerordentlich lückenhaft.

Literatur
CONRAD, K.: Konstitution. In: Psychiatrie der Gegenwart, hrsg. von H. W. GRUHLE, R. JUNG, W. MAYER-GROSS und M. MÜLLER, I/1A. Berlin Heidelberg New York: Springer 1967.
FAHRENBERG, J.: Psychophysiologische Persönlichkeitsforschung. Göttingen: Hogrefe 1967.
JASPERS, K.: Allgemeine Psychopathologie. 8. Aufl. Berlin Heidelberg New York: Springer 1965.
KNUSSMANN, R.: Entwicklung, Konstitution, Geschlecht. In: Humangenetik, hrsg. von P. E. BECKER, I/1. Stuttgart: Thieme 1968.
KRETSCHMER, E.: Körperbau und Charakter. 2. Aufl. (hrsg. von W. KRETSCHMER), Berlin Heidelberg New York: Springer 1977.

Rees, L.: Constitutional Factors and Abnormal Behaviour. In: Handbook of Abnormal Psychology, 2nd ed., ed. by H. J. Eysenck. London: Pitman 1973.
Schwidetzky, I.: Konstitution. In: Anthropologie, hrsg. von G. Heberer, I. Schwiedetzky und H. Walter. 2. Aufl. Frankfurt/Main: Fischer 1970.
Zerssen, D. v.: Konstitution. In: Psychiatrie der Gegenwart, 2. Aufl., hrsg. von K. P. Kisker, J. E. Meyer, C. Müller und E. Strömgren, I/2. Berlin Heidelberg New York: Springer 1980.

D. v. Zerssen

Konstitutionstypen

Konstitutionstypen (→ Konstitution; → Typus) wurden schon im Altertum beschrieben, und zwar aus dem Bestreben heraus, eine systematische Ordnung in die schier unüberschaubare Vielfalt von Erscheinungsformen menschlicher Individuen zu bringen. Da eine streng logische Klassifikation den fließenden Übergängen zwischen verschiedenen Formen nicht gerecht zu werden vermochte, wurden von einander ähnlichen Formen „Typen" abstrahiert, welche die für die Ähnlichkeit verantwortlichen Merkmale in voller Ausprägung aufweisen. Dabei lag der Akzent teils auf Merkmalen des körperlichen, teils auf solchen des psychischen Habitus, d. h. der individuellen Ausprägung von Formen des bewußten Erlebens und des äußeren Verhaltens. Auch spekulative Erwägungen über das Zustandekommen von Ähnlichkeiten im Erscheinungsbild verschiedener Individuen spielten häufig bei der Konzeption der Typen eine Rolle.

In der Medizin boten Habitustypen Anhaltspunkte für die konstitutionelle Disposition zu bestimmten Erkrankungen (vgl. Rees; → Konstitution). Dabei sollte nach Hippokrates ein schlankwüchsiger Körperbautyp mit engem Brustkorb besonders anfällig für Lungentuberkulose sein; er wurde deshalb als Habitus phtisicus bezeichnet. Ein rundwüchsiger Typ mit faßförmigem Thorax sollte dagegen zur Apoplexie neigen; er wurde dementsprechend Habitus apoplecticus genannt. Später traten die von Galen aus der Krasenlehre abgeleiteten Temperamentstypen in den Vordergrund des Interesses: In den Körpersäften des Melancholikers sollte die „schwarze Galle" (melaina cholae) vorherrschen, als deren Produktionsstätte die Milz galt; diesem Typ wurde eine Disposition zur Melancholie zugeschrieben. Ebenso spekulative Beziehungen wurden zwischen den Temperamentstypen des Cholerikers (Vorherrschaft der Galle), des Sanguinikers (Vorherrschaft des Blutes) und des Phlegmatikers (Vorherrschaft des Schleims) und verschiedenen Erkrankungsarten hergestellt. Von diesen Versuchen einer klinischen Dispositionslehre hat sich nur die Tendenz erhalten, individuelle Konstitutionen unter besonderer Berücksichtigung der äußeren Erscheinung typologisch zu ordnen und unter diesem Gesichtspunkt auf ihre Anfälligkeit gegenüber bestimmten Erkrankungen zu prüfen.

In der Psychiatrie erreichten diese Bestrebungen im Werk Kretschmers und seiner Schule ihren Höhepunkt (→ Konstitution). Kretschmer beschrieb den Habitus phtisicus ursprünglich als asthenischen, später dann als leptosomen Körperbautyp und sagte ihm eine besondere Disposition zu (vornehmlich nicht-paranoiden) Psychosen des schizophrenen Formenkreises nach. Den Habitus apoplecticus konzipierte er neu als pyknischen Körperbautyp, der zu Psychosen des manisch-depressiven Formenkreises disponieren sollte. Hinzu kam in der Kretschmerschen Körperbautypologie der athletische Typus, der erstmals von französischen Autoren unter der Bezeichnung des muskulären Habitus in der klinischen Konstitutionslehre berücksichtigt worden war. Er sollte nach Kretschmer — ähnlich wie der leptosome Typus — zu schizophrenen Psychosen (vornehmlich zur Katatonie) und — nach von Kretschmer beeinflußten Autoren (u. a. Mauz) — insbesondere zu epileptischen Anfällen neigen. Eine ähnliche Krankheitsdisposition wurde den sogenannten „Dysplastikern" nachgesagt (vgl. Mauz), einer heterogenen Gruppe mißgestalteter (eben „dysplastischer") Körperbautypen. Ein allgemeiner körperlicher Entwicklungsrückstand, vor allem aber eine partielle Retardation, wurden schließlich für eine Veranlagung zu neurotischen Störungen (vornehmlich vom hysterischen Typus) verantwortlich gemacht.

Diese Krankheitsdispositionen der Körperbautypen wurden an einem großen Patientengut durch die unterschiedliche prozentuale Verteilung von Vertretern der betreffenden Typen auf die genannten Erkrankungen belegt. Verständlich gemacht wurden sie durch eine konstitutionsbiologische Persönlichkeitstheorie, nach der enge korrelative Beziehungen zwischen Körperbautypen und sogenannten Temperamentstypen (→ Konstitution) bestehen sollen.

Die endogenen Psychosen werden im Rahmen dieser Konzeption als Zerrformen des normalen Temperaments angesehen. Dementsprechend sollen die normalen Temperamentsformen in starker Verdünnung noch die wesentlichen Merkmale der von ihnen abgeleiteten Psychosen aufweisen und werden auch nach ihnen benannt: die zur Schizophrenie disponierende Temperamentsform der Leptosomen als „Schizothymie", die zu Psychosen des zirkulären Formenkreises disponierende Temperamentsform der Pykniker als „Cyclothymie". Das Bindeglied zwischen normalem Temperament und Psychose bilden die Psychopathieformen der „Schizoidie" bzw. der „Cycloidie"; zu den Schizoiden gehören z. B. „empfindsame Schwärmer und Phantasten, Fanatiker, Pedanten, gemütskalte Rechner und stumpfe Bummler".

Im ganzen gesehen ist für den so heterogen zusammengesetzten schizothymen Formenkreis vom normalen Temperament bis zur vollausgebildeten Psychose die „psychästhetische Proportion" mit dem Gegensatz von Empfindsamkeit und Stumpfheit in wechselndem Mischungsverhältnis kennzeichnend, wobei die Gegensätze – wie in der schizophrenen Ambivalenz – einander nicht aufheben, sondern unvermittelt nebeneinander bestehen. Dazu kommt noch eine Sprunghaftigkeit der seelischen Abläufe, die eine Einfühlung in das ohnehin nach außen stark abgesperrte Gefühlsleben der Schizotyhmen zusätzlich erschwert. Das schroffe, unvermittelte Nebeneinander gegensätzlicher Gemütszustände fehlt in der „diathetischen Proportion" des cyclothymen Formenkreises. Diese ist charakterisiert durch ein weiches Hin- und Herschwingen zwischen den Gegensätzen von „himmelhoch jauchzend – zu Tode betrübt", Hochstimmung und Niedergeschlagenheit. Entsprechend den überwiegend manischen, den überwiegend depressiven und den ausgesprochen zirkulären Verlaufsformen affektiver Psychosen unterscheidet KRETSCHMER hypomanische, subdepressive und zirkuläre Temperamentsformen und – als deren quantitative Steigerung – die korrespondierenden Formen der Psychopathie. Dazu nimmt er im Bereich des normalen Temperaments eine „syntone" Mittellage an. Gemeinsam ist den Syntonen mit den affektiv stärker in der einen oder anderen Richtung oder wechselnd in beiden Richtungen von einer ausgeglichenen Stimmungslage abweichenden Untertypen der Cyclothymen die gemüthafte Aufgeschlossenheit. Sie sind extravertiert im Sinne von C. G. JUNG und stehen insofern in klarem Gegensatz zu den durchweg gemüthaft verschlossenen, introvertierten Schizothymen (→ Introversion – Extraversion).

Dem Temperament der Athletiker ist nach Untersuchungen von KRETSCHMER und ENKE eine gewisse Tendenz zur Introversion mit dem schizothymen Temperament gemeinsam. Im Unterschied zu diesem wird es aber nicht durch die „psychästhetische Proportion" und eine Sprunghaftigkeit der affektiven Abläufe gekennzeichnet, sondern durch einen Gegensatz zwischen torpid und explosibel und ganz besonders durch eine Schwerflüssigkeit der Affektivität, von der seine Benennung als „viskös" herrührt. Es besteht also eine deutliche Ähnlichkeit mit der von MAUZ als „enechetisch" bezeichneten Wesensart von Epileptikern.

In der Charakterisierung der viskösen Athletiker-Temperamente weicht die Kretschmersche Konzeption auch auf deskriptivem Niveau grundsätzlich von der Naturell-Lehre des Popularphysiognomikers HUTER ab, von der sie sich sonst mehr in ihrer von der Endokrinologie beeinflußten biologischen Grundkonzeption abhebt als in der Typenschilderung als solcher (Lit. bei v. ZERSSEN, 1977). Eine stärkere Übereinstimmung mit HUTERs Lehre vom zartwüchsig-sensiblen „Empfindungs-Naturell", dem rundwüchsig-genießerischen „Ernährungs-Naturell" und dem derbwüchsig-draufgängerischen „Bewegungs-Naturell" weist die Konstitutionstypologie des amerikanischen Psychologen SHELDON (1942, 1949) auf. Ebenso wie HUTER erklärt SHELDON die drei psychophysischen Grundtypen mit dem Dominieren eines der drei embryonalen Keimblätter in der Gesamtentwicklung eines Individuums: Vom Ektoderm wird der schlankwüchsige „Ektomorphe" abgeleitet, der ausgesprochen „cerebroton", d. h. sensibel und introvertiert („soziophob") sein soll, vom Entoderm der weichwüchsig-fette (in seiner extremen Ausprägung fett-dysplastische!) „Endomorphe", der typischerweise „visceroton" sein soll, d. h. zu Lebensgenuß und einer Extraversion des Gefühls neigend. Das Mesoderm soll beim derbwüchsig-plumpen (im Sinne KRETSCHMERS pykno-athletischen) „Mesomorphen" dominieren, der – ähnlich dem Huterschen „Bewegungs-Naturell" – durch eine „somatotone" Extraversion der Handlung gekennzeichnet wird (vgl. SHELDON, 1942).

Anders als bei KRETSCHMER wird nicht nur die Temperamentsform dieses derbwüchsigen Typus dargestellt, sondern auch seine psychische Krankheitsdisposition: Er soll anfällig sein für paranoide Psychosen (nach KRETSCHMER gilt dies eher für Pykniker!). Im Einklang mit KRETSCHMER wird allerdings von den Ektomorphen eine Disposition zu klassischen schizophrenen Psychosen behauptet und von den Ektopenen, die zwischen den Endomorphen und den Mesomorphen stehen und damit den Kretschmerschen Pyknikern entsprechen (v. ZERSSEN, 1976), wird angenommen, daß sie zu affektiven Psychosen neigen (SHELDON, 1949).

Auch SHELDONs konstitutionstypologische Konzeption basiert auf großen Fallzahlen. Trotz eines grundsätzlich andersartigen methodischen Vorgehens als KRETSCHMER (→ Typus) ist er zu teilweise ähnlichen Resultaten gelangt wie dieser. Die fundamentalen Diskrepanzen, die bezüglich der psychischen Korrelate des athletischen bzw. des mesomorphen Habitus zwischen den Konzepten der beiden Autoren bestehen, konnte inzwischen durch objektivierende Untersuchungen zugunsten der Huter-Sheldonschen Auffassung zugunsten werden (Lit. bei v. ZERSSEN, 1977). Es stellte sich nämlich heraus, daß von den psychophysischen Korrelationen gerade die zwischen muskulärem Habitus und Zügen einer aktiv-sthenischen, extravertierten, „vitalen" Persönlichkeit am besten zu sichern sind.

Die Verhältnisse können anhand eines dimensionalen Schemas verdeutlicht werden. Das Prinzip einer „Dimensionierung" körperbaulicher Variationen stammt aus der italienischen Schule der Konstitutionsforschung (vgl. REES; → Konstitution). Es ist bereits von verschiedenen Autoren auf das Kretschmersche System angewendet worden. Danach bilden Leptosome und Pykniker gegensätzliche Extremtypen (→ Typus) innerhalb einer leptopyknomorphen Variationsreihe; die Athletiker dagegen stellen nach einigen Autoren (CONRAD, SCHLEGEL) das eine Extrem einer davon weitgehend unabhängigen Variationsreihe mit dem anderen Extrem des asthenischen Habitus dar, der somit grundsätzlich vom leptosomen Habitus geschieden wird. Den asthenischen Habitus hat CONRAD auf eine abnorme gewebliche Hypoplasie bezogen und seinen athletischen Gegentyp dementsprechend auf eine abnorme Hyperplasie der Gewebe. Pykniker und Leptosome dagegen sollen die Extreme einer prinzipiell normalen Variationsreihe darstellen, die durch das Vorherrschen mehr konservativer (pyknomorpher) bzw. propulsiver (leptomorpher) Wuchstendenzen gekennzeichnet ist. Der pyknische Habitus wird mithin als eine relativ kleinkindhafte, der leptosome Habitus als eine ausgesprochen adulte Stufe der Körperbauentwicklung aufgefaßt.

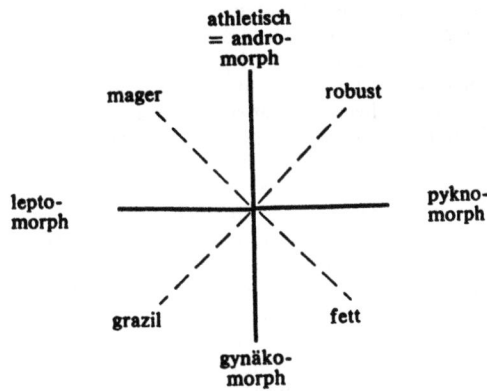

Diese Konzeption läßt die Tatsache außer acht, daß sich die typischen Merkmale des leptosomen Habitus durchweg schon vor und während der Pubertät ausbilden und sich danach im allgemeinen nicht mehr verstärken, während der pyknische Habitus seine volle Ausprägung typischerweise erst im mittleren Lebensalter erfährt. Man kann sogar ganz allgemein von einer Tendenz zur Pyknomorphierung der Körperform vom Beginn der Adoleszenz bis zum Präsenium sprechen. Auf dieser Tendenz beruht auch der Eindruck, auf dem die Kretschmersche Konstitutionslehre basiert, daß nämlich Patienten mit affektiven Psychosen durchweg pyknischer gebaut seien als die — im Schnitt um 1–2 Jahrzehnte jüngeren — (nicht-paranoiden) Schizophrenen. Die Altersdisposition zu den Grundformen endogener Psychosen wird dabei irrtümlich auf querschnittsmäßig erfaßte psychophysische Konstitutionstypen bezogen (vgl. v. ZERSSEN, 1976).

Der athletische Habitus ist nicht so eindeutig altersabhängig wie der leptosome oder pyknische, wohl aber zeigt er eine — von früheren Konstitutionsforschern nicht berücksichtigte — Beziehung zum Geschlechtstyp (v. ZERSSEN, 1968): Er vereinigt in sich ausschließlich Merkmale, in denen sich der männliche vom weiblichen Körperbau unterscheidet. Sein Gegentyp ist demnach nicht ein allgemein unterentwickelter asthenisch-hypoplastischer Habitus, sondern ein zum Fettansatz (besonders in der Hüftgegend) neigender femininer Habitus mit grazilem Skelet und schwach entwickelter Muskulatur. Er gehört somit als das eine Extrem einer androgynäkomorphen Variationsreihe an, wie aus der Abbildung zu ersehen ist.

Um die wesentlichen Unterschiede körperbaulicher Wuchstendenzen zum Ausdruck zu bringen, müßte man dem dargestellten Schema der morphologischen Habitus-Variationen noch eine Dimension der allgemeinen Skeletentwicklung als senkrecht zur Papierebene stehende Achse hinzufügen. Diese Dimension scheint aber für psychophysische Korrelationen der besprochenen Art relativ unbedeutend zu sein.

Die psychischen Korrelate der beiden als Raumachsen dargestellten Dimensionen lassen sich am besten durch den Begriff der Vitalität oder der psychischen Robustheit kennzeichnen: Andromorphe und Pyknomorphe sind psychisch vitaler, d. h. aktiver und selbstbewußter, als die vergleichsweise reservierten und sensiblen Gynäkomorphen und Leptomorphen. Auf einen einfachen Nenner gebracht heißt das: Körperbaulich robuste (pykno-athletische) Individuen sind im Schnitt auch psychisch robuster als grazil gebaute. Dies gilt jedenfalls für junge Männer. Die psychophysischen Korrelationen sind aber zu gering, um für die Beurteilung des Einzelfalles praktisch verwertbar zu sein. Für den Psychiater beanspruchen sie trotzdem zumindest theoretisches Interesse dadurch, daß die psychisch weniger vitalen, grazil gebauten Konstitutionsformen stärker zu neurotischen Reaktionen — insbesondere offenbar zu den von EYSENCK als dysthym bezeichneten Formen (→ Introversion — Extraversion) — tendieren als die psychisch vitaleren, robust gebauten. Für diese ist dagegen eine stärkere Neigung zur Kriminalität — genauer gesagt wohl zur Gewalttätigkeit — nachgewiesen (SHELDON, 1949 u. a.). Fettgewebsentwicklung (im Schema als zur Robustizität senkrechte Raumachse dargestellt) und allgemeine Skeletentwicklung (als dritte Dimension hinzuzudenken) zeigen keine so eindeutigen Beziehungen zu normalen und abnormen psychischen Reaktionsformen. Lediglich scheint eine schwach positive Korrelation der Körpergröße (und damit der allgemeinen Skeletentwicklung) zur Intelligenz zu bestehen, die möglicherweise durch kultur- und schichtabhängige Unterschiede in der Lebensweise zustande kommt: In sozial besser gestellten Familien mit durchschnittlich höherem Intelligenzniveau wird im Schnitt auch besser gegessen und mehr für die Betreuung des Nachwuchses getan, was sich auf diesen u. a. wachstumsfördernd auswirken dürfte (vgl. v. ZERSSEN, 1980 → Konstitution).

Ob die Zusammenhänge zwischen körperbaulicher und seelischer Robustheit bei Männern genetisch zu erklären sind, erscheint fraglich. Mehr Wahrscheinlichkeit hat eine sozialpsychologische Interpretation für sich: Bei den überwiegend im körperlichen Zweikampf ausgetragenen Rangkämpfen zwischen Knaben erweisen sich die körperbaulich robusteren und damit auch muskulöseren relativ häufig als überlegen und entwickeln als Folge davon ein Gefühl der Selbstsicherheit und eine aktiv-sthenische Lebenseinstellung. Ihre grazil gebauten Rivalen dagegen ziehen sich infolge ihrer körperlichen Unterlegenheit leicht in sich selbst zurück. Sie werden scheu und sensibel. Dementsprechend sind sie auch eher dazu geneigt, aggressive Impulse zu unterdrücken und in somatische Verstimmungen zu transformieren. Die körperlich und seelisch sthenischen Individuen sind hingegen eher in Gefahr, aggressive Impulse ungehemmt auszuleben und dadurch u. U. mit dem Gesetz in Konflikt zu geraten (vgl. v. ZERSSEN, 1976). Während die so interpretierten Zusammenhänge heute statistisch gesichert erscheinen, ist die Interpretation selbst als reine Arbeitshypothese zu betrachten.

Literatur
CONRAD, K.: Der Konstitutionstypus (2. Aufl. von: Der Konstitutionstypus als genetisches Problem, 1941). Berlin Göttingen Heidelberg: Springer 1963.
EYSENCK, H. J.: The Structure of Human Personality. 3. Aufl. London: Methuen, New York: Macmillan 1970.
KRETSCHMER, E., ENKE, W.: Die Persönlichkeit der Athletiker. Leipzig: Thieme 1936.
MAUZ, F.: Die Veranlagung zu Krampfanfällen. Leipzig: Thieme 1937.
SCHLEGEL, W. S.: Körper und Seele. Stuttgart: Enke 1957.
SHELDON, W. H., STEVENS, S. S.: The Varieties of Temperament. New York London: Harper Bros. 1942.
SHELDON, W. H., HARTL, E. M., McDERMOTT, E.: Varieties of Delinquent Youth. New York: Harper Bros. 1949.
ZERSSEN, D. v.: Habitus und Geschlecht. Homo 19, 1–27 (1968).
ZERSSEN, D. v.: Physique and Personality. In: Human Behavior Genetics, ed. by A. R. KAPLAN. Springfield/Ill.: Thomas 1976.
ZERSSEN, D. v.: Konstitutionstypologische Forschung. In: Psychologie des 20. Jahrhunderts (hrsg. von G. STRUBE), V. Zürich: Kindler 1977.

D. v. ZERSSEN

Kontaktschwäche
[von lat.: contactus = Berührung]
Kontaktschwäche ist eine neutrale Verhaltensbezeichnung, die nichts über die psycho- und soziodynamische Motivierung aussagt. Gemeint ist ein Minus an Zuwendung, wobei unentschieden bleibt, ob eine Hemmung, Abwehr oder Isolierung vorliegt, ob nur über das Fehlen eines Tiefenkontakts (evtl. bei einem gleichzeitigen Plus von oberflächlichem Kontakt) etwas ausgesagt wird, und wobei neben dem Inhalts- vor allem der Beziehungsaspekt unberücksichtigt ist. Außer kontaktschwach sind klinisch Verhaltensbeschreibungen üblich wie kontaktarm, -scheu, -gestört, -gehemmt; Benennungen, die zu vage und subjektiv sind, um eine gegenseitige Abgrenzung und damit Unterscheidung verschiedener Beziehungsformen zuzulassen.
Der Begriff Kontakt und folglich auch Kontaktschwäche schließt den Partner der „Berührung" nicht ein, der die Besonderheit der Beziehung im sensomotorischen, affektiven oder Handlungs-Bereich mitgestaltet. Der Begriff Kontakt ist daher durch den der *Kommunikation* zu ersetzen, die nicht als linearer Ursache-Wirkung-Ablauf, sondern als kreisförmiger Prozeß mit wechselseitiger Rückkopplung wirksam ist. Was als Kommunikations-Minus erscheint, ist auch in der Abkehr, Ablehnung oder Nichtbeachtung eines oder mehrerer Partner ein Kommunikationsmodus. Die Interaktion, die sich im Verbalen oder Averbalen (Mimik, Gestik oder Sprechstimme) abspielen, können für beide Medien widersprüchlich sein und zu einer Überlagerung von gleichzeitigem Abwende- und Zuwendeverhalten führen. Die zwischenmenschlichen Interaktionen ereignen sich symmetrisch (spiegelbildlich), komplementär (sich ergänzend) oder konträr (gegensätzlich). Nach WATZLAWICK hat jede (verbal oder averbal) gesendete Information einen Inhalts- und Beziehungsaspekt. Die Mitteilung des Inhalts erfolgt vorwiegend digital (über abstrakte Zeichen, z. B. Worte), während der Beziehungsaspekt durch die analoge Kommunikationsweise vermittelt wird (über Ähnlichkeitsbeziehungen, Symbole, Ausdrucksgebärden). Gerade das gleichzeitige Ablaufen digitaler und analoger Kommunikationen und deren Übersetzungsschwierigkeiten kann Beziehungskonflikte zur Folge haben, die vor allem am Verhalten eines der beteiligten Partner deutlich werden und als Kommunikations-„Schwäche" imponieren.
Was die traditionelle Psychiatrie als Kontaktschwäche oder -losigkeit des *Schizophrenen* in dessen Autismus, Ambivalenz oder Ichstörung begründet sah, gewinnt auf dem Hintergrund familiärer Kommunikationssysteme den Charakter eines komplexen Beziehungskonfliktes. So können die Informationen, die ein schizophrener Kranker von seinen Eltern erhält, derart doppeldeutig sein, daß sie durch ihre Widersprüchlichkeit unlösbar, d. h. paradox sind und den Schizophrenen in seiner Abhängigkeit analog reagieren lassen (z. B. Gegensatz zwischen intellektueller Aussage und affektivem Gehalt). Die unvereinbar-unentscheidbaren Mitteilungen und Handlungsaufforderungen halten die Partner in einem Zirkel wechselseitiger Gebundenheit gefangen. BATESON beschreibe diese in sich widersprüchliche Kommunikationsweise als *double-bind* (Doppelbindung). Bildhaft übersetzt kann man von einer *paradoxen Beziehungsfessel* sprechen. Diese auch in quasinormalen Interaktionen beobachtbare double-bind-Situation wird beim Schizophrenen aber zur vorherrschenden Begegnungsstruktur mit der Außenwelt. Eine verursachende Wirkung der double-bind-Beziehung ist damit nicht behauptet, vielmehr nur ihr chronisch-starrer Modus als eine typische Kommunikationsweise beschrieben. Was den Schizophrenen aus absurdverzwickter Erwartung heraus den Kontakt suchen oder abwehren oder suchendabwehrend oder besser: eben so vollziehen läßt,

erscheint nach außen hin vielfach nur als Kommunikations-„Schwäche".

Über „mitmenschliche Kommunikationsweisen Schizophrener" legt BISTER klinisches Material vor, unter spezieller Berücksichtigung der therapeutischen Beziehung (mit Übersicht der Literatur).

Bei *hysterischen* Persönlichkeiten findet TÖLLE eine Unfähigkeit zur personellen Begegnung. Im Gegensatz zum Kontakt-Rückzug bei sensitiven, asthenischen und schizoiden Persönlichkeiten zeigen Hysterische ein gesteigertes Kontaktbedürfnis, jedoch bei gleichzeitiger Kommunikationsschwäche. Die Regression des Hysterischen auf die Symbolik der Körpersprache ist als „Rückübersetzung von bereits digitalisiertem Material" in die analoge Kommunikationsweise interpretierbar (BATESON u. JACKSON, zit. WATZLAWICK). Für *schizoide* Persönlichkeiten ist die Kommunikations-„Schwäche" in bezug auf den Begriff der Schizothymie zu diskutieren (→ Schizothymie).

Literatur
BISTER, W.: Symptomwandel bei Schizophrenen in psychotherapeutischer Sicht. Stuttgart: Enke 1965.
SCHWANENBERG, I.: Soziales Handeln – Die Theorie und ihr Problem. Bern Stuttgart: Huber 1970.
TÖLLE, R.: Katamnestische Untersuchung zur Biographie abnormer Persönlichkeiten. Berlin Heidelberg New York: Springer 1966.
WATZLAWICK, P., BEAVIN, J. H., JACKSON, D.: Menschliche Kommunikation. Bern Stuttgart: Huber 1971.
TH. SPOERRI

Konversion
FREUD (1894) schlug den Begriff Konversion für die Umsetzung der Erregungssumme, die einer unverträglichen Vorstellung anhaftet, ins Körperliche vor. Das Konversionssymptom bringt eine verdrängte Erinnerung, Phantasie oder Vorstellung, nachdem sie im → Unbewußten dem → Primärvorgang unterworfen und in die „Körpersprache" übersetzt wurde, symbolisch zum Ausdruck.
So sind, nach FREUD (1908), „die hysterischen Symptome ... nichts anderes als die durch ‚Konversion' zur Darstellung gebrachten unbewußten Phantasien..." (GW., S. 194). Sie entstehen, wenn ein mit starkem Affekt beladener seelischer Vorgang von der bewußten Verarbeitung abgehalten wird, worauf dann der „eingeklemmte" Affekt auf falsche Wege gerät und sich einen Abfluß in die Körperinnervation erzwingt. Auf diese Weise kann es zu Störungen im motorischen oder sensorischen Bereich des Nervensystems kommen (Lähmungen, Anästhesien, Schmerzzustände etc.).
Die Konversion ist somit ein für die → *Hysterie* (Konversionshysterie) spezifischer Mechanismus der Symptombildung, wobei der unbewußte psychische → Konflikt in symbolischer Form in körperlichen Symptomen zum Ausdruck gebracht wird.
Neben der → Verdrängung (der bei der Hysterie die Hauptrolle im Abwehrprozeß zukommt) setzt die Konversion nach FREUD ein „somatisches Entgegenkommen" voraus, einen konstitutionellen oder erworbenen Faktor, der die Disposition zur Konversion schafft.

Literatur
FREUD, S.: Die Abwehr-Neuropsychoschen. G. W. I (1894), London: Imago.
FREUD, S.: Hyster. Phantasien u. ihre Beziehung zur Bisexualität. G. W. VII (1908), London: Imago.
FREUD, S.: Psychoanalyse und Libidotheorie. G. W. XIII (1923), London: Imago.
FREUD, S.: Psycho-Analysis. G. W. XIV (1934), London: Imago.
H. LINCKE

Konzentrationsstörung → Denkstörungen

Körperhalluzinationen → Halluzination

Körper-Ich/Körper-Bild (Schema) → Selbst, Ich
Der eigene Körper nimmt im Seelenleben des Kindes schon früh einen besonderen Platz ein (FREUD, 1911). Er unterscheidet sich von den Objekten der Umwelt, indem er zugleich fühlt und gefühlt wird. Er ist zudem als Vermittler autoerotischer Befriedigungen jederzeit verfügbar. Andererseits gehen von ihm häufig auch Unlustempfindungen und Schmerzen aus, denen sich das Kind nicht wie den von außen kommenden Reizen entziehen kann. „Die Art, wie man bei schmerzhaften Erkrankungen eine neue Kenntnis seiner Organe erwirbt, ist vielleicht vorbildlich für die Art, wie man überhaupt zur Vorstellung seines Körpers kommt. Das Ich ist vor allem ein körperliches, es ist nicht nur ein Oberflächenwesen, sondern selbst die Projektion einer Oberfläche ..." (FREUD, 1923, S. 253).
Das Körperbild formt sich allmählich mit dem Wachstum und der Reifung des → Ichs und dessen Apparaten und Funktionen (Wahrnehmung, Gedächtnis, Realitätsprüfung) und erfährt im Laufe der weiteren Persönlichkeitsentwicklung entsprechende Modifikationen. Die psychischen Körper-Repräsentanzen, d. h. die Vorstellungen, Erfahrungen und Erinnerungen, die mit dem eigenen Körper verbunden sind, samt ihren Triebbesetzungen, bilden vermutlich den Kern des sich entwickelnden Ichs, was FREUD (1923) zur Feststellung veranlaßte, das Ich sei in erster Linie ein *Körper-Ich*. Besonders in den ersten Lebensjahren steht es noch unter dem verzerrenden Einfluß des → Primärprozesses und nähert sich erst später mit zunehmendem Realitätsbezug den objektiven Gegebenheiten; es wird einheitlicher und mit den übrigen Selbstrepräsentanzen zu einem mehr oder weniger realistischen Bild des → Selbst und der Person integriert.

Literatur
BRENNER, CH.: An Elementary Textbook of Psychoanalysis. New York: Int. Univ. Press 1955.
FENICHEL, O.: La Théorie Psychoanalytique des Névroses. Paris: Presses Univ. France 1953.

FREUD, S.: Formulierungen über die zwei Prinzipien des psychischen Geschehens. G. W. VIII (1911), London: Imago.
FREUD, S.: Das Ich und das Es. G. W. XIII (1923), London: Imago.
HARTMANN, H., KRIS, E., LOEWENSTEIN, R. M.: Comments on the Formation of Psychic Structure. Psychoanal. Stud. Child 2, 11 (1946).
HOFFER, W.: Development of the Body Ego. Psychoanal. Stud. Child 5, 18 (1950).
JACOBSON, E.: The Self and the Object World. Psychoanal. Stud. Child 9, 75 (1954).
JACOBSON, E.: The Self and the Object World. New York: Int. Univ. Press 1964.
SPITZ, R. A.: The First Year of Life. New York: Int. Univ. Press 1965.

H. LINCKE

Körperschema → Körper-Ich

Korrelationskoeffizient
Ein Maß für die Stärke des (linearen) Zusammenhangs von zwei Beobachtungsmerkmalen, an den selben Individuen erhoben, stellt der Korrelationskoeffizient ϱ dar.
Sein Wertevorrat liegt zwischen $-1 \leq \varrho \leq 1$ und ist unabhängig von der Meßeinheit der Merkmale. Positive Werte von ϱ bedeuten, daß zu größeren Werten des einen Merkmals im Mittel auch größere Werte des zweiten Merkmals gehören.
Bei zweidimensionalen, normalverteilten Grundgesamtheiten schätzt man den Korrelationskoeffizienten aus dem Quotienten der Kovarianz der Merkmale mit der Quadratwurzel aus dem Produkt der Varianzen.
Bei Ausreißerwertepaaren und heterogenen Grundgesamtheiten sind Scheinkorrelationen und falsche Interpretationen der Intensität des Zusammenhangs möglich. Eine Darstellung der Meßwertpaare in Form eines Streudiagramms ist empfehlenswert.

Literatur
LINDER, A., BERCHTOLD, W.: Elementare statistische Methoden. Basel Boston Stuttgart: Birkhäuser 1979.

U. FERNER

Korsakow-Psychose → Alkoholismus

Krankengymnastik → Physiotherapie

Krankenhaus (psychiatrisches)

Definition und Begriffe
Baulichkeit zur Aufnahme, Unterbringung und ärztlich-pflegerischen Behandlung von Personen mit akuten Gesundheitsstörungen, chronischen Krankheiten oder körperlichen bzw. psychisch-geistigen → Behinderungen. Verwandte, z. T. synonym gebrauchte Begriffe sind: Klinik, Hospital, Spital, Lazarett, Sanatorium. Abzugrenzen sind Unterbringungsorte, die nicht medizinischer Behandlung im engeren Sinne dienen: Heim, Pflegeanstalt, Asyl. Man unterscheidet das Allgemeine Krankenhaus (meist mit mehreren Fachabteilungen) vom Fach-Krankenhaus für bestimmte Krankheiten.
Das psychiatrische Krankenhaus, um das es hier geht, wird meist als autonomes Fach-Krankenhaus, seltener als Fachabteilung am Allgemein-Krankenhaus von verschiedenen Trägerschaften betrieben.

Zur Geschichte des psychiatrischen Krankenhauses
Gründungsimpulse, Namengebung, Baustrukturen, Unterbringungsformen und Behandlungsmethoden, die mit den mannigfaltigen Ausprägungen des psychiatrischen Krankenhauses verknüpft sind, zeigen, welche Personen, Behörden, Berufe im Laufe der Jahrhunderte für psychisch Gestörte Verantwortung übernahmen und welche Vorstellungen das Verständnis vom Wesen und der Beeinflussung der Geisteskrankheiten jeweils prägten.
Christliche Demut und brüderliche Liebe, Abscheu vor Krüppeln und Mißgeburten, Angst vor dem Wahnsinn, Belustigung über die närrische Unvernunft, Sorge um eine moralische Erziehung der sündhaft Fehlgegangenen, bürokratisches Versorgungsdenken, wissenschaftliche Neugierde, Ausgrenzung des chronisch Unproduktiven, Solidarisierung mit dem Verrückten als Opfer einer krankmachenden Gesellschaft (und eines krankmachenden Krankenhauses) lassen sich als Haltungen identifizieren, welche die praktische Irrenpflege im Krankenhaus bestimmt haben und in wechselnden Mischungsverhältnissen noch heute bestimmen.
Die historischen Wurzeln des psychiatrischen Krankenhauses reichen in das frühe Mittelalter, namentlich in die Medizingeschichte der islamischen Länder zurück. Zwischen 800 und 1500 n. Chr. wurden dort die ersten Irrenzellen und kleinen Betreuungsabteilungen, gewöhnlich in der Nähe von Moscheen, errichtet, z. B. in Kairo (1284), Fez (1350), Istanbul (1470). Laut D. JETTER (1981) geht die älteste Gründung auf den Kalifen Harun ar-Raschid zurück, der um 800 n. Chr. in Bagdad „einige halblegendäre Irrenzellen" einrichtete. Im Gegensatz zu den frühen abendländischen „Tollhäusern", die letztlich nichts anderes als „Sondergefängnisse" (C. MÜLLER) waren, scheint die arabische Medizin gezielte Therapiemaßnahmen, z. B. Musik als Beruhigungsmittel, verwendet zu haben.
Berühmte andere Krankenhaus-Gründungen sind: Valencia (1409), das Bethlem-Hospital in London („Bedlam", 1546) oder das von Quäkern in York gegründete Privatirrenhaus „The Retreat" (1796). Frühe *deutsche Institutionen* sind: Haina (Hessisches Hohes Landesspital, 1533), Hamburg (Pesthof mit Irrenzellen, 1683), Sonnenstein in Sachsen (1811). In der *Schweiz* entstehen erste psychiatrische Krankenhäuser aus der Weiterentwicklung von Tollhäusern und „Siechenhäusern", die z. T. aus Leproserien und Pesthäusern abgeleitet wer-

den können. In *Österreich* hat der Wiener Narrenturm (1784) Berühmtheit erlangt. 1790 entstand in Prag ein Tollhaus am Allgemeinen Krankenhaus; 1904 bis 1907 wird die Heil- und Pflegeanstalt Wien-Steinhof für 3000 Patienten erbaut, damals die „größte Irrenanstalt des europäischen Kontinents" (JETTER).

Krankenhaus-Bezeichnungen stehen für Haltungen und Programme, manche Traditionen überdauern die Jahrhunderte. D. JETTER hat die Entwicklungsgeschichte des psychiatrischen Krankenhauses im deutschen Sprachgebiet typologisch zu ordnen versucht. Die folgende Darstellung ist seiner Gliederung verpflichtet.

Im *Mittelalter* sind es zuerst die Mönche, die an Kirchen, Klöstern und Wallfahrtsorten (berühmtestes Beispiel: Geel bei Antwerpen) „Irrenherbergen" einrichten. Die mönchischen Regeln „Gehorsam, Armut, Keuschheit" sind nach JETTER bis in unser Jahrhundert in zentralen Geboten der Anstaltsreglemente wieder zu entdecken. An die Stelle des Abtes ist der Anstaltsdirektor getreten. Die Tugend des „ora et labora" erlebt in der modernen „Arbeitstherapie" eine profane Wiedergeburt. Das Gebot der Keuschheit und Armut verschmilzt mit dem romantischen Ideal eines heilsamen Rückzugs vom krankmachenden Stress der wachsenden Großstädte – die abgelegene Anstalt als moderne Einsiedelei am Rande der Welt.

Im *15. Jahrhundert* erblühen Handwerk, Handel und Bürgertum. Der Rückgang der Lepra schafft Unterbringungsraum für städtische Bürgerhospitäler, in denen auch harmlose, ruhige Irre Aufnahme finden. Lärmende und gefährliche Personen werden in „Narrenkäfigen" und „Tollkisten" außerhalb des Hospitals eingeschlossen.

Während der *Reformation* finden auch Angehörige der Landbevölkerung Unterkunft in „Landesspitälern", die allerdings einen Sammeltopf von „Blinden, Lahmen, Wahnwitzigen, Mondsüchtigen, Besessenen, Höckrigen, Wassersüchtigen, Schlagberührten" und dergleichen bilden (JETTER, 1981, S. 15).

Zur Zeit des *Absolutismus* entwickeln die deutschen Kleinstaaten staatliche „Zucht- und Tollhäuser", in denen Geisteskranke zusammen mit Übeltätern, Bettlern, Prostituierten u. a. untergebracht werden („Unvernunft-Reservoirs", nach K. DÖRNER). (Dieser Typus fehlt interessanterweise in der Schweiz und in Österreich.)

Die Französische Revolution und das Zeitalter der *Aufklärung* führen offenbar zu einer Belebung städtischer Verwahrungsstätten nur für Irre, wie der erwähnte „Narrenturm" im Wien Kaiser Josef des II. In „Stadtasylen" (wie sie später aufs neue W. GRIESINGER als Alternative zur autonomen Irrenanstalt vorschlagen werden) werden die psychisch Kranken wieder enger an die allgemeine Medizin herangeführt. Neben einzelnen reformfreudigen, vom Geiste des „traitement moral et philosophique" eines PHILIPPE PINEL belebten

Häusern existieren weiterhin trostlose „Narrenasyle".

Die *erste Hälfte des 19. Jahrhunderts* bringt einen markanten Entwicklungsschritt: „Moral treatment" in England, „Psychische Curmethode" in Deutschland, „cura morale" in Italien beleben den Heilungsgedanken: Zucht- und Tollhäuser wandeln sich in „Psychische Heilanstalten", brutale Zwangsmaßnahmen werden weitgehend abgeschafft, wobei dieser idealistische Aufschwung sich nicht neuen Einsichten in die Heilbarkeit der Kranken, neuen Medikamenten oder wissenschaftlichen Entdeckungen verdankt, sondern Ausdruck der freiheitlichen emanzipatorischen Bewegung ist, welche die Französische Revolution ausgelöst hat (G. ZELLER, 1981). Pflegefälle und Unheilbare, die trotzdem existieren, werden in eigenen „Pflegeanstalten" versorgt, die zunächst geographisch getrennt, später in engerer Verbindung mit der Heilanstalt geführt werden (Prinzip der „relativ verbundenen Heil- und Pflegeanstalt"). Vorbild dieses charakteristischen Anstaltstypus bleibt lange die Badische Anstalt Illenau (1842) unter C. F. ROLLER.

Bestrebungen, die gegen *Ende des 19. Jahrhunderts* unter Überbelegung und therapeutischer Resignation leidenden Großanstalten durch neue Formen psychiatrischer Betreuung aufzulockern, wandeln das Gesicht der weiter wachsenden „Heil- und Pflegeanstalten" kaum. Zum Nachteil der Langzeitpatienten-Behandlung spaltet sich in Deutschland die Hochschulpsychiatrie von den Anstalten ab. An eigenen „Universitäts-Nervenkliniken" werden Psychiatrie und Neurologie vornehmlich an frisch Erkrankten gelehrt. Eine „Zweiklassen-Psychiatrie" bahnt sich an, die in anderen Ländern, z. B. in der Schweiz, vermieden wird. Frühe Gründungen universitärer Irrenkliniken sind Heidelberg (1878) und Freiburg im Breisgau (1887), Vorlesungen über Geistesstörungen gehen aber schon auf den Anfang des 19. Jahrhunderts zurück. Die Verbreitung der „Familienpflege", Versuche mit „agricolen Colonien", namentlich aber auch die weiteren Gründungen großer staatlicher „verbundener" Heil- und Pflegeanstalten kurz vor und nach der Jahrhundertwende können mit der Flut neuer Patienten nicht fertig werden, die das schnelle Bevölkerungswachstum in Europa und die Ausgrenzungszwänge des Industriezeitalters heranspülen. Gleichzeitig verlängert die Bettbehandlung und die zu sozialer Verkümmerung führende Untätigkeit der Patienten deren Aufenthaltsdauer.

Während der *ersten Hälfte des 20. Jahrhunderts* stagniert die Weiterentwicklung des psychiatrischen Krankenhauses. Das Elend zweier Weltkriege, die Wirtschaftskrise und die Massenarbeitslosigkeit der 30er Jahre lassen nicht nur Neubaupläne scheitern, sondern verhindern oft auch notwendige Renovationen. Trotz der Entdeckung bedeutender Psychotherapiemethoden, trotz HERMANN

SIMONS „aktivere(r) Krankenbehandlung in der Irrenanstalt" (1929) und trotz der mit großen Hoffnungen eingeführten somatischen Kuren der 30er Jahre (Schlafkur, Cardiazol- und Elektroschockverfahren, Insulinkomamethode) ändert sich die Struktur des psychiatrischen Krankenhauses nur geringfügig. Allenfalls werden Bauformen variiert, Laboratorien angebaut, Zellen durch Wachsäle ersetzt, Werkstätten eröffnet, da und dort Klinikambulatorien eingeführt. Das Kolonienwesen und die Familienpflege bilden sich hingegen zurück: Das Großkrankenhaus bleibt auf seinen Pfleglingen sitzen und degeneriert zum Asyl und Altersheim.

Umbruch des Anstaltswesens
Die sich weiter aufblähenden, kasernenartigen Massenanstalten Europas werden nach dem Zweiten Weltkrieg zunehmend als personell unterbesetzte, baulich veraltete, therapeutisch unfruchtbare „Schlangengruben" empfunden. Schon Ende des 19. Jahrhunderts war im Deutschen Reichstag der Mißstand des Anstaltswesens diskutiert worden (ZELLER). In den 50er und 60er Jahren des 20. Jahrhunderts kommt es in vielen Ländern zu einer fundamentalen Attacke gegen das psychiatrische Krankenhaus, einige Stimmen verlangen seine gänzliche Abschaffung, Italien verbietet 1978 per Gesetz die Neuerrichtung psychiatrischer Spitäler und betreibt die Auflösung der bestehenden. Die Gründe dieser gelegentlich antipsychiatrisch entgleisenden Reformdynamik können hier aus Platzgründen nicht ausgebreitet werden. Sie läßt sich aus dem Zusammenwirken positiver neuer Behandlungsmöglichkeiten (Psychopharmaka, „extramurale" Beeinflussungs- und Rehabilitationsmethoden etc.), negativer Erfahrungen (Betroffenheit über Hitlers Euthanasiemorde, Einsicht in die Hopitalismusschäden bei jahrelang hospitalisierten Patienten etc.) und einer theoretischen Umorientierung der wissenschaftlichen Psychiatrie (Sozialpsychiatrie; Überwindung erstarrter monokausaler Positionen nach der Jahrhundertmitte) verständlich machen. Zum Politikum wird dieser Reformwille allerdings wohl dadurch, daß er – analog zum Aufbruch der Psychiatrie nach der Französischen Revolution – Teil einer breiten, emanzipatorischen Protestwelle wird, die als „68er-Revolution", ursprünglich psychiatriefremd von den Hochschulen ausgehend, das Ärgernis der Geisteskrankheit als weiteres Paradigma kapitalistisch-industriellen „Unterdrückungselends" benutzt.

Gegenwärtiger Stellenwert, Struktur und Aufgaben des psychiatrischen Krankenhauses
Nach hitzigen Auseinandersetzungen der 70er Jahre besteht heute weitgehend Übereinstimmung, am psychiatrischen Krankenhaus als wichtigem Element eines Versorgungssystems („Glied einer Versorgungskette") festzuhalten. Die Größe eines autonomen psychiatrischen Fach-Krankenhauses soll 300 bis 400 Betten nicht überschreiten, sie soll den Bedürfnissen des zugehörigen Versorgungsgebietes (optimal ist eine Region von 150 000 bis 250 000 Einwohnern) entsprechen und wird beeinflußt durch die Angliederung oder Abtrennung von Fachabteilungen für Jugendpsychiatrie, Gerontopsychiatrie, Suchtkrankheiten, stationäre Psychotherapie, Oligophrenenbetreuung u. ä. Wieviel „Autonomie" dem Fach-Krankenhaus zuzubilligen sei, ist umstritten. Ein Nachteil des selbständigen Krankenhauses ist die Segregationsgefahr. Als Vorteil gilt die freizügigere Entwicklung z. B. von Arbeitstherapieformen mit großem Raumbedarf. (C. MÜLLER empfiehlt die sog. Juxta-Position: eine psychiatrische Einheit von ca. 200 Betten in unmittelbarer Nähe eines allgemeinen Distrikt-Krankenhauses von 400–500 Betten; der Vorteil besteht in der gemeinsamen Nutzung zentraler technischer Einrichtungen.)
Die Stationen sollten gemischt-geschlechtlich geführt werden und nicht mehr als 20–25 Betten in Ein-, Zwei-, max. Vierbettzimmern umfassen (von Wachsälen ist man auch in Altersabteilungen durchweg abgekommen). Weitgehende Öffnung der Abteilung und Liberalisierung des Regimes sind zu fördern. Wesentlich ist die Anwendung differenzierter Behandlungskonzepte für verschiedene Störungsgruppen, eingebettet in ein durchgegliedertes „therapeutisches Milieu". Klare Tagesstruktur, vielfältige Trainingsmöglichkeiten, mit Geld entlöhnte Arbeit in Werkstätten für Behinderte, Freizeiteinrichtungen, Kontaktangebote nach außen, Einbezug der Angehörigen, enge Kooperation mit nachbehandelnden Diensten u. a. wirken unnötig langer Aufenthaltsdauer und regressivem Rückzug entgegen. All dies hat seinen Preis, der sich vor allem in hohen Personalkosten niederschlägt. Ein psychiatrisches Krankenhaus ist um so besser, je mehr gut ausgebildetes Personal in multiprofessionellen Teams zur Verfügung steht!
Mit dem Schlagwort „Klinifizierung" der alten Anstalten wird das Bemühen gekennzeichnet, den vermehrt eingewiesenen Akutkranken eine intensivere Behandlung analog zum somatischen „Akutspital" zu gewähren. Die „Entflechtung" der Krankenhauspopulation mit Verlegung „fehlplazierter" Dauerinsassen in Wohngemeinschaften, Wohnheimen u. a. dient diesem Ziel. Wo jedoch zugunsten gut eingerichteter „Aufnahmekliniken" die Sorge für den chronisch schwer Behinderten vernachlässigt wird, droht aufs Neue das Elend der „Zweiklassen-Psychiatrie", die eine klassische Gefahr der alten Heil- und Pflegeanstalten war. Der Ausbau gemeindenaher psychosozialer Dienste, von Polikliniken mit Krisenlnterventionsstationen und die vermehrte Niederlassung psychotherapeutischer Ärzte verbessert in erster Linie die Hilfe für den Akutpatienten. Dem Fach-Krankenhaus hingegen werden in steigender Zahl mehrfach geschädigte Problempatienten zugewiesen, die keine schnellen Therapieerfolge bescheren. Rehabilitative Anstrengungen sowie Forschung

und Lehre müssen also auch den Langzeitpatienten einbeziehen, der weiterhin vom Schicksal „doppelter Ausschließung" (W. SCHULTE) bedroht ist!

Modifikationen und Sonderaufgaben
Nach dem Zweiten Weltkrieg hat die besonders von den angelsächsischen Ländern und Skandinavien ausgehende sozialpsychiatrische Entwicklung zu wesentlichen Modifikationen des psychiatrischen Krankenhauses geführt, von denen die → Tages-/Nachtklinik (-Spital) in erster Linie zu nennen sind. Als „teilstationäre Institutionen" spielen sie heute in allen modernen psychiatrischen Versorgungssystemen die Rolle von flankierenden „Übergangseinrichtungen" zwischen Vollhospitalisation und ambulanter Betreuung. Sie funktionieren selbständig oder als Teil „gemeindenah" umorganisierter Krankenhäuser. Um auch langjährig hospitalisierte Patienten zur Entlassung zu führen, sind an modernen Krankenhäusern kleine, relativ autonome Rehabilitationsabteilungen entstanden, in denen verlorengegangene praktische Kenntnisse, z. B. Einkaufen, Kochen, Haushaltführen, eingeübt werden. – Auf andere Übergangs- und Experimentierformen, die z. T. fließende Übergänge zu therapeutischen Wohngemeinschaften darstellen, z. B. das interessante Soteria-Projekt, kann aus Platzgründen nicht weiter eingegangen werden.

In den USA entstanden seit den Sechzigerjahren gemeindenahe psychiatrische Behandlungszentren, sog. *„Community-Mental-Health-Centers"*, die nach dem Konzept umfassender Versorgung → Krisenstationen, Tag-/Nachtspitäler mit Therapiewerkstätten, Poliklinik und Beratungsdienste für Vor- und Nachsorge sowie Einrichtungen für Forschung und Ausbildung unter einem Dach vereinigen. 1974 existierten erst 392 solcher „Gesundheitszentren", gegenüber einem vom National Institut of Mental Health anfänglich geschätzten Bedarf von 2300 (J. K. WING, 1982).

In der BRD ist eine der wenigen psychiatrischen Krankenhaus-Neugründungen der letzten 50 Jahre, das „Zentralinstitut für Seelische Gesundheit" in Mannheim (1975), durch dieses amerikanische Modell angeregt worden.

Eine weitere Möglichkeit, das psychiatrische Krankenhaus alten Stils teilweise zu ersetzen oder zu ergänzen, ist die Schaffung kleiner *psychiatrischer Abteilungen in Allgemein-Spitälern*. Sie wurde offenbar zuerst in England verwirklicht (C. MÜLLER), bald auch von andern Ländern übernommen. In der BRD existierten 1979 bereits 52 solcher Abteilungen mit ca. 3500 psychiatrischen Betten (REIMER u. LAUX, 1984). Viele von ihnen betreuen daneben auch neurologisch Erkrankte. Ihr Vorteil ist die größere Nähe zur Wohngemeinde und zur Allgemeinmedizin, das fehlende Odium des „Irrenhauses", die überschaubare Größe. Der Nachteil ungenügend strukturierter und kleiner Abteilungen ist ihre Neigung, leicht gestörte Patienten zu bevorzugen, zumal meist keine Aufnahmeverpflichtung besteht. Insofern sind sie bisher vor allem als Ergänzung, nicht als Ersatz des autonomen psychiatrischen Krankenhauses bewertet worden (KULENKAMPFF, 1981; BÖKER, 1982).

Besondere, noch nicht befriedigend gelöste Krankenhaus-Probleme stellen die geistig schwer Behinderten, die z. T. in eigenen *Oligophrenen-Anstalten,* z. T. konzentriert auf Abteilungen der psychiatrischen Fach-Krankenhäuser oder seltener auf verschiedenen Abteilungen für Langzeitpatienten (psychisch Behinderten) verteilt untergebracht werden. Von Heilpädagogen geleitete, kleine Wohngruppen/Heime sind nicht für alle Ausprägungsformen des Schwachsinns geeignet.

Die Unterbringung/Behandlung psychisch schwer beeinträchtigter Rechtsbrecher, dissozialer Drogensüchtiger und aggressiver Persönlichkeitsgestörter gibt immer wieder Anlaß zu kontroversen Diskussionen zwischen Justiz/Polizeibehörden und Psychiatern. Eine Betreuung solcher Personen in psychiatrischen Fach-Krankenhäusern angegliederten, ausbruchssicheren „festen Häusern", verstärkt das alte Vorurteil vom Irrenhaus als einer behördenhaften Disziplinierungsanstalt und läuft den überfälligen Liberalisierungsanstrengungen strikt zuwider. Steht der Sicherungsgedanke im Vordergrund, dann sind von Psychiatern beratene Haftanstalten den psychiatrischen Krankenhäusern vorzuziehen, dominiert der Patientenstatus, dann müssen die Prinzipien der psychiatrischen Behandlung den Unterbringungsrahmen bestimmen. Für eine gewisse, unterschiedlich groß geschätzte, Zahl krimineller Problempatienten wird man neue Institutionen konzipieren müssen.

Als Sonderformen des psychiatrischen Krankenhauses haben sich mancherorts Suchtkliniken und gerontopsychiatrische Spezialkrankenhäuser abgespalten. Die strukturell-architektonischen Merkmale kinder- und jugendpsychiatrischer Krankenhäuser schließlich sind mit denen der Erwachsenen-Psychiatrie nicht unbedingt identisch.

Literatur
BÖKER, W.: Die Zukunft des psychiatrischen Krankenhauses – Auflösung oder Wandlung? Schweiz. Arch. Neurol. Neurochir. Psychiat. 130, 203–213 (1982).
DÖRNER, K.: Psychiatrie und Gesellschaftstheorien. In: KISKER, K. P., MEYER, J. E., MÜLLER, C., STRÖMGREN, E. (Hrsg.): Psychiatrie der Gegenwart, 2. Aufl., Bd. I/1. Berlin Heidelberg New York: Springer 1979.
HEIM, E.: Praxis der Milieutherapie. Berlin Heidelberg New York: Springer 1985.
JETTER, D.: Grundzüge der Geschichte des Irrenhauses. Darmstadt: Wissenschaftliche Buchgesellschaft 1981.
KULENKAMPFF, C.: Psychiatrische Abteilung am Allgemeinkrankenhaus oder psychiatrisches Großkrankenhaus? In: REIMER, F. (Hrsg.): Vergangenheit, Gegenwart und Zukunft der Krankenhauspsychiatrie. Weinsberg: Weissenhof 1981.
MÜLLER, C.: Psychiatrische Institutionen. Berlin Heidelberg New York: Springer 1981.
PANSE, F.: Das psychiatrische Krankenhauswesen. Stuttgart: Thieme 1964.

REIMER, F. (Hrsg.): Krankenhauspsychiatrie. Ein Leitfaden für die praktische Arbeit. Stuttgart New York: Fischer 1977.
REIMER, F., LAUX, G.: Krankenhauspsychiatrie. In: BATTEGAY, R., GLATZEL, J., PÖLDINGER, W., RAUCHFLEISCH, U. (Hrsg.): Handwörterbuch der Psychiatrie. Stuttgart: Enke 1984.
SCHULTE, W.: Klinik der „Anstalts"-Psychiatrie. Stuttgart: Thieme 1962.
WING, J. K.: Sozialpsychiatrie. Berlin Heidelberg New York: Springer 1982.
WINKLER, W. TH.: Das psychiatrische Krankenhaus; organisatorische und bauliche Planung. In: KISKER, K. P., MEYER, J. E., MÜLLER, C., STRÖMGREN, E. (Hrsg.): Psychiatrie der Gegenwart, 2. Aufl., Bd. III. Berlin Heidelberg New York: Springer 1975.
ZELLER, G.: Von der Heilanstalt zur Heil- und Pflegeanstalt. Ein Beitrag zur Geschichte des psychiatrischen Krankenhauswesens. Fortschr. Neurol. Psychiat. 49, 121–127 (1981).

W. BÖKER

Kriminalität → Adoptionsstudien

Krise

[gr.: χρίσις = Entscheidung, entscheidende Wendung]
Nach Duden ein seit dem 16. Jahrhundert bezeugtes Fremdwort (Crisis), das in der Medizin den Höhe- und Wendepunkt einer Krankheit bezeichnet. Das Wort wird heute in der Psychiatrie und Psychotherapie meist in zwei verschiedenen Bedeutungen gebraucht: einerseits zur Bezeichnung einer akuten und gefährlichen Situation, welche die Notwendigkeit einer Entscheidung und der raschen Hilfe anzeigt (→ *Krisenintervention*); andererseits bedeutet Krise in der Entwicklungspsychologie wichtige Übergangsphasen, in welchen es zu einer Zuspitzung der Lebenssituation kommen kann und sich der weitere Verlauf entscheidet, sowohl in Richtung größeren seelischen Wachstums und Reife wie auch der Fixierung und dauernden Störung. Die biologischen Umstellungsphasen (Pubertät, Klimakterium, Involution, aber auch Schwangerschaft, Geburt und Wochenbett) geben nicht selten Anlaß zu seelischen Krisen.
Vor allem durch E. H. ERIKSON ist der Begriff *Identitätskrise* bekannt geworden. *Pubertäts-* bzw. *Adoleszentenkrise* meinen speziell auf diese Entwicklungsphasen bezogen weitgehend das gleiche. ERIKSON bezeichnet damit die Identitätsverwirrung des Jugendlichen, d. h. die Unsicherheit in seinem Selbstsein in der Übergangsphase von der Kindheit zum Erwachsenen (→ Identifizierung). Im analogen Sinn ist neuerdings der Ausdruck „*mid-life crisis*", Krise der Lebensmitte, populär geworden. In einem allgemeinen Sinn werden unter *Existenzkrisen* schwerwiegende familiäre und berufliche Entscheidungssituationen verstanden. Am Ausgangspunkt von Neurosen und auch Psychosen stehen oft seelische Krisen. V. E. v. GEBSATTEL versteht in einer anthropologischen Betrachtungsweise manche Neurosen und Psychosen als „Werdenskrisen".

Literatur
ERIKSON, E. H.: Youth and crisis. W. W. NORTON, New York 1968. (Dt.: Jugend und Krise. Stuttgart: Klett 1981.)
GEBSATTEL, V. E. v.: Gedanken zu einer anthropologischen Psychotherapie. In: FRANKL, V. E., GEBSATTEL, V. E. VON, SCHULTZ, J. H. (Hrsg.) Handbuch Neurosenlehre Psychother. Bd. III, S. 531–567. München Berlin: Urban & Schwarzenberg 1959.

H. KIND

Krisenintervention und Notfallpsychiatrie

Krisenintervention und Notfallpsychiatrie sind überlappende, nur unscharf voneinander abgrenzbare Begriffe mit teilweise gleichen und teilweise verschiedenen Ursprüngen. Der erste psychiatrische Notfalldienst wurde u. W. während der Wirtschaftskrise und Massenarbeitslosigkeit der 30er Jahre von QUERIDO in Amsterdam aufgebaut. 1944 untersuchte LINDEMANN in Boston nach einer Brandkatastrophe in einem Nachtlokal erstmals gezielt Symptomatologie und Ablauf von traumatischen psychischen Krisen- und Trauerreaktionen. Seit den 50er- und 60er-Jahren folgte die systematische Erforschung von psychischen Krisen und möglichen Interventionsstrategien im Rahmen einer → präventiven Psychiatrie durch CAPLAN, JACOBSON und andere Autoren. Weitere Anstöße kamen in den letzten Jahrzehnten in den USA und anderswo aus der → Sozial- und Gemeindepsychiatrie: Mit der zunehmenden Einführung von gemeindenahen sog. „Mental Health Centers", flankierenden Übergangseinrichtungen zur Teilzeitbetreuung, psychiatrischen Behandlungsstationen als Alternative oder Ergänzung zu den traditionellen psychiatrischen Großkrankenhäusern, teilweise aber auch mit der bloßen, massenhaften Desinstitutionalisierung psychiatrischer Langzeitpatienten ohne zureichende externe Betreuung stieg das Bedürfnis nach kurzdauernden Interventionsmöglichkeiten in akuten Krisen- und Dekompensationszuständen ohne psychiatrische Vollhospitalisation.
Unter „*psychiatrischer Krisenintervention*" versteht man im allgemeinen eine gezielte Behandlungstechnik in mehreren Schritten, die innerhalb von einigen Tagen oder Wochen (konventionell wird oft eine 4- bis 6-Wochen-Grenze genannt) ablaufen und auf eine *ursächliche* Behandlung der akuten Krisensituation auch im Sinn einer → Prävention von längerdauernden psychischen Erkrankungen abzielen. Die *Notfallintervention* dagegen bezweckt vor allem eine rasche, *symptomatische* Behebung von momentan bedrohlichen, perakuten Spannungs- und Erregungszuständen innerhalb von Stunden oder höchstens Tagen (konventionell 24 bis maximal 72 Stunden). Damit verbunden ist zumeist ein Entscheid über die Weiterbehandlung im Sinn der Triage.
Psychiatrische Krisen lassen sich kommunikationstheoretisch als akute Überforderung eines Informationsverarbeitungssystems von gegebener Kanalkapazität verstehen. Je nach dem relativen

Ausmaß der Überforderung kommt es zu einer aufsteigenden Reihe von Dekompensationssymptomen, die von unspezifischer Spannung, Ängstlichkeit, Unsicherheit und Ambivalenz über Irritation, aggressive und autoaggressiv-suizidale Tendenzen bis zu klar pathologischen Impulshandlungen mit Erregung oder Stupor, affektiv-kognitiver Verwirrung, Derealisations- und Depersonalisationserlebnissen und schließlich offen psychotischen wahnhaften und halluzinatorischen Phänomenen reichen können.

Die moderne Krisentheorie versteht und behandelt solche Überforderungssymptome recht unabhängig von traditionellen diagnostischen Kriterien. Als *Technik der Krisenintervention* hat sich vielerorts die folgende, erstmals von JACOBSON klar konzeptualisierte Reihenfolge von 6 Interventionsschritten bewährt: 1. Explorieren und Verstehen des Krisenanlasses; 2. gemeinsames Erarbeiten einer verständlichen Krisendefinition mit dem Betroffenen; 3. gezieltes Abführen von aufgestauten Affekten, insbesondere von Scham- und Schuldgefühlen; 4. Reaktivieren von gewohnten Verhaltens- und Verarbeitungsmechanismen; 5. wenn nötig, Suchen nach neuen Lösungen; 6. retrospektive Bilanz als beste Prophylaxe für neue Krisen. – Eine andere Reihenfolge riskiert die Spannung zu erhöhen. Weitere wichtige Behandlungsprinzipien beinhalten 1. das rasche Eingreifen ohne langwierige vorherige Beobachtungsperiode, 2. den systematischen Einbezug des relevanten sozialen Umfeldes (Angehörige, nahe Bekannte etc.), 3. das möglichst umfassende und gemeindenahe Vorgehen sowie 4. die weitgehende Vermeidung einer sozialen und beruflichen Ausgliederung.

Bei der psychiatrischen *Notfallintervention* kommen je nach Umständen nur einige Elemente einer umfassenden Krisenintervention zur Anwendung. Im Vordergrund stehen rasch streßreduzierende und supportive psycho-, sozio- und pharmakotherapeutische Maßnahmen, darunter das notfallmäßige Gespräch mit dem Nahziel der akuten Entlastung und Stützung, evtl. die Entfernung aus dem belastenden Milieu, die Überwachung und Verhütung von suizidalen oder aggressiven Handlungen, ferner, wenn nötig, die rasche medikamentöse Beruhigung und Dämpfung. Weitere Ziele der Notfallintervention sind die rasche diagnostische Abklärung u. a. im Hinblick auf somatotoxische und psychoorganische Ursachen sowie die Triage nach weiterer somatischer oder psychiatrischer Behandlungs- und Hospitalisationsbedürftigkeit.

Psychiatrische Krisen- und Notfallinstitutionen können je nach Umständen und lokalen Gegebenheiten ambulant, halbambulant oder stationär, ferner einzeln, im Familien- oder Gruppenverband erfolgen. Für schwerere Fälle werden neuerdings mancherorts kleine, spezialisierte Kriseninterventions-, Notfall- und Triagestationen mit einem besonders geschulten, pluridisziplinären Personal eingeführt, die an die Notfallpforten von somatischen oder psychiatrischen Krankenhäusern, an Polikliniken, sozialpsychiatrische Dienste etc. angegliedert sein können.

Literatur
BASSUK, E. L., GERSON, S.: Emergency psychiatry in the general hospital. General Hospital Psychiatry. Elsevier North Holland, 1979, pp 31–45.
BELLAK, L., SMALL, L.: Emergency psychotherapy and brief psychotherapy (2nd ed.) New York: Grune & Stratton 1978.
CAPLAN, G.: Principles of preventive psychiatry. New York: Basic Books 1964.
CIOMPI, L.: Krise und Krisenintervention in der modernen Psychiatrie. Schweiz. Med. Wochenschr. 107, 893–898 (1977).
HAEFNER, H., HELMCHEN, H.: Psychiatrischer Notfall und psychiatrische Krise – konzeptuelle Fragen. Nervenarzt 49, 82–87 (1978).
HEIM, E.: Notfallpsychiatrie. Schweiz. Rundschau Med. (Praxis) 69, 1296–1301 (1980).
HÜLSMEIER, H., CIOMPI, L.: Stationäre sozialpsychiatrische Krisenintervention am Beispiel der Krisenintervenionsstation der Sozialpsychiatrischen Universitätsklinik Bern. Psychiat. Praxis 2, 67–73 (1984).
JACOBSON, G. F.: Programs and techniques of crisis intervention. In: ARIETI, S. (Ed.): American Handbook of Psychiatry, 2. Aufl., Vol. 2, S. 810–825. New York: Basic Books 1974.
LINDEMANN, E.: Symptomatology and management of acute grief. Amer. J. Psychiat. 101, 141–148 (1944).
REITER, L., STROTZKA, H.: Der Begriff der Krise. Ideen, geschichtliche Wurzeln und aktuelle Probleme des Krisenbegriffes. Psychiatria Clin. 10, 7–26 (1977).
SIFNEOS, P. E.: Brief psychotherapy and crisis intervention. In: KAPLAN, H. I., FREEDMAN, A. M., SADDOCK, B. J. (Eds.) Comprehensive textbook of psychiatry III, Vol. 2, p. 2247–2256. Maryland: William & Wilkins, 1980.
L. CIOMPI

Kryptomnesie

[gr.: κρυπτός = geheim; μνῆσις = Erinnerung]
Die Bezeichnung „Kryptomnesie" wurde wahrscheinlich zuerst von BLEULER gebraucht. Gemeint ist eine der vielen, begrifflich nicht immer gut faßbaren Spielarten der Erinnerungsfälschung. Erinnerungen verlieren die „Erinnerungsqualität" und erscheinen subjektiv als Neuschöpfungen. BLEULER und auch BUMKE bemerkten aus guten Gründen, daß auf diese Weise manche Prioritätsstreitigkeiten zwischen Gelehrten zustande kommen. Es ist in solchen Fällen schwer zu sagen, ob ein von mehreren Autoren formulierter Gedanke nur „in der Luft lag" oder ob ihn einer vom anderen übernommen hatte.

Erinnerungsfälschungen oder Umdeutungen und ihre Vorstufen (Einstellungs- und Meinungsänderungen) sind meist nicht krankhafte, sondern verstehbare, in Krankheitsfällen meist reversible Situationsangleichungen. Gegenüber einer von SCHNEIDER als „qualitativ" hervorgehobenen Allomnesie oder Pseudomnesie fassen wir heute (wie schon KRAEPELIN) alle Erinnerungsfälschungen unter dem Oberbegriff „Paramnesie" zusammen. Entstellungen und Verfälschungen des Erinnerns sind fast die Regel in jedem gesunden Alltagsverhalten. Jedes Erinnern ist mehr oder weniger auf persönliche Belange und Tendenzen hin relativiert. Vor allem sind es tiefere personale Faktoren

und auch Stimmungsschwankungen, die den Vorgang des jeweiligen Erinnerns in diese oder in jene Richtung lenken können.
Von den Paramnesien sind „gewöhnliche Fehlerinnerungen" kaum unterscheidbar. Es führt nicht weiter, wenn man eigens über „Gedächtnishalluzinationen" und „Gedächtnisillusionen" so diskutiert, als handele es sich dabei um klar umschriebene Symptome. Ebenso kann man gegen „kryptomnestische" Aspekte wie „Pseudoreminiszenz" oder „assoziierende Erinnerungsfälschung" skeptisch sein, ferner gegen den unklaren Ausdruck „identifizierende Erinnerungsfälschung": damit ist meist nichts anderes als das Phänomen des „déjà vu" oder „déjà éprouvé" gemeint.

Literatur
BLEULER, E.: Dementia praecox oder Gruppe der Schizophrenien. Leipzig Wien: F. Deuticke 1911.
BUMKE, O.: Lehrbuch der Geisteskrankheiten. München: J. F. Bergmann 1929.
KRAEPELIN, E.: Über Erinnerungsfälschungen. Teil I. Arch. Psychiat. Nervenkr. 17, 830–843 (1886).
KRAEPELIN, E.: Über Erinnerungsfälschungen. Teil II. Arch. Psychiat. Nervenkr. 18, 395–436 (1887).
SCHNEIDER, K.: Die Störungen des Gedächtnisses. In: Handbuch der Geisteskrankheiten, O. BUMKE (Hrsg.), Bd. I, S. 508–529. Berlin: Springer 1928.

A. E. ADAMS

Kunst, psychopathologische
Dieser allgemein gebräuchliche Sammelbegriff ist unglücklich, doch gibt es bis heute keinen besseren, der sich eingebürgert hätte. Historisch geht er auf LOMBROSO zurück, der schon 1880 eine Arbeit „L'arte nei pazzi" veröffentlicht hat. Damals wurde das Wort „Kunst" mehr als heute im Sinne von Handfertigkeit oder Handwerk gebraucht. Für Kunst im engeren Sinne fehlt eine allgemeingültige Definition bis jetzt. Was als Kunst bezeichnet wird, hängt allem zuvor vom soziokulturellen Hintergrund ab, d. h. viel mehr vom Empfänger als vom Schöpfer. Reden wir von prähistorischer Kunst, von Volkskunst, von naiver Kunst, von Kinderkunst usw., so versuchen wir das Phänomen einer den Durchschnitt überschreitenden künstlerischen Leistung zeitlich, soziologisch, der Ausgangssituation oder der Entwicklungsstufe des Produzenten entsprechend, zu bestimmen. Mit der Bezeichnung „psychopathologisch" wird hingegen eine medizinische Bewertung eingeführt, die das unbestimmte Konzept „Kunst" mit einer mehr oder weniger bestimmten Diagnose belegen will. Auf der andern Seite entsteht dadurch bei Laien und Kunstinteressierten das Mißverständnis, die Psychiater wollten jeden Strich eines Kranken als Kunst bewertet wissen. Es scheint ebenso unangebracht, jedes Gekritzel eines Kranken unter den Sammelbegriff „Kunst" fassen zu wollen wie irgendeine Telefonkritzelei von Durchschnittsmenschen.
RÉJA hat 1901 von „kranker Kunst" („L'art malade: dessins de fous") gesprochen und 1907 ein Buch „L'art chez les fous" publiziert. Im Text stellte er einschränkend fest, es handle sich um mehr oder weniger „embryonale Formen der Kunst", bei denen der Wille, ein Kunstwerk zu erschaffen, fehle. PRINZHORN war vorsichtig, als er 1919 über „bildnerisches Schaffen" und 1922 sein Hauptwerk über „Bildnerei der Geisteskranken" schrieb. Er betonte, daß er nicht gerne von „Irrenkunst", „Kunst der Geisteskranken" und von „pathologischer Kunst" spreche, weil „das Wort Kunst mit seiner festen, affektbeladenen Bedeutung" ein Werturteil einschließe, während er sich bemühe, „die Bildwerke, um die es sich handelt, und die Probleme, zu denen sie führen" nicht wertend zu messen, sondern psychologisch zu „erschauen".
Im Jahre 1923 haben sowohl JASPERS als auch PFEIFER sogar von „schizophrener Kunst" gesprochen. Das wird mit Recht von MÜLLER-SUUR kritisiert mit der Begründung, es gebe wohl schizophrene Menschen, ein Kunstwerk aber könne nicht schizophren krank sein. Ähnlich argumentiert der französische Maler DUBUFFET (Gründer der Compagnie de l'art brut [1948], deren Sammlung auch Bilder einer großen Zahl von Geisteskranken umfaßt und seit 1976 in einem eigenen Museum in Lausanne dem Publikum zugänglich ist): es existiere ebenso wenig eine „Kunst der Verrückten" wie eine „Kunst der Darm- oder Meniskuskranken".
NAVRATIL hat 1967 vorgeschlagen, den Begriff „psychopathologische Kunst" für diejenigen Kranken zu reservieren, „die in der Psychose zum erstenmal in ihrem Leben eine künstlerische Tätigkeit entfalten, sich eine eigene Technik erarbeiten und einen persönlichen Stil finden". Es sind dies die von RENNERT als „Paradefälle" bezeichneten Kranken, die auf Ausstellungen Ruhm erlangt haben, wie ADOLF WÖLFLI, ALOYSE, JOHANN HAUSER, CARLO u. a., sowie die Malerautodidakt SCHRÖDER-SONNENSTERN oder der Bergmann LESAGE, die alle heute auch in Kunstkreisen als Künstler anerkannt werden. Unberücksichtigt bleiben aber in dieser Definition psychotisch gewordene Berufsmaler wie HILL, JOSEPHSON, LOUIS SOUTTER oder CHARLES FILIGER. Später führte dann NAVRATIL aus theoretischen Überlegungen (FISCHER) den Terminus „zustandsgebundene Kunst" ein, der aber wieder nicht recht befriedigt, weil im Grunde jede Kunst zustandsgebunden entsteht.
So bedient man sich auch heute noch am besten im Sinne PRINZHORNS der neutralen, keinerlei künstlerische Bewertung einschließenden Formulierung „psychopathologische Bildnerei", resp. in umgekehrter Form „Psychopathologie des bildnerischen Ausdrucks", wenn man Zeichnungen und Malereien von psychisch kranken Menschen zur Untersuchung heranzieht.
Der erste Hinweis auf zeichnerische Betätigung von Geisteskranken (mit einer Abbildung und deren Beschreibung durch den sicherlich schizophre-

nen Patienten selbst) findet sich in einem Buch des französischen Gerichtsarztes TARDIEU von 1872. Vier Jahre später versuchte SIMON einen Zusammenhang zwischen Krankheit und bildnerischer Darstellung nachzuweisen. Der deutsche Psychiater MOHR veröffentlichte 1906 eine systematische Arbeit „Über Zeichnungen von Geisteskranken und ihre diagnostische Verwertbarkeit", welch letztere er allerdings sehr überschätzte, glaubte er doch verschiedene Formen der Dementia praecox unterscheiden zu können. Bei Oligophrenen führte ihn der Vergleich mit Kinderzeichnungen zu einer Bewertung des Schwachsinnsgrades. MOHR sah jedoch in den Zeichnungen seiner Patienten ausschließlich morbide Symptome von Zerstörungs- und Abbauprozessen.

Hingegen darf RÉJA (Pseudonym des franz. Arztes PAUL MEUNIER) als der Erste gelten, der nicht nur produktiv schöpferische Momente in den Bildnereien von Kranken feststellte, sondern auch schon 1907 zu dem Schluß kam, daß künstlerisch schöpferische Tätigkeit einen Ausnahmezustand bedinge, der bei Normalen und Verrückten im Prinzip identisch sei. Weil dieser Ausnahmezustand beim Kranken von längerer Dauer sei, ließe sich bei ihm die Genese schöpferischer Tätigkeit besonders gut beobachten. Die grundsätzlich verschiedenen Positionen von MOHR und RÉJA haben in der Folge die beiden wesentlichen Forschungsrichtungen bestimmt. Die auf MOHR fußende führte über eine genaue Analyse aller formalen und auch der vordergründigen inhaltlichen Eigenheiten schließlich zum Merkmalskatalog von RENNERT (1962), der wohl alles berücksichtigt, was im Laufe der Zeit von einer großen Zahl von Autoren in Kleinarbeit zusammengetragen worden war. Dabei bestätigte RENNERT, daß kein einziges Merkmal an sich spezifisch, d. h. pathognomonisch für Schizophrenie (oder eine andere psychische Erkrankung) ist, denn jedes läßt sich zuweilen auch in Erzeugnissen von Gesunden nachweisen.

Die von RÉJA ausgehende Forschungsrichtung führte indessen über das Buch von MORGENTHALER „Ein Geisteskranker als Künstler" (1921) und das grundlegende Werk von PRINZHORN „Bildnerei der Geisteskranken" (1922) zu einer eingehenden Beschäftigung mit den psychologischen Grundlagen schöpferischen Tuns, wie dies PRINZHORN in seinem Untertitel („Ein Beitrag zur Psychologie und Psychopathologie der Gestaltung") schon angestrebt hatte. Die von NAVRATIL ausgearbeitete Theorie der Kreativität (1976) darf wohl als wichtigste Folge solcher Bemühungen angesehen werden.

Unzweifelhaft hat diese Entwicklung die Beschäftigung mit künstlerischen Erzeugnissen von psychisch Kranken noch mehr ins Randgebiet der Psychiatrie abgedrängt. Für die produktiven, positiven Aspekte, vor allem bei den schizophrenen Kranken, haben sich jahrzehntelang nur eine ganz kleine Anzahl von Forschern interessiert. Schon das Erscheinen des Buches von PRINZHORN fand zwar seinerzeit in Kunstkreisen einen sehr großen Widerhall, wurde aber in der offiziellen Psychiatrie kaum in Betracht gezogen. Trotzdem ist die Zahl der Publikationen in diesem Randgebiet (bis zum letzten Weltkrieg nur rund 150 Arbeiten) seither dermaßen angeschwollen, daß es einem Einzelnen heute nicht mehr möglich ist, die ganze Literatur zu übersehen.

Einen starken Anreiz hat dabei die Internationale Gesellschaft für Psychopathologie des Ausdrucks (S.I.P.E., Sitz in Paris, ab 1959) bzw. die Gründung zahlreicher Tochtergesellschaften, die heute über die ganze Welt verteilt sind, ausgeübt. So ergab sich vielerorts ein Erfahrungsaustausch mit Künstlern, Kunstwissenschaftlern, Psychologen, Philosophen, Soziologen u.a.m. Nicht nur zeichnerische, malerische und bildhauerische, sondern auch sprachliche, musikalische, mimische, szenische und audio-visuelle Ausdrucksformen kamen zur Berücksichtigung. In vielen Kliniken entstanden Malateliers, zum Teil mit dem Ziel, freies Gestalten ohne äußeren Einfluß zu erlauben, zum Teil unter Leitung speziell ausgebildeter Maltherapeuten. Vor allem in den angelsächsischen Ländern ist eine eigentliche „arttherapy" entstanden mit vielen entsprechenden Ausbildungsmöglichkeiten. Mancherorts werden bildnerische Produktionen tiefenpsychologisch ausgewertet als ein dem Traum ebenbürtiger Bestandteil der psychotherapeutischen Betreuung. Dabei gewinnen naturgemäß Verlaufsserien an Bedeutung. Viele diagnostische Testverfahren, die auf dem zeichnerischen Ausdrucksvermögen beruhen, sind erschienen. In Frankreich haben sich VOLMAT, ROSOLATO und WIART um eine statistische Erfassung der zeichnerischen Eigenheiten bei verschiedensten Kranken bemüht. Im deutschen Sprachbereich lassen sich manche Autoren von genauen Einzelbeobachtungen zu Überlegungen führen, die auf das Theoriegebäude der psychiatrischen Krankheitslehre doch einen gewissen Einfluß auszuüben vermögen (z. B. MÜLLER-SUUR).

Die Psychopathologie des bildnerischen Ausdrucks bleibt aber nicht auf psychiatrische Fälle beschränkt. Die Analyse psychopathologisch interessanter Erzeugnisse von gesunden Künstlern, vergleichende Untersuchungen von Kinderzeichnungen, von Produkten archaischer, primitiver, naiver usw. Herkunft sowie transkulturelle Forschungen, gehören ebenfalls in dieses Arbeitsgebiet. Auch bildnerisches Arbeiten unter experimenteller Einwirkung von psychodysleptischen Drogen (Meskalin, LSD, Psilocybin usw.) bringt theoretisch wichtige Einsichten.

Erstaunlicherweise sind in der recht umfangreichen psychoanalytischen Literatur, die sich mit dem künstlerischen Ausdruck beschäftigt, ärztliche Autoren nur in der Minderzahl vertreten. Inhaltliche Gesichtspunkte überwiegen dort: es geht vor allem um Deutungen, während die formalen Aspekte viel weniger Gewicht haben. Das Problem der menschlichen Kreativität wird deshalb oft etwas einseitig beleuchtet (s. bei KRAFT). Hingegen hat FISCHER aus neurophysiologischer Sicht aufgrund systematischer experimenteller Untersuchungen eine originelle Theorie ausgearbeitet, mit der er das Auftreten von Formkonstanten in der modernen Kunst, bei Schizophrenen, unter halluzinogenen Drogen, in der religiösen Ekstase usw. erklärt. Was die junge Neuropsychologie mit ihrer Lehre des verschiedenartigen Funktionsstils der beiden Großhirnhemisphären zur Psychopathologie des bildnerischen Ausdrucks beitragen wird, das ist wohl mit Interesse abzuwarten.

Literatur
BADER, A. (Hrsg.): Geisteskrankheit, bildnerischer Ausdruck und Kunst. Eine Sammlung von Texten zur Psychopathologie des Schöpferischen. Mit Beiträgen von ARNHEIM, R., BADER, A., BLEULER, M., FISCHER, R., GORSEN, P., MEYER F., MORGENTHALER, W., MÜLLER-SUUR, H., NAVRATIL, L., PRINZHORN, H., RÉJA, W., RENNERT, H., ROTHE, W., SCHMIDT, G., SPOERRI, T. Bern Stuttgart Wien: Huber 1975.
BADER, A., NAVRATIL, L.: Zwischen Wahn und Wirklichkeit. Kunst – Psychose – Kreativität. Luzern Frankfurt: Bucher 1976 (Die Autoren haben versucht, ein halbes Jahrhundert nach PRINZHORN eine Bilanz der wichtigsten Forschungsergebnisse zu liefern, wobei sie sich auf 240 Literaturangaben beziehen.)
KRAFT, H. (Hrsg.): Psychoanalyse, Kunst und Kreativität heute. Die Entwicklung der analytischen Kunstpsychologie seit FREUD. Mit Beiträgen von AUCHTER, T., BUSH, M., ECKSTAEDT, A., EHRENZWEIG, A., KOHUT, H., KRAFT, H., KUIPER, P. C., MÜLLER-BRAUNSCHWEIG, H., MUENSTERBERGER, W., NAGERA, H., NOY, P., RAUCHFLEISCH, U., REITER, A., WINNICOTT, D. W. Köln: DuMont 1984.
NAVRATIL, L.: Die Künstler aus Gugging. Wien Berlin: Medusa 1983.
PRINZHORN, H.: Bildnerei der Geisteskranken. Ein Beitrag zur Psychologie und Psychopathologie der Gestaltung. Berlin: Springer 1922 (Neudruck Berlin Heidelberg New York: Springer 1968.)

A. BADER

Kunstfehler, Sorgfaltspflicht, Haftpflicht
Der Kunstfehler ist ein zentraler Begriff des ärztlichen Haftpflichtrechts und meint eine Verletzung der Sorgfaltspflicht des Arztes. Handlungen (aber auch Worte!) des Arztes, deren negative Folgen er hätte voraussehen und deshalb unterlassen oder modifizieren müssen, bedeuten einen Kunstfehler, wenn damit das erlaubte Risiko überschritten wurde und sofern ein günstigeres Verhalten dem Arzt in der jeweiligen Situation zumutbar gewesen wäre. Von R. VIRCHOW soll die anschauliche Definition stammen: „Kunstfehler ist ein Verstoß gegen die anerkannten Regeln der Heilkunst infolge Mangels an Aufmerksamkeit oder Vorsicht." Ein Verstoß gegen die anerkannten Regeln kann grundsätzlich mit Absicht oder aus Fahrlässigkeit geschehen. Im ersteren Fall würde es sich um ein Vorsatzdelikt handeln, im zweiten um einen Kunstfehler. Welches die anerkannten Regeln der Heilkunde sind, kann nicht durch die Gerichte bestimmt, sondern muß im konkreten Fall durch Experten dem Gericht begründet werden. Eine Verletzung der Sorgfaltspflicht liegt nicht schon vor, wenn ein Außenseiterverfahren oder eine neue, noch unerprobte Methode verwendet wird. Aber: Je unkonventioneller das Vorgehen, um so größer die Sorgfaltspflicht! Dazu gehört vor allem auch die Aufklärung des Kranken bezüglich seiner Diagnose und der speziellen Risiken des gewählten Verfahrens.
Es gelten in der Psychotherapie wie in der Psychiatrie die üblichen Grundregeln ärztlicher Tätigkeit. Leitsatz ist das alte Primum nil nocere, vor allem nicht schaden! Der Therapeut ist verpflichtet, den Patienten zu dessen Vorteil zu behandeln und Schaden zu vermeiden. Haftpflichtig wird er gemäß den gesetzlichen Bestimmungen über unerlaubte Handlung oder allenfalls wegen Nichterfüllung eines Behandlungsvertrages. Anlaß zu Haftpflichtprozessen gegen Psychiater gaben bisher besonders Schockbehandlungen aller Art, das Unterlassen zumutbarer Vorkehren zur Verhinderung eines Suizids oder Suizidversuches, ungenügende Beaufsichtigung von Kranken in der Klinik u. a. Ein Rechtsanspruch auf Entschädigung ist nur begründet, wenn zwischen fehlerhaftem Verhalten des Arztes und Schadenereignis ein adäquater Kausalzusammenhang nachgewiesen ist. Der Schaden muß nach dem üblichen Verlauf der Dinge und in voraussehbarer Weise die Folge des fahrlässigen Verhaltens sein.

Literatur
KIND, H.: Der Kunstfehler in der Psychotherapie. Schweiz. Arch. Neurol. Neurochir. Psychiat. 119, 145–155 (1976).
PRIBILLA, O.: Der ärztliche Kunstfehler. In: Die juristische Problematik in der Medizin, hrsg. von A. MERGEN, Bd. III. München: Goldmann, S. 70–90 (1971).

H. KIND

Kurzschlußhandlung → Primitivreaktion

Kybernetik
Das Wort Kybernetik kommt vom griechischen Kybernetes, das den Lotsen eines Schiffes bezeichnet. Im übertragenen Sinne wurde es für den Lotsen eines Staatsschiffes, den König, den Präsidenten verwendet. Kybernesis nennt die katholische Kirche die Kunst der Führung eines Kirchenamtes. Der heutige Sinn des Wortes wurde 1947 von WIENER, der als Begründer der Kybernetik gilt, eingeführt. Schon vor ihm hatte allerdings 1940 der deutsche Ingenieur SCHMIDT Arbeiten über Regelungstechnik vorgetragen und dabei die Bedeutung derselben nicht nur für die Technik, sondern auch für die Physiologie klar erkannt.
Die Kybernetik ist eine sich rasch weiter entwickelnde Wissenschaft, die noch nicht scharf definiert werden kann. Beispiele von Definitionen: Kybernetik ist die Theorie des Zusammenhangs möglicher dynamischer selbstregulierender Systeme mit ihren Teilsystemen (KLAUS). Kybernetik ist die allgemeine, formale Wissenschaft von der

Struktur, den Relationen und dem Verhalten dynamischer Systeme. Kybernetik ist die Theorie der Funktionsmöglichkeiten informationeller Systeme und der Abstraktion von deren physikalischen, physiologischen oder psychologischen Besonderheiten, ferner die Konkretisierung dieser abstrakten Theorie auf vorgegebene physikalisch, physiologisch oder psychologisch zu kennzeichnende Systeme und schließlich die planmäßige Verwirklichung solcher Systeme zur Erfüllung vorgegebener Zwecke.

Im Kern ist die Kybernetik eine mathematische Wissenschaft, denn sie benützt Kalküle. Die kybernetischen Teilgebiete der Mathematik sind:
1. Die Informationstheorie.
2. Die Theorie der Regelsysteme.
3. Die Automatentheorie.

Kybernetik ist die Theorie aller denkmöglichen informationsverarbeitenden Systeme. Wenn es Dinge auf der Welt geben sollte, die nicht als Information beschreibbar sind und die auch nicht vermöge irgendwelcher Meßeinrichtungen in die für die menschlichen Sinne erkennbare Information verwandelt werden können, so ist deren Existenz für den Menschen prinzipiell nicht nachweisbar. Aussagen über derartige Dinge sind prinzipiell unbeweisbare Glaubenssätze (ANSCHÜTZ).

Die Kybernetik betrachtet den Menschen als informationsverarbeitendes System, wobei die Informationen über die Sinnesorgane und das Nervensystem *zentripetal* zur Sinneswahrnehmung führen. Die genaue Art der Informationsverarbeitung im Menschen ist unbekannt (*black-box*). Hingegen kann *zentrifugal* die Aktion des Menschen im Verhalten registriert werden (Sprache, Schrift, Gestik, Mimik, Handlung am Objekt). Der Mensch wird also in einen Kausalzusammenhang gestellt, dessen partielles Unbekanntsein als black-box bezeichnet wird. Dabei ist bereits berücksichtigt, daß auf Grund der mathematischen Informationstheorie streng determinierte Vorhersagen nicht möglich sind, sondern nur solche statistischer Art.

Informationsverarbeitende Systeme sind lernfähig. Die Lernfähigkeit des informationsverarbeitenden Systems steigt mit der Komplexibilität desselben. Aus der Informationstheorie hervorgegangen (FRANCK). Dem Streben nach Lustgewinn (S. FREUD) entspricht als technisches Gebilde das Modell des Optimalwertreglers. Lust und Unlust sind subjektive Erlebnisse der Größe der Abweichungen von Systemzuständen von den entsprechenden Optimalzuständen (ANSCHÜTZ).

In der Psychopathologie und Psychiatrie beginnt die Kybernetik eine wachsende Rolle zu spielen. Bereits WIENER (1963) versuchte, die Angstneurose kybernetisch zu erklären: Erregungen, die ins Nervensystem gelangen, kreisen beim Gesunden einige Zeit in präformierten Bahnen und löschen dann aus. Beim Angstneurotiker kann eine mehr oder weniger zufällige und triviale Erregung hyperstabil werden und sich auf immer mehr und mehr Neuronen ausbreiten, so daß immer weniger Neuronen für die normale Erregungsleitung übrig bleiben. Schließlich beherrscht die pathologische Erregung alle in Frage kommenden Neuronen und zerstört damit das normale geistige Leben. Am Psychologischen Institut der Universität Zürich entwickelten U. MOSER, ILKA VON ZEPPELIN und W. SCHNEIDER ein *kybernetisches Modell neurotischer Abwehrmechanismen zur Computersimulation*. Ausgegangen wird davon, daß in einem bestimmten Zeitpunkt ein Triebablauf ausgelöst wird, der unter spezifischen Bedingungen verläuft, die individuell verschieden sind. Dazu gehören:
1. das entwickelte Maß an Lustgewinn, das durch den erfolgten Triebablauf reaktiviert und erfahren werden kann,
2. ein entwickeltes Maß an Angst-Unlust, das durch den Triebablauf reaktiviert wird,
3. ein bestimmter Stand der Objekt- und Selbstbesetzung,
4. gelernte Abwehrpotentiale zur Konfliktabwehr, welche der Ichorganisation zur Verfügung stehen.

Diese *Eingangsvariablen* sind genetische Größen, welche einem Triebablauf eine individuelle Form geben.

Diese Informationen treffen im Zentralnervensystem ein, wo sie zu *mentalen Repräsentanzen des Triebbedürfnisses* transformiert werden. Diese lösen einen „*Triebablauf*" aus, der als eine Veränderung mentaler Regelprinzipien (des Lustprinzips) zu interpretieren ist. Die Veränderungen führen zu einem sensomotorischen Handlungsablauf in Richtung auf eine Triebbefriedigung, zu den entsprechenden affektiven Erlebnissen und – nicht immer – zu planenden Phantasien und Denkprozessen. Das Ende des Triebablaufs ist definiert durch terminale Handlungen, die eine *Rückmeldung* auslösen und das gesamte psychische System wieder in einen Gleichgewichtszustand bringen. Diese Konzeption vom „Trieb" stützt sich auf G. KLEIN (1967).

Eine *kybernetische Theorie über die Entstehung der Schizophrenie, Depression und Manie* stammt von FEER (1970). Er betont, daß alles psychopathologische Geschehen sich zwar an einem Substrat, am Gehirn vollzieht, daß aber die Begriffe der Psychopathologie nicht notwendig mit den Begriffen der Hirnforschung vereinbar sein müssen. Die psychopathologische Beschreibung kann das Gehirn als eine Rechenmaschine von beliebiger Konstruktion, als „black-box", ausklammern und sich auf das Protokoll beschränken, das die Veränderungen wiedergibt, die man am Patienten beobachtet. Dann sind Psychopathologie und Hirnforschung voneinander unabhängig, und man kann die Kybernetik auf die Psychopathologie anwenden, ohne durch das unpassende Vergleich mit den Leistungen eines Computers eingeschränkt zu sein. Die kybernetischen Grundbegriffe „Regelung" (Anpassung), „Nachricht" und „Verhalten" und damit die Kybernetik überhaupt, eignen sich ausgesprochen für eine Psychopathologie, die sich ganz von der Hirnforschung gelöst hat. Einschränkend sagt FEER: Die Psyche *ist* ein Regler. Allerdings ist sie nicht nur Regler, sie ist mehr. Der kybernetische Aspekt ist nicht metaphorisch oder falsch, sondern unvollständig.

Das menschliche Verhalten wird weitgehend durch antizipierende Regelung bestimmt. Auf Grund vorangegangener Ereignisse wird ein künftiges erwartet. Der (regulierte) Minimalwert, den die Wahrscheinlichkeit eines Ereignisses erreichen muß, damit dieses Ereignis sicher erwartet wird, entspricht ungefähr dem Grad der Aufmerksamkeit. Je größer die Aufmerksamkeit, desto unerwarteter und überraschender ist alles, und desto eher erlebt man Überraschungen und Neuigkeiten. Bei geringer Aufmerksamkeit hingegen ist alles alltäglich und gewöhnlich. Die Überraschung und das Erstaunen sind der Wahrscheinlichkeit p, mit der ein Ereignis in einer bestimmten Sequenz eintritt, umgekehrt proportional. Der Entropie und der Information sind sie somit direkt proportional. Die Entropie wird deshalb auch Überraschungswert genannt. Der Minimalwert, die Schwelle des Regelsystems, bestimmt die Wahrscheinlichkeit des Eintreffens eines kommenden Ereignisses. Steigt die Schwelle in eine Extremlage, können selbst solche Ereignisse nicht mehr vorhergesehen werden, die mit sehr hoher Wahrscheinlichkeit eintreffen. Man kann kaum mehr etwas voraussagen, sondern muß die Ereignisse alle abwarten. Tritt dann ein bestimmtes Ereignis ein, ist es nicht mehr selbstverständlich, denn es wurde nicht mit Sicherheit, höchstens mit einer gewissen Wahrscheinlichkeit erwartet. Jedes Ereignis, das nicht selbstverständlich, sondern nur wahrscheinlich ist, überrascht und erstaunt, wenn es tatsächlich eintritt. So erklärt FEER das *Entstehen einer Wahnstimmung*: Jemand, der die Wahrscheinlichkeit zahlreicher alltäglicher Ereignisse abnormerweise niedriger ansetzt als der Gesunde, erlebt diese Ereignisse als Überraschung und somit als *Anzeichen*, die etwas mitteilen, etwas bedeuten, das er nicht begreifen und ohne weiteres erfassen kann. Nichts ist mehr belanglos, alles ist bedeutungsvoll, jedes Ding ist merkwürdig verändert, zeigt etwas an, drückt etwas aus, verbirgt einen Sinn. Es entwickelt sich die Wahnstimmung der beginnenden Schizophrenie. Da es sich um eine krankhaft veränderte Erfahrungsweise handelt, ist letztere unkorrigierbar. Ein Ereignis, das unwahrscheinlich ist und überrascht, wird als Anzeichen erfahren. Als Anzeichen ist es zugleich eine Aufforderung zur Interpretation. Der Gesunde wird in einer gegebenen Situation durch ein einziges Anzeichen überrascht, der Kranke aber durch eine überwältigende Menge. Wohin er sich wendet, wohin er sieht, ist alles Anzeichen, ist alles verändert. Er wird also zur *Interpretation der einzelnen Anzeichen* sowie auch zur *Interpretation der gesamthaft veränderten Situation* gedrängt.

Derartige Interpretationen entsprechen der Katastrophenstimmung, der Erfahrung, daß die eigene Person von der Realität der Umgebung abgehoben ist, daß die Umwelt sich verändert, weil jemand sie verändert hat.

Die Entwicklung des Wahns erfolgt also in drei Stufen:
1. Eine große Zahl von Ereignissen wird als unwahrscheinlich und überraschend erfahren und als besonders erlebt (Anzeichen).
2. Die Anzeichen werden interpretiert.
3. Die Anzeichen verbinden sich zu einer Situation, die interpretiert werden muß, wobei eine Wechselbeziehung zwischen Anzeichen und Deutung der gesamten Situation entsteht. FEER vergleicht die erste und zweite Stufe dieser Wahnentwicklung mit der → Wahnwahrnehmung von K. SCHNEIDER (1967) und JASPERS (1959).

Ähnlich werden von FEER halluzinierte Stimmen als unerwartete, unwahrscheinliche Einfälle, die sich häufen, verstanden, oft soll es sich gar nicht um eigentliche Halluzinationen, sondern im Kern um Illusionen handeln.

Ein Wahn liegt dann vor, wenn der Kranke die Wahrscheinlichkeit von Erlebnissen ganz anders beurteilt als seine Umgebung. In dieser Formulierung ist das Moment des Irrtums und auch das Moment der Unkorrigierbarkeit des Irrtums enthalten.

Dem Versuch, die Wahnentstehung als Störung der afferenten Strecke des psychischen Reglers zu erklären, entspricht eine kybernetische Theorie der affektiven Psychosen als Störung der efferenten Strecke. Danach ist das Hauptsymptom der Depression die Störung des Handelns, während die traurige Verstimmung nur ein Begleitphänomen sein soll. Es handelt sich um eine zentrifugale Hemmung, um eine krankhaft übersteigerte Schonhaltung. Diese geht zwar auf Kosten des Gewinns, damit werden aber auch schwere Verluste, Schädigungen und Gefahren aktiv vermieden und Energie eingespart. Kleinigkeiten, sonst kaum der Rede wert, sind nun ausgesprochen widrig und verdrießlich, mittelgroße Verluste, die man unter anderen Umständen noch ohne weiteres überwindet, sind nun Katastrophen. Andererseits werden günstige Aussichten, Glücksversprechen, Gewinn, Zuwachs jeder Art, Vorteile, seien sie noch so verlockend, nun viel zu gering geachtet. Die Hauptmotive, die zum Handeln zwingen, sind das Gefühl der Bedrohung durch unzählige Gefahren und die Angst vor Verlusten. Das Streben nach positivem Gewinn, die Vorfreude, die Glücksbereitschaft hingegen erlahmen, denn einen Gewinn, eine Freude, kann es nicht mehr geben. Man handelt, man arbeitet, man lebt, weil man muß, weil sonst Allerschlimmstes eintritt, doch auf Angenehmes, auf Fortschritt, auf Gewinn kann man nicht mehr hoffen.

Literatur
ANSCHÜTZ, H.: Kybernetik – kurz und bündig. Würzburg: Vogel-Verlag 1967.
BERNHARD, J. H.: Digitale Steuerungstechnik – kurz und bündig (2. Aufl.). Würzburg: Vogel-Verlag 1969.
FEER, H.: Kybernetik in der Psychiatrie. Schizophrenie und Depression. Bibl. Psychiat. No. 145. Basel München New York: S. Karger 1970.
FLECHTNER, H.-J.: Grundbegriffe der Kybernetik. Stuttgart: Wissenschaftl. Verlagsgesellschaft m.b.H. 1966.
FRANK, H. (Hrsg.): Kybernetik – Brücke zwischen den Wissenschaften (6. Aufl.). Frankfurt am Main: Umschau Verlag 1966.
FUCHS, W. R.: Knaurs Buch der Denkmaschinen. Exakte Geheimnisse. Informationstheorie und Kybernetik. München Zürich: Droemersche Verlagsanstalt. Th. Knaur Nachf. 1968.
KARG, E.: Regelungstechnik – kurz und bündig (2. Aufl.). Würzburg: Vogel-Verlag 1968.
KLAUS, G.: Wörterbuch der Kybernetik. Band 1 und 2. Frankfurt am Main Hamburg: Fischer Bücherei 1969.
KLEIN, G.: Preremtory and Ideation: Structure and Force in Motivated Ideas. In: Motives and Thought. Psychol. Issues, Monogr. 18/19, 78–128 (1967).
KUNSEMÜLLER, J. (Redaktion): Wie funktioniert das? Information. Herausgegeben von der Fachredaktion Technik des Bibl. Inst. Mannheim Wien Zürich 1969.
MOSER, U., v. ZEPPELIN, I., SCHNEIDER, W.: Computer-Simulation eines Modells neurotischer Abwehrmechanismen: Ein Versuch zur Formalisierung der psychoanalytischen Theorie (Klinischer Teil).
MOSER, U., v. ZEPPELIN, I., SCHNEIDER, W.: Computer Simulation of a Model of Neurotic Defence Processes (Technical Part). In: Bulletin 2, Hg. am Psychologischen Institut der Universität Zürich, November 1968.
SCHMIDT, H.: Denkschrift zur Gründung eines Institutes für Regelungstechnik (2. Aufl.). Beiheft zu Band 2 der Grundlagenstudien aus Kybernetik und Geisteswissenschaft. Quickborn: Verlag Schnelle 1961.
SCHMIDT, H.: Die Bemühungen des Vereins Deutscher Ingenieure um die Allgemeine Regelkreislehre seit 1939 in Deutschland. Grundlagenstudien aus Kybernetik und Geisteswissenschaft 3, 1 (1962).
SCHMIDT, H.: Bemerkungen zur Weiterentwicklung der Allgemeinen Regelkreislehre. Grundlagenstudien aus Kybernetik und Geisteswissenschaft 3, 3 (1962).
STEINBUCH, K.: Automat und Mensch. Über menschliche und maschinelle Intelligenz. Berlin Göttingen Heidelberg: Springer 1961.
WIENER, N.: Kybernetik. Regelung und Nachrichtenübertragung in Lebewesen und Maschine. Düsseldorf Wien: Econ-Verlag GmbH 1963.

J. ANGST

L

Lactationspsychosen → Puerperalpsychosen

Lacunäre Amnesie → Amnesie, lacunäre

Lähmung, paroxysmale → Epilepsie

Latenzphase
Hierunter verstehen wir die Zeitspanne in der sexuellen und emotionalen Entwicklung des Kindes, die zwischen das → ödipale bzw. → phallische Stadium und die beginnende Pubertät fällt. Sie beginnt normalerweise im fünften bis sechsten, und endet im elften bis zwölften Lebensjahr. FREUD verwendete den Begriff der Latenzphase in ihrem gemeinten Sinne erstmals 1905 in seinen „Drei Abhandlungen zur Sexualtheorie". Während der Latenzzeit werden nach FREUD „die seelischen Mächte aufgebaut, die später dem Sexualtrieb als Hemmnisse in den Weg treten und gleichwie Dämme seine Richtung beengen werden (der Ekel, das Schamgefühl, die ästhetischen und moralischen Idealanforderungen)" (S. 78). Das Sexualleben bekommt dadurch eine überwiegend zärtliche Strömung, es erschließt sich der Sublimierung. Indem sich die Latenzzeit zwischen die ödipale Phase und die Pubertät schiebt, konstituiert sie die für den Menschen eigentümliche zweizeitige Sexualentwicklung.
Diese zweizeitige Sexualentwicklung wird nach FREUD durch eine erbliche Disposition und eine den Triebverzicht fordernde Kultur möglich gemacht. Das Zusammenwirken dieser beiden Faktoren erlaubt es, daß der heranwachsende Mensch, relativ ungestört und unabgelenkt durch sexuellen Triebdruck, sich auf das Lernen vieler wichtiger Dinge (im emotionalen wie im intellektuellen Bereich) konzentrieren kann. Die Länge und Lernerfülltheit der Latenzzeit scheinen daher in einer direkten Beziehung zu der dem Menschen möglichen zivilisatorischen Versittlichung zu stehen. SULLIVAN hat, ohne die Bezeichnung „Latenzzeit" zu verwenden, besonders auf zwischenmenschliche Lernerfahrungen aufmerksam gemacht, die in dieser Phase fällig und möglich werden. Dazu gehört etwa das Erlebnis einer tiefen Freundschaft mit einem gleichgeschlechtlichen Altersgenossen.
Wie die Latenzphase erlebt und bewältigt wird, wirkt sich in vieler Hinsicht auf die darauf folgende Persönlichkeitsentwicklung aus. Vor allem von zwei Seiten her sind Störungen zu erwarten: einmal können die während der Latenzzeit zum Zuge kommenden Hemmnisse des Sexualtriebes gleichsam über das Ziel hinausschießen. In diesem Falle werden → Neurosen und ein oft starrer, beengter Charakterpanzer begünstigt. Zum anderen können diese Hemmnisse ungenügend bleiben. Dieser Fall tritt besonders dann ein, wenn das Kind über die ödipale Phase hinaus starken sexuellen Reizen und Konflikten ausgesetzt bleibt. (Wir müssen uns hier daran erinnern, daß die sogenannte Latenz der sexuellen Triebe stets relativ und prekär ist.)
Verschiedene Autoren haben darauf aufmerksam gemacht, daß in der gegenwärtigen westlichen

Kultur viele Kräfte am Werke sind, die die Latenzzeit gefährden und gleichsam schrumpfen lassen. Dazu gehören die – oft kommerziell motivierte – Überstimulation mit sexuellen Reizen und die Erosion all jener Kulturinstitutionen, die normalerweise die den Sexualtrieb hemmenden Mächte konstellieren oder stärken.

Literatur
BLOS, P.: On Adolescence. New York. The Free Press of Glencoe 1962.
BORNSTEIN, B.: On Latency. Psychoanal. Stud. Child 6, 279 (1951).
BORNSTEIN, B.: Fragment of an Analysis of an Obsessional Child. Psychoanal. Stud. Child 8, 313 (1953).
FREUD, S.: Drei Abhandlungen zur Sexualtheorie. GW, V (1905). London: Imago 1942.
FREUD, S.: Vorlesungen zur Einführung in die Psychoanalyse. GW, XI (1917). London: Imago 1940.
FREUD, S.: Der Untergang des Oedipuskomplex. GW, XIII (1924). London: Imago 1940.
PELLER, L.: Reading and daydreams in latency; boy-girl differences. J. Amer. psychoanal. Ass. 6, 57 (1958).
SULLIVAN, H. S.: Conceptions of Modern Psychiatry, 2nd Edition. New York: Norton 1953.

H. STIERLIN

Lehranalyse

Als „Lehranalyse" kann man jede Psychoanalyse bezeichnen, der sich eine Person unterzieht, die beabsichtigt, ihrerseits berufliche Aufgaben unter Verwendung tiefenpsychologischer Diagnostik und psychotherapeutischer Technik auszuüben. „Lehranalysen" sind somit keineswegs auf den Kreis der praktizierenden Psychoanalytiker beschränkt und ebensowenig nur durch das Bedürfnis nach rationaler Information motiviert. Nachdem zunächst für „Lehranalysen" auch die etwas mißverständliche Bezeichnung „Selbst"- oder „Eigenanalyse" verwendet wurde, besteht heute die Tendenz, den Begriff der „Lehranalyse" überhaupt aufzugeben und statt dessen von „persönlicher Analyse" zu sprechen, wobei sich erst nach deren Abschluß entscheidet, ob sich der Analysand im Gefolge seiner persönlichen Analyse die Qualifikation zum Psychoanalytiker, resp. zum psychoanalytische Kenntnisse anwendenden Arzt, Berater, Pädagogen usw. erworben hat. „Lehranalytiker" sind in der Regel ordentliche Mitglieder der Internationalen Psychoanalytischen Gesellschaft resp. ihrer nationalen Tochtergesellschaften. Obschon sich die „Lehranalyse" nicht grundsätzlich von jeder therapeutischen Analyse unterscheidet, hat sie doch ihre eigene Geschichte. FREUD hat früh erkannt, daß jeder Psychoanalytiker mit seinen Patienten nur so weit kommen kann, als ihm dies seine eigenen Komplexe und Widerstände gestatten. An diesen eigenen Komplexen und Widerständen hatte der angehende Analytiker deshalb zunächst zu arbeiten. Erschien diese Arbeit als erfolglos, wurde die Qualifikation zum Analytiker verneint (GW, VIII, S. 108). Außerdem hatte die Lehranalyse Einsicht in die Realität der Vorgänge, welche die psychoanalytische Wissenschaft beschreibt, zu vermitteln, resp. die Realität dieser Vorgänge „am eigenen Leib" spüren zu lassen. Sie diente somit ebensosehr demonstrativen Zwecken. Schließlich hatte die Lehranalyse den Analysanden in den Stand zu versetzen, nicht mit seinen eigenen „Komplexen" auf die Übertragung des Patienten zu reagieren, also m. a. W. → Gegenübertragungsreaktionen unter Kontrolle zu bringen. Während FREUD anfänglich einzelne seiner Schüler während weniger Stunden, zum Teil auf gemeinsamen Spaziergängen (beispielsweise Max Eitingon), analysierte, wurde die Forderung nach einer eingehenden Analyse zukünftiger Analytiker immer dringender (bereits ca. 1910 von der „Zürcher Schule", später von RANK und FERENCZI) erhoben und 1927 durch den Unterrichtsausschuß der Internationalen Psychoanalytischen Gesellschaft zum unerläßlichen Baustein der Ausbildung erklärt. Die Anschauungen über das Ziel der Lehranalyse und deren Dauer haben sich im Laufe der Jahrzehnte gewandelt und entwickelt. FREUD hielt ursprünglich die Forderungen der Lehranalyse dann für erfüllt, wenn diese 1. die Überzeugung von der Existenz des Unbewußten geschaffen, 2. die Vermittlung der sonst unglaubwürdigen Selbstwahrnehmungen beim Auftauchen des Verdrängten geleistet und 3. Proben der psychoanalytischen Technik gezeigt hatte. Er rechnete damit, daß die Prozesse der Ich-Umarbeitung bei einem tauglichen Analytiker auch nach Abschluß einer kurzen, nur wenige Wochen oder Monate dauernden, aber obige Forderungen erfüllenden Psychoanalyse weitergehen würden. Die andauernde Beschäftigung mit dem Verdrängten der Kranken rüttle allerdings auch im Analytiker immer wieder Triebansprüche wach. Um diesen „Gefahren der Analyse" begegnen zu können, sei es ratsam, wenn sich jeder analytisch tätige Arzt im Abstand von etwa 5 Jahren wieder einer kurzen Analyse unterziehe (GW, XIV, S. 93–96).
Tatsächlich dauern „Lehranalysen" heute aber meist sehr viel länger und werden in der Regel nicht wiederholt. Dafür sind verschiedene Gründe verantwortlich. Verschiedene Analytiker der sog. 2. Generation waren mit dem Resultat ihrer eigenen Analysen oft so unzufrieden, daß sie ihre Schüler der 3. Generation vor ähnlichen Enttäuschungen bewahren wollten. Außerdem hat die Erforschung präverbaler und präödipaler Determinanten durch die Psychoanalyse häufig eine Vertiefung der Analysen im Gefolge (BALINT). Gerade diese sind aber bei vielen psychisch Gesunden besonders stark verdrängt, was den sog. „Leidensdruck", der als einer der „Motoren" der Psychoanalyse betrachtet werden kann, noch zusätzlich vermindert. In ähnlicher Weise hat auch die Entwicklung der Ich-Psychologie zur Verlängerung der Lehranalysen beigetragen. Während beim neurotischen Patienten eine Ich-Analyse oft nur notwendig ist, insofern er unter seiner Ich- oder Charakterstruktur leidet, soll der heutige „Lehranalysand" nicht nur Schwierigkeiten bewältigen,

sondern auch Einsicht in seine Ich-Entwicklung und seine Charakterstruktur erhalten können. Das hat nicht nur eine Verlängerung der Dauer, sondern auch eine Intensivierung der Stundenabfolge bei Lehranalysen zur Folge. Schließlich schafft die Tatsache, daß der „Lehranalytiker" oft nicht nur ärztliche Funktionen hat, sondern innerhalb gewisser Grenzen über die berufliche Zukunft des angehenden Analytikers mitentscheidet, Übertragungs- und Gegenübertragungsprobleme besonders heikler und schwieriger Art. Sind sie unüberwindlich, kann ein Analytikerwechsel die Situation oft klären. Stellen sich auch bei einem zweiten Analytiker unüberwindliche Übertragungsprobleme ein, wird dies in der Regel als Ausdruck mangelnder Eignung zur Tätigkeit des Analytikers betrachtet (LAMPL-DE-GROOT).

Das Postulat der „Lehranalyse", über das in Kreisen psychoanalytischer Forscher und Lehrer sozusagen Einmütigkeit herrscht, ist von nicht analytisch tätigen Ärzten immer wieder gelegentlich bekämpft worden. Es wurde darin die Gefahr der „Indoktrinierung" oder der Zerstörung persönlicher Eigenart des angehenden Analytikers erblickt. Dazu ist zu sagen, daß tatsächlich „Lehranalysen" durch → „Introjizierung" des Analytikers enden können. Solche Vorgänge sind aber in jedem Lehrer-Schüler-Verhältnis normalerweise nachweisbar. Die Gefahr einer Behinderung der Ich-Autonomie durch derartige Introjekte läßt sich bei korrekter Handhabung der Übertragungsanalysen jedoch vermeiden. Außerdem ist es eine Erfahrungstatsache, daß viele psychotherapeutisch tätige Ärzte, die anfänglich glauben, ohne eigene Analyse auskommen zu können, das Bedürfnis nach einer solchen über kurz oder lang häufig spontan empfinden und diesem Bedürfnis Folge leisten.

Literatur
BALINT, M.: Analytische Ausbildung und Lehranalyse. Psyche 2 (1954).
BENEDEK, TH.: Training analysis – past, present and future. Int. J. Psycho-Anal. 50, 4 (1969).
FERENCZI, S.: Über den Lehrgang des Psychoanalytikers. In: Bausteine zur Psychoanalyse, Band III. Bern: Huber 1964.
FLEMING, J., BENEDEK, TH.: Psychoanalytic Supervision. New York London: Grune & Stratton 1966.
FREUD, S.: Die endliche und die unendliche Analyse. GW XVI. London: Imago 1941.
FREUD, S.: Zur Frage der Laienanalyse. London: Imago 1948.
LAMPL-DE-GROOT, J.: The Development of the Mind. London: Hogarth Press 1965. F. MEERWEIN

Leidensdruck, Leidensgefühl, Leidensfaktor
Der Begriff stammt aus der → Psychoanalyse, hat aber für Indikation und Prognose der Psychotherapie ganz allgemein große Bedeutung gewonnen. S. FREUD scheint das Wort in dieser Zusammensetzung nicht benützt zu haben, sagte aber schon 1905 sinngemäß, daß die analytische Psychotherapie nicht anwendbar sei bei Personen, die sich nicht selbst durch ihr Leiden zur Therapie gedrängt fühlten, sondern sich einer solchen nur infolge des Machtgebotes ihrer Angehörigen unterziehen würden. Leidensdruck und sekundärer *Krankheitsgewinn* sind meist gegenläufige Größen. Wenn der Kranke aus seinem Leiden wesentliche Vorteile für seinen Alltag bezieht, sei es in Form von Zuwendung, Pflege, Entlastung von Verpflichtungen oder gar materieller Entschädigung, um so geringer wird der Leidensdruck sein und damit die Aussicht auf psychotherapeutische Behandelbarkeit. Der primäre Krankheitsgewinn meint die Entlastung, welche das Ich durch die Verdrängung oder andersartige Abwehr des neurotischen Konflikts bzw. die Symptombildung erfährt. Neurose als ‚Flucht in die Krankheit'.

F. HEIGL (1972, S. 39) unterschied zwischen Leidensdruck und Leidensgefühl. Letzteres kann echt sein, d. h. durch die realen Einschränkungen und Behinderungen infolge der Symptome verursacht, oder unecht, irreal, neurotisch, d. h. durch die rein subjektive Bedeutung ausgelöst, die der Kranke dem Symptom gibt. Nur das echte Leidensgefühl erzeugt den Leidensdruck, der den Kranken antreibt, die Anstrengungen einer Therapie auf sich zu nehmen. A. DÜHRSSEN (1972, S. 133) nennt den aus dem unechten, neurotischen Leidensgefühl stammenden Leidensdruck den sekundären. Symptome, welche Befriedigung bringen (z. B. Süchte, sexuell deviantes Verhalten), verursachen keinen eigentlichen Leidensdruck, sie sind deshalb selten erfolgreich psychotherapeutisch zu behandeln. Die Stärke des Leidensdruckes hängt weniger von der Art der Symptome als von der Struktur der Persönlichkeit ab. Nach HEIGL (1972, S. 110) gibt es ohne Leidensdruck und echtes Leidensgefühl im allgemeinen auch keine sogenannte Krankheitseinsicht. Umgekehrt machen Krankheitseinsicht und Leidensgefühl den Kranken zur Behandlung reif. Der Mangel an Leiden und Einsicht sei oft für die besonders lange Dauer von Lehranalysen verantwortlich (NUNBERG, 1959, S. 374).

Literatur
DÜHRSSEN, A.: Analytische Psychotherapie in Theorie, Praxis und Ergebnissen, 3. Aufl. Göttingen: Verlag für Medizinische Psychologie 1972.
FREUD, S. (1905): Über Psychotherapie. Gesammelte Werke V. S. 21. Frankfurt a. M.: Fischer 1961.
HEIGL, F.: Indikation und Prognose in Psychoanalyse und Psychotherapie. Göttingen: Verlag für Medizinische Psychologie 1972.
NUNBERG, H.: Allgemeine Neurosenlehre auf psychoanalytischer Grundlage. Bern: Huber 1959.

H. KIND

Leidensgefühl → Leidensdruck

Leistungsschwäche, hirnorganische
Man versteht unter diesem Begriff eine Beeinträchtigung geistiger und praktischer Funktionen und Fertigkeiten auf der Grundlage einer Hirnschädigung. Zu den Frühsymptomen der organischen Hirnleistungsschwäche gehört die *Beein-*

trächtigung der → *Merkfähigkeit*, die zunächst das Frischgedächtnis in Mitleidenschaft zieht und erst später auch auf frühere Erinnerungen (Altgedächtnis) übergreift. Die *Störungen des Denkens* äußern sich anfangs oft darin, daß zwar während des Lebens geübte und mehr oder weniger eingeschliffene intellektuelle Funktionen noch durchaus verfügbar sind, daß aber die Fähigkeit fehlt, sich auf neue Anforderungen einzustellen und unter zweckmäßiger Verwendung der Denkmittel unbekannte Probleme und Situationen zu bewältigen. Der Umfang gleichzeitig möglicher Vorstellungen schrumpft, und die Inhalte des Bewußtseins beschränken sich auf einen immer kleineren Themenkreis, so daß das Denkfeld eine erhebliche Einengung erfährt. Geläufige Begriffe werden in unzulässiger Weise erweitert und gelangen oft unterschiedslos zur Anwendung (BASH). Die *psychomotorischen Abläufe* sind *verlangsamt*, wobei oft eine starke *Perseverationstendenz* besteht. Der *Orientierungsverlust* betrifft zuerst die kalendrische und geographische Ordnung, weil diese Bereiche am stärksten von der Gedächtnisleistung abhängig sind. Namentlich in den Initialstadien von Hirnerkrankungen ist das Ausmaß der Leistungseinbuße sehr stark von der jeweiligen Gesamtsituation abhängig; längere Beanspruchungen führen zu einer vorzeitigen Erschöpfbarkeit der Leistungskapazität, was sich in *Ermüdbarkeit, Nachlassen der Aufmerksamkeitsspannung* und *Herabsetzung des Konzentrationsvermögens* äußert. Mit fortschreitender Destrukturierung der Intelligenzleistungen treten neben *Wortfindungsstörungen* manchmal deutliche *psychopathologische Herderscheinungen* (AJURIAGUERRA, ALBERT, ARAB u. a.) auf.

Die organische Hirnleistungsschwäche ist oft mit Veränderungen der Affektivität und der Gesamtpersönlichkeit (→ „Organische Persönlichkeitsveränderung") verbunden. Bei Zugrundeliegen einer diffusen cerebralen Schädigung bilden Hirnleistungsschwäche und Wesensänderung eine charakteristische psychopathologische Syndromstruktur, das amnestische oder organische Psychosyndrom (→ „Organisches Psychosyndrom"). Schwere Formen dieses Syndroms münden in eine Demenz ein (→ „Demenz").

Bei der Objektivierung und Quantifizierung der organischen Hirnleistungsschwäche sind verschiedene psychologische Testmethoden von Bedeutung. Im Rorschach-Test gelingt nicht selten der Nachweis eines organischen Psychosyndroms, bevor eine Merkstörung überhaupt klinisch erkennbar ist; dabei lassen sich vor allem die Auffassungsstörung, die Begriffsverschwommenheit sowie Stereotypien und Perseverationen nachweisen. Die meisten Leistungstests erlauben es, hirngeschädigte von nichthirngeschädigten Personen mit einer Trefferrate von etwa 70% abzugrenzen, wobei die Zuverlässigkeit dieser Abtrennung durch gleichzeitige Anwendung von mehreren Testverfahren noch erhöht werden kann. Mit Hilfe des Hamburg-Wechsler-Intelligenztests läßt sich durch Gegenüberstellung der Leistungen bei altersbeständigen Prüfungsaufgaben und bei nichtbeständigen Testverfahren ein „Abbauquotient" berechnen, der es ermöglichen soll, das Ausmaß der Hirnleistungsschwäche quantitativ zu bestimmen. Es ist aber fraglich, ob der pathologische Intelligenzabbau mit dieser Methode wirklich verläßlich erfaßt werden kann (DAHL).

Literatur
AJURIAGUERRA, J. DE, TISSOT, R.: Some aspects of psychoneurologic desintegration in senile dementia. In. MÜLLER, C., CIOMPI, L.: Senile dementia, pp. 69–79. Bern: Huber 1968.
ALBERT, E.: Senile Demenz und Alzheimersche Krankheit als Ausdruck des gleichen Krankheitsgeschehens. Fortschr. Neurol. Psychiat. 32, 625–672 (1964).
ARAB, C.: Unité nosologique entre démence sénile et maladie d'Alzheimer d'après une étude statistique et anatomoclinique. Sist. nerv. 12, 189–201 (1960).
BASH, K. W.: Lehrbuch der allgemeinen Psychopathologie. Stuttgart: Thieme 1955.
BLEULER, E.: Lehrbuch der Psychiatrie. 11. Aufl., umgearb. von BLEULER, M. Berlin Heidelberg New York: Springer 1969.
DAHL, G.: Zur Bestimmung des pathologischen Intelligenzabbaus im HAWIE mit Hilfe des Abbauquotienten. Psychol. Forsch. 28, 476–490 (1965).
SPREEN, O., BENTON, A. N.: Comparative studies of some psychological tests for cerebral damage. J. nerv. ment. Dis. 140, 323–333 (1965).
WECHSLER, D.: Die Messung der Intelligenz Erwachsener. Bern Stuttgart: Huber 1961.

H. LAUTER

Leistungstests → Tests

Leptosom → Konstitutionstypen

Lerntheorien

In der Alltagssprache wird unter Lernen gemeinhin der intendierte, häufig mühevolle Erwerb von Fertigkeiten und Wissen verstanden. Der wissenschaftliche Lernbegriff ist umfassender: Er bezeichnet relativ überdauernde Veränderungen in der Wahrscheinlichkeit des Auftretens von Verhaltensweisen unter bestimmten Reizbedingungen. HILGARD und BOWER (1970, 16) geben die folgende allgemeine Definition:

„Lernen ist ein Vorgang, durch den eine Aktivität im Gefolge von Reaktionen des Organismus auf eine Umweltsituation entsteht oder verändert wird. Dies gilt jedoch nur, wenn sich die Art der Aktivitätsänderung nicht auf der Grundlage angeborener Reaktionstendenzen, von Reifung oder von zeitweiligen organismischen Zuständen (z. B. Ermüdung, Drogen usw.) erklären läßt."

Während diese allgemeine Definition des Lernens sich weitgehender Zustimmung erfreuen dürfte, spiegeln die theoretischen Definitionen, die die grundlegenden Prozesse beschreiben, die für das Auftreten von Lernen für wichtig erachtet werden, die teils höchst unterschiedlichen Auffassungen verschiedener Autoren wider.

Mit HILGARD und BOWER (1970, 22–25) lassen sich zwei Hauptgruppen von Lerntheorien unterscheiden: zum einen die Reiz-Reaktions-Theorien (THORNDIKE, GUTHRIE, HULL, SKINNER, → Behaviorismus), zum andern die kognitiven Theorien (TOLMAN; → Gestaltpsychologie) (kognitiv = das Wahrnehmen und Denken betreffend). Eine Reihe von Theorien passen allerdings nicht in dieses Schema. Während Reiz-Reaktions-Theorien (S-R-Theorien) „periphere" Mechanismen zur Erklärung heranziehen, z. B. das Aneinanderketten elementarer Muskelreaktionen, spielen bei den kognitiven Theorien „zentrale" Konstrukte, Erwartungen, Einsicht etwa, eine entscheidende Rolle. Lernt der Organismus den S-R-Theoretikern zufolge Reaktionen, so erwirbt er nach den kognitiven Theorien kognitive Strukturen.

Eine eingehende Darstellung der verschiedenen Lerntheorien findet der Leser bei HILGARD und BOWER (1970, 1971). Hier können nur die historisch bedeutsamen Theorien von HULL und TOLMAN angedeutet werden.

HULLs Theorie des Verhaltens. HULL (1884–1952) zufolge besteht Lernen in einer Verknüpfung von Reiz- und Reaktionselementen auf Grund von Verhaltenskonsequenzen (→ Konditionierung). Zwischen dem – physikalisch meßbaren – Reiz und der Reaktion werden jedoch eine Reihe von sog. intervenierenden Variablen oder hypothetischen Größen angenommen, die in funktionaler Beziehung zu beobachtbaren Ereignissen stehen sollen. Zu diesen hypothetischen Zwischengliedern zählen u. a. Reaktionstendenzen, die in der Vergangenheit erworben wurden, Triebzustände, die etwa durch einen physiologischen Mangel bedingt sind, sowie Reizgeneralisation (→ Konditionierung).

In den „Principles of Behavior" (1943) legte HULL eine systematisch ausgearbeitete Theorie des Verhaltens vor, die in ihrer letzten Form (1952) aus 17 Postulaten und einer Reihe von untergeordneten Korollarien besteht. Aus den allgemeinen Voraussetzungen sind 133 Theoreme abgeleitet, die Voraussagen über beobachtbare Sachverhalte ermöglichen und damit eine Überprüfung der Annahmen und gegebenenfalls deren Falsifikation gestatten sollen. (Zur Diskussion der Postulate und der wichtigsten Korollarien siehe FOPPA, 1966.)

TOLMANS zweckorientierte Theorie des Verhaltens: Nach TOLMAN (1886–1959) sind Lernprozesse das Ergebnis räumlicher oder zeitlicher Anordnungen von Reizgegebenheiten, die der Organismus (wiederholt) antrifft. Eine Ratte in einem Labyrinth verknüpft mit verschiedenen Zeichen den Weg zu bestimmten Zielen. Sie lernt räumliche Anordnungen sowie deren Bedeutung. Befindet sich der Organismus in einer Situation, für die er noch keinen Verhaltensplan ausgebildet hat, so wird das Verhalten von *Erwartungen* hinsichtlich der möglichen Problemstruktur bestimmt. Diese Erwartungen beruhen auf früher gelernten, dem aktuellen Problem ähnlichen Situationen. Führt der auf Grund der Erwartung gewählte Weg zum Ziel bzw. wird damit ein negatives Ziel vermieden, so werden die auf dem Weg zum Ziel liegenden Zeichen verstärkt. TOLMAN zufolge werden Reize nicht mechanisch mit Reaktionen verbunden. Vielmehr werden sie „in einer Zentrale zu vorläufigen, kognitiven ‚Landkarten' (cognitive maps) der Umgebung ausgearbeitet ..." (TOLMAN, 1948, zit. nach FOPPA, 1966, 359). Es ist zu beachten, daß die Erwartungen keine bewußten Antizipationen darstellen: TOLMAN bezeichnet sich selbst als Behaviorist (→ Behaviorismus), die Introspektion als Methode wird abgelehnt.

Ist die Theorie von HULL als S-R-Theorie zu bezeichnen, bei der der Organismus Bewegungsabläufe lernt, so ist das System TOLMANS eine S-S-Theorie. Das Handeln des Organismus ist eigentlich nur für die Überprüfung von Hypothesen wichtig.

Die Theorien weisen eine Reihe von Unzulänglichkeiten auf. (Zur Kritik s. FOPPA, 1966). Die Bedeutung vor allem der Theorie HULLS ist jedoch groß. „Zum ersten Mal wurde hier versucht, ein rationales System zu entwerfen, dessen – logische – Folgerungen im Prinzip experimentell prüfbar sind und damit die Möglichkeit einer empirischen Qualifikation unprüfbarer theoretischer Voraussetzungen einschließen" (FOPPA, 1966, 355). Das Interesse an den umfassenden theoretischen Systemen ist in den letzten Jahrzehnten einer Betonung der gründlichen empirischen und theoretischen Analyse umschriebener Problemkreise gewichen – dem Bemühen um eine Analyse spezifischer experimenteller Situationen. Das relative Desinteresse an großen theoretischen Entwürfen spiegelt auch der wachsende Einfluß von SKINNER und dessen Bewegung wider (→ Konditionierung).

SKINNER kommt ohne intervenierende Variablen und andere hypothetische Größen aus. Beobachtete Abhängigkeiten werden auch nicht erklärt. Die experimentelle Analyse des Verhaltens und dessen Kontrolle stehen im Vordergrund (→ Konditionierung, → Verhaltensmodifikation).

Literatur
ATKINSEON, R. C., BOWER, G. H., CROTHERS, E. J.: Introduction to Mathematical Learning Theory. New York: Wiley 1965.
FOPPA, K.: Lernen, Gedächtnis, Verhalten. Ergebnisse und Probleme der Lernpsychologie. 2. Aufl. Köln Berlin: Kiepenheuer & Witsch 1966.
HILGARD, E. R., BOWER, G. H.: Theorien des Lernens I & II. Stuttgart: Klett, Band I, 1970; Band II 1971.
HULL, C. L.: Principles of Bahavior. New York: Appleton-Century-Crofts 1943.
HULL, C. L.: A Behavior System. New Haven: Yale Univ. Press 1952.
MOWRER, O. H.: Learning Theory and Behavior. New York: Wiley 1960.
SKINNER, B. F.: Cumulative Record. Rev. Ed. New York: Appleton-Century-Crofts 1961.
TOLMAN, E. C.: Purposive Behavior in Animals and Men. New York: Appleton-Century-Crofts 1932, Reprinted: Univ. Calif. Press 1949.

TOLMAN, E. C.: Principles of purposive behavior. In: KOCH, S. (Ed.) Psychology: A Study of Science, Vol. 2. New York: McGraw-Hill 92–157.

H. G. EISERT

Lethargie
[gr.: ἡ λήθη = das Vergessen und ἡ αργία = die Untätigkeit]
Diese Wortkomposition, mit der also eine träge, schläfrige Teilnahmslosigkeit gemeint ist, bleibt im psychiatrischen Sprachgebrauch relativ unscharf definiert. Eine ziemlich generelle affektive Unansprechbarkeit, verbunden mit krankhafter Müdigkeit, aber ohne simultane intellektuelle Störungen, wurde in charakteristischer Form vor allem als Folgezustand einer im Erwachsenenalter auftretenden epidemischen Encephalitis beschrieben (v. ECONOMO): Zum Teil verspüren diese kranken selbst eine innere Leere und Rigidität, eine Antriebsbaisse und weitreichende Einbuße sowohl an affektivem Tonus als auch an affektiver Modulationsbreite.
Aufgrund des bei dieser Krankheit beobachteten Ausbreitungsmusters entzündlicher Veränderungen innerhalb des striopallidären Systems, und insbesondere in den rückwärtigen Anteilen des zentralen Höhlengraus, ließen sich Beziehungen zwischen diesen Befunden und dem ausgeprägten Mangel an Motivationskräften, d. h. zu der Einbuße jeglicher geistiger Regsamkeit vermuten und ebenso zu dem damit verknüpften abnormen Schlafbedürfnis. Diese Feststellungen führten mit zu der später experimentell und durch weitere klinische Erfahrungen gestützten Vorstellung, die morphologischen Repräsentationen der Trieb- und Instinktimpulse selbst oder ihrer Amplifikation im Affektiven, also auch der mit den jeweiligen Appetenzen und „Gestimmtheiten" einhergehenden Gefühlstönungen, seien im Hypothalamus zu suchen sowie im limbischen System, das steuernd in das jeweilige affektive Gesamtverhalten eingreift. Über die Sinnessphären eindringende Signale können hier lebhafte Resonanz finden oder aber so gedämpft werden, daß die zugehörige Triebregung gar nicht in Gang kommt. Eine Destruktion der hinteren Abschnitte des Hypothalamus ruft Antriebsschwäche und → Apathie sowie eine deutliche Herabsetzung der Reizempfänglichkeit bis zu Benommenheit und Sopor hervor (und zwar wegen des nunmehrigen Überwiegens der als „trophotroph" bezeichneten Hypothalamus-Partien rostral des Hypophysentrichters).
Syndrome im Sinne der Lethargie sieht man gelegentlich auch bei expansiven Prozessen in diesem Bereich, häufiger aber als Folge von Schlafmittel-Intoxikationen. Verschiedene Hypersomnieformen (z. B. die → Narkolepsie) haben ihre pathophysiologische Grundlage ebenfalls in einer Steuerungslabilität des mesodiencephalen Systems, die jedoch nicht nur durch organische Prozesse hervorgerufen, sondern auch schon konstitutionell vorgegeben sein kann. Vom klinischen Standpunkt betrachtet ist außerdem wichtig, daß starke Kochsalzverluste des Organismus einen Zustand excessiver psychischer Erschöpfung und in Somnolenz übergehende Teilnahmslosigkeit nach sich ziehen. Rein äußerlich ähnlich aussehende psychogene Vigilitätseinschränkungen (etwa auch hypnotische Umdämmerungen) sollten zur Vermeidung einer Begriffsverwischung gegenüber den somatisch bedingten Zustandsbildern besser nicht als lethargisch bezeichnet werden.

Literatur
ECONOMO, C. v.: Die Encephalitis lethargica, ihre Nachkrankheiten und ihre Behandlung. Berlin Wien: Urban & Schwarzenberg 1929.
GROSCH, H.: Periodische und episodische Schlafzustände mit endokriner, besonderer hypophysärer Dysfunktion. Allg. Z. Psychiat. 122, 115 (1943).
HARRIS, J. S., COOPER, H. A.: Late results of encephalitis lethargica. Med. Press 194, 12 (1937).
HESS, W. R.: Hypothalamus und Thalamus. Stuttgart: Thieme 1956.
MICHAELIS, R.: Zur Typologie der Hypersomnien. Fortschr. Neurol. Psychiat. 33, 115 (1943).
ROTH, B.: Narkolepsie und Hypersomnie. Berlin: VEB Verl. Volk u. Gesundheit 1962.
STERN, F.: Die epidemische Enzephalitis. Berlin: Handb. d. Neurologie (BUMKE u. FOERSTER), Bd. XIII. Berlin: Springer 1936.

B. PAULEIKHOFF und H. MESTER

Leukotomie → Psychochirurgie

Libido
[lat.: libido = starkes Verlangen]
FREUD verwendete den Begriff der Libido erstmals 1895, als er eine unterschiedliche psychische Dynamik bei der → Neurasthenie und → Angstneurose beschrieb. Er nahm an, daß bei der Neurasthenie die „sexuelle Libido" bzw. psychische Lust vermindert sei, während sie bei der Angstneurose in abnormer Weise verwendet werde.
1905 entwickelte FREUD den Libidobegriff in seinen „Drei Abhandlungen zur Sexualtheorie" ausführlicher. Die Libido wurde nun, zusammen mit dem Begriff der → Besetzung (Kathexis) ein Schlüsselkonzept in der ökonomischen Betrachtungsweise der Psychoanalyse.
In dem Maße, in dem FREUD die psychoanalytische Theorie in neuen Richtungen entwickelte und komplexer gestaltete, wurde auch der Libidobegriff betroffen. Zunächst bezeichnete Libido die Energie der sexuellen Triebe. Die Ich- bzw. Selbsterhaltungstriebe hatten an ihr keinen Anteil. Später war FREUD der Meinung, daß auch die letzteren Triebe mit Libido arbeiteten. Er entwickelte die Vorstellung einer primären narzißtischen bzw. autoerotischen Libido, die sich in Objekt-Libido (die Energie der Sexualtriebe) und eine sekundäre narzißtische Libido (die Energie der Ich-Triebe) aufspaltet.
Von 1920 an – dem Erscheinungsjahr von „Jenseits des Lustprinzips" – erschien der Libidobegriff wiederum in einem neuen Licht, indem

FREUD nun das Gegensatzpaar Sexualtriebe – Ichtriebe durch das von Lebens- und Todestrieben abzulösen versuchte. (FREUD entwickelte jedoch diesen Gedanken mit Vorsicht und Zögern, sich auf das „gegenwärtige Dunkel der Trieblehre" berufend.) In der Folge haben FREUDs Vorstellungen vom Todestrieb relativ wenig Anklang gefunden, dagegen hat sich die Unterscheidung von sexuellen (bzw. libidinösen) Trieben auf der einen, und aggressiven Trieben auf der anderen Seite bei vielen Analytikern durchgesetzt. Damit einhergehend, hat man eine Destrudo von der Libido abzutrennen versucht.

Der Begriff der Libido – und damit verbunden das ökonomische Modell der Psychoanalyse – hat viele klinische Phänomene verständlicher gemacht. FREUDs Neurosenlehre, seine Sexualtheorie und seine Ideen über den Narzißmus bauen wesentlich auf diesem zentralen Begriff auf. Viele Einsichten der psychoanalytischen Ichpsychologie – darunter besonders HARTMANNs Vorstellungen über die Neutralisierung von Triebenergien – sind ebenfalls auf diesen Begriff gegründet.

Dennoch wirft der Begriff weiter grundlegende Fragen auf, und das Dunkel der Trieblehre, von dem FREUD 1920 sprach, hat sich bis heute nicht gelichtet. Drei Problemebenen zeichnen sich hier ab. Auf der ersten Ebene geht es weiter um die Frage, die bereits in der Kontroverse zwischen FREUD und JUNG zum Ausdruck kam: ob der Libidobegriff sinnvoller monistisch (als Bezeichnung für eine universelle psychische Energie) oder dualistisch (im Rahmen der Freudschen Unterscheidungen) anzuwenden sei. Auf der zweiten Problemebene handelt es sich um die Fragwürdigkeit des im Libidobegriff implizierten sog. hydraulischen Modells, das keine Anknüpfungspunkte mit der gegenwärtigen Forschung über Erregungsvorgänge im Zentralnervensystem bietet. Schließlich erhebt sich auf der letzten Problemebene die Frage, ob nicht moderne kybernetische bzw. kommunikationstheoretische Vorstellungen viele klinische Phänomene besser zu verstehen erlauben als sich die auf den Libidobegriff gründende ökonomische Betrachtungsweise der Psychoanalyse. Besonders KLEIN und HOLT haben in letzter Zeit diese Frage verfolgt.

Literatur
FREUD, S.: Über die Berechtigung von der Neurasthenie einen bestimmten Symptomenkomplex als ‚Angstneurose' abzutrennen. GW, I (1895). London: Imago 1952.
FREUD, S.: Drei Abhandlungen zur Sexualtheorie. GW, V (1905). London: Imago 1942.
FREUD, S.: Zwangshandlungen und Religionsübungen. GW, VII (1907). London: Imago 1941.
FREUD, S.: Kurzer Abriß der Psychoanalyse. GW, XIII (1924). London: Imago 1940.
HARTMANN, H.: Comments on the Psychoanalytic Theory of Instinctual Drives (1948). New York: Int. Univ. Press. 1964.
HARTMANN, H.: Notes on the Theory of Sublimation. In: Essays on Ego Psychology. New York: Int. Univ. Press 1964.
HOLT, R.: A critical examination of Freud's concept of bound vs. free cathexis. J. Amer. Psychoanal. Ass. 10, 475 (1962).
KLEIN, G. S.: On Inhibition, Disinhibition and "Primary Process" in Thinking. In: Proceedings of the XIV. International Congress of Applied Psychology. Vol. 4: Clinical Psychology. Ed.: NIELSON, G. Kopenhagen: Munksgaard 1961.
KLEIN, G. S.: Peremptory Ideation: Structure and Force in Motivated Ideas. In: Motives and Thought: Psychoanalytic Essays in Honor of David Rapaport. Ed.: HOLT, R. New York: Int. Univ. Press 1967.
RAPAPORT, D.: The Theory of Attention Cathexis: An Economic and Structural Attempt at the Explanation of Cognitive Processes. In: The Collected Papers of David Rapaport. Ed.: GILL, M. New York: Basic Books 1967.

H. STIERLIN

Life-event-Forschung
Der Life-event-Forschung geht es um die wissenschaftliche Überprüfung der Hypothese, daß zwischen belastenden Lebensereignissen und Krankheitsausbruch ein Zusammenhang besteht. Dieser Forschungsansatz, der in den vergangenen zwanzig Jahren zunehmendes Interesse gefunden hat, geht auf den schweizerisch-amerikanischen Psychiater ADOLF MEYER zurück, der im Rahmen einer „psychobiologischen" Grundkonzeption psychischer Krankheiten zu Beginn dieses Jahrhunderts ein sogenanntes „life chart" entwickelte, mit dem er für jeden seiner Patienten die zeitliche Koinzidenz von Lebensveränderungen und Krankheitsbeginn schematisch darstellte. Auf ihn berufen sich die amerikanischen Psychiater HOLMES und RAHE (1967), die mit der Publikation eines einfachen Selbstbeurteilungsbogens mit 42 Lebensereignissen – der „Schedule of Recent Experience" – die moderne Life-event-Forschung begründeten.

Das Aufgreifen der Meyerschen Idee in den 60er Jahren ist zum Teil als Reaktion auf die Enttäuschung über die großen psychiatrischen Feldstudien der 50er Jahre (New-Haven-Study, Midtown-Manhattan-Study, Stirling-County-Study) zu verstehen. Die Beschränkung auf die Erfassung statistischer Korrelationen zwischen kategorialen sozialen Variablen wie „Schicht" oder „Zivilstand" einerseits und psychischen Krankheiten andererseits hatte zu komplizierten Interpretationsproblemen über die mögliche kausale Bedeutung sozialer Faktoren geführt, da man vielfach nicht mehr in der Lage war, aus den erhobenen Daten zu sehen, ob ein sozialer Faktor schon *vor* oder erst *nach* Beginn einer Krankheit wirksam war und ob die statistischen Assoziationen nicht überhaupt nur durch Selektionsphänomene zustande gekommen waren. Die Life-event-Forschung ist als Versuch zu werten, auf die Frage nach der tatsächlichen kausalen Bedeutung von umschrieben auftretenden psychosozialen Belastungen für die Krankheitsentstehung eine Antwort zu finden, wobei der zeitliche Zusammenhang im Zentrum des Forschungsinteresses steht.

Freilich ist der naive Optimismus der ersten Stunde auch in der Life-event-Forschung verflogen, und komplizierte Methodendiskussionen, die manche der bisherigen Ergebnisse der Life-event-Forschung relativieren, stehen heute im Vordergrund. Gerade über den Untersuchungsgegenstand der Life-event-Forschung gibt es ja ein ausgeprägtes „Alltagsverständnis", von dem sich Untersucher und Untersuchter nicht ohne weiteres freimachen können. Die Frage, inwiefern sich in den Ergebnissen der Life-event-Forschung nur vorgefaßte Meinungen und das „Alltagswissen" der Bevölkerung über Krankheitsentstehung niederschlägt, oder ob diesen Aussagen ein anderer, nämlich ein objektiver und wissenschaftlicher Wahrheitscharakter zukommt, zieht sich als roter Faden durch die heutige Methodendiskussion der Life-event-Forschung.

In gewisser Weise ist die „Katastrophenforschung" ein Vorläufer und ein Pendant der Life-event-Forschung. In diesem Forschungsansatz werden die Gesundheitsfolgen von katastrophalen Ereignissen, die gleichzeitig eine größere Zahl von Menschen betreffen, untersucht. Beispiele sind die klassische Studie von LINDEMANN (1944) über die Folgen eines Großbrandes in einem Nachtclub sowie die vielen Untersuchungen über die Streßbelastungen des 2. Weltkrieges. Im Gegensatz zur Katastrophenforschung konzentriert sich die Life-event-Forschung auf die mögliche pathogene Wirkung von *alltäglichen* und *häufigen* Veränderungen im menschlichen Leben. Zu derartigen „Lebensereignissen" oder „life events", die auch häufig als „Lebensveränderungen" („life changes") bezeichnet werden, zählen Ereignisse wie Schulabschluß, Heirat, Geburt eines Kindes, Umzug, Arbeitsplatzwechsel, Verlust eines Angehörigen und ähnliches, also Vorkommnisse, die im Lebenslauf mehr oder weniger unvermeidlich sind.

Man kann zwei grundsätzlich verschiedene Typen von Life-event-Studien unterscheiden. Bei dem ersten, eher seltenen Typ (der im Design der Katastrophenforschung entspricht) wird von einzelnen einschneidenden Lebensereignissen (z.B. Pensionierung, Umzug, Tod des Ehepartners) ausgegangen und versucht, die *nach* solchen *Ereignis* auftretenden *Gesundheitsstörungen prospektiv* zu erfassen. Solche prospektive Studien sind aufwendig, haben mit dem Problem der Heterogenität der auftretenden Krankheiten zu kämpfen und können keinen Beitrag zur Erklärung der Entstehung bestimmter Krankheiten leisten. In den heute üblichen, der Life-event-Forschung im engeren Sinn zugezählten Studien, die Aussagen über die Entstehung bestimmter Krankheiten anstreben, wird – spiegelbildlich zu dem genannten prospektiven Studientyp – von bereits aufgetretenen Krankheiten ausgegangen und versucht, sämtliche in einem definierten Zeitraum *vor* dem *Krankheitsausbruch* vorgekommenen *Life-events* retrospektiv zu erfassen, zu bewerten, und zu einer summarischen Aussage über die Gesamtstreßbelastung, der die betroffene Person im fraglichen Zeitraum ausgesetzt war, zu gelangen. Mit diesem *globalen Maß* wird dann nach den üblichen Regeln wissenschaftlichen Forschens verfahren, indem z.B. Gruppenvergleiche durchgeführt werden.

Es steht außer Frage, daß die Bewertung von Alltagsereignissen im Hinblick auf ihren Belastungscharakter und ihre potentielle pathogene Wirkung nur dann sinnvoll möglich ist, wenn die biologischen, psychologischen und sozialen *Ressourcen eines jeden Betroffenen* zur Bewältigung von Veränderungen im Detail berücksichtigt werden (was aber zum Teil auf unbewältigbare methodische Probleme stößt). Auf der anderen Seite geht aber der Reiz der Life-event-Forschung gerade davon aus, daß vermutet werden kann, daß auch *Charakteristika der Life Events an sich* eine spezifische Bedeutung haben: Es dürfte eine Rolle spielen, ob ein Life-event von der betroffenen Person selbst direkt oder indirekt mit herbeigeführt wird (etwa eine Scheidung nach einer langwierigen Ehekrise) oder ob das Ereignis aus heiterem Himmel auftritt (wie z.B. der Unfalltod eines nahen Angehörigen); es könnte von Bedeutung sein, ob ein Ereignis im allgemeinen als „nicht wünschenswert" (z.B. Arbeitsplatzverlust) oder als „wünschenswert" (z.B. beruflicher Aufstieg) angesehen wird; es könnte schließlich für die Entstehung spezifischer Krankheiten wichtig sein, welchem Lebensbereich ein Life-event zuzuordnen ist (z.B. dem beruflichen Bereich, dem der familiären Beziehungen, dem Gesundheitsbereich, usw.). Hier das richtige Mittelmaß zwischen übertriebener Individualisierung und naiver Generalisierung zu finden, ist nicht einfach.

Die Life-event-Forschung wird von manchen Autoren dem weiten und unklar abgegrenzten Gebiet der „Streßforschung" zugezählt. Im Gegensatz aber zur biologischen und psychologischen Streßforschung, die sich mit den unmittelbaren Folgen von Stressoren für Menschen und Tiere in *experimentellen Laboratoriumssituationen* beschäftigt, ist die Life-event-Forschung dadurch gekennzeichnet, daß sie einen „*naturalistischen*" Ansatz verfolgt. Die untersuchten Einflußfaktoren, die Life-events, sind ja experimentell nicht kontrollierbar, wodurch sich vielfältige methodische Probleme ergeben.

Der von den Life-event-Methoden retrospektiv bestrichene Zeitraum darf aus methodischen Gründen nicht sehr lang sein. Wenn Irrtümer und Erinnerungsfälschungen möglichst ausgeschlossen werden sollen, dann sind bereits ein oder zwei Jahre vor einem Krankheitsausbruch eine möglicherweise zu lange Zeitspanne. Wegen dieser Beschränkung auf kurz zurückreichende Zeiträume kann es der Life-event-Forschung auch nur um die *kurzfristigen* und nicht, wie etwa der Psychoanalyse, um die langfristigen *Auswirkungen von Life-events* gehen.

Die beiden klassischen Erhebungsinstrumente der Life-event-Forschung, von denen sich praktisch alle anderen Erhebungsinstrumente ableiten (vgl.

KATSCHNIG, 1980a, b), sind die „Schedule of Recent Experience (SRE)" von HOLMES u. RAHE (1967) und die Londoner „Life Event and Difficulty Schedule (LEDS)" von BROWN (1974). Bei der SRE handelt es sich um einen Selbstbeurteilungsbogen mit 42 sprachlich knapp formulierten vorgegebenen „life changes" (z. B. Heirat, Ärger mit dem Vorgesetzten, Tod des Ehepartners, Berufswechsel etc.). Die Londoner LEDS ist hingegen ein halbstandardisiertes Interview, in dessen Anwendung man eigens eingeschult werden muß. Während die SRE von der untersuchten Person selbst durch Ankreuzen vorgegebener breiter zeitlicher Kategorien in wenigen Minuten ausgefüllt werden kann, kann das Londoner Interview je nach Anzahl aufgetretener Lebensereignisse bis zu drei oder auch vier Stunden dauern. Der minimale Aufwand bei der Verwendung der SRE ist sicherlich dafür ausschlaggebend gewesen, daß dieses Erhebungsinstrument eine weite Verbreitung gefunden hat. Diese Tatsache darf jedoch nicht darüber hinwegtäuschen, daß die SRE (wie jede Selbstbeurteilungsmethode) wegen der vielen Fehlermöglichkeiten von seriösen Forschern heute abgelehnt wird.

Ein Hauptkritikpunkt an der SRE ist die durch den Untersucher nicht steuerbare Tendenz befragter Personen, in die vorgegebenen knappen Formulierungen von Lebensveränderungen falsch Erinnertes hineinzulegen. Daß erkrankte Personen ein gewisses „Kausalitätsbedürfnis" haben, liegt auf der Hand, womit sich bei Anwendung der SRE die Gefahr ergibt, daß die betroffene Person ihre eigene Theorie über die Krankheitsentstehung in das Erhebungsinstrument hineinprojiziert. So wird etwa je nach Kausalitätsbedürfnis und Attribuierungstendenz von manchen befragten Personen die Krankheit eines Onkels unter „Änderung im Gesundheitszustand eines Familienmitglieds" als ein Life-event registriert werden, von anderen wieder nicht. Es ist deshalb nicht auszuschließen, daß die in SRE-Studien immer wieder gefundenen Unterschiede zwischen erkrankten und Kontrollpersonen methodische Artefakte sind. In der LEDS ist hingegen in einem mehrere hundert Seiten langen Glossar genau definiert, welche Ereignisse als Life-events zu zählen sind und welche nicht, und welche nahestehenden Personen für ein Life-event überhaupt in Betracht kommt. Durch genaues Befragen während des Interviews wird damit dem Kausalitätsbedürfnis in einem gewissen Ausmaß begegnet. Einen weiteren Kritikpunkt an der SRE stellt die wegen des Selbstbeurteilungsverfahrens mangelhafte Präzision in der zeitlichen Datierung der Ereignisse dar, von denen ja zu fordern ist, daß sie *vor* einem Krankheitsbeginn aufgetreten sind, wenn sie kausale Bedeutung haben sollen. Im LEDS-Interview kann durch genaues Nachfragen eine präzisere Datierung des Auftretens des Lifeevents vorgenommen werden. Die SRE enthält darüber hinaus nicht nur Life-events, sondern auch Probleme, die längere Zeit bestanden haben können und im fraglichen Zeitraum nicht „neu" sind (z. B. sexuelle Schwierigkeiten), deren aktueller Streßcharakter also unklar ist. Dieser Vermischung von Life-events mit chronischen Schwierigkeiten wird in der LEDS durch die genaue Erfassung der zeitlichen Dimension und der Definition einer eigenen Kategorie „chronische Schwierigkeiten" begegnet. Schließlich sind viele der in der SRE definierten Life-events mehrdeutig. „Anfang oder Ende der Berufstätigkeit der Ehefrau" oder „Geschäftliche Veränderung" kann vieles und sogar Gegensätzliches bedeuten. Eine Analyse etwa im Hinblick auf die unterschiedlichen Auswirkungen einer „erfolgreichen" und einer „nicht erfolgreichen" geschäftlichen Veränderung ist bei Anwendung der SRE im Nachhinein nicht mehr möglich. In der LEDS werden hingegen sämtliche Life-events im Detail erfaßt und auf mehreren Dimensionen bewertet, so daß jede Art von qualitativer Analysemöglichkeit offen bleibt.

Ein tiefgreifender, theoretisch essentieller Unterschied zwischen den beiden Erhebungsinstrumenten liegt auf der Ebene der Einschätzung der möglichen Streßbelastungswirkung einzelner Lifeevents. Die SRE verwendet stereotype Belastungsscores, die nur von der Art des Life-events abhängen, während die LEDS individueller vorgeht und den sozialen Kontext der betroffenen Person berücksichtigt. In der ursprünglichen Fassung der SRE war jedes der 42 Ereignisse als gleich belastend angesehen worden (als Streßmaß war einfach die Gesamtzahl der angekreuzten „life changes" verwendet worden). In der 1967 als „Social Readjustment Rating scale (SRRS)" publizierten Version der SRE sind die 42 Ereignisse unterschiedlich gewichtet. In den durch Befragung von 400 Personen gewonnenen „Life Change Units (LCU)" äußert sich die Common-sense-Einsicht, daß ein Ereignis wie der „Tod des Ehepartners" eine größere Anpassungsleistung erfordert (100 Life-change-units) als eine Geburt (39 LCUs), und daß eine Geburt wiederum eine stärkere Umstellung bedeutet als ein Urlaub (13 LCUs). Der Tatsache aber, daß die Geburt eines Kindes für verschiedene Frauen in verschiedenen Lebenssituationen eine verschiedene Belastung darstellt, trägt die SRE nicht Rechnung. In der Londoner LEDS ist hingegen in einem umfangreichen Glossar vorgeschrieben, welche zusätzlichen Merkmale der betroffenen Person und ihrer sozialen Umgebung erfaßt werden müssen, um die spezifische Belastung durch ein und dasselbe Life-event für verschiedene Personen erfassen zu können, wobei das Konzept der „kontextuellen Bedrohung (contextual threat)" verwendet wird. Diese Bedrohung wird auf einer vierstufigen Skala gemessen, wobei Common-sense-Kriterien zur Anwendung kommen (für die übrigens hohe Reliabilitätswerte gefunden werden): So wird etwa die Geburt eines zweiten Kindes bei einer glücklich verheirateten und gut situierten Frau als wesentlich weniger belastend eingestuft als die erste Geburt bei einer alleinstehenden Frau in schwierigen finanziellen Verhältnissen. In der SRE würden in jedem der beiden Fällen 39 Life-change-units vergeben werden. Zwar wird in der LEDS die untersuchte Person auch nach der (zum Zeitpunkt des Auftretens des Life-events) subjektiv erlebten Bedrohung befragt, die Londoner Forschergruppe ist aber der Ansicht, daß die Angaben darüber – wie wünschenswert hier eine valide Antwort auch wäre – wegen des schon erwähnten Kausalitätsbedürfnisses im Nachhinein nicht mehr verwertbar sind. Die Einbeziehung der objektiven Lebensbedingungen, also des „Kontextes" der betroffenen Person, sei die maximal mögliche Differenzierung bei der Messung der Streßbelastung durch Life-events.

Ist einmal – mit einem Erhebungsinstrument vom Typ der SRE oder der LEDS – festgestellt, von wievielen Life-events eine Person in einem bestimmten Zeitraum betroffen war und wie stark die Streßbelastung der einzelnen Ereignisse anzusetzen ist, so gilt es, einen Zahlenwert für die gesamte Streßbelastung im fraglichen Zeitraum zu definieren. Hier kann ein „additives" oder ein „Schwellenmodell" verwendet werden. Beim „additiven Modell" werden die Streßbelastungswerte aller in einem Zeitraum bei einer Person aufgetretenen Ereignisse aufaddiert. Diese Vorgangsweise wird in der Regel bei SRE-Studien gewählt. Tod des Ehepartners (100 LCUs), Geburt eines Kindes (39 LCUs) und Urlaub (13 LCUs) würden so für einen definierten Zeitraum ein Gesamtbelastungsscore von 152 LCUs ergeben. Diese Vorgangsweise könnte im Prinzip auch bei den Bedrohungsratings der LEDS gewählt werden, jedoch hat sich dort das „Schwellenmodell" durchgesetzt: Es wird für jede Person registriert, ob sie im Untersuchungszeitraum mindestens ein belastendes Ereignis eines bestimmten Bedrohungsgrades erlebt hat oder nicht. Für Gruppenvergleiche (etwa zwischen einer erkrankten und einer Kontrollgruppe) werden dann diese globalen „additiven" oder „Schwellenwerte" in Form von Mittelwerten oder Prozentsätzen verwendet.

Zu den Ergebnissen der LEF für psychische Krankheiten, auf die hier nicht im einzelnen eingegangen werden kann (vgl. KATSCHNIG, 1980a, 1986), ist festzuhalten, daß es Hinweise dafür gibt, daß es vor dem Ausbruch schizophrener und depressiver Episoden tatsächlich zu einem Anstieg der Streßbelastung durch lebensverändernde Ereignisse kommt, wobei die Art des Ereignisses bei der Schizophrenie relativ gleichgültig zu sein scheint, während bei der Depression, wie erwartet, eher Verlustereignisse dominieren. Daß immer wieder gefunden wurde, daß Life-events vor Suizidversuchen gehäuft auftreten, bedarf keines weiteren Kommentars. In einer Studie über die Life-event-Belastung vor dem Beginn „neurotischer" und „endogener" depressiver Episoden zeigte sich, daß psychosoziale Auslöser bei beiden Depressionsformen eine annähernd gleich wichtige Rolle spielen (KATSCHNIG, 1986). Die Untersuchungen von BROWN u. HARRIS (1978) in London weisen auf den theoretisch wichtigen Aspekt hin, daß lebensverändernde Ereignisse *allein* keine ausreichende Erklärungskraft haben, daß sie vielmehr nur im Verein mit „Vulnerabilitätsfaktoren", die in der betroffenen Person und ihrem sozialen Umfeld liegen, pathogen wirken. Vor allem das Fehlen einer Vertrauensperson erwies sich in der Londoner Untersuchung als Risikofaktor für die Entstehung einer Depression im Anschluß an ein belastendes Ereignis.

Die angeführten und ähnliche Ergebnisse der Life-event-Forschung über psychische Krankheiten sind meist nur durch einfache Häufigkeitsvergleiche zwischen erkrankten Personen und nicht erkrankten Kontrollgruppen gewonnen. Wenn das in der allgemeinen Epidemiologie wissenschaftlich akzeptierte Konzept des „relativen Risikos" auf Life-event-Daten angewendet wird, dann zeigt sich allerdings, daß der Anteil der durch Life-events erklärten Varianz an der Krankheitsentstehung im allgemeinen gering ist (PAYKEL, 1980). Die Ergebnisse von Life-event-Studien dürfen also nicht überbewertet werden. Life-events als isolierte Faktoren dürften – epidemiologisch gesehen – für die Krankheitsentstehung nicht so wichtig sein, wie von manchen angenommen wird. Die Rede vom „gebrochenen Herzen" ist eine drastische, aber vermutlich nur selten zutreffende Metapher. Das heißt aber nicht, daß Life-events unbedeutend sind. Im Verein mit anderen Faktoren – mit Vulnerabilitäts- oder Risikofaktoren – könnten sie tatsächlich ein pathogenes Potential haben, wie es BROWN u. HARRIS (1978) für die Depression gezeigt haben. Die zukünftige Life-event-Forschung sollte sich deshalb auf die Suche nach derartigen Risikofaktoren konzentrieren, die in allen Merkmalsbereichen – im sozialen, im psychologischen und im biologischen Bereich – gesucht werden müßten, wenn die spezifische Rolle von Life-events für die Entstehung und den Verlauf psychischer Krankheiten aufgedeckt werden soll. Welche psychopathologisch oder durch biologische Marker definierten Untertypen der Depression werden durch Life-events ausgelöst und welche nicht? Welche Life-events sind für Menschen, die eine biologische Vulnerabilität für eine schizophrene Desorganisation ihrer kognitiven Prozesse haben, belastend und krankheitsauslösend und welche Rolle spielen Neuroleptika und die familiäre Umwelt für das Abfangen der Streßbelastung? Welche früheren Erfahrungen im Umgang mit belastenden Situationen können jemandem, der an Schizophrenie leidet, dazu verhelfen, mit belastenden Ereignissen fertig zu werden, bevor sie noch pathogen wirken können? Solche und ähnliche komplexe Fragestellungen nach der Interaktion vieler ver-

schiedener Faktoren müssen in Zukunft vermehrt aufgegriffen werden.
Letztes Ziel aller Bemühungen sollte es sein, die Mechanismen der Krankheitsentstehung und die Rolle, die Life-events *neben anderen Faktoren* spielen, kennenzulernen und sich von einseitiger Überbewertung, genauso wie von einseitiger Ablehnung sozialer Faktoren frei zu machen. Daß Lebensstreß auch für psychische Krankheiten im engeren Sinn relevant ist, steht heute fest. Zu klären, welche Life-events bei welchen Personen, unter welchen Bedingungen, warum gerade zu einem bestimmten Zeitpunkt, welche Krankheit auslösen, ist heute eine Herausforderung genauso an die Life-event-Forschung wie an die Psychiatrie. In einem neuen Typ von fach- und ideologieübergreifender Forschung sollte es möglich sein, diese Herausforderung anzunehmen.

Literatur
BROWN, G. W.: Meaning, measurement and stress of life events. In: DOHRENWEND, B. S., DOHRENWEND, B. P. (Eds.) Stressful life events: their nature and effects. New York: John Wiley 1974. Deutsch in: KATSCHNIG, H. (Hrsg.) Sozialer Streß und psychische Erkrankung – Lebensverändernde Ereignisse als Ursache seelischer Störungen? Wien München Baltimore: Urban & Schwarzenberg 1980.
BROWN, G. W., HARRIS, T.: Social origins of depression: A study of psychiatric disorder in women. London: Tavistock 1978.
HOLMES, TH. H., RAHE, R. H.: The social readjustment rating scale. J. Psychosom. Res. 11, 213–218 (1967).
KATSCHNIG, H. (Hrsg.): Sozialer Streß und psychische Erkrankung – Lebensverändernde Ereignisse als Ursache seelischer Störungen? Wien München Baltimore: Urban & Schwarzenberg 1980a.
KATSCHNIG, H.: Methodische Probleme der Life-event-Forschung. Nervenarzt 51, 332–343 (1980b).
KATSCHNIG, H. (Ed.): Life events and psychiatric disorders – controversial issues. Cambridge: Cambridge University Press 1986.
LINDEMANN, E.: The symptomatology and management of acute grief. Am. J. Psychiatry 101, 141–148 (1944).
PAYKEL, E. S.: Der Bedeutungsgehalt von lebensverändernden Ereignissen und die individuelle Disposition: Ihre Rolle bei der Entstehung psychischer Erkrankungen. In: KATSCHNIG, H. (Hrsg.) Sozialer Streß und psychische Erkrankung – Lebensverändernde Ereignisse als Ursache seelischer Störungen? Wien München Baltimore: Urban & Schwarzenberg 1980.

H. KATSCHNIG

Lithiumtherapie

Lithium (gr.: $\lambda i \vartheta o \varsigma$ = Stein) ist das leichteste der Alkalimetalle und kommt in der Natur hauptsächlich in Form von Salzen vor. Es wurde im 19. und zu Beginn des 20. Jahrhunderts bei verschiedenen physischen und psychischen Störungen angewandt, z. B. gegen Gicht, als Stimulans und als Sedativum. Wegen mangelnder Wirksamkeit und der nicht selten vorkommenden Intoxikationen verschwand es aber aus dem therapeutischen Repertoire. Seine Einführung in die moderne Psychiatrie erfolgte 1949. Der australische Psychiater CADE zeigte, daß → Manien erfolgreich mit Lithium bzw. seinen Salzen behandelt werden konnten. CADE hatte beobachtet, daß Meerschweinchen nach Lithiumverabreichung ruhiger wurden und weniger auf äußere Reize reagierten, ohne jedoch schläfrig zu werden. Zur damaligen Zeit behandelte man Manien medikamentös oft mit Barbituraten und anderen Schlafmitteln. Lithium zeigte bei manischen Patienten das erhoffte Wirkungsprofil. Es erwies sich als dämpfend auf die manische Erregung und war frei von hypnotisch-sedativen Effekten. Etliche Jahre später entdeckten HARTINGAN in England und BAASTRUP in Dänemark seine prophylaktische Wirkung bei Affektpsychosen. Bei Patienten, die Lithium über längere Zeit nahmen, konnte nicht nur das Wiederauftreten von manischen, sondern auch das von depressiven Phasen verhindert werden. Als besonderer Vorzug der Substanz erwies sich zudem, daß sie außer der Unterdrückung der Krankheitsphasen praktisch frei von psychotropen Wirkungen war. Große Verdienste um die Charakterisierung der prophylaktischen Wirkung von Lithium und die Optimalisierung der Therapie hat sich der dänische Psychiater SCHOU erworben.

Obwohl Lithium einen gewaltigen Fortschritt in der Behandlung der Affektpsychosen darstellte, setzte es sich nur relativ langsam durch. Dies hing offensichtlich mit Befürchtungen hinsichtlich seiner Toxizität zusammen. Diese haben sich jedoch bei richtiger Handhabung des Medikaments als nicht gerechtfertigt erwiesen. Heute wird Lithium in der Psychiatrie in großem Umfang verwendet. Nach SCHOU (1980) dürfte in Westeuropa einer unter 1000–2000 Lithium nehmen. Das Lithium-Information-Center in Madison, Wisconsin, U.S.A., sammelt alle zum Thema erscheinenden Arbeiten. Übersichten über den aktuellen Stand der Lithiumbehandlung finden sich bei SCHOU (1974, 1983) sowie bei GREIL u. VAN CALKER (1983). SCHOU hat eine Informationsschrift für Arzt und Patient verfaßt (SCHOU, 1980).

Lithium wurde bei praktisch allen psychischen Störungen versucht, seine Wirksamkeit ist aber nur für die Behandlung von Psychosen mit affektiven Störungen gesichert. Hauptindikation ist die Prophylaxe der unipolaren und bipolaren Form der manisch-depressiven Erkrankung. Die Substanz bewirkt bei ca. 30% der Patienten eine völlige Unterdrückung der Krankheitsphasen, bei ca. 50% eine Abschwächung und bei ca. 20% bleibt sie unwirksam. Es läßt sich im Einzelfall nicht voraussagen, ob ein Patient auf Lithium ansprechen wird. Die Tendenz zu Vollremissionen und Affektpsychosen in der Familienanamnese dürften positiv mit einem Therapieerfolg korreliert sein, Verläufe mit rasch aufeinanderfolgenden Krankheitsphasen hingegen negativ (GROF et al., 1983). Lithium heilt die manisch-depressive Erkrankung nicht, sondern unterdrückt die Krankheitsphasen nur, solange es genommen wird. Da Affektpsychosen – insbesondere die bipolare Form – mit zunehmendem Alter nicht zu einer spontanen Heilung, sondern eher zu einer Zunahme von Rückfällen neigen, ist häufig eine lebenslange Behandlung erforderlich. Auch bei schizoaffektiven Psychosen wirkt Lithium prophylaktisch, allerdings ist der therapeutische Effekt schwächer als bei reinen Affektpsychosen. Seine antimanische Aktion ist ausgeprägt. Weil die Wirkung aber erst nach ca. 5–10 Tagen eintritt, werden Manien im allgemeinen zuerst mit Neuroleptika behandelt und erst später wird, falls nötig, Lithium hinzugegeben. Lithium gilt als eher schwach antidepressiv und ist kein Mittel erster Wahl in der Depressionsbehandlung. Eine praktisch wichtige und theoretisch interessante therapeutische Wirkung bei endogenen Depressionen, die gegen trizyklische Antidepressiva resistent sind, wurde erst kürzlich beschrieben. Ein Teil der Patienten reagiert, unter Fortführung des Antidepressivums, auf die Lithiumzugabe mit einer raschen Aufhellung der Depression (DE MONTIGNY et al., 1983).

Zur Erzielung eines therapeutischen Effektes ist im allgemeinen ein Lithium-Serumspiegel von 0,6 mequ/l erforderlich. Regelmäßige Kontrollen der Serumkonzentration sind wegen der geringen therapeutischen Breite unerläßlich. Nach heutiger Auffassung sollte versucht werden, den Lithium-Serumspiegel auf 0,6–0,8 mequ/l einzustellen. Die früher als allgemein akzeptabel betrachteten Werte von 0,8–1,1 mequ/l sollten auf die relativ seltenen Fälle beschränkt bleiben, die erst bei dieser Konzentration therapeutisch ansprechen (SCHOU, 1983).

Lithium kann zu einer Reihe von Nebenwirkungen führen, die bei Serumspiegeln im oben angegebenen Bereich jedoch praktisch nie lebensbedrohlich sind. Zu Beginn der Behandlung kommen als vorübergehende Beschwerden nicht selten Übelkeit, Bauchschmerzen, Durchfall sowie ein Schwächegefühl in Armen und Beinen vor. Unter Dauerbehandlung tritt bei ca. einem Fünftel der Patienten ein feinschlägiger Tremor der Hände auf. Andere relativ häufige Nebenwirkungen sind Polyurie, Polydipsie und Gewichtszunahme. Bei einem geringen Prozentsatz der Patienten entwickelt sich eine Struma, die fast immer euthyreot und nur selten hypothyreot ist. Viel Beachtung hat in den letzten Jahren die Frage irreversibler lithiuminduzierter Nierenschäden gefunden. Wenngleich es möglich ist, daß Lithium bei einer Minderheit der Patienten nach langjähriger Einnahme zu histologischen Nierenveränderungen führt, gibt es kaum Hinweise, daß diese eine klinisch relevante, fortschreitende Verminderung der glomulären Filtrationsrate und damit eine Niereninsuffizienz zur Folge haben. Eine schwere Behandlungskomplikation stellt die Lithiumvergiftung dar. Mit ausgeprägten Intoxikationserscheinungen ist ab Serumspiegeln von 1,6 mequ/l zu rechnen. Die Vergiftung manifestiert sich zunächst in Symptomen, wie sie für den Beginn der Behandlung angeführt wurden. Im weiteren Verlauf können u. a. Somnolenz, Koma und Krämpfe auftreten. Ursache von Lithiumvergiftungen sind nicht nur Einnahme in suizidaler Absicht oder zu hohe Dosierung infolge unzureichender Kontrolle des Serumspiegels, sondern auch diverse Veränderungen des Wasser- und Elektrolythaushaltes, die zu einer erhöhten Lithiumretention führen. Bei umfassender Aufklärung des Patienten, Einhaltung der Kontraindikationen und Durchführung der notwendigen Vorsichtsmaßnahmen sind Lithiumintoxikationen aus dem letztgenannten Grund vermeidbar. Lithium hat eine Vielzahl von biochemischen, biophysischen und physiologischen Effekten, sei es durch direkte Aktion, sei es durch Verdrängung von Na-, K-, Ca- und Mg-Ionen oder sonstige Beeinflussung des Elektrolythaushaltes. Es ist heute noch unbekannt, welcher Lithiumeffekt für die therapeutische Wirkung verantwortlich ist.

Literatur
BAASTRUP, P. C.: The use of lithium in manic-depressive psychosis. Compr. Psychiat. 5, 396–408 (1964).
CADE, J. F. J.: Lithium salts in the treatment of psychotic excitement. Med. J. Aust. 36, 349–352 (1949).
GREIL, W., CALKER, D. VAN: Lithium: Grundlagen und Therapie. In: LANGER, G., HEIMANN, H. (Hrsg.): Psychopharmaka. Grundlagen und Therapie, S. 161–202. Wien: Springer 1983.
GROF, P., HUX, M., GROF, E., ARATO, M.: Prediction of response to stabilizing lithium treatment. Pharmacopsychiatria 16, 195–200 (1983).
HARTIGAN, G. P.: The use of lithium salts in affective disorders. Brit. J. Psychiat. 109, 810–814 (1963).
MONTIGNY, C. DE, COURNOYER, G., MORISSETTE, R., LANGLOIS, R., CAILLE, G.: Lithium carbonate addition in tricyclic antidepressant-resistant unipolar depression. Correlation with the neurobiologic actions of tricyclic antidepressant drugs and lithium ion on the serotonin system. Arch. Gen. Psychiat. 40, 1327–1334 (1983).
SCHOU, M.: Heutiger Stand der Lithium-Rezidivprophylaxe bei endogenen affektiven Erkrankungen. Nervenarzt 45, 397–418 (1974).
SCHOU, M.: Lithium-Behandlung der manisch-depressiven Krankheit. Information für Arzt und Patienten. Stuttgart: Thieme 1980.
SCHOU, M.: Prophylaktische Lithiumbehandlung bei manisch-depressiver Krankheit: Erfahrungen und Fortschritte der letzten Jahre. Nervenarzt 54, 331–339 (1983).
J. SCHÖPF

Logoklonie

[gr.: λόγος = Wort; κλόνος = verwirrte Bewegung]
Sie ist ein psychomotorisches Phänomen, auf die KRAEPELIN die Fachwelt zuerst aufmerksam gemacht hat. „Logoklonie" bedeutet die sinnlose Iteration von Wortfragmenten. Silben eines Wortes werden von den Kranken drei- bis viermal und noch öfter, rasch wiederholt, bis die Sprachwerkzeuge zur Ruhe kommen. Gelegentlich ist es die Mittelsilbe, meist aber die Silbe am Ende des Wortes, die vom Patienten unter krampfhaften Bemühungen ausgesprochen wird (z. B. „Anton-ton-ton-ton").
Das Symptom wird beim Morbus Alzheimer und der progressiven Paralyse, seltener bei anderen organischen Hirnprozessen, beobachtet. Gelegentlich ist die Störung auch bei örtlichen Erkrankungen der Stammganglien beschrieben worden.

Das Wesen der Logoklonie besteht nach KRAEPE-LIN in einer zentralnervös bedingten Perseverationsneigung. Nach Auffassung der meisten Forscher kommt dem Symptom eine lokalisatorische Bedeutung im zentralen Nervensystem nicht zu. Nur gelegentlich wird es auf pathologische Prozesse des Striatums bezogen (KLEIST, JAKOB).

Literatur
KLEIST, K.: Gehirnpathologie. Leipzig: J. A. Barth 1934.
KRAEPELIN, E.: Psychiatrie. 8. Aufl. Leipzig: J. A. Barth 1910.
LOTMAR, F.: Die Stammganglien und die extrapyramidalmotorischen Syndrome. Berlin: Springer 1926.

S. WIESER

Logorrhoe
[gr.: λόγος = Wort; ῥοή = Fluß]

Logorrhoe bedeutet Redseligkeit, ständiges Daherreden bis zum übersprudelnden Redestrom und Wortschwall. Das rasche, wenig kontrollierte Sprechen führt zu einer „Wortinflation", wobei das Inhaltliche im Wortgemenge untergeht. Der Gesprächsrapport ist entsprechend gestört. PICK kennzeichnet die Sprachauffälligkeiten bei sprachenthemmten sensorisch Aphasischen als Logorrhoe. Die Bezeichnung „logorrhoisch" bürgert sich aber als ein nosologisch unspezifisches Deskriptionsmerkmal ein. Für die manische Erregung ist Logorrhoe ein Hauptsymptom; ebenso findet sie sich als Ausdruck einer Antriebssteigerung und (oder) Enthemmung anderer Erregungen verschiedenster Genese (Verwirrtheits-, Dämmerzustände, Delir, Katatonie, Demenz etc.). Je nach Grad und Art der Störung ist die Logorrhoe Teil einer mehr ideenflüchtigen, perseverierenden, sprunghaften oder verworrenen Sprachauffälligkeit. Als Störphänomen der motorischen Ebene der Sprache kann Logorrhoe mit anderen sprechmotorischen Erscheinungen vergesellschaftet sein (z. B. Paraphasien, Verbigerationen). Für das viele und rasche Reden als Konfliktabwehr in der Psychotherapie ist die Bezeichnung „logorrhoisch" nicht üblich.

Literatur
ARIETI, S.: The Functional Psychoses (22). Americ. Handbook of Psychiatry Vol. I. New York: Univ. Toronto Press 1959.
KAINZ, F.: Psychologie der Sprache. Stuttgart: Enke 1960.
THIELE, R.: Aphasie, Apraxie, Agnosie. Hdb. d. Geisteskrankheiten, Bd. 1. Berlin: Springer 1928.

TH. SPOERRI

Loyalität, familiäre

Begriffsbestimmung

In ihrem grundlegenden Werk aus dem Jahre 1973 haben I. BOSZORMENYI-NAGY und G. SPARK einen umfassenden Entwurf des Loyalitätskonzepts in seinen mannigfaltigen Erscheinungen und Auswirkungen dargelegt und haben eingehend aufgezeigt, inwiefern den Treuebindungen eine Schlüsselposition in der Beziehungsdynamik zukommt. Die Autoren schreiben: „Loyalität ist von uns als Motivationsdeterminante beschrieben worden, die eher multipersonale, dialektische als individuelle Wurzeln hat. Obwohl Loyalität etymologisch vom französischen loi, Gesetz, abgeleitet ist, liegt ihr wahres Wesen doch in dem unsichtbaren Geflecht der Gruppenerwartungen und nicht im sichtbaren Gesetz. Die unsichtbaren Fasern der Loyalität sind in der Blutsverwandtschaft, der Erhaltung biologischen Lebens und der Sicherung des Fortbestands der Familie auf der einen, in den erworbenen Verdiensten der Mitglieder auf der anderen Seite verankert" (S. 84).

Dieses komplexe Beziehungsmodell ist durchsetzt mit Begriffen aus der Finanzwelt und mißt in Anlehnung an MARTIN BUBERS dialogische Philosophie ethischen Verpflichtungen eine Kernbedeutung zu. Im folgenden Überblick sollen einige Grundgedanken skizziert werden: BOSZORMENYI-NAGY zufolge umfaßt der Loyalitätsbegriff mehr als die herkömmliche Vorstellung des gesetzestreuen Verhaltens eines einzelnen gegenüber einem sogenannten „Loyalitätsobjekt"; dieser einzelne sieht sich vielmehr in ein „Mehrpersonen-Loyalitätsgewebe" (1973, S. 66) eingebettet. Als Mitglied einer Familie fühlt er sich solidarisch verstrickt mit den anderen Angehörigen durch eine historische familienweite Grundstruktur existentieller Bindungen. Die Antriebe, Einstellungen, Verhaltensmuster des Individuums werden sowohl durch den Kontext seiner eigenen Geschichte als auch die vergangene und gegenwärtige familiäre Beziehungsdynamik und Gruppenethik bestimmt; psychodynamische und interaktionelle Motivationsdeterminanten werden ergänzt durch und sind verschränkt mit hierarchisch übergeordneten familiären Verpflichtungen.

Familiensysteme (→ Systemtheorie) werden von ungeschriebenen Gesetzen und Regeln beherrscht, die ihren Niederschlag in einer familieneigenen Erwartungshierarchie finden. Alle Mitglieder sind diesen gemeinsamen Erwartungsmustern unterworfen. Ohne sein Dazutun kommen auf einen jeden bestimmte Aufträge, Zuschreibungen und transgenerationelle Vermächtnisse („legacy") zu. Diese Treuebindungen sind den unmittelbar Beteiligten nicht oder nur teilweise bewußt, entziehen sich einer klar in Worte gefaßten Definition, können in mehr oder weniger verschleierter oder rationalisierter Form in → Familienmythen zum Ausdruck kommen oder in rituellen Beziehungsmustern aufscheinen. Bei Kleinkindern wird das Einhalten der familiären Erwartungen durch äußere Ge- und Verbote erwirkt, in der Folge gestaltet sich ein komplexer Verinnerlichungsprozeß, der, folgen wir BOSZORMENYI-NAGY, nicht so sehr durch individualpsychologische Konzepte als durch beziehungstheoretische Begriffe, wie etwa Vertrauen, Integrität, Gegenseitigkeit, Verdienst, erfaßt wird. Diese existential-ethische „Verpflichtungskomponente" schlägt ihre tiefen Wurzeln in den lebenslänglichen, biologischen Banden der Blutsverwandtschaft und in der zwischenmenschli-

chen Gerechtigkeitsordnung, der Grundlage dessen, was MARTIN BUBER die „Ordnung der menschlichen Welt" genannt hat: Gerechtigkeit als multipersonales Prinzip transzendiert die Psychologie.
Die verdeckten kontextuellen Motivationsdeterminanten kommen erst scharf ins Objektiv durch eine dialektisch-dynamische Langzeitbeobachtung, wird doch eine solche den lebendigen Gegensätzen, den vielschichtigen Aushandlungsprozessen, dem komplexen Wechselspiel der tieferen Beziehungsrealität am ehesten gerecht. In dieser generationenübergreifenden „Motivationsstruktur" kommt dem Begriff des Verdienstes eine ähnlich zentrale Bedeutung zu wie dem Triebkonzept innerhalb der psychoanalytischen Theorie. Einlösen oder Umgehen von Verpflichtungen und Vermächtnissen werden im „Verdienstkontenstand" eines jeden Familienmitglieds bilanziert. Die Familie führt über Generationen hinweg eine ungeschriebene Buchführung über Wesen und Ausmaß persönlichen Verpflichtetseins, über die jeweiligen Verdienst- und Schuldpositionen seiner Angehörigen. Im Beziehungsnetz findet ein ständiger Austausch von „Gebens- und Nehmenserwartungen" statt; ein jeder empfängt und nimmt, muß aber auch seinerseits zurückerstatten und geben. Hierbei geht es nicht so sehr um psychologisch Erlebtes als vielmehr um existentielle Schuld, die nur durch „Handlung und existentielle Neuordnung angegangen werden kann" (BOSZORMENYI-NAGY, 1972, S. 161). Jedes Geben und Nehmen wird in den Waagschalen der familiäten Gerechtigkeitsbalance abgewogen und bedingt eine neue Aufteilung von Soll und Haben. Je mehr ein Individuum Loyalitätsakte erbringt, existentielle Schulden begleicht, sich Opfer auferlegt zur Erfüllung wichtiger Aufträge bzw. Funktionen für die Gruppe, um so mehr erwirbt es sich einen Wertzuwachs an Verdienst und einen gleichzeitigen Anspruch auf gerechten Ausgleich („entitlement"). Unbeglichene Konten werden von Generation zu Generation weitergereicht, und somit kann eine Ersatzperson in der Folgegeneration rekrutiert werden, um ein unbereinigtes Konto auszugleichen, kann es zur Wiederholung charakteristischer Beziehungskonstellationen wie etwa der Verkehrung der Eltern-Kind-Rollen in der → Parentifikation kommen.

Loyalitätskonflikte
Der Veränderungsdruck in den Entwicklungsphasen der miteinander verzahnten individuellen und familiären Lebenszyklen bedingt zwangsläufig stetig neue Loyalitätsverpflichtungen, die gegen vorherbestehende abgewogen und mit diesen in Einklang gebracht werden müssen. Die „ursprüngliche" Loyalität gegenüber der Herkunftsfamilie gerät in Konflikt mit den Erwartungen und Forderungen der horizontalen Beziehungsachsen, d.h. Vertretern derselben Generation, also etwa Ehepartner, Geschwister, Altersgenossen. Je übermächtiger die zentripetalen Kräfte der Herkunftsfamilie, um so schwerer fällt es dem Individuum, neue Bindungen einzugehen. FRITZ HOFMANN (1980) erläutert, wie die Ehepartner, sowohl „Teil ihrer dyadischen, horizontalen Beziehungsdimension" als auch „Glied einer vertikalen Beziehungskette", des öfteren in ein Loyalitätsdilemma geraten. In eine besonders ausweglose Lage der „gespaltenen Loyalität" kann ein Kind gedrängt werden, das von jedem der zutiefst zerstrittenen Elternteile als loyaler Verbündeter verpflichtet wird, der seine Treue durch Abwertung, Unterminierung, wenn nicht gar Zerstörung des anderen Elternteils bezeugen soll. Dies wird dramatisch exemplifiziert durch die Geschichte Hamlets, der, von uneinlösbaren elterlichen Verpflichtungen hin- und hergerissen, hart am Rande eines psychotischen Zusammenbruchs einhertaumelt.

Loyalität und Symptom
„Abwegiges, Widersprüchliches und Irrationales und ‚Verrücktes' im Verhalten", schreibt LUC KAUFMANN, „wird indessen erst sinnvoll und verständlich auf der Ebene der systemregulierenden hierarchisch übergeordneten Verpflichtungen in der Familie" (1975, S. 682). In gar manchen homöostatisch (→ Homöostase) verklammerten Familien wird jedes Autonomiestreben und jeder Individuationsschritt des Heranwachsenden insgeheim (zumeist durch verdeckte Andeutungen oder verschlüsselte Signale auf der nonverbalen und paraverbalen Kommunikationsebene) als Treuebruch verketzert, mag nach außen hin Selbständigkeit noch so lautstark als normal und wünschenswert gepriesen werden. Der Betroffene kann nun diesen ausbeuterischen Loyalitätsbindungen gerecht werden, indem er – ohne daß dies in sein Bewußtsein einbricht – seine Reifungschancen verkümmern läßt, in gewissen auf Selbstverwirklichung und Eigenverantwortung ausgerichteten Lebensbereichen zum Versager wird. Aber nicht nur offenkundiges Verhaftetbleiben im emotionalen Bannkreis der Familie, auch abwegiges, rebellisches, scheinbar „familienfeindliches" Verhalten kann bei näherer Durchleuchtung Ausdruck und Folge von unsichtbaren, intergenerationell zum Zuge kommenden Loyalitätsverpflichtungen sein; beispielsweise kann so etwa die Aufrechterhaltung eines → Familienmythos, demzufolge in jeder Generation ein Mitglied sich in die Rolle des „schwarzen Schafes" hineinfindet, gewährleistet werden.
Erst in der Tiefendimension des beziehungsdynamischen Gesamtprozesses kann ersichtlich werden, daß untergründige Loyalitätsströmungen als verdeckte Motivation hinter mannigfaltigen, (psycho-)pathologisch eingestuften Verhaltensmustern stehen. So kann etwa ein parentifiziertes Kind durch seine Schulängste und Lernprobleme den regressiven Bedürfnissen seiner emotional alleinstehenden Mutter, die in der ständigen Sorge um

ihr Kind einen Lebensinhalt gefunden hat, entgegenkommen; ein delinquenter Jugendlicher gewisse von einem Elternteil abgelehnte und abgespaltete Persönlichkeitsanteile in seiner Person übernehmen und stellvertretend ausagieren; ein drogenabhängiger Problemlieferant sich zum Aufmerksamkeitsfokus anbieten und somit die mit Scheidung drohenden Eltern von ihrem explosiven Zerwürfnis ablenken und zusammenhalten. STIERLIN (1974) erörtert, wie delegierte (→ Delegation) Patienten, die schizophren werden, „innerlich von Loyalitäts- und Auftragskonflikten zerrissen erscheinen". BOSZORMENYI-NAGY (1977) weist darauf hin, daß gar mancher Selbstmordproblematik die extrem ausgeprägte Konstellation einer „gespaltenen Loyalität" zugrunde liegt. Insbesondere NORMAN und BETTY PAUL (1975), SATU und HELM STIERLIN (1979), IVAN BOSZORMENYI-NAGY (1973, 1977) haben eingehend beschrieben, wie eine weite Spielbreite sexueller Störungen und ehefeindlichen Verhaltens in unterschwelligen, konfliktbeladenen Treueverpflichtungen verankert ist.

Aber auch auf der Bühne gesellschaftlicher und geschichtlicher „Symptomatik" wie etwa bei politischem und öffentlichem Terrorismus können Loyalitätsverpflichtungen mitbestimmend sein (STIERLIN, 1978; BOSZORMENYI-NAGY u. KRASNER, 1978). H. STIERLIN erläutert, wie der von seiner Mutter psychologisch ausgebeutete ADOLF HITLER seine Vergeltungswut „millionenfach" an Ersatzobjekten ausgelassen hat, „während das primäre Loyalitätsband zur Mutter und zum später an ihre Stelle tretenden Deutschland intakt blieb" (1975, S. 130).

Therapeutische Implikationen
Inbesondere BOSZORMENYI-NAGY (1972, 1973) und STIERLIN (1976) vermitteln uns die klinische Erfahrung, daß im individuumzentrierten psychotherapeutischen Prozeß dem noch stark an seine Familie gebundenen Patienten Treuekonflikte erwachsen können, daß manche als Loyalitätsverrat erlebte positive → Übertragung (wird der Therapeut nicht als bessere Elternfigur erlebt?) schwere Schuldgefühle auslösen und zur unbewußten Sabotage der Therapie führen kann.
Wie nun der Loyalitätsbegriff und die damit einhergehende ethische Dimension die therapeutische Grundeinstellung weichenstellend beeinflussen und zum zentralen Bestandteil therapeutischer Strategien und Interventionen werden, verdeutlicht wohl am besten die von BOSZORMENYI-NAGY entwickelte „kontextuelle Therapie" (1981). Dieser nicht direktive Therapieansatz sucht in einer Mehrgenerationen-Perspektive das verschüttete Wachstumspotential der Familie zu mobilisieren, der zwischenmenschlichen Gerechtigkeit den Weg zu bahnen und die Generationen zum rekonstruktiven, versöhnenden Dialog zusammenzuführen. Durch seine vielseitig gerichtete Parteilichkeit („multidirectional partiality") bemüht sich der Therapeut, eine Beziehung des gegenseitigen Vertrauens und der wechselseitigen Verantwortung unter den Familienmitgliedern zu fördern, Licht auf bislang unsichtbare Loyalität zu werfen, einen gerechten Ausgleich der jeweiligen Schuld- und Verdienstkonten zu erwirken.

Literatur
BOSZORMENYI-NAGY, I.: Loyalty implications of the transference model in psychotherapy. Arch. Gen. Psychiat. 27, 374–380 (1972). Dt.: Loyalität und Übertragung. Familiendynamik 1, 153–172 (1976).
BOSZORMENYI-NAGY, I: Mann und Frau. Verdienstkonten in den Geschlechtsrollen. Familiendynamik 2, 35–49 (1977).
BOSZORMENYI-NAGY, L., SPARK, G. M.: Invisible loyalities. New York: Harper and Row (1973). Dt.: Unsichtbare Bindungen. Stuttgart: Klett-Cotta 1981.
BOSZORMENYI-NAGY, I.: Kontextuelle Therapie. Therapeutische Strategien zur Schaffung von Vertrauen. Familiendynamik 6, 176–195 (1981).
BOSZORMENYI-NAGY, I., KRASNER, B. R.: Gruppenloyalität als Motiv für politischen Terrorismus. Familiendynamik 3, 199–208 (1978).
BUBER, M.: Schuld und Schuldgefühle, 2. Aufl. Heidelberg: Lambert Schneider 1977.
HOFFMANN, F.: Ethische und psychodynamische Aspekte in der Familientherapie. In: DUSS-VON WERDT, J., WELTER-ENDERLIN, R. (Hrsg.): Der Familienmensch, S. 226–235. Stuttgart: Klett-Cotta 1980.
KAUFMANN, L.: Familientherapie. In: KISKER, K. P., MEYER, J.-E., MÜLLER, C., STRÖMGREN, E. (Hrsg.): Psychiatrie der Gegenwart, Bd. III, 2. Aufl., S. 669–710. Berlin: Springer 1975.
PAUL, N. L., PAUL, B. B.: A marital puzzle. New York: Norton 1975. Deutsch: Puzzle einer Ehe. Stuttgart: Klett-Cotta 1977.
STIERLIN, H.: Psychoanalytische Ansätze zum Schizophrenieverständnis im Lichte eines Familienmodells. Psyche 28, 116–134 (1974).
STIERLIN, H.: Adolf Hitler. Familienperspektiven. Frankfurt: Suhrkamp 1975.
STIERLIN, H.: Einzel- versus Familientherapie schizophrener Patienten: ein Ausblick. Familiendynamik 1, 112–123 (1976).
STIERLIN, H.: Familienterrorismus und öffentlicher Terrorismus. Familiendynamik 3, 170–198 (1978).
STIERLIN, S., STIERLIN, H.: Mehrgenerationsaspekte sexueller Störungen. Familiendynamik 4, 23–33 (1979).

F. SEYWERT

Lues cerebri → Hirnerkrankungen, syphilitische

Lues congenita → Hirnerkrankungen, syphilitische

Lundborgsche Epilepsie → Epilepsie

Lustprinzip
FREUD entwickelte die wesentlichen Gedanken über die Wirkungsweise des Lustprinzips – zum Teil auch Lust-Unlust-Prinzip genannt – erstmals 1900 im siebenten Kapitel seiner Traumdeutung. 1911 hat er in seinen „Formulierungen über die zwei Prinzipien des psychischen Geschehens" diese Gedanken präzisiert. Er stellte hierin das Lustprinzip dem Realitätsprinzip gegenüber. Das erstere Prinzip kennzeichnet nach FREUD die Arbeitsweise der älteren und, wie er glaubte, primären seelischen Vorgänge. „Die oberste Tendenz, welcher diese primären Vorgänge gehorchen, ist

leicht zu erkennen; sie wird als das Lust-Unlust-Prinzip (oder kürzer als das Lustprinzip) bezeichnet. Diese Vorgänge streben danach, Lust zu gewinnen; von solchen Akten, welche Unlust erregen, zieht sich die psychische Tätigkeit zurück (→ Verdrängung). Unser nächtliches Träumen, unsere Wachtendenz, uns von peinlichen Eindrücken loszureißen, sind Reste von der Herrschaft dieses Prinzips und Beweise für dessen Mächtigkeit" (S. 231). Das → Realitätsprinzip stellt sich diesem Luststreben entgegen, indem es neuere Errungenschaften des psychischen Apparates – wie Bewußtsein, Aufmerksamkeit, unparteiische Urteilsfällung und logisches Denken – ins Spiel bringt. In allen menschlichen Verhalten bringt sich der Antagonismus dieser beiden Prinzipien zum Ausdruck.

1920 stellte FREUD, beeindruckt durch die während des ersten Weltkrieges häufig zu beobachtenden traumatischen Neurosen und die darin sich repetierenden Angstträume, die allgemeine Anwendbarkeit des Lustprinzips in Frage. In „Jenseits des Lustprinzips" entwickelte er seine Gedanken über die Dualität der Lebens- und Todestriebe und umriß in seinem posthum erschienen „Abriß der Psychoanalyse" seine Position wie folgt: „Es scheint, daß ... die Tätigkeit der anderen psychischen Instanzen das Lustprinzip nur zu modifizieren, aber nicht aufzuheben vermag, und es bleibt eine theoretisch höchst bedeutsame, gegenwärtig noch nicht beantwortete Frage, wann und wie die Überwindung des Lustprinzips überhaupt gelingt" (S. 129).

Bis heute hat das Lustprinzip, wie vorhergehend dargestellt, Anlaß zu Mißverständnissen und Kontroversen gegeben. Der Grund dafür liegt nicht nur in der Unbestimmtheit, die FREUD selbst in „Jenseits des Lustprinzips" in die Diskussion gebracht hat; er liegt vor allem auch darin, daß die im Lustprinzip gemeinte Lust sich nicht ohne weiteres mit der anscheinend sinnlich erlebten Lust (etwa im sexuellen Verkehr) gleichsetzen läßt. Diese sinnlich erlebte Lust kann eine komplexe, von Subjekt zu Subjekt variierende Genese und Phänomenologie haben. Der Masochist, der (aus hier nicht weiter zu verfolgenden Gründen) in einem normalerweise als unlustvoll erlebten Schmerz bzw. einer Erniedrigung Lust sucht, exemplifiziert die Problematik solcher Phänomenologie. Die im Lustprinzip gemeinte Lust läßt sich auch nicht – dies hat vor allem SCHACHTEL gezeigt – mit einer durch die ökonomische Betrachtungsweise nahegelegten Spannungs- bzw. Triebabfuhr gleichsetzen. Dem widerspricht unter anderem die Erfahrung, daß die im Sexualverkehr erlebte Vorlust mit einer Spannungssteigerung einherzugehen scheint. Trotz der hier angedeuteten, im Lustbegriff implizierten Problematik hat sich das Lustprinzip FREUDS als ein zentrales, teleologisch konzipiertes Erklärungsprinzip im Rahmen der psychoanalytischen Theorie durchgesetzt.

Literatur
EIDELBERG, L.: An Outline of a Comparative Pathology of the Neuroses. New York: Int. Univ. Press 1954.
FREUD, S.: Die Traumdeutung. GW, II/III (1900). London: Imago 1942.
FREUD, S.: Formulierung über die zwei Prinzipien des physischen Geschehens. GW, VIII (1911). London: Imago 1945.
FREUD, S.: Jenseits des Lustprinzips. GW, XIII (1920). London: Imago 1940.
FREUD, S.: Psycho-analysis. GW, XIV (1926). London: Imago 1948.
FREUD, S.: Abriß der Psychoanalyse. GW, XVII (1938). London: Imago 1945.
HARTMANN, H.: Notes on the Reality Principle (1956). In: Essays on Ego Psychology. New York: Int. Univ. Press 1964.
SAUSSURE, R. DE: The metapsychology of pleasure. Int. J. Psycho-Anal. 40, 81 (1959).
SCHACHTEL, E.: Metamorphosis. New York: Basic Books 1959.
SCHUR, M.: The Id and the Regulatory Principles of Mental Functioning. New York: Int. Univ. Press 1966.
SZASZ, T.: Pain and Pleasure: A Study of Bodily Feelings. New York: Basic Books 1957.   H. STIERLIN

M

Macht → Prestige

Magenneurose → Organneurose

Makropsie → Mikropsie

Manie

Geschichte des Begriffes
Manie meinte ursprünglich alles Außersichsein: Ekstase, Entrückung, Raserei. Die Begriffe Manie und Melancholie bezeichneten im Altertum keine antinomischen Gemütszustände wie heute, sondern eher verschiedene Aspekte auffälliger oder abwegiger Geistesverfassung (nach FISCHER-HOMBERGER). Von Manie sprach man eher dann, wenn man einer Geistesstörung miterlebend gegenüberstehen konnte, von Melancholie eher, wenn man sie als fremd und unverständlich und uneinfühlbar empfand. Für HIPPOKRATES war die Melancholie eine körperlich begründete Krankheit, die allenfalls auch die Symptome der Manie aufweisen konnte. Manie dient oft zur Bezeichnung für Irresein, zuweilen auch für einen hohen Grad fieberhafter Geistesstörung. Gelegentlich werden die Ausdrücke Manie und Melancholie sogar gleichbedeutend verwendet. Erst bei SORANUS von Ephesus (um 100 n. Chr.) tritt die Manie als Störung der Vernunft ohne Fieber neben die Melancholie. Alexander TRALIANUS (6. Jh. n. Chr.) verstand unter Manie ein fortgeschrittenes Stadium

der Melancholie. ARETAEUS der Kappadocier (ca. 950 n. Chr.) hat Manie und Melancholie miteinander in Zusammenhang gebracht; das manisch-melancholische Irresein als solches kannte er aber nicht.
Auch in späteren Zeiten schwankten die Bedeutungen der Begriffe Manie und Melancholie stark. HASLAM (1764–1844) bestritt 1798, daß Manie und Melancholie gegensätzliche Krankheiten darstellten.
Die Renaissancezeit und das 17. Jahrhundert versuchten Manie und Melancholie mehr von den Krankheitserscheinungen her zu umschreiben. Traurigkeit und teilweise Verrücktheit (auch fixe Ideen) gehörten nun meist zum Begriff der Melancholie, Fehlen von Traurigkeit und ausgedehnte Verrücktheit kennzeichneten die Manie. Manie und Melancholie blieben nach der damaligen Auffassung ihrem Wesen nach körperlich begründete Krankheiten (z. B. die Manie verursacht durch die schwarze Galle).
1851 beschrieb FALRET (1795–1870) Manie als heitere, Melancholie als depressive Verstimmung und ordnete sie dem zirkulären Irresein als eigener Krankheitsgruppe zu, welchen Namen er 1854 gründete (folie circulaire). Im selben Jahr beschrieb auch BAILLARGER (1809–1890) dasselbe Krankheitsbild unter dem Namen folie à double forme.

Nosologie und Psychopathologie
Die Manie bezeichnet heute ein Syndrom affektiver Psychosen, und zwar im besonderen der bipolaren manisch-depressiven Psychosen. Diese sind entgegen der Kraepelinschen Klassifikation von den monopolaren endogenen phasischen Depressionen ätiologisch und nosologisch zu trennen (ANGST, PERRIS). Die Existenz reiner periodischer Manien muß als zufällige Häufung manischer Episoden innerhalb bipolarer Krankheitsverläufe betrachtet werden. Die periodische Manie stellt im Gegensatz zur periodischen Melancholie kein eigenes Krankheitsbild dar.
Die Grundsymptome der Manie sind durch die Hebung der Stimmung und Selbsteinschätzung und durch die Steigerung der psychomotorischen Aktivität gekennzeichnet. Es besteht ohne Anlaß eine heitere, unbeschwerte, fröhliche Grundstimmung, ein Überschwang der Gefühle, eine Steigerung der Selbstgefühle, eine Vermehrung von Antrieb, Initiative, Unternehmungslust, Wagemut, Einfallsreichtum. Das Denken des Manischen ist durch die Beschleunigung charakterisiert (→ Ideenflucht). Sie drückt sich in Sprache und Schrift aus. Die Zielvorstellungen des Denkens wechseln sehr rasch. Der Ideenflüchtige gerät vom Hundertsten ins Tausendste und folgt allen gerade ankommenden Assoziationen oft oberflächlichster und äußerlichster Art. Dabei kann der Untersucher aber den Assoziationsverbindungen folgen. Subjektiv kann Ideenflucht als Gedankendrängen

empfunden werden. In hochgradigen Stadien manischer Erregung kann sich die Ideenflucht bis zur Verworrenheit steigern. Dann ist meist der Affekt auch ein anderer: der Kranke ist dann weniger heiter, euphorisch, vielmehr dysphorisch, gereizt, gehetzt, zornig. Der Steigerung der Psychomotorik entspricht die Lebhaftigkeit in Mimik und Gestik. Der Maniker redet viel und laut, lacht gern. In schweren Fällen nimmt die heitere Erregung mehr den Charakter einer gereizten Mißmutigkeit und Gehässigkeit an. Die Kranken machen sich ständig um etwas zu schaffen, haben einen großen Tatendrang, Bewegungsdrang, Rededrang. Zum gehobenen Selbstgefühl können Größenideen treten.
Die Typologie der manischen Syndrome, wie sie (unter leichter Modifikation von ZEH) WEITBRECHT zusammengestellt hat, gibt einen guten Überblick:
1. Die heitere, fröhliche, gehobene Manie mit Exaltation der Lebensgefühle.
2. Die gereizte, zornige, streitsüchtige Manie.
3. Die erregte, sich schließlich zur Tobsucht steigernde Manie.
4. Die expansive, euphorische, enthemmte Manie mit Größenideen und Urteilsstörungen und
5. die verworrene, tobsüchtige, denkinkohärente Manie.
BINSWANGER versuchte von der formalen psychopathologischen Beschreibung der Manie zu einem verstehenden Erfassen des besonderen In-der-Welt-Seins des Manikers zu gelangen (1945). Er erblickt das Wesen der manischen Lebensform in der festlichen Daseinsfreude, in einer selbstverständlichen Daseinsbejahung, die natürlich auch die Kommunikation des Kranken mit seiner Umwelt verändert.
Im Verlauf bipolarer manisch-depressiver Psychosen ist ungefähr ¼ der Phasen rein manisch, ¼ gemischt manisch-depressiv und die Hälfte rein depressiv. Der relative Anteil dieser Symptome bleibt bei wiederholten Erkrankungen stabil. (→ manisch-depressives Kranksein – Affektpsychosen.)
Manische Bilder, die nicht als Syndrom von Affektpsychosen auftreten, nennt man maniforme Syndrome. Sie werden bei verschiedensten psychiatrischen Erkrankungen gefunden: z. B. bei Schizophrenien, schizoaffektiven Psychosen, bei hirnorganischen Erkrankungen (z. B. progressive Paralyse), bei Amphetaminsucht, bei akuten Intoxikationszuständen verschiedenster Art (einschließlich Cannabis, LSD, Psilocybin, Mescalin u.a.).

Grundsätze der Behandlung
Der Manische muß davor bewahrt werden, in seinem kritiklosen Tatendrang sich selbst und seine Familie wirtschaftlich und gesundheitlich zu schädigen (z. B. Gefahr von Geschlechtskrankheiten). Deshalb ist häufig eine Hospitalisation nötig. Besonders gilt das für gereizt-zornmütige Erregungszustände der Manie. Die manische Erregung wird

mit Neuroleptica behandelt. Eine Reihe von Autoren empfehlen Lithium als Therapeuticum bei der Manie. Für schwere Erregungszustände ist Lithium aber zu schwach. Hingegen ist Lithium ein wichtiges Prophylakticum (→ manisch-depressive Psychose).
Eine neuere Typologie der bipolaren manisch-depressiven Erkrankungen geht auf DUNNER et al. 1976 zurück: BP I-Psychosen charakterisiert durch hospitalisierungsbedürftige Manien, BP II-Psychosen mit Hypomanien ohne Hospitalisierung. Diese Klassifikation wurde durch ANGST 1978 erweitert in Md, MD, Dm, wobei Großbuchstaben für Manien oder Depressionen mit Hospitalisierung, Kleinbuchstaben für die leichteren Syndrome stehen.
Zur Messung manischer Syndrome wurden besondere Skalen entwickelt, z. B. durch BEIGEL et al. 1971, PETTERSON et al. 1973, BLACKBURN et al. 1977, YOUNG et al. 1978, BECH et al. 1979, AHMED and LAFFERTY 1981.

Literatur
AHMED, A. B. M., LAFFERTY, D.: Scales for measuring mania. Canad. J. Psychiat. 27, 659–662 (1982).
ANGST, J.: Zur Ätiologie und Nosologie endogener depressiver Psychosen. Berlin Heidelberg New York: Springer 1966.
ANGST, J.: The course of affective disorders. II. Typology of bipolar manic-depressive illness. Arch. Psychiat. Nervenkr. 226, 65–73 (1978).
BECH, P., BOLWIG, T. G., KRAMP, P., RAFAELSEN, O. J.: The Bech-Rafaelsen Mania Scale and the Hamilton Depression Scale. Evaluation of homogeneity and inter-observer reliability. Acta Psychiat. Scand. 59, 420–430 (1979).
BEIGEL, A., MURPHY, D. L., BUNNEY, W. E., jr.: The manic-state rating scale. Scale construction, reliability and validity. Arch. Gen. Psychiat. 25, 256–262 (1971).
BLACKBURN, I. M., LOUDON, J. B., ASHWORTH, C. M.: A new scale for measuring mania. Psychol. Med. 7, 453–458 (1977).
DUNNER, D. L., FLEISS, J. L., FIEVE, R. R.: The course of development of mania in patients with recurrent depression. Amer. J. Psychiat. 133, 905–908 (1976).
FALRET, J.-P.: (Vorlesung am) Hospice de la Salpêtrière. Gazette des Hôpitaux 23. und 24., p. 238. Jahr: 1850 und 1851.
FISCHER-HOMBERGER, E.: Das zirkuläre Irresein. (Diss.) Zürich: Juris 1968.
PERRIS, C.: A study of bipolar (manic-depressive) and unipolar recurrent depressive psychosis. Acta Psychiat. Scand. Suppl. 194 (1966).
PETTERSON, U., FYRÖ, B., SEDVALL, G.: A new scale for the longitudinal rating of manic states. Acta Psychiat. Scand. 49, 248–256 (1973).
WEITBRECHT, H. J.: Depressive und manisch-endogene Psychosen. In: GRUHLE, H. W., JUNG, R., MAYER-GROSS, W., MÜLLER, M. (Hrsg.) Psychiatrie der Gegenwart. Forschung und Praxis. Bd. II, Klinische Psychiatrie. Berlin Göttingen Heidelberg: Springer 1960.
YOUNG, R. C., BIGGS, J. T., ZIEGLER, V. E., MEYER, D. A.: A rating scale for mania: Reliability, validity and sensitivity. Brit. J. Psychiat. 133, 429–435 (1978).

J. ANGST

Manierismus → Schizophrenie

Marchiafava-Bignami-Syndrom → Alkoholismus

Masochismus

Der Begriff „Masochismus" wurde von R. v. KRAFFT-EBING in Anlehnung an den Begriff des „Daltonismus" geprägt. Es wird darunter eine Perversion des Sexuallebens verstanden, wobei eine sexuelle Befriedigung nur unter der Bedingung möglich ist, daß vom Sexualpartner körperliche Schmerzen (Schlagen, Beißen, Quälen usw.) zugefügt werden. KRAFFT-EBING schuf den Begriff im Hinblick auf Veranlagung und schriftliche Darstellungen des Schriftstellers A. SACHER-MASOCH (1836–1895) (→ Perversionen).
S. FREUD, der sich in seinen „Drei Abhandlungen zur Sexualtheorie" (1905) eingehender mit dem Masochismus beschäftigt, bezeichnet dort die Neurose „sozusagen als das Negativ der Perversion" (GW, V, S. 65), d. h. masochistische Tendenzen als Abkömmlinge libidinöser, vor allem analsadistischer Partialtriebe kommen auch beim neurotischen Menschen, aber unter gleichzeitiger Abwehr vor, wodurch sich nicht Perversionen, aber psychische Konflikte entwickeln. Die Entscheidung darüber, ob sich diese Partialtriebe eher in masochistischer oder in sadistischer Richtung entwickeln, wird dabei durch das Gegensatzpaar „aktiv" oder „passiv" mitbestimmt, das in der analen Phase die Objektbeziehungen beherrscht und auch zum Vorläufer der Entwicklung der geschlechtlichen Identität wird. Masochistischen Tendenzen wurden somit in der Regel mehr weibliche, sadistischen mehr männliche Qualitäten zugeschrieben.
Später (1924) suchte FREUD das Konzept des Masochismus zu vertiefen und es in Beziehung zu der nach dem ersten Weltkrieg entwickelten Todestriebhypothese zu setzen. Er kam so zur Konzeption eines *Urmasochismus*, in dem er dem Todestrieb entstammende, destruktive Impulse gegen die Mutter-Kind-Einheit vermutete. Der Hauptteil dieser Impulse wird später auf die Objekte verlegt und es bleibt der „*eigentliche erogene Masochismus*" übrig (GW, XIII, 377). Aber auch dieser kann wieder projektiv abgewehrt werden, wodurch es zum Sadismus kommt. Wird aber die Befriedigung solcher sadistischen Impulse durch die Außenwelt frustriert, kann eine Verstärkung der Aggression die Folge sein, die, wenn sie sich aus konflikthaften Gründen wieder gegen die eigene Person wendet, Anlaß zu *sekundärem Masochismus* geben kann.
Gleichzeitig laufende Entwicklungs- und Reifungsvorgänge im Ich schaffen aber beim Gesunden immer mehr die Möglichkeit, destruktive und analsadistische Triebimpulse zu neutralisieren, so daß die sich davon ableitende Energie konstruktiver zupackender Aktivität zur Verfügung gestellt werden kann (MITSCHERLICH).
Zwei besondere Formen des Masochismus sind jedoch noch gesondert zu betrachten. Als *femininen Masochismus* bezeichnet man vor allem unbewußte Kastrationswünsche des Mannes (GW, XIII,

S. 374). Im sog. *moralischen Masochismus* erreichen abgewehrte sadistische Impulse ihr Triebziel dennoch, indem sie dem Über-Ich zur Verfügung gestellt werden und sich von dort her gegen die eigene Person wenden. Der moralische Masochismus kann ein ernstes Hindernis für die psychoanalytische Behandlung darstellen, da der Patient versuchen kann, sämtliche Interventionen des Analytikers in dessen Dienst zu stellen. Die Analyse kann dann zu einer weiteren Quelle masochistischer Befriedigung werden, wodurch sie letztlich ihr Ziel verfehlt.

Die psychoanalytische Behandlung eigentlicher Perversionen ist theoretisch zwar möglich, praktisch aber oft schwierig, da der mit der Perversion verbundene Lustgewinn nur ungern aufgegeben wird. Das Vorliegen masochistischer Partialtriebabkömmlinge, ihr Erscheinen in Träumen, im Agieren und in der Übertragung, bildet aber in der Regel keine besondere Schwierigkeit der Psychoanalyse. Bei ausgesprochenem moralischen Masochismus hat die Arbeit am Ich derjenigen am Es voranzugehen.

Literatur
Boss, M.: Sinn und Gehalt der sexuellen Perversionen. 3. Aufl. Bern: Huber 1967.
FREUD, S.: Das ökonomische Problem des Masochismus. GW XIII. London: Imago 1940.
FREUD, S.: Drei Abhandlungen zur Sexualtheorie. GW V. London: Imago 1949.
KRAFFT-EBING, R. v.: Psychopathia sexualis. Stuttgart: Enke 1918.
MITSCHERLICH, A.: Aggression und Anpassung. In: Aggression und Anpassung in der Industriegesellschaft. Frankfurt a. M.: Suhrkamp 1969.
NACHT, S.: Le Masochisme. Paris: Librairie le François 1948.
(Übrige Literatur → Sadismus)

F. MEERWEIN

Medikamentenabusus

Ein sporadischer oder andauernder, erheblicher Konsum von Medikamenten, der ohne Beziehung oder gar im Widerspruch zu einer medizinisch indizierten Anwendung des Medikamentes steht. Läßt sich eine Abgrenzung gegenüber der Drogenabhängigkeit zwar begrifflich durchführen, sind die Übergänge in der Praxis doch fließend.

Literatur
FEUERLEIN, W.: Sucht und Süchtigkeit. Münch. med. Wschr. 59, 2593–2600 (1969).

F. LABHARDT

Medikamentensucht → Drogenabhängigkeit

Mehrdimensionale Diagnostik → Diagnose

Melancholie

Der aus der griechischen Antike stammende Begriff μελαγχολία geht auf die Verbindung von μέλας (schwarz) und χολή (Galle) zurück und bedeutet, als Ausdruck der damaligen Säftelehre, soviel wie „Schwarzgalligkeit". Er begegnet erstmalig in der ältesten Schrift des Corpus Hippocraticum (5. Jh. v. Chr.) und ist dort als Krankheit dem „Galletyp" (χολώδης) allgemein zugeordnet. In späteren hippokratischen Schriften wird dieser Typus bereits näher als μελαγχολικός gekennzeichnet und dasselbe Adjektiv auch, in Verbindung mit anderen einschlägigen Ausdrücken (ἄθυμος, δυσφορία u. a.), zur Beschreibung eines mutlostraurigen Geistes- oder Gemütszustandes verwendet (τα περί τήν γνώμην μελαγχολικά). Die in verschiedenartigsten Variationen vorgestellte Veränderung und Bewegung der „schwarzen Galle" im Körper behält im großen Rahmen der antiken Viersäftelehre stets ihren Zusammenhang mit der μελαγχολία als einer psychischen Störung, wobei diese freilich noch recht unterschiedlich beschrieben und wesentlich weiter gefaßt wird als im heutigen Melancholiebegriff. Bemerkenswert ist aber der durchgehend somatische Ansatz in der pathogenetischen Auffassung. Der Ausdruck Melancholie samt seinen Ableitungen spielte auch im außermedizinischen Schrifttum eine zunehmende Rolle; χολᾶν und μελαγχολᾶν finden sich so als Bezeichnung für „verrückt sein" allgemein, andererseits erfahren die μελαγχολικοί bei ARISTOTELES eine besondere Aufwertung in Richtung des Außergewöhnlichen und Genialen (Näheres bei FLASHAR). Systematisches psychopathologisches bzw. nosologisches Denken um das Thema Melancholie, vor allem auch hinsichtlich ihrer Abgrenzung und ihres Zusammenhanges mit anderen Krankheitsbildern, begegnet erst wieder im 1. nachchristlichen Jahrhundert. ARETAEUS von Kappadocien beschreibt die μελαγχολία z. T. recht charakteristisch und in verschiedenen Schweregraden als Traurigkeit, Mutlosigkeit, Verlangsamung, Erschöpfung, ferner als Menschenflucht, Gefühllosigkeit, Stumpfheit, leeres Klagen, Flucht vor dem Leben und Selbstmordneigung, auch gibt er verschiedene körperliche Symptome an. Der Zustand wird meistens durch das Aufsteigen der schwarzen Galle in den Magen oder das Zwerchfell verursacht angesehen. Wesentlich ist vor allem die Erkenntnis vom Zusammenhang mit der → Manie in der Aussage, daß die Melancholie den Anfang und einen Teil der Manie darstelle; ebenso findet sich hier bereits das Umschlagen von einem Zustand in den anderen und ansatzweise auch der periodische Verlauf beschrieben. SORANUS von Ephesus (um 100 n. Chr.) wiederum trennt streng zwischen Melancholie und Manie, unterscheidet beide aber auch erstmals deutlich von der „Phrenitis"; von diesem Zeitpunkt an datiert die klare begriffliche Abgrenzung der Melancholie von fieberhaften Zustandsbildern (FLASHAR, WALSER). Auf hippokratischen Auffassungen fußend, hat GALEN (130–201 n. Chr.) dann die Viersäftelehre unter Einbeziehung der Melancholie weiter ausgebaut. Bezeichnenderweise ist hier der kranke Magen als Ausgangspunkt gedacht, indem von dessen schwarzgallig verändertem Blut eine Art Ausdünstung zum Gehirn emporsteigt ('επι τον 'εγκέφαλον ἀναφερομένης τῆς μελαγχολικῆς ἀναθυμιάσεως). Mit zunehmender Stärke der Symptomatik wird jedoch eine Ansammlung der schwarzen Galle im Gehirn selbst angenommen. Psychische und somatische Symptome erscheinen nebeneinander angeführt, letztere vor allem den Magen-Darm-Bereich betreffend, worauf auch die Zusammenschau der Melancholie mit der → „Hypochondrie" beruht.

Während man den differenzierten Erkenntnisstand des ARETAEUS schon bei GALEN nicht mehr findet, wird im Mittelalter außerdem auch die somatische Grundlage der Melancholie, von wenigen Ausnahmen abgesehen, aufgegeben. Die Krankheit erfährt eine dämonologische Interpretation und stellt dazuhin durch ihre Zusammenschau mit der „acedia", der „Mönchskrankheit", den zeitweise als Todsünde bezeichneten Gegenpol zur christlichen „vita activa" dar. In der Psychiatrie der Renaissance und der beginnenden Neuzeit zeigt sich demgegenüber die Tendenz, die Melancholie aus dem Katalog der auf direkte übernatürliche Ursachen zurückgeführten Krankheiten herauszunehmen und wieder auf somatische Störungen zu beziehen. Dies geschieht teils unter Wiederaufnahme der alten Säftelehre, teils unter Heranziehung der neueren Elementenlehre und anderer spekulativer Prinzipien. So ist bei PARACELSUS (1491–1541) von „melancholici" die Rede, deren Eigenart auf einem veränderten „spiritus vitae" beruht; die Melancholie selbst versteht er von daher als „ein krankheit, die in ein menschen falt, das er mit gewalt traurig wird, schwermütig, langweilig, verdrossen, unmutig und falt in seltsam gedanken und speculationes ..." (zit. n. LEIBBRAND u. WETTLEY, 1961, S. 217). Andererseits klingen auch die Ansätze zu einer metaphysischen Herleitung der Melancholie immer noch an und kommen, zusammen mit Momenten der idealistischen Philosophie, später in der Auseinandersetzung zwischen „Psychikern" und „Somatikern" in neuer Weise zur Geltung. Diese Polarität bedeutet jedoch nach SCHMIDT-DEGENHARD (1983) etwas grundsätzlich anderes als der moderne Konflikt zwischen Vertretern einer extremen Somato- oder Psychogenese endogener Psychosen; nicht ätiologische Ideologien stehen sich gegenüber, sondern beide Richtungen haben „eine philosophische Heimat". Als Exponent der „Psychiker" kann HEINROTH (1818) gelten, bei dem sich eine recht gute und detaillierte klinische Beschreibung („Formenlehre") der Melancholie mit deren spekulativer Herleitung („Wesenlehre") aus dem „Bösen" oder dem „bösen Geist" als dem „wahre(n) Wesen der Seelenstörungen" verbindet. Er unterscheidet auch eine kompliziert aufgebaute, symptomatologisch orientierte Systematik mit zahlreichen Unterarten der Melancholie wie Melancholia simplex, anoa, ἀβουλή, catholica, religiosa, moria, furens, hypochondriaca u. a., z. T. auch verschiedenartige gemischte Formen.

Das Problem der Abgrenzung der Melancholie unter klinischen Gesichtspunkten sowie das ihres Zusammenhanges mit der Manie (das seit ARETAEUS nur selten und immer nur unsystematisch angegangen worden war), fand in der französischen Schule des 18./19. Jahrhundert eine neue, gezielte Bearbeitung. So hielt ESQUIROL (1838) den Ausdruck Melancholie für nicht mehr brauchbar, es sei denn zur Umschreibung eines bestimmten „temperament". Zur Bezeichnung des eigentlichen Morbus führt er, unter Hinweis auf ähnliche, vorhergegangene Umbenennungsversuche von RUSH („Tristomanie" und „Amenomanie") und PINEL („mélancolie avec délire"), zwei neue Begriffe ein, „Monomanie" für die „mélancolie maniaque" bzw. „mélancolie compliquée de manie", und „Lypemanie" (λύπη = Traurigkeit) für die Melancholie im alten, engeren Sinn (die „mélancolie des anciens"). Die genannte Zusammenhangsfrage erfuhr jedoch ihre besonders präzise Herausarbeitung, unter Durchformulierung der zirkulären Antinomik auch vom Begriff her, durch FALRET und durch BAILLARGER, indem ersterer (1851) von „folie circulaire", letzterer (1854) von „folie a double forme" sprach (Näheres zur Literatur und den Prioritätsstreit zwischen beiden s. FISCHER-HOMBERGER). Die Beobachtung des Vorkommens melancholischer Zustände oder Stadien bei anderen Krankheitsgruppen führte darüber hinaus zu verschiedenen Versuchen, einen engeren und einen weiteren Melancholiebegriff gegeneinander abzugrenzen. So unterschied z. B. GUISLAIN (1854) zwischen einer „allgemeinen Melancholie" (oder „Polymelancholie") und einer „speciellen Melancholie" (oder „Monomelancholie") und unterteilte letztere wieder in weitere symptomatische Einheiten (Melancholia sine delirio, hypochondrische Melancholie, Erotomelancholie, misanthropische Melancholie, Angstmelancholie, religiöse Melancholie u. a.).

Aus der Fülle der mit dem Problem der Melancholie sich auseinandersetzenden Autoren (ausführliche Darstellung s. SCHMIDT-DEGENHARD, 1983) sei auf die „klinische Studie" von v. KRAFFT-EBING mit dem Titel „Melancholie" von 1874 verwiesen, die der phänomenologisch-psychopathologischen Beschreibung breiten Raum gibt. Das „melancholische Irresein" ist bei v. KRAFFT-EBING syndromal konzipiert und kann als intermittierendes Syndrom im Verlaufe auch organischer Erkrankungen wie der Epilepsie, der Paralyse oder bei Intoxikationszuständen auftreten. Er läßt aber auch die psychoreaktive Genese der Melancholie zu. Als Unterteilung des melancholischen Irreseins nennt er die Melancholia sine delirio, die melancholische Verstimmung mit Präkordialangst, den Raptus melancholicus, die Melancholie mit Wahnvorstellungen und Sinnestäuschungen, wobei er, ganz im heutigen Sinne, entsprechend der Ausprägung der psychomotorischen Störung eine „melancholia passiva" mit katatoner Steigerung in Form der Melancholia attonica von einer „melancholia activa" unterscheidet. Als schwerste Komplikation des melancholischen Irreseins beschreibt v. KRAFFT-EBING Wahnvorstellungen und Sinnestäuschungen, die in akuten Fällen schon von vornherein neben den einfachen Gemütsdepressionen bestehen können. Die eigentlichen melancholischen Wahnvorstellungen versteht er als Reaktionen des Kranken auf seine veränderte Selbstempfindung. Der Inhalt der melancholischen Ideen begreife „alle Varietäten menschlichen Kummers, Sorgens und Fürchtens in sich", und trotz der Möglichkeit individueller Gestaltung und kultur- und sozialgeschichtlichen Wandels wiesen „die Delirien unzähliger Melancholiker aller Völker und Zeiten übereinstimmende Züge und Inhalte" auf; er nennt ferner Verarmungs- und Versündigungswahn, Wahnideen von der Verlorenheit und der Verdammnis und die Beobachtung des dysproportionalen Verhältnisses von harmloser früherer Tat und schwersten Schuldvorwürfen im melancholischen Versündigungswahn. Diese „sekundären Wahnvorstellungen" werden von ihm als das „Produkt der reflektierenden Täthigkeit des pathologisch veränderten Ichs" verstanden.

KRAEPELIN faßte in seinem Compendium (1883), unter Hinweis auf die Monographie von v. KRAFFT-EBING, die Melancholie zunächst noch symptomatologisch auf und beschreibt ihre einzelnen Arten unter verschiedenen, teils heterogenen Oberbegriffen, so z.B. die „Melancholia simplex" und die „Melancholia mit Wahnideen" unter den „Depressionszuständen" und die „Melancholia periodica" sowie das „Circuläre Irresein" unter den „Periodischen Psychosen". In der weiteren Entwicklung, vor allem durch den „Schritt von der symptomatischen zur klinischen Betrachtungsweise des Irreseins" (1896), wird die Melancholie zu einer klinisch-nosologischen Einheit, zunächst jedoch mit Einschränkung auf das „Irresein des Rückbildungsalters". Der Melancholiebegriff beschreibt jetzt dieses als selbständige Psychose mit depressivem Wahnsinn und schließt so auch Involutionspsychosen mit exogenem Charakter ein, in Abgrenzung zu dem der endogenen Depression des periodischen Irreseins. Als Unterscheidungskriterium zwischen der Melancholie und den depressiven Phasen beim manisch-depressiven Irresein werden bei ersterer das Fehlen der psychomotorischen Hemmung sowie die stärkere innere Unruhe und Angst angeführt. Unter dem Eindruck der Untersuchungen von DREYFUSS (1907) revidiert KRAEPELIN seine Ansicht wieder (Näheres → Involutionsdepression). Dementsprechend sind in der 8. Auflage des Lehrbuches (1913) die Arten der Melancholie als „depressive Zustände" ganz in das „manisch-depressive Irresein" eingegliedert und umfassen sowohl dessen periodische und zirkuläre als auch dessen „einfache" Formen. Diese Eingliederung erwies sich als richtungsweisend für die meisten nachfolgenden psychiatrischen Auffassungen.

Aufgrund der so vollzogenen Identifizierung wurde folgerichtig auch die Frage nach der Ätiopathogenese der Melancholie, deren Beantwortung für die klassische Zeit bereits in der Wortbedeutung enthalten war, identisch mit der Frage nach dem Wesen des „Endogenen" (→ Endogenität) überhaupt. Ein besonderes Melancholieproblem außerhalb des Rahmens der „endogenen → Depression" entfiel daher forthin. – Dennoch sind über diese grundsätzliche Situation hinaus noch gewisse eigenständige Konzeptionen bemerkenswert, weil sie mit dem Begriff Melancholie in besonderer Weise verbunden sind. Hier wäre, als Vertreter einer konsequenten psychodynamischen Auffassung, zunächst FREUD (1916) zu nennen. Für ihn verwandelt sich der Objektverlust in der Melancholie in Ichverlust und Ichverarmung, weil es zuvor zu einer „narzißtischen Identifizierung mit dem Objekt" gekommen war; so erklärt sich die „Störung des Selbstgefühls", in der nach seiner Auffassung der einzige besondere Zug liegt, der die Melancholie von der normalen Trauer unterscheidet. Sodann hat TELLENBACH (1961), unter Hinweis auf frühere analoge Versuche, eine bestimmte Persönlichkeitsstruktur als „Typus melancholicus" herausgestellt, gekennzeichnet durch die Merkmale einer besonderen Ordentlichkeit, Genauigkeit und Gewissenhaftigkeit, für den bestimmte „prädepressive Situationen" oder „pathogenetische Konstellationen", die er mit den Begriffen „Inkludenz" und „Remanenz" benennt, ein „Gefälle auf Melancholie hin" schaffen. Die Melancholie selbst gehe jedoch auf eine „Abwandlung des Endon" („Endokinese") zurück, die nicht weiter verstehbar sei. Hier sind also, ohne die Endogenitätsfrage selbst zu psychologisieren, besondere pathogenetische Momente herausgearbeitet und systematisch in eine umfassendere Konzeption aufgenommen worden. Das Überschneidungsproblem zwischen endogenen und psychogenen Depressionsformen, das zunehmend die Gegenwartsdiskussion bestimmt, wurde durch diese Position in besonderer Weise thematisiert (→ neurotische Depression).

Zusammenfassend läßt sich, von Ausnahmen abgesehen, die heute übliche Verwendung des Begriffes Melancholie durch den Parallelbegriff der „endogenen → Depression" und seiner Synonyme (z. B. „cyclothyme Depression") umreißen, d.h. mit Melancholie können alle depressiven Phasen sowohl der → manisch-depressiven Psychosen als auch der monophasischen oder periodischen endogenen Depressionen einschließlich Involutionsdepressionen gemeint sein. Dies trifft für die maßgeblichen Lehrbücher ebenso wie für die einschlägige spezielle Literatur. Insofern hat der Melancholiebegriff auch Teil an der stärkeren Einengung des Depressionsbegriffes bzw. der dem depressiven Syndrom heute zugeordneten Phänomenologie. Die Bezeichnung „Involutionsmelancholie" für die Involutionsdepression wird in der klinischen Psychiatrie kaum mehr verwendet und ist durch die Gleichstellung der Involutionsdepression mit den endogenen Depressionen anderer Lebensphasen überflüssig geworden. Während die Involutionsdepression bzw. „Involutional melancholia" in der ICD-8 noch getrennt aufgeführt war, wird sie in der ICD-9 konsequenterweise unter den endogenen Depressionen, bisher nur monopolar und mit Erstmanifestation im Involutionsalter, subsumiert. Das DSM-III verwendet den Begriff „Melancholie" für die Subklassifizierung einer „typischen depressiven Episode" („major depressive episode"), im engeren Sinne als „endogen" zu verstehen, um eine typischerweise schwere Form von Depression zu benennen, die besonders gut auf somatische Therapie anspreche.

Abschließend sei noch auf die öfters anzutreffende außerpsychiatrische, allgemein-literarische Verwendung des Begriffes Melancholie hingewiesen, die meist in Richtung von „Schwermut", „Weltschmerz", „Trübsinn" oder „Traurigkeit" geht. Ein diagnostischer Aussagewert kommt ihr in diesem Zusammenhang selten zu.

Literatur
ARETAEUS VON KAPPADOCIEN: Medicorum graecorum opera (ed. C. G. KÜHN), Vol. XXIV, S. 74–78. Leipzig 1828.
Corpus Hippocraticum: Oeuvres completes d'Hippocrate. In: LITTRE, E. (ed.), Paris 1839–1861 (zit. II, 46 u. III, 114).
DREYFUS, G. L.: Die Melancholie, ein Zustandsbild des manisch-depressiven Irreseins; S. V. u. VI. Jena: Fischer 1907.
ESQUIROL, E.: Des Maladies Mentales. Tome I. Paris: Baillière 1938.
FISCHER-HOMBERGER, E.: Das zirkuläre Irresein. Diss. (spez. 5–12). Zürich 1968.
FLASHAR, H.: Melancholie und Melancholiker in den medizinischen Theorien der Antike (37 ff., 60 ff. u. 79 ff.). Berlin: de Gruyter 1966.
FREUD, S.: Trauer und Melancholie (1916). In: Ges. Werke, Bd. X, 4. Aufl., 429, 431 u. 435 f. Frankfurt: Fischer 1967.
GALENUS, C.: Opera omnia (ed. C. G. KÜHN), Bd. VIII, 179–192. Leipzig 1821–1833.
GUISLAIN, J.: Klinische Vorträge über Geisteskrankheiten (Dtsch. v. H. LAEHR), 52 f. u. 56 ff. Berlin: Hirschwald 1854.
HEINROTH, F. C. A.: Lehrbuch der Störungen des Seelenlebens (zit. 376 f. u. Anh. zu 371). Leipzig: Vogel 1818.
KRAEPELIN, E.: Kompendium der Psychiatrie; (XI u. 190 ff.). Leipzig: A. Abel 1883.
KRAEPELIN, E.: Psychiatrie. 5. Aufl., V u. 561. Leipzig: J. A. Barth 1896.
KRAEPELIN, E.: Psychiatrie. 8. Aufl., Bd. III/II. T., IX, 1183 u. 1259 ff. Leipzig: Barth 1913.
KRAFFT-EBING, R. V.: Die Melancholie. Erlangen: Enke 1874.
LEIBBRAND, W., WETTLEY, A.: Der Wahnsinn. Freiburg München: Alber 1961.
SCHMIDT-DEGENHARD, M.: Melancholie und Depression (zit. 21). Stuttgart Berlin Köln Mainz: Kohlhammer 1983.
TELLENBACH, H.: Melancholie; spez. 29, 51, 70 u. 168 f. Berlin Göttingen Heidelberg: Springer 1961.
WALSER, H. H.: Melancholie in medizingeschichtlicher Sicht. Therap. Umschau 25, 17–21 (spez. 18) (1968).

G. HOLE und M. WOLFERSDORF

Merkfähigkeitsstörung

Vom Merken fast unmittelbar (im Sinne von WEINSCHENK) auf Gedächtnis zu schließen, war seit Jahrhunderten durch namhafte Publikationen zur Gepflogenheit geworden: beispielsweise seit der Jahrhundertwende unter dem Eindruck der „psychologischen Arbeiten" aus der Kraepelin-Schule und der damals verbreiteten Monographie von MEUMANN. Dagegen betonten andere Autoren wie etwa SCHNEIDER, das Merken sei in hohem Maße von der Aufmerksamkeit (vom „Aufmerken und Bemerken") oder nach heutigem Sprachgebrauch auch von der Vigilanz abhängig, folglich seien allein daraus keine sehr weitreichenden Schlüsse auf Gedächtnis und Erinnerung zulässig. Bei Aufmerksamkeitsstörungen aller Art, bei krankhaften Veränderungen der Sinnesorgane, nicht zuletzt auch im psychotisch veränderten Erleben, wurden die Merkleistungen zusätzlich unter dem Aspekt einer gestörten Auffassung betrachtet. Schon BUMKE hatte Merkfähigkeit und Gedächtnis als „grundsätzlich verschiedene Funktionen" bezeichnet: „Psychologisch ausgedrückt würde die Merkfähigkeit lediglich in der Bereitschaft der nervösen Substanz für neue Eindrücke, das Gedächtnis dagegen in den Dauerveränderungen bestehen, die das Nervensystem durch diese Eindrücke erfährt. Insofern hängt das eine von dem anderen ab, aber es wäre falsch, auch nur für normale Verhältnisse einen Parallelismus zwischen dem Gedächtnis für früher erlebte Bewußtseinsinhalte und der Merkfähigkeit anzunehmen."
In dem bekannten Lehrbuch von BLEULER heißt es dagegen noch 1955: „Die Fähigkeit, sich etwas zu merken, d.h. zu engraphieren, kann aber einzig und allein dadurch geprüft werden, daß der gemerkte Sinneseindruck wieder erinnert, d. h. ekphoriert wird. Deshalb lassen sich Merken und Erinnern von Frischerlebtem nur spekulativ auseinanderhalten. Praktisch ist die Merkfähigkeit ein und dasselbe wie das Gedächtnis für Frischerlebtes."
Man wird dieser auch sonst noch verbreiteten Gleichsetzung heute nicht mehr zustimmen können. Sie war vermutlich durch den allzu fiktiv entstandenen Begriff einer Merkfähigkeit gefördert worden, den WERNICKE zumindest als einer der ersten gegenüber der „Fähigkeit der Rückerinnerung" (zit. nach SCHNEIDER) gebraucht hatte. Merkfähigkeit und Erinnerungsfähigkeit mochten so als methodisch konsistente Kriterien eines inhaltlich ebenso stabilen Gedächtnisses erscheinen. Jedes Merken setzt ein zuvor gelerntes Inventar von wie auch immer gearteten Invarianten voraus: Einen Sachverhalt kann man sich merken, wenn er mit Hilfe verfügbarer Werkzeugfunktionen oder Zeichensysteme objektiviert und erkannt wurde. Erst dann können Sinnbeziehungen, Analogien, Gemeinsamkeiten oder Übereinstimmungen mit anderen, schon gewußten Sachverhalten möglich werden. Wir ziehen es heute vor, das Wort „Merkfähigkeit" zu vermeiden und nur vom „Merken" zu sprechen als von einem der vielen Vorgänge,

durch die sich ein Gedächtnis bilden kann, jedoch nicht bilden muß.

In den Kliniken spricht man viel von „Merkfähigkeit" im Sinne einer einheitlichen, normalerweise weitgehend konstanten und im Störungsfalle diagnostisch relevanten Leistung. In dieser terminologischen Vorrangstellung wird das Merken – oft in höchst unkritischer Weise – als alleinig repräsentativ für vielerlei Syndrome angesehen, die dann auf einer Störung „des Gedächtnisses" beruhen sollen. Abgesehen von den genaueren theoretischen Problemen hatte sich die alte Bezeichnung „Merkfähigkeitsstörung" schon im einfachen klinischen Alltag als wenig brauchbar erwiesen. Schon beim Gesunden ist das Auffassen wie das Merken sehr weitgehend dem jeweiligen Wollen sowie anderen Motivationen und Einstellungen unterworfen. Man kann sich das eine ganz bewußt merken, man kann dagegen etwas anderes nur beiläufig zur Kenntnis nehmen und doch viel genauer behalten als das ausdrücklich Gemerkte, und wir alle überlassen das wenig und nicht Interessierende dem Zufall des Behaltens. Spräche man in gleicher Hinsicht von den normalen und pathologischen Varianten des Wahrnehmens, so würde ein Begriff wie „Wahrnehmungsfähigkeit" ohne weiteres als unhaltbar erscheinen.

Es scheint heute der Eindruck vorzuherrschen, als sei mit dem etwas gekünstelten Begriff der „Merkfähigkeit" und den damit verknüpften Störungserscheinungen eine empirisch kaum faßbare Art von Kurzgedächtnis postuliert worden. Auch nach HAASE führt dieser Begriff mit seinen vielen Mißverständnissen immer wieder zu dem Irrtum, „es gäbe innerhalb des psychischen Geschehens im Gegensatz zum sonstigen organischen Leben ein Sondervermögen des Gedächtnisses im Sinne der alten Vermögenspsychologie, das isoliert ausfallen könne" – „sowenig sich Leistungen des Psychischen unmittelbar aus Organischem erklären lassen, sowenig läßt sich auch ein psychischer Leistungsbegriff durch andere psychische Leistungsbegriffe erklären".

Klinisch sind indessen die Leistungen des Merkens so wichtig, daß man sie mit größtmöglicher Klarheit behandeln sollte und nicht durch vorwissenschaftliche Denkgewohnheiten entwerten darf. Die klinischen Einschätzungen der „Merkfähigkeit" gehen meist von beliebig gewählten, wenig definierten Mengen- und Zeitverhältnissen zwischen Angebot (Testmaterial, Wahrnehmung, Erlebnis) und Reproduktion aus. Dabei gelten Gedächtnis und Merkfähigkeit gleichsam als Substantivierungen einheitlicher Hirnfunktionen. Dem steht entgegen:

Auch das Merken resultiert, wie die Merkfähigkeitsstörung, aus unterschiedlichen Hirnfunktionen bzw. Funktionsstörungen als Aggregaten von Leistungsgrößen oder Leistungsveränderungen, die durch pauschale Feststellungen eines Behaltensschwunds nicht einwandfrei meßbar werden.

Die quantitativen Faktoren der mnestisch-relevanten Systeme des Gehirns variieren zwar selektiv mit angebotenen Informationswerten, aber die „Inhalte des Gedächtnisses" haben wie die Erinnerungen eine subjektive Eigenbeziehung, die in nicht experimentell begrenzten Situationen kaum zu kontrollieren ist.

Das Behalten ist nicht an Eindrücke von Afferenzen wahrgenommener Gegenstände oder Ereignisse gebunden. Emotionen, Gedanken, Vorstellungen und irreale Phantasien sind oft mnestisch stabiler als gemerkte Tatsachen aus der Sachwelt. Nach früheren Auffassungen und neueren Ergebnissen zwingt nichts zur Annahme endgültiger mnestischer Bestandsverluste durch Schwund („Merkschwäche") oder Vergessen. Es ist unvereinbar mit dem alten Konzept einer Lernzeit als Maß für Arbeitsaufwand und einer Vergessenszeit als Kennlinie mnestischer Stabilität (EBBINGHAUS), wenn aus vielen wahrgenommenen Eindrücken („Engrammen" durch Merkfähigkeit) plötzlich ein wichtiges Resultat mnestisch bewußt wird: Zeitaufwand und „Spurenmenge" würden dann zwar die Dauer dieses Lernens bestimmen, nicht jedoch die effektive mnestische Leistung – die uns diagnostisch wirklich interessiert. Oft geübte Tätigkeiten können zu nicht erinnerten Gewohnheitshandlungen und gängige Überlegungen zu bewußtseinsfernen Denkschablonen werden. Plötzlich auftauchende Erinnerungen sind dagegen in ihrer mnestischen Prägnanz meist unabhängig von der Vergessensdauer.

Mit den heutigen informationstheoretischen Mitteln der klinischen Untersuchungstechnik, die Angebot und Reproduktion am Patienten genauer definierbar und vergleichbar machen, gewinnt man Aufschlüsse über eine vollständige Leistungsstruktur des Merkens allerdings nur dann, wenn auch der nicht explizit reproduzierte Rest des wahrgenommenen („gemerkten") Angebots untersucht wird. Es ist mathematisch begründbar und leuchtet unmittelbar ein, daß (physikalisch und biologisch) endliche Systeme Gehalte an kognitiver (mnestischer) Struktur haben, die nur endliche Werte annehmen können und von denen andererseits (ohne geänderte Nebenbedingungen, auf die es eben ankommt) auch nichts verloren gehen sollte.

Literatur

ADAMS, A. E.: Experimente über mnestische Entropie bei Gesunden und Hirnkranken. Arch. Psychiat. Nervenkr. 214, 137 – 149 (1971).
BLEULER, E.: Lehrbuch der Psychiatrie. Berlin Göttingen Heidelberg: Springer 1955.
BUMKE, O.: Lehrbuch der Geisteskrankheiten. München: J. F. Bergmann 1929.
EBBINGHAUS, H.: Über das Gedächtnis. Leipzig: Duncker & Humblot 1885.
EBBINGHAUS, H.: Grundzüge der Psychologie. Leipzig: Veit & Co. 1919.
HAASE, H.-J.: Merkschwäche und Persönlichkeitsabbau. Nervenarzt 29, 494 – 498 (1958).

HAASE, H.-J.: Amnestische Psychosyndrome im mittleren und höheren Lebensalter. Berlin Göttingen Heidelberg: Springer 1959.
MEUMANN, E.: Ökonomie und Technik des Gedächtnisses. Leipzig: J. Klinkhardt 1912.
SCHNEIDER, K.: Die Störungen des Gedächtnisses. In: BUMKE, O. (Hrsg.) Handbuch der Geisteskrankheiten, Bd. I, S. 508–529. Berlin: J. Springer 1928.
WEINSCHENK, C.: Das unmittelbare Gedächtnis als selbständige Funktion. Göttingen: C. J. Hogrefe 1955.

A. E. ADAMS

Metamorphopsie → Mikropsie

Methode

Der Ausdruck bedeutete ursprünglich „einer Sache nachgehen" und in übertragenem Sinne den Gang einer Idee verfolgen. Inhaltlich kam später das Planmäßige hinzu, so bei KANT „... Verfahren nach Grundsätzen", oder im BROCKHAUS „... ein nach Sache und Ziel planmäßiges (methodisches) Verfahren ... zur Lösung praktischer und theoretischer Aufgaben ..." Parallel zu dieser Entwicklung wurde der Erkenntnisprozeß selbst beim Vorgehen des Untersuchers Gegenstand der Reflexion. Damit ist aber bereits die Methodologie als Theorie der Methode, als Lehre von den Erkenntniswegen der Wissenschaft überhaupt umrissen.

Mit der Zeit hat der Ausdruck „Methode" einen Bedeutungswandel und weitere Differenzierungen erfahren. Man versteht darunter heute sowohl bestimmte grundlegende logische Denkoperationen (z. B. Deduktion), als auch psychische Prozesse (z. B. Verstehen), mehr oder weniger komplizierte operationale Strategien (z. B. das Experiment) und auch technische Instrumente der Forschung (z. B. eine biochemische Reaktion).

Eine Art natürliche Ordnung ergibt sich in der Methodenlehre aus dem Gegenstand der Forschung selbst. Man spricht z. B. von Methoden der Philosophie (spekulativ, dialektisch, kritisch, transzendental), Naturwissenschaften (analytisch, induktiv, empirisch), Unterrichtslehre (darstellend, entwickelnd) usw. Aus der Sicht der geistigen Prozesse spricht man von nomothetischer (generalisierend, Gesetze aufstellen) und ideographischer (individualisierend, das Eigentümliche beschreibend), von erklärender (Zusammenhänge der Natur rational darstellend) und verstehender (das Psychische nachvollziehend), von induktiver und deduktiver, von analytischer (positivistisch, mathematisch, logisch) und synthetischer (nichtanalytisch, phänomenologisch, hermeneutisch) und anderer Methode. Mehr instrumentell und operational sind die Beobachtung, das Interview, die Einzelfallstudie, das Experiment, die Faktorenanalyse, die Feldstudie, Skalierungsverfahren usw. (s. auch entsprechende Stichworte).

Die vorwissenschaftliche Psychiatrie war durch das völlige Fehlen rational-empirischer Methoden gekennzeichnet. Die Forschung bediente sich zeitgemäßer religiöser, abergläubischer oder populärphilosophischer Denkweisen. Im 19. Jahrhundert polarisierte sich das Fach in eine philosophisch-spekulative Richtung, deren Methoden synthetisch, hermeneutisch und transzendental und in eine somatische Richtung, deren Verfahren positivistisch, analytisch, nomothetisch und induktiv gewesen sind. Die Jahrhundertwende bedeutete einen Aufschwung auf dem Gebiete der Methode und Methodenlehre. Insbesondere ist die jahrzehntelange Tätigkeit von WAGNER von JAUREGG und seiner Schüler über die Fieberbehandlung psychiatrischer Leiden ein wichtiger Markstein in der methodischen Entwicklung der klinischen Psychiatrie. Vorerst noch ohne erklärte Methodologie wurden bei diesem systematischen Vorhaben zum erstenmal in der Klinik die wesentlichen Kriterien eines naturwissenschaftlichen → Experimentes planmäßig verwirklicht. Danach ist das Experiment einer der Hauptwege zur wissenschaftlichen Erkenntnis und Instrument der Forschung nicht nur in naturwissenschaftlichen Kausalbeziehungen, sondern auch in der Psychopathologie sowie Sozialpsychiatrie und Epidemiologie geworden. Mit dieser Entwicklung lief der geisteswissenschaftliche Ansatz mit verbesserten Methoden und neu durchdachter Methodologie parallel. Reicher Erfahrungsschatz wurde für Klinik und Psychopathologie durch die konsequente Anwendung des geisteswissenschaftlichen Verstehens insbesondere durch JASPERS, GAUPP, KRETSCHMER, BINSWANGER, durch Vertreter der analytischen Tiefenpsychologie und durch andere gesammelt. Ein weiterer, neuer und ertragreicher methodischer Ansatz aus den Geisteswissenschaften ist die Phänomenologie als Gegenstand und zugleich Methode der Forschung geworden.

Man kann der klinischen Psychiatrie und theoretischen Psychopathologie keine besondere Originalität im Entdecken angemessener Methoden und Ausarbeitungen eigenständiger Methodologie attestieren. Was hier als fachspezifische „klinische Methode" bezeichnet wird, ist meist ein Gemisch von Vulgärpsychologie, mehr oder weniger anschaulicher Beschreibung und experimenteller Trivialität. Dem Fach wird vielfach fehlende methodologische Besinnung, geringe logische Stringenz, unkritische Übernahme von Metaphern aus Nachbardisziplinen sowie methodische Schlichtheit und Genügsamkeit vorgeworfen. Ansonsten ist es die Vielfalt und Unterschiedlichkeit der aus Nachbardisziplinen übernommenen Methoden, die für die angewandte, klinische Forschung kennzeichnend sind. Besonders nachdrücklich war JASPERS gegen jede methodische Einseitigkeit eingetreten und verlangte jede echte Erfahrung anzuerkennen, jede Methode anzuwenden und jedes mögliche Wissen zu verstehen „und ihm seinen möglichst natürlichen Ort in der Struktur zu geben". Neuerdings werden in der Klinik mehr und mehr komplette Forschungsstrategien entwickelt, in denen das Material und das Ziel bestimmen, welche Methoden in welcher Reihenfolge und in welcher Rangordnung angesetzt werden, um zur wissenschaftlichen Erkenntnis zu gelangen.

Literatur
BERNARD, C.: Introduction à l'étude de la médecine expérimentale. Paris: J.-B. Baillière et fils 1865.
BIRNBAUM, K.: Geschichte der psychiatrischen Wissenschaft. In: BUMKE, O. (Hrsg.) Handbuch der Geisteskrankheiten, Band I, Allg. Teil I. Berlin: Springer 1928.
BLUMENBERG, H.: Philosophischer Ursprung und philosophische Kritik des Begriffs der wissenschaftlichen Methode. Stud. Generale 5, 133–142 (1952).
BOCHÉNSKI, I. M.: Die zeitgenössischen Denkmethoden. München: Francke 1971.
DESCARTES, R.: Discours de la méthode pour bien conduire sa raison et chercher la vérité dans les sciences. Dtsch. Übers. A. BUCHENAU. Hamburg: Meiner 1952.
Encyclopädie der geisteswissenschaftlichen Arbeitsmethoden. Bearb. R. BÄUMLEIN u. a., Herausg. M. THIEL. München: Oldenbourg 1967–1970.
JASPERS, K.: Allgemeine Psychopathologie. Berlin Heidelberg New York: Springer 1965.
KEHRER, F. A.: Das Verstehen und Begreifen in der Psychiatrie. Stuttgart: Thieme 1951.
KRONFELD, A.: Das Wesen der psychiatrischen Erkenntnis. Berlin: Springer 1920.
RICKERT, H.: Die Grenzen der naturwissenschaftlichen Begriffsbildung. Tübingen: Mohr (P. Siebach) 1921.
SEIFFERT, H.: Einführung in die Wissenschaftstheorie. Beck'sche Schwarze Reihe Bd. 60. München: C. H. Beck 1969.
WEINGARTNER, P.: Wissenschaftstheorie. problemata frommann-holzbrog, Stuttgart Bad Cannstatt 1971.
WELLEK, A.: Das Experiment in der Psychologie. Stud. Generale 1, 18–32 (1947–1948).

S. WIESER

Mikropsie — Makropsie

[gr.: μικρός = klein; μακρός = groß; ὄψις = sehen] Besonders häufige Form der pathologisch veränderten räumlichen Wahrnehmung. Man spricht in allgemeiner Form auch von Dysmorphopsie (wenn die Gestalt verändert erscheint), von Dysmegalopsie (wenn lediglich die Größe verändert ist) oder ganz allgemein von Metamorphopsie. Allen diesen Störungen und daher auch der Mikropsie und Makropsie sind gemeinsam, daß es sich weder um Halluzinationen noch um eigentliche Illusionen handelt, da das Bewußtsein für die veränderte Größenwahrnehmung meist vorhanden ist. Beispiel: in der epileptischen Aura sieht ein Kranker das vor ihm hängende Bild immer kleiner und ferner werdend. Er realisiert den Widerspruch zur Wirklichkeit, wird jedoch von diesem Erlebnis überwältigt. (JASPERS: der Kranke merkt und beschreibt das anders gewordene Raumerlebnis am Maß seiner erinnerten normalen Raumanschauung.)

Geschichtliches: erste Erwähnungen finden sich in ophthalmologischen Arbeiten (Metamorphopsie 1817 bei BEER, Mikropsie 1866 bei v. GRAEFE). Erste Erwähnung in einer psychiatrischen Arbeit 1888 bei PICHON über Hysterie. Unter dem Einfluß der Bemühungen um exakte Hirnlokalisation wird der Mikropsie und Makropsie zwischen 1890 und 1910 ein lebhaftes Interesse gewidmet (Arbeiten von VERAGUTH, SITTIG, GOWERS, PICK). Später flaut das Interesse etwas ab. Zusammenfassende Darstellung durch MÜLLER 1956.

Die Mikropsie und Makropsie lassen sich weder im Sinne einer peripheren Akkommodationsstörung noch als einfach determinierte psychiatrische Symptome erschöpfend erklären. Die Ursache kann verschiedenartig, das Auftreten ubiquitär sein. Es kann sich tatsächlich um eine unvollkommene Akkommodationslähmung handeln, die zu Mikropsie führt oder aber zu einem Akkommodationskrampf, der zu Makropsie führt. Für die psychiatrische Betrachtung ist wesentlich, zu wissen, daß Mikropsie und Makropsie sowohl bei Gesunden in Übermüdungszuständen, in der Kindheit, als aber auch bei Hysterikern, bei Temporallappenepilepsien, bei Schizophrenie, Psychosen vom akuten exogenen Reaktionstyp oder bei Hirntumoren vorkommen.

Mikropsie und Makropsie kann, aber muß nicht in jedem Fall, mit einer Veränderung der Bewußtseinslage vergesellschaftet sein. Die Dauer der gestörten Raumwahrnehmung ist meist kurz, nur in einzelnen Fällen wird über längere Dauer berichtet. Bei neurotischer Dysmegalopsie läßt sich oft ein symbolischer Sinngehalt nachweisen. Beispiel: der Kopf des Neugeborenen, demgegenüber die junge Mutter eine ambivalente Haltung hat, erscheint immer kleiner und ferner.

Zahlenmäßig scheint es häufiger zu Mikropsie als zu Makropsie zu kommen. Mikropsie und Makropsie können in Parallele zum → déjà-vu-Erlebnis gesetzt werden.

Literatur
JASPERS, K.: Allgemeine Psychopathologie. Berlin Göttingen Heidelberg: Springer 1948.
MÜLLER, C.: Mikropsie und Makropsie. Eine klinisch-psychopathologische Studie. Basel: Karger 1956.
PICHON, G.: Des troubles de la vision dans l'hystérie. Encéphale 8, 138 (1888).
SITTIG, O.: Zur Kasuistik der Dysmegalopsie. Mschr. Pschiat. Neurol. 33, 361 (1913).
VERAGUTH, O.: Über Makropsie und Mikropsie. Dtsch. Z. Nervenheilk. 24, 435 (1903).

C. MÜLLER

Milieutherapie

1 Historisches

Da bekanntlich jede psychiatrische Institution ihr eigenes Behandlungsmilieu entwickelt, ist die Geschichte der Milieutherapie von jener der institutionellen Psychiatrie abzuleiten. Dabei wurde erst im 19. Jahrhundert die bewahrende und zugleich gesellschaftlich ausgrenzende Funktion des psychiatrischen Krankenhauses in Frage gestellt. In Folge der französischen Revolution wurde die Betreuung der psychisch Kranken wesentlich humaner gestaltet (PINEL; ESQUIROL). Etwas später, Mitte des 19. Jahrhunderts, löste das religiös-ethisch begründete „moral treatment" entscheidende Veränderungen in der angelsächsischen Psychiatrie aus (J. CONOLLY; D. DIX; D. H. TUKE).

Während lange Zeit negative Einflüsse der institutionellen Betreuung unreflektiert hingenommen wurden (→ Hospitalismus), ist erst seit Mitte unseres Jahrhunderts ein aktives Bemühen festzustellen, das Behandlungsmilieu optimal zu gestalten. Wegbereitend waren die Psychoanalyse, die Lerntheorie und Sozialpsychologie. Tendenzmäßig hat jede dieser theoretischen Grundannahmen zu einer besonderen Form von Milieutherapie beigetragen:

Die *soziotherapeutische Gemeinschaft* strebt unter Beachtung gruppendynamischer Prinzipien die Therapie durch die Gemeinschaft an. Sie ist besonders durch das Wirken von MAXWELL JONES (vorerst Belmond-Hospital, SUTTON; später Dingleton-Hospital, MELROSE, Schottland) bekannt geworden. Sein Modell hat vorwiegend in England (z. B. Claybury-Hospital, MARTIN; Fulborn-Hospital, CLARK), aber auch in Frankreich, in den Benelux-Ländern, in Skandinavien, Deutschland, der Schweiz, in einzelnen Ostländern und in den USA (WILMER) Nachahmung gefunden. Wenn auch deutlich mit gesellschaftskritischem Ansatz, kann die neuere italienische Psychiatriereform („Antipsychiatrie", BASAGLIA) z. T. auf die gleichen Wurzeln zurückgeführt werden.

Die *psychoanalytische therapeutische Gemeinschaft* läßt sich davon insofern abgrenzen, als ihre Verfechter ein geeignetes Milieu anstreben, um darin nach psychoanalytischen Prinzipien Individual- und Gruppentherapie durchzuführen. Vorläufer waren SIMMEL, Berlin und MENNINGER, Topeka/USA. Konsequenter Verfechter dieses Ansatzes wurde vor allem MAIN, Cassel-Hospital, England, der auch den Begriff der „Therapeutic Community" als erster gebraucht hat. In modifizierter Form findet dieses Konzept bis heute in der stationären Psychotherapie Anwendung (vgl. HILPERT, SCHWARZ und BEESE).

Der dritte, *lerntheoretische Ansatz* ist zugleich der jüngste. Er wurde seit Beginn der 60er Jahre vorwiegend in den USA entwickelt und trägt bis heute besonders zur Rehabilitation chronisch psychisch Kranker bei. Die Veränderung des Gemeinschaftslebens und damit des Behandlungsmilieus ergibt sich primär aus individuellen Lernschritten (vgl. unten).

Während sich die einzelnen angeführten Modelle in der ursprünglichen theoretischen Ausprägung kaum halten konnten, haben sie alle die Bewegung der → Sozialpsychiatrie des letzten Jahrzehntes wesentlich mitbeeinflußt. Gemeinsam mit Pharmako- und Psycho-Therapie hat die Milieutherapie meistenorts die Gestaltung des Stations- oder Abteilungs-Lebens entscheidend verändert, so daß die früher bewahrende oder kustodiale Psychiatrie weitgehend als überwunden gilt.

2 Begriff und Modelle

Unter dem Begriff „Milieutherapie" sind einerseits die Bemühungen zu verstehen, für die klassischen Therapieformen (Psychopharmaka- und Psycho-Therapie) den geeigneten atmosphärischen und organisatorischen Behandlungsrahmen zu schaffen; andererseits sind ihr alle gezielten und reflektierten therapeutischen Interventionen, die dem Gemeinschaftsleben dienen, zuzuzählen. Die letztern prägen weitgehend den Ablauf des Klinikalltags.

In einem allgemeinen Sinn wird in der Mehrzahl der psychiatrischen Institutionen Milieubehandlung durchgeführt. Meist werden therapeutische Elemente verschiedener theoretischer Modelle in pragmatischer Weise eingesetzt. Nur ausnahmsweise wird eines der oben angeführten historischen Konzepte in reiner Form vertreten und praktiziert. Es dient aber der Klärung der Begriffe und der Praxis, die Prinzipien nach den erwähnten Modellen zu gliedern:

a) *(Sozio-)Therapeutische Gemeinschaft i. S. von M. Jones.* MAXWELL JONES hat von Anfang an vertreten, daß therapeutische Gemeinschaft die Ausnützung aller therapeutischen Ressourcen einer Institution meint, also sowohl der Betreuer wie Betreuten, sowohl der Therapeuten wie der Patienten. Seine Tätigkeit am damaligen Belmont-Hospital, die besonders einflußreich wurde, hat er wie folgt charakterisiert:

1. Tägliche Abteilungsversammlungen unter Teilnahme von allen Patienten und Staff-Mitgliedern.
2. Mitverantwortung der Patienten für bestimmte Sitzungen und allgemein soziale Funktionen.
3. Neugestaltung der Rollen für Staff-Mitglieder, z. B. Ausbilden von Schwestern in Verhaltenswissenschaften, um sie als „social therapists" einzusetzen.
4. Horizontale Autoritätsstruktur als Gegenüberstellung zur pyramidenförmigen hierarchischen Autorität. Erleichtern von offener Kommunikation, indem die traditionell unterschiedliche Statuszugehörigkeit von Ärzten, Schwestern und Patienten aufgehoben wird.

Die spätere wissenschaftliche Analyse durch RAPOPORT (1960) hat ergeben, daß sich JONES vor allem auf die folgenden Prinzipien stützte:

1. Demokratisierung: Das Aufgeben von Zeichen, die Leute unterscheiden (Uniformen, Titel etc.).
2. Permissivität: Das Tolerieren und Ausagieren von gestörtem Verhalten, um dessen Bedeutung zu verstehen.
3. Realitätskonfrontation: Das regelmäßige realistische, ja sogar brutale Rückspiegeln („feedback") dessen, was er soeben getan hat, an den Patienten.
4. Gemeinschaftsleben (communalism): Die Meinung, daß jedermann an allem zu gleichen Teilen beteiligt sei, eingeschlossen die Therapien.

Für JONES steht somit die Veränderung der sozialen Struktur einer psychiatrischen Einrichtung im Vordergrund. Wenn er sich auch der psychodynamischen Analyse intrapsychischer Prozesse nicht verschließt, sieht er das therapeutische Hauptgewicht in der Inter-*Aktion*, die vorwiegend einem „sozialen Lernprozeß" (M. JONES, 1976) dienen soll. Sein Ansatz war stets ebensosehr sozialkritisch wie therapeutisch gemeint. Konsequenterweise hat er sich später ebenso engagiert der Reform anderer Institutionen wie Schulen, Gefängnisse, Gemeindeeinrichtungen etc. zugewandt. Dabei hat er sich nicht ohne Grund der Kritik sozialutopischer Vereinfachungen ausgesetzt.

Sein Einfluß ist vor allem der des Reformers geblieben. Viele reformbereite Kliniken haben sich anfänglich an seinen Prinzipien orientiert, bevor sie ihr eigenes, den besonderen Bedürfnissen der jeweiligen Institution besser angepaßtes Milieukonzept entwickelt haben. Besonders einflußreich waren englische Autoren (CLARK, MARTIN, RAPOPORT) und andererseits amerikanische Psychiater (WILMER, KRAFT). J. und E. CUMMING haben in einem viel beachteten Buch „Ich und Milieu" eine Integration von soziodynamischen mit mehr psychodynamischen Annahmen erarbeitet.

Neuerdings berufen sich Vertreter der therapeutischen Wohngemeinschaften zur Behandlung jugendlicher Drogenpatienten auf das Konzept von MAXWELL JONES. Während in der eigentlichen psychiatrischen Versorgung der Begriff „Therapeutische Gemeinschaft" weitgehend zugunsten einer breiter verstandenen Milieutherapie aufgegeben wurde, erlebt er hier – wiederum mit sozialutopischem Beigeschmack, aber modifizierten Prinzipien – eine neue Blüte (vgl. O'BRIEN und BIASE).

b) *Die psychoanalytische therapeutische Gemeinschaft.* Auch diese Konzeption sieht das Krankenhaus im Sinne von LEVIN als therapeutisches Feld, das mit Hilfe von Klein- und Großgruppen-Tätigkeit das Gemeinschaftsleben animieren soll. Die Gemeinschaft wird aber weniger als Ort des sozialen Interaktionstrainings verstanden denn als Szene, die es ermöglicht, neurotisches Agieren zu erkennen und zu bearbeiten. MAIN hat gemeinsam mit den Gruppenpsychoanalytikern FOULKES und BION im North-Field-Military-Hospital – ebenfalls in den Nachkriegsjahren – entsprechende Konzepte entwickelt. Er sagt: „Die Sozialisierung neurotischen Agierens, ihre Modifikation durch soziale Anforderungen innerhalb eines realen Lebensraumes, aufrichtige und leichte soziale Beziehungen sowie die Mäßigung von zu starken Überich-Anforderungen geben dem einzelnen bessere Möglichkeiten für ein stabiles Leben in der realen Welt draußen, führen zu einer Stärkung der ‚Ich-Funktion'."

Neuere bedeutende Beiträge stammen u. a. von KERNBERG, der die psychoanalytische Objektbeziehungstheorie auf die psychiatrische Institution überträgt. In einem recht eigentlich systemischen Ansatz sieht er eine dynamische Interaktion zwischen Individuum, Gruppe und Institution, die er je als offene Systeme interpretiert. Dadurch vermag auch der psychoanalytisch orientierte Milieutherapeut in einem geschlossenen Modell intrapsychische Krankheitsprozesse mit Gruppen- und Gemeinschaftsverhalten in erklärenden Zusammenhang zu bringen. Zugleich wird die therapeutische Übertragungs-Beziehung zu den Betreuern (vorwiegend Pflegende und Ärzte) und deren Interaktion im Team als psychodynamischer Prozeß verstanden.

c) *Lerntheoretische Milieutherapie.* Die ersten Versuche, lerntheoretisch das Verhalten chronisch hospitalisierter Patienten zu verbessern, bedienten sich vor allem der „token economy", dem Münzverstärken: Jedes geeignete Verhalten wird mit einer Art Plastikmünze belohnt, die dann in notwendige oder erwünschte Aktionen (Essen, Spaziergang, Gespräche) umgewechselt werden können. Wie erwähnt, gelang es, ganze Gruppen von Patienten gewissermaßen als geschlossenes System nach außen zu rehabilitieren (AYLLON u. AZRIN, 1965; FAIRWEATHER et al., 1969).

Differenziertere Modelle, die auch das Gemeinschaftsleben einschließen, wurden erst später entwickelt. In seiner Wirksamkeit durch Forschungsergebnisse gut abgesichert ist jenes von PAUL und LENTZ. Ihre Prinzipien haben sie als „Gesetze" umschrieben:

„Gesetz der Erwartung": Positive Erwartungen der Therapeuten wirken an sich schon günstig.

„Gesetz der Beteiligung": Neuere Verhaltensweisen werden um so besser erlernt, je mehr man sie selbst anwendet.

„Gesetz der Wirksamkeit": Eine Aktion setzt um so häufiger ein, je wirksamer sie ist.

„Gesetz der Verbindung durch Zusammenvorkommen" („contiguity"): Zeitlich und örtlich benachbarte Vorgänge werden in ihrer Bedeutung assoziiert. Das „social learning program" dieser Autoren enthält auch andere Interventionstechniken der → Verhaltensmodifikation. Das Ganze ist in einen sehr genau festgelegten Wochenplan eingefügt, der das Gemeinschaftsleben zugleich definiert wie fördert.

d) *Integrative Modelle.* Kritische Reaktionen vor allem gegen eine utopisch-idealistische Auslegung der therapeutischen Gemeinschaft haben sich später auch auf praktisch-technische Aspekte dieser Therapie bezogen. Unklar blieb, welches die Wirkfaktoren der therapeutischen Gemeinschaft sind. Die forcierte Demokratisierung, falscher Egalitarismus, Übergewichten von Selbstdarstellung und unreflektierte Konfrontationstechniken etc. haben oft nicht nur therapeutisch versagt, sondern waren nicht selten auch schädlich.

In den letzten Jahren hat sich die Erkenntnis durchgesetzt, daß der grundsätzliche Ansatz der Milieutherapie zwar richtig ist, aber ein differenziertes Vorgehen verlangt. Dieses muß auf die jeweilige Patientenpopulation Rücksicht nehmen. GUNDERSON unterscheidet mehrere Milieutypen, die nach Patientenpopulation ihre Vor- und Nachteile haben: „Kontrolle" (containment); „Unterstützung" (support); „Strukturierung" (structure);

„Engagement" (involvement); „Valorisierung" (validation).
Diese Schwerpunkte finden in der von Moos et al. in über 140 verschiedenen Krankenstationen durchgeführten Analyse des jeweiligen Milieus ihre Bestätigung.
Andere Autoren setzen sich dafür ein, daß die Milieubedürfnisse des einzelnen Patienten je nach Krankheitsphase verschieden sind und somit Milieutypen definiert werden müssen, die den je besonderen Versorgungsbedürfnissen entsprechen (CIOMPI; HEIM). HEIM und Mitarbeiter haben ein Konzept entwickelt, wonach im Notfallbereich ein „strukturierendes", in der akuten Behandlungsphase ein „equilibrierendes", im rehabilitativen Teil ein „animierendes", in der intensiven stationären Psychotherapie ein „reflektierendes" und in der Behandlung von Langzeitpatienten ein vorwiegend „betreuendes" Milieu je am geeignetsten ist. Diese Typen lassen sich anhand von Grundprinzipien (Partizipation; Kommunikation; soziales Lernen; Gemeinschaftsleben) mit je operationalisierten Interventionen charakterisieren.
Forschungsergebnisse hinsichtlich der Wirksamkeit der Milieutherapie sind widersprüchlich. Dies ist erkenntnistheoretisch erklärbar, ist doch das Krankenhausmilieu ein hochkomplexes, multidimensionales Feld, das durch verschiedene kommunizierende offene Systeme charakterisiert werden muß. Es ist somit fragwürdig, ob der reduktionistisch-lineare Ansatz mit inferenzstatistischen Schlüssen je geeignete Antworten bringen kann. Systemtheoretisch ist ohnehin zu fordern, daß die einzelnen Subsysteme (vom Individuum bis zur Klinikadministration) je ausreichende Freiheitsgrade haben, soll eine optimale Wechselbeziehung überhaupt zustandekommen. In der Evaluationsforschung fehlen zur Zeit aber noch geeignete Modelle, um diese Vorgänge – wie übrigens auch in anderen Lebensbereichen – gültig zu beurteilen.
Dort wo – trotz dieser grundsätzlichen Einschränkungen – selektive Fragestellungen an wohl definierten Patientenpopulationen empirisch überprüft wurden, sind ermutigende Ergebnisse zustandegekommen (vgl. GUNDERSON; ELLSWORTH).

Literatur
CUMMING, J., CUMMING, E.: Ego and milieu. New York: Atherton 1962. (Dt.: Ich und Milieu. Theorie und Praxis der Milieutherapie. Göttingen: Verlag für Medizin 1979).
ELLSWORTH, R. B.: Characteristics of effective treatment milieus. In: GUNDERSON, J. G., WILL, O. A., MOSHER, L. R. (Eds.) Principles and practice of milieu therapy. New York: Aronson 1983.
GUNDERSON, J. G.: Defining the therapeutic processes in psychiatric milieus. Psychiatry (Wash.) 41, 327–335 (1978).
GUNDERSON, J. G.: A reevaluation of milieu therapy for nonchronic schizophrenic patients. Schiz. Bull. 6, 64–69 (1980).
HEIM, E.: Praxis der Milieutherapie. Berlin Heidelberg New York: Springer 1985.
HILPERT, H., SCHWARZ, R., BEESE, F.: Psychotherapie in der Klinik. Von der Therapeutischen Gemeinschaft zur stationären Psychotherapie. Berlin Heidelberg New York: Springer 1981.
JONES, M.: Prinzipien der Therapeutischen Gemeinschaft. Soziales Lernen und Sozialpsychiatrie. Bern: Huber 1976.
KERNBERG, O. F.: Leadership and organizational functioning. Organizational regression. Int. J. Group. Psychother. 28/1, 3–25 (1978).
KERNBERG, O. F.: The therapeutic community: A re-evaluation. J. natl. Assoc. Private Psychiatr. Hos. 12/2, 46–55 (1981).
MAIN, T. F.: The hospital as a therapeutic institution. Bull. Menninger Clin. 10, 66 (1946).
Moos, R. H.: Evaluating treatment environments. A social ecological approach. New York London: Wiley 1974a.
O'BRIEN, W. B., BIASE, D. V.: The Therapeutic Community: A Current Perspective, J. Psychoact. Drugs 16, 9–21 (1984).

E. HEIM

Minderwertigkeitsgefühl/Minderwertigkeitskomplex

Synonym gebraucht, aber nicht bedeutungsgleich: Insuffizienzgefühl

Von Laien und in der Popularpsychologie sehr häufig verwendete Begriffe, über deren Bedeutung zwar allgemeiner Konsens zu bestehen scheint, die aber nirgends exakt definiert sind, auch nicht in der Psychopathologie und in der Psychodynamik.

Das biologische globale Insuffizienzgefühl des Menschen resultiert aus der Erkenntnis der faktischen Kleinheit und Hilflosigkeit angesichts der Gefahren der Welt, die das auf sich selbst gestellte Leben und Überleben des einzelnen aussichtslos erscheinen lassen. Diesem globalen biologischen Insuffizienzgefühl, der Existenzangst, entkommt der Mensch durch den Zusammenschluß mit den Mitmenschen, durch die Bildung von Gruppen bis hin zur Solidargemeinschaft der gesamten Menschheit. Das biologische Insuffizienzgefühl gibt Auskunft darüber, welche Überlebenschancen sich ein Mensch, auf sich gestellt, einräumt. Die gesunde Kompensationsform ist die Gemeinschaftsbildung als Voraussetzung für Zivilisation und Kultur.

Im Gegensatz zum biologischen Insuffizienzgefühl, das aus der Stellung des Einzelnen angesichts der Anforderungen des Lebens/der Welt resultiert und weitgehend sachlich begründet ist, handelt es sich beim Minderwertigkeitsgefühl um eine Einschätzung der sozialen Position, um die Vergleichsmeinung des Einzelnen, seinen Wert in der gedachten menschlichen Bezugsgruppe betreffend. Gemeint ist mit dem Minderwertigkeitsgefühl das Gefühl, das aus der Vermutung bis Gewißheit eigener tatsächlicher oder angenommener körperlicher (z. B. Aussehen, Kraft, Vitalität) und/oder psychischer (z. B. Intelligenz, Grundgestimmtheit, Belastbarkeit) und/oder sozialer (z. B. Herkunft, Position, Besitz) Mängel im Vergleich zu den Mitmenschen resultiert. Sind das Eigenwertbewußtsein oder das (unbewußte Einstellungen enthaltende) Selbstwertgefühl negativ betroffen, ist ein Minderwertigkeitsgefühl entstanden, so ist dies immer das Ergebnis sozialer Interaktionen, insbesondere des frühesten sozialen Lernens in den er-

sten Lebensjahren, also auch Ergebnis der Erziehung.
Das Minderwertigkeitsgefühl gibt Auskunft darüber, wie weit sich ein Mensch von dem theoretisch natürlichen Gefühl der sozialen Gleichwertigkeit entfernt hat. Die Kompensationsform ist das Streben nach Überwindung des Minderwertigkeitsgefühls, also das soziale Sicherungs- und Überlegenheitsstreben, das nur solange als normal/gesund anerkannt wird, solange es in sozial nützlichen Bahnen verläuft, also einen nützlichen Beitrag zur Gemeinschaft liefert, als abnormal/pathologisch aber dann gilt, wenn es auf Kosten einer direkt betroffenen Sozialgruppierung oder der Gesellschaft insgesamt geschieht.
Unter einem Minderwertigkeitskomplex wäre ein durchgängig oder partiell gestörtes Gesamtverhalten in dem Bewußtsein des (sozial) Minderwertigen zu verstehen, das als Resultat eines Minderwertigkeitsgefühls angesehen werden muß. Damit ist der Minderwertigkeitskomplex weder ein Synonym noch eine Steigerung des Minderwertigkeitsgefühls, sondern es ist eine Kompensationsform mit Symptomcharakter. Während das Minderwertigkeitsgefühl Kompensationsmotiv und Kompensationsanlaß bietet, ist der Minderwertigkeitskomplex Kompensationsmittel.
Der dialektische Gegenbegriff zum Minderwertigkeitsgefühl ist, wie schon dargestellt, die Kompensation/Überkompensation, wobei subjektiv auch das immer nur Kompensation ist, was objektiv als Überkompensation erscheint.
Der Begriff Minderwertigkeitsgefühl stammt von ALFRED ADLER (1910), der zwar selbst 1912 auf Vorläufer wie PIERRE JANET („sentiment d'incomplétude") verweist, dem dennoch das ungeschmälerte Verdienst zukommt, das geradezu volkstümlich gewordene psychodynamische Prinzip der Kompensation von Minderwertigkeitsgefühlen als motivationale und energetische Quelle psychischer Bewegungen beschrieben zu haben. Ausgangspunkt von ADLERs Überlegungen waren Gedanken zur → Organminderwertigkeit und deren (auch psychische) Kompensation, die er in der „Studie über Minderwertigkeit von Organen" 1907 niedergelegt hat. Im Jahre 1910, also immer noch dem Freudschen Arbeitskreis angehörend (→ Individualpsychologie) formuliert ADLER geradezu ein „psychologisches Grundgesetz ... vom dialektischen Umschlag aus der Organminderwertigkeit über ein subjektives Gefühl der Minderwertigkeit in psychische Kompensations- und Überkompensationsbestrebungen" (ADLER, 1910, S. 13).
Im Verlauf der weiteren Entwicklung von ADLERs Theorie fällt die Organminderwertigkeit als obligate Ausgangsbedingung zur Entwicklung des Minderwertigkeitsgefühls weg, schließlich wird das Minderwertigkeitsgefühl von seinem subjektiven Erleben erklärt und für allgemein menschlich gehalten, anthropologisiert: „... Mensch sein heißt: sich minderwertig fühlen ... Das dauernde Streben nach Sicherheit drängt zur Überwindung der gegenwärtigen Realität zugunsten einer besseren. Ohne diesen Strom der vorwärts drängenden Kultur wäre das menschliche Leben unmöglich" (ADLER, 1933, Reprint 1973, S. 69).
Die tiefenpsychologischen Schulen sind sich einig darüber, daß das Kind im 1. bis 5. Lebensjahr Stellung zu sich selbst beziehen muß, sein Ich, sein Selbstbild, sein Selbstwertgefühl ausbildet, wobei Prozeß und Ergebnis im wesentlichen dem Unbewußten zugehören. Das Kleinkind muß angesichts seiner Kleinheit, Schwäche, Unbeholfenheit, kurz seiner biologischen Ausstattung, schon wenn diese normal ist, erst recht wenn diese subnormal ist, im Hinblick auf die Anpassungs- und Bewältigungsaufgaben, die Leben und Umwelt stellen, ein Gefühl entwickeln, allen diesen Schwierigkeiten so nicht gewachsen zu sein. Diese normale, realistische Einschätzung der biologischen Mangelhaftigkeit des Menschen trägt leider eine Vielfalt von Bezeichnungen, z.B. auch die des (normalen, relativen) Minderwertigkeitsgefühls. Wir wollen es Insuffizienzgefühl nennen, weil die Überwindungs-/Kompensationsform entscheidend anders ist als beim (vertieften, abnormalen, absoluten) Minderwertigkeitsgefühl. Unter dem Eindruck des Insuffizienzgefühls entwickelt das Kind, wenn es nicht durch Erziehung, Krankheiten, traumatische Erlebnisse entmutigt wird, seine Meinung, wie eine positive Lebensbewältigung möglich ist. Nach ADLER wird es zu dem Schluß kommen, daß es für das Leben am besten gerüstet ist, wenn es lernt, kooperierender Teil der menschlichen Gemeinschaft mit dem Gefühl der Gleichwertigkeit zu sein, wenn es sein Gemeinschaftsgefühl (ADLER) entwickelt. Die sachliche Einstellung gegenüber den Aufgaben des Lebens in solidarisch-wirhaftem Geist (wobei das Wir die gesamte Menschheit umfaßt und nicht willkürliche Untergruppen) wäre die gesunde Kompensation des biologischen Insuffizienzgefühls.
Nun tritt das biologische Insuffizienzgefühl mit seiner orthologischen Kompensation im anthropologischen Bereich kaum rein auf, weil der Mensch ein soziales und wertendes Wesen ist. Dem Menschen gemäß scheint es also zu sein, das Gefühl der biologischen Insuffizienz im Vergleich zu tüchtigeren (vielleicht auch nur tendenziös so wahrgenommenen) Nebenmenschen zu bewerten und die Sachebene zugunsten einer Einordnung in eine Werthierarchie zu verlassen. Die Neigung zur Bewertung wird durch ungünstige Sozialisationsbedingungen gefördert: Verwöhnte/verzärtelte, vernachlässigte, gehaßte Kinder entwickeln ein ausgeprägteres Minderwertigkeitsgefühl. Die Tragik der Entsachlichung des Insuffizienzgefühls und seine Verwandlung in ein Minderwertigkeitsgefühl besteht in der Entsachlichung auch des Kompensationsstrebens: Nicht mehr das oben angeführte Ziel der kooperativen Lebensbewältigung in solidarisch-wirhaftem Geist ist das Ziel, sondern ich-

haftes Ziel wird nunmehr die Überwindung des Selbstgefühls, minderen Werts zu sein. Nicht mehr die Sicherung des Überlebens ist das Ziel, sondern die Sicherung des Selbstwertgefühls. Die Gefahr ist nun groß, daß kooperative Bewältigung in Konkurrenz umschlägt, daß sachliche Problemlösung von unsachlicher Scheinbewältigung abgelöst wird, daß nicht das Fortkommen der Menschheit, sondern die Sicherung der persönlichen Überlegenheit mit allen Mitteln, also auch auf Kosten der anderen, leitende Fiktion der Handlungen wird – kurz, daß gemeinverantwortliches soziales Handeln in egozentrisches dissoziales/asoziales Handeln umschlägt.

Nach ADLER sind Menschen mit einem vertieften Minderwertigkeitsgefühl und zugleich gering ausgebildetem Gemeinschaftsgefühl, wobei das erste das zweite bedingt, neurotisch disponiert, oder in der Sprache von 1912, nervöse Charaktere. Werden neurotisch Disponierte mit einer konkreten Lebensaufgabe konfrontiert, deren Bewältigung sie sich nicht zutrauen, werden sie in dem Moment zu Neurotikern, wo sie Symptome bilden. Die Symptome haben die Funktion, das Selbstwertgefühl angesichts der drohenden Niederlage im Scheitern an der Aufgabe nicht sinken zu lassen, sie sollen statt dessen eine Überlegenheit gewährleisten, die in der Fiktion besteht, daß der Neurotiker glaubt, er würde die in Rede stehende Aufgabe mit Bravour lösen, wenn er nur nicht an dem hindernden Symptom litte.

Eine wichtige Rolle bei der Untersuchung des Minderwertigkeitsgefühls spielte bei ADLER die Geschlechtszugehörigkeit, da Anfang des 20. Jahrhunderts die Attributionen: Frau = schwach, unten, Dienerin usw. sowie Mann = stark, oben, Herr usw. noch ausgeprägter waren als heute. Daraus ergab sich die Überlegung, daß Frauen wie Männer mit vertieftem Minderwertigkeitsgefühl kompensatorisch die Position eines „ganzen Mannes" anstreben müssen. ADLER hat dieses Phänomen unter dem Begriff des „männlichen Protests" mehrfach ausführlich beschrieben. Der unbewußte „männliche Protest", die psychische Bewegung in Richtung der Fiktion von Idealmann, ist Bestandteil der individualpsychologischen Neurosendynamik.

Minderwertigkeitskomplex
(kompensatorischer Gegenbegriff: Überlegenheitskomplex)
Weit verbreiteter, zumindest zeitweise ungeheuer populärer Begriff, den sich schon Schulkinder in der sprachlichen Form von „Minko" oder „Miko" zurufen. ADLER übernahm die Begriffe „inferiority complex" und „superiority complex" zunächst in seine Vorträge in den USA ab 1925 und dann auch in die amerikanischen Ausgaben seiner Werke, quasi unter dem Druck der amerikanischen Sprachgewohnheiten. Wenig später übernahm er die Übersetzungen ins deutsche, betonte aber, daß das ganzheitliche Minderwertigkeitsgefühl eben gerade nicht als ein Komplex zu verstehen sei. Die Verwirrung steigerte er noch dadurch, daß er den Terminus Minderwertigkeitskomplex als Synonym sowohl für das biologische Insuffizienzgefühl als auch für das soziale Minderwertigkeitsgefühl benutzte, später aber den Minderwertigkeitskomplex als abnorm gesteigertes Minderwertigkeitsgefühl dem (normalen) Minderwertigkeitsgefühl gegenüberstellte (so wird der Begriff heute oft gebraucht), und schließlich auch noch den Minderwertigkeitskomplex wie den Überlegenheitskomplex im Sinne eines neurotischen Symptoms gebrauchte (ANSBACHER u. ANSBACHER, 1982, S. 245 ff.).

ALEXANDRA ADLER (1948, S. 15) wie RUDOLF DREIKURS (1948, S. 45) wiesen darauf hin, daß das Minderwertigkeitsgefühl unbewußtes Konstituens der menschlichen Psyche ist, während der Minderwertigkeitskomplex ein bewußtes Symptom und als solches selbst Kompensation eines Minderwertigkeitsgefühl ist, wenn auch ein pathologisches, das nicht zu einem befriedigenden Ziel führen kann. So kann ein unbewußtes Minderwertigkeitsgefühl seine unbefriedigende und damit pathologische Kompensation in einer depressiv neurotischen Persönlichkeitsstruktur finden, wobei zum selbstwertsichernden und -erhöhenden Symptomarrangement z. B. Schuldgefühle, unterlassene Aufgaben und nicht wahrgenommene Verantwortung betreffend, ebenso gehören können wie geäußerte und damit bewußte Gefühle des Unwertes. Dieses bewußte „Minderwertigkeitsgefühl", also der Minderwertigkeitskomplex, ist eine Kompensationsform des unbewußten Minderwertigkeitsgefühls, was häufig nicht klar unterschieden wird.

Adler-Rezeptionen sind schwer nachzuweisen: Gedankliche Verarbeitungen Adlerschen Materials sind häufig, besonders in der Neoanalyse und der sog. Humanistischen Psychologie, doch werden ADLERS Termini gemieden und ADLER wird nicht zitiert. KAREN HORNEYS „basic anxiety", die Grundangst, hat psychodynamisch alle wesentlichen Züge des (vertieften) Minderwertigkeitsgefühls ADLERS und führt zu deckungsgleichen (kompensatorischen) Folgen. ADLERS fiktives Persönlichkeitsideal als Kompensationsform des Minderwertigkeitsgefühls findet seine Entsprechung in KAREN HORNEYS „idealisiertem Ebenbild" als Fluchtmöglichkeit aus (bei ADLER: Bewältigung) der Grundangst (KAISER, 1981, S. 124 f.).

Für die → Psychoanalyse SIGMUND FREUDS ist das Minderwertigkeitsgefühl nichts Einfaches und nichts Elementares. „Das Kind fühlt sich minderwertig, wenn es merkt, daß es nicht geliebt wird, und ebenso der Erwachsene" (GW XV, S. 71). Beim Neurotiker und seiner Fixierung in der kindlichen Ambivalenz gegenüber den Eltern-Imagines findet sich das Minderwertigkeitsgefühl als Teil seiner gesamten Selbstunsicherheit sehr häufig als

Zeichen einer narzißtischen Störung, meist verbunden mit neurotischen Riesenansprüchen gegenüber sich selbst und anderen. Ein Minderwertigkeitsgefühl des Mädchens gegenüber dem Jungen leitet FREUD aus dem anatomischen Geschlechtsunterschied ab, der Penislosigkeit der Frau (BRÄUTIGAM, 1971, S. 337). Damit verharrt FREUD auf einer älteren Position ADLERS, als er die Organminderwertigkeit noch als Ausgangspunkt für die Entstehung des Minderwertigkeitsgefühls ansah. Die weiterentwickelte Individualpsychologie wies dagegen darauf hin, daß das soziale Phänomen des Minderwertigkeitsgefühls soziale und nicht anatomische Ursachen habe. Nicht die Tatsache eines anatomischen Unterschieds bestimme das Selbstwertgefühl, sondern die Übernahme in der Gesellschaft herrschender sozialer Wertungen.

Literatur
ADLER, ALFRED: Studie über Minderwertigkeit von Organen. Wien: Urban & Schwarzenberg 1907 (Reprint: Frankfurt/M.: S. Fischer 1977).
ADLER, ALFRED: Die psychische Behandlung der Trigeminusneuralgie. Zbl. f. Psychoanalyse 1, 10–29 (1910).
ADLER, ALFRED: Über den nervösen Charakter: Grundzüge einer vergleichenden Individual-Psychologie und Psychotherapie. Wiesbaden: Bergmann 1912 (Reprint: Frankfurt/M.: S. Fischer 1972).
ADLER, ALFRED: Der Sinn des Lebens. Wien Leipzig: Passer 1933 (Reprint: Frankfurt/M.: S. Fischer 1973).
ADLER, ALEXANDRA: Guiding Human Misfits; a Practical Application of Individual Psychology. New York: Philosophical Library 1948.
ANSBACHER, H. L., ANSBACHER, R. R.: Alfred Adlers Individualpsychologie. Eine systematische Darstellung seiner Lehre in Auszügen aus seinen Schriften, 3. Aufl. München Basel: Reinhardt 1982.
BRACHFELD, O.: Minderwertigkeitsgefühl beim einzelnen und in der Gemeinschaft. Stuttgart: Klett 1953.
BRÄUTIGAM, W.: Stichwort „Minderwertigkeitsgefühl". In: MÜLLER, C. (Hrsg.) Lexikon der Psychiatrie. Berlin Heidelberg New York: Springer 1973.
BRUDER-BEZZEL, A.: Alfred Adler – Die Entstehungsgeschichte einer Theorie im historischen Milieu Wiens. Göttingen: Vandenhoeck & Ruprecht 1983.
DREIKURS, R.: The Socio-psychological Dynamics of Physical Disability; a Review of Adlerian Concept. J. Soc. Iss. 4, 39–54 (1948).
DREIKURS, R.: Grundbegriffe der Individualpsychologie. Stuttgart: Klett 1969.
KAISER, A.: Das Gemeinschaftsgefühl – Entstehung und Bedeutung für die menschliche Entwicklung. Zürich: Psychologische Menschenkenntnis 1981.

R. POREP

Modellpsychose → Halluzinogene

Mongoloider Schwachsinn (Mongolismus, Mongoloide Idiotie)
Mit dem Adjektiv „mongoloid" wurde versucht, die Übereinstimmung bestimmter äußerer Merkmale (Kugelschädel, kurze stumpfe Nase, Schräglage der Lidspalten, Epikanthus) bei einer verhältnismäßig großen Untergruppe von Oligophrenen (etwa 10%) zu kennzeichnen. Da der Terminus fälschlicherweise den Eindruck erweckt, als bestünde ein Zusammenhang zwischen Rasseeigentümlichkeiten und Abnormität, sollte man ihn fallen lassen. Die anstatt dessen vorgeschlagene Benennung *Down-Syndrom* hat sich nur teilweise durchgesetzt (DOWN hatte 1866 diesen Schwachsinnstyp als erster beschrieben). Die 1959 entdeckte Zugehörigkeit des Syndroms zu den autosomalen Chromosomenaberrationen führte zu der Bezeichnung *Trisomie 21*, mit der das Syndrom eindeutig und neutral bezeichnet ist.

Das vor allem bei älteren, aber auch bei sehr jungen Frauen erhöhte Risiko der Geburt eines mongoloiden Kindes (im Durchschnitt 1,7‰; bei Frauen zwischen 40–45 Jahren 1%, zwischen 45–50 Jahren 2%) hatte lange Zeit eine durch Nidationsstörungen bedingte Beeinträchtigung der Embryonalentwicklung und als deren eigentliche Ursache eine Ovarialinsuffizienz der Mütter vermuten lassen. Das gleichartige Erscheinungsbild fand dann aber seine weit einleuchtendere Erklärung mit einer Chromosomenaberration. Das bei insgesamt 47 statt 46 Chromosomen dreifache Vorhandensein des Autosoms G 21 ist die häufigste autosomale Aberration (Trisomie D 13: 0,3‰, Trisomie E 18: 0,5‰). Ursache ist die Nondisjunktion des entsprechenden Chromosomenpaares bei der Reduktionsteilung der Eizelle. Während die Monosomie der bei dieser Verteilung benachteiligten Zelle mit nur 45 Chromosomen als Letalfaktor zum Spontanabort führt, kann das mongoloide Syndrom auch (bei etwa 3,3%) durch *Translokation* von Chromosomen entstehen. Bei einer anscheinend normalen Gesamtzahl von 46 Chromosomen entspricht das genetische Material nach einer Translokation – zumeist Verschmelzung der Autosomen D 15 + G 21 – einem Satz von 47 Chromosomen mit dreifachem Vorhandensein von G 21. Während bei einer unkomplizierten Trisomie 21 das Risiko einer Wiederholung allenfalls bei höherem Alter der Mutter gegeben ist, beträgt es beim Translokationsmongolismus 33%, eine Zahl, die sich aus den möglichen nichtletalen Chromosomenmustern bei der Reifeteilung ergibt (s. Abb. S. 452). Bei der äußerst seltenen Translokation G 21 + G 21 können nur mongoloide Nachkommen erwartet werden. Ein mongoloides Syndrom beim Kind einer noch jungen Mutter oder das Vorkommen weiterer Fälle in der Verwandtschaft machen eine Klärung des Risikos durch Chromosomenanalyse erforderlich.

Das äußere Erscheinungsbild der Trisomie 21 wird vor allem durch die *Brachy-Mikrocephalie* (kurzer, kleiner Rundschädel, abfallendes Hinterhaupt) durch eine *Acromikrie* (kurze stumpfe Nase; breite eingezogene Nasenwurzel; kleine, mangelhaft ausgebildete Ohrmuscheln; Brachy- und Klinodaktylie, häufig Vierfingerfurche), *Minderwuchs* (nur bei 15% Durchschnittsgröße) und durch die schrägstehende Lidachse mit medialem Epikanthus, zum Teil mit Exophthalmus sowie ei-

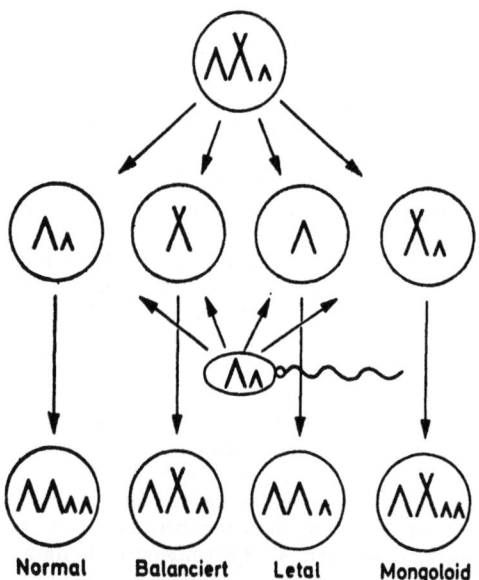

Karyotypen bei Chromosomentranslokation D 15 + G 21

ne vasomotorische Dauerröte der Wangen bestimmt.

An Anomalien der Skeletentwicklung sind röntgenologisch bei 80% breite ausladende Beckenschaufeln („Elefantenohren") fast horizontal gestellte Hüftgelenkspfannen und Coxa valga-Stellung nachzuweisen. Eine allgemeine Muskelhypotonie hat Überstreckbarkeit der Gelenke und häufig eine Rectusdiastase zur Folge. Bei mehr als 50% der Trisomie-21-Fälle liegt ein Vitium cordis congenitum, zumeist allerdings nur ein klinisch nicht relevanter Septumdefekt vor. Das Electroencephalogramm ist nur teilweise abnorm. Anfallsleiden stellen sich bei 5% ein, vor allem dann, wenn es zusätzlich zu einer meist perinatalen Hirnschädigung gekommen ist.

Einige nichtobligatorische Symptome wie: große, plumpe Zunge, struppiges Haar, heisere Stimme, Ossifikations- und Dentitionsverzögerung, Obstipationsneigung sind als Auswirkungen einer Hypothyreose aufgefaßt worden. Eine Abwehrschwäche an den Kontaktflächen führt zu häufigen Luftwegskatarrhen, Conjunctividen, Enteritiden und Harnwegsinfekten und war früher wohl vor allem für die geringen Lebensaussichten verantwortlich.

Die trisomale Oligophrenie ist – sofern sie nicht durch eine früherworbene Hirnschädigung kompliziert ist – überwiegend mittelgradig (Intelligenzquotient: 40–55). Trisomiekinder können nur sehr begrenzt Kulturtechniken erwerben. Sie sind vor allem in Einrichtungen anzutreffen, die einer lebenspraktischen Förderung dienen (Tagesstätten bzw. Sonderschulen für geistig behinderte Kinder). Unterschiede zwischen einem hypodynamen Typ (träge, gutmütig, leicht lenkbar) und einem hyperdynamen Typ (umtriebig, stimmungslabil,

konzentrationsgestört) (SCHUCH u. SCHMID) sind teilweise entwicklungsphasisch bedingt. KÖNIG beschreibt verlängerte Phasen der Säuglings-, Kleinkind- und Vorschulzeit, auf die dann mit der somatischen Pubertät beim trisomalen Jugendlichen bereits das Stadium der „Seneszenz" folge. Die „Säuglingszeit" ist durch hypodynames, passives Verhalten, die „Kleinkindzeit" durch Hyperaktivität und Entdeckungsfreude, das bis zur Pubertät während „Vorschulalter" durch Nachahmungs- und Kooperationsbereitschaft gekennzeichnet. Bei Jugendlichen und Erwachsenen mit Trisomie 21 ist das sexuelle Interesse nur gering. Immerhin sind aber 10 Fälle einer ausgetragenen Schwangerschaft bei mongoloiden Müttern – zur Hälfte wiederum mit Trisomiekindern – beschrieben.

Die Möglichkeiten einer medizinischen Beeinflussung der Trisomie 21 sind begrenzt. Für die behauptete Wirksamkeit einer Frischzellenbehandlung gibt es keine eindeutigen Beweise. Durch eine Vitamintherapie kann die körperliche Entwicklung gefördert und die Infektresistenz verbessert werden. Soweit sich eine endokrine Insuffizienz nachweisen läßt, kommt eine Substitution (Thyreoidin, „Schilddrüsen-Hypophysen-Therapie" n. BENDA) in Betracht. Bei Hypodynamie können Psychoenergizer, bei Hyperaktivität Tranquilizer und Neuroleptica sich günstig auf das Sozialverhalten und die Lernmöglichkeiten auswirken.

Literatur
BENDA, O. E.: The child with Mongolism. New York: Grune & Stratton 1960.
DOWN, J. L. H.: Observations on an ethnic classification of idiots. London Hosp. Clinical Lectures and Reports 3, 259–262 (1866).
KÖNIG, K.: Der Mongolismus. Stuttgart: Hippokrates 1959.
RETT, A.: Mongolismus. Bern Stuttgart Wien: Huber 1977.
SCHMID, F.: Das Mongolismus-Syndrom. Behandlungsprinzipien und Behandlungsmöglichkeiten. Fortschr. Med. 87, 1185–1190 (1969).
SCHUCH, A., SCHMID, F.: Das Mongolismus-Syndrom. Symptomenmosaik des Mongolismus-Syndroms. Fortschr. Med. 87, 1204–1208 (1969).
WUNDERLICH, C.: Das mongoloide Kind. Möglichkeiten der Erkennung und Betreuung. Stuttgart: Enke 1970.

F. SPECHT

Monoideismus → Denkstörungen

Morbidität
[lat.: morbus = Krankheit]
In der psychiatrischen → Epidemiologie versteht man unter Morbidität die relative Häufigkeit einer psychiatrischen Krankheit in definierten Gruppen einer Bevölkerung. Ihre Meßgrößen sind: a) kranke Personen, b) Krankheitsphasen, -schübe oder -episoden, c) Krankheitsdauer.
Die drei wichtigsten Begriffe der Morbidität sind Incidenz, Prävalenz und Dauer.
1. Die Häufigkeit eines Leidens kann durch die Zahl von neuerkrankten Personen oder durch neu

registrierte Erkrankungsphasen, also durch „neue Fälle" in einer Zeiteinheit ausgedrückt werden. Hierfür wird der Begriff „Incidenz" benutzt. Die Incidenz wird durch den Quotienten zwischen der Anzahl der „neuen Fälle" während einer bestimmten Zeitspanne und der durchschnittlichen Anzahl einer exponierten Bevölkerung in derselben Zeiteinheit × 1000 ausgedrückt. Die neuen Fälle können dabei unterschiedlich definiert werden, so durch Krankenhausaufnahmen, durch gestellte Rentenanträge in einer Zeiteinheit, Arbeitsunfähigkeit, Selbsteinschätzung als krank usw.

2. Mit Stichtagshäufigkeit oder Prävalenz bezeichnet man entweder die Zahl der kranken Personen oder die der Phasen und Schübe zu einer bestimmten Zeit. Die „Stichtagprävalenz" bezieht sich auf einen Zeitpunkt, wie z.B. auf einen bestimmten Tag, und die „Streckenprävalenz" auf eine Zeitspanne, z. B. auf ein Jahr. Die „Fälle" entsprechen bei der Stichtagprävalenz der tatsächlich gegebenen Anzahl von kranken Personen oder Krankheitsphasen zu einem Zeitpunkt. Bei der Streckenprävalenz wiederum bestehen sie aus Patienten, die a) innerhalb der angegebenen Zeitspanne erkranken und genesen, b) die schon früher erkrankt waren und es auch bleiben und c) die noch vor Beginn der definierten Zeitspanne krank werden, aber während ihrer Dauer genesen. Numerisch wird die Prävalenz durch einen Quotienten zwischen der auf diese Weise definierten Anzahl der Fälle zu einer bestimmten Zeit (Zeitpunkt oder Zeitspanne) und der Zahl der exponierten Personen zu derselben Zeit × 1000 ausgedrückt.

3. Bei der Dauer der Erkrankung gibt es verschiedene Meßgrößen: a) Krankheitstage, umgerechnet auf eine exponierte Person aus der Bevölkerung, b) Gesamtheit der Krankheitstage pro kranke Person, c) Gesamtheit der Krankheitstage pro Schub oder Phase.

Die Beziehung zwischen Prävalenz, Incidenz und Dauer wird durch folgende mathematische Formel ausgedrückt:
Stichtagshäufigkeit = Incidenz × mittlere Dauer.
Ein wichtiger Begriff der → Epidemiologie ist die „Krankheitserwartung" oder „Morbiditätsrisiko". Mit den Bezeichnungen wird die Wahrscheinlichkeit ausgedrückt, mit der eine Person bei hinreichend langer Exposition an dem betreffenden Leiden erkrankt.

Die Formel für das Morbiditätsrisiko lautet

$$p = \frac{a}{b - (b_0 + \frac{1}{2} b_m)}.$$

Von den Symbolen bedeuten p das Morbiditätsrisiko, a die Zahl der Erkrankten, b die zu untersuchende Bevölkerung, b_0 die Zahl der Probanden, die die Manifestationsperiode der Krankheit altersmäßig noch nicht erreicht haben und b_m Anzahl der Probanden innerhalb der altersmäßigen Risikogrenzen.

Die Morbiditäten werden einmal in Form von Querschnittsstudien bei verschiedenen Gruppierungen der Bevölkerung mit Techniken des demoskopischen Zensus und zum anderen als Längsschnittuntersuchungen bei ausgewählten experimentellen Gruppen der Bevölkerung mit Methoden der Panel-Befragung durchgeführt.

Literatur
Epidemiology of Mental Disorders. Eighth Report of the Expert Committee on Mental Health, World Health Organization, Technical Report Series No. 185, Geneva 1960.
ØDEGAARD, Ø: Epidemiology of the Psychoses. In: Psychiatrie der Gegenwart, Band II, Teil 1. Berlin Heidelberg New York: Springer 1972.
PLUNKETT, R., GORDON, J.: Epidemiology and mental illness. New York: Basic Books 1960.
REID, D. D.: Epidemiological Methods in the Study of Mental Disorders, World Health Organization, Public Health Papers 2, Geneva 1960.
TSUNG-YI, LIN, STANDLEY, C. C.: The Scope of Epidemiology in Psychiatry, World Health Organization, Public Health Papers 16, Geneva 1963.

S. WIESER

Morphinismus → Drogenabhängigkeit

Motivation
[lat.: motivare = bewegen, der Beweggrund des Handelns]
Philosophisch ist das Problem der Motivation eng mit dem der Willensfreiheit verknüpft und wird durch die Philosophiegeschichte wechselnd mehr deterministisch oder indeterministisch behandelt. Noch bei SCHOPENHAUER erscheint die Motivation als eine Gestalt des Satzes vom zureichenden Grunde, als „die Kausalität von innen gesehen".
Indes erweist sich das Motivationsproblem psychologisch weit komplizierter, und kaum ein Handeln läßt sich auf ein einziges Motiv reduzieren, es sei denn unter extremen Laboratoriumsbedingungen. Die traditionelle Psychologie unterscheidet emotionelle (gefühlsbedingte) und intellektuelle Motive (Erkenntnisse und Wertsetzungen, SCHELER) Diese sind noch zu ergänzen durch die von der Tiefenpsychologie nachgewiesenen unbewußten Motive, deren Motivationskraft im allgemeinen weitaus überwiegt, so daß die bewußten Überlegungen vielfach als nachvollziehendes Versehen mit Argumenten („Rationalisierung") verstanden werden müssen. (Experimentum crucis: Die „Erklärungen" einer Versuchsperson für die unter einem posthypnotischen Befehl gesetzte Tat.) ADLER hat darauf hingewiesen, daß bereits das Wahrnehmen durch unbewußte Motivation verzerrt wird („Tendenziöse Aperzeption"), die als Erwartung oder Zielvorstellung aufgedeckt werden kann. Der Wille zur Handlung ist also nicht nur Ausfluß des Motivs, sondern geht auch in die Motivbildung ein. Triebpsychologisch stellen die Motive Schlüsselreize dar, die zur Auslösung passender Triebreaktionen führen (TINBERGEN). Es gibt angeborene Schlüsselreize, wie etwa das Kindchenschema, die sich artgebunden aus dem Gen-

Kodex entwickeln („angeborene auslösende Mechanismen" nach LORENZ) und erworbene, bei denen eine assoziative Verknüpfung von Triebansprüchen mit als geeignet erfahrenen Erlebnisbildern (Symbolen) erfolgt. In verschiedenen Entwicklungsstufen ist die Bereitschaft dazu thematisch stark angehoben, so daß sich die zu dieser Zeit erfahrenen Eindrücke besonders rasch und eindrücklich einprägen („Prägung"), was zu Triebverwirrungen führen kann, indem mangels passender Auslöser auch mangelhaft passende Objekte als Symbol verstanden und eingeprägt werden (z.B. Prägung von Graugänsen auf die sexuelle Partnerschaft mit Menschen, LORENZ). KÖNIG zeigt in seiner Kulturethologie eine Fülle von Beispielen des Symbolwandels, wie etwa bei der modischen Entwicklung der Uniformen.

Erworbene Motivation bedeutet *lernen*. In seiner Lehre vom „bedingten Reflex" hat PAWLOW gezeigt, daß keineswegs nur logische Vorknüpfungen gelernt werden. SKINNER hat dies in seiner Lerntheorie auf ganze Ablaufreihen erweitert und aufgewiesen, daß motivische Ablaufreihen („Erfahrungen"), die mit einer Lust gebenden Trieberfüllung enden oder kombiniert werden, sich erleichtert einprägen („Konditionierung"). Die Motivationskraft eines Motives erscheint abhängig von dem mit ihm assoziierten Lustversprechen, wobei die Einlösung desselben beim Menschen auch weit in die Zukunft erstreckt sein kann, ja die Hoffnungsdistanz scheint den ethischen Wert des Motivs im allgemeinen zu erhöhen. Da die Lust einer Triebhandlung abhängig ist von der Triebausgangslage (Stimmung, Triebspannung), ergeben sich je nach derselben oft erhebliche Unterschiede bis zum Umschlag in Unlust bei Übersättigung. Demgegenüber verweisen die sogenannten höheren oder sittlichen Werte auf einen, im Einzelfall wohl meist geringeren, aber regelmäßigen Lustgewinn aus dem sozialen Bereich, nämlich dem inneren Machtzuwachs aus der Geborgenheit in der Gruppe.

Eine dramatische Zuspitzung erfährt die Motivationsproblematik im Bereich der Rechtsprechung. Obwohl es motivationspsychologisch klar ist, daß ein Täter bei Einschätzung seiner Gesamtkonstellation zur Zeit der Tat in seiner Motivation auf die Tat hin festgelegt gewesen sein muß (da er sie ja getan hat), so wird doch über ihn geurteilt, als ob es in seinem Vermögen gestanden hätte, sich andere Motive zu schaffen. Tatsächlich werden diese durch den Vorgang der Rechtsprechung und die Verurteilung seiner Tat auch wirklich geschaffen und bewähren sich für den Teil der Gesellschaft, der das Urteil identifikatorisch mitvollzieht, allerdings nicht im Sinne der Generalprävention, sondern in wechselwirksamer Bedingung, da ja z.B. ein als Fehlurteil empfundenes Verdikt zur Motivation der Gesellschaft gegen die als überlebt anzusehende Rechtsnorm beiträgt. Solcherart motiviert der Rechtsbrecher die Gesellschaft zu ihrem Recht und hilft mit seiner Verantwortung, die Anpassung an die jeweils als gültig empfundene geschichtliche Situation zu finden. (Man beachte demgegenüber, daß sich der Geisteskranke, sofern er als unzurechnungsfähig exculpiert wird, dieser gesellschaftlichen Mitverantwortung entzieht, worauf WIESER hingewiesen hat.)

Literatur
ADLER, A.: Menschenkenntnis. Frankfurt: Fischer 1966.
FREUD, S.: Ges. Werke. London: Imago 1940–1952.
JUNG, C. G.: Ges. Werke. Zürich Stuttgart: Rascher 1958.
KÖNIG, O.: Kultur und Verhaltensforschung. München: dtv 1970.
LEWIN, K.: Vorsatz, Wille, Bedürfnis. Berlin: Springer 1926.
LORENZ, K.: Die angeborenen Formen möglicher Erfahrung. Z. Tierpsychol. 5, 235–409 (1943).
LORENZ, K.: Das sogenannte Böse. Wien: Borotha-Schöler 1963.
LORENZ, K.: Über tierisches und menschliches Verhalten. München: Piper 1965.
SCHELER, M.: Der Formalismus in der Ethik. Bern: Francke 1954.
SCHINDLER, R.: Über Symbol und Symbolbildung. Acta psychother. (Basel) Vol. IV, 2, 144–152 (1956).
SCHINDLER, R.: Pars pro toto als Funktion in gruppendynamischer Sicht. In: Die Wirklichkeit und das Böse. Hamburg: Hans Christians Verlag 1971.
SCHOPENHAUER, A.: Über die vierfache Wurzel des Satzes vom zureichenden Grunde. Leipzig: Brockhaus 1941.
SKINNER, B. F.: Science and human behavior. New York: Macmillan 1953.
TINBERGEN, N.: Instinktlehre. Berlin Hamburg: Parey 1956.
WIESER, ST., JAECKEL, M.: Das Bild des Geisteskranken in der Öffentlichkeit. Stuttgart: Thieme 1970.

R. SCHINDLER

Musiktherapie

Musiktherapie umfaßt psychotherapeutische Methoden mit dem Medium Musik zur Behandlung psychischer bzw. psychogener Störungen. HARRER u. HARRER (1979) verstehen unter Musiktherapie „die systematische, auf psychopathologische Besonderheiten ausgerichtete Anwendung des Kommunikationsmediums Musik zu Heilzwecken".

In der Musiktherapie wurden ursprünglich zwei verschiedene Formen unterschieden: Die rezeptiv-passive und die aktiv-produzierende (meist im Sinne des freien Improvisierens) arbeitende Musiktherapie. In der rezeptiv-passiven Musiktherapie soll die Wirkung von Musik bestimmte Behandlungsziele fördern. Eine Voraussetzung dafür ist, die Wirkung von Musik beim Gesunden im Hinblick auf deren therapeutische Anwendbarkeit beim Kranken systematisch zu erfassen. Im einzelnen sind physiologische, psychologische und sozialpsychologische Wirkungen von Musik zu unterscheiden (STROBEL u. HUPPMANN, 1978). Diese Wirkungen sind allerdings von zahlreichen weiteren Einflußgrößen abhängig, so von Eigenschaften oder aktuellen Einstellungen der betreffenden Persönlichkeit, wie zum Beispiel eine emotionale Hingabebereitschaft auf der einen Seite oder ein eher intellektuelles Erfassen von Sinneseindrücken auf der anderen Seite. Trotz dieser Unterschiede gibt es einige gleichsinnige physiologische und psychologische Wirkungen von Musik, die allerdings dann wieder von der Art der Musik selbst abhängig sind. HARRER u. HARRER (1979) fanden zum Beispiel eine sehr starke Beeinflussung von Herzfrequenzen, Kreislaufverhalten, Atmung, Stoffwechsel und anderen psychovegetativen Vorgängen sowie einen Einfluß auf die Ruhespannung der Willkürmuskulatur. Die Richtung der psychovegetativen Veränderungen ist von der Art der Musik abhängig. Vereinfacht gesehen, gibt es eine Form von Musik, die eher einen trophotropen Schongang, eine andere, die eher eine ergotrope körperliche Funktionseinstellung hervorruft. Bekannte Beispiele für stark beruhigende Musik sind die in allen Kulturkreisen bekannten Wiegenlieder, die sich durch langsames Tempo, geringe Lautstärke, weiche und dunkle Klangfarben, kleine Intervalle, ein regelmäßiges Auf und Ab in einer langgezogenen, regelmäßig gebauten Melodie und einen regelmäßigen Rhythmus ohne Synkopen auszeichnen (LAST u. KNEUTGEN, 1970).

Im psychischen Bereich zeigt die Musik einen besonderen Einfluß auf Stimmung und Affekt. Musik kann abhängig von Rhythmus, Harmonie, Art des Instruments und der Tonart beruhigend oder erregend wirken, sie kann eine eher traurige oder eher fröhliche Stimmung hervorrufen, um nur einige Beispiele zu nennen.

Sozialpsychologisch ist die kommunikative Bedeutung von Musik bekannt, die Gruppenbildung und Gemeinschaftsgefühl außerordentlich fördern kann, und zwar auf eine averbale Weise.

Musiktherapie im eigentlichen Sinn versteht sich inzwischen ganz überwiegend in der aktiv-produzierenden Form (freie Improvisation). „In der aktiven Musiktherapie soll das Musizieren zu freien, ganz elementaren Lebensäußerungen führen, ohne jede künstlerische Absicht" (STROBEL u. HUPPMANN, 1978). Aus diesem Grund werden Instrumente benutzt, die keinerlei Vorbildung notwendig machen. Wesentlich ist, daß sie zum Spielen verleiten und einfach zu handhaben sind. Während die passive Musiktherapie überwiegend über die Wirkungen der Musik arbeitet, berücksichtigt die aktive Musiktherapie die expressiven Möglichkeiten von Musik. Denn die besondere Bedeutung der Musik liegt in der breiten Palette von Ausdrucksmöglichkeiten mit nach HOFFMANN (1985) folgenden über die sprachlichen Möglichkeiten hinausgehenden Möglichkeiten:

1. Primärer Zugang zu Gefühlen − primär im wörtlichsten Sinn, sind doch Töne, Geräusche und Laute neben den taktilen die ersten sensorischen Wahrnehmungen, die mit emotionalem Bedeutungsgehalt verbunden werden.
2. Außerordentlich starke Symbolisierungsfähigkeit (Instrumentenwahl, Klangfarbe ...).
3. Gleichzeitigkeit von antinomischen Strukturen: Verbindung von Primär- und Sekundärprozeßhaftem; gleichzeitige Darstellung sehr verschiedenartiger und ambivalenter Gefühlsfacetten.
4. Schnelle Abfolge von Spannungs-Lösungs-Vorgängen mit der Möglichkeit starker kathartischer Effekte.

Damit bietet Musik Ausdrucksmöglichkeiten, die weit über die der Sprache hinausgehen. Die bekannte harmonisierende Wirkung von (bestimmter) Musik kommt aus tiefenpsychologischer Sicht (M. PRIESTLEY, 1975) durch die Integrierung der Arbeit von Ich, Über-Ich und Es zustande: „Die Lustorientierung des Es kann (zumindest teilweise) befriedigt werden durch den freien tonalen Ausdruck von Gefühlen, die seine Bedrängnisse und Wünsche betreffen. Das Realitätsprinzip des Ich findet Befriedigung, da seinen Impulsen eine geordnete Gestalt gegeben wird. Musizieren wird der moralischen Ausrichtung des Über-Ich gerecht, da es sich dabei um eine sozial akzeptierte und gutgeheißene Aktivität handelt." Diese harmonisierende Wirkung von Musik ruft oft regressive Impulse hervor und läßt eine vorsprachliche Ebene der Kommunikation erreichen.

Musiktherapie kann als Einzel- oder Gruppentherapie durchgeführt werden. Die Indikation zum Einzel- oder Gruppensetting entspricht der bei anderen Psychotherapieverfahren; sie wird oft auch nach den äußeren Rahmenbedingungen zu stellen sein.

Der Therapeut gibt Strukturierungshilfen, um den Prozeß in Gang zu bringen, er leitet an und erhält die Arbeitsfähigkeit des einzelnen oder der Gruppe. Diese Funktion entspricht der Ebene des Arbeitsbündnisses bei der analytischen Therapie. Darüber hinaus hat er die wichtige Holding-Funktion, die es den Patienten erst ermöglicht, sich emotional zu öffnen und eine gegebenenfalls notwendige Regression zuzulassen. Bei seinen verbalen Äußerungen − ursprünglich gehörte das Verbalisieren des Beobachteten am Ende einer Übung nicht zu den musiktherapeutischen Interventionen − beschränkt er sich nach WILLMS (1979) auf die Konfrontation mit Gefühlen und Verhalten und verzichtet weitgehend auf Interpretation und Deutung. Dies entspricht der Behandlungstechnik interaktioneller Psychotherapiemethoden. Der Musiktherapeut geht nach bestimmten Improvisationsregeln vor; diese können formaler, musikbezogener Natur sein (Lautstärke, Instrumentenwahl, Wahl einzelner Musikelemente), beziehungsbezogen (welcher Partner spielt mit oder gegen wen?) oder assoziativer Natur sein (welche Bilder und Phantasien stellen sich während des Musizierens ein). Der Therapeut kann sich auf eine Echofunktion (averbal) beim Patienten beschränken (z.B. bei Psychosen), oder Improvisation und Verbalisierung mit nachfolgender weiterführender Improvisation können sich abwechseln, wie z.B. bei ich-stärkeren Patienten. Der Therapeut spürt über seine eigenen Phantasien Lücken in denen des Patienten auf und komplettiert diese gegebenenfalls.

Musiktherapie bei psychisch Kranken findet entweder in Kombination mit anderen Behandlungsverfahren oder als eigenständige Behandlung statt. Nach bisheriger Erfahrung läßt sich Musiktherapie mit psychodynamisch orientierten, lerntheoretisch orientierten, psychodramatischen Verfahren und körperzentrierten Behandlungsverfahren kombinieren. Dabei treten jeweils die Aspekte der Musiktherapie in den Vordergrund, die wichtige Prozesse in dem jeweils anderen Behandlungsverfahren fördern können: Assoziative und regressive Prozesse in psychodynamisch orientierten Behandlungen, rhythmische Aspekte bei Bewegungstherapien, darstellerische Aspekte beim Psychodrama usw. In den genannten Fällen von Behandlungskombinationen soll die Musiktherapie jeweils wesentliche Ziele der anderen Verfahren fördern und hat damit nach WILLMS (1979) den Charakter einer adjuvantischen Methode. Hier müssen die mit Hilfe der Musiktherapie zu erreichenden Teilziele auf ein Gesamtbehandlungskonzept hin abgestimmt werden. Nach SCHWABE (1982) können solche Ziele in einer Aktivierung und Auslösung emotionaler Prozesse, in einer Aktivierung und Auslösung sozial-kommunikativer Prozesse, in einer Regulierung psychovegetativer Fehlsteuerungen oder in der Wiedergewinnung oder Neuentwicklung von Interessen, insbesondere der ästhetischen Erlebnisfähigkeit liegen.

Inzwischen hat sich die Musiktherapie von einer rein pragmatischen „adjuvantischen" Methode zu einem eigenständigen Behandlungsverfahren entwickelt – nicht zuletzt durch die Verbindung mit verschiedenen anderen psychotherapeutischen Konzepten; von diesen übernahmen die einzelnen Richtungen der Musiktherapie die bis dahin fehlende theoretische Fundierung, insbesondere die Möglichkeit, die in der musiktherapeutischen Krankenbehandlung ablaufenden Prozesse auch in theoretische Konzepte zu fassen und sie darin auszudrücken. Zu erwähnen sind hier die analytische Musiktherapie M. PRIESTLEYs (1983), das strukturspezifische neoanalytische Konzept D. GELLERS (1972), die von der Gestalttherapie ausgehende integrative Musiktherapie (CANACAKIS-CANAS u. PETZOLD, 1981), die auf morphologischen Konzepten fußende Musiktherapie (TÜPKER, 1983) sowie die Leipziger Musiktherapie-Schule (SCHWABE, 1982), die sich auf das Konzept der kommunikativen Psychotherapie (KOHLER, 1968) stützt. Der theoretische Hintergrund des einzelnen Musiktherapeuten dürfte nicht unwesentlich Behandlungstechnik und Zielsetzung der jeweils durchgeführten Behandlung mitbestimmen.

Das ist bei der Indikation zu einer Musiktherapie zu berücksichtigen.

Eine Behandlungsindikation kann dann gegeben sein, wenn Musiktherapie im Rahmen eines Gesamtbehandlungskonzeptes mithelfen kann, ein bestimmtes Ziel zu erreichen, oder zum Beispiel den Beginn einer notwendigen verbalen Behandlung über einen präverbalen Einstieg ermöglichen soll. Eine Indikation kann auch dann vorliegen, wenn das angestrebte Behandlungsziel ausschließlich durch ein musiktherapeutisches Konzept erreichbar scheint. Da es im Schutzraum eines gemeinsamen musikalischen Erlebens möglich ist, „die Balance zwischen Einssein mit der Umwelt – der Verschmelzung – und dem Getrenntsein – der Distanz – zu regulieren" (WILLMS, 1979), ist die Musiktherapie besonders geeignet, einen therapeutischen Zugang zu Patienten mit Nähe-Distanz-Problemen zu finden, insbesondere bei sogenannten Frühstörungen, z. B. dem kindlichen → Autismus (oft die einzige Zugangsform!), Patienten mit einer → Schizophrenie und Patienten mit einem → Borderline-Syndrom. Bei schizophrenen Patienten stellt die Musiktherapie nach WILLMS (1982) oft ein notwendiges „nonverbales Teilstück der Psychotherapie" dar, wo Musik zum Medium für präverbale Kommunikation und gleichzeitig zum Medium für eine notwendige Affektabfuhr wird. Auch → Pubertätskrisen, in denen es ja oft zu einer Reaktualisierung der frühen Individuations- und Separationsphase mit entsprechenden Trennungsängsten kommt, lassen sich über die im gemeinsamen Musizieren vorhandenen Möglichkeiten zu Verschmelzung und Abgrenzung therapeutisch erfassen. Aufgrund ihres breiten Wirkungsspektrums kann die Musiktherapie über den Rahmen der genannten Erkrankungen auf eine Reihe psychopathologischer Auffälligkeiten günstig Einfluß nehmen, wie z. B. Wahrnehmungsstörungen, Affektstörungen, Antriebsstörungen, Unruhezustände und psychomotorische Störungen. Daneben legen einige Persönlichkeitsmerkmale eine Musiktherapie nahe: Hierzu sind Menschen zu rechnen, die die eigene Innenbefindlichkeit schlecht verbalisieren können, wie z. B. bestimmte Untergruppen psychosomatisch Erkrankter (→ Psychosomatik); umgekehrt kann eine Indikation aber auch bei Patienten gegeben sein, die für Musik besonders empfänglich sind, oder bei Menschen mit sehr differenzierten Ausdrucksmöglichkeiten, die unter Umständen erst durch diese Behandlung freigelegt werden können.

Auch bei der Behandlung von psychoneurotischen Störungen kann eine Musiktherapie indiziert sein; hier ist allerdings zu beachten, daß bei reiferen Abwehrstrukturen (Hysterie, Phobie, Zwangsneurose) die Beschäftigung mit Musik auch Abwehrcharakter annehmen kann (WILLMS, 1979).

Entsprechend den genannten Indikationsbereichen hat die Musiktherapie einen Arbeitsschwerpunkt in psychiatrischen und psychotherapeutischen Kliniken; hier kommt sie bei Patienten mit einer nicht sehr hohen Integrationsfähigkeit zur Anwendung und setzt darum ein einheitliches theoretisches Behandlungskonzept voraus; anderenfalls würden die Tendenzen zur Desintegration beim Patienten noch gefördert werden.

Die Methodenvielfalt und die Tatsache, daß Musiktherapie oft in Kombination mit anderen Verfahren angewandt wird, erschweren eine wissenschaftliche Erfolgskontrolle. Sicher nachgewiesen sind Einflüsse beim Gesunden durch die Einwirkung von Musik (HARRER u. HARRER, 1979). Es gibt auch eine Reihe (zum Teil kontrollierter) Studien über unmittelbare Effekte von Musiktherapie beim Kranken (vgl. STROBEL u. HUPPMANN, 1978). Dagegen finden sich – wie im übrigen auch bei vielen anderen neueren Psychotherapieverfahren – kaum katamnestische Untersuchungen über stabile Langzeitergebnisse, die dem üblichen Standard empirisch evaluativer Forschung entsprechen. Hier dürfte es zunächst notwendig sein, allgemein anerkannte Verlaufs- und Erfolgskriterien zu erstellen, um eine Unvergleichbarkeit allzu heterogener Studien zu vermeiden. Gerade weil die Wirkung der Musiktherapie in Einzelfällen klinisch sehr evident ist, ist eine empirische Überprüfung ihrer Wirksamkeit in der Krankenbehandlung mit üblichem wissenschaftlichen Standard wünschenswert – gegebenenfalls zunächst in Einzelfallstudien. Dadurch würde die von STROBEL u. HUPPMANN (1978) bei vielen musiktherapeutischen Veröffentlichungen festgestellte „affirmative Beweisführung" einer eher wissenschaftlichen Überprüfung Platz machen.

Der Beruf des Musiktherapeuten erfordert auf der einen Seite musikalische Fähigkeiten, insbesondere die Begabung zum Improvisieren, und zugleich auf der anderen Seite therapeutisches Können sowie psychopathologische Kenntnisse (am ehesten in einem Medizin- oder Psychologie-Studium erwerbbar). Musikalische Fähigkeiten (einschließlich theoretischer und praktischer Kenntnisse sowie Beherrschung eines Hauptinstruments) müssen schon früh entwickelt und gefördert werden. Psychotherapeutisches Können setzt neben den erforderlichen Kenntnissen auch eine gewisse Lebenserfahrung und Reife voraus. Diese Tatsache ist bei den Ausbildungsgängen berücksichtigt, die die musiktherapeutische Ausbildung als ein Aufbaustudium im Anschluß an ein Musikstudium organisiert haben. Hier gibt es Zentren, die eng mit örtlichen Musikhochschulen zusammenarbeiten (Aachen, Hamburg; Berlin im Aufbau). Daneben gibt es das Modell einer grundständigen Ausbildung (Heidelberg, Wien), in der die musikalische und therapeutische Ausbildung integriert vermittelt wird.

Auskünfte:
Bundesrepublik Deutschland
Deutsche Gesellschaft für Musiktherapie, Postfach 10 12 24, D-6900 Heidelberg 1 und
Berufsverband der Musiktherapeuten e. V. c/o Hardtwaldklinik II, D-3584 Zwesten
Österreich:
Hochschule für Musik und Darstellende Kunst, Lothringer Straße 18a, A-1037 Wien 3
Schweiz:
Schweizerischer Fachverband für Musiktherapie SFNT Baselstraße 41, CH-4127 Basel/Biersfelden

Literatur
CANACAKIS-CANAS, J., PETZOLD, H.: Konzepte einer integrativen Musiktherapie. Paderborn: Junfermann 1981.
GELLER, D.: Neurosenstrukturelle Indikationen für Musikanwendungen. Z. Psychosom. Med. 19, 69–76 (1973).
HARRER, G., HARRER, H.: Über den Stellenwert neurophysiologischer Untersuchungsergebnisse für die Musiktherapie. Musica 33, 544–547 (1979).
HOFFMANN, E.: Musiktherapie in der Psychiatrie. Psychologische Diplomarbeit am Psychologischen Institut im Fachbereich 11 der Freien Universität Berlin 1985.
KOHLER, C.: Kommunikative Psychotherapie. Jena: Fischer 1968.
LAST, G., KNEUTGEN, J.: Schlafmusik. Münch. Med. Wochenschr. 44, 2011–2016 (1970).
PRIESTLEY, M.: Music therapy in action. London: Constable 1975.
PRIESTLEY, M.: Analytische Musiktherapie. Stuttgart: Klett-Cotta 1983.
SCHWABE, C.: Die Methodik der Musiktherapie und deren theoretische Grundlagen. Versuch einer Konzeption. In: HARRER, G. (Hrsg.) Grundlagen der Musiktherapie und Musikpsychologie. 2. Aufl., S. 173–192. Stuttgart New York: Fischer 1982.
STROBEL, W., HUPPMANN, G.: Musiktherapie. Göttingen Toronto Zürich: Hogrefe 1978.
TÜPKER, R.: Morphologie der Musiktherapie. In: DECKER-VOIGT, H. H. (Hrsg.) Handbuch der Musiktherapie. S. 232–238. Lilienthal Bremen: Eres 1983.
WILLMS, H.: Musiktherapie – Versuch einer Begriffsklärung. Musica 33, 527–531 (1979).
WILLMS, H.: Musiktherapie bei psychotischen Erkrankungen. In: HARRER, G. (Hrsg.) Grundlagen der Musiktherapie und Musikpsychologie. 2. Aufl., S. 223–232. Stuttgart New York: Fischer 1982.

U. RÜGER

Mutismus
[lat.: stumm]
Mutismus ist ein totales oder selektives Nicht-Sprechen, und zwar bei Intaktheit des zentralen und peripheren Sprachapparates.
Der Verlust der Spontansprache, wie des Antwortens im Gespräch, ist Ausdruck einer mitmenschlichen Beziehungsstörung. Da die Aufhebung der verbalen Kommunikation verschiedenartig bedingt sein kann, finden sich unterschiedliche Einteilungen (ätiologisch-diagnostisch, phänomenologisch, bedingt, auslösend etc.).
Die Definition als Aphrasia voluntaria (KUSSMAUL, 1877) ist zu rationalistisch und läßt unbewußte Motivierungen außer acht. Auch willkürliches „Schweigen" ist mißverständlich, da Mutismus als pathologisches Symptom nicht mit Schweigen (oft „beredt", „vielsagend") als anthropologischem Phänomen gleichzusetzen ist. Gebräuchliche Differenzierungen sind: psychotisch, neurotisch, hysterisch, thymogen, ideogen, charakterogen (HEINZ), traumatisch etc. (WATERWINCK u. VEDDER). Wir gruppieren nach dem Lebensalter und unterscheiden Mutismusformen, die vorwiegend oder typischerweise beim Kind resp. Erwachsenen auftreten.
Infantiler Mutismus: Am häufigsten mit fünf bis sechs Jahren, langsame Entwicklung über Sprachscheu; sensitiv-asthenische Persönlichkeiten mit frustrierend-verwöhnender Erziehung, affektiver Isolierung, Schreckerlebnisse, ärztliche Eingriffe wirken nur auslösend (SPIELER). Oft nur selektiv (bestimmten Personen, Situationen gegenüber) oder vorübergehend. Bei mutistischem, frühkind-

lichem Autismus ist in Spannungszuständen das Sprechen eines ganzen Satzes möglich (KANNER). Kindlicher Mutismus ist als Regression im Sinne eines neurotischen Abwehrmechanismus interpretierbar. Im averbalen Verhalten spiegelt sich häufig eine Ausdrucks- und Kommunikationstendenz wider.

Adulter Mutismus: Im Rahmen eines katatonschizophrenen Syndroms (stuporös, negativistisch, gesperrt); als Hemmungssymptom bei Depression; aufgrund von Wahnideen, Halluzinationen bei paranoiden Zuständen. Hysterischer Mutismus kann nur partiell sein (z. B. Aphonie). Bei Erwachsenen ist Mutismus häufiger ein psychotisches Begleitsymptom. – Akinetischer Mutismus ist die Folge einer subcorticalen Hirnläsion; nach R. JUNG ist es aber verfrüht, den Mutismus bei Katatonen als Funktionsstörung des zentralen Höhlengraus zu deuten.

Die Therapie richtet sich nach dem Grundleiden, jedoch stets unter Berücksichtigung der psychodynamischen Konstellation. Bei Kindern: Milieuwechsel und -therapie, Hypnose, analytische Psychotherapie (BALLY); neuerdings Erfolge mit Verhaltenstherapie (YATES).

Literatur
AJURIAGUERRA, J. DE: Manuel de psychiatrie de l'enfant. Paris: Masson 1970.
KAINZ, F.: Psychologie der Sprache. Stuttgart: Enke 1960.
KANNER, L.: Irrelevant and metaphorical language in Early Infantil Autism. Amer. J. Psychiat. 3, 242 (1946).
SPIELER, J.: Schweigende und sprachscheue Kinder. Olten: Walter 1944.
YATES, A. J.: Behavior Therapy. New York: Wiley 1970.

T. SPOERRI

Myoklonusepilepsie → Epilepsie

Mystik → Ekstase

N

Nachtklinik, Nachtspital
Das logische Gegenstück zur → *Tagesklinik* ist die Nachtklinik, die für Patienten bestimmt ist, die tagsüber ihrem normalen Arbeitsgang nachgehen, jedoch noch des Hintergrundes eines klinischen Milieus bedürfen. Der Arbeitsgang der Nachtklinik beginnt mit dem Abend und endet nach dem Frühstück. Er bietet dem Patienten in der Regel einen therapeutischen Club, eventuell auch spezialisierte Gruppentherapien und psychotherapeutische Behandlungsmöglichkeit, die Ausgabe und damit auch Überwachung einer eventuellen Abend- und Morgenmedikation, sozial-psychiatrische Fürsorgebetreuung, sowie ärztliche Betreuung. Das Pflegepersonal kann minimal gehalten bleiben, da die meisten Ordnungsaufgaben in Patientenselbstverwaltung geführt werden können.
Die Nachtklinik ist besonders dann indiziert, wenn im Zuge der → *Rehabilitation* der Übergang zum eigenen Wohnmilieu Probleme birgt, sei es, daß die eigene Wohnung verloren ging (z. B. nach langdauernder Hospitalisation oder nach Scheidungen), daß Konflikte mit mitwohnenden Familienangehörigen bestehen, die erst bewältigt werden müssen, oder daß der Schritt aus einer fixierenden, zumeist overprotektiv getönten, Familienbindung zu eigener Selbständigkeit vorbereitet, geübt und geschützt werden muß.
Die Kombination mit einer Tagesklinik ist aus ökonomischen Gründen häufig, weil viele Dienste gemeinsam verwendet werden können. Der Krankenbelag wechselt dabei natürlich zwischen Tag und Nacht. Die Konzentration der gemeinsamen Dienste (Club, ärztliche Konsultation, Fürsorgedienste und Gruppentherapien) in einer Übergangszeit zwischen Tag und Nacht, also am frühen Abend, ergibt einen schichtweisen Wechsel des Klinikcharakters (*Shift-Hospital*). Bei Reduktion um die spezifisch therapeutischen Dienste entsteht der Typ des *Übergangsheimes* (*Halfway house*), bei dem die milieutherapeutische Wirksamkeit im Vordergrund steht. Gerade diese wichtige Wirkkomponente wird völlig mißachtet, wenn – wie noch oft anzutreffen – die Funktion einer Nachtklinik innerhalb eines psychiatrischen Krankenhauses einer freigemachten Abteilung anvertraut wird. Bisweilen sind für solche Konstruktionen mehr versicherungsrechtliche Gründe maßgebend, da der arbeitsfähige Patient aus dem Krankenstand ausscheidet und das aufwendige Spitalbett für ihn nicht mehr gedeckt ist.

Literatur → Tagesklinik

R. SCHINDLER

Nahrungsverweigerung
Störungen der Nahrungsaufnahme scheinen weiter verbreitet zu sein als man bisher angenommen hat. In den letzten Jahren begegnen wir einer umfangreichen Literatur über die Bulimie – heißhungriges Essen mit anschließendem Erbrechen, das insbesondere bei Frauen beschrieben wird. Nahrungsverweigerung hat jedoch viele Aspekte, von denen nur einzelne als krankhaft zu bezeichnen sind. Das Fasten aus religiösen oder aus gesundheitlichen Gründen ist weit verbreitet. Die Null-Diät im Rahmen von Schlankheitskuren ist eine akzeptierte Methode. Der Hungerstreik wird zur

Durchsetzung politischer Ziele in Unfreiheit – gelegentlich auch zum Erreichen persönlicher Ziele – praktiziert. Die Beurteilung der Legitimität eines Hungerstreikes ist nicht Angelegenheit des Arztes. Er kann aber psychotherapeutisch stützend oder klärend tätig werden.

Von Bedeutung für die Psychiatrie ist die → Pubertätsmagersucht, eine schwere neurotische Krankheit mit Eßstörungen.

Eine Appetitverminderung mit Gewichtsverlust findet man bei → depressiven Störungen. Die absolute Nahrungsverweigerung durch psychiatrische Patienten ist eher selten. Sie kommt vor bei stuporös Depressiven und beim katatonen Stupor im Rahmen der → Schizophrenie. Selten ist sie auch bei ausgeprägten Verarmungsideen, bei hypochondrischem und Vergiftungswahn. Bei der Nahrungsverweigerung auf psychotischer Grundlage ist darauf zu achten, daß den Betroffenen ausreichend Flüssigkeit zugeführt wird und daß ein Elektrolytausgleich vorgenommen wird. Vorrang gebührt der Behandlung der Grundkrankheit, mit dem Ziel, daß der Patient die spontane Nahrungsaufnahme wieder aufnimmt. Eine Sondenernährung ist nur bei starker Abmagerung und schlechtem Allgemeinzustand indiziert. Die Zwangsernährung beim Hungerstreik ist außerordentlich umstritten. Es bahnt sich ein Konsens darüber an, daß sie nur dann zulässig ist, wenn der Hungerstreikende die Fähigkeit eingebüßt hat, psychisch und geistig über sich selbst zu bestimmen. Während in der Bundesrepublik Deutschland bis vor kurzem Anstaltsärzte zur Zwangsernährung verpflichtet werden konnten, wird das, nach einer Änderung der gesetzlichen Bestimmungen, in Zukunft nicht mehr möglich sein.

A. Finzen

Narkoanalyse → Katharsis

Narkolepsie → Epilepsie

Narzißmus

Freud verwendete den Begriff des Narzißmus erstmals 1911 in seiner Studie über die Autobiographie Schrebers. 1914 erläuterte er den Narzißmus näher und machte ihn zu einem Schlüsselbegriff, der wesentliche Aspekte der psychoanalytischen Theorie der Libidoentwicklung und der Objektbeziehungen integrierte. „Im Ödipus-Komplex", schrieb Freud in seiner „Selbstdarstellung", „zeigte sich die Libido an die Vorstellung der elterlichen Person gebunden. Aber es hatte vorher eine Zeit ohne alle solche Objekte gegeben. Daraus ergab sich die für eine Libidotheorie grundlegende Konzeption eines Zustandes, in dem die Libido das eigene Ich erfüllt, dieses selbst zum Objekt genommen hat. Diesen Zustand konnte man ‚Narzißmus' oder Selbstliebe nennen" (1925, S. 83). Im Einklang mit dieser Definition unterschied Freud einen primären von einem sekundären Narzißmus: der primäre Narzißmus besteht vor aller Objektbeziehung, der sekundäre Narzißmus liegt vor, wenn eine bereits etablierte Objektbeziehung entweder umbesetzt oder wieder aufgegeben wird.

In dem Maße, in dem Freud die psychoanalytische Theorie der → Libido und der → Objektbeziehungen entwickelte und modifizierte, entwickelte er auch den Begriff des Narzißmus. Im Rahmen dieser Theorien ermöglichte der Narzißmusbegriff ein besseres Verständnis vieler klinischer Phänomene.

Unter den letzteren erscheinen die → Psychosen und → hypochondrischen Zustände besonders wichtig. Freud sprach hier von den narzißtischen Neurosen bzw. Neuropsychosen und beschrieb unter anderem die Implikationen einer narzißtischen Libidoinvestierung für die Übertragungsfähigkeit und damit Therapie dieser Patienten.

Weiter erhellte Freud durch den Narzißmusbegriff bestimmte Abläufe und Gesetzlichkeiten in der menschlichen Objekt- bzw. Partnerwahl. Besonders die → Homosexualität ließ sich dadurch besser verstehen. Freud unterschied im einzelnen eine Objektwahl nach dem narzißtischen und nach dem Anlehnungstypus. Man liebt etwa nach dem narzißtischen Typus, a) was man selbst ist (sich selbst), b) was man selbst war, c) was man selbst sein möchte, und d) die Person, die ein Teil des eigenen Selbst war. Im Lichte dieser Aufstellung erweisen sich nicht nur die meisten Spielarten der Homosexualität, sondern auch viele sogenannte normale Verliebtheiten als Zustände, in denen narzißtische Momente dominieren.

Zu den vielen klinischen Phänomenen, die sich durch den Narzißmusbegriff besser verstehen und bestimmen ließen, gehören weiter der kindliche Narzißmus, sich in Selbstüberschätzungen und Allmachtsgefühlen zum Ausdruck bringend, der Narzißmus der Paranoiker und der (weitgehend selbstquälerische) Narzißmus vieler depressiver und masochistischer Patienten. Der Begriff der narzißtischen Kränkung hat sich in der psychoanalytischen Literatur als ein Terminus eingebürgert, der allgemein eine Verletzung des Selbstwertgefühls anzeigt.

Seit Freud den Narzißmusbegriff einführte, erschien dazu in der Literatur eine große Zahl von Beiträgen. Es stellte sich die Aufgabe, neuere klinische Einsichten mit zunehmend komplexer werdenden Theorien in Einklang zu bringen. Vor allem die während der letzten 15 Jahre von Kohut und Kernberg gelieferten Beiträge wurden hier wegweisend.

Für Kohut verbinden sich die Begriffe Narzißmus und narzißtische Störung mit dem eines inkonsistenten → Selbst. Das Selbst, vielleicht genauer: die zentrale Repräsentation der Selbstliebe und des Selbstrespektes, entwickelt sich nach Kohut in den Wechselfällen früher → Objektbeziehungen. Fand ein Individuum während der Kindheit nicht genug Wärme, Bestätigung und Stimulation, bedingt dies Störungen in seinem narzißtischen Gleichgewicht bzw. seiner fälligen Selbst-Objekt-Differenzierung. Einerseits entwickelt dieser Mensch nun ein (kompensatorisches) Größenselbst, andererseits versucht er, andere (mehr oder weniger verdeckt) als „Selbst-Objekte" zu rekrutieren. Dementsprechend kommt es – vor allem auch im Setting einer Psychoanalyse – zu sich wiederholenden charakteristischen spiegelnden und idealisierenden Beziehungen. Der Psychoanalytiker solcher Patienten sollte sich KOHUT zufolge behutsam als Objekt für derartige (spiegelnde und idealisierende) Beziehungen anbieten und ihnen dadurch auch Schritt für Schritt die Möglichkeiten für die Entwicklung eines in sich konsistenten, differenzierten, vom Analytiker abgegrenzten Selbst und damit eines „gesunden Narzißmus" verschaffen. Die Folgen solcher Sicht für die Praxis der Psychoanalyse in der westlichen Welt waren groß. Man erkannte bei den eine Analyse suchenden Patienten mehr und mehr narzißtische Störungen und weniger und weniger die von früheren Autoren herausgestellten Konfliktkonstellationen. Dementsprechend sahen Psychoanalytiker ihre Aufgabe weniger darin, innerpsychische Konflikte zu erkennen und interpretativ zu bearbeiten als gleichsam einen guten Nährboden für eine verspätete Entwicklung des Selbst und damit eines „gesunden Narzißmus" herzugeben.

KERNBERG ging von ähnlichen klinischen Phänomenen wie KOHUT aus, deutete diese aber mehr im Sinne einer → Objektbeziehungstheorie, die Abwehrmechanismen eines primitiven Typus, vor allem der Spaltung betont. Mit Hilfe solcher Spaltung lassen sich unvereinbare Bewußtseinsinhalte so voneinander dissoziieren, daß ihnen von Fall zu Fall die affektive Besetzung entzogen wird. Derartige Spaltungen bewirken eine relativ stabile, wenn auch pathologische Integration des Selbst, für die KERNBERG auch die Bezeichnung „pathologischer Narzißmus" verwendet. Auch bei ihm spielt das auf massive Spaltungen zurückführende pathologische Größenselbst eine zentrale Rolle. Damit verbindet sich unter anderem die Abwehr massiver Wut, die sich mit der von KOHUT beschriebenen narzißtischen – d.h. bei Verletzungen des Größenselbst erlebten – Wut vergleichen läßt. Insgesamt bringt KERNBERG die narzißtischen Störungen in größere Nähe zu den → Borderline-Störungen. Auch seine Empfehlungen für die Therapie eines pathologischen Narzißmus unterscheiden sich von denjenigen KOHUTs. Insgesamt tritt er für eine mehr aktiv strukturierende und konfrontierende Form der Psychotherapie ein.

Literatur
ANDREAS-SALOME, L.: Narzißmus als Doppelrichtung. London: Imago 1921.
BALINT, M.: Primary narcissism and primary love. Psychoanal. Quart. 29, 6 (1960).
BING, J., MACLAUGHLIN, F., MARBURG, R.: The Metapsychology of Narcissism. Psychoanal. Stud. Child 14, 28 (1959).
FENICHEL, O.: The Psychoanalytic Theory of Neurosis. New York: Norton 1945.
FREUD, S.: Psychoanalytische Bemerkungen über einen autobiographisch beschriebenen Fall von Paranoia. Gesammelte Werke, VIII (1911). London: Imago 1945.
FREUD, S.: Zur Einführung des Narzißmus. Gesammelte Werke, X (1914). London: Imago 1946.
FREUD, S.: Metapsychologische Ergänzung zur Traumlehre. Gesammelte Werke, X (1917a). London: Imago 1946.
FREUD, S.: Vorlesungen zur Einführung in die Psychoanalyse. Gesammelte Werke, XI (1917b). London: Imago 1940.
FREUD, S.: Das Ich und das Es. Gesammelte Werke, XIII (1923). London: Imago 1940.
FREUD, S.: Selbstdarstellung. Gesammelte Werke, XIV (1925). London: Imago 1948.
FREUD, S.: Abriß der Psychoanalyse. Gesammelte Werke, XVII (1940). London: Imago 1941.
HARTMANN, H.: Comments on the Psychoanalytic Theory of the Ego. Psychoanal. Stud. Child 5, 74 (1950).
KERNBERG, O. F.: Borderline-Störungen und pathologischer Narzißmus (1975). Frankfurt: Suhrkamp 1978.
KERNBERG, O. F.: Objektbeziehungen und Praxis der Psychoanalyse (1976). Stuttgart: Klett-Cotta 1981.
KOHUT, H.: Forms and transformations of narcissism. Amer. Psychoanal. Ass. 14, 243 (1966).
KOHUT, H.: Narzißmus (1971). Frankfurt/M.: Suhrkamp 1973.
KOHUT, H.: Die Heilung des Selbst (1977). Frankfurt/M.: Suhrkamp 1978.

H. STIERLIN

Nebenwirkungen der Psychopharmaka

Bei der Anwendung von Psychopharmaka treten neben therapeutisch erwünschten oft auch unerwünschte Arzneimittelwirkungen auf [1]. Dabei kann es sich handeln um
1. unerwünschte somatische Wirkungen und
2. unerwünschte psychische Wirkungen.

Unerwünschte Arzneimittelwirkungen werden im allgemeinen als „Nebenwirkungen" bezeichnet. Dieser Begriff läßt daran denken, daß die *neben* den erwünschten therapeutischen Effekten beobachteten Wirkungen nicht nur unerwünscht, sondern auch „nebensächlich", letztlich also entbehrlich seien. Das kann jedoch für einzelne körperliche Wirkungen nicht von vornherein gesagt werden. So wurde eine lange Zeit hindurch angenommen, daß bei den Neuroleptica die therapeutischen und die extrapyramidalmotorischen Wirkungen aneinandergekoppelt seien. Wenn nun auch in den letzten Jahren gezeigt werden konnte, daß die „antipsychotische" Wirksamkeit der Neuroleptica keineswegs fest mit extrapyramidalmotorischen Wirkungsqualitäten verknüpft ist [5], so ist es jedoch zweckmäßig, bei allen außerhalb des therapeutischen Wirkungsspektrums liegenden Arzneimitteleffekten anstatt wertend von „Nebenwirkungen" grundsätzlich immer nur neutral von „Begleitwirkungen" [4] oder rein deskriptiv von „unerwünschten Arzneimittelwirkungen" [2] zu sprechen.

Jede Gruppe der Psychopharmaka hat ein charakteristisches Spektrum somatischer und psychischer unerwünschter Wirkungen [1]. Das kann von

harmlosen, allenfalls lästigen Wirkungen (z. B. Mundtrockenheit durch anticholinergisch wirkende Antidepressiva) bis hin zu sehr schwerwiegenden Therapierisiken (z. B. Agranulocytosen durch trizyklische Psychopharmaka) reichen. Erfreulicherweise sind diese schwerwiegenden Therapierisiken äußerst selten.
Besondere Aufmerksamkeit verdienen die unerwünschten psychischen Arzneimittelwirkungen [3] (z. B. die deliriogene Wirkung der Antidepressiva und die depressiogene Wirkung langfristig verabreichter Neuroleptica); die psychischen „Nebenwirkungen" der Psychopharmaka werden oft als „Verschlechterung" der Grundkrankheit verkannt. Zu den unerwünschten psychischen Wirkungen der Psychopharmaka müssen auch die bei den → (Benzodiazepin-)Tranquilizern und → Stimulantien vorkommenden Abhängigkeitsbildungen gerechnet werden. Bei Neuroleptica und Antidepressiva besteht dieses Risiko einer Abhängigkeits- oder Suchtentwicklung nicht.

Literatur
1. BENKERT, O., HIPPIUS, H.: Psychiatrische Pharmakotherapie. 4. Aufl. Berlin Heidelberg New York: Springer 1986.
2. HELMCHEN, H., HIPPIUS, H., MÜLLER-OERLINGHAUSEN, B., RÜTHER, E.: Arzneimittel-Überwachung in der Psychiatrie. Nervenarzt 56, 12–18 (1985).
3. HIOB, J., HIPPIUS, H., KANIG, K.: Über die Bedeutung körperlicher Nebenwirkungen bei der Pharmakotherapie der Psychosen. Wien. Zschr. Nervenheilk. 15, 135–147 (1958).
4. HIPPIUS, H., BULLINGER-NABER, M.: Psychische Störungen. In: RAHN, K. H. (Hrsg.) Erkrankungen durch Arzneimittel, 3. Aufl. Stuttgart New York: Thieme 1984.
5. STILLE, G., HIPPIUS, H.: Kritische Stellungnahme zum Begriff der Neuroleptika (anhand von pharmakologischen und klinischen Befunden mit Clozapin). Pharmakopsychiat. 4, 182–191 (1971).

H. HIPPIUS

Negativismus → Schizophrenie

Neojacksonismus → Schichttheorie

Neologismus
[gr.: νέος = neu; λόγος = Wort]
Die Neologismen sind Lautkonglomerate, die keiner gemeinschaftlichen Umgangssprache entstammen, sondern individuell geschaffene Gebilde sind, die eine privatsemantische oder klangliche Funktion haben. Die *Wortneubildungen* stehen außerhalb der sprachlichen Konventionsnorm; als solche bedeuten sie weder etwas Pathologisches, noch sind sie im psychopathologischen Bereich nosologisch spezifisch. Klinisch sind sie aber bei *Schizophrenen* besonders häufig und – im Kontext der psychotisch veränderten Sprache – repräsentativ für das Schizophrene.
Historisch findet sich die früheste Bearbeitung der Neologismen bei SNELL (1852). In der deskripten Ära werden zahlreiche Begriffe definiert, die sich z. T. überschneiden. Wir subsumieren unter dem Oberbegriff der Neologie sowohl die *Neologismen* in engerem Sinne als wortähnliche Formationen wie auch die sog. Kunst- oder besser *Privatsprachen* als längere Redeeinheiten mit satzähnlichem Charakter. Diese Privatsprachen lassen sich in Glossolalien und Neophasien (STUCHLIK) unterscheiden. Die Glossolalien sind Lautäußerungen ohne Sinn, Sprachmusik, evtl. mit Anklängen an gesprochene Sprachen (z. B. Zungenreden in primitiv- oder kultur-ekstatischen Ausnahmezuständen), während die Neophasien neugebildete bedeutungshaltige Sprachen mit festem Vokabular und ausgearbeiteter Grammatik sind (z. B. Fall von STUCHLIK mit Konstruktion von sechzehn Sprachen zu je 10000 Worten). Neophasische Parallelen im Normalen stellen Gauner- und Geheimsprachen dar.
Entstehung und Funktion der einzelnen Neologismen sind verschiedenartig. Auf der *motorischen* Ebene der Sprache: Durch Co-Artikulation infolge Sprechbeschleunigung, Kontamination gebräuchlicher Worte bei Bewußtseinsveränderung; sowie spielerische Lautbildungen und Abwandlungen der Umgangssprache mit Bedeutung oder nur als Klangeffekt, z. T. mit onomatopoetischem oder lautmetaphorischem Charakter (z. B. bei Kindern, als literarisches Produkt). Auf der *affektiven* Ebene: Unsemantische Bildungen als Ausdruck einer Stimmung (z. B. „wantschuderesanturederesentir") und bedeutungshaltig als Verdeutlichungsversuch einer zwiespältigen Befindlichkeit („Windkesselbremse"). Auf der *kommunikativen* Ebene: Ungenügen banaler Worte, um Größe des Erlebnis mitzuteilen („Ein Zohorn Stundlang"); zur Kaschierung eines mitgeteilten Inhalts, wobei die Klangähnlichkeit zugleich enthüllt („Tschimbunideis" = das Glied wird nicht steif) oder als Beschwörungsformel („Bagdad" zur Tarnung für „pack-dich"). Auf der *symbolischen* und metasprachlichen Ebene: Verschlüsselte Informationen aus der schizophrenen Welt; durch Komprimierungen und Überlagerungen verschiedenen Meinens entstehende Knotenpunkte, die im Kontext der jeweiligen schizophrenen Gesamtrede zu lesen sind. Vielverzweigte Sinnverweisungen – wie „Naherstellung univer Mondo ... Christ auf dem Strebepferd ..." – sind wesenseigentümlicher für Schizophrene als „unverständliche" Lautkombinationen (neophasische Vokabel, Klang-Atmosphäre). Diese *polyphon-multifocalen Verbalkonkretisierungen* sind Bausteine der schizophrenen Wortwelt, in der Worte wie Dinge eine Eigenaktivität entfalten. Klinisch treten derartige Neologismen erst nach Ausbildung der Ausdruckssymptome, Halluzinationen und Wahnbildung auf und überdauern sie häufig; sie sind typisch für chronische Schizophrene.
In der *Dichtung* sind Neologien als polyphone Verdichtungen oder Lautmusik ein Stilmittel speziell der expressionistisch-absurden Literatur (z. B. JOYCE). Indem man sich dem Ernstspiel der Worte

selbst überläßt, werden neue Bewußtseinszustände verbalisiert (z. B. A. SCHMIDT).

Literatur
BOBON, J.: Introduction historique à l'étude des néologismes et des glossolalies en psychopathologie. Paris-Lièges: Vaillant-Carmann 1952.
ESSLIN, M.: Das Theater des Absurden. Frankfurt: Athenäum 1964.
FLEGEL, H.: Schizophasie in linguistischer Deutung. Berlin Heidelberg New York: Springer 1965.
KAINZ, F.: Psychologie der Sprache. Stuttgart: Enke 1960.
KASANIN, J. S.: Language and thought in schizophrenia. Berkley Los Angeles: Univers. Calif. 1954.
SPOERRI, T.: Sprachphänomene und Psychose. Basel New York: Karger 1964.
STUCHLIK, J.: Essai sur la psychologie de l'invention des langues artificielles. Ann. méd.-psychol. 118, 225 (1960).

T. SPOERRI

Neurasthenie — neurasthenisches Syndrom

[gr.: νεῦρον = Nerv; 'ασθένεια = Schwäche]
Vom amerikanischen Arzt GEORGE M. BEARD 1869 [1] eingeführt, verbreitete sich der Begriff sehr rasch in der medizinischen Welt und bezeichnete am Ende des 19. Jahrhunderts eine eigentliche Modekrankheit [5]. Nervenschwäche, nervöse Erschöpfung, *Nervosität* sind deutsche Synonyma. BEARD hielt die Neurasthenie für eine Krankheit der modernen Zivilisation, ein „funktionelles" Leiden, dessen Ursache die Verarmung an Nervenkraft sei, die ihrerseits aus einer mangelhaften Ernährung des Nervengewebes resultiere. Wichtig war die Abgrenzung von der Hysterie, der Hypochondrie und den Psychosen. Viel diskutiert wurde um die Jahrhundertwende die Frage, ob die Neurasthenie eine selbständige Krankheit sei oder nur „nervöse" Begleiterscheinung organischer Krankheiten [5].
Bedeutung: Ursprünglich bezeichnete Neurasthenie eine rein somatisch entstandene, „zu leichte Erschöpfbarkeit und zu leichte Erregbarkeit des Zentralnervensystems mit ihren Folgezuständen" [4]. S. FREUD rechnete sie zu den *Aktualneurosen* und sah ihre Ursache in einer Verarmung der sexuellen Spannung durch Onanie und gehäufte Pollutionen. Nachdem das Konzept der Aktualneurosen in der Neurosenlehre aufgegeben worden war, faßte man das neurasthenische Syndrom als emotional bedingte, sich im körperlichen Bereich manifestierende Störung auf. Zur Abgrenzung von der somatisch bedingten, „echten" Neurasthenie wurde für die neurotische Form der Begriff der *Pseudoneurasthenie* eingeführt, der sich aber nicht durchgesetzt hat. Neuerdings verwenden manche Autoren diesen Begriff gerade umgekehrt für die organisch bedingte (ursprünglich echte) Neurasthenie, weil das am häufigsten vorkommende neurasthenische Syndrom neurotisch bedingt ist. Die Neo-Psychoanalyse von SCHULTZ-HENCKE kennt neben den vier Haupt-Neurosestrukturen (depressive, schizoide, anankastische, hysterische) noch eine fünfte Struktur, die als neurasthenische oder Mischstruktur bezeichnet wird. In der gegenwärtigen medizinischen Literatur bezeichnet Neurasthenie das alte Syndrom der nervösen Erschöpfung oder der „reizbaren Schwäche", das seltener somatisch, viel häufiger aber neurotisch bedingt ist. Die uncharakteristischen Prodromi bei progressiver Paralyse, bei chronischen Schwermetallvergiftungen und anderen sich schleichend entwickelnden Leiden werden gelegentlich als „*neurasthenisches Vorstadium*" bezeichnet. Neurasthenie wird aber auch als Folgezustand von Infektionskrankheiten, Vergiftungen, Stoffwechselkrankheiten, Hirntraumata u. a. beobachtet. Die ursprüngliche Vorstellung, daß Überarbeitung und die Hetze des modernen Lebens zu einer körperlich bedingten, nervösen Erschöpfung führen, ist überholt. Hingegen sind nach jahrelangen, schwersten seelischen Traumatisierungen mit ständiger Todesangst bei Konzentrationslagerinsassen und Flüchtlingen dauerhafte Neurasthenien im Rahmen eines *verfolgungsbedingten* → *Persönlichkeitswandels* entstanden. Unter üblichen Lebensbedingungen entsteht ein neurasthenisches Syndrom aber am häufigsten aus neurotischen Gründen. Mit *Neuropathie* wird im Gegensatz zur Neurasthenie, welche die erworbene nervöse Erschöpfung meint, die „angeborene Desintergration der zentralen vegetativen Steuerung im Zwischenhirn" bezeichnet [3]. *Vegetative Dystonie* bedeutet weitgehend das gleiche wie neurasthenisches Syndrom, nur wird der erste Begriff eher vom Internisten und Allgemeinpraktiker, der zweite häufiger vom Psychiater und Psychotherapeuten benützt.
Symptome: Kardinalsymptome sind eine „verringerte Leistungsfähigkeit auf allen Gebieten und eine vermehrte Reaktion auf alle Reize, ein krankhaftes Empfinden" [4]; im psychischen Bereich rasche Ermüdbarkeit, Schlafstörungen, Konzentrationsunfähigkeit, Gedächtnisschwäche, Mutlosigkeit, Entschlußunfähigkeit, Angst, vor allem phobischer Natur. Im Bereich der Sinnesorgane sind es die Asthenopie [1], d. h. eine rasche Ermüdbarkeit der Akkommodation, Flimmern, Doppeltsehen, Lichtüberempfindlichkeit; ferner Lärmüberempfindlichkeit, Parästhesien am Körper, Mißempfindungen aller Art, besonders Kopfdruck. Sehr häufig ist die Muskelschwäche, dazu Tremor und Krämpfe, besonders im Bereich viel gebrauchter Muskelgruppen, was zu den Beschäftigungsneurosen (Schreibkrampf u. a.), zu Tics und Grimassen führt. Verdauungsstörungen, Zirkulationsstörungen wie „nervöse Herzschwäche", dann besonders Störungen der Sexualfunktionen aller Art (Impotenz, Ejaculatio praecox, Spermatorrhoe, gehäufte Pollutionen, Menstruationsstörungen, Reizzustände im Bereich des kleinen Beckens usw.) gehören in wechselnder Kombination und Häufigkeit mit zum Bild.
Differentialdiagnose: Wichtig ist vor allem der Ausschluß organischer Erkrankungen (progressive Paralyse, andere Hirnkrankheiten, chronische Infektionen, Vergiftungen u. a.), aber auch die Ab-

grenzung von Schizophrenien oder endogenen Depressionen kann recht schwierig sein.

Literatur
1. BEARD, G. M.: Neurasthenia or nervous exhaustion. Boston med. surg. J. 79, 217–221 (1869).
2. BEARD, G. M.: Die Nervenschwäche (Neurasthenie), ihre Symptome, Natur, Folgezustände und Behandlung. Dtsch. Übersetzung von M. NEISSER. Leipzig: Vogel 1881.
3. BINDER, H.: Die psychopathischen Dauerzustände und die abnormen seelischen Reaktionen und Entwicklungen. Psychiatrie der Gegenwart, Forschung und Praxis, hrsg. von GRUHLE, H. W., JUNG, R., MEYER-GROSS, W., MÜLLER, M., Bd. II, 180–202. Berlin Göttingen Heidelberg: Springer 1960.
4. MÜLLER, F. C. (Hrsg.): Handbuch der Neurasthenie. Leipzig: F. C. Vogel 1893.
5. STEINER, A.: Das nervöse Zeitalter. Der Begriff der Nervosität bei Laien und Ärzten in Deutschland und in Österreich um 1900. Zürcher medizingeschichtl. Abhandlg. N. S. Bd. 20. Zürich: Juris-Verlag 1964.

H. KIND

Neuroleptica

1952 haben die Psychiater J. DELAY u. P. DENIKER [5] in Frankreich sedativ wirkende Arzneimittel, die zu einer Gruppe antihistaminisch wirkender *Phenothiazine* gehörten, auf ihre therapeutische Brauchbarkeit bei verschiedenen psychiatrischen Krankheitsbildern untersucht. Das Resultat dieser klinischen Studien war die Feststellung, daß das Phenothiazin-Derivat *Chlorpromazin* nach mehrtägiger bis zu mehrwöchiger Anwendung bei schizophrenen und manischen Psychosen nicht nur unspezifisch sedierend, sondern nachhaltig und gerichtet auf die psychiatrische Symptomatik einwirkt. Diesen Befunden begegnete man anfangs mit Skepsis – dann wurden sie vielerorts nachgeprüft und bestätigt. Das war der Beginn der modernen psychiatrischen Pharmakotherapie.

1954 teilte dann der amerikanische Psychiater N. S. KLINE [10] mit, daß das 1952 isolierte und in die Hochdrucktherapie eingeführte Rauwolfia-Alkaloid *Reserpin* in der klinischen Anwendung bei schizophrenen Patienten die gleiche Wirkung habe wie das Chlorpromazin. Beiden Arzneimitteln war außer ihrer „antipsychotischen" Wirkung auch noch gemeinsam, daß es nach ihrer Anwendung zu extrapyramidal-motorischen Nebenwirkungen kommt.

Nachdem für diese „antipsychotisch" wirkenden Arzneimittel viele verschiedene Bezeichnungen vorgeschlagen worden waren, empfahl DELAY 1955, alle Chlorpromazin-ähnlich wirkenden Medikamente als *Neuroleptica* zu bezeichnen [9]. Dieser Begriff hat sich durchgesetzt – er wurde sowohl von Grundlagenwissenschaftlern als auch von den Klinikern akzeptiert und ist auch heute noch der gängigste Begriff für diese Arzneimittelgruppe. In Analogie zu dem Begriff „Antidepressiva" wird von Klinikern in den letzten Jahren gelegentlich auch die Bezeichnung „Antipsychotica" als Synonym für Neuroleptica benutzt. Diese Bezeichnung hat keine Verbreitung gefunden, wenngleich die adjektivische Form, z. B. im Begriff der „antipsychotischen Wirkung", sich als Synonym für „neuroleptische Wirkung" durchaus durchgesetzt hat. Die Bezeichnung Neuroleptica als „major tranquilizer" sollte nicht benutzt werden, da hierdurch oft Verwirrung gestiftet wird (→ Tranquilizer).

Schon wenige Jahre nach der Entdeckung des Chlorpromazins hat P. JANSSEN dann mit dem *Haloperidol* den ersten Vertreter der Neuroleptica aus der Gruppe der *Butyrophenone* beschrieben [8].

Alle Neuroleptica – mit Ausnahme des Clozapins (s. u.) – haben im Tierversuch charakteristische pharmakologische Eigenschaften: Kataleptogene Wirkung; antagonistische Wirkung gegenüber Stereotypien nach Apomorphin und Amphetamin; Hemmung des Apomorphin-Erbrechens; Ptosis; Hemmung bedingter Fluchtreflexe; Hemmung explorativen Verhaltens in fremder Umgebung; Herabsetzung der Dosis letalis von Adrenalin und Noradrenalin; charakteristische EEG-Muster [3, 12]. Sehr bald wurden die im Tierversuch nachweisbaren kataleptogenen Wirkungen der Neuroleptica zu den extrapyramidalmotorischen Symptomen bei Menschen nach Neuroleptica-Behandlung in Beziehung gebracht. Und schließlich wurde angenommen, daß der kataleptogene Effekt beim Tier und extrapyramidalmotorische Wirkungen beim Menschen einerseits und die antipsychotische Wirkung andererseits sehr eng miteinander zusammenhängen [3]. Es wurde sogar die Hypothese aufgestellt, das Auftreten von extrapyramidalmotorischen Symptomen nach Neuroleptica sei nicht nur „Indikator", sondern sogar Voraussetzung für eine „antipsychotische Wirksamkeit" [6]. Diese postulierten Zusammenhänge sind in Frage gestellt worden, seit es sich erwiesen hat, daß das den Phenothiazinen ähnelnde trizyklische *Clozapin* therapeutisch wie ein Neurolepticum „antipsychotisch" wirkt, *ohne* gleichzeitig das extrapyramidalmotorische System zu beeinflussen [1].

Bei pharmakologischen Untersuchungen des Clozapins zeigte sich, daß diese Substanz keine kataleptogene Wirkung besitzt, keinen nennenswerten Einfluß auf pharmakogene Stereotypien zeigt, und daß die Hemmung des bedingten Fluchtreflexes erst nach Dosen auftritt, die bereits die Aktivität der Tiere stark herabsetzen. Beim Clozapin waren dann andererseits die Hemmung der Weckreaktion, die zentrale und periphere anticholinerge Wirkung und die periphere Alpha-adrenolytische Wirkung stärker ausgeprägt als bei anderen Neuroleptica. In klinischen Untersuchungen konnte – in Analogie zu den fehlenden kataleptogenen Wirkungen im Tierversuch – festgestellt werden, daß Clozapin – bei voller „antipsychotischer Wirksamkeit" – *keine* extrapyramidalmotorischen Nebenwirkungen verursacht [1].

Aus allen diesen Befunden läßt sich ableiten, daß sowohl

1. die Hypothese der Indikator-Funktion der ex-

trapyramidal-motorischen Symptome für die antipsychotische Wirksamkeit eines Neurolepticums aufgegeben werden muß, und daß
2. die bisherigen pharmakologischen Untersuchungsverfahren für das Screening neuer Neuroleptica einer Revision bedürfen.
Bei der Suche nach neuen antipsychotischen Substanzen darf die extrapyramidal-motorische Wirksamkeit nicht mehr als das entscheidende Kriterium angesehen werden [13].
Der *klinisch-therapeutische Effekt* der Neuroleptica beruht auf ihrer dämpfenden Wirkung auf psychomotorische Erregtheit, aggressives Verhalten, affektive Spannungen, psychotische Trugwahrnehmungen, psychotisches Wahndenken, katatone Verhaltensstörungen und schizophrene Ich-Störungen. Diese Wirkungen, die als eine spezifische Reduzierung des vitalen Antriebs oder als syndromgerichtete Senkung des psychisch-energetischen Niveaus interpretiert werden können, entfalten die Neuroleptica in Dosierungen, die nicht zu einer Beeinträchtigung des Wachbewußtseins oder der Kritikfähigkeit führen. Dieses klinische Wirkungsbild wird als „antipsychotischer" Effekt bezeichnet. Der in Analogie zum Begriff „antidepressiv" geprägte Terminus sollte aber nur dann gebraucht werden, wenn es zweifelsfrei feststeht, daß darunter nur das oben geschilderte, an bestimmten Zeilsymptomen orientierte klinische Wirkungsspektrum verstanden wird. Alle darüber hinausgehenden, an den Worten „antipsychotisch" anknüpfenden Deutungen und Spekulationen sind falsch und führen nur zu Mißverständnissen.
Wie bei den → Antidepressiva ist auch bei den Neuroleptica bis heute noch nicht geklärt, welche Wirkungsmechanismen dem klinisch-therapeutischen Effekt zugrundeliegen. Viele klinische und experimentelle Befunde sprechen dafür, daß die therapeutisch nutzbaren Wirkungen aller heute gebräuchlichen Neuroleptica mit Einflüssen auf dopaminerge Mechanismen im ZNS zusammenhängen („Dopamin-Rezeptor-Blockade"). In der Zeit, als diese Erkenntnisse gewonnen wurden, gelang es, die Pathogenese des Parkinson-Syndroms als Dopamin-Mangel in extrapyramidal-motorischen Strukturen aufzuklären. So war es naheliegend, zentrale Dopamin-Mechanismen auch als Basiswirkungen der Neuroleptica zu postulieren. Von diesem Denkansatz ausgehend sind in den letzten Jahren viele klinische und tierexperimentelle Untersuchungen durchgeführt worden, die zu aufschlußreichen und die biologisch-psychiatrische Grundlagenforschung auf dem Schizophrenie-Gebiet belebenden Befunden geführt haben. Es ist durchaus möglich, daß die Forschungen über die Rolle des Dopamin-Systems eines Tages entscheidend zu einer differenzierten Aufklärung der biologischen Basismechanismen der schizophrenen Symptomatik beitragen werden. Dieses Ziel hat die Forschung heute jedoch noch nicht erreicht.

Als Substanzen werden heute zu den Neuroleptica gerechnet [2, 4]:
1. trizyklische Neuroleptica (Phenothiazine, Thioxanthene und strukturverwandte Verbindungen, z. B. Clozapin);
2. Butyrophenone und strukturverwandte Verbindungen (z. B. die Diphenylbutylamin-Derivate Pimozide und Fluspirilen);
3. Rauwolfia-Alkaloide und andere Indolderivate (z. B. Reserpin und Oxypertin);
4. einzelne Benzamide (z. B. Sulpirid);
5. Benzoquinolizine (z. B. Tetrabenazin).
Die beiden ersten Substanzgruppen haben sich für die psychiatrische Pharmakotherapie als die wichtigsten erwiesen.
Neuroleptica werden eingesetzt [2, 7]:
1. als akut wirkende Notfalls-Medikation (z. B. bei Erregungszuständen);
2. zur mehrwöchigen, kurmäßigen Behandlung (z. B. bei Schüben einer Schizophrenie);
3. zur Dauerbehandlung (z. B. zur Therapie chronischer Schizophrenien oder zur Schub-Prophylaxe bei Schizophrenen mit großer Rückfallsneigung).
Für die neuroleptische Langzeitbehandlung [11, 14] sind in den letzten Jahrzehnten sowohl von den trizyklischen Neuroleptica als auch von Medikamenten der Butyrophenon-Gruppe Depot-Präparate entwickelt worden.

Literatur
1. ACKENHEIL, M., HIPPIUS, H.: Clozapine. In: USDIN, E., FORREST, I. S. (Eds.): Psychotherapeutic drugs. Vol. 2 part 2, pp. 923–956. New York Basel: Dekker 1977.
2. BENKERT, O., HIPPIUS, H.: Grundriß der Psychiatrischen Pharmakotherapie, 4. Aufl. Berlin Heidelberg New York Tokyo: Springer 1986.
3. BOBON, D. P., JANSSEN, P. A. J., BOBON, J. (Eds.): The neuroleptics. Modern problems of pharmacopsychiatry, vol. 5. Basel: Karger 1970.
4. BÜRKI, H. R., GAERTNER, H. J., BREYER-PFAFF, U., SCHIED, H. W.: Neuroleptika: Grundlagen und Therapie. In: LANGER, G., HEIMANN, H. (Hrsg.): Psychopharmaka. Berlin Heidelberg New York: Springer 1983.
5. DDELAY, J., DENIKER, P.: Le traitement des psychoses par une méthode neurolytique dérivée de l'hibernothérapie (Le 4560 R. P. utilisé seul en cure prolongée et continue). Compt. Rend. du Congr. des Médicins Alcemistes et Neurologistes de Langue Française, Luxemburg, Juli 1952.
6. HAASE, H.-J.: Das therapeutische Achsensyndrom neuroleptischer Medikamente und seine Beziehungen zur extrapyramidalen Symptomatik. Fortschr. Neurol. Psychiat. 29, 245–268 (1961).
7. HIPPIUS, H., KLEIN, H. E. (Hrsg.): Therapie mit Neuroleptika. Erlangen: Perimed 1983.
8. JANSSEN, P. A. J.: The butyrophenone story. In: AYD, F. J., BLACKWELL, B. (Eds.): Discoveries in biological psychiatry, pp. 165–179. Philadelphia Toronto: Lippincott 1970.
9. KALINOWSKY, L. B., HIPPIUS, H., KLEIN, H. E.: Biological treatments in psychiatry. New York: Grune & Stratton 1982.
10. KLINE, N. S.: Use of Rauwolfia serpentina Benth. In: Neuropsychiatric conditions. Ann. New York Acad. Sci. 59, 107–132 (1954).
11. SCHMAUSS, M.: Wie lange soll man Psychopharmaka geben. Münch. Med. Wschr. 127, 535–538 (1985).

12. STILLE, G.: Neuroleptikatherapie der Schizophrenie in pharmakologischer Sicht. Schweiz. med. Wschr. 99, 1645–1652, 1690–1693 (1969).
13. STILLE, G., HIPPIUS, H.: Kritische Stellungnahme zum Begriff der Neuroleptika (anhand von pharmakologischen und klinischen Befunden mit Clozapin). Pharmakopsychiatria 4, 182–191 (1971).
14. WOGGON, B., ANGST, J., MARGOSES, N.: Gegenwärtiger Stand der neuroleptischen Langzeitbehandlung der Schizophrenie. Nervenarzt 611–616 (1975).

H. HIPPIUS und M. SCHMAUSS

Neuropathie → Neurasthenie

Neuropsychologie
Disziplin, welche die *Zusammenhänge zwischen dem Zentralnervensystem als Strukturenkomplex (Neuro-) und dem menschlichen Verhalten als Funktionenkomplex (-Psychologie)* untersucht und, soweit etabliert, zu diagnostischen und therapeutischen Zwecken einsetzt. Der Neuropsychologie liegt die (Arbeits-)Hypothese zugrunde, daß den (vor allem anatomisch) unterscheidbaren Teilen des Zentralnervensystems (ZNS) funktionelle Teile des menschlichen Verhaltens entsprechen. Der Begriff „Neuropsychologie" soll erstmals von D. O. HEBB 1949 im Untertitel seines Buches verwendet worden sein: „The organization of behavior. A *neuropsychological* theory", und wurde kennzeichnenderweise noch in der französischen Übersetzung im Jahr 1958 ausgelassen.
Die Neuropsychologie ist dadurch mit der *Psychiatrie* verwandt, daß sie sich größtenteils mit kognitiven und emotionalen Störungen bei Patienten befaßt; gleichzeitig aber unterscheiden sich Neuropsychologie und Psychiatrie dadurch, daß erstere zu Verhaltensstörungen unbedingt das strukturale Korrelat im ZNS sucht. Die Verwandtschaft der Neuropsychologie zur *Neurologie* ist insofern offensichtlicher als zur Psychiatrie, als die Neuropsychologie in ihren Anfängen lediglich als Neurologie der höchsten Hirnfunktionen betrachtet werden konnte. Inzwischen werden allerdings in der Neuropsychologie dank ihrer Verbindungen zur Psychologie, zu den Sozialwissenschaften und zur Linguistik Methoden und Modellvorstellungen eingesetzt, und damit Komplexitätsstufen menschlichen Verhaltens angegangen, welche in der Neurologie nicht nützlich und brauchbar sind und der Neuropsychologie zur inhaltlich zunehmenden Eigenständigkeit verholfen haben (s. u.).
Die Neuropsychologie ist überwiegend *defektorientiert:* Es werden bei Patienten mit einer strukturalen Schädigung des ZNS – vor allem des Gehirns – funktionelle Verhaltens*störungen* untersucht oder umgekehrt, bei Patienten mit funktionalen Verhaltensstörungen wird die ursächliche *Hirnschädigung* abgeklärt. Versuche werden unternommen, bei hirngesunden Personen unter welchen Bedingungen kennenzulernen, unter welchen krankheitsähnliche Fehlleistungen trotz Integrität des ZNS erwirkt werden können – bisher jedoch insofern mit nur einem Teilerfolg, als die Kontrolle über die tatsächlich involvierten Hirnstrukturen nicht gewährleistet ist. Es werden unzählige Versuche mit der tachistoskopischen Methode im visuellen Bereich und mit der sog. „dichotischen" Methode im auditiven Bereich durchgeführt, in welchen Informationen der linken und/oder rechten Gesichtsfeldhälfte, bzw. dem linken und dem rechten Ohr zugeführt werden in der Annahme, daß sie der anatomischen Verteilung der visuellen und auditiven Bahnen entsprechend selektiv durch eine Hirnhemisphäre verarbeitet werden (s. z. B. BRYDEN, 1982). Neuerdings erhoffen sich die neuropsychologischen Forscher von „In-vivo"-Hirndarstellungsmethoden wie der Positronen-Emissions-Tomographie (PET) oder der Kernspin-Tomographie („nuclear magnetic resonance", NMR) Angaben über die *normalerweise* in bestimmten Verhaltensfunktionen einbezogenen Hirnstrukturen, was dem Aufkommen einer *positiven* Neuropsychologie entsprechen würde.
In der neuropsychologischen *Forschung* werden neue Aspekte menschlichen Verhaltens bei Patienten mit bekannten und möglichst umschriebenen Hirnschädigungen erfaßt. Je eindeutiger die Korrelation zwischen einem Verhaltensaspekt und einer anatomisch umschriebenen Hirnstruktur ist, desto wahrscheinlicher ist die funktionale Umschriebenheit des untersuchten Verhaltensaspektes. Gegenwärtig werden beinahe ausschließlich sog. „psychometrische" Verfahren zur Erforschung neuer neuropsychologischer Fragen eingesetzt. Der in seiner Abhängigkeit von ZNS-Strukturen zu untersuchende Verhaltensaspekt wird derart formuliert, daß er bei allen untersuchten Patienten (und/oder hirngesunden Personen) auf die gleiche Art und Weise (auch von mehreren Untersuchern) festgehalten werden kann. Meist werden die statistischen Auswertungsmethoden im voraus geplant und so gewählt, daß auch die Resultate aller Untersuchten gleich formuliert werden können. Es werden *Gruppen* von Patienten untersucht, d. h., der naturwissenschaftlichen Methodik folgend werden Beobachtungen von Einzelfällen als Vorbereitung zu systematischen Untersuchungsserien berücksichtigt.
Die *diagnostische Anwendung* neuropsychologischer Kenntnisse ist – wie in allen naturwissenschaftlich fundierten diagnostischen Disziplinen – die Umkehrung der neuropsychologischen Forschungstätigkeit. Die dort eruierten Zusammenhänge zwischen ZNS und Verhalten werden bei einzelnen Personen zur Beantwortung von zwei Fragenbereichen eingesetzt. Entweder wird gefragt, ob festgestellte Verhaltensauffälligkeiten – beispielsweise Sprachstörungen, Gedächtnisschwächen, zwischenmenschliche Beziehungsstörungen – auf der Funktionsstörung eines oder mehrerer Hirnareale beruhen, also eine hirnlokalisatorische Fragestellung. Oder es bestehen genügend Gründe zur Annahme einer Hirnschädigung (aus anderen als neuropsychologi-

schen neurodiagnostischen Bereichen), und die Frage lautet nach deren Auswirkungen auf das Verhalten der Person, vor allem in Hinsicht auf den (fortgesetzten) Schulbesuch oder auf die (weitere) Ausübung eines Berufes – eine funktionale Fragestellung.

Die *hirnlokalisatorische Fragestellung* in der Neuropsychologie hat für die Patienten mit Ausnahme forensischer Fragen (z. B. die kausale Rolle eines Schädel-Hirn-Traumas in Verhaltensstörungen) wenig Konsequenzen und sollte denn auch in anderen Bereichen ausgelassen werden. In der *funktionalen Fragestellung* hingegen sind die Aussagemöglichkeiten zunehmend unentbehrlich geworden. Währenddem neurologische Ausfälle nach einem hirnschädigenden Ereignis offensichtliche berufliche und soziale Auswirkungen haben, ist die neuropsychologisch-diagnostische Methodik genügend verfeinert und gleichzeitig abgesichert worden, um auch dann noch relative Verhaltensschwächen festhalten zu können, wenn die neurologischen Symptome schon längst abgeklungen sind. Relative Verhaltensschwächen können sich trotz ihrer geringen Ausprägung auf den normalen Schulbesuch oder auf die Ausübung eines Berufes auswirken, weil sie der Patient selbst nicht zu identifizieren vermag und sich dadurch „in Erinnerung" an seine Möglichkeiten vor dem hirnschädigenden Ereignis immer wieder oder gar dauernd überschätzt.

Wie in der Forschung werden auch in der diagnostischen Neuropsychologie ausnahmslos psychometrische Verfahren – kurz psychometrische „Tests" – eingesetzt. Die diagnostische Feinheit kann nur durch den Einsatz vollständiger *Testserien* gewährleistet werden. In diesem Rahmen ist „vollständig" so zu verstehen, daß ein möglichst breites Spektrum von Verhaltensfunktionen angegangen wird, dessen strukturale Korrelate einem möglichst großen Teil des ZNS entsprechen. Das Vorgehen ist beim einzelnen Patienten zeitlich kostspielig und wird es wesentlich mehr, wenn für die Sicherheit der Aussagen noch auf sog. *„Normen"* Bezug genommen wird. Eine Beurteilung der neuropsychologischen Resultate eines Patienten i. S. eines nur relativen Defizites ist nur im Vergleich zu ausgedehnten und immer erneuerten Erfahrungen bei großen Patientengruppen und (wo möglich) bei Gruppen von nicht-hirngeschädigten Personen vertretbar. Die Erfüllung dieser vielfältigen Anforderungen an die diagnostische Neuropsychologie haben ihr zur Eigenständigkeit neben den anderen neurodiagnostischen Disziplinen verholfen (zur Literatur über käufliche Testserien, die in der Neuropsychologie häufig eingesetzt werden, s. GOLDEN, 1981; HAMSTER et al., 1980; HUBER et al., 1983, LEZAK, 1983).

Die *therapeutische* Umsetzung neuropsychologischer Erkenntnisse steckt aus offensichtlichen Gründen noch in den Kinderschuhen (einige Bücher geben allerdings über dieses Thema bereits Aufschluß, z. B. MILLER, 1984; SERON u. LATERRE, 1982; WILSON u. MOFFAT, 1984). Von allen Seiten fehlen die Kenntnisse, welche zu einer leicht übertragbaren Methodik führen würden. Zum einen ist noch allgemein weitgehend unbekannt (oder noch nicht brauchbar bekannt), zu welchen Erholungsprozessen das menschliche ZNS fähig ist, und individuelle Aussagen sind erst recht unmöglich. So herrschen beispielsweise die unterschiedlichsten Meinungen über die Fähigkeit oder eben Unfähigkeit für die eine Hirnhemisphäre, die Folgen einer Schädigung in der anderen zu kompensieren. Zum zweiten reichen im therapeutischen Bereich auch fein differenzierte Kenntnisse über Verhaltensfunktionen nicht aus, wenn es darum geht, die gestörten von ihnen durch Übung wieder optimal einsetzen zu lassen, oder sie durch Übungen in den benachbartesten unversehrten Gebieten umgehen zu lassen. Zum dritten schließlich sind bereits die Planung und die Zusammensetzung von Übungen in funktionellen Bereichen auch für den erfahrensten Neuropsychologen äußerst schwierig, zumal völlig neu (möglicherweise weil sich die Menschen ihr Leben lang Wissensinhalte aneignen, ohne willentlich die dazu notwendigen Verhaltenswerkzeuge zu pflegen: Wir lernen Psychiatrie oder Neuropsychologie – nicht aber, zu lernen, wahrzunehmen, uns anzupassen, etc.). Insofern sind die veröffentlichten Berichte über neuropsychologische Therapie entweder noch oberflächlich oder vorsichtig.

Traditionsgemäß werden in der Neuropsychologie weiterhin als *Inhaltsgebiete* Sprache (→ Aphasie), Wahrnehmung (→ Agnosie), Gedächtnis (→ Amnesie) und Handlung (→ Apraxie) als Verhaltensbereiche erforscht, und die Erkenntnisse werden diagnostisch und therapeutisch eingesetzt. Der gesamte Bereich der Emotionen hingegen liegt in der neuropsychologischen Methodik immer noch weitgehend brach (HEILMAN u. SATZ, 1983), vor allem weil bisher weder Konzepte noch Modelle der Emotionen aus Nachbardisziplinen in den neuropsychologischen Rahmen herangezogen werden konnten. Neuropsychologische Handbücher liegen heute in vergleichbarer Qualität zahlreich vor (FREDERIKS, 1985; HÉCAEN u. ALBERT, 1978; HEILMAN u. VALENSTEIN, 1979; KOLB u. WISHAW, 1985).

Die Neuropsychologie des *Kindes* unterscheidet sich von der Neuropsychologie des Erwachsenen durch die zusätzliche Variable des Alters der untersuchten Personen, d. h., daß sich Hirnschädigungen auf Verhaltensfunktionen auswirken, welche sich noch dauernd weiterentwickeln (Handbücher und Übersichtsarbeiten, s. GADDES, 1985; ROURKE et al., 1983; WEHRLI, 1980). Während sich die Neuropsychologie des Kindes unter der Berücksichtigung des Alters in ihren Erkenntnissen und deren diagnostische und therapeutische Anwendungen mit ähnlichen Themenbereichen wie die Erwachsenen-Neuropsychologie befaßt, mußten kürzlich die bislang traditionellen Ansichten bezüglich der *funktionellen Restitution* (für die betroffenen Kinder leider) revidiert werden. Wie bisher angenommen, erholen sich Kinder nach einer Hirnschädigung rascher und umfassender als Erwachsene, aber die funktionelle Restitution bleibt oft unvollständig, d. h., sie hinterläßt Folgen, welche den Betroffenen das ganze weitere Leben erschweren. Zudem haben die Tierversuche von P. S. GOLDMAN gezeigt, und die klinische Erfahrung hat bestätigt, daß, nach scheinbarer Erholung, im Erwachsenenalter die früheren Ausfälle wieder in vollem Umfang aufblühen können. Aber auch die sofortigen Erholungsprozesse haben sich bei Kindern als beschränkter erwiesen als früher angenommen. So scheint die *Übernahme der Sprachfunktionen* nach einer Schädigung in der für Sprache dominanten Hirnhemisphäre durch die andere Hemisphäre nur bedingt möglich zu sein. Wenn die Übernahme stattfindet, muß insofern ein Preis bezahlt werden, als die bisher durch die übernehmende Hemisphäre dominant erbrachten (figuralen, räumlichen, melodischen, usw.) Leistungen auf ein niedrigeres Niveau versetzt werden.

Durch die Konzentration der Neuropsychologie auf das menschliche Verhalten in Abhängigkeit vom ZNS werden in den Forschungs- und Anwendungsbereichen zunehmend die *Verbindungen zwischen isolierten Funktionsbereichen* berücksichtigt – auch hier als Parallelen zu den strukturalen Verbindungen zwischen informationsverarbeitenden Teilen des ZNS. Ausdrückliche Hinweise auf deren Rolle stammen von C. VON MONAKOWS *Diaschisis* (1914). Eine rasch eintretende Schädigung eines Hirnareals beeinflußt nicht nur dessen spezifische Verhaltensfunktion, sondern auch die Leistungen von anatomisch-pathologisch unversehrten Hirnarealen durch die Hemmung oder Blockierung ihrer (informationszuführenden) Verbindungen mit dem geschädigten Areal. N. GESCHWIND hat 1965 mit seinen Angaben zu den ,,*Disconnexion Syndromes*" die maßgebende Rolle der Verbindungen zwischen Hirnarealen und, parallel dazu, der Verbindungen zwischen Verhaltensfunktionen weiter expliziert und ausdifferenziert. Seither sind die Befunde über die Verhaltensstörungen nach Durchtrennung von Verbindungen zwischen Hirnarealen, ohne notwendige Schädigung der letzteren, zum Allgemeingut geworden und werden in nahezu allen neuropsychologischen Handbüchern berücksichtigt (z. B. in HEILMAN u. VALENSTEIN, 1979; KOLB u. WISHAW, 1985). Die spektakulärste Form eines Disconnexion-Syndroms ist in der Trennung beider Hirnhemisphären durch Commissurotomie, der sog. ,,*split-brain*"-Präparation, realisiert worden, welche in den sechziger Jahren bei Epileptikern durchgeführt wurde, um die Ausbreitung epileptischer Anfälle von einer Hemisphäre auf die andere zu verhindern (s. besonders HEILMAN u. VALENSTEIN, 1979). Weniger krasse Auswirkungen von strukturellen Verbindungsunterbrüchen im ZNS, welche ebenfalls weniger unmittelbar offensichtliche Auswirkungen auf das Verhalten haben, spielen in der Neuropsychologie nichtsdestoweniger durch die Häufigkeit ihres Auftretens und durch ihre schwerwiegenden Folgen im Alltag der Patienten eine nicht mehr zu übersehende Rolle. So steht heute fest, daß sehr plötzliche und kurzdauernde mechanische Einwirkungen zu mikro- und makroskopischen Schädigungen (v. a. hämorrhagischer Art) in der weißen Substanz des Gehirns (also in Strukturen mit reiner Verbindungsrolle) und in den tiefen Strukturen des Hirnstammes führen können. Zu klein und zu verstreut, um zu neurologisch, neuroradiologisch oder elektroencephalographisch faßbaren Störungen zu führen, haben sie auf neuropsychologischer Ebene klar abgrenzbare Folgen, welche unter dem Begriff der *Leistungsunzuverlässigkeit* subsumiert werden können. Auf dem elementaren Niveau der Aufmerksamkeit sind keine deutlichen Leistungsstörungen zu beobachten und die höchsten kognitiven Verhaltensfunktionen erscheinen ebenfalls unversehrt. In der Auftrennung eines Problemlösevorganges in zeitlich feinstmögliche Phasen hingegen alternieren Augenblicke der kognitiven Unfähigkeit und solche (über-)durchschnittlicher Qualität und Quantität. Die nach ähnlichen hirnschädigenden Ereignissen auftretende allgemeine *Leistungslangsamkeit* dürfte eine verwandte strukturelle Ursache haben, obwohl eine klare pathologisch-anatomische Untermauerung noch fehlt. Sowohl Unzuverlässigkeit als auch Langsamkeit sind dann besonders folgenschwer für die Patienten, wenn Informationen aus der Umwelt aufgenommen werden sollen, Situationen also, in welchen Leistungslöcher nicht durch Leistungsspitzen kompensiert werden können.

Immer zahlreichere Hirnstrukturen werden in *Gedächtnisprozessen* einbezogen. Nachdem lange Zeit verschiedene Patientengruppen (Patienten mit einem Korsakow-Syndrom, nach einer temporalen Lobektomie für die Behandlung einer medikamentenresistenten Epilepsie, Parkinson-Patienten nach einer Thalamotomie) von verschiedenen Neuropsychologen untersucht worden sind, zeichnet sich heute die Möglichkeit ab, unterschiedliche Anteile von Gedächtnisprozessen jeweils auch verschiedenen Hirnstrukturen zuzuordnen. So werden vornehmlich zunehmend zahlreiche *Kodierungsvorgänge* von im Gedächtnis zu behaltenden Informationen nachgewiesen, welche für das *kurz-* oder *langdauernde Behalten* von Informationen im Gedächtnis ihre respektiven Vorteile haben. Einfache Kodierungsprozesse, welche die physikalischen Eigenschaften der Informationen noch berücksichtigen, genügen für das kurzdauernde Behalten – phonematische oder ikonische Kodierungen. Das langdauernde Behalten hingegen verlangt eine umfassendere Kodierung, beispielsweise auf semantischer und/oder bildhafter Ebene. Je nach Bedeutung der zu behaltenden Informationen können sie dann in verschiedene frühere Gedächtnisinhalte *integriert* und gleichzeitig mit ihnen *assoziiert werden*. Dadurch illustriert die Neuropsychologie des Gedächtnisses den immer notwendigeren Bezug auf *Systeme* oder *Regelkreise*, in welchen zahlreiche Hirnareale dank ihrer gegenseitigen anatomischen Verbindungen die verschiedensten Verhaltensfunktionen in Gedächtnisprozessen mitwirken lassen. Es ist bemerkenswert, daß mit den neuropsychologischen Untersuchungen über Gedächtnisprozesse und deren Störungen wahrscheinlich zum ersten Mal deutlich auf die Rolle *subcorticaler Strukturen* im menschlichen Verhalten hingewiesen worden ist. B. MILNER hat seit 1957 die Vorzugsrolle des Hippocampus wiederholt demonstriert, die sie auf funktionaler Ebene für die Konsolidierung von Informationen im Gedächtnis sieht (s. in KOLB u. WISHAW, 1985). Die im Korsakow-Syndrom betroffenen thalamischen Strukturen würden hingegen nach anderen Autoren (s. in HEILMAN u. VALENSTEIN, 1979) vorrangig in Kodierungsprozessen für das langdauernde Behalten von Informationen mitwirken. Wenn schließlich die notwendige Teilnahme einerseits der Formatio reticularis des Mittelhirns und des Zwischenhirnes wegen ihres funktionalen Zusammenhanges mit der Aufmerksamkeit und andererseits der neocorticalen Strukturen des Temporallappens und des Frontallappens an Gedächtnisprozessen erwähnt wird, wird das Bild des Regelkreises deutlich: Kaum ein Hirnareal ist nicht an Gedächtnisvorgängen beteiligt. Um das Gedächtnis forschungsmäßig in seinem Zusammenhang mit dem Gehirn zu studieren, und um es in der angewandten Neuropsychologie auf für den Patienten nützliche Art und Weise zu erfassen, zwingt sich deshalb auch hier der Einsatz von Testserien auf.

Die *funktionelle Asymmetrie der Hirnhemisphären* bleibt in der Neuropsychologie das Thema der Wahl – allerdings oft eher aus Gründen der Einfachheit als der wissenschaftlichen und klinischen Relevanz. Bei gesunden Personen können (wie bereits oben erwähnt) durch angepaßte Maßnahmen Informationen der einen und/oder der anderen Hemisphäre zugeführt werden (BRYDEN, 1982), und es wird jeweils gehofft, daß sich diese Informationen erst nach einigen Verarbeitungsphasen in derselben Hemisphäre über die zahlreichen inter- und intrahemisphärischen Verbindungen auf das ganze Gehirn ausbreiten. Bei hirngeschädigten Patienten sind die Symptome einer (mindestens vorwiegend) einseitigen Schädigung wesentlich leichter und deutlicher erkennbar als solche, welche eine antero-posteriore Läsionslokalisation frontal, temporal, parietal oder okzipital zu bestimmen erlauben.

Die *Dominanz der linken Hirnhemisphäre für Sprachfunktionen* bei der großen Mehrheit der Rechtshänder und bei der Mehrheit der Linkshänder wird heute diskussionslos angenommen, ebenso die (komplementäre) *Dominanz der rechten Hirnhemisphäre für sog. „nicht-sprachliche" Funktionen* wie Raumverarbeitung, Gesichtererkennen, Melodienerkennen, u. a. m. „Dominanz" bedeutet jedoch nicht Alleinfähigkeit, d. h., daß ebenso allgemein erwiesen ist, wie die rechte Hemisphäre über umfangreiche sprachliche, die linke ihrerseits über ausgedehnte „nicht-sprachliche" Fähigkeiten verfügen.

Damit ist aber das Feld für zahllose Variationen der zur Beantwortung anstehenden Informationen eröffnet worden und wird gegenwärtig mit nicht mehr übersehbaren Publikationen bedeckt, in welchen kleine bis kleinste Variationen gegenüber den jeweils vorangegangenen Arbeiten geprüft werden. Der eingangs dieses Artikels erwähnten Notwendigkeit einer breiten Erfassung der Folgen von Hirnschädigungen auf das menschliche Verhalten wird nicht mehr genügt, so daß aufeinanderfolgende Arbeiten keinen gemeinsamen Nenner besitzen, welcher erlauben würde, sie untereinander fundiert zu vergleichen. Fazit: Der Informationsfluß und noch mehr der Informationswechsel ist gegenwärtig im Bereich der funktionellen Asymmetrie der Hirnhemisphären so groß, daß eine heutige Standortbestimmung morgen bereits nicht mehr zutreffend sein kann. Es muß deshalb auf die unten aufgeführten Neuropsychologie-Handbücher verwiesen werden, deren Autoren sich auf etablierte Erkenntnisse beschränkt haben. Schlußfolgernd erscheint die Neuropsychologie heute als leistungsfähige und eigenständige Disziplin. Sie ist wissenschaftlich in den Rahmen der Neurobiologie und der experimentellen Psychologie einzuordnen. Klinisch angewandt befindet sich die Neuropsychologie im Rahmen der Neurodiagnostik und der angewandten Psychologie bis hin zur spezialisierten Schul- und Berufsberatung. Therapeutisch schließlich befindet sie sich neben der Ergotherapie und der Logopädie und ist auch von einer kognitiven Psychotherapie nicht weit entfernt. Inhaltlich sind bisher vor allem die Zusammenhänge zwischen den hochdifferenzierten corticalen Strukturen und den höchstentwickelten Verhaltensfunktionen untersucht (und in Handbüchern dargestellt) worden. In einer vorsichtigen Progression werden von strukturaler Seite die anatomischen Verbindungen zwischen informationsverarbeitenden Hirnarealen sowie subcorticalen Strukturen, von funktionaler Seite die Elementarfunktionen Aufmerksamkeit (Leistungskonstanz, Leistungsgeschwindigkeit) und Gedächtnis zunehmend in ihren gegenseitigen Abhängigkeiten untersucht und die diesbezüglichen Erkenntnisse werden mit den früheren konfrontiert und integriert.

Literatur
BRYDEN, M. P.: Laterality. Functional asymmetry in the intact brain. New York: Academic Press 1982.

FREDERIKS, J. A. M. (Ed.): Handbook of clinical neurology, Vol. 1 (45): Clinical neuropsychology. Amsterdam: Elsevier 1985.
GADDES, W. H.: Learning disabilities and brain function. New York: Springer, 2nd edn 1985.
GOLDEN, J.: Diagnosis and rehabilitation in clinical neuropsychology. Springfield: Thomas 1981.
HAMSTER, W., LANGNER, W., MAYER, K.: TÜLUC Tübinger Luria-Christensen neurophysiologische Untersuchungsreihe. Weinheim: Beltz 1980.
HÉCAEN, H., ALBERT, M. L.: Human neuropsychology. New York: John Wiley 1978.
HEILMAN, K. M., SATZ, P.: Neuropsychology of human emotion. New York: Guilford Press 1983.
HEILMAN, K. M., VALENSTEIN, E.: Clinical neuropsychology. New York: Oxford University Press 1979.
HUBER, W., POECK, K., WENIGER, D., WILLMES, K.: Der Aachener Aphasie Test (AAT). Göttingen: Hogrefe 1983.
KOLB, B., WISHAW, I. Q.: Fundamentals of human neuropsychology. San Francisco: Freeman, 2nd edn 1985.
LEZAK, M. D.: Neuropsychological assessment. Oxford: Oxford University Press, 2nd edn 1983.
MILLER, E.: Recovery and management of neuropsychological impairments. Chichester: Wiley 1984.
ROURKE, B. P., BAKKER, D. J., FISK, J. L., STRANG, J. D.: Child neuropsychology. An introduction to therapy, research, and clinical practice. New York: Guilford 1983.
SERON, X., LATERRE, C. (éd.): Rééduquer le cerveau: Logopédie, psychologie, neurologie. Bruxelles: Mardaga 1982.
WEHRLI, A.: Neuropsychologische Untersuchungen bei Kindern. Winterthur: Schellenberg 1980.
WILSON, B. A., MOFFAT, N.: Clinical management of memory problems. London: Croom Helm 1984.

E. PERRET

Neurose
[gr.: νεῦρον = Sehne, Nerv]
Synonym: Psychoneurose

Als Neurosen bezeichnet man eine Gruppe von Krankheiten chronischen Verlaufs, bei denen unter der seelischen Verarbeitung von Konflikten bestimmte Symptome – → Angst, Zwang, → Depression, hysterische Zeichen etc. – oder bestimmte Persönlichkeitsstörungen mit Hemmungen, Selbstunsicherheit, innerer Konflikthaftigkeit, abnormen psychosozialen Verhaltensweisen auftreten. Im ersten Fall ist von Symptomneurosen, im zweiten Fall von neurotischen Strukturen oder Charakterneurosen zu sprechen.
Der Begriff Neurose stammt von dem schottischen Arzt CULLEN, 1787 („Neurosis or nervous diseases"). CULLEN beschrieb unter diesem Begriff eine große und vielgestaltige Gruppe von Störungen, die er auf nichtentzündliche Erkrankungen des zentralen oder peripheren Nervensystems zurückführte. Der Begriff erfuhr mit der Entdeckung organischer Krankheitssubstrate bei vielen der von CULLEN beschriebenen Krankheiten (z. B. Epilepsie, extrapyramidale Krankheiten, endogene Psychosen) eine zunehmende Einengung auf die chronischen Krankheiten mit psychogener Verarbeitung. Während die französische Psychiatrie im 19. Jahrhundert Neurosen deskriptiv und vor dem Hintergrund gestörter nervöser Erregungsabläufe beschrieb, vollzog sich zwischen CHARCOT und S. FREUD an der → Hysterie der Übergang von einer somatogenetischen, neurologischen Krankheitsauffassung zur psychodynamischen Interpretation, die die innerseelische Konflikthaftigkeit des Kranken und die lebensgeschichtliche Dimension einbezog. Neurose erscheint seither als Entwicklungsstörung der Persönlichkeit, vor allem des emotionalen Bereiches und der zwischenmenschlichen Beziehungsfähigkeit. An diesem Begriff ist in den letzten 100 Jahren aber damit paradigmatisch der organzentrierte Krankheitsbegriff erweitert worden. Von der Neuroseforschung der Psychoanalyse gingen entscheidende Impulse auf die gesamte Medizin, vor allem auf die Psychiatrie und die Innere Medizin aus. Die Psychosomatische Medizin ist in ihrer Entwicklung ohne Neuroseforschung nicht zu denken. Die Motivzusammenhänge seelischen Lebens, die bewußten und unbewußten Konflikte, die Spannung zwischen den Antrieben und Bedürfnissen des einzelnen und den familiär und gesellschaftlich vermittelten Maßstäben und Anforderungen spielen in der Interpretation neurotischer Inhalte die entscheidende Rolle. Ätiologisch ist dabei allerdings eine anlagemäßige Disposition unspezifischer Art und auch im Hinblick auf die spezielle neurotische Reaktionsform nicht zu übersehen. Die moderne → Zwillingsforschung bei Neurosen spricht ganz für diese Auffassung (SCHEPANK, STRÖMGREN). Die klinische Beobachtung unterschiedlicher Sinnennahmen äußerer sozialer Einflüsse oder der Elternpersönlichkeiten weist ebenso in diese Richtung. An der Manifestation sind demgegenüber traumatische Umwelteinflüsse und vor allem Krisen der Persönlichkeitsentwicklung ebenso beteiligt wie psychotherapeutische Behandlungen dazu führen können, daß eine neurotische Erkrankungsbereitschaft wieder in die Latenz tritt.
Die psychoanalytischen Neurosentheorien haben im Laufe der Zeit große Wandlungen durchlaufen. S. FREUD trennte toxische bzw. durch fehlende sexuelle Befriedigung verursachte Aktualneurosen (Neurasthenie; Angstneurose) von den Abwehrpsychoneurosen (Konversionshysterie; Phobie; Zwangsneurose). Später hat er Hysterie und Zwangsneurose als Übertragungsneurose von den narzißtischen Neurosen, zu denen er die Depressionen und Schizophrenie rechnete, abgegrenzt. Das psychotraumatische Moment, etwa inzestuöse Fixierungen, wurde von FREUD im Anfang sehr hoch bewertet, später fallengelassen. Wenn Neurosen als Fixierungen an innere Konfliktsituationen der Kindheit auftreten, so sind nach heutiger Erfahrung mehr Verwöhnung oder Härte, wie überhaupt alle die emotionale Entwicklung hindernden zwischenmenschlichen Einflüsse, und fehlende Lernmöglichkeiten in der Diskussion. Die gegenwärtigen, mehr klinischen als systematischen Neurosenordnungen orientieren sich an den Entwicklungsstufen der Trieborganisation und der Objektbeziehungen, also an den in der Behandlung auftauchenden Fixierungsstufen und angenommenen Entstehungsbedingungen, weniger an den manife-

sten Erscheinungen. Indem dabei aus psychiatrischer Sicht die Ebene der Beobachtung und Beschreibung immer mehr vernachlässigt wurde und Interpretation und Konstruktion an ihre Stelle traten, hat sich seit langem ein Widerstand gegen den Neurosebegriff aufgebaut. Während in der International Classification of Diseases (ICD) der WHO Neurosen bis zuletzt einen großen Raum einnahmen, taucht der Begriff Neurose im amerikanischen Diagnostischen und Statistischen Manual psychischer Störungen (DSM-III) 1980 schon nicht mehr auf. Die deutsche Psychiatrie und Psychopathologie hat den Neurosebegriff ohnehin nicht akzeptiert (KURT SCHNEIDER).

Eine einheitliche und allgemeine Neurosentheorie der Verhaltenstherapie gibt es nicht. Soweit sie überhaupt ätiologisch und nicht entschieden pragmatisch, situationsanalytisch und symptomatisch orientiert ist, werden sowohl traumatische Einwirkungen wie auch Anlagefaktoren herangezogen. Die experimentellen Neurosen von PAWLOW, MILLER u. a. zwingen domestizierte Tiere, z. B. Ratten, zwischen kontradiktorischen und miteinander konkurrierenden Verhaltensweisen zu wählen, die sie zu vermeiden suchen. Sie bieten dann ein gestörtes Verhalten mit Zeichen von Hemmung, Angst und körperlichen Begleiterscheinungen. Von diesem neurophysiologischen Neurosemodell hat sich die moderne Lerntheorie freigemacht, die neurotisches Verhalten als gelerntes Verhalten unter traumatischen Bedingungen und ungünstigen Konditionierungsprozessen beschreiben (WOLPE, EYSENCK u. RACHMANN).

Die in Europa streng durchgehaltene Trennung von Neurose und Psychosen (→ Schizophrenie und Cyclothymie) stützt sich vor allem auf das Fehlen eines intellektuellen und vitalen Persönlichkeitsdefektes im Neuroseverlauf und darauf, daß eine Sinngesetzlichkeit in Auslösung und Verlauf erhalten bleibt. Allerdings wurden auch bei chronischen Neurosen Einschränkungen der psychosozialen Entfaltung im Rahmen der Chronifizierung beschrieben (K. ERNST). Merkmal des Neurotikers in Abgrenzung von Psychopathien und asozialen Entwicklungen ist der innerlich konflikthafte Austrag seelischer Spannungen, wobei es nicht zu Durchbruchhandlungen, nicht zum Agieren und zu Zusammenstößen mit der Umwelt kommt. Die aufdeckenden psychotherapeutischen Behandlungsverfahren versuchen durch Einsicht und eine emotionale Neuerfahrung die Voraussetzungen der neurotischen Symptomatik in der Persönlichkeitsentwicklung zu beheben und eine Nachentwicklung in Gang zu bringen, wobei das neurotische Symptom selbst nicht im Mittelpunkt der Aufmerksamkeit steht. Die Verhaltenstherapie dagegen ist auf die neurotische Symptomatik selbst und die sie unterhaltenden Situationen ausgerichtet. Als Folge der Befreiung vom Symptom werden aber auch hier nicht selten Persönlichkeitsveränderungen beschrieben. Soweit vergleichende Therapiestudien vorliegen, sprechen sie im großen gesehen von einer etwa gleichen Wirksamkeit analytischer und verhaltenstherapeutischer Verfahren bei anfänglicher leichter Überlegenheit der Verhaltenstherapie. Personen mit neurotischen Störungen können durch Tranquilizer und Anxiolytika eine Erleichterung erfahren. Als ursächliche Behandlung sind Medikamente sicher nicht ausreichend und können zu Mißbrauch und zu Abhängigkeit führen.

Literatur
BRÄUTIGAM, W.: Reaktionen – Neurosen – abnorme Persönlichkeiten. 5. Aufl. Stuttgart: Thieme 1985.
BRENNER, C.: Grundzüge der Psychoanalyse. Frankfurt: Fischer 1967.
COHEN, R.: Verhaltenstherapie zu Beginn der achtziger Jahre. In: HEIMANN, H., FÖRSTER, H. (Hrsg.): Psychogene Reaktionen und Entwicklungen. Stuttgart New York: Fischer 1984.
FREUD, S.: Die Abwehr-Neuropsychosen (1894). Gesammelte Werke I, S. 56–74. Frankfurt: Fischer 1965 ff.
FREUD, S.: Neurose und Psychose (1924). Gesammelte Werke XIII, S. 390. Frankfurt: Fischer 1965 ff., S. 386–391.
KOEHLER, K., SASS, H.: Diagnostisches und statistisches Manual psychischer Störungen DSM III. Weinheim Basel: Beltz 1984.
KUIPER, P. C.: Die seelischen Krankheiten des Menschen. Stuttgart: Klett 1968.
NUNBERG, H.: Allgemeine Neurosenlehre, 2. Aufl. Bern: Huber 1959.
SCHEPANK, H.: Erb- und Umweltfaktoren bei Neurosen. Aus Monographien aus dem Gesamtgebiet der Psychiatrie, Bd. 11. Berlin Heidelberg New York: Springer 1974.
W. BRÄUTIGAM

Neurotische Depression → Depression

Neutralisierung
Der Begriff der Neutralisierung spielt eine zentrale Rolle in der psychoanalytischen Ich-Psychologie. Diese Ich-Psychologie wurde besonders von HARTMANN ausgebaut. HARTMANN bestimmte auch den Neutralisierungsbegriff im heute gebräuchlichen Sinne.
Hierbei ging HARTMANN wesentlich von Gedanken aus, die FREUD 1923 in „Das Ich und das Es" niederlegte. In dieser Arbeit synthetisierte FREUD mehrere theoretische Ansätze in einem komplexen Modell des psychischen Apparates und der menschlichen Triebprozesse. Er explizierte darin unter anderem die strukturelle Betrachtungsweise der Psychoanalyse, die Zweiteilung der Triebe in erotische und Destruktions- (oder aggressive) Triebe und die Vorstellung von einer desexualisierten Libido, die verschiebbar und indifferent ist und (wahrscheinlich) dem narzißtischen Libidovorrat entstammt. „Wenn diese Verschiebungsenergie desexualisierte Libido ist", schrieb FREUD „darf man sie auch sublimiert heißen (S. 274)."
In Weiterführung dieser Ideen FREUDs bezeichnete HARTMANN dann als Neutralisierung „the change of both libidinal and aggressive energy away from the instinctual and toward a non-instinctual mode" (S. 22) – den Wandel sowohl libi-

dinöser als auch aggressiver Triebenergie von einer triebhaften in eine nicht-triebhafte Form. Dieser Neutralisierungsprozeß liegt nach HARTMANN dem zu Grunde, was wir normalerweise unter Sublimierung verstehen.

Mit dem Neutralisierungsbegriff gelang es HARTMANN, eine Anzahl wichtiger klinischer und theoretischer Probleme verständlicher zu machen. So lassen sich viele Manifestationen einer Schizophrenie als Folge unvollkommener oder gestörter Neutralisierungsprozesse verstehen: z. B. teilen sich in einem wild brüllenden, ungehemmt masturbierenden und mit Kot schmierenden Hebephrenen sowohl eine unmodulierte Triebentladung als auch ein Zusammenbruch bzw. eine Entdifferenzierung wichtiger Ichfunktionen – wie Antizipation, realitätsgerechtes Denken und Unterscheidungsvermögen – mit. Letztere Ichfunktionen arbeiten nach HARTMANN normalerweise mit neutralisierter Energie. Diese bezeugt sich unter anderem auch in den von HARTMANN beschriebenen sekundären Autonomie des Ichs. Stabile frühe Objektbeziehungen sind nach HARTMANN sowohl Voraussetzung als auch (teilweise) Folge gelungener Neutralisierungen.

Viele Einwände, die sich gegen die psychoanalytische Trieblehre und den darin implizierten Libidobegriff vorbringen lassen, richten sich auch gegen den Begriff der Neutralisierung, wie hier beschrieben. In letzter Zeit haben besonders KLEIN, HOLT und WHITE diese Einwände vorgetragen.

Literatur
FREUD, S.: Das Ich und das Es. GW, XIII (1923). London: Imago 1940.
HARTMANN, H.: Comments on the Psychoanalytic Theory of the Ego (1950). In: Essays on Ego Psychology. New York: Int. Univ. Press 1964.
HARTMANN, H.: Technical Implications of Ego Psychology (1951). In: Essays on Ego Psychology. New York: Int. Univ. Press 1964.
HARTMANN, H.: The Mutual Influences in the Development of Ego and Id. In: Essays on Ego Psychology. New York: Int. Univ. Press 1964.
HARTMANN, H.: Contribution to the Metapsychology of Schizophrenia (1953). Essays on Ego Psychology. New York: Int. Univ. Press 1964.
HARTMANN, H.: Notes on the Theory of Sublimation (1955). Essays on Ego Psychology. New York: Int. Univ. Press 1964.
HARTMANN, H.: Notes on the Reality Principle (1956). Essays on Ego Psychology. New York: Int. Univ. Press 1964.
HOLT, R.: A Critical Examination of Freuds Concept of Bound vs. Free Cathexis. J. Amer. psychoanal. Ass. 10, 475–525 (1962).
KLEIN, G. S.: Peremptory Ideation: Structure and Force in Motivated Ideas. In: Motives and Thought: Psychoanalytic Essays in Honor of David Rapaport, ed. R. HOLT. New York: Int. Univ. Press 1967.
STIERLIN, H.: Conflict and Reconciliation. A Study in Human Relations and Schizophrenia (1969). New York: Doubleday-Anchor 1969.
WHITE, R. W.: Ego and Reality in Psychoanalytic Theory. New York: Univ. Press 1963.

H. STIERLIN

Nickkrampf → Epilepsie

Nihilismus
[engl. nihilism, nihilistic delusion; frz. syndrome de Cotard = délire des négations]
Nihilismus (vom lat. nihil = nichts) ist ein aus der Philosophie übernommener Terminus. Er bezeichnet innerhalb der Psychopathologie eine negativ geprägte, auf das Nichts hin orientierte Selbst- und Weltauffassung im Gefolge psychischer Störungen. In deutlichster Ausgestaltung finden wir ihn im nihilistischen Wahn, wie er z. B. im Rahmen endogener Melancholien vorkommt (délir des négations, 1880 von J. C. COTARD beschrieben und seit RÉGIS als „Cotardsches Syndrom" bezeichnet; die ältere französische Literatur findet sich bei H. EY zusammengefaßt). Für die Kranken schrumpft alles in Richtung auf die Nichtexistenz von Welt und Selbst zusammen. Man spricht in solchen Fällen von „expansivem Nihilismus". Partielle nihilistische Wahnerlebnisse beziehen sich u. a. auf den eigenen Leib oder einzelne Funktionen bzw. Teile von ihm. Weniger schlicht und elementar als bei Depressiven wirken die nihilistischen Wahnerlebnisse Schizophrener, bei denen sie mitunter in einem Weltuntergangserleben kulminieren und eine besondere Unheimlichkeitstönung aufweisen oder aber – vor allem in Endzuständen – schal und leer wirken.

Nihilismus bzw. nihilistischer Wahn kommt ferner bei seniler Demenz und anderen hirnorganischen Prozessen vor. Manchmal ist auch das Zwangsdenken und -grübeln (die „Zweifelsucht") Zwangskranker nihilistisch gefärbt. Nihilistische Einstellungen finden sich schließlich – z. B. als Erlebnisreaktionen, im Rahmen von Untergrundverstimmungen oder Hintergrundreaktionen (K. SCHNEIDER) sowie als fixierte Lebensauffassungen – auch bei Gesunden, Neurotikern und abnormen Persönlichkeiten.

JASPERS zählte die krankhaft bedingte nihilistische Weltsicht zu den „radikalen Verwirklichungen". Nihilismus in absoluter Vollendung gibt es nach ihm nur in der Psychose. Der nihilistische Wahn sei ein Idealtyp, der nur in Annäherung erreicht werde. Hinzuzufügen wäre, daß der radikalste Nihilismus sich wahrscheinlich der Versprachlichung entzieht und nur in manchen Stuporzuständen ausdrucksmäßig faßbar wird. Auch die hebephrene Wurstigkeit kann Ausdruck eines extremen Nihilismus sein. Nihilismus führt häufig zum Suicid. Manche Kranke aber sagen, selbst dazu sei es für sie jetzt „zu spät" (BLANKENBURG, 1971), sie hätten die Möglichkeit zum Suicid verpaßt, er habe für sie seine (erlösende) Bedeutung verloren. Der Suicid kann demnach nicht nur als letzte Konsequenz nihilistischer Strebungen, sondern auch als letzter Ausweg vor dem absoluten Nihilismus verstanden werden. Das philosophische Problem einer Dialektik von Sein und Nichts, d. h. das Umschlagenkönnen auch vom Nichts ins Sein, findet seine Entsprechung in der Psycho(patho)logie menschlicher Krisen (z. B. religiös geprägter Entwicklungskrisen mit nihilistischer Tingierung). Es hat somit als Grenzproblem auch Bedeutung für die Psychopathologie abnormer Persönlichkeitsentwicklungen.

Vom „Nihilismus" zu trennen ist das „Nirwana-Prinzip". FREUD übernahm diesen (aus dem Buddhismus stammenden) Begriff von BARBARA LOW und bezeichnete damit die Tendenz seelischen Erlebens in Richtung auf einen Nullpunkt; er verweist bei ihm nicht nur auf das Konstanzprinzip und den Todestrieb (13, S. 373), sondern darüber hinaus auf eine tiefere Verbindung zwischen Lustprinzip und Todestrieb.

Literatur
ARENDT, D. (Hrsg.): Der Nihilismus als Phänomen der Geistesgeschichte in der wissenschaftlichen Diskussion unseres Jahrhunderts. Darmstadt: Wissenschaftliche Buchgesellschaft 1974.
BASH, K. W.: Lehrbuch der Allgemeinen Psychopathologie. Stuttgart: Thieme 1955.
BLANKENBURG. W.: Der Verlust der natürlichen Selbstverständlichkeit. Stuttgart: Enke 1971.
BOURGEOIS, M.: Jules Cotard et son syndrome cent ans après. Ann. Méd. Psychol. 138, 1165–1180 (1980).
COTARD, J. C.: Du délier des negations. Arch. Neurol. (Paris) 4, 153; 282 (1882).
COTARD, J. C.: Étude sur les malades cérébraux et mentales, 1891.
EY, H.: Études psychiatriques II, étude No. 16. Paris: Desclée, De Brouwer & Cie. 1950.
FREUD, S.: Jenseits des Lustprinzips (1920). Gesammelte Werke XIII (speziell S. 60). London: Imago 1940.
FREUD, S.: Das ökonomische Problem des Masochismus (1924). Gesammelte Werke XIII (speziell S. 372 f.). London: Imago 1940.
JASPERS, K.: Allgemeine Psychopathologie. 7. Aufl. Berlin Göttingen Heidelberg: Springer 1949.
SCHARFETTER, C.: Allgemeine Psychopathologie. Eine Einführung. 2. Aufl. Stuttgart New York: Thieme 1985.

W. BLANKENBURG

Norm
[lat.: norma = Maß, Richtschnur]

Bedeutung: Der Begriff der Norm ist kein wissenschaftlich exakter Begriff, sondern gehört der Umgangssprache an. Aus einem unscharfen, intuitiven, gestalthaften, inneren, im Verlaufe der Entwicklung internalisierten und dann impliziten, meist nicht explizierten Normenwissen beurteilt die Sozietät, welches Verhalten von Menschen ihrer Gruppe „richtig", „stimmig" sei. Dabei sind Normen durchaus unterschiedlich im Grad ihrer Rationalität und Bewußtheit zwischen unreflektierten, gewissermaßen selbstverständlichen gesellschaftlichen Regeln und expliziter bewußter Ausarbeitung (z. B. in der Ethik) (KÖNIG, 1967).

Normen sind unumgänglich. Sie dienen der Orientierung darüber, welches Verhalten von einem Mitglied der Sozietät je nach seiner Rolle in einer bestimmten Situation oder Konstellation erwartet wird hinsichtlich der Frage: Welches Verhalten ist dieser Situation angemessen, welches darf sein, soll sein, muß sein. (Damit ist die unterschiedliche Verbindlichkeit von Normen angedeutet; DAHRENDORF, 1967.) Welches Verhalten entspricht den internalisierten Normenmustern einer Gesellschaft? Die Gesellschaft legt auch Normen des Gesamtverhaltens fest, wie sie sich im Charakter manifestieren, in der Persönlichkeit eines Menschen, je nach Geschlecht, Alter, Stand, Funktionsbereich und Rolle (private vs. Funktionsnorm). Normen sind also Orientierungsrichtlinien für gesellschaftlich akzeptiertes Verhalten. Insofern sind Normen nie wertfrei.

Normen bringen dem einzelnen und der Gesellschaft Vorteile, die mit gewissen Einschränkungen erkauft werden: Normen garantieren dem Individuum Akzeptanz in seiner Gesellschaft, Schutz, Sicherheit, Geborgenheit. Eigenes und fremdes Verhalten ist als normiertes vorgegeben, geregelt und ist damit berechenbar, vorhersehbar, zwischenmenschlich verstehbar. Damit sind Normen auch Regeln der Kommunikation. Um des Vorteils der Geregeltheit des Verhaltens (allerdings mit einem individuellen Spielraum), des Wissens, wie wer sich in welcher Situation verhalten darf, soll oder muß, wird der Nachteil der Festlegung, der einengen kann, in Kauf genommen. Wer von dem durch die Normen vorgegebenen Weg abweicht, abweichendes Verhalten aufweist, gilt als deviant und erleidet das Schicksal des Abweichenden durch Sanktionen der Gesellschaft: Verpönung, Ächtung, Ausstoßung, Verwahrung. Sanktionen treffen natürlich nur solches abweichendes Verhalten, das bekannt wird, bemerkt wird, auffällt und Anstoß erregt.

Normen können sehr individuell persönlich gestaltete, ungewöhnliche Existenzweisen und Lebenserfahrungen unterdrücken, gar intolerant abweisen. Für solche Deviante stellt die Gesellschaft – wiederum normierte – ökologische Positionen zur Verfügung (Schamane, ekstatischer Priester und Heiler, Hexe, Zauberer, Wahrsager, Künstler, Schauspieler).

Entstehung: Jede Gesellschaft hat ihre eigenen Normen. Es gibt kaum weltweit gültige Normen menschlichen Verhaltens. Das Motiv für die Normensetzung ist das Sicherheitsbedürfnis. Denn Normen dienen letztlich dem Überleben der Gesellschaft. Daher sind Normen nicht nur durch weltliche Maßnahmen geschützt, durch Belohnung von normenkonformem Verhalten, durch private (z. B. in der Erziehung) und öffentliche Sanktionen (Gesetz, Gericht, Polizei), sondern auch außerweltlich-religiös abgeleitet: Manche Normen gelten als von Gott gesetzte Ordnungen (Gesetzestafeln des Moses, die Gebote Gottes im Christentum) oder als weltimmanentes kosmisches Gesetz (z. B. Vergeltungskausalität des Karma). Ihre Einhaltung wird von außermenschlichen Instanzen belohnt (Himmel, Paradies, Erlösung), ihr Bruch bestraft (Hölle, Wiedergeburt).

Das Normenwissen des einzelnen ist in den im Personifikations- und Sozialisationsprozeß erworbenen, dann internalisierten Normenmustern begründet. Sie werden erlernt durch Belohnung und Strafe (sogenannte soziale Kontrolle) und werden durch Identifikation mit dem Normensetzer angeeignet. Sitte und Brauch enthalten Verhaltensnormen als Vorschriften für das Wann (Reaktion worauf) und Wie von Verhalten. Die Art, wie ein Mensch mit den Normen seiner Gesellschaft umgeht, spiegelt seinen Charakter, seine Autonomie und Reife. Die Psychiatrie beschäftigt auch übermäßige Normenkonformität, bei welcher das Eigene zwanghaft unterdrückt wird zugunsten der Anpassung: hypernomes Verhalten (KRAUS, 1977).

Differenzierung der Normenbegriffe
Durchschnittsnorm: Normal im Sinne der Durchschnittsnorm ist das Verhalten, das die Mehrzahl der Menschen eines bestimmten Geschlechts, bestimmter Altersgruppen, bestimmten Sozialstandes je nach ihrer Rolle innerhalb eines bestimmten soziokulturellen Bereiches in bestimmten Situationen manifestieren. Es sind Normen des Verhaltens, nicht des Erlebens. (Qualitative Normen sind noch schlechter zu fassen als quantitative.) Der Normbegriff ist sozial-, kultur-, situationsrelativ. Durchschnittsnormen meinen das innerhalb einer Kultur in Anbetracht einer bestimmten Situation akzeptierte Verhalten. Das Wissen um die Normen ist vage. Nur ein kleiner Bereich der Durchschnittsnorm ist als statistische Norm empirisch erforschbar. Epidemiologie und Testpsychologie bemühen sich um empirische Normenfeststellung. Die Durchschnittsnorm ist für verschiedene, vor allem auch interaktionelle Situationen verschieden je nach der Art der Beziehung (inner- oder außerhalb einer Familie, unter Freunden, Partnern, im öffentlichen Leben, etc.) und je nach den Funktionen, denen sie dienen. Es ist daher nicht möglich, allgemein gültige Normen für Verhalten von Menschen abzugeben. Wir wissen selbst für unsere Kultur zu wenig, welches Maß von Konflikt oder Leid „normalerweise" in einer Lebensentwicklung durchzustehen ist, welches Maß von Verschiedenheit und Spannung zu einer „normalen" Ehe, Familie gehören.
Auch die Krankenrolle ist genormt. Welches Verhalten den Patienten berechtigt, die Krankenrolle einzunehmen, ist gesellschaftlich festgelegt. Welcher Grad von Beschwerden und Behinderungen die Konsultation einer diagnostisch-therapeutisch legitimisierten Person erlaubt, ist, wenn auch unscharf, reglementiert. Durch Krankheit erreicht der Mensch Freistellung von Leistung und Verpflichtung, erfährt Schonung, Zuwendung, Behandlung. Die Gesellschaft wacht darüber, ob das Kranksein echt ist und verpönt Simulation, Aggravation arg. Mit der Anerkennung als krank (Normenzugeständnis) sind auch normierte Erwartungen der Gesellschaft an den Patienten verbunden (Sollnormen): daß er sich der Behandlung unterziehe und sich um seine Gesundung bemühe („compliance"). Für „psychische Krankheiten" sind die zur Krankenrolle legitimisierenden Kriterien unklar und vage. Und der psychisch Kranke weicht in seinem Verhalten von der Norm in mehrfacher Hinsicht ab: nicht nur im Sinne von Unberechenbarkeit, Unverständlichkeit, gar Uneinfühlbarkeit des Verhaltens, sondern er unterzieht sich u. U. auch nicht den Normen des Krankseins im Sinne der damit verbundenen Verpflichtungen. DEVEREUX (1974) deutet sogar die → Schizophrenie als ethnische Psychose, typisch für die industrialisierte Zivilisation. SCHEFF (1972) vertrat die Meinung, daß die Symptome der Geisteskrankheiten durch soziale Stereotype abweichenden Verhaltens zustande kämen. Wie solche Zustände kommen, ist unklar (jedenfalls nicht nur aus der Anschauung psychischer Störungen).
Nicht jedes deviante und damit abnorme Verhalten erlaubt die Feststellung psychisch krank. Zu häufig wird noch fälschlich abnorm gleichgesetzt mit psychisch gestört im Sinne von psychiatrisch krank.
Positive Abweichungen von der Durchschnittsnorm (gelegentlich als enorm bezeichnet), wie die besondere Begabung auf verschiedenem körperlichen und geistigen, künstlerischen Gebiet, Genialität, sind von Abweichungen in negativer Richtung zu unterscheiden. Störende Abnormität, d. h. die Normen durcheinander bringendes Verhalten ist keineswegs gleich krank (z. B. Kriminalität, Homosexualität, Bettelei). Sie sind im historischen Prozeß der Differenzierung der Devianz unterschieden worden von den Abnormitäten, die als psychische Krankheit gelten.
Die Gefahr der falschen Gleichsetzung von abnorm mit krank liegt in der Deklaration aller von der Durchschnittsnorm abweichenden Menschen (nicht nur der psychisch kranken) als psychisch gestört. In der Folge werden sie als behandlungsbedürftig festgelegt, eventuell sogar behandlungsverpflichtet (Zwangsbehandlung). So kann der Normenbegriff richtend, normativ gebraucht werden und zum Instrument der Intoleranz, der Ausgliederung und Abstempelung gebraucht werden.
Auch die Gleichsetzung von normal = natürlich (biologische Norm) ist falsch. Sie mißachtet die kulturelle Setzung von Normen.
Gerade im Bereich der Typisierung abweichenden Verhaltens zeigt sich die historische Wandelbarkeit der Normen. Z. B. werden in neuerer Zeit in erhöhtem Beschwerdebewußtsein und subjektiver Behandlungsbedürftigkeit eine Reihe von Alltagsproblemen zum Bereich des anormalen Verhaltens gerechnet, für das der Psychiater oder Psychotherapeut zuständig sei (Schul-, Erziehungsschwierigkeiten, Eheprobleme, subjektive Alltagsbeschwerden): Psychiatrisierung allgemein menschlicher Probleme.
Ein auf das Individuum eingeengter Durchschnittsnormbegriff ist der der *Individualnorm:* Es geht dabei um die Frage, ob das zu beurteilende, vom Klienten selbst oder von seiner Umgebung berichtete Verhalten von seiner sonstigen, das ist durchschnittlichen Verhaltensweise abweicht, ob es aus dem Ductus seines Lebens herausfällt, bezo-

gen auf einen angenommenen Zusammenhang mit Auslösersituationen (einfühlbare Reaktion, z. B. Trauer vs. abnorme Reaktion: reaktive Depression) oder ohne erkennbaren Anlaß und Grund (z. B. phasische Affektschwankungen).

Unter *Idealnorm* versteht man eine „normierte" Idee von Daseinserfüllung verschiedener Art: Selbstverwirklichung, Lustfähigkeit, Tragfähigkeit, ästhetisches und ethisches Verhalten. Die Idealnorm zielt (z. B. in der Bemühung einer Psychotherapie, die mehr als Befreiung von Beschwerden will) auf die Verwirklichung des „Werde, der Du bist". Ein adäquates Wissen um die Idealnorm haben wir nicht.

Die etablierte, „maßgebende" Normalität kann und soll kritisch hinterfragt werden. MAX WEBER (1920) hat dies hinsichtlich der weltanschaulichen Begründung der industrialisierten Leistungsgesellschaft getan. Es geht um die Wertnormen von Macht und technischer Beherrschung, welche zur Zerstörung der Lebensgrundlagen auf dieser Erde führen. Für LAING (1967) ist die geltende Norm ein Produkt von Verdrängung, Verleugnung, Isolierung, Projektion, Introjektion und anderer destruktiver Aktion gegen die „Erfahrung" – sie wird als pathogen aufgefaßt.

Literatur
DAHRENDORF, R.: Homo sociologicus. Versuch zur Geschichte, Bedeutung und Kritik der Kategorie der sozialen Rolle. In: DAHRENDORF, R. (Hrsg.): Pfade aus Utopia. München: Piper 1967.
DEVEREUX, G.: Normal und anormal. Aufsätze zur allgemeinen Ethnopsychiatrie. Frankfurt/M.: Suhrkamp 1974.
KÖNIG, R.: Das Recht in Zusammenhang der sozialen Normensysteme. Sonderheft 11 (1967) der Kölner Zeitschrift für Soziologie und Sozialpsychologie: Studien und Materialien zur Rechtssoziologie, S. 36–53.
KRAUS, A.: Sozialverhalten und Psychose Manisch-Depressiver. Stuttgart: Enke 1977.
KUNZ, H.: Zur Frage nach dem Wesen der Norm. Teil I: Psyche 5, 241–271 (1954), Teil II: Psyche 6, 321–366 (1954).
LAING, R. D.: Phänomenologie der Erfahrung. Frankfurt/M.: Suhrkamp 1967.
OFFER, O., SABSHIN, M. (Eds.): Normality. Theoretical and clinical concepts of mental health. New York: Basic Books Inc. 1974.
SCHEFF, T. J.: Das Etikett „Geisteskrankheit". Soziale Interaktion und psychische Störung. Frankfurt/M.: Fischer 1972.
WEBER, M.: Gesammelte Aufsätze zur Religionssoziologie. Bd. 1. Tübingen: Mohr 1920.

C. SCHARFETTER

Nosologie
[gr.: νόσος = Krankheit; λόγος = Wort, Gesetz]
Nosologie bedeutet Krankheitslehre. Diese umfaßt einerseits die Herausarbeitung und Beschreibung einzelner Krankheiten (*Nosographie*), andererseits deren Gliederung in Unterformen bzw. Zusammenfassung zu Krankheitsgruppen, die in die Aufstellung eines nosologischen Systems, d. h. in eine systematische Ordnung der Krankheiten mündet (nosologische *Klassifikation*). Angestrebt wird eine eindeutige Unter-, Neben- und Überordnung der beschriebenen Krankheiten nach einheitlichen Gesichtspunkten. Zugleich sollen die vorgenommenen nosologischen Differenzierungen bzw. Gruppierungen mit wesentlichen Unterschieden bzw. Zusammenhängen im Bereich der objektiv gegebenen pathologischen Erscheinungen und der sie bedingenden Faktoren möglichst weitgehend übereinstimmen und dabei alle tatsächlich vorkommenden Phänomene und Faktoren berücksichtigen.

Dieses Ziel eines ebenso logischen wie natürlichen und zugleich vollständigen Systems der Krankheiten bleibt aber auf den meisten Gebieten der Medizin eine Fiktion. Das liegt einmal in der Unvollkommenheit unseres Wissens begründet. Zum anderen stehen fließende Übergänge zwischen Normalität und Abnormität (vgl. DEGKWITZ et al.), zwischen den vielfältigen klinischen Erscheinungsformen selber und zwischen den ihnen zugrundeliegenden pathologischen Vorgängen und deren Entstehungsbedingungen einer streng logischen Klassifikation im Wege. Deshalb wechseln oft die Gesichtspunkte der Gliederung und vielfach begnügt man sich notgedrungen mit einer typologischen Strukturierung der Erscheinungen (→ Typus).

Dies ist besonders in der psychiatrischen Nosologie der Fall, in der es seit der Antike immer wieder zu neuen Versuchen gekommen ist, Krankheitseinheiten zu unterscheiden und in ein System zu bringen (vgl. KAHLBAUM). Bis in unser Jahrhundert haben sich als Niederschlag dieser Bemühungen außer einer Syndromatologie (→ Syndrom) nur einzelne Krankheitskonzepte wie das des manisch-depressiven Krankseins (der „folie circulaire" französischer Autoren) und der periodischen Melancholie und schließlich einige Krankheitsbezeichnungen wie Hysterie und Paranoia erhalten. Auf Ansätzen von KAHLBAUM, SCHÜLE und anderen Autoren des 19. Jahrhunderts aufbauend, gelang es KRAEPELIN dann um die Jahrhundertwende, unter gleichzeitiger Berücksichtigung des klinischen Gesamtbildes im Querschnitt und im Längsschnitt, sowie seiner therapeutischen Beeinflußbarkeit und seiner pathologisch-anatomischen und ätiologischen Grundlagen „Krankheitseinheiten" aufzustellen und in einem System zu vereinigen, das sich in seinen wesentlichen Zügen überall auf der Welt weitgehend durchgesetzt und bis heute behauptet hat. Es bildet auch das Fundament des psychiatrischen Teils der von der Weltgesundheitsorganisation erarbeiteten internationalen Klassifikation der Erkrankungen (ICD = International Classification of Diseases; → Diagnose: *Diagnosenschlüssel*) und ist – allerdings mit einigen grundlegenden Modifikationen (s. u.) – auch zur Grundlage der heute in den USA gebräuchlichen dritten Version des Diagnostischen und Statistischen Manuals (DSM-III) geworden (→ Diagnose).

Die Gliederung erfolgt teils nach ätiologischen, teils nach syndromatologischen und Verlaufsge-

sichtspunkten. Bei KRAEPELIN werden die Hauptgruppen der Erkrankungen nach ursächlichen Faktoren eingeteilt, die allerdings teilweise hypothetischer Natur sind. In der ICD ist der übergeordnete Klassifikationsgesichtspunkt psychischer Störungen ein symptomatologischer. Danach werden unterschieden:
1. Krankhafte Zustände mit schwerer Beeinträchtigung der psychischen Funktionen, die zu Störungen des Realitätsbezugs führen (Psychosen und Demenzen).
2. Nicht-psychotische psychische Störungen ohne Beeinträchtigung der Intelligenz (Neurosen, Psychopathien, sexuelle Deviationen, Süchte, psychosomatische und andere psychogene Störungen sowie nicht-psychotische psychische Störungen auf organischer Grundlage).
3. Geistige Entwicklungshemmung (Oligophrenien).
Diese drei großen Gruppen werden dann zunächst vorwiegend nach ätiologischen und weiterhin nach symptomatologischen Gesichtspunkten unterteilt, z. B. die erste Gruppe in organische (exogene) sowie nicht-organische (endogene bzw. psychogene) Psychosen, die endogenen Psychosen weiterhin in die großen Formenkreise schizophrener, affektiver und anderer Psychosen, die ihrerseits noch in symptomatologisch differenzierbare Untergruppen gegliedert werden. Zwar sind die Einteilungsprinzipien nicht immer konsequent durchgehalten, doch ist trotz dieser Inkongruenzen das System heute international akzeptiert und trägt dadurch zur Überwindung der babylonischen Sprachverwirrung in der Psychiatrie bei, die schon NASSE (zitiert nach KAHLBAUM) 1818 beklagt hat.
Wegen der z. T. auf tradierten Vorurteilen beruhenden, mit hypothetischen ätiologischen Konzepten (wie endogen – psychogen) operierenden, neuere empirische Untersuchungsergebnisse, insbesondere auf genetischem (→ Genetik) und therapeutischem Gebiet vernachlässigenden Gruppierungen (z. B. im Bereich affektiver Störungen und sexueller Deviationen), vor allem aber wegen der unbefriedigenden Übereinstimmung verschiedener Kliniker bei der diagnostischen Anwendung der ICD (→ Diagnose) hat die US-amerikanische Psychiatrie inzwischen einen eigenen Weg bei der Standardisierung und Systematisierung psychiatrischer Krankheitsbegriffe beschritten: In der dritten Auflage des von der American Psychiatric Association herausgegebenen *Diagnostischen und Statistischen Manuals* (DSM-III) wird zwar die prinzipielle ätiologische Differenzierung in organisch bedingte und andere psychische Störungen (d. h. solche, die – mit Ausnahme einiger Formen geistiger Behinderung – nicht auf nachweisbare körperlichen Schädigungen beruhen. Erkrankungen, einschließlich exogener Intoxikationen, beruhen) beibehalten, im übrigen aber vornehmlich nach syndromalen (→ Syndrom) und Verlaufskriterien, zugleich unter Berücksichtigung therapeutischer Gesichtspunkte (so insbesondere bei den psychosexuellen Störungen), differenziert. Allerdings werden auch Befunde der genetischen und der „life event"-Forschung in Rechnung gestellt und damit ätiologische Aspekte keineswegs völlig ignoriert. Dieses Vorgehen hat u. a. zu einer völligen Auflösung des Neurosenkonzepts der klassischen Psychiatrie geführt. So werden die psychogenen Depressionen mit den unipolaren und bipolaren affektiven Psychosen in der Gruppe „affektiver Störungen" zusammengefaßt, soweit sie nicht als depressiv getönte Belastungsreaktionen zu den „Anpassungsstörungen" gerechnet werden. Gravierende depressive Belastungsreaktionen werden aber ebenso wie gravierende Formen depressiver Neurosen und alle gravierenden Depressionen endogener Prägung (im Sinne der klassischen Psychiatrie) unter den „affektiven Störungen" als „major depression" eingestuft. Diese Gruppe wird dann nach dem Verlaufstyp in bipolar und unipolar mit oder ohne (bisherige) Rezidive unterteilt, wobei eine (im symptomatologischen Sinne) psychotische Ausprägung bzw. ein typisch melancholisches (d. h. endogenomorphes) Gepräge der Depression zur weiteren Differenzierung beitragen. Weniger gravierende Formen neurotischer Depressionen stellen als „dysthymic disorder" eine eigene Untergruppe affektiver Störungen dar. Andere Untergruppen werden von blanden Depressionsformen gebildet, die in der klassischen Psychiatrie teils den endogenen Psychosen (im nosologischen Sinne!), teils den thymopathischen Persönlichkeitsstörungen zugerechnet werden. Bipolare Verlaufsformen dieser blanden affektiven Störungen gehören danach zu den „zyklothymen Störungen" bzw. den „atypischen bipolaren Störungen", unipolare Verlaufsformen zu den „atypischen Depressionen", die allerdings auch (aus der Sicht der klassischen Psychiatrie) schizophrene Psychosen ohne derzeit nachweisbare floride psychotische Symptomatik und neurotische Depressionen mit vorübergehenden, mindestens mehrmonatigen Remissionen einschließen (chronische Depressionen dieser Art mit tage- bis wochenlangen Remissionen werden hingegen als „dysthymic disorders" klassifiziert; s. o.).
„Angstsyndrome" werden im DSM-III von den „affektiven Störungen" abgehoben, schließen aber ihrerseits die Zwangsneurose ein. Andererseits werden ängstlich getönte Belastungsreaktionen (neben den depressiv getönten und anderen) bei „Anpassungsstörungen" aufgeführt. Der vorherrschende syndromatologische Einteilungsgesichtspunkt wird also keineswegs konsequent durchgehalten.
Die hysterische Neurose im alten Sinne wird verschiedenen Gruppen zugeteilt: Als „Konversionssyndrom" den „somatoformen Störungen", zusammen mit hypochondrischen und Schmerzsyndromen etc., bzw. als „psychogene Amnesie" den „dissoziativen Störungen", zusammen mit „psy-

chogenem Weglaufen", „Depersonalisationssyndrom" etc. Die hysterische Psychopathie schließlich wird (unter der Bezeichnung „histrionische Persönlichkeitsstörung") – wie in der ICD – einer Gruppe von Persönlichkeitsstörungen, die den psychopathischen Persönlichkeiten im klassischen europäischen Sinne entsprechen, zugeordnet, unter die allerdings (für Europäer befremdlicherweise) auch – unter der Bezeichnung „schizotypische Persönlichkeitsstörungen" – Krankheitsbilder subsumiert werden, die hierzulande als symptomarme Schizophrenien aufgefaßt und dementsprechend zu den endogenen Psychosen gerechnet werden.

Anders als in der ICD-9 konstituieren im DSM-III die Persönlichkeitsstörungen (wie Dyslexie und entwicklungsbedingte Störungen des Sprechens und der Sprache) eine von den übrigen, die erste „Achse" (I) des Systems bildenden psychischen Störungen abgesetzte eigene „Achse" (II). Weitere Achsen dieses „multiaxialen" (man könnte auch sagen „multikategorialen") Systems beziehen sich auf körperliche Störungen (Achse III), das Ausmaß sozialer Belastungsfaktoren (Achse IV) und das höchste Niveau sozialer Anpassung im letzten Jahr (Achse V). Dadurch sollen habituelle (Achse II) von aktuellen Störungen (Achse I) getrennt (inkonsequenterweise werden allerdings die geistige Behinderung und der infantile Autismus der Achse I zugeordnet) und eindeutig zwischen den psychischen Störungen als solchen (Achsen I und II), möglichen ätiologischen Faktoren (Achsen III und IV) und ihren sozialen Konsequenzen (Achse V) unterschieden werden. Ähnliches ist von der WHO für die 10. Revision der ICD (ICD-10) vorgesehen. In der Kinder- und Jugendpsychiatrie hat sich diese Art einer sog. multiaxialen Diagnostik bereits in Form eines von RUTTER et al. inaugurierten Diagnosenschemas durchgesetzt.

Einwände gegen Systeme von Krankheitseinheiten wie die ICD oder das DSM-III, die auf der Kraepelinschen Tradition basieren, sind teils grundsätzlicher, teils spezieller Art.

Ein fundamentaler Einwand richtet sich gegen die Auffassung psychischer Störungen als „Krankheiten". Diese von sog. „Antipsychiatern" vorgebrachte Kritik hat sich zu der Formulierung vom „Krankheitsmythos in der Psychopathologie" (vgl. KEUPP) verdichtet. Eine solche Kritik betrifft im Grunde die gesamte psychiatrische Nosologie – ja, letztlich die Psychiatrie als medizinische Disziplin. Körperlich begründbare psychische Störungen werden allerdings von dieser Kritik oft ausgenommen; sie ist aber auch gegenüber den sog. endogenen Psychosen offenkundig unangebracht (v. ZERSSEN): Deren erscheinungsbildliche Ähnlichkeit mit gewissen Formen organisch bedingter („endomorpher") Psychosen, ihre Verlaufscharakteristika (überwiegend phasenhafter Verlauf bei affektiven Psychosen, überwiegend schubweiser oder chronisch-progredienter bei schizophrenen Psychosen), eindeutige Hinweise auf genetische Bedingungsfaktoren (→ Genetik) und nicht zuletzt ihr Ansprechen auf verschiedene Formen somatischer Therapie lassen bei ihnen die Anwendung des von den Antipsychiatern kritisierten „medizinischen Modells" durchaus sinnvoll erscheinen. Bei den auch von klassischen Vertretern der „Schulpsychiatrie" wie KURT SCHNEIDER (Lit. → Typus) nicht als „Krankheiten", sondern nur als „Spielarten" menschlichen Wesens und Verhaltens gewerteten nicht-psychotischen psychischen Störungen ohne krankhaften Organbefund (also Neurosen, Persönlichkeitsstörungen, sexuelle Deviationen und andere) erscheint die Anwendung des Krankheitsbegriffes dagegen problematischer; sie ergibt sich aber in allen menschlichen Zivilisationen mit einem hochentwickelten medizinischen Versorgungssystem schon aus praktischen Gründen, da nämlich viele der Betroffenen um ärztliche Hilfe nachsuchen, die man ihnen angesichts ihrer seelischen Not kaum verwehren kann. Das setzt aber voraus, daß man sich einen Begriff davon bildet, worunter diese Patienten leiden, und dann versucht, das so von einem ärztlichen Standpunkt aus begrifflich Gefaßte in ein umfassenderes, einschlägiges Begriffssystem einzufügen – und das ist in diesem Fall zwangsläufig ein nosologisches.

Hier erhebt sich aber ein anderer Einwand, der gegen die Annahme umschriebener „Krankheitseinheiten" gerichtet ist; denn eine Einheit von Symptomatik, Ansprechen auf bestimmte therapeutische Maßnahmen, Verlauf und Ausgang der Krankheit und Ätiologie ist – von wenigen Ausnahmen (z. B. dem Alkoholentzugsdelir) abgesehen – im allgemeinen nicht gegeben. Zudem bestehen zwischen den verschiedenen klinischen Formen und von ihnen zur Norm des Erlebens und Verhaltens – wiederum von Ausnahmen abgesehen – alle Übergänge.

Deshalb wird von einigen, besonders angelsächsischen Autoren versucht, psychische Störungen statt in einem kategorialen in einem dimensionalen System (→ Konstitutionstypen) zusammenzufassen (vgl. KATZ et al.). Dieses ist im einfachsten Falle eindimensional, indem es lediglich ein Kontinuum vom Optimum psychosozialer Anpassung bis zu den schwersten Graden psychosozialer Desintegration beinhaltet. Dabei wird die psychische Abnormität im wesentlichen an ihren sozialen Auswirkungen gemessen. Den mehrdimensionalen Systemen liegen demgegenüber meist Konzepte von Variationen normaler Persönlichkeitszüge (den sog. Persönlichkeitsdimensionen wie → Introversion – Extraversion) zugrunde. Die Haupttypen psychopathologischer Erscheinungen (zumindest der körperlich nicht begründbaren) werden als Extreme solcher Züge bzw. ihrer Kombinationen aufgefaßt, z. B. im Eysenckschen System (→ Konstitutionstypen) die Hysterie als Kombination extremer neurotischer Tendenz mit Extraversion, die Schizophrenie als Kombination von extremem „Psychotizismus" mit neurotischer Tendenz und Introversion.

Die dimensionalen Ansätze der psychiatrischen Nosologie gehen im allgemeinen von multivariaten statistischen Analysen (insbesondere Faktorenanalysen) einzelner Aspekte abnormen Verhaltens aus. Soweit sich diese Analysen nicht – wie bei EYSENCK – auf die Ergebnisse von psychologischen Tests stützen, sondern auf klinisch eruierbare Symptome, führen sie im wesentlichen zu den gleichen → Syndromen, wie sie auch in der psychopathologischen Forschung herausgearbeitet und nosologischen Gliederungsversuchen zugrundegelegt worden sind (vgl. MÜLLER u. V. ZERSSEN).

Von der statistischen Seite her erfährt also die klassische Nosologie eine gewisse Bestätigung. Ein grundsätzlicher Einwand gegen die nosologische Differenzierung kommt aber sozusagen aus der entgegengesetzten Richtung, nämlich der einer individualisierenden Betrachtung des Kranken in der Einmaligkeit seiner Entwicklung, seiner Persönlichkeit und der für ihn pathogenen Situationen. Solch ein „ideographischer" Ansatz schließt aber den „nomothetischen" der Einordnung des Kranken als eines in gewissen Aspekten mit anderen vergleichbaren „Falles" in ein nosologisches System (→ Diagnose) keineswegs aus, sondern ergänzt ihn nur, wenn auch in theoretisch wie praktisch bedeutsamer Weise. Einen fruchtbaren Ansatz zu einer Synthese generalisierender (nosologischer) und individualisierender Gesichtspunkte hat BIRNBAUM in seiner „Strukturanalyse" der Psychosen geschaffen. Er bemüht sich dabei vornehmlich um eine differenzierte, auch psychodynamische Momente berücksichtigende Analyse des Bedingungsgefüges der Psychosen. Dabei unterscheidet er als „Hauptdeterminanten" pathogenetische und pathoplastische Faktoren, die nach Art und relativer Ausprägung zwischen verschiedenen Psychoseformen, aber auch zwischen verschiedenen Individuen mit gleichartiger Störung variieren. Ähnliche Wege hat KRETSCHMER in seiner Beschreibung des „sensitiven Beziehungswahns" beschritten.

Abgesehen von diesen grundsätzlichen Problemen wirft eine Systematik psychischer Störungen viele Detailfragen auf, von denen hier nur das Problem des Differenzierungsgrades am Beispiel der endogenen Psychosen erläutert werden soll: Dem Extrem einer Zusammenfassung der im allgemeinen unterschiedenen Formen endogener Psychosen in einer → „Einheitspsychose" mit verschiedenen Stadien oder pathoplastisch bedingten Varianten steht das andere Extrem ihrer Auflösung in zahlreiche, genetisch, symptomatologisch und „exitologisch" (dem Verlauf nach) differenzierbare Spezialformen (LEONHARD) gegenüber. → Zwillingsforschung und → Familienuntersuchungen zeigen, daß sich das Konzept einer Einheitspsychose, wie es in Anlehnung an ältere französische Autoren schon von GRIESINGER vertreten wurde, nicht aufrechterhalten läßt. Die affektiven Psychosen werden heute sogar – wie zur Zeit vor KRAEPELIN (vgl. EMMERICH) – wieder in monopolare (bzw. unipolare) und bipolare Psychosen aufgeteilt; doch rechnet man die unipolar verlaufenden Manien zur Gruppe der bipolaren manisch-depressiven Psychosen und bezieht die Involutionsmelancholie in den Formenkreis der unipolaren Depression ein (ANGST u. PERRIS).

So ist die Nosologie trotz der durchaus berechtigten Versuche ihrer Konventionalisierung auch heute noch ein lebendiges Forschungsfeld. Durch die stärkere Einbeziehung therapeutischer Gesichtspunkte und die Anwendung typologischer Modelle und multivariater statistischer Analyseverfahren zur Verarbeitung klinischer (anamnestischer und psychopathologischer) sowie psychometrischer Daten (→ Typus) gewinnt sie sogar besondere wissenschaftliche Aktualität (vgl. MEYER).

Literatur
ANGST, J., PERRIS, C.: Zur Nosologie endogener Depressionen. Arch. Psychiat. Nervenkr. 210, 373–386 (1968).
BIRNBAUM, K.: Der Aufbau der Psychose. Berlin: Springer 1923.
DEGKWITZ, R., HOFFMANN, O., KINDT, H.: Psychisch krank. München Wien Baltimore: Urban & Schwarzenberg 1982.
Diagnostisches und Statistisches Manual Psychischer Störungen DSM-III (aus d. Amer., dtsch. Bearb. KOEHLER, K., SASS, H.). Weinheim Basel: Beltz 1984.
EMMERICH, R.: Über cyclische Seelenstörungen. Schmidts Jb. ges. Med. 190, 193–220 (1881).
KAHLBAUM, K.: Die Gruppierung der psychischen Krankheiten und die Eintheilung der Seelenstörungen. Danzig: Kafemann 1863.
KATZ, M. M., COLE, J. O., BARTON, W. E. (Eds.): The Role and Methodology of Classification in Psychiatry and Psychopathology. Public Health Service Publication No. 1584, NIMH, Chevy Chase, Md. 1966.
KEUPP, H. (Hrsg.): Der Krankheitsmythos in der Psychopathologie. München Berlin Wien: Urban & Schwarzenberg 1972.
KRAEPELIN, E.: Psychiatrie. 5.–8. Aufl. Leipzig: Barth 1896–1915.
KRETSCHMER, E.: Der sensitive Beziehungswahn. 4. Aufl. von KRETSCHMER, W. Berlin Heidelberg New York: Springer 1966.
LEONHARD, K.: Aufteilung der endogenen Psychosen. 4. Aufl. Berlin: Akademie-Verlag 1968.
MEYER, A.-E.: Klassifikation von Neurotisch-Kranken (Taxonomien) und von Neurose-Symptomen (Nosologien). In: Psychiatrie der Gegenwart, 2. Aufl., hrsg. von KISKER, K. P., MEYER, J. E., MÜLLER, M., STRÖMGREN E., Bd. II/1. Berlin Heidelberg New York: Springer 1972.
MÖLLER, H. J., ZERSSEN, D. v.: Klassifikation psychischer Störungen. In: Klinische Psychologie. Trends in Forschung und Praxis, hrsg. von BAUMANN, U., BERBALK, H., SEIDENSTÜCKER, G., VI. Bern: Huber 1984.
RUTTER, M., LEBOVICI, S., EISENBERG, L., SNEZNEYSKIJ, A. V., SADOUN, R., BROOK, E., LIN, T.: A triaxial classification of mental disorders in childhood. J. Child Psychol. Psychiatr. 10, 41–61 (1969).
SCHÜLE, H.: Klinische Psychiatrie, 3. Aufl. Leipzig: Vogel 1886.
ZERSSEN, D. v.: Psychisches Kranksein – Mythos oder Realität? In: Standorte der Psychiatrie, hrsg. von HIPPIUS, H., LAUTER, H. München Wien Baltimore: Urban & Schwarzenberg 1976. D. V. ZERSSEN

Notfallpsychiatrie → Krisenintervention und Notfallpsychiatrie

O

Objektbeziehung

FREUDS Triebtheorie implizierte von Anfang an eine Theorie der Objektbeziehungen, denn Triebe haben nach FREUD Quellen, Ziele und Objekte. In dem Maße, in dem FREUD seine Triebtheorie entwickelte und modifizierte, entwickelte und modifizierte er auch die Begriffe des Objekts und der Objektbeziehung. Der psychoanalytische Objektbegriff umspann am Ende partielle und ganze, innere und äußere, reale und halluzinierte Objekte.

FREUDS 1923 publizierte Strukturtheorie des psychischen Apparates stellte hier einen besonders wichtigen Einschnitt dar. Bis 1923 konnte man sich das Objekt in der → Psychoanalyse wesentlich als ein libidinöses Objekt vorstellen, das sich, wie SPITZ 1965 beschrieb, mit dem libidinösen bzw. affektiven Zustand des Subjekts wandelt und das daher nicht mit dem sich gleichbleibenden Objekt PIAGETS identisch ist. Im Lichte des strukturellen Gesichtspunkts der Psychoanalyse traten nach 1923 jedoch mehr die sich gleichbleibenden Aspekte des Objektes hervor. Das machte es möglich, auch die Objektbeziehungen als strukturiert und voraussagbar aufzufassen.

Zwei Foci bestimmten hier vor allem die weitere theoretische Entwicklung. Einmal ging es um die Frage, wie äußere Objekte in der Psyche repräsentiert werden. Hier wurden vor allem die Begriffe der Objektrepräsentanz, des inneren Schemas und der Imago („object image") wichtig. Zum anderen richtete sich die Aufmerksamkeit auf die sogenannten inneren Objekte, soweit diese als Mächte in einem komplexen innerpsychischen Drama hervortraten. Wir haben es hier mit zwei sich zum Teil überschneidenden und mit ähnlichen Begriffen arbeitenden Bezugsrahmen zu tun. (Diese Tatsache und der metaphorische und reifizierende Charakter des Begriffes „inneres Objekt" haben bis heute zu Mißverständnissen und Kontroversen Anlaß gegeben.)

Nach FREUDS Tod haben M. KLEIN und FAIRBAIRN eine Theorie der psychoanalytischen Objektbeziehung entwickelt, in der der Begriff des inneren Objektes im eben beschriebenen Sinne zentral wurde. Des Individuums innere Welt, seine Phantasien und sein zwischen seinen inneren Objekten ausgetragenes Beziehungsdrama ließen bei KLEIN die äußere Welt und die äußeren Objekte in den Schatten treten. FAIRBAIRN distanzierte sich in der Folge von der psychoanalytischen Triebtheorie, verwarf FREUDS Begriff des Es und bestritt das Wirken des Lustprinzips. Die → Libido zielte bei ihm nicht mehr auf Lustgewinn ab; sie war nunmehr auf Objektsuche abgestellt. An die Stelle der psychischen Instanzen Es, Ich und Über-Ich traten bei FAIRBAIRN die drei polarisierten Systeme „zentrales Ich und Ideal-Objekt", „anti-libidinöses Ich und zurückweisendes Objekt", „libidinöses Ich und erregendes Objekt". Durch diese theoretischen Konstruktionen versuchte FAIRBAIRN vor allem jenen klinischen Phänomenen gerecht zu werden, die ihm in der Analyse schizoider und schizophrener Patienten begegneten. Hier brachte sich das Wirken innerer Objekte – in der Form von unassimilierten und abgespaltenen Stimmen, Mächten und „Dingen" – am eindrucksvollsten zur Geltung. Hier erschien das innere Drama so überinvestiert, daß die wirkliche Welt und die realen Objekte nur als die unwichtigen, jederzeit austauschbaren Vehikel für → Projektionen erlebt wurden. In mancher Hinsicht erscheinen FAIRBAIRNS Überlegungen und Konzepte Ideen weiterzuführen, die FREUD bereits 1914 mit der Einführung des → Narzißmus entwickelte.

In der Folge lieferte MODELL den Entwurf zu einer psychoanalytischen Theorie der Objektbeziehungen, worin eine Versöhnung der zentralen Beobachtungen und Ideen FAIRBAIRNS mit den Prämissen der klassischen psychoanalytischen Theorie versucht wird.

In neuerer Zeit wurden innerhalb der Psychoanalyse eine Objektbeziehungs-Psychologie und Psychologie des → Selbst zum Teil getrennt voneinander betrachtet. Diese sind jedoch funktionell als Einheit anzusehen. Denn jeder Mensch strebt nach einem verinnerlichten Modell menschlicher Beziehungen, indem er auf der einen Seite „Objektrepräsentanzen" und „Objekt-Imagines" und auf der anderen „Selbstrepräsentanzen" und „Selbst-Imagines" aufbaut. In diesen Beziehungen sind nicht die statischen Imagines, sondern die Art und Weise, wie sie zueinander in Beziehung gesetzt werden, das Wesentliche. Vor allem KERNBERG hat versucht, beide Ansätze innerhalb der Psychoanalyse zu integrieren.

Konzepte der Objektbeziehungstheorie beeinflußten in den letzten Jahrzehnten u. a. auch familientherapeutische Vorstellungen und Vorgehensweisen. So versuchen Familientherapeuten bestimmter Schulen beispielsweise, durch die Konfrontation der realen mit den verinnerlichten Objekten einen innerfamiliären Dialog zu ermöglichen, der letztlich die Weiterentwicklung, d. h. die Differenzierung und Integration innerer Objekte und damit einen Prozeß der familienweiten Ko-Individuation und Ko-Evolution fördert.

Literatur
ARLOW, J., BRENNER, C.: Psychoanalytic concepts and the structural theory. New York: International University Press 1964.
BALINT, M.: Pleasure, object and libido. Brit. J. Med. Psychol. 29, 162 (1956).
BOSZORMENYI-NAGY, I.: A theory of relationships: Experiences and transactions. In: Intensive family therapy. Eds. BOSZORMENYI-NAGY, I., FRAMO, J. L. New York: Hoeber 1965.
FAIRBAIRN, W.: An object-relations theory of the personality. New York: Basic Books 1952.

FREUD, S.: Zur Einführung des Narzißmus. Gesammelte Werke, X (1914). London: Imago 1946.
FREUD, S.: Trauer und Melancholie. Gesammelte Werke, X (1917). London: Imago 1946.
FREUD, S.: Das Ich und das Es. Gesammelte Werke, XIII (1923). London: Imago 1940.
FREUD, S.: Hemmung, Symptom und Angst. Gesammelte Werke, XIV (1927). London: Imago 1948.
GRUNBERGER, B.: Vom Narzißmuß zum Objekt. Frankfurt: Suhrkamp 1976.
JACOBSON, E.: The self and the object world. New York: International University Press 1964.
KERNBERG, O. F.: Objektbeziehungen und Praxis der Psychoanalyse (1976). Stuttgart: Klett-Cotta 1981.
KLEIN, M.: The Psycho-Analysis of children (1932). London: Hogarth 1949.
KLEIN, M.: Envy and gratitude. New York: Basic Books 1957.
KÖNIG, K.: Angst und Persönlichkeit. Das Konzept vom steuernden Objekt und seinen Anwendungen. Göttingen: Vandenhoeck & Ruprecht 1981.
MODELL, A.: Object love and reality. An introduction to psychoanalytic theory of object relations. New York: International University Press 1968.
SCHAFER, R.: Aspects of internalization. New York: International University Press 1968.
SPITZ, R.: The first year of life. New York: International University Press 1965.
STEWART, R. T., PETERS, S., MARSH, M.: An object relations approach to psychotherapy with marital couples, families, and children. Fam. Proc. 14, 161 (1975).
STIERLIN, H.: Conflict and Reconciliation. New York Doubleday-Anchor: New York Science House 1969.
SUTHERLAND, J.: Object-relations theory and the conceptual model of psychoanalysis. Brit. J. Med. Psychol. 36, 109 (1963).

H. STIERLIN

Ödipuskomplex → auch Kastrationskomplex

Das Wesen des Ödipuskomplexes beschrieb FREUD erstmals 1900 im 5. Kapitel seiner Traumdeutung. Er machte ihn in der Folge zu einem Kernstück der psychoanalytischen Theorie. In der Traumdeutung wies er nach, „daß sehr frühzeitig die sexuellen Wünsche des Kindes erwachen – soweit sie im keimenden Zustand diesen Namen verdienen – und daß die erste Neigung des Mädchens dem Vater, die ersten infantilen Begierden des Knaben der Mutter gelten" (S. 264). In späteren Arbeiten präzisierte er die darin zum Zuge kommenden intrapsychischen und zwischenmenschlichen Prozesse. Der Ödipuskomplex erreicht normalerweise seinen Höhepunkt am Ende der → phallischen Phase (5. bis 6. Lebensjahr) und geht mit dem Beginn der Latenzphase unter. (Dies gilt jedoch nach FREUD nur bedingt für das weibliche Geschlecht, da beim letzteren die präödipale Anlehnung an die Mutter und die Identifizierung mit derselben nicht in ähnlich radikaler Weise wie beim Knaben unterbrochen bzw. aufgegeben werden müssen.) Bei beiden Geschlechtern geht die Bewältigung des Ödipuskomplexes mit der Bewältigung des Kastrationskomplexes einher. Die endgültige Bewältigung des Ödipuskomplexes gelingt (wenn überhaupt) erst in der Adoleszenz.

Die Komplexität und Bedeutung des ödipalen Geschehens ergibt sich für den Knaben aus der Tatsache, daß der Vater zum frustrierenden Rivalen wird, während er ihn (den Vater), gleichzeitig als ein Identifikationsmodell für die eigene Männlichkeit benötigt. Er muß nun seinen Vaterhaß in einer Weise bewältigen, die zu einer (nicht zu starken) Idealisierung des Vaters führt. In diesem Prozeß bildet sich sein Über-Ich, in dem der Vater zugleich als Ideal und verbietende Instanz verinnerlicht ist. Gleichzeitig muß er die Mutter als Liebesobjekt „aufgeben". Dabei muß er ihr Bild in sich aufnehmen, so daß es ihn – nach Erreichen der vollen Genitalität – zu einem geeigneten weiblichen Partner hinleiten kann.

Die Bewältigung des Ödipuskomplexes gleicht daher einer Gratwanderung. Wird der Vater zu sehr gehaßt, mißlingt leicht die notwendige positive Identifizierung mit ihm. Fehlt der Vater jedoch als Rivale, dann fehlt ein wichtiger Stachel zur eigenen Individuation. Ist die erotisch-zärtliche Bindung an die Mutter zu stark, kommt es leicht zu einer Fixierung und passiven Angleichung an die letztere, die u. a. zur Basis einer späteren Homosexualität werden kann. Ist diese erotische Bindung zu schwach, wird möglicherweise der Vater an Stelle der Mutter als Objekt erotisch-zärtlicher Befriedigung gesucht.

Diese Überlegungen lassen erkennen, daß die Nichtbewältigung des Ödipuskomplexes zu einer vielgestaltigen Psychopathologie Anlaß geben kann. Darunter spielen neurotisches Verhalten – und vor allem eine neurotische Partnerwahl – eine besondere Rolle. Jede gelungene Psychoanalyse kommt einer (verspäteten) Bewältigung des Ödipuskomplexes gleich.

Literatur
BEHN-ESCHENBURG, H.: The antecedents of the oedipus complex. Int. J. Psycho-Anal. 16, 175 (1935).
DALMAU, C. J.: Post-oedipal psychodynamics. Psychoanal. Rev. 44 (1957).
EISENBUD, J.: Time and the oedipus. Psychoanal. Quart. 25, 363 (1956).
FREUD, S.: Die Traumdeutung. GW, II/III (1900). London: Imago 1942.
FREUD, S.: Das Ich und das Es. GW, XIII (1923). London: Imago 1940.
FREUD, S.: Einige psychische Folgen des anatomischen Geschlechtsunterschiedes. GW, XIV (1925). London: Imago 1948.
JACOBSON, E.: Depression; the oedipus conflict in the development of depressive mechanisms. Psychoanal. Quart. 12 (1943).
KEISER, S.: A Manifest Oedipus Complex in an Adolescent Girl. Psychoanal. Stud. Child 8, 99 (1953).
LAMPL-DE GROOT, J.: Re-evaluation of the role of the oedipus complex. Int. J. Psycho-Anal. 33, 335 (1952).
LEVIN, A. J.: The oedipus myth in history and psychiatry. A new interpretation. Psychiatry 11, 283 (1948).
LEWIS, H.: The effect of shedding the first deciduous tooth upon the passing of the oedipus complex of the male. J. Amer. Psychoanal. Ass. 6, 5 (1958).
MEISS, M. L.: The Oedipal Problem of a Fatherless Boy. Psychoanal. Stud. Child 7, 216 (1952).
REICH, W.: Die charakterologische Überwindung des Oedipus-Komplexes. Int. Z. ärztl. Psychoanal. 17 (1931).
SPIELREIN, S.: The manifestations of the oedipus complex in childhood. Int. J. Psycho-Anal. 4 (1916).

H. STIERLIN

Oligophrenie

I Begriff, synonyme Bezeichnungen

Oligophrenie, abgeleitet von φρήν = Seele, Gemüt, Geist, Verstand (aber auch Zwerchfell, als angenommener Sitz des Gemütes) bedeutet „mit wenig Geist, Verstand ausgestattet". Seit KRAEPELIN wird diese Bezeichnung als Oberbegriff für die angeborenen und früherworbenen Schwachsinnszustände verwandt. Sie besagt nichts über die Entstehungsweise und über die Bedeutung der geistigen Mängel und ist bislang auch von wertenden Tendenzen frei geblieben.

Andere synonym verwandte Bezeichnungen legen demgegenüber mehr oder weniger Gewicht auf bestimmte Einzelaspekte. Der geläufige Begriff *Schwachsinn* schließt auch späterworbene Intelligenzdefekte nicht eindeutig aus (z. B. „Altersschwachsinn"), weist zwar mit der „Schwäche" auf die Hilfsbedürftigkeit hin, enthält aber – vor allem bei seiner außerwissenschaftlichen Verwendung – ein negatives Werturteil. *Geistige Entwicklungsstörung* ist als Bezeichnung ohne abwertenden Beiklang und unterstreicht ähnlich wie *mental retardation* die Abweichung von den erwarteten Lernfortschritten. *Mental deficiency* betont die strukturellen Mängel. Der Begriff *geistige Behinderung* ordnet wie *mental handicap* die intellektuellen Mängel den anderweitigen Behinderungen (Körperbehinderungen, Sprachbehinderungen, Sinnesbehinderungen, „seelische" Behinderungen) zu und gibt dadurch nicht zuletzt im Sozialrecht (z. B. BSHG der Bundesrepublik Deutschland) dem Oligophrenen eine entsprechende, ebenbürtige Stellung. Er hebt außerdem die Störung (das Hindernis) des Informationsaustausches zwischen Individuum und Umwelt und deren soziale Folgen hervor. *Geistesschwäche* schließlich ist wenig gebräuchlich, wird aber in § 6 BGB als Grund für eine Entmündigung oder Pflegschaft aufgeführt, ohne sich dabei nur auf Oligophrenien zu beziehen.

II Definition

Methoden und Beurteilungsmaßstäbe, mit deren Hilfe sich die substantiellen Grundlagen intelligenten Verhaltens (→ Intelligenz) ermitteln und vergleichen ließen, stehen für die Abgrenzung der Oligophrenien nicht zur Verfügung. Die *Diagnose: Oligophrenie* kann sich deswegen nur auf die beobachteten Abweichungen des intelligenten Verhaltens gründen. Die Bewertung dieser Abweichungen richtet sich dabei nicht nach allgemeingültigen objektiven Kriterien, sondern orientiert sich – auch bei der Verwendung standardisierter Vergleichsverfahren (Tests) – an soziokulturell unterschiedlich determinierten Erwartungen hinsichtlich Anpassung und Erfolg.

Das wird deutlich bei einer Definition wie sie BENDA (1960) gegeben hat: „Ein Mensch ist vom Rechtsstandpunkt oligophren, wenn er nicht imstande ist, sich selbst und seine Angelegenheiten zu besorgen und wenn er dies auch nicht lernen kann, sondern zu seinem eigenen und dem Wohle der Gesellschaft Überwachung, Kontrolle und Fürsorge braucht."

Abweichung vom erwarteten Sozialverhalten ist auch für die von der Weltgesundheitsorganisation (WHO) übernommene Definition der American Association of Mental Deficiency (AAMD) der ausschlaggebende Indikator: „Mental retardation refers to subaverage general intellectual functioning which originates during the developmental period and is associated with impairment in adaptive behavior." – Die unterdurchschnittliche geistige Funktion unterscheidet dabei von anderen Störungen der Leistungsfähigkeit und der Anpassung (HEBER).

Die AAMD hat mit ihrer Definition darauf verzichtet, zwischen „mental retardation" und „mental deficiency" zu unterscheiden. Zeitweilig hatte man sich bemüht, „mental retardation" als ein Zurückbleiben lediglich auf Grund soziokultureller Bedingungen und „mental deficiency", als Auswirkung einer genetisch oder schädigungsbedingt mangelhaften Funktion des Zentralnervensystems einander gegenüberzustellen. „Mental deficiency" wurde von SARASON (1959) in einer Weise definiert, die weitgehend für „Oligophrenie" und „geistige Behinderung" übernommen werden kann (EGGERT):

1. Der geistige Defekt eines geistig behinderten Individuums entstand vor, während oder kurz nach der Geburt.
2. Der Defekt manifestiert sich in geistigen und sozialen Schwächen, die das Individuum davon abhalten, Probleme in dem Maße zu lösen, die andere Individuen gleichen Alters lösen können.
3. Wegen dieser sozialen und geistigen Schwäche braucht das Individuum in gewissem Ausmaß die Hilfe anderer und wird sie immer brauchen.
4. Schwachsinn ist im wesentlichen unheilbar.

Mit dem Kriterium der „Unheilbarkeit" sucht auch DOLL (1947, 1961) „mental deficiency" („feeblemindedness") als eine Sonderform von „mental retardation" herauszuheben. Es wird damit u. a. angestrebt, irrtümliche Hoffnungen und therapeutische Zielsetzungen zu vermeiden, wie sie durch die dynamisch-verlaufsorientierten Bezeichnungen „geistige Entwicklungsstörung" und „mental retardation" (gegenüber den statisch-strukturellen Begriffen „geistige Behinderung" und „mental deficiency") begründet werden könnten. Trotzdem dürfte aber das Zusammenwirken somatischer und soziokultureller Bedingungen bei allen Ausprägungsgraden der Oligophrenien, vor allem aber bei den leichteren Formen, den Verzicht auf grundsätzlich unterscheidende Definitionen rechtfertigen.

Die Insuffizienz gegenüber den Verhaltenserwartungen (AAMD) wird vor allem in den Bereichen statomotorische und kommunikative *Entwicklung* („maturation"), *Lernen* und *soziale Anpassung* registriert. Da die Beurteilungsmaßstäbe in diesen Bereichen während der einzelnen Entwicklungsabschnitte auf soziokulturell bedingt unterschiedliche Erwartungen beruhen, kann ein und dasselbe Individuum sowohl nach Meinung seiner Umwelt als auch im Sinne der wissenschaftlichen Definition einmal als „schwachsinnig" gelten und ein andermal nicht. So werden z. B. gegenüber den nach Voraussetzungen und Umfang des Angebotes sowie nach dem Tempo des Fortschreitens weitgehend genormten und mittelschichtbezogenen schulischen Lernanforderungen Kinder oligophren und dementsprechend stigmatisiert, die während der Vorschulzeit in ihrer Umgebung noch nicht aufgefallen zu sein brauchen und die unter günstigen Bedingungen schließlich auch als Erwachsene wieder hinreichend sozial angepaßt erscheinen.

III Ausprägungsgrade der Oligophrenien
(→ auch Intelligenzstörungen)
Hinsichtlich der Abweichung vom erwarteten Verhalten sind von jeher Unterscheidungen getroffen worden, bei denen zumeist die erreichte lebenspraktische und soziale Selbständigkeit sowie das Kommunikationsniveau mit dem entsprechenden Niveau der normal verlaufenden Entwicklung verglichen wurde. Allerdings ergibt sich dabei ein derart weiter Beurteilungsspielraum, daß alte wie neue Einteilungen der Schweregrade darauf angewiesen sind, das gemessene intelligente Verhalten und als orientierende Kurzformel den mit Hilfe von Tests ermittelten Intelligenz- oder Entwicklungsquotienten als Maßstab heranzuziehen.
Die bis 1967 gebräuchliche Einteilung in drei Ausprägungsgrade unterschied (WHO 1954):
1. *Debilität* (abgeleitet von [lat.] debilis = schwach): Leichte Oligophrenie. Intelligenzquotient 50−70. In der Kleinkinderzeit verzögerte Sprachentwicklung und meist späte Sauberkeitsgewöhnung. Unterrichtung an einer Sonderschule für Lernbehinderte größtenteils möglich (IQ 60−65 aufwärts) („educable"). Abstrakte Ordnungsschemata, höhere soziale Zusammenhänge, Rechenprozeduren werden nur mangelhaft erfaßt. Geistige Fähigkeiten bei Abschluß der Entwicklung einem Alter von 8−12 Jahren entsprechend. Teilweise ungelernte Arbeiten oder Anlerntätigkeiten möglich, teilweise beschützter Arbeitsplatz erforderlich. Bei besonderen sozialen Schwierigkeiten und entscheidenden Problemen der Lebensführung Hilfe notwendig.
2. *Imbezillität* (abgeleitet von [lat.] imbecillus = schwach, ohne Halt): Mittelgradige Oligophrenie. Intelligenzquotient 20−50. In der Kleinkinderzeit verzögerte motorische Entwicklung, stärker verzögerte, mangelhaft bleibende Sprachentwicklung, späte Sauberkeitsgewöhnung. Kulturtechniken können nicht oder nur in den Anfangsgründen erworben werden. Etwa ab IQ 40 lebenspraktische Förderung in Tagesstätten oder Sonderschulen für geistig behinderte Kinder größtenteils möglich

(*„lebenspraktisch bildbar"*, „trainable"). Geistige Fähigkeiten bei Abschluß der Entwicklung einem Alter von 3−7 Jahren entsprechend. Alltagsroutine wird erworben, kann aber nicht sinnvoll auf neue Situationen übertragen werden. Tätigkeit nur unter fortlaufender Anleitung und Aufsicht (beschützende Werkstatt oder beschützter Arbeitsplatz) möglich. Keine soziale Selbständigkeit.
3. *Idiotie* (abgeleitet von [gr.] $\iota\delta\iota\omega\tau\eta\varsigma$ = Alleinstehender, Einzelgänger, Stümper, d. h. ohne ausreichende Kommunikation): Schwere Oligophrenie. Intelligenzquotient unter 20 (d. h. in einem nicht mehr zu ermittelnden Bereich). Während der Kleinkinderzeit wird das Entwicklungsniveau eines Säuglings kaum überschritten. Ausreichende sprachliche Verständigungsmöglichkeiten werden nicht erworben. Keine beständige Alltagsroutine, deswegen Hilfe und Pflege notwendig. Pflegeerleichterndes Training jedoch häufig möglich. Geistige Fähigkeiten bei Abschluß der Entwicklung entsprechen einem Alter von weniger als 3 Jahren.
Die Begriffe Debilität, Imbezillität und Idiotie sind allerdings keineswegs einheitlich der obigen Darstellung entsprechend interpretiert worden. Beträchtliche Unterschiede bei der praktischen Anwendung dieser Bezeichnungen (s. Abb.) haben

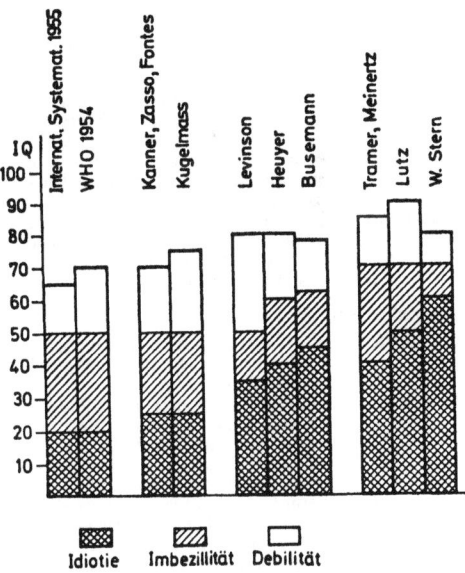

Unterschiedliche Klassifikation der Oligophrenien nach der älteren Einteilung in Debilität, Imbezillität und Idiotie

vielmehr zu Mißverständnissen (Beratung, Begutachtung) geführt. Abgesehen davon spricht auch der abwertende außerwissenschaftliche Gebrauch der bisherigen Bezeichnungen (z. B. „Idiot") gegen ihre weitere Verwendung.

Tabelle. Praktische Fähigkeiten und Selbständigkeit bei den verschiedenen Ausprägungsgraden der Oligophrenie

Leichte Oligophrenie

Vorschulalter: Lernt lediglich etwas verzögert Laufen, Sprechen und selbständiges Essen.

Schulalter: Kann Kulturtechniken zumeist in einer Sonderschule für Lernbehinderte erlernen (etwa ab IQ 60–65).

Erwachsenenalter: Soziale und berufliche Selbständigkeit z. T. möglich. Bei besonderen wirtschaftlichen und sozialen Problemen jedoch Hilfe erforderlich.

Mittelgradige Oligophrenie

Vorschulalter: Deutliche Verzögerung der motorischen und besonders der sprachlichen Entwicklung. Kann aber durch Anleitung teilweise unabhängig von ständiger Hilfe werden.

Schulalter: Erlernt einfache Mitteilungsformen, Grundbegriff der Körperpflege, der Gefahrenvermeidung sowie einfache Handfertigkeiten. Kann Lesen und Schreiben nicht anwenden.

Erwachsenenalter: Kann einfache praktische Tätigkeiten unter beschützenden Bedingungen ausüben. Kann an einfacher Freizeitgestaltung teilnehmen. Findet sich in gewohnter Umgebung zurecht. Keine soziale oder wirtschaftliche Selbständigkeit.

Ausgeprägte Oligophrenie

Vorschulalter: Erhebliche Verzögerung der motorischen Entwicklung. Kaum Verständigungsmöglichkeiten. Kann nur zu allereinfachster Selbsthilfe (z. B. selbständiger Nahrungsaufnahme) angeleitet werden.

Schulalter: Fortbewegung (abgesehen von besonderen motorischen Behinderungen) möglich. Sprachverständnis und begrenzte Äußerungsmöglichkeiten stellen sich ein. Einfache Gewohnheiten können eingeübt werden.

Erwachsenenalter: Verfügt über eine gewisse Routine in einfacher Selbstversorgung. Benötigt aber Aufsicht und Anleitung in behütender Umgebung.

Hochgradige Oligophrenie

Vorschulalter: Nur allereinfachste sensomotorische Funktionen vorhanden. Benötigt Pflege wie Säugling.

Schulalter: Einfache emotionale Reaktionen vorhanden. Kann im Gebrauch der Gliedmaßen und hinsichtlich der Nahrungsaufnahme angeleitet werden. Fortwährende Überwachung notwendig.

Erwachsenenalter: Lernt Gehen und verfügt über allereinfachste sprachliche Äußerungsmöglichkeiten. Benötigt Pflege. Vollkommen unselbständig. Ständige Aufsicht erforderlich.

Der 1967 von der WHO getroffenen Übereinkunft einer Einteilung der Intelligenzdefekte liegen Standardabweichungen

$$\left(s = \sqrt{\frac{(X-M)^2}{N}}\right)$$

vom statistischen Mittel der mit geeichten Verfahren gemessenen Intelligenz zugrunde (→ Intelligenzstörungen). Neben den *Grenzfällen* (zwischen s^1 und s^2) werden unterschieden: *leichte* (zwischen s^2 und s^3), *mittelgradige* (moderate) (zwischen s^3 und s^4), *ausgeprägte* (severe) (zwischen s^4 und s^5) und *hochgradige* (profound) (unter s^5) *geistige Entwicklungsstörungen.*

Jede derartige Übereinkunft kann immer nur ein grobes Gerüst für die Einteilung geben. Im Einzelfall kann die Zuordnung nach Gesichtspunkten der lebenspraktischen und sozialen Anpassung zu einem anderen Ergebnis führen (s. Tabelle), da die gemessene Intelligenz nur einen Teil der dafür maßgeblichen Bedingungen erfaßt.

Eine Einteilung vorzunehmen, bei der die Feststellung eines bestimmten Ausprägungsgrades der Oligophrenie zugleich auch die Zuordnung zu bestimmten institutionalisierten Bildungs- und Förderungsmöglichkeiten erlaubt, dürfte nicht gelingen. Abgesehen davon, daß die Eignung des einzelnen Oligophrenen für derartige Einrichtungen von vielfältigen Bedingungen abhängt, weisen auch Aufnahmeindikationen und Aufgabenstellung der Institutionen (Sonderschulen, Tagesstätten, „Trainingszentren") unter dem Einfluß unterschiedlicher Eingliederungs- und Ausgliederungstendenzen große Unterschiede auf.

Definitionsschwierigkeiten gab es auch insofern, als WHO und AAMD die Grenze für „mental retardation" bei „subaverage intellectual functioning" ansetzten und damit bereits jede über die einfache Standardabweichung (Prozentrang 16) hinausgehende Abweichung, also auch die Grenzfälle („Minderbegabung", „backwardness", „borderline intelligence", „borderline mental deficiency") meinten (HEBER). Das entspricht zwar der mit dem Begriff „mental retardation" beabsichtigten Einbeziehung ausschließlich oder überwiegend soziokulturell bedingter Beeinträchtigungen, deckt sich aber nicht mit der üblichen Anwendung der Bezeichnungen „Oligophrenie" und „Schwachsinn", mit denen erst der Bereich unterhalb der doppelten Standardabweichung gemeint ist.

Inzwischen ist in der 9. Revision der International Classification of Disease (ICD 9) und im Diagnostic and Statistic Manual of Mental Disorders (DSM III) *Mental retardation* übereinstimmend definiert und nach Ausprägungsgraden untergliedert worden: *Geistige Fähigkeiten unterhalb eines Intelligenzquotienten von 70; entsprechende Beeinträchtigung der Anpassungsmöglichkeiten; Eintreten vor Vollendung des 18. Lebensjahres;* mit den Subtypen: leicht (*mild*): IQ 50–70, mittelgradig (*moderate*): IQ 35–49, ausgeprägt (*severe*): IQ 20–34, hochgradig (*profound*): IQ unter 20.

IV Ursachen der Oligophrenien

Die Entstehungsbedingungen der Oligophrenien lassen sich drei Bereichen zuordnen, die einander gegenseitig nicht ausschließen, vielmehr häufig voneinander abhängen oder sich gegenseitig verstärkend beeinflussen.

1. *Anlagebedingte Mängel der Begabungsausstattung* (Abweichungen der Lernvoraussetzungen)
   a) Zusammentreffen extremer Minusvarianten der genetischen (polygenen) Kontrolle somatischer Lernvoraussetzungen
   b) einfacher Erbschwachsinn (sog. Oligophrenia vera)
2. *Somatogene Defekte der informationsverarbeitenden Systeme*
   a) Genetische Ursachen
      α) Recessiv oder dominant vererbte Mißbildungssyndrome (z. B. Laurence-Moon-Biedle-Syndrom, Marfan-Syndrom)
      β) Hereditäre Stoffwechselanomalien (Enzymopathien)
      – Störungen des Aminosäurenstoffwechsels (z. B. Phenylketonurie, Ahornsirup-Krankheit, Hartnupsyndrom)
      – Störungen des Kohlenhydratstoffwechsels (z. B. Galaktosämie)
      – Störungen im Lipoid- und Mucopolysacharidstoffwechsel (z. B. amaurotische Idiotie, Gargoylismus oder Pfaundler-Hurler-Syndrom, Metachromatische Leukodystrophie)
      γ) Neurocutane Syndrome oder Phakomatosen (z. B. Tuberkulöse Sklerose, Neurofibromatose)
   b) Chromosomenanomalien (z. B. Trisomie 21 oder sog. mongoloider Schwachsinn, Klinefelter-Syndrom, Turner-Syndrom)
   c) Endokrine Anomalien (z. B. Hypothyreose)
   d) Störungen der embryonalen Entwicklung (z. B. durch Virusembryopathien)
   e) Früherworbene Hirnschäden
      α) Pränatal erworbene Hirnschäden (z. B. durch Toxoplasmose, Cytomegalie, Versorgungsstörungen durch Mangelernährung der Mutter oder Beeinträchtigung der Sauerstoffzufuhr, Microcephaliesyndrom)
      β) Perinatal erworbene Hirnschäden (z. B. durch Sauerstoffmangel, Blutungen, Kernikterus infolge Blutgruppeninkompatibilität)
      γ) Postnatal erworbene Hirnschäden (z. B. Keuchhustenencephalopathie, postvaccinale Encephalitis, postkombustionelle Encephalopathie)
3. *Beeinträchtigungen oder Störungen der Lernvorgänge*
   a) Ungünstige psychosoziale Bedingungen
      α) Angebotsmangel
      – soziokulturell bedingt (Schichtzugehörigkeit, sozioökonomischer Status der Eltern usw.)
      – individuell bedingt (z. B. sensorische Deprivation, overprotection)
      β) Störungen der Lernmotivation
      – ungenügende Verstärkung des Explorationsverhaltens
      – fehlende Erwartungen, negative Vorurteile der Umgebung
      – Mißerfolgsbetonung
   b) Beeinträchtigungen der Aufnahmemöglichkeiten
      α) Sinnesbehinderungen (oft weitere Auswirkung der unter 2 aufgeführten Ursachen)
      β) Körperbehinderungen (mangelnde Erfahrungsmöglichkeiten)
      γ) Hyperaktivität (Erethismus)

Leichte Oligophrenien beruhen zumeist auf einem Zusammenwirken von anlagebedingten Begabungsmängeln (1) oder Folgen früherworbener Hirnschäden (2e) oft außerdem auch mit zumeist ungünstigen psychosozialen Bedingungen (3a) oft außerdem auch mit zumeist unerkannten Aufnahmebeeinträchtigungen (3b).
– Im Grenzbereich der „Minderbegabung" oder „Dummheit" spielt der soziokulturell bedingte Angebotsmangel (3aα) häufig eine entscheidende Rolle. Obwohl oft gar kein Begabungsdefizit vorliegt, kommt es zum Versagen gegenüber den verbaltheoretischen Anforderungen der Schule, da es abhängig vom Status der Eltern an einer entsprechenden sprachlichen und kognitiven Vorbereitung fehlt und weil das Neugierverhalten in der Vorschulzeit keine ausreichende Bestätigung gefunden hat. Vorurteile auf Grund der Schichtzugehörigkeit und Einstellungsbeeinflussung durch die Mängel bei den am höchsten bewerteten Leistungen im Fach Muttersprache tragen zur schulischen Disqualifizierung bei. „Dummheit" erweist sich im Sinne von „tumb" (auf Taubheit beruhende Stummheit) oft nur als ein mangelhaftes Verfügen über Teilnahmemöglichkeiten am Kommunikationssystem einer bestimmten sozialen Gruppe (AMMEN).

Mittelgradige, ausgeprägte und hochgradige Oligophrenien haben somatogene Defekte der informationsverarbeitenden Systeme zur Ursache (2). Häufig erweist sich aber auch dabei die Umwelt als relativ defekt: An Stelle möglicher psychosozialer Kompensation wird auf das Verhalten des oligophrenen Kindes mit Einschränkung der Explorationsbestätigung und der Informationszufuhr reagiert. Träges Dahindämmern, Stereotypien und Autoaggressionen hochgradig Oligophrener sind oft psychosozial bedingt und vermeidbar.

Literatur

AMMEN, A.: Die „Dummheit" und ihre psychosozialen Aspekte, Referat aus soziologischer Sicht, XII. Wiss. Tg. Dtsch. Vg. f. Jugendpsychiatr., Würzburg 1971.
BAUMEISTER, A. A. (Edit.): Mental retardation. Chicago: Aldine 1967.
BENDA, C. E.: Die Oligophrenien. In: GRUHLE, H. W., JUNG, R., MAYER-GROSS, W., MÜLLER, M. (Hrsg.): Psychiatrie der Gegenwart, Bd. II. Berlin Göttingen Heidelberg: Springer 1960.
BRISON, D. W.: Definition, diagnosis and classification. In: BAUMEISTER, A. A. (Edit.): Mental retardation. Chicago: Aldine 1967.

BUSEMANN, A.: Psychologie der Intelligenzdefekte. München Basel: Reinhard 1959.
EGGERT, D.: Tests für geistig Behinderte. Weinheim: Beltz 1970.
GUNZBURG, H. C.: Social competence and mental handicap. London: Bailière, Tindall & Cassell 1968.
HARBAUER, H.: Oligophrenien und Demenzzustände. In: HARBAUER, H., LEMPP, R., NISSEN, G., STRUNK, P.: Lehrbuch der speziellen Kinder- und Jugendpsychiatrie. Berlin Heidelberg New York: Springer 1971.
HEBER, R.: A manual on terminology and classification in mental retardation. Springfield: Amer. Assoc. Mental Defic. 1961.
ROBINSON, H. B., ROBINSON, N. M.: Mental retardation. In: MUSSEN, P. H. (Edit.): Carmichael's Manual of child psychology, Vol. II. New York: Wiley 1970.
SARASON, S. B.: Psychological problems in mental deficiency, 3rd edit. New York: Harper & Brothers 1959.
WORTIS, J. (Edit.): Mental retardation I, II. New York London: Grune & Stratton 1970.

F. SPECHT

Oligophrenie, phenylpyruvische (Phenylketonurie, Brenztraubensäure-Schwachsinn, Föllingsche Krankheit)

Die Phenylketonurie (PKU) ist unter den 20 bisher entdeckten genetisch bedingten Störungen im Aminosäurestoffwechsel, die eine Oligophrenie zur Folge haben, am häufigsten, am längsten bekannt und am gründlichsten untersucht. FÖLLING hat 1934 als erster diese Form des Schwachsinns beschrieben, bei der die im Harn ausgeschiedene Phenylbrenztraubensäure nach Zusatz von einigen Tropfen Eisen-III-Chlorid (Föllingsche Probe) eine dunkelgrüne Färbung verursacht.

Es handelt sich bei der PKU um eine autosomal vererbte Enzymopathie, die unter 10 000 Neugeborenen einmal vorkommt und bei 0,5–1,5% aller Oligophrenen Ursache der geistigen Entwicklungsstörung ist. Die Aktivität des Enzymkomplexes Phenylalanin-Hydrolase ist dabei so weitgehend herabgesetzt, daß die normalerweise stattfindende Oxydation der unentbehrlichen (essentiellen) Aminosäure Phenylalanin zu Tyrosin nicht zustandekommt. Die Konzentration des Phenylalanin in den Körperflüssigkeiten steigt dadurch auf das 10- bis 30fache der Norm an. Bei einem Phenylalaningehalt des Blutplasma von mehr als 10–15 mg% werden Phenylalanin und dessen pathologische Abbauprodukte Phenyl-Brenztraubensäure, Phenyl-Milchsäure und Phenyl-Essigsäure im Harn und mit dem Schweiß ausgeschieden.

Unbehandelt führt die PKU (von sehr seltenen Ausnahmen abgesehen) schon im Laufe des ersten Lebensjahres zu einer Verzögerung der statischen und der geistigen Entwicklung, die bei 70% eine ausgeprägte bis hochgradige und bei 30% eine mittelgradige Oligophrenie zur Folge hat. Wahrscheinlich ist dafür nicht die toxische Wirkung des vermehrt vorhandenen Phenylalanins und seiner pathologischen Abbauprodukte verantwortlich, sondern eine Beeinträchtigung der Myelinisierung des Großhirns (4. Lebensmonat bis 3. Lebensjahr) durch Störungen im Stoffwechsel des bei der PKU zur essentiellen Aminosäure gewordenen Tyrosin infolge sekundärer Auswirkungen der mangelhaften Phenylalanin-Oxydaseaktivität (Enzymhemmung durch abnorme Metaboliten, unspezifische Oxydationsvorgänge, Adaptivenzyme). Die nachgewiesene Demyelinisierung und der Schwerpunkt der Demenz im Kleinkindesalter stehen mit dieser Annahme in Einklang.

Auf sekundäre Störungen im Tyrosin-Stoffwechsel beruht zumindest der für die PKU charakteristische Pigmentmangel infolge ungenügender Melanin-Synthese (90% hellblonde Haare, 75% blaue Augen, helle Haut). Die gleichfalls beeinträchtigte Synthese von Epinephrin und Norepinephrin bedingt eine Hypotonie.

Die Ausscheidung der Phenylessigsäure mit dem Schweiß, zumeist verbunden mit einer Hyperhidrosis, verursacht den eigentümlichen als „muffig", „pferdestallartig", „wolfsartig", „mäusekotartig" beschriebenen Körpergeruch bei PKU und führt außerdem bei ⅓ zu Ekzemen.

Bei ⅔ der Oligophrenien mit PKU finden sich neurologische Symptome (Pyramidenbahnzeichen, Muskelrigidität, Dyskinesien, Hyperkinesen). Bei etwa der Hälfte von ihnen kommt es zu hirnorganischen Krampfanfällen, die oft schon Ende des ersten Lebensjahres mit einem West-Syndrom (Blitz-Nick-Salaam-Krämpfe) einsetzen, später als Grand mal auftreten. Ein pathologisches Elektroencephalogramm findet sich bei 80%. Extrapyramidale Symptome, Auffälligkeiten des Elektroencephalogramms und Krampfanfälle lassen sich durch Zufuhr von Phenylalanin und Phenylbrenztraubensäure provozieren und beruhen mithin wohl auf deren unmittelbarer toxischen Wirkung. Sie sind dementsprechend durch phenylalaninarme Diät rasch zu beeinflussen und treten im allgemeinen auch mit dem 10. Lebensjahr zurück.

Als Folge der Muskelhypertonie kommt es oft zu einer „pithekoiden" Körperhaltung (leichte Beugestellung aller Gelenke, Kyphose, breitbeinig-kurzschrittiger Gang). Neben Kleinwuchs finden sich des öfteren Abweichungen der Skeletentwicklung (Mikrocephalie, Brachycephalie, Hypertelorismus, Spina bifida).

Eine die mangelnde Aktivität der Phenylalanin-Oxydase substituierende Therapie ist bislang nicht möglich. Die Auswirkungen der Enzymopathie können jedoch durch eine Diät, die nur Mindestmengen (Säuglinge: 25 mg/kg, Kleinkinder: 15–20 mg/kg, Schulkinder: 5–10 mg/kg) des für das Wachstum unentbehrlichen, in der normalen Nahrung sonst sehr reichlich vertretenen Phenylalanin enthält, verhindert werden. Eine phenylalaninarme Diät macht die Verwendung von Eiweißhydrolysaten erforderlich, denen das Phenylalanin durch Adsorption an aktivierte Tierkohle entzogen wurde. Sie sind als Fertigpräparate erhältlich, müssen nach einem speziellen Ernährungsschema unter Kontrolle des Serumgehaltes an Phenylalanin (1,5–4 mg%) bis etwa zum

10. Lebensjahr verabfolgt werden und können später durch natürliche Nahrungsmittel mit einem minimalen Phenylalaningehalt (Obst, Gemüse, reine Stärke, gereinigte Fette) ergänzt werden.
Nur solche Kinder, bei denen mit der phenylalaninarmen Diät spätestens im 2. Lebensmonat begonnen wurde, schneiden später bei einer Überprüfung ihrer geistigen Leistungsmöglichkeiten durchschnittlich ab und bleiben frei von hirnorganischen Krampferscheinungen bzw. entsprechenden Normabweichungen des Elektroencephalogramms. Bei einer später einsetzenden Behandlung kann oft nur noch mit einer Abschwächung der toxisch verursachten Symptomatik (s. oben), jedoch nicht mehr mit einer Normalisierung der inzwischen irreversibel gestörten Hirnentwicklung gerechnet werden.
Der Therapieerfolg hängt mithin davon ab, daß die PKU bereits in den ersten Lebenswochen entdeckt wird. Das gelingt wegen der noch fehlenden Auswirkungen nur mit biochemischen Methoden. Allerdings sind die Föllingsche Probe (s. oben) oder die Harn-Schnelldiagnostik mit entsprechenden vorpräparierten Teststreifen (Phenistix) dafür ungeeignet, weil Phenylbrenztraubensäure erst bei einer etwa 10fachen Erhöhung der Phenylalaninkonzentration des Serums im Urin erscheint. Das ist bei der PKU erst in der 6. Lebenswoche der Fall. Eine verdächtige (4 mg%) oder eindeutig pathologische (über 6 mg%) Vermehrung des Phenylalanins im Serum läßt sich indessen bereits nach dem 4. Lebenstag mit Hilfe des Guthrie-Tests nachweisen. Das Verfahren beruht darauf, daß Bac. subtilis auf einer Agarplatte in Gegenwart eines Hemmstoffes (Beta-2-Thienylalanin) nur dann wächst, wenn dessen Wirkung durch Phenylalanin aufgehoben wird. Die Ausdehnung des Bakterienwachstums um ein mit Blut vollgesogenes Filterpapierscheibchen läßt durch den Vergleich mit Standard-Phenylalaninproben quantitative Schlüsse auf die Serumkonzentration des Phenylalanin zu. Der Guthrie-Test, dessen Ergebnisse durch dünnschichtchromatographische Untersuchungen zu überprüfen sind, eignet sich für die zur rechtzeitigen Diagnose der PKU unerläßliche Durchmusterung *aller* Neugeborenen. Filterpapier auf Testkartenvordrucken wird mit drei aus Hacken oder Fingerkuppe gewonnenen Blutstropfen beschickt und nach dem Trocknen an eine zentrale Untersuchungsstelle eingesandt. Bei Neugeborenen mit einem Phenylalanin-Blutspiegel über 8 mg% soll eine phenylalaninarme Diät begonnen werden. Die Abgrenzung gegenüber einer transitorischen Hyperphenylalaninämie infolge verzögerter Enzymreifung und der leichteren persistierenden Hyperphenylalaninämie (unter 15–20 mg%) erfolgt durch Phenylalanin-Belastungstests im ersten Lebensjahr.

Literatur
BICKEL, H.: Phenylketonurie. In: LINNEWEH, F. (Hrsg.): Erbliche Stoffwechselkrankheiten. München Berlin: Urban & Schwarzenberg 1962.
BICKEL, H.: Diagnose, Therapie und Früherkennung der Phenylketonurie. Deutsches Ärzteblatt 59, 717–724 (1965).
BICKEL, H., CLEVE, H.: Metabolische Schwachsinnsformen. In: BECKER, E. P. (Hrsg.): Humangenetik, Bd. V/2. Stuttgart: Thieme 1967.
FÖLLING, A.: Über die Ausscheidung von Phenylbrenztraubensäure in den Harn als Stoffwechselanomalie in Verbindung mit Imbezillität. Z. Physiol. Chem. 227, 169 (1934).
GRÜTER, W.: Angeborene Stoffwechselstörungen und Schwachsinn am Beispiel der Phenylketonurie. Stuttgart: Enke 1963.
GUTHRIE, R., SUSI, A.: A simple phenylalanine method for detecting phenylketonuria in a large population of newborn infants. Pediatrics 32, 338 (1963).
HELLBRÜGGE, T., PECHSTEIN, J.: Ernährung von Kindern mit Phenylketonurie. Fortschr. Med. 84, 369–371 (1966).
F. SPECHT

Onanie

Der Begriff Onanie wurde von BEKKER 1710 geprägt nach der biblischen Figur Onan, der im Rahmen eines Koitus interruptus seinen Samen auf die Erde fallen ließ. Es beginnt um diese Zeit ein bis ins Wahnhafte gehender Prozeß der Verdammung und Verfolgung der Onanie mit einem ersten Höhepunkt bei TISSOT 1760. Onanie wurde als Ursache fast aller körperlichen und psychischen Störungen angeschuldigt – ein Prozeß, der bis zur Jahrhundertwende anhielt. Spätestens seit den Forschungen von KINSEY ist bekannt, daß Onanie überaus verbreitet ist und zeitweise die häufigste Art sexueller Betätigung überhaupt darstellt. Dies hat zu einer anderen Bewertung geführt. Die Onanie spielt eine wichtige Rolle in der psychosexuellen Entwicklung. Die mit der Onanie meistens verbundene Phantasieausgestaltung ist ein wichtiger Entwicklungsabschnitt, in dem sexuelle Wünsche „probeweise" in Beziehungen integriert werden. Die Umbewertung drückt sich auch darin aus, daß die Begriffsmystifikationen in den Worten Onanie, Masturbation, Ipsation ungebräuchlich geworden sind und dem sachlich beschreibenden Begriff Selbstbefriedigung Platz gemacht haben. Die Umbewertung schlägt bisweilen ins andere Extrem, wenn Eltern heute mit Besorgnis reagieren, wenn ihre Kinder keine Selbstbefriedigung machen.
Untersuchungen über Vorkommen und Verbreitung der Selbstbefriedigung haben ergeben, daß ein Viertel der Jungen und Mädchen bis zum Pubertätsbeginn Erfahrung mit Selbstbefriedigung haben. Um das 18. Lebensjahr herum haben etwa 95% der Jungen Selbstbefriedigung gemacht, aber nur knapp die Hälfte der Mädchen. Bis zum 25. Lebensjahr haben ¾ der Frauen Erfahrung mit Selbstbefriedigung. Die meisten Jungen machen in der Pubertät und in den Jahren danach regelmäßig Selbstbefriedigung; die Häufigkeit läßt stark nach, wenn sie Beziehungen eingehen, die Selbstbefriedigung verliert aber selten ganz an Bedeutung. Auch wenn sich in den letzten Jahrzehnten die Ge-

schlechtsunterschiede im Sexualverhalten weitgehend nivelliert haben, ist Selbstbefriedigung bei Mädchen nach wie vor weniger verbreitet und im Durchschnitt seltener. Im Unterschied zu Jungen und Männern wird bei Mädchen und Frauen Selbstbefriedigung, wenn sie einmal praktiziert ist, meist als eine Befriedigungsform beibehalten, auch wenn Beziehungen bestehen. Bei Jungen und Männern ist sie mehr „Ersatzbefriedigung", bei Frauen in der Tendenz mehr „Selbstbefriedigung" (CLEMENT, 1985).

Bezüglich der Häufigkeit lassen sich keine „Normalwerte" benennen. Auch eine mehrfach tägliche Selbstbefriedigung kann konfliktlos erlebt werden. Selbstbefriedigung kann aber *subjektiv* als Problem erlebt werden. Dies ist bekannt bei Jugendlichen in Form von Masturbationsskrupeln, Schuldgefühlen, Ängsten, von der Selbstbefriedigung krank oder impotent zu werden. Solche Verarbeitungen sind heute im Vergleich zu früher seltener geworden. Die psychosexuelle Entwicklung ist heute weniger mit „neurotischem Ballast" befrachtet als früher, bedingt durch die relative Problemlosigkeit, mit der heute über Sexualität gesprochen wird. Dies heißt aber nicht, daß die Pubertät heute weniger konfliktträchtig sei, die Konflikte werden nur nicht mehr in erster Linie an der Sexualität festgemacht. Dennoch sind auch heute noch irrationale Skrupel, Schuldgefühle, Ängste im Zusammenhang mit der Selbstbefriedigung zu beobachten, denen mit Aufklärung im Sinne von Informationsvermittlung nicht beizukommen ist. Wenn solche Probleme stark im Erlebnismittelpunkt stehen, sind darin meist Hinweise auf starke Männlichkeitsprobleme und Kastrationsängste zu sehen.

Ein subjektives Problem kann Selbstbefriedigung dann darstellen, wenn sie mit abweichenden Phantasien verbunden ist. Für die Bewertung ist wichtig zu berücksichtigen, daß nicht nur in der Pubertät und Jugend normalerweise ein großer Variationsreichtum sexueller Phantasien vorkommt. Erst wenn eine starre Fixierung auf abweichende Inhalte vorliegt, kann dies Zeichen einer Perversionsbildung sein.

Subjektiv als Problem kann Selbstbefriedigung von Männern erlebt werden, die in Beziehungen leben und dennoch regelmäßig Selbstbefriedigung machen. Dies ist „an sich" kein Problem, da Selbstbefriedigung nur selten ganz aufgegeben wird. Wenn Selbstbefriedigung aber wichtiger wird als partnerschaftliche sexuelle Kontakte, dann kann dies Ausdruck von Beziehungskonflikten, von neurotischen Beziehungsstörungen, von Potenzängsten sein oder ein Zeichen einer „heimlichen" Perversionsbildung. Masturbationsphantasien geben dann wichtige diagnostische Hinweise.

Bei aller Toleranz gegenüber Selbstbefriedigung wird auch heute noch gelegentlich vor der Schädlichkeit einer „exzessiven Onanie" gewarnt. Dies sind Reste der alten Abwertung. Eine „exzessive" Selbstbefriedigung läßt sich nicht an Häufigkeiten festmachen. Es gibt jedoch ein subjektives Leiden an einer als zu häufig erlebten Selbstbefriedigung. Es gibt progrediente Verlaufsformen im Bereich der Sexualität, die GIESE „sexuelle Süchtigkeit" genannt hat (→ Perversionen) und es gibt suchtartig erlebte Selbstbefriedigungszwänge. Diese sind aber nicht „schädlich", sondern vielmehr ein Ausdruck einer unter Umständen erheblichen neurotischen Störung. Die Sexualität hat, beginnend mit der Kindheit, psychodynamisch eine wichtige Bedeutung und Funktion im Prozeß der inneren Lösung von den Eltern, trägt zu Erfahrungen von Eigenständigkeit, Autonomie bei. Sie ist auch insofern ein Abwehrmechanismus, als innere Spannungen, Konflikte sexualisiert werden können. „Exzessive" Selbstbefriedigung bei Kindern oder in späterem Alter ist ein Ausdruck der Sexualisierung innerer Spannungen und Konflikte, signalisiert Störungen in der psychischen Entwicklung, ist aber nicht deren Ursache. Dies ist insofern wichtig, als eine Therapie in Form „triebdämpfender" Medikamente sinnlos ist, sondern immer eine Aufarbeitung der Konflikte geleistet werden sollte.

Literatur
CLEMENT, U.: Sozialer Wandel und Sexualität. Eine empirische Studie zur Veränderung der Sexualität von Studenten 1966–1981. Hamburg: Dissertation 1984.
GIESE, H.: Psychopathologie der Sexualität. Stuttgart: Enke 1962.
KINSEY, A. C., POMEROY, W. B., MARTIN, C. E.: Sexual behavior in the human male. Philadelphia London: Saunders 1948.

E. SCHORSCH

Oneiroide → Bewußtseinsstörungen

Onychophagie, Fingernägelkauen
[gr.: ὄνυξ = Nagel; φαγεῖν = essen]
Es kann sich um das vieldeutige Symptom einer Verhaltensstörung im Kindes- und Erwachsenenalter handeln. In der Literatur, im Brauchtum und im Volksmund wird die Onychophagie aber auch oft als harmloser Ausdruck einer momentanen Verlegenheit aufgefaßt. HORAZ spricht von „rodere unguens", wenn jemand sich meditierend vertieft. Als Ersatzhandlung für einen erlittenen Kummer taucht die Onychophagie beispielsweise bei HEINE auf:

„Der Hans und die Grete sind Bräutigam und Braut
und blitzen im Hochzeitsgeschmeide,
der arme Peter die Nägel kaut
und geht im Werkeltagskleide."

Die abergläubische Beschäftigung mit den Fingernägeln spielt bei allen Völkern eine bedeutende Rolle (Nägel dürfen nur an bestimmten Tagen geschnitten werden, die abgeschnittenen Teile können zu magischen Zwecken verwendet werden, z. B. zur Herstellung von Liebestränken, es darf nicht über abgeschnittene Nägel uriniert werden, usw.). In der älteren psychiatrischen Literatur wird die Onychophagie meist im Zusammenhang mit Symptomen einer psychopathischen Konstitution im Kindesalter abgehandelt. Daß die Onychophagie in engem Zusammenhang mit dem Daumenlutschen steht, liegt auf der Hand (HOMBURGER, ZIEHEN). HOMBURGER findet die Onychophagie bei ängstlichen Kindern, die sie im Sinne einer Schuldersatzhandlung praktizieren. Für ZIEHEN handelt es sich um ein ticartiges motorisches Verhalten, das sich von seinem ursprünglichen Ziel entfernt hat. Die psychoanalytische Schule (BONAPARTE) sieht in der Onychophagie ein masturbatorisches Äquivalent, d. h. eine autoerotische Manifestation mit masochistischem Gepräge. Nur wenige Autoren suchen die Erklärung der Onychophagie in einer körperlichen Störung, z. B. Vitamin-B- und D-Mangel (ZABOROVSKI, FAY).

Eine gründliche, auch statistisch untermauerte Untersuchung ist diejenige von BOVET (1942). Unter 6000 Schulkindern der französischen Schweiz fand er 10% Nägelkauer. Sie unterschieden sich nicht von den übrigen Kindern hinsichtlich Häufigkeit anderer körperlicher Krankheiten, wiesen keinen besonderen körperlichen Habitus auf, waren jedoch häufiger unterdurchschnittlich begabt. Es zeigte sich bei diesen Nägelkauern häufiger als bei den übrigen Kindern Zeichen von Nervosität und Ängstlichkeit. BOVET faßt die Onychophagie als eine motorische Abreaktion auf, die ein Gefühl der Befriedigung vermittle, eine Selbstbestrafung vorausnehme und schließlich eine Opposition gegen die Umgebung aufzeige.

Im Erwachsenenalter fortbestehende Onychophagie muß in der Regel als Ausdruck einer Störung gewertet werden. Je länger sie andauert, desto eher wird sie nicht mehr nur eine Gewohnheit, sondern ein echtes Symptom einer neurotischen Entwicklung sein. Es kann sich allenfalls auch um eine Selbstverstümmelungstendenz bei ausgesprochen Schwachsinnigen handeln.

Die Behandlung kann sich nicht auf das Symptom beschränken, sondern muß die gesamte Situation und die Persönlichkeitsentwicklung berücksichtigen. Je nachdem, ob es sich um ein kindliches gelegentliches Nägelkauen handelt oder um eine Onychophagie beim Erwachsenen, werden alle Formen der Psychotherapie zur Anwendung gelangen können.

Literatur
BONAPARTE, M.: Des auto-érotismus agressifs par la griffe et par la dent. Rev. franç. Psychoanal. 6, 192 (1933).
BOVET, L.: L'onychophagie. Schweiz. Arch. Neurol. Psychiat. 49, 61 (1942) u. 50, 14 (1943).
FAY, H. M.: Les onychophages et les énurésiques. Education (Paris), janv. 1937.
HOMBURGER, A.: Vorlesungen über Psychopathologie des Kindesalters. Berlin: Springer 1926.
ZABOROVSKI, JEUDON: Origine possible et traitement de l'onychophagie. Bull. Soc. Pédiat. (Paris) 29, 430 (1931).
ZIEHEN, T.: Geisteskrankheiten im Kindesalter. Berlin: Reuther u. Reichard 1926.

C. MÜLLER

Optische Halluzinationen → Halluzination

Orales Stadium → Stadium, orales

Organische Persönlichkeitsveränderung → Persönlichkeitsveränderung, organische

Organisches Psychosyndrom → Psychosyndrom, organisches

Organminderwertigkeit

Der Begriff geht auf ALFRED ADLER, den Schöpfer der → Individualpsychologie zurück und hat entwicklungsgeschichtlich für die Entstehung der individualpsychologischen Psychodynamik eine entscheidende Bedeutung, insbesondere in Verbindung mit dem Begriffspendant Kompensation, doch spielt die Organminderwertigkeit in der später ausgearbeiteten Individualpsychologie keine herausragende Rolle mehr. Da Gegensätzliches irrtümlich immer wieder behauptet wird, folgen einige Erläuterungen.

Ein für die individualpsychologische Psychodynamik zentrales Bewegungsgesetz wird von A. ADLER 1907 in seiner „Studie über Minderwertigkeit von Organen" entwickelt, und zwar durch die Einführung der Theorie der Kompensation. ADLER findet, daß in jedem sonst gesunden Menschen, dessen Leistungsfähigkeit durch ein nicht voll ausgebildetes oder nicht voll funktionsfähiges Organ gemindert ist, ein mehr oder weniger heftiger und durchsetzungsfähiger Drang entsteht, durch Einsatz aller sonst zur Verfügung stehender Kräfte die volle Leistungsfähigkeit zu gewinnen. Dies kann an Ort und Stelle, also am minderwertigen Organ selbst geschehen, und zwar durch unermüdliches Training, dies kann aber auch durch die Ausbildung anderer Fähigkeiten geschehen, die für die ausgefallene oder ungenügend ausgebildete Ersatz bieten. Hier soll es nur um die in unserem Zusammenhang wichtige Möglichkeit der psychischen Kompensation morphologischer Mangellagen oder funktioneller Insuffizienzen gehen: nicht das aplastische oder dysplastische oder dysfunktionelle, insuffiziente Organ selbst ist Angriffspunkt kompensatorischer Bemühungen, auch nicht ein symmetrisches gleichsinniges oder funktionell potentiell vikariierendes Organ, sondern das Zentralorgan übernimmt die (psychische) Kompensation. Ein weiterer Denkschritt ADLERS betrifft das Problem der Kompensations-Energie, über deren Vorhandensein, Verfügbarkeit, Größenordnung und Verschiebbarkeit ADLER 1907 genau so schreibt, wie FREUD, zu dessen wöchentlichem Diskussionskreis ADLER 1902–1911 gehörte, es bei der Libido tut. Von dieser Betrachtungsweise der Kompensations-Energie als eigenständiges energetisches Potential im Rahmen der psychischen Energie wendet sich ADLER schon in den nächsten Jahren wieder vollständig ab.

Ein weiteres Problem ergibt sich aus der Betrachtung des Kompensationsergebnisses: Es ist nach ADLER meist zu beobachten, daß die Neigung besteht, Kompensationen qualitativ und quantitativ über die reale Mangellage hinaus auszubauen. Kompensatorische Bewegungen führen, das gilt in der Biologie generell, in der Regel zu einem zumindest zunächst überkompensierten Ergebnis, was schon dadurch gewährleistet ist, daß Minderwertigkeiten mit einer höheren Beachtung und Bedeutung belegt werden. Auf dem Gebiet der psychischen Kompensation wird nun beobachtet, daß das Bemühen, eine als unzureichend empfundene Fertigkeit auf ein befriedigendes Niveau anzuheben, dort nur selten haltmacht, sondern so gut wie allgemein bis zur Erreichung weit überdurchschnittlicher Leistungen weitergetrieben wird. ADLER entwickelte daraus sogar eine Theorie der Genialität als Überkompensation von Schwächen. Die besonders hohe Leistung ergibt sich danach aus der Überkompensation einer organminderwertigen Ausgangslage. Durch die Verallgemeinerung dieser These, die in Einzelfällen zutreffen mag und die nie verifiziert wurde, ist ADLER verspottet worden: Er habe behauptet, man müsse primär einen Defekt haben, um ein Genie werden zu können, oder gar besonders gravierende biologische (einschließlich Persönlichkeits-)Mängel brächten zwangsläufig Genies hervor. Dies sind bösartige Verballhornungen von ADLERs Gedankenexperimenten.

Schließlich sei noch ein wesentlicher Punkt hervorgehoben. Das Problem der Minderwertigkeit braucht kein reales zu sein, sondern ein Organträger kann Morphe und Funktion seiner Organe einschließlich seines Gehirns für mangelhaft oder minderwertig halten; dies kann die gleichen Folgen haben, als ob die Annahme Realität wäre, so daß bei Untersuchungen von Kompensationen, besonders von Überkompensationen auch nach vermeintlichen Organminderwertigkeiten gefahndet werden muß. In der Verallgemeinerung über das Problem der Organminderwertigkeit hinaus führte dies ADLER zu der Folgerung, die schon der griechische Philosoph EPIKTET mitteilte: Nicht die Realität ist des Menschen Wirklichkeit, sondern seine Meinung darüber.

Wenn ADLER in seinen Betrachtungen über die Kompensations-Energie eine Parallele zu FREUDS Umgang mit der → Libido versuchte, wenn er sie auch kurz darauf verwarf, so versuchte er in der „Studie über Minderwertigkeit von Organen" eine zweite, fast rührend anmutende Brücke zu FREUD zu schlagen. ADLER stellte fest, daß jedwede Organminderwertigkeit auch mit einer Minderwertigkeit, wenn schon nicht der Sexualorgane, so zumindest der Sexualfunktionen verknüpft sei, so daß er zwar FREUD in seiner Hypothese über die sexuelle Grundlage der Psychoneurosen nicht beipflichten konnte, aber doch konzedierte, daß jede → Neurose von Sexualstörungen begleitet sei. Schon 1911 stellte ADLER aber seinen weiterentwickelten Standpunkt dar: Die sexuellen Störungen sind (sekundäre) Wirkungen der aus gruppendynamischen Gründen entstandenen (primären) Störungen der sozialen Einordnung. Spätestens hier ist die Wichtigkeit der Lehre von der Organminderwertigkeit bei ADLER als genetischer Faktor für die Neurosenentstehung in den Hintergrund getreten; es handelt sich bei seinen Ausführungen zur Organminderwertigkeit und deren Kompensation um eine, wenn auch bedeutende, Episode in der Entwicklung seiner Auffassung von der Psychodynamik des Menschen.

Anregend war die Arbeit über die Organminderwertigkeit für die allgemeine Nosologie insofern, als sie die Frage beantworten half, weshalb gerade dieses bestimmte Organ erkrankte (locus minoris resistentiae). Fragen der Organwahl bei somatischen Störungen im Rahmen von Neurosen und bei der Ausprägung psychosomatischer Störungen lassen sich von der Adlerschen Betrachtungsweise zur Organminderwertigkeit gut beantworten. Eine auf ADLERS Ideen fußende moderne Ausarbeitung der Psychosomatik steht noch aus. – Bei der Genese der neurotischen Disposition und der Manifestation der Neurose spielt nach der heutigen Individualpsychologie die Organminderwertigkeit nur noch eine gänzlich untergeordnete Rolle.

Literatur
ADLER, A.: Studie über Minderwertigkeit von Organen. Berlin Wien: Urban & Schwarzenberg 1907 (Reprint: S. Fischer 1977).
ADLER, A.: Über den nervösen Charakter. Grundzüge einer vergleichenden Individualpsychologie und Psychotherapie. Wiesbaden: Bergmann 1912 (Reprint: S. Fischer 1972).
ANSBACHER, H. L., ANSBACHER, R. R.: Alfred Adlers Individualpsychologie. Eine systematische Darstellung seiner Lehre in Auszügen aus seinen Schriften, 3. Aufl. München Basel: Ernst Reinhardt 1982.
EICKE, D. (Hrsg.): Tiefenpsychologie. Kindlers Psychologie des 20. Jhdts, Bd. 4: Individualpsychologie und Analytische Psychologie. Zürich: Kindler 1977.
SCHMIDT, R. (Hrsg.): Die Individualpsychologie Alfred Adlers. Ein Lehrbuch. Stuttgart: Kohlhammer 1982.
R. POREP

Organneurose
Synonym: Funktionelle Organstörung; vegetative Neurose
Eine in den Jahren nach 1920 aufgekommene Bezeichnung, die damals körperliche Störungen mit seelischer Verursachung oder Beteiligung nichthysterischer Art betraf. Sie wird gegenwärtig am ehesten noch für Störungen der motorischen oder vegetativen Organfunktionen ohne begleitende pathologisch-anatomische Veränderungen benutzt, bei denen emotionale Spannungen ursächlich mitwirken. Organneurosen folgen in ihrem Ablauf den Funktionsgesetzen der Organsysteme, nicht den unbewußten Phantasien wie die hysterischen Symptombildungen.

S. FREUD selbst gebrauchte die Bezeichnung nicht, beschrieb aber im Rahmen von funktionellen Sehstörungen grundsätzlich die Möglichkeit, daß ein

Organ in der Erregbarkeit und seiner Innervation unter den Einfluß psychischer, d. h. bei ihm sexueller Besetzungen und Störungen geraten kann. Es war dann OTTO FENICHEL, der ausdrücklich die Organneurose von der hysterischen Störung abtrennte. Bei der Organneurose werden physiologische Organfunktionen durch unbewußte sexuelle Verhaltensweisen beeinflußt, ohne daß die auftretenden Veränderungen eine bestimmte psychische *Bedeutung* haben. Er beschrieb unter diesem Begriff allerdings alle Störungen, die heute als psychosomatische benannt werden, und eine Reihe damals ätiologisch noch wenig erforschter Krankheitsbilder wie Epilepsie, Kurzsichtigkeit, aber auch ausgesprochene psychosomatische Krankheitsbilder wie peptisches Magengeschwür, Neurodermitis, Herzphobie, Störungen wie Migräne, → Hypochondrie und rheumatische Arthritis. F. ALEXANDER hat den Begriff der Organneurose als funktionelle Störung in Richtung auf die vegetative Neurose erweitert und unter dem Aspekt sympathischer und parasympathischer vegetativer Dauererregungszustände sowohl funktionelle Störungen wie Obstipation und Herzklopfen, aber auch die von ihm besonders studierten sieben großen → psychosomatischen Krankheiten (→ Psychosomatik) im engeren Sinne beschrieben. Er beschrieb, daß bestimmte Affekte eine spezifische Affinität zu bestimmten Organen oder Organsystemen haben (z. B. Ekel = Krampf des Magens und Erbrechen; Angst = Durchfall etc.). Nach 1950 wurde der Begriff Organneurose immer mehr durch den weitergehenden Begriff der psychosomatischen Krankheit ersetzt, wobei der Begriff jetzt auf ganz oder teilweise psychogen bedingte Organveränderungen ausgedehnt wurde. Dem impliziten psychogenetischen Anspruch von Organneurose werden weder das Wissen um die vielschichtigen somato-psychosomatischen Zusammenhänge noch der Begriff Neurose im Hinblick auf die psychische Seite gerecht.

Wenn der Begriff Organneurose einen Sinn behalten soll, so wäre er am ehesten zwischen den hysterischen Symptombildungen einerseits und den psychosomatischen Krankheiten mit morphologischen Befunden andererseits anzusetzen. Es sind vor allem die Motilitätsstörungen im Bereich der quergestreiften und der glatten Muskulatur, die sich dafür anbieten, nicht die aus heutiger Sicht stets multifaktoriellen und mehrere Organsysteme umgreifenden und komplexen psychosomatischen Krankheitsbilder. So sind als Organneurosen am ehesten noch zu bezeichnen: Cardiospasmus, Diarrhoe, Obstipation, Motilitätsstörungen des Magens, Motilitätsneurosen wie Torticollis spasticus und Schreibkrampf. Auch hier ist jeweils eine Disposition bzw. ein organisches Entgegenkommen anzunehmen. Eine gefühlsmäßig belastete Auslösesituation und später die affektive Erregungslage sind jedoch bei der Manifestation und beim psychotherapeutisch erreichten Zurücktreten in die Latenz ebenso wichtig für den Verlauf.

Die von G. VON BERGMANN vertretene Tendenz zum „Abbau der Organneurosen" führte dazu, daß viele sogenannte Magenneurosen als chronische Magenschleimhautentzündungen (Gastritis) angesprochen wurden, eine Diagnose, bei der heute wieder mehr der Einfluß von Streß und affektiver Dauererregung anerkannt wird.

Therapeutisch sind bei den Motilitätsstörungen im Bereich der quergestreiften und der glatten Muskulatur, für die der Begriff Organneurose heute noch am ehesten gebraucht wird, neben aufdeckenden psychotherapeutischen Verfahren die Hypnose und auch körperzentrierte Entspannungstherapien indiziert.

Literatur
ALEXANDER, F.: Psychosomatische Medizin (Grundlagen und Anwendungsgebiete). Berlin: de Gruyter 1951.
BERGMANN, G. v.: Funktionelle Pathologie. Berlin: Springer 1936.
DELIUS, L., FAHRENBERG, J.: Psychovegetative Syndrome. Stuttgart: Thieme 1966.
FENICHEL, O.: Psychoanalytische Neurosenlehre II. Olten Freiburg: Walther 1975.
FREUD, S.: Die psychogene Sehstörung in psychoanalytischer Auffassung. Gesammelte Werke VIII, S. 94 (1910). Frankfurt: Fischer 1965.

W. BRÄUTIGAM

Orientierungsstörungen

Das Orientierungsvermögen stellt die Fähigkeit dar, aus der Unmittelbarkeit des aktuellen Erlebens ständig heraustreten zu können, um sich selbst und die durchlebte Situation in den objektiven Zusammenhang der Welt und in das individuelle Gefüge der persönlichen Erfahrungskontinuität einzuordnen. Diese Fähigkeit erlaubt es den Menschen, die angetroffenen Gegebenheiten zu überblicken, zu befragen und festzustellen und schafft mit der Einordnung der jeweiligen Situation in bestimmte Bezugssysteme zugleich die Voraussetzung für das eigene Insichgeordnetsein. Die wichtigsten dieser Bezugssysteme sind die *kalendarische* Ordnung, die *geographische* Ordnung, die *biographische* Ordnung und die Ordnung des *individuellen Erfahrungszusammenhangs;* diesen vier wichtigsten Formen der Ordnungsgefüge entsprechen vier unterschiedliche Typen der Orientierungsleistung: Die *zeitliche, örtliche, autopsychische* und *situative* Orientierung.

Störungen der Orientierung können sich in einer Unsicherheit oder in einem Schwanken der Orientierungsleistung (*Orientierungsmängel*), in einem völligen Ausfall der Orientierung (*Desorientierung*), in einer fehlerhaften Orientierung (*Falschorientierung*) oder in einer *wahnhaften Fehl- oder Neuorientierung* bemerkbar machen. Orientierungsstörungen beruhen häufig auf einer mangelhaften Perception des Wahrnehmungsfeldes im Zusammenhang mit einer *Beeinträchtigung des Wachbewußtseins* und sind daher ein zuverlässiges Kriterium für die Diagnose von organischen Bewußtseinsstörungen (Dämmerzustände, Delirien, Verwirrtheit), in denen nicht klar aufgefaßt wird. Sie entstehen weiter bei schweren *Merkfähigkeitsstörungen* oder bei *Einstellstörungen* (z. B. beim amnestisch-konfabulatorischen Symptomenkomplex oder bei der Presbyophrenie), also im Rahmen eines organischen Psychosyndroms, wobei die Denk- und Urteilsschwäche zu einer zusätzlichen Akzentuierung der Desorientiertheit beiträgt. Orientierungsstörungen sind somit im allgemeinen ein schwerwiegendes psychopathologisches Syndrom, das als akute vorübergehende Störung auf hirnorganische Bewußtseinsstörungen und Psychosen, als dauernde Erscheinung dagegen auf fortgeschrittene cerebrale Abbauprozesse hinweist. Selener sind Orientierungsstörungen Ausdruck eines *funktionellen Trübungszustandes* (hysterischer Dämmerzustand) oder *wahnhafter bzw. halluzinatorischer* Situations- und Personen*verkennungen*. In Ausnahmefällen kann es auch einmal unter normalpsychologischen Voraussetzungen zu einer Desorientierung kommen; solche Orientierungsstörungen betreffen allerdings nie die autopsychische oder situative Orientierung, sondern erstrecken sich lediglich auf Ort und Zeit; außerdem sind sie leichteren Ausmaßes, gehen mit einem geordneten Denken und Handeln einher und werden rasch wieder korrigiert.

Zur Ermittlung von Orientierungsstörungen werden in der klinischen Praxis die Leistungen des Patienten hinsichtlich der vier genannten Orientierungsqualitäten geprüft:

1. Die *zeitliche Orientierung* ist bei hirnorganischen Erkrankungen in der Regel anfälliger als das Ortsgefüge, so daß sich bei allen leichteren Amnesien und bei geringgradigeren Beeinträchtigungen des Wachbewußtseins zunächst Störungen der zeitlichen Orientierung finden. Dabei sind Tagesdatum und Monat leichter störbar als die Jahreszeit und Jahreszahl; dies hängt damit zusammen, daß die letzteren Daten länger konstant bleiben.

2. Die *örtliche Orientierung* in bezug auf den vertrauten Raum ist sehr viel fester verankert und wird im allgemeinen nur bei den akuten Syndromen der Bewußtseinsstörung und bei Endzuständen des hirnorganischen Abbaus beeinträchtigt. Dagegen kann es schon frühzeitig zu örtlichen Orientierungsstörungen kommen, wenn Patienten mit einem leichten hirnorganischen Abbau in eine fremde Umgebung gebracht werden. Von den Störungen der örtlichen Orientierung sind solche der *räumlichen Orientierung* zu unterscheiden; hier ist nicht die Einordnung in den geographischen Raum, sondern die in den *geometrischen Raum* gestört, so daß Raumbeziehungen nicht mehr erkannt werden. Derartigen räumlichen Orientierungsmängeln begegnen wir als optisch-räumliche Agnosie oder als Apraxie der Raumgliederung vor allem bei Herdschädigungen in der Parieto-Occipitalregion. Es spricht aber manches dafür, daß der Raumsinn den zeiträumlichen Aufbau der persönlichen Erinnerung mitbestimmt und eine Voraussetzung für die geordnete Gestaltung der Erinnerung im Sinne eines zeiträumlichen Erinnerungsgefüges (ZEH, 1961) ist. Bei einer schweren Dissoziation dieses Ordnungsgefüges (wie sie etwa im Rahmen eines akuten exogenen Reaktionstyps, bei der Alzheimerschen Krankheit, in fortgeschrittenen Stadien der senilen Demenz oder bei anderen schweren hirnorganischen Abbauprozessen auftreten kann) wird daher auch der Raumsinn in Mitleidenschaft gezogen. Der Kranke findet sich dann in der typischen Situation des bewohnten Raumes nicht mehr zurecht, obwohl charakteristische Umweltgegebenheiten vorliegen, die dem Menschen von Kindheit an vertraut sind. Eine derartige „Verwirrtheit" mit räumlichen Orientierungsstörungen tritt niemals isoliert auf, sondern ist stets mit der Störung anderer Orientierungsqualitäten verbunden.

3. Die *autopsychische Orientierung* ist stabiler als die örtliche und zeitliche Orientierung, da sie schon früh entsteht und während des ganzen Lebens weitgehend konstant bleibt. Man pflegt einen Patienten als autopsychisch orientiert zu bezeichnen, wenn er seinen Geburtstag, seinen Geburtsort, Namen, Beruf usw. richtig angeben kann. Störungen in der persönlichen Orientierung kommen bei angeborenem Schwachsinn, bei schweren akuten exogenen Psychosen oder bei fortgeschrittenen Hirnkrankheiten vor, bei denen auch die früheren Kenntnisse beeinträchtigt sind. Die Orientierung bezüglich der eigenen Person kann auch durch wahnhafte oder halluzinatorische Situationsverkennungen oder Trugerinnerungen geschädigt sein; zuweilen laufen bei solchen Kranken richtige Orientierung und wahnhafte Neuorientierung nebeneinander her, so daß man von einer „doppelten Buchführung" sprechen kann.

4. Die *situative Orientierung* ist die Fähigkeit, Beziehungen zwischen dem augenblicklichen Erleben und der individuellen Gesamterfahrung herzustellen, also einen bestimmten Sachverhalt in einem geordneten Situationsgefüge zu verankern. Bei Bewußtseinstrübungen, amnestischen Syndromen oder dementen Erscheinungsbildern ist dieses Situationsgefüge in grober Weise entordnet (PAULEIKHOFF, 1955). Im Rahmen der üblichen klinischen Prüfung der Orientiertheit erfassen wir nur sehr schwere Formen des Situationszerfalls. Eine situative Desorientiertheit liegt vor, wenn beispielsweise Sinn und Bedeutung der jeweiligen Örtlichkeit nicht mehr erkannt oder die Rolle anderer Menschen in bezug auf die eigene Person nicht richtig gedeutet werden kann. Gerade hinsichtlich der situativen Orientierung sind zwei Formen der Desorientiertheit deutlich zu unterscheiden: ein einfacher Mangel an genauer Orientierung, d. h. eine Unsicherheit oder ein Nichtwissen in bezug auf die angetroffene Situation einerseits und ein Zustand von Falschorientiertheit im Sinne einer Verkennung der Situation und der

Rolle der eigenen Person in dieser Situation andererseits. Die letztere Form der situativen Falschorientierung, bei der sich zum Beispiel ein Patient im Krankensaal bewegt, als ob er sich in einem Wirtshaus befindet, die anderen Kranken als alte Stammtischbekannte und das Klinikpersonal als Kellner begrüßt, kann beim Delir, beim Korsakow-Syndrom oder bei der Presbyophrenie vorkommen; es gibt aber zahlreiche klinische Übergänge, so daß Falschorientierungen im Verlaufe der Rückbildung der Störung in bloße Orientierungsmängel übergehen oder daß jemand tagsüber zwar auch nicht genau weiß, wo er sich befindet, nachts aber an den Türen rüttelt, um „dadrüben" in seine Wohnung zu gelangen. SCHELLER (1963) hat darauf aufmerksam gemacht, daß es sich bei diesen zwei Formen der Orientierungsstörungen um strukturell ganz verschiedene Einstellungen zur Wirklichkeit handelt und daß die grundsätzliche Trennung von Zuständen mangelhafter Orientiertheit und einer Falschorientiertheit für das Verständnis des Orientierungsproblems ausschlaggebend sei. Als Grundlage für die Falschorientiertheit wird von diesem Autor die mangelnde Selbstvergegenwärtigung in bezug auf den biographischen Ort angesehen; die betreffenden Patienten sind nicht in der Lage, die aktuelle Situation mit ihrem eigenen biographischen Standort zu verbinden und sie von dort aus sinnvoll zu interpretieren.

Literatur
PAULEIKHOFF, B.: Über Veränderungen des Situationsgefüges bei dementen Erscheinungsbildern. Nervenarzt 26, 510–515 (1955).
REICHARDT, M.: Allgemeine und spezielle Psychiatrie. (Hrsg.): GRÜNTHAL, E., STÖRRING, G. E. Basel: Karger 1955.
SCHELLER, H.: Über das Wesen der Orientiertheit. Nervenarzt 34, 1–4 (1963).
WITTER, H.: Grundriß der gerichtlichen Psychologie und Psychiatrie. Berlin Heidelberg New York: Springer 1970.
ZEH, W.: Die Amnesien. Stuttgart: Thieme 1961.
ZUTT, J.: Über verstehende Anthropologie. In: Psychiatrie der Gegenwart I/2. Berlin Göttingen Heidelberg: Springer 1963.

H. LAUTER

Overinclusion → Schizophrenie

P

Pädophilie

Unter den → Perversionen nimmt die Pädophilie insofern eine Sonderstellung ein, als sie sich lediglich in der abweichenden Partnerwahl von der nicht-perversen Sexualität unterscheidet und im übrigen Sexualverhalten wenig festgelegt ist. Das heißt, bei der Pädophilie kommen Partnerbeziehungen in allen möglichen Schattierungen vor. Das Sexualverhalten des Pädophilen kann durchaus genital ausgerichtet sein, kann aber auch eine Akzentuierung von verschiedenen Partialtriebwünschen erkennen lassen; perverse Verhaltensweisen wie Fetischismus, Sadomasochismus, Exhibitionismus und Voyeurismus können auch in pädophilen Beziehungen vorkommen. Der Variantenreichtum der möglichen Beziehungen und die geringe Determiniertheit des sexuellen Verhaltens zeigen, daß Pädophilie kein einheitliches Phänomen ist.

Daß Kinder, insbesondere kleine Mädchen, auch für den nicht-perversen Mann ein reizvolles Sexualobjekt darstellen, hat FREUND (1972) experimentell gezeigt: Beim Exponieren von Bildern mit nackten kleinen Mädchen und kindlichen Genitale konnte FREUND phallographische Zeichen der sexuellen Stimulation bei Männern fast durchgängig nachweisen. Daraus erklärt sich, daß sexuelle Handlungen mit Kindern nur zu einem Teil Ausdruck einer Perversion im Sinne einer fixierten Orientierung auf Kinder sind. Häufig sind es episodenhafte Erscheinungen, zu denen besondere Lebensumstände oder Krisen disponieren. Eine andere, zu sexuellen Handlungen mit Kindern disponierende Lebenskrise stellt die Involution und das Altern dar. Unter den sogenannten Alterspädophilen sind Männer mit einer ausgeprägten hirnorganischen Abbausymptomatik in der Minderzahl gegenüber den noch nicht faßbar hirnorganisch veränderten. Neben intraindividuellen, psychologischen Aspekten kommen Gesichtspunkte zum Tragen, die die Verflechtung der involutiven Veränderung mit der Umwelt des alternden Menschen berücksichtigen. Ähnlich wie beim Klimakterium der Frau können beim Mann Schwierigkeiten und Konflikte in diesem Lebensalter dadurch entstehen, daß sich die Aufgaben, der von außen herangetragene Anspruch wandeln. Diese äußeren Veränderungen bestehen z. B. in einer Lockerung oder einem Verlust der Partnerbeziehung, in Vereinsamung, Einbuße des Interessenbereiches, der Arbeit und der bisherigen Lebensinhalte bei erhaltener Vitalität.

Von Pädophilie als sexueller Perversion kann nur dann gesprochen werden, wenn eine vorwiegende oder ausschließliche Fixierung auf Kinder vorliegt und meistens nur dann, wenn der intendierte Partner ein vorpubertäres Kind ist. Das pädophile Erleben zentriert sich auf das Empfinden, daß die

Welt des Kindes die dem Pädophilen angemessene ist: Nur hier fühlt er sich gelöst, frei und nicht bedrängt durch Erwartungen, die ihn ängstigen. Gerade weil es nicht einfach nur um Triebbefriedigung mit bevorzugten Objekten geht, sondern um die erlebte Illusion der kindlichen Welt, suchen Pädophile so häufig kindliche Gruppen und Environs auf. Die Erotik solcher Pädophilen ist gekoppelt an diese Situationen, entfaltet sich nicht ohne ein Hineinillusionieren in die Kindheit. Von Pädophilen selbst wird häufig als Motivation ein Gefühl angegeben, die eigene Jugend versäumt zu haben, die Sehnsucht nach der Kindheit, um die sie sich betrogen glauben.

Psychodynamisch hat die kindliche Partnerwahl im wesentlichen zwei Wurzeln: Die eine ist die Abwehr von Ängsten, die von der Frau ausgehen. Diese Ängste können sich in verschiedener Weise äußern: z. B. in dem Gefühl, genital minderwertig zu sein, einen zu kleinen Penis zu haben, eine Frau nicht befriedigen zu können, also in Form von Potenzängsten. Die Konfrontation mit dem kindlichen Genitale gibt dem Pädophilen das Gefühl, genital vollwertig zu sein und mindert diese Ängste. Oder die Angst geht von dem weiblichen Genitale aus, welches mit Attributen wie unsauber, minderwertig, versehrt, verletzt, ekelerregend versehen wird. Eine Motivation für die kindliche Partnerwahl ist dann die, daß der kindliche Körper als sauber, rein erlebt wird.

Das Charakteristische der pädophilen Perversion – und dies ist die zweite Wurzel – liegt darin, daß jeweils die eigene kindliche Situation regressiv wieder hergestellt wird: In der pädophilen Situation erkennt der Pädophile sich in dem Kind wieder und identifiziert sich mit ihm. Was er als Erwachsener mit dem Kind tut, ist die Erfüllung seiner Wunschphantasien: Er tut das, von dem er sich wünscht, die Mutter hätte es mit ihm getan. Es ist eine narzißtische Partnerwahl; der Pädophile befriedigt identifikatorisch in dem Kind seine Bedürfnisse, indem er zugleich unbewußt die Mutterrolle übernimmt. Die Befriedigung eigener Bedürfnisse betrifft Wünsche nach Zärtlichkeit, Hautkontakt, Verwöhnung, Geborgenheit und liebevoller Beschäftigung mit seinem Genitale. Es sind in der Regel Männer, denen die innere Lösung von der Mutter nur unzureichend gelungen ist, die bis ins Erwachsenenalter eine starke Sehnsucht haben, in die frühe, kleinkindhafte Beziehung zur Mutter zurückzukehren, die dieses infantile Beziehungsmuster in all ihre Beziehungsversuche hineinzutragen trachten.

Bei aggressiven Handlungen an Kindern, Verletzungen, Tötungen werden qualitativ verschiedene Aspekte der frühen Mutter-Kind-Beziehung wieder belebt und stehen oft unverbunden nebeneinander: Sadistische Impulse sind häufig eingelagert in zärtliche Regungen und Handlungen; die Übergänge sind abrupt. Identifikationen mit den guten mütterlichen Anteilen stellen eine liebevolle zärtliche Beziehung zum Kind her; die aggressiven Handlungen sind gleichsam Aktionen der bösen mütterlichen Anteile. Es kommt zu einer oszillierenden → Identifikation, in denen der Pädophile einmal mit der bösen Mutter identifiziert ist und Momente später mit dem geängstigen Kind, um Sekunden später wieder wie die böse und haßerfüllte Mutter zu empfinden. In das kindliche Opfer wird häufig ein abgelehntes und gehaßtes Stück des eigenen Selbst hineinprojiziert: Das Schwache, Kindliche, Abhängige. Diese eigenen Anteile werden in der aggressiven Aktion attackiert und gleichsam vernichtet.

Literatur
FREUND, K.: The female child as a surrogate object. Arch. Sex. Behav. 2, 119 (1972).

E. SCHORSCH

Panik
Bei der Abgrenzung der Panik gegenüber anderen affektiven Reaktionen, beispielsweise gegenüber Angst- und Furchtreaktionen stehen folgende Merkmale als Orientierung im Vordergrund: Die Unmittelbarkeit der äußeren Situation, die Unmittelbarkeit der erlebten Intensität der existentiellen Gefahr und die „kopflosen", unangemessenen Reaktionen mit Bewegungssturm oder Bewegungsstarre.

Die Unangemessenheit der Reaktionen betont QUARANTELLI (1954). Er definiert Panik als „akute Angstreaktion, gekennzeichnet durch einen Verlust an Selbstkontrolle, der zu unsozialem und irrationalem Fluchtverhalten führt". Den Faktor der Bedrohung und ihre oft irrational subjektive Verstärkung stellen JANIS, CHAPMAN, GILLIN, SPIEGEL (1955) in den Vordergrund ihrer Definition: „Ein äußerst emotionales, durch eine plötzliche, starke Bedrohung ausgelöstes Verhalten, das die Gefahr für den Betroffenen selbst und andere letzten Endes eher verstärkt als vermindert." Die ungesteuerten Reaktionsabläufe fassen HARING, LEICKERT in ihrer Beschreibung zusammen: „Form einer abnormen (Gruppen-)Reaktion, die im Augenblick einer (evtl. nur scheinbaren) Gefahr beim Einzelnen oder Gruppen von Menschen ausgelöste plötzliche Bewußtseinseinschränkung mit Überwiegen von z. T. völlig sinnlosen, primitiven Abwehr- und Fluchtreaktionen, Erregungs- oder Hemmungszuständen, die durch die gegenseitige Induktion und das aufkommende Gefühl der Hilflosigkeit verstärkt werden und u. U., da sie jeder zweckgerichteten überlegten Handlung entgegenstehen, zur eigentlichen Ursache von an sich abwendbaren Katastrophen werden."

Aus den genannten Definitionen ergeben sich noch zwei weitere Aspekte: Einmal, ob Panik individuell oder als Gruppenphänomen gesehen wird, und, ob die Reaktionsform in überschießenden motorischen Verhaltensweisen (Bewegungssturm) oder in hemmenden, psychomotorisch blockierenden Verhaltensweisen (Bewegungsstarre) auftritt.

Beim Individuum kann die Panikreaktion nicht immer ausreichend exakt von der Primitivreaktion (siehe dort) und der Ekstase (siehe dort) abgegrenzt werden. Zumindest können sich unter klinischem Aspekt die Zuordnungen der Begriffe überlappen. Für die Panik entscheidend ist die als plötzlich überwältigende, mit subjektiver existentieller Bedrohung erlebte Umweltsituation, die letztlich bei fast jedem Menschen irgendwann einen Schwellenwert überschreiten kann, der dann zu den oben beschriebenen Handlungsweisen mit dem Erleben von → Angst und Schrecken führen kann. Dieses kann den einzelnen Menschen überraschen oder auch denjenigen, der sich im Verbund mit einer Gruppe befindet.

Der Begriff Panik wird häufiger im Zusammenhang mit Gruppenphänomenen gebraucht, wo viele Menschen auf eine gemeinsame Gefahr hin (Brandkatastrophe, Erdbeben) gleichermaßen „kopflos" reagieren; dabei können oft soziale Gliederungen und Rücksichten übergangen werden; ferner ist ein ansteckungsähnliches Übergreifen auf immer mehr Menschen zu beobachten. Es lassen sich dabei zwei Verhaltensformen untergliedern: 1. die Entfesselung und 2. die extreme Hemmung.

Die Entfesselung der Psychomotorik
Hier kommt es zu Schreien, Schlagen, Bewegungssturm, blinder Flucht ohne Rücksicht auf Selbstbeschädigung oder Verletzung anderer; es kann dabei sogar vorkommen, daß Kinder und andere Wehrlose, die im Wege stehen, einfach zu Tode getrampelt werden.

Die Hemmung der Psychomotorik
Die Hemmung der Psychomotorik ist manchmal als völlige Lähmung und Erstarrung zu beobachten. MARSHALL gibt folgendes Beispiel: „Panik bis zur Erschöpfung lähmt Körper und Geist vollständig. Während der Amphibien-Operation habe ich solche Panik auf Soldatengesichtern gesehen. Vorn stand der Feind, hinten lag die See; es gab keine Möglichkeit zum Davonlaufen, selbst wenn der einzelne noch zu einer Bewegung fähig gewesen wäre. So saßen die Leute stumm und völlig geistesabwesend im feindlichen Feuer, ihre Finger waren zu schwach, um auch nur eine Waffe zu halten." Dieses Verhalten erinnert an den bei Tieren beschriebenen Totstellreflex.

MANN u. NEWTON formulieren einige Unterscheidungen der Panikreaktionen, die in den letzten Jahren differenziert worden sind:
1. *Ausgangs-Panik:* z. B. bei Brandkatastrophen in geschlossenen Räumen, wo zu viele Menschen zu wenig Ausgangsmöglichkeiten haben. Hier ist die Flucht behindert, auch wenn vernünftiges Verhalten der Mehrzahl der Menschen noch Rettung bringen könnte, kann die Panikreaktion, die von einem zum anderen übergreift, bewirken, daß fast alle Menschen in einer solchen Brandkatastrophe eines Warenhauses, Kinos oder Theaters umkommen.
2. *Eingangs-Panik:* Beispielsweise können in einem Gebiet schwerster Hungersnot Paniksituationen entstehen, wo Lebensmittel an einem bestimmten Ort vom Flugzeug aus abgeworfen werden. Hunderte von Menschen aus der Umgebung versuchen mit letzter Kraft dann etwas von der Nahrung zu erringen, behindern sich gegenseitig und trampeln sich möglicherweise tot; auf körperlich schwächere, beispielsweise Frauen und Kinder, wird keine Rücksicht genommen.
3. *Massen-Panik:* Diese könnte entstehen, wenn ein Atomkrieg ausbräche und der Beschuß mit solchen Waffen plötzlich Gewißheit würde.

Die Unterteilungen sind allerdings nicht sehr genau abgegrenzt; auch implizieren sie nicht eine detaillierte Beschreibung eines *Paniksyndroms*, in dem neben dem äußeren Verhalten auch die intrapsychischen Abläufe charakterisiert sein sollten.

Literatur
HARING, C., LEICKERT, K. H.: Wörterbuch der Psychiatrie und ihrer Grenzgebiete. Stuttgart New York: Schattauer (1968).
JANIS, J., CHAPMAN, D., GILLIN, J., SPIEGEL, J.: The problem of panic. Washington: Federal Civil Defense Administration. TB -19-2 (1955).
MANN, L., NEWTON, J. W.: Panik. In: Die Psychologie des 20. Jahrhunderts. Bd. VIII. In: HEIGL-EVERS, A. (Hrsg.) Zürich: Kindler (1979).
MARSHALL: zit. in v. UEXKÜLL, TH., WESIAK, W.: Realität − soziale Wirklichkeit − und der diagnostisch-therapeutische Zirkel. In: UEXKÜLL, TH. V. (Hrsg.) Lehrbuch der Psychosomatischen Medizin 2. Aufl. München Wien Baltimore: Urban & Schwarzenberg 1981.

P. HARTWICH

Paradoxe Intervention
[gr.: παρά-δόξος = wider Erwarten, unerwartet; lat.: intervenire = dazwischenkommen, unterbrechen, einschreiten]
Die paradoxe Intervention stellt eine psychotherapeutische Technik dar, wobei in Verfolgung des Therapieziels „wider Erwarten" gerade dieses nicht, sondern scheinbar dessen Gegenteil anvisiert wird. So wird im Blick auf eine bestimmte Symptombehandlung gerade dieses Symptom „verschrieben" oder, in der Hoffnung auf Wandel einer rigiden pathogen-pathologischen Familienstruktur, die Familie darin bestärkt, sich nicht zu ändern. Der Grundsatz der Homöopathie, das Simile-Prinzip „similia similibus curentur" („Ähnliches möge durch Ähnliches geheilt werden"), kann, auf die psychotherapeutische Ebene übertragen, auch für diese therapeutische Technik gelten.

Ähnlich dem Simile-Prinzip ist dieses therapeutische Verfahren ebenfalls nicht neu. So schildert der englische Arzt JOHN HUNTER in seinem Buch: „A Treatise on the Venereal Disease" von 1786 die paradoxe Behandlung eines Falles von erektiver Impotenz. Nach Erhebung der Anamnese klar geworden war, daß die „Unfähigkeit (zum Geschlechtsverkehr) vom Wunsche erzeugt wurde, ... den Liebesakt mit einer bestimmten Frau gut auszuführen − welcher Wunsch in ihm einen Zweifel hervorrief oder die Furcht, nicht erfolgreich zu sein, was der Grund für seine Unfähigkeit war..." –, teilte HUNTER dem Patienten mit, „daß er geheilt werden könne, wenn er sich voll und ganz auf die Macht seiner Selbstversagung verlassen könnte." Als der Patient das bestätigte, sagte ihm jetzt HUNTER, daß er „mit jener Frau zu Bett gehen solle, sich selbst aber vorher das Versprechen ablegen müsse, die nächsten sechs Tage lang mit ihr keinen Geschlechtsverkehr zu haben, was immer dabei seine Neigungen und Triebe auch sein möchten." „Ungefähr 14 Tage später", fährt HUNTER fort, „sagte er mir, daß dieser Entschluß eine so vollkommene Änderung seines Geisteszustandes herbeigeführt hatte, daß die Wirkung sich bald einstellte, denn statt mit der Angst vor Unfähigkeit ins Bett zu gehen, ging er mit der Furcht ins Bett, von einem solchen Übermaß an Begehren besessen zu sein, daß es für ihn schwer erträglich werden würde, was tatsächlich eintrat; ... und als er den Bann einmal gebrochen hatte, wirkten seine Seele und seine Potenz zusammen; und er verfiel nie wieder in seinen früheren Zustand" (zitiert nach WATZLAWICK 1982, S. 77 f.).

Paradox interveniert hier HUNTER insofern als „normalerweise" eine Ermutigung als therapeutische Maßnahme erwartet würde, er aber statt dessen die sexuelle Aktivität verbietet. Das befreit in diesem Falle vom Leistungsdruck, der Erwartungsangst, koppelt die hemmende narzißtische Problematik von der sexuellen Interaktion ab und kann auf diese Weise eine „vollkommene Änderung (des) Geisteszustandes" herbeiführen.
„Der Sexualneurotiker", schreibt FRANKL, „jagt der Lust nach und verfehlt sie gerade deshalb" (1983, S. 160). VIKTOR E. FRANKL ist zweifellos mit seinem Konzept der *Paradoxen Intention* ein Hauptvertreter paradoxer Therapie. Eine Indikation zu diesem Verfahren sieht er vorzüglich bei angst- und zwangsneurotischen Störungen. Was Phobien charakterisiere, sei die Erwartungsangst, die Angst vor der Angst, die nun ihrerseits das betreffende Symptom auslöse. Je mehr beispielsweise ein Patient fürchte, zu erröten, desto eher widerfahre es ihm auch schon. Nicht anders als der forcierte Wunsch es dem Sexualneurotiker verunmögliche, zu realisieren, was er intendiere, verwirkliche die Furcht das, wovor sie sich fürchtet. Was würde geschehen, fragt sich FRANKL, würde der Patient das anstreben, worauf sich seine phobische Befürchtung beziehe, also beispielsweise gerade danach trachten, zu erröten. „Gelingt es unseren Patienten paradoxerweise zu intendieren, wovor sie sich fürchten, so hat diese psychotherapeutische Behandlungsmaßnahme auf den phobischen Patienten einen erstaunlich günstigen Einfluß. Im gleichen Augenblick nämlich, indem der Patient es lernt, an die Stelle der Angst die (paradoxe) Absicht treten zu lassen, nimmt er seiner Befürchtung sozusagen den ‚Wind aus den Segeln' " (1983, S. 160 f.).
Während der Phobiker in seinem Vermeidungsverhalten vor seiner Angst die Flucht ergreife und sie damit gerade perpetuiere, nehme umgekehrt der Zwangsneurotiker gegen seinen Zwang den Kampf auf. Durch diesen „Sturmlauf" verschlimmere er aber nur seine Symptomatik. Es gelte deshalb das Ankämpfen gegen das Symptom abzustellen. Auch das geschieht mit „paradoxer Intention".

So litt eine Patientin seit sechs Jahren an der Zwangsvorstellung, sie könne im Vorübergehen, ohne es zu wissen, jemanden umgebracht haben. Deshalb mußte sie mehrfach umkehren, sich immer wieder vergewissern, ob nicht irgendwo am Weg ein Toter läge. In der Therapie wurde der Patientin jetzt geraten, sie solle sich folgendes sagen: „Gestern habe ich schon 30 umgebracht, heute schon 10, da muß ich rasch weitergehen, damit ich mein heutiges Pensum noch rechtzeitig erledige" (1983, S. 168 f.). Bereits nach sechs Tagen berichtete die Patientin, daß sie sich nicht mehr umschauen müsse. „... ich sage mir, wenn eine solche Zwangsvorstellung aufkommt, daß ich gleich weiter muß, da ich ja noch so viele umzubringen habe. Dann ist aber auch der Zwang weg."

Mittels der Technik der paradoxen Intention soll der Patient die Neurose objektivieren und sich dadurch von ihr distanzieren können. Er soll auf diese Weise lernen, ihr „ins Gesicht zu lachen". Wie weitere Falldarstellungen zeigen (z. B. GERZ, 1962, 1966), sollen mit dieser therapeutischen Strategie auch Zwangs- und Angstneurosen geheilt worden sein, die über Jahrzehnte die Lebensentfaltung extrem einschränkten, z. T. lange Anstaltsaufenthalte notwendig machten und allen möglichen anderen Therapieverfahren, z. B. langfristigen Psychoanalysen, unzugänglich geblieben waren. Die katamnestischen Angaben sind allerdings nicht einheitlich. So berichtet GERZ (1966), der 51 Patienten mit paradoxer Intention behandelt hat, daß ¾ der Phobiker und ⅔ der Zwangsneurotiker genesen seien. Dabei kombiniert er allerdings die paradoxe Intention mit der Gabe von Tranquilizern und Thymolepticis. Ebenso wurden Lebensgeschichte und aktuelle Konflikte durchgearbeitet. Immer wieder scheint auch durch, daß der Therapeut selbst die Patienten in die phobische Situation hineinbegleitet und sie an „Ort und Stelle" zur Konfrontation ermutigt. SOLYOM et al. (1972) untersuchten die therapeutische Effektivität der paradoxen Intention in einem sample von 10 Patienten, die an Zwangsgedanken litten. Katamnestisch wurde festgehalten, daß bei fünf Patienten die Zwangsgedanken sehr viel seltener oder überhaupt nicht mehr auftraten, während drei Patienten keine Veränderung boten und die restlichen zwei sich als nicht geeignet für die paradoxe Therapie erwiesen.
Eine verwandte Strategie hatte bereits Ende der 20er Jahre DUNLAP angewandt und sie als *negative Praxis* (negative practice) bezeichnet. Unter bestimmten vorgeschriebenen Bedingungen hatte der Patient die ihn quälende Symptomatik, die von Nägelknabbern, Enuresis und Stottern bis zu sexuellen Perversionen reichte, zu „praktizieren".
Wegweisend wurde die Technik der „Symptomverschreibung" dann durch die *direktive Therapie* MILTON ERICKSONS. JAY HALEY vor allem hat diese paradoxe Therapie bekanntgemacht und theoretisch aufgearbeitet. Wie auch die Arbeiten WATZLAWICKS belegen, wurde neben BATESON (→ „double-bind") ERICKSON zum „geistigen"

Mitbegründer des kommunikationstheoretischen Ansatzes der Palo-Alto-Gruppe, deren paradoxe Techniken und Erforschung von paradoxem Verhalten ihrerseits wegweisend wurden. Als ausgesprochener „Kurztherapeut" beschäftigte sich ERICKSON weniger mit der Vergangenheit oder gar Kindheit seiner Patienten, sondern konzentrierte sich auf die aktuellen Lebensumstände und die Funktionen, welche die Symptome hier erfüllen. ERICKSON (ERICKSON, ROSSI und ROSSI, 1978) ging dabei von der Hypnose aus, benutzte diese aber nicht, um Symptome wegzusuggerieren, sondern um eine bestimmte Art von Beziehung herzustellen und zugleich den Patienten zu überzeugen, daß sein symptomatisches Verhalten zu beeinflussen sei. Ziel dabei war zunächst, daß symptomatisches Verhalten nur noch unter kontrollierten Bedingungen auftritt, die der Therapeut „vorschreibt". Insofern „ermutigt" er den Patienten zu symptomatischem Verhalten, aber unter seiner therapeutischen Anleitung. Bietet der Patient weiterhin das Symptom, so unter therapeutischer Anweisung. Es ist so seiner unbeeinflußbaren „Schicksalhaftigkeit" beraubt. Oder aber das Symptom verschwindet, dann bedeutet dies Therapieerfolg. Die paradoxe Technik ERICKSONs ist aber nicht an die Hypnose gebunden. Häufig ließ ERICKSON das symptomatische Verhalten nicht nur wiederholen, sondern fügte diesem ein neues Element hinzu, beispielsweise in Form der Aversion, wie es aus der Verhaltenstherapie bekannt ist.

Die Technik paradoxer Symptomverschreibung wirkt sich vorteilhaft im Umgang mit dem „Widerstand" aus, den der Patient selbst therapeutischen Versuchen, ihn zu verändern, entgegensetzt. Denn wie immer der Patient sich jetzt verhält, er handelt im Sinne des Therapeuten. Behält er seine Symptomatik, führt er die therapeutischen Anordnungen aus; legt er sie ab, folgt er ebenfalls dem Willen des Therapeuten, insofern die Symptombeseitigung das übergeordnete Ziel darstellt. Definiert man Symptome – wie es ERICKSON und HALEY tun – als Mittel und Wege, das Verhalten anderer einzuschränken, dann verlieren diese jetzt ihren Sinn. Das Grundprinzip der direktiven Therapie ist mit HALEY so zu formulieren: „Man ermutige das Symptom in einer Weise, die es dem Patienten unmöglich macht, es weiterhin zu benutzen" (1978a, S. 77). Auf diese Weise wird der Patient durch ein „Gegenparadox" aus einer Situation befreit, in die er sich selbst „paradox" verfangen hatte.

Ausgehend von der direktiven Kurztherapie ERICKSONs fragt HALEY nach den Wirkfaktoren von Psychotherapie überhaupt. Er kommt dabei zu dem Schluß, daß therapeutische Wirkungen auf einen Faktor zurückzuführen seien, der verschiedene Methoden miteinander verbinde. Dieser Wirkfaktor seien die therapeutischen Paradoxe, die in der Beziehung zwischen Psychotherapeut und Patient am Werke sind. So könne man jede psychotherapeutische Beziehung insofern als paradoxen Bezug definieren, als sie im Rahmen von Freiwilligkeit auf Zwang beruhe. Zwang läge vor, weil der Therapeut verlange, daß der Patient das Setting einhalte und die Versuche des Patienten, die Therapie zu beenden, als Widerstand gegen Veränderung definiere. Das Paradox der „Dominanz des Nichtdominierenden" gälte gerade auch für nichtdirektive Therapieformen. So sähe sich der Patient in Gestalt des Psychoanalytikers mit einem Experten konfrontiert, der ihn auffordere, etwas freiwillig zu tun, einem Experten, der die Führung übernehme, indem er sie dem Patienten übertrage. Wenn der Therapeut durch das Arbeitsbündnis, das Setting und seine Interventionen bzw. Nichtinterventionen den Patienten beeinflusse und gleichzeitig leugne, daß er ihn beeinflusse, dann habe er die Kontrolle über den Patienten und somit auch über dessen symptomatisches Verhalten inne. Diesen interaktionalen Aspekt gelte es gerade auch in der Verhaltenstherapie zu sehen. Wenn WOLPE sein Konzept der „Desensibilisierung" als einen Prozeß konzipiere, der sich im Innern des einzelnen Individuums abspiele, ergäbe eine umfassendere Untersuchung, daß der Therapeut im Verlaufe der Behandlung die Kontrolle über das Verhalten des Patienten gewänne. Das paradoxe Problem, dem sich der Patient in diesem zwischenmenschlichen Kontext konfrontiert sähe, bestehe darin, daß er unter der Leitung eines wohlwollenden Therapeuten einer angstauslösenden Tortur unterworfen werde, wobei ihm verboten sei, Angst zu empfinden. In diesem Zusammenhang unterzieht HALEY die paradoxe Intention FRANKLs einer interessanten Kritik. Sich vor etwas fürchten und dann mit Absicht gerade das tun, wovor man sich fürchte – ein „kontraphobisches Verhalten" würden wir sagen –, sei nach logischer Definition kein paradoxes Verhalten. Ein solches läge erst vor, wenn – wie es die logische Typenlehre (→ „double-bind") nahelegt – eine Klasse mit den darin enthaltenen Einheiten in Konflikt gerate. Das geschehe dadurch, daß der Beziehungsaspekt ins Spiel komme. „Wenn der Therapeut zu erkennen gibt, daß er einem Patienten über ein Problem hinweghelfen möchte, und ihn dann unter diesen Auspizien auffordert, an dem Problem zu leiden, dann hantiert er mit einem regelrechten Paradox" (1978a, S. 89). Die Botschaften der einen Ebene geraten jetzt mit den sie qualifizierenden Botschaften, die einer anderen Ebene entstammen, in Konflikt, so wie eine Klasse mit den darin enthaltenen Einheiten in Konflikt kommen kann. Wo aber dieses Phänomen begegne, entstehe ein Paradox.

Symptomatisches Verhalten bedeutet, daß ein Mensch in einer unmöglichen Situation, in einer Zwickmühle (→ „double-bind"), gefangen ist, er sich durch seine üblichen Verhaltensweisen nicht lösen, nicht ändern kann. Wird er jetzt in der Beziehung zum Therapeuten mit einem Verhalten konfrontiert, das selbst kontradiktorisch ist, wird der Patient jetzt zu „Antworten" provoziert, die er bislang nicht erprobte. Damit tritt eine Änderung ein und deshalb kann er seine „Symptome" aufgeben. Im Lichte dieses Ansatzes hilft der Therapeut dem Patienten nicht zur Selbsterkenntnis, sondern bringt ihn dahin, daß er sich in therapeutische Paradoxe verfängt, die einen Wandel erzwingen. Entscheidend kommt es im Hinblick auf diese therapeutische Veränderung darauf an, daß der Therapeut die Kontrolle über das symptomatische Verhalten gewinnt.

PAUL WATZLAWICK, der sich ebenfalls auf ERICKSON bezieht, ist der Ansicht, daß therapeutische Veränderungen sich durch einen Prozeß des *Umdeutens* einstellen, wobei eine Umdeutung darin besteht, „den begrifflichen und gefühlsmäßigen Rahmen, in dem eine Sachlage (Situation) erlebt und beurteilt wird, durch einen anderen zu ersetzen, der den ‚Tatsachen' der Situation ebenso gut oder sogar besser gerecht wird, und dadurch ihre Gesamtbedeutung ändert" (WATZLAWICK et al. 1974, S. 118). Wir haben es nie mit der Wirklichkeit als solcher zu tun, sondern immer mit *Bildern* der Wirklichkeit, d. h. mit „Deutungen". Therapeutische Aufgabe ist es deshalb, die der symptomproduzierenden Situation zugeschriebene Bedeutung, eine „falsche Epistemologie", zu ändern, die Situation umzudefinieren. Im Gefolge dessen änderten sich die „symptomatischen" Konsequenzen dieser Situation. Das „Umdeuten" erfolgt durch paradoxe Intervention. Entsprechend dem „pragmatischen" Ansatz WATZLAWICKs und der Palo-Alto-Gruppe – „Wenn du sehen willst, lerne zu handeln" (V. FÖRSTER; zitiert bei WATZLAWICK, 1982, S. 97) – sind hier vorrangig paradoxe Verhaltensverschreibungen gefordert.

Der ausschließlich familientherapeutische Ansatz SELVINI PALAZZOLIs und der von ihr begründeten Mailänder Gruppe fußt auf diesem Konzept, das sich in seiner kommunikationstheoretischen Ausfaltung vorrangig auf kybernetische Modelle stützt. Diesen Modellen zufolge wird die Familie als ein sich selbst regulierendes System begriffen, das von eigenen Gesetzen reguliert wird, die sich durch Versuch und Irrtum herausgebildet haben. „Symptome" sind nun Teil der Interaktionen, die einem solchen System eigentümlich sind. Will man Symptome beseitigen, bleibt nur, die Regeln des Systems zu ändern. Die Änderung der „falschen Epistemologie" geschieht jetzt gerade nicht durch die Mitteilung der Erkenntnisse, die der Therapeut darüber gewonnen hat, oder gar durch kritische Bemerkungen. Damit würde er sich nur an den wechselseitigen Beschuldigungen beteiligen und als Außenstehender auf eisige Ablehnung stoßen. Die Familie (und ihr Symptomträger) ist gerade in einem Paradox dergestalt verfangen, daß sie weiß, daß sie sich ändern müßte – und deshalb voller Schuldgefühle ist – und zugleich quasi alles daran setzt, sich nicht zu ändern. Deshalb käme es jetzt für den Therapeuten zentral darauf an, die beobachteten interaktionalen Verhaltensmuster uneingeschränkt zu billigen, sie „positiv zu konnotieren". Positiv zu konnotieren ist nicht minder die Symptomatik des Patienten. Damit aber ist eine Absurdität gesetzt: Wie kann „etwas so Wundervolles und Normales wie die Familieneinheit einen so anormal hohen Preis" wie z. B. eine schizophrene Erkrankung oder eine Magersucht fordern? Hier setzt der entscheidende therapeutische Schritt an: das therapeutische Paradoxon oder genauer *therapeutische Gegenparadoxon*. So wird beispielsweise im Falle einer Anorexie das „Symptom" als für die Stabilität der Familie wesentlich definiert, der Patientin vom Therapeuten „verordnet", sofern er ihr rät, weiterhin ihre Nahrungsaufnahme – zumindest zum gegenwärtigen Zeitpunkt – zu beschränken. Analog dazu werden die Angehörigen ermutigt, ihre gewohnten Verhaltensmuster beizubehalten. Es resultiert jetzt eine Situation, die in mehreren Punkten paradox ist: Die Familie konsultiert und bezahlt den Therapeuten zu dem einzigen Zweck, den Patienten von Symptomen zu befreien. Und jetzt tut er offensichtlich nichts anderes als diese Symptomatik nicht nur zu billigen, sondern sogar zu verordnen. Die Symptomverschreibung bedeutet zugleich, daß der Therapeut das Symptom nicht als solches (z. B. als schicksalhaft oder organisch bedingt) akzeptiert. Statt dessen verordnet er es als spontane Handlung, die der Patient aber nicht spontan ausführen kann, weil der Therapeut es verordnet hat. Konfrontiert mit diesen Paradoxien, findet sich schließlich der Patient derart in eine Ecke getrieben, daß er nur herauskommen kann, indem er gegen den Therapeuten rebelliert, d. h. sein Symptom aufgibt. Ist das der Fall, muß der Patient feststellen, daß der Therapeut ihn nicht tadelt, obwohl er seine Anordnungen nicht befolgt hat – wiederum ein Paradox.

Generell besteht also das therapeutische Gegenparadoxon darin, daß ein Mangel an Veränderung gestützt wird, um Veränderung zu bewirken. Familiäre Interaktionsmuster werden ja für gewöhnlich aufrechterhalten, ohne daß die Mitglieder sich deren richtig bewußt sind. Sofern nun Verschreibungen eine bewußte absichtliche Stabilisierung zum Inhalt haben, ändern sie – paradoxerweise – die Situation und setzen Veränderungsprozesse des familiären Systems in Gang. Anders formuliert: Indem der Therapeut sich durch eine „stabilisierende" Verschreibung zum Verbündeten der systemischen Beharrungstendenzen macht, unterläuft er die Tendenz der Familie, die Ideen von Außenstehenden zu ignorieren oder sich ihnen zu widersetzen (vgl. z. B. → Pseudomutualität). Besonders wirkungsvoll erweist sich nach SELVINI PALAZZOLI und Mitarbeitern dieses therapeutische Modell, wenn die Verordnung als Verordnung von „Familienritualen" erfolgt. Diese Vorgehensweise gewährleistet, daß alle Familienmitglieder in das paradox verschriebene Verhaltensmuster einbezogen sind. Das intensiviere den Veränderungsprozeß. Erarbeitet und appliziert haben SELVINI PALAZZOLI und Mitarbeiter ihr Konzept vorrangig bei Familien mit schizophrenen Angehörigen (SELVINI PALAZZOLI et al., 1977) und bei Familien mit magersüchtigen Patientinnen (SELVINI PALAZZOLI, 1984).

Ein Fallbeispiel von Anorexia nervosa, das L. C. WYNNE (1980) vorstellt, kann diesen Ansatz veranschaulichen. Der 34jährigen verheirateten Patientin, die an Anorexia nervosa litt und ihrer Struktur nach als latent schizophren angesehen werden konnte, hatten sich Ehemann und 13jährige Tochter so „angeglichen", daß sie sich in hohem Maße komplementär verhielten, wie auch umgekehrt das Verhalten der Frau als komplementär zum Verhalten von Mann und Tochter zu bezeichnen war. Therapeutische Hilfe hatte die Familie aufgesucht, weil ein bestimmtes Symptom unerträglich geworden war. Die Familie wurde immer mehr dadurch beunruhigt, daß die Patientin durch ihr mehrmaliges tägliches Erbrechen „das Geld in die Toilette warf". Die großen Mengen an Nahrungsmitteln, die sie zu sich nahm und wieder erbrach, wurden als nicht mehr tolerable „Verschwendung" betrachtet. Dabei beeindruckte der „systemische" Gesichtspunkt insofern, als der Ehemann nicht nur die Einkäufe tätigte, sondern auch das Erbrechen überwachte, und die Tochter ihrerseits den Vater in seinem Kummer „bemutterte". Das ganze Familienleben war auf dieses „Ritual" abgestimmt. „Objektiv" gesehen war durch die ständige Unterernährung, das niedrige Gewicht und die Unfähigkeit, daran etwas zu ändern, eine gefährliche Situation entstanden. Gleichwohl schloß sich WYNNE der familiären Auffassung insofern an als er die „Verschwendung" als Hauptproblem bezeichnete. Seine paradoxe Intervention sah nun genauer so aus, daß er erklärte, es sei wünschenswert, daß alles beim alten bliebe, und nur sehr langsam irgendwelche Veränderungen anzustreben seien. Nachdem er sich eine Liste der Gerichte hatte geben lassen, die die Patientin am Vortag im Werte von etwa 30 Dollar angerichtet, zu sich genommen und erbrochen hatte, und er noch einmal betont hatte, daß sich an der Verschwendung der Nahrungsmittel nichts ändern dürfe, trug er der Patientin auf, genau die gleiche Menge an Speisen zuzubereiten, sie aber jetzt *direkt* in die Toilette zu schütten und nicht erst nach dem Umweg über Mund und Magen. Es wurde nun noch detaillierter festgelegt, wie auch der Ehemann sich an diesem „Ritual" zu beteiligen hatte. Als 10 Tage später die nächste Sitzung stattfand, stellte sich heraus, daß die Patientin, die 13 Jahre lang dreimal täglich erbrochen hatte, in der Zwischenzeit kein einziges Mal getan hatte. Die Patientin selbst berichtete, es sei die „erschütterndste" Erfahrung ihres Lebens gewesen, ihr „seien die Augen aufgegangen, wie noch nie". Ihre früheren „Einsichten" – die Patientin hatte sich drei Jahre lang in einer psychoanalytisch orientierten Behandlung befunden – habe sie regelmäßig wieder verdrängt, so daß sie ihr Verhalten nicht wirklich beeinflußt hätten. „Funktioniert" hatte diese Symptomverschreibung mit Nuance allerdings wohl nur, weil sie als „Familienritual" eingelöst wurde, denn ohne die nachdrückliche Kontrolle des Ehemanns hätte die Patientin ihre alte pathologische Gewohnheit fortgesetzt. In dieser zweiten Sitzung mahnte WYNNE erneut zur Vorsicht vor allzu schneller Veränderung und verschrieb deshalb ein zweimaliges starkes Essen und Erbrechen pro Woche, aber zu einer festgelegten Zeit. Das bedeutete, daß die Symptomatik jetzt voll und ganz unter die Ich-Kontrolle der Patientin geriet. In der Folge verlagerte sich dann das Gewicht der therapeutischen Arbeit mehr und mehr auf die familiäre Beziehungsebene. Im Hinblick auf die anorektische Symptomatik wurde zu einem nichtparadoxen verhaltenstherapeutischen Vorgehen übergegangen.

Der erfahrene Kliniker WYNNE fragt sich auch nach *Indikationskriterien* für eine paradoxe Intervention. Er sieht diese Technik vorzüglich dann indiziert, wenn eine pathologische, aber auch therapeutische Entwicklung immer wieder an einen toten Punkt gelangt. Er betont dabei ausdrücklich, und ähnlich äußern sich WATZLAWICK und SELVINI PALAZZOLI, daß eine solche Intervention nur Chancen hat, wenn sie von einem „tiefgreifenden Verständnis der in dieser Familie vorhandenen Dynamik getragen" wird und der Therapeut versucht, das vorhandene Problem im Rahmen eines „neuen, eigens zur Behandlung der Familie etablierten Systems anzugehen". Die wichtige Frage der Indikation und Kontraindikation wird kritischer von FISHER et al. (1982) erörtert. Diese Autoren kommen zunächst nach Durchsicht der vorliegenden Literatur und nach Auswertung der eigenen klinischen Erfahrung zu der Auffassung, therapeutische Erfolge der paradoxen Intervention beruhten darauf, daß der Therapeut die von der Familie zur Aufrechterhaltung des „Symptoms" aufgewandte Energie in neue Bahnen leitet. Hierzu bedürfte es vorrangig dreier Strategien: Der „Umdeutung" (s. o.), der „Symptomeskalation" bzw. „Krisenduktion" und der „Umlenkung". Der Ericksonsche Fall der Verschärfung einer Schlafstörung durch einen zusätzlichen therapeutisch verordneten Schlafentzug wäre ein Beispiel für Symptomeskalation, vgl. HALEY 1978a, S. 68f. Ein Beispiel für diese Kriseninduktion wäre auch, einem Patienten mit Gesichts-Tics ein mehrmaliges massiertes Auftreten des Symptoms vorzuschreiben. Dieses Verfahren holt aus dem Bereich unbewußter Kontrolle heraus. Auch das „Umlenken" tendiert dahin, das Symptom unter willentliche Kontrolle zu bringen. Dabei werden die Umstände, unter denen das Symptom auftreten darf, vorgeschrieben. Die Wynnesche Falldarstellung wäre ein Beispiel für diese Strategie.

Was nun Indikation und Kontraindikation angehen, so warnen diese Autoren nachdrücklich, paradoxe Interventionen als Ersatz für ein wirksames Verstehen der Familiendynamik oder als kurzschließende, vorschnelle Scheinlösung komplexer therapeutischer Probleme einzusetzen. So wirkungsvoll paradoxe Techniken in manchen Fällen seien, so könnten sie, am falschen Ort angewandt, ebensoviel Schaden stiften. Die paradoxen Techniken tangierten die fundamentale Abwehr der Familie und implizierten deshalb „von allen therapeutischen Techniken (die die Autoren in ihrer klinischen Praxis appliziert haben) das größte Risiko für Wegbleiben und vorzeitiges Abbrechen ...". Streng kontraindiziert seien paradoxe Interventionen bei „chaotischen Familien". Paradoxe Manöver seien dann angezeigt, wenn es gelte, machtvolle familiäre Koalitionen, die auf Verhinderung von Veränderungen abzielten, zu unterminieren. Unangebracht seien paradoxe Techniken des weiteren bei „kindlichen Familien". Auch diese Systeme seien zu unstrukturiert, als daß ein paradoxer Eingriff etwas bewirken könnte. Ungeeignet seien ferner bestimmte Arten von „impulsiven Familien", Familien, die Konflikte auf gesellschaftlich unerwünschte oder potentiell gefährliche Weise austrügen. So sollten depressive oder aggressive Symptome nicht eskaliert werden. Schließlich seien bei Familien, die sich schon in einem fortgeschrittenen therapeutischen Prozeß befänden, oder überhaupt bei Familien, welche die Verantwortung für ihr Verhalten übernähmen und einer direkten therapeutischen Intervention wenig Opposition und Abwehr entgegenstellten, paradoxe Verfahren fehl am Platze. Hier seien einsichtsorientierte Techniken hilfreicher. Auch diese Autoren betonen, daß symptomatisches Verhalten sowohl aus der individuellen als auch systemischen Perspektive aufs genaueste verstanden sein müsse, ehe paradox interveniert werden könnte.

Hält man Rückblick auf die hier aufgezeigten Hauptrichtungen der therapeutischen Technik „Paradoxe Intervention", die sicherlich durch das Aufkommen der Familientherapie, welche wiederum selbst in hohem Maße auf kommunikationstheoretischen bzw. systemischen Ansätzen fußt, einen gewaltigen Auftrieb erfuhr, so leuchtet ein, daß sowohl individuell festgefahrene und ausweglos scheinende Konfliktdynamik als auch Interaktionssysteme, seien es Ehen oder Familien, bei denen sich die Partner in einem unlösbar scheinenden „malignen Clinch" (STIERLIN, vgl. SIMON und STIERLIN, 1984) befinden, durch eine Konfrontierung mit einem therapeutischen Paradox aufzubrechen und zu ändern sind. Gerade das „Unerwartete" dieses Eingriffs kann die „Augen öffnen", sehen lassen, daß die Schwierigkeiten, in denen man gefangen ist, auf Regeln beruhen, die nicht schicksalhaft gegeben sind, Realität an sich regulieren, sondern der eigenen verzerrten Weltansicht, sei sie individuell oder familiär gegeben, mitentstammen und deshalb veränderbar sind. Daß dieser Wandel der Ansicht durch Symptom- und Verhaltensverschreibung erfolgt, hat zweifellos etwas Manipulatives, kann aber dadurch eindrücklicher erfolgen, so daß erstarrte monolithische Strukturen für gewöhnlich schneller zu ändern sind als in einer nur verbal-dialogischen Therapie. Eine Prämisse, die nicht genügend diskutiert wird, ist dabei, daß krankhafte Symptome grundsätzlich „funktional" verstanden werden. Eine organische bzw. erbgenetische Mitbedingtheit – beispielsweise bei schizophrener oder zwangsneurotischer Symptomatik – wird vernachlässigt bzw. nicht mitreflektiert. Interessant allerdings, daß für WYNNE eine medikamentöse Behandlung mit paradoxer Technik zu vereinbaren ist. Auch bei GERZ war „nebenbei" zu erfahren, daß seine phobischen und zwangsneurotischen Patienten auch pharmakologisch behandelt wurden. Das wirft vielleicht ein Licht auf eine Frage, die sich jeder Psychotherapeut stellen muß, der phobische und zwangsneurotische Patienten behandelt, die Frage nämlich, wie Patient und Therapeut mit der Angst umgehen, welche die paradoxe Konfrontation und deren Befolgung auslösen müssen. Wird sie pharmakologisch niedergehalten, so daß der Patient dann der paradoxen Aufforderung folgen kann? Oder erfolgt dadurch, daß sich der Therapeut zum Verbündeten der neurotisch abgewehrten Impulse macht, eine Über-Ich-Entlastung? Setzt das aber nicht voraus, daß der Patient in gewisser Weise „blind" sich dem idealisierten Therapeuten anvertrauen kann? Fließt nicht hier auch das „Charisma" des Therapeuten mit ein? Die Verehrung, die ERICKSON und FRANKL bei ihren Schülern genießen, die Anerkennung, die weltweite Bekanntheit, die die Palo-Alto-Gruppe und auch das Mailänder Team SELVINI PALAZZOLIS haben, sprächen dafür. Man denke auch an das ganze ausgefeilte therapeutische „Ritual", das z. B. das Mailänder Team in der therapeutischen Sitzung durchspielt (zwei Therapeuten bei der Familie, zwei Therapeuten hinter der Einwegscheibe, die aber über Telefon in das Geschehen eingreifen, eine ausführliche Diskussion und Erarbeitung der „Verschreibung" durch die vier Therapeuten, während die Familie in einem anderen Raum wartet, und schließlich dann die Mitteilung oder Übergabe dieser Verschreibung als quasi der Weisheit letzter Schluß). Selbst wenn die Verschreibung in ihrem „paraxoden" Charakter das Nichtwissen der Therapeuten mitthematisierte, werden die Therapeuten (nicht anders als Sokrates in der griechischen Gesellschaft) als die „Wissenden" erscheinen. Aus den Falldarstellungen, die GERZ gegeben hat, geht hervor, ohne daß der Autor dies reflektiert, daß er seine Patienten in die angst- bzw. zwangsauslösenden Situationen hineinbegleitet hat. Solche therapeutische Situationen setzen zweifellos auch starke regressive Vorgänge in Gang. Der Gedanke, daß es sich beispielsweise bei den „Wunderheilungen" FRANKLs und seiner Schüler auch um „Übertragungsheilungen" handelt, scheint deshalb nicht abwegig. „Wunderheilungen" sind ja auch dem Analytiker nichts Fremdes. Die „analytischen Flitterwochen", die in der Regel auf einer stark libidinösen Übertragung beruhen, kommen daher. Der Idealisierungstendenz des Patienten kommt mancher direktive Therapeut mehr entgegen als der abstinente Analytiker. Daß Möglichkeiten für die Entwicklung von Übertragungsvorgängen in der paradoxen Therapie gegeben sind, geht schon daraus hervor, daß immer wieder unterstrichen wird, wie notwendig es ist, daß jede paradoxe Intervention eine streng auf das jeweilige Individuum bzw. Beziehungssystem bezogene Planung erfordert. Das setzt minutiöse Exploration voraus und damit engagiertes Eingehen auf die aktuelle Lebenssituation und, wie die Falldarstellungen zeigen, Biographie. Die wichtige Frage, welche Bedingungen erfüllt sein müssen, damit ein Patient überhaupt die paradoxe Intervention akzeptiert, wird kaum berührt. Daß der Patient die „unsinnige" Empfehlung des „verrückten Psychiaters" (ein Patient ERICKSONS über ERICKSON) befolgt, setzt nach Meinung des Verfassers schon eine tragfähige Beziehung voraus oder ist dem Charisma des Therapeuten und dessen Annahme durch den Patienten zu danken. Nur wenn diese „nichtparadoxen" Bedingungen, die natürlich auch zusammen auftreten können, gegeben sind, kann „Paradoxe Intervention" auf den Plan treten. Nur auf diesem Hintergrund wird verständlich, daß ein Patient nicht abbricht, sich nicht verhöhnt fühlt, wenn er mit dem paradoxen Ansinnen konfrontiert wird.

Inwieweit diese zuletzt vom Verfasser genannten Faktoren mehr oder weniger als die Faktoren, welche die Vertreter der paradoxen Intervention selbst angeben, für Heil- und Mißerfolge verantwortlich sind, müßten weitere Untersuchungen, vor allem katamnestischer Natur, zeigen. Von „Übertragungsheilungen" ist bekannt, daß sie häufig nicht stabil bleiben. Der Einwand, paradoxe Intervention sei, wie Verhaltenstherapie, nur Symptomheilung, wäre damit auch zu untersuchen. Einerseits kommt es der Technik paradoxer Intervention gerade darauf an, rigide Strukturen aufzubrechen, Strukturen, die sie für die Symptomproduktion verantwortlich macht. Das spräche gegen eine reine Symptombeseitigung. Andererseits haben Änderungen alteingefahrener rigider Strukturen auch ihren Zeitbedarf. Paradoxe Therapie versteht sich aber zumeist nur als Kurztherapie.

Literatur
DUNLAP, K.: Repetition in the Breaking of Habits. Sci. Monthly 30, 66–70 (1930).
ERICKSON, M. H., ROSSI, E. L., ROSSI, L. S.: Hypnose (1976). München: Pfeiffer 1978.
FISHER, L., ANDERSON, A., JONES, J. E.: Formen paradoxer Intervention und Indikation/Gegenindikation für ihren Einsatz in der klinischen Praxis. Familiendynamik 7, 96–112 (1982).
FRANKL, V. E.: Theorie und Therapie der Neurosen. 5. Aufl. München Basel: Reinhardt 1983.
GERZ, H. O.: Zur Behandlung phobischer und zwangsneurotischer Syndrome mit der „Paradoxen Intention" nach Frankl. Z. Psychother. Med. Psychol. 12, 145–154 (1962).
GERZ, H. O.: Experience with the Logotherapeutic Technique of Paradoxical Intention in the Treatment of Phobic and Obsessive-Compulsive Patients. Am. J. Psychiatry 123, 548–553 (1966).
HALEY, J.: Gemeinsamer Nenner Interaktion. Strategien der Psychotherapie (1963). München: Pfeiffer 1978 a.
HALEY, J.: Die Psychotherapie Milton H. Ericksons (1973). München: Pfeiffer 1978 b.
HUNTER, J.: A Treatise on the Venereal Disease. London: Selbstverlag 1786.
SELVINI PALAZZOLI, M.: Magersucht (1978). 2. Aufl. Stuttgart: Klett-Cotta 1984.
SELVINI PALAZZOLI, M., BOSCOLO, L., CECCHIN, G., PRATA, G.: Paradoxon und Gegenparadoxon (1975). Stuttgart: Klett-Cotta 1977.
SIMON, F. B., STIERLIN, H.: Die Sprache der Familientherapie. Ein Vokabular. Stuttgart: Klett-Cotta 1984.
SOLYOM, L., GARZA-PEREZ, J., LEDWIDGE, B. L. et al.: Paradoxical Intention in the Treatment of Obsessive Thoughts: A Pilot Study. Compr. Psychiatry 13, 291–297 (1972).
WATZLAWICK, P.: Die Möglichkeit des Andersseins (1977). 2. Aufl. Bern Stuttgart Wien: Huber 1982.
WATZLAWICK, P., WEAKLAND, J. H., FISCH, R.: Lösungen – Zur Theorie und Praxis menschlichen Wandels (1974). Bern Stuttgart Wien: Huber 1975.
WEEKS, G., L'ABATE, L.: Eine Bibliographie über paradoxe Methoden in der psychotherapeutischen Behandlung von Familiensystemen. Familiendynamik 4, 185–189 (1979).
WYNNE, L. C.: Paradoxe Intervention: eine Technik zur therapeutischen Veränderung von individuellen und familiären Systemen. Familiendynamik 5, 42–56 (1980).

H. LANG

Parentifikation
[lat.: parentes = Eltern]

Der Begriff kommt aus der → Familienforschung und → Familientherapie. Er wurde vor allem im psychoanalytisch beeinflußten „dynamischen" Familienmodell BOSZORMENYI-NAGYS verwandt und begrifflich ausgearbeitet. Einen zentralen Platz nimmt Parentifikation unter den Stichworten „Das Kind als Substitut für eine Elternfigur" und „Das Kind als Gatten-Substitut" auch in den psychoanalytischen Arbeiten H. E. RICHTERS ein.

Wörtlich zu übersetzen mit „Vereiterlichung", meint Parentifikation die Übertragung einer elterlichen Rolle auf ein Kind oder einen Partner.

In der Sicht BOSZORMENYI-NAGYS erscheint Parentifikation zunächst als ein allgemein menschliches Phänomen. Passagere Parentifizierungen sind z. B. Vorgänge, über die das Kind lernt, Verantwortung zu übernehmen. Hierher gehört das spielerische Erproben von Elternrollen. Auch der Vorgang des Sichverliebens ist meist begleitet von Parentifizierungsphantasien. Die daraus resultierenden Ehen sind gewissermaßen Verträge auf Lebenszeit, die das Gleichgewicht zwischen dieser Phantasie und einem verantwortlichen, auf Geben und Nehmen beruhenden Verhältnis, gewährleisten sollen. In besonders günstigen Fällen folgt die eheliche Parentifizierung einem symmetrischen Muster. Denn es ist leichter, die Forderung des anderen hinzunehmen, wenn auch ich vom anderen etwas verlangen, auch ich „regredieren" kann. So gehört Parentifizierung zum „regressiven Kerngeschehen selbst bei harmonischen, weitgehend auf Gegenseitigkeit beruhenden Beziehungen" (I. BORZORMENYI-NAGY und G. M. SPARK, 1981, S. 209). BOSZORMENYI-NAGY und SPARK machen darauf aufmerksam, daß selbst der reifste Erwachsene Rückfälle in Träume erfüllter Kindheit brauche und versucht sei, den Ersatz eines Elternteils in einer gegenwärtigen Beziehung zu suchen. Eine Beziehung würde für uns gerade dann emotional bedeutsam, wenn wir sie auch mit regressiven Phantasien kindlichen Erfülltseins ausstatten können.

Zu beachten sei generell, daß, ebenso wie die Psyche des Individuums, auch Ehe und Familienbeziehungen therapeutisch und theoretisch auf zwei Ebenen anzugehen sind, nämlich auf der Ebene der beobachtbaren Tatbestände und auf der Ebene verdeckter, dynamisch bestimmender Kräfte. Dabei kann es zu einem paradoxen Wechselbezug kommen, wobei die offene Rollenzuweisung dazu dienen kann, diametral entgegengesetzte „unbewußte" Motivationen zu verschleiern.

Es ist unvermeidlich, daß sich auch bei Eltern in ihrer Fürsorge Gefühle des Erschöpft- und Ausgebeutetseins einstellen, die nun seinerseits das Kind mit Liebe und Fürsorge vergilt. Erst recht zeigen Kinder elterliche Fürsorge dann, wenn altersbedingte Hinfälligkeit der Eltern die Übernahme einer solchen Rolle fordert. Parentifikation kann sich ferner generationenübergreifend darbieten, sobald sie das Bemühen realisiert, lange zurückliegende Beziehungen zu den eigenen Eltern im aktuellen Beziehungsgeschehen mit den eigenen Kindern wieder aufleben zu lassen. Es kommt dabei zu einer Reaktualisierung eines in der Kindheit verinnerlichten Beziehungsmusters: „Wenn ich mein Verhalten in der Vergangenheit meinem Vater gegenüber nun in der Beziehung mit meinem Sohn reproduziere, werde ich gewissermaßen zugleich Vater und Sohn. Immer wenn ich meines Vaters väterliche Verhaltensweisen kopiere, läßt etwas in mir gleichzeitig mein hungriges kindliches Selbst wiederaufleben, das von seinen Eltern gehalten und erhalten wurde. So kann mich mein Kind, das mich zum Vater gemacht hat, in gewisser Weise auch zum Kinde machen" (I. BOSZORMENYI-NAGY u. G. M. SPARK, 1981, S. 212).

Parentifizierungsprozesse spielen indessen nicht nur im Eltern-Kind-Bezug eine Rolle, sie finden sich auch auf der Beziehungsebene der gleichen Generation. Die Wahl des Ehepartners ist häufig mit dadurch motiviert, sich jemandem zu verbinden, der als wunscherfüllender Elternteil fungieren soll. Wie gerade auch dieses Beispiel zeigt, spielen in Parentifizierungsprozesse häufig „Übertragungsvorgänge" hinein. Wie bereits angedeutet, tendieren in einer wohlausgewogenen Partnerschaft die wechselseitigen Parentifizierungserwartungen dahin, ein symmetrisches Muster zu bilden. „Wenn du mich jetzt verhätschelst, werde ich dir das dadurch entgelten, daß ich zu einer anderen Zeit dir gegenüber ebenfalls eine Elternrolle übernehme."

Grundgedanken dessen, was unter dem Stichwort „Parentifikation" bei BOSZORMENYI-NAGY (1975), BOSZORMENYI-NAGY und SPARK (1981) sowie FRAMO (1975a und b) ausgefaltet ist, finden sich bereits in RICHTERS „Eltern, Kind und Neurose" und später in „Patient Familie". RICHTER geht dabei von einem rollentheoretischen Rahmen aus, innerhalb dessen er, unter Einbeziehung und Weiterentwicklung wesentlicher Erkenntnisse der psychoanalytischen Abwehrtheorie, die Eltern-Kind-Beziehung und Partnerverhältnisse unter Erwachsenen beschreibt. „Rolle" wird dabei sozialpsychologisch-psychoanalytisch definiert als das strukturierte Ganze der unbewußten und bewußten Erwartungen, die Interaktionspartner aufeinander richten. Diese Rollen können überwiegend oder ganz im Dienste von Abwehrprozessen stehen. Das bedeutet, daß eine Rollenzuweisung und die durch sie geforderte Übernahme einer Rolle dazu benutzt werden können, kompensatorisch von individuellen Konfliktspannungen zu entlasten. Statt persönliche Konflikte auf sich zu nehmen und zu bearbeiten, tragen die Betreffenden diese in die Partnerbeziehung hinein und manipulieren den jeweiligen Partner zu einem Ersatzobjekt, das entschädigen soll. In dieser Bedeutung werden Rollenvorschrift und Rollenakzeptanz identisch mit Grundformen psychosozialer Abwehr.

Im Hinblick auf die psychosoziale Abwehrform der „Parentifikation" steht die Rollenvorschrift „Rolle eines Partner-Substituts" zentral. Dabei ist RICHTER wie BOSZORMENYI-NAGY der Auffassung, daß eine solche Rollenbeziehung, bei nur geringer Ausprägung der Rollenvorschrift, eine durchaus normale Beimengung der affektiven Einstellung des Menschen zu intimen Partnern überhaupt darstellt. Sie ist insofern ubiquitär wirksam. Problematisch wird die Beziehung dann, sobald die Rollenvorschrift dominierende Bedeutung für das Partnerverhalten eines Menschen gewinnt. Den „Parentifizierungsmechanismus" stellt RICHTER so dar: „Y kann von X unbewußt dazu genötigt werden, stellvertretend in die Rolle eines anderen Partners (Z) einzutreten, und zwar eines Konfliktpartners aus der eigenen infantilen Vorgeschichte von X. Y soll dann kompensierend die unerträgliche Enttäuschung wettmachen, welche jene andere unerfüllte oder gescheiterte Partnerbeziehung hinterlassen hat. Zugleich aber wird Y aus unbewußtem Wiederholungszwang dazu verführt, genau jene traumatisierenden Merkmale zu reproduzieren, unter deren Eindruck der historische Partnerkonflikt psychisch fixiert worden ist. Je nachdem erhält die Rolle von Y die Charakteristik einer präödipalen oder ödipalen Elternfigur oder einer Geschwisterfigur" (RICHTER, 1972, S. 51).

Diese Rolle einer Elternfigur kann vor allem dem eigenen Kinde zugewiesen werden. Die Mutter beispielsweise überträgt auf ein Kind die affektive Einstellung, die sie auf ihre eigene Mutter oder auf ihren Vater entwickelt hatte. Auf diese Weise wird das Kind mit den Großeltern gleichgestellt. Überwiegt dabei eine positive Gefühlseinstellung, kann es zu einem Phänomen kommen, wie es FLÜGEL (1957) beschrieben hat: „Eltern wählen aus ihren Kindern ein Lieblingskind aus, auf das sie die Liebe übertragen, die sie früher auf den bevorzugten Elternteil gerichtet hatten." Ebenso können aber auch negativ getönte Impulse in diese affektive Gleichsetzung Kind = Eltern eingehen. In diesem Zusammenhang läßt sich von einer „Phantasie der Generations-Umkehrung" sprechen, welche die Betreffenden sich als Kinder ihrer Kinder erleben läßt. FLÜGEL deutet diese Phantasie, die bei vielen Menschen anzutreffen ist, als eine quasi eingeborene Vorahnung dessen, daß im Zuge der Generationsablösung eines Tages – im Greisenalter – die Eltern in „kindlicher" Hilflosigkeit dem Schutz und der Hilfe ihrer Kinder ausgeliefert sind. E. A. RAPPAPORT (1958) sieht diese „Phantasie der Generations-Umkehrung" im sogenannten „Großeltern-Syndrom" (grandparent syndrome) am Werke. Damit ist die Identifikation des Kindes mit einem seiner Großeltern gemeint. Dabei kann das Kind die Großeltern-Rolle auch dann übernehmen, wenn die Großeltern bereits bei der Geburt nicht mehr am Leben waren. Für die diagnostische Erfassung einer solchen Parentifikation kann einmal eine auffallende Überbewertung charakterologischer Ähnlichkeiten zwischen Kind und Großeltern-Figur ein Anhaltspunkt sein; zum anderen deutet sich eine solche generationsübergreifende Rekrutierung an, sobald Mutter oder Vater ihrerseits dem Kinde gegenüber ein ausgesprochen infantil-passives Verhalten der Abhängigkeit entwickeln.

Eine solche parentifizierende „Rollenübertragung" kann sich nun, wie schon angedeutet, zu einer traumatisierenden Belastung auswachsen: durch besonderen Druck des Parentifizierungsvorganges, durch Einseitigkeit und Unduldsamkeit der Rollenvorschrift. Das traumatische Moment liegt dann in der Überbeanspruchung der kindlichen Tragfähigkeit. Das Kind muß mehr geben als es seinem Entwicklungsstand, seinen Kräften, entspricht. „Es soll die unerfüllten Liebesbedürfnisse der Eltern sättigen, es soll sie für narzißtische Kränkungen entschädigen und ihren Nachholbedarf an narzißtischer Bestätigung erfüllen, es soll zugleich ihren Vorwürfen wie ein Erwachsener standhalten, und zwar soll es dies alles besser leisten als dies seine Großeltern vermochten, deren frustrierendes Verhalten es ja nunmehr wettmachen soll" (RICHTER, 1969, S. 105). Akzeptiert das Kind diese Rolle und entwickelt es ein „grandparent syndrome", kann es sich in einer Position narzißtischer Omnipotenz wiederfinden, die zur neurotischen Trotzeinstellung oder depressiven Verzagtheit dann führt, wenn seine narzißtisch aufgeblähte familiäre Realität mit den dazu konträren Anforderungen der Schule kollidiert. Noch stärker in eine depressiv-neurotische Entwicklung sieht sich das parentifizierte Kind gedrängt, wenn beispielsweise eine Mutter, die in ihrem Kind eine Kompensation für Entbehrung an jener Liebe erwartet, die sie selbst als Kind entbehrt hat, dieses jetzt ständig mit Vorwürfen und Anklagen belastet, weil es zwangsläufig diesen Forderungen nicht nachkommen kann.

Ähnlich wie für RICHTER wird auch für BOSZORMENYI-NAGY und seine Mitarbeiter Parentifizierung dann problematisch, „krankheitserzeugend", wenn sie ein übliches und passageres Maß überschreitet, zwanghaften Charakter annimmt, die Betreffenden auf ein ständiges Nachgeben gegenüber einseitig gestellten Parentifizierungsforderungen fixiert und auf diese Weise „psychische Lähmungsmuster verursacht oder aufrechterhält" (I. BOSZORMENYI-NAGY und G. M. SPARK, 1981, S. 226). Die „Verelterlichung" eines Kindes wirkt sich auf diese Weise hemmend auf seine Entwicklung aus und kann dazu führen, daß es sich später als Erwachsener das zu holen sucht, was es als Kind entbehrt hat. Das kann dann in der nächsten Generation erneut zu Parentifizierungsprozessen führen, wobei jeweils die Eltern ihr Kind benutzen, den eigenen frühkindlichen Objektentzug wettzumachen. Individuation wird dadurch gefährdet wenn nicht verunmöglicht, sofern in diesen Prozessen ein unstillbares Bedürfnis nach symbiotischem Sichanklammern zu konstatieren ist. Parentifikation erlaubt so eine Flucht vor ungelösten Problemen mit der Herkunftsfamilie, erlaubt, diese durch die Rekrutierung der eigenen Kinder zu kompensieren.

Verelterlichungsvorgänge stellen sich indessen nicht nur generationenübergreifend dar, sie kehren auch das Generationsgefälle um, gefährden die familiäre Hierarchie, verletzen die Generationenschranke. Ein Elternteil kann mit seinem Kinde verkehren als gehöre es zur gleichen und nicht zur nächsten Generation. Das Kind ist auf diese Weise als „Prügelknabe" zu rekrutieren, sofern Ressentiments (aggressive Affekte), die einem Glied derselben Generation gelten, an ihm entladen werden. Eine besondere Problematik tut sich in diesem Zusammenhang auf, wenn ein Kind als „Gatten-Substitut" (RICHTER, 1969, S. 108 ff.) „ausgebeutet" wird, also nicht nur als „Blitzableiter" aggressiver Affekte herhalten muß, sondern gezwungen wird, zum ebenbürtigen Partner für elterliche sexuelle Bedürfnisse zu werden. Für LIDZ (1976) ist gerade die Respektierung der Grenzen zwischen den Generationen eine notwendige Grundbedingung für eine gesunde Entwicklung der Kinder. Inzestuöse oder inzestuös gefärbte Beziehungen blockieren diese Entfaltung, haben „verschlingend-zerstörerischen Charakter" (LANG, 1978). Ähnlich negativ gesehen werden Parentifizierungsvorgänge auch im Konzept der „strukturellen Familientherapie" S. MINUCHINS. Die therapeutische Praxis hat deshalb zum vorrangigen Ziel, Generationsschranken wieder aufzurichten und zu stabilisieren, somit Parentifizierungen rückgängig zu machen und in Zukunft zu verhindern.

Literatur
BOSZORMENYI-NAGY, I.: Intensive Familientherapie als Prozeß (1965). In: BOSZORMENYI-NAGY, I., FRAMO, J. L. (Hrsg.): Familientherapie. Theorie und Praxis. Bd. I. Reinbek: Rowohlt 1975.
BOSZORMENYI-NAGY, I., SPARK, G. M.: Unsichtbare Bindungen. Die Dynamik familiärer Systeme (1973). Stuttgart: Klett-Cotta 1981.
FLÜGEL, J. C.: The Psychoanalytic Study of the Family. 9. Aufl. London: Hogart 1957.
FRAMO, J. L.: Beweggründe und Techniken der intensiven Familientherapie (1965). In: BOSZORMENYI-NAGY, I., FRAMO, J. L. (Hrsg.): Familientherapie. Theorie und Praxis. Bd. I. Reinbek: Rowohlt 1975a.
FRAMO, J. L.: Systematische Erforschung der Familiendynamik (1965). In: BOSZORMENYI-NAGY, I., FRAMO, J. L. (Hrsg.): Familientherapie. Theorie und Praxis. Bd. II. Reinbek: Rowohlt 1975b.

LANG, H.: Die strukturale Triade. Habilitationsschrift. Universität Heidelberg 1978.
LIDZ, T.: Der gefährdete Mensch (1973). Frankfurt/M.: Fischer 1976.
MINUCHIN, S.: Familie und Familientherapie (1974). 6. Aufl. Freiburg: Lambertus 1984.
RICHTER, H. E.: Eltern, Kind und Neurose (1963). Reinbek: Rowohlt 1969.
RICHTER, H. E.: Patient Familie (1970). Reinbek: Rowohlt 1972.
RAPPAPORT, E. A.: The Grandparent Syndrome. Psychoanal. Quart. 27, 518 (1958).
SCHMIDEBERG, M.: Parents as Children. Psychiat. Quart. 22, 207–218 (1948).

H. LANG

Parkinsonismus

Der Parkinsonismus (Parkinson-Syndrom) gehört zu den neurologischen Erkrankungen, die aufgrund ihrer Lokalisation häufig auch zu psychischen Störungen führen können; diese lassen sich unter dem Oberbegriff des hirnlokalen Psychosyndroms (→ „Psychosyndrom, hirnlokales") zusammenfassen.

Bei den *Folgezuständen nach Encephalitis* beobachtet man an Patienten, die schon im jugendlichen Alter erkrankt sind, häufig eine dranghafte Unruhe mit Triebenthemmung und Reizbarkeit. Wenn die Encephalitis dagegen erst im späteren Leben aufgetreten ist, fehlen oft psychische Veränderungen; in fortgeschrittenen Fällen lassen geistige Spontaneität und Initiative nach, die psychischen Abläufe sind deutlich verlangsamt, und es entwickelt sich das Bild der Bradyphrenie. Es können auch langdauernde paranoide Erscheinungen und taktile, optische oder akustische Trugwahrnehmungen auftreten (BONHOEFFER). Viele Patienten zeigen noch größeres Interesse für ihre Umwelt, als man aufgrund des leeren mimischen Verhaltens zunächst vermutet.

Die seelischen Veränderungen bei der *Paralysis agitans* (Morbus Parkinson) sind den eben beschriebenen postencephalitischen ähnlich, entwickeln sich aber meist schon nach kürzerer Krankheitsdauer. Depressive Verstimmungen sind hier besonders häufig anzutreffen. Eine eindrucksvolle Selbstschilderung über das Erleben eines solchen schweren Parkinsonzustandes wurde von BERINGER veröffentlicht.

Auch beim *arteriosklerotischen Parkinsonismus* beobachten wir das gleiche hirnlokale Psychosyndrom, das aber oft durch besondere neurologische Symptome und durch ein mehr oder weniger ausgeprägtes organisches Psychosyndrom (→ „Psychosyndrom, organisches") kompliziert ist.

Nach *stereotaktischen Operationen* kommt es in etwa einem Drittel der Fälle zu psychischen oder sprachlichen Komplikationen, wobei unter den seelischen Spätschäden wiederum das organische Psychosyndrom und das hirnlokale Psychosyndrom überwiegen (HARTMANN V. MONAKOW).

Literatur
BERINGER, K.: Selbstschilderung eines Paralysis-agitans-Kranken. Nervenarzt 19, 70–80 (1948).

BONHOEFFER, K.: Die Psychosen im Gefolge von akuten Infektionen. In: Aschaffenburg's Handb. d. Psychiatrie, B.: Spez. Teil, 3. Abt. Leipzig Wien: Deuticke 1912.
HARTMANN VON MONAKOW, K.: Halluzinosen nach doppelseitiger stereotaktischer Operation bei Parkinson-Kranken. Arch. Psychiat. 199, 477–486 (1959).
HARTMANN VON MONAKOW, K.: Psychosyndrome und Sprachstörungen nach stereotaktischen Operationen beim Parkinson-Syndrom. In: WALTHER-BÜEL, H., SPOERRI, TH. (Hrsg.): Zur Psychiatrie hirnorganischer Störungen; pp. 87–100. Basel New York: Karger 1965.
MÜLLER, C., YASARGIL, N. G.: Zur Psychiatrie der stereotaktischen Hirnoperationen bei extrapryamidalen Erkrankungen. Schweiz. Arch. Neurol. Neurochir. Psychiat. 84, 136–154 (1959).
REICHARDT, M.: Allgemeine und spezielle Psychiatrie. GRÜNTHAL, E., STÖRRING, G. E. (Hrsg.), 4. Aufl. Basel: Karger 1955.

H. LAUTER

Pavor nocturnus

[lat.: pavere = zittern; nox = Nacht]
Frz.: terreurs nocturnes; engl.: night terror

Unter Pavor nocturnus leidende Patienten wachen plötzlich in einem panikähnlichen Angstzustand auf. Ihr Verhalten erinnert an einen halluzinatorischen Ausnahmezustand: die Patienten schreien, oder sprechen unzusammenhängend, schauen mit starrem Blick ihre Umgebung an, ohne sie zu erkennen, richten sich im Bett auf, oder laufen ziellos im Zimmer umher. Körperlich zeigen sich oft starke neurovegetative Erscheinungen mit Tachycardie, Schweißausbruch, Rötung des Gesichtes und Atemstörungen (Tachypnoe oder Ringen um Luft). Die paroxystisch auftretenden Episoden enden nach einigen Minuten bis – seltener – einer halben Stunde spontan. Der Zustand ist durch die Umgebung nicht beeinflußbar. Gelegentlich kann während des Pavor nocturnus eine kurzdauernde Orientierung auftreten. Beim morgendlichen Aufwachen besteht eine fast vollständige Amnesie, gelegentlich erinnern sich die Patienten undeutlich an ein nächtliches Ereignis oder einen angstbeladenen Traum. Es scheint, daß in einer Nacht nur ein Pavor-nocturnus-Anfall vorkommt.

Die Incidenz liegt nach einer schon älteren Studie von 1968 (J. KALES et al.) zwischen 1–3% der fünf- bis zwölfjährigen Kindern mit prozentual gleichmäßiger Geschlechtsverteilung. Es scheinen vor allem Kinder im Vorschulalter betroffen. Aber nicht nur Kinder können unter dieser Störung leiden, obwohl sie in diesem Alter relativ häufiger ist. Wie die zahlreichen Untersuchungen von C. FISHER und des Sleep Research and Treatment Center, Pennsylvania State University, College of Medicine, unter Leitung von A. KALES zeigen, kann der Pavor nocturnus auch bei Jugendlichen und Erwachsenen auftreten.

Psychophysiologische Untersuchungen
Die EEG-Untersuchungen haben Wesentliches zum besseren Verständnis des nächtlichen psychischen Lebens und Erlebens beigetragen. Der Angsttraum ist mit der REM-Phase verknüpft. Der Pavor nocturnus – wie der → Somnambulismus – tritt in der Non-REM-Phase, und zwar nach C.

FISHER et al. (1973) in ⅔ der Fälle in der ersten tiefen Schlafperiode auf. Verschiedene Autoren, wie R. J. BROUGHTON, weisen darauf hin, daß es sich um eine Arousal-Störung handelt. Die explosive, autonom ablaufende Entladung kann durch angstvolle Szenen oder Gedanken ausgelöst werden. Aber auch äußere Reize („buzzer") können Pavor nocturnus auslösen. C. FISHER et al. (1974) schreiben: „Pavor nocturnus ist kein → Traum im üblichen Sinne, sondern ein Symptom, das durch eine Spaltung der Ichfähigkeit die → Angst zu kontrollieren, ausgelöst wird." C. FISHER nimmt das von S. FREUD (1920) entwickelte psychophysiologische Modell des Reizschutzes auf. Im REM-Stadium kann die Angst durch den Traum gemeistert werden. Offensichtlich gelingt es der psychischen Tätigkeit, durch „Desomatisation" die Angst zu beherrschen. Im Non-REM-Schlaf hingegen ist der psychische Apparat unfähig, die Angst zu verarbeiten. Es kommt zu einem Schreck- und Panikzustand.

Zahlreiche Autoren haben sich mit der Frage der → Epilepsie bei Pavor-nocturnus-Patienten auseinandergesetzt. C. CHRISTOZOV u. D. DASCALOV (1970), die 150 Kinder klinisch und elektroencephalographisch untersuchen, zeigen, daß es sich bei Pavor nocturnus und Somnambulismus um unspezifische Syndrome handelt. Wie andere Autoren vermuten sie einen Zusammenhang mit epileptischen Störungen. Auf Grund eigener Untersuchungen und einer kritischen Literaturübersicht kommen C. R. SOLDATOS et al. (1980) zum Schluß, daß die beschriebene Beziehung zwischen Epilepsie und Pavor nocturnus (und Somnambulismus) nicht aufrechterhalten werden kann. Pavor nocturnus kann auch bei Epileptikern auftreten, ohne daß das nächtliche Ereignis einen epileptischen Charakter aufweist.

Differentialdiagnose
Klinisch unterscheidet sich der Somnambulismus vom Pavor nocturnus dadurch, daß er mit keinem Angstzustand verbunden ist. Der Pavor nocturnus ist anderseits vom Angsttraum abzugrenzen, welcher ohne Bewußtseinsstörung einhergeht und vor allem eine inhaltliche Bedeutung aufweist. Soweit die Patienten, die unter Angstträumen leiden, erwachen, drücken sie ängstlich beklommen oder weinend stark affektbeladene Erlebnisse aus. Bruchteile oder der ganze Angsttraum bleiben meist auch am Morgen erhalten, wenn auch stark überarbeitet. Es besteht keine Amnesie des nächtlichen Erlebnisses, sondern eine mehr oder weniger starke Verdrängung des Inhaltes. Beim Pavor nocturnus haben wir es meist mit einem unerklärbaren Schreckereignis zu tun, bei dem die Patienten ihre Angst ausdrücken. Der Angsttraum ist ein inhaltlich beladener Angstzustand.

Pathogenese
Vermutlich besteht eine genetische Prädisposition für Pavor nocturnus und Somnambulismus. Beide Syndrome können beim gleichen Patienten alternierend auftreten. Auch in den Familien dieser Patienten finden sich häufig beide Affektionen. Da der Pavor nocturnus bei Kindern im Vorschulalter meist eine vorübergehende Erscheinung ist, wird er in diesem Alter als Ausdruck einer mangelnden Reife des Zentralnervensystems betrachtet. Das häufigere Auftreten des Pavor nocturnus bei Kindern kann auch dadurch erklärt werden, daß das Schlafstadium IV 20 bis 25%, bei Erwachsenen hingegen nur 10% der Schlafzeit einnimmt. Trotz intensiver Forschung steht eine physiologisch begründete Erklärung der pathologischen Arousal-Störung noch aus. Wie schon erwähnt, hat C. FISHER ein psychophysiologisches Modell entworfen. Er geht von der Hypothese aus, daß das Ich unfähig ist, die auftretende Angst psychisch zu verarbeiten, so daß es zu einer körperlichen Entladung kommt. In allen Altersstufen, besonders aber bei Jugendlichen und Erwachsenen, wird zunehmend auf die psychopathologischen Zusammenhänge hingewiesen. Auf dies soll im folgenden Abschnitt näher eingegangen werden.

Psychopathologie
Bei den erwachsenen Patienten handelt es sich um unsichere, depressiv verstimmte Persönlichkeiten mit schweren Selbstwertstörungen, die ihre Gefühle und Affekte weitgehend unterdrücken. Sie passen sich im täglichen Leben, aus Angst nicht angenommen zu werden, übermäßig an. Aggressive Gefühle werden verneint oder verdrängt. Die klinischen Feststellungen finden sich auch in Persönlichkeitstests, wie dies J. KALES et al. 1982 an Hand des Minnesota-Multiphasic-Personality-Inventory (MMPI) beschreiben.

Das vereinzelte Auftreten von Pavor nocturnus im Kindesalter als Ausdruck einer verzögerten Reifung des Zentralnervensystems ist ohne psychopathologische Relevanz. Soweit die nächtlichen Ereignisse bestehen bleiben, soll die Abklärung eher in Richtung einer psychodynamischen und familiären Untersuchung gehen als in Richtung einer eventuellen Epilepsie. Wie bei Erwachsenen finden wir auch bei Kindern Hemmungen aggressiver Impulse, mangelnde Bewältigung innerer Konflikte, übermäßige Anpassung und Unterwerfung sowie Störungen im Familienkreis. Der Pavor nocturnus stellt in diesem Zusammenhang ein Zeichen einer beginnenden psychischen Fehlentwicklung dar.

Behandlung
Pavor nocturnus kann bei Erwachsenen durch Diazepam (C. FISHER, 1973) positiv beeinflußt werden. Die Wirkung ist dosisabhängig und kann bis zur vollständigen Unterdrückung des Schlafstadiums IV führen. Die Patienten finden einen friedlichen und erholsamen Schlaf, ohne daß Nebenwirkungen auftreten. Neben einer spezifischen Wirkung kann auch die allgemeine anxiolytische Eigenschaft der Benzodiazepine eine Rolle spie-

len. Imipramin scheint nur bei Kindern gute Resultate zu zeigen. Die Ergebnisse von PESIKOFF u. DAVIS konnten aber in Nachuntersuchungen nicht bestätigt werden.
Psychotherapeutische Maßnahmen scheinen in den letzten Jahren immer mehr an Bedeutung zu gewinnen. C. R. SOLDATOS u. A. KALES beschreiben drei Fälle. Bei zwei der drei erwachsenen Patienten konnte durch Psychotherapie Besserung oder Heilung erzielt werden.
Auch bei Kindern soll die Therapie sich nicht nur auf eine Symptombehandlung beschränken. Eine genaue psychiatrische Abklärung der individuellen psychischen Störungen und der Familiendynamik bildet die Grundlage zu einer wirkungsvollen Behandlung des Kindes und seiner Umgebung.

Literatur
BROUGHTON, R. J.: Sleep Disorders: Disorders of Arousal? Science 159, 1070–1078 (1968).
CHRISTOZOV, C., DASCALOV, D.: Corrélations clinico-électroencéphalographiques des terreurs nocturnes et du somnambulisme chez les enfants. Acta paedopsychiat. 37, 61–67 (1970).
FISHER, C., KAHN, E., EDWARDS, A., DAVIS, D.: A psychophysiological study of nightmares and night terrors: 1. Physiological aspects of the stage 4 night terror. J. Nerv. Ment. Dis. 157, 75–98 (1973a).
FISHER, C., KAHN, E., EDWARDS, A., DAVIS, D.: A psychophysiological study of nightmares and night terrors: 2. The suppression of stage 4 night terrors with diazepam. Arch. Gen. Psychiat. 28, 252–259 (1973b).
FISHER, C., KAHN, E., EDWARDS, A., DAVIS, D.: A psychophysiological study of nightmares and night terrors: 3. Mental content and recall of stage 4 night terrors. J. Nerv. Ment. Dis. 158, 174–188 (1974).
FREUD, S.: Jenseits des Lustprinzips. Leipzig Wien: Int. Psychoanalyt. Verlag 1920. (Auch In: Gesammelte Werke, Bd. XIII, S. 1–69, London: Imago 1940.)
KALES, J., JACOBSON, A., KALES, A.: Sleep disorders in children. Prog. Clin. Pathol. 8, 63 (1968).
KALES, J., CADIEUX, R., SOLDATOS, C., KALES, A.: Psychotherapy and Night-Terror-Patients. Am. J. Psychother. 36, 399–407 (1982).
PESIKOFF, R. B., DAVIS, P. C.: Treatment of pavor nocturnus and somnambulism in children. Am. J. Psychiat. 128, 778–781 (1971).
SOLDATOS, C. R., VELA-BUENO, A., BIXLER, E. O., SCHWEITZER, P. K., KALES, A.: Sleepwaking and night terrors in adulthood – Clinical EEG findings Clin. EEG 11, 136–139 (1980).
SOLDATOS, C. R., KALES, A.: Sleep disorders: Research in psychopathology and its practical implications. Acta Psychiat. Scand. 65, 381–387 (1982).

W. BETTSCHART

Pensionierungsschock

Die *Institution der Pensionierung*, d. h. der alters- oder krankheitshalben Versetzung in den Ruhestand mit einer Rente, gab es vereinzelt schon im 18. und 19. Jahrhundert, so z. B. mancherorts bei höheren Staatsbeamten und Offizieren. Auf immer breiterer Basis wurde sie indessen erst ungefähr mit Beginn des 20. Jahrhunderts im Zusammenhang mit der Entwicklung zur modernen Industriegesellschaft, der enorm verlängerten mittleren Lebenserwartung und der daraus sich ergebenden Überalterung der Bevölkerung eingeführt.
Seit jeher zeigte die Pensionierung ein Doppelgesicht: auf der einen Seite erscheint sie als soziale Wohltat zur Sicherung des Lebensabends und als wohlverdiente Befreiung von den Bürden der Arbeit. Gleichzeitig aber bedeutet sie konkretes und unübersehbares Zeichen des Alters, Rückzug und Abschluß, Räumung des Feldes zugunsten der Jungen, Verlust des gewohnten Lebensrahmens und -rhythmus, und für die Gesellschaft probates Mittel zur Vermeidung einer unerwünschten beruflichen Überalterung durch gesetzmäßige Entfernung der Alten aus dem Arbeitsprozeß. Entsprechend widersprüchlich ist ihre Beurteilung durch Publikum und Ärzte.
Einesteils wurde anhand vieler instruktiver Einzelfälle aufgezeigt, daß die Versetzung in den Ruhestand vor allem dann zu einem eigentlichen *Pensionierungsschock*, d. h. zu einer Gefährdung und Dekompensation des psychischen Gleichgewichtes führen kann, wenn das ganze persönliche Wertsystem, Interessen, Kontakte usw. einseitig um die Arbeitssituation zentriert waren. Hier schafft der plötzliche, zudem oft in keiner Weise vorbereitete oder gar bis zuletzt völlig skotomisierte Wechsel der gesamten Lebenssituation, den das Ausscheiden aus dem Beruf fast immer mit sich bringt, eine gähnende Leere, in welcher in erster Linie die nur auf beruflicher Leistung, Status und Prestige begründeten Selbstwertgefühle zusammenbrechen müssen. Schwere, scheinbar endogene, in Wirklichkeit aber situations- und persönlichkeitsbedingte Depressionen reaktiven und neurotischen Gepräges, Selbstmordimpulse, hypochondrische Entwicklungen, Verbitterung, Resignation und sogar rascher psycho-physischer Verfall können die Folge sein. J. H. SCHULTZ und K. H. STAUDER entwickelten hierzu den Begriff des „*Pensionierungsbankrotts*", der letztlich auf einer negativen Lebensbilanz bei Zusammenbruch einer auf äußerlichen Scheinwerten aufgebauten Persönlichkeitsfassade beruht. Auch an die u. a. von BÜRGER-PRINZ beschriebenen → Entlastungsdepressionen ist in diesem Zusammenhang zu denken.
Andererseits haben Untersuchungen an einer großen Zahl von Rentnern gezeigt, daß derartig ungünstige Folgen der Pensionierung in keiner Weise die Regel darstellen. In Wirklichkeit paßt sich offenbar die Mehrzahl der Betroffenen nach einer gewissen Übergangsphase ganz gut an die veränderte Lebenssituation an und ist damit im allgemeinen durchaus zufrieden. In einer Felduntersuchung CAVANS z. B. erklärten sich unter fast 3000 befragten Rentnern nur rund ein Zehntel subjektiv als weniger glücklich als früher. Andere Untersucher haben gezeigt, daß nicht mehr als etwa 7% der Pensionierten zur Weiterführung der Berufsarbeit willens und fähig gewesen wären. Ferner erwies sich, daß in vielen ungünstigen Fällen weniger die Versetzung in den Ruhestand an sich, als vielmehr deren Zusammentreffen mit anderen, oft für die → Involution typischen psychischen Belastungen wie Krankheiten und Gebrechen, soziale Isolierung, Verwitwung, zusätzliche familiäre

oder finanzielle Schwierigkeiten usw. dekompensationsauslösend waren. Ausschlaggebend war zudem auch hier, wie überhaupt für die ganze Art, wie die Problematik des Alterns erlebt und bewältigt wird, die gesamte zugrundeliegende Persönlichkeitsstruktur.
Vielfach wurde vorgeschlagen, den Pensionierungsschock durch Einführung flexiblerer Altersgrenzen, durch altersangemessene Teilarbeit über längere Zeit, durch Schaffung von speziellen Beschäftigungs- und Kontaktmöglichkeiten für Rentner, durch bessere Vorbereitung auf den Ruhestand mittels Diversifikationen der Interessen, Kultivierung von Steckenpferden usw. zu mildern. Solche z. T. durchaus erfolgreiche Bestrebungen zeigen zugleich mit aller Deutlichkeit, wie problematisch Funktion und Rolle des alten Menschen in der heutigen Gesellschaft vielfach geworden sind.

Literatur
BÜRGER-PRINZ, H.: Psychopathologische Bemerkungen zu den cyclischen Psychosen. Nervenarzt 21, 505–507 (1950).
CAVAN, R. S.: Personal adjustement in old age. In: I. A. LANSING (Ed.): Problems of aging, pp. 1032–1052. Baltimore: Williams & Wilkins 1952.
LOEWENTHAL, M. F., BERKMAN, P. L. and Associates (BRISSET, G. G., BUEHLER, J. A., PIERCE, R. C., ROBINSON, B. C., TRIER, M. L.): Aging and mental disorders in San Francisco. San Francisco: Jossey-Bass Inc. 1967.
PAYNE, S. L.: The Cleveland survey of retired men. Pers. Psychol. 6, 81–110 (1953).
STAUDER, K. H.: Über den Pensionierungsbankrott. Psyche 9, 481–497 (1954).

L. CIOMPI

Perseveration

Unter dem Begriff „Perseveration" (NEISSER) versteht man ein Haftenbleiben von einmal aufgetauchten Denk- und Vorstellungsinhalten oder Bewegungszielen, wobei die geweckte Vorstellung in den nachfolgenden Vorstellungsreihen oft noch nach vielen Tagen in sinnloser Verbindung wiederkehrt. Ein bekanntes Beispiel für eine sprachliche Perseveration ist die von v. SOELDER notierte Antwort: „Der Monat hat zwölf Monate" oder der häufige Fehler, mit dem Patienten eine Zahl als Alter angeben, die vorher zufällig in anderem Zusammenhang genannt worden war. Die in der Perseveration zum Ausdruck kommende Beharrungstendenz zeigt sich immer dann, wenn neue Vorstellungen aus irgendeinem Grunde ausbleiben. Das Haften stellt demnach offenbar eine Sekundärerscheinung dar, die anstelle der ausgebliebenen richtigen Leistung tritt (HEILBRONNER); je schwerer die Aufgabe, je unwahrscheinlicher die richtige Antwort ist, um so größer ist die Wahrscheinlichkeit einer Perseveration.
Andeutungen von Perseveration können bei Gesunden in Zuständen starker Ermüdung, im Halbschlaf oder nach Alkoholgenuß beobachtet werden. In der Klinik kommen Perseverationen bei organischen Hirnerkrankungen vor, die mit Psychosen vom akuten exogenen Reaktionstyp einhergehen und eine Bewußtseinstrübung oder Umdämmerung verursachen (GRÜNTHAL). Bei chronischen Hirnschädigungen mit einem organischen Psychosyndrom wird das Haften durch eine Verlangsamung des psychischen Tempos und eine Erschwerung des Umstellungsvermögens begünstigt. Darüber hinaus treten aber Perseverationen auch dann auf, wenn ein organischer Ausfall bestimmte, für das Denken wichtige Werkzeugfunktionen ausschaltet. Im Schrifttum ist das Phänomen der Perseveration erstmals bei einem Kranken mit optischer Agnosie beschrieben worden (LISSAUER). Auch bei Aphasikern wird der Inhalt der Paraphasien oft in starkem Umfang durch Perseverationen geprägt. Während das Haftenbleiben in schweren Fällen schon im gewöhnlichen Gespräch deutlich zutage tritt, kann die Perseverationstendenz bei leichteren Erkrankungsformen erst durch psychoexperimentelle Untersuchungsverfahren nachweisbar sein, wozu besonders der Assoziationsversuch oder der Rorschach-Test geeignet sind. Es spricht manches dafür, daß das Perseverieren bei corticalen Hirnherdstörungen, bei anderen hirnorganischen Erkrankungen und bei der epileptischen Wesensänderung genetisch uneinheitlich ist und auf strukturell verschiedenartigen Erscheinungen beruht (ZEH).

Literatur
BUMKE, O.: Lehrbuch der Geisteskrankheiten. 7. Aufl. Berlin Göttingen Heidelberg: Springer 1948.
GRÜNTHAL, E.: Über die Entstehung des Haftens und katatoniforme Erscheinungen in einem epileptischen Dämmerzustand. Mschr. Psychiat. 55, 65–76 (1923).
HEILBRONNER, K.: Über Haftenbleiben und Stereotypie. Mschr. Psychiat. Neurol. 18, 293–371 (1906).
LISSAUER, H.: Ein Fall von Seelenblindheit nebst einem Beitrag zur Theorie derselben. Arch. Psychiat. Nervenkr. 21, 222–270 (1890).
NEISSER, A.: 65. Sitzung des Vereins ostdeutscher Irrenärzte zu Breslau 1. Juli 1894. Allg. Z. Psychiat. 51, 1016 (1895) (Diskussionsbeitrag).
PICK, A.: Beiträge zur Lehre von den Störungen der Sprache. Arch. Psychiat. Nervenkr. 23, 896–918 (1892).
SOELDER, F. VON: Über Perseveration, eine formale Störung im Vorstellungsablauf. Jb. Psychiat. Neurol. 18, 479–525 (1899).
ZEH, W.: Die Amnesien. Stuttgart: Thieme 1961.

H. LAUTER

Persönlichkeit, prämorbide
[prämorbid von lat.: prae = vor, morbus = Krankheit]
Eigenart der Persönlichkeitsstruktur vor dem Einsetzen einer Erkrankung. „Primärpersönlichkeit" bezeichnet dasselbe, wird hier aber nicht verwendet, weil die Persönlichkeit eines Menschen auch vor Beginn einer Erkrankung schon einem Wandel unterworfen war und fraglich bleibt, was denn nun eigentlich als „primär" zu bezeichnen sei. Die folgenden Ausführungen unter den Titel „prämorbide Persönlichkeits*störungen*" zu setzen, wäre insofern problematisch, als nicht klar bestimmbar ist, ab wann man von einer „-störung" sprechen soll.

ab wann man von einer „-störung" sprechen soll. Früher hat man beispielsweise die prämorbide Persönlichkeitsstruktur unipolar Depressiver als „synton" und somit als recht „normal" beschrieben, heute spricht man dagegen von einer „Hypernomie" (TELLENBACH) und von einer „Identitätsverfassung" (KRAUS). Ähnliches wäre hinsichtlich der Persönlichkeitsstruktur von psychosomatisch Kranken (vgl. das → „Alexithymie"-Konzept) zu sagen. Es empfiehlt sich, bei der Beschreibung einer prämorbiden Persönlichkeitsstruktur zunächst jegliche Wertung herauszuhalten und offen zu lassen, ob ihr überhaupt eine, und wenn ja, welche Relevanz für die Erkrankung zukommt. Von Interesse ist nicht nur die prämorbide Persönlichkeits*struktur*, sondern nicht minder die prämorbide Persönlichkeits*entwicklung*, dies inbesondere auch bei den psychosomatischen Erkrankungen (→ Psychosomatik).

In der Psychiatrie versteht man im allgemeinen unter der prämorbiden Persönlichkeit die *präpsychotische* Persönlichkeit. Das Interesse ist ein doppeltes und zuweilen recht disparates: Einerseits geht es um einen Maßstab – eine Maßgabe – für die Therapie – nicht zuletzt auch um eine Rekrutierung bzw. Mobilisierung von für die Therapie wichtigen prämorbiden Patientenanteilen. Spricht man in bezug auf die prämorbide Persönlichkeit von „Primärpersönlichkeit", sucht man zumeist nach einem Maßstab für den Therapieerfolg. Ein ganz anderes Interesse an der prämorbiden Persönlichkeit ist dagegen dasjenige, das sich auf Pathogenese und Ätiologie richtet.

Seit ARETAEUS von Kappadozien (50–130 n. Chr., „De causis et signis morborum") hat man sich für mögliche Zusammenhänge zwischen psychischen Erkrankungen und den Eigenarten der prämorbiden Persönlichkeit der Betroffenen interessiert. Aber erst in unserem Jahrhundert wurden die damit zusammenhängenden Fragen Gegenstand wissenschaftlich-empirischer Untersuchungen. Wichtige Anstöße gingen von der Psychoanalyse aus. Neben S. FREUD ist vor allem K. ABRAHAM zu nennen. Innerhalb der klinischen Psychiatrie verhalf E. KRETSCHMER mit seinen Arbeiten über den „Sensitiven Beziehungswahn" (1918) und über „Körperbau und Charakter" (1921) der Fragestellung zum entscheidenden Durchbruch.

Die Forschung, die sich mit der prämorbiden Persönlichkeit beschäftigt, vollzieht sich naturgemäß in verschiedenen Etappen:
1. Rein deskriptive Erfassung der Persönlichkeitsstrukturen und -entwicklungen vor Ausbruch einer bestimmten Erkrankung.
2. Herausarbeitung von Typen bzw. typischen Strukturen.
3. Korrelationsstatistische Untersuchungen von Häufigkeitsbeziehungen zwischen Typen der prämorbiden Persönlichkeit und bestimmten Erkrankungen.
4. Aufstellung von Hypothesen zur Erklärung etwaiger Korrelationen.
5. Überprüfung der Hypothesen durch konditionalanalytische Untersuchungen.

Die Reihenfolge kann variieren. Einzelne Glieder werden oft übersprungen. So geht die intuitive Einsicht in einen Zusammenhang der korrelationsstatistischen Untersuchung häufig voraus. Sie bedarf aber der Überprüfung durch letztere.

Beziehungen zwischen prämorbider Persönlichkeit und psychischen Erkrankungen können, sofern sie vorhanden sind, verschiedener Art sein:

1. Es besteht kein ätiologischer Zusammenhang zwischen prämorbider Persönlichkeit und dem Auftreten einer Erkrankung, z. B. einer Psychose. Die prämorbide Persönlichkeit beeinflußt lediglich die Art der Auseinandersetzung mit derselben und damit zumeist auch den weiteren Verlauf. Die Zustandsbilder und manche Komplikationen im Verlauf werden manchmal mehr von der prämorbiden Persönlichkeit als von der Erkrankung bestimmt werden (vgl. die Unterteilung in primäre, sekundäre und tertiäre handicaps von WING). Dies kann sowohl das Quantitative wie auch das Qualitative einer Störung betreffen: Für die „Zuspitzung" (K. SCHNEIDER) der prämorbiden Persönlichkeit im Rahmen eines leichten hirnorganischen Psychosyndroms, bestimmt z. B. letzteres lediglich das Quantitative, die prämorbide Persönlichkeit dagegen die Qualität der Störung. Auch an die Unterscheidung von Daß-Sein und So-Sein einer Psychose (K. SCHNEIDER) ist in diesem Zusammenhang zu erinnern.

2. Die prämorbide Persönlichkeit beeinflußt nicht nur (pathoplastisch) das Bild und den Verlauf der Erkrankung, sondern begünstigt auch eine bestimmte *Art* der Dekompensation, d. h. die *Art* der Erkrankung. So inkliniert der von TELLENBACH beschriebene „Typus melancholicus" in bestimmten Situationen (z. B. Umzug) zu einer endomorphdepressiven Dekompensation; eine andere Persönlichkeitsstruktur würde in derselben Situation vielleicht eine süchtige Entgleisung begünstigen. Hier wäre alsdann im einzelnen zu klären, ob die Eigenart der prämorbiden Persönlichkeit nur als begünstigend, als richtungsweisend oder darüber hinaus als conditio sine qua non anzusehen ist oder gar als ein die Dynamik ganz und gar bestimmender Faktor (etwa derart, daß die Psychose als gradlinige Fortsetzung der prämorbiden Persönlichkeitsentwicklung zu betrachten wäre (TILING, 1904)). – Eine Erkrankung nicht als gradlinige Fortsetzung, wohl aber als Dekompensation einer zuvor kompensierten (und daher latenten) Disproportion im somato-psycho-sozialen Strukturzusammenhang anzusehen, ist eine Arbeitshypothese der anthropologisch orientierten Medizin (vgl. z. B. WYSS, 1973).

3. Die prämorbide Persönlichkeit wird nicht als „*prä*morbid", sondern als Kümmerform (form fruste) der Psychose selbst betrachtet (z. B. die

schizoide Persönlichkeitsstruktur als Residuum einer auf halbem Weg stehengebliebenen kindlichen Schizophrenie). Schon KRAEPELIN hatte diese Möglichkeit erwogen. Der Begriff eines „vorauslaufenden Defekts" (JANZARIK) legt eine solche Hypothese nahe. Einzelfälle lassen sich in diesem Sinne deuten. Eine Verallgemeinerung ist jedoch klinisch nicht belegbar.

4. Schließlich ist noch als letztes an die Möglichkeit zu denken, daß prämorbide Persönlichkeit und Psychose(form) ohne unmittelbare wechselseitige Beeinflussung infolge eines beiden übergeordneten Faktors eine positive Korrelation untereinander aufweisen könnten.

Im Sinne von Punkt 2 ist die Fragestellung am weitesten bei der endogenen (endomorphen) Depression vorangetrieben. Einen Überblick über den gegenwärtigen Stand mit Hinweisen auch auf die ältere Literatur geben TELLENBACH (1983) und v. ZERSSEN (1981). SHINFUKU und IHDA (1969) sowie KRAUS (1971) faßten die japanischen Forschungen, insbesondere diejenigen von SHIMODA, zusammen. Die psychoanalytische Konzeption (einer Verbindung von oralen und analen Charakterzügen), und die klinische Deskription der prämorbiden Persönlichkeit endogen Depressiver von SHIMODA (Immobiliothymie) und von TELLENBACH (Typus melancholicus: spezifisches Festgelegtsein auf Ordentlichkeit und auf hohe Anforderungen an das eigene Leisten (Inkludenz) sowie eine Neigung zu symbiotisch-sympathetischen Bindungen an Angehörige) zeigen eine beachtliche Konvergenz. Eine weitgehende Verifikation brachten die objektivierenden Untersuchungen von v. ZERSSEN (1969, 1980).

Weniger umrissen sind unsere Kenntnisse über die prämorbide Persönlichkeit bei bipolaren manisch-depressiven Psychosen (vgl. TELLENBACH, 1983, KRAUS, 1977). Die konstitutionstypologische Konzeption KRETSCHMERS (→ Konstitution), wonach die cyclischen Psychosen bevorzugt bei diathetischer Temperamentsproportion, d. h. bei cyclothymer Persönlichkeitsstruktur und pyknischem Habitus vorkommen soll, hat sich einige Abstriche (v. ZERSSEN, 1980) gefallen lassen müssen. Das gleiche gilt für die unipolare Manie (BLANKENBURG, 1967).

Bezüglich des schwierigen Problems der prämorbiden Persönlichkeit Schizophrener gibt es eine außerordentlich umfangreiche Literatur (vgl. vor allem FRITSCH, 1976).

5. „Schizoidie" und „Egopathie" sind nicht so häufig, wie früher angenommen wurde. Nach M. BLEULER (1972) und ANGST et al. (1985) ist das verallgemeinerungsfähige Wissen vorerst begrenzt.

Literatur
ANGST, J., ISELE, R., SCHARFETTER, CH., SCHEIDEGGER, P.: Zur prämorbiden Persönlichkeit Schizophrener. Schweiz. Arch. für Neurol. Neurochir. Psychiat. 136, 45–53 (1985).
ABRAHAM, K.: Psychoanalytische Studien zur Charakterbildung und andere Schriften. Frankfurt a. M.: Fischer 1969.
BERINGER, K.: Das Schizoid. In: Hb. der Geisteskrankheiten. In: BUMKE, O. (Hrsg.): Bd. IX. Berlin: Springer 1932.
BLANKENBURG, W.: Die Manie. In: SCHULTE, W. (Hrsg.) Almanach für Neurologie und Psychiatrie. München: Lehmann 1967.
BLEULER, M.: Die schizophrenen Geistesstörungen im Lichte langjähriger Kranken- und Familiengeschichten. Stuttgart: Thieme 1972.
BRENGELMANN, J. C.: Spaltungsfähigkeit als Persönlichkeitsmerkmal. Z. Psychol. 2, 455 (1954).
EYSENCK, H. J.: The structure of human personality. London: Methuen. New York: Wiley 1965.
FRITSCH, W.: Die prämorbide Persönlichkeit der Schizophrenen in der Literatur der letzten hundert Jahre. Fortschr. Neurol. Psychiat. 44, 323–372 (1976).
KISKER, K. P.: Der Egopath: Problemkind der Familienforschung bei Schizophrenen. Soc. psych. 3 (1968).
KRAEPELIN, E.: Psychiatrie. Ein Lehrbuch für Studierende und Ärzte. 8. Aufl.: III Band, II. Teil, S. 923. Leipzig: Barth (1913).
KRAUS, A.: Der Typus melancholicus in östlicher und westlicher Forschung. Nervenarzt 42, 481–483 (1971).
KRAUS, A.: Sozialverhalten und Psychose Manisch-Depressiver. Stuttgart: Enke 1977.
KRETSCHMER, E.: Der sensitive Beziehungswahn (1918), 3. Aufl. Berlin Göttingen Heidelberg: Springer 1955.
KRETSCHMER, E.: Körperbau und Charakter (1921) 25. Aufl. Berlin Heidelberg New York: Springer 1967.
MOORE, TH., V.: The prepsychotic personality and the concept of mental disorder. Character and Personality 9, 169 (1941).
REISS, E.: Konstitutionelle Verstimmung und manisch-depressives Irresein. Klinische Untersuchungen über den Zusammenhang von Anlage und Psychose. Z. ges. Neurol. Psychiat. 2, 347–428 (1910).
SCHARFETTER, CH., NÜSPERLI, M.: The group of schizophrenias, schizoaffective psychoses, and affective disorders. Schizophr. Bull. 6, 586–591 (1980).
SHINFUKU, N., IHDA, S.: Über den prämorbiden Charakter der endogenen Depression – Immodithymie (später: Immobilithymie) von Shimoda. Fortschr. Neurol. Psychiat. 37, 545–552 (1969).
SÜLLWOLD, L., KISKER, K. P.: Praeschizophrene Entwicklungsverläufe Jugendlicher und ihre Typisierung. Jb. Psychol. Psychother. Med. Anthropol. 12, 161 (1965).
TELLENBACH, H.: Zur Verschränkung von prämorbider Persönlichkeit und pathogener Situation. In: PAULEIKHOFF, B. (Hrsg.): Situation und Persönlichkeit in Diagnostik und Therapie. Basel New York: Karger 1968.
TELLENBACH, H.: Zur Freilegung des melancholischen Typus im Rahmen einer kinetischen Typologie. In: Das depressive Syndrom. In: HIPPIUS, H., SELBACH, H. (Hrsg.): S. 173–181. München Berlin Wien: Urban & Schwarzenberg 1969.
TELLENBACH, H.: Melancholie. Berlin Heidelberg New York Tokyo: Springer 4. Aufl. 1983.
TILING, TH.: Individuelle Geistesartung und Geistesstörung. Grenzfr. Nervenleb. 27. Wiesbaden: Bergmann 1904.
WATT, N. F.: Patterns of childhood social development in adult schizophrenics. Arch. Gen. Psychiatry 35, 160–165 (1978).
ZERSSEN, D. V., KOELLER, D.-M., REY, E.-R.: Objektivierende Untersuchung zur prämorbiden Persönlichkeit endogen Depressiver. In: HIPPIUS, H., SELBACH, H. (Hrsg.): Das depressive Syndrom, S. 183–205. München Berlin Wien: Urban & Schwarzenberg 1969.

W. BLANKENBURG

Persönlichkeitsstörungen — Entwicklungsstörungen der Persönlichkeit
[lat.: persona = Person; engl.: personality disorders; frz.: troubles de la personnalité]

Begriff, der unter dem Einfluß der „International Classification of Diseases", 9. Revision (= ICD), an die Stelle des älteren Begriffs der → Psychopathien getreten ist. Gegenüber letzterem ist er der weitere, da er auch die → Charakterneurosen mit einschließt. Psychopathie und Charakterneurose werden nicht mehr unterschieden, weil diese Differenz mehr Sache pathogenetischer Interpretation als psychopathologischer Befunderhebung ist. Gemäß dem Glossar zum ICD-Schlüssel wird die Diagnose „301 — Persönlichkeitsstörungen" Personen zugesprochen „mit tief eingewurzeltem Fehlverhalten, das im allgemeinen zur Zeit der Adoleszenz oder früher erkennbar wird, die meiste Zeit während des Erwachsenenalters besteht, obwohl es häufig im mittleren oder höheren Lebensalter weniger deutlich wird. Die Persönlichkeit ist abnorm entweder hinsichtlich der Ausgeglichenheit ihrer Komponenten, deren Qualität und Ausdrucksform oder hinsichtlich des Gesamtbildes. Unter dieser Abnormität oder Psychopathie leidet der Patient, oder andere haben darunter zu leiden, und es ergeben sich nachteilige Folgen für das Individuum oder die Gesellschaft." Wenn die Abnormität primär durch eine Hirnfunktionsstörung bedingt ist, soll sie nicht als „Persönlichkeitsstörung" klassifiziert werden, sondern unter der Rubrik der „nichtpsychotischen organischen Psychosyndrome (310)". Früher sprach man in solchen Fällen von „Pseudopsychopathie".

Im „Statistical Manual of Mental Discorders" der American Psychiatric Association aus dem Jahr 1980 (= DSM-III) werden „Persönlichkeitsstörungen" (personality disorders) ähnlich, aber etwas schärfer definiert; die Diagnose sei zu stellen, wenn bestimmte Persönlichkeitszüge (personality traits) „unflexibel und schlecht angepaßt sind sowie entweder wesentlichen Beeinträchtigungen der sozialen oder der beruflichen Leistungen oder subjektive Beschwerden verursachen". Im Unterschied zur früheren Art des Diagnostizierens sollen nach dem DSM-III die Diagnosen von mehr als einer Persönlichkeitsstörung gestellt werden, wenn der Betroffene tatsächlich die Kriterien für *mehr* als eine erfüllt. Dadurch will man der früher gängigen Willkür begegnen, die eine oder andere psychopathische Auffälligkeit als die für die Diagnose allein wesentliche in den Vordergrund zu stellen. Geordnet werden die Persönlichkeitsstörungen gemäß DSM-III in drei Hauptgruppen: die 1. Gruppe umfaßt die paranoiden, schizoiden und schizotypischen, die 2. Gruppe die histrionischen, narzißtischen, antisozialen und Borderline-Persönlichkeitsstörungen, die 3. Gruppe die hypersensitiven, dependenten, zwanghaften und passiv-aggressiven Persönlichkeitsstörungen. Als Restkategorie wird schließlich noch die Gruppe der „atypischen, gemischten oder anderen Persönlichkeitsstörungen" aufgeführt. Von den älteren mitteleuropäischen Einteilungen der → Psychopathie in verschiedene Typen unterscheidet sich diese Gliederung durch die Absonderung der (den schizophrenen Syndromen näherstehenden) „schizotypischen" von den schizoiden Persönlichkeitsstörungen, durch die Bezeichnung „histrionisch" anstelle von „hysterisch", durch die gesonderte Aufführung der „Borderline"-Persönlichkeitsstörung, der passiv-aggressiven und der dependenten Persönlichkeitsstörung. Am intensivsten diskutiert, weil unterschiedlich definiert und von manchen Psychiatern inflationär ausgeweitet, ist die Diagnose → „Borderline"-Persönlichkeitsstörung. Besonderes Interesse, weil eng mit der Weiterentwicklung der → Psychoanalyse verbunden, findet auch die narzißtische Persönlichkeitsstörung (narcissistic character disorder; → Narzißmus). Nach WALDINGER u. GUNDERSON (1984) und anderen können von den 11 Typen, die sich im DSM-III aufgelistet finden, nur 5 als hinreichend validiert angesehen werden, und zwar histrionische, Borderline-, antisoziale, schizoide und zwanghafte Persönlichkeitsstörungen. Die Abgrenzbarkeit der übrigen sei weniger gesichert, wobei dies in einem gewissen Kontrast zur Streubreite der in Europa zu beobachtenden diagnostischen Praktiken steht. In vielen Fällen sei es leichter, sich hinsichtlich der Diagnose „Persönlichkeitsstörung" zu einigen als hinsichtlich der Festlegung des Typs derselben. Die Grenze zwischen der Charakterisierung von Persönlichkeitszügen (traits) und Persönlichkeitsstörungen (disorders) ist fließend und abhängig von soziologisch zu bestimmenden Einflüssen. Die neueste deutschsprachige Übersicht stammt von TÖLLE (1986).

Literatur
Hinsichtlich der sehr umfangreichen älteren Literatur vgl. → Psychopathie.
FROSCH, J. P. (ed.): Current perspectives on personality disorders. Washington, D.C.: Am. Psychiatr. Press 1983.
LION, J. R. (ed.): Personality disorders: Diagnosis and management. Baltimore: Williams and Wilkens & Co. 1981.
MILLON, T.: Disorders of personality – DSM III: New York: Wiley & Sons 1981.
SIEVER, L. J., INSEL, T. R., UHDE, T. W. et al.: Biogenetic factors in personalities. In: FROSCH, J. P. (ed.): Current perspectives on personality disorders. Washington, D.C.: Am. Psychiatr. Press 1983.
TÖLLE, R.: Persönlichkeitsstörungen. In: Kisker et al. (Hrsg): Psychiatrie der Gegenwart, 3. Aufl., Band 1, 171–183. Berlin Heidelberg New York Tokyo: Springer 1986.
VAILLANT, G. E., PERRY, J. C.: Personality disorders. In: KAPLAN, H. I., FREEDMAN, A. M., SADOCK, B. J. (Eds.): Comprehensive textbook of psychiatry (3rd ed., vol. 2). Baltimore: Williams and Wilkins 1980.
WALDINGER, R. J., GUNDERSON, J. G.: Personality and character disorders: Including borderline and narcissistic character disorders. In: SACKS, M. H., SLEDGE, W. S., RUBINTON, PH. (Eds.): Core readings in psychiatry. New York: Praeger Publ. 1984.

W. BLANKENBURG

Persönlichkeitstests → Tests

Persönlichkeitstheorie, psychoanalytische
Unter der Bezeichnung „psychoanalytische Per-

sönlichkeitstheorie" werden jene teils empirisch erfahrbaren, teils theoretisch abstrahier- und formalisierbaren Erkenntnisse über den Menschen zusammengefaßt, die die von S. FREUD und seinen Schülern entwickelte Untersuchungs- und Behandlungstechnik im Laufe ihrer Entwicklung ergeben haben. Streng genommen verfügt allerdings die Psychoanalyse nicht über eine eigene Persönlichkeitstheorie, bzw. geht nicht von einer solchen aus. Sie will nichts darüber aussagen, was der Mensch *ist*, wohl aber, wie der Mensch *wird*, und zwar nur insofern, als dieser Gesichtspunkt für Verständnis und Behandlung psychischen Leidens zweckmäßig ist. Ausgangspunkt der Psychoanalyse bildet eine bestimmte, teilweise auf hypothetischen Begriffen aufgebaute Theorie, mittels derer empirisch-klinische Phänomene untersucht und auf ihren durchgehenden, lebensgeschichtlichen Zusammenhang hin geprüft werden sollen. Ein solcher durchgehender, lebensgeschichtlicher Zusammenhang der psychischen Phänomene wird allerdings von der Psychoanalyse vorausgesetzt und mit dem Begriff des Determinismus belegt. Ohne die vorgegebene Annahme einer derartigen Determiniertheit, d. h. also eines sinnvollen inneren Zusammenhanges der Lebenserscheinungen, ist eine psychoanalytische Forschung nicht denkbar.

Man weiß nun aber, daß dieser sinnvolle innere Zusammenhang der psychischen Aspekte der Lebenserscheinungen meist weder objektiv durchgehend deutbar, noch subjektiv durchgehend erlebbar ist oder m. a. W., daß manche Verhaltensweisen, Handlungen oder neurotischen Symptombildungen eines Menschen mit den Mitteln des bewußten Beobachtens oder des bewußten Bedenkens weder erklärbar noch verstehbar werden können. Unter gewissen Bedingungen (→ psychisches Trauma, Verdrängung) können nämlich einzelne psychische Motivationen oder Motivationsketten in ihrem sinnbezogenen Ablauf derart gestört werden, daß → Konflikte zwischen ihnen entstehen, deren Folge objektiv in Symptombildungen oder Beziehungsstörungen, subjektiv in Leidensgefühlen der verschiedensten Art zu erblicken sind, oder die m. a. W. zur Neurose führen.

Derartige neurotische Zustände untersucht die → Psychoanalyse unter der hypothetischen Annahme, es gebe unbewußte seelische Vorgänge, die zwar das Verhalten und Handeln eines Menschen beeinflussen, ohne aber in ihrer Herkunft, in ihrer Motivierung und in ihrer Bedeutung dem Bewußtsein zugänglich zu sein. Die Psychoanalyse postuliert also, es gebe Unbewußtes als psychische Qualität. Die mit Hilfe dieser Arbeitshypothese erhobenen psychologischen Befunde ordnet die psychoanalytische Wissenschaft auf einer, den empirischen Befunden übergeordneten Abstraktionsebene, die die Bezeichnung „Metapsychologie" erhalten hat. Dieser Begriff wurde von FREUD in Anlehnung an das Verhältnis der Begriffe von Physik und Metaphysik geschaffen.

Die metapsychologische Theoriebildung folgt dabei verschiedenen Entwicklungsschritten. Diese Entwicklungsschritte widerlegen in der Regel die vorhergehenden nicht, sondern ergänzen sie in epigenetischem Sinne. Zunächst (d. h. bis ca. 1900) herrschte in der psychoanalytischen Wissenschaft die Auffassung vor, neurotische Symptome seien die Folge von Konflikten zwischen den Trieben und der Außenwelt. Die Bedingungen der Außenwelt nötigten das betroffene Individuum zur Verdrängung mancher Triebansprüche, wodurch die damit verbundenen Affekte „eingeklemmt" würden. Die Behandlung habe demzufolge die durch Verdrängung entstandenen Erinnerungslücken zu beheben und den „eingeklemmten Affekt" abzuführen (Katharsis). Die Analyse der Träume zeigte jedoch, daß es nicht nur Konflikte zwischen Trieb und Außenwelt, sondern auch solche zwischen Trieb und inneren Zensuren gibt, denen sich nun die Aufmerksamkeit der psychoanalytischen Forschung zuwandte. Die Behandlung hatte jetzt darauf abzuzielen, die Einflüsse der Zensur zu erkennen und zu mildern, um dadurch die Konfliktspannung zu vermindern. Diese Entwicklungsschritt bestimmte die psychoanalytische Forschung von 1900 bis ca. 1923. Dabei wurde immer deutlicher, daß die inneren Konflikte des Erkrankten durch ein Organisationsprinzip reguliert, bzw. gelöst oder abgewehrt werden, das als das „Ich" bezeichnet wurde. Die Genese dieser Ichentwicklung, bzw. der damit verbundenen sog. psychischen Abwehrmechanismen, rückte damit ins Blickfeld der Forschung (→ Widerstand). Damit wurde der Weg frei, das psychoanalytische Interesse, das sich zunächst vor allem mit den krankhaften Erscheinungen auf dem Niveau der sog. phallischen Organisationsstufe beschäftigte, in prägenitale Bereiche hinein vorzutreiben. Die Anfänge der Ichentwicklung, bzw. das Schicksal der primären Einheit des Menschen mit seiner Mutter und die Folgen deren Auflösung, gerieten damit in den Mittelpunkt des Interesses. Sie wurden ergänzt durch Direktuntersuchungen dieser Verhältnisse, wodurch viele, zunächst hypothetische Annahmen der Psychoanalyse unmittelbar klinisch bestätigt werden konnten. Diese Untersuchungen haben der psychoanalytischen Forschung starke Impulse verliehen und blieben nicht ohne Einfluß auf die psychoanalytische Behandlungstechnik. Genese und Funktion des Ichs und seiner Abwehrmechanismen bestimmten dieselbe fortan mit immer größerem Nachdruck. Dies hatte den Vorteil, daß der Indikationsbereich der Psychoanalyse als Behandlungsmethode erweitert werden und die Behandlungserfolge verfestigt werden konnten. Die damit verbundene Verlängerung der psychoanalytischen Behandlungen wurde dabei angesichts dieser Vorteile in Kauf genommen. Fast zwangsläufig ergab sich aus dieser Entwicklung schließlich ein neues Interesse für die psychosozialen Interaktionen, die an der Ichentwicklung beteiligt sind, und deren phänomenologische Analyse für manche Analytiker gegenüber der rekonstruktiven Technik von nun an in ihrer Arbeit bestimmend wurde (sog. Neo-Psychoanalyse).

Die Theorie der Metapsychologie wurde im Verlaufe der Entwicklung der Psychoanalyse in immer differenziertere Aspekte hinein entfaltet, wobei der topographische, d. h. das Begriffspaar „unbewußt" und „bewußt" sondernde und einander zuordnende Aspekte erweitert wurde. Dies führte zunächst zur Schaffung des Begriffes „vorbewußt" (siehe auch dort). Als „vorbewußt" werden Erlebnisinhalte bezeichnet, die nicht im Bereiche des Bewußtseinsfeldes aufgewiesen werden können, jedoch jederzeit und ohne besondere Schwierigkeiten durch Konzentration der Aufmerksamkeit auf sie hin ins dieses eintreten können. Unbewußte Erlebnisinhalte sind jedoch nur mittels besonderer Technik (Analyse von Fehlhandlungen, Fehlleistungen, von Wiederholungen, Träumen und Übertragungsphänomenen) ins Bewußtsein zu heben. Ihrer Bewußtwerdung stellt sich ein → Widerstand entgegen, der die entsprechenden Inhalte, u. U. unterstützt durch → Reaktionsbildungen, in der → Verdrängung behält.

Die metapsychologische Hypothesenbildung gipfelt in der Konzeption des sog. „psychischen Apparates", der durch die Funktion und den gegenseitigen Bezug verschiedener postulierter psychischer Instanzen, des Es, des Ich und des Über-Ich sowie des → Ich-Ideals, gekennzeichnet ist (sog. Strukturtheorie). Sie wurde außerdem durch die sog. Repräsentanzlehre ergänzt, die davon ausgeht, daß die Art und Weise, wie die äußere Objektwelt psychisch repräsentiert wird, von bedeutendem Einfluß auf die Funktion des „psychischen Apparates" sein kann. Die Hypothese des psychischen Apparates soll verschiedene Aspekte der Trieb-, der Persönlichkeits- und der Gewissensbildung verständlich machen. Der psychische Apparat wird entsprechend dieser Hypothese durch eine Energie in Gang gehalten, die → Libido genannt wird. Im allgemeinen versteht man unter Libido die Energie, die der Entwicklung der Sexualtriebe von ihren frühkindlichen Anfängen an zur Verfügung steht. Der Begriff der Sexualität erfährt dabei eine über das genitale, partnerbezogene Bedürfnis des reifen Menschen weit hinausreichende Erweiterung.

Die Entwicklung der Libido und damit zugleich des psychischen Apparates erfolgt in verschiedenen Phasen. Sie beginnt auf einem → oralen Stadium und schreitet über ein → anales zu einem → phallischen Stadium, das schließlich in das genitale Stadium des reifen Menschen übergeht.

Die Ausarbeitung der sog. Libidotheorie, also der Theorie der den Sexualtrieben zugeordneten Energie, erfolgte jedoch nicht gradlinig. Eine anfängliche Gegenüberstellung von Ich-Trieben, die der Erhaltung des Individuums (Hungertrieb) und von Es-Trieben, die der Arterhaltung dienen (Sexualtriebe), wurde später durch das antagonistisch gedachte Triebpaar von Eros und Todestrieb abgelöst (1. bzw. 2. Triebtheorie). Es erwies sich nämlich, daß die bisherige Triebtheorie verschiedene Phänomene, wie beispielsweise dasjenige des Wiederholungszwanges, nicht genügend zu fassen vermochte. FREUD vermutete deshalb, daß im Menschen eine Kraft wirksam sein müsse, die die Tendenz habe, alles Lebende wieder in den anorganischen Schoß der Natur zurückzuführen. Die Todestriebhypothese hat sich zwar in der Psychoanalyse nicht erhalten können. Mit ihr richtete sich aber das Interesse immer mehr auf das Phänomen der mit der Todestriebhypothese verwandten, wenn auch nicht identischen, Aggression, für das sich die Psychoanalyse merkwürdig spät, erst im Gefolge des ersten Weltkrieges, zu interessieren begann. Darüber, ob im Menschen ein eigentlicher Aggressionstrieb angenommen werden könne oder ob aggressives Verhalten reaktiv auf die Behinderung von Expansions- und Bemächtigungsbedürfnissen entstehe, gibt es in der psychoanalytischen Forschung noch keine Einigkeit. Das selbständige Phänomen „Aggression" ist hingegen unbestritten und es hat sich bewährt, aggressive Energie und libidinöse Energie unter gesonderten Gesichtspunkten zu studieren und dabei denjenigen Bedingungen, unter denen sich die in der Regel in einer Legierung auftretenden Energien entmischen, besondere Aufmerksamkeit zu schenken. Dies ist besonders unter den Bedingungen des neurotischen Konfliktes der Fall.

Die Funktion des bereits erwähnten psychischen Apparates kann unter verschiedenen Gesichtspunkten untersucht und beschrieben werden. Der Gesichtspunkt „unbewußt" — „bewußt" als *topographischer* Gesichtspunkt ist bereits bekannt. Die Untersuchung daraufhin, wie Instanzen und Funktion des Apparates sich im Zusammenhang mit den Gegebenheiten der Lebensgeschichte entwickelt haben, kennzeichnet den *genetischen* Gesichtspunkt. Untersucht man den Apparat jedoch im Hinblick auf die in ihm wirksamen Triebabläufe, stellt man sich auf den *dynamischen* Gesichtspunkt. Unter dem *ökonomischen* Gesichtspunkt wird die Tatsache verstanden, daß alles Verhalten seelische Energie abführt und durch seelische Energie reguliert wird, daß m. a. W. der Apparat die Tendenz hat, mit einem Minimum an energetischem Aufwand ein Maximum an Leistung zu erreichen. Richtet man sein Interesse hingegen darauf, wie einzelne Instanzen des psychischen Apparates ihrerseits wiederum organisiert sind (beispielsweise das Ich), über welche autonomen Funktionsmöglichkeiten sie verfügen, und wie diese Funktionen auf die anderen Instanzen bezogen sind, begibt man sich auf einen *strukturellen* Standpunkt. Er ergibt den Anschluß zum Begriff der Konstitution, denn man kennt sowohl angeborene, primäre, wie erworbene, sekundäre autonome Funktionen des Ich (RAPAPORT).

Schließlich muß aber noch der *adaptive* Gesichtspunkt (HARTMANN) erwähnt werden. Das den seelischen Apparat in seinen → „Primärvorgängen" regulierende → Lustprinzip wird ja schon frühzeitig mit der Triebverzicht fordernden Realität konfrontiert. Der psychische Apparat erwirbt sich damit immer mehr die Möglichkeit, mit Hilfe der → „Sekundärvorgänge" dem Realitätsprinzip zu genügen, oder m. a. W. sich an die realen Gegebenheiten und Nötigungen der menschlichen Gesellschaft anzupassen (auch *psychosozialer* Gesichtspunkt). Er stützt sich dabei auf die Möglichkeit, zwischen Wunsch und den Möglichkeiten seiner Erfüllung, zwischen Phantasie und Wirklichkeit, zu unterscheiden. Die dieser Möglichkeit zugeordnete Funktion wird Realitätsprüfung genannt. Das Ich, das diese Realitätsprüfung vornimmt, hat als organisatorisches Prinzip, in dem vorwiegend der „Sekundärvorgang" herrscht, geradezu die Aufgabe, den Schritt vom Lustprinzip zum Realitätsprinzip in Gang zu halten und dabei sich selber immer weitere Bereiche des Es anzueignen. In diesem Vorgang, den FREUD in die Worte gefaßt hat: „Wo Es war, soll Ich werden", und der nach der Seite des Ich hin in die sublimsten Bereiche des Geistes erweitert werden kann, erblickt die von einem aufklärerischen, rationalistischen Geist getragene Psychoanalyse den eigentlichen Weg der Menschwerdung.

In ähnlicher Weise, wie sich die Triebtheorie wandelte und entwickelte oder wie die Konzeption des psychischen Apparates Ergänzungen oder Korrekturen erfuhr, hat sich auch die psychoanalytische Angsttheorie im Laufe der Jahre verändert. Ursprünglich war FREUD der Ansicht, daß Triebenergie, die an ihrer Abfuhr gehindert werde, sich in Angst umwandle, woraus sich die Konzeption der den → Aktualneurosen zugeordneten → Angstneurosen ergab. Später wurden die Kastrationsangst und die von ihr abgeleitete Über-Ich-Angst als wesentliche, neurotische Angstquelle entdeckt und der Realangst und der Todesangst gegenübergestellt. Ganz allgemein kann aber gesagt werden, daß die Vorstellung, Angst entstehe als Folge einer Verdrängung, immer mehr aufgegeben wurde. Demgegenüber wurde das Ich als Stätte der Angst erkannt und entdeckt, daß das Ich auf Gefahr, sei sie nun reale Gefahr oder Gefahr eines Trieb- oder Über-Ich-Konfliktes, die ja immer auch das regulative, organisatorische Prinzip des Ich bedroht, mit Angst reagiert, die nun ihrerseits als *Signalangst* die verschiedensten Abwehrvorgänge erst in Gang setzt, und damit ebenfalls zum Regulator des psychischen Apparates wird (1. bzw. 2. Angsttheorie).

Mit fortschreitender Erforschung früher, prägenitaler Störungen wandte sich das Interesse der Psychoanalyse schließlich dem sog. Selbst zu. Die psychoanalytische Persönlichkeitstheorie begann damit die Entwicklung des primären und sekundären Narzißmus sowie die im Zuge der Persönlichkeitsentwicklung erfolgte Bildung narzißtischer Konfigurationen zu umfassen. KOHUTS „grandioses Selbst" stellt eine solche Konfiguration dar. Es bildet das Gegenstück zu den idealisierten, omnipotenten Eltern-Imagines und ist mit denselben Eigenschaften wie diese ausgestattet. Störungen in seiner Entwicklung oder seine Abspaltung oder Verdrängung können zu depressiven und anderen Beeinträchtigungen des Selbstwertgefühles führen. Im Zuge der normalen Persönlichkeitsentwicklung kommt es aber meist zu einem Abbau grandioser Größenvorstellungen und zu deren Einbau in ein realitätsbezogenes Selbst, bzw. es erfolgt eine Entwicklung „vom Narzißmus zum Objekt" (GRUNBERGER). (→ auch Narzißmuß, Selbst, Selbstwertgefühl.)

Die psychoanalytische Metapsychologie ist oft mißverstanden worden. Sie wurde zuerst verdinglicht, um dann als mechanistisch verworfen zu werden. Der Versuchung zur Verdinglichung ist allerdings durch die Bildersprache der Psychoanalyse und FREUDS Vorliebe für Metaphern gelegentlich Vorschub geleistet worden. Wer sich dieser Versuchung enthält, wird aber in der Metapsychologie in erster Linie eine Arbeitshypothese erblicken, der heuristischer Charakter innewohnt. Wird sie im Gange der psychoanalytischen Untersuchung und Behandlung (→ Psychoanalyse) als Parameter an die empirisch-klinisch erhobenen Befunde angelegt, wird mancher dieser Befunde erst auf diese Weise verständlich und in seinem inneren Zusammenhang erhellt. Es wird so außerdem zu einer Fülle weiterer Fragestellungen angeregt, die die Verweisungszusammenhänge der klinischen Erscheinungen außerordentlich bereichern. Die Psychoanalyse ist jederzeit bereit, einzelne ihrer Hypothesen fallen zu lassen, wenn sie die klinische Probe aufs Exempel nicht bestehen und durch neue Arbeitshypothesen zu ersetzen. So unterziehen einzelne Forscher heute beispielsweise Begriffe und Funktionszusammenhänge des „Apparates" einer systematischen Neuüberprüfung. In der Abfolge von Hypothese, klinischer Prüfung derselben, Korrektur des Irrtums durch neue Hypothesen und erneuter Prüfung derselben, erblickt die Psychoanalyse den Gang ihrer Forschung.

Die Psychoanalyse ist wesensmäßig weder den Geistes- noch den Naturwissenschaften allein zuzuteilen, untersucht sie doch die gegenseitigen Beeinflussungen der biologischen oder der biographischen Gegebenheiten des menschlichen Entwicklungsganges gleichzeitig. Geistesgeschichtlich ist sie einem Dualismus kartesianischer Herkunft verpflichtet, erhebt aber nicht Anspruch, Seinslehre (Ontologie) zu sein. In ihrer Begriffsbildung verfolgt sie keine phänomenologischen Absichten. Ihre Begriffe enthalten vor allem einen auf die Erhellung unbewußter Motivationen und Motivationszusammenhänge hin ausgerichteten Fragecharakter und dienen außerdem der Formalisierung und der Operationalisierung der im Zuge dieser Erhellung erhobenen Befunde.

Literatur
BALLY, G.: Einführung in die Psychoanalyse Sigmund Freuds. Hamburg: Rowohlt 1961.
BRENNER, C.: Grundzüge der Psychoanalyse. Frankfurt a. M.: Fischer 1967.
FENICHEL, O.: The Psychoanalytic Theory of Neurosis. New York: Norton 1945.
FREUD, S.: Neue Folge der Vorlesungen zur Einführung in die Psychoanalyse. London: Imago 1949.
GÖRRES, A.: Methode und Erfahrungen der Psychoanalyse. München: Kösel 1958.
GRUNBERGER, B.: Vom Narzißmus zum Objekt. Frankfurt: Suhrkamp 1976.
HARTMANN, H.: Ich-Psychologie und Anpassungsprobleme. Stuttgart: Klett 1960.
KOHUT, H.: Narzißmus. Eine Theorie der psychoanalytischen Behandlung narzißtischer Persönlichkeitsstörungen. Frankfurt: Suhrkamp 1973.
LOCH, W.: Die Krankheitslehre der Psychoanalyse. Stuttgart: Hirzel 1967.
MOSER, U., ZEPPELIN, I. V., SCHNEIDER, W.: Computer Simulation of a model of neurotic defence processes. Int. J. Psycho-Anal. 50, 1 (1969).
SANDLER, J., JOFFE, W.: Auf dem Wege zu einem Grundmodell der Psychoanalyse. Psyche 6, 461 (1969).
RAPAPORT, D.: Die Struktur der Psychoanalytischen Theorie. Stuttgart: Klett 1959.
WAELDER, R.: Die Grundlagen der Psychoanalyse. Stuttgart: Huber-Klett 1963.

F. MEERWEIN

Persönlichkeitsveränderung, organische
Persönlichkeitsveränderung und Hirnleistungsschwäche (→ „Hirnleistungsschwäche") stellen gemeinsam das Achsensyndrom chronischer, körperlich begründbarer Psychosen dar. Obwohl das jeweilige Bild der Wesensänderung eng mit der Art der primären Charakterstruktur zusammenhängt, folgen die wichtigsten Erscheinungsformen dieses Syndroms doch – weitgehend unabhängig von der Art des zugrundeliegenden Hirnprozesses – einem gemeinsamen ubiquitären Reaktionsmuster und lassen sich (V. BAEYER) nach folgenden Symptomengruppen ordnen:

1. *Verlangsamung des psychischen Tempos.* Es handelt sich dabei um eine Schwerfälligkeit, die in allen seelischen und motorischen Akten des Denkens, der affektiven Reaktionen, des Sprechens und Sich-Bewegens zum Ausdruck kommt. Die Umstellung auf neue Denk- und Vorstellungsinhalte oder Bewegungsziele ist erschwert. Die Tendenz zum Beharren und zum Haften führt häufig zu umständlichen und weitschweifigen Formulierungen; die Lebensgewohnheiten werden starr und pedantisch. Der epileptische Charakter gilt als Prototyp der durch Haften veränderten Persönlichkeit; ähnliches findet man aber auch bei anderen nicht-epileptischen Hirnerkrankungen.

2. *Beeinträchtigungen des → Antriebs.* Sie äußern sich am häufigsten in einem allgemeinen Antriebsmangel mit Lahmheit und Impulslosigkeit im Handeln, Herabsetzung der interessenmäßigen Zuwendung zur Außenwelt – anfänglich oft erkennbar an dem Vernachlässigen früher betriebener Steckenpferde – und einer zunehmenden Stumpfheit und Gleichgültigkeit, die sich in Extremfällen bis zu einem apathisch-abulischen Syndrom steigern kann. Im Gegensatz dazu wurden vor allem bei Kindern und Jugendlichen, die eine epidemische Encephalitis durchgemacht hatten, auch Bilder beobachtet, die durch einen erheblichen Antriebsüberschuß mit dranghafter Unruhe, stärkster Umtriebigkeit, Ablenkbarkeit durch äußere Reize und durch Neigung zu agressiven, sexuellen und kriminellen Entgleisungen gekennzeichnet waren (THIELE).

3. *Affektive Störungen.* Sie betreffen sowohl die habituelle Grundstimmung, die am häufigsten im Sinne einer Dysphorie oder Euphorie verändert ist als auch vor allem die affektive Reaktionsweise. Affektive Erregungen werden rascher und durch geringere Anlässe ausgelöst (→ *Affektlabilität*), erschöpfen sich andererseits aber auch schneller, als es dem prämorbiden Verhalten entspricht. Vermehrte Reizbarkeit oder Rührseligkeit gehören meist zu den frühesten Symptomen einer organischen Persönlichkeitsveränderung. In schweren Fällen kann es zu einer ausgesprochen ichfremd wirkenden, reflexhaften Affektinkontinenz kommen.

4. *Abwandlungen des sozialen Verhaltens.* W. V. BAEYER hat auf zwei charakteristische Eigentümlichkeiten von Hirngeschädigten hingewiesen, die beide das zwischenmenschliche Verhalten betreffen. Das erste dieser Phänomene ist die *Distanzlosigkeit.* Es handelt sich dabei um ein Sichanbiedern, ein „klebriges" Nichtloslassen, eine Tendenz zur Kontaktbeharrung, die vermutlich mit den allgemeinen Beharrungstendenzen organisch-wesensgeänderter Menschen und vor allem mit dem gedanklichen und sprachlichen Haften zusammenhängt. Andere Hirngeschädigte zeigen Veränderungen des mitmenschlichen Verhaltens, die man als *Hypersozialität* bezeichnen kann. Die Entfaltung eigenständiger Intentionen wird dabei mehr und mehr durch eine vermehrte soziale Gefügigkeit und Fremdwilligkeit zurückgedrängt. Diese fehlende Selbstbestimmung und verstärkte Gefolgsbereitschaft und Hörigkeit im sozialen Bereich, die sich natürlich auch auf Sprechen, Denken und Urteilsbildung auswirkt, kann mit fortschreitender Hirnerkrankung zu motorisch-sprachlichen Echoreaktionen führen. In einer solchen zunehmenden Umweltgebundenheit menschlichen Verhaltens ist – ebenso wie in einigen anderen Symptomen der Persönlichkeitsveränderung (z. B. Enthemmungsphänomene und abnorme Beharrungstendenzen) – ein allgemeines Prinzip des neuropathologischen Funktionsabbaus zu erkennen, das auf neurologischem und charakterologischem Gebiet zu weitgehend analogen Störungen führen kann.

5. *Veränderungen „zentraler" Persönlichkeitsbereiche.* In seltenen Fällen machen Hirngeschädigte eine Wesensänderung durch, die weit über die bisher beschriebenen Temperamentsveränderungen

hinausgeht und den „innersten Kern" (C. SCHNEIDER) der Persönlichkeit, das „Menschlichste im Menschen" (SCHELLER), betrifft. Das Handeln solcher Menschen ist gekennzeichnet durch die fehlende Bremsung und Regulierung triebhafter Impulse, durch den Abbau moralischer und ästhetischer Werte und durch den Verlust sozialer und sittlicher Motivationen. Derartige Formen des Persönlichkeitswandels sind stets durch Schädigungen im Bereich des Stirnhirns bedingt (→ „Stirnhirnsyndrom"); die Lokalisation der jeweiligen Hirnschädigung ist also für die Art der Wesensveränderung von großer Bedeutung.

Die genannten Symptome der organischen Wesensänderung können mit der prämorbiden Charakterstruktur in mannigfacher Weise in Beziehung treten, wobei die Abwandlung der Primärpersönlichkeit drei unterschiedlichen Variationsmustern folgt (V. BAEYER). In der Mehrzahl der Fälle wird die ursprüngliche Persönlichkeit durch den organischen Prozeß nivelliert und verliert an Individualität und Nuancenreichtum: Man kann hier von einer „*hypotypischen*" Variante der Persönlichkeit sprechen. Bei anderen Menschen – und zwar vorzugsweise bei Personen mit einer psychopathischen Veranlagung – führt die Wesensänderung zu einer Steigerung, Übertreibung und Karikierung vorher beherrschter Charakterzüge: Der Sparsame entwickelt sich zum Geizkragen, der Redselige zum kritiklosen Schwätzer, der Vorsichtige wird mißtrauisch, der Erregbare jähzornig. Derartige „*hypertypische*" Varianten sind vor allem am Beispiel seniler Persönlichkeitszuspitzungen (SCHEID, BÜRGER-PRINZ) nachgewiesen worden, treten aber auch bei andersartigen Hirnprozessen im früheren Lebensalter auf. Von „*heterotypischen*" Varianten spricht man schließlich dann, wenn die Primärpersönlichkeit durch die organische Wesensänderung völlig umgestaltet wird, was besonders bei der oben genannten Abwandlung „zentraler" Persönlichkeitsbereiche auf der Grundlage von Orbitalhirnschädigungen der Fall sein kann.

Persönlichkeitsänderung und Leistungsschwäche – die beiden Teilkomplexe des organischen Psychosyndroms (→ „organisches Psychosyndrom") – lassen sich nur unscharf gegeneinander abgrenzen. Viele der Störungen, die der organischen Persönlichkeitsveränderung zugrunde liegen – zum Beispiel Verlangsamung, Antriebsmangel, allgemeine Passivität, Einengung des Motivhorizontes – betreffen nicht nur das Ganze des Fühlens und Wertens, Strebens und Wollens (K. SCHNEIDER), also den Bereich der Persönlichkeit, sondern ebenso die kognitiven, perzeptiven und mnestischen Funktionen, also den Leistungssektor. Die Abgrenzung der organischen Persönlichkeitsveränderung von Charakterabnormitäten im Sinne der Psychopathie kann beim Fehlen anamnestischer Hinweise oder eindeutiger neurologischer oder anatomischer Befunde schwierig sein, da nur die Extremformen organischer Wesensänderung nicht auch angeborenermaßen bei hirngesunden Menschen vorkommen (V. BAEYER). Diagnostische Probleme stellen oft auch abnorme Erlebnisreaktionen dar, die sich auf der Grundlage einer organischen Persönlichkeitsveränderung beim Hinzutreten ungünstiger Umweltkonstellationen entwickeln; dabei kann es sich um vitaldepressive oder hypochondrische Zustände, Erschöpfungssyndrome, Sensitivreaktionen oder auch um hysteriforme Erscheinungsbilder handeln.

Literatur
BAEYER, W. V.: Zur Pathocharakterologie der organischen Persönlichkeitsveränderungen. Nervenarzt 18, 21–28 (1947).
BÜRGER-PRINZ, H.: Endzustände in der Entwicklung hyperthymer Persönlichkeiten. Nervenarzt 21, 476–480 (1950).
SCHEID, K. F.: Über senile Charakterentwicklung. Z. ges. Neurol. Psychiat. 148, 437–468 (1933).
SCHELLER, H.: Zur Anthropologie der Verhaltensstörungen bei Stirnhirnprozessen. Nervenarzt 40, 557–560 (1969).
SCHNEIDER, C.: Über Picksche Krankheit. Mschr. Psychiat. Neurol. 65, 230–275 (1927).
SCHNEIDER, K.: Klinische Psychopathologie. Stuttgart; Thieme 1966.
THIELE, R.: Zur Kenntnis der psychischen Residualzustände nach Encephalitis epidemica bei Kindern und Jugendlichen. Mschr. Psychiat. Neurol. Beih. 36, 1–100 (1926).

H. LAUTER

Persönlichkeitswandel, erlebnisbedingter
Synonym: erlebnisreaktiver Persönlichkeitswandel
Von VENZLAFF [5] 1958 eingeführter Begriff zur Charakterisierung dauerhafter Persönlichkeitsveränderungen, die unter dem Einfluß schwerster psychischer Traumatisierungen (anhaltende Todesangst, völlige Entrechtung, körperliche und seelische Mißhandlung, Isolierung u. a.) zustande gekommen sind und den Grad eines echten Krankseins erreichen. Beobachtet wurde ein erlebnisbedingter Persönlichkeitswandel bei den Opfern des nationalsozialistischen Terrors, den Insassen von Konzentrationslagern der verschiedensten politischen Richtung, Flüchtlingen und Vertriebenen, den aus rassischen oder politischen Gründen Verfolgten, die lange Zeit unter Extrembedingungen zu leben gezwungen waren. Eine weittragende Bedeutung und große versicherungsrechtliche Konsequenz erreichte dieser Begriff deshalb, weil durch die ihm zugrunde liegenden Erfahrungen das bisherige psychiatrische Dogma widerlegt wurde, psychische Belastungen würden beim gesunden erwachsenen Menschen nicht zu dauerhaften Schädigungen führen. Weil diese Erfahrungen in erster Linie an Verfolgten gemacht wurden, wird auch von einem *verfolgungsbedingten Persönlichkeitswandel* gesprochen. Besonders häufig sind im Rahmen des erlebnisbedingten Persönlichkeitswandels ängstlich-depressive Bilder, ferner neurasthenische und phobische Symptome, gemischt mit auffallender Adynamie und einer Neigung zu paranoidem Mißtrauen. Begriffe, die weitgehend

ähnliche Zustände, aber von einem etwas anderen Gesichtspunkt aus beschreiben, sind die *chronische reaktive Depression, endoreaktive Dysthymie* [6], *Entwurzelungsdepression* [4].

Literatur
1. BAEYER, W. V., HÄFNER, H., KISKER, K. P.: Psychiatrie der Verfolgten. Psychopathologische und gutachtliche Erfahrungen an Opfern der nationalsozialistischen Verfolgung und vergleichbarer Extrembelastungen. Berlin Göttingen Heidelberg New York: Springer 1964.
2. MATUSSEK, P.: Die Konzentrationslagerhaft und ihre Folgen. Monographien aus dem Gesamtgebiet der Psychiatrie, Bd. 2. Berlin Heidelberg New York: Springer 1971.
3. PAUL, H., HERZBERG, H. J.: Psychische Spätschäden nach politischer Verfolgung. 2. Aufl. Basel New York: Karger 1967.
4. STRAUSS, H.: Besonderheiten der nicht-psychotischen seelischen Störungen bei Opfern der nationalsozialistischen Verfolgung und ihre Bedeutung bei der Begutachtung. Nervenarzt 28, 344–350 (1957).
5. VENZLAFF, U.: Die psychoreaktiven Störungen nach entschädigungspflichtigen Ereignissen. (Die sogenannten Unfallneurosen). Monograph. aus dem Gesamtgeb. Neurol. Psychiat. Heft 82. Berlin Göttingen Heidelberg: Springer 1958.
6. WEITBRECHT, H. J.: Zur Typologie depressiver Psychosen. Fortschr. Neurol. Psychiat. 20, 247–269 (1952).

H. KIND

Perversionen, geschlechtliche
[lat.: perversitas = Verkehrtheit]
Die sexuellen Perversionen stehen im Zentrum des Interesses der klassischen Sexualwissenschaft und sind Gegenstand einer differenzierten Katalogisierung gewesen. Die meisten Benennungen sexueller Abweichungen finden sich bereits in der Psychopathia sexualis von KRAFFT-EBING (1885). Der Perversionsbegriff ist durch die Psychoanalyse verbreitet worden.
Klassifikation: Die Perversionen lassen sich in zwei Gruppen einteilen, je nachdem, ob mehr die sexuelle Praktik oder mehr das Zielobjekt abweichend ist. Die wichtigsten Perversionen bezüglich der Praktik sind → Exhibitionismus, → Voyeurismus, → Sadismus, → Masochismus, Frotteurismus. Sexuelle Perversionen bezüglich des Zielobjekts sind → Pädophilie, Gerontophilie, → Sodomie, → Fetischismus, Nekrophilie, → Transvestitismus.
Ätiologische Aspekte: Die klassische *Psychiatrie* sieht in der Perversion eine anlagebedingte Besonderheit, eine nicht weiter zurückführbare Gegebenheit (z. B. WITTER, 1972). Wenn auch ein nicht näher zu präzisierender konstitutioneller Faktor als mitbedingendes Agens keineswegs auszuschließen ist, bedeutet die psychiatrische Hypothese, die im Grunde einen Verzicht auf Erklärung darstellt, einen zu weit getriebenen Agnostizismus, der die Fülle dessen, was über die psychodynamische Entstehung von Perversionen bekannt ist (z. B. MORGENTHALER, 1984; STOLLER, 1979), nicht zur Kenntnis nimmt. Spezifische *biologisch-somatische Ursachen* oder Bedingungen sind nicht gefunden worden. Es sind weder hormonelle Auffälligkeiten noch Abweichungen der Hirnfunktion bekannt,

die für Perversionen einigermaßen spezifisch sind oder durchgängig gefunden werden. Frühere Vermutungen, daß Chromosomenanomalien, vor allem die XYY-Konstellation, eine besondere Bedeutung haben könnten, haben sich nicht bestätigt.
Die → *Psychoanalyse* hat ein Konzept über die Entstehung sexueller Perversionen ausgearbeitet, das seit den „drei Abhandlungen zur Sexualtheorie" FREUDs (1905) mehrfach erweitert worden ist (vgl. BECKER u. SCHORSCH, 1980).
Krankheitstheoretisch ist die Perversion zu den psychischen, neurotischen Symptombildungen zu rechnen. Dies besagt, daß perverse Symptombildungen, wie andere Symptombildungen auch, den Versuch darstellen, intrapsychische Ängste zu binden, innere Konflikte zu bewältigen, Persönlichkeitsdefekte auszugleichen. Es sind Abwehrformationen, Konsolidierungsversuche, die eine Stabilisierungsfunktion für das psychische Gleichgewicht haben. Sie sind unter einem reparativen Aspekt zu sehen und zu verstehen. Es sind vier Charakteristika, die das perverse Symptom kennzeichnen:
1. Die *Sexualisierung,* d. h. die thematische Bindung an die Sexualität. Dies stellt insofern eine Entlastung und Stabilisierung dar, als die Persönlichkeit in ihrem sozialen, nicht-sexuellen Verhalten von den im Symptom gebundenen Ängsten, Impulsen gleichsam freigestellt ist.
2. Die *Ritualisierung:* Perverse Inszenierungen sind auffallend starr, unflexibel, die Realität des anderen, sofern er überhaupt vorkommt, findet kaum Eingang und Berücksichtigung. Ritualisierung meint die imaginäre Struktur der perversen Handlung, es ist die inszenierte „magische" Phantasie. Der Sinn der Ritualisierung ist die Entschärfung destruktiver Impulse.
3. Die *Prädominanz des narzißtischen Aspekts* von Sexualität, der Beziehungsaspekt fehlt entweder ganz wie im Fetischismus, ist sehr rudimentär wie beim Exhibitionismus oder deformiert wie in der sadomasochistischen Inszenierung.
4. Die *Prädominanz der Aggressivität.* Sexualisierte destruktive Impulse sind die Essenz einer jeden Perversion. STOLLER, (1979) nennt daher die Perversion die „erotische Form von Haß".
Die Frage, welche Ängste, Störungen, Impulse in die perverse Symptombildung eingehen, läßt sich nur insoweit beantworten, als sich hier verschiedene Grundthemen und Ängste häufig wiederkehrend ausdrücken: z. B. das Gefühl einer momentanen Wiederherstellung einer beschädigten männlichen Identität; ein triumphales Erleben von Potenz und Mächtigkeit in einem Lebensgefühl von Ohnmacht und Nichtigkeit; Suche nach Bewunderung, nach Nähe, Wärme, Fürsorge, Versorgt-Werden, nach symbiotischer Vervollkommnung; ein Erleben infantiler Allmachtsgefühle; Abwehr von Ängsten, von der Frau entmachtet, verschlungen, vernichtet zu werden; Phantasien, jemanden ganz für sich zu haben, zu dominieren als Ausdruck einer Angst vor dem Verlassen-Werden etc.

Klinische Aspekte: Perversionen stellen keine nosologische Entität dar; sie kommen bei unterschiedlichsten pathologischen Konstellationen vor. Die strukturelle Verankerung einer Perversion im Persönlichkeitsgefüge, Stellenwert und Rang ihrer Bedeutung können sehr unterschiedlich sein. Für die klinische Arbeit sind drei Aspekte von besonderer Bedeutung.

A) Die unterschiedliche *Intensität einer perversen Sympatomatik.*
Es lassen sich vereinfacht vier Stufen in dieser Intensitätsreihe voneinander unterscheiden:
1. Ein perverser Impuls taucht einmalig oder sporadisch auf, gebunden an einen aktuellen Konflikt oder eine besondere Lebenskrise.
2. Eine perverse Symptomatik wird als perverse Reaktion zu einem immer wiederkehrenden habituellen Konfliktlösungsmuster, das bei inneren Belastungen und in Krisensituationen immer wieder als Phantasie oder Impuls aktuell werden und durchbrechen kann, ohne daß es im übrigen die sexuelle Orientierung bestimmt.
3. Sehr viel seltener sind echte Perversionsbildungen im Sinne einer stabilen devianten Orientierung. Sexuelle Wünsche und Phantasien sind außerhalb und ohne perverse Inhalte nicht oder nicht intensiv erlebbar.
4. Insbesondere bei Perversionsbildungen kann es zu progredienten Entwicklungen und Verlaufsformen kommen. Wenn ein gelegentliches Inszenieren des perversen Rituals keine ausreichende Stabilisierung bewirkt, kann man eine Progredienz in der Weise beobachten, daß das sexuelle Bedürfnis, die sexuelle Phantasie immer häufiger auftritt und mehr und mehr Raum im Erleben einnimmt. Die sexuellen Bedürfnisse werden zunehmend dranghaft erlebt, verbunden mit dem subjektiven Gefühl, sich dieser Impulse nicht mehr widersetzen zu können. Diese Verlaufsform wurde von GIESE (1962) „Sexuelle Süchtigkeit" genannt. GIESE hat charakteristische „Leitsymptome" herausgearbeitet: Der „Verfall an die Sinnlichkeit", d. h. die Beobachtung, daß spezifische Sinnesreize Signalcharakter bekommen, die im Laufe der Zeit zunehmende Frequenz perverser Vollzüge bei abnehmender Befriedigung; der Trend zur Anonymität und Promiskuität; ein immer weiterer Ausbau perverser Phantasien und Praktiken; schließlich eine spezifische innere Verfassung, die GIESE das „süchtige Erleben" genannt hat.
Diese unterschiedlichen Intensitäten lassen sich psychodynamisch erklären. Je nach der Intensität der Ängste, der Schwere des Konfliktes, gleichsam der Größe des Persönlichkeitsdefekts, gelingt die Abwehrleistung durch das perverse Ritual besser oder schlechter, nachhaltiger oder kürzer. Die progrediente Ausuferung ist ein Zeichen dafür, daß die Entlastung durch das perverse Symptom nicht oder nicht mehr ausreicht. Progredienz signalisiert, daß die spezifischen Abwehrstrukturen vom Zusammenbruch bedroht sind. Die innere Spannung wächst; dies hat ein immer häufigeres, immer drängender erlebtes Bemühen zur Folge, durch ständige Wiederholung des perversen Rituals Entlastung zu schaffen, was immer weniger gelingt.

B) *Der Stellenwert der Perversion in der Persönlichkeitsstruktur.*
Was als unterschiedliche Intensität imponiert, läßt sich von einem anderen Aspekt her mit der Frage beleuchten, wie umschrieben, wie isolierbar ein perverses Symptom ist. Es finden sich prototypisch drei Grundmuster:
1. Die klassische Konstellation, die in der Perversionsliteratur in erster Linie thematisiert wird, besteht darin, daß das perverse Symptom in Analogie zu anderen neurotischen Symptombildungen umschrieben, durch feste Ritualisierungen gekennzeichnet ist. Häufig kontrastierend zur übrigen sozialen Persönlichkeit, jedenfalls von ihr abgrenzbar, ist das Symptom als reparative Inszenierung einer beschreibbaren Problematik interpretierbar.
2. Konstellationen, bei denen eine eingegrenzte, festgelegte, ritualisierte und sich periodisch wiederholende perverse Symptombildung nicht vorliegt, z. B. schwer gestörte Patienten, die aufgrund einer fragmentarischen Struktur Triebdurchbrüchen allgemein ungeschützter ausgeliefert sind. Es finden sich bei ihnen häufig eine stark destruktive Dynamik bei geringer Impulskontrolle, die vielfältig und auch in sexualisierter, oft polymorph perverser Form impulsartig durchbrechen kann. Sie entsprechen den Impulsneurosen KERNBERGS (1979).
3. Schließlich gibt es selten Patienten mit einer ausgebauten Perversion, bei denen nicht mehr zu erkennen ist, daß der Perversion eine umschriebene reparative Funktion beizumessen ist. Die Perversion ist gleichsam die Klammer, die die fragmentarische Struktur zusammenhält. Sie ist eine Art Rettungsanker, weil den Patienten kompensatorische, nicht-perverse Bewältigungsmechanismen nicht mehr zur Verfügung stehen. Man kann hier von einer perversen Charakterstruktur sprechen.

C) *Unterschiede in der Ich-Nähe der Perversion.*
Dieser Aspekt betrifft Unterschiede in den intrapsychischen Prozessen, in denen sich Patienten mit der perversen Symptomatik auf einer bewußteren Ebene der Bewertung auseinandersetzen, die Art der Beziehung zwischen Perversion und Über-Ich/Ich-Ideal. Hier gibt es ein Kontinuum zwischen den beiden Polen ich-synton und ich-dyston. Eine ich-syntone Verarbeitung bedeutet die Akzeptierung des perversen Symptoms, seine Integrierung in das Selbstkonzept und seine positive Bewertung. In dem anderen Pol des Kontinuums, der ich-dystonen Verarbeitung, finden sich Patienten, die das perverse Symptom mit Scham, Schuldgefühlen, Ängsten unterschiedlicher Art und Intensität beantworten, die es stark negativ bewerten, es

mit dem Selbstbild nicht in Einklang bringen können und darunter leiden. Eine besondere Form ich-dystoner Verarbeitung besteht darin, daß Patienten das stark negativ bewertende Symptom als etwas Ichfernes, Fremdes, gleichsam nicht zur Person Gehöriges erleben. Die Perversion wird als ein isolierter, in das Selbstkonzept nicht integrierbarer Block erlebt, für den Ich-Ideal und Über-Ich gleichsam nicht mehr zuständig sind.

Geschlechtsspezifische Verteilung: Abgesehen von der Homosexualität, die in dieser klinischen Definition, nach der sexuelle Destruktivität, „erotisierter Haß" die Essenz der Perversion ausmachen, nicht zu den Perversionen zu rechnen ist, sind sexuelle Perversionen im Sinne einer fixierten Orientierung bei Frauen eine Seltenheit. Weiblicher Masochismus als Perversion ist, soweit bekannt, selten; seine angebliche Verbreitung scheint mehr das Produkt von Männerphantasien zu sein. Ähnliches gilt für weiblichen Sadismus, der überwiegend als Entsprechung männlicher Wünsche in der Prostitution angeboten wird, aber selten einer Perversion der Frau entspringt. Einen weiblichen Exhibitionismus gibt es nicht, was als Analogie häufig angeführt wird, z. B. Entblößungsrituale in der Kleidung, ist qualitativ etwas anderes, weil es nicht mit orgastischem Erleben verbunden ist. Ob es eine weibliche Pädophilie im Sinne einer Fixierung auf Kinder gibt, ist umstritten. Fälle von weiblichem Fetischismus sind beschrieben, bleiben aber seltene Einzelfälle. Sexualisierung als Abwehrmechanismus ist bei Frauen offenbar seltener. Die psychodynamische Erklärung liegt darin, daß die frühen Prozesse, in denen sich die weibliche Geschlechtsidentität entwickelt, weniger mit Traumatisierungen und Wunden verbunden sind als bei Männern. Die klassische Psychoanalyse begründet dies damit, daß im Vorstadium der männlichen Identitätsfindung ein Rivalisieren mit dem Vater stattfindet, welches Kastrationsängste auslöst, die in der Perversion abgewehrt werden. Einleuchtender ist die Erklärung von STOLLER (1979): Für Jungen wie Mädchen ist die primäre Identifikationsfigur die Mutter. Für Mädchen werden in dieser frühen Identifizierung bereits die Fundamente der weiblichen Identität gelegt. Jungen dagegen finden ihre Geschlechtsidentität erst, nachdem sie sich aus dieser frühen und wichtigsten Identifizierung gelöst haben. Ihre Prozesse der Geschlechtsidentitätsfindung sind folglich komplizierter und reicher an Traumatisierungen und Wunden, welche die Inszenierung der perversen Rituale zu ihrer Überwindung und Verarbeitung notwendig machen.

Literatur
BECKER, N., SCHORSCH, E.: Die psychoanalytische Theorie sexueller Perversionen. In: SIGUSCH, V. (Hrsg.): Therapie sexueller Störungen, 2. Aufl., S. 159. Stuttgart: Thieme 1980.
FREUD, S.: Drei Abhandlungen zur Sexualtheorie (1905). Gesammelte Werke Band V. London: Imago 1940.
GIESE, H.: Psychopathologie der Sexualität. Stuttgart: Enke 1962.
KERNBERG, O.: Borderlinestörungen und pathologischer Narzißmus, 3. Auflg. Frankfurt a. M.: Suhrkamp 1979.
KRAFFT-EBING, R. v.: Psychopathia sexualis. 9. Aufl. Enke Stuttgart 1894.
MORGENTHALER, F.: Sexualität und Psychoanalyse. Beiträge zur Sexualforschung 59, 20 (1984).
STOLLER, R. J.: Perversion. Die erotische Form von Haß. Reinbek: Rowohlt 1979.
WITTER, H.: Die forensische Beurteilung der Sexualdelikte. In: GÖPPINGER, H., WITTER, H. (Hrsg.): Handbuch der forensischen Psychiatrie, Bd. 2, S. 1050. Heidelberg New York: Springer 1973.   E. SCHORSCH

Petit mal → Epilepsie

Pflegschaft → Vormundschaft

Phallisches Stadium → Stadium, phallisches

Phänomen → Daseinsanalyse

Phänomenologie → Daseinsanalyse

Phantasie

Bei ARISTOTELES ist Phantasie – ähnlich wie bei den englischen Empiristen des 17./18. Jh. – der Sammelbegriff anschaulicher Abbilder der Wirklichkeit, welche als Vorstellungen (Vorstellungsassoziationsprinzip) in das Denken eingehen. In der neuplatonischen Tradition nimmt die Phantasie eine Vermittlungsrolle zwischen sinnlicher Erfahrungswelt und geistiger Vorstellungswelt ein. In ihr ist die Dynamik begründet, die zwischen leiblichtriebhafter Neigung zum Materiellen und höchster geistiger Potenz besteht. In dieser Dynamik ergreift die Seele (das geistige Prinzip) die durch die Sinne vermittelten Abbilder der Welt, hält sie fest und gestaltet sie in der Phantasie in einen niederen Grad der Seelentätigkeit um. In der aristotelischen Tradition (z. B. AVICENNA) wird der Phantasie dagegen nur Kombinationskraft zugesprochen. Sie wird neben Gedächtnis, Urteilskraft, Anschauungskraft und Assoziationskraft den inneren fünf Sinnen zugerechnet. Die „empirisch"-methodische Psychologie von ALBERTUS MAGNUS stellt die Phantasie als Vorstellungskraft zwischen die sinnlichen Eindrücke als einfachste seelische Zustände und die unanschaulichen Begriffe, die aber – im Gegensatz zu den reinen Formen der spekulativen Vernunft – noch mit der Wahrnehmungstätigkeit verbunden bleiben. In der „Monadenlehre" von LEIBNIZ konstituiert sich die Phantasie als Ort des Übergangs von verworrenen (latent bewußten oder unbewußten) „Perceptionen" zu klaren (vollbewußten) „Apperceptionen". Der Übergang geschieht durch das Eingreifen der Aufmerksamkeit. Die Phantasie steht so zwischen dem diffusen Zustand des Schlafs und dunklen Empfindungen und hellem Wachbewußtsein. Die romantische Philosophie/Psychologie betont insbesondere das dynamische Moment in der „Urtiefe" des Lebendigen. SCHELLING und CARUS beschreiben eine Stufenleiter unbewußter, halbbewußter und vollbewußter Kräfte. NIETZSCHE – mit SCHOPENHAUER ein Anhänger der dynamischen Auffassung – setzt Phantasie an die Stelle des Unbewußten (Unschuld des Werdens), dem – für C. G. JUNG – „schöpferischen Mutterboden des Bewußtseins".

In der subjektivistisch-mechanistischen Theorie S. FREUDs wird die Phantasie zu einer Institution, die FREUD sehr anschaulich mit einem „Naturschutzpark" verglichen hat. Topologisch gehört sie zwischen das primitive „Lust-Ich" und das spätere „Real-Ich". Im „Lust-Ich" ist die Wahrnehmung noch nicht vom Handeln geschieden. Hier wird nach dem Gegensatzpaar „angenehm–unangenehm" geurteilt. Das mit Denkvermögen ausgestattete „Real-Ich" schiebt zwischen Wahrnehmen und Handeln ein neues Prinzip ein; es wird nach dem Gegensatzpaar „richtig – falsch" geurteilt. Die Inauguration des „Realitätsprinzips" geschieht mit einer Konzession an das alte „Lustprinzip": ein Teil des neuen Denkvermögens wird „abgespalten", dem Lustprinzip unterstellt und damit dem Realitätsprinzip entzogen. Dieses abgespaltene Denkvermögen äußert sich im Phantasieren, „welches bereits mit dem Spielen der Kinder beginnt" (also *vor* Entwicklung des logischen Urteilsvermögens) „und später als Tagträumen fortgesetzt, die Anlehnung an reale Objekte aufgibt". Es liegt – in absoluter Weise – auch dem Wahn zugrunde.

In der neuthomistisch-aristotelischen Tradition über die Aktpsychologie BRENTANOS zur Phänomenologie von HUSSERL und (z. T.) ganzheitsstrukturpsychologischen Auffassungen entfällt mit dem Interesse am „Dynamismus" auch das besondere Interesse am „Phantasie-Problem". SARTRE hat sich dann jedoch in den Jahren 1936 und 1940 sehr eingehend mit den Begriffen „L'imaginaire" und „L'imagination" befaßt. – ROHRACHER stellte Phantasie dem Gedächtnis gegenüber. Aus letzterem entstehen Vorstellungen, die frühere Erlebnisse zum Inhalt haben. Aus der Phantasie kommen Vorstellungen, die keine Reproduktionen früherer Erlebnisse sind, aber auch keine Neuschöpfungen. Die Phantasie kombiniert neu. KAINZ spricht in diesem Sinne dem Gedächtnis „bewahrende" Funktion, der Phantasie eine dieser entgegenwirkende, auf Veränderung und Neubildung gerichtete Funktion zu. In dem „alten Streit", ob die Phantasie „wirklich" Neues schaffen oder immer nur neu kombinieren könne, neigt GRUHLE für die bildende Kunst zur letzteren Annahme. Für die Musik bejaht er dagegen die „reine Neuschöpfung".

Die Konzeption einer „vertikalen Struktur des Bewußtseinsfeldes" (H. EY im Anschluß an H. JACKSON) weist die Phantasie als eine „dritte Welt" aus, in der das Individuum zugleich aktiver Mittelpunkt und passiver Zuschauer ist. Das „subjektive Prinzip" überwiegt zwar (statt eines Gleichgewichtes zwischen Ich und Welt), das Ich bleibt aber nicht wie im Traum rein passiv, vom Gebrauch seiner Erfahrungen abgeschnitten. Die feste räumliche Ordnung des Erlebens ist aufgelockert, löst sich leicht in eine Vielzahl unwirklicher Perspektiven auf. „Das Imaginäre ist das Erleben des sich im Netz seiner Vorstellungen (Einbildungen) verstrickenden Bewußtseins. Es enthält das Risiko, mit der Wirklichkeit vertauscht zu werden."

Vor diesem Hintergrund philosophischer, psychologischer und psychiatrischer Auffassungen kann Phantasie versuchsweise als eine produktive, die objektive Wirklichkeit der Wahrnehmung bewußt verlassende, subjektive Organisationsform des Bewußtseins definiert werden. Im Licht moderner phänomenologischer Auffassungen, wie sie beispielsweise H. EY mit MERLEAU-PONTY vertritt, scheint die Frage, ob Phantasie lediglich Kombinationskraft wie bei ARISTOTELES oder Ort autochthoner Neuschöpfung sei, sich als Scheinproblem aufzulösen.

Phantasie ist eine ursprüngliche (nicht eine „abgespaltene") Bewußtseinsform, die in den kindlichen Phantasiespielen bereits nachweisbar ist und von Entwicklungspsychologen untersucht worden ist. Sie ist zeitlich vor dem Erwerb logischer Kategorien bereits wirksam und von deren Regeln unabhängig weder an Zeit noch an Ort gebunden. Die Strukturierung ihrer Inhalte ist bei herabgesetzter Spannung der „Subjekt-Objekt-Spaltung" des erwachsenen vollen Wachbewußtseins recht labil und in erhöhtem Maße von der katathymen Befindlichkeit abhängig („thymogene Phantasie"). Die Phantasie hält – als Element des Schöpferischen – („kreative Phantasie") die Schwebe zwischen der absoluten Dominanz physiognomischer und strukturierend-gegenständlicher Tendenzen. Sie ist darin eine Vorbedingung des Problemlösens. Phantasie muß als eine ständig wirksame Konstituante der Anschauungsformen des vollen Wachbewußtseins angesehen werden, auf die z. B. in projektiven Testverfahren abgehoben wird. Im „freien Assoziieren" wird das Phantasieren zu einem diagnostischen und therapeutischen Hilfsmittel, wobei sog. Phantastica gelegentlich zur Unterstützung herangezogen werden. (Vgl. Beschreibungen von BAUDELAIRE u. a.)

Im Phantasieerleben verzichtet das Subjekt auf die bewußte Unterscheidung zwischen realer Wahrnehmung und bildhafter Vorstellung. Die naive Erlebenstendenz, sich als den Mittelpunkt allen Geschehens zu betrachten, erinnert an die archaische oder kindliche Denkweise des „Egozentrismus" (PIAGET), die Voraussetzung der *Symbol*bildung ist. Die Phantasiewelt wird „realistisch", nicht dagegen „idealistisch" interpretiert, was eine Reflexion auf das eigene Bewußtsein und Denken voraussetzen würde, die aber in der Phantasietätigkeit nicht gegeben ist. Dieses entwicklungsgeschichtliche frühe Fürwirklichhalten der Vorstellungswelt, wie es z. B. auch für das *Traum*erleben gilt, ist für das Kind auf einer bestimmten Ent-

wicklungsstufe die adäquate Erlebensweise (OERTER) und Bestandteil der sog. Phantasielügen. In pathologischer Abwandlung findet sie sich z. B. bei der Konfabulose.
KRETSCHMER geht insbesondere auf die katathyme Wurzel der Phantasietätigkeit ein. Er spricht mit SCHILDER von der Bewußtseinszone der „Sphäre" (dem phänomenologischen „Latenzbewußtsein"). Phantastisch-magisches Denken ist für KRETSCHMER die früheste Form, in der Einzeldinge in ein Netz von Beziehungen gebracht, „agglutiniert" werden. Zuvor geschieht das Vorstellen gewissermaßen in Einzelbildern (ähnlich bei PIAGET). Tiefe Angst oder sehnsüchtiges Wünschen wirken „verschmelzend".
Die Auflockerung des Realitätskontaktes bringt fließende Übergänge zum psychopathologisch relevanten Bereich mit sich. Nach JASPERS zeigt sich „Wirklichkeitsverleugnung" in zahllosen Einzelsituationen oder im Ganzen in dreistufiger Gliederung: Flucht aus der Wirklichkeit in die Phantasie im Sinne des „autistischen Denkens" von E. BLEULER (verlorene Kindheit, fremde Welten, metaphysische Heimat); – korrigierbare Selbsttäuschungen als Tendenz zum Vergessen peinlicher Dinge, als illusionäre Umdeutung bei mangelndem Echtheitsbestreben; – Entwicklung der Lüge zum selbstgeglaubten Inhalt (Pseudologia phantastica), hysterische Verwirklichungen, Aufbau wahnhafter Welten. – Darüber hinaus ist auf die Phantasieergänzung des Denkens als kompensatorischem Moment beim sensitiven Beziehungswahn zu verweisen. In der französischen Psychiatrie wurde die romanhafte Ausgestaltung träumerischer Einbildung als „délire d'imagination" dem „délire interprétatif" gegenübergestellt. Don Quijote kann als Beispiel des „idéalisme passionné" (DIDE) gelten, ein Begriff, der in der Nähe der Mythomanie liegt. Bei der depressiven Denkhemmung ist das Imaginieren in besonderer Weise reduziert, wohingegen beim Schwachsinn sowohl imaginäres als auch der Wirklichkeit angepaßtes Denken betroffen sind.

Literatur
EY, H.: La Consience. Paris: P.U.F. 1963.
JASPERS, K.: Allgemeine Psychopathologie. 8. Aufl. Berlin Heidelberg New York: Springer 1965.
KRETSCHMER, E.: Medizinische Psychologie. 12. Aufl. Stuttgart: Thieme 1963.
MERLEAU-PONTY, M.: Phénoménologie de la perception. Paris: Gallimard 1945.
OERTER, R.: Moderne Entwicklungspsychologie. Donauwörth: Auer-Verlag 1967.
PIAGET, J.: Psychologie der Intelligenz. Zürich: Rascher 1948.
ROHRACHER, H.: Einführung in die Psychologie. 9. Aufl. Wien Innsbruck: Urban & Schwarzenberg 1965.
SARTRE, J.-P.: L'imaginaire. Paris: Gallimard 1940.

H. WITTER und R. LUTHE

Phase → Psychose, manisch-depressive

Phasenprophylaxe
Für alle affektiven Psychosen (monopolare und bipolare Psychosen des manisch-depressiven Formenkreises) ist der phasenhafte Verlauf charakteristisch. Deswegen muß bei jedem Patienten mit einer affektiven Psychose mit einer Rezidivneigung gerechnet werden. Aus diesem Grunde sollte bei Patienten mit verhältnismäßig häufigen Rezidiven die Therapie nicht darauf beschränkt bleiben, jeweils nur die akute Phase mit → Antidepressiva zu behandeln; bei diesen Patienten ist nach Eintritt der Remission die Einleitung einer Phasen-(Rezidiv-)Prophylaxe in Erwägung zu ziehen. Eine derartige Phasenprophylaxe ist durch die Einführung des *Lithiums* in die psychiatrische Therapie möglich geworden.
1949 berichtete der australische Psychiater J. F. J. CADE über eine *therapeutische* Wirkung von Lithiumsalzen bei Manien („antimanische Wirkung") [3]. Ab 1960 wurde dann – besonders durch den dänischen Psychiater M. SCHOU – die *prophylaktische* Wirkung von Lithium bei phasischen affektiven Psychosen systematisch untersucht [11].
Die phasenverhütende Wirkung von Lithiumsalzen bei bipolar verlaufenden manisch-depressiven Erkrankungen und bei monopolaren Depressionen ist gesichert [4]. Darüber hinaus gibt es viele Hinweise, daß Lithiumsalze auch bei schizoaffektiven Erkrankungen im Sinne einer Phasenprophylaxe wirksam sind [1]. Die Indikationsentscheidung für die Einleitung einer Lithiumprophylaxe hängt in erster Linie von der Rezidivhäufigkeit ab. Wenn es innerhalb eines Zeitraums von zwei Jahren zu drei oder mehr Phasen gekommen ist, besteht eine dringende Indikation. Von verschiedenen Autoren wird eine Phasenprophylaxe aber auch dann schon empfohlen, wenn die Rezidivhäufigkeit noch deutlich niedriger liegt (z. B. bei bipolaren Verläufen bereits nach zwei Phasen innerhalb von vier Jahren). Für die Entscheidung zur Einleitung einer Phasenprophylaxe können außer der Rezidivhäufigkeit auch noch andere Gesichtspunkte (z. B. Schweregrad und Dauer der Krankheitsphasen; soziale Auswirkungen der Rezidive; Kooperationsbereitschaft des Patienten) ausschlaggebend sein [8].
Der Erfolg bzw. Nichterfolg einer Lithium-Phasenprophylaxe läßt sich erst nach längerer (mindestens ein- bis zweijähriger) Anwendung des Lithiums beurteilen. Eine völlige Rezidivfreiheit ist bei einem Drittel der Patienten zu erwarten; darüber hinaus werden bei weiteren 50% der Patienten immerhin noch „partielle" Therapieerfolge registriert (Abnahme der Häufigkeit, der Intensität und der Dauer der Phasen). Bei 20% der Patienten bleibt die Lithium-Phasenprophylaxe wirkungslos [8]. Für diese „non-responder" und für Patienten, bei denen wegen Nebenwirkungen der Lithiumsalze (z. B. erhebliche Gewichtszunahme, ausgeprägter feinschlägiger Tremor) auf die Lithiumanwendung verzichtet werden muß, sind in den letzten Jahren weitere Möglichkeiten der Phasenprophy-

laxe entwickelt und erprobt worden [5]. Bei monopolaren Depressionen kommt die *Dauer*medikation mit einem zuvor in der depressiven Phase angewandten Antidepressivum in Betracht. Hierbei können letztlich alle bekannten und bewährten → Antidepressiva eingesetzt werden. Die Daueranwendung von Antidepressiva ist bei bipolaren Verläufen nicht angezeigt, da manische Rückfälle durch Antidepressiva nicht nur nicht verhindert, sondern manchmal sogar provoziert werden können. Hier kommt dann eine Dauermedikation mit Antikonvulsiva (in erster Linie mit Carbamazepin; evtl. auch mit Valproinsäure) oder mit der Kombination Lithium + Antikonvulsium in Betracht.

Bisher gibt es keine klinischen Prädiktoren, die es erlauben würden, vorauszusagen, ob ein Patient ein Lithium-responder oder ein Non-responder ist [9]. Wenn eine Lithium-Phasenprophylaxe zu voller Rezidivfreiheit oder auch nur zu einem partiellen Erfolg geführt hat, sollte das Absetzen der Lithiummedikation nur bei Vorliegen zwingender Gründe (z. B. Nebenwirkungen) in Erwägung gezogen werden. Auch nach jahrelanger Rezidivfreiheit ist die Rückfallgefahr sehr groß, wenn Lithium abrupt abgesetzt wird [10].

Es ist bisher weder mit biochemischen noch mit neuropharmakologischen oder neurophysiologischen Methoden gelungen, die Frage nach dem Wirkungsmechanismus der Lithium-Phasenprophylaxe zu beantworten [7].

Literatur
1. ANGST, J.: Ungelöste Probleme bei der Indikationsstellung zur Lithiumprophylaxe affektiver und schizoaffektiver Erkrankungen. Bibltheca Psychiat. 161, 34–44 (1981).
2. BENKERT, O., HIPPIUS, H.: Psychiatrische Pharmakotherapie. 4. Aufl. Berlin Heidelberg New York Tokyo: Springer 1986.
3. CADE, J. F. J.: Lithium salts in treatment of psychotic excitement. Med. J. Australia 2, 349–352 (1949).
4. DAVIS, J. M.: Overview: Maintenance therapy in psychiatry: II. Affective Disorders. Amer. J. Psychiat. 133, 1–13 (1976).
5. EMRICH, H. M.: Alternativen zur Lithium-Prophylaxe. In: MÜLLER-OERLINGHAUSEN, B., GREIL, W.: Die Lithiumtherapie: Nutzen, Risiken, Alternativen. Berlin Heidelberg New York Tokyo: Springer 1986.
6. FELBER, W.: Rezidivprophylaxe affektiver Erkrankungen mit Lithium und ihre Auswirkungen. Psychiatria Clin. 14, 161–166 (1981).
7. GREIL, W., CALKER, D. VAN: Lithium: Grundlagen und Therapie. In: LANGER, G., HEIMANN, H.: Psychopharmaka – Grundlagen und Therapie, S. 161–202. Wien New York: Springer 1983.
8. GREIL, W., SCHÖLDERLE, M.: Rezidivprophylaxe affektiver Psychosen mit Lithium. In: MÜLLER-OERLINGHAUSEN, B., GREIL, W. (Hrsg.): Die Lithiumtherapie: Nutzen, Risiken, Alternativen. Berlin Heidelberg New York Tokyo: Springer 1986.
9. GROF, P., HUX, M., GROF, E., ARATO, M.: Prediction of response to stabilizing lithium treatment. Pharmacopsychiatria 16, 195–200 (1983).
10. KLEIN, H. E., BROUCEK, B., GREIL, W.: Lithium withdrawal triggers psychotic states. Brit. J. Psychiat. 139, 255–256 (1981).
11. SCHOU, M.: Lithium-Behandlung der manisch-depressiven Krankheit – Information für Arzt und Patienten. Stuttgart New York: Thieme 1980.

H. HIPPIUS

Phenylpyruvische Oligophrenie → Oligophrenie

Phobie
[gr.: φόβος Angst, Schrecken, Flucht]

Als Phobien werden neurotische Symptombildungen beschrieben, bei denen heftige Angst als Leitsymptom auftritt, die an bestimmte Gegenstände, Situationen oder Funktionen geknüpft ist. Im Gegensatz zur diffusen Angst der Angstneurose ist die Aufmerksamkeit an bestimmte Räume, Personen, Tiere, Gegenstände etc. gebunden. Das mit der Angstvorstellung verbundene Vermeidungsverhalten führt meist zur Einengung der Persönlichkeitsentwicklung und kann als Kernsymptom über viele Jahre bestehen, es hat die Tendenz zu chronifizieren und kann sich auch ausweiten. Setzt sich der Phobiker der Angstsituation real aus, so kann das zu panischen Angstanfällen mit körperlichen Begleiterscheinungen wie Schwindel, Kreislaufreaktionen und vegetativen Störungen führen. Auch die Vorstellung des angstbesetzten Objektes kann solche Reaktionen schon auslösen.

Die französische Psychiatrie des vorigen Jahrhunderts hat systematisch die vielfältigen Formen von Phobien minutiös beschrieben (PITRES und REGIS) und mit griechischen Namen benannt (→ Agoraphobie; → Klaustrophobie etc.). Sie wurde mit den damaligen, auf das Nervensystem projizierten Krankheitsmodellen als Degeneration oder Funktionsschwäche der Nervenbahnen erklärt.

Eine neue Interpretation erfuhren die Phobien durch S. FREUD, der sie mit den Angsthysterien in Verbindung brachte und von physiologischen zu immer differenzierteren psychologischen Erklärungen fortschritt, bei denen die Verdrängung und Abwehrseite beschrieben werden. In der Pferdephobie des kleinen Hans (1909) handelt es sich bei dem phobischen Objekt um eine Verschiebung vom Vater auf das Pferd und eine verkleidete Kastrationsangst. Bei aufgelockertem Verdrängungsschutz sind die libidinösen Phantasien der Abwehrarbeit sekundär an neutrale und entlastende Gegenstände gebunden. Der Angstaffekt ist noch erhalten, die Bindung an bestimmte Objekte und Themen taucht jedoch nur in entstellter und zensierter Form auf. In seinem späteren Werk „Hemmung, Symptom und Angst" (1926) wird die phobische Angst als Signalangst des Ich gegenüber einem verbotenen unbewußten Motiv beschrieben, sie ist nicht mehr das Resultat der Verdrängung, sondern eine Leistung des Ichs, das versucht, den Verdrängungsschutz gegenüber unbewußten Phantasien und äußeren Versuchungssituationen aufrechtzuerhalten.

Bei der Angstbindung an bestimmte Räume oder Gegenstände spielt ein physiognomisches Entgegenkommen (z. B. bei der Agoraphobie) oder eine

Anknüpfung an bestimmte Instinktradikale (wie bei der Claustrophobie und der Schlangenphobie) eine Rolle. Fixierung an erste elementare Angsterlebnisse (wie bei der Herzphobie, bei Tierphobien von Kindern) sind ebenso häufig im Spiele. Phobisches Objekt kann auch der eigene Körper werden (Erythrophobie, Cancerophobie). Bei Kindern sind Tierphobien, die vor allem Hunde, Katzen, Schlangen, Vögel betreffen, am häufigsten. FREUD's (erfolgreiche) Analyse der Pferdephobie des 5jährigen Knaben Hans mit Hilfe des Vaters gehört zu den Bausteinen der psychoanalytischen Krankheitslehre. Soziale Phobien, Situationsphobien überwiegen im Erwachsenenalter und manifestieren sich gewöhnlich nach der Pubertät.

Bei psychoanalytischen Behandlungen werden häufig exhibitionistische Entblößungsphantasien oder sexuelle Hingabewünsche (Prostitutionsphantasien) hinter den Angstobjekten beschrieben. Therapeutisch wird meist eine Indikation für analytische Psychotherapie gesehen, wobei schon S. FREUD darauf hinwies, daß es darauf ankomme, in bestimmten Zeitpunkten der Behandlung den Patienten dazu zu bringen, sich der Angstsituation in der Realität auszusetzen.

Während in psychoanalytischer Auffassung die Bedeutung der manifesten Angstobjekte und -inhalte weitgehend zurückgestellt wird, ist das Verständnis und die Beseitigung der manifesten Symptomatik in der Verhaltenstherapie ganz in den Vordergrund gerückt und es werden bei erfolgreicher Therapie auch keine Angaben über Symptomverschiebungen gemacht.

In lerntheoretischer Sicht werden Phobien auf bestimmte traumatische Ereignisse und dadurch ausgelöste starke, unkonditionierte autonome Reaktionen des sympathischen Nervensystems zurückgeführt. Verbindet sich das traumatische Ereignis sekundär mit weiteren äußeren Belastungen, oder ist der Mensch einem subtraumatischen Ereignis wiederholt ausgesetzt, so komme es zum neurotischen Zusammenbruch und zur Phobie. Die Verhaltenstherapie hat neben ihrer neurophysiologischen und technisch orientierten Wissenschaftstheorie in einer „sozialpsychologischen Wende" (COHEN) immer mehr patientenzentrierte Vorgehensweisen entwickelt. Dabei standen historisch gerade Phobien und Zwangsneurosen am Anfang. Die Verhaltenstherapie hat herausgestellt, daß Phobien und Zwangsneurosen Vorstellungskrankheiten sind, die durch Konfrontation mit einer neuen emotionalen Verarbeitung der Angstsituation und mit Vorstellungstraining und realen neuen Erfahrungen mit Hilfe und dem Vorbild des Therapeuten heilbar sind. Gerade bei den Phobien werden mit den aus der „systematischen Desensibilisierung" weiterentwickelten Verfahren, mit oder ohne Entspannungstraining im Therapievergleich mit psychoanalytischen Verfahren zumindest ebenso gute, häufig auch bessere Ergebnisse im Hinblick auf die Symptomatik gemeldet.

– Unbehandelt neigt die phobische Angstneurose sehr zur Chronifizierung, besonders in den langsam und schleichend einsetzenden blanden Verläufen.

Literatur
COHEN, R.: Verhaltenstherapie zu Beginn der 80er Jahre. In: HEIMANN, H., FÖRSTER, K. (Hrsg.): Psychogene Reaktionen und Entwicklungen. Stuttgart: Fischer 1984.
FREUD, S.: Analyse der Phobie eines 5jährigen Knaben (1909). Gesammelte Werke VII, S. 241–377. Frankfurt: Fischer 1965.
FREUD, S.: Hemmung, Symptom und Angst (1926). Gesammelte Werke XIV, S. 156–191. Frankfurt: Fischer 1965.
FENICHEL, O.: Psychoanalytische Neurosenlehre II. Olten Freiburg: Walter 1975.
JANET, P.: Les obsessions et la psychasthenie. Paris: Alcan 1980.
MARKS, I. M.: Cure and care of neurosis. New York: John Wiley 1981.
PITRES, REGIS, E.: Les obsession et les impulsions. Paris: Doin 1902.
RACHMAN, S., BERGOLD, J. B.: Verhaltenstherapie bei Phobien. München: Urban & Schwarzenberg 1976.
W. BRÄUTIGAM

Physiognomierung
[gr.: φύσις = Körper; γνωμων = Zeichen]
Physiognomierung ist eine Erlebensqualität, die von der Gestalt-, der Ganzheits- und der Entwicklungspsychologie besonders beachtet worden ist und von da aus auch psychopathologisches Interesse gefunden hat.

Für das Kind tragen die Erscheinungen der Außenwelt ein „Gesicht". Wie OERTER referiert, sind die Beseelung der Umwelt und ihr dynamistischer Charakter das Ergebnis einer wichtigen kognitiven Leistung des Kindes. Alles ist von innen heraus lebendig und wird im Erleben auf projektivem Wege mit Kräften ausgestattet, die den Gegenständen „objektiv" nicht zukommen. Auch die leblosen Objekte der Umgebung fühlen und wünschen, locken und drohen. Der See lächelt und lädt zum Bade ein. Auch später, mit der fortschreitenden Entwicklung des Kindes, verschwindet die Physiognomie der Dinge nicht ganz, sie wird aber (OERTER) durch die sachliche Dingerkenntnis ergänzt. Nach CONRAD hängt diese Physiognomierung von der Reichhaltigkeit der Prägnanzstufen ab, die man für einen bestimmten Aufmerksamkeitsbereich ausgebildet hat: „Hinsichtlich des menschlichen Gesichts sind wir alle Meister." – Eine Parallele zum geistigen Entwicklungsprozeß des Kindes kann man in der Menschheitsgeschichte sehen, in der die Physiognomierung der Umwelt eine charakteristische frühe Etappe darstellt.

Bei der Physiognomierung behalten die Dinge in Abhängigkeit von der ihnen entgegengebrachten „Eindrucksbereitschaft" nach v. DÜRCKHEIM „Anmutungsqualität". In diesem Sinne hat die Flasche für den Trinker eine besondere Physiognomie. METZGER spricht in diesem Zusammenhang von den „Wesenseigenschaften" der Dinge, was nur vor dem Hintergrund der ganzheitlichen Auffassung des Erlebnisfeldes in der → Gestaltpsychologie verständlich ist, da es sich ja eigentlich ebensosehr um „Eigenschaften" des Erlebenden handelt, von denen man in einem gewissen, etwas einseitigen Sinn sagen kann, daß sie in den Wahrnehmungsgegenstand hineinprojiziert werden. Unter die Wesenseigenschaften im Sinne von METZGER fallen alle physiognomischen (gesichthaften) oder Ausdrucksqualitäten, die in der Ausdruckspsychologie konsequenterweise als „subjektive Eindrucksqualitäten" beschrieben werden. „Tatsächlich sind die Wesenseigenschaften Dasjenige an dem anschaulich Gegebenen, das allein fähig ist, auf uns Eindruck zu machen, unser eigenes Wesen unmittelbar zu berühren". – In der Ganzheitspsychologie wird in ähnlichem Sinne von „Komplexqualitäten" gesprochen.

Auf die besondere Bedeutung der Physiognomierung für das schizophrene Denken haben STORCH 1922 und MATUSSEK 1952/53 hingewiesen. Letzterer stellte beim Wahn die Lockerung des natürlichen Wahrnehmungszusammenhanges neben die Betonung der Wesenseigenschaften. Von den beim Wahn vornehmlich „hervortretenden" physiognomischen Qualitäten ist insbesondere der Blick zu nennen (Beispiel von K. SCHNEIDER: ... ein auf der Treppe sitzender Hund sah mich ernst an ...). Nach WEITBRECHT ist die im physiognomischen Erleben angesprochene sensualistische Empfänglichkeit temperaments- und konstitutionsabhängig. Sie unterliegt überdies in starkem Maß der jeweiligen Affektlage. Im einzelnen kann die schizophrene Wahnstimmung in diesem Sinne ekstatisch-gehobene oder bedrohliche Bedeutung haben oder unbestimmt eine „tua-res-agitur-Stimmung" sein. Gelegentlich geben Symbolbezüge einen Hinweis auf den jeweils besonderen Charakter derartiger „Beziehungssetzungen ohne Anlaß".

CONRAD formulierte, daß die Wahrnehmung von Wesenseigenschaften in „apophäner" Beleuchtung das Charakteristikum der Wahnwahrnehmung sei. („Apophänie" ist nach CONRAD das auf die Prodromphase der Schizophrenie folgende, akute Einsetzen von abnormem Bedeutungserleben.) „Es liegt etwas in der Luft!" Phänomene der Bekanntheit (→ Verkennen) und der Entfremdung sind typischer Ausdruck der Dominanz physiognomischer Eigenschaften. Die Physiognomierung der Außenwelt hängt eng mit der katathymen Befindlichkeit (Angst-Wunsch) zusammen, sie kann nach BASH zu Affektillusionen, Verkennen u. a. führen. Eine solche Physiognomierung, die bis zu szenenhaften Ausgestaltungen des Erlebnisfeldes gehen kann, kennzeichnet vornehmlich bestimmte Niveauebenen amentiellen und deliranten Bewußtseins.

Literatur
BASH, K. W.: Lehrbuch der allgemeinen Psychopathologie. Stuttgart: Thieme 1955.
CONRAD, K.: Die beginnende Schizophrenie. Stuttgart: Thieme 1958.
MATUSSEK, P.: Untersuchungen über die Wahnwahrnehmung, 1. Mitt.: Veränderungen der Wahrnehmungswelt bei beginnendem primären Wahn. Arch. Psychiat. Nervenkr. 189, 279 (1952).
MATUSSEK, P.: Untersuchungen über die Wahnwahrnehmung, 2. Mitt.: Die auf einem abnormen Vorrang von Wesenseigenschaften beruhenden Eigentümlichkeiten der Wahnwahrnehmung. Schweiz. Arch. Neurol. Psychiat. 71, 189 (1953).
METZGER, W.: Psychologie. Darmstadt: Steinkopff 1968.
OERTER, R.: Moderne Entwicklungspsychologie. Donauwörth: Auer 1967.
WEITBRECHT, H. J.: Psychiatrie im Grundriß. Berlin Göttingen Heidelberg: Springer 1963.

H. WITTER und R. LUTHE

Physiotherapie

[gr.: φύσις = Natur]

Physiotherapie ist, wie die wörtliche Übersetzung des griechischen Begriffes besagt, Naturheilkunde oder Naturheilverfahren. Sie wird definiert als Therapie mit den Mitteln der Natur; die natürlichen Selbstordnungskräfte des Organismus werden angesprochen. Begriff und Bedeutung gehen auf den Militär- und Wasserarzt Dr. LORENZ GLEICH (1798–1865) zurück, der als Grundlage dieser Therapie „die Natur mit ihren ewig unabänderlichen Gesetzen und ihren Kräften ..." ansah. Er beschrieb Naturheilverfahren mittels Wasser, Diät, Bewegung, Luft, Licht, Wärme. Den Naturarzt nannte er Physiater.

Physiatrie stand von vornherein im Gegensatz zu der von den Naturärzten so benannten Schulmedizin. Nach heftigen gegenseitigen Anfeindungen seit der Mitte des 19. Jahrhunderts kam es ungefähr von den 20er Jahren an zu einer gewissen Annäherung unter dem Stichwort „biologische Medizin" (Gründung der Zeitschrift Hippokrates 1928). Die heutige Physiotherapie, die über drei deutschsprachige Zeitschriften verfügt, versteht sich nur noch z. T. als alternative Medizin, ist aber immer wieder anfällig für sektiererhaften Stil. Sie wird in der Gesamtmedizin noch wenig anerkannt, wofür es mehrere Gründe zu geben scheint: Physiotherapie liegt weniger in der Hand des Arztes als andere Therapien, eine Evaluation ist kaum möglich, Physiotherapie ist nicht deutlich abgrenzbar von entsprechenden Aktivitäten gesunder Menschen (die präventive Funktion der Physiotherapie ist immer betont worden). Die Diskussion läuft leicht Gefahr, von der Kontroverse Schulmedizin – Naturheilkunde überzugehen auf die Polemik Wissenschaftler versus Arzt.

Physikalische Therapie meint nicht das gleiche. Sie überschneidet sich zwar in den Methoden mit Physiotherapie, ist aber im Ansatz anders. Sie ist die „Anwendung physikalischer Energien für die Behandlung von Krankheitszuständen" (GROBER). Der Begriff wurde analog zu chemischer (medikamentöser) Therapie geprägt, und er entspricht der von VIRCHOW angegebenen Zielrichtung der Medizin („Physik des Organismus"). Sie fügt sich ein in das mechanistische Denken einer technischen Medizin und bezieht konsequenterweise Röntgenbestrahlung und Elektrokrampftherapie mit ein. Auch im wissenschaftlichen Anspruch will sie sich von Naturheilkunde abheben.

So unergiebig die Bemühungen um eine *Theorie der Physiotherapie* blieben (manche Ausführungen über die Wirkungsweise muten befremdlich an), die Methoden, ihre praktische *Durchführung und die Indikationen* sind kaum strittig. Zur Physiotherapie im engeren Sinne gehören: Wärmeanwendungen, Hydrotherapie (Balneotherapie), Bewegungstherapie (Krankengymnastik), Lichttherapie (Heliotherapie), Massagen (einschließlich Bindegewebsmassagen). Im weiteren Sinne werden hinzugerechnet: manuelle Therapie, Pneumotherape (Inhalation), Trinkkuren, Klimatherapie, Elektrotherapie, Atmungstherapie. Auch Beschäftigungstherapie, Musiktherapie, Tanzen usw. zählen manche Autoren mit auf.

In der *Psychiatrie* sind insbesondere Hydrotherapie und Bewegungstherapie üblich. Sie zielen auf körperliche Erholung und Leistungsverbesserung, psychosomatische Roborierung und vegetative Stabilisierung, Einüben einer ausgeglichenen Lebensweise und Tageseinteilung. Bei Schizophrenen will Physiotherapie „nicht die körperlichen Funktionen, sondern das körperliche Erleben beeinflussen" (K. ERNST). In diesem Sinne sollten die Maßnahmen eher als natürliche Aktivitäten denn als Therapien bezeichnet werden; statt Krankengymnastik: Gymnastik, Turnen, Sport; statt Hydrotherapie: Baden, Schwimmen, Kneippen usw. Physiotherapie wird in der Psychiatrie durchgehend angewandt, ist aber bisher kaum wissenschaftlich untersucht worden (auf gleichzeitige gruppenpsychologische Effekte wird hingewiesen). Nur ein Lehrbuch der Psychiatrie erwähnt Physiotherapie. Nur eines der zahlreichen Werke über Physiotherapie bzw. Physikalische Therapie enthält ein Kapitel über die Anwendung in der Psychiatrie. In der Praxis sind die Beziehungen enger. Psychiatrie und Physiatrie, Physiotherapie und Psychotherapie sind nicht nur im Wortklang verwandt. Physiotherapie hat einen festen Platz in der mehrdimensionalen Psychiatrie.

Literatur
CAMRATH, J.-I.: Physiotherapie. 3. Aufl. Stuttgart: Thieme 1983.
GILLMANN, H.: Physikalische Therapie. 5. Aufl. Stuttgart: Thieme 1981.
GLEICH, L.: Physiatrische Schriften 1849–1858. München: Georg Franz 1860.
HARLFINGER, H., SCHULTE, W.: Die Physikalische Therapie in der Psychiatrie. In: GROBER, J., STIEVE, F. E. (Hrsg.): Handbuch der Physikalischen Therapie Band IV, S. 475–499. Stuttgart: Fischer 1968.
ROTHSCHUH, K. E.: Naturheilbewegung, Lebensreformbewegung, Alternativbewegung. Stuttgart: Hippokrates 1983.

R. TÖLLE

Picksche Krankheit

1892 beschrieb Arnold PICK ein Syndrom, das aus vorzeitiger Demenz bei vorwiegend frontal lokalisierter Rindenatrophie bestehe. Im Gegensatz zur Alzheimerschen Erkrankung, die man heute als eine besonders früh auftretende senile Demenz auffaßt, verdient der Morbus Pick noch heute eine Sonderstellung. Es handelt sich um eine langsam progrediente Krankheit mit Symptomen, die der Chorea Huntington ähneln können: im Anfang Pseudoneurasthenie, Abflauen der Interessen und der Initiative, Verlust des Taktes, später primitive Triebhaftigkeit. Früher Abbau der sprachlichen Äußerungen, die sich je länger je mehr auf stereotype Formeln beschränken. Im Endzustand kann es zu völligem Mutismus kommen bei relativ gut erhaltenen körperlichen Funktionen. Gelegentlich tauchen extrapyramidale Zeichen auf, auch Atrophie der Handmuskulatur. In gewissen Fällen ist das Gedächtnis noch recht gut erhalten und auch keine schweren räumlichen Orientierungsstörungen zu verzeichnen, während indessen bereits eine leere Euphorie mit Apragmatismus und Bulimie vorherrscht.

Die Vererbung erfolgt wahrscheinlich dominant bei beschränkter Penetranz der Anlage. Der Erbcharakter des Leidens ist sicherer als beispielsweise derjenige des Alzheimerschen Syndroms.

Im Pneumoencephalogramm findet man eine Erweiterung des Ventrikelsystems, im Elektroencephalogramm werden erstaunlicherweise nur selten und geringe Veränderungen gefunden. Meistens handelt es sich um Veränderungen der Grundaktivität ohne fokale Störung.

Anatomisch-pathologisch findet man eine focale progressive Atrophie, welche vor allem die frontalen und temporalen Lappen betrifft. Die Atrophie kann sowohl die Rinde wie das Mark einschließen. Offenbar werden vor allem jene Hirnregionen betroffen, die sich phylogenetisch zuletzt entwickelt haben. Die Histologie zeigt einen ausgesprochenen Neuronenschwund mit bedeutender subcorticaler Gliose. Es werden auch sogenannte Picksche Zellen beschrieben, die dadurch charakterisiert seien, daß das Neuron kugelförmig verändert ist mit abgeblaßtem Protoplasma. Plaques und Alzheimersche Fibrillen werden kaum je angetroffen. Infolge der diagnostischen Unterschiede, je nach Untersucher, können über die Häufigkeit des Auftretens in der Gesamtbevölkerung keine sicheren Angaben gemacht werden. Sicher ist die Picksche Krankheit seltener als das Alzheimersche Syndrom. Die Behandlung besteht im Verhüten eines vorzeitigen Marasmus, eventuell physikalische Therapie, gelegentlich medikamentöse Dämpfung bei Erregung.

Literatur
DELAY, J., BRION, S., GARCIA BADARACCO, J.: Le diagnostic différentiel des maladies de Pick et d'Alzheimer (à propos de 12 observations anatomo-cliniques). Encéphale 44, 454–499 (1955).
JERVIS, G. A.: The presenile dementia. In: Kaplan, O. (Ed.): „Mental Disorders in Later Life". 2nd Ed., pp. 262–288. Stanford: Stanford Univ. Press 1956.
LOWENBERG, K., BOYD, D. A., SALON, D. D.: Occurrence of Pick's disease in early adult years. Arch. Neurol. Psychiat. 41, 1004 (1939).

MALAMUD, N., WAGGONER, R. W.: Genealogic and clinicopathologic study of Pick's disease. Arch. Neurol. Psychiat. 50, 288 (1943).
PICK, A.: Über die Beziehungen der senilen Hirnatrophie zur Aphasie. Prag. med. Wschr. 17, 165–167 (1892).
SJÖGREN, H.: Alzheimer's disease – Pick's disease. A clinical analysis of 72 cases. Acta psychiat. neurol. scand. Suppl. 74 (1951).

C. MÜLLER

Placebo-Effekt

Die Herkunft des Begriffs „Placebo" aus dem Lateinischen (abgeleitet von dem Verb „placere") ist unbestritten; doch ist es unklar, ob dieses Futurum ursprünglich mehr im Sinne des „ich werde gefallen, ich werde zufriedenstellen" gemeint war, oder ob es das „gefällig sein" ausdrücken sollte [4]. Heute versteht man „Placebo" zumeist als ein Synonym für „Scheinmedikament". In diesem Sinne ist ein „Placebo" eine pharmakologisch indifferente, inerte Substanz, die bei der Verabreichung im Aussehen und im Geschmack dem richtigen Arzneimittel so weitgehend gleichen muß, daß eine Unterscheidung nicht möglich ist [2]. Deswegen können Placebos bei entsprechender Versuchsanordnung dazu dienen, „echte" Arzneimittelwirkungen von psychischen Wirkungen – dem Placebo-Effekt – zu unterscheiden. Von einzelnen Autoren werden alle Wirkungen eines Medikaments, die über dessen reproduzierbares spezifisch pharmakodynamisches Wirkungsspektrum hinausgehen, als Placebo-Effekt bezeichnet [12]. Damit setzt man Placebo gleich der Gesamtheit aller unspezifischen Therapieeffekte. Aus diesem sehr weit gefaßten Placebo-Begriff ist abgeleitet worden, daß jede Behandlungswirkung sich aus einer spezifischen und der unspezifischen Placebo-Wirkung zusammensetzt. Das hat schließlich zu der Forderung geführt, der Arzt müsse sich dieser Zusammenhänge bei jeder Therapie bewußt sein, um dann den der „eigentlichen" Medikament-Wirkung immer superponierten Placebo-Effekt möglichst zu maximieren, damit die Gesamtwirkung der Therapie möglichst groß werde.

Die Tatsache, daß die am Patienten beobachteten Arzneimittelwirkungen nicht mit den pharmakologischen Effekten der verabreichten Substanz gleichzusetzen sind, war schon der Medizin des 18. Jahrhunderts bekannt. Seither ist häufig in ganz unterschiedlichen Zusammenhängen (z. B. 1921 von E. BLEULER in seiner Kritik am „autistisch-undisziplinierten Denken in der Medizin" [2]; seit 1931 von MARTINI in seinen Arbeiten zur Methodenlehre der therapeutisch-klinischen Forschung [10]) auf diese Problematik hingewiesen worden. Breitere Beachtung haben alle mit dem Placebo-Effekt im Zusammenhang stehenden Fragen jedoch erst in den letzten 30 Jahren gefunden [1, 5, 7]. Dadurch ist die Aufmerksamkeit ganz allgemein auf die Bedeutung unspezifischer Faktoren (wie z. B. Milieufaktoren; Ernährungsfaktoren; Spontanverlaufsgesetzlichkeiten der behandelten Krankheiten; Persönlichkeitsfaktoren der Probanden; Persönlichkeitsfaktoren der Therapeuten) für alle Arten von Behandlungsverfahren und deren Wirksamkeitsbeurteilungen gelenkt worden [11].

Im Zusammenhang mit der Entwicklung der modernen Psychopharmaka hat das zu einer wesentlichen Verbesserung der Methodik der Arzneimittelprüfungen geführt.

Bei der „unwissentlichen Versuchsanordnung" nach MARTINI (einfacher Blindversuch) weiß der Patient nicht, ob er zur Versuchsgruppe, die das zu untersuchende Pharmakon erhält, oder zur Kontrollgruppe gehört, die eine Vergleichssubstanz oder ein Placebo erhält. Beim „doppelten Blindversuch" sind die Patienten *und* die an der Untersuchung teilnehmenden Ärzte für die Dauer der Beobachtung nicht informiert, wer zur Versuchs- und wer zur Kontrollgruppe gehört. Einfache und doppelte Blindversuche können noch mannigfaltig variiert werden (Ausdehnung auf mehrere Vergleichssubstanzen einschließlich Placebo; Ersetzen bzw. Variieren der Gruppenkontrollen durch intraindividuelle Kontrollen als sogenannte „gekreuzte oder" Cross-over-Blindversuche", bei denen für jeden einzelnen Patienten nach festgelegtem Wechsel z. B. Placebo- und Verum-Perioden aufeinanderfolgen, wodurch jeder Patient als eigene Kontrolle dienen kann; usw.). Solche Versuchsanordnungen dienen in der psychopharmakologisch-pharmakopsychiatrischen Forschung zur Eliminierung der unspezifischen Faktoren (speziell des Placebo-Effekts), können aber natürlich auch andererseits zur genauen Erfassung und Charakterisierung des Placebo-Effekts selbst benützt werden.

Eine Zeitlang neigte man dazu, den Placebo-Effekt ganz als Ausdruck bestimmter Persönlichkeitseigenschaften der Versuchspersonen zu interpretieren und unterschied „Placebo-Reaktoren" von „Placebo-Non(Nicht)-Reaktoren". Bei den „Reaktoren" wurden dann je nach subjektivem Urteil über die Placebo-Wirkung noch „positive Reaktoren" und „negative Reaktoren" unterschieden. Ursachen hierfür sollen allgemeine Persönlichkeitseigenschaften, im Laufe des Lebens erlernte allgemeine Haltungen und Einstellungen oder auch positive bzw. negative erste Erfahrungen mit Medikamentwirkungen in der Lebensgeschichte sein, die zum Ausgangspunkt bedingter Reaktionen werden können [8]. Positive Placebo-Wirkungen lassen sich durchaus im Rahmen einer ärztlichen Behandlung ausnützen; negative Placebo-Wirkungen imponieren als „Nebenwirkungen von Placebo". Schließlich wurde auch festgestellt, daß unabhängig von den Persönlichkeitseigenschaften, Patienten mit bestimmten Krankheiten häufiger zu den „Reaktoren" als zu den „Non-Reaktoren" gehören [7].

Es zeigte sich außerdem, daß die Reaktion eines einzelnen Individuums auf Placebo keine Konstante ist. Somit ist die Klassifizierung eines Individuums als „Reaktor" bzw. als „Non-Reaktor" nicht eindeutig möglich. Deswegen wandte sich die Forschung der Frage zu, ob und inwieweit auch soziokulturelle Variablen, situative und dispositionelle Faktoren einen Einfluß auf die Placebo-Wirkung haben [9]. Stand bis vor kurzem bei den meisten Untersuchungen zum Placebo-Problem die Aufdeckung fälschlich angenommener Medikament-Wirkungen im Vordergrund, so wird jetzt auch erforscht, inwieweit Placebo-Anwendung als gezielte Therapie gehandhabt werden kann [3].

In jüngster Zeit sind vor allem die ethischen und rechtlichen Aspekte des Placebo-Problems ausführlich erörtert worden [6]. Es hat Auseinandersetzungen darüber gegeben, ob Placebo überhaupt im Rahmen von Arzneimittelstudien eingesetzt werden dürfe. Diese Frage ist weder einfach zu bejahen noch zu verneinen. Wenn für eine bestimmte Krankheit eine wirksame Therapie bekannt und wissenschaftlich bereits eindeutig belegt ist, müssen die ethischen und juristischen Voraussetzungen für die Berechtigung und die Notwendigkeit einer placebo-kontrollierten Studie besonders sorgfältig geprüft werden; sie werden in den meisten Fällen dann wohl als nicht gegeben angesehen werden müssen. Andererseits gibt es vor allem im Bereich der Therapie mit Psychopharmaka sehr viele Situationen, in denen placebo-kontrollierte Studien nicht nur zulässig sondern – gerade auch unter Berücksichtigung ethischer Aspekte – unverändert notwendig sind [3].

Literatur
1. BEECHER, H. K.: The powerful placebo. JAMA 159, 1602–1606 (1955).
2. BLEULER, E.: Das autistisch-undisziplinierte Denken in der Medizin und seine Überwindung (5. Aufl.; 1. Aufl.: 1921). Berlin Göttingen Heidelberg: Springer 1962.
3. BOURNE, H. R.: Das Placebo – eine ungenügend verstandene und vernachlässigte therapeutische Maßnahme. Internist 13, 345–350 (1972).
4. GROSS, F.: Placebo – das universelle Medikament? Mainz: Paul-Martini-Stiftung 1984.
5. HAAS, H., FINK, H., HÄRTFELDER, G.: Das Placeboproblem. In: JUCKER, E. (Hrsg.): Fortschritte der Arzneimittelforschung, Bd. 1, 279–454. Basel Stuttgart: Birkhäuser 1959.
6. HIPPIUS, H., LAAKMANN, G., HASFORD, J., ÜBERLA, K. (Hrsg.): Das Placebo-Problem. Stuttgart New York: Fischer 1986.
7. HONIGFELD, G.: Non-specific factors in treatment. Dis. Nerv. System. 25, 145–156; 225–239 (1964).
8. LASAGNA, L., MOSTELLER, F., FELSINGER, I. M., BEECHER, H. K.: A study of the placebo responses. Amer. J. Med. 16, 770–779 (1954).
9. LOWINGER, P., DOBIE, S.: What makes the placebo work? Arch. Gen. Psychiat. 20, 84–88 (1969).
10. MARTINI, P., OBERHOFFER, G., WELTE, E.: Methodenlehre der therapeutisch-klinischen Forschung. (4. Aufl.; 1. Aufl.: 1931). Berlin Heidelberg New York: Springer 1968.
11. RICKELS, K. (Ed.): Non specific factors in drug therapy. Springfield-Ill. Thomas 1968.
12. SHAPIRO, A. K.: The placebo-response. In: HOWELLS, J. G. (Ed.) Modern perspectives in world psychiatry, pp. 599–624. Edinburgh: Oliver and Boyd 1968.

H. HIPPIUS

Poliklinik, psychiatrische → Ambulanz

Polytoxicomanie → Drogenabhängigkeit

Poriomanie → Epilepsie

Post-partum-Psychose → Puerperalpsychosen

Posttraumatische Epilepsie → Epilepsie

Potentialverlust, energetischer → Schizophrenie

Praecoxgefühl → Schizophrenie

Prägung → Ethologie

Prämorbide Persönlichkeit → Persönlichkeit, prämorbide

Präsenile Demenzen → Demenzen, präsenile

Prävalenz → Morbidität

Prävention
[lat.: praevenire = zuvorkommen, vorbeugen]
Syn.: Prophylaxe [gr.: προφυλάσσω = ich verhüte]

1 Historisches
Die ersten Anfänge des Präventionsgedankens in der Psychiatrie lassen sich schwer eruieren; sie reichen wahrscheinlich bis in die Ursprünge der psychiatrischen Krankheitslehre und der entsprechenden Ursachenforschung selber zurück. Ein hervorragender früher Vertreter dieses Gedankens war Adolf MEYER, der unter dem Eindruck von neuen psycho- und soziodynamischen Erkenntnissen bereits in den 20er Jahren in den USA als Parallele zur körperlichen Gesundheitserziehung die später weltweit verbreitete „Psychische-Hygiene"-Bewegung begründete. Von ihr gingen vielfältige Einflüsse auf Schule, Elternhaus, Erziehungsberatung und psychiatrische Versorgungsstrukturen für Kinder und Erwachsene bis hin zur heutigen → Sozialpsychiatrie und → gemeindenahen Psychiatrie aus. Andere Impulse kamen indessen früh auch schon von seiten der Somatiker und Biologen. Ein Markstein war vor allem der Nachweis der tertiär-syphilitischen Genese der seinerzeit enorm verbreiteten progressiven Paralyse (NOGUCHI, 1913), die seither bekanntlich dank Frühbehandlung und -prophylaxe fast zur Bedeutungslosigkeit abgesunken ist. Auch die immer bessere Kenntnis und Behandlung von Schwangerschafts-, Geburts- und frühkindlichen Schäden, die laufend erhöhte Effizienz der Infektionsbekämpfung mit Einschluß ihrer cerebralen Komplikationen (Meningitiden, Encephalitiden usw.) sowie die schrittweise Aufklärung von stoffwechselbedingten Ursachen gewisser Schwachsinnsformen trugen viel zur Erweiterung der Verhütungsmöglichkeiten von psychischen Störungen bei.

Erstmals klar konzeptualisiert wurde der facettenreiche Problemkreis der psychiatrischen Prävention in Verbindung mit modernen gemeinde- und sozialpsychiatrischen Bestrebungen (→ Sozialpsychiatrie, → gemeindenahe Psychiatrie, → Krisenintervention) vom Amerikaner Gerald CAPLAN in den 50er und 60er Jahren dieses Jahrhunderts. Seine Überlegungen und Vorschläge sind noch heute, obwohl längst nicht überall verwirklicht, im ganzen Westen richtungsweisend. In einigen Punkten berühren sie sich mit gemeindenahen Versorgungsstrukturen mit stark präventivem und rehabilitativem Akzent, wie sie sich von anderer ideologischer Warte aus auch im Osten, speziell in Rußland, schon seit den 30er Jahren in Form eines Netzwerks von ambulanten Dispensarien, Übergangseinrichtungen und Wiedereingliederungszentren entwickelt haben.

2 Einteilung und allgemeine Grundsätze der psychiatrischen Prävention
Die Verhütung psychischer Störungen kann nach CAPLAN in primär-, sekundär- und tertiärpräventive Maßnahmen eingeteilt werden. Unter „primärer Prävention" versteht man wie in der somatischen Medizin die Verhütung des erstmaligen Ausbruchs einer Krankheit, unter „sekundärer Prävention" die Verkürzung ihrer Dauer und die Vermeidung von Rückfällen, und unter „tertiärer Prävention" die Verhütung einer invalidisierenden Chronifizierung und weiterer ungünstiger Spätfolgen. Sekundär- und Tertiärprävention überschneiden bzw. decken sich weitgehend mit therapeutischen und rehabilitativen Bemühungen. Krankheitsverhütung im engeren Sinn, die hier hauptsächlich interessiert, ist also nur die Primärprävention.
Grundsätzlich gibt es zwei mögliche Ansätze zur Krankheitsverhütung: 1. die Erhöhung der Resistenz gegen krankmachende Faktoren; 2. die Ausschaltung von solchen Faktoren. Die generelle Erhöhung der psychischen Resistenz ist u. a. ein Hauptziel aller Erziehung und Sozialisierung, z. B. in Form einer Vorbereitung auf allgemeine Lebensbewältigung, Berufstätigkeit, Partnerschaft etc. Einer solchen Resistenzerhöhung dient auch der Erwerb von Kenntnissen und Fähigkeiten in Schule, Lehre usw. sowie die psychohygienische Erziehung z. B. durch sexuelle Aufklärung, Information über Gefahren von Alkohol und andern Drogen, Förderung von intellektuellen und körperlichen Aktivitäten, Erlernung von affektiv-kognitiv kongruenten Kommunikationsformen etc. Besondere resistenzfördernde Effekte können zudem durch spezifische Trainingsmethoden z. B. zum Ertragen von Streß (etwa bei Soldaten, Katastrophenhelfern etc.) erzielt werden.
Die Ausschaltung von schädlichen Einflüssen als zweite Möglichkeit von Verhütungsmaßnahmen gründet naturgemäß auf einer möglichst lückenlosen Kenntnis der Pathogenese psychischer Störungen. Eine solche fehlt indessen noch praktisch für sämtliche bekannten Krankheiten. Doch ist zu betonen, daß Prävention in der Psychiatrie wie in der übrigen Medizin auch aufgrund der bloßen Kenntnis von Teilursachen möglich ist: Weil z. B. der leichte Zugang zu Drogen ein bekannter Teilfaktor der Suchtentwicklung ist, kann die Erschwerung des Zugangs zu ihrer Verhütung beitragen. Jeder auch nur partielle Fortschritt in der Ursachenforschung bedeutet deshalb einen potentiellen Fortschritt in der Prävention.

Eine normale psychische Funktionsfähigkeit ist nur möglich aufgrund einer normalen Hirnentwicklung. Des weiteren fördert gute körperliche Gesundheit das psychische Wohlbefinden; schlechte Gesundheit dagegen erschwert es. Alle Maßnahmen, die die körperliche Gesundheit und insbesondere die Hirnentwicklung fördern, tragen deshalb zugleich zur Verhütung von psychischen Störungen bei. Je früher präventive Maßnahmen einsetzen, desto weitreichender sind die möglichen Wirkungen. Die wohl wichtigste und bisher zweifellos effizienteste psychiatrische Primärprävention besteht deshalb in der Verhütung von Schwangerschafts- und Geburtsschäden sowie frühkindlichen Erkrankungen mit zentralnervösen Folgen (Infektionen und Intoxikationen, Strahlenschäden, Mangelernährung, peri- und postnatale Traumen, Unfälle etc.). Hierzu gehört ebenfalls die Jodprophylaxe des endemischen Kretinismus und die frühe Detektion und Diätprophylaxe von stoffwechselbedingten Schwachsinnsformen wie z. B. der phenylpyruvischen Oligophrenie. Auch in allen späteren Lebensphasen bis hinein ins hohe Alter kommt sämtlichen somatisch gesundheitsfördernden bzw. krankheitsverhütenden Maßnahmen gleichzeitig eine wichtige psychiatrisch-präventive Bedeutung zu.

Daneben hängt die psychische Gesundheit während des ganzen Lebens, wiederum jedoch am wichtigsten in den Frühphasen, wesentlich von der Erfüllung von bestimmten psychosozialen Grundbedürfnissen („basic needs") ab. Dazu gehört u. a. das Bedürfnis nach Geborgenheit und Nestwärme, nach kontinuierlichen Kontakten mit festen Bezugspersonen, nach ausreichender affektiver und kognitiver Stimulation, nach konsistenten Leitbildern und Wertmaßstäben sowie nach minimaler sozialer Sicherheit. Es ist offensichtlich, daß die Sicherung solcher Bedürfnisse weit über den Einflußbereich der Psychiatrie hinausreicht. Zu einem großen Teil ist sie Aufgabe der Gesellschaft als ganzer; eine zentrale Rolle spielt darin nach wie vor die Familie, daneben aber auch die Schule, die Arbeitswelt und überhaupt die ganze soziokulturelle und ökonomische Situation. Spezifisch psychiatrisch-präventive Einflußmöglichkeiten bestehen hier namentlich über die Arbeits-, Erziehungs- und Gesundheitsgesetzgebung (ausreichender Mutter- und Familienschutz, Vermeidung von übermäßigem Streß, Arbeitsplatzhygiene, Schaffung von Kinderhorten, Ausbildungs- und Arbeitsmöglichkeiten, Bekämpfung von Epidemien, Unfallverhütung usw.). Im weiteren Sinn tragen aber auch die Bau- und Umweltgesetze (z. B. Erhaltung von Grünflächen, Spielplätzen, Erholungsraum, sinnvollen Freizeitmöglichkeiten, gesundem Wohnungsbau, Urbanismus usw.) zur prophylaktischen Psychohygiene bei.

3 Spezielle Präventionsmöglichkeiten, Organisationsformen

Die meisten bisher genannten Präventionsmöglichkeiten zielen weniger auf die Verhütung von ganz bestimmten Krankheiten als auf eine generelle Erhaltung und Förderung der psychischen Gesundheit ab. Für einzelne Affektionen sind indessen auch spezifischere Verhütungsmaßnahmen möglich. Dazu gehört neben der bereits erwähnten primär-präventiven Jodprophylaxe des Kretinismus oder den Spezialdiäten zur Verhütung bestimmter Oligophrenien insbesondere die sekundär-präventive Lithium-Prophylaxe der manisch-depressiven Psychose. Als spezifisch neuroseverhütend sind immer wieder harmonische Eltern- und Familienbeziehungen postuliert worden. Gewisse Anhaltspunkte sprechen ferner für die Möglichkeit der Verhütung späterer Depressionsneigung durch Vermeidung von traumatischen Unterbrüchen in der Kontinuität der frühen Mutter-Kind-Beziehung. Auch aus der Tatsache, daß in der Schizophrenie neuerdings unklar-widerspruchsvolle Kommunikationsformen und aggressiv-invadierende Familienbeziehungen als psychose- und rückfallfördernd nachgewiesen worden sind, lassen sich gewisse primär- und sekundärpräventive Einflußmöglichkeiten ableiten (vgl. SINGER u. WYNNE, 1978; VAUGHN u. LEFF, 1976).

Tertiär-präventive Maßnahmen bestehen hauptsächlich in der Vermeidung von Dauerhospitalisationen und anderen Formen der beruflichen und sozialen Ausgliederung, die zusätzlich zur Grundkrankheit u. a. zum regressiven „Institutionalismussyndrom" (WING u. BROWN, 1970) führen können. Dieser Verhütung dient in erster Linie die ganze moderne → Sozialpsychiatrie und → gemeindenahe Psychiatrie mit ihren vielfältigen Übergangsinstitutionen, Rehabilitationszentren, gemeindepsychiatrische Aktivitäten usw. Auch die moderne sozialpsychiatrische → Krisenintervention und Notfallpsychiatrie trägt starke primär-, sekundär- und tertiärpräventive Akzente.

Literatur
CAPLAN, G.: Principles of preventive psychiatry. London: Tavistock 1964.
CIOMPI, L.: Zum Problem der psychiatrischen Primärprävention. In: KISKER, K. P., MEYER, I.-E., MÜLLER, C., STROEMGREN, E. (Hrsg.): Psychiatrie der Gegenwart, Bd. I/1 2. Aufl. S. 343–386. Berlin Heidelberg New York: Springer 1979.
CIOMPI, L.: Präventive Psychiatrie durch Krisenintervention. Sozial- und Präventivmedizin 28, 128–134 (1983).
EICHENBERGER, L.: Preventive psychiatry. Ann. Rev. Med. 13, 343–360 (1962).

RUDOLF, G. A., TÖLLE, R.: Prävention in der Psychiatrie. Berlin Heidelberg New York Tokyo: Springer 1984.
SINGER, M. T., WYNNE, L. C.: Communication disorders and the families of schizophrenics. In: WYNNE, L. C., CROMWELL, R. L., MATTHYSSE, S. (Eds.): The nature of schizophrenia. New York Chichester Toronto: Wiley 1978.
VAUGHN, C. E., LEFF, J. P.: The influence of family and social factors on the course of psychiatric illness. Brit. J. Psychiat. 129, 125–137 (1976).
WING, J. K., BROWN, J.: Institutionalism and schizophrenia. London: Cambridge University Press 1970.

L. CIOMPI

Prestige und Macht

Prestige ist soziale Wertschätzung eines Akteurs. Es setzt einen *Wertmesser* sowie *Werte* voraus, die jenem zugrunde liegen. Der Wertmesser kann eine Rang- oder Intervallskala sein oder aber durch einen Bewerter vertreten sein, dessen Einschätzungen soziale Gültigkeit beanspruchen. Die *Indikatoren des Prestiges* sind entweder Eigenschaften des Akteurs oder die Rollen, die er ausübt. Ferner sind hier Besitz und Verwendung von Werten zu nennen. Bei der Verwendung spielen Geschenke eine besonders wichtige Rolle (POTLATCH).

Vom Prestige ist der *Status* zu unterscheiden (→ Rolle und Status). Obwohl der Status die institutionalisierten Rechte des Akteurs innerhalb einer sozialen Struktur umschreibt, scheint es doch Strukturgesetzmäßigkeiten zu geben, die zu systematischen Abweichungen zwischen Status und Prestige führen.

Prestige drückt sich in der *Interaktion* zwischen mehreren Akteuren als *legitimierte Macht* aus. Diese Macht beruht auf einem Prestigeunterschied. Prestige ist aber auch der soziale Bestimmungsgrund des *Selbstbildnisses des Akteurs* und damit eine Quelle von Gratifikationen, die von der legitimierten Macht unabhängig sind.

Prestige ist im Gegensatz zum Status (= Rechte) *diffus*, d. h. mit allgemeiner Bewunderung bzw. Verachtung verknüpft. Die Diffusität des Prestiges macht dieses für interinstitutionelle Vergleiche im weitesten Sinne geeignet. Dementsprechend kann man von *globalgesellschaftlichen Prestigeniveaus* sprechen, und besitzen Prestigeunterschiede eine *allgemeine Legitimationsfunktion* gegenüber ungleichmäßigen Verteilungen von Gütern im weitesten Sinne des Wortes.

→ *Macht* bedeutet Einfluß eines Akteurs auf das Verhalten eines anderen, d. h. eine gerichtete Determination von Verhalten im Verhältnis zwischen Akteuren.

Machtquellen sind Unterschiede im Besitz von Gütern und Unterschiede im Prestige. Unterschiede im Besitz von Gütern, die nicht von entsprechenden Unterschieden im Prestige begleitet sind, stellen eine Quelle *nicht-legitimierter Macht* oder von *Zwang* dar.

Institutionalisierte Macht bezeichnet man in der Regel als *Autorität*. *Nicht-institutionalisierte Macht*, die legitim ist, ist identisch mit *Prestige* als Machtquelle.

Organisation ist ein Mittel zur *Verwaltung von Macht.* Durch Organisation wird die (Effektivität der) Macht, die aus einer organisierbaren Machtquelle stammt, erhöht. Gleichzeitig wird sie organisationsintern, nicht aber notwendigerweise organisationsextern institutionalisiert. Durch Organisation wird eine neue Machtquelle eröffnet, die den Nichtorganisierten nicht zur Verfügung steht, an denen aber die Organisierten in unterschiedlichem Maße teilnehmen. Von dem einzelnen Mitglied aus gesehen erscheint die Organisation als Machtquelle, gleichzeitig kann die Organisation aber auch als Akteur betrachtet werden, dem die beiden an erster Stelle genannten Machtquellen im Prinzip offenstehen. Ferner kann die Organisation als Mitglied anderer Organisationen an der als Organisation bezeichneten Machtquelle teilnehmen.
Die drei *Machtquellen* sind in vielfältiger Weise miteinander verknüpft. Der *Besitz von Gütern* ist eine Quelle von *Prestige,* da sich durch Hingabe von Gütern Prestige erwerben läßt. Das heißt, illegitime Macht hat auf diesem Wege die Möglichkeit, sich zu legitimieren. Prestige kann sich in den Besitz von Gütern transformieren. Hier erfolgt der Austausch in umgekehrter Richtung. Schließlich kommen auch Transformationen von *Güterbesitz* in Mitgliedschaftsstatus bei einer *Organisation* und umgekehrt vor.
Diese Transformationen können das *Verhältnis von Macht und Prestige beim Akteur* verändern.
Besitz von Macht ist eine Basis, um die eigene Macht zu vermehren (*Machtakkumulation*). Dasselbe kann nicht vom Prestige gesagt werden, das demnach nur durch *Transformation von Macht* bei gleicher Rollenkonfiguration vermehrt werden kann.
Bei der sog. *charismatischen Führung* partizipieren die Prestigeverleiher unmittelbar an der durch das verliehene Prestige geschaffenen Macht des Führers. Diese Partizipation ist dadurch bedingt, daß hier ein persönliches Prestige verliehen wird, das höher ist als das dem Führer durch seine Position in der sozialen Struktur zustehende Prestige.
Im Unterschied zur charismatischen Führung wird das Verhältnis zwischen der Verteilung von Macht und Prestige in einer *sozialen Struktur* dadurch beeinflußt, daß als Folge der mit der internen Macht steigenden Chancen der Machtakkumulation die legitimierende Transformation von Macht in Prestige zunächst abnimmt und erst gegen die Machtspitze hin wieder zunimmt. Das bedeutet, daß der Legitimationsgrad der Macht auf den unteren sowie auf den obersten Machträngen der Struktur tendenziell relativ groß und auf den dazwischenliegenden Rängen tendenziell relativ klein ist.

Literatur
BENDIX, R., LIPSET, S. M. (Eds.): Class, Status, and Power. 2. Auflage. New York: The Free Press 1966.
BLAU, P. M., SCOTT, W. R.: Formal Organizations. London: Routledge & Paul 1964.
BLAU, P. M.: Exchange and Power in Social Life. New York: Wiley 1967.
HARTMANN, H.: Funktionale Autorität. Stuttgart: Enke 1964.
KLUTH, H.: Sozialprestige und sozialer Status. Stuttgart: Enke 1957.
LENSKI, G.: Power and Privilege. New York: McGraw-Hill 1966.
MARCH, J. G. (Ed.): Handbook of Organizations. Chicago: McNally 1965.
VEBLEN, TH.: Theory of the Leisure Class. Deutsche Ausgabe: Die Theorie der feinen Leute. Köln 1958.
P. HEINTZ

Primärgruppe → Gruppe

Primärvorgang → auch Sekundärvorgang
Das Studium der Symptom- und → Traumbildung ergab, daß die Vorgänge im → Unbewußten anderen Gesetzen gehorchen, als jene, die unsere bewußte und vorbewußte Denktätigkeit beherrschen. FREUD nannte diese Gesetze, die das System Unbewußt allein zuläßt, in ihrer Gesamtheit den *Primärvorgang.* Er entwickelte diesen Begriff (und seine Beziehung zum Sekundärvorgang) im 7. Kapitel der Traumdeutung.
Der Primärvorgang umfaßt die Prozesse der *Verschiebung* und der *Verdichtung.* Durch den Vorgang der Verschiebung kann eine Vorstellung den ganzen Betrag ihrer psychischen → Besetzung an eine andere, oft unbedeutend erscheinende, abgeben und dieser dadurch ein unverhältnismäßiges Gewicht verleihen, durch den der Verdichtung die gesamte Besetzung und Bedeutung mehrerer Vorstellungen an sich ziehen, die assoziativ mit ihr verbunden sind (→ Verdichtung).
Der Primärvorgang zeichnet sich somit durch die *freie Beweglichkeit* der beteiligten psychischen Energien aus, d. h. durch ihre Fähigkeit, von einer psychischen Repräsentanz auf eine andere abzufließen. Er strebt nach Abfuhr der Erregung und unterliegt dem → Lustprinzip.
Verschiebung und Verdichtung tragen die Hauptschuld an dem befremdenden Eindruck des → Traumes. Sie sind nicht nur wichtig zum Verständnis neurotischer Symptome und anderer psychopathologischer Bildungen (wie etwa der Fehlleistungen), sondern liegen auch dem Witz und den schöpferischen Leistungen zugrunde. Die durch sie bewirkte Entstellung dient zugleich der Vermeidung der → Zensur.
Der Primärvorgang formuliert in objektiven Begriffen denselben Tatbestand, den das Lust-Unlust-Prinzip im Subjektiven beschreibt. „Lust" und „Unlust" beziehen sich auf affektive Zustände, während „Triebabfuhr" oder Besetzungsverschiebung" sich auf Vorgänge der Energieverteilung und -entladung beziehen (BRENNER, 1955).
FREUD (1911) ward sich der engen Verbindung zwischen Lustprinzip und Primärvorgang bewußt und versuchte die beiden Konzepte zu vereinen. Er führte zu diesem Zweck die Annahme ein, daß die Zunahme frei beweglicher Energie Unlust, die

Abfuhr oder Entspannung psychischer Energie Lust erzeugt. Da diese Annahme jedoch verschiedenen Beobachtungstatsachen nicht gerecht wurde, zog er sie später als unbefriedigend zurück (FREUD, 1924).

Literatur
BRENNER, CH.: An Elementary Textbook of Psychoanalysis. New York: Int. Univ. Press 1955.
FREUD, S.: Die Traumdeutung. G.W. II/III (1900). London: Imago.
FREUD, S.: Formulierungen über die zwei Prinzipien des psychischen Geschehens. G.W. VIII (1911). London: Imago.
FREUD, S.: Das Unbewußte. G.W. X (1913). London: Imago.
FREUD, S.: Vorlesungen zur Einführung in die Psychoanalyse. G.W. XI (1917). London: Imago.
FREUD, S.: Das ökonomische Problem des Masochismus. G.W. XIII (1924). London: Imago.
FREUD, S.: Abriß der Psychoanalyse. G.W. XVII (1938). London: Imago.

H. LINCKE

Primärwahn → Wahn

Primitivreaktionen
Primitivreaktionen werden von SCHARFETTER unter die *überpersönlichen Affektreaktionen* gegliedert, diese sind dabei so ausgeprägt, daß sie einem affektiven Überwältigtwerden oder Überschwemmtwerden gleichkommen. Es ist dann kaum mehr möglich, eine individuelle persönliche Ausgestaltung der Reaktionen und Handlungsweisen zu kontrollieren und zu bestimmen.
Besonders eingehend hat sich E. KRETSCHMER mit Primitivreaktionen befaßt und hier die folgende Beschreibung vorgelegt: „Primitivreaktionen nennen wir solche Reaktionen, bei denen der Erlebnisreiz nicht eine entwickelte Gesamtpersönlichkeit völlig durchläuft, sondern sich unvermittelt in impulsiven Augenblickshandlungen oder in seelischen Tiefenmechanismen wieder äußert. Beides, die Impulshandlungen wie die Reaktionen der hypobulisch-hyponoischen Schicht, finden wir vorzugsweise bei primitiven Menschen, bei Kindern und Tieren. Deshalb fassen wir sie unter dem Namen Primitiv-Reaktionen zusammen" (S. 174). E. KRETSCHMER führt ferner aus, wie Primitivreaktionen auch bei erwachsenen gesunden Menschen infolge ganz bestimmter Erlebniskonstellationen entstehen können: „Beim erwachsenen Kulturmenschen entstehen sie auf zwei Arten: Entweder ein überstarker Erlebnisreiz überwältigt die höhere Persönlichkeit, so daß dann die tieferen Schichten der Psyche gleichsam vikariierend an die Oberfläche kommen. Oder wir haben es mit seelischen Entwicklungshemmungen, infantilen Persönlichkeiten, Schwachsinnigen, nerven- und willensschwachen → Psychopathen, durch Schädeltrauma, → Alkohol oder eine latente Schizophrenie Geschädigten zu tun. Dann braucht das Erlebnis nicht besonders stark zu sein. Schon auf gewöhnliche Lebensreize reagieren solche Individuen häufig primitiv, z. B. mit explosiven Affektausbrüchen, Kurzschlußhandlungen und hysterischen Entladungen" (S. 174).
Häufig stehen bei solchen Reaktionen Schreien, Wutanfälle, Affektstupor, grobes Zittern und andere Symptome im Vordergrund.
H. WITTER führt die *Primitivreaktion* sowie die *Kurzschlußhandlung* unter den *abnormen seelischen Reaktionen* folgendermaßen auf: „Vorübergehende, eher kurzfristige *abnorme seelische Reaktionen* (abnorme Erlebnis-Reaktionen nach K. SCHNEIDER, Primitiv-Reaktionen nach E. KRETSCHMER) können grundsätzlich bei jedem auch ganz durchschnittlichen normalen Menschen vorkommen. Jugendliche, unreife, schwachbegabte, triebhafte und stimmungslabile Menschen neigen aber natürlich besonders zu derartigen Reaktionen. Immerhin ist es möglich, bei den meisten abnormen Handlungen wenigstens akzentuierend zwischen mehr *überpersönlichen, situationsabhängigen,* abnormen Reaktionen einerseits und *persönlichkeitstypischen* abnormen Verhaltensformen andererseits zu unterscheiden." Die Primitivreaktion kann untergliedert werden; so hebt H. WITTER, E. KRETSCHMER folgend, die beiden Unterformen *Explosivreaktion* und *Kurzschlußhandlung* hervor. Bei der *Explosivreaktion* wird eine übermäßige, für das Subjekt nicht mehr erträglich erlebte situative Belastung so intensiv, daß eine unmittelbare affektive Entladung provoziert wird. Dabei kann es möglich sein, daß im Vorfeld vergleichbare kränkende Ereignisse eine Sensibilisierung hervorgerufen haben und dann in letztes Ereignis schließlich die Explosivreaktion hervorruft. Die Psychopathologie der *Explosivreaktion* beschreibt WITTER: „Die affektive Entladung der Explosiv-Reaktionen kann in der sthenischen Form eines Wut- oder Schimpfanfalles, in einer sinnlosen Sachzerstörung oder in einem blinden Draufschlagen oder auch in den mehr asthenischen Formen des Krampfanfalles, des Schreibkrampfes, des anfallsartigen Stimmverlustes, des blinden Davonlaufens oder des Suizidversuches auftreten. Wesentlich ist, daß in der Affektivreaktion kaum eine wirklich zielgerichtete, auf den äußeren Erfolg abgestellte Handlung zu Tage tritt, sondern offensichtlich vor allem eine *intrapsychische* Entlastung erstrebt wird". Für die forensische Beurteilung solcher Handlungen kann es oft von Bedeutung sein, daß die Beziehung zwischen Handlung und Anlaß inadäquat und unzusammenhängend wirken. Die zweite Form der Primitivhandlung, die Kurzschlußhandlung, beschreibt H. WITTER als „relativ geordnete und zielgerichtete Handlung. Wenngleich die Handlung in einer größeren Überschau unbesonnen, unkritisch und sogar töricht erscheint und mit der sonstigen Verhaltensweise des Täters nicht in Einklang zu bringen ist und insoweit eben ‚kurzschlüssig' bleibt, kann doch schon eine beschränkte Planung und Umsicht zum Ausdruck kommen. Fahrerflucht, Fahnenflucht, der sogenannte erweiterte → Suizid, der

Liebes-Doppel-Suizid sind oft typische Kurzschlußhandlungen".

Ob bei Primitivreaktionen, seien es Explosivreaktionen oder Kurzschlußhandlungen, eine Einschränkung des Bewußtseins vorliegt, hat erhebliche forensische Relevanz. Die Frage der echten Amnesie bis hin zu einzelnen Erinnerungsinseln ist dabei kaum eindeutig zu klären, so daß dieses Kriterium nicht als Merkmal für eine Primitivreaktion herangezogen werden sollte. Damit ist auch gesagt, daß die Frage der tiefgreifenden Bewußtseinsstörung mit der Beschreibung einer Primitivreaktion zwar aufgeworfen ist, aber keinesfalls schon eine Antwort erfahren hat. Zur besonderen Vorsicht in forensisch-psychiatrischer Hinsicht mahnen A. LANGELÜDDEKE, P. H. BRESSER, indem sie betonen, daß jede Aggressionshandlung annäherungsweise dem Modell der Explosiv- oder Kurzschlußhandlung nahestünde. Hiermit wird deutlich, daß Primitiv- und Kurzschlußhandlungen in die Spielbreite menschlichen Verhaltens gehören. „Sie zählen zu den normwidrigen und sozial-schädlichen Handlungen, für die das Strafrecht von vornherein gedacht ist, die also nicht nur ausnahmsweise einmal im Bereich des Strafrechts vorkommen, sondern einen normalen Gegenstand desselben darstellen. Jede Fahrerflucht und bei weitem die meisten Körperverletzungs- und Tötungsdelikte lassen sich als abnorme Erlebnisreaktionen qualifizieren – sofern man nur auf den Gedanken kommt, diese Delikte unter diesem Aspekt zu untersuchen. Führt eine Untersuchung zu dem Ergebnis, daß eine Primitivreaktion oder eine Kurzschlußhandlung vorliegt, dann sollte man sich nicht sofort einseitig auf das Problem der Zurechnungsunfähigkeit fixieren" (WITTER).

Einen anderen Akzent bekommt diese Fragestellung allerdings, wenn hirnorganische pathologische Veränderungen oder Intoxikationen wesentliche Faktoren bei der Mitbedingung einer solchen Primitiv- oder Kurzschlußreaktion darstellen. Bezüglich der Erlebnisse betont J. HIRSCHMANN, daß nicht nur negative Affekte wie Ärger, Wut und Angst, sondern auch Positives wie Freude, Begeisterung und Übermut in der Lage sind, Primitivreaktionen auszulösen. Als weitere Faktoren sind Disposition, Persönlichkeitsstruktur, Lebensalter, Lebensumstände, Krankheiten und toxische Substanzen zu nennen. Die jeweilige Konstellation und Gewichtung der einzelnen Faktoren können in den Einzelfällen sehr verschieden sein.

Literatur
HIRSCHMANN, J.: Primitivreaktionen. In: FRANKL, V. E., GEBSATTEL, V. E. VON, SCHULTZ J. H. (Eds.) Handbuch der Neurosenlehre, 2. Bd. S. 174–199. München Berlin: Urban & Schwarzenberg 1959.
KRETSCHMER, E.: Medizinische Psychologie. 13. Aufl. In: KRETSCHMER, W. (Hrsg.). Stuttgart: Thieme 1971.
LANGELÜDDEKE, A., BRESSER, P. H.: Gerichtliche Psychiatrie. 4. Aufl. Berlin New York: de Gruyter 1976.
SCHARFETTER, CHR.: Allgemeine Psychopathologie. Stuttgart: Thieme 1976.

WITTER, H.: Allgemeine und spezielle Psychopathologie. In: GÖPPINGER, H., WITTER, H. (Hrsg.): Handbuch der forensischen Psychiatrie, Bd. I, S. 429–531. Berlin Heidelberg New York: Springer 1972.
WITTER, H.: Die Beurteilung Erwachsener im Strafrecht. In: GÖPPINGER, H., WITTER, H. (Hrsg.): Handbuch der forensischen Psychiatrie II, S. 966–1090. Berlin Heidelberg New York: Springer 1972.

P. HARTWICH

Progressive Paralyse → Hirnerkrankungen, syphilitische

Projektion

In der *Psychologie* wird dieser Begriff ganz allgemein für das (unbewußte) nach außen Verlegen innerer Wahrnehmungen und Empfindungen oder eigener Merkmale und Tendenzen gebraucht. So z. B. für das nach außen „Projizieren" der Reizquellen unserer Außenwahrnehmung; für den Einfluß subjektiver Faktoren (Stimmungen etc.) auf das Erfassen der Umwelt (Grundlage projektiver Testmethoden); für die unbewußte Gleichsetzung einer Autoritätsperson mit dem Vater, eines Kollegen mit dem Bruder usw. (in der Psychoanalyse „Übertragung" genannt); für die Verlegung von Persönlichkeitsmerkmalen in die belebte und unbelebte Natur (Animismus, Anthropomorphismus) und für die Externalisierung eigener verurteilter und abgewehrter Impulse oder Eigenschaften auf ein äußeres Objekt (Projektion im engeren psychoanalytischen Sinn).

In der *Psychoanalyse* bezeichnet „Projektion" einen Abwehrmechanismus des unbewußten Anteils des → Ichs, durch welchen eigene mißliebige Eigenschaften, Gefühle oder Triebregungen einer anderen Person oder Sache zugeschrieben werden. FREUD (1920) leitet ihre Herkunft aus der Neigung ab, innere Erregungen, die allzu große Unlust herbeiführen, so zu behandeln, als ob sie von außen her einwirkten (S. 29). Das Kind „nimmt die dargebotenen Objekte, insofern sie Lustquellen sind, in sein Ich auf, introjiziert sie dieselben (nach einem Ausdruck FERENCZIS) und stößt anderseits von sich aus, was ihm im eigenen Inneren Unlustanlaß wird" (1915, S. 228).

Im erweiterten Sinn der unbewußten Annahme, daß andere dasselbe fühlen und empfinden wie man selber, ist die Projektion ein normaler und verbreiteter Mechanismus bei Kindern und im sozialen Leben, der die Einfühlung fördert und wesentlich zum gegenseitigen Verständnis beiträgt („alloplastische Identifikation", „projektive Identifikation").

Die Projektion als Mechanismus der pathologischen Abwehr wurde zuerst als besonders auffälliger Zug an der Symptombildung der → *Paranoia* entdeckt (FREUD, 1896). „Eine innere Wahrnehmung wird unterdrückt und zum Ersatz für sie kommt ihr Inhalt, nachdem er eine gewisse Entstellung erfahren hat, als Wahrnehmung von außen zum Bewußtsein. Die Entstellung besteht beim Verfolgungswahn in einer Affektverwandlung; was als Liebe innen hätte verspürt werden sollen, wird als Haß von außen wahrgenommen ..." (FREUD, 1911, S. 302–303). Ein gewisses Maß an Entstellung des abgewehrten Impulses ist in fast allen Fällen mit der Projektion verbunden.

Projektiven Mechanismen begegnen wir ferner häufig bei der neurotischen Erledigung von Gefühlskonflikten. So verlegt z. B. der *Phobiker* eine innere Triebgefahr nach außen und begegnet ihr nachfolgend mit phobischen Vermeidungen und Verboten (FREUD, 1913, S. 283).

Dem gesteigerten Ambivalenzkonflikt entspringende Projektionen zur Abwehr unbewußter feindseliger Regungen und Todeswünsche gegenüber geliebten Personen spielen eine wichtige Rolle bei der *neurotischen Furcht vor Bestrafung* (→ Kastrationsangst, Dämonen- und Geisterfurcht). Nach erfolgter Über-Ich-Bildung führt die Projektion (Externalisation) eines überstrengen → Über-Ichs zu ähnlichen Ängsten vor den Schicksalsmächten, die letzten Endes eine späte Vaterprojektion sind (FREUD, 1926, S. 170 und 1928, S. 409).

Klinisch ist der Projektionsmechanismus zudem zum Verständnis *pathologischer Formen von Eifersucht* von Bedeutung: im Falle der Projektion der eigenen betätigten oder phantasierten Untreue, die der Verdrängung verfallen ist, auf den Partner und bei der Abwehr überstarker homosexueller Regungen (wahnhafte Eifersucht, besonders bei Paranoia) (FREUD, 1922, S. 196–198).

Literatur
FREUD, S.: Weitere Bemerkungen über die Abwehr-Neuropsychosen. G. W. I (1896). London: Imago.
FREUD, S.: Über einen autobiographisch beschriebenen Fall von Paranoia. G. W. VIII (1911). London: Imago.
FREUD, S.: Das Unbewußte. G. W. X (1913). London: Imago.
FREUD, S.: Triebe und Triebschicksale. G. W. X (1915). London: Imago.
FREUD, S.: Jenseits des Lustprinzips. G. W. XIII (1920). London: Imago.
FREUD, S.: Über einige neurotische Mechanismen bei Eifersucht, Paranoia und Homosexualität. G. W. XIII (1922). London: Imago.
FREUD, S.: Hemmung, Symptom und Angst. G. W. XIV (1926). London: Imago.
FREUD, S.: Dostojewski und die Vatertötung. G. W. XIV (1928). London: Imago.

H. LINCKE

Projektive Tests → Tests, projektive

Prozeß, diagnostischer → Diagnose

Prozeß, psychotischer → Schizophrenie

Prozeßfähigkeit → Geschäftsfähigkeit

Pseudologie
[gr.: $\psi\varepsilon\upsilon\delta\acute{\eta}\varsigma$ = falsch; $\lambda\acute{o}\gamma o\varsigma$ = Wort]
Mit Pseudologie oder Pseudologia phantastica wird das spielerische Erfinden von zum Teil „selbstgeglaubten" Lügen bezeichnet, die – im Dienste der Ich-Erhöhung – ebenso Bewunderung oder Mitleid der Umwelt wie eigene Selbsttäuschung bewirken.

Der Begriff Pseudologie stammt von DELBRÜCK (1891). Die „triebhafte pathologische Lüge" ist einerseits von der „normalen" Lüge im Sinne einer absichtlichen, bewußten, zweckgerichteten Unwahrheit wie von der renommierenden Übertreibung abzugrenzen, andererseits von der Wahnidee, Erinnerungstäuschung und Konfabulation, obwohl sie Elemente dieser Phänomene enthält. Ihre Eigenart ist nach DELBRÜCK ein „Doppelbewußtsein", eine Mischung der Lüge mit Selbstbetrug, wahnhafter Überzeugtheit oder rückläufiger Erinnerungstäuschung. DELBRÜCK erkannte bereits, daß die Pseudologie ein nosologisch unspezifisches Symptom ist, bei verschiedenen Störungen und in unterschiedlicher Ausprägung vorkommt. Spätere Klassifizierungen und Motivanalysen sind einseitiger und schulgebundener.

Die *Deskription* des Verhaltens bestätigt ein zeit- und autorenunabhängiges Zustandsbild: hyperthym, unbeständig, in Auftreten und Darstellungsweise gewandt, versteht es der Pseudologe, sich und seine meist abenteuerlichen Geschichten dramatisch in Szene zu setzen. Nach außen sicher und phantasievoll, aber innen anlehnungsbedürftig und eher leer, lebt er mit Glanz- oder Schauergeschichten vom Gelten bei seiner Umwelt, die er zum faszinierten Publikum degradiert, um sich von dessen Beifalls- oder Mitleidsbezeugungen rückinduzieren zu lassen. Die Beziehung zur Wahrheit ist nicht eindeutig: oft von realen Ereignissen ausgehend, steigert er sich immer mehr in eine Wunschwelt hinein, wobei er bald vage um die Irrealität weiß, ohne sich jedoch Rechenschaft davon zu geben, bald im Augenblick selbst wahnähnlich davon überzeugt ist, oder sogar rückblickend das Daherfabulierte als wirklich nimmt oder doch wenigstens entsprechend seine Rolle weiterspielt, selbst wenn es ihm schadet. Durch Gegenbeweise in die Enge getrieben, gibt er ohne Schuldgefühle – meistens, aber nicht immer – die Unwahrheiten zu. Das Dranghafte des Pseudologisierens wird in der französischen Psychiatrie durch den Begriff Mythomanie betont. – Besonders klinische Auffälligkeiten: erstes Auftreten der Symptome vor allem in Vorpubertät und Pubertät (HAENSELER). Ledige, männliche Probanden überwiegen; frühkindliche Verhaltensstörungen in 60 %, hysterische Reaktionen in 55 % (V. BAEYER). Sexuelle Abnormität, Süchte sind fraglich häufiger.

Als → *Psychopathen* klassifiziert die ältere Psychiatrie die Pseudologen. In der bisher umfangreichsten Untersuchung über „psychopathische Schwindler und Lügner" beschreibt V. BAEYER (1935) die Ungebundenheit als eine Grundvoraussetzung für die Pseudologie, wobei das gehäufte Vorkommen des ungebundenen Charakters bei nächsten Verwandten zum (heute nicht mehr schlüssigen) Beweis einer Vererbung führt. Die klinische Psychiatrie klassischer Observanz (KRAEPELIN, JASPERS, SCHNEIDER) begnügt sich mit der nicht widerspruchsfreien Diagnose einer hysterisch-geltungssüchtigen Psychopathie.

Als → *Neurotiker* verstehen analytische Autoren (DEUTSCH, FENICHEL) die Pseudologen, indem sie Widersprüche im Verhalten (z. B. Doppelbewußtsein, gleiches Grundthema) durch den Mechanismus der Konfliktabwehr erklären, wobei ein ambivalentes Ereignis durch die pseudologische Entstellung „sowohl die Verleugnung als auch lustvolles Nacherleben gestattet" (HAENSELER). – Es ist anzunehmen, daß neben der psychopathischen resp. psychopathisch fehlentwickelten Gruppe auch Pseudologen vorkommen, bei denen erlebnisreaktive Momente mit acting-out-Verhalten im Vordergrund stehen.

Daseinsanalytische Interpretationen liegen von MEINERTZ, VAN DER SCHAAR und HÄFNER vor.

Therapeutisch sind die Pseudologen wenig beeinflußbar; Behandlungsresultate größeren Umfanges existieren nicht. Forensisch sind Betrugsdelikte und sexuelle Anschuldigungen pubertierender Mädchen am häufigsten.

Analogien zur Pseudologie werden in der Erlebnisweise des Kindes und der Dichter gefunden. Für das Kind kann das Wort magischen Wert haben, und Imaginäres, vor allem falls von Erwachsenen geglaubt, zur Realität werden (Näheres bei AJURIAGUERRA). Die Beziehung zum Dichter ist auf die Lebhaftigkeit der Phantasie beschränkt; GOETHE setzt eigene pseudologieähnliche Tendenzen („Luftgestalten und Windbeuteleien") in direkte Beziehung zur dichterischen Produktion. Die literarische Darstellung eines Schwindlers (jedoch nur z. T. Pseudologen) findet sich in „Felix Krull" von THOMAS MANN.

Literatur
AJURIAGUERRA, J. DE: Manuel de Psychiatrie de l'Enfant. Paris: Masson 1970.
BAEYER, W. V.: Zur Genealogie psychopathischer Schwindler und Lügner. Leipzig: G. Thieme 1935.
DELBRÜCK, A.: Die pathologische Lüge. Stuttgart: Enke 1891.
HAENSELER, H.: Zur Psychodynamik der Pseudologie. Nervenarzt 39, 106–113 (1968).
MEINERTZ, F.: Der hochstaplerische Betrüger. Schweiz. Arch. Neurol. Psychiat. 75, 147 (1955).
SCHAAR, P. J. V. D.: Dynamik der Pseudologie. München Basel: Reinhardt 1964.

TH. SPOERRI

Pseudomutualität

[gr.: ψευδος = Täuschung, Lüge; lat.: mutuus, mutual = gegenseitig, wechselseitig]

Der Begriff Pseudomutualität wurde 1958 von L. WYNNE und Mitarbeitern zur Bezeichnung eines bestimmten familiären Interaktionsstils eingeführt, der dadurch gekennzeichnet ist, daß sich die Familie auf Kosten individueller Differenzierung harmonisierend zusammenschließt.

Die Autoren gehen von zwei Prämissen aus: Zum einen sei der Mensch seinem ganzen Wesen nach auf Beziehung zu anderen Menschen angelegt, begegne als „objektbezogen", zum anderen strebe der Mensch in einem lebenslangen Prozeß danach, ein „Gefühl der eigenen Identität" zu entwickeln. Um beide Strebungen in die „allumfassende Notwendigkeit" eines Zusammenhangs zu bringen, böten sich drei „Lösungen" an: „Gegenseitigkeit" bzw. „Gemeinschaft" (mutuality), „Nichtgemeinschaft" bzw. „wechselseitiger Ausschluß" (non mutuality) und „Pseudo-Gegenseitigkeit" bzw. „Pseudo-Gemeinschaft" (pseudo mutuality).

Die mißlungene „Lösung" der Pseudomutualität erwächst aus dem unstillbaren Bedürfnis, die eigenen Erwartungen und das eigene Verhalten mögen mit den Erwartungen und dem Verhalten der anderen in Einklang kommen. Bei Erwachsenen wird ein solches Begehren häufig durch traumatisierende Erfahrungen des Scheiterns anderer Beziehungen bzw. durch Isolation gespeist, während bei Kindern frühe Erlebnisse von Trennungsangst dazu motivieren. Im Streben nach Erhaltung des Gefühls gegenseitiger Erfüllung von Erwartungen müssen veränderte und neue Erwartungen ausgeblendet und unerforscht bleiben. Das bedeutet, daß die bestehende Beziehung weder aufgegeben werden, noch sich entwickeln darf. Zugleich ist damit die Entfaltung eigener individueller Identität blockiert, sofern eine solche Erfahrung Nicht-Komplementarität voraussetzte, diese aber sofort als Gefährdung der Gemeinschaft selbst verworfen wird. Das Streben nach Individuation (zweite Prämisse) verkommt dergestalt zugunsten des Strebens nach Beziehung (erste Prämisse). Die pseudo-gegenseitige Relation stagniert in einem charakteristischen Dilemma: „Divergenz erscheint als Störung der Beziehung und muß deshalb vermieden werden; vermeidet man aber Divergenzen, so ist ein Wachstum der Beziehung unmöglich" (WYNNE et al. 1972).

Tendenzen zur Formierung einer Beziehung von Pseudo-Gegenseitigkeit sind indessen ubiquitär. So können sich beispielsweise aus Angst vor Nicht-Komplementarität Kunde und Verkäufer nicht offen eingestehen, daß kein Kauf zustande kommt und sich deshalb in eine leichte Form von Pseudo-Gemeinschaft begeben. Das findet dann Ausdruck in der „lahmen" Ausrede des Kunden: „Ich komme noch mal wieder." Ein gewisser Grad von Pseudo-Gemeinschaft läßt sich auch in Psychoneurosen und Charakterstörungen finden. Erarbeitet und begrifflich entfaltet wurde der pseudo-gegenseitige Beziehungsstil indessen beim Studium der Familien von schizophrenen Patienten am National Institute of Mental Health in Bethesda/Maryland, wobei die psychotischen Patienten selbst eine intensive stationäre Psychotherapie erfuhren, während die Eltern zweimal pro Woche ambulant gesehen wurden. Zusätzlich bezogen die Autoren, zur Rekonstruktion der Familienstruktur, Angaben der anderen Familienmitglieder, des Pflegepersonals und Stationsarztes mit ein. Aus dieser Arbeit mit Familien → Schizophrener ergab sich für WYNNE und Mitarbeiter die Hypothese, daß in diesen Familien die Pseudo-Gemeinschaft eine besonders intensive und beständige Form annähme. Unter Einbeziehung der Rollentheorie beschreiben sie das präpsychotische soziale Gefüge dieser Familien als eine soziale Organisation stereotypisierter Rollen, welche individuelle Identität beschränkt, ja erstickt. Dabei können die Rollenträger, die einzelnen Personen, wechseln, sich einander ablösen oder um bestimmte Rollen kämpfen. In einer von den Autoren geschilderten Familie kam es z. B. während der Adoleszenz der beiden Töchter zu einem Rollentausch zwischen den beiden. Die eine Tochter, das brave, „gute" Kind, wurde wild und rebellisch, erkrankte psychotisch; die andere, bislang die „schlechte", aufsässige Tochter, wurde ruhig und pflichtbewußt. Großen Wert legen WYNNE und Mitarbeiter auf die Feststellung, daß eine solche familiäre Rollenstruktur schon vor Auftreten der manifesten psychotischen Erkrankung gegeben sei, sich schon in der Phantasie der Eltern gestalten kann, ehe noch ein Kind geboren ist. So könne die vom Kind zu übernehmende → Rolle symbolisch in der Wahl des Namens zum Ausdruck kommen, wobei es später dem Kinde nicht gelänge, sich aus dieser quasi a priori zugewiesenen Rolle zu emanzipieren. Während in Familien mit nichtschizophrenen Kindern bei echter Gegenseitigkeit die Familienmitglieder ein Gefühl persönlicher Eigenständigkeit erfahren können – selbst dann, wenn frühe Erwartungen und Rollenzuweisungen am Werke sind –, die Entwicklung des Kindes notwendig zur Modifikation und Überschreitung der Erwartungen und Rollenvorschriften führt, bleibt die pseudo-gegenseitige Rollenstruktur von Familien mit potentiell Schizophrenen starr und unangetastet. Bei Anzeichen möglicher Abweichung kommt es zu starker Beunruhigung, wird doch die Bedrohung der etablierten familiären Rollenstruktur als herannahende Katastrophe erlebt. WYNNE und Mitarbeiter nehmen deshalb an, daß Nicht-Komplementarität in Familien mit Schizophrenen stärker und intensiver als Gefahr erfahren wird als in Familien mit neurotischen Störungen, in denen ebenfalls eine Pseudo-Gemeinschaft bestehen kann. Dabei werden Divergenzen nicht nur bewußt verheimlicht oder dem Bewußtsein ferngehalten, schon die differenzierende Wahrnehmung solcher Ereignisse, die Divergenz erzeugen könnten, wird zurückgedrängt und aufgeweicht. Kritiklose Billigung verhindert, daß ein bestimmtes abweichendes Verhalten, das beunruhigt, erkannt wird. Wie unkritisch elterliche Sicht hier sein kann, zeigt der Fall eines Sohnes, der während seines Militärdienstes schizophren erkrankte, sich in den Monaten vor dem Ausbruch der Psychose immer auffälliger benommen hatte, ohne daß die Eltern diese Verhaltensänderung registrierten. So hatte er zunächst einen „Riesenkrach" geschlagen, sich dann mehr und mehr sozial isoliert und autistisch ins Bett zurückgezogen, ehe er schließlich katatonin verstummte. Um den Untersuchern zu bestätigen, daß sich „nichts geändert" habe, zeigten sie seine Briefe der letzten Monate, die ein außerordentlich lebhaftes Bild seiner Veränderungen zeichneten.

Reicht kritiklose Billigung nicht mehr hin, Divergenzen zu beseitigen, folgt Verheimlichung. Das kann dazu führen, daß ganze Bereiche (z. B. Beruf des Vaters oder erste gegengeschlechtliche Kontakte bzw. berufliche Pläne des Sohnes) privativ aus der familiären Kommunikation ausgeschlossen werden. Getrieben von der Sorge, daß gerade verheimlichte Interessen zum Sprengstück der Gemeinschaft geraten können, sind die Familienmitglieder zugleich bestrebt, dieses „Private" heimlich auszukundschaften und seine Entfaltung zu sabotieren. „Das Kind wird also mit gleichzeitigen, widersprüchlichen Erwartungen konfrontiert – und lernt umgekehrt, die Eltern damit zu konfrontieren –: nämlich große Bereiche seiner Erfahrung als privat zu verheimlichen und zugleich die intensive Erforschung dieser selben ‚privaten' Erfahrung zu gestatten. Hinzu kommt, daß der Widerspruch selbst, wie klar er auch für einen außenstehenden Beobachter erscheinen mag, innerhalb der Familie nicht erkannt wird" (WYNNE et al., 1972).

So betonten die Eltern eines halbwüchsigen Sohnes, der später schizophren erkrankte, mit aller Entschiedenheit sein Recht, persönlich entscheiden zu können, ob er heiraten wolle oder nicht. Zugleich nahmen sie heimlich Kontakt mit seiner Verlobten auf und setzten ihr dergestalt mit Fragen und Zweifeln zu, daß sie die Verlobung bestürzt auflöste. Die Nähe dieser kontradiktorischen Kommunikationsmodi der Pseudo-Gemeinschaft zum → „double-bind-Konzept" wird hier evident.

Unterstützt werden diese Mechanismen zur Stabilisierung der Pseudo-Gemeinschaft als Lebensweise durch eine alles durchdringende familiäre Subkultur aus Mythen, Legenden und Ideologien, welche die katastrophalen Folgen von nicht-komplementärem Verhalten thematisieren. Dazu gehört beispielsweise, daß Eltern immer wieder betonen, daß sie, sobald sie sich aufregten, anfällig für kardiovaskuläre Krankheiten würden.

Zur Aufrechterhaltung der Pseudo-Gemeinschaft zwischen den Familienmitgliedern können auch außerfamiliäre „Vermittler", z. B. Krankenschwestern oder Ärzte, herangezogen werden. Auftretende Divergenzen werden dann diesen Mittelspersonen angelastet. Spielen diese nicht oder nicht mehr mit, werden sie quasi aus dem Familiensystem, das sie sich passager einzuverleiben suchte oder einverleibte, ausgestoßen.

Dasselbe Schicksal der Ausstoßung erleidet freilich häufig auch das schizophren erkrankte Familienmitglied selbst. Jegliche Form von Nicht-Komplementarität kann jetzt diesem „schwarzen Schaf" oder „Sündenbock" aufgebürdet werden, was zugleich dazu führt, daß das verfemte Mitglied gerade zur Stütze der Pseudo-Gemeinschaft werden kann. Eleganter noch begegnet eine Variante dieser Lösung, nämlich die durch die psychotische Erkrankung eingebrachte „Störung" des familiären Systems der „Krankheit als solcher" anzulasten. „In Wirklichkeit" wolle der Patient freundlich zugewandt sein, das Leiden selbst zwinge ihn aber gegen die eigene Absicht zu nichtkomplementärem (z. B. aggressivem) Verhalten.

Eine gewisse strukturelle Ähnlichkeit dieses Konzepts der Pseudomutualität mit der → „double-bind"-Theorie wurde schon angedeutet. Ganz analog zu BATESON und der Palo-Alto-Gruppe hinsichtlich der familiären Doppelbindung sehen auch WYNNE und Mitarbeiter den von ihnen herausgearbeiteten familiären Beziehungsstil der Pseudo-Gemeinschaft als schizophrenieverursachenden Faktor an. Das geschehe vorrangig durch die Internalisierung der beschriebenen familiären Rollenstruktur. Im Ausgang von der soziologischen Rollentheorie vertreten die Autoren die Auffassung, daß im Prozesse der Internalisierung das Kind die familiäre Rollenstruktur samt deren Beziehungscharakter und die gemeinsamen subkulturellen Mechanismen, die dieses System aufrechterhalten, in seine Charakterstruktur aufnähme. Nicht anders verhalte es sich nun beim Familiensystem der Pseudomutualität. Die Autoren stellen deshalb die Hypothese auf, daß die „Fragmentierung der Erfahrung, die Identitätsdiffusion, die gestörten Wahrnehmungs- und Kommunikationsmöglichkeiten und bestimmte andere Merkmale der Charakterstruktur des akut-reaktiven Schizophrenen" in hohem Maße Resultat von Prozessen seien, welche die Wesenseigenschaften der familiären Sozialorganisation internalisieren.

Wie beschrieben, schließen die pseudo-gegenseitigen Rollenvorschriften eine subjektive Modifikation der Rollenübernahme aus. Die Rollen beherrschen vielmehr das Verhalten der Person in automatisch-reflexhafter Weise. Die verinnerlichte familiäre Rollenstruktur und die damit verbundene familiäre Subkultur mit ihrer Ideologie fungieren auf diese Weise als „archaisches Über-Ich", welches das personale Verhalten direkt bestimmt, ohne mit einem aktiv wahrnehmenden und differenzierenden Ich vermittelt zu sein. Wächst ein „Ich" unter einem solchen Diktat heran, das Widersprüche, faktisch gegebene Nicht-Komplementarität und individuelles Abweichen aus Wahrnehmung und Kommunikation ausschaltet, wird es zwangsläufig in seiner Entwicklung eingeengt und in seiner aktiv differenzierenden und individualisierenden Funktion verarmen. Erst vermittels der Erfahrung von Nicht-Komplementarität und ihrer Artikulation in einem Beziehungsganzen kann sich ein Ich in Richtung eigener Identität herausdifferenzieren. In einer starren Pseudo-Gemeinschaft ist eine solche Selbst-Objekt-Differenzierung nicht möglich. Die absolute Tendenz auf Komplementarität, die, wie dargestellt, auch zum kontradiktorischen Kommunikationsmodus Zuflucht nehmen muß, blockiert die Fähigkeit, eigenen inneren Zuständen eindeutige Bedeutungen zuzuschreiben (z. B. Ärger oder Enttäuschung über die Mutter). Statt dessen verspüre der Betreffende vielleicht eine vage innere Unruhe oder undifferenzierte Angst.

Zum Ausbruch einer schizophrenen Erkrankung kommt es, wenn diese brüchige und begrenzte Ich-Identität des Präschizophrenen, die auf der Internalisierung seiner familiären Rollenstruktur beruht, die selbst ein vom allgemeinen Gesellschaftssystem sich abschottendes Subsystem bildet, nun in der Adoleszenz auf diese universale Gemeinschaft und ihre Regeln trifft. Im Gegensatz zur normalen Familie, die als differenziertes Subsystem der Gesellschaft mit offenem Charakter angesehen werden kann, ist die schizophrenogene Familie dadurch gekennzeichnet, daß sie sich selbst zu genügen sucht und deshalb gerade diesen Austausch mit dem umgreifenden System verhindert. Sie umgibt sich deshalb mit einer Grenze, die dieses, was ihr komplementär erscheint, einbezieht und jenes, was an Nicht-Komplementarität auftaucht, ausschließt. Dieses Gebilde einer Grenze, das sich quasi zusammenzieht, wenn divergierende Erfahrungen drohen, aber sich auch ausdehnen kann, wenn Erfahrungen sich „familiengerecht" verarbeiten und verwenden lassen, nennen die Autoren *„Gummizaun"* („rubber fence"). Wird der Präschizophrene jetzt mit einer Wirklichkeit und ihren Forderungen konfrontiert, auf die er nicht vorbereitet ist, weil der Gummizaun bislang dagegen abgrenzte, findet er sich jetzt dieser allgemeinen Wirklichkeit ausgesetzt, die eine Ich-Identität fordert, die mit seiner „Familien-Identität" unvereinbar ist, kommt es zur Desorganisation und akuten Identitätsdiffusion. Im Verlust der bisherigen „Familien-Identität" des Patienten gerät zugleich die Pseudo-Gemeinschaft in eine Identitätskrise. Sei es, daß der psychotisch Erkrankte in Gewalttätigkeiten ausbricht, sich negativistisch verhält, in eine Phase völligen Verstummens oder „totaler Katatonie" verfällt – sein bisheriges freundlich angepaßtes und der Pseudo-Gemeinschaft eingepaßtes und von ihr bestimmtes Verhalten kehrt sich um. Die damit gesetzte Nicht-Komplementarität bedeutet Zusammenbruch der Pseudo-Gemeinschaft wie auch den Versuch des Patienten, zu einer nicht-familiären Identität, zur Individuation, zu kommen. Wie indessen dieser Versuch der Individuation als psychotischer Versuch nur als verunglückt angesehen werden kann, sind zugleich Restitutionsvorgänge im Hinblick auf einen Wiederaufbau des familiären pseudo-gemeinsamen Beziehungsstils am Werke. Das kann dadurch geschehen, daß die der Hospitalisierung vorangehende psychotische Veränderung negiert wird und nun, nach erfolgter Klinikeinweisung, den Ärzten, dem Pflegeteam oder bestimmten Heilmaßnahmen wie Elektrokrampfbehandlung angelastet wird. Die Wiederherstellung der Pseudo-Gemeinschaft erfolgt indessen vor allem beim Übergang von der akuten zur chronischen Psychose. Die Verwandlung des psychotischen Rebellen zum passiv-hilflosen Objekt beispielsweise erlaubt den Eltern, wieder „gute Eltern" zu werden. Chronizität ist somit als Rückkehr zur Pseudomutualität anzusehen, wenn auch mit größerer Distanz und mit Symptomen, die einen Kompromiß darstellen zwischen „der Äußerung von Individuation und dem Mißlingen der Individuation, zwischen der Akzeptierung einer besonderen Familienrolle und ihrer Nichtakzeptierung, zwischen der Erreichung von Beziehung und der Auflösung von Beziehung" (WYNNE et al., 1972).

Kritisch wäre gegen die hier vorgestellte kausale Ableitung schizophrener Erkrankung einzuwenden, daß nicht expliziert wird, inwiefern gerade dieses und nicht ein anderes Mitglied der Familie erkrankt. Der „pseudo-gemeinschaftlichen Schizogenie" sind alle ausgesetzt, sofern dieser Beziehungsstil alle vereint. Die mögliche Verschränkung mit erbgenetischen Faktoren wird kurz angedeutet, aber nicht im Horizont des eigenen Konzepts durchreflektiert, die Möglichkeit subjektiver Sinnentnahme in Wahrnehmung und Verarbeitung der familiären Beziehungen nicht berücksichtigt.

Literatur
WYNNE, L. C.: The study of intrafamilial alignments and splits in exploratory family therapy. In: ACKERMAN, N., BEATINEN, F., SHERMAN, S. N. (Eds.): Exploring the Base of Family Therapy. New York: Fam. Serv. of Amer. 1961.
WYNNE, L. C.: Über Qual und schöpferische Leidenschaft im Banne des „double-bind" – eine Neuformulierung. Familiendynamik 1, 24–35 (1976).
WYNNE, L. C.: Schizophrenics and their families, research on parental communication. In: TANNER, J. (Ed.): Developments in Psychiatric Research. London: Hodder and Stoughton 1977.
WYNNE, L. C., RYKOFF, I., DAY, J., HIRSCH, S.: Pseudo-Gemeinschaft in den Familienbeziehungen von Schizophrenen (1958). In: BATESON, G. et al. (Hrsg.): Schizophrenie und Familie. Frankfurt/M.: Suhrkamp 1972.
ZUK, G. H., RUBINSTEIN, D.: Überblick über Konzepte für die Untersuchung und Behandlung von Familien Schizophrener (1965). In: BOSZORMENYI-NAGY, I., FRAMO, J. L. (Hrsg.): Familientherapie. Theorie und Praxis. Bd. I. Reinbek: Rowohlt 1975.

H. LANG

Pseudoneurotische Schizophrenie → Schizophrenie

Psychasthenie
[gr.: 'ασθενής = schwach]
Asthenie bezeichnet in der Medizin allgemein einen Zustand der Schwäche und Kraftlosigkeit, und zwar sowohl anatomisch als auch physiologisch: asthenischer Körperbau, asthenische Konstitution. Häufiger ist damit ein angeborener Zustand gemeint, es kann sich aber auch um einen erworbenen und vorübergehenden handeln. Im Bereich der Psychologie und Psychiatrie wird meist der Ausdruck Psychasthenie verwendet, jedoch ist die Abgrenzung nicht scharf. K. SCHNEIDER spricht z. B. von *asthenischen Psychopathen* [4]. Der Begriff Psychasthenie stammt von JANET [1]. Er beschrieb damit die nach ihm häufigste Form der Neurosen, welche er der Hysterie gegenüberstellte. Beiden gemeinsam sei die mehr oder weniger angeborene Senkung der „tension psychologique", die in der Psychasthenie durch Erschöpfung und Ermüdung verstärkt wird. Auf diesem Boden kommt es nach JANET zu vielgestaltigen Symptomen, besonders Phobien, Zwängen, fixen Ideen, Aufregungen, Depressionen u. a. Die Behandlung hatte, weil Erschöpfung und Schwäche die grundlegende Störung der Neurosen waren, Erholung, Ruhe und Isolierung zu umfassen. Ferner sollte der Kranke angeleitet werden, seine Kräfte sinnvoll einzusetzen und ökonomisch mit ihnen umzugehen [2].

Diese Konzeption der Neurose ist weitgehend verlassen. Psychasthenie bezeichnet heute meistens eine konstitutionelle seelische Schwäche: Menschen, die geringe Leistungsreserven und Belastungsfähigkeit haben, sich schlecht konzentrieren können, körperlich und psychisch schnell versagen und man über Müdigkeit, Kopfschmerzen, Schwäche klagen. Eine erhöhte Beachtung körperlicher Funktionen nimmt die Harmlosigkeit gegenüber dem eigenen Leibgeschehen [4]. Erreicht diese seelische Schwäche einen abnormen Grad, so resultiert die asthenische Form der Psychopathie im Sinne K. SCHNEIDERs [4]. Im Gegensatz dazu wäre die → Neurasthenie ein erworbener Zustand nervöser Erschöpfung, körperlich oder psychisch bedingt. JASPERS [3] spricht von einem psychasthenischen Symptomenkomplex, der durch eine „allgemeine Widerstandsunfähigkeit der Seele gegen Erlebnisse" charakterisiert ist. Alle Charakter- und Temperamentsarten können auch als psychasthenische auftreten, wenn sie durch Schwäche und Kraftlosigkeit gekennzeichnet sind. Psychasthenische Reaktion: Ein reaktiver Zustand, der schnelle Ermüdung und geistige Lähmung hervorruft [3].

Literatur
1. JANET, P.: Les obsessions et la psychasthénie, 2e édition. Paris: Alcan 1903.
2. JANET, P.: Les médications psychologiques. Etudes historiques, psychologiques et cliniques sur les méthodes de la psychothérapie. T. I–III. Paris: Alcan 1919.
3. JASPERS, K.: Allgemeine Psychopathologie. 5. Auflage. Berlin Göttingen Heidelberg: Springer 1948.
4. SCHNEIDER, K.: Klinische Psychopathologie. 3. Auflage. Stuttgart: G. Thieme 1950.

H. KIND

Psychiatrische Abteilung am allgemeinen Krankenhaus → Abteilung, psychiatrische

Psychoanalyse
Die Psychoanalyse ist eine von S. FREUD entwickelte Untersuchungs- und Behandlungsmethode seelisch, vor allem neurotisch Kranker. Sie beruht auf einer psychoanalytischen → Persönlichkeitstheorie, deren Entwicklung von FREUD begonnen und von seinen Schülern fortgesetzt worden ist.

Als Untersuchungs- und Behandlungsmethode geht die Psychoanalyse von der empirisch bestätigten Hypothese aus, daß im neurotischen Symptom sowie in der neurotischen Lebensentwicklung unbewußte, größtenteils verdrängte Motivationen wirksam sind, die im Verlaufe der Lebensentwicklung aus psychotraumatischen Gründen keine adäquate Verarbeitung gefunden haben. Diese Motivationen bestimmen jedoch weiterhin gewisse Bereiche des aktuellen Verhaltens des Menschen und geben so Anlaß zu Konflikten, die teilweise als innere Ambivalenzkonflikte (auch Trieb- oder Überich-Konflikte), teilweise als zwischenmenschliche Beziehungsstörungen erlebt werden. Das Konfliktbewußtsein kann aber auch teilweise oder völlig fehlen oder seinerseits wieder verdrängt werden, so daß es nicht nur zur neurotischen, sondern auch zur psychosomatischen Symptombildung kommen kann. Aufgabe der Psychoanalyse ist es dann, diese Konflikte aufzuspüren, auf ihre frühkindlichen Wurzeln hin durchsichtig werden zu lassen und schließlich zu lösen.

Dabei bedient sich die Psychoanalyse einer bestimmten Behandlungstechnik. In der Regel wird der Kranke aufgefordert, sich auf einem Ruhebett hinzulegen. Die meisten Psychoanalytiker setzen sich in ihrem Sessel so am Kopfende des Patienten hin, daß sie von ihm nicht gesehen werden können. Der Kranke soll sich sodann bemühen, seine Gedanken, Empfindungen, Wünsche und Befürchtungen, aber auch seine Träume und seine positiven oder negativen Einstellungen dem Psychoanalytiker gegenüber so auszusprechen, wie sie ihm durch den Sinn gehen. Er soll sich dabei nicht durch Rücksichtnahme auf Konvention, traditionelle, von sozialen Regeln geforderte Verhaltensgrundsätze, auf Ekel, Scham oder Moral, also durch keine Zensur, vom Aussprechen abhalten lassen. Diese Aufforderung wird auch als die „Grundregel" der psychoanalytischen Behandlung bezeichnet (→ Assoziieren, freies). Die Mitteilungen des Kranken nimmt der Arzt in sog. „gleichschwebender Aufmerksamkeit" entgegen, d. h. er richtet sein Interesse nicht nur auf den einen oder anderen Aspekt des Vernommenen, urteilt nicht, hütet sich vor voreiligen Schlußfolgerungen und ist bestrebt, sich weitgehend in den Patienten einzufühlen, d. h. sich mit ihm zu identifizieren. Diese → Identifizierung erlaubt ihm, die dabei gewonnenen Erlebnisse unter den Gesichtspunkten der psychoanalytischen Persönlichkeitstheorie zu strukturieren, ihr Verständnis im Hinblick auf die unbewußt gebliebenen Motivationen und Konflikte des Patienten zu vertiefen und diese Motivationen, ambivalenten Strebungen und widersprüchlichen Verhaltensweisen schließlich im Akt der → Deutung dem Kranken zugänglich und damit „selbstverständlich" werden zu lassen. Die dem Kranken so vermittelte Einsicht in sein Unbewußtes bildet eine Hauptvoraussetzung zur Aufgabe seiner neurotischen Abwehrhaltungen, denen auch die Symptombildung zugerechnet werden muß.

Die Vermittlung dieser Einsicht ist jedoch an weitere Voraussetzungen gebunden und bleibt als bloße verbale Übersetzung von Unbewußtem in Bewußtes in der Regel ohne therapeutische Konsequenzen. Mit dem Fortschreiten des freien Assoziierens und der dadurch gewonnenen Einblicke in die Persönlichkeit des Kranken entwickelt sich zwischen Arzt und Patient eine Wandlung ihrer gegenseitigen Beziehung. Das Erlebnis der vorurteilslosen, ganz auf den Kranken eingestellten Anwesenheit des Analytikers fördert im Kranken die Neigung, sich im Schutze dieser Beziehung in eine gewisse Abhängigkeit vom Arzt zu begeben, d. h. in dieser Beziehung ein Verhalten zu entwickeln, das seine frühkindlichen Wünsche und Ängste, Liebes- und Haßregungen wieder aktualisiert und die Realität der Arzt-Patienten-Beziehung in kennzeichnender Weise verändert (→ „Regression"). Man nennt diese Veränderung der Beziehung die → „Übertragung" und knüpft nun den weiteren Gang der Behandlung vor allem an die „Durcharbeitung" der in dieser Übertragung auftretenden Konflikte zwischen dem Analytiker und seinem Patienten. Diese Konflikte erscheinen jetzt als auf die Person des Analytikers bezogene Wünsche, Ängste, Liebes- und Haßregungen in Verbindung mit den gleichzeitig gegen sie aufgerichteten → Widerständen. Sie wiederholen in ihrer topischen, dynamischen, adaptiven und ökonomischen Struktur (→ Persönlichkeitstheorie, psychoanalytische) in der Regel weitgehend die traumatischen Kindheitskonflikte und stehen somit in einem inneren, genetischen Zusammenhang mit der Lebensentwicklung des Kranken. Erst mit der Durcharbeitung dieser „Übertragungsneurose" werden die Konflikte des Patienten in ihrem vollen affektiven Gehalt erfaßt und damit nicht nur in intellektueller, sondern auch in emotionaler Beziehung gelöst. Das Erscheinen der Übertragungsphänomene ist, auch wenn sie teilweise Widerstandscharakter haben, somit nicht Behinderung, sondern Voraussetzung des erfolgreichen Abschlusses der Behandlung.

Das Durcharbeiten der Übertragung ist aber an verschiedene Voraussetzungen gebunden, die teilweise als Kriterien zur Indikation für das psychoanalytische Heilverfahren gelten können. Der Kranke muß bereit sein, sich einer intensiven Abfolge der Sitzungen zu unterziehen. Diese finden in der Regel 3–5mal wöchentlich statt. Es soll sich außerdem um einen Menschen handeln, der fähig und bereit ist, einen gewissen Aufschub seiner Triebbefriedigung zu ertragen und der das Bedürfnis entwickelt hat, seine Persönlichkeitsförderung vor allem durch die Gewinnung von Einsicht zu erreichen. Kranke, die zu rascher, unbedachter Abfuhr ihrer Spannungen neigen (→ Agieren), eignen sich in der Regel kaum zu einer psychoanalytischen Behandlung. Ichpsychologisch gesprochen heißt dies, daß die Kranken über ein gewisses Maß an neutralisierter, problemlösender Ichenergie verfügen und nicht ausschließlich libidinöse oder aggressive → „Besetzungen" vornehmen sollen. Sie sollen also, wie FREUD dies formulierte, eines „Normalzustandes" fähig sein. Aufschluß über diese Fähigkeiten ergibt in der Regel ein Überblick über ihre Lebensgeschichte oder ihre Lebensbewährung oder aber der dynamische Ablauf des ersten Interviews, resp. der → Exploration. Im Verlaufe eines solchen Interviews soll auch die Möglichkeit des Patienten, Deutungen zu verarbeiten, auf Grund von Probedeutungen erkannt werden. Nur unter der Voraussetzung, daß diese Bedingungen erfüllt sind, kann sich das für eine erfolgreiche Behandlung unerläßliche „Arbeitsbündnis" oder die „therapeutische Allianz" zwischen Arzt und Patient entwickeln, die es erlaubt, Phasen negativer, feindseliger Übertragung ohne plötzlichen Abbruch und solche positiver oder idealisierender Übertragung ohne eine alles überflutende Enttäuschung am Analytiker durchzuarbeiten.

Schließlich wird in der Regel gefordert, daß sich der Kranke an den Kosten seiner Behandlung ganz oder teilweise selbst beteiligt. Eine völlige Übernahme der Behandlungskosten durch Sozialversicherungen schafft häufig, wenn auch durchaus nicht immer, die Neigung, das Abhängigkeitsverhältnis vom Analytiker über Gebühr lange auszudehnen. Für Kranke, die die Behandlung nicht selber finanzieren können, erweist sich als die günstigste Lösung die Übernahme durch die Sozialversicherung (Krankenkasse usw.) bei gleichzeitiger Mitbeteiligung des Kranken gemäß seinen Möglichkeiten. Die Voraussetzungen hierfür sind leider noch nicht in allen Krankenversicherungsregelungen gegeben (BACH et al.).

Aber auch von seiten des Psychoanalytikers müssen gewisse Bedingungen erfüllt sein, damit die Kur fortschreitet. Durch eine → Lehranalyse muß er die Möglichkeit gewonnen haben, die Funktion seiner → „Gegenübertragung" erkennen und auszuschalten, resp. in adäquater Weise in den Heilungsvorgang einbeziehen zu können. Er muß außerdem eine systematische Ausbildung in Neurosenlehre und den verwandten Disziplinen erworben haben. Die Ausbildung erfolgt dabei nach den Vorschriften der „Internationalen psychoanalytischen Vereinigung" resp. ihrer nationalen Tochtervereinigungen. Wer, nach den Worten FREUDS, „eine solche Unterweisung durchgemacht hat, selbst analysiert worden ist, von der Psychologie des Unbewußten erfaßt hat, was sich heute eben lehren läßt, in der Wissenschaft des Sexuallebens Bescheid weiß, und die heikle Technik der Psychoanalyse erlernt hat, die Deutungskunst, die Bekämpfung der Widerstände und die Handhabung der Übertragung, der ist kein Laie mehr auf dem Gebiete der Psychoanalyse" (G.W. Band XIV, S. 260).

Der Indikationsbereich psychoanalytischer Behandlungen hat sich im Laufe der Jahre und Jahrzehnte immer mehr gewandelt und erweitert. Während ursprünglich nur Psychoneurosen der psychoanalytischen Behandlung zugänglich erschienen, wird heute eine Psychoanalyse oftmals auch dann als angezeigt erachtet, wenn tiefergehende Störungen der Persönlichkeitsstruktur vorliegen. Der Psychoanalyse kommt dann weniger konfliktbearbeitende Funktion, als vielmehr die Aufgabe der Rekonstruktion eines beeinträchtigten Persönlichkeitsaufbaues zu (KOHUT). Derartige Störungen werden unter den Begriffen der „Grundstörung" (BALINT), der narzißtischen (z. B. KOHUT) oder der Borderline-Persönlichkeit (z. B. KERNBERG) zusammengefaßt. Der genetische Ursprung dieser Störungen liegt meist in frühen, präödipalen Entwicklungsstadien. Dementsprechend muß auch die psychoanalytische Behandlungstechnik diesen Störungen angepaßt werden. Die Deutung von Trieb- oder Über-Ich-Konflikten tritt dabei meist gegenüber derjenigen der narzißtischen Funktionsbeeinträchtigung und ihrer Genese in den Hintergrund. Wird diese Regel nicht beachtet, können sich tiefe maligne Regressionen des Patienten entwickeln, die oftmals schwer rückgängig gemacht werden können und zu einem vorzeitigen, unbefriedigenden Ausgang der psychoanalytischen Kur führen müssen.

Psychoanalytische Behandlungen können gelegentlich auch bei körperlichen Krankheiten indiziert sein. Sie stoßen dabei allerdings auf manche Schwierigkeiten. So kann z. B. bei gewissen sog. psychosomatischen Krankheiten (z. B. Asthma Bronchiale, Colitis Ulcerosa, cardiovaskuläre Störungen usw.) das körperliche Substrat der Störung bereits derart in Mitleidenschaft gezogen sein, daß selbst bei Aufhebung der psychischen Störung eine körperliche Wiederherstellung unmöglich ist. In anderen Fällen kann die Neigung psychosomatisch Kranker, nur in Vorstellungen des Machbaren (sog. „pensée opératoire") zu denken und keine Konfliktlösungsmöglichkeiten zunächst im inneren Phantasiebereich vornehmen und damit auf körperliche Spannungsabfuhren verzichten zu können (MARTY, DE M'UZAN, DAVID) die Indikation zur Psychoanalyse erschweren. Psychoanalytische Behandlungen chronischer Kranker, z. B. Krebskranker, sind für diese zwar oft immerhin gewinnbringend, erfordern aber, da sie oftmals durch den Tod der Kranken beendet werden, eine besondere Fähigkeit des Analytikers zum freien Umgang mit seiner eigenen Gegenübertragung (z. B. SEARLES).

In jüngster Zeit sind mancherorts Bestrebungen im Gange, die Psychoanalyse als kritisches Instrument an soziale Strukturen anzusetzen. Es wird dabei befürchtet, daß eine fortschreitende Adaption der Psychoanalyse an die herrschenden gesellschaftlichen Verhältnisse und ihre Integration in dieselben einer wahren Befreiung des Menschen entgegenwirken. Die „klassische" Psychoanalyse verrate so ihr ursprüngliches Ziel und damit auch die ihr immanente Revolution, indem sie dem Menschen schließlich nichts anderes als eine erleichterte Anpassung an gesellschaftliche Repressionen ermögliche, ohne dieselben aber wiederum zu hinterfragen. Deshalb wurde versucht, in den psychoanalytischen Deutungsvorgang auch gesellschaftskritische Überlegungen miteinzubeziehen (PARIN).

Es hat schließlich nicht an Versuchen gefehlt, die lange Dauer psychoanalytischer Behandlungen durch Veränderung der Behandlungstechnik abzukürzen (z. B. MALAN). Dabei sollen durch von vornherein festgelegte Begrenzung der Konsultationsstunden sowie durch eine konsequente Analyse eines im Erstinterview identifizierten Kernkonfliktes (sog. Fokus, Fokaltherapie) und der negativen Übertragungseinstellung zum Psychoanalytiker bei entsprechender Indikation tiefe Regression vermieden werden. Derartig abgekürzte Behandlungen stellen aber an den Psychoanalytiker außerordentlich hohe Leistungsanforderungen.

Literatur
BACH, H., EHEBALD, U., WEIGELT, I. (Hrsg.): Psychoanalyse, Psychotherapie und Öffentlichkeit. Göttingen: Vandenhoeck u. Ruprecht 1984.
BALINT, M.: Therapeutische Aspekte der Regression. Die Therapie der Grundstörung. Stuttgart: Klett 1970.
FREUD, S.: Zur Dynamik der Übertragung. G. W. VIII. London: Imago 1943.
FREUD, S.: Ratschläge für den Arzt bei der psychoanalytischen Behandlung. G. W. VIII. London: Imago 1943.
FREUD, S.: Zur Einleitung der Behandlung. G. W. VIII. London: Imago 1943.
FREUD, S.: Erinnern, Wiederholen, Durcharbeiten. G.W. X. London: Imago 1949.
GREENSON, R. R.: The Technique and Practice of Psychoanalysis, Vol. 1. New York: Int. Univ. Press 1967.
KOHUT, H.: Narzißmus. Frankfurt: Suhrkamp 1973.
KERNBERG, O. F.: Borderline-Störungen und pathologischer Narzißmus. Frankfurt: Suhrkamp 1978.
MALAN, DAVID H.: Psychoanalytische Kurztherapie. Bern Stuttgart: Huber – Klett 1965.
MARTY, P., DE M'UZAN, M., DAVID CH.: L'Investigation psychosomatique. Paris: Presses Universitaires de France 1963.
PARIN, P.: Der Widerspruch im Subjekt. Ethnopsychoanalytische Studien. Frankfurt: Syndikat Autoren- und Verlagsgesellschaft 1978.
SEARLES, H. F.: Psychoanalytic Therapy with Cancer-Patients. In: GOLDBERG, J. (ed.) Psychotherapeutic Treatment of Cancer Patients. New York: The Free Press 1981.
F. MEERWEIN

Psychochirurgie

Psychochirurgie als systematische Bemühung, psychische Störungen durch operative Eingriffe am Gehirn therapeutisch zu beeinflussen, begann, als der portugiesische Neurologe MONIZ seinen Mitarbeiter, den Chirurgen LIMA, am 12. November 1935 Alkohol in die weiße Masse des Präfrontallappens injizieren und am 27. Dezember 1935 diese Faserverbindungen des Stirnhirns erstmals mit dem Leukotom durchschneiden ließ. Bis dahin waren nur gelegentlich psychochirurgische Eingriffe versucht worden, so z. B. Rindenexcisionen bei halluzinierenden Geisteskranken von BURCKHARDT 1890 oder Durchtrennung der Faserverbindungen zwischen Frontal- und Parietalhirn durch PUUSEPP 1910. Nun aber veranlaßten die Erfolge von MONIZ bereits 1936 FIAMBERTI, den gleichen Effekt mit anderer Technik, der transorbitalen Lobotomie, zu erreichen. In den vierziger Jahren fand die Methode vor allem in den angelsächsischen Ländern eine erhebliche Verbreitung: FREEMAN und WATTS berichteten über günstige Resultate an Tausenden von Patienten. 1953 wurde die Zahl der psychochirurgisch behandelten Kranken bereits auf 50 000 geschätzt. Mit dem Aufkommen der Psychopharmakotherapie verloren die Psychochirurgie ebenso wie auch die Schockbehandlungsverfahren zunächst weitgehend ihre Bedeutung; in Rußland wurde die Leukotomie 1950 verboten. Nachdem sich jedoch in den letzten Jahren Erfolgsbeurteilungen und Indikationen der Psychopharmaka realistisch konsolidiert haben, nehmen Publikationen mit positiver Einschätzung psychochirurgischer Eingriffe bei genau umgrenzten Indikationen und mit weiteren Modifikationen der operativen Technik eher wieder zu.

MONIZ ging von der Vorstellung aus, daß bestimmte Symptomenkomplexe, wie Monideismus, Zwang, Melancholie, durch krankhaft fixierte Bahnungen zustandekämen. Sie suchte er durch die „präfrontale Leukotomie" unter der Annahme zu beseitigen, daß das Stirnhirn mit psychischen Erscheinungen besonders eng verbunden sei. Die Rinde der präfrontalen Areae (9, 10, 11, 45, 46, 47, 12, 24, 32, 33 nach BRODMANN), das Stirnhirnmark und der Nucleus medio-dorsalis thalami stellen ein zusammenhängendes System dar.

Dementsprechend werden neben der überwiegend blinden Durchschneidung des Stirnhirnmarkes (Leukotomie, Frontotomie, Lobotomie) auch Unterschneidungen oder Exicisionen umgrenzter Stirn-Rinden-Areale (Topektomie) unter Sichtkontrolle oder schließlich selektiv sterotaktische Ausschaltungen hauptsächlich von Thalamus-Kernen durch Elektrokoagulation oder durch Injektionen von Alkohol, Eigenblut, Procain u.a.m. durchgeführt. Die große Zahl von quantitativen, auf das Ausmaß der Hirnausschaltung bezogenen, und von qualitativen, die Lokalisation der operativen Läsion betreffenden Modifikationen, zeugt von den Anstrengungen, Stärke und Dauer des therapeutischen Effektes zu verbessern und die Risiken des Eingriffes zu vermindern.

Eine andere Weiterentwicklung ist die Technik der chronisch implantierten Elektroden, bei der praktisch kein Hirngewebe mehr bleibend zerstört wird. Es werden vielmehr mehrere Elektroden an tiefen Punkten des Gehirns plaziert, und es wird dort in zeitlichen Intervallen gereizt. Erfahrungen liegen vor allen Dingen bei der Behandlung von zentralnervös verursachten Bewegungsstörungen und chronischen Schmerzen vor.

Die Mortalität der klassischen Psychochirurgie, meist durch Blutungen, liegt bei blindem Vorgehen zwischen 1 und 8%, unter Sichtkontrolle praktisch bei 0%. Zu weit hinten gelegene Schnitte führen nicht nur zur Gefahr der Ventrikelöffnung mit der Möglichkeit der Ventrikelbildung, sondern auch zu schweren vegetativen, visceralen und trophischen Störungen. Als Spätkomplikationen treten, in der Regel nach einigen Monaten, epileptische Anfälle, in bis zu 50% nach wiederholter präfrontaler Lobotomie, bis zu 40% nach Topektomie, 15–30% nach der Standard-Methode, Epilepsien mit rezidivierenden Anfällen in 1–5% auf. Urininkontinenz und Fettsucht werden meist als Folge der Persönlichkeitsveränderung angesehen.

Die Persönlichkeitsveränderung durch Leukotomie wird in der Regel deutlich, wenn die akute postoperative Phase, die nicht selten mit Symptomen des exogenen Reaktionstyps Stunden bis Tage, gelegentlich auch Wochen anhält, in eine labile Phase übergeht. Sie wird bestimmt durch eine mehr oder weniger weitgehende, bis zu zwei Jahren noch mögliche Rückbildung der recht unterschiedlich ausgeprägten psychopathologischen Operationsfolgen und deren Wechselwirkung mit der psychischen Grundkrankheit. Das „Leukotomie-Syndrom" ist ein hirnlokales Psychosyndrom charakterisiert, sowohl durch Enthemmung und ziellose Umtriebigkeit als auch häufiger durch Apathie, Initiativlosigkeit und Umständlichkeit, durch emotionale Entdifferenzierung und affektive Verflachung, durch euphorisch getönte Kritikschwäche, Taktlosigkeit, Egozentrizität, durch mangelnde Fähigkeit zu flexibler Umweltanpassung, durch ein „präsentisches Dasein". Die Persönlichkeitsveränderung ist die wesentlichste Folge des psychochirurgischen Eingriffes. Ihre Intensität hängt einerseits offenbar mehr vom Ausmaß als von der Lokalisation der Hirnläsion ab; sie bestimmt andererseits die Qualität des therapeutischen Erfolges. Nur selten verschwindet das psychische Grundleiden vollständig und direkt nach der Operation ohne deutliche Persönlichkeitsveränderungen. In der Regel wird das Leiden nicht beseitigt, aber die veränderte Persönlichkeit erträgt es leichter. Mit Rückbildung der Wesensveränderung gewinnt das psychische Leiden wieder an Bedeutung. Rezidive von schubweise verlaufenden Psychosen werden nicht verhindert.

Die klassische Leukotomie wird heute praktisch nicht mehr durchgeführt. Es dominieren stereotaktische Techniken.

Nachuntersuchungen im Rahmen der Arbeit einer von der US-amerikanischen Regierung eingesetzten Untersuchungskommission zur Psychochirurgie ergaben, daß bei den neuen Operationstechniken dem Leukotomiesyndrom vergleichbare Persönlichkeitsveränderungen nicht mehr zu erwarten sind. Bei stereotaktisch operierten Patienten mit den Indikationen ‚Affektive Psychosen' oder ‚Zwang' konnten postoperativ keine generalisierten kognitiven Ausfälle und keine Verschlechterung der sozialen Eingliederung gefunden werden. Dies muß nicht bedeuten, daß durch die gesetzten Läsionen keine Ausfälle entstehen, sondern es kann auch bedeuten, daß sie mit den gegenwärtigen Verfahren nicht erfaßbar sind. An diesen Befunden wird aber in jedem Fall deutlich, daß es sich keineswegs um generell die Patienten verstümmelnde Therapieverfahren handelt, wie zeitweise angenommen wurde.

Psychochirurgische Operationen werden vor allem aus dem angelsächsischen Raum (USA, G.B., Kanada, Australien) sowie aus Indien berichtet. Der Verdacht auf eine bevorzugte Behandlung von Minoritäten konnte nicht bestätigt werden. Die Bundesrepublik spielt quantitativ keine Rolle.

Als bundesrepublikanische Besonderheit werden in der internationalen Literatur bestimmte Sexualstörungen (aggressive Hypersexualität mit Deliktrisiko als Indikation für stereotaktische Operationen bezeichnet. Eine Untersuchungskommission des Bundesgesundheitsamtes kam zu dem Schluß, diese Therapieindikation für umschriebene Einzelfälle bei Versagen anderer Therapieversuche und sorgfältiger Dokumentation und Begleitforschung erhalten zu wollen. Sowohl die amerikanische wie auch die deutsche Untersuchungskommission wiesen damit pauschale Forderungen nach Verbot dieser Therapietechnik zurück und kamen in ihren formellen Regelvorschlägen (therapeutische Kommissionen zur Stellung der Indikation, sorgfältige Begleitforschung) zu ähnlichen Schlüssen.

In der Tatsache, daß der Eingriff auf die Integrität der Person zielt, in seiner Irreversibilität und auch darin, daß seine Folgen nicht sicher vorherzubestimmen sind, liegen besondere, in einzelnen Kulturbereichen durchaus unterschiedlich beurteilte, ethische Probleme begründet, die eine außerordentlich gewissenhafte Indikationsstellung erfordern. Nur bei chronischen, gegenüber allen anderen Therapieverfahren resistenten schwersten Leidenszuständen sollte der Eingriff erwogen werden. Danach sind heute die wesentlichen Indikationen chronische Zwangssyndrome, chronische Depressionen mit Angst, hypochondrischen Grübeleien, Wahn- und auch Körpermißempfindungen sowie unbeeinflußbare, auch körperlich, etwa durch Carcinom-Metastasen bedingte, Schmerzzustände.

Generell gilt, daß die psychischen und sozialen Behinderungen der Patienten durch die Operation nicht beseitigt werden, sondern durch die veränderten Reiz-Reaktionsverhältnisse die Möglichkeit zur Umstrukturierung des Verhaltens geschaffen wird. Deshalb ist für den Therapieerfolg die postoperative sozio- und psychotherapeutische, eher verhaltenstherapeutisch denn analytisch orientierte, Weiterbehandlung wesentlich.

Literatur
ADLER, M., SAUPE, R.: Psychochirurgie – Zur Frage einer biologischen Therapie psychischer Störungen. Stuttgart: Enke 1979.
BERINGER, K.: Zur Frage der Leukotomie. Med. Klin. 44, 853–857 (1949).
BURCKHARDT, G.: Über Rindenexcisionen, als Beitrag zur operativen Therapie der Psychosen. Allg. Z. Psychiat. 47, 463–548 (1890/91).
DEHNEN, W.: Psychopathologische Erfahrungen bei ein- und beidseitigen psychochirurgischen Eingriffen. Fortschr. Neurol. Psychiat. 29, 353–422 (1961).
DÜHRSSEN, A.: Die psychotherapeutische Nachbehandlung bei leukotomierten Zwangskranken. Z. Psychother. 1, 30–50 (1951).
FREEMAN, W., WATTS, J. W.: Psychochirurgie. Intelligenz, Gefühlsleben und soziales Verhalten nach präfrontaler Lobotomie bei Geistesstörungen. Mit besonderen psychometrischen und Persönlichkeitsstudien von T. HUNT. Deutsch von A. v. BRAUNMÜHL. Stuttgart: Wissenschaftliche Verlagsgesellschaft 1949.
FÜLGRAFF, G., BARBEY, I.: Stereotaktische Hirnoperationen bei abweichendem Sexualverhalten. Abschlußbericht der Kommission beim Bundesgesundheitsamt. Berlin: Reimer 1978.
HADDENBROCK, S.: Psychochirurgie. In: FRANKL, V., GEBSATTEL, E., SCHULTZ, V. E. v. (Hrsg.): Handbuch der Neurosenlehre und Psychotherapie, Bd. V, S. 34–58. München Berlin: Urban & Schwarzenberg 1960.
HEIMANN, H.: Psychochirurgie. In: GRUHLE, H. W., JUNG, R., MAYER-GROSS, W., MÜLLER, M. (Hrsg.): Psychiatrie der Gegenwart, Bd. I/2, S. 660–719. Berlin Göttingen Heidelberg: Springer 1963.
KALINOWSKI, L. B.: Probleme der Psychochirurgie bei psychiatrischen Erkrankungen und unstillbarem Schmerz. Dtsch. med. Wschr. 75, 1184–1187 (1950).
MIRSKY, A. F., ORZACK, M. H.: Report on psychosurgery pilot study: In: National Commission for the Protection of Human Subjects of Biomedical and Behavioral Research. Psychosurgery (Appendix). DHEW-Publication No (OS) 77-0001, Washington, 1977.
MONIZ, E.: Mein Weg zur Leukotomie. Dtsch. med. Wschr. 73, 582–583 (1948).
National Commission for the Protection of Human Subjects of Biomedical and Behavioral Research: Psychosurgery, Report and Recommendations. DHEW-Publication No (OS) 77-0002, Washington 1977.
PUSEPP, L.: État actuel et problemes prochaines sur question ou traitement des maladies mentales. Congrès international, Moscou 1914.
TEUBER, H. L., CORKINS, S., TWITCHELL, T.: A study of cingulotomy in Man. In: National Commission for the Protection of Human Subjects of Biomedical and Behavioral Research. Psychosurgery (Appendix). DHEW-Publication No (OS) 77-0002, Washington 1977.
VALENSTEIN, E. S.: Brain control. Wiley Interscience Publication 1973.

H. HELMCHEN und R. SAUPE

Psychodrama

Das Psychodrama ist dadurch gekennzeichnet, daß neurotische Konflikte nicht nur durchlebt, sondern auch in der Aktion voll ausgelebt, agiert (acting-out) werden sollen. Es ist damit, wie GRETE LEUTZ anführt, ein Gegensatz zur Psychoanalyse gegeben, in der es nach FREUD als wenig wünschbar gilt, wenn der Patient „agiert anstatt zu erinnern". MORENO errichtete zu diesem Zweck spezielle, zentral gebaute Plattformen, auf denen er und seine Assistenzen bzw. Hilfstherapeuten als „auxiliary egos" die Patienten ermutigten, bestimmte, gefühlsbetonte Perioden bzw. Konfliktsituationen ihres Lebens dramatisch zu wiederholen. MORENO, der Begründer des Psychodramas, sagt darüber folgendes: „Das Psychodrama beginnt mit einem Gespräch zwischen Patient und Therapeut. Sobald der Patient anfängt, eine konkrete Situation zu schildern, in der er sich gegenüber seinen Mitmenschen befindet, führt ihn der Therapeut auf die Bühne. Hier wird die freie Assoziation zur freien Handlung. Ungeübt und unvorbereitet spielt der Patient nun sich selbst in der betreffenden Situation. Die Mitmenschen – Vater, Mutter, Gattin, Freund oder Feind – sind physisch nicht anwesend, werden aber durch Hilfs-Iche, das sind Personen aus der Zuschauergruppe, dargestellt; dadurch gewinnen sie eine Art Halbrealität, die zwar wirksam, aber weniger furchtregend ist. Auf dem Höhepunkt der konfliktgeladenen Handlung ordnet der den Verlauf des Psychodrama intensiv verfolgende Therapeut einen Rollenwechsel an: Der Verfolgte spielt den Verfolger, der Verzagte den Ermutigten, der Sohn den Vater. Das Verhalten des anderen, des Opponenten, des Widersachers, wird zum eigenen Erlebnis. Das Resultat ist oft ein echter, nicht nur ein intellektuell erzwungener Einblick in den Mitmenschen ..." Das Psychodrama stellt im wesentlichen eine kathartische Methode dar, d. h. eine Methode, in der es zur Gefühlsäußerung kommt. Emotionen, die bisher unbewußt oder unterschwellig waren, werden aktiviert und zum „Überlaufen" gebracht. Das Wiedererleben alter, aber nicht erloschener oder neuer Konflikte bewirkt eine Befreiung. Der Patient kann sich mit der Situation, die er psychodramatisch dargestellt hat, – eventuell endgültig – abfinden. Das Psychodrama gibt den Beteiligten Gelegenheit, in einer „Versuchswelt" jene Gefühle in der Aktion zu leben, die sie in der äußeren Realität nicht anbringen können. Sobald das Drama endet, erlischt für den Patienten die Scheinwelt auf der Bühne. Während er seine Probleme darstellte, hatte er das Auditorium angeregt, sich mit ihm zu identifizieren. Er tritt jetzt in direkten Kontakt mit den Zuschauerpatienten, den Mitgliedern der Gruppe, und sie treten miteinander in Interaktionen. MORENO sagt hierzu folgendes: „Der gruppentherapeutische Teil der Sitzung beginnt. Einer nach dem anderen gibt jetzt seinen Gefühlen Ausdruck und bekräftigt das durch Preisgabe eigener Erlebnisse ähnlicher Art. Die Patienten erlangen eine neue Art von Katharsis, eine ‚Gruppenkatharsis' – ..."
Die Identifikation der übrigen Beteiligten und die „Verstärkerwirkung" der Gruppe auf die Gefühle der einzelnen führen dazu, daß sich alle Affekte, welche sie bisher nicht als solche kannten, oder aber unterdrückten, dominant werden. Das Psychodrama regt somit auch die nur indirekt Mitwirkenden an, sich ihrer Konflikte zu entledigen. Oft genügt aber eine Katharsis nicht, sondern es ist zu-

sätzlich das Einüben von Rollen notwendig, d. h. von Verhaltensmustern, die in einem gegebenen sozialen Rahmen möglich oder gar geboten sind.
ANNE SCHUETZENBERGER-ANCELIN sagt hierzu: „Für MORENO sind die Ereignisse endgültig beendet oder fast erledigt, sobald eine Katharsis eingetreten ist. In bestimmten Fällen reicht eine ‚Läuterung'. In anderen Fällen müssen die Menschen neue Beziehungen zwischen sich und dem anderen erlernen. Sie müssen wieder lernen, ihre Rollen auf eine andere Art zu bekleiden. Nachdem man ein *Psychodrama des Explorierens* oder ein *Psychodrama mit Katharsis* hinter sich hat, beginnt man ein *Psychodrama mit Rollenübungen*, d. h. man lernt, daß in der Beziehung zu zweit oder zu mehreren die innere Einstellung jedes einzelnen die Einstellung des anderen bedingt." Bei alleiniger Anwendung des Psychodramas im Sinne von MORENO ist indes eine analytische Einsicht oft nur beschränkt möglich. Die französische Schule um LEBOVICI läßt deshalb die im Psychodrama zutage getretenen und agierten Konflikte durcharbeiten. Das „Lernen durch Tun" (RUGIN) wird dabei durch analytische Introspektion ergänzt.

Literatur
FREUD, S.: Abriß der Psychoanalyse. In: Gesammelte Werke, Bd. XVII, S. 63, 4. Aufl. Frankfurt a. M.: S. Fischer 1961.
LEBOVICI, S.: L'utilisation du psychodrame dans le diagnostic en psychiatrie. Z. Diagnose. Psyche. 5, 197 (1957).
LEUTZ, GRETE: Psychodrama, Theorie und Praxis. Das klassische Psychodrama nach J. L. MORENO. New York Berlin Heidelberg: Springer 1974.
MORENO, J. L.: Psychodrama. New York: Beacon House 1946.
RUGIN, A. S.: Lo psicodrama nel campo educativa. Scuola e città, Lancola Italia, Firenze, 15, 581 (1965).
SCHUETZENBERGER-ANCELIN, ANNE: Psychodrama. Ein Abriß. Erläuterungen der Methoden. Mit einem Vorwort von GRETE ANNA LEUTZ. Stuttgart: Hippokrates 1979. Frz. Originalausgabe: Précis de psychodrame. Paris: Editions universitaires 1966, 2. Aufl. 1977.

R. BATTEGAY

Psychodysleptica

1957 hat DELAY in einer Klassifikation der Psychopharmaka diesen Begriff als Sammelbezeichnung eingeführt (→ Psychopharmakologie). Zur Gruppe der Psychodysleptica sind alle psychotropen Pharmaka und Drogen zu rechnen, die in Dosierungen, die noch keine wesentlichen peripheren Wirkungen entfalten, beim Menschen weitgehend regelhaft zur Manifestation psychopathologischer Phänomene führen. Dabei kann es sich um Störungen der Stimmung, des Denkens, der Wahrnehmung, des Ich-Erlebens, des Zeit- und Raum-Erlebens, um rauschartige Bewußtseinsveränderungen handeln [2, 6]. Es hängt außer von Art, Dosis und Applikationsart des jeweils benutzten psychodysleptisch wirksamen Pharmakons auch von individuellen und Umgebungsfaktoren ab, ob es nur zu einem leichten Rausch oder zu intensiveren psychischen Veränderungen bis hin zu toxischen Psychosen kommt. Beobachtungen dieser Art haben schon im vorigen Jahrhundert zu Versuchen geführt, Experimente mit psychodysleptisch wirksamen Substanzen für die psychiatrischen Grundlagenforschung nutzbar zu machen [9]. Auch heute noch knüpft sich an Experimente mit Psychodysleptica die Hoffnung, aus den Ergebnissen auf Ursachen und Entstehung der endogenen Psychosen rückschließen zu können. Man bezeichnet daher auch die durch Psychodysleptica hervorgerufenen psychopathologischen Syndrome als „Modellpsychosen" [6].
Für psychodysleptisch wirkende Pharmaka gab und gibt es viele verschiedene Bezeichnungen. Das hängt damit zusammen, daß diese Pharmaka und Drogen (z. B. Pilzgifte, Kakteenextrakte, Extrakt von Blattpflanzen) in verschiedenen Kulturen seit langem bekannt sind und von jeher großes Interesse erregt haben. Die Bezeichnung „Phantastica" stammt von dem Pharmakologen LEWIN, der sich seit Ende des vorigen Jahrhunderts mit Mescalin beschäftigt hatte und 1924 unter diesem Titel eine erste monographische Darstellung der Psychopharmakologie psychodysleptisch wirkender Stoffe aus pharmakologischer Sicht publizierte [8]. Nach Entdeckung der psychotoxischen Eigenschaften des Lysergsäurediätylamids (LSD-25) durch HOFMANN [5] hat sich der Begriff → „Halluzinogene" am breitesten durchgesetzt [3, 4]. Aus den angelsächsischen Ländern stammt als jüngste Bezeichnung der „psychodelischen Drogen" (psychodelic drugs [1]), ein Begriff, der sich mit der Ausbreitung des Rauschmittelmißbrauchs auch in Europa einbürgert. Oft findet man auch die Begriffe „Psychomimetica" und „Psychotomimetica".
Zu den Psychodysleptica zählt man chemisch und pharmakologisch völlig verschiedene Substanzen [3, 10]:

1. Substituierte Indolalkylamine wie
a) LSD und LSD-Abkömmlinge
b) Dimethyltryptamin und strukturverwandte Verbindungen (z. B. Bufotenin);
c) Psilocybin und strukturverwandte Verbindungen;
d) Ibogain;
e) Harmin und strukturverwandte Verbindungen;

2. Substituierte Phenylalkylamine wie
a) Mescalin;
b) substituierte Amphetaminderivate (z. B. DOM oder STP);

3. Verschiedene Pharmaka wie
a) Tetrahydrocannabinol;
b) Ditran;
c) Phencyclidin.

Für die psychiatrische Therapie haben die Psychodysleptica lediglich in der sogenannten „psycholytischen Therapie" eine begrenzte und umstrittene Anwendung gefunden [7].

Literatur
1. AARONSON, B., OSMOND, H. (Eds.): Psychodelics. London: Hogarth Press 1971.
2. BERINGER, K.: Der Meskalinrausch. Berlin: Springer 1927 (Neudruck – Berlin Heidelberg New York: Springer 1969).
3. COHEN, S.: The Hallucinogens. In: W. G. CLARK, J. DEL GIUDICE (Eds.): Principles of Psychopharmacology, pp. 489–503. New York London: Academic Press 1970.
4. HOFFER, A., OSMOND, H.: The hallucinogens. New York: Academic Press 1967.
5. HOFMANN, A.: The discovery of LSD and subsequent investigations on naturally occurring hallucinogens. In: F. J. AYD, B. BLACKWELL (Eds.): Discoveries in Biological Psychiatry, pp. 91–106. Philadelphia Toronto: Lippincott 1970.
6. LEUNER, H.: Die experimentelle Psychose. Berlin Göttingen Heidelberg: Springer 1962.
7. LEUNER, H.: Ist die Verwendung von LSD-25 für die experimentelle Psychiatrie und in der Psychotherapie heute noch vertretbar? Nervenarzt 39, 356–360 (1968).
8. LEWIN, L.: Phantastica. Berlin: Stilke 1924.
9. MOREAU DE TOURS, J.: Du Hachisch et de l'aliénation mentale. Etudes psychologiques. Paris: Fostin et Masson 1845.
10. SHEPHERD, M., LADER, M., RODNIGHT, R.: Clinical Psychopharmacology. London: English University Press 1968.

E. DIEHN und H. HIPPIUS

Psychogenese → Neurose

Psychohygiene – seelische Hygiene

Der Begriff geht auf eine Bewegung zurück, die Clifford BEERS gründete. Dieser Versicherungsangestellte verbrachte 2 Jahre in einem psychiatrischen Spital und veröffentlichte 1908 sein Buch „A Mind that Found Itself" („Eine Seele die sich wiederfand"), welches ein weltweites Echo hervorrief. Er gründete eine Gesellschaft, reiste weit herum und suchte durch Vorträge die Aufmerksamkeit der Öffentlichkeit für die Probleme der Geisteskrankheit zu wecken. Zu seinen ersten Gönnern gehörte H. PHIPPS, der am John Hopkins Spital in Baltimore ein Spital gründete, dem der „Vater" der amerikanischen Psychiatrie, A. MEYER vorstand. 1922 bereiste BEERS Europa. In der Folge setzten sich zahlreiche Psychiater für die Bewegung der seelischen Hygiene ein (z. B. PERRIN in Frankreich, REPOND in der Schweiz, SOMMER in Deutschland, LEY in Belgien). Heute besteht eine World Federation for Mental Health, die regelmäßig Kongresse abhält und deren Ziele sind: Erhaltung der geistigen Gesundheit, Verhütung von Geisteskrankheiten, Verbesserung der Behandlung, Aufklärung der Öffentlichkeit.

Der Aufgabenbereich der Psychohygiene war von Anfang an weit gespannt und multidisziplinär gedacht. So ging es darum, nicht nur Psychiater, sondern auch Erzieher, Psychologen, Geistliche, Schulärzte usw. mit einzubeziehen (MENG: „Die seelische Hygiene hat sich um alles zu kümmern, was das natürlichste Gut des Menschen, seine Gesundheit bedroht. Sie hat mitzuhelfen, vermeidbare Gefahren zu bekämpfen, unvermeidbare ertragen zu lernen, ja sie für das Erlangen einer widerstandsfähigeren Gesundheit als sie angeboren ist, auszunützen"). Durch die Verbesserung der Behandlungsmethoden, die Öffnung der psychiatrischen Spitäler, das Eindringen psychologischer Kenntnisse in der Bevölkerung, wurden manche Postulate der Bewegung erfüllt, so daß ihre tragende Bedeutung etwas abgenommen hat.

Schließlich kann auch festgestellt werden, daß ganz einfach die Hauptaufgaben der Psychohygiene von der Psychiatrie schlechthin übernommen wurden, seitdem nämlich diese immer mehr von der Neurologie und Neuropathologie abrückte und sich sozialen Problemen zuwandte.

Die „Joint Commission on Mental Illness and Health" vermutete allerdings 1961 noch, daß die praktischen Ergebnisse der Psychohygiene bescheiden geblieben seien, weil sich dieses Gebiet nicht zur großen Publizistik eigne, ferner weil die Psychiater als Hauptträger der Verantwortung keine Politiker und aktive Draufgänger seien.

Nach wie vor ist es nützlich, mit POROT auf die individuellen und sozialen Bereiche der Psychohygiene hinzuweisen.

1 Individuelle seelische Hygiene

Geistige Gesundheit ist eng mit körperlicher Gesundheit verbunden (mens sana in corpore sano). Geistige und körperliche Tätigkeit müssen in sinnvollem Gleichgewicht stehen. Alkoholabusus und Drogenabhängigkeit stören das seelische Gleichgewicht. Das Aufwachsen in einem harmonischen Familienklima ist für das spätere seelische Gleichgewicht von größter Bedeutung. Die Integration in die Arbeitsgruppe, die zwischenmenschlichen Kontakte, das adäquate Reagierenkönnen auf Streßsituationen, sind wichtige Faktoren für die seelische Hygiene. In neueren Zeiten wird auch mehr und mehr den Umweltfaktoren wie Wohnort, Lärm, Aufmerksamkeit geschenkt. Der Trend, in schrankenlosen Konsummöglichkeiten das Glück zu suchen bildet eine Gefahr für das seelische Gleichgewicht. Nach wie vor haben populäre Rezepte (autosuggestive Methoden, abgewandelte Yogapraktiken, Selbsterziehung zum Willensmenschen usw.) großen Publikumserfolg. Tabus (z. B. sexuelle) werden unter Berufung auf die seelische Hygiene in Frage gestellt.

2 Soziale Faktoren

In bezug auf die seelischen Erkrankungen gilt es noch heute, überholte Vorurteile zu bekämpfen. Immer noch wird die Geisteskrankheit als unheilbar betrachtet, der Geisteskranke als potentieller Verbrecher, das psychiatrische Spital als Gefängnis und Versenkungsort angesehen.

Die Probleme der Familienplanung, des Abortes und der Sterilisation gehören zum Aufgabenbereich der seelischen Hygiene. Die frühzeitige Erfassung von seelischen Störungen wird mehr und mehr durch ambulante Behandlungszentren und Polikliniken erreicht. Patientenklubs, Laienvereinigungen für nachgehende Fürsorge, ausgebaute Sozialfürsorge, sind wertvolle Instrumente der seelischen Hygienebewegung. Dazu gehören auch der Einsatz für verbesserte Arbeitsbedingungen, soziale Gesetzgebungen, Krankenversicherungen, Berufsberatung und Förderung.

Literatur
BEERS, C.: A Mind that Found Itself. Longmans, Green & Co. New York 1908. Eine Seele die sich wiederfand. Basel: Schwabe 1941.
Joint Commission on Mental Illness and Health: Action for Mental Health. New York: Basic Books 1961.
MENG, H.: Seelischer Gesundheitsschutz. Basel: Schwabe 1939.
MENG, H., MORGENTHALER, W., PFISTER, O., REPOND, A., STOKVIS, B., WINTSCH, J., ZULLIGER, H.: Praxis der seelischen Hygiene. Basel: Schwabe 1943.
POROT, A.: Manuel alphabétique de psychiatrie. Paris: Presses universitaires de France 1960.

C. MÜLLER

Psychologie, angewandte („Psychotechnik")
Geschichtlich gesehen ist der Begriff „Angewandte Psychologie" vor allem mit der praktischen Anwendung der Psychologie, der Lehre vom Verhalten und Erleben, in Industrie und Handel verbunden (ANASTASI, 1964).
Schöpfer des Begriffs und Begründer der angewandten Psychologie im deutschen Sprachraum ist W. L. STERN (1871–1938), der 1903 in der ersten Folge seiner „Beiträge zur Psychologie der Aussage" angewandte Psychologie als „die Wissenschaft von den psychologischen Tatbeständen, die für praktische Anwendung in Frage kommen" definiert. STERN unterteilt in Psychognostik, die psychologische Beurteilung und Psychotechnik, die Lehre von der Menschenbehandlung. Vor allem von der Psychotechnik erwartete er sich eine Verbesserung des menschlichen Zusammenlebens.
H. MÜNSTERBERG (1863–1916), seit 1892 Professor an der Harvard-Universität, gilt als der erste umfassende „angewandte" Psychologe in den USA (ANASTASI, 1964). Durch ihn wurde der Begriff „Psychotechnik" und das damit verbundene Programm verbreitet. Psychotechnik umfaßt nach MÜNSTERBERG alle praktischen Anwendungen der Psychologie auf die Probleme des Alltags. 1912 erschien in Leipzig sein Buch „Psychologie und Wirtschaftsleben" (amerikanische Ausgabe 1913), das „... das erste Dokument der angewandten Psychologie auf dem Gebiete des Wirtschaftslebens" (DORSCH, 1963, p. 19) darstellt. Das gilt allerdings nur für den deutschen Sprachraum, denn W. D. SCOTT veröffentlichte bereits 1908 „Psychology of Advertising" (ANASTASI, 1964).
Das Betätigungsfeld der Psychotechnik geht jedoch, jedenfalls programmatisch, weit über Industrie und Handel, über Personalauslese und Betriebstechnik, über Berufsberatung und Berufseignungsprüfung hinaus. In den „Grundzügen der Psychotechnik" (1914) sieht MÜNSTERBERG (nach DORSCH, 1963) noch Aufgaben auf den Gebieten der Gesellschaftsordnung, Gesundheit, Recht, Erziehung, Kunst und Wissenschaft.
Heute hat sich allgemein der Terminus „angewandte Psychologie" durchgesetzt.
Wenn man von angewandter Psychologie spricht, so setzt das eine Grundlagenwissenschaft voraus, in diesem Fall die allgemeine Psychologie, deren experimentell gewonnene Ergebnisse auf praktische Fragestellungen bezogen werden. In diesem Sinne sprechen etwa TIFFIN und MCCORMICK (1965) in der Einleitung zu ihrem Standardwerk zur Industriepsychologie von den wissenschaftlichen Aspekten der Psychologie, der Entdeckung von Informationen hinsichtlich des menschlichen Verhaltens, und dem professionellen Aspekt der Psychologie, der Anwendung der Informationen über das menschliche Verhalten auf praktische Probleme des menschlichen Lebens „... in recht ähnlicher Weise wie Ärzte, Ingenieure und andere mit der Anwendung von Wissen über ein Gebiet auf praktische Probleme der realen Welt beschäftigt sind" (TIFFIN u. MCCORMICK, 1965, p. 1).
Die Vorstellung ist insofern nicht richtig, als die angewandte Psychologie auf vielen Gebieten ihre eigene Grundlagenforschung betreibt und damit auch zur allgemeinen Psychologie beiträgt. Zwischen angewandter Psychologie und Grundlagenwissenschaft bestehen Wechselwirkungen. Die angewandte Psychologie ist keinesfalls nur der nehmende Teil, wie der Begriff nahelegen könnte.
Wenn man heute von angewandter Psychologie spricht, so meint man damit im allgemeinen weniger die praktische Anwendung psychologischer Fakten, als vielmehr die Anwendung wissenschaftlicher Methoden in der Praxis. Allgemeine (experimentelle) wie angewandte Psychologie beruhen u. a. auf empirischer Beobachtung. Da viele Psychologen, die auf den verschiedenen Gebieten der angewandten Psychologie tätig sind, Forschung betreiben, verwischen sich häufig die Unterschiede zwischen den beiden Disziplinen.
Als Grundlagenforschung wäre eine auf Theorienbildung ausgerichtete Untersuchung zu bezeichnen, die sich etwa mit allgemeinen Formen des Lernens beschäftigt, während Untersuchungen, bei denen es um eine effiziente Ausbildungsmethode für Piloten geht – Untersuchungen also, die Entscheidungshilfe bei administrativen Problemen leisten sollen – der angewandten Forschung zuzuordnen wären. Daraus ergibt sich häufig, daß die Ergebnisse der angewandten Forschung weniger verallgemeinert werden können als die der Grundlagenforschung (ANASTASI, 1964, 6–10).
Welche Teilgebiete der Psychologie gehören nun zur angewandten Psychologie? Die Grenzziehungen sind hier, vergleicht man verschiedene Autoren, ausgesprochen fließend. Nach HOFSTÄTTER (1957, p. 72) zählt zu ihr die Betriebspsychologie, die forensische Psychologie, die pädagogische Psychologie, die Werbepsychologie und die Wehrpsychologie. Geht man weniger von den Teilgebieten

der Psychologie als vielmehr von den verschiedensten Tätigkeitsbereichen der Psychologen aus, so kommt man zu einer umfassenderen Definition dessen, was angewandte Psychologie ist. So rechnet ANNE ANASTASI (1964) u. a. noch die klinische Psychologie dazu.

Die Berechtigung, diese auf den ersten Blick äußerst verschiedenartigen Gebiete unter einem Titel abzuhandeln, ergibt sich z. T. auch daraus, daß, bei allen Unterschieden, häufig analoge Fragestellungen in verschiedenen Teilgebieten der Psychologie zu beantworten sind: Klassifikationsprobleme (s. COHEN, 1970) z. B. stellen sich gleichermaßen in der Industrie, bei der Personalauslese etwa, in der pädagogischen Psychologie und in der klinischen Psychologie.

Den wichtigsten Berührungspunkt der Psychiatrie mit der angewandten Psychologie im weiteren Sinne stellt die *klinische Psychologie* dar.

Klinische Psychologen arbeiten, außer in psychiatrischen und psychosomatischen Kliniken, vor allem in Erziehungsberatungsstellen, in Schulen, Gefängnissen und in der Industrie. Der Aufgabenbereich des klinischen Psychologen wird, amerikanischen Lehrbüchern zufolge (z. B. SUNDBERG u. TYLER, 1963), mit der Trias Diagnostik, Therapie und Forschung umrissen.

Bei der Psychodiagnostik geht es im allgemeinen nicht nur darum, den Patienten in ein vorgegebenes diagnostisches System einzuordnen, sondern vielmehr um eine detaillierte Beschreibung seiner Anpassungen und Fehlanpassungen („adaptative Mechanismen"). Diese Beschreibung („Persönlichkeitsbild") hängt wesentlich von der theoretischen Orientierung des Psychologen und seiner Auftraggeber ab. Als Informationsquellen stehen dafür im allgemeinen ein Gespräch, in dem u. a. die Anamnese des Patienten erhoben wird, eine Verhaltensbeobachtung und psychologische Testergebnisse (→ *Tests*) zur Verfügung.

Neben dieser traditionellen Form der Diagnostik fällt dem klinischen Psychologen die heute noch oft vernachlässigte Aufgabe der Kontrolle des Therapieerfolgs zu.

Nach Maßgabe seiner spezifischen Ausbildung führt er Psychotherapien durch. Vor allem berät und leitet er andere, z. B. das Pflegepersonal, bei der Planung, Durchführung und Evaluation von Interventionen an, die sich aus klinischer und allgemein-psychologischer Forschung herleiten.

Es ist offenkundig, daß klinische Psychologie nicht einfach eine angewandte Wissenschaft ist, die vorgefertigte Instrumente, Techniken und Vorgehensweisen schlicht auf den klinischen Alltag übertragen kann. Der Anwendungsaspekt ist vielmehr eher darin zu sehen, daß wissenschaftliche Methoden der Problembeschreibung, Hypothesengenerierung und -überprüfung mit Hilfe situationsangemessener Verfahren (u. a. Beobachtung, Experiment) in den klinischen Bereich eingebracht werden (SHAPIRO, 1985). Dank seiner methodischen Ausbildung kann der klinische Psychologe zur Lösung dringender praktischer Probleme der Diagnostik und Klassifikation psychiatrischer Störungen, zum Prozeß und Ergebnis von Interventionen und − herausgegriffen − zur Erforschung der diagnostischen Urteilsbildung erheblich beitragen.

Wird traditionell zwischen „Praktikern" und „Forschern" differenziert, so kann der klinische Psychologe beide Rollen vereinigen. Zur Geschichte und Praxis des Forscher-Praktikers siehe BARLOW et al. (1984).

Literatur
ANASTASI, ANNE: Fields of applied psychology. New York: McGraw Hill 1964, 2nd ed 1979.
BARLOW, D. H., HAYES, S. C., NELSON, R. O.: The scientist practitioner. Research and accountability in clinical and educational settings. New York: Pergamon 1984.
COHEN, R.: Objektive Klassifikationsverfahren. Bull. Schweiz. Akad. med. Wiss. 25, 125−141 (1970).
DORSCH, F.: Geschichte und Probleme der Angewandten Psychologie. Bern Stuttgart Wien: Huber 1963.
EYSENCK, H. J.: The contribution of clinical psychology to psychiatry. In: HOWELLS, J. G. (Ed.): Modern perspectives in world psychiatry, p. 353−390. Edinburgh London: Oliver & Boyd 1968.
HOFSTÄTTER, P. R.: Psychologie. Frankfurt a. M.: Fischer 1957.
KENDALL, P. C., BUTCHER, J. N. (Eds.) Handbook of research methods in clinical psychology. New York: Wiley 1982.
NEUBAUER, R. V., ROSENSTIEL, L. V. (Hrsg.): Handbuch der Angewandten Psychologie. München: Verlag Moderne Industrie 1980, 3 Bde.
SHAPIRO, M. A.: A reassessment of clinical psychology as an applied science. Br. J. Clin. Psychol. 24, 1−11 (1985).
SUNDBERG, N. D., TYLER, LEONA: Clinical psychology. An introduction to research and practice. London: Methuen 1963.
TIFFIN, J., MCCORMICK, E. J.: Industrial psychology. Englewood Cliffs N.J. Prentice Hall 1965.
WALKER, C. E.: The handbook of clinical psychology. Theory, research, and practice. 2. Vols. Homewood/Illinois: Dow Jones − Irwin 1983.
WITTLING, W. (Hrsg.): Handbuch der klinischen Psychologie, 6 Bde. Hamburg: Hoffmann und Campe 1980.
H. G. EISERT

Psychomotorische Epilepsie → Epilepsie

Psychomotorische Störungen → Störungen, psychomotorische

Psychoonkologie (auch psychosoziale Onkologie)
Die Psychologie des Krebskranken ist in den letzten Jahren immer stärker ins Blickfeld sowohl der Öffentlichkeit wie der medizinischen Forschung und Theorie gerückt. Die Beziehungen zwischen Lebensgeschichte und Krankheitsentstehung, zwischen dem Krebskranken und seiner Umwelt, Probleme nicht nur der körperlichen, sondern auch der psychischen → Rehabilitation sowie schließlich die Aufgabe der seelischen Betreuung unheilbarer Krebskranker bilden dabei die Schwerpunkte der psychoonkologischen Forschung.

Auf einer ersten Ebene geht es in der Psychoonkologie um die Frage, ob und in welcher Weise besondere, im Verlaufe der Lebensgeschichte erworbene, emotionale Erfahrungen, gewisse belastende

Erlebnisse (man denkt hier vor allem an bestimmte, nicht ersetzbare Verlustereignisse) oder besondere Persönlichkeitszüge zur Manifestation einer bösartigen Erkrankung geradezu prädisponieren können (z. B. BAHNSON, LE SHAN u. a.). Man fragt also, ob bei vorbestehender körperlicher Erkrankungsdisposition psychische Einflüsse, z. B. jahrelange Zustände von Hoffnungs- und Hilflosigkeit (ENGEL, SCHMALE, IKER u. a.) das Krebserkrankungsrisiko erhöhen können. Obschon viele bereits im letzten Jahrhundert gemachten und bis in die Jetztzeit fortgesetzten klinischen Einzelbeobachtungen für derartige Zusammenhänge sprechen, ist deren wissenschaftliche Erforschung dennoch außerordentlich schwierig und setzt die Durchführung aufwendiger sog. prospektiver Studien voraus.

Auf einer zweiten Ebene geht es um die Beziehung des Krebskranken zu sich selber und zu ihm nahestehenden Menschen. Mit der Diagnose Krebs sind sowohl für den Kranken wie für seine Umgebung, für seine Familie und seine Bekannten, aber auch für seine Ärzte und Pflegepersonen oft die unheilvollsten Vorstellungen verbunden. Angst vor Trennung und Alleinsein, vor innerer und äußerer Isolation, vor Depression und vergeblicher Auflehnung, vor Qual, Schmerz und Tod, also vor einem weitgehend hilf- und hoffnungslosen Zugrundegehen mit allen seinen Folgen für den Kranken und seine Umwelt, beeinflussen und belasten dessen ihm verbliebene Beziehungsmöglichkeiten und -fähigkeiten oft stark. Sie können beidseitig, beim Kranken sowie bei den ihm nahestehenden Mitmenschen, zu Konflikten und Krisen führen, die das Leidensgefühl wiederum zusätzlich vertiefen und die Lebensqualität erheblich beeinträchtigen. Die psycho-onkologische Forschung will deshalb die beim Krebskranken und seiner Umwelt einsetzenden seelischen Abwehr- und Anpassungsreaktionen an die neue, als unheimlich erlebte Situation „Krebs" besser kennenlernen und Konzepte entwickeln, die es möglich machen, diese Reaktionen durch geeignete psychische Einwirkungen zu verbessern, damit der Angst des Patienten entgegenzuwirken und so zur Erleichterung des Krankheitserlebnisses beizutragen (z. B. KÜBLER-ROSS). Sie befaßt sich deshalb neben der Untersuchung der psychischen Folgen moderner chirurgischer, radio- und chemotherapeutischer Eingriffe meist auch mit den durch die Krankheit ausgelösten oder verschärften Familienproblemen (z. B. WIRSCHING) sowie mit den Einstellungen des Pflegeteams gegenüber dem Kranken, denn nur eine spannungsfreie und offene Kommunikation zwischen Krankem und Umwelt kann diesem jenes Sicherheitsgefühl vermitteln, das einen wesentlichen Einfluß auf dessen Angstbewältigung und Lebensqualität und damit – möglicherweise – auch auf dessen Prognose ausübt (z. B. HONSALEK).

Es zeigt sich bei diesen Studien, daß die Angst des Krebspatienten und seiner Familie auch sein Behandlungsteam (Ärzte, Krankenschwestern, Sozialarbeiter usw.) in besonderer Weise beeinflussen und zu einer auch das Team sehr belastenden Einstellung dem Kranken gegenüber führen kann. Die Aktualisierung eigener Todesängste und die Infragestellung des beruflichen Selbstbildes der Teamangehörigen können z. B. Hindernisse zwischen Arzt oder Krankenschwester und Patient schaffen, die den freien offenen Kontakt beeinträchtigen, so daß die notwendige Information des Kranken und die verständnisvolle Einfühlung in dessen negative Erlebnisreaktionen unterbleiben kann und gegenseitige Vermeidungen oder Unsicherheiten überhandnehmen, unter denen alle Beteiligten leiden. Gegenseitige Aussprachen der Ärzte oder des ganzen Behandlungsteams in Gruppen unter der Leitung eines Psychoonkologen können dazu beitragen, daß die Pflegepersonen ihre Befangenheiten erkennen und überwinden können und die Kommunikation wieder frei und offen und damit für den Kranken sichernd und „haltend" werden kann.

Die dritte Ebene psychoonkologischer Forschung ist von der zweiten Ebene allerdings nur schwer zu trennen. Beide Ebenen gehen fließend ineinander über. Es handelt sich dabei um die Ebene der *Rehabilitation*. Rehabilitation fordert von vielen Kranken die Verarbeitung des Verlustes ihrer vollen körperlichen Integrität oder Funktionsfähigkeit sowie deren Wiedereingliederung in Familie, Beruf und Gesellschaft. Je besser der Kranke seine akute Krankheitsphase verarbeitet hat, um so leichter wird ihm die Rehabilitation fallen. Primäre Hilfestellung bei der Rehabilitation Krebskranker ist zwar grundsätzlich Aufgabe des behandelnden Arztes (wobei man nicht vergessen darf, daß gerade Krebskranke oft viele Ärzte haben, was ihre psychologische Situation noch zusätzlich erschwert). Förderung des Zusammenschlusses rehabilitierter oder geheilter Kranker mit Frischerkrankten in sog. Selbsthilfeorganisationen oder therapeutischen Gruppen, vor allem aber die Mithilfe bei der Lösung von in diesen Gruppen auftretenden Gruppenprobleme und -Konflikte kann zur Aufgabe des Psychoonkologen werden.

Auf der vierten Ebene der Psychoonkologie schließlich geht es darum, therapeutische Konzepte zu entwickeln, die es dem Kranken ermöglichen sollen, dann, wenn er seiner Krankheit erliegt, sein Schicksal innerlich annehmen zu können. Sie sollen dazu beitragen, daß der unheilbare Krebspatient keinen *vorzeitigen*, aber auch keinen *verzögerten Tod* sterben muß (WEISMAN). Als vorzeitig wäre ein Tod zu bezeichnen, der es unmöglich macht, dem Kranken die Erfahrung des Gehaltenwerdens voll zu übermitteln und zu einem Teil seines inneren Besitzes werden zu lassen. Ein verzögerter Tod aber wäre ein Tod, der durch sinnlose therapeutische Maßnahmen auch dann noch hinausgezögert wird, wenn er vom Patienten bereits angenommen worden ist.

Unheilbare Krebskranke haben oft das starke Bedürfnis, sich mit den Familienangehörigen und Pflegepersonen, von denen sie immer tiefer abhängig werden, innerlich zu versöhnen und zu vereinen, als guter, vorbildlicher und liebenswerter Mensch in Erinnerung zu bleiben und so die letzte Lebenszeit zu einem harmonischen Abschluß zu bringen. Die damit verbundene, auf ein ideelles Überleben ausgerichtete kreative innere Phantasietätigkeit des Kranken (HAEGGLUND) steht dabei oft in derart starkem Gegensatz zum körperlichen Kräfteschwund, daß in dieser letzten Lebenszeit oft geradezu von einer *Spaltung der Persönlichkeit* in einen auf Überleben hoffenden und einen von Todesgewißheit erfüllten Teil die Rede sein kann. Der Umgang mit dieser Spaltung, die in der Umgebung des Kranken oft Befremden auslöst, erfordert vom Pflegeteam viel Möglichkeit zur Einfühlung in den Kranken und zu taktvollem, die Widersprüchlichkeit des Kranken annehmenden, diese nicht widerlegenden Umgang mit ihm (DREIFUSS, MEERWEIN).

Literatur
BAHNSON, C. B.: Krebs in psychosomatischer Dimension. In: UEXKÜLL, Th. v. (Hrsg.): Lehrbuch der Psychosomatischen Medizin. München: Urban & Schwarzenberg 1979.
DREIFUSS, E.: Die Bedeutung der Kunstpsychotherapie in der Behandlung Krebskranker. Schweiz. Rundschau Med. (Praxis) 70, 1095 (1981).
DREIFUSS, E.: Der Krebspatient und seine Familie. Erfahrungen aus der Klinik. Schweiz. Rundschau Med. (Praxis) 71, 49, 1927–1934 (1982).
ENGEL, G. L.: Eine psychoanalytische Theorie der somatischen Störung. Psyche 23, 241–261 (1969).
EISSLER, K. R.: Der sterbende Patient. Zur Psychologie des Todes. Stuttgart Bad Canstatt: Fromann 1978.
HÄGGLUND, T. B.: Dying. A psychoanalytic study with special reference to individual creativity and defense organization. New York: Int. Universities Press, Inc. 1978.
HONSALEK, I.: Das Behandlungsteam des Karzinom- und des Leukämiepatienten. Schweiz. Rundschau Med. 72, 44–48 (1983).
KÜBLER-ROSS, E.: Interviews mit Sterbenden. Stuttgart: Kreuz 1971.
LE SHAN, L.: Psychotherapie gegen den Krebs. Stuttgart: Klett-Cotta 1982.
MEERWEIN, F. (Hrsg.): Einführung in die Psycho-Onkologie. 3. durchgesehene u. erg. Aufl. Bern: Huber 1985.
SCHMALE, A. H. jr., IKER, H. P.: The affect of hopelessness and the development of cancer. I. Identification of uterine cervical cancer in women with atypical cytology. Psychosom. Med. 28, 714–721 (1966).
WEISMAN, A. D.: On dying and denying. A psychiatric study of terminality. New York: Behavioral Publications Inc. 1972.
WIRSCHING, M., STIERLIN, H.: Krankheit und Familie. Stuttgart: Klett-Cotta 1982.

F. MEERWEIN

Psychoorganisches Syndrom → Psychosyndrom, organisches

Psychopathie, anankastische
[gr.: ἀνάγκη = Zwang; ἀναγκαῖος = zwanghaft, notwendig]

Persönlichkeitsstörung zwanghafter Prägung. Nach dem *Diagnosenschlüssel* der ICD (9. Revision) handelt es sich bei der unter 301.4 eingereihten „Anankastischen Persönlichkeit" um eine „Persönlichkeitsstörung, die durch Unsicherheitsgefühl, Zweifel an sich selbst und Gefühl der eigenen Unvollkommenheit charakterisiert ist." Dies führe zu „übertriebener Gewissenhaftigkeit, Kontrollieren, Eigensinn und Vorsicht." Andrängende und unerwünschte Gedanken oder Impulse könnten vorhanden sein, erreichten aber nie die Schwere wie bei einer → Zwangsneurose. Es bestünden „Perfektionismus und eine peinlich genaue Sorgfalt ... sowie das Bedürfnis nach ständiger Kontrolle, um dies zu gewährleisten. Rigidität und starke Zweifelsucht" könnten sehr deutlich ausgeprägt sein. Als dazugehöriger Begriff wird „Zwanghafte Persönlichkeit" genannt, woraus hervorgeht, daß die Klassifikation der WHO zwischen „Anankastischer Persönlichkeit" als einer noch in den Normbereich hineingehörigen Eigenart der Persönlichkeits*struktur* und Persönlichkeits*störung* (Psychopathie) keinen scharfen Trennungsstrich zieht.

Ist im Glossar zum ICD-Schlüssel noch die Tradition der klassischen (mitteleuropäischen) Psychopathologie mit ihren Konzeptionen der „Psychopathie" spürbar, so im „Diagnostic and Statistical Manual of Mental Disorders" der American Psychiatric Association (dritte Fassung aus dem Jahr 1980 = DSM-III) stärker die psychoanalytische Tradition der Beschreibung des analen Charakters, wenn auch unter Suspension der genetischen Hypothesen, die die Psychoanalyse damit verbindet. Als diagnostische Kriterien werden für die „Zwanghafte Persönlichkeit" (obsessive-compulsive personality disorder) folgende genannt:
1. eingeschränkte Fähigkeit, warme und zärtliche Gemütsbewegungen auszudrücken (der Betroffene ist z. B. übermäßig konventionell, ernst, förmlich und zurückhaltend);
2. störender Perfektionismus, Beeinträchtigung der Fähigkeit, „das Ganze" zu erfassen, z. B. infolge übermäßiger Beschäftigung mit trivialen Einzelheiten, Regeln, Ordnung, Organisation, Plänen und Listen;
3. Insistieren darauf, daß andere sich der eigenen Art, die Dinge zu erledigen, anpassen; mangelnde Wahrnehmung der Gefühle, die durch dieses Verhalten ausgelöst werden; als Beispiel wird ein Ehemann genannt, der eigensinnig darauf besteht, daß seine Frau Botengänge für ihn erledigt, ohne im geringsten deren eigene Pläne zu berücksichtigen;
4. übermäßige Bindung an Arbeit und Produktivität bis zum Ausschluß jeglicher Freude und des Wertes zwischenmenschlicher Beziehungen;
5. Unentschiedenheit: das Treffen von Entscheidungen wird entweder vermieden, zurückgestellt oder hinausgezögert, z. B. aus übertriebener Furcht, einen Fehler zu begehen. Zum Beispiel

könne der Betroffene Aufträge nicht termingerecht erledigen, da er Schwierigkeiten habe, die Prioritäten zu bestimmen.

Zur Stellung der *Diagnose* „Zwanghafte Persönlichkeitsstörung" sollen mindestens 4 dieser Kriterien nicht nur vorübergehend erfüllt sein. Verlangt wird ferner, daß die beschriebenen Verhaltensweisen zu deutlichen Beeinträchtigungen im zwischenmenschlichen oder beruflichen Bereich oder zu subjektiven Beschwerden geführt haben müssen. Dadurch grenzt das DSM-III die anankastische Persönlichkeitsstörung deutlich gegen noch nicht als abnorm zu bezeichnende Persönlichkeitszüge (personality traits) ab. Es grenzt auch schärfer gegen (symptomneurotische) Zwangsyndrome ab als die ICD, trennt aber ebensowenig wie diese zwischen dem, was früher als anankastische Psychopathie und zwanghafte Charakterneurose voneinander unterschieden wurde.

Von der → Zwangsneurose unterscheidet die anankastische Psychopathie (Persönlichkeitsstörung):
1. daß nicht einzelne Zwangsgedanken, Zwangsimpulse oder Zwangshandlungen isoliert im Vordergrund stehen, sondern eine Dauerverfassung der Persönlichkeit das Bild bestimmt;
2. daß das Abnorme dieser Verfassung vom Betroffenen nicht oder zumindest weniger stark erlebt wird als von seinen Mitmenschen; d. h. er identifiziert sich mit seiner Eigenart, verspürt infolgedessen keinen adäquaten Leidensdruck und pflegt bei Vorhaltungen das beanstandete Verhalten zunächst einmal zu verteidigen bzw. als völlig gerechtfertigt darzustellen;
3. daß sie früher in Erscheinung tritt;
4. daß sie in ihrer Genese weniger durch die Abwehr unbewußter Konflikte als vielmehr durch Anlage und/oder frühe, unmittelbar-konditionierende Prägungen bestimmt erscheint.

Punkt 1–3 teilt die Psychopathie mit der Charakterneurose, Punkt 4 nicht. Hier sind die Grenzen allerdings unscharf. Die Frage, inwieweit konstitutionelle Faktoren, inwieweit unmittelbar prägende Umwelt und inwieweit psychodynamisch zu deutende Abwehr von Triebimpulsen (vorwiegend von solchen aggressiver und sexueller Art) den Ausschlag geben, ist schwer genau zu bestimmen.

Zwischen anankastischer Persönlichkeitsstörung und Zwangsneurose gibt es manche Überschneidungen. Nach SLATER (1971) liegt die Korrelation zwischen anankastischer Persönlichkeitsstruktur und zwangsneurotischer Symptomatik mit 0,78 recht hoch. Dabei ist, wie in der angloamerikanischen Literatur üblich, die umstrittene Differenz zwischen anankastischer Persönlichkeitsstörung und Charakterneurose bzw. „neurotischer Struktur" anankastischer Prägung nicht berücksichtigt.

Die andere Grenze zwischen einer *noch* als normal zu bezeichnenden (oft sogar als besonders positiv bewerteten) Eigenart der Persönlichkeitsstruktur und einer Abnormität im Sinne einer Persönlich*keitsstörung* ist – aus Gründen der bekannten Relativität von Normen – noch weniger festzulegen. Wo sie zu ziehen ist, hängt nicht zuletzt von soziokulturellen (wie auch individuellen) Maßstäben ab. Es gibt soziokulturelle Umwelten (wie die frühere preußische), die die hier in Betracht kommenden Normgrenzen erweitern und damit zugleich die Heranziehung zwanghafter Persönlichkeiten begünstigen, und solche (wie die altösterreichischen), für die eher das Gegenteil gilt.

Entsprechend der *multifaktoriellen Genese* anankastischer Persönlichkeitsstörungen ist in jedem Einzelfall eine mehrdimensionale Diagnostik i. S. von KRETSCHMER angezeigt. Dies gilt insbesondere für anankastische Syndrome im Rahmen von schizophrenen Psychosen, wo sie eine umschriebene Abwehrfunktion übernehmen können (SIMKÓ), und Zwangsdepressionen, die von den anankastischen Anteilen der → prämorbiden Persönlichkeitsstruktur endogen Depressiver (= Typus melancholicus TELLENBACH) zu unterscheiden sind, sowie von hirnorganisch bedingten Psychosyndromen.

Historisches: Zwangscharaktere sind von jeher beschrieben worden. Die Trias: Ordnungsliebe, Eigensinn, Geiz sowie die Zusammenschau von Übergenauigkeit bis hin zu Pedanterie, von Übergewissenhaftigkeit bis hin zur Skrupelhaftigkeit, von Liebe zur Reinlichkeit bis hin zum Putzzwang, von Sparsamkeit bis hin zum Geiz, von Eigensinn bis hin zur Rechthaberei mit den analen Funktionen (bzw. mit der Reinlichkeitserziehung) im Rahmen einer soziopsychosomatischen Konzeption der Triebentwicklung – freilich im Volks-Slang vorweggenommen – stammt von FREUD (1908). Er prägte den Begriff des analen Charakters. Wichtige Ergänzungen fügten JONES (1919) und vor allem ABRAHAM (1923) hinzu (z. B. die Neigung zum Sammeln).

Die *klinische Psychiatrie* bahnte einen andersartigen Zugang. K. SCHNEIDER (1923) reihte die anankastischen Psychopathen unter die Selbstunsicheren ein. Dem wurde aus guten Gründen widersprochen (PETRILOWITSCH, 1966). Keineswegs alle Anankasten sind selbstunsicher. Da, wo ein spontan quellendes Lebens- und Selbstgefühl fehlt oder verschüttet ist, kann das Selbstbewußtsein, anstatt sich verunsichern zu lassen, um so mehr auf seine rationalisierenden, kontrollierenden und schematisierend-planenden Potenzen insistieren. Gerade die anankastischen Persönlichkeiten zeigen Lebensverunsicherung – von der man in bezug auf sie mit Recht spricht – mag zwar, muß aber nicht notwendig zu Selbstunsicherheit führen; sie kann sogar – im Sinne einer Überkompensation interpretierbar – zu einem außerordentlich verfestigten, mit Eigensinn verbundenen Selbstbewußtsein führen.

Andere Charakteristika wie ein Mangel an Spontaneität und Unmittelbarkeit bei vermindertem

Vertrauen zum Gefühl und zu Gemütsqualitäten insgesamt, eine relative „Starre" und „Umstellerschwerung" sowie eine erhöhte Retentionsbereitschaft, wodurch die „Simultankapazität" der Aufmerksamkeit eingeengt und zugleich die Anknüpfung neuer zwischenmenschlicher Kontakte erschwert werde, sind von klinischen Psychopathologen wie BINDER (1936), DE BOOR (1949), LEWIS (1936), PETRILOWITSCH (1956, 1960) u. a. beschrieben worden. Oft zeigt die anankastische Persönlichkeit ein zähflüssig-haftendes Temperament; ein eher überdurchschnittlich starker Triebdruck wird zumeist unter dem Bild einer Aggressionshemmung abgewehrt. Klinische und experimentelle Untersuchungen (SKOOG, 1964) stützen die Annahme einer „Inadäquatheit der Spontaneität", verbunden mit Überbewußtheit, Perseverationsneigung und Hypermnesie bei gleichzeitiger Störung der Koordination zwischen willentlichen und automatischen Funktionen wie auch zwischen rationalem und emotionalem Weltverhältnis.

Die *phänomenologisch-anthropologischen* Analysen der „Welt" bzw. des In-der-Welt-seins (v. GEBSATTEL, STRAUS, GÖPPERT) orientieren sich mehr an Zwangsneurotikern als an zwanghaften Psychopathen, erhellen aber auch deren Wesen und lassen ihre Verhaltensweisen besser verstehen.

Erbbiologisch (vgl. ZERBIN-RÜDIN, 1980) ist eine scharfe Trennung von anankastischer Persönlichkeitsstörung und Zwangsneurose wie auch der (von manchen Autoren gesondert aufgeführten) Zwangskrankheit nicht möglich. Eine engere Verwandtschaft mit dem manisch-depressiven und schizophrenen Formenkreis ist nicht nachgewiesen, obwohl beide Erkrankungsgruppen in der Verwandtschaft von Zwangskranken leicht vermehrt vorkommen. Die Erbfaktoren stellen insgesamt einen wesentlichen, in seiner Gewichtigkeit beim einzelnen Patienten aber nur schwer bestimmbaren Anteil der Ätiologie. Möglicherweise wird die Zwangsveranlagung polygen vererbt. Außer den lebensgeschichtlichen Bedingungen bedarf es vermutlich aber auch noch zusätzlich Faktoren, die in der Zusammensetzung der Gesamtkonstitution zu suchen sind. Das psychosoziale Milieu kann unmittelbar prägend wirken oder aber mittelbar eine zwanghafte Abwehr nicht zugelassener Triebregungen provozieren. Im zuletzt genannten Fall würden wir eher von einer zwanghaften → Charakterneurose sprechen, im ersteren – vor allem dann, wenn psycho*biologische* Symptome wie ein unmäßiges Haften das Bild prägen – eher von einer anankastischen Persönlichkeitsstörung bzw. Psychopathie.

Literatur
ABRAHAM, K.: Ergänzungen zur Lehre vom Analcharakter (1923). In: ABRAHAM, K.: Psychoanalytische Studien zur Charakterbildung und andere Schriften. S. 184–204. Frankfurt/M.: Fischer 1969.
BRÄUTIGAM, W.: Reaktionen – Neurosen – Abnorme Persönlichkeiten. Stuttgart: Thieme 1985.
DELAY, J., PICHOT, P., PERSE, J.: Personalité obsessionelle et charatère dit obsessionel: Étude clinique et psychométrique. Rev. Psychol. Appl. 12, 233–262 (1962).
FREUD, S.: Sämtliche Werke. London: Imago 1940.
GEBSATTEL, V. E. v.: Die Welt des Zwangskranken. In: Prolegomena einer medizinischen Anthropologie. Berlin Göttingen Heidelberg: Springer 1954.
GÖPPERT, H.: Depersonalisation und Zwang. Basel New York: Karger 1960.
HOFFMANN, S. O.: Der Zwangscharakter. In: PETERS, U. H. (Hrsg.): Die Psychologie des 20. Jahrhunderts, Bd. 10, S. 810–817. Zürich: Kindler 1980.
KAHN, E.: Die anankastischen Psychopathen. In: BUMKE, O. (Hrsg.): Hb. der Geisteskrankheiten, Bd. V. Berlin: Springer 1928.
NEMIAH, J. C.: Obsessive-compulsive disorder. In: KAPLAN H. J. et al. (eds) Comprehensive textbock of psychiatry, vol. 2. Baltimore London: Williams & Wilkins 1980
PETRILOWITSCH, N.: Abnorme Persönlichkeiten. 3. Aufl. Basel New York: Karger 1966.
SALZMAN, L., THALER, F. H.: Obsessive-compulsive disorders: A review of the literature. Am. J. Psychiatry 138, 286–296 (1981).
SANDLER, J., HAZARI, A.: The obsessional: On the psychological classification of obsessional character traits and symptoms. Brit. J. Med. Psychol. 33, 113–121 (1960).
SCHNEIDER, K.: Die psychopathischen Persönlichkeiten. 1. Aufl. 1923. Wien: Deuticke 1955.
SIMKÓ, A.: Reflexiv kompensiert verarbeitete Residualsymptome in schizophrenen Defektpsychosen. In: HUBER, G. (Hrsg.): Schizophrenie. Stand und Entwicklungstendenzen der Forschung. Stuttgart New York: Schattauer 1981.
SKOOG, G.: The Anancastic Individual in Psychological Research. In: GRÜNTHAL, E. v. (Hrsg.) Psychologie und Psychiatrie. Basel: Karger 1964.
SLATER, E., COWIE, V. A.: The genetics of mental disorders. London New York: Oxford Univ. Press 1971.
SÜLLWOLD, L.: Zwangsmechanismen und Basisstörungen. In: HUBER, G.: Endogene Psychosen: Diagnostik, Basissymptome und biologische Parameter. Stuttgart New York: Schattauer 1982.
WEINTRAUB, W.: Obsessive-compulsive and paranoid personalities. In: LION, J. J. (Ed.): Personality Disorders: Diagnosis and Management (2nd ed.) Baltimore: Williams and Wilkens Co. 1981.
ZERBIN-RÜDIN, E.: Psychiatrische Genetik. In: KISKER, K. P. et al. (Hrsg.): Psychiatrie der Gegenwart, 2. Aufl., Bd. I/2, S. 545–618. Berlin Heidelberg New York: Springer 1980.
W. BLANKENBURG

Psychopathien – psychopathische Persönlichkeiten

[gr.: $\psi\nu\chi\acute{\eta}$ = Seele, Leben; $\pi\acute{\alpha}\vartheta\eta$, $\pi\acute{\alpha}\vartheta o\varsigma$ = Leiden]
Der Begriff Psychopathie („psychopathische Minderwertigkeit") stammt von I. L. KOCH (1891). Er ist weltweit (ICD-Schlüssel, DSM-III) durch den der → Persönlichkeitsstörung ersetzt worden. Dennoch wird er nach wie vor im psychiatrischen Alltag verwendet. Überdies hat er in der Diskussion um die Grundlagen der Psychopathologie eine wichtige Rolle gespielt (BLANKENBURG, 1978; GLATZEL, 1978). Für und Wider seiner Verwendung sowie die Einteilung der verschiedenen Formen der Psychopathie unterlagen einem ständigen Wechsel. Historisch erwähnenswert sind PINEL („Manie sans délire"), PRICHARD („Moral insanity"), MOREL und MAGNAN („Dégénéré Supérieur") sowie MÖBIUS („Entartungsirresein") und LOMBROSO („Delinquento nato"). – Überblicke über die Geschichte des Begriffs und die einschlägige Literatur vermitteln KAHN (1928), CLECKLEY

(1959), BINDER (1960), PETRILOWITSCH u. BAER (1967), PETRILOWITSCH (1972), MEYER (1972), sowie (unter besonderer Berücksichtigung der kriminologischen und strafrechtlichen Literatur) KALLWASS (1969) und hinsichtlich der neueren Entwicklung in den USA FROSCH (1983), LION (1981), MILLON (1981), REID (1978), VAILLANT u. PERRY (1980). Den „Verständniswandel" von einer mehr ganzheitlich-lebensgeschichtlichen zu einer überwiegend nosologischen Betrachtungsweise im Verlauf des letzten Jahrhunderts beleuchtet SCHMIEDEBACH (1985).

Exponent der klassischen Psychopathielehre ist K. SCHNEIDER (1923, 1948). Für wissenschaftlich begründbar hielt er allein den Begriff der „abnormen Persönlichkeit". Psychopathen sind gemäß seiner Definition – im Sinne der statistischen Norm – „abnorme" Persönlichkeiten, die an ihrer Abnormität leiden oder unter deren Abnormität die Gesellschaft leidet. Der erste Teil der Definition wäre wertungsfrei, wenn man die charakterologische Abweichung eines Menschen von einer Durchschnittsnorm messen könnte; im zweiten Teil der Definition enthält sich der Psychiater nur dadurch der Wertung, daß er diese einerseits dem Betroffenen selbst, andererseits der Gesellschaft überläßt, wodurch – wider eigenen Willen – der Einzug der Soziologie in die Psychiatrie gebahnt bzw. legitimiert wurde.

Psychopathische Persönlichkeiten sind gemäß dieser Definition nicht krank, sondern „angelegte Varianten" des Menschseins. Gegen „übernormal" Gesunde soll das Leiden an sich selbst und/oder das Leiden der Gesellschaft unter dem Betroffenen abgrenzen, gegen den Neurotiker der Begriff der „Anlage". In der Formulierung „einfach so ein Mensch" (d. h. in der Unterstellung eines „So-Geschaffenseins") verdrängt bei K. SCHNEIDER der Wesenseindruck (d. h. die Beeindruckung durch das Gepräge einer bestimmten Persönlichkeitsstruktur) die lebensgeschichtliche Fragestellung. Dies wird dadurch begünstigt, daß die Persönlichkeitsstruktur hier in erster Linie als Erklärungsgrund für ein bestimmtes Verhalten bzw. klinisches Zustandsbild fungiert, weniger als etwas, was in seiner Entwicklung zu verstehen ist. „Anlage" identifiziert K. SCHNEIDER allerdings nicht mit Erbanlage, insofern er auch intrauterine und postnatale somatische Einflüsse (z. B. Folgen frühkindlicher Hirnschäden) mit einbezog. Dadurch wurde die Abgrenzung gegen die sog. Pseudopsychopathien (= organisch begründbare Psychopathien) abhängig davon, wann bzw. nach welchem Zeitpunkt eine Schädigung wirksam geworden ist. PETRILOWITSCH vertrat das gleiche bezüglich der psychosozialen Prägung in der frühen Kindheit: Eine antithetische Behandlung von Anlage- und Umwelteinflüssen sei erst im späteren Lebensalter sinnvoll. In der frühen Kindheit komme die prägende Wirkung von Um- und Mitwelt nicht zur Anlage „hinzu"; die sich in dieser Zeit verfestigende „Anlage" stelle vielmehr bereits eine „Unifaktion" von Ererbtem und Erworbenem dar. Auf diese Weise wird die Abgrenzbarkeit von den → Charakterneurosen, soweit deren Ursprung ebenfalls in die ersten Lebensjahre zurückreicht, in Frage gestellt. Im Gegensatz dazu versuchten andere den Anlagebegriff weiterhin streng auf Heridität zu begrenzen. Gestützt auf die → Schichtentheorie (LERSCH, ROTHACKER u. a.) und auf die Zwillingsuntersuchungen von GOTTSCHALDT, verfocht z. B. BINDER (1963 – unter Suspension der erbbiologischen Implikationen 1967) die These, daß die „unteren", endothymen „Schichten" (Grundstimmung, Affektivität, vitale Antriebsspannung, zusammengefaßt als „Temperamentsanlage") in stärkerem Maße erblich determiniert seien als der „charakterliche Oberbau". Psychopathen sind für ihn daher in erster Linie Thymopathen. Die psychopathischen Charakterentwicklungen werden als sekundäre, reaktive Verarbeitungen von Temperamentsanomalien aufgefaßt. Letztere seien es, die – jedenfalls bei den (früher von den „psychopathischen Entwicklungen" noch einmal abgegrenzten) sog. „psychopathischen Dauerzuständen" – den Ausschlag gäben und den Eindruck einer relativen „dynamischen Konstanz" (PETRILOWITSCH) erweckten. Dennoch sah BINDER den → Charakter nicht ausschließlich in seiner Abhängigkeit von Temperamentsanomalien, sondern auch als ein mögliches Korrektiv derselben. Auf diese Weise wird auch dem Personalen in der lebensgeschichtlichen Entwicklung von Psychopathen ein gewisser eigener, wenn auch begrenzter Spielraum zugemessen. Die begriffliche Trennung von der → Charakterneurose ergibt sich dann daraus, daß es bei letzterer nicht die Temperamentsanomalie ist, die den Ausschlag geben soll.

Wie bereits angedeutet, blieben freilich die erbbiologischen Voraussetzungen dieser wie auch verwandter Konzeptionen nicht unbestritten. An der Bedeutung hereditärer Faktoren (die nach den Untersuchungen von SCHEPANK (1981) allerdings auch bei → Neurosen eine größere Rolle spielen, als früher angenommen wurde) läßt sich nicht zweifeln; ihre Korrelierbarkeit mit dem Schichtenmodell der Persönlichkeit ist aber nicht soweit gesichert, daß man darauf eine erbbiologisch fundierbare Psychopathielehre aufbauen könnte. Die Hypothese KALLMANNS, wonach „innate release mechanisms" die Persönlichkeit für abwegige Instinktauslöser sensibel machen sollen, ist bis heute nicht hinreichend empirisch bestätigt. Der vereinzelte Nachweis von Chromosomenanomalien bei psychopathischen Persönlichkeiten stieß vor allem bei Kriminologen auf Interesse, reicht aber bei weitem nicht aus, um darauf etwa eine Psychopathielehre aufzubauen (WINTKIN et al., 1976). – Auch jenseits der erbbiologischen Fragestellung hält sich die Begründbarkeit psychopathischer Verfassungen durch somatische Befunde bis heute in engen Grenzen. Die wiederholt beschriebene überdurchschnittliche Zahl abnormer EEG bei Psychopathen – zumeist als Reifungshemmung des ZNS gedeutet – ist interessant, bleibt aber vorerst ein rein statistischer Befund, der viele Fragen offenläßt.

Für die klassische Psychopathologie mitteleuropäischer Prägung war die „Psychopathie" ein terminus a quo; d. h. eine deskriptiv gewonnene diagnostische Etikettierung, die – weder auf organische Befunde, noch auf eine Psychose, Neurose oder abnorme Erlebnisverarbeitung zurückführbare – immer wieder vorkommende Auffälligkeiten des Verhaltens und/oder Erlebens eines Menschen durch eine entsprechende dauerhafte (anlagebedingte) Disposition *erklärbar* (evtl. auch prognostizierbar) machen sollte.

Für die Psychoanalyse ist dagegen „Psychopathie", sofern sie sich überhaupt auf diesen diagnostischen Begriff einließ, nicht etwas, was (z. B. ein Verhalten) erklärt, sondern etwas in seiner Genese selbst Erklärungsbedürftiges (d. h. ein terminus ad quem). Ihr Beitrag zur Psychopathie-Lehre ist zweifacher Art: 1. Zum einen wurde die „Psychopathie" als anlagebedingte Persönlichkeitsstörung stark eingegrenzt durch die Konzeption der → Charakterneurose als einer durch psychodynamische Vorgänge in der frühen Kindheit bedingten (Anlagebedingtheit nur vortäuschenden) Störung. FREUD sprach bekanntlich von einer „Ergänzungsreihe" hinsichtlich der Anteile von Ererbtem und Erworbenem. Er maß dem konstitutionellen Faktor (auch für die Charakterneurose, nicht nur für die Psychopathie) theoretisch eine große Bedeutung zu, meinte aber, in der Praxis dürfe man ihn vernachlässigen, „da wir ihm nichts anhaben können". – 2. Zum anderen machte die Psychoanalyse – am Modell der psychotherapeutischen Beziehung (Übertragung und Gegenübertragung) orientiert – vor allem auf das Interaktionsverhalten psychopathischer Persönlichkeiten aufmerksam. Wichtig wurde der (auf Erfahrungen während der Behandlung wie auch auf sonstige Verhaltensbeobachtungen sich stützende) Begriff des „Ausagierens". ALEXANDER (1928) kennzeichnete Psychopathen als „acting-out"-neurotische Charaktere, die, unter erheblichem Triebdruck stehend, mit Identifikationsschwierigkeiten zu kämpfen hätten. Schon früher hatte AICHHORN (1925) im Hinblick auf verwahrloste Jugendliche von Über-Ich-Defekten bzw. -Abnormitäten gesprochen sowie von der Unfähigkeit des Ichs, die Forderungen des Es und der (mit Vernunft zu erfassenden) Realität aufeinander abzustimmen, d. h. vom Lustprinzip zum Realitätsprinzip überzugehen. Diese Charakterisierung wurde – in den USA mehr als in Europa – generalisiert und führte dazu, daß der Begriff der Psychopathie dort zeitweilig in dem der Soziopathie aufging (entspr. dem zweiten Teil der Definition K. SCHNEIDERs). Als typisch galten sog. Durchbruchshandlungen (vgl. BRÄUTIGAM, 1985). Im Zentrum sah man den Über-Ich-Defekt, dessen Auswirkungen freilich auf einzelne Verhaltensbereiche beschränkt bleiben könnten. An negativen Einflüssen auf die Über-Ich-Bildung wurden Unerwünschtheit der Schwangerschaft, zerrüttetes Familienleben, Verlust oder Abwesenheit der Eltern (vor dem 6. Lebensjahr: FRAZIER, auch noch nach dem 12. Lebensjahr: ANDERSON), mangelnder Kontakt mit Gleichaltrigen und Erwachsenen, Rejection, Deprivation und Overindulgence aufgeführt. Nach FRAZIER et al. (1964) spielen unbewußte, mit ihrem Verhalten nicht übereinstimmende Wünsche der Eltern eine große Rolle. Heute spricht man (STIERLIN u. a.) von → „Delegation". Das leitet über zur Frage nach der Bedeutung pathologischer Kommunikations- und Interaktionsmuster in den Familien für die Genese der Psychopathie (MANNE, 1967), wie sie in anderer Weise auch für die der Schizophrenie geltend gemacht wird (Familienforschung). Die Bedeutung von Anlagefaktoren wurde zwar nicht geleugnet, fand aber – da therapeutisch eher entmutigend – wenig Interesse.

Das daraus entwickelte Behandlungsprogramm ist in der Regel zweistufig:

1. Umwandlung der psychopathischen Abwehrmechanismen (PARIN, 1961) in neurotische (nach FENICHEL: „ein Triumph der psychoanalytischen Therapie"). Eine solche „Neurotisierung" gelingt bei verhaltensgestörten Jugendlichen in der Regel leichter als bei erwachsenen Psychopathen. Sie versucht zunächst einmal einen Leidensdruck zu erzeugen, bzw. einen (durch die Reaktion der Umwelt bereits herbeigeführten) sekundären Leidensdruck in einen primären zu verwandeln. Dieser wird vielfach als Vorbedingung für jede weitere Therapie angesehen. Ein umgekehrter (mit einer Erniedrigung des Leidensdruckes einhergehender) Syndrom-Shift gilt dagegen prognostisch als ungünstig.

2. Die anschließende Behandlung der nunmehr neurotischen Symptomatik erfolgt zumeist nach dem bekannten analytischen Konzept, wobei der Übertragung (und Übertragungsdeutung) eine besonders wichtige Rolle zugesprochen wird. Doch bleibt die Gefahr groß, daß die Therapie – anstatt es deutend zu durchbrechen – *in* das Agieren des Patienten einbezogen wird. Dabei kann es wichtig sein, wie in der Psychosentherapie, an die Stelle von „Übertragung" „Tragung" (BINSWANGER, BENEDETTI) bzw. treten zu lassen und – anstelle des artifiziellen Settings der klassischen Analyse in unorthodoxerer Weise den Raum für „Begegnung" freizugeben; daseinsanalytische Ansätze (s. u.) können dabei hilfreich sein.

Bei dem Gesagten muß man sich klarmachen: Bei „Psychopathie" als „acting-out"-Charakterstörung (= Soziopathie) und „Psychopathie" als einer vorwiegend anlagebedingten Störung (sehr verschiedener Erlebnis- und Verhaltensmöglichkeiten eines Menschen) handelt es sich nicht nur um unterschiedliche Definitionen ein und derselben Sache.

Vielmehr ist der Kreis der mit diesen unterschiedlichen Konzeptionen erfaßten Patienten jeweils ein anderer. Sie decken sich nicht. Die ätiologische Alternative (überwiegend anlagebedingt vs. überwiegend erlebnisbedingt; oder kurz: Biogenie vs. Soziogenie) und die sich auf die Austragungsweise der Störung beziehende Alternative (Ausagieren vs. Leidensdruck; oder – wie J. E. MEYER sie aufgreift – „Störer" vs. „Leider") überkreuzen sich in nicht wenigen Bereichen und sind eigentlich inkommensurabel.

Die daseinsanalytische Psychopathiekonzeption (→ Daseinsanalyse) entwickelte sich nicht in Konkurrenz mit den obengenannten Ansätzen, sondern intendiert, in Ergänzung dazu, Grundlagen für ein besseres Verständnis zu schaffen. Dazu dient unter anderem der Begriff der „anthropologischen Proportionen" (BINSWANGER, 1956, BLANKENBURG, 1982). Einen Vorläufer hierzu bildete BIRNBAUMs Versuch, unterschiedliche „Maßbeziehungen der Persönlichkeitselemente zueinander sowie zu äußeren Faktoren" ausfindig zu machen. Die von BINSWANGER akzentuierte Disproportion von Höhe und Weite ist nur als *ein* Beispiel für die hier in Betracht kommenden, ganz verschiedenartigen Verschiebungen anthropologischer Proportionen anzusehen (vgl. auch D. WYSS, 1973). Es geht hierbei um die Aufdeckung von Wesensstrukturen nicht nur im querschnittsmäßigen Erscheinungsbild, sondern auch im Längsschnitt der Verläufe und zwar im Sinne einer detaillierten Herausarbeitung lebensgeschichtlicher Strukturzusammenhänge. HÄFNER (1961) verfolgte an Einzelfällen, wie ein menschliches Dasein seine ihm aufgegebenen Seinsmöglichkeiten (insbesondere Mitseins-Möglichkeiten) jeweils verfehlen und dieses Verfehlen (z. B. durch den Aufbau einer Fassade) verdecken kann. Eine wesentliche Frage der daseinsanalytischen Psychopathieforschung gilt dem „Wer" des jeweiligen Daseins. Dieses konstituiert sich zwar *in* einem Wechselspiel von Ererbtem und Erworbenem, aber nicht *aus* ihm (BLANKENBURG, 1965). Ob das relativ Ungeschichtliche psychopathischer Daseinsverläufe als ein Naturfaktum hinzunehmen ist oder selbst wieder lebensgeschichtlich verstanden werden kann, bleibt Sache der Interpretation.

Die *Einteilung* der psychopathischen Persönlichkeiten in verschiedenen Typen spielte in der älteren europäischen Tradition eine größere Rolle als in der angloamerikanischen Forschung. KRAEPELIN (1915) beschrieb 7 Typen. Versuche einer systematischen Einteilung machten GRUHLE, HOMBURGER, KAHN, KRETSCHMER und EWALD. Unsystematische Typenaufzählungen finden sich bei K. SCHNEIDER (hyperthymische, depressive, selbstunsichere, fanatische, stimmungslabile, geltungsbedürftige, gemütlose, willenlose, asthenische und explosible psychopathische Persönlichkeiten), BINDER (hyperthymische, depressive, hypersthenische, asthenische, übererregbare, haltarme, gemütsarme psychopathische Persönlichkeiten), LEMKE (11 Typen), PETRILOWITSCH (10 Typen), und LEONHARD, der von „akzentrischen Persönlichkeiten" spricht. TÖLLE beschränkt sich in seinen katamnestischen Studien auf 7 Typen (depressive, hypersthenische, sensitive, asthenische, haltschwache, schizoide, hyperthyme psychopathische) Persönlichkeiten). Fast alle Autoren, so auch M. BLEULER, betonen die Schwierigkeit, wenn nicht Unmöglichkeit einer befriedigenden Einteilung. Heute spricht man, wie anfangs betont, nicht mehr von Psychopathie, sondern von → Persönlichkeitsstörungen.

Längsschnittuntersuchungen der Lebensläufe psychopathischer Persönlichkeiten gibt es nicht viele. Nach TÖLLE (1966) sind psychopathische Persönlichkeiten während ihres ganzen Lebens, besonders im dritten Lebensjahrzehnt, krisengefährdet. Die Krisen führen zu Konflikten und zu Störungen des Befindens. Häufig erfordern sie ärztliche Behandlung. Eine größere Inzidenz von Krisen (meist mit Verstimmungszuständen und Konversionssyndromen) findet man bei Frauen, sowie bei hysterischen, depressiven und asthenischen Psychopathien. Arrangements, Abwehr oder Einengung sind als Techniken der Daseinsbewältigung zu beobachten; TÖLLE beschrieb im einzelnen Veräußerlichung, Vertiefung, Opposition, Abwendung, Abwehr, Einengung der Beziehungen zur Umwelt, Kommunikationsschwäche, hysterisches Kommunikationsbedürfnis und übermäßige Ordentlichkeit als sich herauskristallisierende Charakteristika. Immerhin hatten von insgesamt 115 ehemals unter der Diagnose „Psychopathie" stationär behandelten Patienten etwa ⅗ eine erträgliche Daseinsform gefunden.

Häufiger sind Längsschnittuntersuchungen bei kriminellen psychopathischen Persönlichkeiten und Verwahrlosten vorgenommen worden. Von nichtpsychopathischen Kriminellen unterscheiden sich die psychopathischen dadurch, daß sie nicht nur ein abweichendes Wertsystem internalisiert haben, sondern in ihrer Bindungsfähigkeit tiefgreifend gestört sind, meist keine Loyalität untereinander kennen, sich nicht organisieren und vor allem darin, daß es ihnen in ihrem Verhalten an Umsicht fehlt (MCCORD u. MCCORD 1964); doch sind die Grenzen unscharf (KALLWASS, 1969). Der Vergleich jugendlicher Krimineller und Nicht-Krimineller (GLUECK u. GLUECK, 1964) legte die Annahme nahe, daß es für manche Entwicklungsverläufe nur eine Alternative gibt: alloplastischen Ausgang in psychopathische Symptomatik (evtl. Kriminalität) oder autoplastischen Ausgang in neurotische Symptomatik mit einem entsprechenden Leidensdruck (BLANKENBURG 1981).

Forensisch hat die Einführung der „schweren anderen seelischen Abartigkeit" als ein die Schuldfähigkeit einschränkendes Kriterium in der Rechtsprechung der BRD einen wesentlichen Wandel in der Beurteilung vor allem der schweren Psychopathien herbeigeführt. Die Verbesserung von Behandlungsmöglichkeiten, die gleichzeitig vom Gesetzgeber mit dem § 65 StGB beabsichtigt war, läßt – wohl nicht allein durch die verzögerte Einrichtung der geforderten „Sozialtherapeutischen Anstalten" – auf sich warten. – Prognosen bei psychopathischen Rechtsbrechern zu stellen, ist immer noch schwierig. Nach älteren Untersuchungen (STANG, 1967) erwiesen sie sich in etwa 50% nachträglich als falsch; die falschen Prognosen häufen sich vor allem bei Erstdelikten und Sexualdelikten. Nach wie vor bewährt hat sich FREYS These der „kriminogenen Kumulation" von Gemütskälte, Geltungssucht, Willensschwäche, Impulsivität. – Unter den nichtkriminellen Psychopathen haben nach den Untersuchungen von TÖLLE (1966) die asthenischen und sensitiven Persönlichkeiten – bei einigermaßen günstigen Lebensumständen – eine bessere Prognose als andere Typen.

Therapie: Es ist wichtig, das Therapieziel nicht zu hoch anzusetzen. Mit entsprechend bescheidenen Zielsetzungen ist mehr zu erreichen, als früher oft angenommen wurde. Analytische Einzelpsychotherapien (s. o.) sind immer wieder versucht worden (PARIN, 1961), stoßen aber häufig auf Schwierigkeiten. Gruppentherapien sind manchmal eher indiziert (KOHLMEYER, 1968). Als Mittel der Wahl gilt zumeist eine psychagogische Gesprächstherapie, evtl. in Kombination mit Verhaltenstherapie. In schweren Fällen kann man mitunter auf eine medikamentöse Therapie nicht verzichten. Bei der Verordnung von Tranquilizern ist Vorsicht geboten, da bei vielen psychopathischen Persönlichkeiten Suchtgefahr besteht. – Im übrigen sind generalisierende Aussagen, die für alle, zum Teil ja außerordentlich divergente Psychopathie-Typen zutreffen sollen, kaum möglich. Man wird differenzieren müssen. Erstes Ziel ist im allgemeinen nicht eine Umformung der Persönlichkeit – dies erreichen zu wollen, wäre in vielen Fällen unrealistisch –, sondern daß der Abnorme seine Schwierigkeiten wahrzunehmen und in einem zweiten Schritt besser mit ihnen umzugehen lernt. Dies führt oft wesentlich weiter als frustrane Umstrukturierungsversuche. Ein sorgfältig aufgebautes Verhaltenstraining in kleinen und kleinsten Schritten kann hilfreich sein. Paradoxe Interventionen ermöglichen manchmal sehr viel raschere Veränderungen, sind aber nicht ungefährlich, und der Erfolg – sofern er eintritt – ist nicht immer dauerhaft. Geduld und unbeirrbare Zuwendung des Therapeuten scheinen oft wichtiger zu sein als die Art der verwendeten therapeutischen Technik.

Literatur
AICHHORN, A.: Verwahrloste Jugend. 1. Aufl. 1925, 3. erw. Aufl. Bern: Huber 1951.
ALEXANDER, F.: Der neurotische Charakter. Int. Z. Psychoanal. 14, 26–37 (1928).
BAER, R.: Psychopathische und pseudopsychopathische Persönlichkeiten. In: U. H. PETERS (Hrsg.): Psychologie des 20. Jahrhunderts, Bd. 10. Zürich: Kindler 1980.
BINDER, H.: Zum heutigen Stand des Psychopathieproblems. Schweiz. Arch. Neurol. Psychiat. 100, 457–474 (1967).
BINSWANGER, L.: Drei Formen mißglückten Daseins. Verstiegenheit, Verschrobenheit, Manieriertheit. Tübingen: Niemeyer 1956.
BIRNBAUM, C.: Über psychopathische Persönlichkeiten. Eine psychopathologische Studie. Wiesbaden: J. F. Bergmann 1909.
BLANKENBURG, W.: Grundlagenprobleme der Psychopathologie. Nervenarzt 49, 140–146 (1978).
BLANKENBURG, W.: Der „Leidensdruck" des Patienten in seiner Bedeutung für Psychotherapie und Psychopathologie. Nervenarzt 52, 635–642 (1981)
BLANKENBURG, W.: A dialectical conception of anthropological proportions. In: KONING, J. DE, JENNER, F. A. (Eds.): Phenomenology and Psychiatry. London: Academic Press; New York: Grune & Stratton 1982.
BRÄUTIGAM, W.: Reaktionen – Neurosen – Abnorme Persönlichkeiten. 5. Aufl. Stuttgart: Thieme 1985.
FROSCH, J. P. (ed.): Current Perspectives on Personality Disorders. Washington, D. C.: Am. Psychiatr. Press 1983.
GLATZEL, J.: Psychopathie-Konzept als Gelenk zwischen Psychiatrie und Sozialwissenschaften. MMG 3, 138–145 (1978).
GLUECK, S., GLUECK, E.: Delinquents and Non-Delinquents in Perspective. Cambridge: Havard Univ. Press 1968 (Dt.: Jugendliche Rechtsbrecher. Stuttgart: Klett 1963).
HÄFNER, H.: Psycopathen. Berlin Göttingen Heidelberg: Springer 1961.
KALLWASS, W.: Der Psychopath. Kriminologische und strafrechtliche Probleme. Berlin Heidelberg New York: Springer 1969.
KOCH, I. L. A.: Die psychopathischen Minderwertigkeiten. Ravensburg: 1894.
KOHLMEYER, W. A.: Changing concepts of psychopathy and their therapeutic implications. In: Proceedings of the IV World Congress of Psychiatry. In: LOBEZ-IBOR (Ed.): Excerpta Medica Foundation, pp. 2689–2691 (1968).
KRAEPELIN, E.: Psychiatrie. 8. Aufl., Bd. IV, Teil III. Leipzig: Barth 1915.
KRÖBER, H.-L.: K. Schneiders Psychopathiebegriff als Hemmnis psychosomatischen Denkens. Nervenarzt 55, 25–29 (1984).
LEONHARD, K.: Akzentuierte Persönlichkeiten. Berlin: VEB Volk und Gesundheit 1968.
LION, J. R. (ed.): Personality disorders: Diagnosis and management. Baltimore: Williams & Wilkins 1981.
MANNE, S. H.: A Communication Theory of Sociopathic Personality. Amer. J. Psychother. 21, 797–807 (1967).
McCORD, W., McCORD, J.: The Psychopath. Toronto London New York: van Nostrand 1964.
MEYER, J.-E.: Psychopathie – Neurose. In: KISKER, K.-P. et al. (Hrsg.): Psychiatrie der Gegenwart. 2. Aufl. Bd. II/1. Klinische Psychiatrie I. Berlin Heidelberg New York: Springer 1972.
MILLON, T.: Disorders of Personality – DSM III: Axis II. New York: Wiley & Sons 1981.
PARIN, P.: Die Abwehrmechanismen der Psychopathen. Psyche 15, 322–329 (1961/62).
PETRILOWITSCH, N. (Hrsg.): Psychologie der abnormen Persönlichkeit (Sammlung von 23 wichtigen Arbeiten zum Thema). Darmstadt: Wiss. Buchgesellschaft 1968.
PETRILOWITSCH, N.: Psychopathien. In: KISKER, K. P. et al. (Hrsg.): Psychiatrie der Gegenwart. Bd. II/1, 2. Aufl. Berlin Heidelberg New York: Springer 1972.
PETRILOWITSCH, N., BAER R.: Psychopathie 1945–1966. Fortschr. Neurol. Psychiat. 35, 557–649 (1967).

REICH, W.: Character Analysis. New York: Simon & Schuster 1949; dt. Übers.: Charakteranalyse. Köln Berlin 1970.
REID, W. H. (ed.): The Psychopath: A Comprehensive Study of Antisocial Disorders and Behaviors. New York: Brunner/Nagel 1978.
SCHMIEDEBACH, H.-P.: Zum Verständniswandel der „psychopathischen" Störungen am Anfang der naturwissenschaftlichen Psychiatrie in Deutschland. Nervenarzt 56, 140–145 (1985).
SCHNEIDER, K.: Die psychopathischen Persönlichkeiten. 1. Aufl. 1923; 9. Aufl. Wien: Deuticke 1950.
SCHNEIDER, K.: Kritik der klinisch-typologischen Psychopathenbetrachtung. Nervenarzt 19, 6–9 (1948).
SCHULSINGER, F.: Psychopathy: Heredity and environment. In: ROFF, M., ROBINS, L., POLLACK, M. (Eds.): Life history research in psychopathology; vol. II. Minneapolis: University Press 1972.
TÖLLE, R.: Katamnestische Untersuchungen zur Biographie abnormer Persönlichkeiten. Berlin Heidelberg New York: Springer 1966.
TÖLLE, R.: Persönlichkeitsstörungen. In: KISKER et al. (Hrsg.): Psychiatrie der Gegenwart, 3. Aufl., Bd. 1, 171–183. Berlin Heidelberg New York Tokyo: Springer 1986.
VAILLANT, G. E.: Sociopathy as a human process. Arch. Gen. Psychiatry 32, 178–183 (1975).
VAILLANT, G. E., PERREY, J. C.: Personality Disorders. In: KAPLAN, H. I., FREEDMAN, A. M., SADOCK, B. J. (Eds.): Comprehensive Textbook of Psychiatry (3rd ed., vol. 2) Baltimore: Williams and Wilkins & Co. 1980.

W. BLANKENBURG

Psychopathologie des Ausdrucks → Kunst, psychopathologische

Psychopharmakologie

In direkter Ausdeutung des Begriffs kann unter *Psychopharmakologie* das spezielle Gebiet der Pharmakologie verstanden werden, das die pharmakologischen Kenntnisse von allen Substanzen mit Wirkungen auf die Psyche, auf das Seelenleben (Erleben, Befinden, Verhalten) zusammenfaßt. So betrachtet, wäre die Psychopharmakologie einer der ältesten Zweige der Pharmakologie, denn die Erforschung solcher Pharmaka war – ausgehend von den für kultische und religiöse Zwecke benutzten Drogen, von den die Stimmung beeinflussenden Genußmitteln (z. B. Alkohol), von den Schmerz- und Beruhigungsmitteln – seit jeher ein Schwerpunkt in der Entwicklung der Pharmakologie.

Doch gerade Pharmakologen sind es, die Begriffe wie „Psychopharmakologie" und „Psychopharmaka" als fragwürdig und unlogisch bezeichnen. Die Kritik an diesen Begriffen geht von der Überlegung aus, daß es keine Substanz gäbe, die *direkt* auf die Psyche einwirke [2]. Deswegen könne der Pharmakologe die sogenannte Psychopharmakologie immer nur als einen Ausschnitt aus der Pharmakologie des Zentralnervensystems, im weiteren Sinne also als *Neuropharmakologie* betrachten. Vermittelnd wird daher heute oft von *Neuropsychopharmakologie* gesprochen. Andere Versuche, den logischen Einwänden der Pharmakologen mit neuen Begriffsbildungen Rechnung zu tragen (z. B. der Versuch den Terminus „psychotrope Pharmaka" durch den Ausdruck „enkephalotrope Pharmaka" [4] zu ersetzen), haben keine Resonanz gehabt.

Trotz aller Vorbehalte und Einwände gehören die Begriffe „Psychopharmakologie", „Psychopharmaka", „psychotrope Wirkungen" u. ä. inzwischen zum festen Wortschatz der Psychiatrie. Man sollte nun allerdings anstreben, daß die mit diesen Begriffen verknüpften Definitionen möglichst eindeutig, klar, einfach und allgemein verbindlich sind. Bedauerlicherweise werden jedoch zahlreiche Begriffe der Psychopharmakologie in deren verschiedenen Bereichen in unterschiedlichen, oft sogar in widersprüchlichen Bedeutungen benützt.

Als Wort findet sich der Ausdruck „*Psychopharmakon*" bereits im Mittelalter. 1548 gab Reinhardus LORICHIUS aus Hadamar (HADAMARIUS) unter dem Titel „Psychopharmacon, hoc est: medicina animae" eine Sammlung von Trost- und Sterbegebeten heraus [10]. Später wurde der Begriff in ganz verschiedenen Zusammenhängen gebraucht; seine moderne Bedeutung bekam der Begriff jedoch erst nach der Entdeckung des Chlorpromazins (1952), also nach der Entdeckung des ersten Pharmakons, das sich für die gezielte Therapie psychiatrischer Krankheitsbilder eignete. Wie die Beschreibung des therapeutischen Wirkungsspektrums des Chlorpromazins (→ Neuroleptica) den Ausgangspunkt der modernen Psychopharmakologie markiert, so beruhen auch alle weiteren wesentlichen Entdeckungen der Psychopharmakologie auf klinischen Beobachtungen (z. B. das Erkennen der antidepressiven Wirksamkeit des Imipramin, → Antidepressiva; die Entdeckung der rezidiv-verhütenden Wirkung von Lithiumsalzen bei phasischen Psychosen [5]: → Phasenprophylaxe).

Heute bezeichnet man als *Psychopharmaka* alle Substanzen, für die nach kurzfristiger oder nach langfristiger Verabreichung in methodisch einwandfreien Untersuchungen (→ Placebo-Effekt) an Tieren und an Menschen zweifelsfrei ein *psychotroper Effekt* nachgewiesen worden ist. Es muß außerdem gesichert sein, daß dieser psychotrope Effekt auf die Wirkung des Pharmakons selbst oder auf die Wirkung seiner Metaboliten auf Strukturen des Zentralnervensystems beruht [1].

Aus dieser Definition der Psychopharmaka geht hervor, daß die *Psychopharmakologie* nicht als ein Spezialgebiet der Pharmakologie angesehen werden darf, sondern ein interdisziplinärer Wissenschaftszweig ist, der auf der Zusammenarbeit von Biochemikern, Pharmakologen, Neurophysiologen, Ethologen, Psychologen und Psychiatern basiert [11]. Gelegentlich findet man als Synonyma für Psychopharmakologie die Begriffe Pharmakopsychologie und Pharmakopsychiatrie. Erfreulicherweise setzte es sich aber in jüngster Zeit durch, diese Begriffe nur noch als Unterbegriffe des Oberbegriffs Psychopharmakologie anzuwenden.

Die *Pharmakopsychologie* [9] befaßt sich mit der Modifizierung normalpsychischer Abläufe durch

Pharmaka. Ihr Begründer war am Ende des vergangenen Jahrhunderts KRAEPELIN mit seinen klassischen Arzneimittelstudien zur experimentellen Psychologie [8]. Der Bereich der *Pharmakopsychiatrie* [12] erstreckt sich nicht nur auf die Erforschung der für die Psychiatrie zu nutzenden therapeutischen Wirkungsqualitäten von Psychopharmaka („Psychopharmakotherapie" [3]; „Psychiatrische Pharmakotherapie" [1]); auch die Manifestation psychischer Störungen durch Pharmaka – von den psychischen Nebenwirkungen von Arzneimitteln [6] über alle Probleme der Arzneimittelsüchte bis hin zu den symptomatischen Psychosen durch Pharmaka (sogenannte pharmakogene Psychosen) – ist Forschungsgegenstand der Pharmakopsychiatrie. Wenn man will, kann man neben diese beiden Unterbegriffe als dritten noch den bereits erwähnten Begriff *Neuropsychopharmakologie* setzen, unter dem dann alle pharmakologischen Aspekte im engeren Sinne zu subsumieren sind.

Die sprunghafte Entwicklung der Psychopharmakologie in den letzten zwanzig Jahren hat dazu geführt, daß für die ständig wachsende Zahl der Psychopharmaka immer wieder neue *Klassifikationen* vorgeschlagen wurden. Diese Vorschläge stützen sich oft auf unterschiedliche Klassifikationskriterien (z. B. strukturchemische, biochemische, neurophysiologische, pharmakologische, experimentalpsychologische oder klinisch-therapeutische Kriterien) oder kombinieren verschiedene derartige Gesichtspunkte miteinander. Manchmal stellen neue Klassifikationsvorschläge aber auch nur die Einführungen neuer Gruppenbezeichnungen oder anderer mehr oder minder vage definierter neuer Begriffe dar. So besteht auf diesem Gebiet weitreichende Unsicherheit und Verwirrung stiftende Unklarheit.

Die 1959 von DELAY vorgeschlagene „Dreierklassifikation der Psychopharmaka" (Psycholeptica – Psychoanaleptica – Psychodysleptica) ist zwar logisch schlüssig, doch ist sie zu schematisch und hat sich deshalb nicht durchgesetzt [7]. Allgemein benutzt werden hingegen die Gruppenbezeichnungen, die sich an den therapeutischen Indikationsbereichen orientieren: → Antidepressiva, → Neuroleptika, → Tranquilizer, → Schlafmittel (Hypnotica) und → Stimulantien. Einen Gruppennamen für die Medikamente, denen eine → Phasenprophylaxe möglich ist, gibt es bisher noch nicht. In den letzten Jahren bürgert sich als weiterer Begriff die Bezeichnung „Nootropica" für die Medikamente ein, die bei → organischen Psychosyndromen eingesetzt werden. Diese Medikamente sollen entweder über eine Steigerung der Hirndurchblutung oder über eine Aktivierung des Hirnstoffwechsels wirken.

Es ist bisher noch nicht bekannt, aufgrund welcher *ZNS-Wirkungen* die Nootropica ihre therapeutischen Wirkungen entfalten.

Literatur
1. BENKERT, O., HIPPIUS, H.: Psychiatrische Pharmakotherapie 4. Aufl. Berlin Heidelberg New York: Springer 1986.
2. BRÜCKE, E. TH. V., HORNYKIEWICZ, O.: Pharmakologie der Psychopharmaka. Berlin Heidelberg New York: Springer 1966. 2. Aufl. in engl. Sprache – zus. mit E. B. SIGG: The pharmacology of psychotherapeutic drugs. Berlin Heidelberg New York: Springer 1969.
3. CORNU, F.: Psychopharmakotherapie. In: GRUHLE, H., JUNG, R., MAYER-GROSS, W., MÜLLER, M., (Hrsg.): Psychiatrie der Gegenwart. Bd. I/2, S. 495–659 Berlin Göttingen Heidelberg: Springer 1963.
4. ENGELMEIER, M.-P.: Die Pharmakotherapie im Gesamtbehandlungsplan. Therapiewoche 10, 329–337 (1960).
5. GREIL, W., CALKER, D. V.: Lithium: Grundlagen und Therapie. In: LANGER, G., HEIMANN, H. (Hrsg.): Psychopharmaka – Grundlagen und Therapie. Wien New York: Springer 1983.
6. HIPPIUS, H., BULLINGER-NABER, M.: Psychische Störungen. In: RAHN, K. H. (Hrsg.): Erkrankungen durch Arzneimittel. 3. Aufl. Stuttgart New York: Thieme 1984.
7. KALINOWSKY, L. B., HIPPIUS, H., KLEIN, H. E.: Biological treatments in psychiatry. New York London: Grune & Stratton 1982.
8. KRAEPELIN, E.: Über die Beeinflussung einfacher psychischer Vorgänge durch einige Arzneimittel. Jena: Fischer 1892.
9. LIPPERT, H.: Einführung in die Pharmakopsychologie. Bern Stuttgart: Huber 1959.
10. ROTH, G.: Psychopharmakon, hoc est: medicina animae (1548). Confin. Psychiat. 7, 179–182 (1964).
11. SHEPHERD, M., LADER, M., RODNIGHT, R.: Clinical psychopharmacology. London: English University Press 1968.
12. WALTHER-BÜEL, H.: Über Pharmakopsychiatrie. Schweiz. Med. Wschr. 83, 483–487 (1953).

H. HIPPIUS

Psychose

Der Versuch einer Definition wirft schon grundlegende Fragen der Psychiatrie auf, die in diesem Punkte der Philosophie verwandt, sich bei der Bestimmung ihres eigentlichen Gegenstandes in fundamentale Probleme verwickelt sieht. Seitdem man von einer wissenschaftlichen Psychiatrie zu sprechen berechtigt ist, war eine positive Bestimmung dessen, was Psychose ist, nur annähernd möglich, da die verschiedenen Lehrmeinungen, ihre zahlreichen Nuancen und Divergenzen als Voraussetzungen in jeden Versuch einer Definition eingingen. Die verschiedenen Definitionen von Psychose könnten zum Ausgangspunkt einer Problemgeschichte der Psychiatrie werden. Eine Rezension des „Lehrbuches der ärztlichen Seelenkunde" (V. FEUCHTERSLEBEN, 1845) durch FLEMMING (Allgem. Zeitschrift f. Psychiatrie u. psychisch-gerichtliche Medizin, 3. Bd., 4, 1846) verdeutlicht die ungeachtet der unbestreitbaren Fortschritte der modernen Neuropsychiatrie auch heute noch relevanten Probleme, die sich im Begriff Psychose konzentrieren.

„Die Seelenkrankheit oder *Psychose* wurzelt in der Seele, insofern diese durch das sinnliche Organ vermittelt wird. Was kann dieses anders heißen als: die Seele erkrankt nur, insofern als, und dadurch, daß ihr sinnliches Organ, der Körper erkrankt, – oder mit anderen Worten: die nächste Ursache der Seelenkrankheit ist Krankheit des körperlichen Organes. Jede Psychose ist zugleich eine Neurose, weil ohne Vermittlung des Nervenlebens keine Veränderung des Psychischen zur Erscheinung kommt; aber nicht jede Neurose ist auch Psychose, wovon die Krämpfe und Algien sattsam Beispiele geben... Die Somatiker werden erwidern: daraus folge nur, daß die Psychosen eine besondere Art der Neurosen sind, oder, daß eine dem Ort oder der Art nach eigentümliche Weise der Erkrankung des Nervensystems dazu erforderlich sei. Die Psychiker werden argumentieren: Man nennt einen Tollen nicht toll, weil sein Gehirn überreizt ist, sondern weil er verkehrt urteilt und handelt. Aber, werden die Somatiker antworten: die populäre Ansicht urteilt oberflächlich; denn der Tolle urteilt und handelt nur deshalb verkehrt, weil sein Gehirn überreizt ist." Diese mehr als hundertjährige Niederschrift läßt Linien erkennen, die – bedenkt man die anhaltenden Auseinandersetzungen der „Schulpsychiatrie", Psychoanalyse, Psychosomatik, einer am Existentialismus orientierten anthropologischen Psychiatrie etc. – bis in die unmittelbare Gegenwart reichen.

Der Versuch einer Wesensbestimmung von Psychose, der sich mit einer kaum mehr als eine tautologische Übersetzung bietenden Nominaldefinition nicht zufrieden gibt, führt zur Sachdefinition, die neben dem definitorischen immer das deskriptive Element enthält. BIRNBAUM bestimmte im gleichnamigen Artikel des Handwörterbuches der medizinischen Psychologie (1930) Psychose als „bestimmte biopathologische Vorgänge, naturgesetzlich festgelegter und ablaufender Störungen des Körpersystems, insbesondere der Nervenfunktionen, die durch das Vorwiegen von psychischen Erscheinungsformen gekennzeichnet sind".

Hält man grundsätzlich an der körperlichen Begründung *aller* Psychosen fest, so ist es trotz detaillierter morphologischer, pathopsychologischer und biochemischer Erkenntnisse selbst im Bereich der körperlich begründbaren Psychosen unmöglich, sie als wesentliche Merkmale eines Begriffes Psychose zu verwenden. Eine „Definition" der Psychose wird sich demzufolge auch heute in erster Linie an den Erkenntnissen der Psychopathologie orientieren, ohne dabei die körperlichen Phänomene aus dem Auge zu verlieren.

Der Begriff Psychose erscheint im Laufe der Geschichte der Psychiatrie in zahlreichen Wortverbindungen. Im Anschluß an MOEBIUS (1893) spricht man seit der Jahrhundertwende von endogenen und exogenen Psychosen, eine Einteilung, die bekanntlich durch K. SCHNEIDER in körperlich nicht begründbare und körperlich begründbare Psychosen abgewandelt wurde. Verläuft bei den körperlich begründbaren Psychosen die Diagnostik zwangsläufig zweispurig, sind also die üblichen diagnostischen Begriffe und Benennungen teils somatologisch, teils psycho(patho)-logisch orientiert, so sind für die Diagnose endogener Psychosen (Cyclothymie und Schizophrenie) ausschließlich psychopathologisch faßbare Veränderungen konstitutiv. Schizophrene und cyclothyme Psychosen sind nosologisch verstandene Unterscheidungen relativ gut differenzierbarer Erscheinungsformen endogener Psychosen, während Wortverbindungen wie Commotions- und Contusionspsychosen bestimmte ätiologische Faktoren als Sonderformen körperlich begründbarer Psychosen hervorheben. Ebenso bezeichnen Begriffe wie „Pellagrapsychose", „Corticoidpsychose" an der psychoseerzeugenden Noxe orientierte Untergruppen körperlich begründbarer Psychosen, während „Involutionspsychose", „Alters- und Kinderpsychose", „Puerperalpsychose" etc. pathogenetisch relevante biologische Krisenzeiten unterstreichen. „Hyperkinetische Psychosen", „Motilitätspsychosen", „Angst- Glück-Psychosen" etc. verlegen den Akzent auf bestimmte Verhaltens- und Erlebensformen ohne Berücksichtigung der Ätiologie.

Nach K. SCHNEIDER sind Psychosen Folgen von Krankheiten, die auch die Gruppe der Mißbildungen des Zentralnervensystems implizieren. Psychopathologisch streng von abnormen Erlebnisreaktionen geschieden, sind selbst leichteste psychische Veränderungen infolge eines Hirntraumas oder eine milde verlaufende cyclothyme Depression als „Psychose" zu klassifizieren. „Diese Begriffsbestimmung der Psychose wäre an sich wohl geeignet, die vage, meist nach Ausmaß äußerlicher Auffälligkeit oder soziologischen Gesichtspunkten sich richtende Psychose-Bezeichnung zu ersetzen" (K. SCHNEIDER). Der klinische Sprachgebrauch verbietet es andererseits, „jede krankhafte seelische Störung, auch die leichteste, eine Psychose zu heißen" (K. SCHNEIDER), eine Auffassung, die sich JANZARIK zu eigen machte, wenn er nur den „produktiven Stadien" die Bezeichnung Psychose vorbehält, dagegen alle Formen des Defektes, des „energetischen Potentialverlustes" von ihr ausschließt.

Erlebnisreaktionen, Zweckreaktionen etc. und Psychose sind nach SCHNEIDER einander ausschließende Entitäten. „Psychose ist Folge einer Krankheit, Reaktion ist gefühlsmäßige Antwort auf ein Erlebnis. Für die Diagnose der Psychose sind nur die auf Krankheiten zurückgehenden spezifischen Formen seelischer Störungen belangvoll. Unwichtig dafür ist das, was man aus der Persönlichkeit und ihren Erlebnissen ableiten kann. Das sind einmal die Inhalte jener in ihrer *Form* spezifischen Störungen und neben diesen alle nur ausgestaltenden charakterologischen und erlebnisreaktiven Züge im Gesamtbild einer Psychose."

Jede deskriptive Erfassung der Psychosen wird sich mit den psychopathologischen Elementarkategorien, den Arten und Grundeigenschaften des Erlebens, dem Erlebnishintergrund, dem Ausdrucksverhalten, der Psychomotorik und ihren möglichen

Störungsformen auseinandersetzen. Die Psychopathologie der Psychosen stößt dabei auf einen Problemkomplex, der sich in den Disjunktionen „Prozeß oder Entwicklung", „Verstehen oder Erklären" auch heute noch prägnant umschreiben läßt.
Das Problem ist spätestens seit der Romantik klar erfaßt. „Psychiker" interpretieren beispielsweise damals in konträrer Stellung zu „Somatikern" Verrücktheit als unmittelbare Folge moralischer Verfehlung (HEINROTH, IDELER u. a.). Mit der Grundlegung der modernen Geisteswissenschaften (DILTHEY, M. WEBER, SPRANGER, FREYER, LITT u. a.) nahm das „Verstehen" als zentrale Kategorie wachsenden Einfluß auf die Psychopathologie (JASPERS, GRUHLE, KEHRER u. a.).
Für eine klinisch orientierte Psychopathologie besteht nach wie vor eine Koinzidenz der Grenze einfühlenden Verstehens mit dem Hiatus irrationalis zwischen organischer und psychisch-geistiger Schicht im „Aufbau der realen Welt" (N. HARTMANN), den auch eine zur Psychosentheorie erweiterte Psychoanalyse mit ihrem keineswegs in vollem Umfang verifizierten Code unterbewußter Mechanismen nicht zu dechiffrieren, d. h. in den Horizont des Verstehens zu heben vermochte.
Hält man am Krankheitscharakter der Psychosen fest, was für die körperlich begründbaren Psychosen eine reine Selbstverständlichkeit ist, so bieten sich SCHNEIDERS klassische Distinktionen „Dasein" und „Sosein" der Psychosen an. Psychotische Formal- oder Funktionsstörungen, diese psychopathologische Symptomatik, nicht ihre jeweils sich wandelnden Inhalte, ihre Thematik, die den Metamorphosen des objektiven Geistes, des persönlichen Charakters und Schicksals unterworfen sind, stellen ein für Verstehen und Nachempfinden intransigentes Hindernis dar, das trotz zahlreicher tiefenpsychologischer, psychosomatischer und anthropologisch-existentialistischer Deutungen nicht überwunden wurde. Ungeachtet der für das „Sosein" der Psychosen relevanten Gesichtspunkte, erzeugten die als „Erklärung" endogener Psychosen deklarierten Anleihen aus Psychoanalyse, philosophischem Existentialismus und Soziologie verschiedener Provenienzen eine Situation, welche die Psychiatrie einer naturwissenschaftlich fundierten Medizin zunehmend entfremdete, ohne auch nur in Ansätzen das unabweisbare Problem der Endogenität (→ Endogenität) einer Lösung näher zu bringen. Das klinische Faktum körperlich begründbarer Psychosen, deren Erscheinungsformen trotz unübersehbarer Differenzen weitreichende Übereinstimmungen mit den Symptomen endogener Psychosen aufweisen, sollten ebenso wie Ergebnisse der Genetik, der Neurophysiologie, Biochemie etc., die zwar gemessen an der Kompliziertheit des Forschungsgegenstandes bisher nur über Forschungseinzeldaten verfügen, vor allzu einseitigen „Theorien" der im Gewande des Existentialismus und der Soziologie auftretenden modernen „Psychiker" warnen.

Der Versuch einer Sachdefinition von Psychose wird sich neben den von KRAEPELIN inaugurierten klinischen Gesichtspunkten der „Quer- und Längsschnittbeobachtungen" mit den Problemen des psychopathologischen Symptoms und Symptomenkomplexes auseinandersetzen. Nach WEITBRECHT („Zur Frage der Spezifität der psychopathologischen Symptome", Fortschritte der Neurologie und Psychiatrie 1957) existiert „kein einzelnes psychopathologisches Symptom, das für eine bestimmte Psychose spezifisch wäre, so daß aus seinem Vorhandensein eine Krankheitseinheit unverwechselbar diagnostiziert werden kann".
Unklar ist auch der Begriff des psychopathologischen Syndroms, der sich „im Grunde in Häufigkeitsrelationen erschöpft" (WEITBRECHT). Selbst bei lokalisierten cerebralen Schäden erfährt er bis heute oft einander ausschließende Beurteilungen.
Die in der Psychopathologie der Psychosen wesentlich komplizierteren Fälle körperlich begründbarer Psychosen, die das für BONHOEFFER obligate Symptom der Bewußtseinstrübung vermissen lassen, stellen ebenso wie Bewußtseinsveränderungen im Sinne des „exogenen Reaktionstypus", die episodisch oft initial einmal bei bestimmten Formen endogener Psychosen beobachtet werden, eine generell verbindliche Systematik mit der Einteilung in körperlich begründbare (exogene) und körperlich nicht begründbare (endogene) Psychosen unter dem Aspekt des psychopathologischen Erscheinungsbildes in Frage.
Primär-Symptome endogener Psychosen entziehen sich einer verstehenden Interpretation, man nimmt an, daß sie durch einen zur Zeit noch hypothetischen Morbus verursacht werden. Unableitbare Schuldgefühle, die sich in extremis zu einem „Wissen um die Verlorenheit in der Seinsschuld" (WEITBRECHT) steigern können, eine mit dem Kennzeichen der Wahngewißheit auftretende „primäre Hypochondrie" gehören ebenso wie die „vitale Traurigkeit" in den Katalog der „Primärsymptome", der sich zwanglos durch die unter dem Blickwinkel der verschiedenen psychiatrischen Schulen als „Primärsymptome der Schizophrenie" erscheinenden psychopathologischen Veränderungen erweitern ließe (z. B. „Assoziations- und Affektstörung" E. BLEULER, „intrapsychische Ataxie" STRANSKY etc.).
Demgegenüber entwickelte die Differentialtypologie K. SCHNEIDERS eine den tatsächlichen Erfordernissen der psychiatrischen Klinik angepaßte Gliederung psychopathologischer Symptome, die selbst unspezifisch für eine nosologische Einteilung, nach Ausschluß einer körperlichen Erkrankung (Paralyse, Encephalitis etc.) für die Kerngruppe schizophrener und cyclothymer Psychosen differenzierende Kriterien bietet. Auch die selten beobachteten sogenannten „Mischpsychosen" der Tübinger Schule lassen sich ebenso zwanglos unter den differentialtypologischen Gesichtspunkten K. SCHNEIDERS betrachten wie die initial „stilreinen"

cyclothymen Psychosen", die bei zunehmendem Alter eine paranoide Färbung annehmen.
Das seit C. SCHNEIDER nicht mehr ernsthaft diskutierte Problem der schizophrenen „Symptomenverbände", die er als „biologische Radikale" verstand, lassen sich als komplexe Merkmale eines Begriffes der endogenen Psychosen anführen, die sich teilweise mit den Symptomenverbänden körperlich begründbarer Psychosen überschneiden. Typisch endogen cyclothyme und schizophrene Symptome charakterisieren zwar die als Krankheitseinheiten gedachten Kerngruppen endogener Psychosen, werden aber zusammen mit dem keineswegs obligaten Symptom der Bewußtseinstrübung in wechselndem Ausmaß bei körperlich begründbaren Psychosen gesehen, so daß eine phänomenologisch ausgerichtete Betrachtungsweise, die von der frühen Systematik KRAEPELINS geforderte nosologisch-symptomatologische Einteilung nicht zu stützen vermag.
Die von WEITBRECHT immer wieder betonte Zäsur zwischen Psychosen einerseits, Neurosen, abnormen Reaktionen etc. andererseits, ist die in der überwiegenden Mehrzahl der Fälle aufzeigbare „Unterbrechung der Sinnkontinuität einer psychologischen Lebenslinie", die sich als essentielles Merkmal einer Psychose erweist. FREUDS Auffassung, daß bei einer Psychose die Störung einen Riß zwischen Ich und Außenwelt, die Neurose einem Konflikt zwischen Es und Ich entspreche, wobei das Ich zugleich die Anforderungen der Außenwelt und des Über-Ich vertrete, entspricht in dieser Verallgemeinerung weder der klinisch-psychiatrischen Erfahrung, die sicher umweltunabhängige Störungen der Einheit des Icherlebens, der Identität des Ichs, der abgespaltenen Personifikation etc. kennt, noch wird man sich den systemgebundenen Unterscheidungen FREUDS zwischen „Es" und „Ich" und „Über-Ich" kritiklos anschließen, die sich trotz aller Gegenargumente als hypothetische Konstruktionen erweisen, die ein Verstehen vortäuschen, wo der Logos psychologischen Verstehens sich einer bei kritischer Selbstbesinnung unübersteigbaren Grenze gegenübersieht. Hält man die Möglichkeit einer „Verirrung der Seele in sich" (K. SCHNEIDER) für ausgeschlossen, so wird man unabweisbar auf die das seelisch-geistige Sein des Menschen tragende Schicht des Organischen verwiesen, deren spezifische Störungen – das gilt für körperlich begründbare und körperlich nicht begründbare Psychosen – bis heute unbekannt sind.
Ihre Erkenntnis ist nicht nur eine Zukunftshoffnung, sie schaffte erst die Bedingungen einer wirklich umfassenden Definition von „Psychose".
Daß selbst im Idealfalle der Erfüllung dieser Voraussetzung das „Psychotischwerden" eines Menschen seine anthropologische und letzten Endes metaphysische Problematik damit nicht verliert, kann man nur verkennen, wenn man die ätiologische Klärung einer Krankheit mit der Möglichkeit des Krankseins als einem der menschlichen Existenz inhärenten Phänomen identifiziert.

Literatur
JANZARIK, W.: Nosographie und Einheitspsychose. In: Schizophrenie und Zyklothymie. Hrsg. v. G. Huber. Stuttgart: Thieme 1969.
JASPERS, K.: Allgemeine Psychopathologie. 6. Aufl. Berlin Göttingen Heidelberg: Springer 1953.
JASPERS, K.: Gesammelte Schriften zur Psychopathologie. Berlin Göttingen Heidelberg: Springer 1963.
REDLICH, FR., FREEDMAN, D. X.: Theorie und Praxis der Psychiatrie. Frankfurt a. M.: Suhrkamp 1970.
SCHNEIDER, K.: Klinische Psychopathologie. 9. Aufl. Stuttgart: Thieme 1971.

J. VLIEGEN

Psychose, affektive → Psychose, manisch-depressive

Psychose, manisch-depressive
Beobachtungen und Beschreibungen des Vorkommens von → Manie und Melancholie bzw. → Depression bei ein und demselben Patienten finden sich, wenn auch in sehr unterschiedlicher Häufigkeit und Genauigkeit, schon seit der Antike. Die Annahme eines Zusammenhangs zwischen beiden Zustandsbildern und dessen Interpretation unter einem bestimmten nosologischen Konzept läuft diesen Beschreibungen jedoch keineswegs parallel, sondern begegnet anfänglich nur sporadisch bei wenigen Autoren. So steht in dieser Hinsicht ARETAEUS (1. Jh. n. Chr.) mit seiner Darstellung der μελαγχοίιι als einem Teil der μανία und seiner Anfangserkenntnis von einem alternierenden und periodischen Verlauf ziemlich allein. Das Thema des Zusammenhangs wird, von einigen ansatzweisen Versuchen abgesehen, in systematischer Weise eigentlich erst wieder in der französischen psychiatrischen Schule der 1. Hälfte des 19. Jh. aufgenommen, wo ESQUIROL mit der Unterscheidung von „Monomanie" und „Lypemanie", vor allem aber FALRET mit dem Begriff der „folie circulaire" und BAILLARGER mit dem der „folie à double forme" hervortraten (Näheres → Melancholie). Hier erst wurde die Polarität von manischen und depressiven Manifestationen auch durch eine besondere Bezeichnung festgehalten und so als nosologische Einheit begrifflich bestätigt.
Bis um die Jahrhundertwende gibt dann zunächst das Stichwort „zirkulär" den Kristallisationskern für die Zusammenfassung der polar wechselnden Gemütsstörungen ab. So erscheinen diese im Kompendium von KRAEPELIN (1883) erstmals als das „circuläre Irresein", und zwar zusammen mit der „periodischen Manie" und der „periodischen Melancholie" unter dem Oberbegriff der „periodischen Psychosen". Definiert ist das circuläre Irresein als „abwechselndes periodisches Auftreten maniakalischer und melancholischer Zustände", unter der näheren Erläuterung, daß diese Zustände sowohl ohne Unterbrechung einander folgen als auch durch „relativ freie Zwischenzeiten" voneinander getrennt sein können. In der 5. Auflage des

Lehrbuchs (1896) bildet das „periodische Irresein", das sich seinerseits in manische, circuläre und depressive Formen unterteilt, den Oberbegriff. Ab der 6. Auflage (1899) schließlich begegnet dann der Ausdruck „manisch-depressives Irresein" als Sammelbezeichnung für alle Formen phasisch auftretender Psychosen, einschließlich der circulären, als „Erscheinungen eines und desselben zugrundeliegenden Krankheitsvorganges". In dieser klassischen Ausweitung – die dann in der Folgezeit freilich viel Widerspruch erfuhr – wurde der Begriff manisch-depressives Irresein als Krankheitseinheit in den weiteren Auflagen beibehalten und gewann fundamentale und weltweite Bedeutung in der Psychiatrie. Er umfaßt nach der Definition in der 8. Auflage (1913) „einerseits das ganze Gebiet des sogenannten periodischen und zirkulären Irreseins, andererseits die einfache Manie, den größten Teil der als ‚Melancholie' bezeichneten Krankheitsbilder und auch eine nicht unerhebliche Anzahl von Amentiafällen", dazu „gewisse leichte und leichteste, teils periodische, teils dauernde krankhafte Stimmungsfärbungen ... als Vorstufe schwererer Störungen", die aber „ohne scharfe Grenze in das Gebiet der persönlichen Veranlagungen übergehen".

Den naheliegenden Begriff „manisch-melancholisch" konnte KRAEPELIN nicht mehr wählen, weil er den der → „Melancholie" kurz zuvor auf den Kreis der → „Involutionsdepression" eingeengt hatte. Er behielt aber auch nach der Revision seiner diesbezüglichen Konzeption die Verbindung „manisch-depressiv" bei, obwohl andere Autoren mit einleuchtenden Argumenten wieder für „manisch-melancholisch" plädierten, so z. B. SPECHT (1908). Von wenigen Ausnahmen abgesehen hat sich denn auch die Bezeichnung „manisch-depressiv" bis heute gehalten. In neuerer Zeit besteht dagegen die Tendenz, das mißverständliche Wort „Irresein" durch neutralere Bezeichnungen zu ersetzen. So haben sich im deutschen Sprachbereich mehr und mehr „manisch-depressive Psychose" oder „manisch-depressive Krankheit" durchgesetzt; ihnen entspricht im englischen Sprachraum „manic-depressive psychosis", „manic-depressive illness", „manic-depressive disease" oder auch „manic-depressive reaction", und im französischen Sprachraum „psychose maniaque dépressive". Der von K. SCHNEIDER und seiner Schule synonym für die manisch-depressive Psychose verwendete Begriff der „Cyclothymie" gelangte hingegen nicht zu allgemeiner Anerkennung, u. a. wohl wegen seiner bisherigen andersartigen Verwendung.

In zunehmendem Maß setzt sich auch für die ganze Gruppe der manisch-depressiven Psychosen, einschließlich auch der monopolaren Formen, also der periodischen Depressionen und periodischen Manien, die schon im letzten Jahrhundert (z. B. bei ZIEHEN, 1894) gebräuchliche Bezeichnung „affektive Psychosen" bzw. „Affektpsychosen" durch,
im angloamerikanischen Bereich der der „affective disorders"; teilweise begegnet auch der Ausdruck „phasische Psychosen". – Der Begriff der *„Phase"* hat in der Psychiatrie insofern eine spezifische Füllung und Einengung erfahren, als er nicht nur die Wiederkehr identischer oder vergleichbarer ähnlicher Zustände und (im Gegensatz zum „Schub") die jeweilige Wiedererreichung des Ausgangsniveaus bezeichnet, sondern auch eine Aussage über die → Endogenität der Krankheit impliziert. So geht JASPERS schon 1913 davon aus, daß „Phase", so wie „Anfall" und „Periode", „dem Begriff nach völlig endogen" sei, und er definiert „Phasen" als „endogene oder auf gelegentliche Veranlassung inadäquater Art auftretende Veränderungen des seelischen Lebens, die ... aber wieder verschwinden, so daß der frühere Zustand wieder hergestellt wird". Streng genommen freilich deckt der Phasenbegriff nicht die Gesamtheit aller bei affektiven Psychosen vorkommenden Krankheitsepisoden ab, weil zu diesen auch die monophasischen Depressionen und Manien (s. unten) zu zählen sind. Von einer „Phase" zu sprechen ist aber nach WEITBRECHT (1963) nur dann „sinnvoll, wenn ein Patient mehr als eine einzige abheilende psychotische Episode in seinem Leben durchmacht". Die zwischen den einzelnen Phasen liegende symptomfreie Zeit wird allgemein als „freies Intervall" bezeichnet.

In bezug auf die Häufigkeit der einzelnen *Verlaufstypen* finden sich, zumindest was deren zahlenmäßige Reihenfolge betrifft, einigermaßen einheitliche Angaben. Demnach bilden die rein depressiven, also monopolaren Verläufe (periodische sowie monophasische Depressionen) die größte Gruppe (nach KINKELIN zus. knapp ⅔ d. Pat.). Über den Unteranteil der einmaligen endogenen (monophasischen) Depressionen gehen die Meinungen freilich wieder sehr auseinander, was in erster Linie auf die unterschiedlichen diagnostischen Kriterien zurückgeführt werden muß. Die Angaben schwanken zwischen 13 % und 55 %; MATUSSEK gibt 43 % an (s. d. auch Lit.). Als nächstes folgen in der Gesamthäufigkeit die gemischten (unregelmäßig zwischen Depression und Manie wechselnden) Formen, dann die periodischen Manien, während einmalige (monophasische) Manien und streng alternierende Formen (regelmäßiges Abwechseln manischer und depressiver Phasen) am seltensten sind. Das Ersterkrankungsalter zeigt, nach Angaben der meisten Untersucher, deutliche Unterschiede hinsichtlich der Geschlechtsverteilung. Bei Frauen treten die meisten depressiven Erstphasen schon im 3. Jahrzehnt auf (33 % nach MATUSSEK) und gehen auch im 4. Jahrzehnt nur wenig zurück, bei Männern hingegen liegt ihr Gipfel erst im 5. Jahrzehnt (31 %). Auch hinsichtlich der Gesamterkrankungszahl bestehen deutliche Geschlechtsunterschiede, indem der Anteil der Frauen überwiegt und in der Regel auf 60 % bis 70 % beziffert wird. Bei den zirkulären Verläufen findet sich jedoch wieder eine Zunahme der Männer (Lit. bei ANGST u. PETRILOWITSCH). Die Angaben zur Morbidität für manisch-depressive Psychosen überhaupt, bezogen auf die gesunde Durchschnittsbevölkerung, liegen meist zwischen 0,35% und 0,5% (Lit. bei ANGST), doch werden auch doppelt und dreifach so hohe Zahlen genannt. Abgesehen von den unterschiedlichen diagnostischen Kriterien und den z. T. großen Schwierigkeiten in der Unterscheidung zwischen → endogenen und → psychogenen Depressionen besteht auch wohl eine beträchtliche Dunkelziffer hinsichtlich sehr flacher (subklinischer) Phasen oder solcher mit larvierter Symptomatik (→ vegetative Depression).

Die *Zahl* der *Phasen* schwankt von Patient zu Patient innerhalb weiter Grenzen. Auf der einen Seite stehen die monophasischen Verläufe, also Patienten mit nur einer einzigen Phase im Leben, auf der anderen Seite Erkrankungen mit einem jährlichen, dabei vielfach jahreszeitlich gebundenen (Beginn meist im Frühjahr oder Herbst) Auftreten der Phasen; die glücklicherweise sehr seltenen Fälle von kurzphasigen, durchgehenden manisch-depressiven Verläufen mit 20, 15, 5, 3 oder 2 Tage dauernden Cyclen (MAYER-GROSS) oder gar täglichem Phasenwechsel markieren den extremen Pol solcher Erkrankungsmöglichkeiten. Über Phasendauer und Intervalldauer existiert insgesamt eine Menge von Untersuchungen mit z. T. recht unterschiedlichen oder widersprüchlichen Ergebnissen. Die durchschnittliche *Dauer* depressiver Phasen wird in der Literatur meist mit 5-14, 6-12, 6-18 Monaten oder ähnlich angegeben (Näheres s. bei MATUSSEK u. ANGST). Auch hier gibt es starke Schwankungen zwischen extrem kurzen (nur wenige Tage dauernden) und extrem langen, chronischen (mehrere Jahre gehenden) Phasen. Insgesamt sind die relativ kurzen Phasen am häufigsten (nach MATUSSEK dauert ein Viertel aller Phasen bis zu 3 Monate und insgesamt 75% aller Phasen bis zu 7 Monate). Lange Phasen finden sich hingegen gehäuft bei → Involutionsdepressionen. Manische Phasen treten im Durchschnitt nicht nur viel seltener auf, sondern verlaufen auch wesentlich kürzer als depressive. Die nach KRAEPELIN (1913) von den meisten Autoren vertretene Meinung schließlich, daß mit zunehmender Phasenzahl bzw. zunehmendem Alter die Phasendauer ebenfalls zunehme, bedarf nach ANGST dahingehend der Korrektur, daß die Phasendauer selbst sich nicht verlängert, hingegen das freie Intervall sich verkürzt. Ebenfalls nach ANGST (1980) muß die ursprünglich optimistische Annahme KRAEPELINS, daß affektive Psychosen eine gute Prognose zeigen, etwas korrigiert werden. Vollremissionen finden sich bei periodischen Depressionen in etwa 41%, bei zirkulär Depressiven (bipolaren) in 36% und bei schizo-affektiven (→ siehe dort) in 27%. Eine Chronifizierung im Sinne einer Phasendauer von über 24 Monaten findet sich in 12-17 dieser Patienten.

Die Frage nach der *nosologischen Einheitlichkeit* der mit manisch-depressive Psychose bezeichneten Zustands- und Verlaufsbilder wird bis heute verschieden beantwortet oder aber offengelassen. Die schon in die Antike zurückreichenden verschiedenen Ausdeutungsversuche des Zusammenhangs zwischen Manie und Melancholie (s. oben) haben so auch in der neuesten Zeit in Form verschiedener Schulmeinungen eine Fortsetzung gefunden. Auf der einen Seite steht das Einheitskonzept des „manisch-depressiven Irreseins" des späten KRAEPELIN. Ihm hat sich bereits E. BLEULER (1916) mit dem Argument angeschlossen, die Übergänge der verschiedenen Formen untereinander und die hereditären Verhältnisse „beweisen die Zusammengehörigkeit all der verschiedenen Bilder". Das spätere Bleulersche Lehrbuch unterscheidet freilich vorsichtig manisch-depressive Krankheit „im weiteren Sinn" und manisch-depressive Krankheit „im engeren Sinn" und meint mit ersterem die Affekt-Psychosen überhaupt, mit letzterem die bipolaren Psychosen. Die K. Schneidersche Schule hingegen spricht einheitlich von „Cyclothymie" (s. oben), und auch die Unterteilung in „depressive und manische endogene Psychosen" (WEITBRECHT, 1960) ist nur synonym zu „Cyclothymie" gemeint. Das entgegengesetzte Konzept, also die Annahme verschiedenartiger nosologischer Entitäten, hat schon seit langem die Kleist-Leonhardsche Schule vertreten. Die grundsätzlich wichtige Unterscheidung zwischen „bipolaren und monopolaren Psychosen" wird sowohl durch eine verschieden hohe erbliche Belastung als auch durch Unterschiede in der klinischen Ausprägung der beiden Formen begründet (LEONHARD, 1968). Ebenso war auch in der skandinavischen Psychiatrie seit langem die Annahme einer nosologischen Sonderstellung der „periodischen Depressionen" geläufig. Die neuen Ergebnisse der Psychopharmakologie, insbesondere auch der prophylaktischen Langzeitbehandlung, sprechen ebenfalls im mindesten für eine Unterscheidung zwischen bipolaren und unipolardepressiven Verlaufsformen.

Neuerdings haben, unabhängig voneinander, ANGST (1966) und PERRIS (1966) auf Grund ausgedehnter genetischer Untersuchungen die Einheitlichkeit der manisch-depressiven Psychosen verneint und mit guten Gründen erneut die nosologische Unterscheidung der bipolaren (cyclischen oder zirkulären) von den monopolaren (periodisch depressiven) Verlaufsformen postuliert. Für eine solche Auffassung sprechen vor allem die verschiedenartigen, aber jeweils gleichsinnigen Erkrankungshäufigkeiten in der Verwandtschaft, eine unterschiedliche Geschlechtsverteilung sowie bestimmte Verlaufseigentümlichkeiten (s. auch oben); auch die Struktur der jeweiligen prämorbiden Persönlichkeit zeigt Verschiedenheiten, indem diese bei den cyclischen Probanden häufiger als synton, bei den rein depressiven Probanden hingegen häufiger als ordentlich, gewissenhaft und selbstunsicher („asthenisch") imponiert. Dies konnte in neuerer Zeit auch von psychoanalytischer Seite bestätigt werden (MATUSSEK u. FEIL, 1980). In der vieldiskutierten Frage des Körperbaus bei manisch-depressiven Psychosen bestätigt sich das gehäufte Auftreten von Pyknikern bei der zirkulären Verlaufsform, hingegen scheint bei der monopolar-depressiven Gruppe eher der leptosome Typus vorzuherrschen. Der Gruppe der periodischen Depressionen werden ferner auch noch die → „Involutionsdepressionen" oder „Spätdepressionen" nosologisch zugeordnet. — Was schließlich die Frage des Erbgangs selbst betrifft, so ist dieser auch heute nach wie vor unklar. Die bis vor kurzem allgemein vertretene Annahme einer monomer-dominanten Anlage mit unterschiedlicher Penetranz ist eher wieder fraglich geworden und macht der Theorie einer Polygenie oder Heterogenie Platz (ZERBIN-RUEDIN).

Letztlich geht das ganze Problem der manisch-depressiven Psychosen oder der affektiven Psychosen, unabhängig von der Abgrenzung etwaiger nosologischer Untergruppen, in der umfassenderen Frage nach dem Wesen der endogenen Psychosen und der → Endogenität überhaupt auf. Dies gilt nicht nur für die bis heute ungeklärte spezifische Ätiologie, einschließlich der Bedeutung „auslösender" und bedingender, pathogenetischer Faktoren, sondern auch für viele sonstigen, rein phänomenologischen Merkmale des Morbus (näheres s. bei Depression). Einen Versuch, diese Frage neu anzugehen oder das Problem der Endogenität zu umgehen, stellt die neue amerikanische Nomenklatur DSM-III mit der Kategorie „manic-depressive episode of an affective disorder" dar. Die neu operationalisierte Diagnose beruht im wesentlichen nur auf einer Querschnittsbetrachtung des Krankheitsbildes, während Informationen über den Verlauf und über kranke Angehörige nicht einbezogen werden. Ob dies ein fruchtbarer Ansatz ist, werden erst Verlaufs- und Therapieerfolgsstudien zeigen. Wie problematisch selbst die Grenzen zwischen den nosographisch einigermaßen faßbaren Kerngruppen sind, zeigen Überschneidungen zwischen den affektiven Psychosen im ganzen und dem schizophrenen Formenkreis (→ schizo-affektive Psychosen).

Literatur
American Psychiatric Association: Diagnostic and statistical manual of mental disorders, 3rd edn. Washington, D.C., APA, 1980.
ANGST, J.: Zur Ätiologie und Nosologie endogener depressiver Psychosen; spez. 21 f., 33–36, 56, 70 ff., 94 ff. Berlin Heidelberg New York: Springer 1966.
ANGST, J.: Verlauf unipolar depressiver, bipolar manisch-depressiver und schizo-affektiver Erkrankungen und Psychosen. Ergebnisse einer prospektiven Studie. Fortschr. Neurol. Psychiat. 48, 3–30, 1980.
ARETAEUS V. KAPPADOCIEN: Med. Graec. Opera (ed. C. G. KÜHN), Leipzig 1828, Vol. XXIV, 5, S. 74–78.
BLEULER, E.: Lehrbuch der Psychiatrie. 1. Aufl., zit. 364. Berlin: Springer 1916. 11. Aufl. (v. M. BLEULER), 425 ff. Berlin Heidelberg New York: Springer 1969.
FISCHER-HOMBERGER, E.: Das zirkuläre Irresein. Diss. Zürich 1968.
JASPERS, K.: Allgemeine Psychopathologie. 1. Aufl., 225 f. Berlin: Springer 1913.
KINKELIN, M.: Verlauf und Prognose des manisch-depressiven Irreseins. Diss. Basel; Zürich 1953, Schweiz. Arch. Neurol. Psychiat. 73, 100–146, spez. 8–10 u. 16 f. (1954).
KRAEPELIN, E.: Compendium der Psychiatrie; zit. XI u. 278 f. Leipzig: A. Abel 1883.
KRAEPELIN, E.: Psychiatrie. 5. Aufl., spez. XIII u. 595 ff. Leipzig: J. A. Barth 1896. – 6. Aufl., spez. 558. Leipzig 1899. – 8. Aufl. III. Bd., Teil II, spez. 1183 u. 1324. Leipzig 1913.
LEONHARD, K.: Aufteilung der endogenen Psychosen. 4. Aufl., spez. 4 f. Berlin: Akademie-Verl. 1968.
MATUSSEK, P., HALBACH, A., TROEGER, U.: Endogene Depression; spez. 6, 21 u. 71 ff. München: Urban & Schwarzenberg 1965.
MATUSSEK, P., FEIL, W. B.: Persönlichkeitsstruktur und Psychotherapie depressiver Patienten. Nervenarzt 51, 542–552 (1980).
MAYER-GROSS, W.: Biologische Rhythmen und ihre Bedeutung für psychiatrische Probleme. In: Probleme der phasischen Psychosen (Hrsg. H. BÜRGER-PRINZ), 15–23. Stuttgart: Enke 1961.
PERRIS, C.: A Study of Bipolar (Manic-Depressive) and Unipolar Recurrent Depressive Psychoses. Acta psychiat. scand., Suppl. 194, spez. 9–12, 15 ff., 68 ff., 184 ff. (1966).
PETRILOWITSCH, N., BAER, R.: Zyklothymie (1964–1969). Fortschr. Neurol. Psychiat. 38, 601–692, spez. 608–611 (1970).
SCHNEIDER, K.: Klinische Psychopathologie. 8. Aufl., spez. 2, 14 und 91 f. Stuttgart: Thieme 1967.
SPECHT, G.: Über die Struktur und klinische Stellung der Melancholia agitata. Zbl. Nervenheilk. Psychiat. 31, 449–469, spez. 469 (1908).
STENSTEDT, A.: A study in manic-depressive psychosis. Acta psychiat. scand., Suppl. 79 (1952).
WEITBRECHT, H. J.: Depressive und manische endogene Psychosen. In: Psychiat. d. Gegenw. (Hrsg. H. W. GRUHLE), Bd. II, 73–118, spez. 75 u. 93. Berlin Göttingen Heidelberg: Springer 1960.
WEITBRECHT, H. J.: Psychiatrie im Grundriß; zit. 338. Berlin Göttingen Heidelberg: Springer 1963.
ZERBIN-RUEDIN, E.: Zur Genetik der depressiven Erkrankungen. In: Das depressive Syndrom (hrsg. v. H. HIPPIUS u. H. SELBACH), 37–56, spez. 39 und 43. München: Urban & Schwarzenberg 1969.
ZIEHEN, TH.: Psychiatrie; S. 276. Berlin: Wreden 1894.

M. GASTPAR

Psychose, organische

Die Konzeption dieses Teiles der psychiatrischen Krankheitslehre geht auf K. BONHOEFFER (1908) zurück und ist seitdem in den Grundlagen unverändert gültig geblieben. Die von BONHOEFFER so genannten akuten exogenen *Reaktionstypen* (auch: akute psychische Reaktionstypen) stellen die ätiologisch unspezifischen Reaktionen des Gehirns auf Schädigungen der verschiedensten Art dar. BONHOEFFER widerlegte die Auffassung, die einzelnen Hirnschädigungen (Verletzungen, Entzündungen der verschiedenen Art ...) würden zu jeweils spezifischen und unterscheidbaren psychischen Störungen führen, und wies nach, daß eine Vielzahl von Schädigungen einer nur kleinen Anzahl von Reaktionstypen gegenübersteht. BONHOEFFER postulierte ein noch unbekanntes ätiologisches Zwischenglied, auch im Sinne einer konstitutionellen Bereitschaft. – *Ätiologisch* können anscheinend alle Erkrankungen des Gehirns und alle das Gehirn in Mitleidenschaft ziehenden körperlichen Krankheiten diese Psychosen bewirken. Die Ausgestaltung der Symptomatik kann peristatisch mitbedingt sein.

Obwohl es sich um den einzigen ätiologisch begründeten und daher wohl bestdefinierten Krankheitsbegriff der Psychiatrie handelt, ist die *Terminologie* sehr uneinheitlich. Organische Psychosen im weiteren Sinne werden alle psychischen Störungen bei Hirnschädigungen genannt, unter Einschluß des → organischen Psychosyndroms und der → hirnlokalen Psychosyndrome. Organische Psychosen im engeren Sinne sind die akuten Psychosen bei Hirnschädigungen. Es gibt mehrere Synonyma, jeder dieser Termini hat Vorzüge und Nachteile. Akute exogene Reaktionstypen ist eine gut kennzeichnende Formulierung, jedoch sprachlich umständlich und nicht international üblich; zudem bringt exogen nicht zum Ausdruck, daß neben äußeren Einflüssen wie Verletzungen, Vergiftungen usw. auch Krankheiten des Organismus Ursachen sind. Das gilt auch für die Bezeichnung exogene Psychosen. Symptomatische Psychose besagt, daß diese Störungen auch als Folgen allgemeinkörperlicher (also extracerebraler) Krankheiten vorkommen; der Begriff ist also auch nicht umfassend. Körperlich begründbare Psychose beschreibt korrekt, was ätiologisch und diagnostisch gemeint ist, wurde aber nicht üblich. Organische Psychose kann die falsche Meinung aufkommen lassen (wie auch somatogene Psychose), bei anderen Psychosen gebe es keine organischen Entstehungsbedingungen. Organische Psychose hat sich aber international durchgesetzt. Funktionspsychose sollte die Reversibilität zum Ausdruck bringen, kann aber zur Verwechslung mit funktioneller Psychose (endogene Psychose) führen. Durchgangssyndrom beinhaltet ähnliches, wird aber nicht einheitlich verwendet.

Die einzelnen *Syndrome* (Reaktionstypen) sind: Verwirrtheitszustand oder amentielles Syndrom (nicht identisch mit dem veralteten Begriff Amentia); → Delir (wegen der Überschneidung der Syndrome spricht man auch von amentiell-delirantem Syndrom); dem Delir nahe stehen die weniger gut definierten oneiroiden Psychosen; Dämmerzustand (→ Epilepsie, aber nicht nur bei Anfallskranken); Halluzinosen (→ Halluzination). Des weiteren katatone, paranoide, paranoid-halluzinatorische, manische und melancholische Syndrome, die denen bei den sogenannten endogenen Psychosen ähnlich sind, sich aber meist von ihnen diagnostisch unterscheiden lassen (z. B. exogenes paranoid-halluzinatorisches Syndrom [1, 4] versus paranoid-halluzinatorischen Erleben bei Schizophrenen); euphorisch-expansives Syndrom (z. B. bei progressiver Paralyse). Im Übergang zu den → hirnorganischen Psychosyndromen stehen emotional-hyperästhetischer Schwächezustand und amnestisches Syndrom oder Korsakow-Syndrom.

Diagnostisch sind → Bewußtseinsstörungen und auch → Orientierungsstörungen Leitsymptome (Achsensymptome), aber sie sind nicht obligatorisch. – Zur *Klassifikation:* ICD-9 der WHO definiert organische Psychosen mehr nosologisch und z. T. ätiologisch als symptomatologisch. Abweichend von der deutschsprachigen Psychiatrie subsumiert ICD unter organische Psychosen auch die schwereren organischen Psychosyndrome (Demenz), während die leichteren Formen unter „spezifische nichtpsychotische psychische Störungen nach Hirnschädigungen" geführt werden. – DSM-III der amerikanischen Psychiatrie, ein operationalisierendes multiaxiales Klassifikationssystem, definiert organische Psychose auf der Syndromebene unter Berücksichtigung ätiologischer Kategorien.

Vorkommen: Inzidenz und Prävalenz sind schwer zu bestimmen, weil die meisten organischen (symptomatischen) Psychosen nicht vom Psychiater gesehen werden. Nach WILLI [1] ist damit zu rechnen, daß bei jedem 3. Menschen im Laufe des Lebens eine (wenn auch nur leichte und flüchtige) organische Psychose auftritt.

Verlauf: Häufig klingt die organische Psychose mit der verursachenden körperlichen Störung ab; die Rückbildung kann verschiedene Stadien (Durchgangssyndrome) durchlaufen bis zur vollständigen Remission. Bei bleibender Hirnschädigung kann die organische Psychose in ein → hirnorganisches Psychosyndrom mit chronischem Verlauf übergehen. Seltener sind chronische organische Psychosen (z. B. Halluzinosen). Wenn das Grundleiden zum Tode führt, stirbt der Patient im Zustand der organischen Psychose. – Der Verlauf hängt also hauptsächlich von dem Grundleiden und von dessen *Therapie* ab. Eine psychiatrische Therapie *der* organischen Psychosen gibt es nicht abgesehen von der symptomatischen Behandlung der psychotischen Erregung (siehe oben) mittels vorsichtig dosierter Psychopharmaka.

Literatur
1. BLEULER, M., WILLI, J., BÜHLER, H.: Akute psychische Begleiterscheinungen körperlicher Krankheiten. Stuttgart: Thieme 1966.
2. BONHOEFFER, K.: Zur Klassifikation der symptomatischen Psychosen. Berl. Klin. Wschr. 2257–2260 (1908).
3. BONHOEFFER, K.: Die Psychosen im Gefolge von akuten Infektionen, allgemeinen Krankheiten und inneren Erkrankungen. In: ASCHAFFENBURG, G. (Hrsg.): Handbuch der Psychiatrie Band III, 1, S. 1–120. Leipzig: Springer 1912.
4. PETERS, U. H.: Das exogene paranoid-halluzinatorische Syndrom. Basel New York: Karger 1967.
5. Beiträge über „organische Psychosen". In: Psychiatrie der Gegenwart, 2. Aufl., Band II/2 (1972): CONRAD, K.: Symptomatische Psychosen, S. 1–70. HUBER, G.: Klinik und Psychopathologie organischer Psychosen. S. 71–146. FAUST, C.: Die psychischen Störungen nach Hirntraumen, S. 147–218. SCHEID, W.: Die psychischen Störungen bei Infektionskrankheiten, S. 219–294. HELMCHEN, H., HIPPIUS, H.: Die Therapie der organischen Psychosen, S. 295–362.

R. TÖLLE

Psychosen, schizoaffektive
Der Begriff schizoaffektive Psychosen findet im klinischen Alltag zunehmend Anwendung. Hierzu

können hauptsächlich zwei Gründe angemerkt werden:
1. Hinsichtlich der Zuordnung zur → Schizophrenie oder zur → affektiven Psychose, im Sinne der Dichotomie KRAEPELINS, bestehen häufig gerade bei Beginn von Psychosen Unsicherheiten. Diese können Ausdruck der Unsicherheit des diagnostizierenden Psychiaters oder Ausdruck der Vielfältigkeit und Vieldeutigkeit der psychopathologischen Symptome des Patienten sein. In beiden Fällen würde die mangelnde Eindeutigkeit in der Aussage oder in der Einschätzung eines psychopathologischen Bildes im Vordergrund stehen. Mancher erfahrene Kliniker tendiert schon früh in seiner Bewertung und Einschätzung zu einer dichotomen Entscheidung. Andere möchten die Ungewißheit respektvoll belassen, beziehen sich statt dessen auf eine intensivere Verlaufsbeobachtung und finden dann nicht selten Übergangsgruppen.
2. Die Erfahrung des Klinikers legt nahe, daß es tatsächlich eine Zwischen- oder Übergangsgruppe zwischen Schizophrenien und affektiven Störungen gibt. ANGST et al. (1981): „Je besser und je länger wir unsere Patienten kennen, desto häufiger werden wir die Diagnose schizoaffektive Diagnose stellen" (S. 494). Schon 1912 hat URSTEIN die erste große Monographie zum Thema der schizoaffektiven Psychosen vorgelegt; der Begriff *schizoaffektive Psychosen* stammt aber von KASANIN (1933). Allerdings war KASANINS ursprüngliches Konzept so angelegt, daß reaktive Psychosen mit schizophrener Symptomatik in den Kreis der schizoaffektiven Psychosen mit einbezogen waren. Die Definition von ANGST entspricht derjenigen der WHO und nicht dem ursprünglichen Konzept von KASANIN. Im WHO-Konzept handelt es sich um eine „syndromal definierte Diagnose, d. h. eine Erkrankung, bei der im Längs- oder im Querschnitt, d. h. sukzessiv oder simultan, depressive, manische und schizophrene Syndrome vorkommen. In zahlreichen Fällen handelt es sich also um eine ausgesprochene Längsschnittdiagnose" (ANGST et al., 1980, S. 178).
Im DSM-III ist unter der Nummer 295.7 die schizoaffektive Störung angegeben. Hier wird der oben genannten klinischen Realität weniger Rechnung getragen, indem die Diagnose ohne eindeutig definierte Kriterien geführt wird. Es heißt, daß der Kliniker eine Differentialdiagnose zwischen affektiver Störung und schizophrener Störung nicht mit genügender Sicherheit stellen könne. In der deutschen Übersetzung des DSM-III lautet die Beschreibung: „Eine Episode einer affektiven Störung, bei der die Beschäftigung mit stimmungsinkongruenten Wahnphänomenen oder Halluzinationen das klinische Bild beherrscht, wenn die affektiven Symptome nicht mehr bestehen; eine Krankheitsepisode, bei der gegenwärtig ein volles affektives Syndrom mit auffallenden stimmungsinkongruenten psychotischen Merkmalen besteht, bei der aber das Fehlen ausreichender Informationen über das Überkommen vorher bestehender nichtaffektiver psychotischer Symptome es schwer macht, zwischen Schizophrenie oder schizophreniformer Störung (mit aufgepfropfter atypischer affektiver Störung) und affektiver Störung zu unterscheiden."
Im Diagnosenschlüssel und Glossar psychiatrischer Krankheiten 9. Revision der ICD lautet unter 295.7 schizoaffektive Psychose: „Eine Psychose, in der auffällige manische oder depressive Symptome vermischt sind mit schizophrenen Symptomen. Gewöhnlich tritt eine Rückbildung ohne Dauerdefekt ein, aber die Rückfallgefahr ist groß. Die Diagnose sollte nur dann gestellt werden, wenn affektive und schizophrene Symptome ausgeprägt sind. Dazugehörige Begriffe: zykloide Psychose, Mischpsychose, schizophreniforme Psychose, affektiver Typ." Über die Zuordnung der schizoaffektiven Psychose schreibt BACH-JENSEN (1984), daß einige Untersuchungen (ANGST et al., 1979a,b, 1980) zeigen, daß die schizoaffektive Psychose eine heterogene Gruppe ist, die sowohl zur manisch-depressiven Psychose als auch zur Schizophrenie gehört. Andere Untersuchungen legen nahe, daß die schizoaffektive Psychose eher zur manisch-depressiven Psychose gehört (TSUANG et al., 1977) und wiederum andere halten die schizoaffektive Psychose für eine Untergruppe der Schizophrenie (WELNER et al., 1979). PERRIS (1974) neigt eher dazu, die schizoaffektive Psychose als eine homogene Gruppierung, die sogar möglicherweise genetisch homogen sein mag, zu betrachten.

Besonders gründlich haben ANGST et al. (1978, 1979a,b, 1980, 1981, 1982) die schizoaffektiven Psychosen bearbeitet. Bezüglich der Heredität konnten sie an 150 jahrelang beobachteten Fällen aus der Verwandtschaft von schizoaffektiven Probanden folgende Aussagen ableiten: In der Verwandtschaft I. Grades befanden sich nur etwa 3% schizoaffektive Erkrankungen, dagegen 5,2% Schizophrenien und 6,7% affektive Störungen (bipolare und unipolare). ANGST et al. ziehen hieraus folgenden Schluß: „Die doppelseitige Belastung durch beide endogene Psychosen macht es einem noch schwerer, diese Gruppe entweder der Schizophrenie oder den affektiven Störungen zuzuordnen. Aus der fehlenden Homotypie könnte man auf eine Heterogenität der Gruppe schizoaffektiver Patienten schließen und man sollte sie genetisch trennen können in schizophrenienahe und affektnahe Psychosen, um die unbequeme Mittelgruppe aus der Welt zu schaffen" (S. 179). ANGST et al. haben versucht, die Gruppe der schizoaffektiven Psychosen entsprechend einer manisch-depressiven Orientierung und einer schizophrenen Orientierung aufzuspalten, was sich jedoch als nicht möglich herausgestellt hat. Deswegen folgern die Autoren, „daß es eine eigentliche Übergangsgruppe von Psychosen zwischen Schizophrenien und affektiven Störungen gibt, wobei

es nicht ausgeschlossen ist, daß sich dabei die Anlagen aus beiden Formenkreisen mischen" (S. 180).
In den Untersuchungen von ANGST et al. werden die schizoaffektiven Psychosen in Anlehnung an die Definition der WHO (ICD 8. Revision) charakterisiert. Hier vermischen sich manische und depressive Syndrome mit schizophrenen Syndromen simultan oder sukzessive während des Verlaufs, so daß weder eine reine Schizophrenie noch eine reine affektive Psychose diagnostiziert werden kann. Aus der Stichprobe von 150 Patienten (ca. ⅓ Männer, ⅔ Frauen) fanden ANGST et al. die folgenden Charakteristika:
Das Ersterkrankungsalter liegt bei ca. 32 Jahren, es übersteigt damit deutlich das der Schizophrenien. Die Probanden, die zum größten Teil über 20 Jahre lang beobachtet worden sind, lassen hinsichtlich der Phasenzahl folgende Aussagen zu: Der Median liegt bei schizoaffektiven Psychosen bei sieben Phasen, bei bipolaren Psychosen bei neun Phasen. Hinsichtlich des Remissionsgrades konnte festgestellt werden, daß bei der Berechnung der Voll- und Teilremissionen nur 43% der schizoaffektiven Psychosen eine Vollremission zeigen gegenüber 73% der bipolaren Erkrankungen. Ferner war bei den meisten schizoaffektiven Psychosen eine Langzeitmedikation durchgeführt worden, vorzugsweise mit Neuroleptica und auch mit Lithium.
Bezüglich der Erstmanifestationszeitpunkte treten die schizoaffektiven Psychosen früher als die bipolaren Psychosen auf. Sie liegen somit zwischen der Erstmanifestation der schizophrenen und der bipolaren Erkrankung.
Insgesamt ist bei der Benennung mancher Psychosen als *schizoaffektive Psychose* der Vielfältigkeit psychotischer Symptome und psychotischer Verlaufseigenheiten Rechnung getragen. Eine dichotome Zuordnung, die streng und konsequent durchgeführt wird, hat sicherlich besondere Vorteile; Klarheit der diagnostischen Zuordnung, Beschreibbarkeit und Vergleichbarkeit erleichtern die Verständigung der Kliniker untereinander. Orientiert man sich hingegen stärker an den klinischen Bildern im Verlauf, so liegt eine stärkere Differenzierung nahe, die der klinischen Vielfalt angemessener sein mag als die abstraktere Dichotomie.
Ein weiteres, sehr wichtiges Argument für die Betonung der schizoaffektiven Psychosen in der Klinik ist die Ansprechbarkeit dieser Erkrankungen auf Lithium. Zugunsten der Patienten sollte die Chance einer Lithiumprophylaxe genutzt werden, um die Frequenz der Psychosemanifestationen zu senken. Im klinischen Alltag scheint sich bei der Dauerbehandlung, ob Nachbehandlung oder Prophylaxe, die Kombination von Lithium und Depotneuroleptica am besten zu bewähren.

Literatur
American Psychiatric Association: Diagnostic and Statistic Manual of Mental Disorders. 3rd edition. Washington, D.C. 1980.
ANGST, J.: Verlauf unipolar depressiver, bipolar manisch-depressiver und schizoaffektiver Erkrankungen und Psychosen. Ergebnisse einer prospektiven Studie. Fortschr. Neurol. Psychiat. 48, 3–30 (1980).
ANGST, J., FELDER, W., LOHMEYER, B.: Schizoaffective disorders. Results of a genetic investigation I. J. Affect. Dis. 1, 139–153 (1979a).
ANGST, J., FELDER, W., LOHMEYER, B.: Are schizoaffective psychoses heterogeneous? Results of a genetic investigation II. J. Affect. Dis. 1, 155–165 (1979b).
ANGST, J., FELDER, W., LOHMEYER, B.: Verlauf schizoaffektiver Psychosen. Ergebnisse katamnestischer Untersuchungen. In: SCHIMMELPENNING, G. W. (Hrsg.): Psychiatrische Verlaufsforschung. Bern Stuttgart Wien: Huber 1980.
ANGST, J., GRIGO, H., LANZ, M.: A genetic validation of diagnostic concepts for schizo-affective psychoses. In: PERRIS, C., STRUWE, G., JANSSON, B. (Eds.): Biological psychiatry, pp. 486–495. Amsterdam New York Oxford: Elsevier North Holland Biomedical.
BACH-JENSEN, E.: 'Is schizophrenia, schizo-affective type' a useful diagnosis? Eur. Arch. Psychiat. Neurol. Sci. 234, 285–289 (1984).
DEGKWITZ, R. et al. (Hrsg.): Diagnoseschlüssel und Glossar psychiatrischer Krankheiten. Deutsche Ausgabe der ICD der WHO, 9. Rev. Berlin Heidelberg New York: Springer 1980.
KASANIN, J.: The acute schizo-affective psychoses. Amer. J. Psychiat. 13, 97–126 (1933).
PERRIS, C.: A study of cycloid psychoses. Acta Psychiat. Scand. Suppl. 253, 1–77 (1974).
TSUNANG, M. T., DEMPSEY, G. M., DVOREDSKY, A., STRUSS, A.: A family history study of schizo-affective disorder. Biol. Psychiat. 12, 331–338 (1977).
WELNER, A., WELNER, E., FISHMAN, R.: The group of schizoaffective and related psychoses. A family study. Compr. Psychiat. 20, 21–26 (1979).

P. HARTWICH

Psychosomatik

[gr.: ψυχή = Hauch, Atem, Seele; σωμα = Körper]
Psychosomatik ist die Wissenschaft und Heilkunde von den gegenseitigen Beziehungen psychosozialer und körperlicher Vorgänge in ihrer Bedeutung für Gesundheit und Krankheit von Menschen. Damit wird eine doppelte Aufgabe artikuliert: „Psychosomatische Medizin ist ein relativ neuer Name für eine Form der Medizin, die so alt ist wie die Heilkunde selbst. Es handelt sich um keine Spezialität, sondern um eine Betrachtungsweise, die alle Disziplinen der Medizin ... betrifft; eine Betrachtungsweise, die nicht etwa dem Körperlichen weniger, sondern dem Seelischen mehr Beachtung schenkt" (WEISS u. ENGLISH, 1943, S. 3). Der Anspruch zielt hier also auf den Status einer Grundlagenwissenschaft, die für alle medizinischen Disziplinen von Relevanz ist und einen bestimmten Zugang zum Kranken vertritt. Zum anderen stellt Psychosomatische Medizin in ihrer historischen Entwicklung (in Europa mehr als in Amerika) auch eine Subdisziplin der Medizin dar, die besonders in Diagnostik und Therapie spezifische (vorzugsweise psychotherapeutische) Maßnahmen zur Anwendung bringt und in dieser

Hinsicht zum Teil gegen ihren erklärten Willen auch zu einem Spezialfach der Medizin geworden ist.
Inwieweit es im Altertum bereits eine psychosomatische Medizin im engeren Sinn gab, ist umstritten. Berühmt ist PLATOS früher Dialog Charmenides, in dem Sokrates einem jungen Mann, der an Kopfweh leidet, sagt, daß man, wenn es den Augen wieder gut werden solle, den ganzen Leib, und wenn es diesem gut gehen solle, auch den Leib nicht ohne die Seele behandeln dürfe. Denn ... von der Seele gehe alles, sowohl Gutes als Böses, aus, für den Körper und den ganzen Menschen. Die Seele aber müsse durch „gute Reden" behandelt werden.
Der Begriff „psycho-somatisch" erscheint erstmals bei HEINROTH (1818), einem Arzt, der romantischen Medizin, die viele körperliche Erkrankungen aus (sündhaften) Leidenschaften heraus erklärte. Gleichzeitig wurde mit „psycho-somatisch" eine Gegenbewegung zum Leib-Seele-Dualismus in der Medizin unternommen, ein Dualismus, der zu unrecht immer wieder auf Descartes zurückgeführt wird.
Noch vor einigen Jahrzehnten wurde „psychomatisch" fast im gleichen Sinn wie „psychogen" verstanden. Dabei klang immer auch etwas Abwertendes mit, als würden diese Kranken sich ihre Störungen mehr oder minder „einreden" oder „einbilden". Zweifellos gibt es eine Reihe rein seelisch ausgelöster Körperstörungen (z. B. bestimmte Konversionssymptome wie Schwindelerscheinungen und Aphonien oder manche sexuellen Störungen). Aber diese Störungen machen nur einen kleinen Teil der Patienten aus, die heute von der psychosomatischen Medizin betreut werden.
Etwas später machte sich dann eine Tendenz bemerkbar, „psychosomatisch" die Beschwerdebilder zu nennen, bei denen mit den Methoden der organischen Medizin kein pathologischer Befund nachzuweisen war. Es handelt sich dabei um die Vielzahl der Kranken — manche Statistiken sprechen von 30—50% der Patienten in der Allgemeinpraxis — mit Störungen, die man funktionell zu nennen sich angewöhnt hat —, womit angedeutet werden soll, daß es sich dabei um eine Störung der Funktion und nicht des zellulären Substrates handelt (zum Beispiel die sogenannte vegetative Dystonie, viele Arten von Kopf- und Rückenschmerzen, Herzbeschwerden, Schlafstörungen, Durchfällen usw.). Schließlich gab es eine Zeit, in der die psychosomatische Medizin eine bestimmte Gruppe von Erkrankungen als zu ihrem Gebiet gehörig erachtete und dementsprechend auch mit einer bestimmten Auswahl von Diagnosen identifiziert wurde. Hierher gehören eine Reihe von Erkrankungen, die oft als die „Heiligen Sieben" tituliert werden (Asthma bronchiale, Ulcus pepticum, Colitis ulcerosa, essentielle Hypertonie, Neurodermitis und bestimmte allergische Reaktionen, die primär chronische Polyarthritis sowie die Hyperthyreose). Hier wurde also psychosomatische Medizin eingegrenzt auf eine bestimmte Anzahl von Erkrankungen, bei denen im körperlichen eine Disposition und oft schwerwiegende Störung vorlag, für deren Entstehung und Verlauf jedoch seelische Einflüsse als entscheidend oder doch zumindest gravierend angesehen wurden.

All diese Einteilungen und Eingrenzungen in der psychosomatischen Medizin sind heute verlassen worden. Psychosomatisch gestört ist nicht der Kranke ohne pathologischen Organbefund und „psychosomatisch" kann auch eine Erkrankung nicht deshalb sein, weil sie zu einer bestimmten Lokalisation oder Diagnosegruppe gehört, bei der sich nach dem gegenwärtigen Kenntnisstand häufig relevante psychosoziale Faktoren finden, die für die Entstehung und den Verlauf der Erkrankung bedeutsam sind. Man muß dazu feststellen, daß nicht jedes Asthma und nicht jede Colitis „psychosomatisch" ist, und umgekehrt gibt es eine Fülle sogenannt klassischer Organerkrankungen (z. B. Infektionskrankheiten und die coronare Herzerkrankung), bei denen psychosoziale Gesichtspunkte eine hoch bedeutsame Rolle spielen, obwohl organisch ein eindeutig definierter pathologischer Befund vorliegt.

Man kann also dieses Prinzip der modernen psychosomatischen Medizin in Abwandlung einer Formulierung von KREHL folgendermaßen fassen: Es gibt eine Unzahl psychosomatisch Kranker, aber keine psychosomatischen Krankheiten (dieser Begriff ist ohnehin obsolet, wenn auch nicht auszurotten; gemeint sind damit in der Regel körperliche Erkrankungen, für deren Entstehung und Verlauf neben somatischen auch psychosoziale Faktoren relevant sind).

Für die psychosomatische Medizin ist das Individuum als Person nicht mehr reduzierbar. Das bedeutet, daß es nicht zu umgehen ist, sich mit dem einzelnen Kranken, seinen Erlebnissen, seiner Vergangenheit und seiner Zukunftserwartung zu beschäftigen. Es ist dies ein alter Gedanke, der aber erst heute in das allgemeinärztliche Bewußtsein Einzug findet: „Die Einführung des Subjektes in die Pathologie bzw. die Medizin" (VIKTOR VON WEIZSÄCKER, 1940). Bei der Entstehung und dem Verlauf der verschiedensten Erkrankungen kann eine seelische Krise, ein Zusammenbruch, eine neu gefundene Hoffnung den Krankheitsverlauf ganz wesentlich formen, ja oft von ausschlaggebender Bedeutung für eine positive oder negative Wendung sein. Die Diagnose „psychosomatisch" muß also positiv gestellt werden, d. h. sie muß sich stützen auf die Kenntnis eines psychologischen Befundes, der die Entstehung einer körperlichen Störung, z. B. an Stelle eines ungelösten Konfliktes verständlich macht.

Einer der beliebtesten Gründe, die für den Ausbruch solcher Erkrankungen geltend gemacht werden, ist mit dem Begriff → Streß (SELYE, 1974) umschrieben worden. Obwohl in diesen Beobachtungen auch ein Stück Wahrheit liegt, ist es nach den Erfahrungen der modernen psychosomatischen Medizin nicht ein allgemeiner Überlastungsfaktor, sondern es sind die ganz persönlichen, individuellen Probleme der Lebensentwicklung, der Fixierungen in ganz bestimmten Lebensbereichen, die sich im Rahmen einer biographischen Krise zu einem für diesen Patienten unlösbaren Konflikt verdichten, der dann unter anderem im Körperlichen ausgetragen wird. Es geht also um den positiven Nachweis des engen Zusammenhanges zwischen Erkrankung und Lebensgeschichte, wobei einem zeitlichen Zusammentreffen von Beginn der Symptomatik und lebensgeschichtlich greifbaren Konflikt eine wichtige Bedeutung zukommt.

Diagnostisch und therapeutisch hat sich dabei von höchster Bedeutung erwiesen, die Auslösesituation einer Erkrankung sorgfältig zu eruieren, ihre innere Dynamik und ihre äußeren Umstände zu erfassen, um dann entscheiden zu können, inwieweit die Erkrankung im Rahmen der Lebensentwicklung dieses Patienten einen psychologisch verstehbaren sinnvollen Stellenwert innehat oder nicht. Es ist dies die Frage, die VIKTOR VON WEIZSÄCKER so formuliert hat: „Warum gerade hier, warum gerade jetzt?" Solche Schwellen-Versuchungs- oder Versagungssituationen können vor allem dann eine auslösende Bedeutung haben, wenn sie den Stellenwert eines konflikthaften ambivalent erlebten Geschehens haben. Wichtig ist hier nicht der objektive Befund des äußeren Ereignisses, sondern das subjektive Erleben dieses Kranken, für den nach seinen Wertmaßstäben, seiner Erziehung zwei widersprüchliche Impulse, die sich nicht unterdrücken lassen, miteinander kämpfen.

Nachdem also – überspitzt ausgedrückt – einer seelenlosen Körpermedizin zunächst eine Art körperlose Seelenheilkunde als Heilmittel entgegengestellt worden war, versucht die moderne psychosomatische Medizin als integrierte Psychosomatik einen ganzheitlichen (holistischen) biopsychosozialen Ansatz (ENGEL, 1977) der sich in einer weithin akzeptierten Definition von LIPOWSKI (1977) niederschlägt: „Psychosomatische Medizin ist 1. *eine Wissenschaft von* den Beziehungen biologischer, psychologischer und sozialer Determinanten in Gesundheit und Krankheit, 2. *ein Zugang zur medizinischen Praxis,* der den Einfluß psychosozialer Faktoren bei der Untersuchung, Prävention, Diagnostik und Behandlung aller Erkrankungen befürwortet und 3. *eine klinische Tätigkeit* im Zwischenbereich von Medizin und Verhaltenswissenschaft" (S. 4; Übers. M. v. R).

Obwohl sich SIGMUND FREUD und die Psychoanalyse selbst zunächst ganz auf Neurosen beschränkt hatten, haben psychoanalytisch inspirierte Internisten und Psychiater mit Hilfe der psychoanalytischen Entwicklungslehre, Konfliktpsychologie und durch die Einbeziehung unbewußter Motivationen der Psychosomatik, sowohl hinsichtlich ihrer theoretischen Modelle als auch ihrer therapeutischen Verfahren bis heute die entscheidenden Impulse gegeben. FRANZ ALEXANDER (1950) ordnete bestimmte unbewußte „spezifische psychodynamische Konfliktsituationen" bestimmten Erkrankungen zu und unternahm teilweise erfolgreich erste Schritte zur empirischen Validierung seiner Hypothesen.

Andere Forscher beobachteten und untersuchten gemeinsame Merkmale vieler psychosomatisch Kranker und fanden neben einer Phantasieschwäche und geringer Fähigkeit zum verbalen Gefühlsausdruck eine auffallende soziale Überangepaßtheit, die inzwischen unter dem Begriff der → Alexithymie neue Perspektiven eröffnet hat.

Neben GEORGE ENGEL in Amerika und THURE VON UEXKÜLL (1985) in Deutschland hat vor allem HERBERT WEINER (1977, 1986) mit seinen klinisch-empirischen, tier-experimentellen und theoretischen Arbeiten den holistischen „biopsychosozialen" Zugang zu allen Erkrankungen untersucht und vertreten und damit das Selbstverständnis einer modernen Psychosomatik geprägt. Während die meisten Konzepte nur einen Grundgedanken verfolgten und diesen mehr oder weniger für alles in Anspruch nahmen, hat die moderne Psychosomatik von einfachen, linear-kausalen Modellen von Gesundheit und Krankheit Abschied genommen und erkannt, daß viele Einflüsse zur Aufrechterhaltung oder dem Zusammenbruch von Gesundheit lebendiger Menschen im Verlauf der Anpassung an ihre Umwelt beitragen. Sie ist dabei, die Bedeutung somatischer Funktionsabläufe in ihrem Eigengewicht wieder ernstzunehmen, anzuerkennen und in ihrer Verflechtung mit psychosozialen Einflüssen zu studieren.

Dabei ist es wichtig, sowohl im somatischen, psychischen und sozialen Bereich disponierende, auslösende und krankheitserhaltende Faktoren zu unterscheiden. Für die am besten untersuchten, klassischen Krankheiten im Bereich der psychosomatischen Medizin – die sog. heiligen Sieben – ist festzustellen, daß es kein gleichbleibendes Muster an disponierenden, auslösenden und krankheitserhaltenden Faktoren gibt, das sich als konsistenter und universeller Mechanismus festmachen ließe. Im Gegenteil: Es muß eine Disposition zu einer Erkrankung geben, sonst tritt sie nicht auf – aber nicht jeder, der disponiert ist, wird auch krank. Es läßt sich jetzt schon sagen, daß mehrere Dispositionen zusammenkommen müssen, ohne daß damit das Auftreten einer Krankheit festgelegt ist. Die gleichen disponierenden Faktoren können auf ganz unterschiedlichem Wege entstehen, und umgekehrt kann die gleiche Erkrankung ganz unterschiedliche Dispositionen haben. Der psychologische Anteil zur Varianz disponierender Faktoren differiert mit dem Alter des Betroffenen zu verschiedenen Zeiten während der gleichen Altersspanne, bei verschiedenen Individuen und bei verschiedenen Krankheitsgruppen. Dementsprechend konzentriert sich die psychosomatische Forschung gegenwärtig stark auf die Untersuchung von Mediatoren, die bei der Umsetzung von Wahrnehmungen und Gefühlen in körperliche Prozesse wirksam werden. Ein weiterer Schwerpunkt liegt auf der Ermittlung von psychosozialen Risikofaktoren, die für die Entstehung von Krankheiten bedeutsam sind.

Bei der Behandlung psychosomatisch Kranker kommen in Abstimmung mit etwa notwendigen somatischen Behandlungsformen insbesondere die gesamte Breite psychotherapeutischer Maßnahmen zur Anwendung, die auf den einzelnen Kranken abgestimmt sein müssen (z. B. Einzel-, → Gruppen- oder → Familienpsychotherapie; aufdeckende, supportive oder mehr übende Verfahren). Dabei haben sich spezifische Modifikationen als notwendig erwiesen, die der häufig anzutreffenden mangelnden Selbstwahrnehmung, der Unfähigkeit sich emotional auszudrücken sowie der Phantasiearmut, wie sie bei vielen psychosomatisch Kranken angetroffen wird, Rechnung tragen (VON RAD 1983). Die Überlegenheit einer solchen kombinierten psycho- und somatotherapeutischen Behandlung ist gegenüber einer reinen somato-therapeutischen Behandlung inzwischen für viele Erkrankungen belegt (ROHRMEIER, 1983).

Literatur
ALEXANDER, F.: Psychosomatic Medicine. New York: Norton 1950.
ENGEL, G. L.: The need for a new medical model: A challenge to biomedicine. Science 196, 129 (1977).
HEINROTH, J. C. A.: Lehrbuch der Störungen des Seelenlebens. Leipzig: F.C.W. Vogel 1818.
LIPOWSKI, Z. J.: Psychosomatic Medicine in the Seventies: An Overview. Amer. J. Psychiatry 134, 233–244 (1977).
PLATON: Charmenides. Stuttgart: Reclam 1977.
v. RAD, M.: Alexithymie, Empirische Untersuchungen zur Diagnostik und Therapie psychosomatisch Kranker. Berlin Heidelberg New York: Springer 1983.
ROHRMEIER, F.: Langzeiterfolge psychosomatischer Therapien. Berlin Heidelberg New York: Springer 1982.
SELYE, H.: Stress without Distress. Philadelphia New York 1974.
v. UEXKÜLL, TH. (Hrsg.): Lehrbuch der Psychosomatischen Medizin. München: Urban & Schwarzenberg 1985.
WEINER, H.: Psychobiology and human disease. Amsterdam: Elsevier 1977.
WEINER, H.: Die Geschichte der psychosomatischen Medizin und das Leib-Seele-Problem in der Medizin. Psychother., med. Psychol. Im Druck. 1986.
WEISS, E., ENGLISH, O. S.: Psychosomatic Medicine. Philadelphia: Saunders 1943.
v. WEIZSÄCKER, V.: Der Gestaltkreis 1940.

M. VON RAD

Psychosyndrom, endokrines, endokrinologische Psychologie
Herkunft des Begriffes: Von Manfred BLEULER 1948 eingeführte Bezeichnung.
Definition: Bezeichnet die Gesamtheit der leichteren psychischen Begleiterscheinungen bei Endokrinopathien, in Abgrenzung von den endokrin bedingten Psychosen des akuten exogenen Reaktionstypus einerseits, den chronischen, schweren, hirnorganisch bedingten Störungen andererseits.

Das endokrine Psychosyndrom meint also Wesensänderungen, nicht Psychosen oder Demenzen. Es bezieht sich auf jene psychischen Veränderungen, die allen endokrinen Funktionsstörungen gemeinsam sind, betont das Gemeinsame und vernachlässigt die besondere Ausprägung der psychischen Erscheinungen je nach der funktionsspezifischen Eigenart der betroffenen Hormone.

Charakteristisch sind Veränderungen der Einzeltriebe, z. B. Hunger, Durst, Schlaf, Geschlechtstrieb, Bewegungs- bzw. Ruhebedürfnis, Wärme- bzw. Kältebedürfnis u. a., Veränderungen der Antriebshaftigkeit im ganzen und des allgemeinen psychischen Erregungsniveaus sowie der Grundstimmung und der Verstimmtheit. Diese Störungen der Einzeltriebe sind meist Steigerungen oder Abschwächungen; andersartige Veränderungen sind z. B. abnorme Gelüste nach besonderen Speisen. Perversionen des Sexualtriebes sind im Rahmen des endokrinen Psychosyndroms die Ausnahme. Die Steigerung von Einzeltrieben tritt oft nur zeitweise auf, nicht selten plötzlich einschießend, die Abschwächungen sind häufig dauerhaft, z. B. das Erlöschen des Geschlechtstriebes, der Verlust eines natürlichen Bewegungsbedürfnisses u. a.

Die gesamte Antriebshaftigkeit kann gesteigert oder vermindert sein. Chronische Übererregung und Nervosität, submanische Zustände einerseits, apathisch-indolente, aspontane, schläfrige Zustände andererseits werden beobachtet. Sie können dauerhaft oder periodisch auftretend sein.

Besonders häufig sind Verschiebungen der Grundstimmung und periodische Verstimmungen. Die Grundstimmung kann in Richtung antriebsarmer, gleichgültiger Heiterkeit („*Hypophysärstimmung*"), mürrischer Depression, ängstlicher Gereiztheit oder andersartig verschoben sein. Meist handelt es sich nicht um eigentliche Depressionen oder Manien, sondern leichtere Verschiebungen mit dysphorischer Färbung. Einschießende kurzdauernde Verstimmungen im Sinne der plötzlichen Verzweiflung, der Wut, der ängstlichen Unruhe oder auch eigenartiger Glückszustände kommen vor, meist aber mehr als subjektiv erlebte Stimmungsschwankungen und seltener als von der Umgebung wahrgenommene grobe Veränderungen.

Störungen der intellektuellen und mnestischen Funktionen gehören primär nicht zum endokrinen Psychosyndrom. Sie stellen sich erst ein, wenn sich, wie nicht selten bei chronischen Endokrinopathien, ein organisches Psychosyndrom entwickelt, welches das endokrine überdeckt und kompliziert. Hingegen tritt oft früh schon ein Verlust differenzierter Interessen und eine Erstarrung der ursprünglichen Persönlichkeit auf.

Entsprechend der zugrunde liegenden hormonalen Funktionsstörung ist das endokrine Psychosyndrom oft charakteristisch gefärbt. Beim Panhypopituitarismus wird besonders häufig eine Dämpfung der vitalen Antriebe, eine als körperlich erlebte Schwäche und Adynamie mit einer chronischen Stimmungsverschiebung in Richtung auf ein gleichgültig-apathisches Wesen beobachtet; bei der Akromegalie treten auf dem Hintergrund einer allgemeinen Antriebsarmut gerne periodisch unberechenbare Zustände krankhaft gesteigerter Antriebshaftigkeit auf; beim Hypothyreoidismus psychische Verlangsamung, mürrisch-stumpfes oder apathisch depressives Wesen mit erhöhtem Wärmebedürfnis und Herabsetzung des Geschlechtstriebes; beim Hyperthyreoidismus nervöse Unruhe, Schlaflosigkeit, einschießende Verstimmungen; beim Hyperparathyreoidismus am gewöhnlichsten die Kombination von Depression und Durst. Andersartige Symptomkombinationen sind aber gar nicht selten, und von einer spezifischen Zuordnung psychischer Symptome zu endokrinen Funktionsstörungen kann nach dem Stand der gegenwärtigen Kenntnisse keine Rede sein.

Erscheinungsbildlich läßt sich das endokrine Psychosyndrom nicht vom hirnlokalen abtrennen. Sowohl das Stirn- wie das Stammhirnsyndrom sind psychopathologisch nicht vom endokrinen zu unterscheiden, verschieden sind aber die zugrunde liegenden körperlichen Störungen. Jedoch sind die klinisch manifesten Störungen im Rahmen der hirnlokalen Psychosyndrome meist viel ausgeprägter, was sich leicht dadurch erklären läßt, daß sie durch lokalisierte Hirnschädigungen mit Strukturveränderungen bewirkt werden, während die endokrinen Einflüsse auf cerebrale Funktionssysteme vorübergehend und sehr wechselhaft sein können.

Daß endokrine und hirnlokale Psychosyndrome das gleiche psychopathologische Erscheinungsbild haben, wird durch die heute auch experimentell erhärtete Tatsache erklärt, daß viele Hormone unmittelbar auf bestimmte Hirnzentren, z. B. im Hypothalamus, einwirken und daß solche Zentren selbst endokrine Funktionen haben. Umgekehrt ist damit auch belegt, daß Hormone über cerebrale Systeme auf bestimmte Aspekte des psychischen Lebens, besonders das Trieb- und Antriebsverhalten einwirken können.

Die Forschungen im Bereich des Zusammenspiels endokriner und psychischer Funktionen haben in letzter Zeit immer mehr über den eher statischen, psychopathologischen Begriff des endokrinen Psychosyndroms hinausgeführt und zu Bausteinen einer *endokrinologischen Psychologie* (M. BLEULER, 1979) Anlaß gegeben. Solche Elemente beziehen sich beispielsweise auf den Einfluß der Sexualhormone auf die fetale Prägung des Sexualverhaltens, die Entwicklung der reifen Psychosexualität, die prämenstruelle Spannung, die psychischen Veränderungen im Klimakterium, ferner die Wechselwirkungen der verschiedenen Nebennierenhormone mit Emotionalität und Aktivität, die Zusammenhänge zwischen Hormonen des Hypothalamus-Hypophysen-Thyreoidea-Systems mit Erregung und depressiver Verstimmung, Einfluß von Nebennieren- und Hypophysenhormonen auf Lernverhalten und Gedächtnis und vieles andere. Viele dieser Befunde sind erst tierexperimentell gesichert, ihre Übertragung auf den Menschen gehört zur zukünftigen Aufgabe der endokrinologischen Psychologie.

Literatur
BLEULER, M. (mit Beiträgen von H. BAER, G. CONDRAU, D. J. JACOBS, H. KNOEPFEL, W. STOLL, H. WIPF, DELIA WOLF, W. ZÜBLIN): Untersuchungen aus dem Grenzgebiet zwischen Psychopathologie und Endokrinologie. Arch. Psychiat. Nervenkr. 180, 271–528 (1948).
BLEULER, M.: Endokrinologische Psychiatrie. Stuttgart: Thieme 1954.
BLEULER, M.: Endokrinologische Psychiatrie. In: KISKER, K. P., MEYER, J. E., MÜLLER, C., STRÖMGREN, E. (Hrsg.): Psychiatrie der Gegenwart, Bd. I/1, 2. Aufl., S. 257–342. Berlin Heidelberg: Springer 1979.

H. KIND

Psychosyndrom, hirnlokales

M. BLEULER hat seit 1943 darauf hingewiesen, daß die chronischen Psychosyndrome bei umschriebenen Hirnschädigungen unter sich ähnlich seien, ganz unabhängig davon, durch welche Krankheitsprozesse sie entstanden sind und wie sie lokalisiert sind. Diese gemeinsamen psychopathologischen Merkmale unterschiedlich lokalisierter Hirnläsionen werden unter der Bezeichnung „hirnlokales Psychosyndrom" zusammengefaßt und können dem Erscheinungsbild der diffusen chronischen Hirnschädigung (dem „organischen Psychosyndrom") gegenübergestellt werden. Das hirnlokale Psychosyndrom ist gekennzeichnet durch Störungen des Antriebs, der Stimmung und der Einzeltriebe. Die Störungen können sich bei allen Lokalisationen in einem „Zuviel" oder „Zuwenig" an betreffenden Elementen oder auch in einer Durchmischung gesteigerter und verminderter Elemente bemerkbar machen. Während z. B. bei älteren Kranken eine Verminderung des Antriebs häufig ist, lassen jugendliche Patienten besonders oft eine triebhafte Unrast und Unstete erkennen. Für die Stimmungsverschiebung bei herdförmigen Hirnerkrankungen sind reine Depression und reine Euphorie weniger kennzeichnend als verschiedene andere Färbungen, wie zum Beispiel antriebsloses, stumpfes Wesen bei Heiterkeit, gehässige Gereiztheit, wehleidige Weinerlichkeit, ängstlich-hilflose Zustände u. a. (M. BLEULER). Unter den Triebstörungen fallen vor allem Veränderungen des Schlafs, des Hungers und Dursts, des Bewegungsbedürfnisses, der Sexualität und des Aggressionstriebs auf. Oft kommt es zu einem plötzlichen, unvermittelten Einschießen von Trieben oder Verstimmungen, die mehrere Stunden oder Wochen andauern und schließlich ebenso rasch wieder abklingen wie sie eingesetzt haben.

Die genannten Erscheinungen sind also nach M. BLEULER nicht Ausdruck der einen oder anderen Ortsspezifität der Läsion, sondern eine allgemeine Form beliebig lokalisierter Schädigungen. Damit ist aber nicht gesagt, daß ein unspezifisches hirnlokales Psychosyndrom nicht von Färbungen oder Nuancen bestimmter psychopathologischer Merkmale überformt werden könnte, die dann doch eine gewisse Ortsspezifität im Sinne von Prädilektionstypen aufweisen. Es erscheint daher zulässig, von Stirnhirnsyndromen, Stammhirnsyndromen oder Zwischenhirnsyndromen zu sprechen (WALTHER-BÜEL).

Die primären Intelligenzleistungen – Auffassung, Merkfähigkeit, Gedächtnis und denkerische Funktionen – sind zwar beim hirnlokalen Psychosyndrom im allgemeinen nicht in Mitleidenschaft gezogen. Dies schließt nicht aus, daß bei – meist doppelseitigen – umschriebenen Schädigungen im Bereich des limbischen Systems schwere amnestische Zustandsbilder auftreten.

Das energetische Niveau kann so stark gesenkt sein, daß die Denkleistungen – vor allem die „höheren" Intelligenzfunktionen wie Selbstkritik, Überschau über komplizierte Gegebenheiten oder Plan- und Entwurfvermögen (HÄFNER) – erheblich in Mitleidenschaft gezogen sind und Erscheinungsbilder vom Typ einer „Hirnstammdemenz" (STERTZ) entstehen.

Die gleichen psychopathologischen Erscheinungen wie beim hirnlokalen Psychosyndrom kommen auch bei endokrinen Störungen vor; man spricht dann vom → „endokrinen Psychosyndrom" (M. BLEULER). BASH hat darauf aufmerksam gemacht, daß Störungen der Stimmung, des Antriebs und der Einzeltriebe auch bei den Neurosen und bei solchen Psychopathien vorkommen, bei denen Störungen der Einzeltriebe das Bild beherrschen; als gemeinsame Bezeichnung für diese ätiologisch verschiedenartigen aber erscheinungsbildlich ähnlichen Krankseins, die man bei chronischen diffusen Terminus „umschriebenes Störsyndrom" vorgeschlagen.

Literatur
BASH, K. W.: Lehrbuch der allgemeinen Psychopathologie. Stuttgart: Thieme 1955.
BLEULER, E.: Lehrbuch der Psychiatrie. 11. Aufl. umgearb. von M. BLEULER. Berlin Heidelberg New York: Springer 1969.
BLEULER, M.: Von Erscheinungsbildern zu Grundformen seelischen Krankseins. Vierteljahresschrift der naturforschenden Gesellschaft. Zürich 88, 55 (1943).
HÄFNER, H.: Störung des Plan- und Entwurfvermögens bei Stirnhirnläsionen. Arch. Psychiat. Nervenkr. 193, 569–582 (1955).
STERTZ, G.: Probleme des Zwischenhirns. Arch. Psychiat. Nervenkr. 98, 441–445 (1932).
WALTHER-BÜEL, H.: Die Psychiatrie der Hirngeschwülste. Wien: Springer 1951.

H. LAUTER

Psychosyndrom, organisches
Das organische Psychosyndrom (E. und M. BLEULER) ist eine psychopathologische Grundform seelischen Krankseins, die man bei chronischen diffusen Hirnschädigungen findet. Für die gleiche Reaktionsform existieren eine Reihe ähnlicher Bezeichnungen, die gleichfalls häufig verwandt werden. Dazu gehört der ursprünglich von E. BLEULER eingeführte Begriff des „*psychoorganischen Syndroms*"; hierunter kann man aber im weiteren Sinne sämtliche Psychosyndrome verstehen, die im Zusammenhang mit körperlichen Erkrankungen auftreten, also auch den „akuten exogenen Reaktionstyp" und das „hirnlokale Psychosyndrom". Der Ausdruck „*amnestisches Psychosyndrom*" betont zu einseitig den mnestischen Störungsbereich, der ja nur eine Facette in dem vielgestaltigen Erscheinungsbild dieses organischen Reaktionsmusters darstellt. Der Terminus „Korsakow-Syndrom" sollte für amnestisch-konfabulatorische Erscheinungsbilder reserviert bleiben, bei denen Merkfähigkeitsstörungen, situative Desorientiertheit und Konfabulationen im Vordergrund stehen. Mit dem Ausdruck „*corticale Demenz*" werden nur die schwersten Formen des organischen Psychosyndroms erfaßt.

Die Symptomatologie des organischen Psychosyndroms läßt sich unterteilen in die → *Hirnleistungsschwäche* und die → *Persönlichkeitsveränderung*. Im Vordergrund stehen Störungen des Gedächtnisses, der Auffassung, der Orientierung, des Denkens und der Affektivität. Die Beeinträchtigung der Merkfähigkeit gehört zu den frühesten klinischen Zeichen des organischen Psychosyndroms. Sie greift bald auf das Frischgedächtnis, später auch auf das Altgedächtnis über. Die Desorientiertheit der Patienten ist in den meisten Fällen eine Folge der Gedächtnisstörung. Das Denken ist – ebenso wie die psychomotorischen Vollzüge – erheblich verlangsamt, zähflüssig und haftend. Der Umfang gleichzeitig möglicher Vorstellungen ist beschränkt, was zu einer Einengung des Denkfeldes und zu einer Beeinträchtigung des Urteilsvermögens führt. Im Zusammenhang damit ist auch die Auffassung herabgesetzt. Die Affekte sind labil, springen stärker und rascher an als normal, verpuffen aber auch schneller. Spontaninitiative und Aktivität sind vermindert. Die genannten Symptome sind miteinander eng verflochten und bilden ein komplexes Strukturgefüge.

Die Ursachen, die zu einer diffusen Hirnschädigung und zu einem organischen Psychosyndrom führen, sind vielfältiger Art: Hirngefäßerkrankungen, senile Degeneration der Ganglienzellen, Hirntraumen, Encephalitiden, syphilitische Psychosen, heredodegenerative Erkrankungen, chronische Intoxikationen, z. B. solche mit Alkohol, Medikamenten, Kohlenoxyd, Blei oder Lösungsmitteln, chronische Stoffwechselstörungen und andere diffuse Hirnleiden teilweise ungeklärter Ätiologie. Die Genese der zugrundeliegenden Schädigung ist aus dem psychopathologischen Erscheinungsbild allein meist nicht zu erschließen; diagnostisch helfen hier neben der Anamnese nur die körperlichen Begleiterscheinungen und die neurologischen Befunde weiter, mit denen das organische Psychosyndrom vergesellschaftet ist.

Bei der Entstehung des organischen Psychosyndroms spielt neben den erwähnten Krankheitsursachen auch das Lebensalter eine entscheidende Rolle. Aus den Beobachtungen von WALTHER-BÜEL an Hirntumorkranken geht hervor, daß das organische Psychosyndrom im Kindesalter überhaupt nicht, in der ersten Hälfte des Erwachsenenalters sehr selten und höchstens in leichter Ausprägung, jenseits der 40er Jahre aber immer häufiger und mit zunehmendem Lebensalter in schwerer Form auftritt.

Das organische Psychosyndrom kann akut unter dem Anfangsbild des akuten exogenen Reaktionstyps entstehen oder sich chronisch entwickeln. Das „Richtungsziel" (WALTHER-BÜEL) des organischen Psychosyndroms ist die Demenz, ebenso wie das Richtungsziel des akuten exogenen Reaktionstyps das Koma ist. Die Entwicklung des Syndroms kann aber mit beliebiger Geschwindigkeit fortschreiten und auf jeder Stufe und zu jeder Zeit stehen bleiben. Obwohl der Verlauf in der Regel chronisch ist, ist das Erscheinungsbild des organischen Psychosyndroms – unter Einschluß der Demenz – beim Abklingen der zugrundeliegenden Hirnschädigung prinzipiell reversibel (WIECK; → „Durchgangssyndrom").

Literatur
BASH, K. W.: Lehrbuch der allgemeinen Psychopathologie. Stuttgart: Thieme 1955.
BLEULER, E.: Lehrbuch der Psychiatrie. 11. Aufl., umgearb. von M. BLEULER. Berlin Heidelberg New York: Springer 1969.
HAASE, H. J.: Amnestische Psychosyndrome im mittleren und höheren Lebensalter. Berlin Göttingen Heidelberg: Springer 1959.
WALTHER-BÜEL, H.: Die Psychiatrie der Hirngeschwülste. Wien: Springer 1951.
WIECK, H. H.: Lehrbuch der Psychiatrie. Stuttgart: Schattauer 1967.
ZEH, W.: Die Amnesien. Stuttgart: Thieme 1961.

H. LAUTER

Psychotechnik → Psychologie, angewandte

Psychotherapie
[gr.: ψυχήν θεραπεύειν = der Seele dienen]
Psychotherapie ist ein Begriff, der erst im ausgehenden 19. Jahrhundert geschaffen wurde. Das Wort soll erstmals in England von DANIEL HACK TUKE in seinem 1872 erschienenen Buch „Illustrations of the influence of the mind upon the body" gebraucht worden sein, wo ein Kapitel mit „Psychotherapeutics" überschrieben ist (zitiert nach [8]). Jahrzehnte früher hatte in Deutschland aber bereits J. CHR. REIL „Rhapsodien über die Anwendung der psychischen Curmethode auf Geisteszerrüttungen" (1803) veröffentlicht; Vorläufer des Begriffes war das Traitement moral (ESQUIROL) bzw. Moral-Management der englischen Seelenärzte. Allgemein gebräuchlich wird das Wort Psychotherapie erst in den neunziger Jahren des 19. Jahrhunderts im Zusammenhang mit dem Hypnotismus [8].
Eine einheitliche *Definition* hat sich bisher nicht durchgesetzt, vor allem, weil Psychotherapie nicht ein ausschließlich medizinischer Begriff ist, sondern zahlreiche andere Wissenschaften bzw. Lebensbereiche des Menschen betrifft: Psychologie, Philosophie, Pädagogik, Soziologie u. a. Am allgemeinsten wird unter Psychotherapie die Behandlung kranker Menschen mit psychologischen Mitteln verstanden, das Wort also im Sinne eines Oberbegriffs benützt. Im Gegensatz dazu wird im angelsächsischen Sprachbereich „psychotherapy" noch häufig in Abhebung von der → Psychoanalyse als Bezeichnung für die nichtanalytischen, bzw. nicht tiefenpsychologischen Behandlungsverfahren verwendet. Im deutschen Sprachraum wird neuerdings oft die Definition von STROTZKA (1982, S. 1) zitiert: „Psychotherapie ist eine Interaktion zwischen einem oder mehreren Patienten und einem oder mehreren Therapeuten (aufgrund einer standardisierten Ausbildung), zum Zweck der Behandlung von Verhaltensstörungen oder Leidenszuständen (vorwiegend psychosozialer Verursachung) mit psychologischen Mitteln (oder vielleicht besser durch Kommunikation, vorwiegend verbal oder auch averbal), mit einer lehrbaren Technik, einem definierten Ziel und auf der Basis einer Theorie des normalen und abnormen Verhaltens".

Diese engere Definition lehnt sich an den medizinischen Krankheitsbegriff an und steht deshalb dem *medizinischen Modell der Psychotherapie* nahe. In diesem Sinn ist Psychotherapie ein Behandlungsverfahren innerhalb der Medizin. Ihrer teilhaftig werden kann nur jemand, der sich als Leidender, als Patient bekennt. Gleichzeitig gibt die so verstandene Psychotherapie Anspruch auf Kostenübernahme durch Krankenversicherungen oder Gesundheitsdienste. Besonders nicht-ärztliche Psychotherapeuten vertreten oft im Gegensatz hierzu ein *philosophisch-pädagogisches Modell*, das sich an die ursprüngliche griechische Wortbedeutung anlehnt, ‚der Seele dienen'. Nicht Leidensbehandlung ist das wesentliche Ziel, sondern Hilfe in einem Bewußtwerdungs- und Individuationsprozeß, in welchem der Therapeut Begleiter, Freund und Führer ist. Voraussetzung ist weniger die spezielle Ausbildung mit der Fähigkeit zur Diagnose und Indikationsstellung, wo der Therapeut sinnvoll tätig werden kann, sondern das, was als psychotherapeutische Grundhaltung erkannt ist, nämlich das wertfreie Akzeptieren des Klienten, das empathische Verstehen seiner Situation und die Echtheit der therapeutischen Haltung.

Die *Mittel*, mit deren Hilfe Psychotherapie geschieht, sind die Sprache, das Gespräch, das Zuhören, die emotionale Beziehung zwischen Patient und Therapeut und die Übertragungsvorgänge.

Die *Wirkungswege* der Psychotherapie sind Aufforderung, Überzeugung, Ermutigung, Suggestion, Abreaktion, Beruhigung und Entspannung, Nachahmung, Lernen, Einsicht, um nur einige wesentliche zu nennen.

Methoden der Psychotherapie: die gebräuchlichen Methoden können nach den verschiedenen Gesichtspunkten unterschieden werden: Häufig werden *aufdeckende* von *zudeckenden* Methoden abgegrenzt, womit die unterschiedliche therapeutische Haltung gegenüber unbewußten Komplexen und Konflikten gemeint ist. Aufdeckende Methoden sind weitgehend identisch mit der Psychoanalyse und psychoanalytisch orientierten Verfahren; sie setzen die Annahme eines unbewußten Persönlichkeitsanteils voraus. Verbreitet ist auch die Unterscheidung einer *„großen"* von einer *„kleinen"* Psychotherapie, wobei zu ersterer die Methoden der Psychoanalyse und verwandter Schulen zählen, zu letzterer die Psychotherapie im einfachen Gespräch, suggestive und entspannende Verfahren. Seit den Sechziger Jahren hat von den USA aus die *humanistische Psychologie und Psychotherapie* Interesse gefunden. Gemäß ihren Grundthesen [2] ist das primäre Phänomen beim Studium des Menschen das Erleben. Der Akzent liegt auf solchen menschlichen Eigenschaften wie der Fähigkeit zu wählen, der Kreativität, Wertschätzung und Selbstverwirklichung. Klientenzentrierte Gesprächstherapie, Gestalttherapie, Transaktionale Analyse, die Encountergruppenbewegung, themenzentrierte interaktionelle Gruppen und viele andere zählen sich zu den Therapiemethoden der humanistischen Psychologie. Sie sehen sich als Gegensatz zu den als mechanistisch und reduktionistisch bezeichneten Auffassungen der Psychoanalyse und der Verhaltenstherapie.

Je nach dem institutionellen Rahmen, in welchem Psychotherapie geschieht, wird jene des *Facharztes* von jener des *Haus- oder Allgemeinarztes* unterschieden, jene des Arztes von jener des *nichtärztlichen Psychotherapeuten,* wobei die Methoden im allgemeinen die gleichen sind, die äußeren Bedingungen der Therapeut-Patient-Beziehung aber recht verschieden. Unter *stationären* Bedingungen erfolgende Psychotherapie verlangt eine Anpassung an die besonderen Umstände und deshalb die Bevorzugung bestimmter Methoden. Wichtig ist auch die Unterscheidung in *Einzel-* oder → *Gruppenpsychotherapie,* jedoch können sehr viele Methoden sowohl einzeln als auch in der Gruppe angewendet werden. Die Indikation ist aber verschieden und beide Formen verlangen eine besondere Ausbildung.

Allgemein wird heute eine *stützende (engl. „supportive") Psychotherapie* von einer einsichtsorientierten, rekonstruktiven unterschieden. Erstere zielt auf die Stärkung bestehender Abwehrkräfte und die Erarbeitung neuer und besserer Verhaltensweisen mit der Wiederherstellung und Bewahrung eines angemessenen seelischen Gleichgewichtes. Ihre Methoden sind die Führung und Begleitung des Kranken im Gespräch, Persuasion, emotionale Katharsis, allenfalls Beratung unter Einbezug der Umgebung, evtl. in Kombination mit physikalischer oder Pharmakotherapie sowie mit Benützung diverser psychotherapeutischer Hilfsmethoden wie Entspannungsübungen, körperbezogene Techniken u. a. *Rekonstruktive Psychotherapie* meint die tiefenpsychologisch-psychoanalytischen Methoden, welche die Auseinandersetzung mit unbewußten Konflikten zum Ziel haben, im Bestreben Einsicht in und möglichst auch Veränderung von bestehenden Charakterstrukturen zu erreichen. L. R. WOLBERG [9], der diese zielorientierte Unterscheidung der Psychotherapiemethoden beschrieben hat, nennt auch eine Zwischenstufe als *reedukative Psychotherapie,* mit welcher zwar gewisse Verhaltensänderungen angestrebt werden, der Kranke auch lernen soll, seine vorhandenen Fähigkeiten und Möglichkeiten besser zu nutzen, aber ohne echte Lösung unbewußter Konflikte. Vor allem die Methoden der Verhaltenstherapie wären hier einzuordnen. Es gibt keine eindeutige Zuordnung der einzelnen Verfahren, jedoch muß bei der Wahl der Behandlungsmethode im konkreten Fall davon ausgegangen werden, *daß nicht mit jeder Methode das gleiche Ziel erreicht werden kann.*

Die allermeisten Psychotherapiemethoden verwenden gleichzeitig verschiedene wirksame Prinzipien. Immerhin gibt es Schwerpunkte, die auch zur Unterscheidung benützt werden. So verwendet die Psychoanalyse bevorzugt Einsicht in unbewußte Zusammenhänge, die durch Deutungen vermittelt werden, die klientenzentrierte Gesprächsmethode das empathische Verstehen, die Verhaltenstherapie das schrittweise Lernen neuer und Aufgeben störender Gewohnheiten mit Hilfe sozialer Verstärkerreize, die Gruppentherapie Einsicht und Lernen am Beispiel der anderen.

1. *Methoden der Psychotherapie im Gespräch oder Dialog.* Dazu zählen die *tiefenpsychologisch-analytischen Verfahren* im engeren Sinn, d. h. die Freudsche → Psychoanalyse, die Neopsychoanalyse, die analytische Psychologie von C. G. JUNG, die → Individualpsychologie von A. ADLER, die schicksalsanalytische Therapie von L. SZONDI u. a. Ferner sind zu nennen *philosophisch-anthropologisch orientierte Richtungen* der Psychotherapie im Gespräch wie daseinsanalytische Therapie, anthropologisch-integrative Methode, Logotherapie von V. E. FRANKL, dann *direktiv-persuasive Methoden* wie die rationelle Psychotherapie von P. DuBOIS, die rational-emotive Therapie von A. ELLIS u. a. In den letzten Jahren sind → Gestalttherapie und → Transaktionsanalyse besonders bei nichtärztlichen Psychotherapeuten auf steigendes Interesse gestoßen.

Von den nicht psychoanalytischen Gesprächsmethoden hat die klientenzentrierte Methode von C. R. ROGERS die größte Verbreitung erfahren und ist wissenschaftlich wohl auch am besten erforscht. In der Praxis des Psychotherapeuten, sowohl des ärztlichen wie des nicht-ärztlichen, werden gemäß diversen Erhebungen aber weniger schulmäßig definierte Gesprächsmethoden benützt als *eklektische* Verfahren, die je nach Ausbildung und Persönlichkeit des Therapeuten sowie seiner Klientel verschieden gestaltet sind.

2. *Gruppenpsychotherapie*. Es gibt mehrere Techniken, die sich analytischer bzw. tiefenpsychologischer Ansätze bedienen. Andere Verfahren sind Themenzentrierte Interaktion und Psychodrama. Meist in der Gruppe angewendet wird auch die Schreitherapie von D. CASRIEL, während die Primärtherapie (engl. „primal therapy") von A. JANOV zuerst als Einzel-, später als Gruppentherapie praktiziert wird.

Zahlreiche Gruppenmethoden haben sich im *Grenzbereich der Psycho*therapie angesiedelt, sei es daß sie nicht Leidensbehandlung im eigentlichen Sinne sind, oder daß nicht Psychotherapie ihre wesentliche Methode ist. Man kann die Gruppendynamik und das Sensitivitätstraining hier einordnen, die Encounter-Gruppen, ferner die sozialpsychiatrischen Gruppenmethoden, zu denen die Aktivitätsgruppen und die therapeutische Gemeinschaft zählen. Auch die Balint-Gruppen gehören in diesen Grenzbereich, sowie die eigentlichen Selbsthilfegruppen.

3. *Paar- und → Familientherapie*
4. *Verhaltenstherapie* (→ Verhaltensmodifikation)
5. *Körperbezogene Therapiemethoden:* Bioenergetik, konzentrative Bewegungstherapie, Eutonie, funktionelle Entspannung, Heileurhythmie, diverse Techniken der Atemtherapie u. a.
6. *Autosuggestive, übende und entspannende Verfahren:* autogenes Training, progressive Relaxation u. a.
7. *Hypnosetherapie*
8. *Imaginative und meditative Verfahren:* katathymes Bilderleben, Oberstufe des autogenen Trainings, Meditation, u. a.
9. Als *Hilfsmethoden der Psychotherapie* zur Aktivierung und zur schöpferischen Gestaltung werden Rhythmik, Gymnastik, Tanz, Malen, Zeichnen, plastisches Gestalten, Musik u. a. herangezogen. Die Bezeichnungen Tanz-, Musik-, Kunsttherapie u. a. haben sich in neuester Zeit dafür eingebürgert. Man kann diese Verfahren nicht als Psychotherapie im engeren Sinn des Wortes bezeichnen, weil nicht die verbale Kommunikation und die Beziehung zum Therapeuten die wesentlichen Mittel sind.

(Einzelheiten und Literatur zu den psychotherapeutischen Methoden bei [4]).

Eine eigentliche *Psychotherapieforschung* gibt es erst seit der Mitte des 20. Jahrhunderts. Sie hat sich vor allem mit der generellen Wirksamkeit, mit den im psychotherapeutischen Prozeß wirksamen Kräften und der unterschiedlichen Wirkung der Methoden befaßt. Beispielsweise hat die Metaanalyse von 475 publizierten Psychotherapiestudien [5] gezeigt, daß der durchschnittliche Patient, der Psychotherapie nach einer speziellen Methode erhält, besser daran ist als mindestens 80% jener Patienten, die einer Kontroll- oder Wartegruppe zugeteilt wurden. Mit allen systematisch und kontrolliert eingesetzten Methoden haben sich Erfolge erzielen lassen, aber nicht mit jeder Methode die gleichen. Mit Verhaltenstherapie soll sich beispielsweise bei Phobien eher Symptombesserung, mit klientzentrierter Gesprächstherapie eher eine Veränderung im Persönlichkeitsbereich ergeben [3].

Wie jede differente Behandlungsmethode kann Psychotherapie nicht nur Besserung, sondern auch *Verschlimmerung eines Leidens* bewirken [7]. Symptome können exazerbieren oder neue sich entwickeln, Psychotherapie kann als Ersatz für tätiges Handeln im Leben mißbraucht werden, die Abhängigkeit vom Therapeuten kann sich destruktiv auswirken u. a.

Indikationen: Ausgehend von der umfassenden Definition, daß Psychotherapie die Behandlung kranker Menschen mit psychologischen Mitteln sei, erstreckt sich ihr Indikationsbereich auf die ganze Medizin und darüber hinaus auf zahlreiche Grenzgebiete. Überall wo das psychologische Krankheitsverständnis für die Behandlung wesentlich ist, wo die Person des Kranken in der Therapie berücksichtigt werden muß, hat die Psychotherapie ihren Platz. Ihre Indikation nach vorwiegend nosologischen Kriterien ist deshalb zu einseitig. Entsprechend den modernen psychosomatischen Vorstellungen können viele körperliche Leiden theoretisch auch mit Psychotherapie behandelt werden. Wichtiger als die Krankheitsdiagnose ist deshalb für die Indikation die Eignung des Kranken, sein Bedürfnis nach einer „Behandlung mit psychologischen Mitteln", die zur Verfügung stehende Zeit, das Ziel, das erreicht werden soll und der Aufwand, den Arzt und Patient zu leisten gewillt sind. Am ehesten sind diese Voraussetzungen heute bei psychoreaktiven und neurotischen Störungen erfüllt, seltener bei seelisch bedingten körperlichen (psychosomatischen) Leiden, bei Störungen der Persönlichkeitsentwicklung und Psychosen.

Bedeutung der Psychotherapie: Die zunehmende Verbreitung psychologischen und psychoanalytischen Wissens hat auch das Interesse an der Psychotherapie enorm gefördert. Es wird heute geradezu von einem Psycho-Boom gesprochen. Als Psychotherapeuten stehen dem Arzt Psychologen, Sozialarbeiter, Theologen und andere Berufsangehörige gegenüber. Bestrebungen sind im Gange, diese nicht-ärztliche Psychotherapie auch gesetzlich zu regeln, die Schwierigkeiten und Widerstände sind aber groß. Vor allem die Aufsplitterung in zahlreiche Schulen und Richtungen, die sich eher bekämpfen als nach gemeinsamen Interessen zu suchen, erschwert eine Regelung. Hinzu kommt, daß immer neue Techniken propagiert werden, die wissenschaftlich in keiner Weise evaluiert sind, aber trotzdem Geltung beanspruchen.

Die Ausübung der Psychotherapie setzt eine *spezielle Ausbildung* voraus. Sie erfolgt einerseits besonders für den Arzt in Kliniken und weiteren medizinischen Institutionen, andererseits aber vorwiegend in privaten Organisationen und Instituten, die sich einer speziellen Methode bedienen. Abgesehen vom notwendigen Grundstudium, in der Regel Medizin oder Psychologie mit Psychopathologie, gliedert sich die Ausbildung in 3 Stufen: Selbsterfahrung; Besuch von Kursen und Seminaren, in welchen die theoretischen Kenntnisse vermittelt werden; praktische Tätigkeit unter Supervision. Eine einfache oder pragmatische Psychotherapie im Sinne des sogenannten *ärztlichen Gesprächs* kann in Kursen und besonders in Balint-Gruppen gelernt werden. Sie verlangt weniger technische Kenntnisse als eine „begrenzte innere Wandlung" [1], die es erlaubt, die Person des Arztes und seine Beziehung zum Kranken therapeutisch einzusetzen.

Literatur
1. BALINT, M., BALINT, E.: Psychotherapeutische Techniken in der Medizin. Bern: Huber, Stuttgart: Klett 1962.
2. BÜHLER, CH., ALLEN, M.: Einführung in die humanistische Psychologie. Stuttgart: Klett 1974.
3. GRAWE, K.: Differentielle Psychotherapie I. Indikation und spezifische Wirkung von Verhaltenstherapie und Gesprächspsychotherapie. Eine Untersuchung an phobischen Patienten. Bern: Huber 1976.
4. KIND, H.: Psychotherapie und Psychotherapeuten. Methoden und Praxis. Stuttgart: Thieme 1982.
5. SMITH, M. L., GLASS, G. V., MILLER, T. I.: The benefits oder psychotherapy. Baltimore: John Hopkins 1980.
6. STROTZKA, H.: Psychotherapie und Tiefenpsychologie. Ein Kurzlehrbuch. Wien New York: Springer 1982.
7. STRUPP, H. H., HADLEY, S. W., GOMES-SCHWARTZ, B.: Psychotherapy for better or worse. The problem of negative effects. New York: Aronson 1977.
8. WETTLEY, A.: Prolegomena zu einer Geschichte der Psychotherapie. Hippokrates 36, 150−155, 190−197 (1965).
9. WOLBERG, L. R.: The technique of psychotherapy in 2 vol. 2nd edn. New York: Grune & Stratton 1967.

H. KIND

Psychotomimetica → Halluzinogene

Pubertätskrise
Synonym: Reifungskrise; Jugendkrise; innere Konfliktreaktion in der Pubertät; Pubertätsneurose
Bezeichnung für eine vorübergehende Zuspitzung des Erlebens und Verhaltens, die von dem seelischen und körperlichen Ausnahmezustand der Pubertät verursacht und im Erscheinungsbild geprägt wird. Es handelt sich also um eine Übersteigerung der normalen Spannungen dieser seelischen und körperlichen Umbauphase der Persönlichkeit. Bei bisher unauffälliger Entwicklung kommt sie zwischen 12 und 19 Jahren meist akut zum Durchbruch und klingt spätestens mit dem Ende der Pubertätsphase wieder ab.
Schon *normalerweise* ist die Pubertät ein Entwicklungsabschnitt, der durch Diskontinuität charakterisiert ist. KRETSCHMER spricht vom „puberalen Instinktwandel". Es kommt zum Einbruch von ganz neuen Erlebnisweisen, zum Auftreten von fremden und jeweils sehr divergenten Wesenszügen, zu allgemeiner Antriebssteigerung oder zu Antriebsverlusten, Übersteigerung der Stimmungen, zu raschem Wechsel der Grundeinstellung mit extremen, radikalen und alternativen Wertungen. Besonders bei Jungen setzt die sexuelle Triebhaftigkeit heftig und schnell ein, es fehlen aber entsprechende stabile Kontaktmöglichkeiten, gewohnheitsmäßige Bindungen und die personale Reife, um die sexuellen Bedürfnisse mit den altersentsprechenden hochgespannten Ansprüchen zusammenzubringen. So stehen primitivste Triebdurchbrüche neben distanzierter schwärmerischer Verehrung einer idealisierten geliebten Person. *Soziologisch* beinhaltet diese Phase den Beginn der endgültigen Ablösung von den Eltern, die Distanzierung von der häuslichen Primärgruppe und damit die Aufgabe, sich von dem Elternhaus abzugrenzen und sich einen eigenen sozialen Raum zu schaffen.
In der Sicht der psychosozialen Entwicklungslehre von E. H. ERIKSON ist die Pubertät die Phase der Identitätsfindung, eine Phase, in der andererseits bei Zweifeln an der Identität Rollenkonfusion mit kriminellen, sexuellen oder psychotischen Zwischenfällen auftreten können. Die Pubertätsphase stellt ein Moratorium zwischen Kindheit und Erwachsensein dar, in der die von der Kindheit erlernten Werte und Maßstäbe zurücktreten, die neuen äußeren und inneren, haltgebenden Formen der Selbstfindung im Beruf, in der Partnerbeziehung, in neuen Lebensformen außerhalb des Clans der Gleichaltrigen, noch nicht gefunden sind.
In den älteren psychiatrischen und psychoanalytischen Beschreibungen werden Faktoren der körperlichen Reifung und daraus resultierende Fragestellungen (z. B. Onaniekonflikte) überbewertet, während in der zweiten Hälfte dieses Jahrhunderts aus sozialen Faktoren resultierende Gesichtspunkte in den Vordergrund gerückt sind. Der Pubertierende steht in den letzten Jahrzehnten immer mehr unter dem Einfluß der Gleichaltrigen, die Peergroup hat als Sozialisationsfaktor gegenüber dem Elternhaus an Bedeutung gewonnen.
An den sehr variablen *Symptombildungen* der Pubertätskrise sind neben phasenspezifischen Einflüssen Ausgangspersönlichkeit und Familie und soziale Umwelt formend beteiligt. Am häufigsten sind: Verstimmungen, meist depressiver Art; Antriebsveränderungen mit Verlust jeglicher Initiative (vor allem bei Mädchen); Protesthaltungen gegenüber der Autorität bei Jungen mit Weglaufen, Lügen, Stehlen und Gewalttätigkeit; flüchtige hysterische, zwanghafte und erytrophobe Symptome. − Häufig sind Konflikte um die Sexualität, verknüpft vor allem mit der Selbstbefriedigung und daraus resultierende hypochondrische Ängste und Schuldgefühle, eine Neigung zu flüchtigen Beziehungen zu Partnern ohne tiefere Bindung, andererseits asketische, leibfeindliche Einstellungen. Die häufige passagere Entwicklungshomosexualität dieser Jahre, durch Nähe und schwärmerische

Freundschaften mit Personen des gleichen Geschlechts sowie Distanz des anderen Geschlechts bedingt, stellt nicht mehr als eine Selbstbefriedigung zu zweit dar. Vereinzelt findet man exhibitionistische und transvestitische Abwandlungen. Bei der Schwäche der bestehenden Bindung sind Selbstmorderwägungen und Selbstmordversuche besonders naheliegend und treten gehäuft auf. Eine typische Abwehr eines Triebkonfliktes der Pubertät sind auch Depersonalisation und Derealisation. Psychosomatischer Niederschlag von Pubertätskrisen sind vor allem die bei Mädchen auftretende Pubertätsmagersucht und auch die Fettsucht dieser Altersstufe. Die neue, sinnliche Aufgeschlossenheit, der Reizhunger der Pubertät und der Wunsch zum Experimentieren mit sich selbst, gefördert durch modische Einflüsse, legen den Gebrauch von Rauschgiften nahe. Kriminelle Delikte zeigen zahlenmäßig einen Gipfel, z. B. Eigentumsdelikte (Ladendiebstähle von Mädchen) und Gewalttaten (Notzuchtversuche), wobei die Ausübung in Gruppen und Banden soziale Einflüsse zeigt.

Differentialdiagnostisch sind von der Pubertätskrise jeweils abzutrennen:
1. die pubertären Akzentuierungen schon vorher bestehender kindlicher und jugendlicher neurotischer oder psychopathischer Züge, die sich auch in der weiteren Lebensentwicklung immer wieder manifestieren;
2. in der Pubertät beginnende Psychosen, vor allem vom Typus der Hebephrenie;
3. durch Hirnschäden verursachte, sich häufig in der Reifezeit erstmals manifestierende Störungen.

Häufig belehrt erst der katamnestisch erhobene Verlauf endgültig über die zutreffende Diagnose.

Nach Auffassung der *Psychoanalyse* ist die Pubertät, die zweite Phase stürmischer Sexualität im menschlichen Leben, ohne die Ich-Situation der ersten Kindheit nicht zu verstehen. Das Ich erhält in der Pubertät aber, anders als in der frühen Kindheit, keine Stütze mehr durch die Autoritäten der Erzieher und die Realangst, so daß neue Abwehrformen notwendig werden. Asketische Einstellungen, verstärkte Idealisierung durch wissenschaftliche und philosophische Interessen werden als Versuche des Ichs interpretiert, die Triebgefahr zu bewältigen. Treulosigkeit gegen das Liebesobjekt, möglichste Angleichung der eigenen Person an das jeweilige Liebesobjekt werden zurückgeführt auf die frühkindliche Phase der Abgrenzung von Es und Ich. Eine Regression von der Objektliebe zur narzißtischen Stufe soll charakteristisch sein (ANNA FREUD).

Es gibt alle möglichen Übergänge von der noch als normal zu bezeichnenden Pubertätskrise, die sich etwa in einfachem Vaterprotest, in einer extrem politischen Haltung oder vorübergehender sexueller Askese äußern kann, bis zur pubertären Konfliktreaktion, die psychiatrischer und psychotherapeutischer Aufmerksamkeit bedarf. In bezug auf die *Behandlung* ist nicht einfach darauf zu bauen, daß die weitere Reifung die Situation von selbst bereinigen wird. In einer psychotherapeutischen Krisenintervention durch Gespräche, kombiniert, z. B. bei klinischen Fällen, mit analytischer Gruppentherapie, liegt nicht nur eine Hilfe für die aktuellen seelischen Nöte und sozialen Gefahren, sondern auch eine Möglichkeit, in dieser Zeit des Aufgebrochenseins bei den Jugendlichen die Weichen für die zukünftige Entwicklung neu zu stellen.

Literatur

BÜHLER, CH.: Das Seelenleben der Jugendlichen; 4. Aufl. Jena: Fischer 1927.
FREUD, A.: Das Ich und die Abwehrmechanismen. London: Imago 1946.
HANSELMANN, K.: Pubertätskrisen als vorübergehende seelisch-geistige Entgleisungen der Reifezeit. Inaugural-Dissertation Heidelberg 1969.
KRETSCHMER, E.: Medizinische Psychologie; 11. Aufl. Stuttgart: Thieme 1956.
KREVELEN, D. A. VAN: Pubertätsstörungen. Acta paedopsychiat. 23, 175 (1956).
MEYER, J.-E.: Reifungskrisen der Adoleszenz, ihre Entstehungsbedingungen und ihre Prognose. Arch. Psychiat. Nervenkr. 203, 235 (1962).

W. BRÄUTIGAM

Pubertätsmagersucht

Synonym: Anorexia nervosa; hysterische Anorexie; psychogene Magersucht; Weight-phobia

Als Pubertätsmagersucht bezeichnet man eine psychosomatische Erkrankung junger Mädchen, bei der die Vorstellung vorherrscht, leicht und schlank zu werden und zu bleiben und durch Verminderung der Nahrungsaufnahme eine Gewichtsabnahme erreicht und durchgehalten wird. Eine sekundäre Amenorrhoe gehört zur Symptomatik, die beinahe ausschließlich bei Frauen im Alter zwischen 15 und 30 Jahren auftritt und in den schweren Krankheitsformen einen chronischen, teilweise letalen Verlauf nimmt. Die Gewichtsabnahme beträgt meist mindestens 25%, vereinzelt über 50% des Soll-Gewichts im Hinblick auf Alter und Körpergröße.

Die zuerst veröffentlichte Beschreibung stammt von GULL, der auch den Namen Anorexia nervosa benutzte, unabhängig davon erschienen Fallsammlungen von LASÈGUE, beide 1873. Es gibt aber einzelne Berichte von jungen Mädchen, die die Nahrungsaufnahme extrem beschränkten, die weit bis ins Mittelalter zurückreichen.

Für die Diagnose sind folgende Merkmale entscheidend:
1. Es kommt zu einer deutlichen Gewichtsabnahme, die unter dem Leistungsideal, die eigenen Eßgelüste zu beherrschen, an Gewicht abzunehmen und dünn zu sein, betrieben wird. Die Gewichtsabnahme wird meist durch Einschränkung der Nahrungsaufnahme und Beschränkung auf kalorienarme Kost erreicht. Es besteht eine heftige Abneigung gegenüber den eigenen Gelüsten auf süße und fette Nahrungsmittel, überhaupt gegenüber

nahrhaften Speisen. Die Eß- und Tischgemeinschaft mit der Familie wird aufgegeben, es kommt im weiteren Verlauf zu einer rationalen, nicht zu begründenden Abscheu vor jedem Essen und die Angst vor dem Dickwerden wird das beherrschende Lebensthema. Es wird dann in ausgeprägten Fällen, ohne daß noch Hungergefühl erlebt wird, ichsynton und ohne Krankheitsbewußtsein durchgehalten. – Ein Teil der Patienten erreicht die Gewichtsabnahme anfänglich durch Erbrechen, denen durchbruchartige Heißhungeranfälle vorausgehen, bei denen gierig und wahllos riesige Essensmengen verschlungen werden. Gewöhnlich wird dann der gesamte Mageninhalt unter dem subjektiven Gefühl der Erleichterung ausgebrochen. – Sehr häufig werden auch Abführmittel eingesetzt, gewöhnlich mit dem unerträglichen Völlegefühl im Leib motiviert.

2. Charakteristisch für die Pubertätsmagersucht ist eine sekundäre Amenorrhoe, meist 1–3 Jahre nach der Menarche einsetzend. In einzelnen Fällen beginnt die Amenorrhöe schon vor der Abmagerung und überdauert sie nicht selten um mehrere Jahre, häufig verdeckt durch die Einnahme von hormonalen Contraceptiva.

3. Typisch ist weiter eine motorische Überaktivität, wie sie für unterernährte Menschen, die eher träge und passiv sind, emotional abgeflacht, ganz uncharakteristisch ist. Die Mädchen machen lange Spaziergänge, treiben Sport, sind ständig für andere unterwegs, schwer im Bett zu halten.

Sehr bezeichnend für das Krankheitsbild ist das fehlende seelische und körperliche Krankheitsbewußtsein, es werden keinerlei Konflikte geklagt. Kommt es zu Durchbrüchen des im Laufe der Krankheit immer weiter verdrängten Hungergefühls mit meist nächtlichem heimlichem Verschlingen großer Mengen von Nahrungsmitteln, so wird das als Niederlage erlebt, durch Erbrechen oder Abführmittel dann wieder ausgeglichen. In solchen Fällen ist auch an Bulimia nervosa zu denken, ein abzugrenzendes Krankheitsbild, das nicht selten durch anorektische Episoden eingeleitet wird (s. u.).

Die Störung ist in den letzten Jahrzehnten in der westlichen Welt zweifellos zunehmend häufig aufgetreten. Epidemiologisch ist bei der Risikopopulation der Frauen zwischen 15 und 34 Jahren mit einer jährlichen Erkrankungsinizidenz von 1:500 bis 1000 Frauen zu rechnen (CRISP et al., THEANDER, RUSSEL). Es sind vor allem die oberen Sozial- und Bildungsschichten betroffen, bei Oberschülerinnen in den USA und in England fand sich die Störung häufiger als in der Grundschule. Eine Zunahme war in den USA und in der Schweiz zu beobachten (WILLI u. GROSSMANN, 1983). Prävalenzuntersuchungen in Japan, den Vereinigten Staaten und in englischen Privatschulen ergaben in den letzten Jahren Werte zwischen 0,2 bis 0,83%. Wenn das Geschlechtsverhältnis 20 oder 30:1 zugunsten der Frauen beschrieben wird, so sind doch Magersuchtsfälle vereinzelt bei jungen Männern zu beobachten, wobei hier das charakteristische Eßverhalten, gewöhnlich auch sehr abnorme Persönlichkeitsbilder im Vordergrund stehen.

Ursächlich ist sicher mit verschiedenen Faktoren zu rechnen, ohne daß die Ätiologie im ganzen schon als geklärt zu betrachten ist. Auf kulturelle Einflüsse verweist die Tatsache, daß diese Krankheitsfälle vor allem in der westlichen Überflußgesellschaft gehäuft aufgetreten sind, wo die Einstellung zum Essen zunächst durch ein Überangebot bestimmt ist, gleichzeitig ein sich immer mehr stärker ausbildendes Ideal des Schlankseins vorherrscht. Es besteht ein Widerspruch zwischen häufiger frühkindlicher und kindlicher Verwöhnung, speziell im Bereich des Essens und den Forderungen an das Mädchen, sich als Persönlichkeit und in einer weiblichen Identität zu profilieren. Das Essen ist eine profane Handlung, die Nahrung keine das Leben erhaltende Kostbarkeit, die Verweigerung des Essens wird zum Mittel und Symbol der asketischen Selbstdarstellung und Zeichen der Autonomie gegenüber der Gesellschaft bzw. gegenüber der Familie.

Gestörte Beziehung zu einem oder zu beiden Elternteilen und Entwicklungskonflikte im Rahmen belasteter Familienkonstellationen akzentuieren diese allgemeine gesellschaftliche Situation. Die Magersuchtsfamilie wird in vielen Fällen als ihre Konflikte verleugnende, pseudoharmonische Gruppe beschrieben, meist mit Dominieren des väterlichen Elternteils. Gewöhnlich bestehen starke innere Fixierungen an den Vater. Das Persönlichkeitsbild ist vor allem in den leichteren Fällen durch hysterische und zwanghafte Züge charakterisiert, in schwereren Fällen zeigen sich schizoide, narzißtische und Borderline-Persönlichkeiten. Es gibt vereinzelte Hinweise aus Zwillingsbefunden und familiären Häufungen, die für einen mitwirkenden Erbfaktor sprechen. Eine organische Ursache findet sich nicht, alle bisher bekannten hormonalen und Stoffwechselbefunde sind als sekundär anzusehen, vor allem die häufig beschriebenen LH- und FSH-Sekretionsmuster und die Regression auf präpubertäre Gonadotropinfaktoren. Bei gehäuftem Erbrechen sind Hypokaliämien mit entsprechenden Begleiterscheinungen wie Ödemen, EKG-Veränderungen etc. beschrieben. In psychodynamischer Interpretation erscheint die Pubertätsmagersucht als verzweifelte Form von Autonomie über die eigenen leiblichen oralen und sexuellen Bedürfnisse, als autistischer Rückzug und demonstrative Abgrenzung von den anderen. Manche Mädchen neigen dazu, wenn sie selbst hungern, andere Personen, z. B. die Mütter und die Geschwister, zu bekochen, was der von ANNA FREUD für die Pubertätsentwicklung charakteristisch beschriebenen „altruistischen Abtretung eigener Triebansprüche an andere" entspricht. Vor einer nicht zu erfüllenden Aufgabe und Rolle als Frau erscheint die Pubertätsmagersucht als verzweifelte Form des Selbstseins, was das völlig fehlende körperliche und seelische Krankheitsbewußtsein verstehbar macht. In familientherapeutischer Sicht wird die Störung häufig als gezieltes Straffasten gegenüber dem ambivalent erlebten, dominanten, meist väterlichen Elternteil interpretiert. Sie ist als Kompromiß zwischen einer altersadäquaten Loslösung von der typischerweise eng gebundenen Familie und dem Wunsch, in einer kindlichen Position zu verharren, zu verstehen.

Differentialdiagnostisch abzugrenzen ist die Anorexia nervosa von der Bulimia nervosa, dem zwanghaften Drang, immer wieder große Mengen kalorisch hochwertiger Nahrungsmittel zu verschlingen und meist kurz darauf durch selbst induziertes Erbrechen wieder auszuscheiden. Diese ebenfalls ganz überwiegend Frauen betreffende bulimischen Reaktionen und Entwicklungen zeigen auch eine Eßambivalenz und den Wunsch nach Schlanksein, in ihrem Körperbild aber meist eine Tendenz zum Übergewicht. Die Persönlichkeit wird hier mehr mit hysterischen Zügen gegenüber den im Persönlichkeitsbild schwerer gestörten schizoiden und Borderline-Persönlichkeiten bei Anorexien beschrieben. Allerdings gibt es Wechsel von einer Krankheitsform zur anderen, ein Drittel der bulimischen Frauen weisen anorektische Reaktionen oder Phasen in ihrer Entwicklung auf. Anorektische Reaktionen bei endogenen Depressionen, Paranoia und im Rahmen von hysterischem Erbrechen sind unschwer abzugrenzen (BRUCH, 1973).

Die Prognose ist abhängig vor allem von dem Ausmaß der Krankheitsentwicklung, von der Persönlichkeit und von der Möglichkeit, eine Krankheitseinsicht mit den Patientinnen zu erarbeiten, was am Anfang sehr schwer ist. Die meisten Frauen kommen nur auf Druck der Familienmitglieder zur Untersuchung oder zur Behandlung. Bei relativ spätem Erkrankungsalter, bei langem Abstand zwischen Erkrankungsbeginn und Erstuntersuchung, bei gestörten Familienverhältnissen und bei Fällen mit habituellem Erbrechen sowie Abführmittelmißbrauch ist die Prognose als relativ ungünstig anzusehen. Je nach Vorauswahl und vollständiger Erfassung der Stichprobe liegt die Mortalität nach 10 Jahren zwischen 5% und 20%, wobei neben den Folgen der Abmagerung, z. B. Auswirkungen auf den Kreislauf, Infektionskrankheiten etc., auch Suicid häufig zu finden ist. Etwa 30% der Fälle chronifizieren und zeigen bei bleibendem Untergewicht bizarre und autistische Einstellungen und Fixierungen an bestimmte Diätformen. Ein Drittel bessert sich spontan, ein weiteres Drittel unter Behandlung, wobei auch bei diesen Gebesserten die Quote der verheirateten oder mit einem Partner lebenden Frauen unter dem Durchschnitt der Bevölkerung bleibt.

Die verschiedenen psychotherapeutischen Schulen und Methoden vertreten unterschiedliche Strategien, wobei noch keine endgültigen Ergebnisse über die besten Behandlungswege bei vergleichbaren Krankheitszuständen möglich sind. Übereinstimmung besteht aber darin, daß im akuten, bedrohlichen Zustand, wenn sich das Körpergewicht 30 kg nähert, eine künstliche Ernährung mit Nasensonde oder Infusionen angezeigt ist. Im übrigen wird heute aus der klinischen Erfahrung eine Kombination symptomzentrierter, lerntheoretisch orientierter Therapie in der ersten Phase mit weiteren aufdeckenden und stützenden psychotherapeutischen Hilfen nach Erreichung eines höheren Körpergewichtes als Behandlungsmethode der Wahl angesehen. Auch psychoanalytisch orientierte Autoren kommen immer mehr dazu, daß es bei Magersucht, Bulimia nervosa und anderen Suchterkrankungen nicht angezeigt ist, wie bei Neurosen das Symptom einfach zu vernachlässigen und sich allein auf die Aufdeckung unbewußter Konflikte zu zentrieren. Vor allem CRISP hat mit der Beschreibung eines stationären, auf die Aufnahme von 3000 Kalorien pro Tag dringenden Behandlungsprogrammes mit später einsetzender Gruppentherapie und Einzeltherapie gute Erfolge berichtet. Auch in diesen Einzeltherapien wird die Familie diagnostisch und, wenn erforderlich, in den therapeutischen Prozeß einbezogen. Familientherapeuten beschreiben Magersuchtkranke als Indexpatienten eines insgesamt gestörten Familiensystems, sie bieten ein wenig regressionsförderndes, meist ambulant durchgeführtes Programm mit Sitzungen in großen Abständen, gezielten, teilweise paradoxen Verschreibungen (SELVINI-PALAZZOLI) und berichten durchweg über gute Ergebnisse. Es ist noch nicht absehbar, welche Vorauslese bei den Familien vorliegt, die diese Behandlungsform annehmen und sie nutzen können, und wie die Erfolge im Vergleich mit anderen Therapieformen sich letztlich darstellen.

Literatur
BRUCH, H.: Eating disorders. New York: Basic Books 1973.
CASPER, R. C.: Treatment Principles in Anorexia Nervosa. Adolesc. Psychiatry 10, 431–453 (1982).
CRISP, A. H.: Anorexia nervosa: Let me be. London: Academic Press (1980).
FREUD, A.: Das Ich und die Abwehrmechanismen. Zürich: Kindler 1977.
GARNER, D. M., GARFINKEL, P. E.: Anorexia nervosa and Bulimia. New York London: Guilford Press 1985.
HSU, L. K. G.: Outcome of Anorexia nervosa: A review of the literature (1954–1978). Arch. Gen. Psychiat. 37, 1041–1046 (1980).
LACEY, J. H.: Time-limited individual and group treatment for bulimia. In: GARNER, D. M., GARFINKEL, P. E. (Hrsg.) Handbook of psychotherapy for Anorexia nervosa and Bulimia. S. 431–457. New York London: Guilford 1985.
LACEY, J. H.: Bulimia nervosa, binge eating and psychogenic vomiting: A controlled treatment study and longterm outcome. Brit. Med. J. 286, 1611–1613 (1983).
MESTER, H.: Die Anorexia nervosa. Berlin Heidelberg New York: Springer 1981.
SELVINI-PALAZZOLI, M.: Magersucht. Stuttgart: Klett-Cotta 1982.

THEANDER, S.: Anorexia nervosa. Acta Psychiatr. Scand. (Suppl. 214) (1970).
THOMÄ, H.: Anorexia nervosa. Stuttgart: Klett, Bern: Huber (1961).
ZUTT, J.: Zur Anthropologie der Pubertätsmagersucht. Acta Neurovegetativa (1962). W. BRÄUTIGAM

Puerperalpsychosen
Synonym: Post-partum-Psychosen, Wochenbettpsychosen
Post-partum-Psychosen sind – neben der Art der Erkrankung – durch ihre zeitliche Verbindung zur Niederkunft definiert. Der Ausdruck wird uneinheitlich verwendet. Bald werden damit nur Zustände bezeichnet, bei denen → Wahnideen, → Halluzinationen oder andere massive Beeinträchtigungen der psychischen Funktionen vorliegen, bald alle endogenen und körperlich begründbaren Psychosen, bald die Summe der in dieser Periode vorkommenden schweren psychischen Störungen. Die korrekte Anwendung des Terminus → „Psychose" im Sinn der traditionellen Klassifikation ist deshalb erschwert, weil es unter den schweren Post-partum-Depressionen neben eindeutig endogenen und eindeutig neurotischen nicht wenige gibt, deren nosologische Zugehörigkeit unklar ist. Man kann davon ausgehen, daß in den meisten Studien über Post-partum-Psychosen, in denen auch → Depressionen untersucht wurden, Formen des letztgenannten Typs eingeschlossen wurden. Auch die Dauer der Post-partum-Periode wird in der psychiatrischen Literatur sehr unterschiedlich festgelegt. Wohl in der Mehrzahl der empirischen Arbeiten wurden Fälle mit Krankheitsbeginn innerhalb der ersten sechs Wochen oder drei Monate nach der Niederkunft berücksichtigt. Einige Autoren haben Störungen mit einem Intervall von bis zu sechs Monaten oder einem Jahr eingeschlossen, der kausale Zusammenhang zwischen Geburt des Kindes und psychischer Störung muß bei diesen langen Zeitabständen aber doch als fraglich betrachtet werden. In der älteren Literatur wird oft zwischen den in den ersten sechs Wochen auftretenden Puerperalpsychosen und den später beginnenden Laktationspsychosen unterschieden. Diese Unterteilung ist heute nicht mehr üblich.
Die Post-partum-Psychosen wurden erstmals im 19. Jahrhundert ausführlich beschrieben. Besonders hervorzuheben ist ein Werk von MARCÉ (1858). In jüngerer Zeit wurden Monographien von HAMILTON (1962) und PAULEIKHOFF (1964) verfaßt. Einen Überblick zum gegenwärtigen Stand des Wissens gibt ein von BROCKINGTON u. KUMAR (1982) herausgegebenes Buch. Post-partum-Psychosen kommen ca. zweimal pro tausend Geburten vor. Diese Rate ist viel höher als die Erkrankungshäufigkeit von Frauen im gebärfähigen Alter außerhalb des Puerperiums. So fanden KENDELL et al. (1981), daß die Inzidenz von Psychosen in den ersten drei Monaten nach der Niederkunft das 16fache des Durchschnitts der vorausgegangenen zwei Jahre betrug. Ein beträchtlicher Prozentsatz der Störungen beginnt in den ersten zwei Wochen nach der Geburt des Kindes. Unter den verschiedenen klinischen Syndromen sind Depressionen am häufigsten. Relativ oft werden manische Syndrome beobachtet, wobei meistens auch schizophrene Symptome vorhanden sind. Schizophrene Bilder ohne depressive oder manische Komponente sind eher selten. Nichtsynthyme Wahnideen und Halluzinationen sind bei Post-partum-Psychosen typischerweise nicht besonders bizarr und weltfremd, sondern beziehen sich auf die aktuelle Lebenssituation, d. h. das Kind und die Geburt. Der Affekt ist zwar in verschiedener Weise gestört, eine Dissoziation im Sinn der Parathymie tritt aber nur in einem geringen Teil der Fälle auf. Ein weiteres, sonst bei endogenen Psychosen nicht oft beobachtetes Charakteristikum der Post-partum-Psychosen liegt, besonders am Anfang der Erkrankung, in der Tendenz zu Verwirrungszuständen. Typische Verlaufsbesonderheiten sind – außer bei Depressionen – der abrupte Beginn sowie das fluktuierende Befinden mit Neigung zu abendlicher Verschlechterung. Die Krankheitsdauer ist sehr unterschiedlich. In besonders günstigen Fällen klingt die Störung innerhalb von 2–3 Wochen ab, in anderen aber erst nach Monaten. Erkrankungen mit einem depressiven Syndrom neigen zu einem langwierigen Verlauf.
Trotz des von der Psychopathologie her oft organisch anmutenden Bildes findet man nur in ganz wenigen Fällen von Post-partum-Psychose so schwere somatische Störungen des Wochenbetts, daß man von einer körperlich begründbaren Psychose sprechen kann. Für abnorme endokrine Verhältnisse als Ursache von Post-partum-Psychosen fehlt bisher jeder Hinweis. Schließlich kommen im Vorfeld von Post-partum-Psychosen auch psychosoziale Stressoren, wie z. B. das Fehlen eines Partners, nicht wesentlich häufiger vor als beim Durchschnitt der Gebärenden (KENDELL et al., 1981). Es sind also keine ungewöhnlichen, besonders belastenden physischen oder psychischen Bedingungen, die bei der Entstehung von Post-partum-Psychosen die Hauptrolle spielen, wenngleich ein gewisser krankheitsbegünstigender Einfluß wahrscheinlich ist. Es ist anzunehmen, daß die üblichen Belastungen des Puerperiums bei disponierten Personen die Erkrankung auslösen. Die Beziehung der Post-partum-Psychosen zu den endogenen Psychosen wird u. a. durch die recht oft positive Familienanamnese deutlich (THUWE, 1974). Von Psychoanalytikern wurde postuliert, daß der Post-partum-Psychose eine unbewußte Ablehnung der Mutterrolle zugrundeliege (RACAMIER et al., 1961).
Im allgemeinen ist bei Post-partum-Psychosen die psychiatrische Hospitalisierung erforderlich. Bei depressiven Patientinnen ist auf die Suizidgefahr einschließlich der Gefahr eines erweiterten

Suizids zu achten. Die medikamentöse Behandlung richtet sich nach der vorliegenden Symptomatik und entspricht der Therapie nicht puerperaler Störungen. An verschiedenen Kliniken werden Mutter und Kind gemeinsam hospitalisiert. Wenngleich nicht anzunehmen ist, daß damit die Krankheitsdauer oder das Rückfallrisiko vermindert werden kann, dürfte dieses Vorgehen aus mehreren Gründen von Vorteil sein. Die psychotische Erkrankung zu diesem kritischen Zeitpunkt stellt eine schwere Erschütterung des Selbstvertrauens der Frau dar und bringt das Risiko einer sekundären Neurotisierung mit sich; relativ viele Patientinnen sind prämorbid psychisch gestört – typischerweise im Sinn einer Unreife – und haben deshalb Schwierigkeiten mit der Übernahme der Mutterrolle; schließlich können durch die Nichtbewältigung der aufgetretenen Krise langdauernde Störungen der Partnerbeziehung bzw. des Familiensystems auftreten. Diesen Risiken kann durch frühzeitige Wiedereinsetzung der Patientin in ihre Mutterfunktion im geschützten Rahmen der Klinik sowie durch eine familiendynamisch orientierte Psychotherapie entgegengewirkt werden.

Die kurzfristige Prognose der Post-partum-Psychosen ist gut. Ein direkter Übergang in chronische invalidisierende Störungen tritt in nicht mehr als ca. 15% der Fälle ein. Der Prozentsatz an Patientinnen mit nicht-puerperalen, d. h. unabhängig vom Wochenbett auftretenden Rückfällen, ist etwas höher als 50% (PROTHEROE, 1969). Damit ist die Rückfallneigung bei Post-partum-Psychosen geringer als bei den endogenen Psychosen im allgemeinen. Bei den späteren Dekompensationen ohne Beziehung zum Wochenbett handelt es sich oft um solche von bipolaren oder unipolaren Affektpsychosen. Auch schizoaffektive Psychosen kommen häufig vor, Schizophrenien dagegen relativ selten. Die Gruppe der Patientinnen mit ausschließlich puerperalen Dekompensationen ist bisher wenig untersucht worden. Bei ihnen findet sich nur selten eine positive Familienanamnese für Psychosen, was ein Hinweis für ihre nosologische Eigenständigkeit ist (SCHÖPF et al., 1984). Patientinnen, die an einer Post-partum-Psychose erkrankten, weisen ein erhebliches Risiko einer erneuten Dekompensation im Fall einer weiteren Niederkunft auf; es wurde mit 10–50% angegeben.

Literatur
BROCKINGTON, I. F., KUMAR, R.: Motherhood and mental illness. London New York: Academic Press: Grune & Stratton 1982.
HAMILTON, J. A.: Postpartum psychiatric problems. Saint Louis: Mosby 1962.
KENDELL, R. E., RENNIE, D., CLARKE, J. A., DEAN, C.: The social and obstetric correlates of psychiatric admission in the puerperium. Psychol. Med. 11, 341–350 (1981).
MARCÉ, L. V.: Traité de la folie des femmes enceintes, des nouvelles accouchées et des nourrices. Paris: Baillière, 1858.
PAULEIKHOFF, B.: Seelische Störungen in der Schwangerschaft und nach der Geburt. Stuttgart: Enke 1964.
PROTHEROE, C.: Puerperal psychoses: a long term study 1927–1961. Br. J. Psychiat. 115, 9–30 (1969).
PUGH, T. F., JERATH, B. K., SCHMIDT, W. M., REED, R. B.: Rates of mental disease related to childbearing. New Engl. J. Med. 268, 1224–1228 (1963).
RACAMIER, P. C., SENS, C., CARRETIER, L.: La mère et l'enfant dans les psychoses du post-partum. Evol. Psychiat. 26, 526–570 (1961).
SCHÖPF, J., BRYOIS, C., JONQUIERE, M., LE, P. K.: On the nosology of severe psychiatric post-partum disorders. Eur. Arch. Psychiat. Neurol. Sci. 234, 54–63 (1984).
THUWE, I.: Genetic factors in puerperal psychosis. Br. J. Psychiat. 124, 378–385 (1974). J. SCHÖPF

Pyknisch → Konstitutionstypen

Pyknolepsie → Epilepsie

Pyromanie
[gr.: πῦρ = Feuer; μανία = Wahnsinn, Raserei, Besessenheit]
Unter Pyromanie versteht man ein triebhaft oder auch dranghaft oder zwangsähnlich genanntes Bedürfnis zum Brandstiften. Der Begriff wurde 1833 von dem französischen Psychiater MARC geprägt und der nur noch historisch interessierenden Monomanielehre des bedeutenden französischen Psychiaters ESQUIROL (1772–1840) zugeordnet, der ähnlich den deutschen „Psychikern" (z. B. IDELER, HEINROTH) Geisteskrankheiten als krank gewordene „Leidenschaften" deutete. Durch IDELER, der MARC übersetzte, kam die Bezeichnung „Pyromanie" in die deutschsprachige Psychiatrie. Die Beobachtung von Fällen, die durch ein irrational-triebhaft anmutendes, wiederholtes Brandstiften (Pyromanie) oder durch ein gleichartiges Stehlen (→ Kleptomanie) oder durch ein gleichartiges, übermäßiges Trinken (Dipsomanie) oder durch ein unmotiviert und ziellos erscheinendes, wiederholtes Davonlaufen und Herumstreunen (Poriomanie) auffielen, führte im Sinne der Esquirolschen Monomanielehre zu der Annahme, daß bei diesen Formen des Fehlverhaltens krankhafte Störungen eines eigenständigen Feuer-, Stehl-, Trink- oder Wandertriebes vorliegen. Auch wenn die nosologische Monomanielehre bald auf Widerspruch stieß und längst ganz beiseite gelegt ist, bleibt doch die empirisch gesicherte Beobachtung, daß es seltene Fälle eines solchen wiederholten, merkwürdig motivarmen, eben irrational-triebhaft erscheinenden Fehlverhaltens gibt.

Nach der Motivationsanalyse kriminologisch untersuchter Brandstiftungen (diese sind unter dem Stichwort Pyromanie zu erörtern, siehe aber auch → Kleptomanie), kann man eine zweipolige skalare Reihe von Motivationskonstellationen aufstellen, die in einem Polbereich durch eindeutig zweckgerichtete Rationalität (z. B. beim Versicherungsbetrug), in dem anderen Polbereich durch die Dominanz einer irrational-triebhaften Bedürfnisbefriedigung gekennzeichnet erscheinen. Die Brandstiftungen aus Rache, Haß, Abenteuerlust, Geltungsbedürfnis (HEROSTRATUS von Ephesus) und anderen Affekten lassen sich irgendwo im Mittelfeld der skalaren Reihe einordnen, stehen von Fall zu Fall dem erstgenannten oder dem zweitgenannten Polbereich näher, werden aber meist dem weitgefaßten Begriff des „pyromanen" Handelns zugeordnet. Dabei können psychopathische Grundstrukturen, neurotische Konflikte, lebensgeschichtliche Probleme und aktuelle situative Schwierigkeiten ein ganz unterschiedliches Gewicht haben. Die Vielfalt der Motivationskonstellationen läßt unter der Frage nach „Pyromanie" keine Typisierung zu, die über die Herausstellung einer affektiven und triebhaften Verhaltensdetermination hinausgeht. Rückfalltäter mit ausgesprochen irrational-triebhaft erscheinenden Brandstiftungen weisen stets neben der Brandstiftungstendenz zusätzliche andere Fehlverhaltenstendenzen auf. Für eine nosologische Einheit „Pyromanie" ergibt sich kein Anhalt und die diagnostische Verwendung dieser Bezeichnung ist nur als rein deskriptives Verständigungsmittel zur Kennzeichnung derjenigen Brandstifter vertretbar, bei denen ein affektives oder triebhaftes Bedürfnis eine erhebliche verhaltensdeterminierende Bedeutung hat (zur Psychologie und Psychopathologie der Brandstiftung s. DE BOOR, 1955).

In der älteren forensischen Literatur werden als Beispiele für Pyromanie immer wieder der schwachbegabte Knecht des Gutsherrn und das einfältige, vom Lande kommende Dienstmädchen genannt in der städtischen Herrschaftsvilla, die menschlich isoliert und vom Heimweh gequält eine Veränderung ihrer Situation herbeiführen wollen, indem sie den Ort, wo sie festgehalten werden, durch Feuer vernichten und sich damit gleichzeitig an ihren Unterdrückern rächen. Nicht ein „pyromaner Trieb", sondern spezielle psychologische und soziale Verhältnisse sind die Voraussetzungen dieser typischen Motivationskonstellation, die mit dem Wandel der gesellschaftlichen Verhältnisse weitgehend verschwunden und durch andere Konstellationen ersetzt ist. In gleichem Maße, wie das forensisch-psychiatrische Interesse an der Pyromanie geschwunden ist, hat sich auf Grund der veränderten Verhältnisse (Warenhäuser) das Interesse für die → Kleptomanie erhöht.

Der Referent hatte in vieljähriger forensischer Tätigkeit nur wenige „pyromane Fälle" zu begutachten, die in Verstimmungszuständen eine Lösung innerer Spannungen beim Feuerlegen, aber ersatzweise auch bei Alkoholexzessen und kleineren Zerstörungs- oder Sexualdelikten erlebten. Eine noch engere spezifische Beziehung zur Sexualität, wie sie manchmal behauptet wird, ließ sich bei den vom Referenten untersuchten 21 Fällen nicht überzeugend nachweisen. Charakterologisch fielen Stimmungslabilität, meist Kontaktarmut, öfters schwache intellektuelle Begabung auf. 15 Täter waren 15–25 Jahre, 6 Täter 26–45 Jahre alt. 16 waren bei der freiwilligen Feuerwehr und 10 halfen beim Löschen der selbstgelegten Brände mit. 11 Täter waren einmal oder mehrmals in der Volksschule sitzen geblieben, 9 davon hatten einen IQ unter 85. Nach mehrjährigen Katamnesen waren nach der Gerichtsverhandlung nur 2 mit Brandstiftung rückfällig geworden (DIEHL). Beispielhaft sei der Fall eines beim ersten Delikt Neunzehnjährigen geschildert, der 2 Brände gelegt, erheblichen Sachschaden verursacht und sich tatkräftig an den Löscharbeiten beteiligt hatte. Danach verbrannte er bei Wohnungseinbrüchen Papierhaufen in Badewannen oder Klosettmuscheln und löschte das Feuer mit Brause bzw. Klosettspülung, wenn es „zu gefährlich" wurde. Bei Einbrüchen in Stallungen und Scheunen begnügte er sich mit der Zerstörung von Einrichtungsgegenständen und ging dann „erleichtert nach Hause". Oft ging er auch in seinen episodisch auftretenden Verstimmungen nach planlosem nächtlichem Herumstreunen und Alkoholexzeß ohne weitere Aktion nach Hause. Zu einem Jahr Jugendstrafe verurteilt und schon nach mehreren Wochen aus der Haft auf Bewährung entlassen, ist innerhalb von 19 Jahren kein krimineller Rückfall eingetreten. – In Übereinstimmung mit BRESSER meint der Referent, daß solche und ähnliche Fälle persönlichkeitsdiagnostisch als stimmungslabile abnorme Persönlichkeiten adäquat typisiert sind. Für die verschiedensten inhaltsdynamischen psychogenetischen Deutungen ist damit nichts vorweggenommen.

Nach psychoanalytischer Auffassung soll der Anblick des Feuers insbesondere im Kindesalter zu sexueller Erregung und dem Wunsch führen, das Feuer durch Harnstrahl zu löschen. Nach FREUD war die Bewachung des ewig brennenden Feuers im Tempel der Vesta durch die Vestalinnen dadurch begründet, daß diesen mit dem Penis auch das Lustbedürfnis fehlte, das Feuer mittels Harnstrahls zu löschen. Pyromanie soll danach ein Relikt der Urethralerotik sein und nach der späteren Psychoanalyse soll die Machtentfaltung, die mit dem Feuerlegen und dem Feuerlöschen durch den Akt des Harnens verbunden ist, als Urethralsadismus verstanden werden können. Solche und andere psychoanalytische Interpretationen leiten zu dem unerschöpflichen Thema der symbolischen, mystischen und religiösen Bedeutung des Feuers über, welches großes kulturgeschichtliches und literarisch-schöngeistiges, aber nur randständiges psychopathologisches und kein forensisches Interesse beanspruchen kann.

Literatur
DE BOOR, W.: Zur Psychologie und Psychopathologie der Brandstiftung. Fortschr. Neurol. Psychiat. 23, 367–378 (1955).
DIEHL, W.: Ergebnisse einer katamnestischen Untersuchung von Brandstiftern unter besonderer Berücksichtigung der Prognosestellung. Dissertation. Homburg/Saar: 1979.
FREUD, S.: Gesammelte Werke. London: Imago 1952.
LANGELÜDDEKE, A., BRESSER, P. H.: Gerichtliche Psychiatrie. 4. ganz neu bearbeitete Auflage. Berlin New York: de Gruyter 1976.

H. WITTER

R

Rating-scale

Nach dem ersten Weltkrieg begann man in der Psychologie für militärische und industrielle Zwecke Rating-scales (Beurteilungs-, Schätzskalen) zu entwickeln; heute werden Rating-scales u. a. auch im psychiatrischen Bereich verwandt. Rating-scales sind Aufstellungen von Merkmalen, die Beurteilern eine Einstufung der zu beobachtenden Personen (oder Gegenstände) erlauben. Eine Rating-scale als Fremdbeurteilungsverfahren weist folgende Bestimmungsstücke auf (BAUMANN, SEIDENSTÜCKER): Ein Rater (1) ordnet (2; z. B. direkt im Interview) in einer bestimmten Situation (3; meist Interview-Situation) einer Person hinsichtlich eines gegenwärtigen oder vergangenen Reaktionsausschnittes (4; z. B. Verhalten), der nach vorgegebenen Parametern (5; z. B. Häufigkeit) implizit oder explizit gesammelt (6; z. B. Zeitstichprobe) wurde, mit Hilfe von zumeist unspezifizierten Kodierungsregeln (7) eine Beurteilungskategorie (8) auf einer Skala (9) zu, die anschließend zusammen mit weiteren, ebenso generierten Skalenwerten der Person über Inferenzregeln (10) zu Aussagen (11; z. B. Klassifikation) über die Person verwendet wird. Jedes der 11 Bestimmungsstücke kann unterschiedlich gestaltet werden, was die Güte des Instrumentes (Reliabilität) beeinflußt. Je höher der Formalisierungsgrad in den einzelnen Aspekten ist, um so besser ist die Reliabilität; teilweise wird der Präzisionsgewinn durch Beeinträchtigung der Validität erkauft. Als Beurteilerfehler sind u. a. bekannt: Tendenz, zu gute Beurteilungen abzugeben; Tendenz zur Mitte; Halo-Effekt (Gesamteindruck beeinflußt die Einstufung der einzelnen Merkmale). (Zu Ratingscales: s. HASEMANN; KESSLER, SCHMIDT; SIXTL.)
Abzugrenzen von (Fremd)-ratings sind Systeme der Verhaltensbeobachtung (FASSNACHT). Letztere unterscheiden sich von Rating-scales vor allem durch ein höheres Ausmaß an Spezifizierung, Strukturierung und Systematisierung. Unter Rating-scales versteht man meistens Fremdbeurteilungsverfahren, während Selbstratings Persönlichkeitsfragebogen darstellen (→ Test).
In der Psychiatrie werden verschiedene Ratingscales benutzt, wobei die Einstufung meist nach einem freien oder standardisierten (→) Interview erfolgt; als Beispiele seien genannt BPRS von OVERALL u. GORHAM, Hamilton-Dperessionskala, NOSIE als Rating-scale für das Pflegepersonal, AMDP (Überblick s. CIPS). Vielfach werden die eingestuften Merkmale in Skalenwerten (Syndromskalen) zusammengefaßt (z. B. AMDP, 1982; 1983). Rating-scales können aufgrund ihrer Standardisierung Teil von Dokumentationssystemen bilden (→ Dokumentation).

Literatur
AMDP-System: Manual zur Dokumentation psychiatrischer Befunde. 4. Aufl. Berlin: Springer 1982.
AMDP (Arbeitsgemeinschaft für Methodik und Dokumentation in der Psychiatrie) (Hrsg.): Testmanual zum AMDP-System. Verfaßt von BAUMANN, U., STIEGLITZ, R. D. Berlin: Springer 1983.
BAUMANN, U., SEIDENSTÜCKER, G.: Zur Taxonomie und Bewertung psychologischer Untersuchungsverfahren bei Psychopharmakaprüfungen. Pharmakopsychiatrie Neuropsychopharmakologie 10, 165–175 (1977).
CIPS: Internationale Skalen für Psychiatrie. Weinheim: Beltz 1981.
FASSNACHT, G.: Systematische Verhaltensbeobachtung. München: Reinhardt 1979.
HASEMANN, K.: Verhaltensbeobachtung und Ratingverfahren. In: GROHMANN, K. J., MICHEL, L. (Hrsg.): Enzyklopädie der Psychologie, B/II/Band 4, S. 434–473. Göttingen: Hogrefe 1983.
KESSLER, B. H., SCHMIDT, L. R.: Anamnese und Ratingverfahren. In: SCHMIDT, L. (Hrsg.): Lehrbuch der Klinischen Psychologie, S. 206–219. Stuttgart: Enke 1984 (2. Aufl.).
SIXTL, F.: Meßmethoden der Psychologie. Weinheim: Beltz 1967.

U. BAUMANN

Raum → Daseinsanalyse

Rausch → Alkoholismus

Rauschgift

Der Begriff ist unscharf und eher zu vermeiden. Der Rausch ist grundsätzlich nicht nur ein pharmakologisches, sondern auch ein anthropologisches Phänomen. Drogen mit pharmakologisch verschiedenartigen Wirkungsspektren und psychologisch-soziologisch variierenden Einnahmegewohnheiten sind: Alkohol, Opiate (natürliche, halbsynthetische, synthetische), Cocablatt und Cocain, Psychostimulantien (insbesondere Amphetamin, Dexamphetamin, Metamphetamin, Methylphenidat, Phenmetrazin), Khat, Cannabis, Halluzinogene (Lysergsäurediäthylamid, Psilocybin, Mescalin, Dimethoxyamphetamin, Atropin, Skopolamin, Ibogain, Bulbocapnin, Tetrahydrocannabinole, Parahexyl, Bufotenin, Muscarin u. a.), Hypnotica, antipyretisch-analgetische Mischpräparate u. a. (s. LEWIN).

Literatur
BOCHNIK, J. H.: Bedürfnis, Rausch und Sucht. Hamm: Hoheneck 1968.
EHRHARDT, HELMUT: Rauschgiftsucht. Hamm: Hoheneck 1967.
LEWIN, L.: Phantastica. Berlin: Stilke 1927.

F. LABHARDT u. D. LADEWIG

Reaktionen, krankhafte → Neurosen

Reaktionsbildung

Der Begriff findet sich schon in einer Fußnote zu S. FREUDS Traumdeutung, nimmt aber erst im Anschluß an die „Drei Abhandlungen zur Sexualtheorie" (1905) festere Gestalt an. S. FREUD wies in dieser Arbeit darauf hin, daß die sexuellen Bedürfnisse der Kinderjahre seelische Gegenkräfte, „Reaktionsregungen", wachrufen, welche zur Abwehr verpönter Regungen die Dämme Ekel, Scham und Moral aufrichten. Dieser Ansatz zu einer psychoanalytischen Theorie der Charakterbildung wurde in „Charakter und Analerotik" (1908) weiter entwickelt und Eigenschaften wie Gewissenhaftigkeit, Ordentlichkeit, Reinlichkeit, Sparsamkeit und Mitleid als Reaktionsbildungen gegen die Triebregungen der → analsadistischen Phase der Libidoentwicklung erkannt. Als Ausprägung bestimmter Ich-Dispositionen in Form bleibender Ichveränderungen nehmen sie an der Charakterbildung teil.

Die Reaktionsbildung ist somit ein Abwehrmechanismus, durch den eine verpönte infantile Triebregung durch Verstärkung entgegengesetzter Ich- Strebungen, Eigenschaften oder Charakterzüge, d. h. durch Gegenbesetzungen in der Verdrängung gehalten wird.

Ins Pathologische übersteigerte Reaktionsbildungen sind Ausdruck einer → Regression auf das anale Stadium der Libidoentwicklung und eines überstrengen → Über-Ichs (Sphincter-Moral nach FERENCZI). Sie sind, wie das Studium der Neurosen ergab, eng mit der → Zwangsneurose verknüpft. Das → Ich sichert sich in diesen Fällen hauptsächlich durch die Mechanismen der Reaktionsbildung, Regression und Isolierung gegen die Wiederkehr des Verdrängten. „Das gegen die Mutter aggressive Kind wird überzärtlich und um das Leben der Mutter besorgt, Neid und Eifersucht werden in Selbstlosigkeit und Fürsorge für andere verwandelt (A. FREUD, 1936).

Literatur
FREUD, S.: Drei Abhandlungen zur Sexualtheorie. G.W. V (1905). London: Imago.
FREUD, S.: Charakter und Analerotik. G.W. VII (1908). London: Imago.
FREUD, S.: Vorlesung zur Einführung in die Psychoanalyse. G.W. XI (1908). London: Imago.
FREUD, S.: Hemmung, Symptom und Angst. G.W. XIV (1908). London: Imago.
FREUD, S.: Neue Folge der Vorlesungen zur Einführung in die Psychoanalyse. G.W. XV (1908). London: Imago.
FREUD, A.: Das Ich und die Abwehrmechanismen (1936). München: Kindler 1964.

H. LINCKE

Reaktionstypus, akuter exogener → Psychosyndrom, organisches

Reaktive Charakterstörungen → Charakterstörungen

Realangst
Die Realangst unterscheiden wir seit FREUD von der neurotischen Angst. In dem Maße, in dem sich FREUDs Vorstellungen über das Wesen der neurotischen Angst entwickelten bzw. veränderten, präzisierte sich auch für ihn der Begriff der Realangst. Zwei Hauptphasen lassen sich in dieser Entwicklung erkennen: eine erste, 1895 beginnende Phase, in der FREUD annahm, daß sich die → Libido des verdrängten Triebwunsches in Angst verwandelt; und eine zweite, 1920 beginnende Phase, in der FREUD die Angst als ein inneres Gefahrensignal verstand. Die Angst repräsentierte hier einerseits die Erwartung eines – meist kindlichen – Traumas, andererseits eine gemilderte Wiederholung desselben. „Das Entscheidende ist ... die erste Verschiebung der Angstreaktion von ihrem Ursprung in der Situation der Hilflosigkeit auf deren Erwartung, die Gefahrsituation. Dann folgen die weiteren Verschiebungen von der Gefahr auf die Bedingungen der Gefahr, den Objektverlust und dessen ... Modifikationen" (Hemmung, Symptom und Angst, GW, S. 200).

FREUD erkannte, daß diese Bestimmung der Angst die Abgrenzung der neurotischen von der Realangst erschweren mußte. Denn indem wir „dem Ich unbekannte Gefahr zum Bewußtsein bringen, verwischen wir den Unterschied zwischen Realangst und neurotischer Angst, können wir die letztere wie die erstere behandeln" (Op. zit., S. 198). Der wesentliche Unterschied zwischen den beiden Spielarten der Angst liegt nun in der Tatsache beschlossen, daß bei der neurotischen Angst, im Gegensatz zur Realangst, die angstauslösende Triebgefahr und Konfliktsituation verdrängt und daher (weitgehend) unbewußt sind. Das führt im Falle der neurotischen Angst dazu, daß das Individuum nicht zwischen Wunsch und Handlung und nicht zwischen vergangener, gegenwärtiger und zukünftiger Gefahr unterscheiden kann. Das wiederum gibt dieser Angst oft den Charakter eines inneren Terrors, dessen versuchte Bewältigung die verschiedensten pathologischen Formen annehmen kann.

In der klinischen Praxis zeigt sich Realangst oft mit neurotischer Angst vermengt. FREUD wies bereits auf derartige Fälle hin: „Die Gefahr ist bekannt und real, aber die Angst vor ihr übermäßig groß, größer als sie nach unserem Urteil sein dürfte. In diesem Mehr verrät sich das neurotische Element" (Op. zit. 198). In der klinischen Praxis finden wir ferner nicht selten Übergänge zwischen neurotischer und sogenannter psychotischer Angst. Diese Übergänge werden verständlich, wenn wir uns daran erinnern, daß E. BLEULER bereits 1911 einen großen Teil der schizophrenen Symptomatik mit Hilfe psychoanalytischer Prinzipien verständlich machte.

Literatur
BLEULER, E.: Dementia Praecox oder Gruppe der Schizophrenien. Leipzig Wien: Deuticke 1911.
FREUD, S.: Über die Berechtigung von der Neurasthenie einen bestimmten Symptomenkomplex als ‚Angstneurose abzutrennen'. GW, I (1885). London: Imago 1952.
FREUD, S.: Massenpsychologie und Ich-Analyse. GW, XIV (1921). London: Imago 1948.
FREUD, S.: Hemmung, Symptom und Angst, GW, XIV (1921). London: Imago 1948.

FREUD, S.: Das Unbehagen in der Kultur. GW, XIV (1930). London: Imago 1948.
RADO, S.: Das Problem der Angst in seinem Verhältnis zur psychoanalytischen Libidotherapie. Z. Sexualwissenschaft 10 (1932).
RAMZY, I., WALLERSTEIN, R. S.: Pain, Fear and Anxiety: Study in Their Interrelationships. Psychoanal. Stud. Child. 13, 147 (1958).
SHARPE, E.: Anxiety: Outbreak and resolution. Int. J. Psycho-Anal. 12 (1931).
ZETZEL, E.: The concept of anxiety in relation to the development of psychoanalysis. J. Amer. Psychoanal. Ass. 3, 369 (1955).

H. STIERLIN

Realitätsprinzip → Ich

Reflex, bedingter → Konditionierung

Registerziehen → Schizophrenie

Regression
[lat.: regredi = Zurückschreiten]
Dieser für die Psychoanalyse zentrale Begriff wurde von FREUD ursprünglich eingeführt, um typischen Merkmalen des → *Traums* Rechnung zu tragen: der Rückverwandlung von Vorstellungen und Gedanken in sinnliche Bilder und der Auflösung des Gefüges der Traumgedanken in ihr Rohmaterial („regrediente Gedankenverwandlung"). FREUD unterschied drei Aspekte dieses Vorgangs, den topischen (im Sinne der Systeme Bewußt, Vorbewußt, Unbewußt), den zeitlichen (Rückgriff auf frühere psychische Bildungen) und den formalen (Ersetzen gewohnter Ausdrucksweisen durch primitivere) und er wies darauf hin, daß Regressionen in der Theorie der neurotischen *Symptombildung* eine ebenso wichtige Rolle spielen, wie in der des Traumes.
In den „Drei Abhandlungen zur Sexualtheorie" (1905) entwickelte FREUD die Grundlagen zur Ausdehnung des Regressionsbegriffs auf die Libidoentwicklung: „Alle die Sexualentwicklung schädigenden Momente äußern ihre Wirkung in der Weise, daß sie eine *Regression*, eine Rückkehr zu einer früheren Entwicklungsphase hervorrufen." 1910 („Über Psychoanalyse") und 1912 („Über neurotische Erkrankungstypen") wird näher auf die Beziehung zwischen Libidoregression und Symptombildung (bzw. Perversion) eingegangen. In „Psychoanalyse" und „Libidotheorie" (1923) beschreibt FREUD, die bisherigen Erkenntnisse resümierend, wie unter dem Einfluß verdrängender Kräfte, die die Libido aufstauen, diese auf frühere Entwicklungsphasen und Objekteinstellungen regrediert um dort, wo sich infantile Fixierungen vorfinden, zur Abfuhr in Form von Symptomen und sexuellen Ersatzbefriedigungen durchzubrechen.
Regression ist somit ein deskreptiver Begriff. Er bezeichnet die Rückkehr a) zu primitiven Formen der Ichfunktion (wie etwa im Traum), b) zu den infantilen libidinösen Objekten und c) die Reaktivierung der Sexualorganisation einer früheren Entwicklungsstufe.
Bei der → Hysterie findet eine Regression der Libido zu den primären Sexualobjekten statt, aber so gut wie keine Regression auf eine frühere Stufe der Libidoorganisation. Bei der → Zwangsneurose ist die Regression der Libido auf die Stufe der analsadistischen Organisation das auffälligste und das für die Symptombildung maßgebende Faktum. Psychotische Prozesse hingegen zeichnen sich zudem durch mehr oder weniger irreversible Ich-Regressionen aus. Solche können (reversibel) auch durch Ermüdung und starke psychische Belastung (Gehirnwäsche) ausgelöst werden. Die von KRIS beschriebene „*Regression im Dienste des Ichs*" ist wichtig im Zusammenhang mit adaptiven und schöpferischen Prozessen.
Der Regressionbegriff basiert auf der Feststellung, „daß von den infantilen seelischen Formationen trotz aller späteren Entwicklungen beim Erwachsenen nichts untergeht ... (Sie) können unter geeigneten Konstellationen wieder zum Vorschein kommen." Das beweisen die Träume ebenso wie die Neurosen und Psychosen, deren Eigentümlichkeiten zum größten Teil als psychische Archaismen zu beschreiben sind.

Literatur
FREUD, S.: Die Traumdeutung. G.W. II/III (1900). London: Imago.
FREUD, S.: Drei Abhandlungen zur Sexualtheorie. G.W. V (1905). London: Imago.
FREUD, S.: Über Psychoanalyse. G.W. VIII (1910). London: Imago.
FREUD, S.: Über neurotische Erkrankungstypen. G.W. VIII (1912). London: Imago.
FREUD, S.: Das Interesse an der Psychoanalyse. G.W. VIII (1913).
FREUD, S.: Vorlesungen zur Einführung in die Psychoanalyse. G.W. XI (1917). London: Imago.
FREUD, S.: „Psychoanalyse" und „Libidotheorie". G.W. XIII (1923). London: Imago.
KRIS, E.: Psychoanalytic Explorations in Art. New York: Int. Univ. Press 1952.

H. LINCKE

Rehabilitation, Rehabilitationszentrum
Der Begriff der *Rehabilitation* stammt aus dem römischen Recht und bezeichnet die Wiedereinsetzung in den früheren Rechtsstand, insbesondere die Rückgängigmachung einer Verurteilung durch nachfolgenden Erweis der Unschuld und damit die Wiederherstellung der vollen bürgerlichen Ehrenrechte. Vermutlich über den feudalen und militärischen Ehrenkodex (Duellordnung u. a.) gelangt er in einen sozialmedizinischen Verwendungsbereich. Hier findet er sich ab dem ersten Weltkrieg vor allem in der Anwendung im orthoädischen Bereich (Amputationsfolgen!), später (vor allem ab dem zweiten Weltkrieg) aber im Bereich der gesamten Sozialmedizin und insbesondere im Bereich der → Sozialpsychiatrie. Überall dort, wo mit chronischen Krankheitsfolgen zu rechnen ist, wird die resignierende Mitleidshaltung und Tendenz zum Verstecken der Störung (bis zum scham-

haften Verstecken des chronisch Kranken überhaupt) ersetzt durch leistungskompensatorische Rehabilitationsmaßnahmen. Der Kranke wird dadurch aus dem diskriminierenden Zustand eines sozialen Bettlerdaseins wieder in einen voll anerkannten sozialen Stand rehabilitiert.

Ein kennzeichnendes Merkmal der Rehabilitationsmedizin ist, daß sie von vornherein keine Restitutio ad integrum anstrebt und sich keiner idealtypischen Gesundheitsvorstellung hingibt. Als erster Schritt ist daher die Anerkennung der bestehenden Ausfälle gefordert, mit denen der Patient für sein weiteres Leben zu rechnen hat. Sind diese klar, so wird teils durch technische Ersatzhilfen, teils durch gezielte Trainingsprogramme die kompensatorische Entwicklung von Leistungen angestrebt, die eine soziale Wettbewerbsfähigkeit wieder ermöglichen. Das Ziel der Rehabilitationsmaßnahmen ist die befriedigende → *Integration* des Behinderten in seine Gesellschaft. Dies wurde zunächst als alleinige Aufgabe des Patienten angesehen und seine berufliche Wiedereingliederung in Anpassung an die Leistungsgesellschaft als Kriterium des Rehabilitationserfolges vielleicht überschätzt. In neuerer Zeit macht sich unter dem speziellen Eindruck der sozialpsychiatrischen Erfahrungen die Anschauung geltend, daß Rehabilitation auch ein Leistungserfordernis der aufnehmenden Gruppe ist. So korreliert der Erfolg der psychiatrischen Rehabilitation deutlich mit dem Aufklärungsgrad und der akzeptierenden Toleranz der Bevölkerung und das Vordringen des Rehabilitationsgedankens verhält sich reziprok zur Diskriminierung der entsprechenden Kranken in ihrer Gesellschaft.

Im Bereiche der Psychiatrie zeigen sich bereits bei H. SIMON im Konzept seiner → *Arbeitstherapie* Ansätze zur Rehabilitation, jedoch nur im Rahmen des Anstaltslebens. Heute droht Anstalts-Arbeitstherapie eher zur Diskriminierung beizutragen, wenn sie nicht gruppentherapeutisch gestaltet und im allgemeinen als Vorbereitung für Berufsverwendungen aufgebaut ist. Industrielle Teilfertigungen, Fließbänder, deren Gang auf die Verlangsamung des Patienten eingestellt werden kann, eigens konstruierte Maschinen zum Ausgleich der Behinderung bestimmen den Aspekt der modernen Arbeitstherapie und der *geschützten Werkstätten*, die auch dem am freien Arbeitsmarkt nicht mehr vermittelbaren Behinderten eine sinnvolle und bezahlte Betätigungsmöglichkeit bieten. Entscheidend für jedes Rehabilitationsprogramm ist die aktive Mitwirkung des Patienten bei seiner Gestaltung. Am konsequentesten hat dies M. JONES mit seinem Prinzip der *therapeutischen Gemeinschaft* verwirklicht, wobei der Patient von allem Anfang an aktiv in die Spitalsrealität eingeschaltet wird, indem er sich an der Selbstverwaltung und selbst seinem Heilungsprozeß mitverantwortlich beteiligt. Die Übergänge zwischen Spitalsleben und freier Sozietät werden erleichtert und flüssig gestaltet, gegebenenfalls in Übergangsformen (→ *Tagspital*, → *Nachtspital*) trainiert.

Das *Rehabilitationszentrum* stellt eine Zusammenfassung verschiedener, der Rehabilitation dienender Hilfen dar. Zumeist umfaßt es testpsychologische und fürsorgerische Dienste, oft auch Werkstätten zur → Beschäftigungs- und → Arbeitstherapie, Arbeitsvermittlung usw., aber auch kulturelle und das Sozialleben anregende Einrichtungen, wie Clubräume, Bibliothek, evtl. auch Diskothek, Heilgymnastik und Musiktherapie. Rehabilitationszentren stellen Funktionseinheiten in größeren Spitälern dar oder werden als eigene Institutionen errichtet, von denen sowohl die psychohygienische Vorsorge wie auch die sozialpsychiatrische Nachbetreuung nach stationärer Behandlung ausgeht. Kleine solche Zentren erscheinen auch als sozialpsychiatrische und psychohygienische Beratungsstellen. Sie verfügen über ärztliche Beratungsmöglichkeit, Gruppentherapien und Casework, Fürsorgedienste. In Wien hat sich bewährt, um jede Beratungsstelle auch ein Corps von Laienhelfern zu bilden, das unter dem fachlichen Rückhalt der Stelle sich der zeitintensiven Hausbesuche und Kontaktaufgaben widmet und so den Wirkungsgrad vervielfältigt (*Pflegschaftshilfe*). Die Anregung solcher Hilfe aus der lebendigen Kraft der gesunden Gesellschaft mittels fachlicher Anleitung gibt der Rehabilitationsbestrebung einen doppelten Ansatz: Durch die trainierende Förderung des Kranken und durch die aufklärende Aktivität von Gesunden, die das befriedigende Erlebnis ihres mitmenschlichen Erfolges wieder an ihre Umwelt verbreiten.

Literatur
GASTAGER, H., SCHINDLER, R.: Rehabilitationstherapie bei Schizophrenen. Nervenarzt 32, 368−374 (1961).
GREENBLATT, M. et al.: Dynamics of Institutional Change − The Hospital in Transition. Pittsburgh: Univ. of Pittsburgh Press 1971.
JONES, M.: The therapeutic community. New York: Basic Books 1953.
JONES, M.: Social Psychiatry in the community. New York London: Springfield 1962.
JONES, M.: Beyond the therapeutic community. Boston: Yale Univ. Press 1968.
KARSTAIRS, M.: Industrial work as a means of Rehabilitation for clinic schizophrenics. Congr. Report Zürich 1957, Vol. I., p. 99.
Proceedings of the Conference on the Rehabilitation of the Hospitalized Mentally Ill. Vermont: Stowe 1958.
R. SCHINDLER

Reliabilität

Der Begriff Reliabilität („reliability") ist in der psychologischen Testtheorie (→ Test) seit SPEARMAN (Schriften von 1904−1913) von großer Bedeutung. Unter der Reliabilität eines psychologischen Tests versteht man seine formale Genauigkeit, die unabhängig von inhaltlichen Gesichtspunkten (Gültigkeit, → Validität) ist. Weitere Begriffe für Reliabilität: Zuverlässigkeit, Verläßlichkeit, Stabilität. Reliabilität r_{tt} wird in der klassischen Testtheorie (FISCHER, GULLIKSEN) als das

Verhältnis von wahrer Varianz σ^2_T (= durch interindividuelle Unterschiede bedingte Varianz) zur Gesamtvarianz σ^2_x (= Varianz der beobachteten Testwerte) definiert: $r_{tt} = \sigma^2_T/\sigma^2_x$.
Zur Schätzung der Reliabilität werden hauptsächlich folgende vier Verfahren benutzt: *Retest-Verfahren* (zweimalige Darbietung des Tests), *Paralleltestverfahren* (Vergleich der Ergebnisse von zwei gleichwertigen Testformen), *Halbierungsverfahren* (Vergleich von zwei äquivalenten Testhälften), *Konsistenzanalyse* (Verallgemeinerung des Halbierungsverfahrens). Der Reliabilitätsgrad wird durch Korrelationskoeffizienten ausgedrückt (→ Korrelationskoeffizient). Die verschiedenen Reliabilitätsarten haben spezifische Voraussetzungen und sind nicht äquivalent.
Bei der Beurteilung von Personen durch Experten (→ Rating Scale) spricht man von *Interrater-Reliabilität*, die ein Maß für die Übereinstimmung der Beurteiler ist (LIENERT).

Literatur
ANASTASI, A.: Psychological Testing. 3. Aufl. New York: McMillan Co. 1968.
FISCHER, G. H. (Hrsg.): Psychologische Testtheorie. Bern: Huber 1968.
GULLIKSEN, H.: Theory of mental tests. 2. Aufl. New York: John Wiley 1958.
LIENERT, G. A.: Testaufbau und Testanalyse. 3. Aufl. Weinheim: Beltz 1969.
MICHEL, L.: Allgemeine Grundlagen psychometrischer Tests. In: HEISS, R. (Hrsg.): Handbuch der Psychologie, Bd. 6. Göttingen: Hogrefe 1964.

U. Baumann

Rentenneurose → Aggravation

Residualsyndrom, schizophrenes → Schizophrenie

Residualwahn → Wahn

Retrograde Amnesie → Amnesie, retrograde

Rhythmus
[gr.: rhythmos = Substantiv zu dem Verb „rhein", welches „fließen" bedeutet]
BENVENISTE zeigt, daß die verbreitete Vorstellung, die Griechen seien durch den Wellenschlag des Meeres dazu geführt worden, dem Wort seine Bedeutung zu geben, nicht zutrifft. Vielmehr hatte es zunächst die Bedeutung von „schema", Form. Schema wurde dann genauer als fixierte, feste Form von Rhythmus unterschieden, einem Wort, das den Sinn von sich wandelnder, beweglicher Form annahm. Der Weg des Wortes läßt sich bei PLATON und ARISTOTELES genau weiterverfolgen, bis es die Anordnung von geordneten Bewegungen in der Zeit, wie etwa beim Tanz bezeichnete. Nach TRIER stammt die Bedeutung des griechischen „rhythmos", insofern sie sich mit dem heutigen Sinn des Wortes ungefähr deckt, aus der Situation der gemeinschaftsgebundenen Feier und meint „chorischer Tanz". Seit dem Altertum wird Rhythmus für die Beschreibung physisch-biologischer Vorgänge und psychischer Erlebnisse verwendet.

1. *Rhythmus in biologischen Vorgängen:* Alle biologischen Vorgänge sind zeitlich gegliedert und laufen in Phasen ab, die mehr oder weniger regelmäßig wiederkehren. ARISTOTELES hat die Atembewegungen zur Erläuterung des Begriffes angeführt (Probl. 882 b 2). Heute reichen entsprechende Beobachtungen von biochemischen Vorgängen an einzelnen Zellen bis zum Verhalten der Organismen in größeren und höheren Verbänden. Die einzelne Phase kann sich im Bruchteil einer Sekunde abspielen oder in den verschiedensten Zeiten bis zu Jahren und Jahrzehnten. Biologisch bedeutsam sind vor allem → Tagesschwankungen, die jetzt oft analog englischem Sprachgebrauch (HALBERG) als „zirkadisch" bezeichnet werden. Hinweise erfolgen auf alternierende Bewegungen (Herzschlag, Atem, Gehen, Schreiben) und andere Vorgänge, die Analogien zu mechanischen und elektrischen, physikalischen Modellen nahelegen, wie Schwingungskreisen, Oszillatoren, Steuerungsanordnungen und Computern, was dann in die kybernetische Betrachtungsweise ausmündet. Unterschieden werden biologische Rhythmen mit und ohne äußeres Korrelat, wobei die ersteren (etwa Tagesrhythmen) in der Regel unabhängig von Temperatureinflüssen sind, während die letzteren (etwa der Puls) auf Temperaturveränderungen ansprechen.

2. *Rhythmus in psychischen Erlebnissen:* Der Übergang von biologischen Vorgängen zu psychischem Geschehen kann an vielen Stellen gefunden werden. Von Interesse ist die Unterscheidung zwischen reflektorischen und zentralen Phänomenen bei GOLDSTEIN, die diesem auch zur Unterscheidung des Normalen vom Pathologischen dient. „Jeder Mensch hat seinen Rhythmus, der sich bei den verschiedenen Leistungen natürlich in verschiedener Weise, bei einer bestimmten Leistung immer in bestimmter Weise, ausdrückt. Nur wenn ein Individuum eine Leistung in dem für diese Leistung für ihn adäquaten Rhythmus verrichten kann, ist diese Leistung normal. Das gilt ebenso wie für die seelischen Abläufe auch für die körperlichen, für Denken, Fühlen, Wollen ebenso wie für Herzschlag, Atmung und gewiß auch für die chemischen Vorgänge. In der Feststellung dieser Zeitkonstante haben wir ein besonders charakteristisches Zeichen der Persönlichkeit zu sehen" (1934, S. 238 f). Dem Rhythmus verschiedenartiger psychischer Verhaltensweisen und besonders der Stimmungen, von den normalen Tagesschwankungen etwa zwischen Frische und Ermüdung bis zu den schwersten cyclischen Psychosen, liegt die Periodik biologischer Vorgänge zugrunde.
Die psychologischen Aspekte des Rhythmus sind zunächst durch das Erleben gekennzeichnet, das ein Mitschwingen mit einer erfahrenen (wenn auch nicht unbedingt bewußt wahrgenommenen) gegliederten Bewegung darstellt, die einen selbst

zum mitschwingenden Bewegungsvollzug anregt. Das Erlebnis des Rhythmus spielt sich weitgehend in der Gestimmtheit ab, ist durch akzentuierende Wiederholung von Ähnlichem geprägt und bringt eine Gestaltung zum Ausdruck.

Ein Gedicht ist Sprache in einem festgefügten Metrum, zu dem Akzente, Pausen und Zusammenfassungen von Wortgruppen treten. „Der Rhythmus resultiert aus der schwebenden Mitte und Vereinigung" von Metrum und Akzent (HEGEL, Phänomenologie des Geistes, S. 51). KAYSERS Analyse des Rhythmus, der in der Poesie jedem Gedicht eine unverwechselbare Bewegung gibt, ist auch für den Psychologen und Psychiater von großem Interesse. In dieselbe Richtung weist KLAGES' Unterscheidung der Wiederholung von Ähnlichem in der Bewegtheit des Rhythmus und der Wiederholung des Gleichen in der fixierten Steifigkeit des Taktes.

Es ist schwierig, Zugang zu den eigentlichen Phänomenen des Rhythmus zu finden. Es handelt sich nicht um einen Gegenstand, der an einem bestimmten Ort und zu einer bestimmten Zeit angetroffen und fixierend beschrieben werden kann. Rhythmus-Phänomene spielen sich nicht im „orientierten Raum" mit seinen von einem Ich-Zentrum ausgehenden Richtungen ab, sondern im „gestimmten" (BINSWANGER) oder „landschaftlichen" (E. STRAUS) Raum (→ Daseinsanalyse). Rhythmus ist der erste Schritt zur Gestaltung des Gestimmtseins, er gibt dem Gestimmtsein, das sonst in Schwindel fällt, den ersten Stand und Halt. Rhythmus ist nicht logisch-wissenschaftlich, sondern vorerst nur ästhetisch zugänglich, was aus der Wortgeschichte bei den Griechen verständlich ist (MALDINEY). Den Zusammenhang von Rhythmus und einheitlicher Ganzheit betont vor allem HÖNIGSWALD, womit dann die künstlerische Gliederung bis in die wissenschaftliche Gestaltung reicht, die auch eine rhythmische Form zeigen kann.

Bedeutung des Rhythmus für das Verständnis pathologischer Phänomene: Entsprechend der Verknüpfung zwischen biologischen, psychischen und rhythmischen Phänomenen stehen auch Neuro- und Psychopathologie des Rhythmus einander sehr nahe. – Allgemein bekannt ist, wie schwere Parkinsonisten tanzen können und dabei angeregt durch Musik und die Bewegungen der andern, selbst Bewegungen vollziehen, zu denen sie unter normalen Bedingungen, im orientierten Raum, ganz unfähig sind. Umgekehrt verhält es sich bei vielen Schizophrenen, deren Motorik im orientierten Raum völlig ungestört sein kann, während der Vollzug rhythmischer Bewegungen fast oder ganz unmöglich ist.

Rhythmusstörungen werden oft mit krankhaften Prozessen im Bereich des Zwischen- und Mittelhirns in Beziehung gebracht, wobei man etwa von Störungen der Wach-Schlaf-Periodik ausgeht. Innersekretorische, extrapyramidal-motorische und andere, vor allem „affektive" Verhaltensweisen, die mit Rhythmusstörungen in Beziehung stehen können, werden gerne als organisch angesprochen, wobei freilich der Nachweis kaum schlüssig zu führen ist. – Ähnliches gilt für Rhythmusstörungen bei Erkrankung der zentralen Hörsphäre.

Die Untersuchung und Analyse all dieser Probleme leidet meist unter unklaren Begriffen, inadäquaten Methoden und voreiligen Verallgemeinerungen. Zudem wird zuwenig klar unterschieden zwischen biologischen und psychischen Phänomenen, zwischen Rhythmus und Takt, und es werden einfache pathologische Vorgänge wie das Wippen von Idioten, die Jactatio capitis oder das Kauen Seniler als „rhythmisch" bezeichnet, was unzweckmäßig ist.

Für Psychopathologie und Psychotherapie von zentraler Bedeutung sind wohl die Rhythmusstörungen bei den endogen depressiven Verstimmungen, die zu einer hochgradigen Hemmung des rhythmischen Einschwingens führen können und das zum Teil vielleicht gegenteilige Verhalten Manischer. Wenn dem depressiven Kanzelredner die Zuhörer ausbleiben oder der depressive Lehrer seine Autorität verliert, dann dürften dafür eher Störungen im Bereich des Rhythmus als solche der intellektuellen Leistungen verantwortlich sein, während die Suggestivkraft, die von Manischen ausgehen kann, wohl auch in erster Linie auf besonderen rhythmischen Fähigkeiten beruht. – Es ist darüber noch wenig bekannt und ebenso über die Rhythmusstörungsprobleme bei Neurosen. Die Rhythmusphänomene zeremonieller Zwangshandlungen und gewisser pantomimischer Ausdrucksphänomene bei Hysterikern haben wohl sehr verschiedene Wurzeln, zum Teil vielleicht im kindlichen Verhalten, in Imitationstendenzen und in endogen depressiven Komponenten der meisten Neurosen, auf die FREUD bekanntlich früh hingewiesen hat (I 148).

Es ist ferner an die Beeinflussung der rhythmischen Erlebnis- und Ausdrucksfähigkeit durch Psychopharmaka zu erinnern, von der man zwar weiß, daß sie existiert, über die man jedoch kaum etwas Bestimmtes angeben kann.

Die psychopathologische Betrachtung gestaltender und künstlerischer Leistungen von Oligophrenen, Psychotikern und Neurotikern kann auch kaum ohne Beachtung rhythmischer Phänomene auskommen und hat mit den gerade daraus entspringenden Schwierigkeiten zu rechnen. Tonband und Kinematographie können eine hier wie für die Untersuchung aller Rhythmusphänomene wesentliche Hilfe für die Forschung darstellen.

Therapeutische Bedeutung des Rhythmus: Offenkundig sind die Erfolge der Rhythmisierung der Körperbewegungen durch Musik und gemeinsame, tanzende Bewegungen bei körperlich und geistig behinderten Kindern, was damit zusammenhängt, daß dem Rhythmus auch in der normalen, motorischen und intellektuellen Entwicklung eine

zentrale Bedeutung zukommt. Im Sprachunterricht normaler und kranker Kinder ist der Rhythmus ein nicht zu ersetzendes Hilfsmittel. Dasselbe gilt von der Heilpädagogik (U. MÜLLER, 1966).
Sport, Spiel, Theaterspielen, Musizieren, in ihren gemeinschaftsstiftenden und die Gestimmtheit zum Ausdruck bringenden Aspekten, sind wesentlich rhythmisch mitbestimmt und als solche geeignet, therapeutisch zu wirken, auch ohne die Sprache zu beanspruchen.
Die Ergotherapie macht vielfach vom Rhythmisieren Gebrauch, ebenso die richtig verstandene Arbeitstherapie. (Über Musiktherapie vgl. bes. WOLFGART, 1971.)
Der Rhythmus spielt aber auch im Gespräch ganz allgemein eine große Rolle und wahrscheinlich besonders im psychotherapeutischen. Seine Beachtung dürfte manches Geheimnis über Erfolg und Mißerfolg der psychotherapeutischen Bemühungen erhellen. Dabei wird es unter anderem darum gehen, die Zusammenhänge zwischen Rhythmus und einer einheitlich-ganzheitlichen Struktur des Menschseins zu berücksichtigen.
Eine neue, sehr viel Literatur vermittelnde, zusammenfassende Darstellung der Rhythmusproblematik vor allem im sprachlich-literarischen Bereich gibt MOHR.

Literatur
Documenta Geigy: Rhythmen in der Medizin. Basel 1965.
HOENIGSWALD, R.: Vom Problem des Rhythmus. Leipzig: Teubner 1926.
HOENIGSWALD, R.: Wissenschaft und Kunst. Stuttgart: Kohlhammer 1961.
KAYSER, W.: Kleine Deutsche Versschule. Sammlung Dalp, Bern: Francke 1946.
KOFFER-ULLRICH, NERENZ, SCHULTZE-GÖRLITZ, HOLTHAUS: 4 Aufsätze über Musiktherapie. In: Z. Psychother. med. Psychol. 19, 24–42. Stuttgart: Thieme 1969.
MALDINEY, H.: L'esthétique des rythmes. In: „Les rythmes" von Mounier und Lafon, S. 225–245. Lyon: Simep-Edition 1968.
MOHR, W.: Rhythmus. In: Reallexikon der deutschen Literaturgeschichte. Berlin New York: W. de Gruyter 1971.
MOUNIER-KUHN, P., LAFON, J. C.: Les rythmes. Simep-Edition Lyon 1968 Supplement No. 7 du Journal Français d'Oto-Rhinolaryngologie.
MÜLLER, U.: Der Rhythmus. Bern: Huber 1966.
RUDERT, J.: Vom Ausdruck der Sprechstimme. Handbuch der Psychologie, 5. Band; Göttingen: Hogrefe 1965.
TRIER, J.: Rhythmus. Studium generale 2, 67–112 (1949) u. 3, 135–166 (1949). (Im ganzen 12 Aufsätze über Rhythmus).
WOLFGART, H.: Das Orff-Schulwerk im Dienste der Erziehung und Therapie behinderter Kinder. Berlin-Charlottenburg: Marhold 1971.

R. KUHN

Rhythmus, zirkadianer → Tag-Nacht-Rhythmus

Rigidität → Schizophrenie

Rolle und Status
Unter *sozialer Struktur* versteht man die Gesamtheit der Normen eine Interaktionsfeldes. Ein solches Feld besteht aus interagierenden Akteuren.

Eine *Rolle* ist identisch mit den Normen, die das Verhalten des Akteurs regeln. Gleichzeitig gehört jede Rolle zu einem System aufeinander abgestimmter Rollen. Die Struktur eines Interaktionsfeldes setzt sich demnach aus einem oder aus mehreren *Rollensystemen* zusammen, die durch Akteure miteinander verbunden sind. Rollen sind also einerseits Bündel von institutionalisierten Erwartungen (Normen), die in einem potentiellen oder realen Akteur konvergieren. Auf der anderen Seite setzt der Rollenbegriff einen minimalen Grad interner *Differenzierung* der Gesellschaft voraus. Solche Differenzierungen von Rollensystemen werden je nach Umfang und Grad der Differenzierung als *institutionelle Ordnungen, Institutionen* oder *Organisationen* bezeichnet.
Da ein Akteur in der Regel Mitglied verschiedener Rollensysteme ist, werden durch seine *Konfiguration von Rollen,* auch *Rollenset* genannt, mehrere Rollensysteme miteinander verbunden. Aus widersprüchlichen Erwartungen können sich beim Akteur *Rollenkonflikte* ergeben, die unter anderem durch zeitliche oder örtliche *Segregation der Rollen* gemindert oder gelöst werden können.
Die Rollenkonfiguration bestimmt die *Dichte des Feldes institutionalisierter Normen* beim Akteur. Da diese Dichte ebenfalls gesellschaftlich normiert ist, kann sie als *Grad der Vollständigkeit der Rollenkonfiguration* des Akteurs beschrieben werden. Unvollständige Rollenkonfiguration bedeutet eine Art der Marginalität des Akteurs gegenüber der Gesellschaftsstruktur.
Status im weitesten Sinne bedeutet *Position* in einer sozialen Struktur. Im besonderen wird Position mit Hilfe der Rangdimensionen der Struktur beschrieben (→ soziale Schichtung). *Status* im engeren Sinne ist demnach *Position auf einer Rangdimension* und nimmt auf einen institutionalisierten Wert Bezug.
Sofern es in der Struktur mehrere Rangdimensionen gibt, kann man von einer *Statuskonfiguration des Akteurs* sprechen, d. h. von einer Konfiguration von Positionen auf den verschiedenen Rangdimensionen, in diesem Falle auch Statuslinien genannt. Insofern die verschiedenen Statuslinien miteinander verglichen werden und die Gesellschaft Äquivalenzen zwischen ihnen bestimmt, kann zwischen *Statuskonfigurationen im Gleichgewicht* und solchen *im Ungleichgewicht* unterschieden werden. Das Ungleichgewicht einer Statuskonfiguration wird auch als *Statusinkonsistenz* oder *Statusdiskrepanz* bezeichnet. Je größer die relative Häufigkeit von gleichgewichtigen Statuskonfigurationen unter den Mitgliedern einer Gesellschaftsstruktur ist, desto größer ist der sogenannte *Kristallisationsgrad der Schichtung* dieser Struktur.
Zwischen *Rolle und Status* besteht ein Zusammenhang. Jeder Rolle entspricht ein oder mehrere Status. In dem Rollen-Status-Verhältnis kommt die Entsprechung zwischen Pflichten und Rechten zum Ausdruck. *Recht* bedeutet hier Partizipation

an einem institutionalisierten Wert (Status), *Pflicht* bedeutet Verhaltensnorm (Rolle). Die Rolle ist die strukturelle Quelle von → *Prestige* für den Akteur, und der Status die strukturelle Quelle von → *Macht*.
Die *Rolle* stellt die Verbindung dar zwischen Akteur und *gesellschaftlich differenzierten Institutionen,* und der *Status* zwischen Akteur und *gesellschaftlichen Schichten.*
Globalgesellschaften können gekennzeichnet werden auf Grund ihrer relativen Betonung auf *vertikal orientierten Institutionen* oder auf *horizontal orientierten Schichten.* Je stärker der Kristalisationsgrad einer Gesellschaft ist, desto mehr liegt die Betonung auf den Schichten und umgekehrt.

Literatur
BANTON, M.: Roles. London: Tavistock 1968.
BENDIX, R., LIPSET, S. M. (Eds.): Class, Status, and Power. 2. Aufl. New York: The Free Press 1966.
CLAESSENS, D.: Rolle und Macht. München: Inverta 1968.
GROSS, N., MASON, W. S., MCEACHERN, A. W.: Explorations in Role Analysis. New York 1965.
POPITZ, H.: Der Begriff der sozialen Rolle als Element der soziologischen Theorie. Tübingen: Mohr 1967.
P. HEINTZ

Rollenspiel

Unter *Rollenspiel* verstehen wir die spontane szenische Darstellung von erinnerten oder antizipierten Situationen. Es handelt sich dabei um eine „szenische Gegenwärtigsetzung", in der der einzelne Mensch nicht über Beziehungen und über Konflikte spricht, „sondern sich mit seinen Bezugspersonen unmittelbar handelnd auseinandersetzt" (LEUTZ 1982, S. 74). Die handelnde Auseinandersetzung ist damit ein wesentliches Merkmal des Rollenspiels und unterscheidet dieses damit grundlegend von den meisten anderen Psychotherapieverfahren, insbesondere den verbalen, z. B. der analytischen Therapie, in der ein „ausagierendes Handeln" als ausgesprochen störend für den therapeutischen Prozeß angesehen wird. Rollenspiel ist spielerisches Handeln und läßt damit Spontaneität, Phantasie und eine Mischung von Möglichem und Unmöglichem zu, sowie Rollenwiederholung, Rollentausch und Rollenumkehr.
Das Rollenspiel erlaubt eine antizipatorische Vorwegnahme von inneren und äußeren Konflikten, Lebensproblemen und Aufgabenstellungen, ebenso wie eine nachträglich erinnernde Durcharbeitung vergangener Konflikte.
Das Rollenspiel wird im Rahmen einer Reihe von Psychotherapieverfahren mit jeweils sehr unterschiedlichem theoretischen Konzept durchgeführt. Es kann dabei, wie beim → Psychodrama, der wesentliche Bestandteil des Behandlungsverfahrens sein, oder es kann als eines von mehreren Mitteln zum technischen Repertoire eines Behandlungsverfahrens gehören wie bei der → Gestalttherapie, oder als gelegentlich genutzte behandlungstechnische Möglichkeit wie bei der → Transaktionsanalyse. Das Rollenspiel kann schließlich auch im Rahmen eines übergreifenden therapeutischen Gesamtkonzepts eine von mehreren notwendigen Zielsetzungen erreichen helfen.
Das Rollenspiel wurde erstmals von MORENO in seinem Stegreiftheater (1923) in einem theoretisch fundierten Behandlungskonzept angewandt. Später hatte MORENO die Hoffnung (1946), mit dem → Psychodrama eine Brücke zwischen Psychoanalyse und Verhaltenstherapie zu schlagen, werde doch im Rollenspiel des Psychodramas unmittelbares Verhalten in all seinen Dimensionen deutlich. Nach CORSINI (1960) ermöglicht das therapeutische Rollenspiel ein ganzheitliches Erfassen des Patienten, da sowohl kognitive Aspekte als auch die Gefühls- und Verhaltensebene gleichzeitig berücksichtigt werden können. Trotzdem ist es im Hinblick auf unterschiedliche Krankheitsmodelle und Behandlungsziele weiterhin sinnvoll, zwischen einem psychodynamisch orientierten Rollenspiel (z. B. beim Psychodrama) und verhaltenstherapeutisch orientierten Rollenspielen (z. B. „assertive-training") zu unterscheiden. Die entsprechende Darstellung für das → Psychodrama erfolgt an anderer Stelle. Im folgenden wird darum ausschließlich auf verhaltenstherapeutisch orientierte Rollenspieltechniken (→ Lerntheorie, → Verhaltensmodifikation) eingegangen.
WOLPE (1958) hat als erster Rollenspieltechniken in die Verhaltenstherapie einbezogen. Inzwischen haben verschiedene Formen eines verhaltenstherapeutisch orientierten Rollenspiels einen festen Platz bei der Behandlung psychiatrischer Patienten gefunden. Auch wenn hier auf den ersten Blick der Trainings-Aspekt im Vordergrund steht, finden doch kognitive und emotionale Aspekte ebenfalls Berücksichtigung. Angewandt wird das Rollenspiel häufig im Rahmen eines „Selbstsicherheitstrainings" („assertive-training" im Sinne von WOLPE, 1958), um soziale Ängste und Hemmungen abzubauen und vorhandene soziale Fähigkeiten zu fördern bzw. aufzubauen. Entsprechende therapeutische Konzepte können bei psychotischen Patienten zur Unterstützung der sozialen Wiedereingliederung sehr sinnvoll sein. Unter Verzicht auf die Bearbeitung zu belastender psychodynamischer Aspekte, wie sie z. B. beim Psychodrama im Vordergrund stehen, liegen hier folgende Behandlungsziele vor (HARTWICH, 1974): 1. Eine allgemeine Aktivierung, 2. eine Angstminderung durch die Antizipation von schwierig zu bewältigenden Realsituationen und 3. Verhaltensänderungen über Imitation und Identifikation.
Verhaltenstherapeutisches Rollenspiel findet wie alle Rollenspiele im Gruppen-Setting statt und meist im Wechsel von Spiel und Feedback. Die Ziele des Spiels müssen den Möglichkeiten und Notwendigkeiten des betreffenden Patienten entsprechen; darum sollen die gespielten Situationen der aktuellen Realität entstammen. Das Feedback soll objektiv sein, da nach MACNEILAGE u. ADAMS (1979) es durchaus die Selbstsicherheit fördern

kann, ein negatives Feedback auszuhalten, richtig einzuschätzen und es zu lernen, ohne Überreaktion zu antworten. Andererseits kann es – zumal bei sehr ich-schwachen Patienten – angezeigt sein, das Feedback zunächst mit den positiven Aspekten zu beginnen und danach erst Verbesserungswürdiges anzusprechen (GEBHARDT, 1982). Von manchen Autoren wird, um das verbale Feedback nach dem Rollenspiel zu verstärken und zu ergänzen, eine Videokonfrontation mit dem vorangegangenen Rollenspiel vorgenommen. Dadurch kann der Patient mit seinen individuellen Eigenarten, besonderen Haltungen und seiner Körpersprache konfrontiert werden. Eine solche Konfrontation ist immer auch von Gefühlsreaktionen begleitet, insbesondere oft von Verunsicherung und Kränkung. Um den angestrebten Lerneffekt nicht durch zu starke negative Affekte zu stören, soll auf eine Video-Konfrontation mit zu schwierig verlaufenen Rollenspielen verzichtet werden (GEBHARDT, 1982).

Bei diesen Formen des Rollenspiels stehen nicht wie beim Psychodrama freiwerdende Gefühle im Mittelpunkt des Interesses, „sondern die Erprobung neuer Realitätsbewältigung angesichts von Emotionen, sehr oft trotz erheblich irritierender oder mutraubender Emotionen" (KAYSER, KRÜGER, MÄVERS et al., 1973, S. 185), d. h. rationale Problemlösungsmöglichkeiten sollen antizipatorisch durchgespielt werden und die zu erwartenden sie begleitenden emotionalen Belastungen vorerfahren werden. Da bei dieser Form von Rollenspiel pädagogische und Trainingsaspekte im Vordergrund stehen, sprechen KAYSER, KRÜGER, MÄVERS et al. (1973) ausdrücklich von pädagogischem Rollenspiel in Abgrenzung zum psychotherapeutischen Rollenspiel (z. B. Psychodrama).

Eine Indikation zu dieser Art des Rollenspiels besteht bei Patienten mit sozialen Defiziten und damit in Zusammenhang stehenden sekundären sozialen Ängsten, da diese eine Rehabilitation besonders schwer machen können. Deshalb kommen für das verhaltenstherapeutisch orientierte Rollenspiel insbesondere Patienten mit Erkrankungen aus dem schizophrenen Formenkreis in Frage; mit einem solchen Behandlungsprogramm sollte aber grundsätzlich wegen der damit verbundenen Belastung erst nach Abklingen der akuten Krankheitssituation begonnen werden (HARTWICH, 1974). Sinnvoll kann eine Indikation auch bei Patienten mit schweren Neurosen und Patienten mit Borderline-Syndrom sein, wenn entsprechende soziale Defizite vorliegen.

Bei dem von MACNEILAGE u. ADAMS (1979) vorgestellten „Contrasted Role-Play" findet der auf äußeres Verhalten gerichtete Trainings- und Übungsaspekt und die Beobachtung von inneren Vorgängen gleichrangig Berücksichtigung. Lerntheoretisch orientierte Behandlungselemente des Selbstsicherheitstrainings und gestalttherapeutisches Vorgehen (→ Gestalttherapie) werden miteinander verbunden. Durch letztere werden beim Selbstsicherheitstraining aktualisierte Bedürfnisse und Gefühle bewußt gemacht und im Rollenspiel ausdrücklich berücksichtigt. Ambivalente und entgegengesetzte Gefühle, die meist entsprechende Handlungsimpulse lähmen, werden im Rollenspiel nacheinander dargestellt, wobei insbesondere aggressive Impulse und beschämende Gefühle wie Ärger, Hilflosigkeit, Resignation usw. Berücksichtigung finden.

Insgesamt werden Rollenspieltechniken auf der Basis recht verschiedenartiger Konzepte und im Rahmen sehr unterschiedlicher therapeutischer Zielsetzungen angewandt. Um Mißverständnisse zu vermeiden, empfiehlt es sich deshalb, der Bezeichnung „Rollenspiel" immer Angaben über das jeweils zugrunde liegende Konzept und die Zielsetzung hinzuzufügen.

Literatur
CORSINI, R.: Roleplaying in psychotherapy. Chicago: Aldine 1966.
GEBHARDT, R.: Videorückmeldung im Selbstsicherheitstraining mit schizophrenen Patienten. In: STILLE, D., HARTWICH, P.: Rollenspiel als Rehabilitationstraining bei Psychose-Kranken. Psychother. Med. Psychol. 24, 55–60 (1974).
HARTWICH, P. (Hrsg.) Video in der klinischen Arbeit von Psychiatern und Psychotherapeuten. 6. und 7. Jahrestagung des Internationalen Arbeitskreises Audiovision in Psychiatrie und Psychotherapie (IAAPP), S. 136–145. Eigendruck Berlin 1982.
KAYSER, H., KRÜGER, H., MÄVERS, W., PETERSEN, P., ROHDE, M., ROSE, H. K., VELTIN, A., ZUMPE, V.: Gruppenarbeit in der Psychiatrie. Stuttgart: Thieme 1973.
LEUTZ, G. A.: Was ist Psychodrama? Prax. Psychother. Psychosom. 27, 73–81 (1982).
MORENO, J.: Das Stegreiftheater. Potsdam: Kiepenheuer 1923.
MORENO, J.: Psychodrama. New York: Beacon House 1946.
MACNEILAGE, L. A., ADAMS, K. A.: The method of contrasted Role-Plays: An insight-oriented model for Role-Playing assertiveness training groups. Psychotherapy: Theory, Research and Practice 16, 158–170 (1979).
WOLPE, J.: Psychotherapy by reciprocal inhibition. Stanford: Stanford University Press 1958.

U. RÜGER

Rollentheorie → Rolle

S

Sadismus

Als Sadismus wird eine Perversion bezeichnet, die dadurch gekennzeichnet ist, daß eine sexuelle Befriedigung nur erreicht werden kann, wenn dem Sexualobjekt Schmerzen zugefügt werden. Der Begriff taucht, in Anlehnung an die Werke des Marquis DE SADE (1740–1814), im 19. Jahrhundert in der französischen Literatur auf und wurde von v. KRAFFT-EBING in seine klassische Schilderung sexueller Perversionen übernommen. Sadismus als Gegensatz zum Masochismus ist nur in Verbindung mit diesem verständlich (→ Masochismus).

Der dem Sadismus wie auch dem Masochismus zugrunde liegende Gegensatz von Aktivität und Passivität gehörte für FREUD (1905) zu den allgemeinen Charakteren des Sexuallebens. In der analsadistischen Entwicklungsphase der Libido wird die Aktivität jedoch als Bemächtigungstrieb von seiten der Körpermuskulatur, die Passivität durch die erogene Darmschleimhaut geltend gemacht. Es hat sich dabei also bereits eine sexuelle Polarität und ein Bezug auf fremde Objekte ausgebildet, wobei die Unterordnung der sexuellen Polarität unter die genitale Trieborganisation noch aussteht (GW V, S. 99). Man spricht deshalb von prägenitaler Organisation. Als Folge dieser Polarisierung zeigt die Sexualität der meisten Männer „Beimengung von Aggression, von Neigung zur Überwältigung, deren biologische Bedeutung in der Notwendigkeit liegen dürfte, den Widerstand des Sexualobjektes noch anders als durch die Akte der Werbung zu überwinden. Der Sadismus entspräche dann einer selbständig gewordenen, übertriebenen, durch Verschiebung an die Hauptstelle gerückten aggressiven Komponente des Sexualtriebes" (GW V, S. 57).

Wie für den Masochismus stellte sich aber auch für den Sadismus die Frage, ob Wurzeln nicht schon in die orale Phase zurückreichen und darin Reste kannibalistischer Gelüste wirksam sind. Im oralen Organisationsstadium der Libido ist die sadistische Liebesbemächtigung mit der Vernichtung des Objektes noch identisch (GW XIII, S. 58), d. h. also, sie entspricht dem sog. Urmasochismus (→ Masochismus). Sadismus entsteht dann, wenn ein Anteil des Todestriebes oder der Destrudo (heute spricht man nur noch von Aggressivität, nicht mehr von Todestrieb) durch die Libido an seinem Werk gehindert, in den Dienst der Sexualfunktion gestellt und nach außen gewendet wird (GW XIII, S. 376). Unter gewissen Bedingungen der Libidoregression kann es jedoch wieder zu einer Entmischung aggressiver und libidinöser Impulse kommen, wodurch sadistische Neigungen noch stärker hervortreten. Im Sadismus kann man eine nicht bis zum Äußersten getriebene Entmischung aggressiver und libidinöser Triebe vermuten, die ursprünglich im Interesse der Überwin-

dung des Urmasochismus weitgehend, wenn auch nicht vollständig, gemischt wurden (GW XIII, S. 270).

Es kennzeichnet die Entwicklungsgeschichte der Libido, daß Kinder oft eine sadistische Auffassung des Coitus haben (GW VII, S. 182). Werden daraus hergeleitete, sadistische Phantasien (z. B. gegen die Mutter) frühzeitig unterdrückt, kann eine Neurose entstehen, wie FREUD in seiner „Analyse der Phobie eines fünfjährigen Knaben" (des sog. „kleinen Hans", GW VII) 1909 dargestellt hat. Die Abwehr des Sadismus kann sich oft des Mitleides als Reaktionsbildung bedienen (GW X, S. 222). Im Interesse für das Soldatenwesen und den Krieg kann Sadismus in sublimierter Form erscheinen. Bedient sich das Über-Ich sadistischer Energien, kann es zur Melancholie (GW X, S. 438) oder zum moralischen Masochismus kommen (→ Masochismus).

Literatur
FREUD, S.: Triebe und Triebschicksale. G.W. X. London: Imago 1949.
FREUD, S.: Trauer und Melancholie. G.W. X. London: Imago 1949.
FREUD, S.: Über infantile Sexualtheorien. G.W. VII. London: Imago 1941.
FREUD, S.: Analyse der Phobie eines fünfjährigen Knaben. G.W. VII. London: Imago 1941.
(Übrige Literatur → Masochismus).

F. MEERWEIN

Salaamkrämpfe → Epilepsie

Scham

Die Etymologie des deutschen Wortes Scham weist auf hohes Alter hin. Es könnte mit Worten für „Hemd" und „bedecken" zusammenhängen. Das Wort „Schande" für den objektiven Tatbestand ist älter als Scham, das ein subjektives Erleben bezeichnet.

Man hat die Entstehung der Schamphänomene bei den alten Kulturvölkern und in unserer abendländischen Zivilisation genau untersucht und gezeigt, wie bedeutungsvoll diese für die Entfaltung und Entwicklung des menschlichen Geistes sind (GERSON, ELIAS). Nietzsches Ausspruch: „Oh, mein Freund! So spricht der Erkennende: Scham, Scham, Scham – das ist die Geschichte des Menschen" (Zarathustra: Von den Mitleidigen, S. 93) entspricht durchaus dem Ergebnis dieser Untersuchungen.

Nach außen in das *Verhalten* tritt die Scham mit niedergeschlagenem Blick, Erröten, Verstummen, Erstarren und Zittern. Falls sich Scham mit Angst verbindet, kann zudem Erblassen beobachtet werden, dagegen fehlt der Scham die der Angst eigene aktive Fluchttendenz. Das *Erleben* der Scham ist ein peinliches Gefühl mit einem Verlust jeglicher Beziehung zum Mitmenschen und zur Welt. Wer

Scham empfindet, will nichts mehr sehen und nicht gesehen werden, er möchte sich nach rückwärts verkriechen, verschwinden und am liebsten augenblicklich im Boden versinken; er verspürt die Hemmung, die ihn überfällt, die Röte, welche ins Gesicht steigt, findet keine Worte mehr und hat den Eindruck, am Ende von allem zu stehen. Es liegt nahe, von hier aus Beziehungen der Schamphänomene zum Selbstmord und zum Sterben zu sehen. Scham legt den Ausweg des Selbstmordes aus einer objektiv oder nur subjektiv peinlichen Situation nahe. Die vorausblickende Scham hindert den Menschen, mit anderen sein Ableben zu erörtern. Die Distanzierung vom andern Menschen, welche die Scham mit sich bringt, stellt sie in Beziehung zur Trauer und zur Entfremdung gegenüber dem andern Menschen und der Welt, wie sie in Melancholie und Schizophrenie vorkommen (BINSWANGER, Schizophreniestudien, „Ellen West").

Die Schamphänomene sind vielgestaltig, bieten verwickelte Probleme und können nach verschiedenen weiteren Gesichtspunkten betrachtet und untersucht werden. Aus der sehr großen und kaum zu überblickenden neueren Literatur über Schamphänomene und ihre Bedeutung, müssen in erster Linie die umfangreichen Fragmente aus SCHELERS Nachlaß erwähnt werden, die vor allem der geschlechtlichen Scham gewidmet sind. SCHELER teilt der Scham eine unersetzliche positive Rolle zu, indem sie die Geschlechts- und Fortpflanzungstriebe einschränke, nur durch echte Liebe überwunden werden könne und so im Sinne einer Auswahl des wertvollen Geschlechtsgenossen eine große Bedeutung für die qualitative Höherentwicklung der Nachkommen gewinne. SCHELERS Lehre ist besonders wichtig durch ihre Würdigung und Kritik der Auffassung FREUDS, der in den Schamregungen eine Form der Libidoverdrängung sieht. Dagegen meint SCHELER, daß die Scham geradezu Verdrängung erspare, indem sie in ihrer reineren und ursprünglicheren Funktion nicht ein fühlendes Reagieren gegen etwas bereits Gegebenes darstelle, sondern Ideen- und Wunschbildungen, welche zur Verdrängung führen könnten, gar nicht aufkommen lasse. Scham steht im Dienst des Vorgefühls für etwas was kommen könnte, was möglich ist. Was nach FREUDS Auffassung zur Verdrängung führt, ist nach SCHELER gar nicht echte Scham, sondern Furcht vor möglichen sozialen Folgen, vor dem Tadel des Gewissens oder der Gesellschaft. In der echten Scham berühren sich für SCHELER „auf merkwürdige und dunkle Weise ‚Geist' und ‚Fleisch', Ewigkeit und Zeitlichkeit, Wesen und Existenz". „Scham ist ... keine Form der Selbsttäuschung, sondern gerade die Kraft ihrer Aufhebung." Sie ist die Wegbahnerin zu „uns selbst." Sie befreit von der täuschenden Kraft eines „innern Sinnes", der alles Erleben nur nach seiner Bedeutung für den Sinneskitzel beurteilt. SCHELER hält die Scham für ein frühes, nicht erst in der Pubertät auftretendes oder gar bloß anerzogenes Phänomen, das die Beseelung des Mitmenschen gewährleistet, und erst eine als mehr oder weniger schuldhaft erlebte Entseelung „des ursprünglichen Gesamtphänomens führt zur Perzeption des Fleisches und der Körperlichkeit". Von hier aus ist der folgende Satz verständlich: „So straft sich die Schamlosigkeit mit Ekel – nach einem ewig in unser Herz geschriebenen Gesetz, das keine Willkür durchbricht." (Über andere Aspekte geschlechtlicher Schamphänomene und deren Bedeutung vgl. BATAILLE, 1957).

Im Anschluß an SCHELER haben verschiedene Forscher die Scham näher geklärt. Für LIPPS ist sie die notwendige Vorbedingung, ohne die die Entstehung des menschlichen Bewußtseins schlechterdings nicht verstanden werden kann.

Vor allem aber sind zwei Forscher zu nennen, die SCHELERS Analysen fortgesetzt haben. Beide treffen grundsätzliche Unterscheidungen: STRAUS trennt eine „verbergende" von einer „behütenden" Scham, wobei die letztere der echten ursprünglichen Scham SCHELERS nahesteht. Diese tritt nicht erst in peinlichen Situationen zutage, sondern ist ein das ganze Leben des Menschen gestaltender Faktor, der eben gerade peinliche Erfahrungen vermeidet.

Vielleicht weniger grundsätzlich, jedoch umfassender ist die Untersuchung von BOLLNOW. Dieser unterscheidet eine „zurückblickende" von einer „vorausblickenden" Scham.

Zurückblickende Scham ist eine peinliche Gefühlsregung im Hinblick auf vergangene Ereignisse und Taten. Nicht jede Erinnerung an ein peinliches Geschehen erregt Scham. Man kann ein solches „bedauern", ohne sich dessen, was geschehen ist, zu schämen, man kann es „bereuen" und wird durch die Reue zum handelnden Wiedergutmachen aufgefordert, während der sich Schämende vereinsamt und nichts tut. Vielmehr „erschrickt der Mensch", wenn er sich schämt, „vor den innern Abgründen seiner Seele", die sich ihm zeigen, wenn er sich dieser im Sich-Schämen bewußt wird.

Vorausblickende Scham unterscheidet sich von der „Befangenheit" in einer fremden und der „Verlegenheit" in einer vertrauten Umgebung dadurch, daß diese beiden Reaktionen aus der äußeren Situation entstehen, während Schamregungen aus dem Innern des sich Schämenden aufbrechen. „Schüchternheit" als ausgesprochen kindliche Haltung und die ihr nahestehende „Koketterie" schrecken vor einer Annäherung zurück, die sie zugleich auch suchen, und beide Haltungen stehen so im Gegensatz zur Scham im Dienst der Beziehungsgestaltung zum andern Menschen. Immerhin können diese Haltungen, wie auch die „Scheu", der Scham schon recht ähnlich sein. Bei der Scham handelt es sich stets um das Wahren und Verraten eines Geheimnisses, um das Hervortreten von etwas, was im Verborgenen bleiben sollte, und sie steht deshalb dem Unheimlichen nahe (vgl. die von FREUD, XII, 236, angeführte Definition des Unheimlichen SCHELLINGs). Die vorausblickende Scham wird auch als behütende Scham aufgefaßt, die den Verrat des Geheimnisses verhindert und damit der Herausbildung des Selbst- oder Ichbewußtseins dient. Was dabei verborgen gehalten wird, sind wiederum die „Abgründe der Seele", das Böse, Gefährliche und Triebhafte im Menschen.

An der vorausblickenden Scham läßt sich die Unterscheidung von Leibesscham und seelischer Scham gut durchführen, obschon sich auch die zurückblickende Scham auf beide Bereiche beziehen kann.

Leibesscham: Durch volkskundliche, geschichtliche und entwicklungsgeschichtliche Studien sind Entstehung und Formen der Leibesscham, die das Bedürfnis schafft, den Leib zu verhüllen und den andern Menschen nicht unverhüllt zu sehen, untersucht worden. Es scheint festzustehen, daß es weder moralische noch konventionelle Momente sind, die für sich allein die Entstehung der Leibesscham verständlich machen können, wenn solche auch zu gewissen Zeiten der individuellen Entwicklung eine beträchtliche Rolle spielen mögen. Wohl haben geschlechtliche Motive eine ziemliche Bedeutung, und meist handelt es sich darum, daß besonders die Geschlechtsregion den Blicken entzogen wird. Das Schamgefühl wird stets beim Handelnden wie beim Wahrnehmenden verletzt. Auch vor dem entblößten Bewußtlosen schämt sich derjenige, welcher Zeuge dieses Geschehens ist, wie es bereits von den Söhnen des betrunkenen Noah überliefert wird (1. Moses 9, 23).

Leibesscham, die in einem unmittelbaren Ergriffenwerden durch sie verletzende Vorgänge besteht, unterscheidet sich von starren, äußerlichen, zum Selbstzweck gewordenen Haltungen der „Prüderie" durch ihr dynamisches Wesen. Ihr Ziel, leichtfertige Berührungen zu verhindern und das Alltägliche vom Besondern, Außergewöhnlichen, das die Schamgrenze durchbricht, zu unterscheiden, wird je nach Situation auf verschiedenen Wegen erreicht. Es kann sich bei dem Besondern die erotische Hingabe, die Berührung des Heiligen, oder um eine anders nicht zu bewerkstelligende Hilfe handeln, wie in der Beziehung von Kranken und Arzt. Gerade in der ärztlichen Situation läßt sich aber sehr gut das Dynamische der Schamphänomene zeigen, lassen sich diese doch beeinflussen, wie es auch ein Aphorismus von NIETZSCHE nahelegt: „Wen nennst Du schlecht? Den der mich beschämen will. – Was ist das Menschlichste? – Jemandem Scham ersparen" (Fröhlich Wissenschaft Aphorismen 273–274). „Scham ersparen", das ist gerade dem Arzt möglich, indem er den in jeder Schamreaktion liegenden Bruch der mitmenschlichen Beziehung im Keim bereits bemerkt und durch aktives Bemühen, vor allem mittels Sprechen, nach Möglichkeit verhindert oder doch die mitmenschliche Beziehung immer sogleich wiederherstellt. In diesem Sinne kann er auch sein Hilfs- und Pflegepersonal unterrichten. Das gelingt aber nur, wenn er sich selbst ein feines Empfinden für Schamreaktionen bewahrt, um sogleich zu merken, wann er die Scham des Kranken bekämpfen muß, und mit welchen Maßnahmen er Erfolg hat.

Seelische Scham: Diese läßt sich wohl nicht ganz von der leiblichen Scham trennen. Man muß sich jedoch klar sein darüber, daß Entblößung an sich noch nicht Schamlosigkeit bedeutet, die Schamhaftigkeit nicht unbedingt verletzten muß und sehr wohl mit seelischer Scham vereinbar sein kann. Es kommt auf die Situation an und damit auf das jeweilige Brauchtum, jedoch auch darauf, wie vorgegangen wird. Gerade der biblische Bericht über die Scham von Noahs Söhnen ist ein Hinweis auf seelische Scham, die angesichts einer unziemlichen Entblößung eines andern Menschen auftritt. Jede echte Scham reißt den Partner in dasselbe Erleben hinein, was aus der Phänomenologie der Scham ohne weiteres verständlich ist. Indem dabei alle Beziehungen abgebrochen werden, muß ja ein Partner dasselbe erleben, wie derjenige, welcher sich schämt. Das spielt eine große Rolle in der Erziehung und in der Gestaltung von erzieherischen Vorbildern.

Wohl gibt es, wie von jeder Gefühlsregung, so auch von der Scham, unechte Abwandlungen. Es kann sich dabei um rein traditionell überlieferte Bräuche handeln, um Haltungen, die irgendwelchen eigenen, fremden oder sonstigen Interessen dienen, so etwa denjenigen bestimmter soziologischer Strukturen und Einrichtungen. Scham kann aber auch bloß vorgegeben sein und der absichtlichen Verheimlichung asozialer oder gar verbrecherischer Haltungen dienen. Auch eine die Schamhaftigkeit lächerlich machende Einstellung kann sehr wohl durch unechte Motive und Gesinnungen bedingt sein, und nicht selten dient sie lediglich reinstem Eigennutz. Wie jedes unechte Erlebnis kann unechte Scham mehr oder weniger bewußt sein und neben schwerwiegenden negativen auch durchaus positive soziale Auswirkungen haben (PFÄNDER, 1913–1916).

Es hat wohl immer geheime oder offen zutage tretende Tendenzen gegeben, die Schamgrenzen zu erweitern oder gar völlig fallen zu lassen. Zur Zeit wird in diesem Sinne geworben. Die Veröffentlichung persönlicher Angelegenheiten und die allgemeine Indiskretion unseres Zeitalters mit seinen Massenmedien geben derartigen Bestrebungen weltweite Verbreitung. Man beruft sich auf die vermeintliche Schamlosigkeit der Kinder, wobei man voraussetzt, Scham sei lediglich das Bedürfnis, gewisse Teile des Körpers zu verhüllen. Ferner beruft man sich auf FREUD und erklärt die Scham zu einer nicht nur überflüssigen, sondern gar schädlichen Zutat der Erziehung, die einen ursprünglichen Naturzustand durch Veränderung entstellt. Verbreitet ist die Meinung, man könne und man müsse die Schamregungen gewaltsam durchbrechen, um sich diese abzugewöhnen. All das wird heute auch in den Dienst politischer Ideologien gestellt und gelegentlich wohl auch demagogischen Zielen und nicht zuletzt kommerziellen Zwecken (Pornographie) nutzbar gemacht. Es fragt sich, inwiefern diese Auffassungen begründet sind, ob es sich nicht oft um viel zu simplizistisch urteilende „Caféhauspsychologie" handelt, die wohl gewisse unechte Gestaltungen der Schamphänomene zu enthüllen vermag, sich aber zugleich der Möglichkeit beraubt, echte Phänomene auch nur zu sehen, geschweige denn sich mit diesen auseinanderzusetzen oder gar deren Erkenntnis zu fördern. Das aber besagt, daß, wer so spricht, selbst in unechten Phänomenen befangen bleibt und nichts beitragen kann zu der wesentlichen Unterscheidung zwischen unechten und echten Schamregungen. Dasselbe gilt für angeblich philosophische, psychologische, soziologische oder kulturkritische Abhandlungen zum Thema, die sich nicht ernsthaft mit der bestehenden wissenschaftlichen Situation auseinandersetzen und „engagiert", nicht jedoch in echt phänomenologischer Art als „unbeteiligte Zuschauer", die Sachverhalte prüfen und deskriptiv möglichst adäquat zu erfassen suchen.

Es ist in diesem Zusammenhang von Interesse, zu sehen, was gerade HEGEL in seinen „Theologischen Jugendschriften" über die Scham geschrieben hat. „Ein reines Gemüt schämt sich der Liebe nicht, es schämt sich aber, daß diese nicht vollkommen ist." Das „Zürnen der Liebe über die Individualität ist Scham". Nur bei einem „Angriff ohne Liebe, wodurch ein liebendes Gemüt beleidigt wird und die Scham zum Zorn wird, kommt es zur Verteidigung des ‚Eigentums' und des ‚Rechts'" (Zit. nach BINSWANGER, 1942, S. 508). Später hat HEGEL die scheidende Funktion der Scham stärker betont. BINSWANGER jedoch legt (Schizophrenie, 1957, S. 161 ff.) besonderes Gewicht auf das den unterscheidbaren Aspekten der Scham zugrunde liegende einheitlich-ganzheitliche Phänomen. Er weist hier auf ein Epigramm von HEBBEL: „Scham bezeichnet im Menschen die innere Grenze der Sünde; wo er errötet, beginnt eben sein edleres Selbst." – Hier wäre zu erinnern an GOETHEs Interpretation der Scham in seinen „Noten und Abhandlungen" zum West-Östlichen Divan in dem Abschnitt: „Allgemeines" und an G. KELLERS „Sinngedicht", das von einem Spruch F. LOGAUS handelt: „Wie willst Du weiße Lilien zu roten Rosen machen? Küß eine weiße Galathee: sie wird errötend lachen."

In der Psychopathologie spielt die Scham eine große, oftmals verkannte oder ganz unerkannte Rolle. Am ehesten wird der Psychiater und Psychotherapeut wegen einer Erythrophobie beansprucht, sodann wegen schambedingten Hemmungen in den Beziehungen zum andern Geschlecht, im öffentlichen Verkehr und Auftreten. Ferner steht Scham mit anderen psychopathologisch und zum Teil wohl auch soziologisch bedeutsamen Phänomenen wie der Schaulust, dem Phantasieren, dem Ekel in naher Beziehung. Neben krankhaft übertriebenen Schamreaktionen gibt es auch eine Psychopathologie mangelnder Scham, so etwa bei sexuell haltlosen Jugendlichen, Toxikomanen, Kriminellen, besonders bei Sittlichkeitsdelinquenten, cyclischen, schizophrenen und organischen Psychosen. Sorgfältige Beobachtung und verständnisvolle Untersuchung der verschiedensten psychopathologischen Zustandsbilder und Entwicklungen zeigen vielgestaltige Schamphänomene und Abwandlungen des normalen Verhaltens und Empfindens, die von großem, wissenschaftlichem Interesse und nicht geringerer psychotherapeutischer Bedeutung sein können. Wer in der Psychotherapie die Scham lediglich als verdrängende, die Sexualentwicklung hemmende Macht auffaßt, sie als ein sekundäres Phänomen auslegt, das abgebaut werden müsse, um eine freie Entwicklung der Persönlichkeit zu ermöglichen, hat weder Grund noch Möglichkeit, weiter nach deren Wesen zu fragen. Bei dem einzelnen Patienten können die lebensgeschichtlichen und strukturalen Zusammenhänge jedoch ganz anders sein – und sie sind es tatsächlich oft –, als wie eine bestimmte vorgefaßte psychotherapeutische Lehrmeinung es sich vorstellt. Deshalb hat BINSWANGER nicht nur für die Psychotherapie, sondern für das Psychiatersein überhaupt gefordert, daß es sich die „Freiheit zum Grund" offenhalte. Damit aber wird die Haltung der Psychotherapeuten den Schamphänomenen seiner Kranken gegenüber eine äußerst differenzierte, und sie kann in der Übertragungsbeziehung in einer wesentlichen Art thematisiert werden. Dann ist ein vom Kranken als rücksichtslos und verletzend erlebtes Verhalten des Arztes in der Psychotherapie unmöglich, wie in der körperlichen Medizin, ohne damit den Heilerfolg zu gefährden, im Gegenteil!

Literatur

BATAILLE, G.: L'Erotisme. Ed. DE MINUIT, Paris 1957 (Die deutsche Fassung dieses Werkes enthält zahlreiche, sinnstörende Übersetzungsfehler).
BINSWANGER, L.: Der Fall Ellen West. In: Schizophrenie, S. 161. Pfullingen: Neske 1957.
BOLLNOW, O.: Die Ehrfurcht. Frankfurt a. M.: Klostermann 1947.
DUMAS, G.: Traité de Psychologie. Bd. III, S. 221. Paris: Alcan 1933.
ELIAS, N.: Über den Prozeß der Zivilisation. 2 Bände. Bern: Francke 1969.
GERSON, A.: Die Scham. Bonn: Marcus u. Weber 1919.
LIPPS, H.: Die menschliche Natur. Frankfurt a. M.: Klostermann 1941.
PFÄNDER, A.: Zur Psychologie der Gesinnung. Jahrbuch für Philosophie und phänomenologische Forschung: Bd. I 1913, Bd. III 1916. Halle a.d.S.: Niemeyer (auch als Sonderdruck erschienen).
RUTISHAUSER, B.: Max Schelers Phänomenologie des Fühlens. Bern: Francke 1969.
SCHELER, M.: Über Scham und Schamgefühl. Schriften aus dem Nachlaß. Bd. I, 2. Aufl. Bern: Francke 1957.

STRAUS, E.: Die Scham als histeriologisches Problem. In: Psychologie der menschlichen Welt, S. 179–186. Berlin Göttingen Heidelberg: Springer 1960.

R. KUHN

Schichttheorie

Den verschiedenen Schichttheorien ist das Modell hierarchisch gegliederter Funktionsbereiche gemeinsam, wobei „niedere" in „höhere" Leistungs-Schichten integriert sind. Die Zuordnung zu genetischen Gesichtspunkten oder hirnorganischen Systemen differiert von Theorie zu Theorie. Für neuere Auffassungen (s. unten) wird „Schicht" durch die sachentsprechende Bezeichnung der „Integrationsebene" zu ersetzen sein.

Der Begriff „Schicht" stammt aus der Geologie. Dank seiner Bildhaftigkeit anschaulich-ganzheitlich, schließt er die Gefahr der Vereinfachung und Verfälschung ein, falls seine Anwendung nicht metaphorisch bleibt und nicht auf den Rang eines Ordnungs- und Analogieprinzips beschränkt ist. Unterschieden werden eine vertikale Schichtenlehre (Baum-Modell, z. B. Tiefenperson-Überbau) und horizontale Schichttheorie (Zwiebel-Modell, z. B. Oberflächlichkeit – Kernhaftigkeit des Erlebens).

Ontologisch-anthropologische Schichttheorien: Auf philosophisch-metaphysischer Tradition der Antike und des Mittelalters (ARISTOTELES, Thomas v. AQUIN) aufbauend, orientieren sich moderne Ontologien stärker am Menschen als Teil der realen Welt. Neben SCHELER und GEHLEN hat vor allem HARTMANN für das Schichtdenken Bedeutung erlangt und durch seine Kategorienlehre auf den Umgang mit dem psychiatrischen Gegenstand methodisch klärend gewirkt. HARTMANN unterscheidet vier Seinsschichten (Anorganisches, Organisches, Seelisches, Geistiges), deren jede ihr eigenes Kategoriensystem besitzt. Mit den Gesetzen der kategorialen Schichtung und Dependenz ist das „Überformungs- oder Überbauungsverhältnis" zwischen den höheren und niederen Ebenen formuliert. So ist die seelische Schicht in sich autonom (gemäß den Geltungs- und Kohärenzgesetzen), überformt die organische Schicht, von der sie getragen und bedingt wird, wie sie in die geistige Schicht abgewandelt hineinreicht, ohne jedoch deren Novum und Freiheit zu tangieren.

Psychologisch-charakterologische Schichttheorien: Vitale, vegetative, animalische Schicht und Tiefenperson werden von ROTHACKER als Es-Schicht der Person-Schicht gegenübergestellt. LERSCH unterteilt in endothymen Grund und personellen Oberbau, KRAUS in Rinden- und Tiefenperson, HOFFMANN in Verstandes-, Gefühl- und Triebschicht. Die Ganzheits- und Strukturpsychologie WELLEKS ist zweidimensional, d. h. sie bereichert die horizontale durch die vertikale Schichtung, indem sie die Dimension der Tiefe im Sinne von Kernhaftigkeit (z. B. des Gemüts) einführt. In der Psychiatrie wandte diese Methode PETRILOWITSCH an. Generell, wenn auch mit Proportionsverschiebungen, gilt für die psychologischen Schichttheorien, daß ethno- und ethologische sowie entwicklungspsychologische Parallelen gezogen werden: schichtenmäßig „tiefer": onto- bzw. phylogenetisch früher, abbaustabiler; schichtenmäßig „höher": genetisch später, weniger abbaufest. Entsprechend dem Person-Umwelt-Prinzip v. ÜXKÜLLS werden die Umweltbeziehungen als analoge Schichtungen einbezogen (v. BRACKEN).

Psychodynamische Schichttheorie: FREUD setzt Es, Ich und Überich in eine dynamische Beziehung. Innerhalb dieses genetisch-hierarchischen Motivationssystems spielen sich die Auseinandersetzungen ab, die in den Begriffen Verdrängung, Projektion, Introjektion etc. ihren Niederschlag finden. Durch die verschiedenen Niveaus der Bewußtheit wird die topologische Ordnung des Unbewußten, Vorbewußten und Bewußten gebildet. Die Hierarchie der Es-Ich-Überich-Struktur stellt mit der Dimension Bewußt–Unbewußt die Grundlage der psychoanalytischen Persönlichkeitstheorie dar, die ihrerseits die Basis der Neurosenlehre ist.

Schichttheorie der cerebralen Evolution und Dissolution: Wesentliche Punkte der erwähnten Theorien sind der Lehre JACKSONS von den Gesetzmäßigkeiten der cerebralen Entwicklungs- und Abbauvorgänge entnommen. Vom Evolutionismus DARWINS und SPENCERS ausgehend sieht JACKSON, zunächst als Modell neurologischer Störungen, die fortschreitende Entwicklung als Übergang vom fest zum weniger Organisierten, vom Einfachen zum Komplexen, vom Automatischen zum mehr Freiheitlichen. Die Dissolution (Abbau) ist nur im Prinzip Umkehr der Evolution (Aufbau). In Unterscheidung von der globalen treten in der lokalen Dissolution Abbaureihen von Einzelfunktionen mit Regression zu automatischer, einfacherer Leistung hervor. Die Störung der Hierarchie der integrierten Funktionen führt auf der höheren Ebene der Störung zu den „negativen" Symptomen, während die durch den Abbau des Funktionssystems freigesetzten Funktionen der niederen Ebene die „positiven" Symptome produzieren. Trotz gelegentlicher anatomischer Zuordnung bleibt der Zentrenbegriff JACKSONS funktionell.

JACKSONS Lehre ist die Mutter-Theorie für gegenwärtige *psychiatrische* Konzepte, denen der Schichtgedanke zugrunde liegt:

Organo-dynamische Konzeption: H. EYS genetisch-dynamische Organisation des Psychischen wurzelt in Ideen JACKSONS („Neo-Jacksonismus"), FREUDS und JANETS. Auf einer organischen Infrastruktur baut sich die hierarchische Eigenstruktur des Psychischen auf, dessen Störungen durch globale Dissolution höherer Funktionen und Reorganisationen auf tieferem Niveau als negative oder regressive Struktur der Krankheit erscheinen. Nicht als Entitäten, sondern syndromal stuft EY die Psychosen und Neurosen in ein hierarchisches Funktionsschema verschiedener Strukturniveaus ein, und zwar in je drei Ebenen der Desintegration für die akuten und chronischen Störungen. Die Pathologie des aktuellen Bewußtseinsfeldes (champ de la conscience; psychoses aiguës) unterteilt er in: oberste Stufe: manische und depressive Krisen; mittlere Stufe: akute Wahn- und halluzinatorische Psychosen, oneiroide und Benommenheits-Zustände; unterste Stufe (d. h. der stärksten Destrukturierung); Verwirrtheitspsychosen. Für die Pathologie der Persönlichkeit (trajectoire de la personnalité; psychoses et névroses chroniques): oberste Stufe: pathologische Persönlichkeiten, Neurosen; mittlere Stufe: chronische Wahnpsychosen, Schizophrenie; unterste Stufe: Demenz.

In verwandter Weise interpretiert CONRAD den Leistungs-Abbau, mit Hilfe gestaltpsychologischer Begriffe, als Gestaltwandel des Erlebnisfeldes. Von der normalen „epikritischen" Leistung erfolgt ein stufenweiser Abbau der psychischen Leistung auf die entdifferenzierte, desintegrierte „Protopathie" zu.

Integrationsebenen des Verhaltens und der Hirnstruktur: Daß das organisierte Verhalten eine hierarchische Stufung aufweist (PLOOG), geht aus Beobachtungen, cerebralen Reiz- und Ausschaltungsexperimenten an Tieren hervor. Je höher die Organisationsstufe ist, um so mehr werden einfache, formstarre Funktionsweisen koordiniert und integriert zu einer Leistung mit „höheren Freiheitsgraden". Im cerebral-organischen Abbau können beim Menschen – im Gegensatz zum Zerfall erlernter Verhaltensweisen – überformte, angeborene „pattern" wieder auftreten (z. B. Schablone des Saugens), die auch beim Säugling und homolog beim Affen beobachtbar sind. Für das Trieb- und Stimmungsverhalten läßt sich die Koordination einzelner motorischer, vegetativer und triebhafter Reaktionen im Zwischenhirn lokalisieren (Versuche W. R. HESS am Katzengehirn). Eine höhere Integrationsebene stellt das limbische System als zentrale Repräsentation des emotionalen Verhaltens dar. Als Hypothese dürfen „nach den vorliegenden klinischen Erfahrungen, Operationen und Hirnreizungen am Menschen ... für ihn homologe Gesetzmäßigkeiten angenommen werden" (PLOOG). Eine globale, evolutionistische Typisierung der Hirnstruktur und des Verhaltens nimmt MCLEAN vor, indem er – bewußt vereinfachend – das limbische System (altmammalisch) einerseits dem reptilischen Gehirn mit den Instinktfunktionen und andererseits dem Neocortex (neumammalisch) mit den intellektuellen Leistungen gegenüberstellt. Er spricht von einer funktionellen Dichotomie oder Schizophysiologie der alten und neuen Hirnabschnitte. Dieses Typenmodell bedeutet aber nicht konkret eine summative Aufschichtung, weder für die Entwicklung des Verhaltens und des Gehirns noch deren Zuordnungen. Wie jeder Teil des Endhirns alte und neue Unterformationen aufweist, so schließt jeder Schritt in der Verhaltensentwicklung das ganze Verhalten ein (PLOOG). Um je höhere Leistungen es sich handelt, um so mehr fehlt (bisher?) die empirische Grundlage für die Zuordnungsmodelle. R. JUNG stellt fest: „Neurophysiologische Korrelationen zu den allgemeinen Gesetzen der kategorialen Dependenz, die über die alten neurologischen Prinzipien JACKSONs hinausgehen, gibt es jedoch nicht." – Da das Schichtenmodell offensichtlich nur Teilaspekte erfaßt, erscheint es adäquat, statt dessen den bildfreien Begriff der Hierarchie von Integrationsebenen zu verwenden.

Literatur
BRACKEN, H. V.: Umwelt und Schichten der menschlichen Persönlichkeit. Studium Generale 9, 229 (1956) (i. gleichen Jahrgang weitere Arbeiten zum Schichtproblem von WELLEK, KROH, HOLZAMER, HEYDE etc.).
CONRAD, K.: Die symptomatischen Psychosen. In: Psychiatrie d. Gegenwart. Bd. II. Berlin Göttingen Heidelberg: Springer 1960.
EY, H.: Esquisse d'une conception organo-dynamique de la structure, de la nosographie et de l'étiopathogénie des maladies mentales. In: Psychiatrie d. Gegenwart. Bd. I/2. Berlin Göttingen Heidelberg: Springer 1963.
JUNG, R.: Neurophysiologie und Psychiatrie. In: Psychiatrie d. Gegenwart. Bd. I/1. Berlin Heidelberg New York: Springer 1967.
KOESTLER, A., SMYTHIES, J. R.: Das neue Menschenbild. Wien München Zürich: F. Molden 1970.
MATHEY, F. J.: Zur Schichttheorie der Persönlichkeit. In: Hb. d. Psychologie. Bd. 4. Göttingen: Hogrefe 1960.
PLOOG, D.: Verhaltensforschung und Psychiatrie. In: Psychiatrie d. Gegenwart. Bd. I/1 B. Berlin Göttingen Heidelberg New York: Springer 1964.

TH. SPOERRI

Schichtung, soziale

Als *soziale Schichtung* bezeichnet man die Verteilung der Einheiten eines sozialen Systems auf den (vertikalen) Rangdimensionen. Dabei wird unter *sozialem System* ein relativ dichtes und stabiles Interaktionsfeld verstanden, und unter *Rangdimensionen* die mehr oder weniger stark institutionalisierten und damit differenzierten sozialen Werte des Systems. Die Schichtung oder Verteilung hinsichtlich eines einzelnen institutionalisierten Wertes bezeichnet man als *Schichtung eines Status-Subsystems* (siehe Rolle und Status). Soziale Schichtung ist demnach die Gesamtheit der Schichtungen der Status-Subsysteme eines sozialen Systems.

Eine *soziale Schicht* kann definiert werden als Rangbereich mit relativ hohen Frequenzen, d. h. mit relativ starker Besetzung. Bei mehreren Schichten sind diese durch Bereiche relativ geringer Frequenzen voneinander getrennt. Die Schichtung ist um so ausgeprägter, je deutlicher die Schichten auf Grund des genannten Kriteriums voneinander getrennt sind. Jede Schicht kann durch ihre Übereinstimmung oder Abweichung von der Normalverteilungskurve gekennzeichnet werden. *Saturation* oder Sättigung bedeutet die Konzentration von Einheiten in den oberen Rängen einer Schicht.

Die Schichtungen der verschiedenen Status-Subsysteme brauchen nicht zusammenzufallen. Je mehr

sie hinsichtlich Profils und relativen Ranges der Einheiten zusammenfallen, desto höher ist der sogenannte *Kristallisationsgrad* der Schichtung.
Die soziale Schichtung wird unter drei Hauptaspekten betrachtet:
a) dem kulturellen Aspekt,
b) dem → Machtaspekt und
c) dem → Prestigeaspekt.

Unter dem *kulturellen Aspekt* stellt sich vor allem die Frage nach dem Grad an *subkultureller* (wertmäßiger) *Differenzierung* der Schichten eines sozialen Systems. Tendenziell scheint die subkulturelle Differenzierung um so größer zu sein, je ausgeprägter die Schichtung und je höher der Kristallisationsgrad ist. Ferner ist in Drei- oder Mehrschichten-Systemen die subkulturelle Differenzierung tendenziell am stärksten in der obersten und untersten Schicht bzw. am geringsten in der Mittelschicht.

Unter dem *Machtaspekt* stellt sich vor allem die Frage nach dem *Besitz von Werten* als Quelle von Macht. Je mehr Werte eine Einheit besitzt, und je weniger Werte die anderen Einheiten haben, desto eher ist sie in der Lage, ihren Besitz von Werten als Machtquelle zu verwenden. Das bedeutet, daß je mehr Einheiten auf den tiefen Rängen konzentriert sind und je kristallisierter das Schichtungssystem ist, desto relevanter ist der Machtaspekt der Schichtung, und umgekehrt, je größer die Saturation und je höher der Kristallisationsgrad, desto weniger wird der Besitz von Werten in Macht verwandelt. Ferner, je mehr der Besitz von Werten in Macht verwandelt wird, desto ungleichmäßiger ist und wird die Verteilung.

Unter dem *Prestigeaspekt* stellt sich vor allem die Frage nach der *sozialen Legitimation* oder Gerechtigkeit der Verteilung von Status. Der Besitz von Werten ist in dem Maße eine Quelle von sozialem Prestige, in dem die Ausübung von Rollen dem Besitzer Prestige verleiht. Mit anderen Worten ist die Verteilung in dem Maße legitimiert, in dem das soziale Prestige der Rollen die Verteilung von Status determiniert. Dies ist tendenziell um so eher der Fall, je weniger der Besitz von Werten diesen Besitz selbst determiniert, d. h. je weniger zugeschrieben die Besitzverteilung ist. In dieser Hinsicht ist also die Verteilung um so legitimer, je weniger sie geeignet ist, Besitz in Macht zu verwandeln. Das heißt, je größer die Saturation und Kristallisation eines Schichtungssystemes ist, desto größer ist tendenziell die Legitimation der Verteilung.

Insofern die *subkulturelle Differenzierung* durch die Schichtung bestimmt ist, spricht man von *Ständen* oder im extremen Fall von *Kasten*. Insofern die *Differenzierung der Macht* durch die Schichtung bestimmt ist, spricht man von *sozialen Klassen* im engeren Sinne. *Schichtung im engeren Sinne* bezieht sich auf die Gerechtigkeit bzw. Ungerechtigkeit der *Verteilung von Werten* (Gütern) und betont demnach die Chancen des Konsums.

Literatur
BARBER, B.: Social Stratification. New York: Harcourt, Brace & World 1957.
BENDIX, R., LIPSET, S. M. (Eds.): Class, Status, and Power. 2. Aufl. New York: The Free Press 1966.
BOTTOMORE, T. W.: Classes in Modern Society. New York: Pantheon Books 1966; deutsche Ausgabe: München 1967.
CENTERS, R.: The Psychology of Social Classes. New York: Russell & Russell 1961.
DAHRENDORF, R.: Class and Class Conflict in Industrial Society. London: Routledge & Paul 1965.
LIPSET, S. M., BENDIX, R.: Social Mobility in Industrial Society. Berkeley: Univ. Calif. Press 1966.
SHIBUTANI, T., KWAN, K. M.: Ethnic Stratification. New York: Macmillan 1965.
TUMIN, M. M.: Social Stratification. Englewood Cliffs, New Jersey: Prentice-Hall 1967.
WARNER, W. L.: Social Class in America. New York: Harper & Row 1960.

P. HEINTZ

Schizoidie → Schizophrenie

Schizophrenie

I Geschichtliches

„Die Gruppe der Schizophrenien" (nach der Terminologie E. BLEULERS) war noch im letzten Jahrhundert selber als symptomatologische Gruppe nicht erkannt worden: Krankheitsbilder wie die *Katatonie* von KAHLBAUM, die *Hebephrenie* von HECKER, die akute *Paranoia* schienen nichts Gemeinsames zu haben. Unter dem Begriff *Dementia praecox* gestaltete sie KRAEPELIN 1896 zu einer Krankheitseinheit. Nicht nur das mögliche Abwechseln katatoner, paranoider und hebephrener Syndrome beim gleichen Patienten, sondern vor allem der übliche Anfang der Krankheit in der Jugend und der infauste Verlauf rechtfertigen die Annahme KRAEPELINS, daß ein und dieselbe stoffwechselpathologische Störung der wechselnden Symptomatologie zugrundeliegen müsse.

Seit der Beobachtung KRAEPELINS ist ein Jahrhundert vergangen, ohne daß sich die Dokumentation der Krankheitseinheit erfüllt hat. Aber selbst die grundlegenden klinischen Kriterien KRAEPELINS erwiesen sich bald als unsicher: Die Krankheit brach zwar sehr häufig in der frühen Jugend aus, manchmal aber auch viel später, erst nach dem 40. Lebensjahr (*Spätschizophrenie*); sie hatte zwar grundsätzlich eine ernste Prognose, heilte aber gelegentlich auch; sie behielt schließlich bei einzelnen Kranken nicht selten die gleichen symptomatologischen, etwa paranoiden oder hebephrenen Züge.

Doch hatte KRAEPELIN trotz der begrifflichen Unzulänglichkeit eine psychopathologische Achse des Leidens erfaßt, um die sich heute noch einst unzusammenhängende Symptome gruppieren. Es war bald darauf E. BLEULER, das Bindeglied auf der Ebene der psychopathologischen Struktur erkannte. Wenn auch seine berühmte Unterscheidung zwischen den primären Symptomen der vermuteten Grundstörung und den sekundären (psychologischen Reaktionen der Psyche auf das Erleben der Krankheit) fraglich geworden ist, dokumentiert doch die heute allgemein anerkannte Krankheitsbezeichnung Schizophrenie (σχιζω = spalten, φρήν = Seele) oder Spaltungsirresein das Fortbestehen des wesentlichen Begriffes: *Der Strukturzusammenhang der Persönlichkeit geht in der Krankheit verloren;* Denken, Affekt und Erleben sind sowohl voneinander wie auch im Zusammenhang ihrer Komponenten gespalten.

Ein zweites Verdienst E. BLEULERs war die Einführung der psychodynamischen Denkweise in die Psychopathologie: E. BLEULER meinte – und diese seine alte Annahme erscheint heute noch als die richtige – die psychodynamische Betrachtungsweise finde ihre Rechtfertigung darin, daß der Kranke infolge gewisser primärer funktioneller Insuffizienzen nicht imstande sei, mit seiner ganzen Welt zurechtzukommen.

Ein dritter Befund E. BLEULERs bestand in der Entdeckung, daß Schizophrenie sich oft auf der Grundlage einer in die gleiche Richtung weisenden „schizoiden" Persönlichkeitsentwicklung manifestiert. Auch wenn wir heute freilich wissen, daß andere Charakterarten neben der schizoiden in eine Schizophrenie münden können (M. BLEULER), so ist die wesentliche Einsicht geblieben, daß die Krankheit oft aus einer Persönlichkeitsentwicklung hervorgeht. Freilich imponiert die psychotische Strecke dieser Entwicklung denkformal so neuartig, daß K. SCHNEIDER, JASPERS und andere keine fließenden Übergänge zwischen Schizophrenie und präpsychotischer Lebensentwicklung sahen.

Die epochale Auffassung KRAEPELINs und E. BLEULERs wird heute von mehreren Autoren in Frage gestellt, da weder primäre Symptome noch typische Verläufe eindeutig seien: Die Schizophrenie sei keine Krankheitseinheit, sondern ein verschieden bedingtes „Syndrom" (BELLAK, 1979), ein Schizophreniespektrum (KETY, 1971) oder auch eine „prämorbide Informationsverarbeitungsstörung" (CIOMPI, 1982, 1984), deren Komponenten heterogen sein können: „Genetisch bedingte Enzymdefekte, neuronale Übererregbarkeit, verminderte elektrophysiologisch-neuronale Habituation, prä- und perinatale zerebrale Schädigungen, prägende frühkindliche Störungen der Mutter-Kind-Beziehung, widersprüchliche und zweideutige familiäre Kommunikationsmuster, abnorme Familienkonstellationen, schicht-, zeit- oder situationsspezifische soziale und kulturelle Einflüsse" (CIOMPI, 1984, S. 18).

II Zur Begriffsbestimmung
Wir sind mit M. BLEULER (1972) der Auffassung, daß psychische Störungen, die sich schon im frühesten Kindesalter nachweisen lassen, nicht zu den eigentlichen Schizophrenien gehören[1]; daß diese erst im Laufe des Lebens beginnen; daß Psychosen, die sich in erkennbarem, engem Zusammenhang mit körperlichen Krankheiten entwickeln, nicht den Schizophrenien zuzurechnen sind; daß Psychosen mit amnestischem Psychosyndrom, mit Verarmung und Entdifferenzierung des intellektuellen Lebens keine Schizophrenien sind. Schizophrenien sind Auseinandersetzungen mit dem Leben, die nie in Zuständen enden, welche mit der hirnorganischen Demenz vergleichbar wären, weil sie „durch das erstaunliche Nebeneinander von grob psychotischem und gesundem psychischen Leben, die doppelte Buchführung, gekennzeichnet sind" (M. BLEULER). Schizophrenien lassen sich als einheitliche Gruppe, nach Bezeichnung von E. BLEULER (1911), durch charakteristische Grundzüge der Psychopathologie auffassen. Der Suche nach „primären" Symptomen in der schizophrenen Psychopathologie lag die Vorstellung zu Grunde, daß es direkte Anzeichen des vermuteten Prozesses gebe, welche sich von den psychopathologischen Reaktionen des Patienten auf sein Leiden, also von den psychologisch verstehbaren, „sekundären" Symptomen genetisch unterscheiden würden. Wie M. BLEULER mit Recht hervorhebt, hat sich eine solche erstmals von E. BLEULER versuchte Unterscheidung zwischen primären und sekundären Symptomen in der historischen Tatsache bewährt, daß weite Gebiete der schizophrenen Psychopathologie, die E. BLEULER zum größten Teil als sekundärer, d. h. psychoreaktiver Natur betrachtete, dadurch zu Kanälen unseres Bemühens wurden, schizophrene Kranke zu *verstehen,* also ihre Symptome möglichst als Folge von psychologischen Vorgängen aufzufassen, die, wie alle Psychologie, nicht faßbar wären ohne unseren Nachvollzug, ohne unsere Teilidentifizierung mit dem Erleben der Patienten, ohne Humanisierung des Leidens.

In theoretischer Hinsicht ist aber der Begriff der primären Symptome fragwürdig geworden. Die Hoffnung, daß die Neurophysiologie oder die Biochemie sie erfassen könnte, hat sich bis heute nicht erfüllt.

Bei der bisherigen Unmöglichkeit, die oft vermutete biologische Grundlage der primären Symptome zu erfassen, ist in der weiteren Schizophrenieforschung immer wieder der Versuch unternommen worden, *das Wesen der schizophrenen Grundstörung psychopathologisch zu erklären* (Hypotonie des Bewußtseins, BERZE, 1914; intrapsychische Ataxie, STRANSKY; Störung im Aktivitätshaushalt, GRUHLE, 1932; geschwächte Spannweite des intentionalen Bogens, BEHRINGER; Reduktion des energetischen Potentials, HUBER, 1961; Symptome ersten Ranges, K. SCHNEIDER, 1957; Symptomverbände, C. SCHNEIDER, 1942; Knick in der Vitalitätskurve, REICHARDT; Störung der Ich-Akti-

---
[1] BÜRGIN (1984, S. 105) formuliert mit LEBOVICI (1979): „Es ist sinnvoll, den Begriff der kindlichen Schizophrenie aufzuheben und ihn durch den der Psychose zu ersetzen."

vität, -Vitalität, -Konsistenz, -Identität, SCHARFETTER, 1976).

Andere Forscher haben versucht, das spezifisch Schizophrene weniger in grundlegenden psychopathologischen Vorgängen als vielmehr in Merkmalen auszudrücken, die sich auf verschiedenen Ebenen in allen Wesensäußerungen der Kranken wiederholen; in der sogenannten „Welt" des schizophrenen Menschen (Begriffe wie „Verlust der Ordnung", KISKER; „Standeseinbuße", KULENKAMPF; „Entgrenzung", „Entbergung", „Verlust der praeindividuellen Verbundenheit", ZUTT; „mißglücktes Dasein", BINSWANGER, 1957).

Bei so vielen Modellen, die dann noch um die Verlegenheit bereichert werden, die atypischen Formen, die Grenzfälle, die pseudoneurotischen Schizophrenien einzureihen, ist die Frage nach der Krankheitseinheit immer wieder diskutiert worden. Sie ist in den unifizierenden Zügen der Psychopathologie gesucht worden.

Um ein Beispiel etwas näher auszuführen, wird von CONRAD mit Hilfe der Gestaltanalyse von LEWIN die Krankheitseinheit im einheitlichen *Gestaltswandel* des schizophrenen Erlebens angenommen. Kernpunkt des schizophrenen Erlebens liege im *abnormen Bedeutungsbewußtsein*. Der Beziehungswahn wie „Anastrophe", d. h. das ständige Erlebnis, daß alles sich um den Kranken drehe und er im Mittelpunkt der Welt stehe, verbinde sich mit der schizophrenen Unfähigkeit, das eigene Bezugssystem zu ändern, sich an die wechselnden Situationen anzupassen („Überstieg").

M. BLEULER (1972) erfaßt das Wesen der Krankheitseinheit darin, daß die für ihn *primären Symptome, Spaltung und Autismus*, als zwei Seiten ein und desselben Vorganges angesehen werden können.

Eine weitere Auseinandersetzung in der Psychopathologie hat sich um das Problem gedreht, welcher Platz der Persönlichkeit, ja der Innerlichkeit des Kranken einzuräumen sei. Die Diskussion begann schon im Bereich der Konstitutionsforschung: Entwickelt sich die Schizophrenie aus der Schizothymie, wie E. KRETSCHMER nahelegte, oder bricht sie aus einem außerhalb des Charakters liegenden Grund ins Bewußtsein ein, wie K. SCHNEIDER meinte? Während für Autoren wie SCHNEIDER oder CONRAD die individuelle Lebensgeschichte vor dem unpersönlichen Geschehen zurücktritt, versuchen die phänomenologisch-anthropologisch gerichteten Autoren die schizophrene Innerlichkeit als innere Historie zu erfassen, also in der Vorgeschichte der Patienten die Formen der spezifisch schizophrenen Weltzuwendungen und Lebensmodi nachzuweisen, z. B. die „Entschränkung der Weltoffenheit" (ZUTT), oder die schizophrene Wehrlosigkeit als ein abnormes Offensein für kommunikative Erlebnisse.

Diese Betrachtungsweise rückt freilich in eine gewisse Nähe zu der psychoanalytischen Auffassung; mit dem Unterschied jedoch, daß letztere in der Vorgeschichte der Kranken nicht etwa Daseinsstrukturen sieht, sondern psychodynamische Ursachen des Leidens vermutet (z. B. die Ichschwäche; die „Pseudomutualität", WYNNE, usw.).

Wenn die Gefahr der formell-deskriptiven Psychopathologen immer wieder die gewesen ist, die Innerlichkeit des Kranken in der Annahme eines Krankheitsprozesses zu übersehen, so liegt die Gefahr der phänomenologischen und psychoanalytischen Psychopathologie im Herausheben einzelner Gesichtspunkte in der Begegnung mit den Kranken, welche dann zu einer Theorie des Ganzen werden.

Unabhängig von solchen Versuchen, zum psychopathologischen Wesen der Krankheit vorzustoßen, ist das Bemühen um ein Ordnungsschema nach der statistischen Errechenbarkeit der einzelnen Symptome. In der ICD-9 der WHO werden schizophrene Symptome in einer standardisierten Weise erhoben („present state examination scale", „Catego Programm", WING; „International Pilot Study for Schizophrenia"). Das „Diagnostic und Statistical Manual (DSM III), das seit 1980 in 3. Auflage vorliegt, vertritt eine multiaxiale Diagnostik. Die symptomatologische Umgrenzung der schizophrenen Störungen ist da konventionell, wohl im kraepelinschen Sinne. Die Konvention wird aber eingeführt, daß die Schizophreniediagnose erst dann gestellt wird, wenn die Symptome der Krankheit für mindestens 6 Monate andauern. Die in der vorliegenden Arbeit zur Darstellung kommende Psychopathologie der Schizophrenie beruht auf einer langjährigen klinischen Erfahrung des Autors im Kontext der Tradition der Zürcher Schule und in der Berücksichtigung der fundamentalen Literatur.

III Psychopathologie
Die *Hauptsymptome* stammen aus einem intrapsychischen Geschehen, dessen Grund ohne die Umwelt nicht denkbar ist, jedoch in einer besonderen Verarbeitung dieser Umwelt im Zusammenhang mit der Person des Kranken liegt.

Wir verstehen diese also nicht etwa als Symptome, die unabhängig von psychologischen Reaktionen, z. B. biologisch bedingt wären, sondern als solche, die zwar auch, wie alle psychopathologischen Erscheinungsformen der Krankheit, aus engster Verschmelzung von Intrapsychischem und Psychoreaktivem hervorgehen, jedoch sowohl durch ihr häufiges Auftreten, wie auch durch ihre Eignung, die gesamte Veränderung der Person wiederzugeben, eine fundamentale diagnostische Wertigkeit erlangen. Die Hauptsymptome betreffen in gleichem Maße Trieb, Ich und Über-Ich, Ideation, Affektivität und Verhalten des Kranken.

A) Die Spaltung
Synonyme und Definitionen: „Inkohärenz" (ZIEHEN, 1894); „Sejunktion" (WERNICKE, 1900); „Widersprüche und starre Alternativen der Erfahrung", bis zur „Zerrissenheit der Welt" (BINSWAN-

GER, 1958). Spaltung ist „auf psychischem Gebiet das primärste eigentlich schizophrene Symptom", „eine elementare Schwäche in der Zusammenarbeit der Funktionen, sowohl in der Integration der Gefühle und der Triebe, wie in den Assoziationen im engeren Sinne" (E. BLEULER, 1930).

Schizophrene Spaltung erscheint uns in den drei Varianten der *gespaltenen Identität*, des *Kohärenzverlustes der Person* und der *Ich-Entgrenzung*. Diese drei Aspekte sind Facetten ein und desselben Vorganges, der je nach dem Gesichtspunkt des Beobachters verschieden akzentuiert ist.

1. Gespaltene Identitätsbildung. Der Kranke erlebt sich entzweit oder sogar fragmentiert; er spürt in seinem Innern verschiedene Personen („Stimmen", „außersinnliche Mächte", „innere Automaten" usw.), die über ihn verhandeln, Todesurteile über ihn fällen, ihn gräßlich auslachen. Der Kranke weiß mit einer furchtbaren inneren Evidenz sofort, daß er an diese Teilpersonen (die wegen der gleichzeitigen Ichentgrenzung ihm oft als objektive Weltaspekte erscheinen) völlig ausgeliefert ist, da ihnen kein Selbst gegenübergestellt werden kann. Dieses lebt „aus gestohlener Energie", der Kranke sieht im Spiegel nicht das eigene Gesicht, sondern etwa ein Ungeheuer, einen Totenschädel oder überhaupt nichts („negative Halluzination"). Der fehlende „Ichvollzug" (JASPERS) führt zum Erleben, daß dem Kranken die eigenen Gedanken entzogen werden, daß er wie ein Spielball von der Umwelt beeinflußt, beobachtet, gemacht werde, daß die eigene Person sich in die Wände des Zimmers fortsetze, daß er jemand anderer sei usw. („negative Existenz", BENEDETTI, 1976).

2. Kohärenzverlust der Person („Konsistenzverlust", SCHARFETTER, 1976; intrapsychische Ataxie, STRANSKY). Im Leiblichen ereignet sich der Kohärenzverlust, indem der Kranke sich nicht als innere Ordnung erlebt; die Körperorgane werden verschoben, Löcher und Hügel entstehen im Innern, die Geschlechtszugehörigkeit wird umgekehrt. Die fortschreitende Desintegration setzt sich im Erleben des Körperzerfalles fort. Auch in seinem Selbst fühlt sich der Kranke aufgelöst. Die Vergangenheit sei für ihn überhaupt nicht gewesen; er dürfe nicht sprechen und sich nicht bewegen, weil alles, was von ihm kommt, ein unmöglicher Anspruch auf Existenz sei; nur in der Bewegungslosigkeit komme er sich vielleicht näher. Ein Patient hat das Gefühl, daß seine sozial funktionierende Seite ein Automat sei, in keinem kohärenten Zusammenhang mit der Seele stehe und will nur kataton erstarren, alles andere sei falsch; ein anderer fühlt sich zwischen göttlichen und dämonischen Mächten hin und her gerissen; ein dritter projiziert seine abgespaltenen Ich-Teile auf Dinge und Menschen, mit denen er sich dann identifizieren muß („projektive Identifikation", ROSENFELD). Da gleichzeitig die Ich-Grenze „aufgerissen" ist, erleben diese Patienten die eigene Spaltung im Spiegel des anderen; z. B. erscheinen den halluzinierenden Augen unendliche Prozessionen von fremden Menschen, die Teile des Patienten sind.

Man hat solche Zustände mit vollem Recht als „Depersonalisation" bezeichnet. Aber das Fehlen der Kontiguität und Kontinuität der Bewußtseinszustände äußert sich auch in einem Denken, das sprunghaft, *zerfahren* (E. BLEULER, 1911), über unerwartete Seitenassoziationen, Sperrungen (Mental fading, GUIRAUD u. DESCHAMPS, 1932), Umwege, Kurzschlüsse, Ellipsen (EY) artikuliert ist; das notwendige Kontinuum des Gedankenganges ist aufgelöst, die Spaltung erfaßt die Personalisation sowie das Denken und die Affekte und drückt sich auch in der Gegensätzlichkeit des Wahnes aus.

3. Schizophrene Ich-Entgrenzung (Verlust der Ich-Grenze, FEDERN; Störung der Ich-Demarkation, SCHARFETTER, 1976). Sie entspricht der Spaltung im Bereich der Selbstabgrenzung und der Objektbeziehung. Beide Funktionen gelingen nicht mehr. Der Kranke „liegt offen da auf die anderen", ist „ein leeres Schloß, das durch alle Umstehenden besetzt wird", „eine Leiche auf der Straße, die alle überfahren und durchdringen", „eine Schale ohne Inhalt, welche draußen verstreut ist, während der Innenraum durch fremde Inhalte ausgefüllt wird". Der so Ausgelieferte ist gleichzeitig autistisch abgekapselt, er kann sich nicht in eine Beziehung mit den Mitmenschen setzen, die ihn besetzen, weil er kein Selbst ist.

Die Entgrenzung verbindet sich also mit einer autistischen Verdichtung der Grenzen, sie ist sichtbar in einem Denken voller Verwechslungen, Kontaminierungen, Derivationen, Substitutionen, Interferenzen („Faseln", C. SCHNEIDER). Die Umkehrung der Erfahrungen von Zeit und Raum (VON GEBSATTEL, 1939; L. BINSWANGER, 1932–1942) und die Aufhebung der Subjekt-Objekt-Grenze kann sich ebensogut in einem furchtbar luziden stillen Bewußtseinsfeld entwickeln wie auch zu Angst, Agitation, Verwirrung, Stupor führen.

Die Aspekte der Spaltung lassen sich in viele Symptome zurückverfolgen:
Ich erwähne die Verwechslung von Innen- und Außenwelt in den Phänomenen der *Appersonierung* und des *Transitivismus;* es handelt sich um Introjektionen und Projektionen, die nicht, wie in der Neurose, einzelne Gedanken und Gefühle betreffen, sondern das ganze Selbst- und Weltbild meinen, und somit das Erleben der Subjekt-Objekt-Grenze aufheben. Die Verwechslung geht im intrapsychischen Raum weiter; die Wahrnehmung eines Gegenstandes kann von dessen Bedeutung nicht unterschieden werden, der Gegenstand nicht vom Symbol („Konkretisierung der Symbole", ARIETI, schon von E. BLEULER beobachtet), der Realitätsvollzug nicht von der Wunschregung, die Erinnerung an die Vergangenheit nicht vom Erleben der Gegenwart. Diese ganze Störung der auch kognitiven Differenzierung setzt sich als *Affektspaltung* fort: z. B. stehen die traurigen, verzweifel-

ten Affekte im Widerspruch zur verkündeten Größe des aufgeblähten Selbst; oder der Kranke spricht mit ruhigen Affekten, fast wie ein Weiser, von einer unvermeidlichen, bevorstehenden Katastrophe. Die verschiedenen, sich um die Ich-Führung bekämpfenden Teilidentitäten erscheinen dem analytischen Auge oft als verselbständigte Komplexe, ideale Selbstbilder, Über-Ich-Ansprüche, Erwartungen anderer Menschen usw. Eine weitere charakteristische Folge dieser Spaltung und Auflösung ist, daß die voneinander abgespaltenen Teile im Sinne einer nachträglichen Verdichtung, Kontaminierung, Zusammenballung fusioniert werden (schizophrene *Neomorphismen* und *Neologismen*; „Wortspiele"). Wenn auch im Grenzfall mit Recht daraus der Eindruck oder die Wirklichkeit des Schöpferischen (schizophrene Bildnereien) entsteht, in dem Sinne nämlich, daß aus dem Zerfall gestaltende Kräfte sich entwickeln und ganze Kosmogonien, Wahnsysteme und Urbilder erschaffen, so liegt die andere Seite des Geschehens in beängstigender Perplexität. In der Psychotherapie entstehen dadurch freilich auch neue, großartige Kanäle der Kommunikation, wie sie in der Normalität nicht möglich sind.

Eine dritte Folge der Spaltung ist die häufige Unfähigkeit des Kranken, sich in einer gegensätzlichen Welt zu bewegen, sich im Selbstvollzug zu entscheiden, die eine oder die andere Seite der Dinge zu wählen, menschlich Ambivalentes zu überwinden. Die *Ambivalenz* gehört zu einem der bekanntesten Begriffe von E. BLEULER. Mit diesem Terminus hat er das Wesen der doppelgerichteten, gespaltenen Affektivität treffend geschildert. Der Terminus entwickelte sich bald zum allgemeinen psychopathologischen Begriff, etwa auch zum Kennzeichnen der neurotischen Ambivalenz.

Wir meinen, daß das ganze Phänomen der Spaltung, wohl nicht als Neurose verstehbar, doch eine lebensgeschichtliche Dimension hat. M. BLEULER hat schon vor Jahren auf die Entsprechung von schizophrener Spaltung und Erfahrungen der Gespaltenheit in der Lebensgeschichte hingewiesen.

B) Der Autismus
(E. BLEULER, 1911; J. KLAESI, 1922; E. MINKOWSKI, 1927; M. MÜLLER, 1930; L. BINSWANGER, 1957; L. WYRSCH, 1960; C. MÜLLER, 1965).
Synonyme und Definitionen: „perte du sens de la réalité" (JANET), schon in den 90er Jahren des letzten Jahrhunderts; dazu E. BLEULER: „Der Name Autismus sagt im wesentlichen von der positiven Seite das nämliche, was JANET als ‚perte du sens de la réalité' bezeichnete"; „excessive and irrational self-aggrandizement" (RUBIN, 1970). Von MINKOWSKI (1927) wurde der Autismus als das eigentliche Primäre in der Schizophrenie angesehen: „Tous les troubles semblaient converger vers une seule et unique notion, celle de la perte du contact vital avec la réalité." EY (1955) meinte: „Pour le schizophrène ... la schizophrénie équivaut précisément à la construction d'un monde établi sur les principes de l'étrangeté: c'est à dire un système de valeurs auquel il conforme son existence et qui est encore, pour lui, une existence." Aspekte des Autismus schilderte WINKLER (1954) als „Ich-Anachorese", SCHINDLER (1960) als „Ausgliederung eines Ich-Bestandteiles" und als „Verpuppung". M. BLEULER (1972) meint: „Aus der Gespaltenheit erwächst, unter weitgehender Opferung des Bezuges auf Wirklichkeit, ein ungespaltenes, aber wirklichkeitsfremdes Ich, das wieder Gespaltenheit schafft." Damit wird die Abwehrqualität im Autismus, also das Psychodynamische im Endogenen erfaßt.

Trieb- und Umweltgefahren kontrolliert der Gesunde durch Bindung an seine Mitmenschen und durch Selbstverwirklichung. Der Neurotiker kontrolliert die Innen- und Außenwelt durch Phobien, Konversionen, Zwänge. Auch schizophrene Patienten entwickeln oft, besonders in den Remissionen nach den Schüben, neurotische Symptome; diese können beide als „pseudoneurotische Schizophrenien" (POLLATIN u. HOCH) das psychopathologische Bild sogar beherrschen. Aber der eigentlich Schizophrene kontrolliert seine gespaltene Welt wesentlich durch eine autistische Auseinandersetzung mit der Spaltung, durch eine daraus entstehende Welt von eigentümlichen, „privaten" Symbolen der Weltereignisse, die man durch einen „Verstehenssprung" vom Allgemeinmenschlichen, Reproduzierbaren, zum Gespaltenen, Unvollziehbaren und uns doch Erschütternden und Erreichenden verstehen kann. ·

Die Entwicklung einer symbolisch zusammenhängenden Erlebenswelt, in welcher der Kranke, der für das soziale Leben sonst wie verloren erscheint, sein letztes Personsein doch ergreifend entwirft, hat ebenso höchst persönlichen, privaten Charakter wie die je individuelle Form der Ich-Auflösung, der Spaltung. Der Autismus ist die Rettung der Individualität in einer die Individualität par excellence zerstörenden Psychose.

Wenn einerseits die Entwicklung der autistischen Welt als eine psychopathologische Reaktion auf das psychotische Zerfallen der Welt, also ein „sekundäres Symptom" im Sinne von E. BLEULER, erscheint, geben wir M. BLEULER recht, wenn er darin etwas fundamental Schizophrenes sieht: ist doch der Autismus die schizophrene Abwehr per Definition, die Urabwehr gegen eine das gespaltene Ich sonst überschwemmende Welt. Eine Abwehr also, die sich Hand in Hand mit der Spaltung entwickelt, von dieser nicht zu trennen ist und nirgends in der Psychopathologie auftritt, wo nicht Spaltung ist.

C) Die Vitalitätsstörung
Athymie (TANZI; LUGARO; CERLETTI); Aktivitätsstörung (MEYER-GROSS; SCHARFETTER)
Ich verwende diesen alten Begriff, der in einer affektiven Störung oder, wie sich MEYER-GROSS

1930 ausdrückte, in einer „Aktivitätsstörung" die Grundursache sah (man vergleiche auch den „Verlust des energetischen Potentials" von HUBER), um einen Vorgang zu bezeichnen, der das Ich nicht weniger als den Trieb, die impulsive Komponente der Ideation nicht weniger als die Affektivität betrifft. Zur Veranschaulichung dieser Störung, die man freilich sowohl als Erlebensfolge der Spaltung auslegen, wie auch diese begründend ansehen könnte, und die ich jedenfalls bei keinem meiner Patienten vermißte, möchte ich den Begriff unter drei Aspekten beschreiben, die sich freilich teilweise überlagern:

1. Passivierung. „Passivität" (K. SCHNEIDER); „Aktivitätsstörung", (SCHARFETTER, 1976) (letztere wird vom Autor als eine Ichstörung aufgefaßt, die auch die kompensatorische, agitierte Überaktivität einschließt; sie kommt bei über 80% aller akuten Schizophrenien vor). Das Erleben der „Passivität" bedeutet, daß der Kranke zu einer Zielscheibe der Gebärde, der Gedanken, der Intentionen, der anderen Menschen geworden ist, welche ihn nach Belieben formen und lenken.

Als Verhalten zeigt sich beim Patienten, wie er besonders in den Anfängen der Psychose sich zurückzieht, in Gedanken versunken herumsitzt, scheinbar nichts mehr tut und in Wirklichkeit sich furchtbar anstrengt, „selbst" zu bleiben.

Die Passivierung begründet mit ihrer Umkehrung ins Gegenteil eine wesentliche Seite der schizophrenen Depersonalisation. Der Kranke erlebt sich als Schauplatz von verschiedenen Welten, Systemen, Kräften, die in ihm um die Oberhand kämpfen. Er ist manchmal nur der Zuschauer von Ereignissen, die ihn zentral angehen und doch wie ein Film vor ihm ablaufen; oder er erlebt sich als den Akteur in den kosmischen Auseinandersetzungen, auf den es ankommt, ob das männliche oder das weibliche Prinzip, Gott oder der Teufel, die Welt des Geistes, Eva oder Maria den Sieg davontragen werden. In diesen Fällen verbindet sich die Passivität mit einer grandiosen Aktivität, durch die der Kranke die Welt erretten, der Wahrheit zum Durchbruch verhelfen, das Böse vernichten soll. Manchmal bleibt es beim metaphysischen Erleben und Anliegen; manchmal gestaltet sich dieser Versuch im vermeintlichen Aufdecken von Intrigen, Verfolgungen usw. Während die metaphysische Form charakteristisch für die akute Psychose ist, bleibt die zweite eher für die oft chronisch *paranoiden* Formen reserviert.

2. Devitalisierung. Die Kranken fühlen sich entleert, versteinert, verpuppt, verfault, in Maschinen verwandelt, tot von Geburt an. Sie können die Arme, die Hände nur scheinbar bewegen, wie Automaten, weil Existenz zur Maske geworden ist. Nicht nur mit den Körpergliedern, auch mit ihren Gedanken, denen jegliche Energie fehlt, können sie nichts mehr in den Griff bekommen. Sie leben, mitten unter uns, in einer devitalisierten Kraterlandschaft, auf dem Mond, in einem Turm, in der Wüste. Das Sistieren des Lebens bringt es mit sich, daß die Zeit still steht, daß der Zustand seit Jahrmillionen dauert, daß der Patient seit seinem Ursprung der Tod selber ist. Die Devitalisierung gehört zu den häufigen Erscheinungen der akuten Schizophrenie (55%, SCHARFETTER, 1983, S. 49). Sie kann im akuten Zustand auch als vorübergehendes Gefühl äußerster Bedrohung, Agitation, Stupor, auftreten, vorwiegend das Selbstverständnis des Kranken, die Identität, das Verhalten oder das Leibliche betreffen und vielen katatonen Zuständen zugrunde liegen. Wie SCHARFETTER (1983) ausführt, kann die Vitalitätsbedrohung in vielen Aspekten wahrnehmbar sein; „der eigenen Ohnmacht in dem Lebensverlust entspricht die Übermacht anderer Mächte, die dem Schwachen feindlich, bedrohlich erscheinen" (S. 35); „der eigene Verfall kann den Kranken so erfüllen, daß er den Verwesungsgeruch spürt (Geruchshalluzinationen)" (S. 35); Überkompensationen als Lebensanstrengungen zur Selbstversicherung finden als Bewegungsstereotypien („ich lebe noch"), als *Verbigerationen* oder als wahnhafte Selbstentwürfe statt, in welchen der Patient umgekehrt zum Träger magischer Lebenskräfte wird.

3. Negativismus. Der klassische psychiatrische Begriff meint damit den Widerstand des Kranken gegen alle Zuwendung seiner Mitmenschen, die Umkehrung ihrer Aufforderungen ins gegenteilige Verhalten. Man hat im Negativismus die Abwehr gegen eine bedrohlich erlebte Umwelt oder auch die Projektion der Selbstablehnung gesehen. Darüber hinaus verstehe ich den schizophrenen Negativismus als die Handlungsgestalt des negativen Seinsgefühls des Kranken. Die affektive Grundlage des Miteinanderseins fehlt. Ebenfalls fehlt die affektive Grundlage jeder Entschlußfähigkeit: keine Vorstellung, Intention, Entscheidung erreicht die Intensität, um sich von der Gegenvorstellung abzuheben, zu differenzieren.

Es läßt sich denken, daß die Krankheit entweder innerhalb der einen oder der anderen Form der Grundstörung ihren Anfang nimmt. Wir sehen diesen z. B. in der Athymie und der Devitalisierung, die den Kranken die Dialektik, die Zweideutigkeit und die Spannung der menschlichen Existenz als spaltend erleben lassen und ihn zu einem autistischen Rückzug zwingen. Umgekehrt könnte man ihn in der Gespaltenheit sowohl der Lebenserfahrungen, wie auch seiner disharmonischen Genanlage (M. BLEULER) eruieren, welche dann eine zusammenhängende Aktivität, eine die Welt in Griff nehmende Vitalität lähmen, oder schließlich in einer (wie auch immer lebensgeschichtlich mitbedingten) autistischen Entwicklung, die bis zu einem „point of no return" (M. BLEULER) führt, bei welchem der Kranke sich von seiner Mitwelt ab- und infolgedessen auch in sich selber aufspaltet. Alle diese Gedankengänge, das Ableiten eines Symptomes aus dem anderen sind aber im Grunde bei der Unmöglichkeit einer Verifizierung eher unfruchtbar. Die Störung betrifft die Ganzheit.

D) Das wahnhaft-halluzinatorische Syndrom
Der schizophrene Wahn ist in seinen Varianten als „akzessorisches Symptom" (E. BLEULER), als „primärer Wahneinfall" (K. SCHNEIDER), als „Wahnstimmung" (u. a. H. EY) geschildert worden. Wir möchten ihn hier auf Grund der psychotherapeutischen Tradition unserer Psychopathologie als die Ausgestaltung einer äußersten Kommunikationsstörung ansehen. Siehe auch STECK (1951): „Wenn der Versuch scheitert, die Kommunikation mit den Mitmenschen zu erzwingen, entsteht der Wahn"; L. BINSWANGER „Der Wahn ist die Widerspiegelung der Existenzbedrohung."
Meistens tritt der Wahn als Bedeutungs-, Beziehungs-, Beeinflussungswahn auf, wie dieser in keiner anderen Psychose so ausgeprägt vorkommt. Im krankhaften *Bedeutungserleben* gewinnen alle Aspekte, Ereignisse, Zusammenhänge der Welt eine sonderbare, unheimliche Bedeutung für den Kranken: Sie bedeuten ihm seine Sünden, seinen Untergang, ein bevorstehendes Attentat, ein geheimes Wissen um seine intimsten Angelegenheiten. Alle Dinge werden bedeutsam und *alle Bedeutungen beziehen sich auf den Kranken*. Im *Beziehungserleben* spürt der Kranke, wie alles in der Welt, vom Husten eines vorübergehenden Passanten bis zum Singen eines Vogels, ihn, den Patienten, meint, ihm etwas mitteilt, eine Art Aktivität entfaltet, die ihn passiviert, die ihn zum Gegenstand der allgemeinen Aufmerksamkeit, der Beobachtung, der Beeinflussung macht. *Im Beeinflussungserleben wird der Kranke gelenkt*, geleitet, ferngesteuert, seine Gedanken werden registriert, elektrische Signale lassen seine Muskeln zusammenzucken, seine Bewegungen werden im voraus festgestellt.
Wir sehen also, wie *Bedeutung, Beziehung und Beeinflussung ineinander übergehen*, wie darin die natürliche Asymmetrie der Objekt-Subjekt-Gegenüberstellung (die KANT eine Kategorie a priori der menschlichen Existenz nannte), verloren geht. *Alle Objekte sind Spiegel des Subjektes, das Subjekt ist Spiegel der Objekte*, es hat kein Eigenleben mehr. Es gibt im Grunde keine Grenze mehr zwischen Subjektivität und Objektivität, weil dazwischen eine Art dritte psychische Realität für den Kranken entsteht, wo Teile des Subjektes mit Teilen der Objekte fusionieren.
Die Halluzinationen, die auf allen Sinnesgebieten auftreten können, sind ein Ausdruck davon, daß Vorstellungen, Erinnerungen, Befürchtungen, von einem einheitlichen Ich nicht mehr als innere Vorgänge erlebt werden. Sie entwickeln sich in einer Subjektivität, die als ein Selbst nicht abgrenzbar ist, sie erscheinen als Weltveränderungen.
Dadurch, daß Wahnvorstellungen gleichzeitig die Evidenz von Halluzinationen gewinnen, und daß halluzinatorische Erlebnisse beim Kranken nach kausalen Wahnbegründungen rufen, entsteht die autistische schizophrene Welt. Aber diese Welt ist umgekehrt auch die Grundlage des wahnhaft-halluzinatorischen Syndromes.

E) Die leibliche Störung
Die geistige Störung spiegelt sich im schizophrenen Erleben des Leibes. Der *Leib in der Schizophrenie* ist ein Aspekt der schizophrenen Psychopathologie. Motorik und Handeln des Schizophrenen sind dreifach gestört: erstens durch das Auftreten von gleichgeschalteten, sich monoton wiederholenden Segmenten von motorischen Abläufen (→ Stereotypien, Grimassen, Manierismen); zweitens durch die Spaltung einzelner motorischer Impulse vom Ich-System als Willensgestalt und Freiheitserleben und deren entsprechende Automatisierung; drittens durch die gelegentliche Steifheit der Bewegungen, den Verlust der fließenden Anpassungsbereitschaft, der Zuwendungsgrazie, der unbewußten Weltbezogenheit. Dies sind motorische Symptome, denen auf der Ebene des Willens die Erstarrung, der Negativismus, die Hypobulie und die Apathie entsprechen (*Katatonie*).
1. *Stereotypien* und *Grimassen* sind Handlungs- und Ausdruckssegmente, die wiederum in dreierlei Hinsicht vom Ganzen der Person abgespalten erscheinen. Weder wird eine Handlung oder Geste zu Ende geführt, was den Stereotypien den Charakter von oft schwer dechiffrierbaren „Abkürzungen" oder gar Fragmentierungen von ursprünglichen Intentionen verleiht, noch besteht ein Zusammenhang zwischen Auftreten der Stereotypie und aktueller Situation des Kranken in einer sinngebenden Realität, noch scheint schließlich eine Verknüpfung zwischen motorischem Entwurf und subjektiver Intention erhalten zu sein. In der Handschrift äußern sich die Stereotypien als Verschnörkelungen, Unterstreichungen, Wechsel des Schriftbildes, Mikrographie. Es können auch Eigenheiten und Veränderungen der Sprache, Veränderungen von Tonfall und Betonung, sprachliche Stereotypien auftreten.
2. Die Verselbständigung einzelner motorischer Impulse von einem integrierenden, steuernden und reflektierenden Ich-System zeigt sich im Auftreten von Handlungsabläufen, die unter Umständen nach außen normal, aber automatisch verlaufen. Manchmal besteht diese Automatisierung im Fehlen eines Zusammenhanges der Tat mit einer Motivation (*Raptus*), manchmal erscheint sie mehr im Spiegel des Erlebens des Kranken. (Das *Gedankendrängen* ist auf der Denkebene das Spiegelbild der Handlungsautomatisierung.)
3. Die Steifheit der Bewegungen (Mangel an Grazie, an Flexibilität, an Geschicklichkeit) erscheint wie das äußere Spiegelbild der Unangepaßtheit des autistischen Kranken an seine Welt und drückt einen Wesenszug der Person auf der Ebene der Motorik aus. Die normale Weltgerichtetheit psychischer Vorgänge in ihrer Bezugnahme auf Ziele

und Objekte erscheint in der kinetischen Gestalt ähnlich gestört wie die rezeptive Verarbeitung im Gefühlsleben.

Diese Darstellung zeigt, wie es möglich ist, von einer Leiblichung im Erleben des Zerfalles zu sprechen. Der Schizophrene erlebt die Störung seiner „Ich-Konsistenz" (SCHARFETTER) im Leiblichen, wo er spürt, wie er innerlich durchlöchert ist, wie die Knochen gebrochen werden. In der Spaltung verselbständigen sich die Einzelorgane; im Wahn wird der Leib zu Nischen fremder Wesen, Stimmen, Verfolger; im Autismus wird er z. B. zu einer seltsamen Chiffre der Sonnenkraft, der Weltenergie. Die abnorme Beeinflussung wird in der *Echopraxie* erlebt, das hilflos an die Umwelt Ausgeliefertsein in der *Flexibilitas cerea*, die plötzliche Einschaltung der Impulse im *Raptus*, die Symbolisierung in den Stereotypien, die Depersonalisation in den leiblichen Halluzinationen.

Man könnte in der Kategorie des Leiblichen auch die schizophrene *Veränderung der Raumstruktur* des Daseins erwähnen, der zufolge Teile des Ich außerhalb des Leibes (*außerleibliches Ich*) stehen. Im Vollzug der abnormen Räumlichung ändert sich auch die Handlungsstruktur der Mitwelt, die Intentionalität, die Identität, die Konsistenz, die Vitalität, kurz: Person und Welt in einem.

IV Epidemiologie

Die klassische These KRAEPELINS, daß die Schizophrenie in den verschiedensten Kulturbereichen gleich häufig auftrete, erscheint heute im großen und ganzen bestätigt. Die Auffassung, daß sie in primitiven Kulturen seltener sei, wird gelegentlich vertreten (so in letzter Zeit von DEVEREUX), setzt sich aber nicht durch. Anderseits gilt heute die klassische These freilich mit einigen wesentlichen Einschränkungen:

1. Primitive Kulturen vermögen Symptomatologie und Verlauf u. U. wesentlich zu beeinflussen (z. B. in Nigeria; LAMBO). Sie können unter freundlichen Verhältnissen die schlimmen chronischen Verläufe neutralisieren und dem Kranken brauchbare soziale Nischen anbieten (z. B. in Mauritius; MURPHY). (Ein ähnliches Ziel unter anderen Umständen wird von der heutigen westlichen Sozialpsychiatrie angestrebt.)

2. Es gibt Gebiete, wo die Schizophrenie entweder häufiger oder seltener als im Durchschnitt auftritt.
a) Die klassischen Befunde LEMKAUS über die hohe Morbidität in Kroatien sind bestätigt worden. Die Erstaufnahmen in irischen Spitälern übersteigen 2–5mal diejenigen in England und Wales (WALSCH u. O'HARA).
b) Zu den klassischen Befunden von EATON u. WEIL über die geringe Morbidität unter den Utteriten in den USA, bzw. von LIN u. RYN über die Eingeborenen von Taiwan, sind diejenigen von TORREY über gewisse Gebiete in Nordguinea, und andere über ebenfalls geringe Morbidität in bestimmten Dörfern und Kasten Indiens hinzugekommen. MURPHY versucht, die Unterschiede psychodynamisch zu deuten. So entspricht der Befund einer Zunahme der Schizophrenie unter den Achinesen auf Sumatra langen Kriegsperioden und Wanderungen vom landwirtschaftlichen Norden in den industrialisierten Süden.

3. In den letzten 20 Jahren mehren sich Befunde (BARRY, 1966; HARE, 1968; OEDEGARD, 1974; DIEBOLD, 1975; TORREY, 1977) nach denen Kinder, die in der nördlichen Hemisphäre (Norwegen, Schweden, Dänemark, England, USA, Japan) in den Wintermonaten geboren wurden, eine erhöhte Morbidität aufweisen.

V Ätiopathogenese der Schizophrenie
A) Genetische Forschung

Die bisherigen Untersuchungsergebnisse liefern keine einfache und eindeutige Antwort auf die genetische Frage, sondern legen nahe, daß in der Entstehung der schizophrenen Störung biologisch verankerte Persönlichkeitszüge und lebensgeschichtliche Momente in vielschichtiger und komplexer Weise ineinandergreifen.

Es zeigt sich in der heutigen Erbforschung nicht nur eine Distanzierung von der Mendelschen Lehre; immer dringender wird eine Koordinierung differenzierter genetischer Fragestellungen und tiefenpsychologischer Familienforschung. Das vergebliche Suchen nach einer für die Ätiologie verantwortlichen Genmutation wird heute durch die Suche nach den *genetischen Prädispositionen* ergänzt, welche zum Teil erst im Zusammenspielen mit den soziologischen Momenten eine spezifische Penetranz erreichen.

Die Krankheit ist eindeutig familiär. Es ist von Bedeutung, daß die meisten Forscher (ESSEN-MOELLER, KALLMANN, RUEDIN, M. BLEULER) zu dem übereinstimmenden Befund gekommen sind, daß der Prozentsatz von Schizophrenien bei den Eltern von Schizophrenen um 7% liegt. Zwar läßt sich die Schizophrenie auf ein oder zwei mutierte Gene nicht zurückführen; eine Erbkrankheit, für die einfache Mendelsche Regeln gelten würden, läßt sich ferner nicht nachweisen (M. BLEULER); es ist aber unbestreitbar, daß die Schizophrenien familiär stark gehäuft auftreten.

Man ist heute ganz allgemein der Ansicht, daß die vererbungsmäßige Voraussetzung zur Schizophrenie nicht an ein einziges pathologisches Gen gebunden ist – sonst könnte man nicht verstehen, warum die Erkrankungswahrscheinlichkeit an Schizophrenie in der allgemeinen Bevölkerung etwa 1% beträgt, obschon die Fertilität der Schizophrenen viel geringer ist als jene der Durchschnittsbevölkerung. „Falls die Schizophrenien nur vererbt wären", schreibt M. BLEULER, „müßte die Erbmasse, die an der Entstehung schizophrener Psychosen maßgebend ist, immer neu entstehen." Die pathologische Konstitution beruht nach M. BLEULER vielmehr auf einer Vielzahl von vererbten Anlagen. Da mutierte

Gene, soweit bisher bekannt, zu Schwachsinn oder zu Epilepsie führen, dürfte eher „mangelnde Vereinbarkeit, eine mangelnde Harmonie der vererbten psychischen Entwicklungsbereitschaften" die Schizophrenie bedingen. Insofern die Einheit der Person nie von vornherein gegeben ist, sondern *erst in der Lebensgeschichte* wird, können bei schizophrenen Kranken vielfache und tiefgreifende Gegensätzlichkeiten nicht mehr überwunden werden.

Dafür spricht auch der Befund KLINGLERS, daß zwischen den schizophren gewordenen und den nicht schizophrenen *eineiigen Zwillingen* bereits während der Kindheit psychische Unterschiede bestehen. Schizophren gewordene Menschen zeigen in der Kindheit neurotische Symptome, wie Phobie, Stottern, Einnässen usw. Sowohl unter monozygoten als auch unter dyzygoten Zwillingspaaren erscheinen die schizophren Erkrankten rückblickend signifikant häufiger unterwürfig, zurückgezogen, einsam, empfindlich, abhängig und zwanghaft. Sie hatten signifikant weniger Freunde, ein sexuell passives Verhalten, einen niedrigen sozialen Status und waren seltener verheiratet als die gesunden, nicht schizophrenen Zwillinge.

Man könnte freilich diese Charaktermerkmale als präschizophrene Symptome einer bereits latent vorhandenen Krankheit deuten; aber solche Verhaltenssymptome lassen sich auch als Kanäle mitmenschlicher Informationen auffassen, die schließlich in das schizophrene Weltbild einmünden. Sie sind also nicht nur „Ergebnisse" einer bereits präkonstituierten Krankheit, sondern sie formen und bedingen diese.

M. BLEULER stellt fest, daß wichtige Einsichten aus der soziologischen, der Familien- und der tiefenpsychologischen Forschung bis heute nicht zur Entdeckung eines spezifischen ätiologischen Agens, wohl aber zur Erkenntnis beigetragen haben, daß die Demarkation zwischen Gesundheit, psychotischen Grenzfällen und Schizophrenie viel weniger scharf ist, als unser traditionelles nosologisches Denken uns nahelegte. Schizophrenes Leben ist der menschlichen Natur nicht wesensfremd, sondern läßt auch Verborgenes ans Licht treten: So hat sich die pathogenetische Fragestellung verschoben und lautet nicht nur, welche Noxe das Gesunde zerstört und das Schizophrene setzt, sondern auch, was die Grenzen zwischen gesunder und schizophrener Lebensform verschiebt. Wie M. BLEULER meint, ist bei Schizophrenen das gesunde Leben nicht simplifiziert und schließlich ausgelöscht wie bei den fortschreitenden organischen Psychosen; die vielseitigen und normalen intellektuellen und emotionellen Lebensaspekte der Schizophrenen sind in der Psychose versteckt, leben jedoch in dieser z. T. weiter.

Die von mir sonst oft betonte Bedeutung der psychogenetischen Einflüsse möchte keineswegs diejenige der genetischen Momente verkennen. Beachtenswert sind insbesondere die Befunde, nach welchen Kinder von Schizophrenen, die nach der Geburt von der schizophrenen Familie getrennt und von gesunden Eltern adoptiert wurden, signifikant häufiger an Schizophrenie erkrankten als die nicht erblich belasteten Adoptierten. Umgekehrt findet man unter den biologischen Eltern von schizophren erkrankten Adoptierten einen hohen Prozentsatz an Schizophrenien (8—9%) (ROSENTHAL et al.).

Worauf beruht dann aber die Annahme einer Teilpsychogenese der Schizophrenie?

Erstens auf die häufigen familiengeschichtlichen Befunden, etwa, daß die psychodynamische Struktur der Familien, in denen Schizophrene aufwachsen, gestört ist. Es sei hier erwähnt, daß das später schizophren erkrankte Kind es in seiner Kindheit aus verschiedensten Gründen (ALANEN, BLEULER, LIDZ, WYNNE) schwerer hat als seine gesund bleibenden Geschwister. Ferner sind zwei schizophrene Geschwister häufiger Schwestern als Brüder; schizophrene gleichgeschlechtliche Geschwister sind häufiger als andersgeschlechtliche; ungünstige lebensgeschichtliche Schicksale (insbesondere „broken homes") sind unter weiblichen Schizophrenen (jedoch nicht unter männlichen Patienten) signifikant häufiger als beim Durchschnitt (ROSENTHAL, M. BLEULER).

Zweitens auf die Möglichkeit, schizophrene Zustände psychotherapeutisch zu beeinflussen (eine bereits große Literatur liegt hier vor).

Drittens auf dem Befund, daß die Psychose nicht bei allen Fällen eigengesetzlich zu bestimmten Endzuständen verläuft, sondern durch das Fortschreiten des Lebens selbst plastisch beeinflußt wird (M. BLEULER, K. ACHTÉ, J. AJURIAGUERRA; CIOMPI, C. MÜLLER). Das Vorkommen von Schizophrenie in der Nachkommenschaft von gesunden Eltern, deren mit der Familie nicht zusammenlebende Angehörige (z. B. Geschwister, Vettern) schizophren sind, darf nicht als Beweis einer extrasoziologischen Übertragung der Krankheit gedeutet werden, da gerade in solchen Fällen die Erkrankungswahrscheinlichkeit der Kinder in einem wesentlichen Grade davon abhängt, ob die Eltern relativ gesunde oder psychopathische, bzw. schizoide Persönlichkeiten sind.

Eine mit den späteren Merkmalen der Psychose zusammenhängende Grundtendenz der Persönlichkeit, die schizoide Psychopathie, stellt die häufigste *Prädisposition* zur Schizophrenie dar. Dieser Befund kann sowohl in dem Sinne gedeutet werden, daß die zur Schizophrenie führende Anlage sich zunächst als Schizoidie und erst später als Schizophrenie manifestiert, wie auch in dem Sinne, daß die schizoide Psychopathie ungünstige zwischenmenschliche Erfahrungen (freilich erst dadurch, daß die schizophrene Familie solche ermöglicht) begünstigt und über diese die psychotische Erkrankung fördert. Es ist nicht statistisch erwiesen (M. BLEULER), daß ungünstige frühkindliche Zustände beim Fehlen einer Schizoidie zu einer Schizophrenie führen. Sie ist in den Familien schizophrener Patienten weitaus häufiger als die schizophrene Psychose selber anzutreffen. Weniger charakteristisch, aber häufiger als im Durchschnitt vorhanden, ist bei Schizophrenen der von KRETSCHMER hervorgehobene *leptosome oder asthenische Körperhabitus.* Andere Psychopathien (wie die *akromegaloide*) stellen in einer allerdings sehr kleinen Minderzahl der Fälle eine *Disposition zur Schizophrenie* dar (M. BLEULER). *Familiäre Sonderdispositionen in Einzelstammbäumen* (wie z. B. die Neigung, im Laufe der Generationen auf ein und dieselbe auslösende Noxe mit schizophrenen Psychosen zu reagieren) sind von M. BLEULER beschrieben worden.

Heute neigt man dazu, die Prädisposition zur Schizophrenie ganz allgemein als „Vulnerabilität" zu bezeichnen. Mit diesem neuen Begriff versucht man das Bemühen der Forschung, in Längsschnittstudien bei Kindern von Schizophrenen neuropsychologische und entwicklungsmäßige Vorstufen der Schizophrenie (wie Verhaltensstörungen, Fehlverarbeitungen von Wahrnehmungsdaten, Störungen der Aufmerksamkeit, des „information processing" u. a.) zu erfassen.

Eine Entwicklung der Dispositionslehre liegt im Versuch, die vielen charakterlichen und sozialen Eigenheiten der später an Schizophrenie erkrankten eineiigen Zwillinge von nicht konkordanten Geschwistern genau zu erfassen (KLINGLER, ROSENTHAL); eine andere liegt in differenzierten testpsychologischen Untersuchungen der Angehörigen von erwachsenen Schizophrenen (WYNNE); eine dritte in den heute in Amerika zur Anwendung kommenden Längsschnittstudien von „Hochrisikokindern", die also aus belasteten Verhältnissen stammen und jahrzehntelang neuropsychologisch und psychodynamisch sowohl im Hinblick auf Vorstufen der Schizophrenie untersucht, wie auch psychohygienisch betreut werden.

Gibt es für die Schizophrenien eine gemeinsame Erbanlage?
Es lassen sich Sonderkreise nachweisen: KLEIST, LEONHARD et al. unterscheiden nach der psychischen Symptomatologie verschiedene *Familienbilder* dieser Untergruppen; M. BLEULER zeigt, daß das Familienbild *anders ist je nach der Verlaufskurve und der psychotischen Persönlichkeit der Kranken;* bei untereinander eng verwandten Schizophrenen fand LEONHARD eine ähnliche Symptomatologie und M. BLEULER einen ähnlichen Zustand, ähnliche Endzustände, Verlaufskurven, Erkrankungsalter und präpsychotische Charaktere. Auch SCHULZ, SLATER, BÖÖK fanden bei schizophrenen Geschwistern statistisch signifikante symptomatologische Korrelationen.

Familiäre Häufung der Schizophrenie und Ausgang in Demenz hängen nicht zusammen, wie die alte Psychiatrie das annahm; im Gegenteil zeigen die periodisch verlaufenden Schizophrenien nach LEONHARD und seiner Schule eine deutliche Mehrbelastung. Ebenfalls fand M. BLEULER und seine Schule, daß *ungeheilte Schizophrene in ihrer Verwandtschaft nicht stärker mit Schizophrenie belastet sind als solche, deren Krankheit günstig verläuft;* das Familienbild dementer und geheilter Schizophrener weist qualitative, aber nicht quantitative Unterschiede auf. („Die Schizophrenien der Verwandten von Schizophrenen mit wellenförmigem Krankheitsverlauf verlaufen mehrheitlich auch wellenförmig; die schizoiden Persönlichkeiten sind in der Verwandtschaft der Dementen häufiger als in derjenigen der Geheilten.")

B) Familiendynamische Forschung
Die an psychodynamischen Modellen orientierte Psychiatrie hat in den 50er und 60er Jahren die Psychopathologie der schizophrenen Familie, welche die alte, an Erblichkeitsmodellen orientierte Psychiatrie als statistisch feststellbare Häufigkeit der Morbidität zu erfassen versuchte, in einer transaktionellen Sprache neu entdeckt. Die neue psychodynamische Denkweise hat pathogenetisch das Übertragungsfeld zwischen den Generationen stark auf die psychologischen Aspekte hin erweitert. Ferner ergab die psychologische Analyse der pathologischen zwischenmenschlichen Entwicklungswege der Kranken eine Fülle von Befunden, welche die bloß zahlenmäßige Feststellung von Morbiditätskorrelationen niemals erfaßt. Freilich hat sich der Kern der alten erbbiologischen Annahme insofern erhalten, als die Psychopathologie der Vorfahren nicht nur als die Ursache der Schizophrenie ihrer Nachkommen, sondern auch als die Folge derselben Prädispositionen erscheint, welche sich bei den Patienten zur Krankheit verdichten. Allein, diese Prädispositionen erscheinen uns heute, selbst bei eineiigen Zwillingen (TIENARI, KRINGLEN), *unspezifischer* als früher.

Wichtigste Studien betreffen die *Soziologie der Familie* und der intimen Kommunikation. Einige Stichworte aus der heutigen Familienforschung mögen die zwischenmenschlichen Störungen andeuten, die von den Forschern in einem dynamischen Zusammenhang mit der Pathogenese der Krankheitsbilder angenommen werden: widersprüchliche emotionelle Mitteilungen der Eltern, wobei der versteckte, unterschwellige Widerspruch vom Kind nicht einmal rational erfaßt wird und vielmehr seine Selbstidentität zwiespältig gestaltet; mangelnde Fokussierung der Aufmerksamkeit der Eltern auf gemeinsame Gesprächsthemen (WYNNE), was die kommunikative Strukturierung des heranwachsenden Ichs gefährdet; abnorme emotionelle Bindungen einzelner Elternteile an das Kind (LIDZ), das durch deren Bedürfnisse unterdrückt, „verführt", sich selber entfremdet wird. Dieses kann dann das autonome Erleben eines sich selber konstituierenden, über sich verfügenden Menschen nicht entwickeln; das Hineinwachsen des Kindes in Rollen, die ein Gemisch von infantilen und erwachsenen Verhaltensweisen sind, das Kind von einem Elternteil zu einer heillosen, oft unbewußten Auseinandersetzung mit dem anderen aufgerufen wird. Es werden so Situationen beschrieben, wo die eine Elternfigur für die ganze Zukunft des Kindes als unentbehrlich, die andere als nicht existierend erscheint; wo das Kind sich selbst allzu wichtig in der Übernahme einer seine Person jedoch unterwerfenden Familienrolle, und als hilflos gegenüber seinen eigensten selbständigen Interessen und sozialen Ansprüchen erlebt usw.

Müssen nun diese Konflikte, die sich vor allem in ihrer heutigen sprachlichen Formulierung von den klassischen psychoanalytischen Konflikten der Neurose unterscheiden (und die aber heute bei veränderter gesellschaftlicher Struktur und fortentwickelter Einstellung der Forscher auch in der Neurose geschildert werden), zur Schizophrenie führen? Oder wirkt sich in ihrer pathogenen Penetranz auch das Fortdauern derselben Prädispositionen aus, welche die Eltern zu ihrem abnormen Verhalten veranlassen?

Die Antwort auf diese Frage ist weniger theoretisch-psychopathologischer als vielmehr psychotherapeutischer Natur: Indem wir die lebensgeschichtliche Bedingtheit des Leidens beachten, verstehen wir unsere Kranken, und dies hilft ihnen, sich zu verstehen.

C) Die neuropsychologische Forschung
Die Risikokinder von MEDNIK u. SCHULSINGER (1978), die nach Erreichen des Risikoalters erwartungsgemäß in 10% der Fälle erkrankten, hatten in der Kindheit und der frühen Jugend psychovegetative Erregbarkeit aufgewiesen, aber signifikant nur bei den männlichen Nachkommen, vor allem, wenn die Familie psychodynamisch gestört war. Das Zusammenspiel von sozialen Faktoren und Heredität bestätigt im Grunde die Schizophrenieauffassung von M. BLEULER. Auch von den Lehrern wurden vor allem die Knaben unter den Risikokindern als erregbar, sozial unangepaßt und einsam beurteilt.

Diese *psychovegetative Labilität*, die auch von WATT (1974) erwähnt wird, ist eine neue psychiatrische Facette der bei älteren Autoren bekannten *prämorbiden Persönlichkeit*, aber sie ist *genaueren Messungen* zugänglich.

Die Beobachtungen bei Risikokindern haben die psychophysische Schizophrenieforschung gefördert. Der Befund z. B., daß bei ihnen eine Beeinträchtigung der Figur-Hintergrund-Differenzierung, die Unfähigkeit, relevante und irrelevante Stimuli zu einem adäquaten Bedeutungszusammenhang zu integrieren, eine kognitive, neuropsychologisch faßbare Wahrnehmungsstörung, eine Verkürzung der psychogalvanischen Erholungszeit vorliegen, haben zur Hypothese geführt (z. B. EGGERS, 1984), daß eine Störung des hippocampal-amygdaloidalen Neuronenkreises bzw. des Reizschutzes zu einer Überflutung an sensorischen Stimuli oder Fehlen an relevanter Information führe.

Nach HEIMANN (1982), STRAUBE (1983, 1984) und HENRY u. STEPHENS (1983) läßt sich „Überarousal" in der Vorphase der Schizophrenie einem anderen Reaktionsmuster, der pathologisch gedämpften Erregbarkeit („hippocampales Rückzugsmuster"), gegenüberstellen – Ergebnis eines sekundären Copings als archaischer Bewältigungsversuch des Organismus bei vorangehender bedrohlicher Belastung.

Diese moderne Neuropsychologie der Schizophrenie zeitigt im Krankheitsverständnis neue Begriffe wie „frühkindlich erworbene neurale, bzw. kognitive Dysfunktionen" (LEMPP, 1978; BRODY, 1981; EGGERS, 1984), Störungen des kindlichen Aktivitäts- und Erregtheitszustandes, „kognitives Defizit" (CHAPMAN, 1975), „Teilleistungsschwächen beim Aufbau des Realitätsbezuges" (GRAICHEN, 1984), welche nicht immer eindeutig sind. Sie hat aber den Vorteil, organische und Umweltfaktoren in der Betrachtung der „sozial-kognitiven Entwicklung" des Kindes zu vereinen.

Geburtskomplikationen als Mitursache der Schizophrenie werden diskutiert. Nach einer Studie von MEDNIK u. SCHULSINGER zeigen nur schizophrene, nicht aber Borderline-Psychosen Komplikationen auf. Eine signifikante Zunahme der Geburtskomplikationen fanden WREDE et al. (1980) in der Population schizophrener Mütter bei der Durchsicht der in Finnland 1960–1964 stattgefundenen Geburten. Möglicherweise gibt es Beziehungen zwischen Geburtskomplikationen und psychovegetativer Erregbarkeit (STRAUBE, 1984). RIEDER et al. (1975) fanden mehr Totgeburten in der Gruppe schizophrener Mütter als im Durchschnitt. „Neurologische" Auffälligkeiten werden bei Kindern Schizophrener von HANSON (1976), RIEDER u. NICHOLS (1979), MEDNIK (1978) aufgeführt, lassen sich doch solche „soft neurological signs" nicht befriedigend mit späteren Schizophrenien in Zusammenhang bringen. Freilich taucht der ältere Befund eines erweiterten dritten Ventrikels durch die moderne Computertomographie wieder auf, etwa im Zusammenhang mit testpsychologischen Befunden (DENNERT u. ANFREASEN, 1983). Nicht im Rahmen der neurologischen Forschung, aber vielleicht darauf hinweisend ist die Beeinträchtigung kognitiver Funktionen bei Risikokindern, wie eine solche Störung der Selektion im semantischen Bereich z. B. von COHEN (1978) oder LIEM (1974) beobachtet wurde.

D) Biochemische Forschung
Verschiedene biologische Hypothesen zur schizophrenen Ätiopathologie sind im Verlaufe der letzten 10–20 Jahre geäußert worden:
a) 1972 wiesen MURPHY u. WATT eine *Störung der MAO-Aktivität* in den Thrombozyten bei akuten und chronischen Schizophrenen nach. Es folgten fünf Jahre intensiver Forschungen, deren Resultate unspezifisch erscheinen (MELTZER). Die herabgesetzte MAO-Aktivität wird heute (VIBERG,

WAHLSTROM, ORELAND) als Ausdruck der Vulnerabilität gegenüber verschiedenen psychiatrischen Erkrankungen verstanden.

b) 1952 vermuteten OSMOND u. SMITH, daß die Schizophrenie durch eine Störung der Transmethylierung verursacht werden könnte, derzufolge dem Mescalin nahestehende psychotoxische Stoffe aus katecholamischen Vorstufen gebildet würden.

Die Hypothese der Transmethylierung wird immer noch diskutiert, da kleine Mengen methylierter Halluzinogene im Liquor bei einzelnen Patienten gefunden wurden. Immerhin haben an dieser Forschung beteiligte Autoren wie RODNIGHT festgestellt, daß die Ergebnisse nur eine allgemeine Beziehung zwischen DMT (Dimethyltryptamin) und einem ganzen Spektrum von psychotischen Syndromen nachweisen.

c) Eine dritte Forschungsgruppe geht auf die Mitteilung von HENGSON, HIPPIUS und KANIG (1966) zurück, nach der mit Neuroleptika behandelte Schizophrene eine Erhöhung der Creatinphosphocinase (CPK) aufweisen. Die nachfolgenden Forschungen haben jedoch gezeigt, daß der Befund unspezifisch ist und auch bei akuten psychotischen Patienten anderer Art vorkommt.

d) Die heute wichtigste biologische Theorie ist die *Dopaminhypothese*. Einfach ausgedrückt besagt sie, daß manche Formen der Schizophrenie mit gesteigerter Aktivität von dopaminergen neuralen Strukturen in Zusammenhang stehen könnten. Drei verschiedene Autoren, der Schwede CARLSON, der Däne RANDRUG und der Amerikaner SNYDER haben vor 15 Jahren die Grundlage zu einer heute weltweiten Forschung geschaffen, die wesentlich im Nachweis liegt, daß so gut wie alle Stoffe, welche die Aktivität des Dopamins herabsetzen, antipsychotisch wirken, während Stoffe, die wie das Amphetamin das Dopamin aktivieren, psychotomimetisch sind.

Freilich liegt heute noch kein Beweis einer gesteigerten dopaminergen Aktivität, etwa im mesolymbischen oder im nigro-striatalen System bei Schizophrenen, vor. Selber an der Forschung beteiligte Autoren äußerten sich vorsichtig in bezug auf deren kausale Bedeutung (MELTZER).

VI Therapie

Die Bemühungen um eine Therapie der Schizophrenie erscheinen heute, nach dem Abschluß der klassischen psychopathologischen Forschung in den vierziger Jahren, als der wesentliche Fortschritt. Vor allem haben sie gestattet, vielen Kranken zu helfen, selbst wenn das letzte Wesen der Schizophrenie immer noch diskutiert wird. Dann haben sie auch die Grundlage der modernen Theoriebildungen geschaffen (→ Psychotherapie, → Familientherapie, → Gruppentherapie, → Rehabilitation, → Neuroleptica). Im folgenden beschränken wir uns auf die grundsätzliche psychotherapeutische Einstellung zum schizophrenen Kranken, welche allen Therapie zugrundeliegen sollte.

Psychopathologie wird in der Therapie als ein Weg zum Kranken erforscht: Ohne ihre beobachtende Warte aufzugeben, versetzt sie uns gleichzeitig in die innere Lebensgeschichte und in die Welt des Kranken, wobei sie in ihm Erfahrungen der Dualisierung stiftet. Eine Auffassung von Psychopathologie, die in das „Unverstehbare" immer wieder Parameter des Verstehens einführt, erfaßt die intrapsychische Welt des Kranken als Wiederholung von Grundmustern seines Daseins im Weltzerfall und bringt eine implizit ärztliche Intention zum Ausdruck: Sie strebt – inmitten von Autismus und Depersonalisation – Erfahrungen der Ganzheit und der Identifikation mit dem Kranken an, indem sich dieser mit einem kohärenten ärztlichen Ich in Beziehung gesetzt fühlt.

Das geschieht: a) durch unseren ständigen Versuch, die schizophrene Psychopathologie „von innen", also vom Erleben her und nicht bloß nach dem äußeren Verhalten des Kranken zu erfassen; b) durch unser teilweises Mitvollziehen der eigentümlichen Kommunikationssymbole des Kranken; c) in der Bereicherung der autistischen Symbole durch unsere mitmenschlichen Intentionen und das Einbeziehen unserer progressiven Phantasien in die abgeschlossenen Bezirke der Selbstentfremdung. Gemeint ist also, daß der Arzt sich der psychotischen Infragestellung in dem Maße auszuliefern hat, als sich auch der Kranke durch den Gesunden in Frage gestellt fühlt. In einer solchen Situation der Gegenseitigkeit werden Austauscherfahrungen gemacht und Deutungen möglich.

In der kommunikativen Psychopathologie erscheint z. B. die Depersonalisation als eine Internalisierung von Personationsstörungen, welche in der Familie oder in der Sozietät des Kranken stattgefunden haben – als ob dieser am eigenen Leib und am eigenen Geist jene Gespaltenheiten austragen müßte, zu deren Brennpunkt er geworden ist.

So ist uns in jüngster Zeit in der Schizophrenieforschung kaum je eine neue kausale Erklärung des Leidens geglückt, wohl aber das Erfassen einer neuen Physiognomie schizophrener Psychopathologie. Diese neue Physiognomie gründet nicht in einer Beweisführung, sondern in der neuen Stellungnahme einer einst ausschließlich deskriptiven Psychiatrie, die sich nun – einfühlend – als kommunikative Psychopathologie versteht.

Wir dürfen indessen nicht übersehen, daß das kommunikative Anliegen auch mancher klassischen Psychopathologie zugrundelag. Eugen BLEULER zählte „fast die gesamte bis dahin beschriebene Symptomatologie" bei Schizophrenen zu den „sekundären, psychologisch verstehbaren Störungen" (M. BLEULER, 1972). Vor allem erschien ihm die Demenz, die Verblödung also, als sekundäres Symptom – im scharfen Gegensatz zur bisherigen Auffassung, die gerade im Verblödungsprozeß das

Hauptsächliche sah. M. BLEULER schreibt, daß seinem Vater, im Gegensatz zu KRAEPELIN, der im Autismus nur die Unzulänglichkeit, das Sich-Absperren gegen die Außenwelt sah, beim Autismus „das Positive ebenso wichtig war": „das reiche introvertierte Leben nämlich". In ganz ähnlicher Weise stellte auch MINKOWSKI dem „armen Autismus" den „reichen" gegenüber. Ja, er ging sogar noch weiter und drang zum modernen Begriff der dualisierten Psychopathologie vor: „Nous constatons que nous n'avons pas de contact affetif avec le schizophrène. N'est-ce pas dire que nous devrions essayer de l'établir?"

M. BLEULER stellte den angeblich primären Charakter der affektiven Stumpfheit, der psychischen Adynamie, der Insuffizienz, der Aktivität (BERZE, 1914) mit folgenden Worten in Frage: „Je mehr und je geschickter man sich mit Schizophrenen abgibt, je günstiger die Umstände zur Entfaltung ihrer Interessen, Talente und Leidenschaften sind, um so mehr treten Stumpfheit und Passivität zurück. Je weniger man sich hingegen um sie kümmert, je mehr man sie in überfüllten Anstalten ohne genügend Personal sich selbst überläßt, um so häufiger und schwerer treten Stumpfheit und Passivität an den Tag." Dies gilt im Grunde für den Autismus nicht weniger als für Athymie und Adynamie. In der Psychotherapie erlebe ich immer wieder, wie aus dem Autismus ein Verlangen nach Aussprache werden kann. Auch M. BLEULER (1972) meint dazu: „Kennt man den Schizophrenen gut, so spürt man mit Ergriffenheit, daß untergründig im Autismus eine entgegengesetzte Tendenz zum Ausdruck kommt. In diesem Sich-Geben liegt eine sehnsuchtsvolle Hoffnung, den Mitmenschen in einer echteren und besseren Art näher zu kommen, als es ihm unter den etablierten gesellschaftlichen Regeln möglich gewesen ist."
„Überall, wo man engere Beziehungen mit Schizophrenen anknüpfte, zeigte sich etwas, das lange erstaunte: die Zerfahrenheit (seit Jahrzehnten als primäres Symptom angesehen) bei ein und demselben Schizophrenen ist eine wandelbare Erscheinung."

VII Verlauf und Prognose
In den vergangenen 50 Jahren wurden viele Verlaufsstudien publiziert. Besonders wichtig sind jene Arbeiten geworden, welche die Verlaufswandlung in der therapeutischen Ära widerspiegeln.
1941 hat M. BLEULER die Krankheitsverläufe der Schizophrenien an Hand von 316 katamnestischen Studien wie folgt eingeteilt:
1. akut zur Verblödung verlaufende Schizophrenien: 5–15%;
2. chronisch zur Verblödung verlaufende Schizophrenien: 10–20%;
3. akut zur Defektheilung verlaufende Schizophrenien: weniger als 5%;
4. chronisch zur Defektheilung verlaufende Schizophrenien: 5–10%;
5. schubweise zur Verblödung führende Schizophrenien: weniger als 5%;
6. schubweise zur Defektheilung führende Schizophrenien: 30–40%;
7. schubweise zur Heilung führende Schizophrenien: 25–35%.
Zusammenfassend: Heilung bei mindestens ¼ der Fälle; Remission mit Residualdefekt bei ca. 50% der Fälle; Demenz beim restlichen Viertel.
1969 hat M. BLEULER auf Grund einer 23jährigen katamnestischen Studie von 208 Schizophrenen festgestellt, daß Gruppe 1 in der letzten Zeit (1965) zum Verschwinden neigt, Gruppe 2 abnimmt, während die Gruppen 4–7 in einer Frequenzzunahme begriffen sind. Im allgemeinen stellt M. BLEULER folgendes fest:
a) Die milden chronischen Verläufe nehmen in den letzten Jahrzehnten zu, die schweren chronischen Verläufe hingegen nehmen ab.
b) Die allgemeine Verlaufstendenz zeigt nach 20–30 Jahren Krankheit eher Besserungen, in dem Sinne nämlich, daß nicht Apathie, Energie- und Aktivitätsverlust, sondern ein Wiederauftauchen scheinbar verlorener, gesunder, intellektueller und warmherziger, emotioneller Verhaltensweisen eintritt. Mindestens ein Drittel der chronisch dementen Patienten, die einen Endzustand erreicht zu haben schienen, erfuhren in den späteren Zeiten ihrer Psychose eine deutliche Besserung. Aktive therapeutische (vor allem gruppentherapeutische) Versuche lohnten sich also auch in solchen „Endzuständen"; es gibt keine eindeutige Grenze zwischen schizophrenen Reaktionen und wirklichen Schizophrenien und auch keine deutliche Grenze zwischen schweren schizoiden Persönlichkeitsreaktionen und Übergängen zu Schizophrenie.
Freilich ergaben sich auch andere Befunde: Der Prozentsatz der schleichend zu chronischen Psychosen führenden Schizophrenien (der schizophrenen Kerngruppe) ist unverändert geblieben.
Wenn man die Prognose nach dem Merkmal der Entlassungsfähigkeit des Patienten beurteilt, so muß man bedenken, daß nach M. BLEULER von den in den Jahren 1942/43 hospitalisierten Schizophrenen fünf Jahre später noch 40% in einer Klinik waren. Dieser Prozentsatz blieb nach 20 Jahren praktisch unverändert, ein Teil der hospitalisierten Kranken brauchte jedoch keine Anstaltsbehandlung mehr, sondern blieb aus anderen Gründen (Senilität, Anhänglichkeit an das Anstaltsmilieu) hospitalisiert.
Die wesentliche neue Erkenntnis ist also die, daß im Laufe der letzten 3 Jahrzehnte viele Schizophrenien neue Verlaufstendenzen entwickelt haben, offensichtlich im Zusammenhang mit Pharmakotherapie, Rehabilitation und Soziotherapie.
Die katamnestische Forschung von C. MÜLLER und CIOMPI hat gezeigt, daß die Schizophrenie

selbst im fortgeschrittenen Alter keineswegs die Züge einer organischen Psychose aufweist und daß sie in einem beträchtlichen Prozentsatz der Fälle (27%) nach langen Verläufen zur Spontanheilung führt; in einem weiteren Viertel der Fälle (24%) bleibt der Defekt mäßig. Ein Zerfall der Persönlichkeit kommt nur bei 18% aller Patienten vor. Diese Ergebnisse, die allgemeine internationale Anerkennung gefunden haben, bestätigen die Befunde BLEULERS.

Nach wie vor bleiben die klassischen prognostischen Richtlinien gültig: Prognostisch günstig ist vor allem der akute Krankheitsbeginn; ebenfalls sind schizophrene Syndrome mit Stimmungsschwankungen, mit aufgewühlter Emotionalität, mit vorwiegenden Bewußtseinstrübungen prognostisch günstig; pyknische und syntone Persönlichkeiten weisen die bessere Prognose auf als schizoide, asthenische, dysplastische; ausgesprochen ungünstig und für die Schizophreniediagnose im engeren Sinne richtunggebend ist der chronische Anfang, die progrediente Entwicklung von Depersonalisations- und Derealisationserscheinungen bei völliger psychischer Luzidität und eine Vorgeschichte von Inaktivität und Autismus.

Die moderne Pharmakotherapie trägt zu dieser Entwicklung bei durch Verkürzung der Schübe, Verbesserung der Pflegeatmosphäre, Förderung der Frühentlassungen, medikamentöse Unterstützung bei Versuchen der sozialen Wiedereingliederungsverfahren von Defektschizophrenen. Die Entwicklung hängt aber nicht bloß mit der Wirkung der Psychopharmaka und der Rehabilitation zusammen, sondern wesentlich auch mit der erhöhten Toleranz aufgeklärter Mitmenschen des Kranken gegenüber der Psychose. Schon die klassische Psychopathologie hatte auf die Relativität des Defektbegriffes hingewiesen: Werden arbeitssoziologische Maßstäbe zu seiner Bestimmung herangezogen, so ist das Ergebnis vom Beruf des Kranken und der von ihm erwarteten Leistung abhängig. Heute kann man allgemeiner sagen, daß unsere Erwartungen (auf den verschiedensten Gebieten) nicht nur unsere Urteile, sondern auch die Entwicklung der Selbstidentität beim Kranken beeinflussen.

Daß die Inhalte der Psychose, etwa die Gestaltung der Wahnideen, sich im Wechsel der geschichtlichen Epochen ändern, ist selbstverständlich: Neu ist aber der Nachweis, daß auch formale Züge der Symptomatologie und Verlaufsgestalten zum Teil wandelbare Gebilde und keine direkten Prozeßsymptome sind.

Der Krankheitsverlauf chronisch hospitalisierter Schizophrener wird in der Hauptsache durch die drei folgenden Momente wesentlich beeinflußt: 1) anhaltendes Interesse der Familie und des Pflegepersonals für den chronischen Patienten; 2) Kontinuität der Therapie während der ganzen Hospitalisierungsdauer; 3) psychiatrische Pflege und Therapie auch während den Remissionen und Entlassungsperioden. Es werden heute auch Korrelationen zwischen pharmakodynamischen Momenten und Verlaufsstrukturen herausgestellt. Demgegenüber werden Verlauf und Prognose oft mit Faktoren korreliert, die psychodynamisch zu deuten sind, wie z. B. psychotische oder schizoide Verhaltensstörungen derjenigen Person, die im Leben des Patienten überwiegend die Mutterrolle versah; keine Möglichkeit der Befreiung aus der pathogenen Familie während der Kindheit und Jugendzeit; schlechte soziale Anpassung; neurotische Bindungsunfähigkeit; keine Möglichkeit des Abreagierens und Auslebens in der Gemeinschaft. Es läßt sich nachweisen, daß frühere, vor längerer Zeit durchgemachte Episoden mit guter und nachhaltiger Besserung keine Rolle für die Prognose spielen; lediglich aus der anhaltenden Dauer des Bestehenbleibens manifester Symptome ist auf eine schlechte Prognose zu schließen. Auf Grund langer Katamnesen wird ein größerer Schaden der Persönlichkeit konstatiert, wenn in kurzer Reihenfolge ein zweiter und dritter Schub zur erneuten Hospitalisierung führt, als wenn ein Rückfall erst nach Jahrzehnten erfolgte. Es ist freilich möglich, solche Befunde im alten deskriptiven Sinn von Gesetzmäßigkeiten zu verstehen, aber auch nach psychodynamischen Gesichtspunkten: Rasch aufeinanderfolgende Schübe fragmentieren den Lebensstil und reißen den Patienten aus dem sozialen Gleichgewicht.

Die schizophrene *Demenz* ist ein anderes Syndrom als dasjenige, das am Ende der hirnorganischen Prozesse steht. Sie unterscheidet sich von diesem vollständig, sowohl durch das Fehlen einer Gedächtnisstörung[2] wie auch durch den „situativen" Charakter des Syndromes: Sie ist in seltenen Fällen sogar reversibel und in häufigen Fällen durch das Hervortreten hochwertiger Leistungen auf einzelnen Gebieten gekennzeichnet, welche ohne Einbezug großer Persönlichkeitsanteile nicht zustandekommen könnten. *Dies spricht für die nicht grob anatomisch-pathologische, sondern plastische, noch unbekannte Natur der Demenz, sowie auch für ihre Beschränkung auf die höheren Symbolisierungsprozesse.*

VIII Ausblick

In allen Schulen entwickelt sich eine multifaktorielle Theorie der Schizophrenie, welche sowohl die biologisch hereditären Faktoren erforscht, als auch die psychogenen Teilkomponenten in Charakter, Familie und Sozietät untersucht. Diese

---

[2] *Aufmerksamkeit* und *Wahrnehmung* gehörten lange zu den von der schizophrenen Demenz ausgesparten, elementarpsychischen Funktionen. Diese klinische Beobachtung trifft zweifellos auch heute noch zu; doch bemühen sich moderne, fein differenzierte testpsychologische Untersuchungen um die Darstellung von Aufmerksamkeits- und Wahrnehmungsstörungen aktiver Schizophrenen, wobei besonders die „kommunikative" Dimension dieser Funktion und deren „emotionelle Integrierung" getroffen scheinen.

letzteren werden nämlich heute im Rahmen einer Feldtheorie gesehen, einer Wechselwirkung und pathologischen Interaktion der verschiedenen Familienangehörigen, in die erbliche Momente hineinspielen.

Die Untersuchung so vieler zusammenhängender Varianten kann durch die alte klinische Beobachtungsmethode der klassischen Psychiatrie nicht mehr genügend durchgeführt werden. Faktorenanalyse, „rating scale personality inventories" usw. erstreben die Erfassung, Quantifizierung und Nachprüfbarkeit von Momenten, welche die subjektive Beurteilung des Einzelbeobachters ergänzen oder ersetzen möchten.

Besonders die neuropsychologische und die systemische Forschung sind heute darum bemüht, die Brücke zwischen Umwelt und Anlage zu schlagen. Freilich ist das Zusammenspiel dieser beiden Faktorenreihen, das in der klinisch-phänomenologischen Sicht M. BLEULERs klar erscheint, im systemischen Aufbau so aufgefächert, daß die Frage immer noch offen bleibt, welche unter den vielen Faktoren für das Entstehen von Schizophrenien wirklich relevant sind.

Spezielle Begriffe
Ambivalenz, affektive. Schizophrene Doppelbetonung von Gefühlsvorstellungen, in denen ein positiver und ein ebenso starker negativer Faktor liegt.
Appersonierung. Eine Erlebensstörung bei schizophrenen Kranken, nach der äußere Ereignisse oder Verhaltensweisen anderer Menschen vom Patienten als eigene erlebt werden.
Athymie. Nach CERLETTI schizophrene Verflachung der Affekte.
Autismus, schizophrener. Schizophrener Verlust des Kontaktes mit der Wirklichkeit, den Interessen anderer Menschen, der eigenen Strebung nach deren Anschluß und Bestätigung, und Eigenleben in einer eingebildeten Welt.
Coenästhetische Schizophrenie. Durch das Überwiegen von Körperhalluzinationen und hypochondrischen Wahnideen gekennzeichnete Schizophrenie.
Defektsyndrom, schizophrenes Residualsyndrom. Psychisches Zustandsbild des schizophrenen Kranken nach durchgemachtem akutem Schub, das besonders dann eintritt, wenn rehabilitative Maßnahmen ausbleiben. Es ist charakterisiert durch das Fehlen von psychotischen Symptomen und durch eine Wesensveränderung im Vergleich zum präpsychotischen Stadium, welche vor allem Affekte, Interessen, Erleben und Verhalten des Kranken betrifft.
Hebephrenie. Ursprünglich bezeichnete man als Hebephrenien solche Schizophrenien, die im Jugendalter auftraten und deren Syndrom durch ein Verhalten bestimmt war, das Pubertätszüge (z. B. geziert-pathetische, clownartige usw.) aufwies. Später sind die Grenzen der Hebephrenien unklar geworden, indem man ihnen Schizophrenien zu-

rechnete, die sich in den übrigen umschriebenen Unterformen unscharf erfassen ließen (z. B. Hebephrenie mit manischen und depressiven Anfällen, hypochondrische Hebephrenie).
Katatonie. Die Katatonie ist durch das Vorwiegen der Störungen der Haltung und der Psychomotorik (Manieren, Attonität, Flexibilitas cerea, Faxensyndrom, Sperrungen) gekennzeichnet. Wir beobachten das Einfrieren der Bewegung (Mutismus, Stupor, Sperrung) bei Unterbrechung einer Beziehung zur Umwelt, die Trennung der Bewegung vom eigentätigen Ich (so daß die Bewegung zur Kopie oder Negation unserer Bewegung wird) und von einem steuernden und motivierenden Ich (Automatie, Raptus), die Fragmentierung der Bewegung in Ausdruckssegmente ohne situativen Zusammenhang (Stereotypien, Grimassen). Die Spaltung der Körperinnervation von ihrem emotionellen, motivationellen, willensmäßigen Integrationsfeld setzt hier die Reihe der intrapsychischen Spaltungsphänomene der Schizophrenie fort.
Kinderschizophrenie[3]. Persönlichkeitsstörungen im Vorschulalter, die kaum wie beim Erwachsenen durch schwere Denkzerfahrenheit, Wahnideen und Halluzinationen, sondern durch Beziehungsstörungen, Sprachstörungen (Lispeln, stereotype Wiederholungen), Depersonalisationen, Stupor, Erregung, gekennzeichnet sind. Die Differentialdiagnose gegenüber Restzuständen von Hirnkrankheiten und dem Autismus ist wichtig, aber nicht immer möglich.
Paranoia. Chronisches Wahnsystem, das sich genuin schon in der Jugend entwickeln kann (KRAFFT-EBING), im Gegensatz zur paranoiden Symptomatik der involutiven, senilen, arteriosklerotischen und alkoholischen Psychose und nach übereinstimmenden klinischen Beobachtungen (GRIESINGER, KRAEPELIN, NEISSER, BERZE, KRETSCHMER, E. BLEULER) thematisch und lange Zeit formell umschrieben blieb, so daß man sie lange als eine selbständige Krankheit ansah, entweder des Verstandes (BERZE, 1903) oder der Persönlichkeitsentwicklung (KRETSCHMER: Liebeswahn, Eifersuchtswahn, Erfinderwahn, Prophetenwahn) oder einfach als Krankheitseinheit. Nachdem KOLLE den häufigen Ausgang in paranoide Schizophrenie katamnestisch nachgewiesen hat, legen wir die Paranoia als beginnende Ich-Desintegration aus, die durch Lockerung der Ich-Grenze und Verwechslung von eigenen Wünschen und Befürchtungen mit objektiven Vorgängen charakterisiert ist und durch relative Ich-Stärke lange vor dem schizophrenen Persönlichkeitszerfall abgegrenzt bleibt. Ältere Bezeichnungen: Paranoia completa (MAGAN), Paranoia hallucinatoria, Paranoia hypochondriaca, Paranoia originaria, Para-

---

[3] Es ist besser, diese heute unspezifisch als Psychose aufzufassen.

noia persecutoria, Paranoia querulans, Paranoia senilis.

Paranoide Schizophrenie. Wenn eine Schizophrenie vor allem durch Wahnideen und Halluzinationen charakterisiert ist, spricht man von einem Paranoid. Der Anfang kann akut sein, indem fertig primordiale Wahnideen plötzlich auftreten, ist aber oft auch schleichend. Der Patient leidet unter dem Gefühl, im Zentrum der Aufmerksamkeit zu stehen, daß man ihm böse wolle, seine Gedanken lese usw. In der Psychotherapie erfährt man, wie lange sich solche Kranke umsonst bemüht haben, die gemeinsamen Realitätsparameter aufrecht zu erhalten, bevor sich die wahnhafte Überzeugung entwickelte.

Paraphrenie. Nach KRAEPELIN (1909) stand die Paraphrenie zwischen der Paranoia (mit welcher sie den umschriebenen Charakter teilte) und der paranoiden Schizophrenie (mit der sie das halluzinatorische Syndrom teilte). Neben dieser „systematischen Paraphrenie" schilderte er dann aber eine expansive, eine konfabulatorische, eine phantastische Form. Während heute, etwa von LEONHARD, noch andere symptomatologische Varianten (hypochondrische, inkohärente, phonemische) genannt werden, bleibt die Hauptfrage die, ob man (wie die meisten Autoren) den Begriff im Bereich der paranoiden Schizophrenie oder des wahnhalluzinatorischen Syndroms im Senium (ROTH) bei relativ erhaltener Persönlichkeit anwenden wolle.

Phantasiophrenie (LEONHARD, 1936). Defektschizophrenie mit Körperhalluzinationen, Erinnerungstäuschungen, Personenverkennungen, Größenwahnideen.

Prozeß. Psychische Krankheitsentwicklung, die eine relativ eigene, von den Einwirkungen der Umwelt autonome Gesetzmäßigkeit aufweist, deren Grund wohl unbekannt ist. Der Begriff galt für die ganze Gruppe der Kraepelinschen Dementia praecox, wird heute aber enger, zur Verwendung der malignen Schizophrenien oder Prozeßpsychosen verwendet.

Pseudoneurotische Schizophrenie. Es handelt sich um eine Schizophrenieform mit vordergründig neurotischer Symptomatik. Diskret angedeutete schizophrene Symptome, vor allem auf dem Gebiet des Erlebens sowie auch dem Verlauf, lassen die schizophrene Natur des Leidens erkennen.
Das Syndrom der pseudoneurotischen Schizophrenie (HOCH, 1962), zeigt nach 5–20jähriger Katamnese bei größerem Patientenmaterial 29% Remissionen, 71% „erträgliche Zustände" und 30% eindeutige Psychosen.

Registerziehen. Plötzliches Abwechseln des mimischen Ausdruckes, Umschaltungen ohne fließende, natürliche Zwischenglieder.

Schizophrenia simplex. Es handelt sich um eine schleichende Form der Schizophrenie, die chronisch verläuft und auf den Laien durch ein zunehmendes soziales Versagen wirkt. Bei ärztlicher Untersuchung ist besonders der Autismus der Patienten auffallend; sie leben ohne Lebensziele dahin, in einer weltfremden Ideenwelt, die an das Wahnhafte grenzt, ohne Entwicklung von eigentlichen Wahnideen.

Sensitiver Beziehungswahn. Paranoide Schizophrenie, in der die psychologische Entwicklung und die lebensgeschichtliche Problematik stark überwiegen, und die sich auf der Grundlage einer ausgesprochenen sensitiven Anlage entwickelt.

Spätschizophrenie. Unterform, die vor allem durch den späten Beginn (nach dem 40. Lebensjahr) gekennzeichnet ist (BLEULER).

Sperrung. Plötzliche Unterbrechung des Gedankenganges beim schizophrenen Kranken. Im Unterschied zur *Hemmung,* die in der Depression synthym und in der Neurose katathym bedingt ist, erscheint die Sperrung nicht motiviert. Wir legen sie als Spaltung im sprachmotorischen Vorgang aus.

Symptome ersten und zweiten Ranges (K. SCHNEIDER). Endogene, körperlich nicht begründbare Symptome von verschiedener Wertrangordnung für die Diagnose der Schizophrenie und des manisch-depressiven Irreseins. Die Symptome ersten Ranges, die sich nicht, wie die primären Symptome E. BLEULERS, auf eine angenommene körperliche Grundstörung beziehen, sind für die Schizophrenie: Hören von Stimmen in Rede und Gegenrede oder das Verhalten des Kranken begleitende Körperhalluzinationen, Gedankenentzug, Gedankenlautwerden, Wahnwahrnehmungen, Depersonalisationen, Appersonierung, Transitivismus. Die *Symptome zweiten Ranges,* die nie einzeln, sondern nur in einem Gesamtzusammenhang die Diagnose der Schizophrenie nahelegen, sind im wesentlichen Halluzinationen, Verstimmungen und Wahneinfälle.

Literatur
ARIETI, S.: Interpretation of Schizophrenia. New York: Basic Books 1974.
BENEDETTI, G., KIND, H., JOHANSSON, A. S., WENGER, V.: Forschungen zur Schizophrenielehre. Darmstadt: Wissenschaftliche Buchgesellschaft 1969.
BENEDETTI, G., RAUCHFLEISCH, U.: Die Schizophrenie in unserer Gesellschaft. Stuttgart: Thieme 1975.
BINSWANGER, L.: Schizophrenie. Pfullingen: Neske 1957.
BLEULER, E.: Dementia praecox oder die Gruppe der Schizophrenien. In: ASCHAFFENBURG, B. (Hrsg.): Handbuch der Psychiatrie. Leipzig Wien: Deuticke 1911.
BLEULER, E., BLEULER, M.: Lehrbuch der Psychiatrie. Berlin Heidelberg New York: Springer 1972.
BLEULER, M.: Die schizophrenen Geistesstörungen. Stuttgart: Thieme 1972.
CIOMPI, C., MÜLLER, C.: Lebensweg und Alter der Schizophrenen. Berlin Heidelberg New York: Springer 1976.
DSM III: Diagnostic and statistical manual of psychiatric disorders. Am Psych Association, Washington 1980.
KRETSCHMER, E.: Körperbau und Charakter, 20. Aufl. Berlin Göttingen Heidelberg: Springer 1951.
LEMPP, R. (Hrsg.): Psychische Entwicklung und Schizophrenie. Bern Stuttgart Toronto: Huber 1984.
MEYER-GROSS, W.: Psychopathologie der Schizophrenie. In: BUMKE, O. (Hrsg.): Handbuch der Psychiatrie, Bd. 9. Berlin: Springer 1932.
MINKOWSKI, E.: La schizophrénie. Paris: Payot 1927.

ROSENTHAL, D., KETY, S. (Eds.): The transmission of schizophrenia. London: Pergamon 1969.
SCHULTZ-HENCKE, H.: Das Problem der Schizophrenie. Stuttgart: Thieme 1952.
SECHEHAYE, M.: La réalisation symbolique. Bern: Huber 1947.
SULLIVAN, H. S.: Schizophrenia as a human process. New York: Norton 1962.

G. BENEDETTI

Schlaf

Rhythmisch wiederkehrender aktiver Erholungsvorgang des Organismus, gekennzeichnet durch vegetative Umstellungen und Bewußtseinsänderungen.

Die Definition als „aktiver Vorgang" (HESS, 1933) bringt zum Ausdruck, daß Schlaf nicht negativ durch bloße Ausschaltung bestimmter Funktionen erklärt werden kann, wie früher immer wieder erwogen worden war. Insofern unterscheidet er sich auch grundsätzlich von pathologischen Bewußtseinsstörungen, bedingt durch Ohnmacht, Narkose, Stoffwechselentgleisungen, epileptische Anfälle oder andere hirnorganische Ursachen.

Die wichtigsten *äußeren Kriterien* des Schlafes sind folgende:
1. Der Schlaf wird vom Individuum in der Regel vorbereitet durch Schaffung äußerer Voraussetzungen (Aufsuchen eines geeigneten Ortes, Einnahme von Schlafhaltungen u. a.).
2. Während des Schlafes bleibt eine gewisse Wahrnehmungsbereitschaft gegenüber der Umwelt erhalten.
3. Durch geeignete Reize ist der Schlafende jederzeit erweckbar.

Elektrophysiologische Kriterien: Schlafstadien: Elektroencephalographisch werden (nach LOOMIS u. Mitarb., 1937/38) je nach der Schlaftiefe vier verschiedene Stadien B–E unterschieden, wobei B nach dem Einschlafen oder im Traumstadium (vgl. unten) vorhanden ist und E im besonders tiefen Schlaf; der Wachzustand (mit Ermüdung) wird als A bezeichnet. Die entsprechenden EEG-Kriterien sind folgende:

A. Wachzustand: Periodische Alphawellen.
B-Stadium (nach dem Einschlafen oder Traumstadium): Flaches EEG mit uncharakteristischen, kleinen Wellen wechselnder Frequenz.
C-Stadium (leichter Schlaf): Sogenannte Schlafspindeln um 14/sec. Allmählich zunehmend auch kleinere Zwischen- und Deltawellen.
D-Stadium (mittlerer Schlaf): Größere Deltawellen um 3/sec und einzelne steile Wellen. Kleinere Schlafspindeln mit langsamerer Frequenz von 12–13/sec.
E-Stadium (Tiefschlaf): Große, langsame Deltawellen von 0,6–1/sec und seltene Schlafspindeln.
Traumstadium = REM-Stadium (= paradoxer Schlaf; dissoziierter Schlaf): Während eines Nachtschlafes treten in der Regel drei- bis sechsmal Traumstadien auf, die jeweils an Tiefschlafstadien anschließen. Die Dauer eines derartigen Traumstadiums schwankt zwischen wenigen Minuten und etwa einer halben Stunde. Das EEG während dieser Phase ähnelt dem B-Stadium. Im Gegensatz hierzu ist jedoch die Weckbarkeit vermindert, der Muskeltonus (insbesondere an Kopf- und Halsmuskulatur) herabgesetzt. Wegen dieser Diskrepanz wird auch der Terminus „paradoxer Schlaf" gebraucht oder „dissoziierter Schlaf" (R. JUNG, 1963); es kombinieren sich somatische Tiefschlafsymptome mit einer Aktivierung psychischer Vorgänge. Besonders kennzeichnend für Traumstadien ist das Auftreten unregelmäßiger rascher Augenbewegungen (in allen Richtungen), daher auch die Bezeichnung REM-Stadium (= rapid eye movement periods). Ob diese Augenbewegungen dem Verfolgen von Traumbildern entsprechen, ist nicht hinreichend geklärt. Auch bei phasischen Kontraktionen der Mittelohrmuskeln während der Traumstadien (tierexperimentell bei Katzen nachgewiesen) muß offen bleiben, ob es sich um Korrelate akustischer Träume handelt. – Von der Gesamt-Schlafzeit entfällt etwa ⅕ auf Traumphasen. (Weitere Einzelheiten → Traum.)

Schlafprofil: Eine Nachtschlafperiode untergliedert sich in mehrere cyclische Abläufe. In der Regel werden nach dem Einschlafen zunehmend tiefere Schlafstadien erreicht. Dann folgt, meist nach Ablauf von mindestens einer Stunde, ein Traumstadium mit raschen Augenbewegungen (vgl. oben). Nunmehr beginnt ein neuer Cyclus, der nach einem Tiefschlafstadium wiederum durch ein Traumstadium abgeschlossen wird. Während einer Nacht ergeben sich etwa drei bis sechs derartige Cyclen, die weitgehend unabhängig von äußeren Reizen ablaufen. Kurze Unterbrechungen bzw. Zustände eines wachähnlichen Schlafes treten spontan auf, oder ausgelöst durch Geräusche und andere Weckreize. Im Stadium D und E kommt es spontan in Abständen von etwa einer Minute (aber auch provoziert durch Weckreize) zu großen, langsamen Potentialschwankungen; gleichzeitig besteht eine erhöhte Wahrnehmungsbereitschaft gegenüber Außenreizen. Offenbar handelt es sich um einen biologischen Schutzmechanismus, durch welchen der Schlafende periodisch mit der Umwelt in Kontakt kommt (VETTER u. BÖKER, 1962).

„Ammenschlaf-Phänomen": Unter akustischen Reizen können diejenigen ausgewählt werden, die in der gegebenen Situation einen besonderen Bedeutungsgehalt haben. (Beispiel: Mutter wacht bei leisem Röcheln des Säuglings auf, schläft aber bei lautem Gewitterdonner weiter.)

Für eine partielle Umweltbezogenheit während des Schlafes spricht auch das sogenannte „automatische Erwachen" (= „Kopfuhr-Phänomen" = „Terminerwachen"). Hierbei handelt es sich um die Fähigkeit, wunsch- oder vorsatzgemäß – ohne äußere Weckreize – zu einem bestimmten Zeitpunkt zu erwachen. Offenbar bleibt eine registrierende Instanz auch während des Schlafes partiell erhalten. – Für ein gewisses Maß an Umweltbezogenheit spricht weiterhin die Tatsache, daß die im Schlaf häufigen Körperhaltungsänderungen jeweils der äußeren Situation angepaßt werden: Es kommt kaum einmal vor, daß ein Gesunder aus dem Bett fällt, selbst wenn es sich um eine ungewohnt schmale Liegestatt handelt.

Einschlaferleben: Der Vorgang des Einschlafens vollzieht sich vielfach nicht punktuell, sondern wellenförmig: Mehrfach „schwingt" die Bewußtseinslage gleichsam hin und her, etwa im Sinne eines „Einpendelns" auf den Schlaf. Wenn es zu rückläufigen Bewegungen (in Richtung Wachheit) gekommen ist, dann kann dieser Vorgang durch Selbstbeobachtung erfaßt werden, außerdem auch – zumindest teilweise – das unmittelbar vorangegangene Stadium. Voraussetzung für die Selbstbeobachtung derartiger wellenförmiger Änderungen ist allerdings eine besondere Aufmerksamkeitszuwendung. Subjektiv bemerkbare Bewußtseinstrübungen im Einschlafstadium zeigen eine enge Korrelation mit EEG-Veränderungen (Grundrhythmusverlangsamungen mit oder ohne Abflachung; KUHLO u. LEHMANN, 1964). Von Versuchspersonen wird dieser Zustand als „Dösen", „Wegsein für einen Moment" o. ä. umschrieben. Die Körpergrenzen scheinen zu verschwinden; ein Gefühl der Leichtigkeit, des Schwebens oder aber des Fallens bzw. des Schwindels kann auftreten. Die Gedankenabläufe sind nicht mehr steuerbar und geradlinig; sie bewegen sich auf Neben- und Umwegen, wirken verworren und sprunghaft, gewinnen dabei zunehmend Bildcharakter bis hin zum sogenannten „Bildstreifen-Denken". – Hiervon abzugrenzen sind → hypnagoge Haolluzinationen. – Im Zustand der Übermüdung kann das Einschlafstadium verkürzt sein; tiefere Schlafstadien werden rascher erreicht. Die Fähigkeit zur Beurteilung der eigenen Bewußtseinslage ist beeinträchtigt; beispielsweise wird nach Weckreizen angegeben, man sei noch vollkommen wach und habe nicht geschlafen (trotz eindeutiger Schlafveränderungen des EEG).

Besonders bei funktionellen Schlafstörungen ist (trotz aller Selbstbeobachtung) die Selbstwahrnehmung der Schlafperioden herabgesetzt. Nach dem Erwachen bestreitet der Betreffende energisch, geschlafen zu haben, da er tatsächlich die Schlafperiode nicht bemerkt hat. Wohl aber hat er Weckreize registriert, etwa das Schlagen einer Kirchturmuhr. Insofern beruht die Angabe, man habe „jede Stunde schlagen hören", weitgehend auf Tatsachen. Es besteht gleichsam eine Figur-Hintergrund-Relation: Die eventuell nur kurzdauernden, aber inhaltlich stärker strukturierten Perioden des Wachseins heben sich vom Hintergrund der „amorphen" Schlafzustände ab. – Auch für das „Einnicken" älterer Menschen am Tage gilt, daß es oftmals nicht das Erlebnis eines Schlafzustandes hinterläßt.

Schlafmotorik: Haltungsänderungen während des Schlafes erfolgen mehrfach, vorzugsweise in den flacheren Schlafstadien. Im Traumstadium (REM) sind Körperbewegungen seltener; zusätzlich zu den raschen Augenbewegungen finden sich hier auch unregelmäßige Zuckungen im Gesicht. – Manche Befunde sprechen dafür, daß der erwähnte mehrfache Haltungswechsel eine Voraussetzung für den subjektiv empfundenen guten Erholungseffekt des Schlafes darstellt. Nach Nächten mit geringer Schlafmotorik wird dagegen über Mattigkeit, Zerschlagenheit, mangelnde Frische usw. geklagt. – Einschlafzuckungen treten besonders im B-Stadium auf: Rasche ruckartige Kontraktionen mit Bewegungseffekt, vorzugsweise an den Extremitäten, im Bewegungsablauf ähnlich den Myoklonien.

Weitere Funktionsänderungen während des Schlafes: Verminderte Atmung, eventuell auch beim Gesunden periodische Atemfrequenzänderungen. Abnahme der Pulsfrequenz; tagesrhythmische Schwankungen des Brachialis-Blutdruckes mit Tiefstwerten in der Regel zwischen 0.00 und 4.00 Uhr nachts. Hautwiderstandserhöhung (durch verminderte Schweißsekretion), Abnahme der Magenmotilität. Auftreten periodischer Erektionen etwa synchron mit Traumstadien (jedoch offenbar meist ohne Bindung an sexuelle Trauminhalte), deren Bedeutung unbekannt ist. – Mit Hilfe moderner Polygraphie-Systeme gelingt es, die somatischen (Begleit-)Phänomene des Nachtschlafes störungsarm und kontinuierlich zu registrieren. Indessen: Man vergißt dabei leicht, daß durch diese Aufzeichnungen noch immer nicht „der Schlaf" schlechthin erfaßt wird.

Zur Frage der „Lokalisation": Es ist nicht möglich, die Schlaf-Wach-Regulation in einem einzig umschriebenen „Zentrum", und nur dort, zu lokalisieren. Wohl aber kennt man mehrere Regionen, auf deren Intaktheit die genannte Funktion angewiesen ist, weil von hier aus aktivierende bzw. dämpfende Einflüsse im Sinne einer Bewußtseins- und Schlafsteuerung wirksam werden. Manche dieser Strukturen werden der sogenannten Formatio reticularis zugerechnet. Insgesamt ist die Ausdehnung schlafregulierender Strukturen wesentlich größer, als ursprünglich vermutet wurde. Noch ungenügend geklärt ist die Frage einer dualistischen Repräsentanz aktivierender und dämpfender Funktionen (oder aber als Alternative: Die Frage der Steuerung durch ein und denselben neuronalen Apparat). Mehr für die erstgenannte Möglichkeit sprechen reziproke regionale Durchblutungsänderungen im rostralen und caudalen Hirnstamm, die mit dem Schlaf- bzw. Wachzustand verknüpft sind.

Weitere Ansätze zu einer „Schlaftheorie": Manche humoralen bzw. biochemischen Befunde, beispielsweise die cerebrale Serotonin-Konzentration, zeigen Beziehungen zur Schlaf-Wach-Regulation (→ Ermüdung). Man ist indessen nicht in der Lage, Wachsein und Schlaf durch bestimmte Substanzen zu „erklären". Die verschiedenen funktionellen Umstellungen, nicht nur biochemischer Art, während des Nachtschlafes können als Teilerscheinung einer umfassenderen zirkadianen Rhythmik aufgefaßt werden (→ Tag-Nacht-Rhythmus). Bei Anwendung kybernetischer Aspekte lassen sich viele der genannten neurophysiologischen bzw. vegetativen Funktionsänderungen Rückkoppelungskreisen zuordnen, die entweder schlaffördernde oder schlafhemmende Tendenz haben. Der Schlaf- bzw. Wachzustand läßt sich interpretieren als ein Zusammenwirken vieler solcher Rückkoppelungskreise, die bis zu einem gewissen Grade stabilisierend wirken, d. h. der Wachzustand wird bei einer bestimmten Konstellation äußerer und innerer Faktoren nicht unbedingt sofort in Schlaf umgewandelt. Umgekehrt wird der Schlaf nicht zwangsläufig durch einen Weckreiz schlagartig beendet. (Manche Schlafstörungen könnten so verstanden werden, daß bestimmte Steuerungsmechanismen auf einen falschen „Sollwert" eingestellt sind.) – Für die kybernetische Blickrichtung gilt dasselbe wie für alle anderen Betrachtungsweisen: Es lassen sich jeweils manche Einzelphänomene gut erklären; eine umfassende „Schlaftheorie" kann indessen nicht geliefert werden.

Literatur
ASCHOFF, J. (Ed.): Biological rhythms. Handbook of behavioral neurobiology. Vol. 4. New York London: Plenum.
BAUST, W.: Physiologie und Pathophysiologie des Schlafes und physiologische Korrelate des Traumes. In: Schlaf, Schlafverhalten, Schlafstörungen. Hrsg. von BÜRGER-PRINZ, H., FISCHER, P.-A. Stuttgart: Enke 1967.
FINKE, J., SCHULTE, W.: Schlafstörungen – Ursachen und Behandlung. 2. Aufl. Stuttgart: Thieme 1979.
HESS, W. R.: Der Schlaf. Klin. Wschr. 12, 129–143 (1933).
JUNG, R.: Neurophysiologie und Psychiatrie. In: Psychiatrie der Gegenwart, herausgegeben von GRUHLE, H. W., JUNG, R., MAYER-GROSS, W., MÜLLER, M., Bd. I/1A, S. 325–928. Berlin Heidelberg New York: Springer 1967.
KUHLO, W., LEHMANN, D.: Das Einschlaferleben und seine neurophysiologischen Korrelate. Arch. Psychiat. Nervenkr. 205, 687–716 (1964).
LOOMIS, A. O., HARVEY, E. N., HOBART, G. A.: Cerebral states during sleep as studied by human brain potentials. J. exp. Psychol. 21, 127–144 (1937).
SCHULTE, W.: Dissoziation der Schlaf-Wach-Verhältnisse im Alter (Schläfrigkeit und Einnicken am Tage, Schlaflosigkeit in der Nacht). Z. Altersforsch. 20, 1–13 (1967).
VETTER, B., BÖKER, W.: Zur Funktion des K-Komplexes im Schlaf-Elektroencephalogramm. Nervenarzt 33, 390–394 (1962).

J. FINKE

Schlafentzug, Schlafentzugsbehandlung
[engl.: sleep deprivation, frz.: privation de sommeil]
Schlafentzug für eine Nacht ist gefolgt von Müdigkeit und erhöhtem Schlafbedürfnis am folgenden Tag. Subjektive Beschwerden stärkeren Ausmaßes sind selten. Im EEG zeigt sich am Tage nach Schlafentzug eine leichte Verminderung der Alphawellenaktivität und eine Tendenz zu langsameren Frequenzen. Die folgende Erholungsnacht („recovery sleep") ist gekennzeichnet durch einen Anstieg der Gesamtschlafzeit und Vermehrung der Tiefschlafphasen (Stadium 4, „slow wave sleep").
Schlafmangel (teilweiser Schlafentzug) über längere Zeit kann durch umweltbedingte Einwirkungen, z. B. Lärmbelastung, psychische Stressoren, Einfluß von Genußmitteln (Coffein, Alkohol, Nicotin), Arzneimitteln und Rauschdrogen, weiterhin im Gefolge von körperlichen und psychischen Erkrankungen sowie als Folge von unkontrolliertem und längerem Gebrauch von Schlafmitteln und Tranquilizern zustande kommen (→ Schlafstörungen). Symptome chronischen, über Wochen und Monate andauernden Schlafmangels sind: Müdigkeit, Kopfschmerzen, Schwindelgefühl, Störungen der Aufmerksamkeit und Konzentrationsfähigkeit, affektive Unausgeglichenheit, Verstimmungen, Überempfindlichkeit, Apathie, Abnahme psychischer Leistungsfähigkeit, Skeletmuskelbeschwerden und weitere physische Beeinträchtigungen. Diese Symptome sind jedoch nicht auf den Schlafmangel allein, sondern auch auf die ihm zugrunde liegenden psychischen und physischen Auslöser zurückzuführen. In Versuchen mit verkürzten Schlafzeiten (5½ h täglich) über 8 Wochen zeigten sich nur geringe Beeinträchtigungen der Leistungsfähigkeit in einem Aufmerksamkeitstest, etwas vermindert war der „Wachheitsgrad" im Vigilanztest. Die Probanden hatten Mühe, morgens aufzustehen, zeitweise waren sie tagsüber vermehrt schläfrig, allgemein zeigte sich eine Abnahme der Motivation. Im Schlaf-EEG verkürzte sich die REM-Latenz bei gleichzeitiger Abnahme der totalen REM-Zeit um 25%. Stadien 3 und 4 nahmen in den ersten Tagen um 15% zu, um sich später der Ausgangslage zu nähern.
Geschichtliches: Bei den Römern wurde Schlafentzug als Foltermethode angewandt. Die Gefangenen wurden gezwungen, ständig wachzubleiben („tormentum vigiliae" – Wachmarter). Im Mittelalter fand die „tortura insomniae" (Schlafentziehungsmarter) in vielen Ländern Anwendung, vor allem in den zahlreichen Inquisitionsprozessen. Dadurch sollten nicht nur Geständnisse erzwungen, sondern auch Dämonen ausgetrieben werden.
Erste Tierversuche zu Auswirkungen des Schlafentzuges wurden an jungen Hunden von Manacéine (1894) durchgeführt. Nach 92–143 h Schlaflosigkeit starben die Versuchstiere. PATRICK und GILBERT führten 1896 die ersten Schlafentzugsversuche am Menschen durch. Nach einer Wachzeit von 90 h beobachteten sie eine Abnahme der Fähigkeit zur genauen Sinneswahrnehmung, der motorischen Aktivität, der Gedächtnisleistungen und der Reaktionen. Systematische Schlafentzugsexperimente führte KLEITMAN 1923 an Studenten durch. Schlafentzug als Therapiemethode bei psychischen Erkrankungen wurde unter der Rubrik der „fühlbaren Strafen" und Bändigungsmittel 1818 von HEINROTH und 1824 von PETER JOSEPH SCHNEIDER beschrieben.

Der *experimentelle Schlafentzug*, unter definierten und kontrollierten Bedingungen durchgeführt, entspricht einem klassischen medizinischen Forschungsansatz, nämlich unter Ausschaltung eines Organes auf seine Funktion und Notwendigkeit schließen zu können. Man unterscheidet mehrere Formen experimentellen Schlafentzuges:

1. *Totaler Schlafentzug* liegt dann vor, wenn die Versuchsperson über eine längere Zeitspanne Tag und Nacht wach bleibt. Die qualitativen und quantitativen Veränderungen im Erleben und Verhalten während eines totalen Schlafentzuges hängen von seiner Dauer ab. Nach 36 h Wachzeit finden sich subdepressive Verstimmungen, Beeinträchtigungen der Leistungsfähigkeit bezüglich Konzentration, Aufmerksamkeit, Kurzzeitgedächtnis und Lernen, Erniedrigung der Leistungsmotivation, Erhöhung der Wahrnehmungsschwelle für akustische Reize, vegetative Beschwerden, Beeinträchtigung der motorischen Kontrolle, EEG-Veränderungen (Abnahme der Alphaaktivität) und visuelle Wahrnehmungsstörungen (z. B. Doppelsehen).

Nach etwa 60 h Wachzeit verstärkt sich die depressive Stimmung, die Müdigkeit wird fast unüberwindlich, Stimmungsschwankungen zwischen Euphorie und Depression können auftreten, Gereiztheit, Mißtrauen, Apathie; die Wahrnehmungsschwellen verändern sich (akustisch, optisch, Geschmack, Schmerz), Leistungsbeeinträchtigungen kognitiver Funktionen verstärken sich, die Motivation sinkt weiter ab, ebenfalls die soziale Kontaktfähigkeit; gelegentlich treten Störungen des Realitätsbezuges auf. Weiterhin sind vegetative Funktionsunregelmäßigkeiten, Veränderung von Körperhaltung, Gesichtsausdruck und Motorik zu beobachten. HUBER-WEIDMANN (1976) faßt die beschriebenen Störungen nach einem Wachsein bis zu 60 h als sogenanntes „Schlafentzugssyndrom" zusammen.

Nach etwa 60–120 h Wachseins finden sich Prodromalerscheinungen der Schlafentzugspsychose mit offenkundigen Bewußtseins-, Denk- und Gedächtnisstörungen, die sich zunehmend verstärken und das Zustandsbild weitgehend bestimmen. Es werden Mikroschlafattacken beobachtet, die gehäuft zwischen Mitternacht und Morgengrauen auftreten, Halluzinationen, Derealisationen, Depersonalisationen, zeitliche und räumliche Desorientierung. Im EEG verschwindet während des Mikroschlafs (1–5 s) die Alphaaktivität, während plötzlich langsame Delta- und Thetawellen einsetzen; in stark abgekürzter Zeitfolge können sukzessive alle Stadien zwischen Wachheit und Schlaf vorkommen. Neurologisch treten ataktische Störungen auf, zunächst feinschlägiger regelmäßiger, später grobschlägiger Tremor, Zuckungen der Finger, horizontaler Blickrichtungsnystagmus, Artikulationsstörungen und Beeinträchtigungen des Körperschemas. Körperliche Beschwerden verstärken sich: Kopfschmerzen, Schmerzen in den Beinen, partielle Anästhesien. Die Stimmungslage wird zunehmend von Angst und Hilflosigkeit mit paranoiden Gedanken geprägt.

Kontinuierlich entwickelt sich nach etwa 4–5 Tagen andauernden Wachbleibens bis über 120 h hinaus ein psychotisches Zustandsbild, welches dem einer exogenen Psychose gleicht und gekennzeichnet ist durch Bewußtseinstrübung, Desorientiertheit, ungeordneten Bewegungsdrang, verlangsamtes und inkohärentes Denken, Angst, szenenhafte Halluzinationen und Wahnvorstellungen.

Die psychopathologischen Phänomene verstärken sich periodisch vor allem während der Nachtzeit. Tagsüber sind paranoide Symptome und zerfahrenes Denken deutlicher. Es kommt zu vollständiger körperlicher Erschöpfung, somatischen Mißempfindungen stärkeren Ausmaßes, massiver Reizbarkeit und zunehmender Antriebsverarmung.

Die Dauer des Erholungsschlafes nach längerdauerndem totalen Schlafentzug beträgt etwa 8–16 h, die Versuchsperson erwacht spontan. In den folgenden Nächten nimmt die Schlafdauer allmählich ab, bleibt jedoch mindestens 1 Woche erhöht. Im EEG zeigen sich die Anteile von Tiefschlaf um etwa 27% und REM-Schlaf um rund 26% im Vergleich zum Normalschlaf erhöht.

Die Schlafentzugssymptomatik verschwindet in der Regel schlagartig nach dem Erholungsschlaf. Strenggenommen ist es nicht gerechtfertigt, beim Wachbleiben über 2 Tage hinaus nur von Schlafentzugswirkungen allein zu sprechen. Die experimentelle Situation (vor allem mangelnde Möglichkeit, die Versuchsbedingungen konstant zu halten), verschiedene Wachhaltetechniken, Testverfahren, motorische Aktivität, Versuchsleitereffekte und Mikroschlafepisoden etc. modifizieren ihrerseits die Ergebnisse und stellen ein großes methodisches Problem dar. Zum Beispiel konnte in Gruppenexperimenten beobachtet werden, daß es wesentlich seltener zu schwereren psychopathologischen Symptomen im Sinne einer Schlafentzugspsychose als in Einzelversuchen kam (PASNAU, 1968).

2. *Partieller Schlafentzug* bedeutet, daß die durchschnittliche Schlafmenge über mehrere Tage und Wochen hinweg systematisch reduziert wird. Der Schlaf wird morgens oder abends abgekürzt und tagsüber nicht nachgeholt. Es entsteht ein chronischer Schlafmangel (s. o.). Verschiedene Untersuchungen haben gezeigt, daß Veränderungen in Stimmung und Antrieb sowie Abnahme der Leistungsfähigkeit und somatische Beschwerden davon abhängen, wie lang die Schlafverkürzung andauert. Es scheint weiterhin von Bedeutung zu sein, ob partieller Schlafentzug Morgen- oder Abendschläfer trifft. Verschiebung der gesamten Schlafzeit nach vorne oder hinten kann ähnliche Beschwerden wie partieller Schlafentzug bedingen. Dies ist bei der Schichtarbeit zu berücksichtigen. Insgesamt sind beim partiellen Schlafentzug über Wochen und Monate folgende Auffälligkei-

ten zu erwarten: Stimmungsschwankungen, Müdigkeit, Einbußen von Leistungsfähigkeit für komplexe Aufgaben, vegetative Beschwerden. Die Grenze, unterhalb derer deutliche Störungen sich einstellen, liegt etwa bei einer Schlafdauer von 5 h pro Nacht über längere Zeit.

3. Von *selektivem Schlafentzug* wird gesprochen, wenn bestimmte Schlafstadien verhindert werden. Hierzu ist ein beträchtlicher experimenteller Aufwand notwendig (EEG, EOG, EMG etc.). Die ersten Versuche mit Entzug von REM-Schlaf wurden von DEMENT (1960, „Traumentzug") durchgeführt. Im Vergleich mit einer Kontrollgruppe zeigten die Probanden der REM-Entzugsgruppe Ängstlichkeit, Gereiztheit und Konzentrationsschwierigkeiten. In den Erholungsnächten war der Anteil der REM-Phasen deutlich erhöht (REM-Schlaf-Rebound). DEMENT nahm auf Grund seiner Beobachtungen an, daß ein gewisses Maß an Notwendigkeit zum Träumen bestehe. In folgenden Untersuchungen waren die Wirkungen von REM-Entzug als weniger dramatisch beschrieben worden, und die Veränderungen in Stimmung und Antrieb wurden nicht als spezifisch für den REM-Entzug angesehen. Es muß beachtet werden, daß die meisten zentral wirksamen Pharmaca den REM-Schlaf hemmen (z. B. Barbiturate, Imipramin und andere Antidepressiva, verschiedene Tranquilizer). Isolierter Entzug von Tiefschlafstadium 4 über 7 Tage führte tendenziell zu Lethargie und depressiver Verstimmung; ebenfalls fand sich in den Erholungsnächten ein Stadium-4-Rebound.

Insgesamt hat der experimentelle Schlafentzug gezeigt, daß Schlafentzug von einer Periode vermehrten Schlafes gefolgt ist, mit dem offensichtlich ein Nachholbedarf des Organismus erfüllt wird. Dieser Nachholbedarf ist stadium- und phasenspezifisch. Die verschiedenen Schlafentzugsexperimente haben jedoch nicht dazu geführt, eindeutige Anhaltspunkte über die Funktion des Schlafes oder einzelner seiner Komponenten zu erhalten.

Diagnostisch wird der Schlafentzug als eine nicht anfallsprovozierende Technik zur Aktivierung von Krampfpotentialen im EEG bei Epilepsie angewandt. Solche Veränderungen können im Wach-, Einschlaf- und Schlafzustand nach einer durchwachten Nacht auftreten.

Therapeutischer Schlafentzug. Schlafentzug wird in der Behandlung von Depressionen eingesetzt. 1971 erfolgte die erste zusammenfassende Darstellung der Besserung depressiver Symptome nach einer durchwachten Nacht (PFLUG u. TÖLLE, 1971). In den folgenden Jahren wurden viele Untersuchungen zum Wirkungsmechanismus, zur Frage der Indikation, Modifikationen, Verlaufsgesetzmäßigkeiten und Praktikabilität durchgeführt.

Beim totalen Schlafentzug bleiben die Patienten einen Tag, die Nacht und den darauffolgenden Tag wach. Die Besserung der Depression tritt in der Regel in der schlaflosen Nacht ein und hält am folgenden Tag an. Oft kann ein abrupter, dramatischer Wechsel innerhalb der frühen Morgenstunden (etwa zwischen 2 und 6 Uhr, sog. „kritische Zeit") beobachtet werden (PFLUG, 1973). Verschiedene äußere Bedingungen des Schlafentzuges haben nicht zu unterschiedlichen therapeutischen Effekten geführt. Im Gegensatz zu Gesunden fällt depressiven Patienten in den meisten Fällen der Schlafentzug nicht schwer.

Beim partiellen Schlafentzug bleiben die Patienten nur einen Teil der Nacht wach. Bisherige Studien beziehen sich auf den ersten Teil der Nacht (Wachbleiben bis 1.30 Uhr) oder den zweiten Teil (ab 1.30 Uhr wach bleiben). Es konnte gezeigt werden, daß Patienten mit einem Schlafentzug im zweiten Teil der Nacht ebenso gut mit einer Besserung der Symptomatik am folgenden Tag reagieren wie beim totalen Schlafentzug (SCHILGEN u. TÖLLE, 1980). Beim Schlafentzug in der ersten Nachthälfte wird ebenfalls ein antidepressiver Effekt beobachtet, der jedoch im Vergleich mit dem totalen Schlafentzug und dem partiellen Schlafentzug in der zweiten Nachthälfte wesentlich geringer ausfällt (GOETZE u. TÖLLE, 1981).

Der selektive Schlafentzug beinhaltet den Entzug bestimmter Schlafstadien während des Nachtschlafes. Unter polygraphischen Ableitungen wurde durch den Entzug von REM-Phasen über eine Länge von 3 Wochen gegenüber den Non-REM-Phasen ein therapeutischer Effekt erzielt (VOGEL et al., 1980). Die Methode des REM-Schlafentzuges ist jedoch mit großem apparativen Aufwand verbunden, so daß sie als allgemeine Therapiemethode nicht in Frage kommt. Der größte therapeutische Effekt des Schlafentzuges ist bei den endogenen Depressionen zu beobachten; ein Teil der neurotischen Depressionen reagiert dann gut, wenn eine Vitalsymptomatik besteht. Folgende Symptome werden nach Schlafentzug am deutlichsten gebessert: depressive Verstimmung, Selbstmordneigung, psychomotorische Hemmung, Angst und Unruhe sowie Interesselosigkeit. Geringer bessern sich die somatischen Beschwerden. Selten ist im Anschluß an einen Schlafentzug ein Umschlag in einen hypomanischen Zustand gesehen worden. Einige Untersuchungen haben gezeigt, daß die Kombination von Schlafentzug mit einem Thymolepticum (z. B. Chlorimipramin) günstig ist. Ein kleiner Teil depressiver Patienten zeigt bereits nach einem Schlafentzug eine erhebliche Besserung, die im weiteren Verlauf bis zur Beschwerdefreiheit fortschreitet. Bei den meisten hält der therapeutische Effekt des Schlafentzuges nur ein bis zwei Tage an. Häufig kommt es am zweiten Tag nach Schlafentzug wieder zu einer Verschlechterung, die unterschiedlich ausgeprägt sein kann. Erreicht die Verschlechterung nicht das Ausmaß der Depressionstiefe vor Schlafentzug, und schreitet die Besserung langsam fort, so sollte mit einem zweiten Schlafentzug abgewartet werden.

Dieser ist jedoch indiziert, wenn es zu einem Stillstand im Verlauf oder wieder zu einer weiteren Verschlechterung kommt. Gelegentlich tritt die Besserung nicht gleich am ersten Tag nach Schlafentzug ein, sondern am zweiten Tag. Intraindividuelle Vergleiche an 60 Patienten mit unipolarer Depression zeigten, daß Schlafentzugstherapie zu einer Tendenz zur Verkürzung depressiver Phasen führt. Diese Tendenz ist abhängig von der Applikationszeit: Je früher der Schlafentzug in einer Episode eingesetzt wird, desto stärker die Verkürzung. Jüngere Patienten reagieren besser als ältere. Neuere Untersuchungen bei postpsychotischen Depressionen von Patienten mit schizophrener Grunderkrankung zeigten, daß totaler Schlafentzug die gleiche Besserung am folgenden Tag bewirkt wie bei den endogenen Depressionen (FÄHNDRICH, 1981). Die Besserung der depressiven Verstimmung ist am Tag nach Schlafentzug sehr ausgeprägt, am zweiten Tag nach durchschlafener Nacht wieder rückläufig. Sie erreicht jedoch nicht den Schweregrad der Depression vor Schlafentzug. Dieses Verfahren ist als Alternative zur Behandlung mit Thymoleptica bei dieser Patientengruppe von praktischer Bedeutung. Die Schlafentzugsbehandlung kann stationär und ambulant durchgeführt werden. Abgesehen von begleitenden körperlichen Erkrankungen gibt es keine Kontraindikationen. Gleichzeitiger Entzug von Hypnotica sollte beachtet werden (Krampfanfall als Komplikation).

Die therapeutische Wirkungsweise des Schlafentzuges ist noch nicht geklärt. Bestimmte Auffälligkeiten im circadianen System bei depressiver Verstimmung (Phase-advance, Instabilität, Desynchronisation) lassen den Schluß zu, daß der Schlafentzugseffekt über den Eingriff in den 24-h-Rhythmus zu verstehen sei (PFLUG, 1984). Neben dieser chronobiologischen Aktivität des Schlafentzuges wird in einer weiteren Hypothese angenommen, daß ein schlafabhängiger Prozeß (Prozeß S), der mit der Bereitschaft von Tiefschlafphasen korrespondiert und in der Depression vermindert ist, durch den Schlafentzug wieder ansteigt. Durch Interaktion dieses Prozesses mit dem circadianen Rhythmus kommt es nach Schlafentzug zu einer Remission der Symptomatik und Normalisierung der in der Depression gestörten Schlafmuster (BORBÉLY u. WIRZ-JUSTICE, 1982).

Literatur
BORBÉLY, H. A., WIRZ-JUSTICE, A.: Sleep, sleep deprivation and depression. Human Neurobiol. 1, 205–210 (1982).
DEMENT, W. C.: The effect of dream deprivation. Science 131, 1705–1707 (1960).
FÄHNDRICH, E.: Effect of sleep deprivation on depressed patients of different nosological groups. Psychiat. Res. 5, 277–286 (1981).
GOETZE, U., TÖLLE, R.: Antidepressive Wirkung des partiellen Schlafentzuges während der ersten Hälfte der Nacht. Psychiat. Clin. 14, 129–149 (1981).
HUBER-WEIDMANN, H.: Schlaf, Schlafstörungen, Schlafentzug. Köln: Kiepenheuer & Witsch 1976.
KLEITMAN, N.: Sleep and wakefulness. Chicago London: University Chicago Press 1967.
PASNAU, R. O., NAITOH, P., STIER, S., KOLLAR, E. J.: The psychological effects of 205 hours of sleep deprivation. Arch. Gen. Psychiat. 18, 496–505 (1968).
PFLUG, B.: Depression und Schlafentzug. Neue therapeutische und theoretische Aspekte. Tübingen: Habilitationsschrift, Universität 1973.
PFLUG, B.: Circadian rhythms in affective disorders with special reference to sleep deprivation. In: DEGEN, R., NIEDERMEYER, E. (Eds.): Epilepsy, sleep and sleep deprivation, pp. 59–64. Amsterdam New York Oxford: Elsevier 1984.
PFLUG, B., TÖLLE, R.: Disturbance of the 24-hour rhythm in endogenous depression by sleep deprivation. Int. Pharmacopsychiat. 6, 187–196 (1971).
SCHILGEN, B., TÖLLE, R.: Partial sleep deprivation as therapy for depression. Arch. Gen. Psychiat. 37, 267–271 (1980).
VOGEL, G. W., VOGEL, F., MCABEE, R. S., THURMOND, A. J.: Improvement of depression by REM sleep deprivation: New findings and a theory. Arch. Gen. Psychiat. 37, 247–253 (1980).

B. PFLUG

Schlafepilepsie → Epilepsie

Schlafmittel
Synonym: Hypnotica
Alle Pharmaka, die direkt oder indirekt auf das „Wach-System" in der Formatio reticularis des Hirnstamms einwirken und dessen Aktivität dämpfen, können als *Schlafmittel* eingesetzt werden. In Dosierungen, die unter dem Dosis-Bereich der hypnotischen Wirkung liegen, wirken alle Schlafmittel sedativ und können somit auch als *Sedativa* eingesetzt werden. Damit ergeben sich enge Beziehungen zu den → Tranquilizern, insbesondere zu den Benzodiazepin-Tranquilizern.

Unabhängig von ihrer großen praktischen Bedeutung und sehr weiten Verbreitung sind alle sedativ-hypnotisch wirkenden Sedativa und Schlafmittel in der Grundlagenforschung in jüngerer Zeit zu einem wichtigen Instrument der Erforschung des → Schlafs geworden.

In zwei Bereichen der praktisch-klinischen Psychiatrie spielen Schlafmittel eine zentrale Rolle: 1. bei der Behandlung von → Schlafstörungen, 2. bei der Medikamenten-Abhängigkeit und Sucht (→ Drogenabhängigkeit).

Bei den Schlafmitteln oder Hypnotica handelt es sich nicht um eine klar abgrenzbare Gruppe von Arzneimitteln. Viele chemisch völlig verschiedenartige Pharmaka mit ganz verschiedenen Angriffspunkten im Zentralnervensystem, werden oder wurden als Schlafmittel eingesetzt. Die schlafmachende Wirkung hängt dann nicht nur von der Art des Pharmakons, sondern vor allem auch von der verabreichten Dosis ab. Für die Einstufung als Schlafmittel sind für ein Pharmakon also nicht nur qualitative, sondern vor allem auch quantitative Gesichtspunkte zu berücksichtigen.

Diese Zusammenhänge lassen sich am leichtesten an der Gruppe der Benzodiazepine (und strukturähnlichen Verbindungen) aufzeigen. Die Benzodiazepin-Derivate wurden anfangs als → Tranquilizer oder Anxiolytika in die Therapie eingeführt. Bei einigen dieser Benzodiazepin-Tranquilizer wie Diazepam (= Valium) oder Oxazepam (= Adumbran oder Praxiten) war schon sehr bald bekannt, daß sie nicht nur als Tranquilizer eingesetzt, sondern – in nur geringfügig höherer Dosis – auch sehr gut als Schlafmittel verordnet werden können. Später wurden dann Benzodiazepine (bzw. strukturähnliche Verbindungen) entwickelt, die von vornherein als Schlafmittel zur Anwendung kamen (wie Nitrazepam = Mogadan, Flurazepam = Dalmadorm, Triazolam = Halcion).

Trotz der sehr engen Verwandtschaft aller Benzodiazepine und strukturverwandten Verbindungen untereinander ist es in der therapeutischen Praxis üblich und durchaus gerechtfertigt, bestimmte Benzodiazepine vorzugsweise in der „Tranquilizer-Indikation", andere hingegen vorzugsweise als Schlafmittel einzusetzen. Bei der Anwendung dieser Medikamente muß allerdings immer – gerade im Hinblick auf die Gruppe der Benzodiazepine – beachtet werden, daß es zwischen Hypnotica, Sedativa und Tranquilizern keine starren Grenzen gibt. Das ist vor allem auch deswegen wichtig, weil die Entwicklung des praktischen Gebrauchs der Schlafmittel in den letzten zwei Jahrzehnten so verlief, daß die traditionellen Schlafmittel (wie z. B. die Bromharnstoff-Derivate und die Barbiturate) völlig zu Recht immer mehr von den Benzodiazepin-Hypnotica verdrängt werden.

Auch wenn diese Entwicklung sich fortsetzen wird, ist es notwendig, einen Überblick über alle Medikament-Typen zu behalten, die als Schlafmittel therapeutisch eingesetzt werden. Dabei müssen die im Gebrauch zurückgehenden traditionellen Schlafmittel ebenso berücksichtigt werden, wie neuere Pharmaka, die womöglich in der Zukunft neben – oder vielleicht sogar anstelle – der Benzodiazepin-Hypnotica als Schlafmittel eine Rolle spielen könnten.

Die Hauptgruppen der heute gebräuchlichen Schlafmittel sind
1. Barbiturate (wie Phenobarbital),
2. Carbaminsäure-Derivate (wie Ethinamat),
3. Bromharnstoff-Derivate (wie Carbromal),
4. Piperidin-Derivate (wie Glutethimid),
5. Chinazolin-Derivate (wie Methaqualon); aber auch Abkömmlinge von
6. Alkoholen und Aldehyden (z. B. Paraldehyd und Chloralhydrat) können zu den Schlafmitteln gerechnet werden.

Diese Medikamenten-Gruppen der traditionellen Schlafmittel sind in ihrer Bedeutung überflügelt worden von der aus der Gruppe der Benzodiazepin-Tranquilizer hervorgegangenen Gruppe der
7. Benzodiazepin-Hypnotica. Zu dieser derzeit wichtigsten Gruppe der Schlafmittel gehören
Flunitrazepam
Flurazepam
Lormetazepam
Nitrazepam
Temazepam
Triazolam.

Eine Entdeckung des letzten Jahrzehnts ist die Entdeckung der schlafmachenden Wirkung von
8. Amin-Präkursoren (Serotonin-Präkursoren) zur Behandlung von Schlafstörungen:
L-Tryptophan
L-5-Oxitryptophan.

Schließlich kann die – in den ursprünglichen Anwendungsgebieten oft nicht erwünschte – schlafanstoßende oder schlaferzeugende Wirkung („Nebenwirkung") vieler anderer Medikamente dazu benutzt werden, auch sie als Schlafmittel einzusetzen. Das trifft zu für
9. einzelne Antihistaminika (z. B. Prometazin)
10. einzelne Neuroleptika (z. B. Levomepromazin)
11. einzelne Antidepressiva wie Amitriptylin oder Mianserin.

Auch die schlafmachende Wirkung des für die Delirbehandlung so wichtig gewordenen
12. Chlormethiazol kann therapeutisch genutzt werden.

Schließlich sollte auch die hypnotische Wirksamkeit von
13. pflanzlichen Präparaten
nicht von vornherein grundsätzlich in Frage gestellt werden. Für die praktische Therapie spielen z. B. Hopfen- und Baldrian-Präparate (z. B. Hovaletten, Valmane; bzw. Baldrisedon, Orasedon, Valdispert) durchaus zu Recht immer noch eine Rolle.

Literatur
BENKERT, O., HIPPIUS, H.: Psychiatrische Pharmakotherapie. 4. Aufl. Berlin Heidelberg New York: Springer 1986.
H. HIPPIUS

Schlafmittelsucht → Drogenabhängigkeit

Schlafstörungen

Allgemeines: Der als Schlaf bezeichnete Erholungsvorgang kann auf verschiedene Weise abgewandelt und beeinträchtigt sein. Welche dieser Modifikationen einer Normvariante und welche bereits als „Schlafstörung" zu werten sind, läßt sich nicht scharf definieren. (In der praktischen Handhabung des Begriffes „Schlafstörung" ergeben sich indessen meist keine nennenswerten Probleme.) Änderungen können die Schlafdauer betreffen, aber auch das Schlafprofil (z. B. „zerhackter Schlaf", oder: Fehlen der Tiefschlafstadien). Außerdem sind noch weitere qualitative Änderungen möglich; beispielsweise können motorische und psychische Schlafkomponenten gleichsam dissoziieren in Form des → Somnambulismus (= Schlafwandeln; hierbei besteht ein partieller Schlafzustand mit motorischem „Wachsein" und psychischem Schlaf). – Verbreitet, aber weniger ergiebig ist die Einteilung in „Einschlafstörungen", „Durchschlafstörungen" sowie – als eine

Kombination beider – „kombinierte Schlafstörungen".

Nach einem mehr ätiologisch orientierten Einteilungsprinzip lassen sich drei große Gruppen unterscheiden:
1. funktionelle Schlafstörungen,
2. organisch bedingte Schlafstörungen,
3. Schlafstörungen bei endogenen Psychosen.

1. *Funktionelle Schlafstörungen,* die am häufigsten vorkommen, sind folgendermaßen zu definieren: Schlafstörungen mit überwiegend exogener oder – bzw. und – psychoreaktiver Verursachung, bei Ausschluß organischer Grundleiden und endogener Psychosen.

Mit „*exogen*" ist die (von außen erfolgende) Änderung von Schlafgewohnheiten bzw. Schlafrhythmus gemeint: Ungewohnter Schlafraum, Veränderungen der Liegestatt, Umstellungen der Tagesrhythmik (z. B. Wechsel von Tag- und Nachtdienst; Flugreisen mit Verschiebung der Uhrzeit), ungewohnte Sinneseindrücke (Helligkeit, Geräusche usw.). Hierdurch ausgelöste Schlafbeeinträchtigungen sind physiologisch und meist vorübergehender Natur. Die schlafstörende Wirkung der genannten Faktoren geht nicht parallel mit physikalisch meßbaren Größen, sie hängt auch ab von Konstitution, vegetativer Ausgangslage, psychischer Einstellung zu irgendwelchen Reizen: Der Affekt entscheidet, was „stört". – Insofern läßt sich keine scharfe Grenze ziehen zwischen diesen mehr exogenen Schlafstörungen und denjenigen, die vorwiegend *psychoreaktiv* bedingt sind: Die Gründe können in der Vergangenheit liegen (Nichtbewältigtes, Versäumtes, Schuld) oder in Gegenwart und Zukunft (ängstliche Erwartungsspannung im Hinblick auf Drohendes und Nichtzubewältigendes). Paradoxerweise kann auch ein Wegfall vorhanden gewesener Konflikte und Spannungen, also die Entlastung, gelegentlich zu Schlafstörungen führen. – Daß überhaupt affektgetöne psychische Vorgänge den Schlaf beeinträchtigen können, ist durchaus als normales Phänomen zu werten. Die Grenze des Physiologischen wird erst erreicht oder überschritten, wenn Dauer und Ausmaß der Schlafstörungen (und erst hier sollte man eigentlich von „Störungen" sprechen) in keinem angemessenen Verhältnis zum Anlaß mehr stehen: Fruchtloses Grübeln, das sich – oft selbstquälerisch – im Kreise dreht. Verstärkt und chronifiziert wird die Störung durch erwartungsvolles Einschlafen-„Wollen" und durch vermehrte Aufmerksamkeitszuwendung (Registrieren der Stunden und Nachrechnen der Schlafzeit). Dem chronisch funktionell Schlafgestörten ist die unbefangene passive Auslieferung an das Schlafgeschehen verlorengegangen. Auch die Einstellung zum Tageserleben ist betroffen: Zögerndes, widerwilliges Aufstehen, im weiteren Tagesablauf ständige Schonhaltung und häufige Ruhepausen (weil man ja „unausgeschlafen" ist), aufmerksame Registrierung von Mißbefindlichkeiten und Leistungseinbußen. Der chronisch Schlafgestörte zieht sich tagsüber in ein Gehäuse von Müdigkeit und Unfähigkeit zurück.

Indessen sind auch nach längerer anhaltender funktioneller Schlafstörung körperliche oder psychische Schädigungen nicht objektivierbar (sofern man von Medikament-Nebenwirkungen absieht). Im übrigen ist der nächtliche Erholungseffekt sicherlich größer, als vom Schlafgestörten vermutet wird: Auch während des vermeintlichen Wachliegens kommt es immer wieder zu Schlafperioden, die der Selbstwahrnehmung entgehen, sich aber elektroencephalographisch objektivieren lassen. Insofern ist der Terminus „*Schlaflosigkeit*" meist nicht zutreffend.

Zur Therapie funktioneller Schlafstörungen gehört in erster Linie ein Umerziehungs- bzw. Lernprozeß. Die Aufmerksamkeit soll weniger auf nächtliches Wachliegen zentriert werden, als auf eine *Bejahung des Wachseins am Tage:* Promptes Aufstehen (ob „ausgeschlafen" oder nicht), tagsüber geregelte Aktivität, körperliche Bewegung, indessen abends rechtzeitiges „Abschalten". Tagesaktivität und darauffolgende Nacht sollen in einem Zusammenhang gesehen werden (nicht umgekehrt: Nacht und darauffolgender Tag). Abends im Bett liegend soll der Betreffende an etwas Angenehmes denken. Entspannung kann auch durch autogenes Training erreicht werden. In manchen Fällen ist psychotherapeutische Beeinflussung zugrundeliegender Konflikte und Fehlhaltungen indiziert. – Besonders zu empfehlen sind physikalische Maßnahmen (z. B. morgendliche kalte Dusche) und sportliche Betätigung. Als medikamentöse Unterstützung, falls überhaupt erforderlich, sind in erster Linie pflanzliche Präparate geeignet: Hopfen, Baldrian, (z. B. Hovaletten). – Erfolgversprechend ist auch L-Tryptophan: Diese essentielle Aminosäure ist Vorstufe des (schlaffördernden) Serotonin; eine vermehrte orale L-Tryptophan-Zufuhr kann den zerebralen Serotoninspiegel erhöhen. Bemerkenswert ist eine Intervalltherapie (SCHNEIDER-HELMERT): An drei aufeinanderfolgenden Abenden je 2 g L-Tryptophan, danach applikationsfreies Intervall von vier Nächten, Fortsetzung über Wochen oder Monate. (Der Wirkungsmechanismus ist noch unklar.) – In problematischen Fällen bewähren sich kleine Dosen Neuroleptica (beispielsweise Thioriadzin in Form von Melleretten) zur abendlichen Dämpfung. Tranquilizer bzw. „Schlafmittel" sollen wegen der bekannten Nachteile und Risiken nur ausnahmsweise, und zwar kurzdauernd, zur Anwendung kommen. Werden sie über längere Zeit verabreicht, begünstigen sie eine Chronifizierung der Schlafstörung.

2. *Organisch bedingte Schlafstörungen:* In dieser heterogenen Gruppe sind Schlafstörungen enthalten, die ausschließlich bzw. vorwiegend auf organische Erkrankungen cerebraler oder extracerebraler Art zurückzuführen sind. Als Beispiele seien erwähnt: Postencephalitische Residuen, cerebrale

Gefäßsklerose, Herzinsuffizienz, Hyperthyreose usw. (Im weiteren Sinne könnten hierzu auch Schlafstörungen gerechnet werden, die als Folge von Schmerzzuständen, von Juckreiz u. a. auftreten). Eine komplette Aufzählung würde ins Uferlose führen. Wichtig ist es, überhaupt derartige somatische Faktoren in den Kreis differentialdiagnostischer Erwägungen einzubeziehen. Die Therapie richtet sich nach dem Grundleiden.

Echte Hypersomnien (also nach Ausschluß einer vorübergehenden Schlafvermehrung nach Schlafentzug bzw. Erschöpfung) weisen fast immer auf organische Zustandsbilder hin, die unter der Bezeichnung „hypersomnische Syndrome" zusammengefaßt werden: Narkolepsie, Kleine-Levin-Syndrom, Pickwick-Syndrom, manche encephalitischen bzw. postencephalitischen Zustandsbilder; auf Einzelheiten kann im gegebenen Rahmen nicht eingegangen werden. Differentialdiagnostisch kommen auch Hirntumoren und chronische Intoxikationen (beispielsweise Methylbromid, andere bromsubstituierte aliphatische Kohlenwasserstoffverbindungen, Mangan usw.) in Betracht. – Viele andere Substanzen führen im Falle der chronischen Intoxikation zu Schlaflosigkeit: Thallium, Quecksilber, Blei, Mutterkornalkaloide, Phenazetin, Weckamine u. a.

3. *Schlafstörungen bei endogenen Psychosen:*
Bei *endogener Depression* kommen besonders hartnäckige Schlafstörungen vor, oftmals als Initialsymptom. Wenn beim sonst Schlafgesunden ohne Motivation prolongierte Schlafstörungen auftreten, so sollte stets eine – eventuell larvierte – Depression erwogen werden. R. JUNG (1952) sieht in der Schlafstörung das Achsensymptom der Depression. Eine Wiederkehr des normalen Schlafverhaltens ist im allgemeinen ein wesentliches Kriterium für das Abklingen der depressiven Phase. Indessen stellt die Schlafstörung kein obligates Symptom der Depression dar. Bei manchen Patienten mit sonst typischer endogen-depressiver Symptomatik bleibt der Schlaf unbeeinträchtigt. In seltenen Fällen wird bei endogener Depression sogar ein pathologisch vermehrter Schlaf (= Hypersomnie, „Schlafsucht") angetroffen (MICHAELIS, 1967).

Im übrigen gilt freilich die Regel, daß echte Hypersomnien für organische Zustandsbilder (hypersomnische Syndrome) sprechen, vgl. oben.

Die Therapie depressiver Schlafstörungen erstreckt sich weniger auf die Verabreichung von Hypnotica als auf die thymoleptische Behandlung nach allgemeinen psychiatrischen Prinzipien. Je nach dem Grad der Schlaflosigkeit und inneren Unruhe ist eine Kombination mit Neuroleptica angezeigt. – Eine Therapiemöglichkeit bei endogen-depressiver Symptomatik: → Schlafentzug.

Bei *Manie* kommt es ebenfalls zur Verminderung von Schlafdauer und -tiefe, die jedoch – im Gegensatz zur Depression – meist nicht als quälend empfunden wird. Die Kranken sind hellwach und unternehmungslustig. – In der Regel sind Neuroleptica indiziert.

In der *Gruppe der Schizophrenien* ist das Schlafverhalten oftmals normal. Bisweilen sind Schlafdauer und -tiefe herabgesetzt; das gilt besonders für akute Schübe. Sind Sinnestäuschungen vorhanden, so zeigen diese oftmals nachts eine Häufigkeits- und Intensitätszunahme.

Insgesamt bedürfen Schlafstörungen einer sorgfältigen Analyse und differenzierten Therapie.

Literatur
FINKE, J., SCHULTE, W.: Schlafstörungen – Ursachen und Behandlung. 2. Aufl. Stuttgart: Thieme 1979.
JUNG, R.: Zur Klinik und Pathogenese der Depression. Zbl. Neur. 119, 163 (1952).
JUNG, R.: Neurophysiologie und Psychiatrie. In: Psychiatrie der Gegenwart, hrsg. von GRUHLE, H. W., JUNG, R., MAYER-GROSS, W., MÜLLER, M., Bd. I/1A, S. 325–928. Berlin Heidelberg New York: Springer 1967.
MICHAELIS, R.: Schlafsucht bei phasischen Depressionen. Nervenarzt 38, 301–305 (1967).
PFLUG, B., TÖLLE, R.: Therapie endogener Depressionen durch Schlafentzug. Praktische und theoretische Konsequenzen. Nervenarzt 42, 117–124 (1971).
SCHNEIDER-HELMERT, D.: Interval therapy with L-Tryptophan in severe chronic insomniacs. Pharmacopsychiatry 16, 162–173 (1981).

J. FINKE

Schlafwandel → Somnambulismus

Schreckreaktionen – Schreckpsychosen – Schreckneurosen

Der Schreck als Folge eines plötzlichen, erschütternden Ereignisses ist eine physiologische Reaktion von Körper und Psyche, solange die Handlungsfähigkeit des Betroffenen nicht beeinträchtigt ist. Der Schreck ist eine Art Bereitstellreflex des Körpers zur Bewältigung plötzlich hereingebrochener bedrohlicher Situationen. Er ist mit einer Adrenalinausschüttung im Körper und den entsprechenden vegetativen Reaktionen verbunden: Herzklopfen, Schweißausbruch, Erregtheit.

Schreckreaktionen sind nur dann als krankhaft aufzufassen, wenn sie die Fähigkeit des Betroffenen einschränken, planmäßig zu handeln. Eine solche Überreaktion kann mit der Intensität des Schreckerlebnisses zusammenhängen, etwa dem Erleben von Katastrophen allgemeiner oder persönlicher Art, Autounfällen, Flugzeugabstürzen, unerwarteten Explosionen, Erdbeben, Feuer, Gruben- oder Tunneleinstürzen. Das Ausmaß der Schreckreaktion wird durch das subjektive Erleben des Schreckereignisses und eine persönlichkeitsgebundene Disposition geprägt. Dabei können frühere, traumatisierende Ereignisse in der Biographie des Betroffenen eine wichtige auslösende Rolle spielen: etwa der unerwartete Tiefflug eines Düsenjägers auf jemanden, der im Krieg in Bombenangriffe geraten ist. Dem Betroffenen wird weich in den Knien. Er wirft sich zu Boden oder zieht den Kopf ein. Er ist wie gelähmt. Er bringt kein Wort heraus, wird aphonisch. Er bekommt Herzklopfen, schwitzt und zittert. Es kommt zu unwillkürlicher Blasen- und Darmentleerung (im Volksmund heißt es, man mache vor Angst in die Hose). Die motorischen Auswirkungen können sich auf den gesamten Körper erstrekken. Es kann zu einer völligen Bewegungsstarre kommen (Totstellreflex). Andererseits ist aber auch ein Bewegungssturm mit panikartiger Flucht, Zittern und Zucken möglich. Psychisch ist eine Planlosigkeit des Handelns kennzeichnend. Dabei werden emotional inadäquate, ja unsinnige Reaktionen beobachtet: Zerstreutheit bis zur Verwirrtheit, Veränderungen des Zeiterlebens, Einengungen des Bewußtseins bis zu Dämmerzuständen, Störungen der Orientierung und Veränderung der Wahrnehmung. Bei schweren Schreckreaktionen wird auch von Schreckpsychosen gesprochen. Ähnlich wie bei → Haftpsychosen sind hier jedoch nicht schizophrene oder affektive Psychosen als Schreckfolge gemeint, sondern psychogene Reaktionen von psychotischem Ausmaß. Der Begriff sollte deshalb vermieden werden.

Schreckneurosen sind protrahiert verlaufende Schreckreaktionen, die in eine andauernde psychische Störung mit somatischen Begleitsymptomen übergehen: vasovegetative Störungen wie Herzklopfen, Schwindel und Schlafstörungen, verstärkte, allgemeine Schreckhaftigkeit, Neigung zu Angstausbrüchen mit Zittern, Schwitzen und allgemeiner Ängstlichkeit. Es handelt sich um Neurosen, die ihre Veranlassung unmittelbar den Aufregungen eines traumatischen Ereignisses verdanken. Sie wird auch als Emotionsneurose, traumatische Neurose oder traumatische → Hypochondrie bezeichnet. Es handelt sich hierbei um ein Entstehungskonzept der Neurose, das nicht allgemein anerkannt ist. Der Psychiater wird mit solchen Syndromen nicht selten im Zusammenhang mit Rentenanträgen konfrontiert. Allgemein akzeptiert ist, daß einmalige, plötzliche, psychisch traumatisierende Ereignisse als Auslöser von andauernden neurotischen Störungen in Betracht kommen. Sie sind jedoch nicht als alleinige Ursachen anzusehen. Disposition und Biographie sind für die auslösende Wirkung des traumatisierenden Ereignisses von entscheidender Bedeutung. Aus diesen Gründen sollte der Begriff der Schreckneurose ebenso wie der der Schreckpsychose mit Zurückhaltung gebraucht werden. Anders ist es, wenn psychisch traumatisierende Ereignisse von erheblichem Maß über längere Zeit auf den Betroffenen einwirken, wie etwa während der Konzentrationslagerhaft.

A. Finzen

Schreibkrampf

[Frz.: crampe des écrivains; engl.: writer's cramp]
Der zu den Beschäftigungsneurosen zählende Schreibkrampf besteht in einer unwillkürlichen tonischen Verkrampfung der Hand beim Schreiben, die den Schreibvorgang erschwert oder ganz unmöglich macht. Es besteht eine Tonuserhöhung der für diese spezielle Verrichtung benötigten Willkürmuskulatur. Gewöhnlich bleibt die Störung auf diese spezielle Tätigkeit beschränkt, kann sich in manchen Fällen aber auch auf andere vergleichbare Tätigkeiten ausweiten.
Die Ursache des Schreibkrampfes muß als ungeklärt betrachtet werden. Auch wenn es sich um eine Störung der Willkürmuskulatur handelt, ist sie keinesfalls als hysterische Symptombildung aufzufassen. Wenn auch affektive Momente in der Auslösung und im Verlauf (z. B. stärkeres Hervortreten beim Beobachtetwerden) zweifellos eine Rolle spielen, ist die Störung psychogen nicht ausreichend erklärbar. Andererseits ist eine organische Grundlage nicht bekannt, wenn in letzter Zeit auch von Formes frustes einer Dystonia musculorum gesprochen oder subtile nervöse Schädigungen vermutet werden (Liversedge). Jedenfalls ist die Mischung von gezielter Innervation und Entspannung, die zum Schreiben gehört, infolge einer tiefliegenden, affektiv beeinflußten und willentlich nicht beeinflußbaren Tonusverschiebung verloren gegangen. Das positive Feedback durch sensorische Reize weist hier wie bei anderen Beschäftigungsneurosen auf die Totalität der Störung hin.
Zur gleichen Krankheitsgruppe wie der Schreibkrampf ist der Fingerkrampf der Pianisten, sind die Violonistenkrämpfe, Krämpfe der Flötenspieler, der Telegraphisten etc. zu zählen. Vom Schreibkrampf sind nicht selten Menschen betroffen, die in Berufen stehen, wo sie viel und schnell schreiben müssen wie Buchhalter und Stenotypisten. Im Persönlichkeitsbild sind vor allem Menschen mit einem hohen Anspruchsniveau beschrieben, die in einem beruflichen und sozialen Aufstiegskonflikt stehen. Ein von außen oder von innen hochgespanntes Anspruchsniveau an das eigene Leisten überfordert sie und führt in dem häufig hoch besetzten Schreibvorgang zu besonderen affektiven Belastungen. Typisch für den Schreibkrampf ist die spastische Form mit starker Anspannung der Muskulatur, weniger typisch dabei ein Zittern oder Wackeln. Schlaff paralytische Formen müssen an hysterische und tendenziöse Symptombildungen denken lassen.
Eine für alle Fälle befriedigende Behandlungsform gibt es nicht. In einzelnen Fällen kann eine emotional erschütternde analytische Psychotherapie, die zu einer affektiven Entlastung führt, erfolgreich sein (Crisp u. Moldofsky). Man wird jedenfalls eine Kombination von Gesprächspsychotherapie und Entspannungsübungen zur Senkung des allgemeinen Erregungsniveaus versuchen. Medikamentöse Behandlungen bringen nur vorübergehend Entlastung. In manchen Fällen können die Patienten das Schreiben mit der anderen, gesunden Hand ohne Rückfall erlernen. Bei der nicht kleinen therapieresistenten Gruppe ist eine berufliche Umschulung nicht zu umgehen.

Literatur
CRISP, A. H., MOLDOFSKY, H.: A psychosomatic study of writers cramp. Brit. J. Psychiat. Soc. Work 111, 841–858 (1965).
LEONHARD, K.: Individualtherapie der Neurosen. Jena: Fischer (1963).
LIVERSEDGE, L. A.: Involuntary movement. In: VINCKEN, P. J., BRUYN, G. W. (Eds.): Handbook of Clinical neurology 1, pp. 277–293. Amsterdam: North Holland Publ. Comp. (1969).
WEIZSÄCKER, V. VON: Klinische Vorstellungen, S. 44. Stuttgart: Hippokrates (1947).

W. BRÄUTIGAM

Schuldfähigkeit, Schuldunfähigkeit

Die Verantwortungsfähigkeit des erwachsenen, geistesgesunden Menschen (→ forensische Psychiatrie) wird im Strafrecht „Schuldfähigkeit" (früher Zurechnungsfähigkeit) genannt. Der das Schuldstrafrecht begründende Begriff der Schuldfähigkeit ist im Gesetz nirgendwo positiv definiert, es sind lediglich die Ausnahmen von der ansonsten generell unterstellten Schuldfähigkeit gesetzlich geregelt (§§ 19, 20, 21 StGB, 3 JGG). Im Wege des Umkehrschlusses kann gesagt werden, daß der über 14 Jahre alte Täter, der einen bestimmten Grad von Sozialreife (§ 3 JGG) erlangt hat und nicht an bestimmten seelischen Störungen (§ 20 StGB) leidet, strafrechtlich gesehen schuldfähig ist. Zu beachten ist, daß Schuldfähigkeit kein philosophischer, anthropologischer, psychologischer oder moralischer, sondern ein juristischer Begriff ist.
Beim noch nicht 14 Jahre alten Täter ist Schuldfähigkeit gesetzlich ausgeschlossen (§ 19 StGB), sie kann nie Gegenstand einer Begutachtung sein. Beim 14–17 Jahre alten Täter ist die Sozialreife Gegenstand rechtlicher Prüfung, dabei kann der Richter zur besseren Erkenntnis des im konkreten Fall gegebenen psychophysischen Sachverhaltes auch einen psychologisch-psychiatrischen Sachverständigen (→ Forensische Psychiatrie) heranziehen. Vom 18. Lebensjahr an gilt das Erwachsenenrecht, in dem Schuldfähigkeit generell unterstellt wird; Einschränkungen und Ausschluß der Schuldfähigkeit, die mit Hilfe eines Sachverständigen festgestellt werden, haben Ausnahmecharakter. Gegenstand der psychologisch-psychiatrischen Begutachtung ist nicht die Schuldfähigkeit im positiven Sinne, sondern lediglich der Ausschluß oder die vermutlichen Einschränkungen der Schuldfähigkeit stehen für den Sachverständigen zur Diskussion. Dabei hat der psychologisch-psychiatrische Sachverständige zu beachten, daß die Schuldunfähigkeit und ihre in § 20 genannten vier Voraussetzungen – krankhafte seelische Störung, Schwachsinn, schwere seelische Abartigkeit, tiefgreifende Bewußtseinsstörung – *normative Rechtsbegriffe* (→ Geisteskrankheit, forensisch) und nicht etwa psychologische oder psychiatrische Diagnosen sind. Der normativ wertende Richter ist aber auf das empirische Wissen des psychologisch-psychiatrischen Sachverständigen angewiesen, um entscheiden zu können, ob der im konkreten Fall nachweisbare psychopathologische Sachverhalt die Anwendung der genannten Rechtsbegriffe ausreichend begründen kann. Die gegenseitige Verständigung des Richters und des Sachverständigen in einem dialogischen Verfahren ist Voraussetzung für eine sachgerechte Entscheidung über den Ausschluß der Schuldfähigkeit (Exkulpation) oder über die Zuerkennung verminderter Schuldfähigkeit (Dekulpation).

Entsprechend dem Aufbau der §§ 20, 21 StGB muß der Richter bei der Beurteilung der Einschränkungen der Schuldfähigkeit 2 normative Rechtsentscheidungen treffen: Er muß als erstes prüfen und entscheiden, ob die mit Hilfe des Sachverständigen festgestellte psychische Verfassung des Täters zur Tatzeit einem der vorgenannten 4 Merkmale der §§ 20, 21 StGB subsumiert werden kann (Merkmalssubsumtion). Nur dann, wenn der Richter über die Merkmalssubsumtion positiv entschieden hat, muß er als zweites prüfen und entscheiden, ob und inwieweit angesichts dieser psychischen Verfassung der Täter noch die Fähigkeit hatte, das Unerlaubte seines Handelns einzusehen und, bejahendenfalls, ob und inwieweit ihm noch zugemutet werden konnte, entsprechend dieser Einsicht zu handeln, also die Tat zu unterlassen oder jedenfalls anders zu handeln, als er tatsächlich gehandelt hatte (Einschätzung der Einsichtsfähigkeit und der sog. Steuerungsfähigkeit). Mit dem Anders-Wollen und Anders-handeln-Können ist die „freie Willensbestimmung" angesprochen, die das Zentralproblem der Beurteilung der Schuldfähigkeit geblieben ist, auch wenn man sie mit der Bezeichnung „Steuerungsfähigkeit" verklausuliert hat (siehe insbesondere die grundsätzliche Entscheidung des Bundesgerichtshofs BGH St 2, 200 aus dem Jahre 1952).

Bei akuten Psychosen und schweren chronischen, psychotischen Syndromen („krankhafte seelische Störung") und bei hochgradigem „Schwachsinn" ist die Merkmalssubsumtion eindeutig, und diese seelische Störungen beeinträchtigen die Realitätserkenntnis so erheblich, daß die Exkulpation selbstverständlich ist. Auch bei leichteren chronischen Psychosen und psychotischen Syndromen sowie bei leichteren Schwachsinnsgraden genügt dem Richter zur Merkmalssubsumtion die psychopathologische Diagnose. Zur Einschätzung der Einsichts- und Steuerungsfähigkeit muß der Sachverständige dem Richter aber die geistigen Schwächen und die Realitätsverkennungen des Probanden einsichtig machen und ihre sozialen Auswirkungen erläutern. Psychiatrisches Erfahrungswissen einerseits und die sorgfältige, vorurteilsfreie Analyse der Biographie und des Tatverhaltens andererseits sind die Grundlage des psychiatrisch-juristischen Dialogs. Exkulpation oder mindestens Dekulpation ist meistens das Ergebnis.

Insgesamt sind die Beurteilungsprobleme bei „krankhafter seelischer Störung" und „Schwachsinn" gering. Anders-handeln-Können als freie, sinnvolle Selbstbestimmung ist an die geistigen Fähigkeiten zur Teilhabe an der sinngesetzlichen Ordnung unserer sozialen Welt gebunden. Lassen sich diese Fähigkeiten mit den Mitteln der wissenschaftlichen Psychopathologie ausschließen, dann fehlen die *Voraussetzungen* der Willensfreiheit, – wie auch immer man Willensfreiheit genauer definieren will. Bei krankhafter seelischer Störung (Psychosen und psychoseartigen seelischen Störungen) ist es eine falsche Erkenntnis, und bei Schwachsinn ist es eine mehr oder minder fehlende Erkenntnis, die die Erfassung der Realität unserer Welt verhindert.

Das psychopathologische Erkenntnismittel, daß die Feststellung von Schuldunfähigkeit ermöglicht, ist die auf *formaler* Ausgrenzung beruhende Falsifikationsmethode. Auf die nosologische Diagnose, auf die Ursachen, auf die Genese und auf die Inhalte der psychopathologischen Phänomene kommt es nicht oder nur insoweit an, als damit die formalen, überindividuellen psychopathologischen Gesetzlichkeiten nachgewiesen werden, die die Fähigkeit zur Realitätserkenntnis ausschließen. Ob das intellektuelle Defizit des Schwachsinnigen angeboren, durch Geburtsschädigung oder durch eine Stoffwechselstörung bedingt ist, bleibt nebensächlich; Art und Ausmaß des intellektuellen Defizits und der dadurch bedingte Verlust der Erkenntnismöglichkeiten als solcher ist maßgebend. Ob das zeitliche, örtliche und persönliche Desorientierung des Psychotikers auf einer endogen-psychotischen Störung oder auf einer exogen verursachte Stoffwechselstörung des Gehirns oder – in Ausnahmefällen – auf eine psychoreaktiv entstandene Störung zurückgeführt werden kann, bleibt nebensächlich; es kommt auf den Orientierungsverlust als solchen an. Ob der Wahn des Geisteskranken als Erscheinung einer endogenen oder exogenen Psychose zu erklären ist, oder ob er sich als psychoreaktive Entwicklung einer paranoisch gestörten Persönlichkeit ableiten läßt, ob sich die Wahninhalte mehr oder weniger als Ausdruck ungelöster Lebensprobleme verstehen lassen – alles dies gewinnt nur insoweit Bedeutung, als dadurch die Regelhaftigkeit und Gesetzmäßigkeit der psychopathologischen Störung „Wahn" nachgewiesen wird, die die Realitätserkenntnis ausschließt.

Während der Sachverständige bei der „krankhaften seelischen Störung" und bei „Schwachsinn" mit der formalen Falsifikationsmethode dem Richter die normative Wertung sehr erleichtern oder sogar abnehmen und durch eine wissenschaftlich-psychopathologische Aussage ersetzen kann, ist die Situation bei der „schweren seelischen Abartigkeit" und bei der „tiefgreifenden Bewußtseinsstörung" ganz anders.

Bei Anpassungsstörungen, Neurosen, Psychopathien und sexuellen Triebanomalien müssen dem Richter die sozialen Auswirkungen des diagnostizierten Geisteszustandes besonders eingehend erläutert werden – gleichgültig ob der Sachverständige nach seiner eigenen psychiatrischen Auffassung diese Diagnosen mehr als Persönlichkeits- oder mehr als Krankheitsdiagnosen ansieht. Die an den Diagnosen anknüpfenden, erfahrungswissenschaftlichen Erkenntnisse über Einschränkungen der Fähigkeit zur eigenständigen Lebensgestaltung und Sozialanpassung im allgemeinen und über Einschränkungen des Realitätsbezuges im besonderen, müssen zunächst abstrakt dargelegt und dann mit konkreten Tatsachen aus der Verhaltensanalyse, insbesondere der Biographie des Täters, belegt werden. Erst dann kann der Richter entscheiden, ob eine „seelische Abartigkeit" bejaht und diese darüber hinaus auch als „schwer" erachtet werden kann. Die Realitätserkenntnis und Einsichtsfähigkeit ist bei solchen Fällen soviel wie nie beeinträchtigt. Es geht vorwiegend um das Anders-wollen-Können, also um die sogenannte Steuerungsfähigkeit, insbesondere zur Tatzeit. Anhaltspunkte für eine angemessene Beurteilung ergeben sich aus der Tatverhaltensanalyse. Realitätsgerechte Situationsanpassung bei der Wahrnehmung eines für die Tatverwirklichung und Tatverdeckung besonders günstigen Zeitpunktes spricht eher gegen, ein offensichtliches Ausgeliefertsein an den Aufforderungsreiz einer spezifischen Situation spricht eher für eine Einschränkung der Steuerungsfähigkeit. Meist kommt nach Bejahung einer schweren seelischen Abartigkeit eine Dekulpation, nur sehr selten eine Exkulpation in Betracht. Für eine Exkulpation sprechen neurotisch-psychopathische Entwicklungen, die zu einem psychoseähnlichen Zustand geführt haben, der seinerseits dann auch problemlos dem Rechtsbegriff der „krankhaften seelischen Störung" subsumiert werden könnte.

Akute Belastungsreaktionen, Panikreaktionen, Primitivreaktionen, Kurzschlußhandlungen, Angst oder Wut, also asthenische oder sthenische Affekte, die zu einer nur kurzfristig wirksamen, aber sehr erheblichen Einschränkung der Besonnenheit führen, können juristisch unter dem Begriff der „tiefgreifenden Bewußtseinsstörung" subsumiert werden. So wie die „Schwere" bei der Abartigkeit ist das „Tiefgreifende" bei der Bewußtseinsstörung eine quantifizierende Leerformel, bei der *die Erheblichkeit der Normabweichung* zum Schlüssel der Beurteilung gemacht wird. Während es bei der schweren seelischen Abartigkeit mehr oder weniger um Dauerzustände abnormer psychischer Verfassung geht, die das normgerechte Wollen tangieren, ist der Begriff der tiefgreifenden Bewußtseinsstörung auf kurzfristig vorübergehende, psychische Ausnahmezustände abgestellt, die das normgerechte Einsehen und Wollen vorübergehend einschränken oder ausschließen. Im übrigen sind die Beurteilungsgesichtspunkte sehr ähnlich, es kommt auch bei der tiefgreifenden Bewußtseinsstörung meist nur eine Dekulpation und lediglich in seltenen Ausnahmefällen eine Exkulpation in Betracht. Auch bei der „tiefgreifenden Bewußtseinsstörung" sind es wiederum die seltenen psychoseähnlichen Syndrome psychoreaktiver Ausnahmezustände die den „echten" psychiatrischen Bewußtseinsstörungen gleichen und insoweit auch dem Rechtsbegriff der „krankhaften seelischen Störung" subsumiert werden könnten, die eine Exkulpation begründen.

„Krankhafte seelische Störung" und erheblicher „Schwachsinn" begründen also in der Regel eine Exkulpation, die maßgeblich vom psychiatrischen Sachverständigen festgestellt werden kann, leichter „Schwachsinn", „schwere seelische Abartigkeit" und „tiefgreifende Bewußtseinsstörung" begründen in der Regel eine Dekulpation, die maßgeblich vom Richter festgelegt werden muß, nur ausnahmsweise kommt auch eine Exkulpation in Betracht.

Zu beachten ist, daß die Dekulpation nicht etwa als eine „Zwischenstufe" zwischen Schuldunfähigkeit und Schuldfähigkeit zu betrachten ist, sie ist vielmehr ein Unterfall der Schuldfähigkeit. Vermindert schuldfähig kann man nur sein, wenn man grundsätzlich schuldfähig ist. Der Sinn des Rechtsinstituts der verminderten Schuldfähigkeit des § 21 StGB liegt darin, daß die sittliche Gerechtigkeitsidee des Schuldstrafrechts in sinnvoller Weise mit dem sozialen Zweck des Rechtsgüterschutzes eines Maßregelrechts verbunden werden kann. So begründet der bei herabgesetzter Schuldfähigkeit verminderte Schuldvorwurf einerseits eine Milderung der Strafe und Verkürzung des Freiheitsentzuges; andererseits kann die mit der herabgesetzten Schuldfähigkeit offenkundige, erhöhte Rückfallgefahr zur Verordnung einer Maßregel der Besserung und Sicherung führen, die de facto einen erheblich verlängerten Freiheitsentzug zur Folge hat.

Im deutschen Strafrecht führt die undifferenzierte Gleichstellung der Merkmale der §§ 20, 21 StGB leicht dazu, daß die unterschiedlichen Kategorien der beiden Rechtsbestimmungen übersehen werden. Demgegenüber nimmt das *österreichische* Strafgesetzbuch eine klare Trennung vor. Es kennt keine „verminderte Schuldfähigkeit" sondern nur besondere Milderungsgründe bei der Strafzumessung, wenn ein abnormer Geisteszustand, Verstandesschwäche, sehr vernachlässigte Erziehung, Unbesonnenheit und allgemein begreifliche heftige Gemütsbewegung vorlagen (§ 34 öst. StGB). Das *Schweizer* StGB und das der *DDR* kennen zwar das Rechtsinstitut der „verminderten Schuldfähigkeit", trennen dies aber mit eigenen Merkmalen (Art. 11 Schweizer StGB und §§ 14, 16 StGB der DDR) klar von der Schuldunfähigkeit (Art. 10 Schweizer StGB, § 15 StGB der DDR, → Geisteskrankheit, forensisch).

Literatur
BLAU, G., FRANKE, E.: Prolegomena zur strafrechtlichen Schuldfähigkeit. Jura 4, 393–448 (1982).

WITTER, H.: Richtige oder falsche psychiatrische Gutachten? Mschr. Krim. Strafrechtsref. 66, 253–266 (1983).
Weitere Literatur siehe → Forensische Psychiatrie
H. WITTER

Schwachsinn → Oligophrenie

Schwangerschaftsabbruch
Beim Schwangerschaftsabbruch, im Strafrecht früher „Abtreibung" und vorübergehend euphemistisch „Schwangerschaftsunterbrechung" genannt, geht es um die planmäßige Beseitigung der Schwangerschaft durch Abtötung der Leibesfrucht. Formulierungen wie „Mord am ungeborenen Menschen" und „Selbstbestimmung über den eigenen Körper" kennzeichnen die äußersten Gegenpositionen, mit denen einerseits für ein absolutes Verbot und andererseits für eine bedingungslose Freigabe des Schwangerschaftsabbruches gekämpft wird.

Im 19. und 20. Jahrhundert entwickelten sich in den meisten Kulturstaaten Gesetze, die wenigstens insoweit eine mittlere Position einnahmen, als sie mit der „medizinischen Indikation", d. h. bei mehr oder weniger erheblicher Bedrohung des Lebens oder der Gesundheit der Mutter durch die Schwangerschaft, einen Abbruch der Schwangerschaft als zulässig erklärten. In je nach Kulturkreis und Zeitgeist unterschiedlicher Weise kamen weitere „Indikationen" hinzu: Mit der „eugenischen" oder besser kindlichen, genetischen und embryopathischen Indikation ist der Schwangerschaftsabbruch zulässig, um die Geburt eines schwer mißgebildeten oder kranken und lebensuntüchtigen Kindes zu verhindern. Mit der sogenannten „ethischen" oder besser kriminologischen Indikation wird der Abbruch der Schwangerschaft gestattet, die durch eine kriminelle Handlung – Vergewaltigung, Nötigung – erzeugt wurde. Am weitesten geht die „soziale Indikation", mit der alle wirtschaftlichen und sonstigen sozialen Notlagen der Mutter berücksichtigt werden sollen, die das Austragen der Schwangerschaft, die Geburt und das Aufziehen eines (weiteren) Kindes als nicht zumutbar erscheinen lassen. Als relative Freigabe des Schwangerschaftsabbruches ist die sogenannte Fristenlösung anzusehen, bei der der Abbruch im ersten Drittel der Schwangerschaft frei ist und erst im fortgeschrittenen Stadium der Schwangerschaft eine Indikation zur Rechtfertigung erforderlich ist. In der Bundesrepublik Deutschland wurde das strenge Abtreibungsverbot des alten § 218 StGB nach jahrzehntelanger Diskussion durch die Fristenlösung eines Strafrechtsreformgesetzes von 1974 ersetzt. Danach sollte ein mit Einwilligung der Schwangeren von einem Arzt vorgenommener Schwangerschaftsabbruch nicht nach § 218 strafbar sein, wenn zur Zeit des Eingriffs nicht mehr als 12 Wochen seit der Empfängnis verstrichen waren. Erst bei weiter fortgeschrittener Schwangerschaft sollte eine Indikation zur Rechtfertigung erforderlich sein. Diese Regelung hat das Bundesverfassungsgericht 1975 für verfassungswidrig erklärt (BVerfG 39,1). In der Urteilsbegründung wird unter anderem ausgeführt, das sich im Mutterleib entwickelnde Leben sei ein selbständiges Rechtsgut, welches der Staat grundsätzlich auch gegenüber der Mutter schützen müsse. Der Lebensschutz für die Leibesfrucht habe Vorrang vor dem Selbstbestimmungsrecht der Schwangeren. Die Verfassung fordere die rechtliche Mißbilligung des Schwangerschaftsabbruches, welche in der Fristenlösung nicht zum Ausdruck komme. Im übrigen müsse bei der rechtlichen Regelung die Prävention vor der Repression Vorrang haben; in erster Linie sei das sich entwickelnde Leben dem Schutz der Mutter anvertraut, der mütterlicher Schutzwille müsse erweckt und verstärkt werden, wo er verlorengegangen sei.

Durch ein Strafrechtsänderungsgesetz von 1976 wurde daraufhin wieder eine, jetzt allerdings sehr großzügige, Indikationslösung eingeführt, bei der neben medizinisch-sozialer, kindlicher und kriminologischer auch eine Notlagenindikation berücksichtigt ist. Sie ist nunmehr seit 8 Jahren geltendes Recht (§§ 218, 218a StGB).

Die maßgebliche Entscheidung darüber, ob eine Indikation gegeben ist und die Schwangerschaft abgebrochen werden darf, muß der mit dem Eingriff betraute Arzt in eigener Verantwortung treffen. Er muß in jedem Falle die Stellungnahme eines zweiten Arztes einholen, an die er allerdings nicht gebunden ist. Der Schwangerschaftsabbruch darf nur in einem Krankenhaus oder bei einem eigens dazu ermächtigten Arzt vorgenommen werden.

Dem vom Bundesverfassungsgericht herausgestellten Präventionsgedanken ist durch eine gesetzlich vorgeschriebene Sozialberatung Rechnung getragen, die immer dann stattfinden muß, wenn keine medizinische Indikation vorliegt. Weitere Präventionsmaßnahmen sind das Verbot der Werbung für den Schwangerschaftsabbruch und das Verbot, Mittel für den Schwangerschaftsabbruch in den Verkehr zu bringen (§§ 218b, 219, 219a, 219b, 219c StGB).

Durch die Liberalisierung der strafrechtlichen Bestimmungen haben die psychiatrischen Gutachten zur juristischen Rechtfertigung des Schwangerschaftsabbruches ganz wesentlich an Bedeutung verloren. In den letzten 20 Jahren vor der Strafrechtsreform 1974/76 hatte das Bedürfnis nach psychiatrischen Begutachtungen ständig zugenommen, sehr oft, weil man die aus naturwissenschaftlich-medizinischer Sicht fehlende Indikation durch eine psychologisch-medizinisch-soziale Indikation zu ersetzen suchte. Insbesondere die psychoreaktiven Depressionen, die sich bei unerwünschter Schwangerschaft einstellen, und die drohenden, chronischen psychogenen Fehlentwicklungen, die bei leistungsschwachen, neurotisch-psychopathischen oder auch intellektuell unterbegabten Persönlichkeiten zu befürchten waren, wenn diese durch Schwangerschaft, Geburt und die Sorgepflichten für das unerwünschte Kind überfordert werden sollten, konnten je nach Auffassung des psychiatrischen Gutachters sehr unterschiedlich beurteilt werden. Gab es in der Vorgeschichte der Schwangeren eine endogene Psychose, dann war es angesichts der unklaren Ätiologie dieser Psychosen relativ leicht, die Gefahr einer Verschlimmerung der Psychose durch die Schwangerschaft auch dann zu attestieren, wenn man in erster Linie an die erbmedizinische Belastung und das pathogene Milieu für das Kind dachte und der Mutter soziale Not und psychische Überforderung durch die Sorgepflicht für das Kind ersparen wollte. Bei der *juristischen Rechtfertigung* des Schwangerschaftsabbruches lief der Psychiater jedenfalls immer Gefahr, daß ihm – je nach Einstellung – unverantwortliche Großzügigkeit oder unärztliche Engstirnigkeit vorgeworfen wurde. Seit den Strafrechtsreformen 1974/76 ist nun die soziale, beziehungsweise Notlagenindikation als solche anerkannt, und der zweifelhafte Umweg über die Psychiatrie hat sich erübrigt. Der Psychiater kann sich als Gutachter auf eindeutig psychiatrische Indikationen beschränken.

Nach der Entlastung von juristisch-gutachtlichen Entscheidungen ist indessen die Problematik für den Psychiater als *beratender* und *behandelnder* Arzt kaum geringer geworden. Bei den vielfältigen Konflikten, die im Rahmen der obligatorischen Schwangerschaftsberatung erörtert werden müssen, können psychologische Probleme auftauchen, deren adäquate Lösung großes Einfühlungsvermögen, Verantwortungsbewußtsein und spezielle Erfahrungen des Nervenarztes erfordert. Trotz zahlreicher Untersuchungen, die zur Frage der psychischen Folgeerscheinungen von abgelehnten und von durchgeführten Schwangerschaftsabbrüchen gemacht wurden, gibt es keine generalisierenden Kriterien für eine einigermaßen zuverlässige Prognose.

Die Veränderung der Verhältnisse, die seit der Strafrechtsreform eingetreten ist, kommt in der Bundesstatistik über den Schwangerschaftsabbruch wie folgt zum Ausdruck: Von 1976–1981 sind die medizinischen und psychiatrischen Indikationen von rund 48% auf rund 20% zurückgegangen. Im gleichen Zeitraum sind die Schwangerschaftsabbrüche mit sozialer Notlagenindikation von rund 50% auf rund 75% heraufgegangen. Die sog. eugenische (richtiger genetische) Indikation, die zwischen 3%–5% schwankte, und die ethische Indikation, die ziemlich konstant bei 0,1% lag, haben sich soviel wie nicht verändert. (Der vom Gesetzgeber heute noch gebrauchte Ausdruck „eugenisch" ist insofern mißverständlich, als der Begriff „Eugenik" stets auf die Verbesserung des Genpools einer Bevölkerung abstellt und nicht etwa die privaten genetischen Interessen des Individuums im Auge hat. Ausschließlich um diese geht es aber dem Gesetzgeber, wenn er die Unzumutbarkeit eines vermutlich mißgebildeten Kindes für die Schwangere als Indikation zum Schwangerschaftsabbruch gelten läßt.)

¾ aller Schwangerschaftsabbrüche erfolgten nach der bis 1981 reichenden Statistik also mit der Indikation der „Notlage". Soweit psychiatrische Indikationen noch verblieben sind, betrug ihr Anteil lediglich 2,9 %. Bei endogenen Psychosen ist nach überwiegender Meinung eine Indikation nur dann gegeben, wenn es schon bei einer früheren oder während der gegenwärtigen Schwangerschaft zur Manifestation von psychotischen Schüben oder Phasen oder zur Exazerbation psychotischer Symptome gekommen ist. Bei neurotisch-psychopathischer Disposition soll durch das Zusammentreffen einer schon prägravid ungünstigen Konstellation mit einer durch die Mutterschaft zu erwartenden, besonders schweren Konfliktsituation die Gefahr einer schweren seelischen Fehlentwicklung so groß sein, daß der Schwangerschaftsabbruch indiziert ist. Die früher bei unerwünschter Schwangerschaft oft attestierte Suizidgefahr wurde dagegen meist überschätzt; sie hat durch die Einführung der sozialen und psychotherapeutischen Hilfsangebote und durch die Legalisierung der Notlagenindikation weiter an Bedeutung verloren.

Die medizinischen Indikationen, die vom körperlichen Zustand der Schwangeren ausgehen, sind durch die Fortschritte der Medizin immer weiter eingeengt worden. Ihre Beurteilung fällt meist in die internistische und gynäkologische oder auch in andere fachärztliche Zuständigkeit. Bei den kindlichen, genetischen und embryopathischen Indikationen hat die vorgeburtliche Diagnostik, bei der Gynäkologe und Humangenetiker zusammenarbeiten, wesentliche neue Erkenntnisse gebracht. Die Beurteilung der kindlichen psychiatrisch-erbprognostischen Indikationen erfordert die Zusammenarbeit des Psychiaters mit dem Humangenetiker. Die Zahl der humangenetischen Beratungsstellen, bei denen die verantwortungsbewußte Mutter und ihre Familie Hilfe für eine eigene Entscheidung finden können, ist in der Bundesrepublik Deutschland in den letzten Jahren auf rund 25 angewachsen.

Literatur
BORN, B.: Psychiatrische und ethische Aspekte des Schwangerschaftsabbruchs. Fortschr. Neurol. Psychiat. 51, 342–354 (1983) (Informatives Übersichtsreferat mit vielen Literaturhinweisen).
BOCKELMANN, P.: Strafrecht. Besonderer Teil/2. Delikte gegen die Person. München: Beck (1977).
MENDE, W.: Neurologische und psychiatrische Erkrankungen als Indikationen zum Schwangerschaftsabbruch. In: LAU, H. (Hrsg.): Indikationen zum Schwangerschaftsabbruch. Gräfelfing: Dementer 1976.

H. WITTER

Seelische Hygiene → Psychohygiene

Seelischer Konflikt → Konflikt

Sein → Daseinsanalyse

Sektor – Sektorisierung
Dieser Begriff wird seit ca. 1960 vor allem in der französischen Psychiatrie verwendet, um ein neuartiges Prinzip der psychiatrischen Versorgung einer Bevölkerung zu charakterisieren. Pionierarbeit wurde von einer Gruppe psychoanalytisch orientierter Psychiater im 13ème arrondissement von Paris geleistet (LEBOVICI, RACAMIER, PAUMELLE u. a.). Seither wurde das Prinzip der Sektorisation durch ministeriellen Erlaß für ganz Frankreich verbindlich erklärt. Es beruht auf folgenden zwei Prämissen:
1. Die geographische und demographische Einheit. Eine geographisch begrenzte Bevölkerungsgruppe von 80–200 000 Einwohnern gilt als Einheit, die über sämtliche psychiatrische Institutionen verfügen soll. Damit wird vermieden, daß es zu Segregationen kommt, d. h., daß nach Zufälligkeiten akute Behandlungszentren da und dort geschaffen werden, während chronisch Kranke unter Umständen viele hundert Kilometer weit in Großkrankenhäusern kaserniert werden, die tausend und mehr Kranke beherbergen müssen. Voraussetzung ist, daß die Sektororganisation so ausgebaut ist, daß die betreffende Bevölkerung über alle Behandlungsmöglichkeiten verfügt. Es soll also nicht nur eine Verkleinerung der Großkrankenhäuser und die Überführung der Kranken in kleinere, übersichtlichere Einheiten angestrebt werden, sondern die Schaffung von Ambulatorien, Übergangsheimen, geschützte Werkstätten, Wiedereingliederungszentren, Patientenklubs usw.
2. Die Behandlungseinheit. Innerhalb des geographischen Sektors soll es nicht verschiedene administrativ völlig unabhängige Institutionen geben, sondern ein einziges Team, das sich funktionell gliedert. Damit soll vermieden werden, daß der Kranke von einer Institution zur andern pendeln muß, ohne daß die Informationen korrekt weitergegeben werden und ohne daß ein Gesamtplan für seine Behandlung und Wiedereingliederung besteht. Kompetenzstreitigkeiten unter den Behandlungsteams werden so vermieden.

Das Prinzip des psychiatrischen Sektors hat zu zahlreichen Polemiken geführt. Die Kritiker werfen ihm vor, daß es einer etatisierten Medizin Vorschub leiste, daß die freie Arztwahl nicht mehr gewährleistet sei und daß die Gefahr bestehe, daß der Kranke dadurch in einem Zustand dauernder Abhängigkeit gehalten werde. Diesen Kritiken wird entgegengehalten, daß die freie Arztwahl für hospitalisierte Kranke in den meisten Ländern nie existiert habe, da die Landeskrankenhäuser immer regional (in Frankreich nach Departementen) organisiert waren und höchstens in bezug auf Pflege in Privatsanatorien eine Wahl möglich war. In Frankreich wird ferner kritisiert, daß eine radikale Sektorisierung aus materiellen Gründen nicht möglich sei, da einerseits die Behörden nicht die nötigen Mittel aufzubringen gewillt seien, andererseits nicht genügend Ärzte und Hilfspersonen vorhanden seien, um die vorgesehenen Posten in den verschiedenen Institutionen zu besetzen. Die neuerdings in Amerika propagierten Community Mental Health Centers folgen nicht genau den gleichen Prinzipien. Es soll sich dort vor allem um gemeindenahe Einrichtungen handeln, wobei die Mithilfe der Bevölkerung zur Pflege Geisteskranker angestrebt wird.

In Deutschland wurde die Sektorisierung noch wenig diskutiert, vor allem mit Rücksichtnahme auf die frei praktizierenden Psychiater. In Italien ist die Psychiatrie zwischen bedingungsloser Annahme und totaler Ablehnung gespalten (siehe Artikel PADOVANI-BARUCCI). In der Schweiz sind Ansätze zur Verwirklichung des Sektorprinzips vorhanden (Kanton Waadt).

Literatur
BONNAFE, L.: Thèses 1963 sur la „psychiatrie de secteur". Inform. psych. 39, 507–520 (1963).
BONNAFE, L., KABAKER, J., MOGNOT, H.: Le Centre Henri-Duchêne: Hôpital de jour de secteur. Inform. psych. 43, 957–980 (1967).
BROUSSOLLE, P.: Le secteur en psychiatrie. Ann. méd. psychol. 123/1, 417–432 (1965).
KOECHLIN, H.: Psychiatrie de secteur en province. Inform. psych. 35, 71–79 (1959).
LE GUILLANT, L.: Le service médico-social de secteur. Inform. psych. 35, 9–39 (1959).
MÜLLER, C., BARUCCI, M., PADOVANI, G.: A propos de la sectorisation psychiatrique en Italie. Soc. Psychiat. 1, 103–106 (1966).
OULES, J., SOUBRIER, R.: Secteur et service hospitalier. Inform. psych. 38, 421–424 (1962).
PAUMELLE, PH.: L'hôpital de secteur, le XIIIè... une expérience. Inform. psych. 41, 637–644 (1965) – (numéro spécial juillet 1965).
PAUMELLE, PH.: Psychiatrie de secteur – Psychiatrie communautaire – Espoir ou alibi? In: P. C. Racamier: La psychoanalyse sans divan; p. 363–374. Paris: Payot 1970.
TORRUBIA, H.: A propos de la psychiatrie de secteur. Inform. psych. 35, 469 (1959).

C. MÜLLER

Sekundärvorgang → Primärvorgang

Der Begriff Sekundärvorgang wurde im Zusammenhang mit der Entdeckung und ersten theoretischen Bearbeitung unbewußter psychischer Vorgänge geprägt. FREUD erkannte, „daß die Vorgänge im Unbewußten oder im Es anderen Gesetzen gehorchen, als die im vorbewußten Ich". Er bezeichnete „diese Gesetze in ihrer Gesamtheit den Primärvorgang im Gegensatz zum *Sekundärvorgang*, der die Abläufe im Vorbewußten, im Ich, regelt". Ihr wesentliches Merkmal ist, daß sie mit zwei verschiedenen Formen psychischer Energie arbeiten, der Primärvorgang mit leicht beweglicher, der Sekundärvorgang mit einer mehr gebundenen Energie. Die Prozesse im Es und im Ich weisen somit verschiedene Arten der → Besetzung mit psychischer Energie auf, womit FREUD auch den unterschiedlichen Grad an Synthese und Organisation der Vorgänge in den beiden seelischen Bereichen verknüpft.

Unter dem Einfluß des Sekundärvorgangs im Ich werden die auf Triebabfuhr ausgerichteten Energien im Unbewußten (bzw. im Es) durch Hemmung, Aufschub und Modifikation den Realitätsforderungen angepaßt.

Literatur
ARLOW, J. A., BRENNER, CH.: Psychoanalytic Concepts and the Structural Theory, Kap. 7: The Primary and the Secondary Processes. New York: Int. Univ. Press 1964.
Übrige Literatur s. Primärvorgang.

H. LINCKE

Sekundärwahn → Wahn

Selbst

Das Selbst umfaßt die Gesamtheit der psychischen Niederschläge (Bilder, Vorstellungen, Erinnerungen usw.) der eigenen Person, d. h. die Gesamtheit der Selbst-Repräsentanzen im Ich als unterschieden von den Objekt-Repräsentanzen. In einem erweiterten Sinn wird der Begriff auch als synonym mit „eigener Person" verwendet.

Das Neugeborene unterscheidet nach FREUD nur Lust und Unlust. Innerhalb dieses Kontinuums entwickelt sich eine erste primitive Differenzierung zwischen Selbst und Nicht-Selbst, wobei zunächst die Tendenz besteht, Unlust außerhalb, Lust innerhalb des Selbst zu lokalisieren. Die Unterscheidung zwischen Selbst und Umwelt, deren wichtigster Teil ursprünglich die Mutter ist, bildet den ersten Schritt in der Differenzierung der psychischen Struktur. Es scheint, daß Versagungen und unlustvolle Erfahrungen diesen Prozeß entscheidend fördern.

Mit fortschreitender Reifung der Wahrnehmung und anderer Ich-Funktionen, insbesondere der Fähigkeit, zwischen innerer und äußerer Wahrnehmung zu unterscheiden, entwickelt das Kind verschiedene Aspekte seines Körperbildes (vgl. Körper-Ich). HOFFER (1950) wies auf die zentrale Bedeutung von Mund und Hand als Vermittler früher grundlegender Selbst-Erfahrungen hin. Allmählich formt sich im Ich ein vielfältiges Netz von Selbst-Repräsentanzen, deren integrierte Gesamtheit das Selbst als einen mehr oder weniger stabilen und konstanten Persönlichkeitsanteil konstituieren. Doch sind die psychischen Grenzen zwischen Selbst und Objekt nie ganz scharf und starr fixiert, da sie, besonders in den Entwicklungsjahren, durch projektive und introjektive Prozesse verwischt und verzerrt werden. Vor allem besteht zunächst die Neigung, innere Quellen der Unlust nach außen zu verlegen und dort aggressiv zu besetzen, um so das Selbst vor einem schädlichen Übermaß an unneutralisierter Aggression zu schützen.

Der Differenzierungsprozß zwischen Selbst und Nicht-Selbst ist mit einer Neuverteilung der psychischen Energie verbunden, die zunächst, im Stadium des primären Narzißmus, noch vollständig auf das Selbst konzentriert ist. Wir nehmen an,

daß das Objekt, bei seiner Trennung vom Selbst, einen Teil der Besetzung mit sich zieht. Primär narzißtische Besetzung wird so in Objektbesetzung (Objektlibido) übergeführt (HARTMANN, KRIS, LOEWENSTEIN, 1946).
Die bis in die zwanziger Jahre ungenügende begriffliche Trennung zwischen „Ich", „eigener Person" und „Selbst" hatte zur Folge, daß nicht klar zwischen der Besetzung von Ich-Funktionen und der Besetzung von Anteilen der eigenen Person (von Selbst-Repräsentanzen) unterschieden wurde. Der Begriff Narzißmus sollte nach HARTMANN (1956) auf die libidinöse Besetzung des Selbst beschränkt werden.
In psychotischen Zuständen (Schizophrenie) kann es zu einer Fusion zwischen Selbst und Objekt kommen. MAHLER (1958) wies diesen Zustand für die symbiotische Kindheits-Schizophrenie nach. Auch Empfindungen von Depersonalisation und Derealisation, wie sie bei Neurosen und Psychosen vorkommen können, hängen mit Störungen im Bereich der psychischen Selbst-Repräsentanzen zusammen.
In den letzten beiden Jahrzehnten bekam der Begriff des Selbst innerhalb der Psychoanalyse vor allem durch die Arbeit KOHUTS und KERNBERGS eine zum Teil neue Bedeutung und neues Gewicht. Diese verdeutlichen sich vor allem an einer neuen Sicht des gesunden und pathologischen → Narzißmus, der → Objektbeziehung und der Borderline-Störungen (→ Borderline-Syndrom). Die Wechselwirkung zwischen neueren theoretischen Konzepten und den dadurch ermöglichten klinischen Einsichten, die wiederum auf die Konzepte zurückwirken, hatten weitreichende Folgen für die Praxis der Psychoanalyse in vielen westlichen Ländern.

Literatur
FENICHEL, O.: La Théorie Psychanalytique de Névroses. Paris: Press. Univ. France 1953.
FREUD, S.: Jenseits des Lustprinzips. G.W. XIII (1920). London: Imago.
HARTMANN, H., KRIS, E., LOEWENSTEIN, R. M.: Comments on the Formation of Psychic Structure. Stud. Child. 2, 11 (1946).
HARTMANN, H.: The Development of the Ego Concept in Freud's Work. Int. J. Psycho-Anal. 37, 425 (1956).
HOFFER, W.: Development of the Body Ego. Stud. Child 5, 18 (1950).
JACOBSON, E.: The Self and the Object World. Stud. Child 9, 75 (1954).
JACOBSON, E.: The Self and the Object World. New York: Int. Univ. Press 1964.
KERNBERG, O. F.: Borderline-Störungen und pathologischer Narzißmus. Frankfurt: Suhrkamp 1978.
KERNBERG, O. F.: Objektbeziehungen und Praxis der Psychoanalyse. Stuttgart: Klett-Cotta 1981.
KOHUT, H.: Forms and transformations of narcissism. Amer. Psychoanal. Ass. 14, 243 (1966).
KOHUT, H.: Narzißmus. Frankfurt/M.: Suhrkamp 1973.
KOHUT, H.: Die Heilung des Selbst. Frankfurt/M.: Suhrkamp 1978.
MAHLER, M. S.: Autism and Symbiosis. Two Extreme Disturbances of Identity. Int. J. Psycho-Anal. 39, 77 (1958).
SANDLER, J., HOLDER, A., MEERS, D.: The Ego Ideal and the Ideal Self. Stud. Child 18, 139 (1963).
SPIEGEL, L.: The Self, the Sense of Self, and Perception. Stud. Child 14, 81 (1959).
SPITZ, R. A.: The First Year of Life. New York: Int. Univ. Press 1965.

H. LINCKE

Selbstbeschädigung – Selbstverstümmelung

Die Selbstbeschädigung kommt sowohl beim Tier wie beim Menschen vor. Beim *Tier* wird sie vor allem unter abnormen äußeren Bedingungen beobachtet. So können sich gefangene Säugetiere durch Bisse beschädigen, durch konstantes Scheuern oder Anspringen der Wände gelegentlich tödliche Verletzungen beibringen. Es soll auch zu Selbstverstümmelungen bei extremem Hunger kommen. Schließlich erwähnen gewisse Autoren Selbstbeschädigungen von Tieren im Rahmen der Balz. Unter experimentellen Bedingungen (NASH) wurden Ratten dazu gebracht, an eigenen Wunden zu nagen. Es handelte sich jedoch auch um hungernde Tiere, und die Autophagie verschwand, wenn normales Futter gereicht wurde.
Beim *Menschen* kann Selbstverstümmelung unter den verschiedensten Bedingungen auftreten.

A. Bei Geistesgesunden
1. Als Ausdruck der Trauer. Bei vielen Völkern war die Totenklage von Selbstbeschädigungen begleitet: Zerkratzen des Gesichts, Ausraufen der Haare, Zerfleischen der Brüste.
2. Als Mutprobe (z. B. Mucius Scaevola, der vor König Porsenna seine Hand in ein Kohlenbecken hielt und verkohlen ließ, um seine Furchtlosigkeit zu beweisen).
3. Als Teil von Mannbarkeitsriten (z. B. bei nordamerikanischen Indianerstämmen, wo die Knaben sich tiefe Hautschnitte beibrachten).
4. Im Rahmen ekstatisch-religiöser Feiern: Flagellationen, Stichverletzungen durch Messer und Schwerter.
5. Kastration als Opfer und Weihe. Diese hat auch in der christlichen Welt von der Antike bis zur Moderne eine Bedeutung gehabt. Am bekanntesten ist das Beispiel der Selbstkastration des Origenes. Im Orient gab es christliche Sekten, welche regelmäßig die Kastration praktizierten. Diese wurde durch das Konzil von Nikaea zwar untersagt, lebte aber dennoch weiter fort. Bis ins 20. Jahrhundert reicht die Tradition der russischen Sekte der Skopzen, welche sich kastrierten, um der Möglichkeit zu sündigen zu entgehen.
6. Zweckbedingte Selbstbeschädigungen. Es ist bekannt, daß Gefangene immer wieder zum Mittel der Selbstbeschädigung greifen, um aus der Haft entlassen resp. in ein Spital übergeführt zu werden.
In allen Armeen seit der Antike kamen Selbstbeschädigungen vor, um dienstfrei zu werden. Kaiser Gratian mußte ein Edikt gegen Selbstverstümmler erlassen („Mutilos apellant, qui sibi digitos amputanunt et declinandum onus militiae. Graviter puniantur qui se, ne milites sint, hac ratione debi-

litaverint"). Bis in jüngster Zeit sind zahlreiche Berichte erschienen über die zum Teil raffinierten Methoden der Selbstverstümmelung im Militär (BUJNIEWICZ). Es wurden Pseudotumoren durch Paraffininjektionen erzeugt, Ikterus durch Einnahme von Pikrinsäure, Verbrennungen durch Säuren, etc.

Solche Praktiken können epidemieartigen Charakter annehmen. So hat man vor Einberufungen im Krieg, bei Verlegungen ins Kampfgebiet, gehäuftes Auftreten von Selbstbeschädigungen beobachtet.

B. Bei psychischen Affektionen
Die Selbstverstümmelung kann im Prinzip jedes Organ betreffen und findet sich bei fast sämtlichen psychiatrischen Krankheiten. In der Kunstgeschichte wurde vor allem die Selbstverstümmelung des schwer depressiven Van Gogh bekannt, der sich ein Ohr abschnitt. Im übrigen ist die Literatur reich an Einzeldarstellungen (siehe u. a. LORTHIOIS, SIVADON u. QUÉRON, HEMPHILL, DESCLAUX, FLICKER).

Besonders häufig sind Selbstkastrationen. Sie kommen im Rahmen von Versündigungsideen bei Depressiven vor, aber auch bei Sexualneurotikern und insbesondere bei jugendlichen Schizophrenen. Im Kampf gegen übermächtige sexuelle Ängste, auf der Flucht vor der Berührung mit dem andern Geschlecht, sucht der Schizophrene eine Radikallösung durch die Selbstkastration herbeizuführen. Mit oft ganz untauglichen Mitteln werden die Testikel, manchmal auch der Penis, abgeschnitten. Gelegentlich berichten die Kranken, daß sie auf Befehl von Stimmen handelten.

Seltener werden in akuten Krisen die Augen oder die Zunge verstümmelt. In neuerer Zeit trifft man gelegentlich Psychopathen, die drogenabhängig sind und die sich oberflächliche Verbrennungen durch Zigaretten beibringen, wobei das Motiv unter Umständen eine verkappte Selbstbestrafung sein kann.

Masochistische Tendenzen bei Neurotikern führen gelegentlich zu Verletzungen, vor allem im Bereich der Sexualperversionen.

Bei hysterischen Selbstverstümmelungen ist das Motiv meist klar: es handelt sich um einen sekundären Krankheitsgewinn, um ein Sich-Interessantmachen, um das Bedürfnis, in die Invalidität zu fliehen.

Die Trichotillomanie (= Ausreißen der Haare) wurde gelegentlich als Krankheitsbild beschrieben. Diese Verhaltensanomalie tritt bei Neurotikern auf und hat dann eine symbolische Bedeutung. Sie findet sich aber auch bei Schwachsinnigen.

Bei schwer Oligophrenen wird häufig Selbstbeschädigung beobachtet. Idioten und Imbezile kratzen sich wund, schlagen mit dem Kopf gegen die Wand, beißen sich. Meist handelt es sich um die Folgen von Verwahrlosung, und eine geeignete Tätigkeit sowie liebevolle Zuwendung bringt das Symptom zum Verschwinden. Ob diese autoaggressiven Akte bei Oligophrenen immer als Ausdruck einer Frustration resp. als Ersatzhandlung anzusehen sind, ist nicht sicher. Auch beim normal intelligenten Kind kommt es zu episodischen oder länger dauernden Selbstbeschädigungen (Schlagen des Kopfes an den Boden). Meist handelt es sich dann um ein aggressives Probehandeln, um den Versuch, durch Schmerz Liebe zu erzwingen. Die Erotisierung der Muskelbewegung an sich („Balancement"), aber auch die Tendenz, durch Aktivität „gegen" etwas (BOUTONNIER) sich von der Umwelt zu differenzieren, mögen eine Rolle spielen. Siehe dazu auch das unter „Onychophagie" Gesagte. In jedem Fall ist das Auftreten von automutilativen Handlungen beim Kind Ausdruck einer gestörten Integration.

Beim Debilen kann vermutet werden, daß der im frühkindlichen Stadium sinnvolle Versuch, durch Bewegungen die eigene Körpergrenze zu explorieren, stereotyp weitergeführt wird und in einem aggressiven „Klima" zur Selbstbeschädigung führt.

Schließlich kommen Selbstverstümmelungen bei organisch-dementen Kranken vor. Der abgebaute Paralytiker oder senil Demente kratzt sich stereotyp tiefe Wunden, führt sich Fremdkörper in den Anus oder die Vagina, die Verletzungen herbeiführen, stößt sich Nägel unter die Haut. Hier muß wohl die organisch bedingte Anästhesie einerseits, der spielerische Bewegungsdrang sowie letztlich auch die Regressionstendenz als Ursache angenommen werden.

Literatur
AUSSAGUEL, S.: De l'automutilation. Etude basée sur l'observation de 22 enfants arriérés automutilateurs. Paris: Thèse 1954.
BOUTONNIER, J.: L'arriération affective de l'enfance. Enfance 1, 44–48 (1948).
BUJNIEWICZ, K.: A propos des maladies artificielles des simulateurs. Sem. Hôp. Paris 18, 759–760 (1952).
DESCLAUX, P.: Les phénomènes d'automutilation chez les arriérés profonds. Année psychol. 1, 322–332 (1952).
FLICKER, D. J.: The self-inflicted injury. Amer. J. Psychiat. 99, 168–173 (1942).
HEMPHILL, R. E.: A case of automutilation. Brit. J. med. psychol. 24, 291–295 (1951).
LORTHIOIS, M.: De l'automutilation. Lille: Thèse 1909.
NASH, C. B.: Autophagia in rats traumatized during inanition. Science 91, 342–343 (1940).
OEHL, W.: Über Selbstverstümmelungen und Selbstbeschädigungen bei Geisteskranken. Dissertation, München 1936.
SIVADON, P., QUERON, P.: Automutilation à but thérapeutique chez un dément présénile à forme dépressive. Ann. méd. psychol. 96/2, 347 (1938).

C. MÜLLER

Selbstheilungstendenz

Jedem Organismus wohnt die natürliche Kraft inne, die Auswirkungen von Schädigungen und Verletzungen zu restituieren. Jede Heilbehandlung muß deshalb die Verschränkung von Heilungsmaßnahmen und Selbstheilungstendenz sein (BERGIN u. LAMBERT, 1978). In der Selbstheilungstendenz zeigt sich die „vis medicatrix naturae" der Renaissanceärzte. Auch im seelischen Bereich lösen schädigende Einflüsse Abwehrvorgänge und restitutive Kräfte aus, welche die „Wiederherstellung der Ganzheit" (MAEDER, 1949, 1959) zum Ziele haben. In der psychoanalytischen Neurosenlehre (NUNBERG, 1959) sind die Symptome eine sekundäre Erscheinung und stellen einen Versuch des Ichs dar, sowohl den Strebungen des Es wie den Anforderungen des Über-Ichs und der Realität gerecht zu werden und sich allen Ansprüchen anzupassen. Dieser „Anpassungsversuch" ist nach NUNBERG ein „Selbstheilungsversuch". Ähnliches gilt auch für die Psychosen. Psychotherapie setzt diese Selbstheilungstendenz voraus, indem durch die Aufhebung der Verdrängungen und Fixierungen im psychotherapeutischen Gespräch der Weg für reifere Verhaltensweisen freigelegt wird (BRÄUTIGAM u. CHRISTIAN, 1959).

Die *Spontanheilungen* von Neurosen und Psychosen beruhen auf der natürlichen Selbstheilungstendenz. Die Frage, wie häufig solche Spontanheilungen oder -remissionen von Neurosen sind, hat zu einer großen Kontroverse geführt, ausgehend von der provokatorischen Behauptung EYSENCKs, zwei Drittel aller Neurosen würden innerhalb von 2 Jahren sich spontan wesentlich bessern. Die moderne Forschung zur Wirksamkeit der → Psychotherapie wurde dadurch erheblich stimuliert. In zahlreichen sorgfältigen Studien wurde die Behauptung von EYSENCK widerlegt (BERGIN u. LAMBERT, 1978; CREMERIUS, 1962). Jedoch zeigte sich die Schwierigkeit zu bestimmen, was alles noch als Spontanheilung bzw. Spontanverlauf von psychischen Störungen angesehen werden darf. Im allgemeinen bezeichnet man jene Besserungen als Spontanremission, welche Patienten zeigen, die einer Kontroll- oder Wartegruppe in einer Psychotherapiestudie zugeteilt worden sind. Genauere Erhebungen haben jedoch gezeigt, daß Menschen in seelischen Schwierigkeiten häufig an den verschiedensten Orten gleichzeitig Hilfe suchen, vor allem auch solche nichtprofessioneller Art. Das tun aber auch Patienten, die in Psychotherapie sind oder nach einer solchen, was zusätzlich die Abgrenzung von Spontanremission und Wirksamkeit der Psychotherapie erschwert.

Literatur
BERGIN, A. E., LAMBERT, M. J.: The evaluation of therapeutic outcomes. In: GARFIELD, S. L., BERGIN, A. E. (Eds.): Handbook of psychotherapy and behavior change, 2nd ed., pp. 139–189. New York: Wiley 1978.
BRÄUTIGAM, W., CHRISTIAN, P.: Wesen und Formen der psychotherapeutischen Situation. In: Handbuch der Neurosenlehre und Psychotherapie Bd. I. S. 402–439. München Berlin: Urban & Schwarzenberg 1959.
CREMERIUS, J.: Die Beurteilung des Behandlungserfolges in der Psychotherapie. Monograph. Gesamtgebiet Neurol. Psychiat. Heft 99. Berlin Göttingen Heidelberg: Springer 1962.
EYSENCK, H. J.: The effects of psychotherapy. An evaluation. J. Consult. Psychol. 16, 319–324 (1952). Eine ausführliche Rekapitulation seiner Thesen ist (1965) unter dem gleichen Titel zusammen mit Diskussionsbeiträgen von Kritikern erschienen in Int. J. Psychiat. 1, 97–178, 317–335 (1965).
MAEDER, A.: Selbsterhaltung und Selbstheilung. Zürich: Rascher 1949.
MAEDER, A.: Psychosynthese–Psychagogik. In: Handbuch der Neurosenlehre und Psychotherapie Bd. III, S. 391–412. München Berlin: Urban & Schwarzenberg 1959.
NUNBERG, H.: Allgemeine Neurosenlehre auf psychoanalytischer Grundlage, 2. Aufl. Bern Stuttgart: Huber 1959.
H. KIND

Selbsthilfegruppen
Die Selbsthilfe von Menschen, die von einer Krankheit oder einem gemeinsamen, schwerwiegenden sozialen Problem betroffen sind, ist in den 70er Jahren zu einer gängigen Form der Problembewältigung geworden. Selbsthilfegruppen sind Zusammenschlüsse von Menschen, die sich ohne Anleitung durch Fachleute zusammensetzen, um gemeinsam ihre Probleme zu lösen. Im Mittelpunkt stehen meist Kleingruppensitzungen. Selbsthilfegruppen und Organisationen haben in dem Bereich der Suchtkrankentherapie eine lange Tradition. Die „Anonymen Alkoholiker" (AA) wurden bereits 1936 in den USA gegründet. Sie nehmen nur Alkoholiker auf und verzichten auf die Unterstützung durch gesunde Helfer sowie durch gemeinnützige und offizielle Institutionen. Sie pflegen aber die Zusammenarbeit mit Ärzten und Kliniken. Sie suchen Entwöhnungseinrichtungen auf, um deren Patienten Gelegenheit zu geben, sie kennenzulernen und sich ihnen anzuschließen. Eine ähnliche Funktion wie die „Anonymen Alkoholiker" haben der „Kreuzbund", die „Guttempler" und das „Blaue Kreuz". Unter Fachleuten besteht Einigkeit darüber, daß die Integration in eine Gruppe dieser Art die Prognose des Alkoholkranken wesentlich verbessert.

In den letzten Jahren haben sich auch Selbsthilfegruppen für andere psychisch Kranke gebildet, z. B. die „Emotions anonymous", eine Selbsthilfegruppe von Neurosekranken, die durch Ängste und Zwänge an einer freien Lebensentfaltung gehindert werden. Auf lokaler Ebene bilden sich Selbsthilfegruppen vielfältiger Art. Als Aussprachegruppen bei mannigfachen psychosozialen Problemen haben sie eine wichtige präventive Funktion. Bei Kranken mit manisch-depressiven und schizophrenen Psychosen sind Selbsthilfegruppen eher die Ausnahme. Für sie hat der Patientenclub, mit Betreuung durch Fachleute, den Vorrang. Eine wichtige Rolle spielt demgegenüber die Angehörigenselbsthilfe bei Schizophrenen. In der Bundesrepublik, in England und in Österreich ist es inzwischen zu überregionalen Zusammenschlüssen solcher Selbsthilfegruppen von Angehörigen gekommen. Ihr politisches Ziel ist es, die Situation der erkrankten Familienmitglieder zu verbessern. Wichtigste Funktion solcher Gruppen ist jedoch, durch die Auseinandersetzung in der Angehörigenselbsthilfegruppe Wege zum leichteren Zusammenleben mit dem Erkrankten zu finden. Angehörigengruppen greifen nicht selten auf die zeitweise Unterstützung und Anleitung durch Fachleute zurück. Die Selbsthilfebewegung steht erst am Anfang. Viel spricht dafür, daß sie mit der Verlagerung des Schwerpunktes der Orientierung der psychiatrischen Versorgung von der Klinik in den ambulanten Raum noch an Bedeutung gewinnen wird.

Literatur
ANGERMEYER, C., FINZEN, A. (Hrsg.): Die Angehörigengruppe. Familien mit psychisch Kranken auf dem Weg zur Selbsthilfe. Stuttgart: Enke 1984.
DÖRNER, K. et al.: Freispruch der Familie. Rehburg-Loccum: Psychiatrie-Verlag 1982.
KATSCHNIG, H. (Hrsg.): Die andere Seite der Schizophrenie. Patienten zu Hause, 2. erw. Aufl. München: Urban & Schwarzenberg 1984.
MÖLLER, M. L.: Selbsthilfegruppen. Selbstbehandlung und Selbsterkenntnis in eigenverantwortlichen Kleingruppen. Hamburg: Rowohlt 1978.

A. FINZEN

Selbstmord → Suicid

Selbstverstümmelung → Selbstbeschädigung

Senile Demenz → Demenz, senile

Senilität → Alterspsychiatrie

Sensitiver Beziehungswahn → Wahn

Sensory deprivation → Deprivation, sensorische

Sexualität
[lat.: sexus = Geschlecht]
Die menschliche Sexualität muß grundsätzlich und im Falle normalen oder gestörten sexuellen Verhaltens im Rahmen der eng verflochtenen biologischen, psychologischen und gesellschaftlichen Dimensionen gesehen werden, um nicht zu einseitigen und verkürzten Aussagen zu kommen.
Mit der zweigeschlechtlichen Fortpflanzung ist es zu einer körperlichen Ausdifferenzierung von zwei Geschlechtsformen gekommen, die durch Geschlechtszellen mit halbem Chromosomensatz (Gameten) und durch unterschiedliche Geschlechtsorgane und Körperformen charakterisiert sind. Die Befruchtung geschieht in der Zusammenführung der Geschlechtszellen, bei den höheren Säugetieren mittels Vereinigung der Genitalorgane.
Bei Menschen ist der Fortpflanzungszweck nicht mehr alleiniger und dominierender Inhalt und Maßstab des Verhaltens. Sexualität ist für den Menschen eine ursprüngliche seelische und leibliche Erfahrung. Die körperlichen Voraussetzungen werden in den Dienst nichtsexueller Motivationen und Verhaltensformen genommen, mit denen sie in eine Wechselwirkung treten. Sexuelles Erleben und Verhalten ist in den Formen des Auftretens und der Intensität eng mit der Umwelt verbunden.

Sie ist ebenso auf Außenreize angewiesen, wie von körperlichen Bedingungen und von inneren Gestimmtheiten abhängig.
Die als männliche und weibliche Sexualhorme apostrophierten Substanzen können nicht einfach als geschlechtsspezifische endogene Triebquellen genommen werden. Das Versiegen der Östrogene und des Progesterons im Klimakterium oder nach Ovarektomie führt durchaus nicht zu einem Versiegen der sexuellen Libido der Frau. Eher scheint bei beiden Geschlechtern eine gewisse Höhe des Androgenspiegels Voraussetzung für eine Aktivität der Sexualzentren im Gehirn und für die Erregbarkeit der Sexualorgane.
Der klassische Versuch, die körperlichen Bedingungen sexuellen Erlebens mit lebensgeschichtlichen Einflüssen und gesellschaftlichen Kräften im Rahmen einer umfassenden Sexualtheorie zu verbinden, liegt in der Psychoanalyse von SIGMUND FREUD vor. Allerdings wird die Psychosexualität hier unter zeitbedingten Vorzeichen als energetischer Organprozeß gefaßt und vor einen biologischen und evolutionistischen Hintergrund gestellt, was vielfach zu einer schillernden Begriffsbildung führt.
FREUD charakterisiert den sexuellen Trieb einerseits als einen endogen aufsteigenden Reiz, dessen Ziel die Aufhebung des Spannungszustands im Orgasmus ist. Er nimmt körperliche Triebquellen an, einen inneren spontanen Ursprung in bestimmten Körperzonen, wobei letztlich ein organisches Geschehen wie bei Hunger und Durst als Substrat erscheint. Dieses „psychohydraulische Triebmodell" (G. SCHMIDT) wird von der modernen Sexualforschung in Frage gestellt. Es wird darauf hingewiesen, daß Psychosexualität auf Außenreize in der Ontogenese wie überhaupt in der aktuellen sexuellen Erregung und Motivation angewiesen ist. G. SCHMIDT sieht in dem Triebmodell eine zeitbedingte Interpretation, die den Trieb letztlich als gefährlich Drängendes und zu Unterdrückendes durch die Kultur beschreibt.
FREUD hat allerdings durch die weite Fassung seines Sexualbegriffes sich einer Festlegung wieder entzogen: „Wir gebrauchen das Wort Sexualität in demselben umfassenden Sinne, wie die deutsche Sprache das Wort ‚lieben'" (VIII, S. 120). Zu beachten ist auch, daß die Auffassung von Sexualität in der Psychoanalyse FREUDS sich im Laufe der Jahre entwickelt hat und verschiedene Akzentsetzungen erfuhr. Sie löste sich von der Vorstellung, daß neurotische Symptome aus aufgestauter sexueller Libido resultieren, ließ die Annahme der Verursachung der Hysterie durch sexuelle Versuchung durch die Eltern hinter sich und löste sich überhaupt von der Vorstellung, daß sexuelle Abfuhr von entscheidender Bedeutung für seelische Gesundheit sei. WILHELM REICH hat dagegen bis zuletzt bei FREUD eine negative kulturfeindliche Deutung der Sexualität vermutet und dem eine positive gegenüberzustellen versucht, in der die

Abfuhr des sexuellen Triebes als Voraussetzung und Inbegriff seelischer und körperlicher Gesundheit gewertet wird. FREUD endet in seinen metapsychologischen Triebtheorien mit dem Konstrukt eines Lebenstriebs (der Sexualität), dem ein Todestrieb, der auf Zerstörung gerichtet ist, gegenübersteht oder als Legierung beigemischt ist.

Zum Verständnis des Sexualitätsbegriffes bei FREUD ist die Erweiterung auf die frühkindliche und kindliche Entwicklungszeit, auf andere Körperzonen wie Mund und After, auf andere Aktivitäten (Arbeit, künstlerische Produktion etc.) und die Einbeziehung perverser Qualitäten — sadistische, masochistische, exhibitionistische — als Bausteine der normalen Sexualitätsentwicklung charakteristisch.

Die Erweiterung des Sexualitätsbegriffes bei FREUD ist auch innerhalb der psychoanalytischen Bewegung, vor allem in den neopsychoanalytischen Schulen auf Widerspruch gestoßen. Es haben die früheren konkretistischen Beschreibungen der kindlichen Sexualität mit oraler und analer Libido, Kastrationsangst, Penisneid und ödipaler Neigung einer auf die zwischenmenschlichen Beziehungen ausgerichteten Objektpsychologie Platz gemacht. Daß solche Ausweitungen und Transponierungen des vielfältigen menschlichen Verhaltens und Erlebens auf einem sexuellen Hintergrund möglich sind, hängt damit zusammen, daß sexuelles Erleben und Verhalten in der menschlichen Interaktion eine repräsentative und symbolische Funktion übernehmen kann. Das sexuelle Erleben und eine sexuelle Partnerbeziehung transzendiert die faktischen körperlichen Vorgänge, indem sie zu einem anderen Menschen und gesteigertes Selbstgefühl zugleich vermittelt.

Die Theorie der kindlichen Sexualität weist auf die Beobachtung, daß allgemeine körperliche Hautkontakte, Zärtlichkeit, Bezug einer schützenden Person, für die körperliche, seelische und geistige Reifung des Menschen, nicht nur für die Psychosexualität, Voraussetzung der Sozialisation überhaupt ist. Die psychoanalytischen Sexualtheorien haben die Aufmerksamkeit auf die frühkindliche Entwicklung und die Sozialisation überhaupt gelenkt.

Literatur
FREUD, S.: Drei Abhandlungen zur Sexualtheorie. Gesammelte Werke V. Frankfurt/M.: Fischer 1960.
GIESE, H.: Die Sexualität des Menschen, 2. Aufl. Stuttgart: Enke 1968.
KINSEY, A. C.: Das sexuelle Verhalten der Frau. Frankfurt: Fischer 1954.
KINSEY, A. C.: Das sexuelle Verhalten des Mannes. Frankfurt: Fischer 1955.
RAPAPORT, D.: Die Struktur der psychoanalytischen Theorie. Stuttgart: Klett 1961.
REICH, W.: Die sexuelle Revolution. 2. Aufl. Frankfurt: Europäische Verlagsgesellschaft 1966.
SCHMIDT, G.: Sexualität. In: HERRMANN, T., HOFSTÄTTER, P. R., HUBER, H. P., WEINERT, F. E. (Hrsg.): Handbuch psychologischer Grundbegriffe. München: Köse 1977.
SCHMIDT, G.: Motivationale Grundlagen sexuellen Verhaltens. In: THOMAE, H. (Hrsg.): Psychologie der Motive. Bd. 2 der Serie Motivation und Emotion der Enzyklopädie der Psychologie. Göttingen: Hogrefe 1983.

W. BRÄUTIGAM

Sexualneurose → Neurose

Signalreiz → Konditionierung

Signifikanz
Bei kontrollierten klinischen Prüfungen werden Behandlungsunterschiede als *signifikant* („bedeutsam") bezeichnet, wenn die Wahrscheinlichkeit für einen Irrtum („Irrtumswahrscheinlichkeit") innerhalb vorher bestimmter Grenzen liegt.
Im Prüfplan (Versuchsprotokoll) ist daher die betreffende Nullhypothese zu formulieren und gleichzeitig die Wahrscheinlichkeit vorzugeben, bei der sie als widerlegt („verworfen") betrachtet wird.
Empirisch hat man sich auf 3 Stufen („Niveaus") der Signifikanz („Irrtumswahrscheinlichkeit") geeinigt:

$a = 0,05; a = 0,01$ und $a = 0,001$.

Mit dieser Konvention lassen wir zu, daß die Nullhypothese bei 5 von 100, 1 von 100 bzw. 1 von 1000 Fällen irrtümlicherweise verworfen wird. Die Irrtumswahrscheinlichkeit wird auch als Fehler I. Art („Unberechtigtes Ablehnen der Nullhypothese") bezeichnet.
Signifikante Ergebnisse können also nicht die Richtigkeit einer Hypothese beweisen; sie stellen sie unter eine wahrscheinlichkeitstheoretische Betrachtungsweise.
(→ auch Statistik)

U. FERNER

Simulation
[lat.: simulare: nachahmen, sich verstellen]
Mit Simulation wird die Vorspiegelung falscher Tatsachen bezeichnet als willkürlicher Akt mit tendenziellem Charakter. Das Verhalten des Simulanten ist dadurch gekennzeichnet, daß er in Worten, Mimik, Gestik und Haltung einen nicht vorhandenen Sachverhalt absichtlich darstellt und ausgestaltet, um einen bestimmten Zweck zu erreichen. Es wird alles das unterdrückt, was der determinierenden Tendenz nicht dient, hervorgehoben was hineinpaßt. Die Darstellung wirkt infolgedessen meist betont, überzogen und unecht. Der Simulant verspricht sich von seinem Verhalten Erfolg. Simulationsmotive sind Angst, Scham, Ausweichen vor Unannehmlichkeiten, einem Verdacht entgehen, Begehrensvorstellungen, um „sein gutes Recht" kämpfen. Äußere Umstände können der Simulation entgegenkommen, wenn in Aussicht steht, daß ein bestimmtes Ziel durch sie leichter zu erreichen sei. Auch Induktion durch Beobachtung anderer spielt eine Rolle. Die Dissimulation entspricht dem gleichen psychologischen Vorgang

wie die Simulation, auch hier wird ein nicht vorhandener Sachverhalt (Gesundheit) vorgetäuscht. Die Simulation ist von der Aggravation zu unterscheiden, bei welcher ein vorhandener Tatbestand übertrieben, gesteigert, aufgeblasen dargestellt wird.

Im allgemeinen Umgang kommt Simulation als adaptives Verhalten vor, z. B. bei Kindern als Verstellung, manche „Unpäßlichkeiten" gehören in diesen Bereich, auch Verleugnung eigener Gebrechen als ethisch anerkanntes Verhalten in der Betreuung schwerkranker Angehöriger. Bei der Simulation im engeren Sinne als psychopathologisches Phänomen werden organische oder psychische Krankheitszustände vorgetäuscht, die zur Behandlung Anlaß geben oder zur Inanspruchnahme von Einrichtungen der Wohlfahrts- und Rechtspflege führen. Das verfolgte Ziel der Simulation ist aus der Kenntnis der äußeren Umstände des Betroffenen klar verständlich und ableitbar. Beispiele sind: finanzielle Entschädigung, Rente, Hafterleichterung oder -verschonung, Entpflichtung vom Militärdienst, Beschaffung von Drogen. Vorgetäuscht werden vor allem Beschwerden und Funktionsstörungen, die nicht oder sehr schwer durch Befunderhebung hinreichende Objektivierung erfahren können, wie Kopfschmerzen, vasomotorische Schwindelerscheinungen, Funktionsstörungen innerer Organe, Ermüdungszustände, allgemeine nervöse Beschwerden, Reizbarkeit, sog. neuralgische Schmerzen, Rückenschmerzen u. ä. (HIRSCHMANN, 1959). In der älteren Literatur der Jahre vor, während und nach dem ersten Weltkrieg wurden mannigfaltige, grobe körperliche Ausfälle beschrieben wie Hinken, Nichtbewegen einer Extremität, taumelnder Gang, Nicht-sehen- und -hören-Können, Produktion von Anfällen, Krämpfe, Zittern u. ä.

Die Lehre OPPENHEIMS (1889) von der traumatischen Neurose, wonach feinere organische Veränderungen des Nervengewebes durch die Erschütterung eines Unfalles anzunehmen waren, ermöglichte die Anerkennung solcher Zustände als versicherungspflichtiges Leiden und gab einen fruchtbaren Boden für Simulanten ab. Nachdem u. a. durch KRAEPELIN (1896) die „wesentlich psychische Entstehungsweise" der traumatischen Neurose herausgestellt wurde, ging die Häufigkeit grobauffälliger Simulationen zurück (Simulationsstreit 1890). Simulation von Psychosen ist selten und findet sich vor allem im forensischen Bereich. Hier sind es Zustände plötzlich auftretender, hochgradiger Pseudodemenz, puerilistische Bilder, umgrenzte, auf die kriminellen Fakten sich beschränkende Erinnerungsausfälle sowie „abenteuerliche, ungeheuerliche, spielerische, widerspruchsvolle und im Mißverhältnis zu dem sonstigen geordneten Verhalten stehende wahnhafte Einbildung" (BIRNBAUM, 1921, S. 174). Für eine simulierte Störung sprechen alle im Sinne der Berechnung, des Zweckbewußtseins und der Zielstrebigkeit deutbaren Erscheinungen sowie besonders auffällige, aufdringliche Symptome. Im Einzelfall kann der Beweis einer Simulation sehr schwierig sein. Nach BIRNBAUM gibt es den Übergang von Simulationstendenz zur psychogenen Simulationspsychose.

Differentialdiagnose der Simulation: der Simulant erzeugt seine Beschwerden bewußt, er kann die Symptome stoppen, wenn sie nicht mehr nützlich sind. Im Gegensatz dazu entstehen beim Hysteriker die Symptome nicht bewußt-willkürlich; sie entwickeln sich unbewußt auf dem Boden einer inneren konflikthaften Einstellung, sind nicht steuerbar und haben in der Regel Symbolcharakter. Differentialdiagnostisch ist die Simulation von der psychogenen Zweckreaktion abzgrenzen. Bei ihr verschiebt sich das Schwergewicht der Verhaltensdetermination stärker von der Situation in Richtung Persönlichkeit. Je planmäßiger und je zweckvoller sich die Reaktionsweise an einem verfolgten äußeren Ziel orientiert, desto mehr geht die psychogene Zweckreaktion in die bewußte Simulation über (WITTER, 1972). Die Grenzen sind nicht scharf zu ziehen. In der ICD-9 wird die Simulation nicht aufgeführt. Im DSM-III (1984) beansprucht die Simulation keine Kategorie als „psychische Störung" mehr, sie wird lediglich pragmatisch einem Zustand, der Anlaß zur Beobachtung und Behandlung ergibt, zugeordnet. Die sog. vorgetäuschten Störungen (DSM-III 300.16, 301.51) unterscheiden sich von simuliertem Verhalten dadurch, daß das Ziel des Betroffenen darin besteht, eine „Patientenrolle" zu erlangen und dieses Ziel nicht allein im Lichte seiner äußeren Lebensumstände zu verstehen ist. Es spielt also, wie bei der psychogenen Zweckreaktion, die Entwicklung der Persönlichkeit eine zunehmende Rolle. Sie zeigt sich bei den vorgetäuschten Störungen in einer gewissen zwanghaften Qualität der Störungen und Unfreiwilligkeit der Ziele. Sowohl das Ganser-Syndrom (auch Pseudopsychose oder Pseudodemenz) als auch das Münchhausen-Syndrom (mit dramatischen körperlichen Beschwerden bis hin zur Laparatomophilie) sind in diesem Sinne vorgetäuschte Störungen.

Literatur

BECKER, L.: Die Simulation von Krankheiten und ihre Bedeutung. Leipzig: Thieme 1908.
BIRNBAUM, K.: Kriminalpsychopathologie. Berlin: Springer 1921.
BRESLER, J.: Die Simulation von Geistesstörung und Epilepsie. Halle: Marhold 1904.
DSM III Diagnostisches und Statistisches Manual psychischer Störungen. Weinheim Basel: Beltz 1984.
FISCHER-HOMBERGER, E.: Die traumatische Neurose. Bern Stuttgart Wien: Huber 1975.
HIRSCHMANN, J.: Abnorme seelische Reaktionen und Entwicklungen nach Unfall. In: FRANKL, V. E., GEBSATTEL, E. v., SCHULTZ, J. H. (Hrsg.) Handbuch der Neurosenlehre und Psychotherapie. Bd 2, S. 735–760. München Berlin: Urban & Schwarzenberg 1959.
KRAEPELIN, E.: Psychiatrie, 5. Aufl., S. 752. Leipzig: Barth 1896.
PENTA, P.: Die Simulation von Geisteskrankheit. Würzburg: Stuber 1906.

UTITZ, E.: Psychologie der Simulation. Stuttgart: Enke 1918.
WITTER, H.: Allgemeine und spezielle Psychopathologie. In: GÖPPINGER, H., WITTER, H. (Hrsg.) Handbuch der forensischen Psychiatrie, Bd. I. Berlin Heidelberg New York: Springer 1972.

B. PFLUG

Situationsangst

→ Angst in bestimmten Lebenssituationen ist natürlich und angemessen. Der psychiatrische Begriff der Situationsangst ist jedoch für bestimmte Formen der Phobie reserviert. Er wird angewendet, in bestimmten Situationen mit Regelmäßigkeit Zustände phobischer Angst auftauchen. Am bekanntesten mögen das Lampenfieber und die Examensangst sein, aber auch die Platzangst (Agoraphobie), die Angst vor geschlossenen Räumen (Klaustrophobie), die neurotische Angst vor Eisenbahnfahrten, auf Schiffen, in Tunneln, auf Brücken, in großer Höhe, in der Einsamkeit und in Menschenmengen.

Die Psychiatrie stellt die Situationsangst als Form der → Phobie eng neben den → Zwang. Psychodynamisch wird sie wie jede neurotische Störung als Reaktion auf nicht lösbare innerpsychische Konflikte zurückgeführt. Ihrer Persönlichkeitsstruktur nach sind Menschen mit Angstneurosen oft sensitiv und übergewissenhaft. Sie sind aggressionsgehemmt. In der Phobie werden nach psychoanalytischer Vorstellung Trieb, Spannung und Schuldgefühle abgewehrt. Die Angst wird nach außen auf eine bestimmte Situation verlagert. Auf diese Weise wird ein Schutz vor miteinander unvereinbaren Triebansprüchen gewährleistet. Lerntheoretisch wird die Situationsangst als Ergebnis einer Konditionierung durch äußere Reize erklärt, also auch durch angstbesetzte Vorerfahrung in ähnlichen Situationen. Sie wird aufgrund des Mangels von Möglichkeiten der Selbstkontrolle zur neurotischen Angst. Auf dieser Grundlage können Konditionierung und Lernschritte zur Überwindung der Situationsangst führen. Zu betonen ist, daß milde Formen von Situationsangst, wie Lampenfieber, Examensangst oder Angst vorm Fliegen, außerordentlich verbreitet sind. Als krankhaft dürfen sie nur gewertet werden, wenn der Betroffene sehr darunter leidet, oder wenn er in seiner Lebensgestaltung eindeutig durch solche Symptome beeinträchtigt wird.

A. FINZEN

Sodomie

Während Sodomie früher eine Bezeichnung für den Analverkehr war, versteht man heute darunter sexuelle Kontakte zu Tieren. Seitdem Sodomie als Straftatbestand abgeschafft worden ist, wird der Arzt mit dem Phänomen kaum noch konfrontiert, es ist eine klinisch fast bedeutungslose → Perversion. Über ihre Verbreitung ist kaum etwas bekannt. Ein Ausweichen auf Tiere als Sexualpartner im Sinne eines Ersatzes dürfte nicht ganz selten sein im ländlichen Milieu bei kontaktgestörten, isolierten, sozial gehandikapten jungen Männern. Eine Perversionsbildung im Sinne einer Fixierung auf Tiere ist hingegen selten. Am häufigsten noch findet man aggressive sodomitische Kontakte in der Vorgeschichte mancher sadomasochistischer Perversionen in Form von sexuell motivierten Verletzungen oder Tötungen von Tieren. Wenn man sich vergegenwärtigt, daß redensartlich eine aggressiv abwertende Sprache über Frauen häufig auf Tierbezeichnungen zurückgreift (Kuh, Gans, Huhn, Sau), dann läßt sich ableiten, daß in sodomitischen Kontakten aggressive Impulse Frauen gegenüber ausagiert und auf Tiere verschoben werden.

E. SCHORSCH

Somnambulismus – Somniloquie

[lat.: somnus = Schlaf; ambulare = gehen; loqui = reden]

Es handelt sich in beiden Fällen um motorische Erscheinungen im Schlaf. Der Somnambulismus hat seit jeher als seltsames, zu allerlei mystischen Spekulationen anregendes Phänomen gegolten. Bis gegen Ende des 19. Jahrhunderts wurde er vor allem mit dem hypnotischen Zustand in Verbindung gebracht oder gar verwechselt. Die wissenschaftliche Betrachtung erschöpfte sich im Anekdotischen, wobei vor allem die angeblich im somnambulen Zustand begangenen Verbrechen diskutiert wurden. (Siehe SHAKESPEARES Lady MacBeth.)

Nach GASTAUT unterscheiden sich Schlafwandeln und Schlafsprechen dadurch, daß beim ersteren deutlichere Veränderungen im Schlaf-EEG auftreten als beim zweiten. Beide Erscheinungen sind besonders im Kindesalter nicht selten. Meist zu Beginn der Nacht spricht das Kind einige schwer verständliche Worte, seltener ganze zusammenhängende Sätze, oder aber setzt sich auf, macht einige Bewegungen oder begibt sich gelegentlich einige Schritte aus dem Bett. Statistisch signifikante Beziehungen scheinen zur Enuresis zu bestehen, wohingegen andere Krankheiten nicht mit Sicherheit korreliert sind. Dies gilt insbesondere für die Epilepsie.

Unter Erwachsenen ist der Somnambulismus und die Somniloquie seltener, immerhin haben THOMAS und DAVIS 3,5–5% Nachtwandler in einer unausgelesenen Erwachsenenpopulation gefunden.

Während man lange Zeit glaubte, daß die motorischen Phänomene im Schlaf Folge eines Traums seien, scheinen neuere Untersuchungen von JACOBSON, LEHMANN, KALES und WENNER dieser Hypothese zu widersprechen. Diese Autoren fanden nämlich bei wiederholten EEG-Ableitungen bei bekannten Schlafwandlern, daß die motorischen Erscheinungen nicht in die paradoxe Schlafphase fielen. Andere Autoren, wie z. B. ARKIN, die Schlafsprecher untersuchten, fanden wohl auch einige Fälle, die sich motorisch in der REM-Phase manifestierten. Jedenfalls scheint allen gemeinsam eine gewisse Unreife des Gehirns zu sein resp. die Fähigkeit, von einer Schlafphase rapid in eine andere zu wechseln.

Die EEG-Untersuchungen bestätigten auch, daß im Moment des Schlafwandelns oder Schlafsprechens der Mensch sich in einem Zwischenzustand zwischen Schlaf und Wachen befindet. So „sieht" er offenbar Objekte, die sich ihm in den Weg stellen und umgeht sie, oder – was das Schlafsprechen betrifft – er ist in seltenen Fällen in der Lage, auf Fragen zu antworten, ohne sich indessen später daran zu erinnern. Die völlige Amnesie ist für den Somnambulismus und die Somniloquie ein wichtiges Kriterium.

Das Auftreten von Somnambulismus und Somniloquie ist in der Regel an einen bewußten oder auch unbewußten Spannungszustand gebunden. Beispiele für bewußt erlebte Angstzustände, die zu Schlafsprechen führen, sind die Berichte von PAI, der bei zahlreichen Soldaten mit Fronterlebnissen eine Nachwirkung im Sinne des Schlafsprechens fand. Von unbewußten Motiven kann bei neurotischen Nachtwandlern gesprochen werden (exhibitionistische Gelüste, verdrängte Aggressionen, Beispiel: der Schüler, welcher sich schlafwandelnd mit einem Messer ins Zimmer des Lehrers begibt und am Morgen eine völlige Amnesie für dieses Vorkommen hat). Hier scheint also doch, trotz den widersprüchlichen EEG-Befunden, die psychoanalytische These von der Funktion des Traumes (hier des Somnambulismus) als Hüter des Schlafes von Bedeutung zu sein. In der Tat scheinen auch die im Schlaf gesprochenen Worte bei Menschen, die nicht unter dem Einfluß eines akuten bewußt erlebten Streß stehen, ähnlich wie Traummaterial, auf tiefere Konflikte hinzudeuten.

Literatur
ABE, K., SHIWAKAWA, M.: Predisposition to sleep-walking. Psychiat. Neurol. 152, 306 (1966).
ARKIN, A. M.: Sleep-talking. J. nerv. ment. Dis. 143, 101 (1966).
BAUER, J.: Schlaflähmung und Schlafwandeln. Wien. klin. Wschr. 77, 338 (1965).
CAMERON, W. B.: Some observations and a hypothesis concerning sleep-talking. Psychiatry 15, 95 (1952).
COHEN, H. D., SHAPIRO, A., GOODENOUGH, D. R., SAUNDERS, D.: The EEG during stage IV sleep-talking. Presented at annual meeting of the Ass. Psychophysiol. Stud. Sleep, Washington, March 1965.
DAVIS, E., HAYES, M., KIRMAN, B. H.: Somnambulism. Lancet 1942 I, 186.
GASTAUT, H.: Epilepsies. Encyclopédie médicochirurgicale, Neurologie, Vol. I, 17045, Paris, 1963.
GASTAUT, H.: Les composantes actives de la fonction hypnique (énurésie, somnambulisme, cauchemar, etc.): leurs relations avec l'activité mentale, onirique et non onirique, au cours du sommeil. In: GASTAUT, H. et al. (Eds.): The abnormalities of sleep in man, S. 253. Bologna: Aulo Gaggi Editore 1968.
HAFFTER, C.: Schlafstörungen. Päd. Fortbildungskurse, Vol. 9, 2. Aufl., S. 68–78. Basel New York: Karger 1968.
HARNACK, G. A. v.: Nervöse Verhaltensstörungen beim Schulkind. Eine medizinisch-soziologische Untersuchung. Stuttgart: Thieme 1958.
JACOBSON, A., KALES, A., LEHMANN, D., ZWEIZIG, J. R.: Somnambulism: All-night electroencephalographic studies. Science 148, 975–977 (1965).
JACOBSON, A., LEHMANN, D., KALES, A., WENNER, W. H.: Somuambule Handlungen im Schlaf mit langsamen EEG-Wellen. Arch. Psychiat. Nervenkr. 207, 141–150 (1965).
JANZ, D.: Die Epilepsien. Spezielle Pathologie und Therapie. Stuttgart: Thieme 1969.
JUNG, R.: Neurophysiologie und Psychiatrie. In: Psychiatrie der Gegenwart. Bd. I/1A. Grundlagenforschung zur Psychiatrie S. 325–928. Berlin Heidelberg New York: Springer 1967.
KALES, A., JACOBSON, A.: Clinical and Electrophysiological Studies of Somnambulism. In: GASTAUT, H. et al. (Eds.): The abnormalities of sleep in man, S. 295. Bologna: Aulo Gaggi Editore 1968.
KAMIYA, J.: Behavioral, subjective and physiological aspects of drowsiness and sleep. In: FISKE, D. W., MADDI, S. R. (Eds.) Functions of Varied Experience, p. 164. Homewood (Illinois): Dorsey Press 1961.
ORME, J. E.: The incidence of sleep-walking in various groups. Acta psychiat. scand. 43, 279–281 (1967).
OSWALD, I.: Sleeping and Waking. Physiology and Psychology. Amsterdam: Elsevier 1962.
PAI, M. N.: Sleep-walking and sleep activities. J. ment. Sci. 92, 756–765 (1946).
PIERCE, C. M., LIBCON, H. H.: Somnambulism. Psychiatric interviews studies. U.S. Armed Forces med. J. 7, 1143–1153 (1956).
RECHTSCHAFFEN, A., GOODENOUGH, D. R., SHAPIRO, A.: Patterns of sleep-talking. Arch. gen. Psychiat. 7, 418–426 (1962).
SADGER, J.: Sleep-Walking and Moon-Walking. J. nerv. ment. Dis. (Suppl.) 31, 6–7, 33 (1920).
SANDLER, S. A.: Somnambulism in the Armed Forces. Ment. Hyg. (N.Y.) 29, 236–247 (1945).
SIBBONI, G.: Contribution à l'étude du somnambulisme. Toulouse: Thèse 1956.
SOURS, J. A., FRUMKIN, P., INDERMILL, R. R.: Somnambulism. Arch. gen. Psychiat. 9, 400–413 (1963).
TEPLITZ, S.: The ego and motility in sleep-walking. J. Amer. psychoanal. Ass. 6, 95–110 (1958).

C. MÜLLER

Somnolenz → Bewußtseinsstörungen

Sopor → Bewußtseinsstörungen

Sorgfaltspflicht → Kunstfehler

Sozialdistanz → Ethologie

Soziale Schichtung → Schichtung, soziale

Sozialklassen → Schichtung, soziale

Sozialpsychiatrie

[lat.: sociare = vereinigen, gemeinschaftlich machen; gr.: psyche = Seele, iatros = Arzt]
Die Verbindung der Begriffe „sozial" und „Psychiatrie" zu Sozialpsychiatrie (auch verstümmelnd: Soziatrie) taucht erst in der angehenden Mitte des 20. Jahrhunderts auf. Ihr Sinngehalt ist abzuheben von den bereits gebräuchlichen Begriffen *Sozialpsychologie* (die Lehre von den seelischen Bedingungen des Gemeinschaftslebens), *Sozialhygiene* (die Lehre von den Auswirkungen gesellschaftlicher Einflüsse auf die Gesundheit) und *Sozialpathologie* (die Lehre von den Erkrankungen des sozialen Organismus). Definiert man *Sozialmedizin* in dem weiten Sinne von CREW, nämlich als „medizinische Wissenschaft in bezug auf Gruppe von Menschen", dann kann *Sozialpsychiatrie* als der einschlägige Unterbegriff verstanden werden,

nämlich als „die Wissenschaft, die die Bedeutung der Sozialfaktoren für die seelische Gesundheit und Krankheit des einzelnen als auch ganzer Gruppen erforscht" (STROTZKA).
Die Sozialpsychiatrie ist eine der typisch interdisziplinären Wissenschaften, wie sie das 20. Jahrhundert hervorbringt. Ihre Durchführung erfordert daher auch fast immer Teamarbeit. Hinsichtlich Entwicklung und Spezialisierung lassen sich einige Hauptrichtungen unterscheiden:

1. Die *epidemiologische* Forschungsrichtung untersucht die Häufigkeit bestimmter seelischer Erkrankungen in einer bestimmten Population. Sie gibt Hinweise für die Pathogenität gewisser sozialer Strukturen, familiärer und sozialer Rollen, von Kulturen und Subkulturen. Nur in beschränktem Maße ergeben sich dabei klare Korrelationen von bestimmten psychiatrischen Diagnosen zu sozialen Formen, vielfach lassen sich allerdings signifikante Häufungen seelischer Störung überhaupt nachweisen; z. B. Belastungen für die nächste Generation bei gestörten Ehen (broken home-syndrom), aus der Struktur von Trinkerfamilien, aus der Minderheitensituation usw. Die statistische Erfassung bedarf daher der Ergänzung durch die Untersuchung „des Individuums, gesehen im Gesamt seiner Umgebung" (RENNIE). Der summarische Charakter der bisherigen Ergebnisse erklärt sich wohl aus dem noch geringen Entwicklungsstand einer spezifisch sozialpsychiatrischen Begriffsbildung und der Verwendung der Kraepelinschen Diagnoseeinheiten, die sich offenbar nur wenig zur Abbildung der sozialen Dynamik und ihrer psychiatrischen Fragestellungen eignen. Man begnügt sich daher im allgemeinen mit der Herausarbeitung bestimmter sozialpsychiatrischer Syndrome, z. B. der Anstaltssyndrome, die die psychiatrische Veränderung des Menschen unter der Einwirkung einer bestimmten, künstlichen Subkultur, wie sie in Gefängnissen, in Spitälern für chronisch Kranke (TH. MANNs Zauberberg!), in psychiatrischen Anstalten usw. besteht, beschreiben. So stellt sich etwa der schizophrene Endzustand der klassischen Psychiatrie sozialpsychiatrisch als Isolierungssyndrom bei Schizophrenie dar, das vermieden werden kann, wenn man das Anstaltsleben gruppendynamisch strukturiert. CAUDILL hat die Struktur eines psychiatrischen Spitals im Selbstversuch studiert, indem er sich, als Patient getarnt, durch längere Zeit einschließen ließ und genaue Protokolle veröffentlichte. Die bereits klassisch gewordenen Erhebungen von HOLLINGSHEAD und REDLICH über die Beziehung zwischen sozialer Schicht und psychiatrischer Prognose haben bewiesen, daß der Ablauf psychischer Krankheiten wesentlich von den sozialen Gewohnheiten der Bezugsgruppe des Kranken abhängt, daß aber auch bereits das Arzt-Patienten-Verhältnis davon bedeutsam beeinflußt wird. So neigen die Ärzte dazu, Angehörige der ihnen nahestehenden gehobeneren Schichten eher psychologisch zu interpretieren und zu behandeln, die Angehörigen der ihnen schwerer zugänglichen unteren Schichten aber eher somatisch erkrankt zu empfinden und demgemäß somatisch zu behandeln. Die Schule um LIDZ hat versucht, das Verhalten der engsten Bezugsgruppe, der Familie, als pathogenen Faktor der Schizophrenie zu beschreiben; wenn auch hier eine forcierte Betonung einer Seite einer wechselwirksamen Interrelation erfolgt, so haben die Befunde doch den bedeutendsten Anstoß für die Entwicklung der sog. Familientherapie gegeben. Psychotische Erlebnisveränderungen erscheinen keineswegs immer in der Gestalt von Krankheit, zahlreiche Wahnhafte leben als gut eingefügte Sonderlinge unbehandelt unter den Gesunden; erst wenn die psychotische Veränderung auch eine soziale Katastrophe impliziert, wird sie zur behandlungsbedürftigen und unbehandelbaren menschlichen Krise, die einer „Krisenintervention" (POLLACK) bedarf. Eigene Untersuchungen über die dynamische Wechselwirkung sozialen Verhaltens und schizophrener Krankheitsentwicklung führten zur Beschreibung von 4 Weisen schizophrener Persönlichkeitsabwandlung („Ausgliederung", „Wahnfixierung", „Rollenfixierung" – früher „Verpuppung" genannt – und „Verkörperung"). Der Vorteil einer solchen sozialpsychiatrischen Sprachbildung liegt in der besseren Eignung der Begriffe zum Verständnis des sozialen Werts psychischer Syndrome, wie auch umgekehrt des Werts sozialer Syndrome für den Ablauf des psychischen Krankheitsgeschehens, damit aber praktisch zur sinnvollen Planung einer Therapie, die pharmakomedizinische Maßnahmen mit sozialen Rehabilitationsmaßnahmen (→ Rehabilitation) gleichwertig kombiniert.

2. Die *kulturanthropologische* Forschung (BENEDICT, ERIKSON, KARDINER), MALINOWSKI, MEAD, OPLER u. a.) versucht an relativ überblickbar organisierten Primitivkulturen unter Benützung ethnologischer und tiefenpsychologischer Gesichtspunkte gemeinsame Merkmale herauszuarbeiten. Die untersuchte Kultur wird hier als sozialpsychiatrisches Experiment angesehen, um nachzuprüfen, wie sich die ihr typischen Wertfixierungen und Traditionen (z. B. der Kinderaufzucht) auf die Ausprägung und Verbiegung der Persönlichkeit auswirken. Analog auch der transkulturelle Vergleich des Ablaufs gleicher Krankheiten und ihre verschiedene statistische Häufung.

3. Die *gruppendynamische* Forschungsrichtung untersucht das Individuum im sozialen Feld (LEWIN), in der Einbettung in Bezugsgruppen (FESTINGER), in Rollen (BALES, PARSONS), seine Affinität zur → Gruppe (MORENO, s. a. Soziogramm). In eigenen Untersuchungen wurde die Akzentuierung und Fixierung von Rangpositionen (nach SCHINDLER) als Ausgangspunkt pathologischer Entwicklungen (z. B. der vorzeitigen Institutionalisierung der Familiengruppe, der Überbetonung oder des zwanghaften Festhaltens an Rollen, der

Pensionierungskrise, des Syndroms der overprotektiven Mutter u. a.) beschrieben, die sich neurotischen Einseitigkeiten des Individuums überlagern können und dann potenzierte Wertigkeit erhalten. Umgekehrt wird die → Gruppe als therapeutisches Medium heute überaus erfolgreich und vielfältig eingesetzt. Im Prinzip der „therapeutischen Gemeinschaft" (M. JONES) wird das Verhältnis von Arzt – Pflegepersonal – Hilfspersonal – Patient aus einer erstarrten hierarchischen Struktur gelöst und zur lebendigen Gruppenbeziehung umgestaltet. Im Bereich der Psychiatrie kommt diesem Ziel besondere Bedeutung zu, da es den, ärztlichem Handeln wesensfremden, Zwangscharakter bei der Behandlung psychisch Kranker zu überwinden verspricht und weitgehende Rückwirkung auf das allgemeine Verhältnis der psychisch Gesunden zu den als irr diskriminierten Patienten hat.

4. Die *Mental Health*- und → *Psychohygiene*bewegung ist die logische Zusammenfassung sozialpsychiatrischer Erkenntnisse zu einem gesellschaftlichen Entwicklungsprogramm. Durch psychiatrische Fürsorge und → Rehabilitation wird die Isolierung von Einzelpersonen und Minderheiten („Community care") hintangehalten und das Zusammenleben von Kranken und Gesunden entschärft. Mittels psychohygienischer Beratungsstellen (Zentren), die in der Regel ein Zusammenwirken von Psychiatern, Psychologen und Sozialarbeitern vorsehen, wird sowohl den Kranken ein Überleitungsprogramm zur sozialen Wiedereingliederung geboten, als auch den Betrieben, Dienststellen, Hausgemeinschaften und Familien ein Beratungsdienst zur Entspannung sozialer Krisenherde, der zweckdienlich auch für Planungsaufgaben in Anspruch genommen werden kann. Vielfach ist solchen Zentren ein therapeutischer Club, eine → Tagesklinik mit geschützten Werkstätten, geriatrische Beratungsdienste usw. angeschlossen, manchmal auch eine → Nachtklinik. Die Zusammenarbeit mit den stationären Behandlungseinrichtungen ist sehr wesentlich, weshalb es bei Groß-Spitälern oft günstig erscheint, die einzelnen Abteilungen nach geographischen Gesichtspunkten mit den Psychohygiene-Zentren in der Stadt zu koordinieren (→ Sektorisierung). Um die überaus zahlreichen Kontaktaufgaben bewältigen zu können, haben wir in Wien jeder solchen Beratungsstelle des vom Gesundheitsamt organisierten Referates Psychohygiene einen Kreis von Laienhelfern beigegeben, die als unabhängiger Verein organisiert sind, aber unter der fachlichen Anleitung und Kontrolle des Referates zum Einsatz kommen, was sich sehr bewährt hat. Durch die an Volkshochschulen etablierten Einführungskurse für diese Helfer erfährt der Gedanke der psychischen Hygiene weitere Verbreitung. Bedeutsam erscheint, daß hier die Sozialpsychiatrie prophylaktische Ausrichtung erfährt und sich als Reifungsfaktor im Lebensprozeß der Gesellschaft erweist.

Literatur
BENEDICT, R.: Cooperation and Competition among primitive people. London: Routledge 1937.
BENEDICT, R.: Urformen der Kultur. Hamburg: rde Bd. 7, 1955.
CAUDILL, W.: The Psychiatric Hospital as a small Society. Harvard Univ. Press 1958.
ERIKSON, E. H.: Wachstum und Krisen der gesunden Persönlichkeit. Stuttgart: Klett 1953.
FESTINGER, L.: Motivation leading to Social Behavior. Nebraska Symposium on Motivation 2: Univ. of Nebraska Press 1954.
JONES, M.: The therapeutic community. New York: Basic Books 1953.
JONES, M.: Social Psychiatry in the Community. New York London: Springfield 1962.
JONES, M.: Beyond the therapeutic community. Boston: Yale Univ. Press 1968.
HOLLINGSHEAD, A. B., REDLICH, F. C.: Social Class and Mental Illness. New York: Wiley 1958.
KARDINER, A.: The Individual and his Society. – The Psychodynamics of primitive social organization. New York: Columbia Univ. Press 1946.
LIDZ, TH. u. M.: Familienumwelt des Schizophrenen. Psyche 13, 5/6 (1959).
MALINOWSKI, B.: Kultur und Freiheit. Stuttgart: Humboldt Verlag 1951.
MEAD, M.: Cultural Patterns and technical changes. New York: New American Library 1953.
MITSCHERLICH, A., BROCHER, T., MERING, O. V., HORN, K.: Der Kranke in der modernen Gesellschaft. Köln Berlin: Kiepenheuer & Witsch 1967.
MORENO, J. L.: Die Grundlagen der Soziometrie. Köln Opladen: Westdeutscher Verlag 1954.
MORENO, J. L.: Gruppenpsychotherapie und Psychodrama. Stuttgart: Thieme 1959.
PARSONS, T., BALES, R. F.: Family, Socialization and Interaction. Glencoe: Free Press 1955.
RENNIE, TH. A.: Social Psychiatry – a definition. Int. J. soc. Psychiat. 1, 5 – 13 (1955).
ROHDE, J. J.: Soziologie des Krankenhauses. Stuttgart: Enke 1962.
SCHINDLER, R.: Das psychodynamische Problem beim sogenannten schizophrenen Defekt. 2. Int. Sympos. Psychother. d. Schizophrenie 2, 276 – 288. Zürich 1959.
SCHINDLER, R.: Der pseudoedemet-euphorische Abwandlungstyp der Schizophrenie. Wien. Z. Nervenheilk. XXIV, H. 1 – 2, 70 – 74 (1966).
SCHINDLER, R.: Zur Pathologie der fixierten Gruppenposition. Proceedings IV. World Congr. Psychiatry, Madrid 1966.
STROTZKA, R.: Einführung in die Sozialpsychiatrie. Hamburg: rde 1965.
WIESER, ST., JAECKEL, M.: Das Bild des Geisteskranken in der Öffentlichkeit. Stuttgart: Thieme 1970.

R. SCHINDLER

Soziogramm

[lat.: sociare = vereinigen, vergesellschaften]
Anfang der dreißiger Jahre dieses Jahrhunderts entwickelte MORENO eine messende Methode, um die Anziehung, die ein Individuum von seiner Gruppe erfährt, zu bestimmen. Er nannte sie *Soziometrie* (metrum = das Maß), also eine Wissenschaft zur Messung der sozialen Anziehung resp. Abstoßung. Die Technik ist einfach: Die zu untersuchende Gruppe wird veranlaßt, in einer individuellen Wahl jeweils dasjenige Gruppenmitglied anzugeben, mit dem der Wählende am liebsten (bzw. am wenigsten gern) eine gemeinsame, kommunikative Aufgabe leisten würde, etwa ein Zim-

mer bewohnen, an einem Tisch sitzen, einen Ausflug machen usw. Die Verläßlichkeit des Ergebnisses ist sehr abhängig von der Anschaulichkeit der vorgeschlagenen Wahlsituation. Das Auszählen der Wahlnennungen ergibt dann ein anschauliches Bild der Beliebtheit der einzelnen Gruppenmitglieder, das besonders leicht überblickt werden kann, wenn man die einzelnen Wahlverbindungen in einem Schema der Gruppenteilnehmer durch Striche zum Ausdruck bringt. Ein solches Bild nennt man Soziogramm.

Man kann dabei nur die Kommunikation als solche bewerten oder auch Anziehung oder Abstoßung („am wenigsten gern ...") differenzieren. In jedem Fall zeigen sich ungleiche Verteilungen: Ein Teilnehmer erhält sehr viele positive Wahlen, er ist also sehr beliebt, er hat die Rolle des *„Star"*, ein anderer erhält keine oder fast keine Nennungen; er ist ein *„Außenseiter"* mit geringer Verbindung zur Gruppe, wieder ein anderer erhält gehäuft negative Nennungen, wird also abgelehnt. Man sollte nicht voreilig daraus auch folgern, daß ihm die Rolle des *„Prügelknaben"* oder des *„Schwarzen Schafs"* zukommt, da das von der inhaltlichen Dynamik der Gruppe abhängt. Wiederholt man die soziometrischen Messungen in Abständen, so lassen sich fixierte Verbindungen, Paare, Dreiecke, Ketten und Kreise aufweisen.

Man kann die Soziometrie mit Vorteil anwenden, um die innere Struktur einer Gruppe darzustellen, insbesondere dann, wenn eine größere Gruppe möglichst zweckmäßig in Untergruppen aufgelöst werden soll (z. B. eine Internatsklasse in verschiedene Schlafsäle) oder Störelemente herausgefunden werden sollen, um die Harmonie durch Umgruppierungen zu verbessern. Der Vergleich von Soziogrammen, die in regelmäßigen zeitlichen Abständen dieselbe Gruppe abbilden, läßt oft eine gute Beurteilung der Auswirkung psychotherapeutischer Maßnahmen zu, sowohl hinsichtlich der ganzen Gruppe als auch hinsichtlich des Auf- oder Abstiegs von Einzelindividuen. Das einzelne Soziogramm sollte allerdings für die psychologische Beurteilung des Einzelindividuums nicht überwertet werden, etwa im Sinne eines absoluten Maßes seiner sozialen Potenz. Es stellt ja jeweils nur ein relatives Verhältnis, nämlich das augenblickliche Verhältnis des Individuums zu dieser bestimmten Gruppe dar, geringe oder ablehnende Wahlen können sowohl ein Ausdruck von Angst oder Abwehr des Individuums als auch von vorwertigen Bindungen innerhalb der übrigen Gruppenteilnehmer sein.

Das Soziogramm wird daher zweckmäßig durch die Beobachtung der Gruppendynamik zu ergänzen sein. Insbesondere die *Rangordnung* muß sich keineswegs mit dem soziometrischen Beliebtheitsindex decken, jedoch ist es von großer Bedeutung, ob etwa die Alpha-Position in der Rangordnung von einem Individuum mit hohem oder niedrigem soziometrischen Index eingenommen wird; in letzterem Fall wird mit hoher Wahrscheinlichkeit mit baldigen Rivalitätskämpfen in der Gruppe zu rechnen sein. Eine weitere, oft wertvolle Ergänzung liefert das *Aktogramm* nach FRIEDEMANN, nämlich die Auszählung der Aktivitäten der einzelnen Gruppenteilnehmer in einer Zeiteinheit. Bei diesem ist die Abschätzung besonders der nonverbalen Aktivität allerdings oft schwierig und erfordert für genaue Ergebnisse eigene Observer (Beobachter), die dem Gruppenprozeß nicht unterliegen. Demgegenüber erweist sich das Soziogramm als eine einfache Methode, die in der Fragestellung dem aktuellen Interesse angepaßt werden kann und eine Reihe von Verfeinerungen zuläßt. Solche haben allerding bisher keine überragende Bedeutung erlangt, während die Soziometrie als solche die erste erfolgreiche Einführung des Metrums in die Gruppenbeobachtung darstellt.

Literatur
HÖHN, E., SCHICK, C. P.: Das Soziogramm. Göttingen: Hogrefe 1954.
MORENO, J. L.: Who shall survive? New York: Beacon House 1934.
MORENO, J. L.: Die Grundlagen der Soziometrie. Köln Opladen: Westdeutscher Verlag 1954.
PFABIGAN, E.: Soziometrie für die Erziehungspraxis und Gruppenkontakte. In: Pädagogik der Gegenwart 101. Wien München: Verlag für Jugend und Volk 1968.
R. SCHINDLER

Soziologie

Soziologie kann als die *Wissenschaft vom menschlichen Zusammenleben* umschrieben werden. Der Terminus Soziologie wird allerdings auch auf das Zusammenleben anderer Lebewesen (*Tier- und Pflanzensoziologie*) angewendet.

Der allgemeinste Begriff zur Erfassung des Zusammenlebens ist der der *Interaktion*, die jedes Verhalten umfaßt, bei dem ein anderer Akteur in Rechnung gestellt wird.

Im engeren Sinne befaßt sich die Soziologie im Gegensatz zur Sozialpsychologie mit den *institutionalisierten Formen der Interaktion*, die im konkreten Zusammenhang das bilden, was man als eine soziale Struktur bezeichnet. Dabei ist die Vorstellung bestimmend, daß Interaktionsfeld und Struktur sich gegenseitig bedingen.

Die Soziologie hat eine Reihe von *gesellschaftlich-historischen Wurzeln*, die sie noch heute prägen, wenn sie auch dieser Wissenschaft nicht immanent sind:

a) Man kann behaupten, daß die Soziologie in dem Moment entstanden ist, in dem man begann, *Gesellschaft und Staat* (Polity) voneinander zu unterscheiden und zum Teil einander entgegenzustellen. Die Soziologie setzt sich hierdurch von der allgemeinen Staatswissenschaft ab.

b) Man kann ferner behaupten, daß sich die Soziologie dort besonders entfaltet, wo globalgesellschaftliche Interpretationsschemata oder Sinngebungen durch einzelne Gruppen in Frage gestellt werden, wo sich also in dieser Hinsicht gewisse *Kulturkonflikte* ergeben. Dies impliziert historisch gesehen, daß sich die Soziologie im Gegensatz zur Kulturanthropologie nicht als Kulturwissenschaft konstituiert. Aus dieser Konstellation heraus ist die Soziologie auch als *Oppositionswissenschaft* gekennzeichnet worden.

c) Die Soziologie entwickelt sich auf der Grundlage des *sozialen Prestiges der Wissenschaft.* Nur als solche repräsentiert sie eine gesellschaftliche Instanz, die ihren Einfluß geltend machen kann.

Die Soziologie hat im Gegensatz zu anderen Sozialwissenschaften, wie insbesondere der Nationalökonomie, keine klar formulierten und konsensualen außerwissenschaftlichen *Ziele.* Der Soziologe hat kein Bild einer „guten Gesellschaft". Allerdings tauchen historisch gesehen zwei Wertvorstellungen immer wieder auf, nämlich ein *demokratisches* Ideal, das insbesondere ad hoc Gruppen eine gewisse Autonomie zusichern möchte, sowie eine soziale Kritik, die das Problem *„ungerechter Verteilung"* herausstellt. Dem Mangel an spezifischen außerwissenschaftlichen Zielvorstellungen entspricht die Tatsache, daß die Soziologie – besonders in der in den USA ausgeprägten Form – mehr als andere Sozialwissenschaften *empirisch* orientiert ist, d. h. sich damit begnügt, empirische Regelmäßigkeiten zu erklären.

Die Soziologie hat sich nur teilweise von *anderen Disziplinen,* die sich mit dem Menschen befassen, abgelöst. Versuche der *Reduktion* sozialen Geschehens *auf psychologische Gesetzmäßigkeiten* oder *kulturelle Werte* sind nach wie vor stark verbreitet. Mit anderen Worten wird die Existenz einer relativ autonomen *soziologischen* Dimension der Realität keineswegs immer als Grundannahme formuliert. Diese Tatsache hängt einmal vermutlich mit einem kulturellen Trend in den Gesellschaften zusammen, in denen die Soziologie entwickelt worden ist, sodann auch damit, daß in der Soziologie bisher keine echt unabhängigen Variablen nachgewiesen werden konnten.

Dies bedeutet, daß das soziale Geschehen nicht auf einfache (konstante) *soziologische Gesetzmäßigkeiten* zurückgeführt werden kann und daß es deshalb nur durch relativ komplexe dynamische Modelle mit Rückkoppelung wiedergegeben werden kann. Eine dieser Tatsache Rechnung tragende Methodologie gibt es allerdings bisher nur in wenigen Ansätzen.

Das wissenschaftliche Selbstbewußtsein der Soziologie, das im relativen Umfang der Grundlgenforschung zum Ausdruck kommt, ist im Vergleich mit den klassischen Naturwissenschaften vermutlich gering. Dies scheint auch eine Reihe von Konsequenzen gehabt zu haben, vor allem eine starke Zurückhaltung gegenüber *eigenständigen methodologischen Neuerungen* sowie gegenüber der *Verwendung von technisch gebotenen Möglichkeiten.*

Beide Aspekte, nämlich die Suche nach Referenzpunkten außerhalb der eigenen Disziplin wie auch der Mangel an wissenschaftlichem Selbstbewußtsein, mögen sowohl die relativ starke Tendenz zu *sozialpsychologischen Erklärungen* von empirischen Regelmäßigkeiten wie auch den *kulturbestimmten Provinzialismus* der Soziologie verständlich machen. Dies hat dazu geführt, daß bisher weder *internationale* noch *übernationale Strukturen* eingehend untersucht worden sind und daß vor allem soziale Systeme als Objekte der Forschung vorgezogen werden, deren Einheiten *Individuen* sind. Damit steht ferner die Tatsache im Zusammenhang, daß die Soziologie weniger als die Naturwissenschaften eine eigene *Fachsprache* entwickelt hat. Dies bedeutet, daß sich die Abhängigkeit von einer in der Sprache zum Ausdruck kommenden Kultur nach wie vor stark bemerkbar macht. Dies zeigt sich besonders deutlich in der Renaissance einer auf MAX WEBER zurückgehenden *phänomenologischen Schule* innerhalb der Soziologie.

Die *Hauptdatenquellen* der soziologischen Forschung stellen *Befragungen* dar. Erst an zweiter Stelle werden *sozialstatistische Daten,* die Inhalte von *Massenmedien* sowie *Dokumente* verschiedenster Art verwendet.

Die von den Soziologen verwendeten *Meßinstrumente* sind vergleichsweise außerordentlich vielfältig und relativ wenig standardisiert.

Obwohl die *Beziehungen zwischen soziologischen Variablen* häufig nicht linear sind, werden doch noch immer die meisten Hypothesen linear formuliert und mit entsprechenden Techniken überprüft. Die meisten empirischen Regelmäßigkeiten werden durch *lineare Korrelationskoeffizienten* ausgedrückt.

Auf der Ebene der soziologischen Theorie prädominieren die nach ROBERT K. MERTON benannten *Theorien mittlerer Reichweite,* die empirisch überprüft werden und oft relativ isoliert nebeneinander stehen. Die ihnen zugrunde liegenden *Problemkreise* sind zu einem großen Teil gesellschaftlich bedingt, d. h. lassen sich nicht aus der Entwicklung der Disziplin selbst ableiten. Daraus wird verständlich, weshalb die *Akkumulation soziologischer Kenntnisse,* die die systematische *Kodifikation der Forschungsergebnisse* voraussetzt, vergleichsweise nur sehr langsam und sektoriell vor sich geht.

In der *geographischen Verteilung* zeigt sich eine außerordentlich starke Konzentration soziologischer Forschung und Lehrtätigkeit in den USA, vor allem seit dem zweiten Weltkrieg. Demgegenüber wird in den kommunistischen Ländern mit wenigen Ausnahmen kaum Soziologie getrieben.

Im folgenden sollen einige *neuere Entwicklungstrends* kurz skizziert werden:

1. Die Soziologie hat sich in den letzten Jahren geographisch stark ausgebreitet und ist nunmehr auch in vielen *Entwicklungsländern* vertreten. Gleichzeitig haben die *intersozietalen Untersuchungen* komparativer Natur stark zugenommen,

wenn auch bisher systematische Auswahlverfahren für die zu vergleichenden Kontexte nur selten angewendet werden. Auch *sozial-*und *kulturanthropologisches Material* wird immer mehr nach soziologischen Gesichtspunkten analysiert, und die Anhäufung von Surveys hat die Grundlage für *komparative Sekundäranalysen* geschaffen, die durch neuerdings gegründete *Datenbanken* stark erleichtert werden.

2. Ein anderer Entwicklungstrend läuft in der Richtung auf *makro-soziologische Forschung,* die sich sozialstatistischer Daten sowie der Ergebnisse von Inhaltsanalysen bedient und oft in engem Kontakt mit anderen modernen Sozialwissenschaften wie der Politologie und der Erforschung internationaler Beziehungen durchgeführt wird. Allerdings tritt dieser Trend, der der sozialpsychologischen Orientierung entgegenläuft, quantitativ bisher nur wenig in Erscheinung.

3. Ein weiterer Trend betrifft die erneute Diskussion grundlegender methodologischer Probleme wie vor allem der *Kausalanalyse, Modellkonstruktion* und *Simulation,* allgemeiner ausgedrückt, *nicht statistischer Ansätze,* die auch auf kleine Stichproben angewendet werden können.

4. Schließlich hat die Verwendung *elektronischer Rechenmaschinen* bisher vor allem *induktiven Techniken der Analyse,* wie z. B. der Faktorenanalyse, starken Auftrieb gegeben. In naher Zukunft sind Fortschritte auf dem Gebiet der Inhaltsanalyse (information retrieval) zu erwarten.

Es ist nicht klar, ob die bisher wenig ausgeprägte *Professionalisierung* der Soziologie in Zukunft rasche Fortschritte machen wird. Mit anderen Worten scheint sich die Stellung der Soziologie gegenüber der Gesellschaft nach wie vor nicht deutlich abzuzeichnen. Dies ist der Fall, obwohl gleichzeitig soziologische Fragestellungen in vielen Gesellschaften an Aktualität gewonnen haben. Die externe Unsicherheit der Soziologie macht sich auch intern geltend, z. B. in einer gewissen *Renaissance der „großen Meister"* (KARL MARX, EMILE DURKHEIM, MAX WEBER, GEORG SIMMEL, TALCOTT PARSONS u. a.) und in der philosophischen Grundlagendiskussion wie der zwischen *Positivismus und Dialektik* (HANS ALBERT und JÜRGEN HABERMAS), obwohl historisch gesehen der Positivismus schon seit den Anfängen bei AUGUSTE COMTE die Soziologie beherrscht hat.

Literatur
ALBERT, H.: Traktat über kritische Vernunft. Tübingen: Mohr 1968.
BERELSON, B., STEINER, G. A.: Human Behavior. New York: Harcourt, Brace & World 1964. (Kodifikation von Forschungsergebnissen).
HABERMAS, J.: Zur Logik der Sozialwissenschaften. Frankfurt a. M.: Suhrkamp 1970.
HARTMANN, H. (Hrsg.): Moderne amerikanische Soziologie. Stuttgart: Enke 1967.
HOMANS, G. C.: The Human Group. London: Routledge & Paul 1965; deutsche Ausgabe: Theorie der sozialen Gruppe. 3. Aufl. Köln Opladen 1968 (Homans als Vertreter des psychologischen Reduktionismus).
MARSH, R. M.: Comparative Sociology. New York: Harcourt, Brace & World 1967.
MERRITT, R. L., ROKKAN, ST. (Eds.): Comparing Nations. New Haven: Yale Univ. Press 1966.
MERTON, R. K.: Social Theory and Social Structure. Rev. ed. New York: The Free Press 1966.
Allgemeine Lehrbücher:
BERGER, P. L.: Invitation to Sociology. Garden City (N.Y.): Doubleday & Co. 1963; deutsche Ausgabe: Olten 1969.
BOTTOMORE, T. B.: Sociology. London 1962.
BROOM, L., SELZNICK, PH.: Sociology. 4. Aufl. New York 1968.
COSER, L. A., ROSENBERG, B. (Eds.): Sociological Theory. New York: Macmillan 1964.
HEINTZ, P.: Einführung in die soziologische Theorie. 2. Aufl. Stuttgart: Enke 1968.
INKELES, A.: What is Sociology? Englewood Cliffs (N.J.): Prentice-Hall 1964.
JOHNSON, H. M.: Sociology. London: Routledge & Paul 1964.
MACKENZIE, N. (Hrsg.): Führer durch die Sozialwissenschaften. München: Nymphenburger Verlagshandlung 1969.
MERTON, R. K., BROOM, L., COTTRELL, L. S. (Eds.): Sociology Today. 2 vols. New York: Basic Books 1965.
Methodologie:
BLALOCK, H. M.: Causal Inferences in Nonexperimental Research. Chapel Hill: Univ. North Carolina Press 1964.
BLALOCK, H. M., BLALOCK, H. B.: Methodology in Social Research. New York: Mc-Graw-Hill 1968.
BOUDON, R.: L'analyse mathématique de faits sociaux. Paris: Plon 1967.
BOUDON, R., LAZARSFELD, P. F. (Eds.): L'analyse empirique de la causalité. Paris: Mouton 1966.
BUCKLEY, W. (Ed.): Modern Systems Research for the Behavioral Scientist. Chicago: Aldine 1968.
CICOUREL, A. V.: Methoden und Messung in der Soziologie. Frankfurt a. M.: Suhrkamp 1969.
COLEMAN, J. S.: Introduction to Mathematical Sociology. New York: The Free Press 1964.
GALTUNG, J.: Theory and Methods of Social Research. Oslo: Universitetsforlaget 1967; London: George Allen & Hudson. New York: Columbia Univ. Press.
GLASER, B. G., STRAUSS, A. L.: The Discovery of Grounded Theory. Chicago: Aldine 1967.
HANSEN, M. H., HURWITZ, W. N., MADOW, W. G.: Sample Survey Methods and Theory. 2. vols. New York: Wiley 1964/65.
KÖNIG, R. (Hrsg.): Handbuch der empirischen Sozialforschung. 2 Bde., Bd. 1, 2. Aufl. Stuttgart: Enke 1967; Bd. 2, Stuttgart 1968.
MAYNTZ, R.: Formalisierte Modelle in der Soziologie. Neuwied: Luchterhand 1967.
MAYNTZ, R.: Einführung in die Methoden der empirischen Soziologie. Köln Opladen: Westdeutscher Verlag 1969.
NEURATH, P.: Statistik für Sozialwissenschaftler. Stuttgart: Enke 1966.
ZETTERBERG, H. L.: On Theory and Verification in Sociology. 3. Aufl. Totoba (N.J.): The Bedminster Press 1965.
Wörterbücher:
BERNSDORF, W. (Hrsg.): Internationales Soziologenlexikon. Stuttgart: Enke 1959.
BERNSDORF, W., BÜLOW, F. (Hrsg.): Wörterbuch der Soziologie. 2. Aufl. Stuttgart: Enke 1969.
MITCHELL, G. D. (Ed.): Dictionary of Sociology. London: Routledge & Paul 1968.
VIERKANDT, A. (Hrsg.): Handwörterbuch der Soziologie. Neudruck Stuttgart: Enke 1961.

P. HEINTZ

Soziotherapie

Soziotherapie ist die Basis des therapeutischen Handelns in psychiatrischen Einrichtungen (DÖRNER u. PLOG). Der Begriff Soziotherapie hat unterschiedliche Bedeutung. Die einen benutzen ihn synonym mit → Milieutherapie; andere verstehen darunter die therapeutischen Aktivitäten von Sozialarbeitern und Sozialtherapeuten; dritte verstehen darunter ein Bündel von therapeutischen Techniken aus dem Bereich von Gruppen der Beschäftigungs-, → Arbeitstherapie und → Rehabilitation. Grundlage aller Konzepte der Soziotherapie ist die Vorstellung, daß die soziale Umwelt – im Krankenhaus und zu Hause – von entscheidender Bedeutung für den Verlauf psychischer Erkrankungen ist, und daß soziale Maßnahmen positiv und negativ auf die Krankheitssymptomatik einwirken können. Soziotherapeutische Konzepte reichen vom einfachen Anspruch, das therapeutische Milieu menschlich und freundlich zu gestalten, bis zum komplexen System der therapeutischen Gemeinschaft, wie es von MAXWELL JONES gepflegt und zuletzt von HEIM (1984) beschrieben wurde. Hinter dem Aufschwung der Soziotherapie in den vergangenen Jahrzehnten steht die Erkenntnis, daß ein negatives Milieu in den psychiatrischen Institutionen in der kustodialen Ära der Psychiatrie in Gestalt von Hospitalisierungsschäden unnötiges Leid über viele Patienten gebracht hat.

Folgende Faktoren gehören zu den Grundprinzipien der Soziotherapie: Gestaltung eines möglichst „normalen" freundlichen und offenen Krankenhausmilieus. Der Kranke soll nicht wie ein Insasse, sondern wie ein Mitmensch behandelt werden. Notwendige Freiheitseinschränkungen sollen ihm plausibel gemacht werden. Der Tageslauf in der psychiatrischen Institution wird strukturiert und gestaltet. Zeiten von Beschäftigung und Freizeit wechseln einander ab. Gelegenheit zur Begegnung in informellen Gruppen und Therapiegruppen vermittelt. Die Orientierung der Patienten nach außen wird erhalten, gefördert oder wiederbelebt. Kontakte zu Angehörigen werden gepflegt, Begegnungen werden durch Ausgangs- und Urlaubsregelungen gefördert.

Der Patient wird motiviert, sich soweit wie möglich selber zu helfen. Entmündigende therapeutische Praktiken werden vermieden. Der Patient wird ermutigt, für sich selbst zu sorgen – sei es im Krankenhaus oder zu Hause. Dabei wird in Kauf genommen, daß seine Selbsthilfe mehr Zeit in Anspruch nimmt und möglicherweise nicht so effizient ist, wie der Helfer dies wünscht. Der Kranke macht sein Bett, räumt seinen Schrank auf, kümmert sich zu Hause um Einkauf und Essenszubereitung. Gezielte soziotherapeutische Maßnahmen sind die Arbeitstherapie, die Beschäftigungstherapie, die Rehabilitation, das Haushaltstraining und ein Training zur Gestaltung der Freizeit. Alles dies sind spezifische Verfahren auf dem Hintergrund eines umfassenden soziotherapeutischen Konzeptes.

Soziotherapie, → Psychotherapie und Somatotherapie schließen einander nicht aus, sie ergänzen einander. Dabei ist die Soziotherapie in der Regel die allgemeinere, schwieriger abzugrenzende Grundlage der Behandlung, während Psychotherapie und Soziotherapie und Somatotherapie spezifisch in ihrer Methode und definiert in ihrem Ansatzpunkt sind. Soziotherapie fördert die normalen, regelhaften, allgemeinen, alltäglichen, gesunden, nicht an Krankheit gebundenen Anteile eines Individuums. In dem Maße, in dem ein Patient in unbestimmten, in allgemeinen, informellen Situationen seine Reaktionen auf Anforderungen aus dem Alltag, auf Regeln, auf Normales, auf Banales kennen- und überprüfen lernen kann, in dem Maße findet Soziotherapie statt. Dazu gehört, daß Regeln, Alltag, schlicht die Wirklichkeit in einen therapeutischen Rahmen, auch dem Patienten wahrnehmbar, eingebracht werden. Nur dann kann er sich damit auseinandersetzen (DÖRNER u. PLOG).

Literatur
CUMMING, J., CUMMING, E.: Ich und Milieu. Theorie und Praxis der Milieutherapie. Göttingen: Vandenhoeck & Ruprecht 1979.
DÖRNER, K., PLOG, U.: Irren ist menschlich oder Lehrbuch der Psychiatrie, Psychotherapie, 1. neubearb. Aufl. Rehburg-Loccum: Psychiatrie-Verlag 1984.
HEIM, E.: Praxis der Milieutherapie. Berlin Heidelberg New York Tokyo: Springer 1985.

A. FINZEN

Spätdepression → Depression: Involutionsdepression

Spätepilepsie → Epilepsie

Spätschizophrenie → Schizophrenie

Spektrumdiagnose, schizophrene → Adoptionsstudien

Sperrung → Schizophrenie

Spontanheilung → Selbstheilungstendenz

Stadium, anales
Hierunter verstehen wir nach FREUD die zweite Phase der prägenitalen Libido-Entwicklung, die etwa das zweite bis dritte Lebensjahr umfaßt. In seinen „Drei Abhandlungen zur Sexualtheorie" schreibt FREUD: „Die Afterzone ist ähnlich wie die Lippenzone geeignet, eine Anlehnung der Sexualität an andere Körperfunktionen zu vermitteln. Man muß sich die erogene Bedeutung dieser Körperteile als ursprünglich sehr groß vorstellen" (S. 86). In der Folge sprach FREUD von einer sadistisch-analen Phase bzw. Organisation der Libido. „Hier ist die Gegensätzlichkeit, welche das Sexualleben durchzieht, bereits ausgebildet; sie kann aber noch nicht männlich und weiblich, sondern muß aktiv und passiv benannt werden... In dieser Phase sind also die sexuelle Polarität und das fremde Objekt bereits nachweisbar. Die Organisa-

tion und die Unterordnung unter die Fortpflanzungsfunktion stehen noch aus" (S. 99).
Diese Überlegungen FREUDS machen deutlich, daß in der analen Phase sowohl libidinöse als auch aggressive Triebimpulse vorherrschen. Die klare Unterscheidung dieser beiden Komponenten ist oft aus zwei Gründen schwierig: einmal ist das metapsychologische Bezugssystem, soweit es diese beiden Triebrichtungen zu bestimmen sucht, nicht immer eindeutig (erst von 1923 an haben FREUD und andere Analytiker auf einer schärferen begrifflichen Trennung von aggressiven und libidinösen Trieben bestanden); zum anderen kann dasselbe körperliche Geschehen einen verschiedenen Symbolwert haben. Der libidinös getönte anale Wunsch kann sich etwa als Wunsch zur Hergabe (oder auch zum Behalten) des eigenen Stuhles äußern; die aggressive Tendenz kann sich in dem Verlangen bekunden, die Eltern zu beschmutzen, zu bestrafen und zu erniedrigen.
Um den hier waltenden komplexen Verhältnissen gerecht zu werden, unterschied ABRAHAM 1921 zwei Stadien der analen Phase: ein erstes Stadium, in dem der Stuhl für das Kind vor allem ein libidinös besetztes Objekt ist, und ein zweites Stadium, in dem der Akt der Stuhlentleerung im Rahmen der Kind-Eltern-Beziehung wichtig wird.
ERIKSON hat das Triebgeschehen der analen Phase wesentlich im Lichte der sog. eliminativen und retentiven Organmodalitäten beschrieben. „Letting go" und „Holding on" konstituieren hier die zentrale Antithese, die sich wiederum in der (nach ERIKSON) für diese Phase typischen Konfliktkonstellation von „Autonomie versus Scham und Zweifel" manifestiert. ERIKSON hat auch darauf hingewiesen, daß die anale Problematik vieler Individuen eine zum Teil kultur- und klassengebundene Reinlichkeitsmoral widerspiegelt.
SPITZ, LIDZ und andere Autoren haben weitere Aspekte der Individuation und Selbst-Demarkation betont, die das anale Stadium konstelliert. Das Kind kann nun in profilierterer Weise, als dies im vorhergehenden oralen Stadium möglich war, „nein" sagen (indem es etwa trotzig seinen Stuhl verhält) und es kann, indem es seinen Stuhl negativ zu bewerten und von sich zu weisen lernt, die Grenzen zwischen Selbst und Nicht-Selbst, Mein und Nicht-Mein, Drinnen und Draußen stärken.
Die vorhergehenden Hinweise lassen erkennen, daß die Triebvorgänge und, damit einhergehend, die intrapsychischen und zwischenmenschlichen Prozesse während des analen Stadiums psychopathologisch in vieler Hinsicht relevant sind. Die wesentlichen psychopathologischen Phänomene lassen sich unter zwei Hauptgesichtspunkten betrachten: einmal als Ausdruck oder Folge einer Regression bzw. nicht gelungenen Sublimierung der Trieb- und Persönlichkeitsorganisation. Es werden anale Interessen bzw. deren symbolische Äquivalente überwertig. Hebephrene Patienten, die sich mit Kot besudeln oder „dreckige Hippies", bieten dafür Beispiele. Mildere und gleichsam alltäglichere Spielarten finden wir bei Soldaten, die sich an einem „Kotjargon" und in Adoleszenten, die sich an dem überlauten aggressiven Geknatter ihrer Motorräder ergötzen. Zum andern lassen sich eine Reihe von mehr oder weniger abnormen Charakterzügen, neurotischen und psychotischen Symptomen, wie auch perversen Akten als Versuche zur Lösung von Konflikten verstehen, die im analen Stadium konstelliert wurden. FREUD hat bereits 1908 mehrere anal determinierte Charakterzüge beschrieben. Dazu gehören etwa ungewöhnliche Ordentlichkeit, Sauberkeit, Pünktlichkeit, Sparsamkeit bzw. Geiz und mürrischer Trotz. Die → Reaktionsbildung ist hier der wesentliche Abwehrmechanismus. Ein neurotischer Bewältigungsversuch einer analen Problematik kann darin bestehen, daß ein Patient während bestimmter Phasen der Analyse zwischen einem trotzigen, „nicht-hergeben-wollenden" Schweigen und einer sturzflutartigen Logorrhöe alterniert. In der Zwangsneurose spielen anale Konflikte eine besondere Rolle. Regelmäßig finden wir hier auch starke sadistische und masochistische Momente und, damit einhergehend, eine zentrale Schuldthematik.

Literatur
ABRAHAM, K.: Klinische Beiträge zur Psychoanalyse. Leipzig Wien Zürich: Int. Psa. Verlag 1921.
ABRAHAM, K.: Versuch einer Entwicklungsgeschichte der Libido. Leipzig Wien Zürich: Int. Psa. Verlag 1924.
BRODSKY, B.: The self-representation, anality, and the fear of dying. J. Amer. Psychoanal. Ass. 7, 95 (1959).
ERIKSON, E. H.: Childhood and Society. New York: Norton 1950.
FREUD, S.: Drei Abhandlungen zur Sexualtheorie. GW, V (1905). London: Imago 1942.
FREUD, S.: Charakter und Analerotik. GW, VII (1908). London: Imago 1941.
FREUD, S.: Über Triebumsetzungen, insbesondere in der Analerotik. GW, X (1917). London: Imago 1946.
FREUD, S.: Neue Folge der Vorlesungen zur Einführung in die Psychoanalyse. GW, XV (1932). London: Imago 1940.
HATTINGBERG, H. V.: Analerotik, Angstlust und Eigensinn. Int. J. Psycho-Anal. 2 (1914).
HITSCHMANN, E.: Paranoia, Homosexualität und Analerotik. Int. J. Psycho-Anal. 1 (1913).
JEKELS, L.: Analerotik. Int. J. Psycho-Anal (1913).
LEWIN, B.: Anal erotism and the mechanism of undoing. Psychoanal. Quart. 1 (1932).
LIDZ, T.: The Person. New York: Basic Books 1968.
REIK, T.: Zur Analerotik. Int. J. Psycho-Anal. 3 (1915).
SPITZ, R.: No and Yes. New York: Int. Univ. Press 1957 (besonders pp. 139–141).
STIERLIN, H.: L'Aggressivité. Essai sur Quelques Aspects Psychiatriques. L'Evolution Psychiatrique 93 (1966).
H. STIERLIN

Stadium, orales
FREUD entwickelte den Begriff der oralen Phase bzw. des oralen Stadiums 1905 in seinen „Drei Abhandlungen zur Sexualtheorie". Er führte darin aus, „daß sich im kindlichen Sexualleben von allem Anfang an Ansätze zu einer Organisation der sexuellen Triebkomponenten erkennen lassen. In

einer ersten, sehr frühen Phase steht die Oralerotik im Vordergrund; eine zweite dieser ‚prägenitalen' Organisationen wird durch die Vorherrschaft des Sadismus und der Analerotik charakterisiert, erst in einer dritten Phase (die sich beim Kind nur bis zum Primat des Phallus entwickelt) wird das Sexualleben durch den Anteil der eigentlichen Genitalzonen mitbestimmt" (S. 135). Das oralen Stadium umspannt etwa das erste Lebensjahr.

ABRAHAM unterteilte 1924 das orale Stadium in zwei Komponenten: eine erste oral-erotische Phase, in der der Säugling an der Brust saugen möchte, und eine zweite oral-sadistische Phase, in der er die Brust zu beißen versucht.

ERIKSON schwächte in der Folge die Bedeutung des erotischen Momentes in dieser Phase ab, indem er von einem „oral-respiratorisch-sensorischen Stadium" sprach. Hierin kommen bestimmte „Organmodalitäten zur Geltung". Die erste und wichtigste ist die einverleibende (inkorporative) Modalität, daneben spielen eine zweite oral-einverleibende (beißende), eine oral-retentive, oral-eliminative und oral-intrusive Modalität eine Rolle. Das für alle weitere Entwicklung so wichtige Urvertrauen des Kindes ist nach ERIKSON mit dem befriedigenden Erlebnis der nährenden Brust verknüpft.

Autoren wie SPITZ, KLEIN, MAHLER und WINNICOTT haben weitere intrapsychische und zwischenmenschliche Aspekte des oralen Stadiums betont. All diese Aspekte werden bedeutsam durch die Tatsache, daß die hier beschriebene frühkindliche Oralität in einer Zeit maximaler Abhängigkeit von der Mutter (bzw. deren Ersatzperson), maximaler psychischer Unreife und gleichzeitiger maximaler psychischer Formbarkeit auftritt.

Daher verwundert es nicht, daß die Ereignisse und Phänomene des oralen Stadiums praktisch alle menschliche Charakterentwicklung und Psychopathologie beeinflussen. Bereits FREUD und ABRAHAM beschrieben viele der sog. oralen Charakterzüge, die in ausgeprägter Form besonders in → Süchten und Perversionen zu beobachten sind. Dazu gehören orale Gier, Ungeduld, ein Hang zum Beißen, Lutschen, Schreien, Ausspucken sowie zur Exhibition und Skoptophilie. In relativ sublimierter (bzw. neutralisierter) Form können derartige Züge auch in Wissenschaftlern auftreten, die in ungeduldiger Neugier viele Daten gleichsam aufsaugen und dann wieder ausspucken.

In jeder Psychoanalyse läßt sich beobachten, wie die Wechselfälle des oralen Stadiums eine neurotische Symptomatik determinieren bzw. beeinflussen. Die metapsychologischen Gesichtspunkte, die uns eine derartige Symptomwahl verständlich zu machen versuchen, sind komplex. Der Begriff der Libidofixierung wurde besonders wichtig. Fixierungen auf der oralen Organisationsstufe der Libido können im Rahmen verschiedenartiger Konfliktkonstellationen, und sowohl bei zu großer Verwöhnung als auch zu großer Versagung auftreten. Eine gewisse Disposition – sich etwa in einem endomorphen Persönlichkeitstypus nach SHELDON bekundend – scheint ebenfalls eine Rolle zu spielen. Neben dem Begriff der Libidofixierung ist der der → Regression wichtig.

Das Studium verschiedener psychosomatischer Syndrome – darunter vor allem der Fettsucht und Anorexia nervosa – und der Psychosen – darunter vor allem der Depressionen – hat weitere wichtige Auswirkungen des oralen Stadiums ans Licht gebracht.

Literatur
ABRAHAM, K.: Versuch einer Entwicklungsgeschichte der Libido. Leipzig Wien Zürich: Int. Psa. Verlag 1924.
BRUCH, H.: Transformation of oral impulses in eating disorders: A conceptual approach. Psychiat. Quart. 35, 458 (1961).
CREMERIUS, J.: Die Bedeutung der Oralität für den Altersdiabetes und die mit ihm verbundenen depressiven Phasen. Psyche 11 (1953).
ERIKSON, E. H.: Childhood and Society. New York: Norton 1950.
FREUD, S.: Drei Abhandlungen zur Sexualtheorie. GW, V (1905). London: Imago 1942.
FREUD, S.: Jenseits des Lustprinzips. GW, XIII (1920). London: Imago 1940.
FREUD, S.: Neue Folge der Vorlesungen zur Einführung in die Psychoanalyse. GW, XV (1932). London: Imago 1940.
GERÖ, G.: Zum Problem der oralen Fixierung. Int. Z. Psa. 24 (1939).
KLEIN, M.: A Contribution to the Psychogenesis of Manic-Depressive States (1935). In: Contributions to Psycho-Analysis. London: Hogarth 1948.
MAHLER, M.: Autism and symbiosis. Two extreme disturbances of identity. Int. J. Psycho-Anal. 39, 77 (1958).
SPITZ, R.: The First Year of Life. New York: Int. Univ. Press 1965.
WINNICOTT, D. W.: Mother and Child. New York: Basic Books 1957.

H. STIERLIN

Stadium, phallisches

Hierbei handelt es sich um die dritte Phase der frühkindlichen Libidoorganisation. Normalerweise fällt sie in das Alter von drei bis sechs Jahren. FREUD sprach 1905 in seinen „Drei Abhandlungen zur Sexualtheorie" ursprünglich von einer genitalen Phase. 1923 setzte er sich für die Bezeichnung „phallische Phase" bzw. „phallisches Stadium" ein. Denn der „Hauptcharakter dieser ‚infantilen Genitalorganisation' ist zugleich ihr Unterschied von der endgültigen Genitalorganisation der Erwachsenen. Er liegt darin, daß für beide Geschlechter nur ein Genitale, das männliche, eine Rolle spielt. Es besteht also nicht ein Genitalprimat, sondern ein Primat des Phallus" (S. 295). Die phallische Phase folgt auf die anale Phase und wird durch die Latenzphase beendet.

In dem Primat des Phallus kommt nach FREUD zum Ausdruck, daß der Penis in dieser Lebensperiode zu einer wichtigen Quelle sexueller Erregungen wird. Es verbinden sich mit diesem Organ wesentliche Selbsteinschätzungen und Phantasien. Die Klitoris ist dabei als ein Phallusäquivalent anzusehen. Zentral ist hier die Bedeutung des Kastrationskomplexes, der in diesem Lexikon an anderer Stelle abgehandelt ist (→ Kastrationskomplex).

Literatur
BRUNSWICK, R. M.: The preoedipal phase of libido development. Psychoanal. Quart. 9, 293 (1940).
FREUD, S.: Drei Abhandlungen zur Sexualtheorie. GW, V (1905). London: Imago 1942.
FREUD, S.: Die infantile Genitalorganisation. GW, XIII (1923). London: Imago 1940.
FREUD, S.: Der Untergang des Oedipuskomplexes. GW, XIII (1924). London: Imago 1940.
FREUD, S.: Einige psychische Folgen des anatomischen Geschlechtsunterschiedes. GW, XIV (1925). London: Imago 1948.
JONES, E.: The Phallic Phase. In: Papers on Psycho-Analysis. Ed. Jones, E. London: Bailliere 1948.
KATAN, A.: Distortions of the Phallic Phase. Psychoanal. Stud. Child. 15, 208 (1960).
LOEWENSTEIN, R.: Phallic passivity in men. Int. J. Psycho-Anal. 16, 334 (1935).
LOEWENSTEIN, R.: Conflict and Autonomous Ego Development During the Phallic Phase. Psychoanal. Stud. Child. 5, 47 (1950).
LORAND, S.: Clinical Studies in Psychoanalysis. New York: Int. Univ. Press 1950.
REICH, W.: Charakteranalyse. Kopenhagen: Sexpol Verlag 1933.

H. STIERLIN

Standardabweichung → Statistik

Statistik
Unter Statistik verstehen wir die Bereitstellung von Methoden und Verfahren, die es uns ermöglichen, im Falle von Ungewißheit vernünftige Entscheidungen zu treffen. Die Statistik befaßt sich mit empirischen Daten aus unserer Umwelt, mit ihrer Gewinnung, Beschreibung, Auswertung und Beurteilung.
Die Aufgabe der deskriptiven (beschreibenden) Statistik besteht in der Beschreibung von Zuständen und Vorgängen anhand von Beobachtungsdaten. Tabellen, Häufigkeitsdiagramme, graphische Darstellungen verschiedenster Arten und typische Kenngrößen wie Lageparameter und Streuungsmaße sind bekannte Hilfsmittel, um Beobachtungsdaten zu beschreiben.
Die analytische (Inferenz-)Statistik stellt Methoden bereit, die es erlauben, Rückschlüsse von Stichproben auf die Grundgesamtheit zu ziehen oder von Beobachtungsdaten auf allgemeine Gesetzmäßigkeiten zu schließen.

Grundbegriffe
Merkmal
Die kleinste Einheit, an der Beobachtungen durchgeführt werden, ist die Beobachtungseinheit. An ihr mißt man die jeweils interessierenden Merkmale (Alter, Geschlecht, Größe, Diagnose ...). Beobachtungseinheiten bezeichnet man deshalb auch als Merkmalsträger.

Grundgesamtheit
Eine Gesamtheit von Beobachtungen oder Experimenten unter gleichen Bedingungen bezeichnet man in der Statistik als Grundgesamtheit, das einzelne Experiment oder die einzelne Beobachtung als Element der Grundgesamtheit.

Stichprobe
Eine endliche Teilmenge von Elementen der Grundgesamtheit bezeichnet man als Stichprobe. Die Anzahl der in ihr enthaltenen Elemente als Stichprobenumfang.

Schätz- und Testverfahren
Verteilung und Parameter der Grundgesamtheit sind nicht immer bekannt. Sie lassen sich aufgrund von Stichproben schätzen. Der Schluß von der Stichprobe auf die Grundgesamtheit kann anhand von Punktschätzungen (Berechnung des arithmetischen Mittelwerts $\bar{x}$ und der Varianz s^2 als Schätzungen für die Parameter μ und σ^2 der Grundgesamtheit) vorgenommen werden, ist aber unbefriedigend, da über die Abweichungen der Stichprobenkennwerte vom „wahren" Parameter keine Aussage getroffen wird. Zu jedem Stichprobenkennwert sollte daher auch der Vertrauensbereich (Intervallschätzung) angegeben werden. Dieses Intervall besagt, daß mit einer vorgegebenen Wahrscheinlichkeit (z. B.: 90%, 95% oder 99%) der wahre Wert (Parameter) überdeckt wird.
Der statistische Test kann als einfaches Schlußverfahren betrachtet werden. Man geht dabei von zwei Hypothesen aus: der Nullhypothese (H_0) und der Alternativhypothese (H_1). Bei einer kontrollierten klinischen Studie soll z. B. die Wirkung eines neuen Medikamentes mit der einer Standardbehandlung verglichen werden. Null- und Alternativhypothese können wie folgt formuliert werden: H_0: Beide Behandlungen unterscheiden sich in ihrer Wirkung nicht. H_1: Die neue Therapie ist dem Standard überlegen. Aufgrund eines Prüfplans können Daten erhoben und aufgrund dieser Daten eine Entscheidung für eine der beiden Hypothesen getroffen werden. Verfahren, die für Stichprobenergebnisse Entscheidungen herbeiführen können, bezeichnet man als statistische Tests oder Prüfverfahren.
Die Prüfverfahren beruhen auf einem Vergleich: Entweder werden die Kenngrößen zweier Stichproben oder die aus einer Stichprobe berechnete Größe mit dem entsprechenden (bekannten) Parameter der Grundgesamtheit verglichen.
Mit Hilfe der Prüfverfahren entscheidet man über Annahme oder Ablehnung der Nullhypothese. Der Entscheid, der auf Stichproben beruht, muß nicht immer richtig sein. Es können zwei Arten von Fehlern gemacht werden: Die Nullhypothese kann verworfen werden, obwohl sie in Wirklichkeit zutrifft oder die Nullhypothese kann beibehalten werden, obwohl die Alternativhypothese zutrifft. Das unberechtigte Ablehnen der Nullhypothese bezeichnet man als Fehler I. Art (Irrtumswahrscheinlichkeit α), das unberechtigte Beibehalten der Nullhypothese als Fehler II. Art (Irrtumswahrscheinlichkeit β). Bei einem statistischen Prüfverfahren versucht man natürlich, beide Irrtumswahr-

scheinlichkeiten klein zu halten. Üblicherweise gibt man die Irrtumswahrscheinlichkeit a ($a = 0{,}05$; $a = 0{,}01$ oder $a = 0{,}001$) vor und wählt ein Prüfverfahren, bei dem die Wahrscheinlichkeit für den Fehler II. Art am kleinsten ist. Die Entscheidung, welche Fehlerart man im einzelnen Experiment für wichtiger hält, muß pragmatisch erfolgen.

Versuchsplanung
Auf wahrscheinlichkeitstheoretischen Testverfahren beruhende Ergebnisse kontrollierter klinischer Prüfungen sind in ihrer Aussagekraft und Verallgemeinerungsfähigkeit eingeschränkt, wenn die Studien sowohl vom klinischen wie auch vom statistischen Standpunkt aus nicht adäquat geplant wurden. Schematisch lassen sich die Aspekte, die bei der Planung zu beachten sind, wie folgt darstellen:
Die Fragestellung nimmt den zentralen Punkt bei der Planung ein. Sie muß auf Vorkenntnissen aufgebaut sein und zu eindeutigen Hypothesen führen. Neben der Wahl und Definition geeigneter, weniger Kriterien zur Abklärung der Wirksamkeit müssen im medizinischen Modell etwaige Störfaktoren erörtert werden. Dabei muß zwischen gegebenen Einflußgrößen (z. B.: Schweregrad der Erkrankung) und beeinflußbaren Störvariablen (z. B.: variable Dosierungsvorschriften) unterschieden werden. Den wesentlichen Aspekten der Strukturgleichheit und Beobachtungsgleichheit muß dabei besondere Beachtung geschenkt werden.
Der medizinische Prüfplan in Wechselbeziehung zum medizinischen Modell beinhaltet: Ziel der Prüfung, Präzisierung der Fragestellung, Art der Studie (Blindtechniken, Vergleichs- und Kontrollgruppen), Patientenselektion (mit Angabe von Ein- und Ausschlußkriterien), Dosierung und Untersuchungsplan (Dauer der Prüfung, Festlegung der Kontrolluntersuchungen und deren zeitliche Abstände).
Das zentrale Anliegen des statistischen Modells besteht in einer formelmäßigen Annäherung an die Punkte, die im medizinischen Versuchsplan festgelegt sind: Wahl und Beschreibung des statistischen Modells, Formulierung der Null- und Alternativhypothese, Erörterung und Festlegung der Irrtumswahrscheinlichkeiten a und β (Fehler I. und II. Art), Schätzung des erforderlichen Stichprobenumfangs und Erstellung von Randomisierungslisten (streng zufällige Zuteilung der Patienten zu den Behandlungsverfahren).

Literatur
GORE, S., ALTMANN, D. G.: Statistics in Practice. London: British Medical 1982.
HINKELMANN, K.: Statistische Modelle und Versuchspläne in der Medizin. Method. Inform. Med. 6, 3 (1967).
Kollegium Biomathematik N. W. (Hrsg.): Biomathematik für Mediziner, 2. Aufl. Berlin Heidelberg New York: Springer 1976.
LIENERT, G. A.: Verteilungsfreie Methoden in der Biostatistik, Bd. I. 2. Aufl. Meisenheim: Hain 1973.
LIENERT, G. A.: Verteilungsfreie Methoden in der Biostatistik, Bd. II. 2. Aufl. Meisenheim: Hain 1978.
LINDER, A., BERCHTOLD, W.: Elementare statistische Methoden. Basel: Birkhäuser 1979.
SACHS, L.: Angewandte Statistik, 5. Aufl. Berlin Heidelberg New York: Springer 1978.
WALTER, E.: Biomathematik für Mediziner. Stuttgart: Teubner 1975.

U. FERNER

Status → Rolle

Status epilepticus → Epilepsie

Stereotypien
[gr.: στερεός = fest]
Lange Zeit hat im psychiatrischen Schrifttum keine Einigkeit über Inhalt und Definition des Ausdruckes „Stereotypie" und „stereotyp" bestanden. Erst in neuerer Zeit nahm der Ausdruck vor allem durch die Arbeiten von KLAESI, BOSTROEM und GUIRAUD feste Konturen an, wurde neu geprägt und in die Literatur allgemein aufgenommen. Die Definition von KLAESI lautet: „Stereotypien sind Äußerungen auf motorischem, sprachlichem und gedanklichem Gebiet, die von einer Person oft während sehr langer Zeit immer in gleicher Form wiederholt werden, und die vom Gesamtgeschehen vollständig losgelöst, dem Menschen autonom weder eine Stimmung ausdrücken noch sonst einem Zweck in der objektiven Wirklichkeit angepaßt sind." Die Gleichförmigkeit des Ablaufs, das Bestehen über längere Zeit, die Entleerung von Sinn und emotionalem Gehalt, die Automatisierung bis zu einem verkürzten ideomotorischen Akt und die Zusammenhanglosigkeit mit der jeweiligen realen Situation sind die Kennzeichen der Stereotypie.
Im allgemeinen ist man der Auffassung, daß alle erdenklichen seelischen und psychomotorischen Vorgänge, von einfachsten Bewegungen an über zunehmend verwickelte Abfolgen bis zu komplizierten Handlungen und Gedanken sich zu Stereotypien verkürzen und einschleifen können. Allein BOSTROEM will die Stereotypien auf automatisiertes Motorisches eingeengt wissen.
Eine der bekanntesten Klassifikationen der Stereotypien gründet sich auf die populärwissenschaftlichen Kategorien Bewegung, Handlung, Denken. POROT unterscheidet zwischen Haltungsstereotypien, Stereotypien des Ausdrucks, Handlungsstereotypien und verbalen Stereotypien. Einzelne Autoren kennen neben Haltungs- und Bewegungsstereotypien sowie verbalen Stereotypien noch stereotype Denkinhalte, stereotype Halluzinationen (BLEULER) und Stereotypien des Ortes (BLEULER).
Die Erlebnisseite der Stereotypie ist in der Regel dürftig. Der ursprüngliche Sinngehalt geht meist mit der Zeit verloren, und die Stereotypien werden

mit einer Art unbeteiligten Selbstverständlichkeit ausgeführt. Wie KLAESI gezeigt hat, lassen sich viele Stereotypien anhand von spärlichen Reminiszenzen psychologisch auflösen und ihr ursprünglicher Sinngehalt läßt sich so rekonstruieren.
Die Klinik der Stereotypien ist vielseitig. Am häufigsten kommen sie im Rahmen katatoner Symptomverbände bei der Schizophrenie vor. Hier können sie manchmal von ihren Anfängen an beobachtet werden, wie sie aus symbolischen Gesten der Abwehr, der Kompensation oder der Wunscherfüllung im akuten Schub hervorgehen, sich zu bizarren psychomotorischen Abfolgen entwickeln, sich dann allmählich verkürzen, verstümmeln und sich zu bloßen Hüllen ohne Sinn reduzieren.
Schizophrene Stereotypien kommen besonders im Anstaltsmilieu älteren Stils, in Krankensälen totaler psychiatrischer Institutionen vor. Sie verschwinden mehr und mehr aus Krankenhäusern, in denen eine rationale und konsequente Beschäftigungs- und Arbeitstherapie gepflegt wird und die Kranken aus ihrem Autismus zur Umwelt herangeführt werden. Eine differenzierte Pharmakotherapie trägt auch dazu bei, daß katatone Stereotypien in der Gegenwart seltener werden. Stereotypien bei organischen Erkrankungen des zentralnervösen Systems, insbesondere bei der Demenz und bei lokalisierten Erkrankungen des Hirnstammes und der Stammganglien, sind einfacher geartet und elementarer strukturiert als die schizophrenen Stereotypien. Sie sind bei organischen Hirnleiden vielfach mit mannigfachen Störungen der Hirnwerkzeugfunktionen und mit organischen Iterationen verbunden. Sie sind psychologisch nur selten auflösbar und kaum auf Triebe und gefühlsstarke Erlebnisse zurückzuführen. Manche Autoren (z. B. GUIRAUD) zählen die monotonen Affektäußerungen erstarrter Depressiver im Involutionsalter ebenfalls zu den Stereotypien.

Literatur
BOESTROEM, A.: Katatone Störungen. In: Handbuch der Geisteskrankheiten. Hrsg. O. BUMKE, Band II, Allg. Teil II. Berlin: Springer 1928.
GUIRAUD, P.: Psychiatrie générale. Paris: Le François 1950.
JASPERS, K.: Allgemeine Psychopathologie. Berlin Heidelberg New York: Springer 1965.
KAHLBAUM, K.: Die Katatonie oder das Spannungsirresein. Berlin: Hirschwald 1874.
KLAESI, J.: Über die Bedeutung und Entstehung der Stereotypien. Berlin: Karger 1922.
KLEIST, K.: Gehirnpathologie. Leipzig: Barth 1934.
KRAEPELIN, E.: Psychiatrie. 9. Aufl. Leipzig: Barth 1927.
POROT, A.: Stéréotypies. In: Manuel alphabétique de psychiatrie. Paris: Press. Univ. France 1952.
S. WIESER

Sterilisation

Operatives Verfahren zur Unfruchtbarmachung durch Unterbrechung der Verbindungswege zwischen Keimdrüse und äußerem Geschlechtsorgan. Beim Mann werden die Samenleiter, bei der Frau die Eileiter durchtrennt. Im Gegensatz zur Kastration, bei der die Keimdrüsen entfernt werden, bleiben deren innersekretorische Funktionen – Menstruationszyklus, Libido und Kohabitationsfähigkeit – erhalten.
Die Sterilisation aus *gesellschaftspolitisch-eugenischen* oder sog. rassenhygienischen Gründen hat in der Psychiatrie der Gegenwart nur noch historisches Interesse. Die ersten Erkenntnisse der Vererbungswissenschaft, deren Grundlagen auf die Einzelanalyse von Genwirkungen nach den Mendelschen Erbgesetzen (GREGOR MENDEL, 1822–1884) und auf die von FRANCIS GALTON (1822–1911) maßgeblich entwickelte biometrische Methode der Familien- und Zwillingsuntersuchungen zurückgehen, führten in Verbindung mit der Darwinschen Selektionstheorie, die vom Tier auf den Menschen übertragen wurde, schon vor der Jahrhundertwende zu den „sozialdarwinistischen biologischen Bewegungen" der Eugenik und Rassenhygiene. Nach diesen Vorstellungen sollte die Möglichkeit, die Fortpflanzungsfähigkeit durch Sterilisation zu unterbinden, zur Verhinderung der Ausbreitung schlechten Erbgutes eingesetzt werden. Sterilisationsgesetze mit dieser Zielsetzung entstanden nach der Jahrhundertwende in einigen Bundesstaaten der USA, 1925 in Kanada, 1928 in der Schweiz, 1934–1935 in skandinavischen Ländern. Die im Ansatz durchaus zutreffenden Erkenntnisse der Eugenik wurden mancherorts unkritisch ausgeweitet und mündeten in der Utopie der Züchtung eines besseren Menschengeschlechts – unter Mißachtung der Menschenwürde und der Selbstbestimmungsrechte des Individuums. Ein Höhepunkt dieser Fehlentwicklung wurde 1933 in Deutschland mit dem nationalsozialistischen Gesetz zur Verhütung erbkranken Nachwuchses erreicht. Auf Grund dieses Gesetzes wurde die Erfassung der gesamten Bevölkerung in einer Erbkartei der Gesundheitsämter eingeleitet, und es wurden Zwangssterilisierungen bei angeborenem Schwachsinn, Schizophrenie, manisch-depressivem Irresein, erblicher Fallsucht, Chorea Huntington, erblicher Blindheit und Taubheit, schweren erblichen körperlichen Mißbildungen und schwerem Alkoholismus durchgeführt. Nach 1945 war der eugenische Gedanke so schwerwiegend und nachhaltig diskreditiert, daß für viele Jahre aus der wissenschaftlichen Diskussion eliminiert blieb. Die Entwicklung der Humangenetik als wissenschaftliche Disziplin war in der Bundesrepublik Deutschland dadurch Jahrzehnte behindert und hat erst in den letzten 10 bis 15 Jahren wieder die ihr zustehende Beachtung und Förderung erhalten.
Während die sozialdarwinistische Ideologie auf der einen Seite bei vermutetem schlechtem Erbgut zur Zwangssterilisation griff, schränkte sie auf der anderen Seite die Zulässigkeit der *freiwilligen Sterilisation* auf eugenische und medizinische Indikationen (gynäkologische, chirurgische, internistische) ein und bedrohte sie ansonsten mit Strafe,

weil der Bevölkerungszuwachs gefördert werden sollte. Die freiwillige Sterilisation ohne medizinische Indikation galt als sittenwidrig und blieb deshalb trotz Einwilligung des Patienten als Körperverletzung (§ 226a StGB) strafbar. Die nach 1945 zunächst bestehende Rechtsunsicherheit wurde durch eine Entscheidung des Bundesgerichtshofs beendet, die zum Ausdruck brachte, daß die mit rechtswirksamer Einwilligung des Patienten durchgeführte Sterilisation auch dann keinen Tatbestand des besonderen Teils des Strafgesetzbuches erfüllt, wenn eine medizinische Indikation fehlt. Für die Praxis der Gegenwart bedeutet dies, daß ein Arzt, der einen Patienten auf dessen Wunsch hin sterilisieren will und ihn über die Risiken und Folgen der Sterilisation aufgeklärt hat, keine medizinische, erbmedizinische, sozialmedizinische oder soziale Indikation festlegen muß, um seinen Eingriff juristisch rechtfertigen zu können.

Die sittlichen Probleme der Sterilisation sind damit aus dem Strafrecht herausgenommen und in einen rechtsfreien Raum verlagert worden. Die früheren Begutachtungsfragen zur juristischen Rechtfertigung einer Sterilisation sind damit entfallen, – allerdings nur, wenn der zu Sterilisierende zur eigenständigen Willensbildung und einer rechtsverbindlichen Einwilligung fähig ist. Als sehr problematisch wird das Fehlen einer rechtlichen Regelung aber bei denjenigen Fällen von Schwachsinn oder sonstiger chronischer psychischer Krankheit oder Behinderung angesehen, bei denen Familienangehörige eine Sterilisation des Behinderten anstreben, dieser aber zu einer *rechtsverbindlichen* → Einwilligung nicht fähig erscheint. Eine Zwangssterilisation bei ablehnender Haltung des Behinderten gilt auf jeden Fall als rechtlich unzulässig, auch wenn der Sorgeberechtigte eine Sterilisation im wohlverstandenen Interesse des oder der Behinderten für notwendig ansieht. Ist der oder die Behinderte mit dem Eingriff einverstanden, dann muß sich ein psychiatrisches Gutachten über Diagnose und Prognose der Behinderung und über die Urteilsfähigkeit des Behinderten aussprechen, damit Pfleger oder Vormund und der Vormundschaftsrichter eine Entscheidungsgrundlage für oder gegen die Sterilisation haben. – Ein 1981 von PETERSEN herausgegebener Leitfaden für die Praxis der Sterilisation informiert über Beratung, Operation und Recht.

Taucht bei selbst entscheidungsfähigen Patienten die Frage auf, ob aus psychiatrischen Gründen eine Sterilisation – und u. U. auch eine → Schwangerschaftsunterbrechung – erfolgen soll, dann kann zur *ärztlichen Beratung* auf die 1968 von MENDE erörterten Gesichtspunkte verwiesen werden, auch wenn die damals erörterten juristischen Fragen entfallen sind. Soweit nicht die Gesundheitsbedrohung der Mutter, sondern erbprognostische Gefahren für die Nachkommenschaft im Vordergrund stehen, gibt es heute humangenetische Beratungsstellen, die im Individualfall über die Risiken aufklären und so dem Einzelnen die eigene Entscheidung erleichtern können.

Literatur
MENDE, W.: Schwangerschaftsabbruch und Sterilisation aus nervenärztlicher Sicht. München: Lehmann 1968.
PETERSEN, P. (Hrsg.): Sterilisation. Beratung–Operation–Recht. Ein Leitfaden für die Praxis. Stuttgart New York: Thieme 1981.

H. WITTER

Stichprobe → Statistik

Stigmatisation → Hysterie

Stimmung

Stimmungen bilden den Hintergrund unseres Erlebens und den Grund vieler Einzelerlebnisse. Sie stellen eine Art Dauertönung im Erlebnisfeld dar. Sie zeigen sich oft im Gesichtsausdruck und in anderen körperlichen Ausdrucksbewegungen. Sie werden bedingt durch konstitutionell vorgegebene und umweltabhängige reaktive Momente. Enge Beziehungen bestehen zwischen Stimmung und Antrieb und zur biologischen Gesamtverfassung des Organismus, insbesondere zu den vegetativen Funktionen. Die Stimmung kann sich auf den Magen und andere Organe legen, und der Magen und andere Organe können die Stimmung beeinflussen. Zu unterscheiden ist zwischen der Grundstimmung, die jedem Menschen eigen ist, und den jeweils vorherrschenden Stimmungen, die vorübergehen. Die Grundstimmung und überhaupt das Stimmungsverhalten des einzelnen können mehr oder minder labil oder vorwiegend stabil sein. Sie sind oft einem bestimmten Rhythmus unterworfen. LERSCH bezeichnet die Stimmung als „Klangfarbe speziell des Lebensgefühls, in dem uns unser lebendiges Dasein stationär als so und so gestimmt gegeben ist". Er trennt zwischen Lebensgrundstimmung und Gestimmtheiten. HEIDEGGER nennt die Stimmung Befindlichkeit und sieht in ihr den tiefsten Ausdruck der gesamtpersönlichen Daseinsverfassung. Im Unterschied zu anderen Gefühlserlebnissen sind Stimmungen nicht intentional gerichtet. Sehr bekannt ist die auf KIERKEGAARD zurückgehende Unterscheidung zwischen Furcht und Angst. Furcht ist ein Affekt, der sich auf einen Gegenstand bezieht. Angst ist gegenstandslose Stimmung. Diese Grenze zwischen Gefühl und Stimmung ist allerdings nicht scharf zu ziehen, es besteht vielmehr ein fließender Übergang. Stimmungen umspannen atmosphärisch die Innen- und Außenwelt. Sie tönen insbesondere auch die Bedeutungen unserer Wahrnehmungen. Die persönliche Stimmung kann die Stimmung der uns umgebenden Natur mitfärben, und umgekehrt kann die Landschaft, in der wir uns bewegen, Einfluß auf unsere Stimmung nehmen. Das Gebirge und die See enthalten jeweils ausgeprägte Stimmungsqualitäten. Musik, Theater und Architektur besitzen Stimmung und strahlen sie aus.

Auch Tiere haben ihre Stimmungen. Bei Hunden, Katzen und anderen Tieren können sich die Gestimmtheiten ihres Verhaltens deutlich ändern. Jeder Tierfreund kann diese Stimmungen deutlich erkennen. Ob und in welcher Weise sie sich von menschlichen Stimmungen unterscheiden, ist noch nicht genauer bekannt. Die hirnphysiologischen Bedingungen und Beeinflussungsmöglichkeiten des affektiven Verhaltens und der Stimmungen sind bei Tieren experimentell untersucht worden (HESS). Enge Beziehungen wurden zwischen Instinkt und Stimmung festgestellt. Beide beeinflussen das Verhalten der Tiere in starkem Maße. Der jeweilige Ablauf eines Handlungsgeschehens kann in erster Linie von den Stimmungen abhängen. Dabei wird von einer „Stimmungshierarchie" (BAERENDS) gesprochen. Es werden Stimmungen verschiedener Ordnung unterschieden, wobei in jeder Stimmung nach einer adäquaten Reizsituation gesucht wird. Bei dem Phänomen der Stimmungsübertragung geht es darum, daß sich bei sozialen Lebewesen jedes Individuum eines Verbandes so verhält wie alle anderen.

Bei einer großen Zahl von Krankheitsbildern kommt den Veränderungen der Stimmung eine überragende Bedeutung zu. Stimmungslabilität findet sich sowohl auf konstitutioneller Grundlage als auch als Folge von Hirnkrankheiten. Bei vielen somatischen Krankheiten ist eine dysphorische Stimmung zu beobachten. Bei Kindern kündigen sich Krankheiten oft zuerst dadurch an, daß diese sich in ihrer Stimmung verändern, insbesondere ruhiger oder gereizter werden. Bei vielen Hirnkrankheiten ist eine euphorische Stimmung mit Gleichgültigkeit und Kritiklosigkeit vorhanden. Diese Kranken zeigen vor allem keinen Leidensdruck und stehen der Schwere ihrer Krankheit unbekümmert gegenüber. Eine manische Stimmung mit Heiterkeit, Antriebssteigerung und Neigung zu Größenideen kann als endogene Psychose oder gelegentlich auch im Verlauf einer progressiven Paralyse vorkommen. Am häufigsten sind depressive und ängstliche Verstimmungen als konstitutionelle Variante, als Reaktion auf ein Erlebnis bzw. Ereignis, als Folge von körperlichen Krankheiten und nicht zuletzt als endogene depressive Phase oder im Rahmen einer anderen endogenen Erkrankung zu beobachten. Die Art dieser Verstimmungen ist jeweils verschieden. Verstimmungen zählen zu den häufigsten psychopathologischen Erscheinungen, die wir kennen. Auch die Besserung und Heilung einer Krankheit zeigen sich oft in erster Linie im Stimmungsverhalten. Durch Psychopharmaka sind Stimmungen zu dämpfen und anzuheben. Sowohl über den Zusammenhang der Verstimmungen mit somatischen Veränderungen als auch über die Wirkungsweise der Psychopharmaka ist allerdings noch zu wenig Sicheres bekannt.

Literatur
BAERENDS, G. P.: On the life-history of Ammophila campestris Jur. Proc. Acad. Sci. (Amst.) 44, 483 (1941).
BOLLNOW, Ø. F.: Das Wesen der Stimmungen. 2. Aufl. Frankfurt: Klostermann 1943.
HEIDEGGER, M.: Sein und Zeit. Tübingen: Niemeyer 1953.
HESS, W. R.: Psychologie in biologischer Sicht. Stuttgart: Thieme 1962.
KIERKEGAARD, S.: Der Begriff der Angst. 1844.
LERSCH, P.: Aufbau der Person. 6. Aufl. Leipzig: Barth 1954.
LEYHAUSEN, P.: Verhaltensstudien an Katzen. Berlin Hamburg: Parey 1965.
SCHRÖDER, P.: Stimmungen und Verstimmungen. Leipzig: 1930.

B. PAULEIKHOFF und H. MESTER

Stimulantien

Als (Psycho-)Stimulantien bezeichnet man Pharmaka, die anregend und aktivierend wirken. Stimulantien unterdrücken das Gefühl der Müdigkeit und Schläfrigkeit; sie beheben die körperliche Abgeschlagenheit und Schlappheit. Bei höherer Dosierung kann es vorübergehend zu einer Steigerung der Konzentrations- und Leistungsfähigkeit kommen. Häufig ist allerdings das subjektive Empfinden einer Leistungssteigerung größer als eine tatsächliche Verbesserung der Leistung und der Konzentrationsfähigkeit. Diese Befindensveränderungen durch Stimulantien können der Ausgangspunkt für Mißbrauch, Abhängigkeit und Sucht sein. Zu solchen Entwicklungen kann es auch dann kommen, wenn Stimulantien nicht primär wegen ihrer psychischen Wirkungen, sondern als sog. „Appetitzügler" eingesetzt werden. Nach sehr hohen Dosen von Stimulantien kann es zu Erregungszuständen und symptomatischen Psychosen kommen.

Synonyma für Stimulantien sind Psychotonica, Energetica, „energizer". Im Jargon der Süchtigen werden Stimulantien auch als „speed", „upper", „pep pills" bezeichnet.

Zu den Stimulantien sind Pharmaka aus völlig verschiedenen Stoffgruppen zu zählen. Stimulantien des allgemeinen Gebrauchs sind Coffein und Nicotin. Hauptvertreter der heute therapeutisch gebräuchlichen Stimulantien sind die Amphetamin-Derivate, die auch als „Weckamine" bezeichnet werden. Den Weckaminen vergleichbare Wirkungen haben auch verschiedene andere Pharmaka (z. B. Methylphenidat, Phenmetrazin und Fenetyllin). Auch einzelne Rauschmittel haben eine psychostimulierende Wirkung (z. B. Cocain).

Aufgrund biochemisch-neuropharmakologischer Befunde wird angenommen, daß die meisten Stimulantien ihre Wirkungen über vielfältige Einflüsse auf Catecholamin-Neurotransmitter im ZNS entfalten. Früher wurde der Hemmung der Monoaminoxidase und Einflüssen auf das Noradrenalin-System die größte Bedeutung beigemessen; heute werden vor allem Einflüsse auf das Dopamin-System (z. B. Dopamin-Freisetzung aus präsynaptischen Nervenendigungen; Hemmung

des Rücktransports von Dopamin in das präsynaptische Neuron) [2, 4] diskutiert.
Die therapeutische Anwendung von Stimulantien sollte möglichst streng begrenzt bleiben [1, 3]. Stimulantien sind indiziert bei der Behandlung der Narkolepsie und bei hyperkinetischen Kindern [5]. In allen übrigen Indikationen (z. B. bei Depressionen, Parkinson-Syndrom, körperlichen Erschöpfungszuständen, in der Rekonvaleszenz und in der Geriatrie) sollten Stimulantien – wenn überhaupt – nur unter sorgfältigster Kontrolle eingesetzt werden [1].

Literatur
1. BENKERT, O., HIPPIUS, H.: Psychiatrische Pharmakotherapie. 4. Aufl. Berlin Heidelberg New York Tokyo: Springer 1986.
2. CREESE, I.: Stimulants: Neurochemical, behavioral, and clinical perspectives. New York: Raven 1983.
3. JUNGKUNZ, G.: Stimulants. In: WINOKUR, G., HIPPIUS, H. (Hrsg.): Psychopharmacology. Vol. 1/2, pp. 123–132. Amsterdam Oxford Princeton: Excerpta Medica 1983.
4. MCMILLEN, B. A.: CNS stimulants: Two distruct mechanisms of action for amphetamine-like drugs. Trends Pharmacol. Science 4, 429–432 (1983).
5. NISSEN, G., EGGERS, C., MARTINIUS, J.: Kinder- und jugendpsychiatrische Pharmakotherapie in Klinik und Praxis. Berlin Heidelberg New York Tokyo: Springer 1984.

H. HIPPIUS

Stirnhirnsyndrom

Die Stirnhirnveränderungen gehören heute durch die Kriegserfahrungen mit Schädelhirntraumen, die Fortschritte in der Tumorchirurgie, die Beobachtungen entzündlicher oder heredodegenerativer Frontalhirnprozesse und vor allem durch das Massenexperiment der Leukotomie zu den klinisch am genauesten bekannten lokalisierten Funktionsstörungen des Gehirns. Die den psychischen Störungen zugrundeliegende Schädigung erstreckt sich oft nicht nur auf das Stirnhirn in seiner üblichen anatomischen Begrenzung, sondern umfaßt darüber hinaus den sogenannten basalen Neocortex (SPATZ), also das Orbitalhirn und die vorderen Schläfenlappenanteile. Psychopathologisch zeichnet sich das Stirnhirnsyndrom vor allem durch folgende Merkmale aus.

1. Veränderungen auf dem Gebiet des motorischen Verhaltens und der Willenssphäre
In den meisten Fällen besteht eine Hemmung des Antriebs, der Initiative und des Willens. Bei manchen Patienten ist die Spontaneität so vermindert, daß ein Bild schwerster Apathie und Akinese entstehen kann. Andere Kranke sind aber im Gegensatz dazu unruhig, umtriebig und übergeschäftig, ohne zu einer steten und geordneten Tätigkeit in der Lage zu sein. Beständigkeit und Ausdauer sind vermindert.

2. Veränderungen der emotionalen Sphäre
Die emotionale Einstellung ist geprägt von einer vorwiegend euphorischen Grundstimmung, Gleichgültigkeit und Wurstigkeit. Die personelle Resonanz gegenüber Schmerzreizen ist herabgesetzt (KRETSCHMER). Das soziale Verhalten verliert die Orientierung auf Vergangenheit oder Zukunft und die Bindung an überindividuelle moralische und ästhetische Werte („moral insanity", „Verfall der Gesittung"). Die Kranken benehmen sich daneben und lassen einen zunehmenden Mangel an Takt und Rücksichtnahme erkennen; das Handlungsmotiv wird nur noch von Reiz und Bedürfnis bestimmt. Die Wurzel dieser Verhaltensstörungen wird von KRETSCHMER in der „sphärischen Desintegration" gesehen; die „Sphäre", d.h. die halbbewußte Gegenwart der Gesamtsituation mit ihren Gefühls- und Vorstellungsqualitäten geht nicht mehr integrierend in die Handlung ein.

3. Veränderungen der intellektuellen Sphäre
Die „primären" Intelligenz- und Gedächtnisfunktionen sind beim Stirnhirnsyndrom nicht in Mitleidenschaft gezogen. Daher sind die in den gebräuchlichen Intelligenztests gemessenen Leistungsmängel oft nur gering. Gestört sind das Plan- und Entwurfvermögen (HÄFNER), die Fähigkeit zum Festhalten von Zielvorstellungen (KLAGES) und zum vorausschauenden Überblick über schwierige Situationen. Abstrakte Gegebenheiten können nicht mehr bewältigt werden. Das Denken wird immer weniger von weitreichenden Zielen bestimmt und mehr und mehr von kurzschlüssigen Augenblicksimpulsen abhängig. Auch die höheren logisch-kombinatorischen und die komplizierteren arithmetischen Leistungen sind erheblich in Mitleidenschaft gezogen. Vor allem ist aber die Fähigkeit zur Selbstreflektion und zur Selbstkritik betroffen; daher fehlt sowohl für die sozialen Entgleisungen als auch für die Krankheit als solche jede Kritik.
Während früher die intellektuellen Minderleistungen beim Stirnhirnsyndrom von vielen Autoren aus emotionalen oder Antriebs-Veränderungen abgeleitet wurden, hat GOLDSTEIN in seinen Analysen den entgegengesetzten Weg eingeschlagen und die Veränderungen auf motorischem Gebiet als Folge der Unfähigkeit zu abstraktem Verhalten und der hierdurch gestörten Weltbeziehung der Patienten gedeutet. Auch HÄFNER versucht den Wandel des motorischen Verhaltens aus dem fortschreitenden Schwinden des Erlebnis- und Motivhorizontes „auf einer Ebene, in der Intelligenz, Gefühl, Vorstellung und Antrieb überhaupt nicht zu trennen sind", zu erklären. Diese fortschreitende Einengung des Horizontes wirkt sich als Einschränkung oder völliges Fehlen der Handlungsanlässe und -motive im motorischen Verhalten aus. SCHELLER sieht das Gemeinsame bei allen Stirnhirnkranken in einem universalen Freiheitsverlust, der „das Ganze der Persönlichkeit" betrifft.
Die klinisch unbestrittene Trennung eines Orbitalhirnsyndroms mit Euphorie und triebhafter Ent-

hemmung von einem Konvexitätssyndrom mit Antriebsverarmung und Aspontaneität ist wahrscheinlich nicht durch qualitative Unterschiede gerechtfertigt. Das Orbitalhirnsyndrom entsteht vermutlich auf der Grundlage eines noch weniger ausgeprägten Erlebnis- und Verhaltenswandels, wobei von seiten der Primärpersönlichkeit noch gestaltende Einflüsse mitbestimmend sind. Bei zunehmender Ausschaltung weiterer — auch orbitaler — Bezirke der Präfrontalregion kommt es in immer stärkerem Umfang zur Ausbildung eines Konvexitätssyndroms, wobei sich die Primärpersönlichkeit wegen der extremen Einengung des Erlebnishorizonts nun nicht mehr auf die Symptomgestaltung auswirken kann (HÄFNER).

Literatur
GOLDSTEIN, K.: Clinical and theoretic aspects of lesions of the frontal lobes. Arch. Neurol. Psychiat. (Chicago) 41, 865—867 (1939).
GOLDSTEIN, K.: Mental changes due to frontal lobe damage. J. Psychol. 17, 178—208 (1944).
GOLDSTEIN, K.: Frontal lobotomy and impairment of abstract attitudes. J. nerv. ment. Dis. 110, 93—111 (1949).
HÄFNER, H.: Störung des Plan- und Entwurfvermögens bei Stirnhirnläsionen. Arch. Psychiat. Nervenkr. 193, 569—582 (1955).
HÄFNER, H.: Psychopathologie des Stirnhirns 1939—1955. Fortschr. Neurol. Psychiat. 25, 205—252 (1957).
KLAGES, W.: Frontale und dienzephale Antriebsstörung. Arch. Psychiat. Nervenkr. 191, 365—387 (1954).
KRETSCHMER, E.: Orbital- und Zwischenhirnsyndrome nach Schädelbasisfrakturen. Arch. Psychiat. Nervenkr. 182, 452—477 (1949).
RYLANDER, G.: Personality changes after operations in the frontal lobes. A clinical study of 32 cases. Copenhagen: Einar u. Munksgaard 1939.
SCHELLER, H.: Zur Anthropologie der Verhaltensstörungen bei Stirnhirnprozessen. Nervenarzt 40, 557—560 (1969).
SPATZ, H.: Über die Bedeutung der basalen Rinde. Z. Neurol. 158, 208—231 (1937).

H. LAUTER

Stottern
Frz.: bégaiement; engl.: stuttering
Beschreibung: Das Stottern äußert sich als melodische und rhythmische Störung des Sprachablaufes. Das tonische Stottern beruht auf einem krampfartigen Verschluß der Glottis. Beim klonischen Stottern treten vor allem zu Beginn eines Satzes Wiederholungen von Einzellauten, Silben oder Wörtern auf. Die tonische und klonische Form kommt meist gemischt vor. Die motorischen Störungen beschränken sich in vielen Fällen nicht nur auf den Sprachapparat; es können tickartige Zuckungen und Verkrampfungen der Extremitäten, des Rumpfes und der Gesichts- und Halsmuskulatur beobachtet werden. Meist ist auch die Atemtätigkeit betroffen. Ton- und Stimmstörungen können sich hinzufügen. Der Stotterer kann weder die Störung des fließenden Sprachablaufes noch die unwillkürlichen muskulären Störungen der Extremitäten und des Rumpfes beeinflussen.
Die Intensität des Stotterns ist außerordentlich schwankend. So kann das Stottern nur in bestimmten Situationen oder bei bestimmten Themen oder Wörtern auftreten. Für den Beobachter ist es oft leicht, ein plötzlich auftretendes Stottern mit der emotionellen Situation oder dem affektiv geladenen Inhalt in Bezug zu bringen, ohne daß dem Stotterer diese Tatsache bewußt wird. Auch schweres Stottern kann beim Singen, Vorlesen, Kasperlespiel, bei Theateraufführungen oder beim Umgang mit Tieren vollständig verschwinden. Stotterer stottern nicht allein, sondern immer in der Beziehung. In der Kommunikation erhält das Stottern seinen Sinn und im Laufe der Entwicklung seine Form (J. DE AJURIAGUERRA).
Der Stotterer scheint von seiner Störung häufig kaum Notiz zu nehmen, banalisiert sie, oder wendet im Umgang, soweit er nicht einfach schweigt, eine komplizierte Taktik an, mit der er versucht, das Stottern zu verbergen. Er schiebt in das Gespräch banale Sätze oder Satzfragmente ein, „spricht daneben" und erweckt dann den Eindruck, als ob er seinen Sprachpartner nicht gehört oder nicht verstanden habe. Während gewisse Stotterer einsilbig und sprachscheu bleiben, zeigen andere einen richtigen „Heißhunger" nach Mitteilung und Kontakt. Sie sprechen auf den anderen unaufhörlich ein, ohne sich um das Stottern und die Reaktion des Partners zu kümmern.
Ob es eine spezifische Persönlichkeit des Stotterers gibt, ist umstritten, wird aber heute eher negativ beantwortet. In der Literatur werden immer wieder die Aggressionstendenzen und die phobischen Ängste der Stotterer hervorgehoben. Die engen Beziehungen zwischen Stottern und psychologischen, affektiven und emotionellen Problemen wird von allen Autoren beschrieben.
Die *Prävalenz* des Stotterns im Kindesalter wird in der Literatur sehr verschieden angegeben. Sie dürfte um ungefähr 1% der achtjährigen Kinder liegen. Knaben stottern häufiger als Mädchen, das Verhältnis kann ungefähr mit 5 zu 1 angegeben werden. Drei Viertel der betroffenen Kinder beginnen zwischen dem vierten und sechsten Lebensjahr zu stottern.
Die *Genese* des kindlichen Stotterns ist unklar. Die peripheren Sprechwerkzeuge sind intakt. Es müssen familiäre, persönliche und Umweltsfaktoren in Betracht gezogen werden. Auch für das Stottern ist die vereinfachte Auffassung von Psychogenese oder Organogenese ungenügend. Das Modell der drei Determinanten (organisch-funktionell, psychisch, Umgebung) erweist sich sowohl für das Verständnis als auch für die Behandlung des Stotterns als dynamischer Ansatz. Häufig wird von den Patienten und den Eltern ein traumatisierendes Erlebnis, besonders ein Schreckerlebnis (Aggression durch → Exhibitionist [→ Exhibitionismus], durch einen Hund, usw.) angeführt. In Wirklichkeit scheint es sich eher um ein auslösendes als um ein ätiologisches Ereignis zu handeln. Meistens haben wir es mit einer Deckerinnerung oder dem Bedürfnis nach einer kausalen Erklärung zu tun. Konstitutionelle und genetische Faktoren werden als

mögliche Genese angeführt. Sie beruhen auf Zwillingsforschungen, sowie die Feststellung, daß in den Familien von Stotterern ungefähr 50% der Mitglieder stottern oder andere Sprachstörungen aufweisen. Auch hier ist Vorsicht am Platze, da das Nachahmungsstottern, das sich sekundär fixiert, relativ häufig ist.

Verschiedene Autoren geben als Ursache das Fortbestehen des vielfach auftretenden „physiologischen" oder Entwicklungsstottern an, das zwischen drei bis vier Jahren auftritt und mit einer cerebralen Reifungsstörung in Beziehung gebracht wird. Es bestehen bei vielen Stotterern Hinweise auf frühkindliche Hirnschädigungen, Störungen der Händigkeit, Raum-, Zeit- und Rhythmusstörungen.

Beim Studium der Genese des Stotterns darf nicht vergessen werden, daß bei den Kindern die Diagnose des Stotterns nicht nur auf die Störung des Sprachablaufes beschränkt werden darf. Eine sorgfältige Untersuchung zeigt, daß die Stotterer eine mehr oder weniger schwere Störung der Sprachentwicklung und der Sprachkonstruktion aufweisen. Evokationsstörungen, Fehlen und Ausfall von Begriffen und Wörtern weisen auf eine Störung der „inneren Sprache" hin.

Das Stottern findet rasch seine eigene Logik. Das Kind findet sich mit seinem Stottern ab, scheinbar meist ohne großen Leidensdruck. Die Eltern, Lehrer und Kinder versuchen, gegenüber ihrem Unbehagen und der Kommunikationsstörung, die das Stottern verursachen, einen gewissen Abstand zu gewinnen: Das Stottern wird ignoriert, verleugnet, der Stotterer verlacht, laufend verbessert oder zum besseren Sprechen angehalten. Damit wird ein pathologischer Circulus vitiosus geschaffen, der das Stottern fixiert.

Das erworbene Stottern beim Erwachsenen ist selten. Es tritt nach Hirntrauma oder vasculärer Erkrankung (A. FARMER) im Rahmen einer → Aphasie auf (Aphasiestottern). Beim transitorischen Stottern liegt eine Störung der linken Hemisphäre, beim dauernden Stottern eine bilaterale Pathologie vor (N. A. HELM). Extrapyramidale Störungen können ebenfalls von Stottern begleitet sein (W. C. KOLLER).

Die *Behandlung* darf sich nicht nur auf eine Symptombehandlung beschränken. Sie muß so früh wie möglich einsetzen und, besonders bei jüngeren Kindern, auch die Sprachentwicklungsstörungen in Betracht ziehen. In jedem Lebensalter wird eine korrekte Behandlung auf eine ganzheitliche Therapie hinzielen, die sowohl affektive und instrumentale Störungen, sowie die Umgebung, vor allem die Familien, berücksichtigt. Obwohl das Stottern nicht ausschließlich psychologische Gründe hat, ist in vielen Fällen eine intensive → Psychotherapie angezeigt, da im Laufe der Entwicklung das Stottern für den Patienten und die Umgebung eine Bedeutung und einen Sinn bekommt. Dazu kommt, daß das Sprechen, die Worte und die Funktion des Sprechens eine phobische Bedeutung erhalten.

Es ist selbstverständlich, daß vor allem bei Kindern die Eltern aktiv an der Behandlung teilnehmen, damit sie eine adäquate Haltung zum stotternden Kind einnehmen können. Sprachheil-, Entspannungs- oder Pharmakotherapie, die nur symptomatisch ausgerichtet ist und nicht den ganzen Kontext, die sekundäre Überlagerung und die Persönlichkeit des Kindes in Betracht zieht, hat häufig keinen Erfolg.

Die *Prognose* des Stotterns kann wie folgt angegeben werden: Etwa ein Drittel wird definitiv geheilt, ein Drittel hat als Erwachsener Phasen mit mehr oder weniger starkem Stottern, ein Drittel stottert auch als Erwachsener. Bei Erwachsenen, bei denen das Stottern nach Hirntrauma auftritt, hängt die Heilung nicht nur von der Bedeutung des Hirntraumas ab, sondern auch von der Umgebung.

Literatur
AJURIAGUERRA, J. DE: Manuel de psychiatrie de l'enfant, pp. 366–369. Paris: Masson 1970.
FARMER, A.: Stuttering repetitions in aphasic and non-aphasic brain damaged adults. Cortex 11, 391–396 (1975).
KOLLER, W. C.: Dysfluency (stuttering) in extrapyramidal disease. Arch. Neurol. 40, 175–177 (1983).
HELM, N. A., BUTLER, R. B., BENSON, D. F.: Acquired stuttering. Neurology 28, 1159–1165 (1978).
WINGATE, M. E.: Stuttering, theory and treatment. New York: Irvington Publishers 1976.

W. BETTSCHART

Streß

Nach H. SELYE, der den Ausdruck in die Medizin und Biologie eingeführt hat, ein in der englischen Umgangssprache und besonders in der Physik seit langem verwendeter Begriff, mit dem die Summe aller Kräfte bezeichnet wird, die gegen einen Widerstand wirken. In medizinischer, biologischer und medizinisch-psychologischer Hinsicht werden Streß, Stressor und Streßfaktoren oft gleichgesetzt, was im Sinne der Definition unrichtig ist.

Stressoren oder *Streßfaktoren* bezeichnen eine Beanspruchung, eine Belastung oder eine Anspannung des Organismus, dessen Gleichgewicht dadurch gestört wird. Nach LEVI ist allen Streßfaktoren gemeinsam, daß sie entweder einen Überschuß oder einen „Unterschuß" an Einwirkungen darstellen, denen der Organismus schon normalerweise ausgesetzt ist oder sie stellen etwas Neues und Fremdes dar.

Man unterscheidet ferner zwischen stimulativem und nocivem Streß. Entsprechende Streßfaktoren können dabei absoluten Charakter aufweisen, d. h. sie treten fast obligatorisch auf (nociver Streß nach plötzlichen Todesfällen naher Verwandter, plötzlicher Stellenverlust). In anderen Streßsituationen haben entsprechende Streßfaktoren nur eine relative Bedeutung in bezug auf bestimmte Situationen oder Stimmungen (z. B. hängt die Bewertung vom Streß bei nicht allzu starkem Lärm von der Befindlichkeit einer Person oder von einer bestimmten Situation ab). Nociver Streß kann durch körperliche oder seelische Überbeanspruchung zustande kommen, aber ebensosehr auch durch einen Mangel an Stimulation (alte Menschen empfinden die mangelnde Forderung durch das Leben als Streß).

Vor allem werden im Falle emotionaler Störungen, die als AAS gekennzeichneten Reaktionen somatisch gesehen unmotiviert, übermäßig stark und übermäßig lang zum Einsatz kommen, indem der Organismus auf vermeintliche oder früher vorhandene rememorierte Streßfaktoren in gleicher Weise reagiert wie auf tatsächliche. Die Reaktionsweise der das AAS hervorrufenden Systeme ist auch weitgehend durch lebensgeschichtliche Emotionen mitgeprägt.

Streßprophylaxe. Generell anzustreben ist, wenn immer möglich, eine Umwandlung von nocivem in stimulativen Streß, etwa mit Hilfe von „durchkämpfen" und bewältigen einer nociven Streßsituation. Verhängnisvoll ist das oft fast süchtige Produzieren von nociven Streßsituationen, welches umwelt- oder personenbedingt zustande kommen kann (Manager im Streß). Zuweilen kann auch kurzfristige Abwesenheit von Reizsituationen dazu verleiten, sich in nociven Streß zu flüchten (z. B. Streßverhalten in Feriensituationen).

Maßnahmen zur Bekämpfung individueller und kollektiver Streßsituationen – individuelle Maßnahmen
– Bewußtwerdung über Lebensführung und Lebensziel
– Abwägung zwischen Gesundheitsgewissen und Leistungsgewissen
– Erleben von Ruhe und Stille
– entspannende Diskussion und Kommunikation mit Mitmenschen
– Entwicklung bescheidener Lebensfreuden
– kreative Freizeitgestaltung
– körperliche Betätigung mit dem Ziel, Vertrauen zum eigenen Organismus und der gesamten Person zu gewinnen

Maßnahmen zur Bekämpfung individueller und kollektiver Streßsituationen – kollektive Maßnahmen
Solche betreffen vor allem menschliche Gemeinschaften und Betriebe.
– Kenntnis von Betriebszielen
– Bewußtwerdung über einzunehmende Rollen
– Schaffung gegenseitigen Vertrauens
– sofortige Besprechung von Konfliktsituationen
– Gruppengespräche evtl. mit Beteiligung von Vorgesetzten
– außerberufliche Zusammenkünfte
– direkte diskrete Kontaktaufnahme mit gestört oder krank wirkenden Mitarbeitern

Medizinisch-psychologische Maßnahmen zur Streßbekämpfung
Sie haben prophylaktischen, möglicherweise aber auch bereits therapeutischen Sinn, wenn eine streßbedingte Krankheitsentstehung im Gange begriffen ist.
– Psychische und körperliche Hygiene im Falle von Störungen, vor allem auch bei subjektivem Leiden – Konsultation eines Arztes
– medikamentöse Behandlung, vor allem mit Psychopharmaca, zur Veränderung eines bestimmten Zustandes
– zur Bewältigung von nociv wirkenden Situationen und Konflikten Einzel- und Gruppenpsychotherapie
– Entspannungsbehandlung wie autogenes Training, Hypnose, Yoga zur Veränderung gestörter Funktionen oder Personen

Literatur
LEVI, L.: Streß, Körper, Seele und Krankheit. Göttingen Frankfurt Zürich: Messerschmidt 1964
SELYE, H.: Einführung in die Lehre vom Adaptionssyndrom. Stuttgart: Thieme 1954.

F. LABHARDT

Strukturalismus
Mit dem Begriff „Strukturalismus" wird eine aktuelle modische Bewegung vor allem in Frankreich, eine wissenschaftliche Methode und eine Ideologie gekennzeichnet (SCHIWY, 1969). Ausgangspunkt für die hier anzudeutende Wissenschaftsmethode des Strukturalismus ist eine 1916 posthum veröffentliche Vorlesungsnachschrift des Genfer Sprachforschers DE SAUSSURE (1857–1913) mit dem Titel „Cours de linguistique générale" (deutsch: „Grundfragen der allgemeinen Sprachwissenschaften"). DE SAUSSURE begreift die Sprache als ein Zeichensystem. Dabei bestimmt das Bezeichnete nicht das Zeichen: es gibt keine natürliche Beziehung zwischen Bezeichnendem („signifiant" = signifikant) und Bezeichneten („signifié" = Signifikat). Vielmehr beruht die Zuschreibung eines Zeichens, der Lautform eines Wortes („Ausdruck") zu einer Bedeutung („Inhalt") auf Konvention. DE SAUSSURE unterscheidet ferner zwischen einer synchronischen, d. h. statischen, hinsichtlich des Zeitkontinuums punktuellen Betrachtungsweise und einer diachronischen, historischen Sprachbetrachtung. – Als weiterer Einfluß auf den gegenwärtigen Strukturalismus werden u. a. die Moskauer Linguisten genannt, von denen einige nach der Oktoberrevolution über Prag nach den USA kamen, vor allem JAKOBSON.

Als Vorzug der strukturalistischen Vorgehensweise wird die weitgehende Aufhebung der Trennung in Natur- und Geisteswissenschaften gesehen, die durch eine gründlichere Analyse der geisteswissenschaftlichen Phänomene erreicht wird (BIERWISCH).

Nach BARTHES besteht die Tätigkeit des Strukturalisten darin, bei der Rekonstruktion eines Untersuchungsgegenstandes die Regeln der Funktionen dieses Objektes aufzudecken. Untersuchungsobjekte können dabei ethnologische Fragestellungen sein, wie LÉVI-STRAUSS gezeigt hat, der die linguistischen Erkenntnisse auf dieses Gebiet übertrug, die Philosophie, die Literaturwissenschaft, die Psychoanalyse.

„Im Unterschied zur historischen sucht die strukturale Methode nicht nach ‚Wechselwirkungen' zwischen empirischen Phänomenen. Sie arbeitet mit theoretischen Modellen, zwischen denen sie lediglich Ähnlichkeiten bzw. Entsprechungen aufsucht. Zu diesen Modellen gelangt die strukturale Methode über die Feststellung der formalen Beziehungen, welche die ein Phänomen konstituierenden Elemente miteinander verbinden (Beziehungen wie Opposition, Permutation, Transformation). Das System dieser Beziehungen, als jeweilige Realisation bestimmter Kombinationsmöglichkeiten der Elemente gedacht, wird Struktur genannt" (GALLAS, 969, 229–230).

LÉVI-STRAUSS hat bei seinen Untersuchungen von Mythen und Verwandtschaftssystemen eine logische Struktur aufgedeckt, die die Formen bestimmt, in denen sich menschliches Denken vollzieht. Diese Struktur, die unserer Geistestätigkeit zugrundeliegen soll, ist universell bei allen Menschen anzutreffen; sie ist unbewußt, sie gibt die Grundlage sprachgebundener menschlicher Organisation ab.

LACAN hat diese Ansichten von der Psychoanalyse her gestützt. Es geht LACAN darum, die Psychoanalyse zu einer Wissenschaft zu machen und von der Heilkunst abzuheben – dies allerdings weniger über den Weg empirischer Prüfung. Ist das traditionelle psychoanalytische Vorgehen eher diachronisch, d. h. biographisch orientiert, so gibt LACAN der synchronischen Betrachtungsweise, d. h. in diesem Fall den aktuellen verbalen Äußerungen des Patienten, den Vorzug. Die strukturale Analyse bemüht sich im wesentlichen nicht um eine Rekonstruktion der Krankheitsgeschichte. Vielmehr wird die Rede des Patienten als Zeichensystem aufgefaßt, dessen unbewußte Bedeutung es aufzuklären gilt. Der Patient als Subjekt tritt in den Hintergrund. Subjekt und Bewußtsein fallen auseinander. Der Patient spricht weniger, als daß es aus ihm spricht, gemäß vorgegebener Strukturen.

Eine Herausforderung an die Psychiatrie stellt die „Geschichte des Wahnsinns im klassischen Zeitalter" des Strukturalisten FOUCAULT dar, in der das Irresein als eine außergewöhnliche Erkenntniskategorie aufgefaßt wird. Dem Vater der modernen Psychiatrie, PINEL, wird vorgeworfen, dies nicht erkannt zu haben.

„Eine strukturalistische Interpretation der Genese psychischer Krankheitsbilder" versucht PETERS (1969).

Literatur
BARTHES, R.: Die strukturalistische Tätigkeit. Kursbuch 5, 190–196. Frankfurt: Suhrkamp 1966.
BERTHERAT, Y.: Freud avec Lacan, ou la science avec le psychanalyste. ‚Esprit', Dez. 1967, 979–1003.
BIERWISCH, M.: Strukturalismus. Geschichte, Probleme und Methoden. Kursbuch 5, 77–152. Frankfurt: Suhrkamp 1966.
DESCHAMPS, J.: Psychanalyse et structuralisme. ‚La Pensée', No. 135, 138–152 (1967).
FOUCAULT, M.: Histoire de la folie à l'âge classique. Paris: Plon 1961.
FOUCAULT, M.: Psychologie und Geisteskrankheit. Frankfurt: Suhrkamp 1968.
GALLAS, H.: Enzyklopädisches Stichwort „Strukturalismus". In: SCHIWY, G.: Der französische Strukturalismus. Reinbek: Rowohlt 1969.
LACAN, J.: Ecrits. Paris: Edition du Sueil 1966.
LÉVI-STRAUSS, C.: Les structures élémentaires de la parenté. Paris: Press. Univ. France 1949.
LÉVI-STRAUSS, C.: Anthropologie structurale. Paris: Plon 1958; dt.: Strukturale Anthropologie. Frankfurt a. M.: Suhrkamp 1967.
LÉVI-STRAUSS, C.: La pensée sauvage. Paris: Plon 1962; dt.: Das wilde Denken. Frankfurt a. M.: Suhrkamp 1968.
PIAGET, J.: Le structuralisme. Paris: Press. Univ. France 1968.
SAUSSURE, F. DE: Vorlesungen über allgemeine Sprachwissenschaft. Berlin: de Gruyter 1931, 2. Aufl. 1967.
SCHIWY, G.: Der französische Strukturalismus. Mode, Methode, Ideologie. Reinbek: Rowohlt 1969.

H. G. EISERT

Stupor
[lat.: stupere = betäubt sein]
Es handelt sich um einen alten psychiatrischen Begriff, der ein bestimmtes Verhalten charakterisiert. Der stuporöse Kranke verharrt ausdruckslos, meist unbeweglich, reagiert auf keine äußere Stimulation. Seine Mimik ist starr, er spricht nicht, verweigert oft die Nahrung, ist gelegentlich inkontinent. Trotz dieser vollkommenen Blockierung ist die Vigilanz meist nicht beeinträchtigt, er nimmt die Umwelt wahr, was sich aus nachträglichen Explorationen ergibt. Der Stupor ist nicht charakteristisch für ein einzelnes Krankheitsbild. Er kommt vor bei:
1. katatoner Schizophrenie, meist im Rahmen einer akuten Episode, häufig im Anschluß an eine Hospitalisierung. Gelegentlich wurde der *ratlose* Stupor des Schizophrenen als besonders typisches Merkmal herausgehoben;
2. der endogenen Depression. Der Stupor ist dann Ausdruck höchster Verzweiflung und bildet das Gegenstück zur agitierten Melancholie. Die extreme depressive Starre äußert sich als Stupor im Sinne der Unmöglichkeit irgendeiner Entschlußfassung;
3. abnormen Reaktionen im Rahmen einer Schreck- und Belastungssituation. Man spricht dann wohl auch von Schreckerstarren, Affektstupor, Examensstupor;
4. exogen bedingten Verwirrtheitszuständen toxischer, febriler oder vasculärer Natur.

Die Dauer des stuporösen Zustandes kann verschieden sein. Bei Schreckstupor wird es sich häufig nur um kurze Episoden handeln, während der katatone, aber auch der melancholische Stupor Tage oder Wochen dauern kann.

Die Behandlung richtet sich nach der Grundursache des Leidens. Obschon der Begriff Stupor in der älteren wie neueren Literatur regelmäßig verwendet wird, ist keine umfassende neuere Darstellung bekannt.

Literatur → Bewußtsein, Bewußtseinsstörungen

C. MÜLLER

Sublimierung

Ursprünglich bezog sich der Begriff Sublimierung auf die Fähigkeit, das primäre sexuelle Triebziel gegen ein anderes nicht mehr sexuelles zu vertauschen, oder genauer, auf die Verwendung prägenitaler Libido für sozial hochbewertete Leistungen. Sie ließ sich als ein Spezialfall des Mechanismus der Triebverschiebung beschreiben.

Durch Sublimierung können so nach S. FREUD (1905) große Beträge sonst schwer verwendbarer Energien in realitätsgerechter Form abgeführt und unter Vermeidung von Konflikten und Verdrängungen kulturellen Zwecken dienstbar gemacht werden.

Später versuchte S. FREUD die Rolle der Sublimierung triebhafter Energien in ihrer Beziehung zum Aufbau des Ichs und besonders auch für spezifische Ich-Funktionen zu klären. Er wies darauf hin, daß die Umsetzung von Objektlibido in narzißtische Libido (als Folge identifikatorischer Prozesse) ein Aufgeben der Sexualziele, eine *Desexualisierung* mit sich bringt und erwog, ob dies nicht der allgemeine Weg der Sublimierung ist. 1926 meinte er, daß das Ich mit desexualisierter (sublimierter) Energie arbeite. Der Begriff Sublimierung bezieht sich somit nun auf die Verwandlung triebhafter in nicht triebhafte Energie. Nicht nur wie ursprünglich das Triebziel, auch die Art seiner Besetzung erfährt eine Änderung. Es besteht somit die Möglichkeit, daß dasselbe Ziel – z. B. eine ärztliche Untersuchung oder die Darbietung eines Schauspielers – mit mehr oder weniger sublimierter oder sexualisierter Energie angestrebt wird. HARTMANN (1956) meint daher, daß zwischen sublimierter Besetzung von Ich-Funktionen (Denken, Wahrnehmung, Kontrolle der Motorik etc.) und sublimierter Besetzung von Ich-Zielen unterschieden werden muß. M. KLEIN (1923) hingegen setzt ganz allgemein die Fähigkeit, Ich-Aktivitäten mit Libido zu besetzen, der Fähigkeit zur Sublimierung gleich.

Zwischen Sublimierung und Sexualisierung bestehen fließende Übergänge. HARTMANN, KRIS, LOEWENSTEIN (1949) nehmen an, daß sich aggressive Energien in einer der Desexualisierung analogen Weise verändern können und faßten die beiden Prozesse (Desexualisierung und Deaggressivierung) unter dem Begriff *Neutralisierung* zusammen.

Die Sublimierung (Neutralisierung) ist ein wirksames Mittel, Triebgefahren zu begegnen und wird von A. FREUD (1936) zu den Abwehrmechanismen des Ichs gezählt. Sie kann jedoch auch nicht-defensiven Zwecken dienen. Nach HARTMANN (s. o.) ist sie entscheidend für die Autonomie der Ich-Funktionen, die Bildung konstanter Objektbeziehungen und für die Etablierung des Realitätsprinzips, so daß angenommen werden muß, daß die Sublimierung von Triebenergie schon sehr früh in der Entwicklung einsetzt.

Literatur
FREUD, A.: Das Ich und die Abwehrmechanismen (1936). München: Kindler 1964.
FREUD, S.: Drei Abhandlungen zur Sexualtheorie. G. W. V (1905). London: Imago.
FREUD, S.: Das Ich und das Es. G. W. VIII (1923). London: Imago.
FREUD, S.: Hemmung, Symptom und Angst. G. W. XIV (1926). London: Imago.
HARTMANN, H., KRIS, E., LOEWENSTEIN, R. M.: Notes on the Theory of Aggression. Psychoanal. stud. Child 3/4, 9 (1949).
HARTMANN, H.: Bemerkungen zur Theorie der Sublimierung. Psyche 10, 41 (1956).
HARTMANN, H.: Comments on the Psychoanalytic Theory of the Ego (1950). In: Essays on Ego Psychology; p. 113. New York: Int. Univ. Press 1964.
KLEIN, M.: The Role of the School in the Libidinal Development of the Child (1923). In: Contributions to Psycho-Analysis, London: Hogarth Press 1948.
LANTOS, B.: On the Motivation of Human Relationships. A Preliminary Study Based on the Concept of sublimation. Inst. J. 36, 267 (1955).

H. LINCKE

Sucht

I Allgemeines

Der Begriff Sucht (Plural: Süchte) wurde begrifflich von Süchtigkeit (Diminutivform) abzugrenzen versucht (GABRIEL, LAUBENTHAL). Süchtigkeit geht vom einfachen Hang bis zum dominierenden, unersättlichen Verlangen, einen Trieb zu befriedigen, was mit dem Verlust eines geordneten Selbstwert- oder Umweltbezuges einhergeht. Sucht beinhaltet ein mehr passives, zwanghaftes Angewiesensein, eine „Gebundenheit an ein schädliches Bedürfnis" (DUKOR), die auf die Länge einen Suicidersatz bedeuten kann (BATTEGAY). Zahlreiche und vielfältige menschliche Interessen, Strebungen und Triebe können in eine süchtige Fehlentwicklung (MATUSSEK) einmünden.

Sucht ist Ausdruck einer süchtigen Fehlentwicklung, die in Richtung der süchtigen Triebentartungen, des süchtigen Rauchens, des Alkoholismus oder der Medikamentensucht möglich ist. Zu den süchtigen Triebentartungen sind die Wandersucht, die Stehlsucht, die Spielsucht, die Sammelsucht, die Naschsucht, die Brandstiftersucht, gewisse sexuelle Triebentartungen u. a. m. zu zählen.

Erscheinungsformen der Sucht

Süchtige Triebentartungen	Süchtiges Rauchen	Alkoholismus	Drogenabhängigkeit
z. B. Poriomanie Pyromanie Spielsucht Sammelsucht Naschsucht Kleptomanie gewisse sexuelle Triebentartungen			Morphin-Typ Cocain-Typ Cannabis (Marihuana)-Typ Amphaetamin-Typ Barbiturat-Alkohol-Typ Halluzinogen-Typ Khat-Typ

Ein Expertenkomitee der Weltgesundheitsorganisation hat 1964 als neuen Terminus für die verschiedenen Arten der Medikamentensucht (STEIN-

BERG, WIKLER, WILNER) den der *Drogenabhängigkeit* vorgeschlagen (EDDY et al.), da der bisherige Terminus uneinheitlich interpretiert wurde und zu Mißverständnissen Anlaß gab (→ Drogenabhängigkeit).

Literatur
BATTEGAY, R.: Recherches comparatives sur la genese de l'alcoolisme et des toxicomanies. Bull. Stupef. 12, 7 (1961).
BATTEGAY, R.: Selbstmordprophylaxe bei Süchtigen. Z. Präv.-Med. 6 (1965).
DUKOR, E.: Wörterbuch der Psychologie und ihrer Grenzgebiete. Hrsg. H. v. SURI. Basel Stuttgart: Schwabe 1966.
EDDY, N., HALBACH, H., ISBELL, H., SEEVERS, M. H.: Drug dependence. Wld. Health Org. 32, 721 (1965).
GABRIEL, E.: Die Süchtigkeit: Psychopathologie der Suchten. Hamburg: Neuland-Verlag 1962.
KIELHOLZ, P., BATTEGAY, R.: Vergleichende Untersuchungen über die Genese im Verlauf der Drogenabhängigkeit und des Alkoholismus. Schweiz. med. Wschr. 97, 893 (1967).
LAUBENTHAL, F.: Sucht und Mißbrauch. Stuttgart: Thieme 1954.
MATUSSEK, P.: Süchtige Fehlhaltungen. Handbuch Neurosenlehre und Psychotherapie, Hrsg.: V. E. FRANKL, C. E. v. IBSATTEL u. I. H. SCHULTZ, 2, 188. München Berlin: Urban & Schwarzenberg 1959.
STEINBERG, H.: Scientific basis of drug dependence. London: Churchill Ltd. 1969.
WIKLER, A.: The addictive states. Baltimore: Williams and Wilkins 1968.
WILNER, D. M., KASSEBAUM, G. G.: Narcotics. New York: McGraw-Hill 1965.

II Suchtmotive
Unmittelbarer Anlaß zur Einnahme von Suchtmitteln bzw. zur Äußerung süchtigen Verhaltens, Entstehung und allgemeine Ursachen der Drogenabhängigkeit.
Unmittelbare Suchtmotive: Schmerzlinderung bei somatischen Störungen und Krankheiten (Carcinom- und Phantomschmerzen, Spasmen innerer Organe);
Lösung psychosomatischer Störungen (Kopfschmerzen, vegetative Symptome u. a.);
Lösung von Verstimmungszuständen (dysphorisch, depressiv, ängstlich);
Betäubung („Nichts-mehr-wissen-wollen");
Leistungssteigerung („Mehr-wollen-als-können");
Reizhunger, Erlebnissuche bei innerer Leere;
gesellschaftliche und traditionsgebundene Situationen (Trinksitten, Einnahmegewohnheiten bei Analgetica und Hypnotica in der westlichen Welt, Opiumrauchen in Asien).

III Suchtpersönlichkeit
Wenn es auch keinen einheitlichen, zum Mißbrauch oder zur Abhängigkeit prädestinierten Persönlichkeitstypus gibt, lassen sich aus der Charakterstruktur, der Heredität und dem frühkindlichen Milieu eine Reihe von Belastungsfaktoren eruieren, die später eine erhöhte Disposition zur Drogenabhängigkeit bedingen. Allgemein ist zu sagen, daß 10 – 20% der Drogenabhängigen prämorbid charakterlich unauffällig sind oder in bezug auf ihre Charaktereigenschaften Normvarianten darstellen. Vielfach sind die Charaktereigenschaften bei Drogenabhängigen nicht oder nicht ausschließlich prämorbid angelegt, sondern sekundär durch die Droge bedingt und sind Ausdruck der Wesensveränderung oder „Entkernung" (STAEHELIN). Wir finden einerseits empfindsame, verschlossene Persönlichkeiten mit asthenisch-leptosomer Konstitution. Oftmals sind dies zudem übergewissenhafte, zu erhöhtem Leistungsanspruch neigende Persönlichkeiten, evtl. Menschen mit einem übermäßigen Sicherheits- und Leistungsstreben, die unter der Diskrepanz von Leistungswunsch und -fähigkeit, unter dauernden emotionalen Spannungen und Insuffizienzgefühlen leiden. Auf der anderen Seite stehen passive, bequeme Persönlichkeiten, die entweder auf Grund eines erhöhten Reizhungers oder durch eine Stimmungslabilität und Frustrationsintoleranz auf die Wiederholung eines Drogeneffektes angewiesen sind. Die charakterliche Veranlagung kann das Ausmaß einer abnormen Veranlagung im Sinne der Psychopathie (willensschwach, sensitiv, stimmungslabil, depressiv, hysterisch-geltungssüchtig) annehmen. Die prämorbide Persönlichkeit kann weiter Symptome einer Labilität des vegetativen Nervensystems aufweisen (Neigung zu Kopfschmerzen, Schwindel, Magen-Darm-Symptome, Ermüdbarkeit, Schlaflosigkeit), sowie Symptome abnormer seelischer Entwicklung, häufig neurotischer Art.
Die Heredität ist gehäuft durch Alkoholismus, Toxikomanie, Suicid und Suicidversuch sowie Charakterabnormitäten gekennzeichnet. Im frühkindlichen Milieu Drogenabhängiger finden sich gehäuft Frustrationsfaktoren wie Trennung, Scheidung oder Tod der Eltern, wechselnde Aufenthalte außerhalb der Familie in Heimen, Pflegefamilien etc. Folgen der kindlichen Frustrationen und des Fehlens orientierender Leitbilder sind im späteren Leben Überempfindlichkeit, Selbstunsicherheit, Gehemmtheit, Durchsetzungsunfähigkeit, Minderwertigkeitsgefühle und Angst. Seltener findet sich Verwöhnung als entwicklungsstörender Faktor.
Der gesellschaftliche Einfluß beinhaltet das engere und weitere soziokulturelle Milieu (Beruf, Wirtschaftslage, Sozialstatus und -mobilität, Einstellung zum Drogenkonsum in der Gesellschaft und bestimmten Berufsgruppen, Gesetzgebung, Religion, Werbe- und Modeeinflüsse). Neben der Art und dem Wirkungsspektrum der Droge sind die Zugänglichkeit zur Droge sowie individuell variierende Reaktionsweisen und die Einstellung zum Drogenerlebnis bedeutend. Die Wahl der Droge wird bestimmt durch die psychophysische Situation und die soziokulturelle Umwelt (Griffnähe des Pharmakons, Modeströmungen, „Konsumsitten"). Vordergründig bestehen als Gründe vielfach Bekämpfung von Schmerzen oder Schlafstörungen, Lösung von Angst oder Leistungssteigerung. Zu Grunde liegt dem die Suche nach Lustgewinn oder Unlustverhütung. Dies bedeutet für das Indi-

viduum Beruhigung, Berauschung, Betäubung oder der Wunsch nach Selbstverwandlung, für die Gesellschaft Korrektur der Umwelt oder Flucht aus der Realität (→ Suchtmotive).
Je nachdem, welcher der drei Faktoren, die Persönlichkeit, die Droge oder die Gesellschaft, im Vordergrund steht, gibt es verschiedene Modelle, nach denen versucht werden kann, die Drogenabhängigkeit zu verstehen. Von der Persönlichkeit her gesehen, kann ein psychoanalytisches Modell ebenso wie ein lerntheoretisches Modell die Entwicklung der Drogenabhängigkeit erklären. Bei beiden steht die Lösung von Spannung und Angst im Vordergrund. Diese entstehen entweder infolge rivalisierender Impulse von Ich und Es oder über einen Konditionierungsprozeß. Die Bedeutung des opant conditioning (am Erfolg lernen) hat WIKLER am Tier auch für die Abstinenzsymptome nachgewiesen.
Ein Drogenabhängiger kann gleichzeitig von mehreren Drogentypen abhängig sein. Eine solche *Polytoxikomanie* (KIELHOLZ) kann sich primär entwickeln, indem verschiedene Drogen nebeneinander eingenommen werden, oder sekundär, indem der Drogenabhängige von einer Droge auf die andere übergeht.

Literatur
KIELHOLZ, P.: Public Health Implications of Recent Developments of Drug Dependence in Europe, Council of Europe, Strasbourg 1969.
KIELHOLZ, P., LADEWIG, D.: Die Drogenabhängigkeit des modernen Menschen. Lehmann: München 1972.
STAEHELIN, J. E.: Nichtalkoholische Süchte. In: Psychiatrie der Gegenwart, Bd. II, 340. Berlin Göttingen Heidelberg: Springer 1960.

IV Therapie bei Suchtkranken
Methode zur Behandlung Drogenabhängiger, die Behandlung erfolgt medikamentös, psychotherapeutisch und soziotherapeutisch. In den meisten Fällen muß sie zumindest anfänglich unter klinischen Bedingungen durchgeführt werden. Der Modus der Entziehungsbehandlung ist abhängig vom Suchtmittel. Unterschieden werden drei Phasen:
1. Die Entziehung und Entgiftung des Suchtmittels, indem bei Opiaten und Hypnotica das Suchtmittel über 10 Tage stufenweise entzogen wird. Das Auftreten psychischer Abstinenzsymptome kann durch Gaben von Neuroleptica aufgefangen werden. Durch Verabfolgung kleiner Insulindosen, Vitamingaben, roborierender Maßnahmen wie Heilgymnastik, Sport etc. wird der Entgiftungsprozeß des Organismus gefördert.
2. Während der Entsuchtung sollen auf psychotherapeutischem Wege die Motive, die zur Drogenabhängigkeit geführt haben, aufgedeckt und verarbeitet werden. Es wird häufig erst nach Monaten möglich sein, den Drogenabhängigen zu einem drogenfreien und verantwortungsbewußten Leben in einer neuen Lebensgemeinschaft zu motivieren. Dies geschieht am günstigsten innerhalb einer therapeutischen Gemeinschaft (therapeutic community) und je nach Gegebenheiten mit individueller und Gruppenpsychotherapie, wobei autogenes Training und andere Entspannungsübungen zusätzlich wirksam sind.
3. Eine erfolgreiche Behandlung ist nicht möglich ohne intensive nachgehende Fürsorge. Der Patient muß langsam lernen, Frustrationen innerhalb der Gesellschaft zu überwinden. Medikamentöser Behandlung bedürfen über längere Zeit Spätentziehungserscheinungen (vegetative Symptome, Schlafstörungen). Bei kollaborativen Patienten ist der Einsatz von Opiat- und Amphetaminantagonisten indiziert. In günstigen Fällen kann ein Patient, wenn er über mindestens 6 Monate drogenfrei gelebt hat, einer analytischen Psychotherapie zugeführt werden.

Literatur
GOODMAN, L. S., GOLMAN, A. (Eds.): The pharmacological basis of therapeutics. New York: Mc Millan Co. 1965.
LABHARDT, F.: Thérapeutique des toxicomanies d'origine médicamenteuse, 10. Aufl. Encyclopédie Médico-Chirurgicale 25, 260 (1961).
Rehabilitating the Narcotic Addict. Report of the Institute of New Developments in the Rehabilitation, Februar 1966 Fort Worth, Texas.
SCHULTE, W.: Die Sucht als psychotherapeutisches Problem. Tübingen: Mohr 1963.
F. LABHARDT und D. LADEWIG

Suggestibilität—Suggestion
[lat.: subgerere = unterschieben]
Der Begriff hat im Laufe der Zeit verschiedene Wandlungen durchgemacht. In der Medizin bezeichnete er ursprünglich die Beeinflussung im hypnotischen Zustand (→ Hypnose), später wurde er auf die Charakterisierung bestimmter Beeinflussungen im Wachzustand ausgedehnt [1].
Definition: Entsprechend den verschiedenen psychologischen Theorien wird der Begriff etwas verschieden definiert, meint aber heute regelmäßig eine Beeinflussung unter Umgehung der rationalen Persönlichkeitsanteile. KRETSCHMER versteht unter Suggestion „die nicht durch Gründe und Motive, sondern unmittelbar reizmäßig erfolgende Übertragung von Empfindungen, Vorstellungen und besonders Willensantrieben" [3]. Bei STOKVIS und PFLANZ ist die Suggestion „die Beeinflussung des Denkens, Fühlens, Wollens und Handelns eines anderen Menschen unter Umgehung seiner rationalen Persönlichkeitsanteile auf der Grundlage eines zwischenmenschlichen Grundvollzuges, der zur affektiven Resonanz führt" [5].
Es muß zwischen dem Inhalt der Suggestion und dem damit verbundenen Geschehen unterschieden werden. Vom *Suggestor* geht die Suggestion aus, der *Suggerendus* empfängt sie. *Suggestivität* ist die Eigenschaft des Suggestors, welche für das Zustandekommen von Suggestionen wesentlich ist; umgekehrt bedeutet *Suggestibilität* die Empfänglichkeit für Suggestionen.
Bedeutung: Die Bedeutung der Suggestion für den menschlichen Alltag reicht weit über die Medizin hinaus. Sie spielt in der Erziehung, der öffentli-

chen Meinungsbildung, der Propaganda, aber auch der Strafrechtspraxis eine wichtige Rolle. Suggestion ist ein wichtiger Faktor der Gruppendynamik und hat in der Psychologie der Massen (Massensuggestion) seit langem eine besondere Beachtung erfahren. Dem Begriff haftet aber häufig etwas Negatives an, weil die Beeinflussung auf affektivem Wege unter Umgehung der rationalen Persönlichkeitsanteile dem modernen Menschen entwürdigend und gefährlich erscheint.

Wesen der Suggestion: Charakteristisch ist nach STOKVIS ein „Mangelzustand" im Empfänger der Suggestion, der sich auf mitmenschliche Beziehungen richtet und nach Ausgleich drängt. Dieser „Mangel" kann sich als eine vorübergehende Vereinzelung, ein Nichtwissen, ein affektives Unbefriedigtsein, aber auch als „Mangel" im sensorischen, motorischen oder vegetativen Bereich zeigen, welcher dazu führt, daß der Empfänger im Interesse der Selbstveränderung den Einfluß des Suggestors für seine eigene Motivation bestimmend werden läßt, ihn somit in bestätigendem Sinne rezipiert [2]. Heterosuggestion und Autosuggestion beruhen deshalb auf denselben psychologischen Abläufen, ja jede Suggestion wirkt im Grunde durch Autosuggestion, wie schon BERNHEIM annahm. In der Autosuggestion treten analog zu Suggestor und Suggerendus Ich und Selbst in die Beziehung der affektiven Resonanz [5]. Dies setzt einen passiven Zustand voraus, eine „Umschaltung" (I. H. SCHULTZ), welche das Ich gewähren läßt.

Eine Suggestion kann absichtlich erfolgen, wie in der Psychotherapie, sie kann aber auch unabsichtlich geschehen, wie häufig in der gewöhnlichen Arzt-Patienten-Beziehung oder im Alltag. Auf seiten des Suggerendus kann die Suggestion als solche bemerkt werden, wie z. B. in den verschiedenen Formen der wachsuggestiven Psychotherapie oder unbemerkt verlaufen wie bei der Verabreichung eines Placebo.

Suggestibilität ist eine allgemein menschliche (und in bestimmtem Umfang auch tierische) Erscheinung, welche „die Angelegenheit auf sozialen Kontakt, auf zwischenmenschliche, überindividuelle Vollzüge betont" [5]. Sie ist aber keine feststehende Eigenschaft, sondern eine Disposition, die in bestimmten Situationen zur Auswirkung kommt. Erhöhte Suggestibilität findet sich bei Debilen, Infantilen, beim hysterischen Charakter, vorübergehend in Zuständen körperlicher Schwäche, leichter Benommenheit, im Rausch u. a.

Negative Suggestibilität bedeutet, daß es manchmal im Anschluß an eine Suggestion zu einem Effekt kommt, welcher dem Gewünschten entgegengesetzt ist. Das erklärt sich daraus, daß → Negativismus und Suggestibilität dem hypobulischen Alternativwillen angehören und gegenseitig umschlagen können [3].

Anwendung der Suggestion in der Medizin:
Beabsichtigte Suggestion ist der Haupteinwirkungsweg mancher → Psychotherapiemethoden. Viel verbreiteter ist aber die → Placebowirkung. Jede Arzt-Patienten-Beziehung enthält einen mehr oder weniger großen Anteil in Form der sogenannten Prestigesuggestion. Sehr häufig wird auch die larvierte Suggestion angewendet, d. h. die Vortäuschung einer körperlich wirksamen Behandlungsmethode, um den gewünschten Effekt zu erreichen.

Literatur
1. BERNHEIM, H.: Hypnotisme, Suggestion, Psychothérapie. Etudes nouvelles. Paris: O. Doin 1891.
2. HÄBERLIN, P.: Die Suggestion. Basel Leipzig: Kobersche Verlagsbuchhandlung 1927.
3. KRETSCHMER, E.: Medizinische Psychologie, 12. Aufl. Stuttgart: Thieme 1963.
4. PÖLL, W.: Die Suggestion. Wesen und Grundformen. München: Kösel-Verlag 1951.
5. STOKVIS, B., PFLANZ, M.: Suggestion, in ihrer relativen zeitbedingten Begrifflichkeit, medizinisch und sozialpsychologisch betrachtet. Basel New York: S. Karger 1961.
6. STRAUS, E.: Wesen und Vorgang der Suggestion. Abhandlungen der Neurol. Psychiat. Psychol. und ihren Grenzgebieten. Heft 28. Berlin: S. Karger 1925.

H. KIND

Suicid

Das Wort Suicid entstammt der lateinischen Sprache. Zusammengesetzt aus persönlichem Fürwort und Verb bedeutet es frei übersetzt Selbsttötung, eine zutreffendere Bezeichnung als die auch gebräuchliche von Selbstmord oder Freitod. Im angloamerikanischen Sprachraum ist es üblich geworden, unter dem Oberbegriff suicidales Verhalten (suicidal behavior) zu unterscheiden zwischen Suicid und Suicidversuch. War man früher unter dem Eindruck des Wiener Psychiaters STENGEL Mitte der 30er Jahre eher geneigt, Suicid und Suicidversuch eine weitgehend ähnliche Psychologie und Motivation zu unterstellen, so besteht heute eher die Tendenz zur Trennung: hinter der Wahl harter, todsicherer Methoden, die zum Erfolg führen, verbirgt sich vermutlich eine andere Psychologie als hinter der Wahl weicher Methoden mit offenem Ausgang. FEUERLEIN hat mit seiner Formulierung der parasuicidalen Pause bzw. der Zäsur dem Umstand Rechnung getragen, daß viele Menschen durch einen Suicidversuch eine Unterbrechung unerträglicher Zustände herbeiführen wollen, ohne ausdrücklichen Todeswunsch. Trotz des vielfältigen Unterschiedes zwischen Suicid und Suicidversuch soll suicidales Verhalten unter dem einen Stichwort Suicid abgehandelt werden.

Theorien
Die medizinische Theorie geht davon aus, daß Suicidhandlungen Krankheit oder Symptom einer Krankheit sind. Das geht auf RINGEL zurück, der 1953 ein Buch schrieb mit dem Titel „Selbstmord – Abschluß einer krankhaften psychischen Entwicklung". Es ist kein Zweifel, daß Krankheitsgruppen wie verschiedene Formen der → Depres-

sion, → Suchtkrankheiten (→ Sucht), → Epilepsie, einige internistische Erkrankungen, medikamentös bedingte Zustände wie solche durch Reserpin oder Cortison beispielsweise, ein hohes Suicidrisiko haben. Es muß heute jedoch wieder mehr damit gerechnet werden, daß der von HOCHE (1919) beschriebene Bilanzselbstmord aus freier Willensentscheidung einen hohen Anteil der Selbstmordhandlungen darstellt. – Die soziologische Theorie geht auf DURKHEIM zurück, der 1897 sein epochemachendes Buch über den Selbstmord schrieb. Am bekanntesten von den dort beschriebenen verschiedenen Erscheinungsformen des Selbstmordes ist der anomische Selbstmord geworden. Gemeint sind damit Selbstmordhandlungen, die in Abhängigkeit von gesellschaftlichen Krisen oder Umbruchsituationen erheblich ansteigen, wie z. B. nach der Weltwirtschaftskrise 1929 oder nach dem Ende des Zweiten Weltkrieges 1945. DURKHEIM geht davon aus, was später HALBWACHS (1935) und gegenwärtig KEHRER (1976) weitergeführt haben, daß für den einzelnen Menschen eine mittlere soziale Integration in die Gruppe am lebenserhaltensten sei. Die Untersuchung gesellschaftlicher Einflußgrößen auf die Selbstmordhandlung wird heute vor allem am Zentralinstitut für Seelische Gesundheit in Mannheim durch HÄFNER und WELZ weitergeführt. Im Ausland seien stellvertretend genannt die Arbeitsgruppen um MURPHY in den USA und BAECHLER in Frankreich. – Die Aggressionstheorie geht auf FREUD zurück. Er beschrieb 1917 in seiner Arbeit „Trauer und Melancholie" die Selbstmordhandlung als Wendung der Aggression gegen die eigene Person. Dieser Ansatz wurde Mitte der 30er Jahre durch MENNINGER wiederaufgegriffen und hat bis heute Bedeutung. – Die narzißtische Theorie geht ebenfalls auf die frühe Psychoanalyse zurück, wurde aber erst im Rahmen der von KOHUT ausgelösten Narzißmusbewegung 1974 von HENSELER präzisiert. Er beschrieb die Selbstmordhandlungen als narzißtische Krisen und meinte damit, daß die Störung des narzißtischen Gleichgewichtes, d. h. der Hiatus zwischen Realität und Idealität das Selbst unüberbrückbar lebensunfähig macht. – Die Lerntheorie beschreibt suicidales Verhalten als gelerntes Verhalten und knüpft damit an das Konzept von BECK und SELIGMANN an. Die Autoren interpretieren Depression als gelernte Hilflosigkeit und leiten ab, daß Suicidhandlungen ebenfalls eine Lerngeschichte haben. – Die Theorien sind hilfreiche Erklärungsmodelle, solange sie nicht mit Absolutheitsanspruch auftreten, und solange sie offenbleiben für weitere zu entwickelnde.

Epidemiologie
Die Verteilung von Selbstmordhandlungen wird dargestellt unter Zugrundelegung einer Unterscheidung zwischen Selbstmordzahl und Selbstmordrate. Unter Selbstmordzahl versteht man die absolute Zahl von Selbstmorden. Sie beträgt für die BRD gegenwärtig etwa 13 000. Die Selbstmordrate oder Selbstmordziffer bezieht die Anzahl der Selbstmorde auf 100 000 Personen der Bevölkerung jährlich. Sie beträgt in der BRD etwa 20 pro 100 000 gegenwärtig. Die Zahl oder Rate der Selbstmordversuche wird meistens mit zehnmal mehr angegeben, liegt aber wahrscheinlich wesentlich höher und wird eine Dunkelziffer bleiben. Die Selbstmordraten sind in den verschiedenen Ländern sehr unterschiedlich: Ungarn hat die höchste Rate mit über 40; Österreich liegt mit etwa 30 ebenfalls sehr hoch; die BRD mit etwa 20 ist guter Durchschnitt. Sehr niedrige Raten haben England mit unter 10, die USA mit etwa 12. Länder wie Spanien, Italien und Irland haben sogar nur Raten um etwa 5. Erklärungen für diese Unterschiede sind spekulativ. Hervorzuheben ist der Unterschied zwischen Stadt und Land: Großstädte haben wesentlich höhere Suicidraten als die übrigen Landesteile: Westberlin hat 40 pro 100 000, San Francisco 35, Hamburg ebenfalls etwa 35; dabei sind die Stadtkerne noch mehr betroffen als die Randgebiete. Die Suicidraten bleiben seit Jahrzehnten in allen Ländern fast gleich, dagegen zeigen weltweit die Suicidversuchsraten leicht ansteigende Tendenz, vor allem bei den Jugendlichen zwischen 15 und 25 Jahren. – Die Beteiligung der Geschlechter an Selbstmordhandlungen ist unterschiedlich: Gegenwärtig noch nehmen sich dreimal mehr Männer als Frauen das Leben und umgekehrt versuchen dreimal mehr Frauen als Männer sich das Leben zu nehmen. Das hängt mit der Wahl der Methoden zusammen. Bis jetzt neigen Männer mehr dazu, harte und todsichere Methoden zu wählen wie Erhängen und Erschießen oder Sprung aus der Höhe; Frauen neigten bisher dazu, mehr weiche Methoden zu benutzen, vor allem Tabletten einzunehmen. Im Zuge der Emanzipationsbewegung scheint sich dieses Verhältnis auszugleichen, wie u. a. eine Untersuchung von APONTE nahelegt. – Die Schichtzugehörigkeit der Selbstmordhandlungen weist interessante Unterschiede auf: Die bürgerliche Mittelschicht, zur Rivalität erzogen und zum Erfolg der Karriere verurteilt, im Gefolge des dort vorherrschenden liebesorientierten Erziehungsstiles, hat deutlich mehr Selbstmorde. Die Unterschicht, unter dem autoritären Erziehungsstil mehr fähig zu aggressiver Auseinandersetzung, benutzt deutlich häufiger den Selbstmordversuch zum Austrag von Spannungen und als Mittel der Problemlösung. – Unterschiede in Abhängigkeit staatskapitalistischer oder privatkapitalistischer Gesellschaftssysteme sind nicht nachweisbar. Dagegen ist die Bewertung sowohl als auch der Umgang mit Selbstmordhandlungen in den Kulturen sehr verschieden. ALVAREZ oder CONDRAU informieren darüber umfassend.

Risikogruppen
Es gibt – statistisch gesehen – Minderheiten, die

ein hohes Suicidrisiko haben. RINGEL teilt ein in 30% Depressive, 30% Süchtige und 40% Alte. Vom Beruf her sind Ärzte mehr gefährdet als andere. Von der Ausbildung sind Studenten etwas gefährdeter. Die stärkste Gefährdung liegt im sozialen Status des Alleinlebens und in der Zugehörigkeit zu bestimmten Altersgruppen. – Sucht ist ein hoher Risikofaktor. Ein hoher Prozentsatz bis zu 50% aller Selbstmordhandlungen geschehen im Zusammenhang mit Alkohol oder Drogensucht. Die Häufigkeit in dieser Gruppe ist über 20mal höher als in der Normalbevölkerung. Ein Prozent der Drogensüchtigen sterben durch Selbstmord. Trotzdem bleibt Alkohol das Hauptproblem der Sucht. – Ein sehr hoher Risikofaktor ist die Depression jedweder Art. Zwar liegt nicht jeder Selbstmordhandlung ein Depressionszustand zugrunde, doch ist die Gruppe der Depressiven mit bis zu 70% sowohl bei Selbstmord als auch bei Selbstmordversuch beteiligt. Versuche einer prozentualen Zuordnung zu bestimmten diagnostisch unterscheidbaren Erscheinungsformen der Depression müssen als gescheitert betrachtet werden. Angaben über Selbstmord bei endogener Depression in einem Spielraum zwischen 3 und 28% haben keinen Zweck. Beim gegenwärtigen Stand der Forschung und der Zählmethoden bleibt nur die Feststellung, daß jede Form der Depression mit einem erhöhten Suicidrisiko verbunden ist. Suicidgedanken, Suicidversuche und Suicid sind Leitsymptome jeder Depression. Psychotische Patienten sowohl der Gruppe der Schizophrenien als auch der Depression neigen gegebenenfalls eher zu Selbstmord als zu Selbstmordversuch. Ein Leitsymptom für Schizophrenie ist suicidales Verhalten nicht. – Es gibt Gefährdungen durch das Lebensalter. Jenseits des 60. Lebensjahres aufwärts wird die Gefahr, durch Suicid zu sterben, größer. Der Suicidversuch ist mehr typisch für das mittlere Lebensalter. Eine besondere Gefährdung für Suicidversuch liegt zwischen dem 15. und 25. Lebensjahr. Unterhalb des 15. Lebensjahres sind Suicid und Suicidversuch selten, unter 10 Jahren kommen sie praktisch nicht vor. – Eine besonders gefährdete Gruppe für suicidales Verhalten sind Alleinstehende. Ledige begehen etwa zweimal mehr Selbstmord als Verheiratete, Geschiedene und Verwitwete etwa fünfmal mehr. In Konfliktsituationen lebende Menschen machen etwa 20% aller Selbstmordhandlungen aus. Arbeitslosigkeit und politische Unterdrückung und Umweltbedrohung scheinen Risikofaktoren insbesondere für Suicidversuche bei Jugendlichen zu sein.

Psychologie
Häufige Erlebnisinhalte von Suicidhandlungen sind Vereinsamung, Verzweiflung, Verlustangst, Trennungsangst, Schuldgefühle, Strafbedürfnis, mangelndes Selbstwertgefühl und gestörte Aggressionsverarbeitung. Einige dieser Erlebnisinhalte sind in die Beschreibung des präsuicidalen Syndroms durch RINGEL eingegangen. Er unterscheidet im Vorfeld von Suicidhandlungen Einengung, Aggressionsumkehr und Rückzug in die Phantasie. Mit Einengung ist äußerlich soziale als auch innerlich psychologische Vereinsamung gemeint. Dazu paßt, daß alte Menschen und Alleinstehende besonders gefährdet sind. Mit Aggressionsumkehr ist die Unfähigkeit gemeint, sich aggressiv mit der Umwelt auseinanderzusetzen. Vielmehr wird die Aggression unterdrückt, und sie wirkt innerlich weiter. Dies läßt sich beobachten am erweiterten Suicid, wo erst Angehörige getötet werden und dann der Betreffende selbst sich den Tod gibt. Der Richtungswechsel der Aggression wird hier deutlich. Mit Rückzug in die Phantasie ist eine Abkehr von der alltäglichen Realität zugunsten jenseitiger Phantasien gemeint. Auch diese Beschreibung findet einen Beleg bei vorwiegend narzißtisch strukturierten Persönlichkeiten. Die Beschreibung des präsuicidalen Syndroms knüpft an alte Traditionen an. So ist die Bedeutung von Vereinsamung und Verzweiflung für Suicidhandlungen schon Anfang dieses Jahrhunderts durch KANT beschrieben worden. Hier muß dann auch an die Angst vor Trennung und Verlust gedacht werden. Die Theorie der Wendung der Aggression gegen die eigene Person stammt von FREUD aus dem Jahre 1917. Die Aggression richtet sich in dieser Interpretation gegen ein introjiziertes, verlorenes Liebesobjekt. Diese Interpretation kann im Einzelfall bestätigt werden. Ebenfalls mit gestörter Aggressionsverarbeitung hängen die Selbstmordhandlungen aus Schuldgefühlen zusammen. Wegen als unerlaubt erlebter Aggression kommt es zu Schuldgefühlen, die zu sühnen der Betreffende sich selbst zum verlängerten Arm der Gerechtigkeit machen muß. Er erteilt sich gewissermaßen selbst die Todesstrafe, um den Schuldgefühlen zu entgehen und seinem Strafbedürfnis zu folgen. Diese Psychodynamik, die auch einen guten Teil der Depression ausmacht, wird zurückgeführt auf die Lebensgeschichte. Unüberwunden bleibt ein Ambivalenzkonflikt zwischen Liebe und Haß, bei dem schließlich der Haß überwiegt und tödlich wirkt. Die Vermutung, daß in der Lebensgeschichte von Suicidalen Verlusterlebnisse gehäuft aufgetreten wären, hat sich nicht bestätigt, ebensowenig die erblicher Dispositionen. Wenn es Familien mit einer signifikanten Häufigkeit von Suicidhandlungen gibt, so scheint das mehr soziale Vererbung im Sinne von M. BLEULER zu sein. – Besondere Wichtigkeit hat die Psychologie des Suicidversuches: STENGEL hat schon auf die Appellfunktion hingewiesen, mit der die Umwelt aufgerüttelt und ihr eine Botschaft überbracht werden soll. FARBEROW spricht von Hilfeschrei an die Umwelt. Die Sozialwissenschaftler, so z. B. GORES interpretieren den Selbstmordversuch als Problemlösungsversuch und als Strategie der Auseinandersetzung mit der Umwelt. – Die Psychologie suicidaler Handlungen überlappt sich weitgehend mit der der Depres-

sion und der Sucht, wie u. a. FEUERLEIN herausgearbeitet hat. Ihm ist die Herausarbeitung der parasuicidalen Pause zu verdanken (s. o.). Beschrieben werden Suicidversuche, die eine längere Unterbrechung des akut unerträglich gewordenen Lebensablaufs bedeuten und das Bedürfnis nach Ruhe und Geborgenheit befriedigen. Häufig geäußerte Phantasien bei suicidalen Handlungen sind Rückkehr in den Schoß der ewigen Ruhe und des Anfangs, sowie Wiedervereinigung mit den Toten.

Therapie
Suicidhandlungen in einem Krankheitszusammenhang erfordern ärztliche Therapie. Dazu gehört die Behandlung der Grundkrankheit gegebenenfalls mit → Antidepressiva oder eine ärztlich orientierte → Psychotherapie im engeren Zusammenhang von Störungen der großen und kleinen Psychiatrie. Die Bewertung von suicidalen Handlungen als Krankheit oder Symptom einer Krankheit (s. o.) hängt weitgehend vom Krankheitsbegriff ab. Dieser war durch die Formulierung der WHO um das Jahr 1950 sehr viel weiter als heute. Immer war eine ziemlich weitverbreitete Meinung in der Psychiatrie, daß Selbstmordverhütung weitgehend psychologisch-menschlich-beratend ist (GAUPP, 1910; SCHNEIDER, 1933; WEICHBRODT, 1936; GRUHLE, 1940). Heute wird Selbstmordverhütung interdisziplinär aufgefaßt und durchgeführt. Die Einweisung in geschlossene Abteilungen bei entsprechender Suicidgefahr ist eine nur selten notwendige Ultima ratio, zumal der Aufenthalt auf geschlossenen Abteilungen auch nicht sicher ist. Suicidhandlungen in psychiatrischen Krankenhäusern nehmen zu, wahrscheinlich als Preis für eine humane und offene Psychiatrie. Die sich daraus gelegentlich ergebenden forensischen Probleme werden gegenwärtig ziemlich pragmatisch gelöst. Entsprechende Gerichtsurteile befassen sich weniger mit der Bewertung des Suicids als mit der pragmatischen Frage, ob die notwendige Sorgfalt gewaltet hat. Von dieser werden Zwangsmaßnahmen nicht mehr gefordert, sondern als Grundlage der Selbstmordverhütung das Vertrauensverhältnis zwischen Arzt und Patient und das Gespräch apostrophiert. BOCHNIK hat als Ergebnis einer langen Zusammenarbeit zwischen Ärzten und Juristen Richtlinien formuliert, nach denen zu verfahren ist. Diese Richtlinien sind orientiert an der Erkennbarkeit der Suicidgefahr und der Abschätzung des Risikos. Die Erkennbarkeit ist gegenüber früher leichter, seit der Beschreibung des präsuicidalen Syndroms, seit der Erkenntnis von Risikogruppen und Risikofaktoren, seit dem Nachweis der Ankündigungen von Selbstmordhandlungen in 85% der Fälle und seit dem Nachweis häufiger Kontaktaufnahme der Suicidgefährdeten mit ihren Ärzten vorher. Die Abschätzung des Ausmaßes der Gefahr ist über Risikolisten durch PÖLDINGER z. B. versucht worden. Sicherer ist die Abschätzung vorzunehmen im Gespräch, das offen zu führen ist und ohne Angst, dadurch erst Selbstmordimpulse zu aktivieren. Wesentlich ist, jede Suicidhandlung, jeden Suicidgedanken und jede Suicidandrohung ernst zu nehmen, weshalb heute die Bezeichnung demonstrativer Selbstmordversuch als irreführend möglichst vermieden wird. Die Erfolge von Therapie und Vorbeugung schlagen sich in Statistiken kaum nieder. Jedoch ist der durchaus nicht seltene Einzelfall beweiskräftig. Darüber hinaus werden immerhin nur in 30% der Fälle Selbstmordversuche wiederholt und nimmt die Wiederholungsgefahr im Abstand von 6 Wochen, 6 Monaten, 6 Jahren nach dem ersten Versuch ab. In vielen Fällen ist der Suicidversuch ein geglückter Problemlösungsversuch, der weitere überflüssig macht. Gemäß der multifaktoriell bestimmten Suicidhandlung arbeiten in diesem Bereich Medizin, Psychologie, Sozialwissenschaft und andere theoretisch und praktisch interdisziplinär zusammen. Einen sehr gebräuchlich gewordenen Niederschlag findet das in Kontakt- und Beratungszentren, in denen Angehörige verschiedenster Berufe mitarbeiten. In der BRD war die erste Einrichtung dieser Art die ärztliche Lebensmüdenberatung von THOMAS 1956 in Berlin; zu ähnlicher Zeit der Aufbau von „suicide prevention centers" in Los Angeles 1958 und New York. Dort wurde die heute wohl angemessenste „Therapie" der Suicidhandlungen entwickelt, nämlich die Krisenintervention in Anlehnung an CAPLAN. Katamnestische Untersuchungen liegen vor allem aus der Arbeitsgruppe von MÖLLER vor.

Literatur
ALVAREZ, A.: Der grausame Gott. Eine Studie über den Selbstmord. Hamburg: Hoffmann & Campe 1974.
APONTE, R.: Epidemiological aspects of suicide in Latin America. Crisis – Int. J. Suicidol. 1, 35–41 (1980).
BAECHLER, J.: Les Suicides (1975). Calman-Lévy, Paris. (Dt. Übers., Frankfurt: Ullstein 1981.)
BECK, A. T., LESTER, D.: Components of depression in attempted suicides. J. Psychol. 85, 257–260 (1973).
BLEULER, M.: Forschungen und Begriffswandlungen in der Schizophrenielehre 1941–1950. Fortschr. Neurol. Psychiat. 19, 385–452 (1951).
BOCHNIK, H. J. et al.: Thesen zum Problem von Suiciden während klinisch-psychiatrischer Therapie. N. Z. f. Strafr. 4, 108–109 (1983).
CONDRAU, G.: Der Mensch und sein Tod. Zürich: Benziger 1984.
CAPLAN, G.: Principles of preventive psychiatry. London: Tavistock 1964.
DURCKHEIM, E.: Le suicide. PUF, Paris 1897. (Dt. Übers. Neuwied: Luchterhand 1973.)
ERNST, K. et al.: Zunehmende Suicide psychiatrischer Klinikpatienten: Realität oder Artefakt? Arch. Psychiat. Nervenkr. 228, 351–363 (1980).
FARBEROW, N. L., SHNEIDMAN, S. (eds.): The cry for help. New York: McGraw Hill 1961.
FEUERLEIN, W.: Selbstmordversuch oder parasuicidale Handlung? Tendenzen suicidalen Verhaltens. Nervenarzt 42, 127–130 (1971).
FEUERLEIN, W.: Sucht und Suicid. In: REIMER, C. (Hrsg.): Suicid. Berlin Heidelberg New York: Springer 1982.
FREUD, S.: Trauer und Melancholie. Gesammelte Werke, Bd. X. London: Imago 1917.
GORES, R.: Suicid als Problemlösung. Eine Fokaltheorie suicidalen Handelns. Düsseldorf: Mannhold 1981.
GRUHLE, H. W.: Selbstmord. Leipzig: Thieme 1940.

HALBWACHS, M.: Les causes du suicide. Paris: Alcan 1930.
HENSELER, H.: Narzißtische Krisen – Zur Psychodynamik des Selbstmordes. Reinbek: Rowohlt 1974.
HOCHE, H.: Vom Sterben. Jena: Fischer 1919.
KEHRER, G.: Die Abschätzung der Suicidalität aus soziologischer Sicht. Suicidprophylaxe 3, 132–144 (1976).
MENNINGER, K.: Man against himself. Brace New York: Harcourt (Dt. Übers. Frankfurt: Suhrkamp 1974).
MOELLER, H. J.: Das Problem der Inanspruchnahme von Betreuungseinrichtungen für Suicidgefährdete. In: REIMER, C. (Hrsg.): Suicid. Berlin Heidelberg New York: Springer 1982.
POELDINGER, W., SONNECK, G.: Die Abschätzung der Suicidalität. Nervenarzt 51, 147–151 (1980).
POHLMEIER, H.: Depression und Selbstmord, 2. Aufl. Bonn: Keil 1980.
POHLMEIER, H.: Selbstmord und Selbstmordverhütung, 2. Aufl. München Wien Baltimore: Urban & Schwarzenberg 1983.
RINGEL, E.: Der Selbstmord – Abschluß einer krankhaften psychischen Entwicklung. Wien: Maudrich 1953 (Nachdruck 1983).
SAINSBURY, P.: Suicide and depression. Psychiatria Fennica, Suppl., pp. 259–267. Helsinki 1980.
SELIGMANN, M. E.: Helplessness. San Francisco: Freeman 1975 (Dt. Übers. München: Urban & Schwarzenberg 1979).
STENGEL, E.: Selbstmord und Selbstmordversuch (1936). (Dt. Übers. Frankfurt: Fischer 1969).
THOMAS, K.: Handbuch der Selbstmordverhütung. Stuttgart: Enke 1964.
WEICHBRODT, R.: Der Selbstmord. Basel: Karger 1937.
WELZ, R.: Selbstmordversuche in städtischen Lebensumwelten. Weinheim Basel: Beltz 1979.
WELZ, R., POHLMEIER, H. (Hrsg.): Selbstmordhandlungen. Weinheim Basel: Beltz 1981.

H. POHLMEIER

Supervision

Bei der Supervision, wie sie im Zusammenhang mit dem Gebrauch und dem Erlernen psychotherapeutischer Verfahren in Anwendung kommt, handelt es sich um ein Vorgehen, in dem Weiterbildungskandidaten hinsichtlich psychotherapeutischer Methoden geschult werden. Die theoretische Vermittlung von Wissensstoff tritt in den Hintergrund, demgegenüber sind praktische Behandlungsfälle Gegenstand der Supervision; es können einzelne Patienten oder Patienten in Gruppen (→ Gruppenpsychotherapie, → Gruppentherapie) sein. In fast allen tiefenpsychologischen, psychoanalytischen und psychoanalytisch orientierten Behandlungsverfahren wird die praktische Weiterbildung durch Supervision begleitet. Auch in der Gesprächspsychotherapie und in weiteren Verfahren, die stärker lerntheoretisch orientiert sind, z. B. Verhaltenstherapien, werden zunehmend Supervisionen eingesetzt. Ein in der Therapie besonders Erfahrener wird dabei mit der Supervision beauftragt (Supervisor): Nach abgelaufener Therapiestunde vermittelt er aus der unmittelbaren oder mittelbaren Information über den therapeutischen Prozeß Ergänzungen und weist auf Auslassungen und Fehler hin, die beim Weiterbildungskandidaten in der → Psychotherapie mit seinem Patienten deutlich werden. Gegenstand der Supervision ist die Art des Umgangs innerhalb der Beziehung zwischen Patient und Therapeut; diese ist notwendigerweise mitgeformt von Persönlichkeitseigenschaften des Auszubildenden. In der Supervision geht es darum, diese Anteile des Therapeuten, die in ihrer Handlungsweise inhalt- und formgebend auf den psychotherapeutischen Prozeß miteinwirken, bewußtseinsfähig zu machen. Dieser gegenstandsgebundene Anteil, in dem bestimmte psychische Symptome (Abwehrmechanismen, Fixierungen, etc.) des Patienten mit bestimmten unbewußten Verhaltensweisen, Einstellungen, Persönlichkeitseigenschaften, Abwehrformen und Gegenübertragungen des Therapeuten interagieren, kann nicht allein rational begriffen werden, sondern muß größtenteils in der Supervision erfahren, aufgedeckt und bewußt gemacht werden. Wir sehen hier eine Überlappung des theoretisch akzentuierten Lernprozesses mit der Selbsterfahrung. Naturgemäß geraten bei der Supervision unbewußte Anteile, die sich in der speziellen Beziehung zum Patienten konstelliert haben, in den Blickpunkt. Ebenso natürlich ist es, daß die unbewußten Anteile des Auszubildenden subjektiv ambivalent erfahren werden: nämlich einerseits mit Neugier und als therapeutische Hilfe und andererseits mit Ängstlichkeit, Gekränktsein, Bloßgestelltsein und Ärger. Der Lernende wird sich vor den unangenehmen Einwirkungen in sein Persönlichkeitsgefüge schützen wollen, was sich im → Widerstand manifestieren kann. Diesen wichtigen, zentralen Vorgang, der Anteil einer jeden psychotherapeutischen Beziehung und damit eines jeden psychotherapeutischen Prozesses ist, gilt es, in der Supervision mit zu bearbeiten.

Bei den unterschiedlichen therapie- und beratungstätigen Berufsgruppen (Beschäftigungstherapeuten, Krankenschwestern, Ärzte, Sozialarbeiter, Sozialpädagogen, Psychologen, Seelsorger, etc.) kann die Supervision zum Finden der beruflichen Identität mit der jeweiligen Zielrichtung einerseits und der Begrenzung andererseits beitragen. „Probleme des Lernens werden somit zum Brennpunkt der Auseinandersetzung um Veränderung des eigenen beruflichen Funktionierens; sie sind das Vehikel der Veränderung und das Maß für den dagegen gerichteten Widerstand" (HEIGL-EVERS u. HEIGL, 1975, S. 856).

Im *therapeutischen Raum* als psychotherapeutisches Behandlungsprinzip beschreiben POHLEN et al. die Funktion der Supervision in den verschiedenen Funktionsebenen des therapeutischen Miteinanders. Dazu gehören klar definierte Informationswege und „ein abgestuftes System gegenseitiger Supervision zwischen den Team-Mitgliedern" (POHLEN et al.). In dem komplexen Interaktionsraum eines therapeutischen Feldes ist eine Untergliederung der Supervision nützlich. Zum Erlernen der psychoanalytischen Methode wurde eine Stufentechnik der Supervision von HEIGL-EVERS (1975) entwickelt, um für den Therapeuten die notwendigen Vollzüge der Fremdwahrnehmung, Selbstwahrnehmung, der diagnostischen und therapeutischen Schlußbildung im einzelnen zu üben. Die Stufentechnik erlaubt eine Aufgliederung des psychoanalytischen Erkenntnisvollzuges: Fremdwahrnehmung (Wahrnehmung des beobachteten Patienten), zwei Stufen der Selbstwahrnehmung (Beachtung der bei den Beobachtern ausgelösten Gefühle und Assoziationen) und die Auswertung dieser Informationen in diagnostischer und therapeutischer Hinsicht auf zwei weiteren Stufen.

Als besonders hilfreich haben sich in Einzel-, Gruppenpsychotherapie und Familientherapie die Supervision anhand von audiovisuellen Aufzeichnungen bewährt. Innerhalb von Institutionen ist die Supervisionsmöglichkeit durch erfahrene Therapeuten, die derselben Institution angehören, begrenzt, da hier verschiedene Einflußebenen (hierarchische Struktur, Weisungsgebundenheit, soziale Gliederung, etc.) die Rolle des Supervisors mehrdeutig machen können, und die Erfahrung der Supervidierten nicht in dem erforderlichen neutralen Umraum stattfinden kann.

Literatur
HEIGL-EVERS, A.: Die Stufentechnik der Supervision – eine Methode zum Erlernen der psychoanalytischen Beobachtungs- und Schlußbildungsmethode im Rahmen der angewandten Psychoanalyse. Gruppenther. Gruppendyn. 9, 43–54 (1975).
HEIGL-EVERS, A., HEIGL, F.: Ausbildung in individueller und Gruppenpsychotherapie auf psychoanalytischer Grundlage. In: KISKER, K. P. et al. (Hrsg.): Psychiatrie der Gegenwart, Bd. III. Berlin Heidelberg New York: Springer 1975.
POHLEN, M., KAUSS, E., WITTMANN, L.: Der „therapeutische Raum" als psychotherapeutisches Behandlungsprinzip im klinischen Feld. In: HEIGL-EVERS, A. (Hrsg.): Die Psychologie des 20. Jahrhunderts. Zürich: Kindler 1979.

P. HARTWICH

Symbiose

Der Begriff der Symbiose stammt aus der Biologie. Hier schließt er in der Regel drei Phänomene ein: Kommensalismus, Mutualismus und Parasitismus. Im psychiatrischen und psychoanalytischen Sprachgebrauch spielen die beiden letzteren Bedeutungen eine Rolle.

In Weiterführung psychoanalytischer Beobachtungen und Einsichten, die FREUD erstmals 1905 in seinen „Drei Abhandlungen zur Sexualtheorie" formulierte, haben sich in der Folge viele Autoren mit den symbiotischen Aspekten der frühen Mutter-Kind-Beziehung befaßt. MAHLER sprach seit 1951 von einer symbiotischen Phase der kindlichen Entwicklung. Diese symbiotische Phase fällt mit der frühen oralen Phase zusammen und erreicht im dritten Quartal des ersten Lebensjahres ihren Höhepunkt. Paradoxerweise ist in dieser Zeit auch der primäre → Narzißmus des Kindes, sich in einem unbegrenzten Allmachtsgefühl mitteilend, hoch entwickelt. Der Widerspruch löst sich, wenn wir uns klarmachen, daß das Kind die Mutter hier unreflektiert als Teil seines narzißtischen Milieus erlebt, in dem das Selbst und das mütterliche Objekt sich nicht oder nur undeutlich voneinander unterscheiden. Vom dritten Quartal des ersten Lebensjahrs an wird in einer normalen Entwicklung die Beziehung zwischen Mutter und Kind zunehmend desymbiotisiert, d. h. es kommt zu jenen Individuations- und Trennungsprozessen, die MAHLER im einzelnen dargestellt hat.

Einhergehend mit ihrer Beschreibung der symbiotischen Phase wies MAHLER 1952 auf ein kindliches Psychosensyndrom hin, das sie „symbiotische kindliche Psychose" nannte und von einem autistischen Syndrom unterschied. In späteren Arbeiten schränkte sie diese Unterscheidung in dem Sinne ein, daß in diesen kindlichen Psychose-Syndromen jeweils das symbiotische oder autistische Moment überwiegt, ohne das andere Moment auszuschließen.

KLEIN, SEARLES und STIERLIN haben unter anderen die sich in der psychotherapeutischen Beziehung mit Schizophrenen zum Ausdruck bringenden symbiotischen Elemente beschrieben.

Literatur
FREUD, S.: Drei Abhandlungen zur Sexualtheorie. GW, V (1905). London: Imago 1942.
KLEIN, M., HEIMANN, P., ISAACS, S., RIVIERE, J.: Developments in Psycho-Analysis. London: Hogarth Press 1952.
MAHLER, M.: On Child Psychosis and Schizophrenia: Autistic and Symbiotic Infantile Psychoses. Psychoanal. Stud. Child. 7, 286 (1952).
MAHLER, M.: Autism and symbiosis. Two extreme disturbances of identity. Int. J. Psycho-Anal. 39, 77 (1958).
MAHLER, M.: On Human Symbiosis and the Vicissitudes of Individuation. Vol. 1. Infantile Psychosis. New York: Int. Univ. Press 1968.
MAHLER, M., FURER, M.: Observations on research regarding the „symbiotic syndrome" of infantile psychosis. Psychoanal. Quart. 29, 317 (1960).
POLLOCK, G. H.: On symbiosis and symbiotic neurosis. Int. J. Psycho-Anal. 45, 1 (1964).
SEARLES, H.: Collected Papers on Schizophrenia and Related Subjects. New York: Int. Univ. Press 1965.
SPITZ, R.: The First Year of Life: A Psychoanalytic Study of Normal and Deviant Development of Object Relations. New York: Int. Univ Press 1965.
STIERLIN, H.: The adaptation of the „stronger" person's reality/Some aspects of the symbiotic relationship of the schizophrenic. Psychiatry 22, 143 (1959).
STIERLIN, H.: Conflict and Reconciliation/A Study in Human Relations and Schizophrenia. New York: Doubleday-Anchor 1969; New York: Science House 1969.
WEILAND, I. H.: Considerations on the development of symbiosis, symbiotic psychosis and the nature of separation anxiety. Int. J. Psycho-Anal. 47, 1 (1966).
WINNICOTT, D. W.: Transitional objects and transitional phenomena: A study of the first not-me possession. Int. J. Psycho-Anal. 34, 89 (1953).

H. STIERLIN

Symbol

Während das ‚Zeichen' in einem Bedeutungssystem einen konventionell bestimmten „Platz" hat, ist der Platz des ‚Symbols' unbestimmt. An die Stelle der sprachlich-begrifflichen Bestimmung des Zeichens tritt hier die sinnerfüllte bildliche Anschauung, weshalb das Symbol auch ‚Sinnbild' genannt wird. Dazu sind besondere Erlebensbedingungen, z. B. das Nachlassen der Aufmerksamkeit, Voraussetzung. Ein Mann liegt schläfrig auf dem Sofa, beschäftigt sich aber sehr angestrengt mit einem schwierigen philosophischen Problem. Erinnerungen, von denen er weiß, daß er sie hat, kommen ihm nicht in den Sinn. Vor seinen geschlossenen Augen sieht er nun plötzlich folgendes Bild: ein mürrischer Sekretär beugt sich über den Schreibtisch, ohne sich drängen zu lassen. Er richtet sich lediglich halb auf und blickt den Erlebenden unwillig-abweisend an (Silberer). Das Symbol ist in diesem Fall eine bedeutungsadäquate bildliche Darstellung des Vorstellungsinhalts unter der Einwirkung eines Konflikts zwischen Schläfrigkeit und Anstrengung. Bildliche Darstellungen dieser Art finden sich insbesondere beim → Traum, sie werden psychotherapeutisch beim Übergang vom manifesten zum latenten Trauminhalt genutzt (Symboldeutung). Sage, Märchen, Folklore, Mythen verwenden Symbole ganz ähnlich. Man hat in Symbolen daher den Ausdruck eines ‚archaischen' Denkens gesehen. Die formale Charakterisierung dieses vorbegrifflichen Denkens kann von der Gliederung des Erlebens in Bedeutung–Thema–Gegenstand (LUTHE, 1985) ausgehen, deren Vorhandensein die soziale Funktion des Denkens ermöglicht. Beispielsweise bilden zwei besonders angeordnete Latten unterschiedlicher Länge als Gegenstand ein Kreuz. Als Erlebensthema handelt es sich um den Tod. Dieses Thema hat bei einem Erlebenden die Bedeutung des Verlusts, der Trauer. Unter ‚archaischen' Erlebensbedingungen tritt an die Stelle dieser klaren Gliederung eine bildhafte Agglutination des Erlebens: der Symbolgehalt der Wahrnehmung von Blut löst dann u. U. eine Ohnmacht aus.

Die Entwicklung der sozialen Funktion des Denkens mit ihren kategorialen Bestimmungen geht über eine sensu-motorische und symbolische Vorstufe. PIAGET fand, daß die systematische Benutzung der Sprache als eines Systems gesellschaftlicher Zeichen die Tätigkeit einer allgemeinen symbolischen Funktion voraussetzt. Charakteristisch für das Symbol ist, daß die Wahrnehmung für den Erlebenden etwas anderes bedeutet als das konkret Wahrgenommene. Dazu muß das primitive Primat der Wahrnehmung im Erleben vom Erlebenden relativiert werden. Beim symbolischen Spiel erfolgt schließlich die Assimilation realer Gegebenheiten an die eigenen Bedürfnisse und Interessen. Findet die Realität zunächst in Bildern, die das Ich selbst geschaffen hat, ihren Ausdruck, führt die weitere Entfaltung der Intelligenz, wie PIAGET gezeigt hat, zur begrifflichen Ordnung. Der Symbolbegriff hat darüber hinaus in der Gestaltpsychologie und teilweise auch in der Psychopathologie (CONRAD, EY) vermehrt Aufmerksamkeit gefunden. So wurden der ‚komplexqualitative' Charakter des Symboldenkens, das Fehlen der Zeitkategorie als ein ‚Freiheitsverlust' im Sinne eines ‚ptolemäischen' Weltbezugs (CONRAD) besonders hervorgehoben. EY sieht in Symbolen ‚ständig wirksame Bestandteile der vertikalen Struktur des Bewußtseins' und er hebt deren ‚tragende Rolle' auch für das begriffliche Denken hervor.

Literatur
CONRAD, K.: Die beginnende Schizophrenie. Stuttgart: Thieme 1958.
EY, H.: La conscience. Paris: Presses Universitaires de France 1963.
EY, H.: Traité des hallucinations. Paris: Masson 1973.
LUTHE, R.: Die strukturale Psychopathologie in der Praxis der Gerichtspsychiatrie. Berlin Heidelberg New York Tokyo: Springer 1985.
PIAGET, J.: Psychologie der Intelligenz. Zürich: Rascher 1948.
R. LUTHE

Symbolische Wunscherfüllung → Schizophrenie

Symptom
[gr.: $συν - πίπτειν$ = auftauchen]
Für die Medizin der Aufklärung gab es von der Krankheit untrennbare Zeichen, die von ihr zwar unterschieden werden konnten, aber ihr wie der Schatten dem Lichte folgten. Wegen ihrer Konstanz und Spezifität wurden sie Symptomata pathognomonica bezeichnet. Die Symptomata morbi glaubte man unmittelbar aus der wirklichen Schädigung gewisser Teile des Organismus, die Symptome symptomatum hingegen aus Zufällen (Akzidenz) entstanden.

Bekanntlich ist das kausale Geschehen bei psychiatrischen Krankheitsprozessen außerbewußt, nicht direkt zu erkennen und daher an den Symptomen der Seele und des Körpers wahrnehmbar. Als Phänomenen kommt ihnen eine Beständigkeit zu; sie sind identisch wiedererkennbare Erscheinungen (JASPERS).

Eine schon historische und dennoch aktuelle Unterscheidung ist die in Grundsymptome (Achsensymptome, Symptome ersten Ranges, Leitsymptome), die den Kausalvorgang primär und in akzessorische Symptome (Randsymptome, Symptome zweiten Ranges), die ihn sekundär ausdrücken. Die Begriffe „primär" und „sekundär" sind in der psychiatrischen Symptomatologie inhaltlich unterschiedlich. a) Primär kann den Beginn der Kausalkette und sekundär ihre darauffolgenden Glieder bedeuten. b) Der unmittelbare Ausdruck des Prozesses wird als primär und das durch verschiedene dazwischenliegende Medien der Psyche und des Soma Bedingte als sekundär bezeichnet. c) Primär ist das für das Verstehen nicht weiter Zurückführbare (z. B. ein Trieb) und sekundär das aus Gegebenem verstehbar Hervorgehende. d) Primär kann auch ganz einfach das Elementare und sekundär alles Komplexere sein. Weitere Unterscheidungen werden zwischen pathogenetischen Symptomen gemacht, die eigentlich Kausalfaktoren darstellen und das Dasein der Psychose bedingen und zwischen pathoplastischen Symptomen, die die Krankheit nur erscheinungsmäßig beeinflussen und zum Sosein der Erkrankung beitragen.

Der Theorien der Symptome gibt es mehrere. a) Nach KRONFELD besteht bei klarer pathogenetischer Erkenntnis zwischen Krankheit und Symptom die einfache Beziehung zwischen Grund und Folge. Der nosologische Krankheitsbegriff in der Psychiatrie stützt sich hingegen wegen fehlender Kenntnis der Ätiologie auf ganzheitliche Symptome und Symptomkopplungen. Hier besteht also ein logisches Verhältnis vom Teil zu einer nichtlogischen, synthetischen Entität (Krankheitseinheit). b) Andere Forscher gehen von individuellen präformierten Dispositionen aus, indem sie annehmen, daß die Reaktionsbereitschaften durch unterschiedliche Schädigungen in uniformer Weise aktualisiert werden. Einige Autoren denken dabei an hirnlokalisatorisch verankerte Bereitschaften, andere an humorale biologische Reaktionsmuster und wiederum an erbliche, psychische Dispositionen paranoischer, thymopathischer, amentieller usw. Art. c) Eine weitere Hypothese geht von der Schichttheorie aus und setzt die hierarchisch organisierten funktionellen Ebenen des Nervensystems in Parallele zu ontogenetischen und phylogenetischen Entwicklungsstufen des Menschen. Es wird dabei angenommen, daß „höhere", „komplexe" und cranial lokalisierte Leistungen des Nervensystems in erster Linie von der Schädigung in Mitleidenschaft gezogen werden. Bei Einwirkung einer Noxe gibt es auf diese Weise negative, defizitäre Symptome, die durch Ausfall von höheren Zentren und zugleich positive, produktive Symptome, die durch vermehrte Eigenaktivitäten von enthemmten, niederen Zentren bedingt werden (JACKSON, EY). d) Vielfach wird angenommen, daß die wahrnehmbaren Erscheinungen der Krankheit aus dem Zusammenwirken zwischen dem primär verursachenden Prozeß, vielseitigen psycho-cerebralen Faktoren und individueller, geistiger Erlebnisfähigkeit hervorgehen. Das Symptom wird erst manifest, wenn die Person die Störung nicht mehr auszugleichen vermag und die Funktion dadurch dekompensiert (LLAVERO).

Für die wissenschaftliche Erkenntnis können sich Symptome sowohl zu aktuellen Zustandsbildern als auch zu typischen Verläufen gruppieren. Der Zusammenschluß von Zustands- und Verlaufsbildern geschieht nach den gleichen Verfahren, durch die Typen überhaupt gebildet werden. a) Elemente können nach Maßgabe der naiven Empirie und aufgrund unreflektierter Beobachtung von ähnlichen Erscheinungen zusammengefügt werden. b) Syndrome können sich aus Erscheinungen ergeben, die häufig und regelmäßig gemeinsam vorkommen. Diese Typologie ist eine statistische, und zwar auch dann, wenn die Korrelation der einzelnen Symptome nicht ausdrücklich rechnerisch ermittelt wird. c) Syndrome können sich aus Sinnzusammenhängen ergeben. Ein solches Syndrom wird aus ihren Einzelsymptomen nach Regeln des geisteswissenschaftlichen → Verstehens zu einem Ganzen zusammengefaßt.

Der Syndromlehren gibt es in der klinischen Psychiatrie viele. 1. JASPERS zählt in seinem System der Symptomverbände folgende auf: a) Organische Symptomenkomplexe (aphasisches Syndrom, organische Demenz, amnestisches Syndrom, Korsakow-Syndrom, hyperästhetisch-emotionelle Schwäche), b) Symptomenkomplexe der Bewußtseinsveränderungen vom Typus Delir, Amentia und Dämmerzustand, c) Symptomenkomplexe der abnormen Gemütszustände (Manie und Depression), d) Symptomenkomplexe des verrückten Seelenlebens (paranoide und katatone Symptomenverbände). 2. Ausschließlich auf Prozeßpsychosen bezieht sich die Lehre von den schizophrenen Symptomenverbänden von C. SCHNEIDER. Nach den Hauptsymptomen wird hier unterschieden zwischen den Verbänden des Gedankenentzugs, der Sprunghaftigkeit und des Faselns. 3. Die akuten exogenen Reaktionstypen nach BONHOEFFER umfassen vor allem die Prädilektionstypen Amentia, Delir, Dämmerzustand, Halluzinose und Erregung und dazu die selteneren depressiven, manischen, paranoiden und amnestischen Syndrome. Sie sind grundlegende und in gleicher Weise wiederkehrende Reaktionsmuster des Organismus auf unterschiedliche körpereigene und körperfremde Giftstoffe. 4. Auf das Prinzip der psychologischen Verstehbarkeit gründet sich die von KLEIST entworfene Einteilung in einfühlbare, homonome und nicht einfühlbare heteronome Psychosyndrome. Homonom sind für KLEIST die melancholischen, manischen, dysphorischen und euphorischen Syndrome sowie das Angst- und Glückssyndrom, heteronom die Bewußtlosigkeit, der Dämmerzustand, das Delir, das amnestische Syndrom, die Demenz, der Denk- und Sprachverfall und die Charakteropathie. Zwischen verstehbaren und nicht verstehbaren Syndromen liegen die intermediären Symptomenkomplexe wie die Verwirrtheit, der Stupor, das Motilitätssyndrom und die Konfabulose.

In der Psychiatrie kann grundsätzlich in Begriffen der Ätio-Pathogenese oder/und von Symptomenkomplexen gedacht werden. Dementsprechend kann man das Diagnosenschema als Ausdruck der psychiatrischen Systematik in zwei unterschiedlichen Dimensionen liegend auffassen. Üblich ist eine primäre ätio-pathogenetische Diagnostik und Systematik der Erkrankungen, soweit Ursache und Entstehung des Leidens bekannt sind. An Stellen mit unbekannter Nosologie können in dieses Diagnosenschema Teilsysteme von syndromatologisch erschlossenen Diagnosen eingefügt werden.

Literatur
EY, H.: Études psychiatriques. Paris: Desclée de Brouwer & Cie. 1952.
HOCHE, A.: Die Bedeutung der Symptomkomplexe in der Psychiatrie. Z. ges. Neurol. Psychiat 12, 540–551 (1912).
JACKSON, H.: Croonian Lectures on the Evolution and Dissolution of the Nervous System. Schweiz. Arch. Neurol. Psychiat. 8, 293 (1921).

JASPERS, K.: Allgemeine Psychopathologie. Berlin Heidelberg New York: Springer 1965.
LLAVERO, F.: Symptom und Kausalität. Stuttgart: Thieme 1953.
SCHNEIDER, C.: Die schizophrenen Symptomverbände. Berlin: Springer 1942.
WEITBRECHT, H. J.: Das Syndrom in der psychiatrischen Diagnose. Fortschr. Neurol. Psychiat. 27, 1–19 (1959).
ZEDLERS Universal Lexikon. Halle und Leipzig 1793.

S. WIESER

Symptomverbände → Schizophrenie

Synästhesien
[gr.: αἴσθησις = Sensibilität]
Synästhesien sind eine Begriffsbildung aus dem sinnesphysiologisch-psychologischen Grenzgebiet. Man versteht unter Synästhesien das Auftreten wahrnehmungsnaher Vorstellungen, die einen akustischen mit einem optischen Reiz verbinden. HOFSTÄTTER schildert das hübsche Beispiel des Kapellmeisters Kreisler, dessen Kleid – nach E. T. A. HOFFMANN – eine „Cis-Moll-Farbe", dessen Kragen eine „F-Dur-Farbe" trug. Unter der Bezeichnung „audition colorée" sind Synästhesien seit langem Bestandteil der alten psychologischen Literatur. Sie haben in der Konstruktion von „Farbenklavieren" eine praktische Anwendung gefunden.
WELLEK (zit. nach ROHRACHER) trug Beispiele für Synästhesien aus der mittelalterlichen und antiken Literatur zusammen („Ursynästhesien"). GRUHLE wies auf die weite Verbreitung von Berührungsempfinden beim Musikerleben hin. (In der „Musiktherapie" wird Synästhesien eine „Übermittlungsfunktion" zugeschrieben.) Er kritisierte die Auffassung WERNERS, daß das Auftreten von Synästhesien damit zusammenhänge, daß die Sinnesgebiete ursprünglich nicht in differenzierter Form voneinander getrennt gewesen seien. (vgl. hierzu MACLEAN, der von einer synästhetischen Erlebensqualität auf Stammhirnniveau sprach.) Nach JAENSCH sind Synästhesien Ausdruck einer typisierbaren besonderen Veranlagung, die auf eine Abschwächung eines „integrativen" Erlebensprinzipes hinweist. Unter diesem Aspekt stellt JAENSCH den Typ des „Synästhetikers" einem „integrierten" Typ gegenüber.
Von tiefenpsychologischer Seite wurden Synästhesien als „Verdichtungsphänomene" im Wahrnehmungsbereich aufgefaßt. In gestaltpsychologischer Sicht (METZGER) sind die zufälligen, von Mensch zu Mensch wechselnden Synästhesien von den weit wichtigeren regelhaften „Wesensübereinstimmungen" zu unterscheiden, die zwischen bestimmten „Gestalten" und bestimmten Sinnesqualitäten bestehen. METZGER erwähnt das ausgesprochen „herbstliche" eines bestimmten leisen Brandgeruches als Beispiel für eine solche Wesensübereinstimmung. Hier ist auch auf Bezeichnungen wie „warmer Ton", „kalte Farbe" u. ä. zu verweisen.
JASPERS nennt die Synästhesie ein „Durcheinander der Sinnlichkeiten, welches eine klare Gegenständlichkeit aufhebt". Reale Wahrnehmungen sind mit halluzinierten und illusorischen eins geworden. BASH verweist darauf, daß die Halluzinationen sämtlicher Sinnesgebiete beliebige Verbindungen miteinander eingehen können. „Der schwarze Hund, der auf den Kranken zukommt, kann auch bellen und ihn den Zahn fühlen lassen ... die Würger in seinem Inneren werden daselbst als winzige Männchen sichtbar usw." Beobachtungen der letztgenannten Art stehen beim sog. Dermatozoenwahn im Vordergrund: kleine, gelegentlich klassifikatorisch geordnet auftretende Tierchen beißen, kribbeln, springen auf der Haut, verursachen manchmal Geräusche. Eine Patientin strahlt „Hopser" aus, die wie Soldaten oder Schornsteinfeger gekleidet winzig klein sind und die Patientin an die elektrische Leitung anschließen. An der Wand erscheint ein Mann, der alles mithört ...
DELAY betont den „automatisierten Charakter" der echten Synästhesien. Zusammen mit GERARD und RACAMIER führte er eine Analyse der Synästhesien beim Mescalinrausch durch. Neben auditiv-visuellen Vorstellungsverbindungen wurden insbesondere auch solche mit coenästhetischem Erleben gefunden. Weitere Beispiele können der Literatur über sog. Modellpsychosen entnommen werden.

Literatur
BASH, K. W.: Lehrbuch der allgemeinen Psychopathologie. Stuttgart: Thieme 1955.
GRUHLE, H. W.: Verstehende Psychologie. 2. Aufl. Stuttgart: Thieme 1956.
HOFSTÄTTER, P. R.: Psychologie. Frankfurt/M.: Fischer 1957.
JAENSCH, E. R.: Studien zur Psychologie menschlicher Typen. Leipzig: Barth 1930.
JASPERS, K.: Allgemeine Psychopathologie. 8. Aufl. Berlin Heidelberg New York: Springer 1965.
METZGER, W.: Psychologie. Darmstadt: Steinkopff 1968.

R. LUTHE

Syndrom
[gr.: συνδρομή = Zusammenlauf]
Syndrom wurde von HIPPOKRATES als ein Begriff in die Medizin eingeführt, der sich auf die für eine bestimmte Erkrankung charakteristische Verbindung an sich uncharakteristischer Einzelsymptome, also auf ein typisches Krankheitsbild bezieht (vgl. LEIBER, OLBRICH). Spätere Autoren haben den Begriff im allgemeinen etwas weiter gefaßt, nämlich im Sinne eines *Symptomenkomplexes*, der diagnostisch zwar weniger vieldeutig ist als die in ihm enthaltenen Einzelsymptome, der aber bei verschiedenen Krankheiten oder aus ungeklärter Ursache auftreten kann, d. h. ätiopathogenetisch nicht einheitlich oder unbestimmt ist.
Der Begriff gewann deshalb in der Psychiatrie besondere Bedeutung; denn in diesem Fach sind die ätiopathogenetischen Grundlagen der klinisch faßbaren Krankheitserscheinungen durchweg noch vielgestaltiger (im Sinne einer Multikonditionalität) und noch undurchsichtiger als in den somatischen Disziplinen der Medizin. Ganz pro-

nonciert vertrat GRIESINGER diesen Standpunkt bei der „Eintheilung der psychischen Krankheiten": Da „die ganze Classe der Geisteskrankheiten nur eine symptomathologisch gebildete" sei, so ließen sich „als ihre verschiedene Arten zunächst nur verschiedene Symptomencomplexe, verschiedene *Formen* des Irreseins angeben". KRAEPELINS Aufstellung einer an klinischem Bild, Verlauf, Ausgang, pathologischem Befund und Entstehungsbedingungen orientierten → Nosologie erschien vielen Fachgenossen als Auftakt einer grundsätzlichen Neuorientierung der Bemühungen um eine psychiatrische Klassifikation; doch brachte BONHOEFFERS Nachweis, daß „die groben exogenen Schädigungen der verschiedensten Art im wesentlichen übereinstimmende akute psychische Symptombilder schaffen", diese Entwicklung wieder ins Stocken. Seine Lehre von den „exogenen Reaktionstypen" führte zur Wiederbelebung einer psychopathologischen Syndromlehre, die Symptomenkomplexe als „Einheiten zweiter Ordnung" (HOCHE) zwischen Elementarsymptome und die sogenannten Krankheitsformen oder Krankheitseinheiten stellt. Ähnlich wie BONHOEFFER in den von ihm beschriebenen Bildern exogener Psychosen „Prädilektionstypen" abnormer psychischer Reaktionsweisen auf cerebrale Schädigungen erblickte, sah HOCHE auch in den Symptomverbindungen bei endogenen Psychosen „präformierte Komplexe", die durch die zugrundeliegende Störung ausgelöst würden.

Inzwischen hat sich der syndromatische Gesichtspunkt gleichfalls in der somatischen Medizin wieder stärker Geltung verschafft. Es besteht hier sogar die Tendenz, den Begriff der Krankheit auf Syndrome mit einheitlicher *und* bekannter Ätiologie *und* Pathogenese einzuschränken (LEIBER, OLBRICH). Auf die Psychiatrie übertragen würde das bedeuten, daß man in diesem Fach überhaupt nicht von Krankheiten, sondern nur von Syndromen sprechen dürfte. Es ist aber in der psychiatrischen Terminologie üblich, den Syndrombegriff auf „Typen von Zustandsbildern" (JASPERS) einzuengen und dabei ätiopathogenetische Gesichtspunkte überhaupt weitgehend außer acht zu lassen. Eine gewisse Ausnahme stellen einige der sog. organischen Syndrome dar, d. h. Symptomenkomplexe, die in typischer Ausprägung immer auf eine – direkte oder indirekte – Hirnschädigung hinweisen. Sie gehen mit den Kern- oder *Achsensymptomen* der Bewußtseinstrübung und/oder der Gedächtnis- und Orientierungsstörungen bzw. mit umschriebenen Leistungsausfällen einher; es handelt sich dabei um die klassischen Formen des akuten exogenen Reaktionstypus im Sinne von BONHOEFFER, um das Korsakow-Syndrom, die (organische) Demenz, die organische Wesensänderung und die sog. Werkzeugstörungen (s. unten). Ähnliche Erscheinungen können allerdings zum Teil auch psychogen entstehen (z. B. als hysterischer Dämmerzustand) bzw. im Rahmen endogener Psychosen auftreten (z. B. ein amentielles Syndrom im akuten Beginn einer schizoaffektiven Psychose). Andererseits gibt es keine klassischen „endogenen" oder „psychogenen" Syndrome, die nicht auch als psychische Begleiterscheinungen körperlicher Erkrankungen auftreten können, z. B. das katatone Syndrom, manische und depressive Verstimmungen und hysterische Syndrome (letztere als „organisches Hysteroid").

Eine *Syndromatologie* psychischer Störungen hat daher von dem gemeinsamen Auftreten von Symptomen ohne Rücksicht auf deren Entstehungsbedingungen als oberstem Ordnungsgesichtspunkt auszugehen und die auf dieser Grundlage gefundenen Typen (→ Typus) zunächst etwa nach den vornehmlich betroffenen Funktionsbereichen zusammenzustellen (vgl. LANGE), z. B. in der Form:

Störungen des Bewußtseins: Benommenheit, Delir, Verwirrtheitszustand (= amentielles Syndrom) und Dämmerzustand;

Werkzeugstörung: agnostische, aphasische und apraktische Syndrome;

Antriebsstörungen: Stupor, Erregungszustand und katatoner Symptomenkomplex (Wechsel von Stupor und Erregungszustand in Kombination mit speziellen Einzelsymptomen);

Emotionelle Störungen: dranghafte Verstimmungen, apathisches, neurasthenisches, depressives, manisches und Angstsyndrom;

Störungen des Erinnerns und Denkens: amnestisches Syndrom (beim Vorliegen von Konfabulationen auch als *Korsakow*scher Symptomenkomplex bezeichnet) und Demenz;

Störungen von Wahrnehmung und Vorstellung: Halluzinose, paranoides und paranoid-halluzinatorisches Syndrom;

Kombination von Störungen des Antriebs, der Vorstellung und der Emotionalität: Zwangssyndrom und phobisches Syndrom, hypochondrisches Syndrom und querulatorisches Syndrom.

Ein Teil dieser Syndrome konnte in neuerer Zeit durch den statistischen Nachweis einer Häufigkeitsbeziehung der sie konstituierenden Einzelsymptome (als Gruppenfaktoren oder „Symptom-Cluster") objektiviert werden (vgl. BAUMANN u. STIEGLITZ; HILLER et al.; LORR et al.), so besonders das paranoid-halluzinatorische, das manische, das depressive, das apathische, das hypochondrische und das phobisch-anankastische Syndrom, das Syndrom des (dysphorischen) Erregungszustandes und ein organisches (vorwiegend amnestisches) Syndrom. Die Einbeziehung einer größeren Varietät körperlich bedingter psychopathologischer Zustandsbilder in eine solche Analyse würde zweifellos auch verschiedene Werkzeugstörungen und akute exogene Reaktionstypen zur Darstellung bringen. Ebenfalls die vorwiegend auf neurotischer Grundlage entstehenden Syndrome bedürfen noch eingehenderer Analysen (→ Nosologie: MEY-

ER), die allerdings über den Rahmen klinischer und poliklinischer Studien hinaus auch auf Feldstudien basieren müßten, um der Verbreitung dieser Störungen in der Gesamtbevölkerung Rechnung zu tragen.
Je nach Zahl und Art der in Betracht gezogenen Symptome und ihrem Vorkommen in der untersuchten Stichprobe (klinische oder poliklinische Fälle, nur Psychotiker, nur Neurotiker oder beides etc.) und je nach dem methodischen Vorgehen bei der Datenanalyse ergeben sich im einzelnen unterschiedliche Symptomkonstellationen. Durch sog. Sekundäranalysen von Primärfaktoren, d. h. (→)Faktorenanalysen von (faktoriellen) Symptomgruppen, erhält man Syndrome hoher Komplexitätsstufe (V. ZERSSEN), bei der Analyse eines breiten Spektrums von Symptomen psychotischer Patienten und Beschränkung auf nur zwei Sekundärfaktoren beispielsweise ein schizophrenes und ein manisch-depressives Syndrom (vgl. BAUMANN u. STIEGLITZ; HILLER et al.). Im allgemeinen bleibt man aber bei Faktorenanalysen des psychopathologischen Befundes auf der Ebene von Primärfaktoren stehen, die den gängigen klinischen Syndromen relativ geringer Komplexität entsprechen.
Anhand von syndromspezifischen Skalen und deren Kombination in einem „Syndrom-Profil" lassen sich klinische Bilder und ihre Veränderungen in der Zeit quantitativ erfassen. Auf dieser Basis sind statistische Gruppenvergleiche und quantitative Analysen individueller Zustandsänderungen – einschließlich eines *Syndromwandels* – möglich. Ein solches Vorgehen gewinnt in der nosologischen (→ Nosologie) und therapeutischen Forschung wie auch in der praktischen Diagnostik (→ Diagnose) zunehmend an Bedeutung.
Längsschnittanalysen des Syndromverlaufs geben auch Aufschluß darüber, welche Syndrome reversibel sind (wie z. B. die psychopathologischen „Durchgangssyndrome" i. S. von WIECK nach vorübergehendem Bewußtseinsverlust bzw. nach Bewußtseinstrübung) und welche irreversibel (wie die primären und sekundären intellektuellen Defektsyndrome, Oligophrenie bzw. Demenz). Dabei kann sich dann allerdings im Einzelfall u. U. herausstellen, daß ein dementives Syndrom (z. B. nach Schädelhirntrauma oder im Rahmen einer Enzephalitis) doch noch – zumindest partiell – rückbildungsfähig ist.
Die statistische Herausarbeitung umschriebener Syndrome und die Analyse ihrer zeitlichen Veränderungen bewegen sich natürlich ebenso wie die klinische Empirie auf rein deskriptivem Niveau. Sie müssen deshalb ergänzt werden durch ein sorgfältiges, Methoden der Neurowissenschaften und der Experimentalpsychologie einbeziehendes Studium der *Syndromgenese* (WIECK), in dem auch lebensgeschichtliche und psychodynamische Faktoren zu berücksichtigen sind. Es hat u. a. die Aufdeckung der „gemeinsamen Strecke" zur Aufgabe, die von den multiplen Bedingungsfaktoren zum einheitlichen klinischen Bild – eben zum Syndrom – führt. Von einem solchen Ansatz her müßte sich auch der Stellenwert von *Kern-* oder *Achsensyndromen* (BERNER) und von *Randsyndromen* im Rahmen bestimmter psychiatrischer Krankheitsbilder verständlich machen lassen, etwa der Stellenwert des „Devitalisierungs-Syndroms" als Kernsyndrom (ALSEN), des hypochondrischen und des paranoiden Syndroms als Randsyndromen endogener Depressionen. Auch wäre auf diese Weise zu ergründen, wieweit eine allgemeine, eine von Alter, Geschlecht oder anderen kollektiven Faktoren abhängige bzw. eine individuelle Disposition (→ Konstitution) für das Auftreten eines Syndroms im Einzelfall verantwortlich ist (→ Diagnose).

Literatur
ALSEN, V.: Das Kernsyndrom der endogenen Depression. Nervenarzt 32, 470–473 (1961).
BAUMANN, U., STIEGLITZ, R.-D.: Testmanual zum AMDP-System. Berlin Göttingen Heidelberg: Springer 1983.
BERNER, P.: Psychiatrische Systematik. Bern Stuttgart Wien: Huber 1977.
BONHOEFFER, K.: Zur Frage der exogenen Psychosen. Zbl. Nervenhk. Psychiat. 32, 499–505 (1909).
GRIESINGER, W.: Die Pathologie und Therapie der psychischen Krankheiten. Stuttgart: Krabbe 1845.
HILLER, W., ZERSSEN, D. v., MOMBOUR, W., WITTCHEN, H.-U.: IMPS (Inpatient Multidimensional Psychiatric Scale), eine multidimensionale Skala zur systematischen Erfassung des psychopathologischen Befundes (deutsche Version) – Manual. Weinheim: Beltz Test 1986
HOCHE, A.: Die Bedeutung der Symptomenkomplexe in der Psychiatrie. Z. ges. Neurol. Psychiat. 12, 540–551 (1912).
JASPERS, K.: Allgemeine Psychopathologie. 9. Aufl. Berlin Heidelberg New York: Springer 1973.
LANGE, J.: Allgemeine Psychiatrie. 1. Bd. der 9. Aufl. von E. KRAEPELIN und J. LANGE: Psychiatrie. Leipzig: Barth 1927.
LEIBER, B., OLBRICH, G.: Die klinischen Syndrome. 4. Aufl. München Berlin Wien: Urban & Schwarzenberg 1981.
LORR, M., KLETT, C. J., MCNAIR, D. M.: Syndromes of Psychosis. Oxford London New York Paris: Pergamon 1963.
WIECK, H. H.: Lehrbuch der Psychiatrie. 2. Aufl. Stuttgart New York: Schattauer 1977.
ZERSSEN, D. v.: Psychiatric syndromes from a clinical and a biostatistical point of view. Psychopathol. 18, 88–97 (1985).
D. V. ZERSSEN

Synton, Syntonie → Konstitutionstypen

Syphilis, angeborene → Hirnerkrankungen, syphilitische

Systemtheorie

Die Systemtheorie ist eine neue Ganzheitslehre und theoretischer Ansatz für eine radikale Verschiebung der epistemologischen Perspektive, die seit einigen Jahrzehnten verschiedene Wissenschaftsbereiche erfaßt und diese einander näher bringt. Das systemische Denkmodell beruht auf der Erkenntnis, daß physikalische, biologische, psychische und gesellschaftliche Phänomene miteinander verbunden sind und im Sinn von Wechselwirkungen voneinander abhängen, d. h. „Systeme" bilden können. Das Augenmerk gilt bei dieser Betrachtungsweise weniger den Bausteinen oder Elementen selbst, sondern vielmehr ihrer Organisation und deren Veränderung in der Zeit. Systeme sind integrierte Ganzheiten, deren Eigenschaften sich nicht auf kleinere Einheiten reduzieren lassen. Die Elemente oder Subsysteme eines (lebenden) Systems stehen – direkt oder indirekt – in dynamischer Interaktion (VON BERTALANFFY, 1968) und bilden eine Ordnung oder Struktur, die einer bestimmten Funktion oder Teilfunktion dient. Der zweckbestimmte Zusammenschluß der Systemelemente bedeutet, daß ihr Freiheitsgrad durch Regeln eingeschränkt ist. Das Verhalten des einen Systemelements ist bedingt durch das Verhalten des oder der anderen Elemente und umgekehrt – die Interaktionssequenzen bilden in ihrem Ablauf einen Kreis; man spricht von „zirkulärer" Kausalität, im Unterschied zum linearen, einwegigen Ursache-Wirkungs-Prinzip, das die klassische wissenschaftliche Denkweise kennzeichnet.

Lebende Systeme sind so organisiert, daß sie Strukturen auf mehreren Ebenen bilden, wobei jede Ebene aus Untersystemen besteht, die in bezug auf ihre Teile Ganzheiten sind und Teile in bezug auf die größeren Ganzheiten; die Organisation „Zellen–Gewebe–Organe–Organsysteme–Organismus" verdeutlicht diese „geschichtete Ordnung" (CAPRA, 1983). Im Bereich der Humansysteme erscheint das Individuum (das selbst in bezug auf seine Umwelt als lebendes System beschrieben werden kann) z. B. als Element einer Familie; diese wiederum ist Teil einer erweiterten Familie und anderer Systeme wie Quartier, Gesellschaft usw.

Das polyvalente menschliche Individuum gehört aber praktisch immer gleichzeitig zu mehreren Sozialsystemen (z. B. Familie, Schule, Arbeitsplatz, Sportverein, Kirche, Spital, etc.), deren Gesamtordnung unvollständig, inkonstant und nicht notwendigerweise geschichtet ist. Vielmehr schafft die gegenseitige ökologische Ausregulierung dieser Systeme ständig variierende Beziehungsgefüge, die nicht ohne weiteres durchschaubar sind. Selbst wenn ein Individuum eindeutig zu einem abgrenzbaren System gehört, liegt dessen Bedeutung für seinen Zustand, sein Verhalten und seine weitere Entwicklung nicht von vornherein fest, denn die Art und Intensität der Mitbeteiligung des Individuums in Systemen wird auch von individuellen Eigenschaften mitbestimmt. Die Systemsicht verzichtet bewußt auf ein „objektives" und „vollständiges" Bild des Untersuchungsgegenstandes; dies erlaubt aber das Aufstellen von Hypothesen über die für einen Untersuchungsgegenstand wesentliche Beziehungsdynamik.

Neuerdings auch in der Psychiatrie angewandt, erschließt die ökosystemische Betrachtungsweise neue Möglichkeiten für das Verständnis von psychischen Störungen und für deren Behandlung; Voraussetzung dazu ist aber ein Prozeß epistemologischen Umdenkens, der auf die Pionierarbeiten der Palo-Alto-Gruppe zusammen mit BATESON in den 50er Jahren zurückgeht (JACKSON, 1957; BATESON et al., 1956).

Das systemische Denkmodell steht in scharfem Gegensatz zum reduktionistischen Denkmodell der traditionellen Medizin. Zwar wird auch in der systemischen Perspektive ein Verhalten zunächst auf individueller Ebene beschrieben („Der Säugling schreit"); der Sinn oder die Funktion des Verhaltens erschließt sich aber auf der nächsthöheren Organisationsebene, so beim Schreien des Säuglings in der zirkulären Interaktion mit der Mutter im System „Säuglingsernährung". Die Frage nach dem „Wozu", welche Interaktion oder Funktion durch das Verhalten in Gang gehalten wird, wird wichtiger als die Frage nach dem „Warum".

Natürlich wird in systemtheoretischer Betrachtung nicht bestritten, daß ein Individuum Symptom*träger* ist, aber das fragliche Verhalten wird nicht ohne weiteres individueller Krankheit zugeordnet. Die bisher selbstverständliche Vorstellung vom Wesen psychopathologischen Verhaltens – nämlich, daß das Individuum zu einem gegebenen Zeitpunkt das Endprodukt linear-kausaler Wirkungen sei, wird in Frage gestellt. Gestörtes Verhalten wird nicht automatisch auf vorbestehende, z. B. intrapsychische, biochemische oder (und) soziale Faktoren zurückgeführt, sondern als Ausdruck und Teilgeschehen der im hic et nunc ablaufenden Interaktionen der systembildenden Elemente aufgefaßt. Es gilt als Zeichen und in der Wiederholung als „Relais" einer Regulationsschleife in einem dysfunktionellen systemischen Zusammenschluß von bekannten oder noch zu identifizierenden Organisationen. Von denen ist die individuelle Organisation nur ein Teil; die (intra)-psychischen Besonderheiten des Symptomträgers zum Beispiel gelten nicht mehr unbesehen als der „eigentliche Ort" der Störung, auch wenn sie zum Kontext gehören, der für eine systemische Hypothese für das fragliche Verhalten zu berücksichtigen ist.

Systeme sind selbststeuernd. Die bekannteste Selbststeuerung beruht auf Informationsverarbeitung über Rückkoppelungsschleifen, mit deren Hilfe das System seine Produktion (bzw. seine Wirkung auf die Umwelt) in bezug auf eine gegebene Norm kontrolliert. Homöostatische Systeme erhalten ihre Struktur aufrecht durch Wiederherstellung eines vorbestimmten Zustandes mittels negativer Rückkoppelung als Antwort auf Abweichung und schließen alternative Funktionsweisen aus. Positive Rückkoppelungsschleifen bewirken als Antwort auf eine Abweichung deren Amplifikation. Das führt, wenn das System veränderungsunfähig ist, zu dessen Selbstauflösung, oder erzwingt, wenn das System morphogenetische Eigenschaften hat, eine Strukturveränderung (Neuregelung) im System. Lebende Systeme, gekennzeichnet durch ihre organisierte Komplexität, verfügen über ein Netz von negativen *und* positiven Rückkoppelungsschleifen, sie „wählen" selbst. Das über Rückkoppelungen gesteuerte Systemmodell war und ist zum Teil noch heute das in der → Familientherapie am häufigsten verwendete theoretische Werkzeug. Für die systemische Beschreibung der Bedingungen, unter denen sich lebende Systeme weiterentwickeln, genügt es nicht; es liefert auch keine „systemische" Erklärung für das Symptom selbst. Lebende, also offene Systeme stehen mit ihrer Umgebung in ständigem Austausch von Materie, Energie und vor allem von Information, sind aber, was durchaus nicht selbstverständlich ist, imstande

a) ihre Grundorganisation trotz äußerer Einflüsse selbstregulierend aufrechtzuerhalten,
b) ihre Struktur in Anpassung an sich verändernde innere und äußere Verhältnisse selbsttätig zu ändern bzw. im Sinne höherer Komplexität weiterzuentwickeln und
c) die neuen Strukturen so lange als nötig, im Sinne einer „dynamischen Stabilisierung" festzuhalten.

In jüngster Zeit wurde versucht, die Systemeigenschaften, die ausgewogenes Wachstum ermöglichen, mit Hilfe der allgemeinen Systemtheorie zu modellieren (Evolutionsparadigma); es geht im wesentlichen um die Darstellung von isomorphen Strukturen, die verschiedenen Entwicklungsprozessen (embryonale Entwicklung, Entwicklung der menschlichen Intelligenz, Sozialisierung des Kindes, Psychotherapie) gemeinsam sein sollen.

In diesen Arbeiten wird der Akzent manchmal mehr auf das autopoietische Potential von lebenden Systemen (VARELA, 1974) gesetzt; einige Autoren gehen vom Modell der dissipativen Strukturen (PRIGOGINE, 1976) aus, d. h. von Systemen, die, wenn sie im Ungleichgewicht sind, ihre Struktur verändern können; diese Modelle beschreiben auch die für die Entwicklung notwendige Interaktion des sich entwickelnden Systems mit seiner Umwelt (DELL, 1981; ELKAIM, 1980; FIVAZ et al., 1981). Das Modell der letztgenannten Autoren unterscheidet zwei Varianten einer Struktur, derzufolge sich Humansysteme von äußeren Einflüssen abzuschirmen vermögen: im Fall der „ungeordneten Phasenkoexistenz", die bei pathologischen Verhältnissen vorliegt, kommt es zu einem Entwicklungsstop und Symptomproduktion. Das psychiatrische Symptom oder Syndrom wird als ein Versuch aufgefaßt, gleichzeitig zwei oder mehreren unvereinbaren Systemregeln zu entsprechen. Der springende Punkt dabei ist, daß diese Unvereinbarkeit, meist im Interesse der Konfliktvermeidung oder infolge ausgedehnter Unordnung im System, nicht erkannt wird und daß das symptomatische Verhalten selbst dem Zusammenhalt des Systems dient – auf Kosten der Funktion und der gesunden Weiterentwicklung des Ganzen und der Elemente des Systems. Gleichzeitig wirkt das symptomatische Verhalten als Signal und löst möglicherweise Interventionen von außen aus. Geordnete Phasenkoexistenz dagegen soll die erwähnte entwicklungsfreundliche dynamische Stabilisierung von lebenden Systemen ermöglichen.

Solche systemtheoretische Metamodelle gehören einer logisch höheren Ebene an als die unter sich sehr verschiedenen Psychotherapiemethoden wie z. B. die Psychoanalyse, Verhaltenstherapie oder auch systemtheoretisch fundierte Behandlungstechniken; ob und wieweit sie etwas zu einer bis heute fehlenden allgemeinen Theorie der Psychotherapie beisteuern können, ist ungewiß.

Die bisher wichtigste Anwendung der Systemtheorie in der Psychiatrie betrifft die Familie des Patienten, die in Diagnose und Behandlungsprogramm einbezogen wird, und die Familientherapie im engeren Sinn. Das rechtfertigt sich mit der lebenslangen bzw. über Generationen reichenden Dauer der Familienbeziehungen und deren enormen Bedeutung für die Lebensweise und die psychosoziale Entwicklung des Individuums.

Vermehrt wird auch die Interaktion des Patienten und (oder) seiner Familie mit anderen Systemen wie Schule, Arbeitsplatz und allen möglichen Institutionen als relevanter Kontext für systemische Hypothesen berücksichtigt. Konsequenterweise kommen dabei der Arzt und die psychiatrischen Einrichtungen selbst, in ihrer Eigenschaft als mitbeteiligte Systemelemente, ins Blickfeld, womit die Forderung einer „wissenschaftlich-objektiven Beobachtung" von Kranken und Krankheitsentwicklungen zur Illusion wird.

Soll die Systemsicht mehr als ein Schlagwort sein, müssen die Elemente oder Subsysteme identifiziert werden, die das für den Untersuchungsgegenstand relevante System konstellieren. Dafür genügt auch die Kenntnis „wahrscheinlicher" Zusammenhänge nicht. Das Systemmodell wird erst über die Beobachtung der über Beziehungen laufenden Kommunikationen und die Identifikation von *Kommunikationsmustern*, welche die Systemstruktur ausmachen, sinnvoll – deshalb die große Bedeutung der Kommunikationsforschung für den systemtheoretischen Ansatz in der Psychiatrie (→ Familienforschung, → Familientherapie). Strenggenommen ist die Darstellung eines Systems und seiner Grenzen nur möglich durch das Erfassen der sich *wiederholenden* (zirkulären) Interaktionen durch Direktbeobachtung des transaktionellen Feldes oder Kontextes. Das ist aufwendig, schwierig, weil man selber zum Kontext gehört, und immer unvollständig (biologische Daten, Merkmale von interpersonellen Beziehungen etc.). Schwierigkeiten macht ferner der Umgang mit der Geschichte der Humansysteme, weil Veränderungen sowohl nach dem linearen Zeitkonzept beschrieben werden können (z. B. irreversible Entwicklung in Richtung höherer Komplexität) wie nach dem zyklischen Zeitkonzept (Zeit als Abfolge von biosozialen Zyklen). In den kriseanfälligen –

oder Umbauphasen des Lebenszyklus kreuzen sich individuelle Entwicklung, Familienentwicklung und Veränderungen in äußeren Systemen und fördern oder hemmen sich gegenseitig – man spricht von „Ko-evolution", einem Begriff, der auf systemischer Ebene die traditionelle Vorstellung von krankhaftem Verhalten als Ausdruck einer Entwicklungsstörung ergänzt. Damit ändert sich der Stellenwert der Vergangenheit: Unbewältigte überindividuelle Familienvergangenheit kann als anachronistische, eben nicht „Geschichte gewordene", dem jetzigen Kontext nicht entsprechende Fehlsteuerung in das gegenwärtige Verhalten eines Familiensystems eingreifen und Wiederholung bewirken, wo Evolution stattfinden sollte. Solche zeitliche Systemzusammenhänge sind aber nicht leicht zu sehen und erst recht nicht zu beweisen.

Systemtheoretische Forschung in der Psychiatrie steckt noch in den Kinderschuhen. Das liegt an der wissenschaftlichen Ungeklärtheit des Diagnosebegriffs in der systemtheoretisch orientierten Therapie, an der Problematik des Objektivitätsanspruchs innerhalb eines zirkulär begriffenen Interaktionszusammenhangs, und schließlich an den methodologischen Voraussetzungen. Interaktionsforschung in Humansystemen mit mehr als zwei Personen in genügend standardisierten und doch klinisch relevanten Situationen mit objektivierbarem Ablauf der Sequenzen ist bis jetzt nur selten durchgeführt worden (→ Familienforschung).

Der praktisch viel wichtigeren Anwendung der Systemtheorie in der Familientherapie liegt folgende verhältnismäßig einfache Hypothese zugrunde: Individuelles psychopathologisches Verhalten verliert seinen Sinn und verschwindet, wenn die dysfunktionellen Interaktionsmuster, die es entstehen ließen und aufrechterhalten, ausgeschaltet werden. Sobald der Symptomträger von dem „abwegigen", in verhüllter Form aber dem Fortbestand des dysfunktionellen Systems dienenden Verhalten entbunden wird, kommt sein vorher gehemmtes, aber vorhandenes Entwicklungspotential wieder in Gang. Ziel der Behandlung ist also eine Veränderung der Systemstruktur (des Regelnetzes) zugunsten von alternativen, der Funktion besser entsprechenden und entwicklungsfreundlichen Funktionsweisen. Der therapeutische Prozeß hängt von den im System und in seinen Gliedern vorhandenen Ressourcen, dann von der Struktur des „therapeutischen Systems" ab, schließlich vom Kontext, in dem der Behandlungsversuch stattfindet. Dysfunktionelle Systeme haben z. B. die Tendenz, sich, indem sie Hilfssysteme ankoppeln, zu vergrößern ohne ihre Struktur zu ändern und werden „therapieresistent" (KAUFMANN, 1983). Darüber, *wie* ein rigides oder sonstwie dysfunktionelles System dazuzubringen ist, seine Struktur zu ändern, gehen die Meinungen der verschiedenen Schulen nicht nur hinsichtlich der Behandlungstechnik, sondern auch in bezug auf den theoretischen Vorgang auseinander. Die Ansicht, daß man mit direktem Eingreifen ins System meist nicht hilft und daß es vielmehr darum geht, diejenigen Bedingungen zu schaffen, unter denen das System seine eigenen Alternativen und Lösungen findet, gewinnt an Boden. Dazu sowie zur Bedeutung der Systemkrise für die therapeutische Intervention und über die für die Behandlung wichtigsten Systemparameter siehe auch → Familientherapie.

Literatur
BATESON, G.: Ökologie des Geistes. Frankfurt: Suhrkamp 1981.
BATESON, G., JACKSON, D. D., HALEY, J., WEAKLAND, J. H.: Toward a theory of schizophrenia. Behavioral Sci. 1, 251–261 (1956).
BERTALANFFY, L. VON: General systems theory: Foundation, development, applications. New York: Braziller 1968.
CAPRA, F.: Wendezeit. München: Scherz 1983.
DELL, P. F., GOOLISHIAN, H. A.: Ordnung durch Fluktuation. Familiendynamik 2, 104–122 (1981).
ELKAIM, M.: Von der Homöostase zu offenen Systemen. In: DUSS VON WERDT, J., WELTER-ENDERLIN, R. (Hrsg.): Der Familienmensch, S. 150–155. Stuttgart: Klett 1980.
FIVAZ, E., FIVAZ, R., KAUFMANN, L.: Agreement, conflict, symptom: An evolutionary paradigm. In: Institut für Ehe und Familie, Zusammenhänge 3, S. 140–178. Zürich 1981.
JACKSON, D. D.: The question of family homeostasis. Psychiat. Quart. Suppl. 31, 79–90 (1957).
KAUFMANN, L.: L'autorité du psychothérapeute dans la perspective de la théorie systémique. Arch. Suisses Neurol. Neurochir. Psychiat. 133, 119–129 (1983).
PRIGOGINE, I.: Order through fluctuation: Self-organization and social systems. In: JANTSCH, E., WADDINGTON, C. H. (Hrsg.): Evolution and consciousness, human systems in transition. London Ontario: Addison-Wesley 1976.
VARELA, F. G., MATURANA, H. R., URIBE, R.: The organization of living systems, its characterization and a model. Bio-Systems (Amsterdam) 5, 187–196 (1974).

L. KAUFMANN

T

Tabu

FREUD untersuchte 1913 den Begriff des Tabus – ein polynesisches Wort – und betonte dessen Doppelbedeutung. „Es heißt einerseits: heilig, geweiht, anderseits: unheimlich, gefährlich, verboten, unrein" (S. 26). Diese Doppelbedeutung weist nach FREUD auf die sich im Tabu ausdrückenden ambivalenten Gefühlsregungen. Solange das Tabu wirksam ist, wird diese Gefühlsambivalenz in Schranken gehalten. So verstanden gleicht das Tabu einem (kulturell sanktionierten) → Zwangssymptom. Wie in einem derartigen Symptom geben sich im Tabu verdrängte Triebwünsche zu erkennen, bei deren Durchbruch verbotene aggressive oder sexuelle Lust wie auch Bestrafungsängste und Reuegefühle erlebt werden.

Die Analogie zum Zwangssymptom läßt sich noch weiter führen: so wie sich in einer individuellen Psychoanalyse die im Zwangssymptom ausgedrückten und in Schranken gehaltenen ambivalenten Triebwünsche durch ödipale Konflikte konstelliert erweisen, läßt sich durch eine psychoanalytische Betrachtung der Mythen, Sitten und Religionen der Menschheit eine ähnliche ödipale Urthematik ausfindig machen. Von diesem Blickpunkt her gelangte FREUD zu seinen Gedanken über die Entstehung des Tabus in der Urhorde, in der sich die Söhne, zum Zwecke des gemeinsam ausgeführten Mordes, gegen den tyrannischen, exklusive sexuelle Privilegien beanspruchenden Vater, verschwören.

Diese Gedanken sind in der Folge oft auf Skepsis und Widerspruch gestoßen. Zugleich lieferten sie einen mächtigen Stimulus, anthropologische Zusammenhänge psychoanalytisch zu durchleuchten.

Literatur
CAROTHERS, J. C.: The African Mind in Health and Disease. Monograph Series 17. Geneva: World Health Organization 1953.
FRAZER, J. G.: The Golden Bough: A Study in Magic and Religion. New York: MacMillan 1922.
FREEMANN, D.: Totem and Taboo: A Reappraisal. Psychoanal. Stud. Child. 1967.
FREUD, S.: Totem und Tabu. GW, IX (1913). London: Imago 1940.
JONES, E.: The inception of ‚totem and taboo'. Int. J. Psycho-Anal. 37, 34 (1956).
KROEBER, A. L.: Totem and taboo in retrospect. Amer. J. Sociol. 45, 446 (1939).
LÉVI-STRAUSS, C.: Le Totemisme Aujourd'hui. Paris: Press. Univ. France 1962.
MALINOWSKI, B.: Magic, Science and Religion and Other Essays. New York: The Free Press 1948.
ROHEIM, G.: Psychoanalysis and Anthropology. New York: Int. Univ. Press 1950.
VESZY-WAGNER, L.: An Irish legend as proof of Freud's theory of joint parricide. Int. J. Psycho-Anal. 38, 117 (1957).

H. STIERLIN

Tagesklinik, Tagspital
Mit der Entwicklung des → Rehabilitationsprogramms in der modernen Psychiatrie und der immer besseren Bewältigung der Probleme, die sich um die psychotische Akutphase und die damit meist einhergehenden Erregungs- und Angstzustände ergeben, verschiebt sich das Schwergewicht der psychiatrischen Behandlung immer mehr von der Anstalt im klassischen Sinne zu offenen, milieuwirksamen Behandlungseinheiten mit einem Schwergewicht bei Psychotherapie und Beschäftigungstherapie. Hierbei nimmt die Tagesklinik, wie sie von BIERER in London und CAMERON vor allem entwickelt wurde, den ersten Platz ein. Ihr Ziel ist die baldigstmögliche Wiedervereinigung des Patienten mit seinem natürlichen Milieu, also seiner Familie und Wohngemeinschaft, bei Weiterführung intensiver psychiatrischer und psychotherapeutischer Therapie in der milieukonzentrierten Form einer Klinik. Der Patient verbringt bei dieser Therapieform Abend und Nacht im Rahmen seiner Familie daheim und sucht tagsüber die Tagesklinik auf, im parallelen Rhythmus zum Arbeitstag seiner Angehörigen. Das Tagesspital soll über alle Behandlungsmethoden eines psychiatrischen Spitals verfügen, dabei aber die Atmosphäre einer therapeutischen Gemeinschaft vermitteln. Die intensiveren, auch somatischen Therapien, sind eingebettet in ein Programm von Beschäftigungstherapie und produktiver Arbeitstherapie mit ansteigendem Leistungsanreiz, unterbrochen durch Gruppengespräche, die z. T. analytisch-therapeutisch geführt sind, zum anderen Teil mit Aufgaben der Selbstverwaltung erfüllt sind. Ein komplettes Tagesspital verfügt auch über einen *therapeutischen Club*, also ein geselliges Zentrum für gegenwärtige und ehemalige Patienten, die nach der Arbeit dort zusammenkommen und geselligen Kontakt, aber auch → sozialpsychiatrisch ausgerichteten ärztlichen Rat finden können. Für die Aufnahmeuntersuchung, ärztliche Beratung und Kontrolle steht eine Ambulanz zur Verfügung, für die somatischen Therapien eine kleine Bettenstation, verschiedenartige Werkstätten, Lehr- und Trainingsmöglichkeiten für berufliche Umschulung oder Fortbildung, Ehe- und Familienberatung, Musiktherapie und Clubbibliothek.

Aus ökonomischen Überlegungen ist das Tagspital häufig mit einem → Nachtspital kombiniert, da viele Beratungsdienste, der Clubbetrieb usw. beiden Institutionen dienen können und Räume und Betten eine höhere Ausnützung haben. In dieser Form ist eine schichtweise Verwendung (*Shift-Hospital*) naheliegend. Wird das Tagspital dem Versorgungsdienst einer bestimmten Region zugeordnet (→ *Sektorisierung*), so wird es zu einem *Community-Hospital*. Vielfach erreichen die gegenwärtig vorliegenden Einrichtungen nicht die geschilderte Ausbaustufe und Selbständigkeit. Am häufigsten trifft man Tagesabteilungen im Rahmen traditioneller psychiatrischer Spitäler, die meist an die Werkstätten der Arbeits- und Beschäftigungstherapie oder die Ambulanz (Poliklinik) angeschlossen sind. Diese Übergangsformen zum eigentlichen Tagspital leiden unter der Atmosphäre der „Anstalt", von der sie meist nur als eine Art Anhang geringeren Dringlichkeitsgrades betrachtet werden und sind bedroht, nur als eine Art psychiatrischer Kindergartens, als Abstellplatz chronischer Patienten in der Zeit der beruflichen Inanspruchnahme der familiären Betreuer verstanden zu werden. Obwohl auch diese Indikation durchaus ihre Berechtigung hat, hat sie nurmehr wenig gemein mit der echten Zukunftsvision einer dynamisch geführten Psychiatrie, wie sie der Plan des selbständigen, ausgebauten Tagspitals beinhaltet.

Literatur
BENNET, D. H.: The Day Hospital. Sozialpsychiat. 2, 4–18 (1969).
BIERER, J.: Day Hospital. An experiment in social psychology and synthoanalytic psychotherapy. London: H. K. Lewis & Co. Ltd. 1951.
BIERER, J.: Marlboroogh Experiment. In: Handbook of Community Psychotherapy and Community Mental Health. Ed.: LEOPOLD BELLACK. New York London: Grune & Stratton 1964.
HÄFNER, H.: Ein sozialpsychologisch-psychodynamisches Modell als Grundlage für die Behandlung symptomarmer Prozeßschizophrenien. Sozialpsychiat. 1, 33–37 (1966).
KISKER, K. P. u. M.: Psychiatrie ohne Bett. Nervenarzt 38, 10–15 (1967).
KRAMER, B.: Day Hospital. New York London: Grune 1962.

R. SCHINDLER

Tagesschwankungen

[engl.: „diurnal variations", „circadian rhythms"]
Bei nahezu allen Lebewesen gibt es rhythmische Zustandsänderungen, die dem mit der Erddrehung verbundenen regelmäßigen 24 h-Wechsel entsprechen. Solche Veränderungen finden auf allen Funktionsebenen des Organismus statt. Beispiele beim Menschen sind Tagesschwankungen der Körpertemperatur, Hormonsekretion, Herz- und Kreislaufparameter, Nieren- und Leberfunktion, von Schlafen und Wachen, Stimmung, Antrieb und Leistungsfähigkeit. Die chronobiologische Forschung der letzten Jahrzehnte konnte zeigen, daß diese Schwankungen nicht passiv durch den Einfluß der Umgebung erzeugt werden, sondern vielmehr endogenen Ursprungs sind, jedoch jeweils in bestimmten Grenzen sich von äußeren Bedingungen beeinflussen lassen. Die Tagesschwankungen resultieren aus einer Interaktion von endogenen und exogenen Faktoren. In chronobiologischen Untersuchungen ließ sich bei sorgfältiger Kontrolle der Umweltfaktoren sowohl im Tierexperiment als auch im Experiment am Menschen nachweisen, daß die 24 h-Periodik unter konstanten Bedingungen nicht „ortszeitgetreu" weiterläuft und der Organismus eine von 24 h abweichende Periodik annimmt („circadian": circa = etwa, dies = Tag; HALBERG, 1968).
Diese Experimente ohne Zeitgeber (das sind periodische Umweltfaktoren, die eine endogene Periodik synchronisieren) im Bunker, in Höhlen und unter arktischen Dauerlichtbedingungen ergaben für den Menschen eine sog. freilaufende Periodik (τ) von etwa 25 h. Um mit dem 24 h-Tag der Umgebung in Übereinstimmung zu sein, wird durch Zeitgeber das circadiane System täglich um etwa 1 h korrigiert. Die circadiane Periodik klingt im Freilauf nicht ab und behält wie ein selbsterregter Oszillator ihre Schwingungen bei. Die verschiedenen periodisch ablaufenden physiologischen und psychologischen Funktionen werden entsprechend unterschiedlich starken oder schwachen Oszillatoren zugeordnet, je nachdem wie stark der Grad gegenseitiger Beeinflussung ausgeprägt ist (multioszillatorisches System des Menschen). Im synchronisierten Zustand haben diese eine feste Phasenbeziehung zueinander, die wahrscheinlich durch die Funktion des Nucleus suprachiasmaticus im Hypothalamus als Schrittmacher gewährleistet ist. Unter bestimmten Bedingungen kann es zu Desynchronisationen (bei unterschiedlichen Periodenlängen) und veränderten Phasenbeziehungen (gegenseitig verschobene Rhythmen mit gleichen Periodenlängen) kommen.
Schwankungen mit einer Periode von 24 h treten beim Menschen nach der Geburt nicht in allen Organen und Funktionen gleichzeitig auf. Neben genetischen (endogenen) Faktoren und Umwelteinflüssen scheinen hierfür Reifungsprozesse eine Rolle zu spielen. In den ersten 2 Lebenswochen findet sich im Schlaf-Wach-Wechsel kein circadianer Rhythmus, ausgeprägt sind ultradiane Schwankungen etwa im 4 h-Bereich. In der 3.–6. Lebenswoche erscheinen neben dem ultradianen die ersten Zeichen eines circadianen Rhythmus. Ab der 13. Lebenswoche wird der circadiane Rhythmus immer deutlicher, der ultradiane Rhythmus verliert an Intensität. Etwa ab der 16. Woche verbringt der Säugling die meiste Zeit des Schlafens in der Nacht und die meiste Zeit des Wachseins tagsüber (KLEITMAN u. ENGELMANN, 1953). Der circadiane Rhythmus der Rektaltemperatur entwickelt sich etwa ab der 2. Lebenswoche, der der Natriumausscheidung in der 4. Lebenswoche und der der Kreatininausscheidung nach einem Jahr (HELLBRÜGGE, 1965).
Bereits 1904 kam JUNDELL zu dem Schluß, daß es eine Abhängigkeit der jeweiligen Form der circadianen Körpertemperaturkurve von der Anpassung des Menschen als Morgen- oder Abendtyp gibt. KLEITMAN (1939) unterschied 2 Typen: solche, bei denen Temperatur- und Leistungsfähigkeit ihr Maximum früh am Tage erreichen, etwa gegen 12 Uhr und solche, bei denen das Maximum viel später liegt, etwa gegen 18 Uhr. Erstere wurden als Morgentypen („Lerchen"), letztere als Abendtypen („Eulen") bezeichnet (LAMPERT, 1939). Beziehungen zwischen Persönlichkeitsstruktur (Introversion, Extraversion) und Morgen- bzw. Abendtyp konnten nicht nachgewiesen werden (ÖSTBERG, 1976). In einer normalen Population fand HAMPP (1961) nach dem Stimmungsmaximum 20% ausgesprochene Morgentypen, 30% deutliche Abendtypen und 50% ohne offensichtliche circadiane Schwankung der Stimmung. Für den Tagesgang der Leistungsfähigkeit erwiesen sich arbeitsmedizinische Feldversuche als von Bedeutung (z. B. Ablesefehlerhäufigkeit von Gaswerksarbeitern). Dabei ergaben ein Vormittagsgipfel, eine Mittagssenke, ein Nachmittagsgipfel und eine tiefe Mitternachtssenke das charakteristische Profil des Tagesganges der industriellen Produktionsleistung. Durch motivationale Faktoren kann diese Kurve erheblich beeinflußt werden.

Gleiches gilt für einfache oder komplexe Aufgaben bei der Ermittlung von Tagesschwankungen der geistigen Leistungsfähigkeit mittels psychometrischer Testverfahren. Die Schwierigkeit liegt bei diesen Untersuchungen u. a. in der Analyse und Interpretation der Ergebnisse (z. B. sensorische, motorische oder zentrale Komponenten). In den Versuchen, die maximale körperliche Leistungskapazität zu verschiedenen Zeiten innerhalb von 24 h zu ermitteln, zeigte es sich überraschend, daß diese während der Nacht höher als am Tage ist. Nach HILDEBRANDT (1970) beruht dies auf einer zunehmenden Ökonomie der Körperregulation in der Ruhezeit; durch eine minimale nervale Reaktionsbereitschaft während der Nacht werde der Körper jedoch in dieser Phase vor Ausbeutung geschützt. Leistungssportler zeigen Höchstleistungen überwiegend am Abend. Bei Schichtarbeitern kommt es durch häufigen Wechsel der Schlaf-Wach-Zeiten und Leistungsanforderungen zu Phasenverschiebungen im circadianen System. Der Grad der Umstellung und Anpassung hängt neben individuellen Voraussetzungen (z. B. Morgen- und Abendtyp) auch von sozialen und psychologischen Einflüssen ab. Hohes soziales Engagement erleichtert die Anpassung an die verschobene Zeitstruktur. Die Beschwerden bei Schichtarbeitern sind abhängig von der Arbeitsdauer, der Tageszeit der Schicht und der Frequenz von Schichtwechseln. Subjektiv stehen Müdigkeit und Abgeschlagenheit im Vordergrund; organische Störungen beziehen sich vor allem auf den Gastrointestinaltrakt.

Bei Flugreisen über Zeitzonen kommt es zu Phasensprüngen des Zeitgebers, das circadiane System braucht mehrere Perioden, um seine normale Phasenlage zum Zeitgeber zurückzugewinnen. Die Aktivität läßt sich dem verschobenen Zeitgeber schnell anpassen, Körpertemperatur und andere vegetative Funktionen folgen langsamer. Die subjektiven Beschwerden (z. B. Müdigkeit, Leistungsabfall) werden als „jet-lag"-Syndrom bezeichnet.

Die medizinische Bedeutung der Tagesschwankungen liegt im diagnostischen (z. B. Interpretation von Laborwerten zu bestimmten Tageszeiten) und therapeutischen (Hormonbehandlung, Cytostaticabehandlung, unterschiedliche Empfindlichkeit auf Medikamente – „Chronopharmakologie") Bereich. Bekannt sind tageszeitabhängige Häufungen von Geburten, Todesfällen, Asthmaanfällen, Myocardinfarkten, cerebralen Insulten, epileptischen Anfällen, Fieberanstiegen während Infektionskrankheiten und Glaukomanfällen sowie Änderungen der Schmerzschwelle innerhalb von 24 h (SMOLENSKY, 1983).

In der Psychiatrie haben die Untersuchungen des circadianen Systems vor allem bei manisch-depressiven Erkrankungen Bedeutung erlangt. Die Krankheitsphasen depressiver und manischer Erkrankungen stellen subjektiv Extremformen veränderten zeitlichen Erlebens dar. Die Depression entspricht einem unmittelbaren Ausdruck von Hemmung und Stagnation temporaler Abläufe des seelischen wie biologischen Lebens. In der Manie erscheint dagegen das Zeitliche nacheinander beschleunigt, aufgelockert, flüchtig, der Augenblick kann nicht festgehalten werden und verliert damit seine bisherige Relation in der Zeitstruktur. Vom Längsschnitt her fallen der phasenhafte Verlauf und eine jahreszeitliche Abhängigkeit solcher Verstimmungen auf. Diese Phänomene wurden schon sehr früh beobachtet, beschrieben und in ihrer Bedeutung für den Morbus erkannt. Man hatte jedoch keinen Zugang zu pathogenetischen Fragestellungen, theoretischen Konzepten und therapeutischen Konsequenzen aus chronobiologischer Sicht. In einer Gruppe von endogen-depressiven Patienten im symptomfreien Intervall fand MIDDELHOFF (1966) 49% Morgentypen, 35% Abendtypen und nur 16% als nicht klassifizierbar. Das bedeutet eine signifikante Häufung von Morgentypen und insgesamt ein starkes Übergewicht von Rhythmikern gegenüber der gesunden Population. Während der Zeit depressiver Verstimmung kam es zu einer drastischen Veränderung der Tagesschwankung. Nahezu alle Patienten zeigten ein ausgeprägtes Morgentief nach einem gestörten, häufig unterbrochenen und oberflächlichen Schlaf. Erst in den Nachmittags- oder Abendstunden stellt sich eine Aufhellung und Lockerung ein. Auf dem Höhepunkt der depressiven Verstimmung verschwand auch die abendliche Aufhellung. Es ist oft zu beobachten, daß das Auftreten von Tagesschwankungen die einsetzende Besserung begleitet und der Aufhellungspunkt sich progredient in Richtung Morgenstunden bewegt. Ungefähr die Hälfte der von MIDDELHOFF untersuchten Patienten gaben in der Depression eine völlige Umkehr ihrer Tagesrhythmik an. Fast ausnahmslos wurde die normale Tagesperiodik nach dem Abklingen der Depression wieder aufgenommen.

Die Entwicklung von Meß- und Analysemethoden, Fortschritte auf neuroanatomischem und neurochirurgischem Gebiet, Kenntnisse über das Verhalten des circadianen Systems bei Pflanzen, Tieren und Menschen sowie klinische Beobachtungen durch Eingriffe in den 24 h-Rhythmus bei Depressiven (z. B. Schlafentzug, Modifikation des Tagesablaufes) ergaben die Voraussetzungen, Beziehungen zwischen den Veränderungen der Stimmungslage und dem Verhalten chronobiologischer Funktionen zu untersuchen. Anhand des Verhaltens von Körpertemperatur, Cortisolsekretion, REM-Schlafbereitschaft, MHPG-Ausscheidung und Aktivitätsverteilung konnten während depressiver Phasen Veränderungen im circadianen System beobachtet werden. Mehrere chronobiologische Hypothesen (Desynchronisation, „phase advance", Instabilität) werden gegenwärtig diskutiert. Einige Therapieverfahren, wie Schlafentzug, Lithiumprophylaxe, Modifikation von Tagesgängen und neuerdings Lichttherapie, gehen davon aus, daß durch einen chronobiologischen Einfluß auf das gestörte circadiane System bei Depressiven ein therapeutischer Effekt erzielt wird.

Literatur
ASCHOFF, J.: Biological rhythms. Handbook of behavioral neurobiology, vol. 4. New York London: Plenum 1981.
HALBERG, F.: Physiologic considerations underlying rhythmometry, with special reference to emotional illness. In: AJURIAGUERRA, J. D. (Ed.): Cycles biologiques et psychiatrie, pp. 73–126. Paris: Masson 1968.
HAMPP, H.: Die tagesrhythmischen Schwankungen der Stimmung und des Antriebes beim gesunden Menschen. Arch. Psychiat. Z. Ges. Neurol. 201, 355–377 (1961).
HELLBRÜGGE, T.: The development of circadian and ultradian rhythms of premature and full-term infants. In: SCHEWING, L. E., HALBERG, R., PAULY, J. E. (Eds.): Chronobiology, pp. 339–341. Tokyo: Igaku Shoin 1974.
HILDEBRANDT, G.: Über die Bedeutung einer tageszeitlichen Ordnung der Hydrotherapie. Allg. Therapeutik (Bad Wörishofen) 10, 30–36 (1970).
JUNDELL, J.: Über die nykthemeralen Temperaturschwankungen im ersten Lebensjahr des Menschen. Jahrbuch für Kinderheilkunde 59, 521–619 (1904).
KLEITMAN, N., ENGELMANN, T.: Sleep characteristics of infant. J. Appl. Physiol. 6, 269–282 (1953).
MIDDELHOFF, H. D.: Tagesrhythmische Schwankungen bei endogenen Depressiven im symptomfreien Intervall und während der Phase. Arch. Psychiat. Z. Ges. Neurol. 209, 315–339 (1967).
ÖSTBERG, O.: Zur Typologie der circadianen Phasenlage. Ansätze zu einer praktischen Chronohygiene. In: HILDEBRANDT, G. (Hrsg.): Biologische Rhythmen und Arbeit, S. 117–137. New York Heidelberg: Springer 1976.
SMOLENSKY, M. H.: Aspects of human chronopathology. In: REINBERG, A., SMOLENSKY, M. W. (Eds.): Biological rhythms and medicine, pp. 131–209. New York Berlin Heidelberg Tokyo: Springer 1983.
WEHR, T. A., GOODWIN, F. K.: Circadian rhythms in psychiatry. Pacific Grove: Boxwood 1983.
WEVER, R.: The circadian system of man. New York Heidelberg: Springer 1979. B. PFLUG

Tag-Nacht-Rhythmus (= zirkadianer Rhythmus)
Der Organismus zeigt physiologische Funktionsänderungen, die ungefähr (= circa) dem Ablauf eines Tages (= dies) angepaßt sind, daher auch der Terminus „zirkadian". Es handelt sich um ein ubiquitäres biologisches Phänomen, das Menschen, Tiere und Pflanzen betrifft, ja sogar Einzeller. Auf welche Weise ein Organismus Zeitmessungen durchführen kann, ist nicht in allen Bereichen hinreichend geklärt. Die Fähigkeit zu tagesrhythmischen „Eigenschwingungen" ist offenbar schon in der Peripherie vorhanden, d. h. in Zellen und Organen. Beispielsweise zeigen isolierte Tierdärme eine 24-Stunden-Rhythmik ihrer Peristaltik (BÜNNING). Diese periphere Eigenrhythmik wird wahrscheinlich durch zentrale Instanzen, insbesondere im meso-diencephalen Bereich, nach Art eines „Schrittmachers" beeinflußt. Man rechnet damit, daß die Regulation auf verschiedenen Ebenen erfolgt, wobei innere und äußere Zeitgeber zusammenwirken. Unter den äußeren Zeitgebern ist der Wechsel von Licht und Dunkelheit am wichtigsten; hinzu kommen andere rhythmische Außenreizänderungen. Dadurch kann die endogene Rhythmik bis zu einem gewissen Grade gesteuert und modifiziert werden. Aufschlußreich sind Beobachtungen an freilaufenden endogenen Rhythmen nach experimenteller Ausschaltung aller äußeren Zeitgeber. Viele Menschen entwickeln dann (freilaufende) eigenrhythmische Perioden von mehr als 24stündiger Dauer (d. h. etwa 25 Stunden oder noch länger), seltener kürzer. Bemerkenswert sind auch experimentelle Beschleunigungen bzw. Verlangsamungen der rhythmischen Außenzeitänderungen. Hierbei zeigt sich, daß einzelne vegetative Funktionsbereiche unterschiedlich leicht umgestellt werden können. Es kommt also vor, daß die Phasen verschiedener Teilfunktionen gegeneinander verschoben werden (= innere Desynchronisation). Das ist auch eine mögliche Folgeerscheinung abrupter äußerer Phasenverschiebungen (z. B. Flugreise mit erheblicher Uhrzeitveränderung); hier kann es unter Umständen mehrere Tage dauern, bis exogener und endogener Rhythmus sich wieder in Einklang befinden (und bis auch eine eventuelle innere Desynchronisation abgeklungen ist).
Die tagesrhythmischen Veränderungen betreffen beim Menschen nicht nur vegetative Funktionen (Wasser- und Elektrolythaushalt, andere Stoffwechselvorgänge, Körpertemperatur, Kreislauf usw.), sondern auch psychische Phänomene: Aufmerksamkeit, Konzentrationsfähigkeit, Wendigkeit, Spontaneität, Stimmung u. a. – Als Teilerscheinung einer zirkadianen Rhythmik kann auch der Nachtschlaf aufgefaßt werden (→ Schlaf).
Störungen des zirkadianen Rhythmus spielen besonders auch bei endogener → Depression und bei → Manie eine Rolle.

Literatur
ASCHOFF, J.: Exogene und endogene Komponente der 24-Stunden-Periodik bei Tier und Mensch. Naturwissenschaften 42, 569–575 (1955).
ASCHOFF, J. (Ed.): Biological rhythms. Handbook of behavioral neurobiology, vol. 4. New York London: Plenum
BAUST, W.: Physiologie und Pathophysiologie des Schlafes und physiologische Korrelate des Traumes. In: Schlaf, Schlafverhalten, Schlafstörungen. Herausgegeben von BÜRGER-PRINZ, H., FISCHER, P.-A. Stuttgart: Enke 1967.
BÜNNING, E.: Die physiologische Uhr. Zeitmessung in Organismen mit ungefähr tagesperiodischen Schwingungen. 2. Aufl. Berlin Göttingen Heidelberg: Springer 1963.
FINKE, J., SCHULTE, W.: Schlafstörungen. Ursachen und Behandlung. 2. Aufl. Stuttgart: Thieme 1979.
JUNG, R.: Neurophysiologie und Psychiatrie. In: GRUHLE, H. W., JUNG, R., MAYER-GROSS, W., MÜLLER, M., Bd. I/1A. S. 325–928. Berlin Heidelberg New York: Springer 1967.
PAPOUŠEK, M.: Chronobiologische Aspekte der Zyklothymie. Fortschr. Neurol. Psychiat. 43, 381–440 (1975).
 J. FINKE

Testierfähigkeit → forensische Psychiatrie

Tests
Das Interesse an der Messung individueller Unterschiede mit Hilfe standardisierter Verfahren hat seinen Ursprung im späten 19. Jahrhundert. Der Begriff „mental tests" taucht zum erstenmal 1890 in einer Arbeit des WUNDT-Schülers CATTELL auf, in der dieser zwei Prüfreihen vorstellt, die sich

vorwiegend auf elementare psychische Funktionen wie Schwellen- und Reaktionszeit-Bestimmungen beschränken. Die Wahl dieser Verfahren erklärt sich zum einen daher, daß CATTELL glaubte, die Messung sensorischer Funktionen ermögliche die Bestimmung des Intelligenzniveaus. Er teilte damit die Ansicht GALTONS, der sich in seinem anthropometrischen Laboratorium ähnlicher Testreihen bediente. Die Beschränkung auf diese Prüfverfahren wurde andererseits vom Stand der methodischen Entwicklung der Experimentalpsychologie nahegelegt, die nur die Messung einfacher Funktionen mit hinlänglicher Präzision zuließ.

Von der Seite der Psychiatrie bemühte man sich zur gleichen Zeit um die Messung vergleichsweise komplexerer Funktionen. So verwendete KRAEPELIN (1895) u. a. eine Reihe von einfachen Rechenaufgaben, mit deren Hilfe Gedächtnis, Übungseffekte, Ermüdung und Ablenkbarkeit erfaßt werden sollten. OEHRN (1889), ein Schüler KRAEPELINS, benutzte Aufgaben zur Messung der Wahrnehmung, des Gedächtnisses und der motorischen Funktionen, um die Beziehungen zwischen psychologischen Funktionen aufzudecken.

Das Muster für eine ganze Reihe späterer Intelligenztests gibt das 1905 nach mehrjährigen Untersuchungen von BINET und SIMON vorgelegte Testinstrument zur Erfassung minderbegabter Schulkinder ab. Die vorläufige Aufgabensammlung von 1905 sollte besonders Urteilsfähigkeit, allgemeines Verständnis und schlußfolgerndes Denken prüfen, die nach BINET wesentlich die Intelligenz ausmachen. Der 1908 und 1911 revidierte, mit Altersnormen versehene Test erfreute sich bald weltweiter Verbreitung. Die erste deutsche Adaptation wurde von BOBERTAG (seit 1911) vorgenommen. Die Weiterentwicklung des Binetschen Ansatzes erfolgte in den USA unter TERMAN an der Stanford-Universität.

Als bedeutendster früher deutscher Testforscher gilt STERN, der 1911 („differentielle Psychologie und ihre methodischen Grundlagen") eine Zusammenfassung der bisherigen Ergebnisse veröffentlichte. Er schlug den „Intelligenzquotienten"

$$IQ = \frac{\text{Intelligenzalter}}{\text{Lebensalter}} \times 100$$

als Maß vor, der seine statistische Verallgemeinerung durch TERMAN fand.

Von größter Bedeutung für die Weiterentwicklung der Testverfahren war die Entwicklung statistisch-mathematischer Methoden (u. a. PEARSON, SPEARMAN, KELLEY, THURSTONE, HOTELLING; → Faktorenanalyse).

Unter dem Druck politischer Ereignisse – der Eintritt der USA in den ersten Weltkrieg (1917) machte eine schnelle Abschätzung des Intelligenzniveaus von 1½ Millionen Rekruten erforderlich – wurden die ersten Gruppentests (Army Alpha, Army Beta) entwickelt, die nicht nur weniger Zeitaufwand, sondern auch eine geringere Ausbildung des Testers erforderten. Im Zusammenhang mit Fragen der Wehrtauglichkeit wurde auch einer der ersten standardisierten Persönlichkeitsfragebogen („Personal Data Sheet"; WOODSWORTH, 1918) entwickelt.

Ein psychologischer *Test* ist ein systematisches Verfahren, bei dem unter kontrollierten Bedingungen eine Verhaltensstichprobe erhoben und mit den Reaktionen anderer Personen auf gleiche Stimuli verglichen wird, so daß Wahrscheinlichkeitsaussagen über den individuellen relativen Ausprägungsgrad eines empirisch-theoretisch begründeten Persönlichkeitsmerkmals oder über ein spezifisches Verhalten außerhalb des Testes möglich werden.

Mit MICHEL (1964, p. 20 f.) lassen sich vier „Phasen des testdiagnostischen Prozesses" unterscheiden. Nämlich: *Provokation* des Verhaltens mit Hilfe einer standardisierten Reizkonfiguration, systematische *Registrierung* der als diagnostisch relevant festgelegten Aspekte des Verhaltens, deren *Auswertung* nach festgelegten Regeln, schließlich die *Interpretation*, bei der im Idealfall jeder mit dem Test hinlänglich Vertraute bei einem gegebenen Testresultat zu gleichen Schlußfolgerungen kommen soll. Hinsichtlich der geforderten Bedingungskontrolle stellt der Test einen Spezialfall eines psychologischen *Experimentes* dar. Der Test ist ein Experiment, das im allgemeinen routinemäßig durchgeführt wird und bei dem individuelle psychische Unterschiede gemessen werden sollen. Es geht dabei um die quantitative Bestimmung der relativen Position, die einem Individuum in einer definierten Population zukommt (→ *Eichung*).

→ *Projektive Verfahren* gehören, dieser Definition zufolge, nicht zu den Tests: Bei ihnen spielt die subjektive Interpretation der vom Reizmaterial provozierten Reaktionen, wie sie etwa die Einordnung einer prinzipiell mehrdeutigen Reaktion der Versuchsperson („Zeichen") in ein Gesamtbild erfordert, eine entscheidende Rolle.

Die theoretischen Grundlagen der Tests im oben definierten Sinne liefert die Testtheorie, die in ihrer „klassischen" Form (GULLIKSEN, 1950; vgl. FISCHER, 1968) sich vor allem mit der Präzision der Messung befaßt. Neuere testtheoretische Ansätze siehe MICHEL u. CONRAD (1982).

Die praktischen Kenntnisse, die nicht nur für die Konstruktion von Tests, sondern auch für deren Beurteilung und Anwendung erforderlich sind, vermittelt das Lehrbuch von LIENERT (1961).

Die Güte eines Tests bemißt sich, der klassischen Testtheorie zufolge, vor allem nach zwei, voneinander nicht unabhängigen Kriterien, der → *Reliabilität* und der → *Validität*. Während Reliabilität die Meßgenauigkeit des Testinstrumentes bezeichnet, unabhängig davon, was der Test zu messen vorgibt, trifft der Begriff der Validität gerade den zuletzt genannten Sachverhalt: Ein Test ist valide, wenn er das Merkmal erfaßt, das er messen soll. Nach der klassischen Testtheorie erfolgt die Validierung anhand eines Vergleichs der Testwerte mit einem externen Kriterium. Der Test muß dabei entweder mit einem gleichzeitig erhobenen Kriterium, etwa der Beurteilung des zu messenden Persönlichkeitsmerkmals durch Lehrer, Vorgesetzte usw. korrelieren („concurrent validity"), oder er muß ein späteres Verhalten, etwa in der Schule, im Beruf, erfolgreich vorhersagen („predictive validity").

Von Ausnahmen abgesehen, bereitet es in der Praxis fast immer größte Schwierigkeiten, ein objektives Kriterium zu finden, das eine Abschätzung der Validität eines Tests zuläßt. Nicht selten ist der Test von der Intention seiner Autoren her ausersehen, in der Folge die unbefriedigenden Kriterien – z. B. Lehrerbeurteilungen, psychiatrische Diagnosen (vgl. ZUBIN, 1967) –, deren mangelnde Reliabilität hinlänglich belegt ist, zu verbessern oder zu ersetzen. Zu einer Diskussion der Probleme, die mit der Validität zusammenhängen und deren Lösungsversuche (Faktorielle Validität, Konstrukt-Validität) sei auf VERNON (1964; p. 213 ff.) verwiesen.

Erwähnt werden sollte hier noch die Forderung an einen Test nach „diskriminativer Validität" („discriminative validity"; CAMPBELL u. FISKE, 1959). Ein Test, der nicht nur ältere Verfahren ersetzen soll, muß nicht nur mit externen Kriterien korrelieren; es ist auch nachzuweisen, daß er in der Tat eine neue oder eine andere Persönlichkeitsdimension mißt als bestehende Tests. Ein Beispiel soll das verdeutlichen. Wenn ein Fragebogen, der dazu bestimmt ist, „Angst" zu messen, nahezu identische Korrelationen mit einem Kriterium aufweist wie ein anderer Test, der vorgibt, „Neurotizismus" zu erfassen, so besitzt der Fragebogen keine diskriminative Validität, d. h. er erfaßt keine neue Dimension. Das gilt für viele Persönlichkeitstests, die häufig hoch mit Intelligenztests korrelieren (MISCHEL, 1968).

Einem Test kommt keine allgemeine, festgelegte Validität zu. Er kann verschiedenen Zwecken dienen. Er kann auf verschiedene Populationen angewendet werden. Wird der Geltungsbereich überschritten, d. h. der Zweck und der Personenkreis, für den der Test bestimmt und für die die Validität empirisch ermittelt worden ist, so muß das Verfahren für diesen Anwendungsbereich validiert werden.

Es ist nun nicht so, daß sich der Wert eines Testes allein aus seiner Validität herleitet. Der Nutzen eines Testinstrumentes variiert vielmehr mit der jeweiligen Entscheidung, zu der es herangezogen wird (CRONBACH u. GLESER, 1965). Bei Fragen der Personalauslese etwa ist der „Selection Ratio" (TAYLOR u. RUSSEL, 1939) von besonderer Bedeutung, d. h. die Proportion der aus einer gegebenen Population auszulesenden Individuen. Ein Test mit einer niedrigen (nach der klassischen Testtheorie zu niedrigen) Validität kann unter der Bedingung, daß der „Selection Ratio" niedrig ist, eine erhebliche Verbesserung der Auslese bewirken.

Vor allem im klinischen Bereich, darauf haben MEEHL u. ROSEN (1955) zuerst hingewiesen, müssen die a priori-Wahrscheinlichkeiten („base rates"), d. h. z. B. die Häufigkeit einer in einem spezifizierten Krankengut auftretenden Patientengruppe, berücksichtigt werden. Wenn 95% aller stationär behandelten Patienten einer psychiatrischen Klinik die Diagnose „Schizophrenie" erhalten, so ist ein Test wertlos, der in 80% der Fälle diese Diagnose vorhersagt. Man tut unter diesen Umständen besser daran, automatisch alle Patienten als „Schizophrenie" zu klassifizieren. Tests können einen Zeitverlust bedeuten, wenn die a priori-Wahrscheinlichkeiten einer Population extrem hoch oder niedrig sind. In Rechnung gestellt werden muß auch, wie schwerwiegend es ist, „falsche" (untaugliche, nicht mit dem Merkmal behaftete) Individuen auszulesen bzw. die „richtigen" (taugliche, mit dem Merkmal behaftete) Individuen zurückzuweisen. Bei einem Test zur Auslese von Selbstmord-Kandidaten wird man den Fehler, einen gewissen Prozentsatz nicht gefährdeter als suizidgefährdet auszulesen geringer bewerten als die falsche Klassifikation prospektiver Selbstmörder in die Gruppe der nicht gefährdeten Patienten.

Diese und ähnliche Überlegungen führen zu dem Konzept der „incremental validity" (SECHREST, 1963). Es geht dabei um die Frage nach dem „Nutzen" und den „Kosten" eines Tests: Führt die Verwendung des Tests zu neuer Information, die nicht einfacher, ohne zusätzliche Kosten zugänglich ist? Dem klinischen Psychologen stehen im allgemeinen eine Reihe von Informationsquellen offen. Einfache Angaben wie Alter, Erziehung, sozioökonomischer Status lassen bereits gute Vorhersagen zu. Mehrere Untersuchungen (z. B. PETERSON, 1965; nach MISCHEL, 1968) haben die Überlegenheit einfacher Selbstbeurteilungen über zum Teil aufwendige Testverfahren erwiesen. Ein Test sollte daher stets mit der „besten a priori-Strategie" (CRONBACH u. GLESER, 1965) verglichen werden.

Testaufbau und Testanalyse erfordern im allgemeinen sehr viel Zeit; sie sind zum Teil mit erheblichen Kosten verbunden. – Welche Vorteile, die diesen Aufwand rechtfertigen, bieten nun psychologische Tests? Sie ergeben sich weitgehend bereits aus der oben gegebenen Definition. Tests gestatten mit einem bestimmten Grad von Wahrscheinlichkeit ein Verhalten außerhalb der Testsituation vorherzusagen. Gegenüber anderen psychodiagnostischen Verfahren, wie der freien Befragung, bieten gut konstruierte Tests die Gewähr, daß festgestellte Unterschiede zwischen Individuen nicht eventuell auf unterschiedliche Reizvorlagen zurückgeführt werden müssen. Hier ist nun allerdings einschränkend anzumerken, daß als Fehlerquelle nicht nur das Testmaterial in Frage kommt. Vielmehr gehört hierzu die ungleich schwerer zu kontrollierende situative psychische Lage, in der sich die getestete Person befindet, und das Verhalten des Testleiters. Den Einfluß der Testsituation auf die Testergebnisse zeigt SPITZNAGEL (1982) auf.

Die Standardisierung der Teststimuli erlaubt die Anwendung von Normen, d. h. die individuellen Testleistungen können mit den Testwerten vieler Personen zuverlässig verglichen werden (→ *Eichung*). Der Psychodiagnostiker profitiert somit bei einem Test von den Informationen, die der Testautor bei der Standardisierung und den mit der Testkonstruktion verbundenen Untersuchungen gesammelt hat. Der Fehler, den er begeht, wenn er eine subjektive Einschätzung auf Grund seiner klinischen Erfahrung und der damit häufig verbundenen Übergewichtung seltener oder ungewöhnlicher Fälle vornimmt, entfällt. Tests erleichtern die Kommunikation: Testbefunde verschiedener Untersucher sind unter gewissen Voraussetzungen vergleichbar. Die aus den Tests gezogenen Schlüsse sollten nachvollziehbar und damit kontrollierbar sein. Schließlich steht dem Aufwand bei der Testkonstruktion im allgemeinen eine Erleichterung bei der Testanwendung gegenüber. Viele Tests sind einfacher zu geben, auszuwerten und zu interpretieren als vergleichbare psychodiagnostische Vorgehensweisen.

Die Klassifikation von Tests (vgl. LIENERT, 1961; MICHEL u. CONRAD, 1982) ist vergleichsweise einfach, solange sie nach formalen Gesichtspunkten erfolgt. Hier lassen sich verbale von nichtverbalen Tests unterscheiden – solche also, bei denen die Sprache eine wesentliche Rolle spielt gegenüber anderen, bei denen weder geschriebene noch gesprochene sprachliche Elemente in der Testanweisung und den Testaufgaben vorkommen. Hinsichtlich des Testmaterials spricht man u. a. von Papier- und Bleistift-Tests, apparativen Tests und Manipulationstests. Nach der Möglichkeit, einen oder gleichzeitig mehrere Probanden zu untersuchen, wird zwischen Individual- und Gruppentests unterschieden. Nach der Zahl der zu erfassenden Merkmale lassen sich Tests in Einzeltests oder Testbatterien einteilen. Je nachdem, ob Quantität: die Lösung vieler Aufgaben von niedrigem Schwierigkeitsgrad in begrenzter Zeit – oder Qualität: die Lösung von nach aufsteigender Schwierigkeit geordneten Aufgaben zur Erfassung der Leistungshöhe des Verhaltens – gefordert werden, stellt man Geschwindigkeitstests („speed tests") und Niveautests („power tests") einander gegenüber. Viele Tests sind hinsichtlich dieses Gesichtspunktes Mischformen. CRONBACH (1960) klassifiziert Tests danach, ob sie ein maximales Verhalten oder ein typisches Verhalten hervorrufen. Inhaltlich fällt diese Einteilung weitgehend mit der Unterteilung in Intelligenz- und Leistungstests einerseits und Persönlichkeitstests andererseits zusammen. Schließlich lassen sich Tests noch nach dem Altersbereich der Probanden einteilen, etwa in Kinder- und Erwachsenentests.

Unschärfer ist eine Gliederung des Testinstrumentariums nach inhaltlichen Gesichtspunkten. Allgemeiner Akzeptierung erfreut sich die grobe Unterteilung in Fähigkeitstests (Intelligenztests, Leistungstests) und Persönlichkeitstests. MICHEL (1964, p. 33) weist darauf hin, daß diese Aufteilung wenig glücklich sei, impliziere sie doch eine Dichotomie von „Fähigkeit" und „Persönlichkeit", die man in modernen Persönlichkeitstheorien nicht zu machen bereit ist. BRICKENKAMP (1985) unterscheidet Leistungstests (Entwicklungs-, Intelligenz-, allgemeine Leistungs-, Schul- und spezielle Funktionsprüfungs- und Eignungstests) und psychometrische Persönlichkeitstests (Persönlichkeits-, Struktur-, Einstellungs- und Interessentests).

Hier soll zwischen Intelligenztests, Leistungstests und Persönlichkeitstests unterschieden werden.

Intelligenzprüfung

Historisch gesehen lassen sich zwei Konzepte der → Intelligenz aufzeigen, die für die Versuche zu deren Messung von Bedeutung sind. Das eine ist das der allgemeinen Intelligenz, das BINET, wenn auch nicht von Anfang an, in seinem Test zu messen trachtete. Die Intelligenz ist nach GALTON, EBBINGHAUS, SPEARMAN und anderen eine allgemeine Leistungsfähigkeit, die es dem Individuum gestattet, in verschiedenen Bereichen Leistungen zu vollbringen. Für diese Auffassung, deren vorwissenschaftliche Tradition nicht besonders hervorgehoben werden muß, spricht, wie GALTON beobachtete, daß Menschen von hohem intellektuellem Niveau gemeinhin auch im Leben hohe Stellungen innehaben. Die Testergebnisse BINETS zeigten einen Zusammenhang mit den Schulleistungen. Dem anderen Konzept zufolge machen eine Reihe von spezifischen, voneinander mehr oder weniger unabhängigen Fähigkeiten die Intelligenz aus. Diese Auffassung dürfte nicht weniger Alltagserfahrungen entsprechen, scheint doch der eine mehr sprachlich, weiniger mathematisch begabt, der andere eher über technische Fähigkeiten zu verfügen. Dem Psychiater und Neuropsychologen sind spezifische Leistungsausfälle vertraut.

Es ist nun schon früh versucht worden, beide Ansätze zu vereinen, d. h. sowohl das allgemeine Intelligenzniveau als auch spezifische Fähigkeiten zu erfassen.

Ein Beispiel hierfür sind die Wechsler-Skalen, wie der HAWIE (BONDY, 1956), die deutsche Bearbeitung und Standardisierung der „Wechsler Bellevue Adult Intelligence Scale" (WECHSLER, 1944). WECHSLER geht von einem Globalbegriff der Intelligenz aus: Intelligenz ist Teil der Persönlichkeit, neben allgemeinen und spezifischen intellektuellen Fähigkeiten müssen nicht-intellektuelle Aspekte der Intelligenz bei der Messung berücksichtigt werden. Der HAWIE setzt sich aus einem Verbal- und einem Handlungsteil zusammen. Den Verbalteil bilden die Untertests Allgemeines Wissen, Allgemeines Verständnis, Zahlennachsprechen, Rechnerisches Denken, Gemeinsamkeitenfinden sowie ein zusätzlicher Wortschatztest. Der Handlungsteil besteht aus einem Zahlen-Symbol-Test, Bilderordnen, Bilderergänzen, Mosaik-Test und Figurenlegen. Durchführung und Auswertung des HAWIE verlangen einen fachlich ausgebildeten Testleiter. Der Test liefert einen Verbal-Intelligenzquotienten (V-IQ), einen Handlungs-Intelligenzquotienten (H-IQ) und einen Gesamt-Intelligenzquotienten (G-IQ). Es handelt sich dabei um sogenannte Abweichungs-Intelligenzqotienten mit dem Mittelwert 100 und einer Standardabweichung von 15, definiert durch die Abweichung eines Individuums vom Mittelwert der entsprechenden Altersgruppe.

Der Gesamt-IQ, der mit Hilfe einer auf statistischen Kriterien beruhenden Klassifikation interpretiert werden kann, gibt ein brauchbares Maß des allgemeinen Intelligenzniveaus. Daneben ist in der klinischen Diagnostik versucht worden, intraindividuelle Differenzen in den Untertests zu verwerten. Gegen eine Profilanalyse sind gewichtige Argumente vorgebracht worden. So ist vor allem die Reliabilität der einzelnen Untertests zu niedrig, um eine Messung spezieller Fähigkeiten zuzulassen. Darüber hinaus handelt es sich — das haben → Faktorenanalysen gezeigt — bei den Untertests gar nicht um unabhängige Fähigkeiten. Zahlreiche amerikanische Untersuchungen sprechen gegen eine Auswertung der Wechsler-Skalen im Sinne spezieller Intelligenztests. „Der klinische Psychologe deutet daher selbst erhebliche Untertestdifferenzen immer nur als hypothetische Zeichen für ein oder mehrere klinische Syndrome, die durch weitere Informationen validiert werden müssen" (PRIESTER, 1964, 255).

Zur Erfassung intraindividueller intellektueller Leistungsdifferenzen sind vor allem in den USA spezielle Intelligenztests („multiple aptitude tests") entwickelt worden.

Historisch bedeutsam sind die „Chicago Tests of Primary Mental Abilities" (PMA), die 1941 zuerst von THURSTONE veröffentlicht wurden. Ihre Konstruktion beruht auf der multiplen Faktorentheorie des Autors (→ Faktorenanalyse). THURSTONE u. Mitarb. haben etwa ein Dutzend als „primary mental abilities" bezeichnete Faktoren identifiziert, von denen 7 von anderen Autoren repliziert worden sind: V = Sprachbeherrschung, W = Wortflüssigkeit, N = Rechengewandtheit, S = Raumvorstellung, M = Gedächtnis, P = Auffassungsgeschwindigkeit, I = Schlußfolgerndes Denken. Die Testbatterien, die diese Faktoren messen sollen, weisen eine Reihe von technischen Mängeln auf. Ihre historische Bedeutung ist unbestritten.

Ein anderes Beispiel für einen speziellen Intelligenztest ist die „General Aptitude Test Battery" (GATB) (DVORAK, 1956; WASHINGTON, 1952—1958), die vor allem in der Berufsberatung für Staatsangestellte, aber auch in Kliniken, Universitäten und Gefängnissen eingesetzt wird und in mehr als 20 Ländern verbreitet ist. Nach langwierigen Voruntersuchungen wurde die ursprünglich größere GATB auf 12 Untertests (8 Papier- und Bleistifttests, 4 apparative Tests) reduziert, die 9 Faktoren erfassen, u. a. Verbale Begabung (Wortschatztest), Begabung zum räumlichen Vorstellen, Formerkennung, Motorische Koordination, Fingerfertigkeit und Handfertigkeit. Die Normen beruhen auf 4000 Versuchspersonen, die hinsichtlich Alter, Geschlecht, Schulniveau, Beruf und geographische Lage eine repräsentative Stichprobe der berufstätigen Bevölkerung der USA um 1940 darstellen. Das Besondere an GATB sind die sogenannten „Occupational Ability Patterns", d. h. empirisch gewonnene Berufsfähigkeitsmuster, die die speziellen Anforderungen eines gegebenen Berufes angeben und mit denen ein individuelles Testprofil verglichen werden kann. Dank der vielfältigen Anwendung der GATB liegen zahlreiche Untersuchungen vor, die zeigen, daß die Reliabilität der Untertests relativ hoch ist. Auch die Validität wird im allgemeinen gut beurteilt.

Die Maße der allgemeinen Intelligenz (IQ) haben sich als brauchbare Prediktoren für den Schulerfolg erwiesen. Sie sind nützlich unter anderem bei der Klassifizierung von Schülern, bei der Berufsberatung, bei der Diagnose von Schwachsinnigen. „Für viele praktische Absichten dürfte das Konzept der allgemeinen Intelligenz ebenso nützlich sein wie die damit im Wettstreit liegenden Konzepte über multiple Fähigkeiten" (MISCHEL, 1968, 17). Die Testbatterien zur Erfassung spezieller Fähigkeiten weisen häufig noch nicht die erforderliche differentielle Validität auf. Dies gilt weniger für die GATB, die allerdings für einige relativ eng umschriebene Berufsgruppen entwickelt worden ist.

Leistungstests
Der Begriff „Leistungstest" wird in vielfältiger Bedeutung verwendet (MICHEL, 1964, 34). So werden „achievement tests", die der Messung erworbener — häufig schulischer — Kenntnisse dienen, teilweise im Deutschen so bezeichnet. Wir halten uns hier an LIENERT (1961, 19), der unter Leistungstests Prüfverfahren nicht-intellektueller Fähigkeiten versteht und in motorische, sensorische und psychische Leistungstests unterteilt.

Psychomotorische Leistungstests. Der Bereich der Psychomotorik ist faktorenanalytisch (→ Faktorenanalyse) besonders gründlich untersucht worden. Eine knappe Übersicht mit Literaturangaben gibt PAWLIK (1968, 318—323). Ein in zahlreichen Faktorenanalysen gefundener allgemeiner Faktor der Psychomotorik wird als „Psychomotorische Koordination" bezeichnet. Er wird mit Hilfe von Geräten erfaßt, die von der Versuchsperson koordinierte Arm-, Hand- und Fußbewegungen auf vor allem visuelle Reize verlangen („Complex

Coordination"). Ein gutes Maß für die psychomotorische Koordination ist der „pursuit rotor", bei dem die Versuchsperson mit der Spitze eines Stiftes stets auf einer Marke bleiben soll, die auf einer rotierenden Scheibe angebracht ist. Bei neueren Versionen dieses Tests hat der Proband mit einem Stift, der mit einer photosensiblen Zelle ausgerüstet ist, auf einer sich bewegenden Lichtquelle zu bleiben. Ein weiterer Faktor, als Zielen („aiming") bezeichnet, der die Präzision und Geschwindigkeit kleiner Arm-Hand-Bewegungen erfaßt, wird in Papier- und Bleistifttests gemessen. Die Versuchsperson muß in kleine Kreise jeweils einen Punkt setzen. Erwähnt werden soll noch ein Faktor der Handgeschicklichkeit. Beim „Minnesota Rate of Manipulation Test" etwa, soll die Versuchsperson möglichst schnell zylinderförmige Holzklötze aus einem Steckbrett nehmen, umdrehen und an eine andere Stelle des Steckbretts legen. Bei der Fingerfertigkeit, wie sie etwa das „Purdue Pegboard" erfaßt, kommt es darauf an, möglichst schnell und präzise mit kleinen Objekten, wie Stiften, Plättchen und Schrauben zu manipulieren.

Psychomotorische Tests haben eine große Bedeutung bei psychopharmakologischen Untersuchungen. Beachtet werden muß u. a., daß sich bei mehrfacher Testdurchführung an einem Gerät im allgemeinen erhebliche Übungseffekte ergeben. Es kommt dabei, wie FLEISHMAN u. HEMPEL (1954) gezeigt haben, nicht nur zu einer quantitativen Leistungssteigerung, sondern auch zu Veränderungen hinsichtlich des Anteils, der den am Zustandekommen der Leistung beteiligten Faktoren zuzuschreiben ist: Anfänglich bedeutsame allgemeine Faktoren verlieren mit zunehmender Übung an Gewicht zugunsten spezifischer Faktoren, die für die Leistung typisch sind. Übung bedeutet hier Spezialisierung (PAWLIK, 1968, 329).

Ein Beispiel für *sensorische* Leistungstests sind die pseudoisochromatischen Tafeln, die der Aufdeckung von Störungen der Farbwahrnehmung dienen, wie die Farbtafeln von STILLING (1876) oder die von ISHIHARA. Aus dem Bereich des Gesichtssinns sind die Sehtafeln zu erwähnen, aus dem des Gehörsinns die allgemeine Prüfung auf Schwerhörigkeit, etwa mit Hilfe eines Audiometers. Näheres siehe bei MERZ (1964).

Bei den allgemeinen *psychischen* Leistungstests handelt es sich um Prüfverfahren, in denen allgemeine Voraussetzungen für das Erzielen von Leistungen erfaßt werden sollen. Diese Voraussetzungen werden oft mit „Aufmerksamkeit", „Konzentration" oder „Aktivierung" bezeichnet (BARTENWERFER, 1983). Häufig geht es bei dieser Art Leistungstests darum, Aufgaben mit relativ geringer intellektueller Anforderung über längere Zeit möglichst schnell zu lösen, so etwa beim Arbeitsversuch nach KRAEPELIN (OEHRN 1889): Die Versuchsperson addiert (bei OEHRN während 2 Std.) so schnell wie möglich einstellige Zahlen – oder bei den Durchstreichtests, die auf BOURDON (1895) zurückgehen: In der ursprünglichen Form hat der Proband auf einer Textseite alle a, r, s und i durchzustreichen. Einen sehr gut ausgearbeiteten Durchstreichtest hat BRICKENKAMP (1962) vorgelegt. Unter den Rechentests ist der Konzentrations-Leistungs-Test (K-L-T) von DUEKER und LIENERT (1959) hervorzuheben, der erheblich schwierigere Aufgaben aufweist als vergleichbare Tests. Die Reliabilität ist relativ hoch für richtig und falsch gerechnete Aufgaben. Zur → Eichung wurde der K-L-T 6629 Probanden vorgegeben. Es liegen Normen für verschiedene Schulgruppen nach Geschlecht getrennt vor.

Persönlichkeitstests
Psychometrische Vorgehensweisen zur Erfassung der Persönlichkeit gehen von der plausibel erscheinenden Prämisse aus, daß interne Dispositionen, funktionelle Einheiten oder kausale Faktoren innerhalb des Individuums im wesentlichen dessen Verhalten bestimmen. Diese Qualitäten, die die Persönlichkeit ausmachen sollen, werden als recht stabile Eigenschaften aufgefaßt, die dem Individuum, ähnlich wie andere unveränderliche Kennzeichen – Größe, Hautfarbe, z. B. –, eigen sind. (Gegen die Bedeutung dispositioneller Variablen, siehe MISCHEL, 1968.)

Zu den Persönlichkeitstests zählen unter anderem Eigenschaftstests, Einstellungstests (Einstellung hier im Sinne von „attitude": relativ überdauernde Anschauungen, Überzeugungen und Meinungen) und Interessentests. Hinsichtlich der Klassifikation von Persönlichkeitstests folgen wir hier der Unterscheidung aufgrund des Inhalts der Testelemente in subjektive und objektive Tests zur Messung der Persönlichkeit, wie sie im Handbuch der Psychologie, 6. Band: Psychologische Diagnostik (1964) vorgenommen wird. „Subjektiv" bedeutet hier, daß diese Tests auf der Voraussetzung beruhen, „... daß der Proband in der Lage ist, in der direkten Reaktion auf die verbalen Elemente des Tests (Entscheidungsantworten auf Fragen, Zustimmung bzw. Ablehnung von Feststellungen) Auskünfte über sein eigenes Verhalten in der Vergangenheit, über Gefühle, Vorlieben, Abneigungen und sonstige Einstellung zu geben" (MITTENECKER, 1964, 461). Wenn hier von subjektiven Tests gesprochen wird, so wird damit gemeint, daß diese Tests möglichen Verfälschungstendenzen seitens der Versuchsperson ausgesetzt sind. Formal hingegen sind an diese Tests die gleichen – einleitend angedeuteten – Anforderungen wie an alle Tests zu stellen. Unter objektiven Persönlichkeitstests werden die Prüfverfahren verstanden, deren Testprinzip der Proband nicht durchschauen kann. Bei der Testkonstruktion subjektiver Prüfverfahren können mindestens zwei Vorgehensweisen unterschieden werden. Während man sich bei dem einen um eine empirische Validierung an Kriteriumsgruppen bemüht, ist die Aufmerksamkeit bei dem anderen primär mehr auf eine interne Validierung, auf die Schaffung homogener Skalen gerichtet. Beispiel für einen kriteriumsorientierten subjektiven Test ist das „Minnesota Multiphasic Personality Inventory" (MMPI), von HATHAWAY und MCKINLEY (1942) veröffentlicht. Dieser Test mit seinen 566 Items ist der am weitesten verbreitete Fragebogen. Es liegt eine Vielzahl von Untersuchungen dazu vor. Ursprünglich war der MMPI dazu ausersehen, Patienten hinsichtlich klassischer psychiatrischer Krankheitsbilder einzuordnen. Dazu wurden Patienten mit bekannter Diagnose Item für Item mit einer sogenannten normalen Population, Besuchern eines großen Stadtkrankenhauses, verglichen. Items, bei deren Beantwortung sich Normale und Paranoiker unterschieden, wurden der Paranoia-Skala zugeordnet. Die ursprünglichen neun Item-Kategorien tragen Bezeichnungen wie Hypochondrie, Depression oder Hysterie. Da der MMPI später auch im Normalbereich verwendet wurde, verschob sich die Bedeutung dieser Skala. Die eher irreführenden Bezeichnungen der Kategorien wurden von HATHAWAY (1947) u. WELSH (1948) durch einen Ziffercode ersetzt. Zur Erfassung auffälliger Beantwortungstendenzen sind eine Reihe von sogenannten Validitätsskalen entwickelt worden, so eine Lügenskala, die aus Feststellungen besteht, die bei wahrheitsgemäßer Beantwortung selten verneint werden („Ich mag nicht jeden leiden, den ich kenne"). Diese Skalen gestatten eine Korrektur der Interpretation der klinischen Skalen. Neben der Interpretation der Ergebnisse eines Individuums auf einzelnen Skalen wird das Profil ausgewertet, d. h. das charakteristische Muster, das die – zum Zwecke der Vergleichbarkeit transformierten – Skalenwerte eines Individuums aufweisen. HATHAWAY und MEEHL (1951) haben einen Atlas mit 968 Falldarstellungen vorgelegt, der die Profilinterpretation erleichtern soll. MEEHL und DAHLSTROM (1960) gelang es bei ihrer Art der Profilanalyse, in 73% der Fälle Neurotiker von Psychotikern richtig zu differenzieren. Allerdings werden auch in 10-20% der Fälle Normale Profile aufweisen, die denen klinisch auffälliger Patienten ähnlich sind. Die Profilauswertung setzt eine hohe Reliabilität der Einzelskalen voraus, die hier, zahlreichen Untersuchungen zufolge, nicht immer gegeben ist. Die Ergebnisse von Validitätsuntersuchungen sind widersprüchlich. Bei negativen Resultaten solcher Validitätsüberprüfungen ist allerdings nicht nur an eine Unzulänglichkeit des Testinstrumentes zu denken, sondern auch an die Möglichkeit einer mangelnden Reliabilität des herangezogenen Kriteriums, psychiatrischer Diagnosen etwa.

Bei dem empirischen (kriteriumsorientierten) Vorgehen werden Testelemente danach ausgewählt, wie sie verschiedene Gruppen zu trennen vermögen. Bei dem faktorenanalytisch begründeten Vorgehen hingegen liegt die Betonung auf der Bestimmung der für einen Bereich bedeutenden Dimensionen und der Schaffung homogener Skalen zu deren Messung. Als Beispiel für einen faktorenanalytisch fundierten Persönlichkeitsfragebogen erwähnen wir hier das „16 Personality Factor Questionnaire" (CATTELL u. STICE, 1950). Um die Dimensionalität des Gesamtbereichs der Persönlichkeit zu erfassen, ging CATTELL (1946) von der von ALLPORT und ODBERT (1936) aufgestellten Liste von 17953 Eigenschaftswörtern der englischen Sprache aus, die einen Bezug zur Persönlichkeit aufweisen. Durch Eliminierung von Synonyma, seltenen Adjektiven usw., durch Zusammenfassung der hoch miteinander korrelierenden (→ Korrelation) Eigenschaftswörter wurde die Liste sukzessiv reduziert. Eine Faktorenanalyse von 80 Testelementen ergab 19 (nicht voneinander unabhängige) Faktoren, von denen, CATTELL (1950) zufolge, 15 mit früheren faktorenanalytischen Untersuchungen anamnestischer Daten und von Verhaltensbeobachtungen übereinstimmen. Sie machen mit der hinzugefügten Dimension „Intelligenz" den „16 P.F.-Test" aus. Die 15 Faktoren tragen zum Teil neologistische Bezeichnungen wie „Premsia vs. Harria" (sensitiv, effeminiert vs. hart, realistisch). Die durch „Premsia" gekennzeichneten Individuen sind nach CATTELL unter anderem durch eine Ablehnung ungehobelter Leute, harter körperlicher Betätigungen ausgezeichnet. Sie haben eine Vorliebe für neue Erfahrungen, reisen gern. Ihre reiche Vorstellungswelt ist eher labil. Im Alltagsleben sind sie eher unpraktisch. – Zur Validität der Faktoren hat CATTELL zahlreiche Untersuchungen vorgelegt. Die (Testteilungs-)Reliabilitäten sind relativ niedrig.

Eine Faktorenanalyse der 15 Persönlichkeitsfaktoren ergab vier sekundäre – d. h. hierarchisch übergeordnete – Faktoren, die als „Angst vs. dynamische Integration", „Extra-Introversion", „cyclothyme vs. schizothyme Konstitution" und „ungebrochener Erfolg vs. Frustration" bezeichnet werden.

Auf dieser Abstraktionsstufe bewegen sich auch die Eysenckschen Persönlichkeitsfaktoren, Extraversion – Introversion, Neurotizismus und Psychotizismus. Zur Messung des Neurotizismus im Sinne EYSENCKs wurde das „Maudsley Medical Questionnaire" (MMQ) (EYSENCK, 1947, 1952) vor allem für psychiatrische Patienten entwickelt. Das „Maudsley Personality Inventory" (MPI) soll Neurotizismus und Extraversion – Introversion messen (EYSENCK, 1956). Das „Eysenck Personality Inventory" (EPI) ist ein verbessertes Instrument zur Erfassung dieser zwei Dimensionen.

Während die meisten mehrdimensionalen subjektiven Persönlichkeitstests im Deutschen nur Übersetzungen darstellen, haben FAHRENBERG und SELG (1970) nach längeren Vorarbeiten (seit 1963) das „Freiburger Persönlichkeits-Inventar" veröffentlicht, das u. a. die klinisch relevanten Bereiche Aggressivität, Offenheit, Neurotizismus, Extraversion – Introversion und körperlich-funktionelle Beschwerden erfassen soll.

Subjektive Persönlichkeitstests sind prinzipiell Verzerrungen und Verfälschungen ausgesetzt: Zum Beispiel kann der Proband aufgrund der ihm gestellten Fragen nach seinem Verhalten und Erleben das Testprinzip durchschauen. Objektive Persönlichkeitstests hingegen erlauben der Versuchsperson nicht, die gemessene Verhaltensdimension zu erkennen: Die vorgelegten Testaufgaben weisen keinen offensichtlichen Bezug zum vorherzusagenden Verhaltensbereich auf, so etwa, wenn psychomotorische Tests der Hand- und Fingergeschicklichkeit Neurotiker von Normalen differenzieren sollen (EYSENCK, 1958). Vor allem CATTELL (CATTELL u. WARBURTON, 1967) und EYSENCK (1958) haben sich um die Schaffung objektiver Testbatterien bemüht. Eine Übersicht gibt FAHRENBERG (1964).

Literatur
BARTENWERFER, H.: Allgemeine Leistungsdiagnostik. In: GROFFMANN, K. J., MICHEL, L. (Hrsg.): Enzyklopädie der Psychologie. Psychologische Diagnostik. Bd. 2, Intelligenz und Leistungsdiagnostik. Göttingen: Hogrefe 1983.
BONDY, C. (Ed.): HAWIE (Hamburg-Wechsler-Intelligenztest für Erwachsene). Bern: Huber 1956.
BRICKENKAMP, R.: Test d 2. Aufmerksamkeits-Belastungs-Test. Göttingen: Hogrefe 1962.
BRICKENKAMP, R.: Erster Ergänzungsband zum Handbuch psychologischer und psychologier Tests. Göttingen: Hogrefe 1983.
BUROS, O. K.: Personality tests and reviews. New Jersey: Gryphon 1970.
CAMPBELL, D., FISKE, D.: Convergent and discriminant validation by the multitrait – multimethod matrix. Psychol. Bull 56, 81–105 (1959).
CATTELL, R. B., EBER, H. W.: Handbook for the Sixteen Personality Factor Questionnaire. Champaign, Ill.: Institute for Personality and Ability Testing (IPAT) 1957, 1964.
CATTELL, R. B.: The scientific analysis of personality. Chicago: Aldine 1966.
CATTELL, R. B., WARBURTON, F. W.: Objective personality and motivation tests. Urbana: University of Illinois Press 1967.
CONRAD, W.: Intelligenzdiagnostik. In: GROFFMANN, K. J., MICHEL, L. (Hrsg.): Enzyklopädie der Psychologie. Psychologische Diagnostik. Bd. 2. Intelligenz- und Leistungsdiagnostik. Göttingen: Hogrefe 1983.
CRONBACH, L. J.: Essentials of psychological testing, 3rd edition. New York: Harper & Row 1970.
CRONBACH, L. J., GLESER, G. C.: Psychological tests and personnel decisions, 3rd edition. Urbane (Ill.): University of Illinois Press 1969.
DAHLSTROM, W. G., WELSH, G. S.: An MMPI handbook: A guide to use in clinical practice and research. Minneapolis: University of Minnesota Minn. Press 1960.
DÜKER, H., LIENERT, G. A.: Konzentrations-Leistungs-Test. Göttingen: Hogrefe 1959.
EYSENCK, H. J.: The biological basis of personality. Springfield (Ill.): Thomas 1967.
EYSENCK, H. J.: The structure of human personality, 3rd edn. London: Methuen 1970.
FAHRENBERG, J., SELG, H.: Freiburger Persönlichkeits-Inventar (F-P-I). Göttingen: Hogrefe 1970.
FLEISHMAN, E. A., HEMPEL, W. E.: Changes in factor structure of a complex psychomotor test as a function of practice. Psychometrike 19, 239–252 (1954).
GROFFMANN, K. J.: Die Entwicklung der Intelligenzmessung. In: GROFFMANN, K. J., MICHEL, L. (Hrsg.): Enzyklopädie der Psychologie. Psychologische Diagnostik. Bd. 2, Intelligenz- und Leistungsdiagnostik. Göttingen: Hogrefe 1983.
Guide to the use of the General Aptitude Test Battery. Washington: Government Printing Office 1958.
GUILFORD, J. P.: Persönlichkeit. Logik, Methodik und Ergebnisse ihrer quantitativen Erforschung, 3. Aufl. Weinheim Berlin: Beltz 1966.
GUILFORD, J. P., HOEPFNER, R.: Analyse der Intelligenz. Weinheim: Beltz 1976.
GULLIKSEN, H.: Theory of mental tests. New York: Wiley Medical 1950.
HÄCKER, H.: Objektive Tests zur Messung der Persönlichkeit. In: GROFFMANN, K. J., MICHEL, L. (Hrsg.) Enzyklopädie der Psychologie. Psychologische Diagnostik. Bd. 3, Persönlichkeitsdiagnostik. Göttingen: Hogrefe 1982.
HATHAWAY, S. R., McKINLEY, J. C.: Minnesota Multiphasic Personality Inventory. Minneapolis: University of Minnesota Press 1951.
HÖRMANN, H.: Theoretische Grundlagen der projektiven Verfahren. In: GROFFMANN, K. J., MICHEL, L. (Hrsg.) Enzyklopädie der Psychologie. Psychologische Diagnostik. Bd. 1, Grundlagen psychologischer Diagnostik. Göttingen: Hogrefe 1982.
LIENERT, G. A.: Testaufbau und Testanalyse, 3. Aufl. Weinheim: Beltz 1969.
LORD, F. M., NOVICK, M. R.: Statistical theories of mental test scores. New York: Addison Wesley 1968.
MEEHL, P. E., DAHLSTROM, W. G.: Objective configural rules for discriminating psychotic from neurotic MMPI profiles. J. Consult. Psychol. 24, 375–387 (1960).
MEEHL, P. E., ROSEN, A.: Antecedent probability and the efficiency of psychometric signs, patterns, or cutting scores. Psychol. Bull. 52, 194–216 (1955).
MICHEL, L., CONRAD, W.: Theoretische Grundlagen psychometrischer Tests. In: GROFFMANN, K. J., MICHEL, L. (Hrsg.): Enzyklopädie der Psychologie. Psychologische Diagnostik. Bd. 1, Grundlagen psychologischer Diagnostik. Göttingen: Hogrefe 1982.
MISCHEL, W.: Personality and assessment. New York: Wiley Medical 1968.
MITTENWECKER, E.: Subjektive Tests zur Messung der Persönlichkeit. In: GROFFMANN, K. J., MICHEL, L. (Hrsg.): Enzyklopädie der Psychologie. Psychologische Diagnostik. Bd. 3, Persönlichkeitsdiagnostik. Göttingen: Hogrefe 1982.
SECHREST, L.: Incremental validity: A recommendation. Educ. Psychol. Measmt. 23, 153–158 (1963).
SPITZNAGEL, A.: Die diagnostische Situation. In: GROFFMANN, K. J., MICHEL, L. (Hrsg.): Enzyklopädie der Psychologie. Psychologische Diagnostik. Bd. 1, Grundlagen psychologischer Diagnostik. Göttingen: Hogrefe 1982.
VERNON, P. E.: Personality assessment: A critical survey. New York: Wiley Medical 1964.
WECHSLER, D.: Die Messung der Intelligenz Erwachsener, 3. Aufl. Bern: Huber 1964.
ZUBIN, J.: Classification of the behavior disorders. Ann. Rev. Psychol. 18, 373–406 (1967).

H. G. EISERT

Tests, projektive (= projektive Verfahren)
Der Begriff „projektive Verfahren" oder „projektive Techniken" geht nicht, wie häufig angenommen, auf FRANCK (1939), sondern auf MURRAY (1938) zurück, der als erster von „projection tests" sprach (LINDZEY, 1961).
FRANCK (1939), dessen Definition weitverbreitet wurde, bezeichnete alle psychologischen Testverfahren als „projektiv", „welche die Persönlichkeit dadurch untersuchen, daß sie die Vp einer Situation gegenüberstellen, auf welche die Vp entsprechend der Bedeutung reagiert, die diese Situation für sie besitzt ... Das Wesen eines projektiven Verfahrens liegt darin, daß es etwas hervorruft, was – auf verschiedene Art – Ausdruck der Eigenwelt,

des Persönlichkeitsprozesses der Vp ist" (zit. nach HÖRMANN, 1964, S. 73).
Lehrbuchdefinitionen projektiver Verfahren betonen vor allem 3 Gesichtspunkte (SCHNEIDMAN, 1965, S. 500). Die als „projektiv" bezeichneten psychodiagnostischen Instrumente zeichnen sich demnach im allgemeinen aus:
1. Auf der Seite der zur Verhaltensprovokation verwendeten Stimuli durch Vieldeutigkeit.
2. Hinsichtlich der Reaktionen der Vp durch die Vielzahl möglicher Antworten, von denen keine „richtig" oder „falsch" ist. Es wird angenommen, daß die Vp weitgehend im unklaren über die Absicht dieser Verfahren sei, so daß Verstellungstendenzen – etwa Simulation oder Dissimulation – keine oder nur eine sehr geringe Rolle spielen.
3. Das Interesse bei der Interpretation der gegebenen Antworten ist auf unbewußte oder latente Persönlichkeitsaspekte gerichtet. Es wird eine ganzheitliche Persönlichkeitsinterpretation angestrebt. Dabei geht es weniger darum, spezifische Fähigkeiten zu erfassen, als ein Charakterbild zu gewinnen.
Von Anfang an, darauf ist häufiger hingewiesen worden (MURSTEIN, 1963; ZUBIN et al., 1965), herrschte Konfusion darüber, was unter „projektiv" im Zusammenhang mit den so gekennzeichneten Verfahren zu verstehen sei (→ Projektion; vgl. HÖRMAN, 1964). Mindestens zwei Bedeutungen dürften hier eingehen: einmal die in der Neurologie verbreitete, ursprünglich aus der Geometrie stammende Bedeutung, derzufolge beispielsweise von einem Areal im Cortex gesagt wird, es stelle eine Projektion, d. h. Punkt-zu-Punkt-Übereinstimmung etwa eines bestimmten Rezeptor- oder Effektorapparates dar. Ähnlich wird von Projektion gesprochen, wenn eine Sinneswahrnehmung in dem Bereich des entsprechenden Rezeptororganes lokalisiert wird, wobei eine zentrifugale Bewegung impliziert ist. An diese Bedeutung scheinen die allgemeinen Definitionen anzuschließen, nach denen projektive Verfahren den Probanden veranlassen, in seinen Antworten seine Befindlichkeit, sein Phantasie- und Impulsleben auszudrücken, d. h. nach außen zu verlegen. Anderseits wird häufig auf den psychoanalytischen Begriff der Projektion zurückgegriffen, der den Abwehrmechanismus kennzeichnet, demzufolge das Ich, dem Lustprinzip entsprechend, nicht tolerierte unbewußte Wünsche und Ideen nach außen verlagert.
Zu dieser Mehrdeutigkeit des Begriffes kommt noch hinzu, daß hier eine Vielzahl z. T. äußerst unterschiedlicher Instrumente zusammengefaßt wird, auf die die oben gegebene Definition nicht, oder nur teilweise, zutrifft. So ist es verständlich, daß verschiedentlich der Verzicht auf dieses bedeutungsüberladene Konzept gefordert wurde – dies um so mehr, als es geeignet ist, starke Emotionen pro und kontra auszulösen, die von einer nüchternen, faktenorientierten Betrachtung ablenken (S. FISHER, 1967).

Neben den Verfahren, bei denen die Vp Tintenkleckse (RORSCHACH, 1921) bzw. rätselhafte Bilder (MURRAY, 1935) deuten muß, zählen u. a. Aufgaben, die das zeichnerische Weiterentwickeln einfacher Formen (WARTEGG, 1939), den spielerischen Umgang u. a. mit Puppen und Tierfiguren (Scenotest, v. STAABS, 1940), das Legen von sog. Farbpyramiden aus verschiedenfarbigen Quadraten (PFISTER u. HEISS, 1951) und das Ergänzen von angefangenen Sätzen verlangen, zu den projektiven Techniken. Eine umfassende Übersicht und Diskussion verschiedener Versuche zur Klassifikation projektiver Verfahren gibt LINDZEY (1961).
Die beiden bekanntesten, am weitesten verbreiteten projektiven Verfahren sind der „Rorschach-Formdeuteversuch" und der „Thematic-Apperception-Test" (MURRAY). Zahlreiche Varianten, u. a. für unterschiedliche Altersgruppen, liegen dazu vor. RORSCHACH, der sich seit 1911 mit theoretischen Fragen der Wahrnehmung beschäftigte, hat 1921 ein „psychologisches Experiment" vorgelegt, das aus dem „Deutenlassen von Zufallsformen" besteht. Vor ihm hatten WHIPPLE, BINET und STERN (Wolkenbilder) ähnliche Reizvorlagen verwendet (Zur Geschichte projektiver Verfahren vgl. LINDZEY, 1961). RORSCHACH ging bei seinem „Formdeuteversuch" von der Hypothese aus, daß die verbalen Reaktionen der Vp auf eine schwach strukturierte Reizsituation im Bereich der optischen Wahrnehmung die individuelle Art der Wahrnehmung seiner Umwelt und somit, dem Röntgenbild vergleichbar, die Persönlichkeitsstruktur widerspiegle.

Der Test besteht aus 10 Tafeln, auf denen Tintenkleckse symmetrischer Form abgebildet sind. Die Hälfte von ihnen ist achromatisch, die übrigen sind ein- oder mehrbig. Der Vp wird, stets in der gleichen Reihenfolge, eine Tafel nach der anderen vorgelegt. Vor der Darbietung der ersten Tafel wird sie aufgefordert, jeweils zu berichten, woran sie denken läßt, was es für sie sein könnte, wonach es aussehe.
Nachdem der Vp alle 10 Karten vorgelegt worden sind, wird sie – jedenfalls nach der Klopfer-Technik – danach gefragt, welche qualitativen Elemente des Tintenkleckses ihre Deutung bestimmt haben. Die Auswertungssysteme (KLOPFER et al., 1954, BOHM, 1967) berücksichtigen die Lokalisation der Deutung, d. h. ob die ganze Figur oder nur ein Detail des Klecksbildes bei der Deutung eine Rolle spielt, sowie die sog. Determinanten, Form, Farbe, Schattierung, Bewegung. Außerdem wird noch der Inhalt klassifiziert (z. B. Menschdeutung). Hierauf folgt bei der klinischen Anwendung die Interpretation, die weitgehend vom Einfühlungsvermögen und der klinischen Erfahrung des Diagnostikers abhängig ist.

Der „Thematic Apperception Test" (TAT) wurde 1935 von MURRAY und seiner Mitarbeiterin CHRISTIANA MORGAN vorgelegt. Das Verfahren sollte als ein Hilfsmittel zur Aufdeckung unbewußter Phantasien im Rahmen der psychoanalytischen Therapie dienen. Später hat MURRAY (1943) den TAT als eine Methode bezeichnet, die dem erfahrenen Diagnostiker die dominanten Antriebe, Gefühle und Konflikte einer Persönlichkeit offenbare. Der TAT ist, wie der Rorschach-Test, u. a. herangezogen worden zur Bestimmung des Intelligenzniveaus, zu diagnostischen Zwecken, zur Feststellung sozialer Einstellungen, als Hilfsmittel zur Etablierung des Rapportes mit dem Therapeuten, zur Analyse der Beziehungen in Kleingruppen, zur Erforschung der „modalen Persönlichkeit" in verschiedenen Kulturen, zur Messung des Therapieerfolges, zur Berufsberatung, zur Vorhersage des Schulerfolgs und zur Beurteilung von Vorgesetzten, wie HARRISON (1965) aufzählt.

Der TAT besteht aus 30 achromatischen, im allgemeinen unscharfen und einigermaßen rätselhaften Bildern, auf denen, mit einer Ausnahme, einer leeren Tafel, eine oder mehrere Personen abgebildet sind. Nach der Anweisung von MURRAY (1943) wird der Vp eine Tafel nach der anderen gereicht mit der Aufforderung, zu jedem Bild eine Geschichte zu erzählen, was sich ereignet, wie es dazu gekommen ist und wie es ausgehen wird. Ferner wird die Vp angehalten zu berichten, was die Personen in ihrer Geschichte machen, denken und fühlen.

Für einige Bilder gibt es unterschiedliche Versionen für männliche und weibliche Vpn, für Erwachsene wie für Kinder. Zur Interpretation sind zahlreiche Beurteilungsschemata vorgeschlagen worden.

Die Grundzüge einer psychodynamisch orientierten „projektiven" Psychologie haben u. a. RAPAPORT et al. (1946) und SCHAFER (1948, 1954) niedergelegt, die den Rahmen für die Interpretation dieser diagnostischen Verfahren abgeben kann.

Eine wichtige Quelle zur Literatur (BUROS, 1970) zählt 1970 bereits 3747 Literaturhinweise zum Rorschach-Formdeuteversuch und 1237 zum TAT.

Die Motivation, das psychologische Klima, das zur Entwicklung und zur weiten Verbreitung dieser Verfahren im Rahmen der Klinik, häufig trotz des Mangels an einer fundierten theoretischen und empirischen Basis, geführt hat, hat SHNEIDMAN (1965), z. T. in Anschluß an SARGENT (1945) beschrieben. Als einer der wesentlichen Gründe wird die Akzeptierung oder wenigstens die Tolerierung psychoanalytischer Ideen bezeichnet. Dazu kommt das Interesse an globalen holistischen Persönlichkeitstheorien. Schließlich, und nicht zuletzt, sind die projektiven Verfahren, wenn nicht als Protest auf psychometrische Verfahren (→ Tests), so doch als eine Ergänzung dazu entwickelt und verbreitet worden, da Tests, nach Meinung der Kritiker das einmalige Individuum nicht berücksichtigen und die auf für den Kliniker relevante Fragen keine Antwort geben.

Die Beantwortung der Frage, inwieweit projektive Verfahren wie der Rorschach-Test oder der TAT die in sie gestellten Erwartungen erfüllen, übersteigt bei weitem den hier zur Verfügung stehenden Rahmen: Die Literatur ist so umfangreich, daß selbst Bücher (z. B. MURSTEIN, 1963; ZUBIN et al., 1965) kaum für eine angemessene Zusammenfassung der Arbeiten ausreichen. Einige allgemeine Hinweise müssen genügen.

Prinzipiell kann, angesichts der Vielfalt der so gekennzeichneten Techniken und der Vielzahl der Anwendungen, natürlich nicht von der → Validität eines oder der projektiven Verfahren gesprochen werden.

Es ist immer wieder darauf hingewiesen worden, daß zweiseitig „projiziert" werde: nicht nur die Vp muß ein einigermaßen rätselhaftes Stimulusmaterial deuten, auch dem Auswerter fällt die schwierige und zeitlich aufwendige Aufgabe zu – für den Rorschach-Test benötigt der Kliniker etwa 4 Std. (ODOM, 1950; nach MISCHEL, 1968) – die mehrdeutigen Antworten zu interpretieren.

Wenn etwa gezeigt wird (SKOLNICK, 1966; nach MISCHEL, 1968), daß zwischen den zu den TAT-Bildern geäußerten Vorstellungen und Motiven und zu beobachtendem Verhalten nur niedrige Korrelationen bestehen, so mag man dieses Ergebnis für die Beantwortung der Frage nach der Güte des Verfahrens u. U. noch als irrelevant abtun, sollen die projektiven Techniken doch dazu bestimmt sein, „tiefere" Motive und Mechanismen aufzudecken, die sich sehr verschiedenartig im Verhalten manifestieren können. Nun sind die Validitätskoeffizienten bei projektiven Verfahren i. allg. aber auch niedrig, wenn andere Tests oder Maße für Eigenschaften und Motive als Kriterien herangezogen werden (VERNON, 1964).

Die Untersuchungen zur Reliabilität und Validität zum Rorschach-Test hat PARKER (1983) zusammengefaßt.

Die Antworten auf projektive Verfahren, wie Rorschach-Test und TAT, spiegeln, neben intraindividuell stabilen, für die Persönlichkeit kennzeichnenden Eigenschaften, auch im hohen Maße situative Faktoren (Stimmungen, Einstellungen zur Testaufgabe und zum Testleiter) wider. Die Kontamination der die Antworten der Vpn beeinflussenden Variablen und die Tatsache, daß der Subjektivität des Auswerters eine entscheidende Rolle zukommt, veranlassen VERNON (1964) zu dem Schluß, projektive Techniken als nicht geeignet zur Erfassung der gesamten Persönlichkeit zu erachten. Er sieht ihren Wert vielmehr als Explorationsinstrumente im Verlaufe einer Therapie, sowie als experimentelle Verfahren für spezifische Fragestellungen, etwa in der Motivationsforschung. Techniken wie Rorschach-Test und TAT scheinen zwar Hinweise auf viele Persönlichkeitstendenzen zu geben, jedoch jeweils in einem quantitativ selten ausreichenden Maße, das dem Auswerter zuverlässige Schlüsse über Eigenschaften zuließe. Die niedrigen Konsistenzkoeffizienten für die von den Vpn gezeigten Tendenzen, die auf den Bildern dargestellten Personen mit bestimmten Eigenschaften zu belegen, wie sie bei Untersuchungen zum TAT gefunden wurden (vgl. MURSTEIN, 1963), dürften eine ihrer wesentlichen Ursachen in der Heterogenität des Bildmaterials haben: die Bilder zeigen zu einem Großteil äußerst verschiedenartige soziale Situationen. MURSTEIN hat daher nahegelegt, homogenere Reizvorlagen für bestimmte Fragestellungen zu verwenden.

Hinweise zur Überwindung testtheoretischer Schwierigkeiten projektiver Verfahren haben u. a. SPADA et al. (1980) geliefert. – Der Kritik zum Trotz werden projektive Verfahren im klinischen Bereich weiter angewendet, und nicht nur im traditionellen tiefenpsychologischen Bezugsrahmen (WEINER, 1983). Durchführungsänderungen, z. B. ein interviewartiges Vorgehen (ARNOW et al., 1979) werden empfohlen, um die idiosynkratischen Aspekte, zu denen diese Verfahren Zugang versprechen, besser hervortreten zu lassen. Um die Paar- oder Familiendynamik (Kooperation, Dominanz) zu erfassen, werden im Rahmen einer interaktionellen Paar- oder Familiendiagnostik ein gemeinsamer Rorschach-Versuch (WILLI, 1973) durchgeführt.

Eine neuere Entwicklung der Rorschach-Diagnostik unterscheidet zwei Komponenten in den Antworten auf das Stimulusmaterial dieses Verfahrens. Zum einen soll über die Testsituation hinaus generalisierbares Problemlösungsverhalten offenbart werden, zum anderen können dank der Antworten Hypothesen über Einstellungen, Sichtweisen, Betroffenheiten des Individuums formuliert werden (vgl. ERDBERG u. EXNER, 1984).

Literatur
ARONOW, E., REENIKOFF, M., RAUCHWAY, A.: Some old and new directions in Rorschach testing. J. Pers. Assess. 43, 227–234 (1979).
BOHM, E.: Lehrbuch der Rorschach-Psychodiagnostik. Für Psychologen, Ärzte und Pädagogen, 3. Aufl. Bern Stuttgart: Huber 1967.
BUROS, O. K. (Ed.): Personality tests and reviews. New Jersey: Gryphon 1970.
ERDBERG, P., EXNER, J. D. Jr.: Rorschach assessment. In: GOLDSTEIN, G., HERSEN, M. (Eds.): Handbook of psychological assessment, p. 332–347. New York: Pergamon 1984.
FISHER, S.: Projective Methodologies. Ann. Rev. Psychol. 18, 165–190 (1967).
HARRISON, R.: Thematic apperceptive methods. In: WOLMAN, B. B. (Ed.): Handbook of clinical psychology, p. 562–620. New York: McGraw-Hill 1965.
HOLTZMAN, W. H., THORPE, J. S., SWARTZ, J. D., HERRON, E. W.: Inkblot perception and personality. Austin: University of Texas Press 1961.
HÖRMANN, H.: Theoretische Grundlagen der projektiven Tests. In: HEISS, R. et al. (Hrsg.): Psychologische Diagnostik. Handbuch der Psychologie, Bd. 6, S. 71–112. Göttingen: Hogrefe 1964.
HÖRMANN, H.: Theoretische Grundlagen der projektiven Verfahren. In: GROFFMANN, K. J., MICHEL, L. (Hrsg.): Enzyklopädie der Psychologie. Psychologische Diagnostik, Bd. 1. Grundlagen psychologischer Diagnostik. Göttingen: Hogrefe 1982.
KLOPFER, B., AINSWORTH, M., KLOPFER, W., HOLT, R.: Developments in the Rorschach Technique, vol. I, Technique and theory. Yonkers-on-Hudson, N. Y.: World Book Company 1954.
KORNADT, H. J., JUMKLEY, H.: Thematische Apperzeptionsverfahren. In: GRAUMANN, C. F. et al. (Hrsg.): Enzyklopädie der Psychologie. Psychologische Diagnostik, Bd. 3, Persönlichkeitsdiagnostik. Göttingen: Hogrefe 1982.
LINDZEY, G.: Projective techniques and cross cultural research. New York: Appleton-Century-Crofts 1961.
MISCHEL, W.: Personality and assessment. New York: Wiley Medical 1968.
MITTENECKER, E.: Subjektive Tests zur Messung der Persönlichkeit. In: GROFFMANN, K. J., MICHEL, L. (Hrsg.): Enzyklopädie der Psychologie. Psychologische Diagnostik, Bd. 3, Persönlichkeitsdiagnostik. Göttingen: Hogrefe 1982.
MORGAN, C. D., MURRAY, H. A.: A method for investigating fantasies: The Thematic Apperception Test. Arch. Neurol. Psychiat. 34, 289–306 (1935).
MURRAY, H. A. et al.: Explorations in personality. New York: Oxford University Press 1938.
MURSTEIN, B. I.: Theory and research in projective techniques. New York: Wiley Medical 1963.
PARKER, K. A.: A meta-analysis of the reliability and validity of the Rorschach. J. Pers. Assess. 47, 227–231 (1983).
RAPAPORT, D., GILL, M., SCHAFER, R.: Diagnostic psychological testing, vol. II. Chicago: Year Book Publishers 1946.
RORSCHACH, H.: Psychodiagnostik, Methodik und Ergebnisse eines wahrnehmungsdiagnostischen Experiments (Deutenlassen von Zufallsformen). Bern Leipzig: Bircher 1921.
SCHAFER, R.: Psychoanalytic interpretation in Rorschach Testing. Theory and application. New York: Grune & Stratton 1954.
SHNEIDMAN, E. S.: Projective techniques. In: WOLMAN, B. B. (Ed.): Handbook of clinical psychology. New York: McGraw-Hill 1965.
SPADA, H., SEIDENSTÜCKER, G.: Trends bei Deuteverfahren? In: BAUMANN, U., BERBALK, H., SEIDENSTÜCKER, G. (Hrsg.): Klinische Psychologie. Trends in Forschung und Praxis. Bd. 3, S. 158–217. Bern: Huber 1980.
SPITZNAGEL, A.: Grundlagen, Ergebnisse und Probleme der Formdeuteverfahren. In: GROFFMANN, K. J., MICHEL, L. (Hrsg.): Enzyklopädie der Psychologie. Psychologische Diagnostik, Bd. 3, Persönlichkeitsdiagnostik. Göttingen: Hogrefe 1982.
VERNON, P. E.: Personality assessment: A critical survey, New York: Wiley Medical 1964.
WILLI, J.: Der Gemeinsame Rorschach-Versuch. Bern: Huber 1973.
ZUBIN, J., ERON, L. D., SCHUMER, FLORENCE: An experimental approach to projective techniques. New York: Wiley Medical 1965.

H. G. EISERT

Therapeutische Gemeinschaft → Milieutherapie

Therapeutische Gruppe → Gruppentherapie

Thymeretica → Antidepressiva

Thymoleptica → Antidepressiva

Tic (Tick)
In der Psychiatrie bedeutet der Begriff „Tic" ausschließlich eine deskriptive, sich am vordergründigsten motorischen Phänomen orientierende Kategorie. Es wird darunter ein kurzer, bizarrer, unwillkürlicher, gleichförmiger Bewegungsablauf, meist phasischer, seltener tonischer Natur verstanden. – Historisch lassen sich Beobachtungen und Beschreibungen weit in die vorwissenschaftliche Neurologie und Psychiatrie zurückverfolgen. Aus der französischen wissenschaftlichen Literatur des 19. Jahrhunderts kristallisierte sich durch die Arbeiten von CHARCOT, BRISSAUD und vor allem von MEIGE und FEINDEL der Begriff heraus. Ursprünglich zählten die Tics zu den psychogenen Erkrankungen. Erst später, insbesondere nach den Erfahrungen der Encephalitis-Epidemie der Jahre 1921/22 wurden die Akzente mehr und mehr auch auf die Somatogenese der Störungen gelegt.

Der Einteilungen für die Tics gibt es mehrere, und sie beruhen auf unterschiedlichen Prinzipien. 1. Strukturell-systematisch kennt man blitzartig, phasisch-klonisch ablaufende Tics (z. B. Facialistic), komplexe Tics (z. B. Kratztic) und rhythmische, tonisch ablaufende Tics (z. B. Schnüffeltic). 2. Eine andere Einteilung beruht auf den Kategorien der Psycho-Somatogenese. Hier gibt es den Tic, der den Ausdruck einer reinen Psychogenie, insbesondere eines hysterischen Konversionsmechanismus darstellt. Dann sind „ideogene" Tics (KEHRER, WILDER) zu nennen, die einer präformierten, biologisch sinnvollen Handlung entsprechen und in den Verband der Zwangsphänomene gehören. Häufig sind die rein organischen Tics (z. B. der striäre Tic) und schließlich in der Mehrzahl die organisch-psychogenen Mischformen, bei denen die heutige Wissenschaft organische und psychische Teilfaktoren kausal zusammenwirken sieht. 3. Ein recht vordergründiges Sammeln und Beschreiben der Tics hat zu einem unsystematischen Katalogisieren der Phänomene geführt. Beispiele sind Blinzeltic, Facialistic, Torticollis, Schnüffeltic, Schnauftic, Schnalzen, Räuspern, Schulterzucken, Spucken, Greifen, Springen, Auf-der-Stelle-Treten, Kratzen, Kau- und Schlucktic, Schrei- und Brülltic, Gähntic usw. 4. Eine systematische, aber kategorial gemischte Einteilung stammt von WEINGARTEN aus dem Jahre 1969. WEINGARTEN beschreibt: a) Tics ohne bekannte organische Ursache, die herkömmlich den sog. funktionellen Tics entsprechen und meist harmloser Natur, eine Sorte Unart und keine Krankheit sind. b) Ein ausgeprägtes, generalisiertes Tic-Syndrom, dessen organische Ursache nicht sicher nachgewiesen werden kann (z. B. *Gilles de la Tourette*-Krankheit). c) Mehr bruchstückhafte, charakteristische Tic-Hyperkinesen auf sicherer und bekannter organischer Grundlage (striärer Tic). d) Tics auf reflektorischer Basis, in der Regel phasischer Kontraktionsform und durch Irritation des afferenten Schenkels (Tic douloureux) oder des peripheren Neurons entstanden (z. B. Facialistic).

Die psychiatrische Phänomenologie, d. h. die Erlebnisseite der Tics, ist ebenso uneinheitlich wie ihre Ursachen. Vielfach wird die Hyperkinese überhaupt nicht von einem Aktivitätsbewußtsein begleitet. In anderen Fällen wird der motorische Ablauf wie ein lästiges Anhängsel, wie eine Art parasitäre Bewegung empfunden. Es gibt auch Tics, die phänomenologisch obsessiv-kompulsiven Phänomenen entsprechen.

Eine Psychogenese wird heute weit seltener akzeptiert als noch vor 100 Jahren. In der analytischen Tiefenpsychologie ist die Mehrzahl der Autoren der Auffassung, daß es keinen einheitlichen und singulären psychodynamischen Mechanismus für die unterschiedlichen Typen des Tic gibt. Das einzig gemeinsame beim Tic ist somit die Symptomwahl. Psychisch-genetisch wird beim Tic häufig die fehlende emotionale Befriedigung in der Kindheit, so z. B. durch eine vielbeschäftigte Mutter oder eine zu sehr auf Haltung bedachte Erziehung erwähnt. Für einige Autoren bringt der Tic gehemmte Aggressionen in symbolischer Form zur Darstellung. Auch ist der Tic als Onanie-Äquivalent bei verschüchterten und harten sexuellen Tabus ausgesetzten Kindern aufgefaßt worden. Die Somatogenese ist vielfältig. Einige Formen des organischen Tic entstehen durch Reizerscheinungen am peripheren Nerven, sei es im sensiblen (Tic douloureux), sei es im Kern- oder efferenten Bereich des Reflexbogens (Facialistic). Zentrale Tics beruhen in vielen Fällen auf Läsionen im Gebiete des Striatum.

Die habituellen oder funktionellen Tics sind Erscheinungen der Kindheit und der Jugendzeit. Diese Tics sind von einer überaus vielfältigen Morphologie, obwohl sie meist im Gesicht und am Hals lokalisiert sind. Nachahmung und Suggestion spielen bei den habituellen Tics dieses Alters pathogenetisch eine große Rolle; cerebrale Residualschäden können oft den pathogenetischen Hintergrund von funktionellen Tics bilden. In einigen Fällen kommen hereditäre Faktoren in Betracht. Eine klar umrissene klinische Einheit ist die generalisierte Tic-Krankheit („maladies des tics convulsifs", GILLES DE LA TOURETTE). Sie besteht in einem System von sich auseinander entwickelnden, summierenden und superponierenden Einzeltics, verbunden mit Zwangsimpulsen in Form von Kopralalie, Echolalie und anderen obsessiv-kompulsiven Phänomenen. Die Krankheit beginnt meist im Schulalter und führt in der Regel geradlinig oder mit Intermissionen zu einem organischen Endzustand. Der extrapyramidale sogenannte striäre Tic ist von einem niedrigeren Integrationsgrad als die generalisierte Tic-Krankheit und wirkt daher bruchstückhaft; er spielt sich überwiegend im Bereich des Gesichtes und der Zunge sowie der Augen ab.

Literatur
CLAUSS, J. L., BALTHASAR, K.: Zur Kenntnis der generalisierten Tic-Krankheit (maladie de tics, Gilles de la Tourette'sche Krankheit). Arch. Psychiat. Z. Neurol. 191, 398–418 (1954).
DEWULF, A., BOGAERT, L. VAN: Études anatomocliniques des syndromes hypercinétiques complexes. III. Maladie de Gilles de la Tourette. Mschr. Psychiat. Neurol. 104, 53–61 (1941).
GILLES DE LA TOURETTE, G.: Étude sur une affection nerveuse et de coprolalie. Arch. Neurol. (Paris) 9, 19–42 u. 158–200 (1885).
HASSLER, R.: Extrapyramidal-motorische Syndrome und Erkrankungen. Handbuch der Inneren Medizin, V/3, Neurologie III. Berlin Göttingen Heidelberg: Springer 1953.
KEHRER, F.: Die Verbindung von chorea- und ticförmigen Bewegungen mit Zwangsvorstellungen. Abh. Neur. Psychiat. Psychol. Basel: Karger 1938.
LEBOVICI, S.: Les tics chez l'enfant. Paris: Pres. Univ. France 1952.
LOTMAR, F.: Die Stammganglien und die extrapyramidal-notorischen Syndrome. Monogr. Ges. Gebiete Neurol. Psychiatr. Berlin: Springer 1926.

MEIGE, H., FEINDEL, E.: Der Tic. Wien: Deuticke 1903.
STIEFLER, G.: Tics. Handbuch Neurologie. Hrsg. BUMKE, O., FOERSTER, O. Bd. XVI. Berlin: Springer 1935.
STRAUS, E.: Untersuchungen über die postchoreatischen Motilitätsstörungen, insbesondere die Beziehungen der Chorea minor zum Tic. Mschr. Psychiat. Neurol. 66, 261–324 (1927).
WARTENBERG, R.: Hemifacial spasm. New York: Oxford Univ. Press 1952.
WEINGARTEN, K.: Tics. In: Handbook of Clinical Neurology. Hrsg. VINKEN, P. J., BRUYN, G. W. Vol. 6. Dis. Basal Gangl. Amsterdam: North Holland Publ. Co. 1969.
WILDER, J.: Bewegung. In: Handbuch der Neurosenlehre und Psychotherapie. München Berlin: Urban & Schwarzenberg 1959.

S. WIESER

Tierpsychologie

Tierpsychologie ist die allgemeine Bezeichnung für die Untersuchung und den Vergleich verschiedener Tierarten (→ Ethologie). Die moderne Tierpsychologie beginnt mit DARWIN, der 1872 „Expression of the Emotions in Man and Animals" veröffentlichte. Aufgrund seiner Beobachtungen kommt DARWIN hier zu dem Schluß, daß zahlreiche menschliche Ausdruckserscheinungen ein aus dem Tierreich stammendes Verhaltenserbe darstellen. Von den historisch wichtigen Autoren — ein knapper Abriß der Geschichte der Tierpsychologie findet sich in BORING (1950) — sei hier noch MORGAN (1852–1936) erwähnt, dessen „law of parsimony" (1894) für die weitere Entwicklung von großer Bedeutung war: „In keinem Fall können wir eine Handlung als das Ergebnis des Wirkens einer höheren psychischen Fakultät interpretieren, wenn es sich als das Ergebnis des Wirkens einer auf der psychologischen Skala tiefer stehenden auffassen läßt" (zit. nach BORING, 1950, 474). Damit sollte den gängigen anthropomorphisierenden Tendenzen bei der Interpretation tierischen Verhaltens entgegengewirkt werden. In seiner „Introduction to Comparative Psychology" (1894) und in anderen Büchern berichtet MORGAN über seine Tierversuche, die — BORING zufolge — halbwegs zwischen freien Beobachtungen und (kontrollierten) Laboratoriumsexperimenten liegen. Zu den Begründern der experimentellen Tierpsychologie zählt THORNDIKE (1874–1949), der 1898 eine Arbeit über die Intelligenz von Tieren aufgrund von Untersuchungen an Katzen und Hunden in Problemkäfigen veröffentlichte. Im gleichen Jahr begann SMALL seine Experimente über die „mentalen Prozesse der Ratte". SMALL verwendete bei seinen Untersuchungen als erster ein Labyrinth. Die weiße Ratte erwies sich als ein ausgezeichnetes Laboratoriumstier, mit dessen Hilfe sich u. a. Lernvorgänge (→ Lerntheorien) studieren lassen. Im Gefolge des → Behaviorismus verwischt sich die Unterscheidung zwischen tierischem und menschlichem Verhalten weitgehend. Tierpsychologie geht dabei zu einem Gutteil in allgemeiner (experimenteller) Psychologie auf. Tierische Organismen bieten die Möglichkeit, relativ komplexe Phänomene kontrolliert zu beobachten, Bedingungen zu variieren.

Prinzipiell lassen sich alle Fachgebiete der Psychologie, beispielsweise die Entwicklungspsychologie, unter einem vergleichenden Gesichtspunkt betrachten. Eine besondere Entwicklung hat in den letzten Jahren die komparative Sozialpsychologie genommen. Die zahlreichen Feldbeobachtungen von Primaten etwa (z. B. DEVORE, 1965) zeigen im allgemeinen eine erstaunliche Vielfältigkeit sozialen Verhaltens nicht nur zwischen Species, sondern teilweise auch zwischen verschiedenen Gruppen einer Rasse (SCOTT, 1967).

Der Begriff „Tierpsychologie" wird heute weitgehend synonym mit → Ethologie (Vergleichende Verhaltensforschung), sofern diese nicht auf Instinktforschung eingeengt wird, sowie komparativer Psychologie verwendet. Er umschreibt das Forschungsgebiet, „… das hauptsächlich zum Ziele hat, die komplexeren Hirn- und Sinnesleistungen der Tiere in ihren Abstufungen von den primitivsten zu den höchsten Arten sowie die Regelhaftigkeiten des arttypischen Verhaltens festzustellen und in ihrem ursächlichen Zusammenhang zu klären" (RENSCH, 1963, 296).

Literatur
BORING, E. A.: A History of Experimental Psychology. 2. Aufl. New York: Appleton-Century-Crofts 1950.
CARPENTER, C. R.: Naturalistic Behavior of Nonhuman Primates. University Park: Pennsylvania State Univ. Press 1965.
DEVORE, I. (Ed.): Primate Behavior. Field Studies of Monkeys and Apes. New York: Holt, Rinehart & Winston 1965.
EIBL-EIBESFELDT, I.: Grundriß der vergleichenden Verhaltensforschung. 2. Aufl. München: Piper 1969.
KOEHLER, O.: Die Aufgabe der Tierpsychologie. 2. Aufl. Darmstadt: Wissenschaftliche Buchgesellschaft 1968.
MEYER-HOLZAPFEL, MONIKA: Tierpsychologie, Verhaltensforschung und Psychiatrie. Akt. Fragen Psychiat. Neurol. 1, 253–294 (1964).
RENSCH, B. (Ed.): Biologie 2. Das Fischer-Lexikon. Frankfurt: Fischer 1963.
SCHRIER, A. M., HARLOW, H. F., STOLLNITZ, F. (Eds.): Behavior of Nonhuman Primates: Modern Research Trends. New York: Academic Press 1965.
SCOTT, J. P.: Comparative psychology and ethology. Ann. Rev. Psychol. 18, 65–86 (1967).

H. G. EISERT

Totstellreflex

Der Begriff ist der Biologie entlehnt. Er wurde zur Beschreibung tierischer Verhaltensweisen geprägt. Bei bestimmten Tieren kann es in plötzlich auftretender Gefahr zu einer „Schreckstarre" des Körpers kommen. Das Tier ist unfähig, sich zu bewegen — mithin auch zu flüchten. Der Totstellreflex führt günstigenfalls zum Nachlassen des Interesses des Angreifers am vermeindlich toten Gegner. KRETSCHMER hat den Begriff für die Psychiatrie adaptiert. In akut erlebten Gefahrensituationen kann es beim Menschen, analog zum Totstellreflex beim Tier, zur Erstarrung jeder Bewegung durch mehr oder minder vollständige motorische Blokkierung kommen. Der Betroffene wird handlungsunfähig. Er gerät in eine eingeengte ängstlich-stuporöse Gefühls- und Bewußtseinslage. Es kommt zu einer Absperrung gegenüber Außenreizen körperlicher und psychischer Natur. Es handelt sich um einen hypnoseähnlichen Zustand. Die Begriffe Immobilisationsreflex und hypnoid-stuporöses Radikal werden synonym verwandt. Der Zustand tritt bei außergewöhnlich erlebten Angst- und Schreckreaktionen auf. Er kann zu einer völligen Bewegungsstarre führen. In weniger ausgeprägten Fällen kann es zu Lähmungen der Extremitäten, zu Aphonie, Blindheit, Taubheit oder Sensibilitätsstörungen kommen. Betroffen sind vor allem einfach strukturierte Persönlichkeiten, Menschen mit hysterischen Zügen, Kinder und manchmal auch Kulturfremde. Entgegengesetzte Verhaltensweisen, wie Zittern, Zucken und panikartige Flucht als Ausdruck der Schreckreaktion, werden als „Bewegungssturm" zusammengefaßt. Katatoner und depressiver Stupor weisen zwar auf den ersten Blick Ähnlichkeiten mit der psychogen bedingten Bewegungsstarre auf, sie dauern jedoch länger an. Sie sind nicht als unmittelbare Schreckreaktionen abzuleiten, sondern Ausdruck einer akuten schizophrenen oder depressiven Psychose.

Literatur
KRETSCHMER, E.: Medizinische Psychologie, 11. Aufl. Stuttgart: Thieme 1956.

A. FINZEN

Toxicomanie → Drogensucht

Training, autogenes
Von I. H. SCHULTZ, Nervenarzt in Berlin, 1932 erstmals veröffentlichte Methode der „konzentrativen Selbstentspannung", die den autosuggestiven Verfahren in der → Psychotherapie zuzurechnen ist. Das Prinzip des autogenen Trainings besteht darin, durch eine Reihe physiologisch-rationaler Übungen eine allgemeine Umschaltung der Versuchsperson in einen hypnoiden Zustand herbeizuführen, welcher alle Leistungen erlaubt, die auf suggestivem Wege in der → Fremdhypnose möglich sind. Das autogene Training gliedert sich in eine Unter- und Oberstufe, die je wieder in eine Anzahl von Übungen aufgeteilt sind. Allgemein verwendet wird aber nur die Unterstufe. Sie setzt sich neben der einleitenden Ruheformel aus den Grundübungen Schwere und Wärme, der Herz-, der Atemübung, der Ruhigstellung der Bauchorgane und der Kopfübung zusammen. Geübt wird täglich 2–3mal, am besten im Liegen, wobei sich die Versuchsperson mit Hilfe standardisierter Formeln durch konzentrative Selbstentspannung schrittweise die Realisation der einzelnen Übungen aneignet. Bei durchschnittlichem Verlauf kann nach 4–6 Monaten der Entspannungszustand während 15–20 min nach Wunsch aufrechterhalten werden. Wichtigste Voraussetzung für den Erfolg ist das regelmäßige, tägliche Üben. Hauptindikationen sind vom Symptom her die vegetativen Regulationsstörungen und psychosomatische Syndrome, wie Kopfschmerzen, Schlafstörungen, funktionelle Herzbeschwerden, neurasthenische Erscheinungen, Asthma bronchiale, labile Hypertonie u. a. Es wird aber auch Gesunden zur raschen Erholung und Leistungssteigerung empfohlen, ebenso körperlich Kranken zur Ruhigstellung, Entspannung und Schmerzbekämpfung. Das autogene Training wird häufig in Kombination mit dem psychotherapeutischen Gespräch verwendet. KRETSCHMER hat in der *„zweigleisigen Standardmethode"* der Psychotherapie eine spezielle Kombination vorgeschlagen. Die im Gespräch gewonnenen Einsichten und Vorsätze werden dort im hypnoiden Zustand des autogenen Trainings formelhaft in die „Tiefenperson" eingeprägt. Dieses Vorgehen wird auch *formelhafte Vorsatzbildung* genannt (THOMAS, 1983).
In der Oberstufe, welche die gute Beherrschung der Unterstufe zur Voraussetzung hat, werden Farb- und Bilderlebnisse geübt. Dann schließen Übungen zur vertieften Selbsterkenntnis und Selbstverwirklichung an. Die Oberstufe des autogenen Trainings ist den meditativen Verfahren zuzurechnen.
Verwandte Methoden: Etwa zur gleichen Zeit wie das autogene Training wurde in den USA von JACOBSON die Methode der *„Progressiven Relaxation"* (BERNSTEIN u. BOROVEC, 1978; JACOBSON, 1962) entwickelt. Sie wird vor allem dort viel benützt. JACOBSON geht es weniger um die Erreichung eines hypnoiden Zustandes als um das bewußte Lernen der Entspannung, wobei vom Wechsel zwischen Anspannung und Entspannung ausgegangen wird. Von STOKVIS (1961) stammt die *„Aktive Tonusregulation"*, die gegenüber autogenem Training und progressiver Relaxation eine Zwischenstellung einnimmt. Der Therapeut unterstützt den Patienten durch direkte suggestive Einwirkung und stark individuelles Vorgehen. Zahlreiche weitere Techniken werden heute propagiert, z. T. abgeleitet vom Yoga oder in Verbindung mit Atemübungen (Lit. bei STOKVIS u. WIESENHÜTTER, 1961).

Literatur
BERNSTEIN, D. A., BOROVEC, T. D.: Entspannungs-Training. Handbuch der progressiven Muskelentspannung. München: Pfeiffer 1978.
JACOBSON, E.: You Must Relax. New York: McGraw-Hill 1962.
KRETSCHMER, E.: Psychotherapeutische Studien. Stuttgart: Thieme 1949.
SCHULTZ, J. H.: Das autogene Training. Konzentrative Selbstentspannung. Versuch einer klinisch-praktischen Darstellung, 17. Aufl. Stuttgart: Thieme 1982.
STOKVIS, B., WIESENHÜTTER, E.: Der Mensch in der Entspannung. Lehrbuch autosuggestiver und übender Verfahren der Psychotherapie und Psychosomatik. Stuttgart: Hippokrates 1961.
THOMAS, K.: Praxis der Selbsthypnose des autogenen Training. Formelhafte Vorsatzbildung und Oberstufe, 6. Aufl. Stuttgart: Thieme 1983.

H. KIND

Tranquilizer

Begriffsdefinition

Als Tranquilizer bezeichnet man Medikamente, die eine beruhigende und angstlösende Wirkung haben, ohne in der den „Tranquilizer-Effekt" hervorrufenden Dosis bereits deutlich schlaffördernd zu wirken. Früher wurden solche Medikamente (z. B. Barbiturate in kleinen Dosen) als „Psychosedativa" bezeichnet.

Neben dem auch heute noch gebräuchlichsten Begriff „Tranquilizer" gab es vorübergehend die Bezeichnung „Ataracticum". In jüngerer Zeit trifft man nun zunehmend häufiger den Begriff „Anxiolyticum"; die Bezeichnungen „Tranquilizer" und „Anxiolyticum" werden heute als Synonyma benutzt. Viele bevorzugen die Bezeichnung „Anxiolyticum", um die bei Benutzung des Begriffs „Tranquilizer" möglichen Mißverständnisse zu vermeiden.

Bei der Einführung des 1946 entdeckten Meprobamats war zum ersten Mal von einem modernen Tranquilizer gesprochen worden. Mißverständnisse und Begriffsverwirrungen gab es jedoch schon wenige Jahre später, als 1952 die → Neuroleptica entdeckt wurden. In den englischsprachigen Ländern wurden diese Neuroleptica sehr bald als „major tranquilizer" bezeichnet. Um nun eine Unterscheidung zwischen Neuroleptika einerseits und Meprobamat und wirkungsähnlichen Nachfolgepräparaten andererseits überhaupt möglich zu machen, bezeichnete man diese zuletzt genannten Pharmaka fortan als „minor tranquilizer". Diese Unterscheidung ist vor allem im Hinblick auf die psychiatrische Therapie wichtig: Neuroleptica („major tranquilizer") können bei Schizophrenien therapeutisch eingesetzt werden; Meprobamat und die später entwickelten Benzodiazepine („minor tranquilizer") haben *keine* nachhaltige Wirkungen auf schizophrene Symptomatik.

Im deutschen Sprachraum hat sich diese noch bis heute immer wieder Verwirrung stiftende Gegenüberstellung von zwei therapeutisch sehr verschieden wirkenden Medikamentengruppen als „major" und „minor" Tranquilizer erfreulicherweise nicht durchgesetzt; hier ist der Begriff „Tranquilizer" gleichbedeutend mit dem Begriff „minor tranquilizer" in den USA.

Einteilung

Der erste Tranquilizer, das Meprobamat, war 1946 auf der Suche nach möglichst langwirkenden Muskelrelaxantien aus dem Mephenesin entwickelt worden [2]. Schon kurze Zeit später wurden wirkungsähnliche Medikamente (z. B. das Diphenylmethan-Derivat Hydroxizin (= Masmoran oder Atarax)) entdeckt. Alle diese älteren Tranquilizer spielen heute nur noch eine sehr geringe Rolle. Sie sind seit der Einführung des ersten *Benzodiazepin-Tranquilizers* im Jahre 1960 (Chlordiazepoxid = Librium) zunehmend mehr verdrängt worden. Dem Chlordiazepoxid folgte 1963 das Diazepam (Valium), das bis heute einer der meistgebrauchten Tranquilizer geblieben ist. Inzwischen gibt es eine fast unübersehbar große Zahl von Benzodiazepin-Derivaten und strukturverwandten Bedingungen, die als Tranquilizer oder auch als → Schlafmittel, manche auch als Antikonvulsiva eingesetzt werden [4]. Die Benzodiazepine gehören zu den weltweit am häufigsten verordneten Medikamenten [3].

Als Hauptangriffspunkt der Benzodiazepine gelten heute die im ZNS nachgewiesenen spezifischen Benzodiazepin-Rezeptoren auf GABAergen Synapsen [1]. Die Gammaaminobuttersäure (GABA) ist der wichtigste inhibitorische Neurotransmitter im ZNS; etwa 30% aller Synapsen im Gehirn sind GABAerg.

In den letzten Jahren kommen in der Tranquilizer-Indikation außer den Benzodiazepinen auch verschiedene Beta-Rezeptorenblocker und neue Pharmaka wie das Buspiron (= Bespar) zur Anwendung. Ob es gerechtfertigt ist, auch Neuroleptika in niedriger Dosierung als Tranquilizer einzusetzen, ist eine alte, aber immer noch nicht schlüssig beantwortete Frage.

Therapeutische Anwendung

Tranquilizer werden in erster Linie bei psychogenen Krankheitsbildern eingesetzt. Sie werden also gerade bei den Krankheitsbildern angewandt, bei denen im Grunde psychotherapeutische Verfahren den Vorrang haben sollten [1]. Diese Konstellation kann zu Fehlbeurteilungen des therapeutischen Stellenwerts der Tranquilizer führen. Einerseits kann der therapeutische Nutzen überschätzt werden; bei der Verordnung von Tranquilizern muß jedoch stets gegenwärtig bleiben, daß diese niemals „Konflikte lösen" und somit Psychotherapie „ersetzen" können. Andererseits sollte der therapeutische Wert der Tranquilizer nicht zu gering eingestuft werden. Bei sinnvoller Handhabung als Teilkomponente eines Gesamtbehandlungsplans sind Tranquilizer heute unentbehrliche Arzneimittel.

Vor allem sollten die in den letzten Jahren beobachteten Abhängigkeitsentwicklungen nach Benzodiazepinen weder überschätzt noch bagatellisiert werden [5]. Im Vergleich zu anderen psychosedativ wirkenden Medikamenten (z. B. zu Barbituraten) haben Benzodiazepine ein sehr viel niedrigeres Potential, Abhängigkeiten und Süchte zu erzeugen. Vergleichsweise häufig werden Benzodiazepine jedoch zusammen oder im Wechsel mit anderen Suchtmitteln (Medikamenten oder Alkohol) süchtig mißbraucht (Polytoxikomanie). Es kommt in seltenen Fällen allerdings auch zu isolierter und zu primärer Benzodiazepin-Abhängigkeit [5]. Daß derartige Abhängigkeiten heute häufiger als früher beobachtet werden, hängt damit zusammen, daß die Benzodiazepine inzwischen eine so große Verbreitung gefunden haben.

Transaktionsanalyse

Literatur
1. BENKERT, O., HIPPIUS, H.: Psychiatrische Pharmakotherapie, 4. Aufl. Berlin Heidelberg New York: Springer 1985.
2. BERGER, F. M.: Anxiety and the discovery of tranquilizers. In: AYD, F. J., BLACKWELL, B. (Eds.): Discoveries in biological psychiatry. Philadelphia Toronto: Lippincott 1970.
3. HIPPIUS, H. (Hrsg.): Benzodiazepine. Berlin Heidelberg New York: Springer 1985.
4. MATUSSEK, N., HIPPIUS, H.: Tabulae psychiatricae et psychopharmacologicae. Basel Wiesbaden: Aesopus-Verlag 1984.
5. WOLF, B., RÜTHER, E.: Untersuchungen zur Benzodiazepin-Abhängigkeit. MMW 126, 294–296 (1984).

H. HIPPIUS

Transaktionsanalyse

Synonym: Transaktionale Analyse

Die *Transaktionsanalyse* (abgekürzt: TA) geht auf ERIC BERNE (1910–1970) zurück. Die Transaktionsanalyse vereinigt in sich kommunikationspsychologische, kognitiv-lerntheoretische (→ Lerntheorie) und tiefenpsychologische (→ Psychoanalyse) Elemente, hier insbesondere auch Konzepte der → Individualpsychologie. Von ihrem philosophisch anthropologischen Standort her ist sie der Humanistischen Psychologie zuzuordnen. Eine Einordnung in das System der verschiedenen psychologischen und psychotherapeutischen Schulen ist schwierig, zumal nach dem Tod von BERNE innerhalb der Transaktionsanalyse eine Auseinanderentwicklung in verschiedene Schulrichtungen einsetzte. Inzwischen kann man „nicht mehr von der TA sprechen, sondern muß von verschiedenen, sich gegenseitig befruchtenden Ansätzen, Richtungen oder Schulen mit unterschiedlichen Annahmen über menschliche Entwicklung, Wachstum und therapeutische Schwerpunkte reden". (HAGEHÜLSMANN u. HAGEHÜLSMANN, 1983, S. 1319.)

Der Begründer der Transaktionsanalyse, ERIC BERNE, wurde 1910 in Montreal/Kanada als ERIC LENNARD BERNSTEIN geboren. Er wanderte nach abgeschlossenem Medizinstudium und chirurgischer Tätigkeit 1935 in die USA aus und begann hier die Weiterbildung zum Psychiater, sowie 1941 in New York die Ausbildung zum Psychoanalytiker. Seine Lehranalyse machte er bei PAUL FEDERN, einem ichpsychologisch orientierten Psychoanalytiker der New Yorker Gruppe, dessen starkes Interesse für die Funktion und Struktur des Ich er übernahm. Während seiner Tätigkeit als Armeepsychiater 1943–1946 entstand sein Interesse für gruppentherapeutische Möglichkeiten. 1947 setzte er in San Francisco mit einer Lehranalyse bei ERIK ERIKSON seine psychoanalytische Ausbildung fort und schloß diese 1949 ab. Ein Aufnahmegesuch in die psychoanalytische Vereinigung wurde 1956 abgelehnt, worauf sich BERNE nicht weiter um einen Anschluß an eine psychoanalytische Gruppierung bemühte, sondern von 1957 an bis zu seinem Tod 1970 seine eigenen psychologischen und psychotherapeutischen Konzepte entwickelte. Im Mittelpunkt seines Systems steht das Konzept der „Transactional Analysis", ein Begriff, den er bereits 1957 einführte.

Wie viele aus der Psychoanalyse kommende Neuerer (z. B. auch PERLS, der Begründer der → Gestalttherapie) stellte BERNE einen in seinen Augen besonders vernachlässigten Aspekt der Psychoanalyse – den interaktionellen – in den Mittelpunkt seiner Theorie, ohne zu entsprechenden (späteren) Weiterentwicklungen innerhalb der Psychoanalyse noch Verbindung zu suchen (z. B. die Möglichkeit über eine Erweiterung der psychoanalytischen Objektbeziehungstheorie auch interpersonales Verhalten zu erfassen, vgl. LANGS, 1976). Bei den Konzepten von BERNE handelte es sich allerdings „nicht um eine geschlossene Persönlichkeitslehre..., vielmehr um mehrere psychologische Konzepte, die sich teilweise überschneiden" (SCHLEGEL, 1984, S. 13). Danach beruht die Transaktionsanalyse auf den folgenden vier Konzepten:

Analyse der Ich-Zustände (Strukturanalyse),
Analyse der Transaktionen (Transaktionsanalyse im engeren Sinn),
Analyse von manipulativen Spielen,
Analyse des unbewußten Lebensplans (Scriptanalyse).

Die *Strukturanalyse* bezieht sich auf den vorliegenden „Ich-Zustand"; sie stützt sich auf Verhaltensbeobachtung, den rationalen Inhalt der Mitteilungen, die emotionale Reaktion beim angesprochenen Partner und Erinnerungen an ähnliche Erlebnisweisen der Kindheit. Was das Erleben und Verhalten betrifft, befindet sich jeder Mensch in einem bestimmten Zeitpunkt in einem von drei möglichen Zuständen: dem Kind-Ich-Zustand (gekennzeichnet u. a. durch: Spontaneität, Sinnenfreudigkeit, Zutraulichkeit, Unbefangenheit, aber auch Egoismus, Hilflosigkeit usw.), dem Eltern-Ich-Zustand (gekennzeichnet u. a. durch: Bezogenheit auf Normen, Moralvorstellungen, Konventionen und Pflichten), dem Erwachsenen-Ich-Zustand (gekennzeichnet u. a. durch: Reife, Kontroll- und Steuerungsfunktionen mit dem Charakter der Besonnenheit im Gegensatz zur Spontaneität des Kind-Ich-Zustandes). Die jeweiligen Ausformungen der einzelnen Ich-Zustände werden weitgehend in der Kindheit festgelegt.

„Jede Art von Ich-Zustand hat ihre eigene lebenswichtige Bedeutung für den menschlichen Organismus" (BERNE, 1967, S. 34). Der gesunde erwachsene Mensch kann je nach Anforderungen und Möglichkeiten der Realität einen kontrollierten Wechsel von einer Haltung zu der anderen vornehmen. Eingeengte Menschen zeigen meist unabhängig von den äußeren Umständen ein Verharren auf einer der Stufen, z. B. eine immer moralisierende Haltung (Eltern-Ich-Zustand) oder z. B. eine immer spielerisch-lustige Haltung (Kind-Ich-Zustand).

Bei der *Analyse der Transaktionen* handelt es sich „um eine kommunikationspsychologische Anwendung der Strukturanalyse" (SCHLEGEL, 1984, S. 51), d. h. es wird geprüft, aus welchem jeweiligen Ich-Zustand heraus die an einer Transaktion Beteiligten ihre Mitteilung machen. Jede Transaktion besteht aus einer averbalen oder verbalen Mitteilung an eine andere Person einschließlich der Reaktion dieser zweiten Person (Anrede und Antwort). Transaktionen mit *stimmigen Botschaften* spielen sich bei den Beteiligten auf derselben Ich-Ebene ab. Bei Transaktionen mit *unstimmigen Botschaften* verlaufen Anrede und Antwort auf verschiedenen Ebenen, was in der Regel zunächst zu Verständigungsschwierigkeiten und zu einer Unterbrechung des Kontakts führt. Bei der Transaktion mit *unterschwelligen Botschaften* wird der Adressat vordergründig auf einer Ebene (z. B. des Erwachsenen-Ich) angesprochen, unterschwellig aber auf einer anderen Ebene (z. B. Ebene des Kind-Ich) mit dem bewußten oder unbewußten Ziel, den angesprochenen zu einer Antwort zu verführen, die vom Erwachsenen-Ich nicht erfolgen würde, ohne daß der Betroffene sich aber dieser Manipulation bewußt würde.

Transaktionen haben unter anderem den Sinn, das Grundbedürfnis nach mitmenschlicher Zuwendung und Anerkennung zu befriedigen. Abgeleitet von der frühesten Form menschlicher Kontaktaufnahme wird der Begriff „Streicheln" eingeführt und dieser mit Anerkennung, Beachtung, emotionaler Zuwendung usw. gleichgesetzt; im Fall von Tadel, Beschimpfung, Prügel u. a. wird von negativem Streicheln gesprochen; das Fehlen von Streicheln wird als Mißachtung bezeichnet. In der Kindheit entwickelte „stereotype Erlebnis- und Verhaltensmuster" (SCHLEGEL, 1984) mit den zugehörigen Rollen (Gewinner, Verlierer u. a.), erfordern entsprechende Transaktionspartner zur Bestätigung. Hier sind nach BERNE vier Grundeinstellungen zu unterscheiden (deutsche Bezeichnungen nach SCHLEGEL, 1984):
Die Grundeinstellung der „Unterlegenheit" („Ich bin nicht O.K., du bist O.K.!"), die Grundeinstellung der „Überlegenheit" („Ich bin O.K., du bist nicht O.K.!"), – beides defensive Grundeinstellungen, ferner die resigniert bis verzweifelte Grundeinstellung der „Sinn- und Wertlosigkeit" („Ich bin nicht O.K., du bist nicht O.K.!"), und schließlich die „konstruktive und humane Grundeinstellung" („Ich bin O.K., du bist O.K.!"). Diese Grundeinstellungen hängen eng mit den sogenannten Lieblingsgefühlen und Lieblingsüberzeugungen zusammen, die sich ebenfalls in der Kindheit entwickelt haben und in denen sich jeder Mensch „zu Hause fühlt".
Manipulative Spiele (BERNE, 1967) führen über eine „beiderseits unbewußte unterschwellige Verführung" (SCHLEGEL, 1984) zur Bestätigung bzw. Rechtfertigung von Lieblingsgefühlen und Lieblingsüberzeugungen. Manipulative Spiele im engeren Sinn haben meist einen destruktiven Charakter und verhindern das Entstehen echter zwischenmenschlicher Beziehungen. Sie sind in ihrer typischen Form von früh an erlernt und prägen die meisten Beziehungsmuster des betreffenden Menschen, der darüber letztendlich auch seinen unbewußten Lebensplan (Script) zu realisieren sucht. Manipulative Spiele entsprechen den „unerledigten Geschäften" der → Gestalttherapie und erfassen den interaktionellen Anteil der auf dem Wiederholungszwang (→ Psychoanalyse) beruhenden neurotischen Arrangements.

In der *Scriptanalyse* wird der unbewußte Lebensplan geklärt. Beim Script (Rollentext) handelt es sich um „ein sich fortlaufend verwirklichendes Programm, das in der frühen Kindheit unter dem Einfluß der Eltern entworfen wurde und das Verhalten des Individuums in den wichtigsten Belangen seines Lebens bestimmt" (BERNE, 1973).

Im Konzept vom unbewußten Lebensplan werden die Einflüsse ADLERS besonders deutlich. Durch Einstellungen und Erwartungen der Eltern geprägt, gibt es überwiegend konstruktive und destruktive Scripts, tragische oder banale, sowie den (am Ende eines Lebens oder Lebensabschnitts) unabgeschlossenen Script, um die wichtigsten Möglichkeiten zu nennen. Besonders verhängnisvoll können sich destruktive elterliche Grundbotschaften (GOULDING u. GOULDING, 1981) auswirken, die vom Unbewußten her über destruktive Leitlinien ein Leben schicksalhaft bestimmen können. Die Art des schon in der frühen Kindheit geprägten Scripts ist unter anderem an der Wahl von Vorbildern, sowie bevorzugten Helden- und Märchenfiguren erkennbar.

Mit diesen vier Konzepten kann die Transaktionsanalyse nach HAGEHÜLSMANN u. HAGEHÜLSMANN (1983) als Persönlichkeitsmodell (Analyse der Ich-Zustände), als Kommunikationsmodell (Analyse der Transaktionen) und als Psychotherapiemodell dienen. Sie findet deshalb inzwischen Anwendung in den verschiedensten Bereichen, die weit über den psychotherapeutischen Rahmen hinausgehen wie Pädagogik, Beratungsbereich, bis hin zur Analyse von Transaktionen im Betriebs- und Verwaltungsbereich. Für BERNE (1967) stand allerdings der therapeutische Aspekt in der Transaktionsanalyse ohne jeden Zweifel im Vordergrund. Nach SCHLEGEL (1984) können therapeutische Ansätze sich auf alle vier Schichten beziehen:
1. Analyse der *Ich-Struktur* mit dem Ziel der Stärkung des Erwachsenen-Ich und einer Förderung der unbefangen-spontanen Anteile des Kind-Ich, sowie einer Erneuerung des Eltern-Ich.
2. Analyse der Transaktionen, wobei insbesondere die Bearbeitung von destruktiven und unterschwelligen Botschaften im Vordergrund steht.
3. Analyse der durch entsprechende manipulative Spiele arrangierten bevorzugten Haltungen und Lieblingsgefühle.
4. Analyse destruktiver Grundbotschaften im Lebensscript bis hin zur Neuentscheidung (Befreiung aus dem Scriptplan).

Eine Berücksichtigung aller vier Schichten ist nicht in jedem Fall notwendig; durch eine Bearbeitung des Kommunikationsstils können schon umfassende Veränderungen erreicht werden.

Ziel der Behandlung ist eine Stärkung der Autonomie, worunter BERNE (1967) Unvoreingenommenheit, Fähigkeit zu Intimität und Fähigkeit zu sinnlicher Bewußtheit, i. S. von „awareness" versteht (zum Begriff „awareness" → Gestalttherapie). Das Erreichen der Autonomie zeigt sich nach SCHLEGEL (1984) in einer selbstverantwortlichen Haltung, der Aufgabe von Realitätsverleugnung, „Fähigkeit zu mitmenschlicher Teilnahme ohne Verschmelzung" und der „Fähigkeit zu vorbehaltloser aufrichtiger und ‚spielfreier' Begegnung und Beziehung". Das Therapieziel entspricht damit Vorstellungen der humanistischen Psychologie.

Die Behandlungstechnik der Transaktionsanalyse zeigt einige charakteristische Besonderheiten: Der Selbstverantwortung des Patienten auch in der Behandlung wird große Bedeutung beigemessen. Das Behandlungsziel (bzw. ein Zwischenziel) wird in einem Behandlungsvertrag festgelegt. Hier begegnen sich jeweils das Erwachsenen-Ich von Patient und Therapeut. Nach Deutung und Konfrontation wird am Schluß eines jeden Behandlungsschritts der Patient vor eine Entscheidung gestellt; diese muß er selber vollziehen, wodurch noch einmal seine Selbstverantwortung betont wird. Die Haltung des Therapeuten ist geprägt von „Permission" (Du darfst!), „Protection" (Ich steh Dir bei!) und „Potency" (i. S. einer archetypischen mächtigen Figur) (BERNE, 1973).

Die Konfrontation mit Passivität und Vermeidehaltungen, allgemeinen neurotischen Fehlhaltungen (wenn auch nicht identisch den Begriffen „Bequemlichkeit" und [unrealistischen] „Riesenansprüchen" der Neopsychoanalyse SCHULTZ-HENCKES) spricht ebenfalls das Erwachsenen-Ich an. An die Stelle der vom Script bestimmten einengenden und destruktiven Botschaften werden Erlaubnisse gesetzt; Du darfst! Die Befreiung aus dem Scriptzwang durch eine „Neuentscheidung" ist das zentrale Ziel von eingehenderen therapeutischen Bemühungen. Hier ist die Wahl des richtigen Zeitpunkts, eine ausreichende Vorbereitung, eine gewisse suggestive Zuversicht des Therapeuten und eine positive Übertragung (gemeint ist eine nicht sexuelle, milde positive Übertragung im Sinn der Psychoanalyse) notwendig (BERNE, 1973). Die Bearbeitung der negativen elterlichen Botschaften vollzieht sich nicht wie in der → Psychoanalyse in einer konflikthaften Reaktualisierung in entsprechenden negativen Übertragungseinstellungen innerhalb der therapeutischen Beziehung. Deshalb besteht die Gefahr, daß die Entscheidung zu einer Umorientierung auf einer zu rationalen Ebene getroffen wird. Möglicherweise aus dem Grund werden gerade an dieser zentralen Stelle der Behandlung zur Vorbereitung der Neuentscheidung affektiv stärker wirksame gestalttherapeutische Techniken (z. B. der Dialog mit einem Elternteil) eingesetzt (GOULDING u. GOULDING, 1981).

Die Arbeit mit dem → Traum (SAMUELS, 1974) geschieht wie bei der → Gestalttherapie über eine Identifizierung mit einzelnen Traumelementen, die außerdem in einer szenischen Darstellung im Sinne eines → Rollenspiels verdeutlicht werden können.

Die Offenheit für andere psychotherapeutische Techniken ist ein Kennzeichen für die Transaktionsanalyse, ebenso wie umgekehrt häufig Einzelaspekte der Transaktionsanalyse in andere Behandlungsverfahren übernommen werden, „und die Eignung ihrer Konzepte für eklektizistisches bzw. integratives Vorgehen" (HAGEHÜLSMANN u. HAGEHÜLSMANN, 1983) besonders gekennzeichnet ist.

Transaktionsanalytisch orientierte Therapien werden als Einzel-, Gruppen-, Paar- und Familientherapie durchgeführt. Es wird eine recht breite Behandlungsindikation angegeben und von Behandlungen bei Neurosen, Psychosen, Sucht und Delinquenz berichtet – immer vorausgesetzt, der Patient ist zu einem Behandlungsvertrag fähig. Die Zahl der kontrollierten Studien ist, wie bei vielen neueren Psychotherapiemethoden, allerdings noch sehr gering. Damit ist auch noch nicht erwiesen, welche in den Konzepten der Transaktionsanalyse enthaltene therapeutische Variable letztlich wirksam ist: Der kommunikative Ansatz, die optimistische Grundeinstellung der Humanistischen Psychologie, die kognitiv-lerntheoretische Orientierung oder die Bearbeitung des unbewußten Lebensplans, um nur einige mögliche Variablen zu nennen. Trotz dieser offenen Fragen bleibt das Verdienst BERNES, die Bedeutung interaktioneller kommunikativer Prozesse für das Entstehen von Erkrankungen erkannt und im Hinblick auf therapeutische Möglichkeiten konzeptuell gefaßt zu haben.

Nähere Auskünfte:

Für die Bundesrepublik Deutschland:
Deutsche Gesellschaft für Transaktionsanalyse
Samerbergweg 7, D-8261 Burgkirchen/VAlz

Für die Schweiz:
ASPAT Faitiere
Case Postale 172
CH-1225 Chene-Bourgeries

Für die deutschsprachige Schweiz:
DSRTA
Zeughausgasse 7 a
CH-6300 Zug

Literatur
BERNE, E.: Spiele der Erwachsenen. Hamburg: Rowohlt 1967.
BERNE, E.: Was sagen Sie, nachdem Sie „guten Tag" gesagt haben? München: Kindler 1973.
GOULDING, M., GOULDING, R.: Neu-Entscheidung. Stuttgart: Klett-Cotta 1981.
HAGEHÜLSMANN, U., HAGEHÜLSMANN, H.: Transaktions-Analyse. In: CORSINI, R. J. (Hrsg.): Handbuch der Psychotherapie, S. 1315–1356. Weinheim Basel: Beltz 1983.
LANGS, R.: The bipersonal field. New York: Aronson 1976.

SAMUELS, A.: Approach to dreams. Transactional analysis. Journal 4, 27 (1974).
SCHLEGEL, L.: Die Transaktionale Analyse, 2. Aufl. München: Francke 1984.

U. RÜGER

Transvestitismus

Der Transvestitismus ist strikt zu unterscheiden vom „Cross-Dressing" bei effeminierter Homosexualität und Transsexualität, auch wenn im Einzelfall die differentialdiagnostische Abgrenzung schwierig sein kann. Das Anziehen weiblicher Kleidung kann bei sog. effeminierten Homosexuellen der Tendenz entspringen, Zugang zu präferierten Partnern, nämlich männlich-identifizierten heterosexuellen Männern zu bekommen; die homosexuelle Intention ist eindeutig. Das Tragen weiblicher Kleidung im Rahmen einer Transsexualität entspricht dem Gefühl, eigentlich eine Frau zu sein und gleichsam im falschen Körper zu leben. Männer mit einer transvestitischen → Perversion sind dagegen meist eindeutig heterosexuell orientierte Männer, die nicht an einer Konfusion der Geschlechtsidentität leiden. Transvestitismus ist als generalisierter Kleider- oder Wäschefetischismus zu interpretieren. Wie andere fetischistische Rituale auch ist das Transvestieren an die Situation sexueller Erregung gebunden, das Bedürfnis endet mit dem Orgasmus, ist oft gefolgt von starken Schamgefühlen. Bei der transvestitischen Perversion bestehen in der Regel weder homosexuelle Tendenzen noch Wünsche nach Geschlechtswechsel.

Die psychogenetischen Hintergründe und der psychodynamische Ausdrucksgehalt sind ähnlich wie beim → Fetischismus. Es geht um die Ablösung von der Mutter bzw. die kritische Phase der Differenzierung der Geschlechtsidentität, deren Problematik im transvestitischen Ritual inszeniert wird. Der Transvestit stellt im Moment der sexuellen Erregung die Vereinigung des Gegensätzlichen dar: die weibliche Erscheinung und die phallisch aggressive männliche Sexualität. Der Angriff auf die Frau liegt darin, daß das Weibliche karikiert und damit abgewehrt wird; nur so ist die eigene Männlichkeit und Potenz intensiv erlebbar.

E. SCHORSCH

Trauer

Als Trauer werden psychisch-leibliche Erlebnisse und Ausdrucksphänomene bezeichnet, die bei einem schweren Verlust auftreten. Die Trauer wurde seit dem Altertum von Dichtern anschaulich und übereinstimmend beschrieben; in neuerer Zeit eindrücklich etwa von J. GOTTHELF in „Hansjoggeli der Erbvetter" und anderen Werken. Ebenfalls bis in die Antike, besonders aber auf AUGUSTIN, reicht die psychologische Beschreibung der Trauer, die in neuerer Zeit von französischen Psychologen und FREUD näher analysiert wurde.

Trauer bricht vor allem im Anschluß an den Tod geliebter Mitmenschen aus. Von außen gesehen wird der Trauernde still, seine Worte sind leise, er spricht und bewegt sich langsam und geht vornübergebeugt. Gesichtsausdruck und Kopfhaltung bringen Trauer vielfältig und unmittelbar verständlich zum Ausdruck, wie etwa Bilder von ROGIER VAN DER WEYDEN und vielen andern großen Künstlern zeigen, die Trauer besonders in religiösen Motiven bis zu den Tränen dargestellt haben. Trauernde verlieren den Appetit, die Bissen bleiben ihnen im trockenen Hals stecken, sie büßen die Lust an körperlicher Bewegung ein, und das geschlechtliche Verlangen erlischt. Der Schlaf ist meist schwer beeinträchtigt oder in der ersten Zeit ganz unmöglich, dann wird er durch schreckhafte Träume gestört, oder der Verstorbene erscheint im Traum, lebendig, gesund, krank oder als Leiche. Die Interessen verkümmern oder schränken sich auf den engsten Familienkreis ein. Die Gedanken beschäftigen sich mit dem Verstorbenen, mit eigenen Versäumnissen und Schuld ihm gegenüber, andere Gedankeninhalte treten weitgehend zurück. Das Denken verläuft langsam gehemmt, die Fähigkeit sich zu entschließen geht weitgehend oder ganz verloren. Denken und Handeln werden als hochgradig erschwert und mühsam empfunden. Es kann zum leeren Dahindösen mit geradezu stuporöser Steifigkeit im Blick und in den Bewegungen kommen, verbunden mit teilweisem oder totalem Mutismus.

Bei aller Tendenz zur Erstarrung ist die Trauer des psychisch gesunden Menschen doch insofern ein dynamisches Geschehen, als sie eine gewisse Entwicklung erkennen läßt. Diese ist verschieden je nach der Beziehung des Trauernden zu dem verlorenen Mitmenschen, je nach seiner allgemeinen und durch lebensgeschichtliche Ereignisse bedingten Einstellung zu Sterben und Tod, je nachdem, ob der Tod plötzlich oder voraussehbar erfolgt ist, ob er den Verstorbenen mitten aus vollem Leben oder in hohem Alter erreichte und wie sich gegebenenfalls der Verstorbene selbst zu seinem Schicksal eingestellt hat. Das Zeuge- oder Abwesendsein beim Sterben, das Sehen des Leichnams, die Gegenwart bei den Bestattungsfeierlichkeiten, die Reaktionen anderer Angehöriger, konstitutionelle Eigenarten und die aktuelle Stimmung, in welcher der Verlust erfolgte, sowie das Eingespanntsein in eine Verantwortung und Tätigkeit oder Untätigkeit, all das spielt für den Ablauf der Trauer eine Rolle. Es ist auch nicht gleichgültig, ob man auf ein Erbe wartete oder ein Heim verliert, sich allein gelassen sieht mit einer Kinderschar oder der Tod eines Angehörigen andere Verpflichtungen aufbürdet.

Die Trauer kann in Tagen oder Wochen abklingen, wobei einzelne Ereignisse, wie Bestattung, Teilung des Hausrates oder eine Versteigerung, Erbstreitigkeiten oder Gedenktage zu erneutem Ausbruch führen können.

Unter normalen Verhältnissen vollzieht sich die Überwindung der Trauer wohl in sehr vielgestaltiger und individuell verschiedener Weise. Einer

„symbolischen" Einverleibung des Verstorbenen (Introjektion) kann dabei eine gewisse Bedeutung zukommen, wobei man etwa beobachten kann, daß nachher einzelne Bewegungsgestalten oder Gewohnheiten des Verstorbenen unbeachtet vom Trauernden selbst übernommen werden. Selten ist der Ausweg in künstlerische Gestaltung möglich (man denke etwa an das „Deutsche Requiem" von BRAHMS), öfters kann der Trauernde sich wohl im vertrauten Kreis aussprechen oder sich brieflich äußern, wie etwa LESSING beim Tod seiner Gattin und des einzigen Kindes im Gefolge der Geburt.

In der Erfahrung des Todes anderer und der daraus hervorgehenden Trauer bricht die ganze geheimnisvolle und schreckliche Rätselhaftigkeit und Unheimlichkeit des Todes in das menschliche Dasein ein. Hier wäre auf das Verhältnis der einzelnen Menschen zu Leben und Tod, auf die Psychologie und Psychopathologie des Sterbens und die Bedeutung der Todeserfahrung für die Entwicklung der Persönlichkeit vom Kind bis zum alten Menschen hinzuweisen. Es gibt darüber eine umfangreiche zum Teil bei KUNZ 1946 referierte Literatur. (Vgl. auch NORTON, 1968.) AUGUSTINS „Bekenntnisse" enthalten nicht nur eine eindrückliche Schilderung der Trauer, sondern sie sind ein vielleicht bis heute unerreichtes Beispiel der Darstellung einer durch die Todeserfahrung bewirkten Umgestaltung des Daseins in Richtung tiefster philosophischer Besinnung über die Geheimnisse der menschlichen Existenz und der diese bestimmenden Zeit. Die Todeserfahrung hat aber immer wieder zu philosophischer Besinnung, religiöser Bekehrung, moralischer Erschütterung, oder umgekehrt zum Verlust haltgebender Daseinsformen geführt. Dabei können dann verschiedenartige pathologische Phänomene auftreten, wie hypochondrische Befürchtung, Aggression in vielfältigen Formen, die hie und da bis zum Töten seiner selbst oder anderer führt, Angst, hysterische Ausgestaltungen mit körperlichen Funktionsstörungen, theatralischen Gebärden, Dramatisierungen, lautem Geschrei und mehr oder weniger ritisch geprägten oder kitschigen Ausdruckshandlungen. Es kann auch zu illusionären und halluzinatorischen Trugwahrnehmungen kommen. Dann wieder kann Trauer durch ihre gelegentlich jahrzehntelange Dauer pathologische Formen annehmen, indem die Fähigkeit, sich zu freuen und frei die schönen Seiten des Lebens zu schätzen und zu genießen, nie mehr wiederkommt und eine pessimistische Verbitterung und Gereiztheit oder Störungen in den mitmenschlichen Beziehungen zurückbleiben, oder es nimmt von einem Trauererlebnis her eine langwierige neurotische Entwicklung ihren Anfang. – Besonderes Interesse beansprucht in diesem Zusammenhang der große Fragenkomplex, der sich auf die Formen und Möglichkeiten der Todeserfahrung von Kindern und den daraus entspringenden Folgen für das ganze weitere Leben ergeben. (Vgl. ZULLIGER, 1924; WEBER, 1943; KUHN, 1948; FURMANN, 1966).

Offenbar ist die Grenze zwischen normalem und pathologischem Trauern fließend und neben all den bereits erwähnten Momenten auch vom Brauchtum, dem Sagengut und der sozialen Struktur der Gemeinschaft, in der man lebt, abhängig. So ist es nicht dasselbe, ob ein verstorbener Trinker seiner Gattin in einem abgelegenen Bauernhaus am Waldrand oder in einem städtischen Hochhaus als Gespenst erscheint.

Die Überwindung einer Trauer durch den Gesunden wird seit FREUD oft als „Trauerarbeit" bezeichnet. Wahrscheinlich spricht FREUD erstmals in „Totem und Tabu" 1913 von der „Trauer als einer Arbeit" (IX, S. 82). Die eigentliche Lehre wird 1916 in „Trauer und Melancholie" entwickelt. Schon 1896 sagt RIBOT „Dans la tristesse l'événement initial détermine dans l'esprit du sujet: 1. soit la représentation d'un travail épuisant ... 2. soit la représentation d'un déficit ..." Die Stelle ist von Interesse gerade auch dann, wenn FREUD sie nicht gekannt haben sollte (wir wissen darüber nichts), indem sie zeigt, wie die „Trauerarbeit" aus der Empfindung der Erschwerung von Denken und Handeln hervorgeht. Ob freilich die Trauer tatsächlich, wie FREUD meint, stets oder überhaupt durch die kontinuierliche Leistung einer „Arbeit" überwunden wird oder nicht öfters, wenn nicht gar regelmäßig, durch plötzliche krisenhafte Umgestaltung der Struktur der ganzen Daseinsweise, die sich vielleicht mehrfach wiederholt, ist soweit wir sehen ein offenes Problem, dessen nähere Erforschung und Klärung vielleicht weittragende Konsequenzen nach sich ziehen wird.

Gewiß spielen geleistete und verdrängte Trauer in der Entstehung und Ausgestaltung vieler Neurosen eine bedeutende Rolle, und es treten dementsprechend in analytisch ausgerichteten Psychotherapien Phänomene aus dem Bewandtniszusammenhang des Trauerns und seiner Überwindung vielgestaltig in Erscheinung. Der Psychotherapeut muß sich im Wesen dieser Phänomene auskennen, sonst können sie ihn in die Irre führen. Dabei ist zu bedenken, daß jede schwere und tiefgreifende Enttäuschung, vor allem der Verlust eines Geliebten, zu Trauerreaktionen führt, die in ihrem Wesen viele ähnliche Züge zeigt, wie der Verlust durch den Tod.

Wo immer jedoch Trauer eine pathogene oder pathoplastische Bedeutung bekommt, stellt sich die Frage, ob und gegebenenfalls inwiefern dann endogen-depressive Komponenten mitwirken. Bei entsprechender Heredität, bei vorbestehenden cyclothymen Temperamentszügen, beim Umschlagen ins Maniforme in einem Ausmaß, das über leichte, verständliche Befreiungsgefühle hinausreicht, sowie dann, wenn die Trauer für gewisse Perioden überwunden erscheint und ohne besonderen Anlaß wiederkehrt und es zu einer ausgesprochenen „Vitalisierung" der Trauer mit Tagesschwankungen im Sinne morgendlicher Verschlimmerungen kommt, ist eine endogene Komponente wohl sicher anzunehmen. Die Beobachtung längerer Lebensläufe zeigt auch häufig, daß typische cyclische Psychosen mit zunächst scheinbar sehr wohl begründeten „reaktiven Depressionen" in der Form einer pathologischen Trauer begonnen haben. FREUD hat, nachdem die Abhandlung mit dem Titel „Trauer und Melancholie" erschienen war, noch jahrzehntelang an den in ihr aufgeworfenen Problemen gearbeitet. Die Abhandlung gehört zu den Kapiteln, aus denen die „Metapsychologie" entstehen sollte, an der FREUD bekanntlich gescheitert ist. Vielleicht waren es unter anderem auch die Schwierigkeiten dieses Problems, die einen wesentlichen Teil zum Mißlingen beigetragen haben. – Für die Weiterentwicklung von FREUDs Gedanken sind besonders wichtig Untersuchungen von MELANIE KLEIN 1937 und 1940. Die heutigen Anschauungen der Psychoanalyse sind zusammengestellt von WISDOM 1967.

Neulich hat sich dabei insofern einiges geklärt, als durch die offensichtliche Wirksamkeit von antidepressiven Medikamenten bei vielen reaktiven und neurotischen Depressionen neue Grenzlinien zwischen reaktiv-erlebnisbedingten und endogen-biologisch bestimmten Erscheinungen des normalen und des pathologischen psychischen Erlebens und Verhaltens sich zeigen. Bereits 1893, (Werke I, S. 148) schrieb FREUD in seinen „Studien über Hysterie", daß im „Selbstbewußtsein" des „Neurotischen" „ein Zug von Depression selten vermißt wird". In neuerer Zeit wird der Glaube vieler Psychopathologen und Psychotherapeuten an die Unterscheidbarkeit von zwei nach ihrer Genese grundsätzlich verschiedenen Formen von Depression immer fragwürdiger, und die Berechtigung der Verbindung antidepressiver Psychopharmaka mit Psychotherapie bei stärkeren Trauerreaktionen, bei endogenen, neurotischen und reaktiven Depressionen und vielen andern Neurosen zeichnet sich deutlicher ab.

Im übrigen gilt jedoch auch heute noch FREUDs Ausspruch von 1915: „Die Trauer über den Verlust von etwas, das wir geliebt oder bewundert haben, erscheint dem Laien so natürlich, daß er sie für selbstverständlich erklärt. Dem Psychologen aber ist die Trauer ein großes Rätsel, eines jener Phänomene, die man selbst nicht klärt, auf die man aber anderes Dunkle zurückführt" (Bd. X, S. 359/60).

Literatur
AUGUSTINUS: Bekenntnisse. Zürich: Artemis 1950. München: Kösel 1955.
DUMAS, G.: Nouveau Traité de Psychologie. Bd. II, S. 355–362 und Bd. III, S. 154–171. Paris: Alcan 1932.
FREUD, S.: G. W. Bd. IX, S. 82; Bd. X, S. 358–361; Bd. X, S. 428–450. London: Imago.
FURMAN, R. A.: Der Tod und das Kind. Psyche 20, 766–796 (1966).
GRIMM, J. u. W.: Deutsches Wörterbuch. Bd. 11, I. Abt., I. Teil, S. 1357–1399 u. S. 1533–1540. Leipzig: Hirzel 1935.
KLEIN, MELANIE: Das Seelenleben des Kleinkindes. S. 44–100. Stuttgart: Klett 1962.
KUHN, R.: Mordversuch eines depressiven Fetischisten und Sodomisten an einer Dirne. Mschr. Psychiat. Neurol. 116, 66–151 (1948).
KUNZ, H.: Die anthropologische Bedeutung der Phantasie. 2 Bände. Basel: Recht und Gesellschaft 1946.
NORTON, J.: Die Behandlung einer sterbenden Patientin. Psyche 22, 99–117 (1968).
WEBER, A.: Zum Erlebnis des Todes bei Kindern. Mschr. Psychiat. Neurol. 107, 192–225 (1943).
WISDOM, J. O.: Die psychoanalytischen Theorien über die Melancholie. Jahrbuch d. Psychoanalyse. Bd. 4, S. 102–154. Bern: Huber 1967.
ZULLIGER, H.: Beiträge zur Psychologie der Trauer- und Bestattungsbräuche. Imago Bd. 10, 1924, S. 178–227. Wien: Int. Psychoanal. Verlag.

R. KUHN

Traum
Obgleich der Traum unbewußte Erlebnisinhalte manifest werden läßt, ist der Traum keine Erscheinungsweise des Unbewußten. Er ist vielmehr ein Bewußtseinsphänomen mit formalen und inhaltlichen Besonderheiten. Seine Voraussetzung ist der Schlaf. Der fortgeschrittene Erkenntnisstand der neurophysiologischen Schlafforschung seit den grundlegenden Untersuchungen von ASERINSKY u. KLEITMANN (1953) ist für das wissenschaftliche Verständnis des Traums in mehrfacher Hinsicht bedeutungsvoll.

Der Nachweis unterschiedlicher Schlafstadien einerseits und die Beachtung von Traumberichten während systematisch durchgeführter Weckexperimente andererseits erlaubten die Abgrenzung sich wiederholender Schlafabschnitte mit besonders häufigen Traumberichten und deren Zuordnung zu dem durch ‚schnelle Augenbewegungen' (rapid eye movements = REM) charakterisierten Schlafstadium. Häufig werden simultan zu den ‚schnellen Augenbewegungen' Erhöhungen der ansonsten im Schlaf erniedrigten Frequenz der Herz- und Atemtätigkeit verbunden mit Veränderungen von Blutdruck und Atemtiefe registriert. Darüber hinaus kommt es zu phasischen Pupillendilatationen und im Zusammenhang mit der reduzierten Schweißsekretion zum Ansteigen des galvanischen Hautwiderstandes. Während des REM-Schlafs treten Erektionen auf, die schlafbedingte Muskelatonie erreicht ihren Gipfel. Größere motorische Haltungsänderungen bilden die Ausnahme, feinmotorische Zuckungen von Fingern, Zehen und mimischer Muskulatur werden hingegen häufiger beobachtet, als dies während Non-REM-Stadien der Fall ist. Die Weckschwelle ist vergleichsweise hoch.

Bei 10–25% der Fälle lieferten Versuchspersonen, die aus dem REM-Stadium geweckt wurden, keine Traumberichte. ‚Traumberichte', die nach Erwecken der Versuchspersonen aus anderen Schlafstadien (Stadien C–E nach LOOMIS et al.) erhalten wurden, erfordern eine differenzierende Beurteilung. Eine Fülle von Befunden (FOULKES, 1969 u. a.) spricht für die Annahme unterschiedlicher

Erlebensformen je nach dem Schlafstadium. Dies gilt auch bereits hinsichtlich der – i. allg. kürzeren – Traumberichte von Kindern. Schematisierend kann folgendes gesagt werden: von ‚Non-REM-Erleben' gibt es meist nur kurze, fragmentarische Berichte, die auf begriffsgebundene, realistische ‚Gedanken', ähnlich Erinnerungen, zielen. Die Affektdynamik bleibt, abgesehen von dem hier einzuordnenden ‚Alpdrücken', vergleichsweise gering. Die Erinnerungsqualität ist etwas schlechter als bei ‚REM-Erleben', dessen Handlungssequenzen mit ihrer besonderen Dynamik meist in eine Vielfalt von visuellen, akustischen und kinästhetischen Sinneseindrücken eingebettet sind, was ihnen ihre subjektive Qualifizierung als ‚Traum' einträgt. Äußere Reize werden ebenso wie innere Empfindungen (Hunger, Durst) im REM-Stadium in das Traumerleben einbezogen. Augenbewegungen sind visuellem Traummaterial nicht in einem kausalen Sinne zuzuordnen, zumal Träume Blindgeborener – ohne Bilder – in der REM-Phase i. allg. auch von schnellen Augenbewegungen begleitet werden. Bezogen auf den Wachzustand weist das REM-Stadium die geringsten EEG-Veränderungen auf. Nach experimentellem Entzug von REM-Schlaf treten vermehrt Spannung, Angst, Reizbarkeit auf, Depersonalisationserleben, Konzentrationsschwäche, Störungen des Zeitsinnes u. a. kann es zu einem ‚toxischen' REM-Entzug kommen. Von den REM- und Nicht-REM-Erlebensformen unterscheiden sich eigenartige Wahrnehmungserlebnisse während des Einschlafens (B-Stadium nach LOOMIS et al.), die als hypnagoge Sinnestäuschungen (MAURY, 1857) seit langem bekannt und gelegentlich mit unangenehmen Gefühlen (z. B. Fallgefühl) verbunden sind. Sie korrelieren mit Augenbewegungen, die in langsamem Rhythmus horizontal verlaufen. Die Weckschwelle ist vergleichsweise niedrig. Als ‚Mikroträume' werden Phänomene am Übergang von hypnagogen Wahrnehmungen zu bereits szenisch gestalteten Erlebensweisen bezeichnet. Überhaupt betonen PASSOUANT et al. (1976) das Fortbestehen der psychischen Aktivität während des gesamten Schlafs, der also nicht gleichbedeutend mit Bewußtlosigkeit ist.

Die verschiedenen Schlafstadien mit ihren fließenden Übergängen bilden einen Schlafzyklus. Insgesamt treten im Rahmen der zyklischen Schlafperiodik einer Nacht 3–6 REM-Stadien auf, wobei ihre Dauer im Verlauf der Nacht zunimmt und bis zu einer halben Stunde betragen kann. Im Lebenslängsschnitt fällt der Anteil des traumintensiven REM-Schlafs von 50% beim Säugling auf 10–15% beim alten Menschen ab.

Auf die Frage, was ein Traum ist, gibt es keine eindeutige neurophysiologische Antwort. Im Sinne der organo-dynamischen Bewußtseinstheorie von H. EY bringt der Vigilanzverlust des Schlafs eine Destruktierung des Bewußtseins mit sich, deren ‚positive' Ausdrucksform die verschiedenen Phänomene des Traums sind, die EY ausdrücklich mit psychopathologischen Phänomenen vergleicht. Bei einer solchen *formal-phänomenologischen* Betrachtungsweise (LUTHE, 1985) erscheint zweierlei für den Traum als kennzeichnend: a) Es fehlt die Integration des Erlebens auf ein im Zentrum stehendes Subjekt. Das formale Merkmal dieses Fehlens ist der Zerfall der Einheitlichkeit, der logischen Geschlossenheit des Erlebens. Die Dissoziation von Thema und Bedeutung, die hierbei auftritt, äußert sich in einem ‚logischen Skandal', der ohne Protest zur Kenntnis genommen wird. In diesem Sinne ist die innere Widersprüchlichkeit beim Traumerleben eine konstituierende Norm des Traums. b) Daneben kommt im Traumerleben Entdifferenzierung zum Ausdruck. Die Differenzierungsleistungen beim Wachzustand führen zum Hervortreten eines sich ständig verfeinernden Ursache-Wirkungs-Gefüges innerhalb der allen Menschen gemeinsamen Vorstellungsformen von Zeit und Raum und begründen damit die Objektivität des Erlebens. Der Abbau dieses Leistungsgefüges beim Traum zeigt sich in der Akausalität des Traumerlebens, die den Träumer den Einschränkungen von Zeit und Raum enthebt. An ihre Stelle tritt Willkür, Wunscherfüllung.

Von der formal-phänomenologischen Betrachtungsweise ist die *inhaltlich-dynamische* Betrachtungsweise des Traums zu unterscheiden. Ohne streng wissenschaftlichen Anspruch geht diese Art der Beschäftigung mit dem Traum wohl bis zum Urbeginn der Menschheit zurück. Entwicklungspsychologischen Erkenntnissen beim Kind (OERTER, 1971) vergleichbar, offenbarte sich am Anfang des Denkens dem primitiven Menschen die Vorstellung einer Seele vielleicht erstmals durch das Erlebnis des Traums. Im Traum sah er eine von der Wirklichkeit seines Körpers losgelöste, gleichwohl selbständige Erscheinungsweise seiner selbst und seiner animistisch beseelten Umgebung. Im Sinne einer solchen ‚realistischen' Einstellung sind Kinder noch mit 6–7 Jahren davon überzeugt, daß der Traum von außen komme, außen ist, auch von andern beobachtet werden kann. In dieser Überzeugung wurzelt letztlich die ebenfalls in Urzeiten zurückreichende Traumdeutung. Erst zur Zeit der Romantik führte die inhaltlich-dynamische Beschäftigung mit dem Traum zur Entdeckung der hier bestehenden Beziehungen zum Unbewußten, deren wissenschaftliche Erforschung im wesentlichen das Verdienst der Psychoanalyse ist. Der Traum als ‚Hüter des Schlafs' ist indessen eine Vorstellung, die sich nicht mit der strukturalistischen Auffassung des Zusammenhangs zwischen Schlaf und Traum (s. o.) in Einklang bringen läßt. Die Interpretationsmodelle der Tiefenpsychologie weisen z. T. erhebliche Unterschiede auf. S. FREUD interpretierte die Trauminhalte als eine quasi-halluzinatorische Erfüllung von Triebwünschen, wobei eine ‚moralische Instanz' (Zensur) im manifesten Traumerlebnis dessen latenten Sinn sozusagen in der Schwebe hält. Die Beziehung zwischen manifestem und latentem Trauminhalt ist symbolisch. C. G. JUNG erweiterte dieses triebdeterminierte Modell, indem er überpersönliche, archaische Weisen des Denkens und Fühlens als inhaltliche Kennzeichen des Traums hervorhob. Ähnlich dienen Träume bei A. ADLER nicht nur der Bewußtwerdung triebgesteuerter Komplexe, sondern auf metaphorisch-symbolhafte Weise auch der ‚Selbstfindung' im Individuationsprozeß.

Literatur
ASERINSKY, E., KLEITMAN, N.: Regularly occurring periods of eye motility, and concomitant phenomena, during sleep. Science 118, 273–274 (1953).
EY, H.: La Conscience. Paris: Presses Universitaires de France 1963.
FREUD, S.: Die Traumdeutung, Conditio Humana. Frankfurt/M.: Fischer 1972.
FOULKES, D.: Die Psychologie des Schlafes. Conditio Humana. Frankfurt/M.: Fischer 1969.
KLEITMANN, N.: Sleep and wakefulness, 2nd edn. Chicago: University of Chicago Press 1963.
LUTHE, R.: Die strukturale Psychopathologie in der Praxis der Gerichtspsychiatrie. Berlin Heidelberg New York Tokyo: Springer 1985.
MAURY, A.: De certains faits observés dans les rêves et dans l'état intermédiaire entre le sommeille et la veille. Ann. méd. psychol. 3, 157–163 (1857).
OERTER, R.: Moderne Entwicklungspsychologie, 10. Aufl. Donaueschingen: Auer 1971.
PASSOUANT, P., RECHNIEWSKI, A.: Le sommeil, un tiers de notre vie. Paris: Stock 1976.

R. LUTHE und M. RÖSLER

Trauma, psychisches
[gr.: τραῦμα = Wunde, Verletzung]
Ein psychisches Trauma wird durch ein Ereignis bewirkt, das dank seiner Erlebnisintensität und dem Fehlen einer adäquaten Reaktion zur Störung des psychischen Gleichgewichts und damit einer vorübergehenden oder dauernden „Schädigung" führt. Neuere Auffassungen halten weniger ein Einzelereignis für wirksam als vielmehr eine Wiederholung geeigneter Ereignisse oder eine chronisch traumatisierende Situation, die erst innerhalb einer entsprechenden Konstellation (Persönlichkeit, Disposition, Lebensalter, soziale Umstände etc.) eine Störung der Erlebnisverarbeitung mit einer abnormen Reaktion oder Entwicklung zur Folge haben.

Der Begriff Trauma stammt aus der Körpermedizin. Entsprechend erklärt die alte Neuropsychiatrie (OPPENHEIM) die Traumafolgen durch mikrostrukturelle Hirnveränderungen. Mit Anerkennung der Psychogenie und Soziogenese der psychischen Traumatisierung bildet sich das *traditionelle Konzept* aus, das nach der akut kurzdauernden Schreck- und Angstreaktion weiterbestehende Störungen nicht mehr als wesentlich und direkt durch das schädigende Ereignis verursacht sieht, sondern Zweckvorstellungen, Sicherungsbedürfnisse und vorbestehende psychopathische oder neurotische Dispositionen hierfür verantwortlich macht (→ Schreckreaktion). Derartige abnorme Entwicklungen nach einem Trauma als „traumatische Neurose" zu bezeichnen, erscheint, zumal bei enger Fassung des Neurosebegriffs, unrichtig (→ Unfallneurose).

Die → *Psychoanalyse* legt eine psychodynamische Theorie des psychischen Traumas vor, das hier den Charakter einer Dauerstörung erhält und zum Agens der Neuroseentstehung wird. Energetisch gesehen bringt das traumatische „Überschwemmung des seelischen Apparates" eine so starke Reizflut, daß die Bewältigung nicht mehr gelingt. Dem „frühkindlichen sexuellen Trauma" schreibt FREUD durch seine Wiederbelebung als Erinnerung eine pathogene Wirkung zu; auch wenn die „Erinnerungen" Konstruktionen der Phantasie sind (Urszene, Urphantasie), liegt nach FREUD eine Bereitschaft hierzu in der Art eines hereditären Schemas vor. Später nimmt FREUD für die Ätiologie der Neurose zwei Faktoren an: eine Disposition durch Fixierung der Libidoentwicklung (sexuelle Konstitution, Kindheitserlebnisse), sowie ein akzidentelles traumatisches Erlebnis, das durch eine Versagungs- oder Versuchungssituation zum Manifestwerden der Neurose führt. Das „Trauma der Geburt" setzt FREUD in Beziehung zur Urangst, wobei der Geburtsvorgang als Modell für die Angstreaktion gedeutet wird. Weiterentwicklungen der psychoanalytischen Trauma-Theorie rücken ichpsychologische Probleme stärker in den Vordergrund.

Durch kürzliche Untersuchungen der Spätschicksale politisch Verfolgter erfährt das traumatisierende Ereignis eine Auf- und Umwertung. Wo *extreme Belastungssituationen* unter speziellen sozioökonomischen Umständen durch ständige Vernichtungsbedrohung, Entwürdigung, Isolierung und Entwurzelung gegeben sind, kann die Belastungs- und Erholungsfähigkeit an sich gesunder, erwachsener Persönlichkeiten zusammenbrechen und einen „erlebnisreaktiven Persönlichkeitswandel" (VENZLAFF) oder chronische Dauerdepressionen zurücklassen. Da der herkömmliche Trauma-Begriff zur Begründung nicht mehr ausreicht oder neu definiert werden muß, ist mit existential-anthropologischen Interpretationen versucht worden, zu einer umfassenderen Deutung dieses „veränderten Weltbezugs" zu gelangen (V. BAEYER, HÄFNER u. KISKER). – Für psychische und physische Belastungssituationen kann es zu Überlappungen mit dem Streß-Begriff kommen. Gegenüber dem Trauma schließt „Streß" die Schädigung nicht ein, wird (nicht immer) in Phasen gegliedert und berücksichtigt stärker die psychophysiologischen Beziehungen.

In der Sicht der → *Verhaltenstherapie* ist die psychische Traumatisierung eine erlernte Reaktion. Nach der Drei-Stufen-Theorie (EYSENCK u. RACHMAN) führen ein oder mehrere traumatische Ereignisse zu einer unkonditionierten emotional-vegetativen Reaktion. In der Phase der sekundären Konditionierung wird ein neutraler Stimulus zu den unkonditionierten Reizen assoziiert, so daß in der dritten Phase sowohl der konditionierte wie der unkonditionierte Stimulus die ursprüngliche emotionale Reaktion bewirken können.

Tierpsychologische Experimente unter „traumatischen Bedingungen" lassen – mit Vorsicht zu bewertende – Analogien zum menschlichen Lernverhalten herstellen. Für verschiedene Altersstufen unterschiedlich, wirken frühkindlich erworbene Gewohnheiten bis ins Erwachsenenalter nach. Als Erklärungsversuch bietet sich an, daß die Perception in bestimmter Weise strukturiert ist, und daß nach Erlernen einer speziellen Reiz-Reaktion-Beziehung keine andere Antwort auf den Stimulus hinzugelernt wird (BEACH und YAYENS).

Literatur
BAYER, W. v., HÄFNER, H., KISKER, K. P.: Psychiatrie der Verfolgten. Berlin Göttingen Heidelberg New York: Springer 1964.
FREUD, S.: Die Fixierung an das Trauma. Das Unbewußte. Bd. XI, Ges. Werke. Frankfurt: Fischer 1940.
FREUD, S.: Jenseits des Lustprinzips. G. W. XIII. Frankfurt a. M.: Fischer 1940.
FREUD, S.: Hemmung, Symptom und Angst. G. W. XIV. Frankfurt a. M.: Fischer 1948.
RACHMAN, S., BERGOLD, J.: Verhaltenstherapien bei Phobien. München Berlin Wien: Urban & Schwarzenberg 1970.
THOMAE, H.: Entwicklung und Prägung. In: Hdb. d. Psychologie, 3 Bd. Entwicklungspsychologie. Göttingen: Hogrefe 1959.

TH. SPOERRI

Tremor
[gr.: τρέμω = ich zittere]

Der Tremor ist ein autonomer, reflektorischer und rhythmischer Bewegungscyclus, soweit er nicht der Fortbewegung und vegetativen Leistungen dient. Die älteren Autoren beriefen sich bei seiner Schilderung auf GALEN. SYLVIUS DE LA BOE hat 1680 zwischen einem Tremor coactus, dem heutigen Ruhetremor, und dem Motus tremulus, dem Intentionstremor der gegenwärtigen Nomenklatur unterschieden. Doch hat erst die moderne kinetische Registriertechnik es ermöglicht, zwischen den natürlichen Abarten des Tremors weiter zu differenzieren (CHARCOT und seine Schule, PELNÁR, ALTENBURGER). Heute kennt man das Zittern im entspannten Muskel (Ruhetremor), bei statischer Innervation (Haltungstremor) und bei gezielter Bewegung (Intentionstremor). Auf diese drei neurophysiologischen Grundformen baut sich die klinische Systematik des Tremors auf (PELNÁR, JUNG, MARSHALL).

Das physiologische Zittern ist ein Haltungstremor. Es weist in seiner Frequenz eine somatotopische Verteilung auf; in den Fingern ist er am schnellsten (10–24/sec) und nimmt in Richtung des Gesichtes und der Zunge (6–10/sec), Beine (4–6/sec) und des Rumpfes (3–5/sec) ab. Er weist einige Abarten auf. a) Der Fingertremor ist von einer raschen Frequenz von 20–24/sec, auf die sich ein langsamerer Rhythmus von 8–10/sec auflagert. b) Das Anstrengungs-, Ermüdungs- oder Versteifungszittern entsteht nach längerer willkürlicher Haltung mit gleichzeitiger Anspannung der Agonisten und Antagonisten. c) Das Kältezittern tritt nach stärkerer Abkühlung auf. d) Der Affekttremor ist ebenfalls ein physiologisches Zittern mit einer Frequenz von 6–8/sec. Die Tätigkeit der an diesem Tremor beteiligten Muskeln spielt sich in Gruppen ab, die in regelmäßigen Abständen einander folgen und voneinander durch Pausen getrennt sind.

Das abnorme oder pathologische Zittern gliedert sich klinisch-physiologisch ebenfalls in mehrere Abarten. a) Der Ruhetremor ist in reiner Form nur beim Parkinsontremor verwirklicht. Seine Frequenz beträgt 5–6/sec. Die Kontraktionsform der Muskeln ist weich und federnd. Somatotopisch dominiert meist das Zittern in den distalen Teilen der oberen Gliedmaßen, gefolgt vom Tremor des Kopfes und des Halses, der Zunge, des Unterkiefers und schließlich den unteren Gliedmaßen und des Rumpfes. b) Der statische bzw. Haltungstremor ist an die Innervation der Muskulatur gebunden, die eine Haltung eines Gliedes oder des Körpers gewährleistet. Der cerebellare Tremor ist das klassische Beispiel eines solchen statischen oder Haltungstremors, der übrigens mit der Hypotonie der Muskulatur vergesellschaftet ist. Seine Frequenz beträgt 4–6/sec. c) Der Intentionstremor ist ein kinetisches oder Aktionszittern, dessen Amplitude mit zunehmender Annäherung an das Ziel sich steigert. Er ist proximal ausgeprägter als distal, relativ grobschlägig und auch unregelmäßiger als der Ruhetremor.

Früher wurden dem Tremor unterschiedliche anatomische Substrate entlang der Systeme des Rückenmarkes, des Hirnstammes und anderer Abschnitte des ZNS zugeordnet. Heute neigt man dazu, zwischen einer enthemmten Funktion von Substraten niederer Ordnung und einer Läsion übergeordneter Substrate zu unterscheiden. Nach JUNG und anderen beruht der Tremor auf der Eigenaktivität peripherer nervöser Strukturen, die unter physiologischen Bedingungen in übergeordneten Zentren integriert sind. Durch funktionelle oder anatomische Läsion übergeordneter Zentren lösen sie sich aus der Willkür- und Haltungsmotorik heraus und nehmen ihren primitiven Eigencharakter an. Die Koordinationsmechanismen, deren Ausfall den peripheren, in den Motoneuronen und deren Gammaschleife sich abspielenden Rhythmus manifest werden läßt, können an unterschiedlichen Stellen und Ebenen des ZNS liegen. Sie können im Cerebellum, im Dentatum-Bindearmsystem und in den extrapyramidalen Ganglien, insbesondere in deren tieferen Anteilen, wie Substantia nigra und im Pallidum repräsentiert sein.

Die Ätiologie des Tremors ist vielfältig. Der psychogene Tremor ist analytisch-tiefenpsychologisch gesehen ein Konversionssymptom und beruht auf der Transformation unbewußter psychischer Energien in innervatorische Schablonen. Psychisch-genetisch und schichttheoretisch betrachtet, ist er eine phylogenetisch urtümliche Reaktionsform, die normalerweise vom Zweckwillen und von Zweckhandlungen überbaut und in diese eingefügt ist. Erst eine „hypobulische Unterinstanz" (KRETSCHMER) setzt unter bestimmten Voraussetzungen, wie spezielle personale Disposition, Konflikt, prospektive Tendenz dieses motorische Regressionsphänomen in Gang. Der Parkinsontremor ist ein stilreiner Ruhetremor, der sich beim Parkinsonismus, bei der Paralyse agitans und dem arteriosklerotischen Zittern findet. Weitere ätiologische Gruppen sind die Tremores bei der Multiplen Sklerose, bei heredodegenerativen Erkrankungen (*Wilson*sche Krankheit und Pseudosklerose, STRÜMPELL-WESTPHAL), der benigne essentielle Tremor (Minorsche Krankheit), dann bei endotoxischen Zuständen (Leberinsuffizienz, Eklampsie, Thyreotoxikose, Adrenalintremor) und bei äußeren Vergiftungen (Alkohol, Quecksilber).

Literatur
ALTENBURGER, H.: Elektrodiagnostik. In: Handbuch der Neurologie von BUMKE, O. u. FOERSTER, O., Band III, Berlin: Springer 1937.
CHARCOT, J. M.: Lessons sur les maladies du système nerveux faites à la Salpêtrière. 2. edit. Paris: Delehaye 1875.
DÉJERINE, J.: Tremblements. In: BOUCHARD: Traité de pathologie génerale. Tome 5. Paris: Masson & Cie. 1901.
JUNG, R.: Physiologische Untersuchungen über den Parkinsontremor und andere Zitterformen beim Menschen. Z. ges. Neurol. Psychiat. 173, 263–332 (1941).
KRETSCHMER, E.: Hysterie, Reflex und Instinkt. Stuttgart: Thieme 1958.
MARSHALL, J.: Tremor. In: Handbook of clinical neurology. Ed. VINKEN, P. J., BRUYN, G. W., Vol. 6. Amsterdam: North-Holland Publ. Co. 1968.
MINOR, L.: Das erbliche Zittern. In: BUMKE – Foerster's Handbuch der Neurologie, Bd. 16. Berlin: Springer 1936.
PARIKINSON, J.: An essay on the shaking palsy. London: Wittigham & Newland 1817.
PELNAR, J.: Das Zittern. Berlin: Springer 1913.
SYLVIUS DE LA BOE, F.: Opera medica. Amsterdam (Elzevir) 1680. Prax. lib. cap. XLII.
WACHOLDER, K., HAAS: Untersuchungen über organischen und nichtorganischen Tremor. Arch. Psychiat. Nervenkr. 88, 470 (1929).

S. WIESER

Trieb – Triebhaftigkeit

Die Begriffe des Triebes und der Triebhaftigkeit haben in der psychologischen und psychiatrischen Literatur eine lange Geschichte. Ihre Bedeutung war oft schillernd. Im allgemeinen wurden die Triebe und triebhaften Elemente im menschlichen Verhalten in Gegensatz zu jenen Kräften gesetzt, in denen sich kontrollierende und zivilisierende Einflüsse widerspiegeln. In diesem Sinne gelangte man etwa zur Kategorie des sogenannten triebhaften Psychopathen. Mit FREUD kam es zur Entwicklung einer Trieblehre, die psychiatrisch zugleich relevant und differenziert ist.

FREUD bezeichnete die Trieblehre als das bedeutsamste, aber auch das unfertigste Stück der psychoanalytischen Theorie. Wir unterscheiden FREUDS erste Trieblehre, die 1905 in den „Drei Abhandlungen zur Sexualtheorie" und eine zweite Trieblehre, die 1920 in „Jenseits des Lustprinzips" konzipiert wurde. Letztere wurde 1923 in „Das Ich und das Es" modifiziert.

FREUD hat den Begriff des Triebes von verschiedenen Seiten zu bestimmen versucht. Unter anderem definierte er den „Trieb als ein(en) Grenzbegriff zwischen Seelischem und Somatischem, als psychischen Repräsentant(en) der aus dem Körperinnern stammenden, in die Seele gelangenden Reize, als ein Maß der Arbeitsanforderung, die dem Seelischen infolge seines Zusammenhanges mit dem Körperlichen auferlegt ist" (GW X, 214).

Am einzelnen Trieb unterschied FREUD den Drang, das Ziel, das Objekt und die Quelle. Unter dem *Drang* verstand er dessen motorisches Moment, die Summe seiner Kraft. Das *Ziel* des Triebes ist die Befriedigung, die mit einer Aufhebung des Reizzustandes an der Triebquelle einhergeht. Triebe können zielgehemmt sein und nur partiell befriedigt werden. Das *Objekt* des Triebes – „dasjenige, an welchem oder durch welches der Trieb sein Ziel erreichen kann" – ist das variabelste am Triebe. Es kann ein Teil des eigenen Körpers oder ein fremder Gegenstand sein und im Laufe der Lebensschicksale des Triebes beliebig oft gewechselt werden. Bei einer innigen Bindung des Triebes an sein Objekt liegt eine (Trieb-)Fixierung vor. Bei der *Quelle* des Triebes handelt es sich um „jenen somatischen Vorgang in einem Organ oder Körperteil, dessen Reiz im Seelenleben durch den Trieb repräsentiert ist".

Unter den wichtigsten Triebschicksalen, die im Laufe der Trieb- und Lebensentwicklung erfahren werden können, behandelte FREUD vor allem die Verkehrung ins Gegenteil (inhaltlich und in der Umsetzung von Aktivität zu Passivität zum Ausdruck kommend), die Wendung gegen die eigene Person, die Verdrängung und die Sublimierung.

In der ersten, 1905 entworfenen Trieblehre unterschied FREUD zwei Gruppen von Urtrieben: die Sexualtriebe auf der einen und die Ich- bzw. Selbsterhaltungstriebe auf der anderen Seite. Er stellte im Detail nur die erstere Gruppe dar und benutzte die jeweilige Triebquelle – d. h. die somatische Reizung einer erogenen (oralen, analen, phallischen oder genitalen) Zone – als zentrales Klassifizierungsmerkmal. In „Jenseits des Lustprinzips" führte FREUD die Unterscheidung von Lebens- und Todestrieben ein. In das „Ich und das Es", worin FREUD seine Strukturtheorie des seelischen Apparates entwickelte, stellte er die Sexualtriebe präziser den aggressiven bzw. Destruktionstrieben gegenüber. Das Es war nunmehr das vitale Zentrum, dem die Triebe entsprangen. Zunehmend lernte FREUD die Beziehung der verschiedenen Triebgruppen zueinander als eine komplizierte Dialektik verstehen, wobei die Triebe antagonistisch und synergistisch, vermischt und entmischt auftreten bzw. wirken können.

In den letzten Jahrzehnten haben besonders die vergleichende Verhaltensforschung und die sich entwickelnde Ich-Psychologie Impulse zur Klärung und Verfeinerung der psychoanalytischen Trieblehre geliefert. Dennoch bleibt diese, so scheint es, „das unfertigste Stück der psychoanalytischen Theorie".

Literatur
FREUD, S.: Drei Abhandlungen zur Sexualtheorie. GW, V (1905). London: Imago 1942.
FREUD, S.: Triebe und Triebschicksale. GW, X (1915). London: Imago 1946.
FREUD, S.: Jenseits des Lustprinzips. GW, XIII (1920). London: Imago 1940.
FREUD, S.: Das Ich und das Es. GW, XIII (1923). London: Imago 1940.
FREUD, S.: Neue Folge der Vorlesungen zur Einführung in die Psychoanalyse. GW, XV (1933). London: Imago 1940.
FREUD, S.: Abriß der Psychoanalyse. GW, XVII (1940). London: Imago 1941.
HARTMANN, H.: Comments on the Psychoanalytic Theory of Instinctual Drives (1948). In: Essays on Ego Psychology. New York: Int. Univ. Press 1964.
LILLY, J. C.: The psychophysiological basis for two kinds of instincts. J. Amer. psychoanal. Ass. 8, 659 (1960).
LINCKE, H.: Einige Bemerkungen zur Triebentwicklung. Psyche 11, 353 (1957).
LORENZ, K.: Über die Bildung des Instinktbegriffes. Naturwissenschaften 25, 324 (1937).
LORENZ, K.: Das sogenannte Böse. Zur Naturgeschichte der Aggression. Wien: Borothea-Schoeler 1963.
SCHUR, M.: The Id and the Regulatory Principles of Mental Functioning. New York: Int. Univ. Press 1966.
STIERLIN, H.: Zwei Trieblehren, Lorenz und Freud. Nervenarzt 25, 407 (1954).
STIERLIN, H.: Probleme der Ätiologie psychosomatischer Erkrankungen im Lichte moderner Erkenntnisse der vergleichenden Physiologie des Verhaltens. Psyche 8, 605 (1954/55).

H. STIERLIN

Trübungszustände → Bewußtsein

Trunksucht → Alkoholismus

Typenanalyse
Seit dem Altertum werden Typologien (→ Typus) als Mittel zur Persönlichkeitsbeschreibung verwandt. In neuerer Zeit wird typologische Forschung mit den Begriffen Typenanalyse oder Taxonomie (Begriff stammt aus der Biologie; SNEATH, SOKAL) umschrieben. Vielfach versteht man unter Typenanalyse die Gruppierung von Personen (teilweise auch mit dem Begriff Klassifikation gleichgesetzt); z. T. subsumiert man unter Typenanalyse jede Form von Gruppierung (Merkmale in Eigenschaften/Faktoren/Syndromen *und* Personen in Typen/Typusfaktoren/Personencluster). Während früher Typen mehr auf dem Wege klinischer Beobachtung und gedanklicher Abstraktion gefunden wurden, erörtert man heute mathematisch-statistische Verfahren zur Typenanalyse (meist taxometrische Verfahren genannt) (BAUMANN). Als taxometrische Verfahren werden verwendet: → (Q)- Faktorenanalyse, (Q'-)Clusteranalyse, Muster-, Konfigurationsanalysen. Bei der Faktorenanalyse erfolgt die Gruppierung auf einem abstrakten Niveau (Typusfaktoren), bei den clusteranalytischen Verfahren werden Gruppen von ähnlichen Personen gesucht. Zur Suche von Clustern gibt es eine Vielzahl an unterschiedlichen Algorithmen und Computerprogrammen (OLDENBÜRGER, LORR, SPÄTH), zu denen teilweise Evaluationsstudien vorliegen (MILLIGAN). Bisher wenig befriedigend gelöst sind Fragen der statistischen Überprüfung von Clustern (vergleichbar mit dem Problem der Faktorenanalyse) und der Stichprobenabhängigkeit der Lösungen, ebenso liegen bisher keine übergeordneten Gesichtspunkte vor, nach denen die Vielzahl an Einzelverfahren klassifiziert werden können („Clusteranalyse" der Clusteranalyseverfahren). Voraussetzungsärmer als viele Verfahren der Clusteranalyse sind die Konfigurationsfrequenzanalysen von LIENERT (KRAUTH), bei denen von mehrdimensionalen Kontingenztafeln ausgegangen wird und statistische Prüftests vorliegen.
In der Psychiatrie wurden verschiedenste taxometrische Verfahren angewandt. Einen Überblick dazu gibt BLASHFIELD (1984). Wenn auch die Ergebnisse im Rahmen des allgemeinen Forschungsprozesses von Bedeutung sind, so haben die taxometrischen Verfahren bisher wenig direkten Einfluß auf die großen Klassifikationssysteme wie ICD-9 und DSM-III gehabt.

Literatur
BAUMANN, U.: Psychologische Taxometrie; eine Methodenstudie über Ähnlichkeitskoeffizienten, Q'-Clusteranalyse und Q-Faktorenanalyse. Bern: Huber 1971.
BLASHFIELD, R. K.: The Classification of psychopathology. New York: Plenum Press 1984.
KRAUTH, J.: Typenanalyse. In: BREDENKAMP, J., FEGER, H. (Hrsg.): Enzyklopädie der Psychologie B/I/Bd. 4, S. 440–481. Göttingen: Hogrefe 1983.
LORR, M.: Cluster analysis for social scientist. San Francisco: Jossey-Bass 1983.
MILLIGAN, G. M.: An examination of the effect of six types of error perturbation of fifteen clustering algorithms. Psychometrika, 45, 325–342 (1980).
OLDENBÜRGER, H. A.: Clusteranalyse. In: BREDENKAMP, J., FEGER, H. (Hrsg.): Enzyklopädie der Psychologie B/I/ Bd. 4, S. 390–425. Göttingen: Hogrefe 1983.
SNEATH, P. H., SOKAL, R. R.: Numerical taxonomy. San Francisco: Freeman 1973.
SPÄTH, H.: Cluster-Analyse-Algorithmen zur Objektklassifikation und Datenreduktion. München: Oldenburg 1975.

U. BAUMANN

Typus
[gr.: τύπος = Typus]
Typus – ursprünglich das Prägebild einer Münze, später soviel wie Urbild, Urform, Muster oder Gestalt bedeutend – ist ein Begriff, der zu verschiedenen Zeiten, in verschiedenen Wissenschaften und von verschiedenen Vertretern einer Wissenschaft innerhalb des gleichen Zeitraums in recht unterschiedlicher Weise verwendet wurde (vgl. BAUMANN). Die meisten seiner Verwendungen stimmen aber darin überein, daß sie auf das einer Gruppe von untereinander ähnlichen Objekten Gemeinsame abzielen, das zwar in reiner Ausprägung real nicht vorzukommen braucht, aber als eine Art „Urform" gedacht werden kann, um die die

wirklichen Gegenstände in ihrer individuellen Merkmalskonfiguration variieren. Von einigen Forschern wurde dieser „Urform" ein eigenes Sein und eine real wirkende Kraft – im Sinne der platonischen „Ideen" – zugesprochen, durch welche erst die dinglichen Objekte hervorgebracht werden. In einem weniger metaphysischen Sinne ist aber der Typus – als Repräsentanz der „Einheit in der Mannigfaltigkeit" realer Erscheinungsformen (JOHANNSEN) – lediglich eine *„gedachte ... Form, von der aus sich eine Mehrheit von typisch ähnlichen auf dem nächsten Wege ... ableiten läßt"* NAEF).

Typen umfassen dementsprechend *alle Merkmale*, auf die sich die Ähnlichkeiten zwischen den ihnen zugehörigen Gegenständen beziehen lassen, auch wenn einige oder sogar die meisten dieser Gegenstände nicht jedes der den Typus konstituierenden Merkmale aufweisen und mithin mehr oder weniger stark von ihm abweichen (vgl. VOGEL). Insofern sind Typenbegriffe inhaltsreicher als Klassenbegriffe, die nur die *allen Klassenmitgliedern* zukommenden Merkmale beinhalten; darüber hinaus haben Typen ein vergleichsweise weiteres Anwendungsfeld, indem sie auch auf Gegenstandsbereiche anwendbar sind, in denen fließende Übergänge zwischen verschiedenen Formen eine klare Scheidung in einzelne Klassen erschweren oder gar unmöglich machen (vgl. v. ZERSSEN).

Diese „Randunschärfe" hat die Anwendung von Typenbegriffen in der Psychiatrie besonders begünstigt, in der die Komplexität der untersuchten Erscheinungsformen ihrer Kennzeichnung und Differenzierung durch logisch präzise Begriffe im Wege steht. Das gilt nicht nur für die Fülle psychopathologischer Zustandsbilder und Verläufe, sondern auch für die normalen Variationen der menschlichen → Konstitution, deren formale, korrelative und kausale Beziehungen zu den krankhaften Erscheinungen des Seelenlebens den Gegenstand der psychiatrischen Konstitutionsforschung bilden. Dementsprechend spielen in der psychiatrischen Literatur Konstitutions- und Persönlichkeitstypen neben Typen abnormen Erlebens und Verhaltens eine wichtige Rolle. Zu letzteren sind sowohl abnorme konstitutionelle Extremvarianten – wie z. B. die verschiedenen Formen der Oligophrenie und der Psychopathie – zu rechnen als auch die verschiedenen Formen aktueller psychischer Störungen, von den abnormen Erlebnisreaktionen bis hin zu den körperlich begründbaren Psychosen und den nach solchen Störungen verbleibenden Defektsyndromen.

Bei den abnormen Erlebnisreaktionen dürfte es sich grundsätzlich um pathologische Extremvarianten an sich normaler Reaktionsweisen handeln; bei den Psychosen ist dagegen mit Normabweichungen zu rechnen, die zwar alle Übergänge zur „Normalität" aufweisen, dabei aber Elemente (Symptome) enthalten, die erst im Grenzbereich zur Normalität auftreten (z. B. Sinnestäuschungen). Zudem ist wahrscheinlich bei den Psychosen die Zusammensetzung der Elemente, d. h. ihre Syndromatik (→ Syndrom) häufig anders, als es die Verbindung der entsprechenden „normalen" Merkmale bei seelisch Gesunden erwarten läßt. Deshalb muß der Versuch, die psychopathologische Systematik (→ Nosologie) als eine Extremtypologie normaler Persönlichkeitsvariationen aufzubauen (EYSENCK; Lit. → Konstitutionstypen), problematisch erscheinen. Am ehesten dürften derartige Versuche bei den abnormen Varianten im Sinne von KURT SCHNEIDER (d. h. bei Oligophrenie, Psychopathien, abnormen Erlebnisreaktionen, sexuellen Deviationen und Süchten) angebracht sein. Doch auch die krankhaften seelischen Abnormitäten im Sinne SCHNEIDERS (organische Syndrome und endogene Psychosen) lassen sich, da sie häufig graduelle Übergänge zur Normalität zeigen (z. B. das organische Psychosyndrom, das auch im normalen Alterungsprozeß auftritt) und da es zwischen verschiedenen Krankheitsformen alle möglichen Zwischenstufen gibt, letztlich nur typologisch ordnen. Die Typen entsprechen hier aber nicht (wie beispielsweise bei der Oligophrenie) lediglich Extremen an sich normaler Variationsreihen (in unserem Beispiel der Intelligenz), sondern Häufungszentren variabler Formen von krankhaften Verhaltensmustern (etwa bei den Unterformen der Schizophrenie oder den verschiedenen exogenen Reaktions-„Typen"). Es handelt sich demnach um „Häufungstypen" und nicht um „Extremtypen" (vgl. v. ZERSSEN).

Bei einer typologischen Analyse kann man grundsätzlich drei Schritte unterscheiden:
1. die Typenfindung, d. h. die Entdeckung von Typen in einem bisher noch unerforschten oder unter anderen Aspekten geordneten Gegenstandsbereich;
2. die Typenbeschreibung, d. h. die Darstellung der im ersten Schritt gefundenen Typen und
3. die Typendiagnose oder Typognose, d. h. die Zuordnung realer Objekte zu den nach Punkt 2 beschriebenen Typen.

Auf die Psychiatrie angewendet heißt das:
ad 1. Zunächst sind die krankhaften Erscheinungen und die zu ihnen in Beziehung stehenden normalen Konstitutionsformen unter dem Gesichtspunkt ihrer Ähnlichkeit so zu ordnen, daß die einander ähnlichsten Formen jeweils auf einen ihnen gemeinsamen Typus bezogen und dadurch von anderen Formen abgehoben werden, deren Ähnlichkeit ihrerseits ebenfalls (formal) von Typen hergeleitet wird. Auf diese Weise entsteht ein typologisches System, durch das „einer fließenden Mannigfaltigkeit eine Struktur gegeben" wird (JASPERS). So geht aus der typologischen Analyse körperbaulicher oder charakterlicher Konstitutionsmerkmale eine Körperbautypologie bzw. eine Persönlichkeitstypologie hervor. Durch Berücksichtigung beider Merkmalsbereiche läßt sich auch eine psychophysische Konstitutionstypologie konzipie-

ren (KRETSCHMER, SHELDON u. a.; → Konstitution; → Konstitutionstypen). Dabei werden entweder von vornherein beide Bereiche gleichzeitig ins Auge gefaßt (KRETSCHMER), oder die in getrennten Analysen beider Teilbereiche gewonnenen Typen werden sekundär korrelativ miteinander in Beziehung gesetzt (SHELDON). Soweit allerdings keine objektiven Methoden der Körperbau- und Persönlichkeitsbeurteilung verwendet werden, verführen beide Vorgehensweisen leicht zu einer erheblichen Überschätzung der psychomorphologischen Zusammenhänge (vgl. v. ZERSSEN).

Im Bereich der Symptomatologie resultiert aus einer typologischen Analyse eine Syndromatologie (→ Syndrom) und im Bereich der → Nosologie eine Systematik psychiatrischer Krankheitsbilder. Bei der nosologischen Gliederung von Krankheitserscheinungen sind außer der Symptomatik auch der Verlauf sowie das Ansprechen auf therapeutische und andere äußere Maßnahmen und – soweit bekannt – vor allem Ätiologie und Pathogenese der Erscheinungen zu berücksichtigen. Die typologische Ordnung klinischer Symptome zu Syndromen ist dementsprechend weniger kompliziert und insofern unproblematischer als die von klinischen Bildern zu Krankheitseinheiten; hinzu kommt, daß in der Nosologie mehr als in der Symptomatologie außer beobachtbaren Merkmalen auch bloß erschlossene (z. B. in der psychoanalytischen Neurosenlehre unbewußte seelische „Mechanismen") in Rechnung gestellt werden. Dementsprechend gibt es auf nosologischem Gebiet auch erheblich mehr divergierende Ordnungsversuche als im rein syndromatologischen Bereich.

ad 2. Die Typenbeschreibung ist in erster Linie Aufgabe der Autoren typologischer Gliederungsversuche, alsdann aber auch die von Verfassern der Sekundärliteratur und von Ausbildern in psychiatrischen Unterrichtsveranstaltungen. Man bedient sich im allgemeinen einer von vielen Fällen abstrahierten Schilderung des „Typischen" und seiner Demonstration an exemplarischen Fällen, die den Typus in relativ reiner Form verkörpern.

ad 3. Die Typendiagnose orientiert sich dann an solchen Schilderungen. Der zu diagnostizierende Fall wird jenem Typus zugeordnet, mit dem er die stärkste Übereinstimmung zeigt. Die praktische Bedeutung einer solchen Zuordnung liegt in den „typologischen Schlüssen", die durch sie ermöglicht werden (vgl. HOFSTÄTTER; VOGEL): Wenn ein Fall in den an ihm festgestellten Merkmalen mit einem bestimmten Typus weitgehend übereinstimmt, so wird er ihm mit einer gewissen Wahrscheinlichkeit auch in solchen Merkmalen entsprechen, die derzeit (evtl. noch) nicht eruierbar sind (sondern beispielsweise erst im weiteren Krankheitsverlauf, u. U. sogar erst nach der Anwendung bestimmter therapeutischer Maßnahmen). Es handelt sich also nicht um streng logische, sondern um Wahrscheinlichkeitsschlüsse. Diese stellen aber in vielen Fällen eine praktisch bedeutsame Entscheidungshilfe dar (z. B. bei der Wahl der einzuschlagenden Therapie).

In eine typologische Analyse gehen auf allen drei Stufen sehr viele subjektive Momente ein, in die Typenbeschreibung vornehmlich die verbale Begabung des betreffenden Autors, in die Typenfindung und Typendiagnose insbesondere die theoretische oder sonstige Voreingenommenheit des Untersuchers (als sog. Untersucher-„bias"), seine Fähigkeit zu der als „Typenschau" bezeichneten intuitiven Erfassung komplexer Ähnlichkeitsbeziehungen u. a. m. Deshalb hat man sich – auf psychiatrischem Gebiet allerdings erst in jüngster Zeit – zunehmend darum bemüht, typologische Prozeduren stärker zu standardisieren und die Typen so weit wie möglich auf Maß und Zahl zu reduzieren (→ Diagnose; → Nosologie; → Syndrom). Dazu sind die in einer Analyse berücksichtigten Merkmale von vornherein möglichst genau festzulegen und – wenn dadurch nicht zu viel Information verlorengeht – operational zu definieren. Im Falle körperbaulicher Konstitutionsmerkmale z. B. basiert eine solche Definition auf der Verrechnung anthropometrischer Meßwerte in einer Index-Formel, im Falle der Intelligenz auf der Errechnung eines „Intelligenz-Quotienten" (IQ) aus den Ergebnissen der einzelnen Leistungsprüfungen eines komplexen Intelligenztests. Für eine quantitative Typenfindung werden die so gewonnenen „Daten" bestimmten statistischen Prozeduren unterworfen, durch die sich Ähnlichkeiten zwischen Gegenständen quantitativ ausdrücken und unter typologischen Gesichtspunkten strukturieren lassen. Auf das Ergebnis derartiger Analysen stützt sich die quantitative Typenbeschreibung, die in zahlenmäßigen Angaben über typologisch relevante Merkmalskombinationen oder die aus ihnen abgeleiteten Scores (z. B. Faktoren-Scores) oder in einer graphischen Darstellung solcher Angaben (Profil-Methode) bestehen kann. Auf diese Weise lassen sich – unter Berücksichtigung der zur Merkmalsbestimmung verwendeten Meß-„Operationen" und der Rechen-„Operationen" zur weiteren Datenverarbeitung – auch die Typen selber operational definieren (vgl. v. ZERSSEN).

Für eine quantitative Typognose benötigt man außer vergleichbaren Angaben über den analysierten Fall und die in Betracht gezogenen Typen auch Angaben über den Geltungsbereich der Typen, die im allgemeinen die realiter gefundenen Merkmalskombinationen den „typischen" nur annäherungsweise, aber nicht vollkommen entsprechen.

Auf der Basis quantitativer Typenanalysen ist sowohl eine automatische Klassifikation von Krankheitserscheinungen als auch eine automatische Diagnostik von Einzelfällen möglich. Die komplizierten Programme zur Datenverarbeitung können dabei von elektronischen Rechenanlagen abgewickelt werden (→ Diagnose; → Nosologie; → Syndrom).

Literatur
BAUMANN, U.: Psychologische Taxometrie. Bern Stuttgart: Huber 1971.
HOFSTÄTTER, P. R.: Differentielle Psychologie: Stuttgart: Kröner 1971.
JASPERS, K.: Allgemeine Psychopathologie. 9. Aufl. Berlin Heidelberg New York: Springer 1973.
JOHANNSEN, W.: Elemente der exakten Erblichkeitslehre. 3. Aufl. Jena: Fischer 1926.
NAEF, A.: Idealistische Morphologie und Phylogenetik. Jena: Fischer 1919.
SCHNEIDER, K.: Klinische Psychopathologie. 12. Aufl. Stuttgart New York: Thieme 1980.
VOGEL, C.: Der Typus in der morphologischen Biologie und Anthropologie. In: Beiträge zur menschlichen Typenkunde, hrsg. von H. W. JÜRGENS und C. VOGEL, Stuttgart: Enke 1965.
ZERSSEN, D. v.: Methoden der Konstitutions- und Typenforschung. In: Enzyklopädie der geisteswissenschaftlichen Arbeitsmethoden hrsg. von M. THIEL. München Wien: Oldenbourg 1973.

D. V. ZERSSEN

U

Überdeterminierung

Bereits 1895 bezeichnete FREUD als den „Hauptcharakter in der Ätiologie der Neurosen, daß deren Entstehung zumeist überdeterminiert ist und daß mehrere Momente zu dieser Wirkung zusammentreffen müssen" (S. 261). Er sprach von der eigentümlich konzentrierten Schichtung des pathogenen psychischen Materials und von dessen dynamischer Anordnung.

In der Folge hat FREUD das Prinzip der Überdeterminierung am Beispiel der Träume, Fehlleistungen und der phobischen, hysterischen und Zwangssymptome erhellt. In all diesen Fällen gibt sich die Überdeterminierung in einer (manchmal genial anmutenden) Kompromißlösung zu erkennen. So können etwa in einer hysterischen Armlähmung – um bei einem einfachen Beispiel zu bleiben – die folgenden, zum Teil widersprüchlichen Determinanten zum Ausdruck kommen: 1. eine unbewußte Selbstbestrafung für masturbatorische Akte, die als sündhaft erlebt werden, 2. eine unbewußte Bestrafung für die in den Masturbationsphantasien anklingenden Kastrationswünsche, 3. eine Verleugnung der eigenen Penislosigkeit (bzw. Kastration), indem die masturbierende Hand symbolisch als Penisäquivalent erlebt wird, 4. die Verleugnung dieser Verleugnung, indem diese Hand nunmehr gelähmt ist, 5. eine mit der Lähmung gleichzeitig erreichte Hervorhebung und libidinöse Besetzung der Hand; die Hand zieht nun sowohl das eigene als auch das Interesse der Angehörigen und des Psychiaters auf sich, 6. eine damit einhergehende erhöhte Macht über diese anderen: als eine körperlich kranke Frau zwingt sie etwa ihren Mann, sich vermehrt mit ihr zu beschäftigen und blockiert gleichzeitig dessen (reale oder vermeintliche) außereheliche sexuelle Aktivität, d. h. erreicht dessen (funktionelle) Kastration.

In dem Maße, in dem sich die psychoanalytische Theorie entwickelte, hat sich der Anwendungsbereich des Prinzips der Überdeterminierung erweitert. Z. B. ließ sich seit 1923 jeder Abwehrmechanismus als durch die Komponenten Ich, Es und Über-Ich determiniert ansehen. WAELDER, der zunehmenden Komplexibilität dieser Verhältnisse gerecht zu werden versuchend, führte 1930 das Prinzip der multiplen Funktion (The Principle of Multiple Function) ein.

Literatur
FREUD, S.: Zur Psychotherapie der Hysterie. GW, I (1895). London: Imago 1952.
FREUD, S.: Die Traumdeutung. GW, II/III (1900). London: Imago 1942.
FREUD, S.: Über den Traum. GW, II/III (1901). London: Imago 1942.
FREUD, S.: Bruchstück einer Hysterie-Analyse. GW, V (1905). London: Imago 1942.
FREUD, S.: Bemerkungen über einen Fall von Zwangsneurose. GW, VII (1909). London: Imago 1941.
FREUD, S.: Vorlesungen zur Einführung in die Psychoanalyse. GW, XI (1917). London: Imago 1940.
FREUD, S.: Das Ich und das Es. GW, XIII (1923). London: Imago 1940.
HARTMANN, H.: The Mutual Influences in the Development of Ego and Id (1952). In: Essays in Ego Psychology. New York: Int. Univ. Press 1964.
WAELDER, R.: The principle of multiple function. Psychoanal. Quart. 5, 45 (1936).

H. STIERLIN

Übergangsheim

Das Übergangsheim, bzw. Übergangswohnheim ist eine Einrichtung der postkustodialen Psychiatrie. Das klassisch psychiatrische → Krankenhaus umfaßte den gesamten Lebensraum des schutzbedürftigen akut und chronisch psychisch Kranken. Es war nicht nur Behandlungsstätte, sondern auch Ort des Wohnens für chronisch Behinderte. Mit der Differenzierung des psychiatrischen Versorgungssystems wurden vielfältige Aufgaben der traditionellen Anstalten auf andere Institutionen übertragen, sog. teilstationäre oder komplementäre Dienste. Dazu gehören neben der → Tages- und → Nachtklinik, die den klinischen Aspekt akzentuieren, auch das Übergangs- und das Dauerwohnheim, die den Aspekt des Wohnens betonen. Das Dauerwohnheim ist eine Einrichtung, in der psychisch Behinderte – falls erforderlich – auf Dauer unter beschützenden Bedingungen leben können. Von der Konzeption her soll das Heim zu ihrer Heimat werden. Im Gegensatz dazu hat das Übergangswohnheim rehabilitative Funktionen.

Im Übergangswohnheim sollen Kranke leben, die sich nur langsam von einer akuten psychiatrischen Krankheitsepisode erholen und nicht in ihre Familie oder in ihre Wohnung zurückkehren können. Das Übergangswohnheim hat rehabilitative und fördernde Aufgaben. Es wird in der Regel von einem Team aus Sozialarbeitern und Krankenpflegepersonal geführt. Aspekte der Förderung sind das Training im Zusammenleben mit einer wohngemeinschaftsähnlichen Gruppe innerhalb des Heimes, das Lernen, sich selber zu versorgen, Essen einzukaufen und zuzubereiten, das Zimmer und die Kleidung in Ordnung zu halten. Dazu gehört die Auseinandersetzung mit dem sozialen Leben innerhalb des gesamten Heimes, die Förderung von Freizeitgestaltung und Außenkontakten. Außerdem wird vom Übergangsheim in der Regel eine strukturierte Beschäftigung während des Tages angeboten, meist in Zusammenarbeit mit beschützenden Werkstätten. Übergangsheime sollten nicht mehr als 30 Plätze haben, sie sollten in wohngemeinschaftsähnliche Untergruppen gegliedert sein und über Möglichkeiten zur individuellen Förderung ihrer Bewohner verfügen. Die Verweildauer im Übergangswohnheim ist begrenzt. Die Erfahrungen der letzten Jahre haben gezeigt, daß Obergrenzen von weniger als einem Jahr unrealistisch sind. Eine allgemeine Tendenz zur Verlängerung der Verweildauer kristallisiert sich heraus. Übergangsheime sind der ständigen Gefahr ausgesetzt, sich in Dauerwohnheime zu verwandeln. Sie sind nur funktionsfähig, wenn sie in ein Netz von ambulanten, stationären und anderen teilstationären Diensten eingebunden sind.

Literatur
PROGNOS, A. G. (Hrsg.): Modellprogramm Psychiatrie. Stuttgart: Poller 1984.

A. FINZEN

Das Über-Ich
Der Begriff „Über-Ich" wurde von FREUD in „Das Ich und das Es" (1923) eingeführt. Als eine der drei Instanzen – neben Es und Ich – des psychischen Apparates, die FREUD in seiner zweiten Trieblehre unterscheidet, vertritt das Überich die moralischen Forderungen und idealen Strebungen der Person. Es ist um die Funktionen der Selbstkritik, Selbstverurteilung und Selbstbestrafung, um Reue und Wiedergutmachung, aber auch um Anerkennung, Selbstliebe und Selbstlob zentriert. Die Kontrolle der Triebregungen geht zwar vom Ich aus, steht jedoch unter der Führung des Über-Ichs. Von verwandten Begriffen wie „Sittlichkeit" oder „Gewissen" grenzt es sich durch die Einbeziehung unbewußt wirkender Anteile ab.
Vorläufer des Über-Ichs sind schon gegen Ende des ersten, spätestens im Laufe des zweiten Lebensjahres erkennbar – sobald nämlich Verbote und moralische Forderungen ihre ersten Spuren im Seelenleben des Kindes hinterlassen. Ihr spezifischer Charakter hängt weitgehend vom kulturellen Milieu ab. In unserem Kulturbereich kommt vor allem den Forderungen der Reinlichkeitserziehung große Bedeutung zu. FERENCZI (1925) prägte für die ihnen entstammenden Über-Ich-Vorläufer den Ausdruck „Sphinktermoral".
In diesen frühen (präödipalen) → Phasen lernt das Kind zwar die ihm gestellten Forderungen zu respektieren, doch anerkennt es sie zunächst nur bedingt. Es ist geneigt, sie zu übertreten, sobald es sich unbeobachtet glaubt, weder Entdeckung noch Strafe befürchtet oder die Mutter zu ärgern wünscht. Erst um das fünfte bis sechste Lebensjahr beginnt das Kind die elterlichen Gebote und Verbote zu *verinnerlichen* und von sich aus, unabhängig von Strafe, Liebesverlust oder Belohnung, seine Verfehlungen zu verurteilen.
Dieser höchst bedeutsame Schritt zur Errichtung selbständiger moralischer Prinzipien steht, wie FREUD (1924b) nachwies, in engster Beziehung zum Verzicht auf die libidinösen und aggressiven *ödipalen* Triebwünsche. Die Gefühlsbeziehungen zu den Liebesobjekten erfahren tiefgreifende Veränderungen und werden zu einem großen Teil durch Identifizierungen ersetzt. „Die ins Ich introjizierte Vater- oder Elternautorität bildet dort den Kern des Über-Ichs, welches vom Vater die Strenge entlehnt, sein Inzestverbot perpetuiert und so das Ich gegen die Wiederkehr der libidinösen Objektbesetzung versichert. Die dem → Ödipuskomplex zugehörigen libidinösen Strebungen werden zum Teil desexualisiert und sublimiert ... zum Teil zielgehemmt und in zärtliche Regungen verwandelt (1924b, S. 399)." Während frühere Identifikationen nachahmenden Charakter haben („Ich will wie meine Eltern sein"), vertreten die zur Über-Ich-Bildung führenden Introjekte die Forderung: „Ich will so sein wie die Eltern mich wünschen."
Das Über-Ich ist somit der „Erbe des Ödipuskomplexes". Sein Kern besteht aus den introjizierten Bildern der moralischen Aspekte der Eltern der → phallischen oder ödipalen → Phase.
In Gang gesetzt wird dieser Prozeß durch spezifische, die phallische Phase dominierende Konflikte, Ängste und Enttäuschungen. Der unvermeidliche Mißerfolg der infantilen inzestuösen Strebungen und die an die ödipalen Triebregungen geknüpfte Kastrationsangst führen zu einem Konflikt zwischen den objektgerichteten und den narzißtischen Interessen des Kindes, wobei sich die narzißtischen als die stärkeren erweisen. Die Objektbesetzungen werden zu einem großen Teil aufgegeben und durch Introjekte ersetzt. In diesem Sinne kann das Über-Ich als Folge und Ersatz eines Objektverlustes aufgefaßt werden. Es ist, vom Es her betrachtet, der Erbe der ödipalen Objektbeziehungen. So ist auch die Bemerkung FREUDS zu verstehen, das Über-Ich habe seine Wurzeln tief im Es.
Die neu gebildete Über-Ich-Organisation wird im Verlauf der weiteren Entwicklung ergänzt und modifiziert. Erziehung, neue Vorbilder, kulturelle

und religiöse Einflüsse formen und erweitern das Über-Ich und passen es den sozialen Umweltbedingungen an. Die Reaktivierung der zur Über-Ich-Bildung führenden Gefahren und Konflikte in der Pubertät, haben häufig tiefgreifende Revisionen der Über-Ich-Inhalte und neue Idealbildungen zur Folge, die von da an die bewußte moralische (ideelle) Einstellung des Individuums bestimmen (HARTMANN, KRIS, LOEWENSTEIN, 1946). Die frühen Objektbeziehungen des Kindes und seine späteren sozialen Beziehungen sind daher für die „Anpassung des Menschen an den Menschen" (HARTMANN, LOEWENSTEIN, 1962), die Entwicklung „wertrationalen" Handelns – im Gegensatz zu „zweckrationalem" – und zur Entwicklung der eigenen Identität von entscheidender Bedeutung. Die beträchtliche zeitliche Ausdehnung der Über-Ichbildung erleichtert das Einspielen eines optimalen Gleichgewichts zwischen Ich, Über-Ich und Umwelt.

FREUDs (1923) Beobachtung, daß der ins Über-Ich übernommene Aspekt des Elternbildes der des elterlichen Über-Ichs ist (indem die Erzieher ihre eigenen früh verinnerlichten Über-Ich-Forderungen in der Erziehung auf das Kind anwenden), ist wichtig zum Verständnis des konservativen Charakters sozialer Strukturen. Der in der ödipalen Phase gebildete Kern des Über-Ichs erweist sich gegenüber allen späteren Revisionen besonders resistent, und seine Tabuierung der Inzest- und Todeswünsche übt unter allen Über-Ich-Forderungen die nachhaltigste Wirkung aus.

Aber auch einige *archaische Züge und Vorläufer des Über-Ichs* bleiben zeitlebens erhalten. Unter ihnen verdienen vor allem zwei Beachtung: das Talionsprinzip (Auge um Auge, Zahn um Zahn), ein Niederschlag des kindlichen Gerechtigkeitsbegriffs, der in den unbewußten Schichten des Über-Ichs des Erwachsenen weiterlebt, und das kindliche Unvermögen, deutlich zwischen Wunsch und Tat zu unterscheiden (BRENNER, 1955). Das kleine Kind lernt erst allmählich seine Phantasien von seinen Handlungen zu trennen; es ist noch vom Glauben an die Allmacht der Gedanken beseelt. Auch dieser Archaismus überlebt im irrationalen unbewußten Über-Ich-Bereich und kann zu schweren Schuldgefühlen gegenüber verbotenen Wünschen und, im Falle ihrer Verdrängung, zu unbewußten Schuldgefühlen Anlaß geben.

Überhaupt erfolgt die Über-Ich-Bildung im Wechselspiel mit und in Abhängigkeit von Prozessen in den übrigen Persönlichkeitsbereichen. Neben späteren Organisationen überleben im Über-Ich präödipale Identifizierungen, frühe Triebderivate und Ich-Aktivitäten in zum Teil unveränderter Form. Mit dem Ich sich entwickelnde Fähigkeiten und Leistungen, wie Selbstbeobachtung, Realitätskritik, magisches Denken, präödipale Idealisierungen des Selbst und der Objekte, nehmen an ihr teil. Wichtig für seine individuelle Gestaltung ist auch der Verlauf der Triebentwicklung, insbesondere die Ausprägung der phallischen → Phase, auf deren Höhepunkt die Über-Ich-Bildung einsetzt, ferner der vom Über-Ich übernommene Anteil an Aggression (HARTMANN, LOEWENSTEIN, 1962).

Mit der Einsetzung des Über-Ichs werden nach FREUD (1938, S. 72) ansehnliche Beträge des Aggressionstriebs verinnerlicht. Die Quantität und Qualität der im Über-Ich investierten Aggression entscheidet über dessen *Strenge*. Diese hängt nicht so sehr von der Strenge der elterlichen Gebote und Verbote ab, als von der Intensität der ödipalen feindseligen Regungen, die das Kind gegen seine Erzieher richtet und im Zuge der Über-Ich-Bildung verinnerlicht. HARTMANN, LOEWENSTEIN (1962) wiesen darauf hin, daß ein starkes Über-Ich, das seinen Forderungen Nachdruck zu verleihen vermag, nicht unbedingt ein hartes, sadistischgrausames ist (und umgekehrt), da nicht nur die Quantität, sondern auch der Neutralisierungsgrad der im Über-Ich wirksamen Aggression dessen Charakter bestimmen.

Das Über-Ich sichert dem Kind einen höheren Grad an Autonomie sowohl gegenüber seinen Triebregungen wie gegenüber den Eltern und anderen Vorbildern. Diese Autonomie ist jedoch nur eine relative und bleibt, besonders in der Kindheit, an ein gewisses Maß an Bestätigung, Kontrolle und Unterstützung durch äußere Über-Ich-Vertreter (Autoritäten etc.) gebunden. Zudem tauscht das Ich seine bisherigen Abhängigkeiten nur gegen eine neue ein, denn es steht von nun an unentrinnbar unter der Herrschaft verinnerlichter Forderungen.

Diese Forderungen können Ich- oder nicht Ichsynton sein. Entsprechend seinem Ursprung bleibt ein Stück der libidinösen und aggressiven Beziehung zu den Eltern im Umgang des Ichs mit dem Über-Ich erhalten. Das Ich benutzt daher nötigenfalls im Umgang mit dem Über-Ich die *Abwehrmethoden*, die es gegenüber den Trieben und bedrohlichen Objekten entwickelt hat: Verdrängung, Verneinung, Isolierung, Rationalisierung, Identifizierung und Projektion (PARIN, 1961). Gegen die Angst vor einem überstrengen Über-Ich können ferner, wie KUIPER (1968) zeigte, dem kontraphobischen Verhalten analoge Mechanismen mobilisiert werden (Verleugnung von Schuldgefühlen durch gegen die Über-Ich-Forderungen gerichtete Handlungen – „Verachtung" des Über-Ichs). Mehr im Rahmen der „normalen" Abwehr von Schuld- und Minderwertigkeitsgefühlen bewegen sich Initiative und Leistung (ERIKSON, 1957) und die ebenfalls gesellschaftlich geförderte Tendenz der Identifizierung des Ichs mit den Forderungen des Über-Ichs (vgl.: „Identifizierung"). Zwischen ihr und der für die Massenpsychologie höchst bedeutsamen Identifizierung mit einem „Führer" (oder einem Ideal) (FREUD, 1921), der dadurch Teil des persönlichen Über-Ichs der Beteiligten wird, bestehen fließende Übergänge. All diesen Operationen gemeinsam ist das Bestreben, die Spannung zwischen Ich und

Über-Ich herabzusetzen. Unter geeigneten Bedingungen kann durch die Identifizierung mit dem Über-Ich quälende Unlust in ein manisches Gefühl der Begeisterung und Erhebung umschlagen.
Das Über-Ich trägt wesentlich zum neurotischen Leiden bei und wird oft zur Quelle unbewußter Selbstbestrafungstendenzen. Die von ihm ausgehenden Schuldgefühle und Selbstvorwürfe sind – wie z. B. bei der Zwangsneurose – zum großen Teil unbewußt. Der unter Zwängen leidende Kranke verhält sich wie von Schuldgefühlen gepeinigt, von denen er jedoch nichts weiß. An ihre Stelle sind im Bewußtsein quälende Erwartungsängste und Unheilsbefürchtungen getreten (FREUD, 1907, S. 135). Auch anscheinend unberechtigte Minderwertigkeitsgefühle beruhen in der Regel auf einer unbewußten Verurteilung durch das Über-Ich (FREUD, 1932). Andere bekannte Formen von unbewußt inszenierten Selbstschädigungen sind der „Geständniszwang", das „Scheitern am Erfolg" (sog. Schicksalsneurosen), die Neigung zu Unfällen oder Körperverletzungen und das „Verbrechen aus Schuldgefühl" (REIK, 1925). Besonders deutlich tritt die Wirkung eines quälenden Über-Ichs in der → Melancholie, der pathologischen Trauer, im moralischen → Masochismus, ferner in jenen Fällen von Somatisierung in Erscheinung, die mit schweren körperlichen Leiden verbunden sind.
In diesen pathologischen Ausgängen sprach FREUD (1924a) von einer „Sexualisierung des Über-Ichs". Das Über-Ich entwickelt regressiv Züge einer sadistisch-strafenden Instanz, die den Kranken quält. Solche Über-Ich-Regressionen können durch Triebregressionen verursacht werden, wobei frühere Formen der Objektbeziehung und Identifizierung reaktiviert werden und die beteiligten Triebenergien ein gewisses Maß an Deneutralisierung (Aggressivierung) erfahren. Bezeichnend hierfür ist z. B. die Verknüpfung zwischen → Zwangsneurose und „Sphinktermoral" (FERENCZI, 1925), oder die von Melancholie und „oralen Bestrafungsängsten".

Literatur
BRENNER, C.: An Elementary Textbook of Psychoanalysis. New York: Int. Univ. Press 1955.
ERIKSON, E. H.: Kindheit und Gesellschaft. Zürich Stuttgart: Pan-Verlag 1957.
FERENCZI, S.: Zur Psychoanalyse von Sexualgewohnheiten (1925). In: Bausteine zur Psychoanalyse, III. Band, S. 245. Bern: Huber 1939.
FREUD, S.: Zwangshandlungen und Religionsübungen. G. W. VII (1907). London: Imago.
FREUD, S.: Massenpsychologie und Ich-Analyse. G. W. XIII (1921). London: Imago.
FREUD, S.: Das Ich und das Es. G. W. XIII (1923). London: Imago.
FREUD, S.: Das ökonomische Problem des Masochismus. G. W. XIII (1924a). London: Imago.
FREUD, S.: Der Untergang des Ödipuskomplexes. G. W. XIII (1924b). London: Imago.
FREUD, S.: Neue Folge der Vorlesungen zur Einführung in die Psychoanalyse. G. W. XV (1932). London: Imago.
FREUD, S.: Abriß der Psychoanalyse. G. W. XVII (1938). London: Imago.

HARTMANN, H., KRIS, E., LOEWENSTEIN, R. M.: Comments on the Formation of Psychic Structure. Psychoanal. Stud. Child 2, 11 (1946).
HARTMANN, H., LOEWENSTEIN, R. M.: Notes on the Superego. Psychoanal. Stud. Child. 17, 42 (1962).
KUIPER, P. C.: Abwehrformen neurotischer Schuldgefühle in der Gegenwart. Psyche 22, 689 (1968).
PARIN, P.: Die Abwehrmechanismen der Psychopathen. Psyche 15, 322 (1961).
REIK, T.: Geständniszwang und Strafbedürfnis. Probleme der Psychoanalyse und der Kriminologie. Leipzig Wien Zürich: Int. Psa. Verlag 1925.
SANDLER, J.: On the Concept of Superego. Psychoanal. Stud. Child 15, 128 (1960).

H. LINCKE

Übersprungphänomen → Ethologie

Übertragung
Der Begriff der *Übertragung* ist sowohl in theoretischer wie in behandlungstechnischer Hinsicht der Zentralbegriff der *Psychoanalyse*. Er besagt, daß im Verlaufe einer psychoanalytischen Behandlung frühkindlich erworbene, nicht überwundene und deshalb persistierende Liebes-, Wunsch-, Erwartungs-, Haß- und Ablehnungseinstellungen unter dem Einfluß der psychoanalytischen Behandlungssituation auf den Arzt übertragen werden und so eine situations- und realitätsgerechte Einschätzung der Arzt-Patienten-Beziehung erschweren, wenn nicht verunmöglichen. Der Begriff steht somit in enger Beziehung zur → Fixierung, zur Wiederholungsneigung und zum → Widerstand.
BREUER und FREUD, die Begründer der Psychoanalyse, erblickten zunächst (ca. ab 1880) in der → Kartharsis sowie in der Bewußtwerdung vergessener Erinnerungen das wesentliche Agens ihrer anfänglichen Behandlungsversuche, die deshalb auch „talking cure" genannt wurden. Eine im Laufe dieser Behandlung auftretende Verliebtheit der Patienten, zunächst vor allem der Patientinnen, in den Arzt, erschien ihnen als unliebsames Nebenprodukt der Behandlung. Bald (ca. ab 1892) erkannten sie jedoch, daß gerade diese Verliebtheit in einer engen Verflechtung mit der zu behandelnden Neurose stand und von ihr nicht getrennt werden konnte. Für BREUER hatte diese Entdeckung beunruhigenden Charakter, weshalb er sich nicht zur Fortführung psychoanalytischer Behandlungen entschließen konnte. Es ist FREUDs Unbeirrbarkeit zu verdanken, daß die Entwicklung der psychoanalytischen Konzepte damals nicht abgebrochen wurde, sondern geradezu auf der Grundlage dieser Erfahrungen ausgebaut und weiterentwickelt wurde. Für FREUD bildete nämlich die mit großer Regelmäßigkeit sich einstellende Übertragungsverliebtheit oder deren Abwehr, also die feindselige Übertragung, den stärksten Beweis dafür, daß die Wurzeln der Neurose in sexuellen Motivationen zu suchen seien. Der Begriff der Sexualität erfuhr freilich im Verlaufe der weiteren Entwicklung der Psychoanalyse eine über die Alltagsbedeutung hinausweisende Erweiterung und Vertiefung.

In den heutigen psychoanalytischen Behandlungen bildet das Erkennen und Durcharbeiten der Übertragungsphänomene deren Kernstück. Es hat sich nämlich gezeigt, daß im Schutze einer fortgesetzten Widerstandsanalyse der analysierte Kranke die Neigung entwickelt, sich in eine gewisse Abhängigkeit vom Arzte zu begeben. Diesen Abhängigkeitsneigungen kann er aber ebenso heftigen Widerstand entgegensetzen, da er fürchtet, daß sie den Autonomiewünschen des erwachsenen Menschen, der er ja ebenfalls ist, entgegenarbeiten. Gestalt und Dynamik der Abhängigkeitsneigungen sowie die gegen dieselben errichtete Abwehr wiederholen nun aber in fast gesetzmäßiger Weise frühkindliche Verhaltensmuster. Die frühkindliche Konflikte stellen sich somit in unmittelbarer Beziehung zur Übertragungsneigung wieder ein. Sind sie voll entwickelt, spricht man von der Entfaltung der *Übertragungsneurose*, die die frühkindlich erworbene Neurose in einem gewissen Sinne ablöst resp. diese, nun bezogen auf den Parameter der psychoanalytischen Situation, fortsetzt. In der deutenden Durcharbeitung dieser Übertragungsneurose liegt der Drehpunkt der psychoanalytischen Behandlung. Die weitere Erforschung der frühkindlichen Sexualität resp. der Organisationsstufen der Libido (→ psychoanalytische Persönlichkeitstheorie) hat es dann nahegelegt, nicht nur der ödipalen Stufe zuzuordnende Verliebtheiten sowie Haß- und Enttäuschungsreaktionen, sondern auch sog. prädipale Verhaltensmuster (orale, anal-sadistische) unter dem Gesichtspunkt der Übertragung zu bearbeiten.

Es gilt als Regel, positiv gefühlsbetonte Einstellungen zum Arzte nicht deutend zu bearbeiten, sondern als Kräfte, die die Analyse in Gange halten, unerwähnt ihren Lauf nehmen zu lassen. Interventionen des Analytikers seien nur dann notwendig, wenn die Übertragung feindseligen, also negativen Charakter angenommen habe. Dieser Regel kann heute nur noch bedingte Gültigkeit zugemessen werden. Sie übersieht, daß auch in der sog. positiven Übertragung starke Widerstandsmotive wirksam sein können, besonders wenn diese Übertragung zu einer Idealisierung des Analytikers Anlaß gibt. Die Bearbeitung dieser Idealisierung hat dann ganz bestimmten technischen Richtlinien zu folgen (KOHUT). Die Bereitschaft zu einer gemäßigt positiven Einstellung zum Arzt, die eine Voraussetzung der Analyse ist, wird heute nicht mehr von vornherein als positive Übertragung, sondern als „Arbeitsbündnis" oder als „therapeutische Allianz" bezeichnet (→ Psychoanalyse).

Die Diskussion des Übertragungsbegriffes ging und geht heute immer noch in zwei Richtungen. Zunächst stellt sich die Frage, ob Übertragungsphänomene ubiquitär sind, d. h. in allen mitmenschlichen Beziehungen auftreten, oder aber ob sie ausschließlich an die psychoanalytische Behandlungssituation gebunden bleiben. Diese Diskussion geht am Wesen des Phänomens, bzw. des Begriffes vorbei. Selbstverständlich kommen Übertragungsphänomene überall vor. Sie als solche zu bezeichnen, ist aber nur in der psychoanalytischen Situation sinnvoll, denn nur diese stellt den Parameter dar, von dem her die Übertragungsphänomene im Hinblick auf → Regression, → Wiederholung und → Widerstand untersucht werden können. Gerade diese Untersuchung erlaubt aber erst, die Übertragungsphänomene als solche zu erkennen und damit auch als solche zu bezeichnen. Dies gilt übrigens für viele andere psychoanalytische Begriffsbildungen ebenso, z. B. für den Begriff des → Agierens.

Ein weiterer Diskussionsschwerpunkt liegt bei der Frage, ob die dem Analytiker entgegengebrachten Übertragungsgefühle „echt" oder „unecht" seien resp. ob sie tatsächlich der Person des Analytikers gelten oder „eigentlich" an die Adresse anderer Personen, vor allem der Eltern, gerichtet seien und der Analytiker nur Surrogat dieser Personen darstelle. FREUD selbst hat immer die Echtheit der Übertragungsphänomene betont, auch wenn er zeitweise ebenso deutlich ausgesprochen hat, Übertragungsgefühle gälten im Grunde den geliebten oder gehaßten Objekten der Kindheit. Die Alternative „echt" oder „unecht" trifft aber schließlich das Wesen der Übertragungsphänomene nicht. Entscheidend ist, daß sowohl der Analysand wie der Analytiker, sei es stillschweigend, sei es explizit, übereinkommen, daß die die Übertragungsgefühle tragenden Wünsche, seien sie nun positiver oder negativer Art, nicht erfüllt werden können oder nicht erfüllt werden sollen. Der vom Analysanden in den verschiedensten Abwandlungen und Verstellungen vorgebrachte Wunsch, an die Objekte seiner Kindheit oder deren Stellvertreter angeklammert zu bleiben (der ja ein integrierender Bestandteil des neurotischen Konfliktes ist), wird zwar vom Analytiker zur Kenntnis genommen, die Negierung der Erfüllbarkeit dieses Wunsches jedoch vom Analysanden wie vom Analytiker vorausgesetzt. Erst wenn diese Verneinung vorausgesetzt ist, kann der Wunsch überhaupt als Übertragungsphänomen erkannt werden. Wird auf diese Verneinung (sie kann implizit oder explizit erfolgen) verzichtet, erscheint weder der Wiederholungs- noch der Widerstandscharakter des Wunsches, und die analytische Arbeit kommt zum Stillstand. Übertragung steht somit auch in Beziehung zum Begriff der → Versagung. LOCH hat die dieser Versagung zugrundeliegende „*doppelte Verneinung*" (der Erfüllbarkeit des infantilen Wunsches in der Analyse) als operatives Prinzip jeder Übertragungsbearbeitung zugeordnet.

Man hat neuerdings versucht, die Übertragungsformen stark narzißtisch gestörter Persönlichkeiten nicht nur unter den Gesichtspunkten „positiv" oder „negativ" zu beschreiben (KOHUT). Man spricht von „Spiegelübertragung", wenn der Analysand den Analytiker idealisiert, dabei aber die

Möglichkeit entwickelt, diesem idealisierten Analytiker sein eigenes „grandioses" → Selbst wie einen Spiegel gegenüberzustellen. Glaubt der Analysand, nur in der Union mit dem Analytiker überhaupt lebensfähig zu sein, nennt man dies „Zwillingsübertragung". Geht der Analysand schließlich ganz in der Persönlichkeit des Analytikers auf, resp. macht er sich diese ganz zu eigen, spricht man von „Verschmelzungsübertragung". Die Bearbeitung solcher Übertragungsformen erfordert eine spezielle psychoanalytische Behandlungstechnik.

Selbstverständlich stehen die Übertragungsphänomene nicht nur in Beziehung zu Fixierung, Widerstand und Wiederholungsneigung des Analysanden, sondern sie werden auch durch die Übertragungs- oder *Gegenübertragungseinstellungen* des Analytikers mitdeterminiert (→ Gegenübertragung). Das Zusammentreffen beider, bzw. deren Erkennen und Durcharbeiten, bildet nach einem Worte FREUDS einen „Schmelztiegel", in dem die Elemente der Neurose umgegossen und einer neuen Wende zugeführt werden.

Übertragung ist somit ein Begriff, der hauptsächlich in der psychoanalytischen Zweierbeziehung Bedeutung erhält. Gelegentlich können Übertragungswünsche aus Widerstandsgründen im Verlaufe einer Analyse anderen Personen oder anderen Ärzten, die im Verlaufe der Kur konsultiert werden, entgegengebracht werden. Obschon solche Vorkommnisse eher den Charakter des → Agierens tragen, werden sie gelegentlich auch als *Nebenübertragung* bezeichnet. Solche Nebenübertragungen können vor allem in psychiatrischen Kliniken schwerwiegende gruppenpsychologische Probleme aufwerfen, die, wenn sie nicht fachgerecht angegangen werden, ernsthafte Behandlungshindernisse bilden.

Literatur
BREUER, J., FREUD, S.: Studien über Hysterie. Leipzig Wien: Deuticke 1895.
FREUD, S.: Zur Dynamik der Übertragung. G. W. VIII. London: Imago 1943.
FREUD, S.: Erinnern, Wiederholen, Durcharbeiten. G. W. X. London: Imago 1949.
FREUD, S.: Bemerkungen über die Übertragungsliebe. G. W. X. London: Imago 1949.
FREUD, S.: Selbstdarstellung. G. W. XIV. London: Imago 1948.
Inernational Congress of Psychotherapy, Zürich 1954. Sammelband. Basel New York: Karger 1955.
JONES, E.: Leben und Werk von Sigmund Freud. Band I. Bern Stuttgart: Huber 1960.
KOHUT, H.: Die psychoanalytische Behandlung narzißtischer Persönlichkeitsstörungen. Psyche 23, 321–348 (1969).
LOCH, W.: Übertragung – Gegenübertragung. Psyche 19, 1–23 (1965).
STANTON, A. H., SCHWARTZ, M. S.: The Mental Hospital. New York: Basic Books 1954.

F. MEERWEIN

Überwertige Idee → Denkstörungen

Umständlichkeit → Denkstörungen

Umzugsdepression → Depression

Das Unbewußte → auch das Vorbewußte, das Es
Mit der Psychoanalyse schuf FREUD eine psychologische Methode, mit der er unbewußte seelische Prozesse in bewußte überzuführen vermochte. Er erbrachte damit den Nachweis unbewußter psychischer Vorgänge und Inhalte, die dem Bewußtsein erst nach Überwindung starker innerer Widerstände zugänglich werden. Obwohl nur indirekt erfaßbar, ist das Unbewußte als Ausdruck einer psychischen Realität zu verstehen, ähnlich etwa den Elementarteilchen der Physik, die auch nur an ihren Wirkungen erkennbar sind.

FREUD erklärte ursprünglich die → Träume, Fehlleistungen und neurotischen Symptome als Ergebnis eines Konflikts zwischen einem unbewußten Wunsch und seiner (vor)bewußten Unterdrükkung. Das Unbewußte erwies sich als ein besonderes System psychischer Prozesse mit spezifischen Inhalten und Mechanismen. Dabei ergab sich die Notwendigkeit, zweierlei Arten von Unbewußtem zu unterscheiden. Einerseits das Unbewußte im deskriptiven Sinne, das jene Inhalte und Vorgänge umfaßt, die bloß latent, zeitweilig unbewußt sind und jederzeit bewußt werden können, sich aber sonst von den bewußten nicht unterscheiden. Diesem stehen Vorgänge, wie die Verdrängung gegenüber, „die, wenn sie bewußt würden, sich von den übrigen bewußten aufs grellste abheben müßten". Die ersteren, bewußtseinsfähigen Anteile des Unbewußten bezeichnete FREUD (1913, S. 270–272) als das → *Vorbewußte* (System *Vbw*), den zweiten Anteil als das *topisch Unbewußte* (System *Ubw*). Es zeigt Eigenschaften, die sich in den höheren Systemen nicht wiederfinden.

Der Übertritt von einem System zum nächst höheren, also jeder Fortschritt zu einer höheren Stufe der psychischen Organisation, entspricht einer → *Zensur*. Annäherungsweise können wir die zwischen dem Vorbewußten und Bewußten wirkende Zensur mit den Widerständen gleichsetzen, die sich in der psychoanalytischen Behandlung gegenüber den Einfällen bemerkbar machen und die wir durch die Grundregel der freien Assoziation zu überwinden versuchen (1913, S. 290).

Die Zensur gegen das Unbewußte ist der bewußten Einflußnahme entzogen. „Die unbewußten Vorgänge werden für uns nur unter den Bedingungen des Träumens und der Neurosen erkennbar, also dann, wenn Vorgänge des höheren *Vbw*-Systems durch eine Erniedrigung (→ Regression) auf eine frühere Stufe zurückversetzt werden. An und für sich sind sie unerkennbar... (1913, S. 286)."
Der Traum lieferte FREUD die wichtigsten Aufschlüsse über die Vorgänge im eigentlichen Unbewußten. Der → *Primärvorgang* (Verschiebung, Verdichtung und Symbolisierung), sowie die übrigen spezifischen Merkmale des Unbewußten, seine Widerspruchslosigkeit (Gegensätze bestehen ungestört nebeneinander), seine Zeitlosigkeit (die

Vorgänge haben keine Beziehung zur Zeit), das Fehlen von Negation, Zweifel oder Rücksicht auf die Realität und das Vorherrschen des Lustprinzips erwiesen sich als unentbehrlich zum Verständnis der *Symptombildung* und anderer Abkömmlinge des Unbewußten (1913, S. 285–286).

Unter den Inhalten des Unbewußten wurden von FREUD (1913) die Triebrepräsentanzen hervorgehoben: Wunschbilder und Phantasmen, an die sich die Triebregungen heften. Im übrigen setzte FREUD vor der Aufstellung seiner zweiten Triebtheorie das Unbewußte weitgehend mit dem Verdrängten gleich, wobei er jedoch mehrfach auf einen Kern nicht persönlich erworbener Inhalte (phylogenetisches Erbe) hinwies (1913, S. 294). Eine zentrale Stellung nehmen die der Kindheits-Amnesie verfallenen Erinnerungen und Wünsche ein.

Eine klare Scheidung der verschiedenen psychischen Systeme ist nicht möglich. Zudem gibt es „Mischbildungen", d. h. ebenso hochorganisierte, widerspruchsfreie Bildungen, wie die des Vorbewußten und Bewußten, die dennoch unfähig sind, bewußt zu werden. Sie gehören qualitativ zum System Vbw, faktisch aber zum Unbewußten. Solcherart sind die Phantasiebildungen der Normalen wie der Neurotiker, die von FREUD als Vorstufe der Traum- und Symptombildung erkannt wurden, sowie andere höher organisierte Abkömmlinge des Unbewußten, wie die Ersatzbildungen, denen der Durchbruch zum Bewußtsein gelingt (1913, S. 289–290).

Mit der Entwicklung der zweiten Trieblehre und der Strukturtheorie wurde die Gesamtheit der psychischen Vorgänge um die Instanzen → Es, → Ich und → Über-Ich zentriert. Das Es deckt sich zwar qualitativ mit den Eigenschaften des Systems Ubw, umfaßt es aber nicht vollständig, indem auch die beiden anderen Instanzen, Ich und Über-Ich, tief in das Unbewußte eintauchen (unbewußter Charakter der Abwehrmechanismen des Ichs, unbewußtes Schuldgefühl und Strafbedürfnis).

Literatur
FREUD, S.: Die Traumdeutung. G. W. II/III (1900). London: Imago.
FREUD, S.: Das Unbewußte. G. W. X (1913). London: Imago.
FREUD, S.: Die Verdrängung. G. W. X (1915). London: Imago.
FREUD, S.: Vorlesungen zur Einführung in die Psychoanalyse. G. W. XI (1917). London: Imago.
FREUD, S.: Das Ich und das Es. G. W. XIII (1923). London: Imago.
HARTMANN, H., KRIS, E., LOEWENSTEIN, R. M.: Comments on the Formation of Psychic Structure. Psychoanal. Stud. Child 2, 11 (1946).

H. LINCKE

Uneinfühlbarkeit → Denkstörungen

Unfallneurosen → Neurosen

Unkorrigierbarkeit → Denkstörungen

Unterbringung, Unterbringungsrecht
Frz.: internement; engl.: institutionalization
Psychisch Kranke müssen unter Umständen zur ärztlichen Behandlung, zum Schutz vor Selbstgefährdung und zur Verhinderung von Fremdgefährdung in einer geschlossenen psychiatrischen Krankenhausabteilung „untergebracht" werden. Der mit der Unterbringung verbundene Freiheitsentzug ist nur aufgrund eines förmlichen Gesetzes und einer richterlichen Entscheidung zulässig (→ Forensische Psychiatrie).

Die rechtlichen Grundlagen zur Unterbringung des psychisch Kranken finden sich:
- Bundesrechtlich einheitlich in den vormundschaftsrechtlichen Bestimmungen des Bürgerlichen Gesetzbuches (siehe insbesondere §§ 1800, 1906 und 1910 BGB)
- Landesrechtlich unterschiedlich in den Unterbringungsgesetzen der elf deutschen Bundesländer.

Das für den Kranken am wenigsten belastende Verfahren ist die Unterbringung durch den Vormund oder Pfleger, der dazu allerdings jeweils der Genehmigung des Vormundschaftsrichters bedarf. Bei Psychosen von volljährigen Kranken hat sich die Behandlungspflegschaft nach § 1910 BGB bewährt, die unter Umständen auch ohne oder gegen den Willen des Kranken eingerichtet werden kann (→ Vormundschaft).

Die Unterbringungsgesetze der Länder hatten ursprünglich vor allem die Abwehr der (meist überschätzten) Gefahren im Auge, die vom Kranken ausgehen können. Sie unterwerfen dementsprechend den Kranken der öffentlichen Gewalt, vertreten durch Verwaltungsbehörden, Polizei, Amtsärzte, Richter. In den letzten 15 Jahren sind aber fast alle Ländergesetze so reformiert worden, daß auch hier der Hilfs- und Behandlungsgedanke meist Übergewicht erhalten hat. Trotzdem wird das behördlich weniger eingreifende Verfahren der Pflegschaft bevorzugt, wenn nicht die Gefahrenabwehr im Einzelfalle polizeiliche Hilfe und den Rückgriff auf das Landesunterbringungsgesetz notwendig macht.

Von den vorgenannten Unterbringungen, die vorrangig der Krankenbehandlung und daneben auch der Gefahrenabwehr dienen, sind diejenigen Unterbringungen zu unterscheiden, die aus *strafrechtlichen* Gründen und zur stationären psychiatrischen *Begutachtung* richterlich angeordnet werden:

Nach § 81 StPO kann ein Straftäter, der vermutlich schuldunfähig oder vermindert schuldfähig (§§ 20, 21 StGB) ist, für die Dauer von höchstens 6 Wochen zum Zwecke der Begutachtung untergebracht werden.

Nach § 126a StPO kann ein Straftäter, der vermutlich schuldunfähig oder vermindert schuldfähig ist, bis zum Abschluß des anhängigen Gerichtsverfahrens vorläufig untergebracht werden.

Ein vermindert schuldfähiger oder schuldunfähiger Straftäter kann nach § 63 StGB in einem psychiatrischen Krankenhaus und ein süchtiger Straftäter nach § 64 StGB in einer Entziehungsanstalt untergebracht werden.

Nach § 656 ZPO kann eine Person, die nach § 6,1 BGB entmündigt werden soll (→ Vormundschaft) für die Dauer von höchstens 6 Wochen zum Zwecke der Begutachtung untergebracht werden.

Literatur
SAAGE, E., GÖPPINGER, H.: Freiheitsentziehung und Unterbringung, 2. Aufl. München: Beck 1975.
DREHER, E., TRÖNDLE, H.: Strafgesetzbuch. Kurzkommentar, 41. Aufl. München: Beck 1983.   H. WITTER

Untergrunddepression → Depression

Unzurechnungsfähigkeit → Schuldfähigkeit

V

Vaginismus
Vaginismus ist eine spastische Verkrampfung der Muskulatur des Scheideneingangs, die eine Einführung des Penis unmöglich macht. Jeder Versuch wird als sehr schmerzhaft erlebt. Der Hintergrund sind unbewußte Ängste, Schuldgefühle, sexuelle Traumatisierungen. Der Vaginismus ist differentialdiagnostisch von der phobischen Vermeidung der Immissio penis zu unterscheiden. Es gibt verschiedene Ausprägungsgrade des Vaginismus: In schweren Fällen ist weder eine gynäkologische Untersuchung noch das Einführen des eigenen Fingers oder eines Tampons möglich. In der Mehrzahl sind vaginistische Frauen sexuell erlebnis- und orgasmusfähig, nicht selten sexuell aktiv, wenn kein Geschlechtsverkehr versucht wird. Vaginismus ist immer psychogen verursacht, er tritt meist primär auf, selten sekundär z. B. nach Geburten. Vaginismus ist eine seltene Symptombildung, epidemiologische Häufigkeitsangaben sind nicht möglich. Die Partner vaginistischer Frauen sind oft extrem rücksichtsvoll, sanft, passiv, stark aggressionsgehemmt (FREEDMAN, 1962) im Sinne einer neurotischen Partnerwahl. Ein Vaginismus kann der Prototyp einer „funktionsgerechten" Störung (KAPLAN, 1974) sein, d. h. er kann im Dienste der Aufrechterhaltung eines neurotischen Gleichgewichts stehen. Vaginistische Frauen kommen oft erst nach Jahren langer, guter, auch sexuell als befriedigend erlebter Partnerschaft zum Arzt, wenn z. B. Kinderwunsch besteht.

Die psychogenen Ursachen sind unspezifisch, es kommen all die unter dem Stichwort → „Frigidität" genannten Probleme in Frage. Ein besonderer Akzent kommt beim Vaginismus der Aggressionsproblematik zu: Vaginismus kann den Wunsch ausdrücken, den männlichen Phallus zur Wirkungslosigkeit zu entmachten (der Brunhildetyp nach FREEDMAN), kann → Angst vor aggressiven Impulsen ausdrücken oder Angst zerstört, verletzt zu werden, wehrlos ausgeliefert zu sein, gelegentlich verbunden mit angstbesetzten masochistischen Phantasien; der Vaginismus kann auch zur Bewältigung eines Dominanzkonfliktes dienen.

Literatur
ARENTEVICZ, G., SCHMIDT, G.: Sexuell gestörte Beziehungen. Berlin Heidelberg New York: Springer 1980.
FREEDMAN, L. J.: Virgin wives: A study of unconsummated marriages. London: Tavistock 1962.
KAPLAN, H. S.: The classification of the female sexual dysfunctions. J. Sex. Marit. Therapy 1, 124 (1974).
E. SCHORSCH

Validität
In der psychologischen Testtheorie sind → Reliabilität und Validität Hauptkriterien bei einer Testbeurteilung. Unter der Validität eines psychologischen Tests versteht man seine inhaltliche Genauigkeit (= Gültigkeit, diagnostische Valenz). Die Validität wird hauptsächlich mit folgenden Methoden bestimmt: *Inhaltsvalidität* (content-validity): Überprüfung der Gültigkeit mittels logischer und fachlicher Überlegungen. *Übereinstimmungsvalidität* (concurrent-validity): Korrelation zwischen Test und gleichzeitig erhobenem Kriteriumswert. *Vorhersagevalidität* (predictive-validity): Korrelation zwischen Test und nachträglich erhobenem Kriteriumswert. *Konstruktvalidität:* mittels theoretischer Überlegungen und daraus abgeleiteten empirisch überprüfbarer Hypothesen wird nachgewiesen, daß ein Test bestimmte Eigenschaften (= Konstrukte) erfaßt.

Die Validität eines Tests läßt sich nicht allgemein, sondern nur für bestimmte Fragen bei bestimmten Populationen bestimmen.

Literatur
ANASTASI, A.: Psychological testing. 3. Aufl. New York: Mc Millan Co. 1968.
GULLIKSEN, H.: Theory of mental tests. 2. Aufl. New York: Wiley 1958.
LIENERT, G. A.: Testaufbau und Testanalyse. 3. Aufl. Weinheim: Beltz 1969.
MEILI, R.: Lehrbuch der psychologischen Diagnostik. 5. Aufl. Bern: Huber 1965.
MICHEL, L.: Allgemeine Grundlagen psychometrischer Tests. In: HEISS, R. (Hrsg.): Handbuch der Psychologie, Bd. 6. Göttingen: Hogrefe 1964.
U. BAUMANN

Vegetative Depression → Depression

Vegetative Dystonie → Dystonie, vegetative

Verarmungswahn → Wahn

Verbigeration
[lat.: verbigerare = schwatzen]
Verbigerieren ist das Wiederholen von Kurzsätzen, Worten oder Lautkombinationen ohne erkennbare Ausdrucks-, Kommunikations- und Informationsfunktion.
Die Verbigeration ist kein diagnostisches Merkmal (obgleich sie häufig den katatonen Symptomen zugerechnet wird). Sie stellt die Reduktion der Sprachmöglichkeiten auf eine motorische Ebene dar (über Sprachebenen siehe „Neologismus"). Von verschiedensten Störungen her (katatone Schizophrenie, Dämmer- und Abbauzustände, Idiotie etc.) kann der sprechmotorische Automatismus des Verbigerierens mit Abgeschlossenheit gegen äußere und innere Einflüsse in Gang gebracht werden. In der *dynamischen* Verbigeration mit Steigerungs- und Rhythmisierungstendenz ist häufig noch ein Sinngehalt vorhanden, der aber im weiteren Verlauf zunehmend schablonisiert wird. Vor allem bei akuten Schizophrenien können Anhaltspunkte für eine Deutung des Verbigerierens als Abwehr von Impulsen oder Halluzinationen gegeben sein (z. B. „Teufel und Dämonen gehören in die Hölle, Teufel und Dämonen gehören in die Hölle etc."). In der *entleerten*, d. h. eigentlichen Verbigeration liegt der Automatismus einer Person-fernen Sprechschablone vor mit Fehlen (oder höchstens Resten) von Ausdrucks-, Kommunikations- und Informationswert (z. B. „Ich weiß die Gründe nicht, ich weiß die Gründe schon, ich weiß die Gründe nicht" etc.). Monotonie der Sprechstimme oder gleichförmiger Rhythmus gehen mit Wortverstümmelungen einher (z. B. „i me ze"). Diese Verbigeration ist als *sprachliche Stereotypie* zu klassifizieren.

Literatur
KAINZ, F.: Psychologie der Sprache. Stuttgart: Enke 1960.
RIOCH, D. M., WEINSTEIN, E. A.: Disorders of communication. Baltimore: Williams & Wilkins 1964.
SPOERRI, T.: Sprachphänomene und Psychose. Basel New York: Karger 1964.
T. SPOERRI

Verdichtung → auch Primärvorgang
Ein innerhalb des → Primärvorgangs im → Unbewußten bzw. im → Es operierender Mechanismus, der besonders eindrücklich beim Vergleich des manifesten Trauminhalts mit den latenten Traumgedanken in Erscheinung tritt (FREUD, 1900, S. 284 f. und 1933, S. 81). Ein Wort, eine Person oder sonst ein Element des Traumes erweist sich bei der Analyse als Knotenpunkt, in welchem sehr viele Traumgedanken „verdichtet" zusammentreffen. Jedes Element des Trauminhalts erweist sich somit als → *überdeterminiert*, als mehrfach in den Traumgedanken vertreten (S. 289). So kann zum Beispiel der Traum die Züge mehrerer Personen zu einem Traumbild vereinigen, etwa den Namen des A, das Leiden des B und das Aussehen von C (Bildung von Mischpersonen) oder die Worte Auto, Autodidakt und Lasker zur Wortneubildung Autodidasker verschmelzen.
Ausgedehnte Verdichtungsarbeit wird jedoch auch bei der *Symptombildung* geleistet (Konversionssymptome, Wahnbildungen, Halluzinationen, Fehlleistungen), ferner im Witz, in der Kunst und in der Mythologie.

Literatur
FREUD, S.: Die Traumdeutung. G. W. II/III (1900). London: Imago.
FREUD, S.: Psychopathologie des Alltagslebens. G. W. IV (1901). London: Imago.
FREUD, S.: Der Witz und seine Beziehung zum Unbewußten. G. W. VI (1905). London: Imago.
FREUD, S.: Vorlesungen zur Einführung in die Psychoanalyse. G. W. XI, S. 374, 381 (1917). London: Imago.
FREUD, S.: Neue Folge der Vorlesungen zur Einführung in die Psychoanalyse. G. W. XV (1933). London: Imago
H. LINCKE

Verdrängung
Der Begriff „Verdrängung" findet sich schon – neben der Beschreibung anderer Formen der Abwehr wie Affektkonversion und Affektverschiebung – in FREUDs frühen Untersuchungen über Hysterie (1894, 1896). FREUD wies nach, daß diese Kranken peinliche Vorstellungen, Erinnerungen und Affekte, die sie zu vergessen wünschten, aus ihrem Bewußtsein *verdrängt* hatten.
FREUD unterscheidet drei Phasen des Verdrängungsprozesses (1911): 1. Eine *Fixierung* als Vorläufer der Verdrängung. Ein in seiner Entwicklung zurückgelassener Triebanteil übt im → Unbewußten eine Anziehung auf später „Nachdrängendes" aus. 2. Die *eigentliche Verdrängung*. Sie geht von unbewußten Anteilen des → Ichs aus, ist ein aktiver Vorgang und richtet sich gegen die psychischen Abkömmlinge der primär zurückgebliebenen Triebregungen. 3. In der dritten, für die pathologischen Phänomene bedeutsamsten Phase, kommt es infolge Mißlingens der Verdrängung zum Durchbruch und zur *Wiederkehr des Verdrängten* in Form der Symptombildung.
1926 greift FREUD auf den alten Begriff der Abwehr zurück und verwendet ihn von da an als „allgemeine Bezeichnung für alle Techniken..., deren sich das Ich in seinen eventuell zur Neurose führenden Konflikten bedient, während Verdrängung der Name einer bestimmten solchen Abwehrmethode bleibt ..." (S. 195). Sie ist jener Abwehrmechanismus des Ichs, durch den unverträgliche Triebregungen und die mit ihnen verbundenen Vorstellungen und Erinnerungen aus dem Bewußtsein ausgeschlossen werden.
Nach A. FREUD (1936) nimmt die Verdrängung unter den Abwehrmechanismen des Ichs eine Sonderstellung ein. Bei der Verdrängung wird dem Ich die Aufgabe der Konfliktlösung durch die Symptombildung abgenommen, während sie bei Gebrauch der anderen Abwehrmechanismen im Ich verbleibt. Die Wirkung der Verdrängung ist ein-

malig. Die anderen Mechanismen hingegen müssen bei jedem neu auftretenden Triebschub von neuem in Tätigkeit gesetzt werden. Aber die Verdrängung ist zugleich der gefährlichste Mechanismus und kann ein für allemal die Intaktheit der Persönlichkeit zerstören. Sie bildet die Basis der Kompromiß- und Neurosenbildung. Auch die Tatsache, daß die meisten Erlebnisse und seelischen Regungen vor dem Eintritt der → Latenzzeit der infantilen Amnesie verfallen, ist zum Teil auf Verdrängung zurückzuführen.

Die Verdrängung zählt nicht zu den schon sehr früh in Kraft tretenden Abwehrmechanismen, sofern wir nicht die *Verneinung* als ihren Vorläufer einbeziehen (HARTMANN, KRIS, LOEWENSTEIN 1946). Mit ihrem Auftreten wird die Demarkationslinie zwischen Ich und Es schärfer gezogen und durch Gegenbesetzungen aufrechterhalten.

Die *klinischen Folgen* der Verdrängung beruhen teils auf den Maßnahmen des Ichs zur Vermeidung der Rückkehr des Verdrängten (und der Reaktivierung des ursprünglichen Konflikts) durch phobische Vermeidungen und Einschränkungen, teils auf der Verwandlung der verdrängten Regungen in körperliche Symptome, wenn die Fähigkeit zur → Konversion und ein somatisches Entgegenkommen vorhanden sind. Durch die Verdrängung hat das Kind die Herrschaft über ein Stück seines Gefühlslebens verloren und der weiteren bewußten Verarbeitung entzogen. Hemmungen und Herabsetzungen anderer lebenswichtiger Tätigkeiten sind die Folge (A. FREUD, 1936).

Der Verdrängung fällt bei der *Hysterie* die Hauptrolle der Abwehr zu. Andere Neurosen weisen engere Beziehungen zu anderen Abwehrtechniken auf. In der *Schizophrenie* ist die Verdrängungsfunktion geschädigt. Infolgedessen wird das Ich dieser Kranken von libidinösen und aggressiven Regungen überschwemmt und treten primitivere Abwehrformen, die wenig oder keine Gegenbesetzung erfordern, in den Vordergrund (z. B. Libidorückzug, Projektion, Wendung gegen die eigene Person und Verkehrung ins Gegenteil).

Literatur
BRENNER, C.: The Nature of Development of the Concept of Repression in Freud's Writings. Psychoanal. Stud. Child 12, 19 (1957).
FREUD, A.: Das Ich und die Abwehrmechanismen (1936). München: Kindler 1964.
FREUD, S.: Die Abwehr-Neuropsychosen. G. W. I (1894). London: Imago.
FREUD, S.: Weitere Bemerkungen über die Abwehr-Neuropsychosen. G. W. I (1896). London: Imago.
FREUD, S.: Studien über Hysterie. G. W. I (1895). London: Imago.
FREUD, S.: Meine Ansicht über die Rolle der Sexualität in der Ätiologie der Neurosen. G. W. V (1905). London: Imago.
FREUD, S.: Psychoanalytische Bemerkungen über einen autobiographisch beschriebenen Fall von Paranoia. G. W. VIII (1911). London: Imago.
FREUD, S.: Vorlesungen zur Einführung in die Psychoanalyse. G. W. XI (1917). London: Imago.
FREUD, S.: Hemmung, Symptom und Angst. G. W. XIV (1926). London: Imago.

HARTMANN, H., KRIS, E., LOEWENSTEIN, R. M.: Coments on the Formation of Psychic Structure. Psychoanal. Stud. Child 2, 11 (1946).

H. LINCKE

Verfahren, projektive → Tests, projektive

Verfolgungsbedingter Persönlichkeitswandel
→ Persönlichkeitswandel, erlebnisbedingter

Verfolgungswahn → Wahn

Vergällungskur → Alkoholismus

Verhaltensmodifikation (Verhaltenstherapien)
Der Begriff „Verhaltenstherapie" taucht zum ersten Mal 1953 (nach KRASNER, 1971) in einem Bericht von LINDSLEY, SKINNER u. SOLOMON auf, in dem die Autoren über die Anwendung der operanten → Konditionierung bei Psychotikern berichten. Nach EYSENCK (1964) bezeichnet Verhaltenstherapie die Anwendung der „modernen Lerntheorie" auf die Behandlung abnormen Verhaltens. Ganz abgesehen davon, daß es *die* moderne Lerntheorie gar nicht gibt – es liegen zahlreiche → Lerntheorien vor; allgemeiner Akzeptierung erfreuen sich eher eine Reihe von Lernprinzipien, d. h. Feststellungen über empirische Beziehungen zwischen Klassen von Variablen aufgrund experimenteller Untersuchungen – wird heute weithin eine Einengung auf die Anwendung lerntheoretischer Prinzipien als unzureichend abgelehnt. Anzumerken ist jedoch, daß verhaltenstherapeutische Verfahren und Ansätze entscheidend durch lerntheoretische Prinzipien bestimmt worden sind. Aber auch da, wo die Anwendung von im Laboratorium gewonnenen Lernprinzipien im Vordergrund steht, findet das verhaltensverändernde Bemühen in einer Situation sozialen Einflusses statt, wie KRASNER (1962, vgl. 1971, S. 486) betont, in der u. a. Erwartungen, Einstellungen, Prestige des Therapeuten eine Rolle spielen. Nun läßt sich etwa die Funktion des Therapeuten in der Behandlungssituation durchaus in lerntheoretischen Begriffen beschreiben – er ist ein komplexer sozialer Verstärker und diskriminativer Stimulus (→ Konditionierung) – ob diese Beschreibung ausreicht, muß bezweifelt werden.

Den weiteren Rahmen für verhaltensverändernde Bemühungen geben psychologische Theorien ab, Modellvorstellungen der Sozialpsychologie, wie z. B. zur Kausalattribution, oder der kognitiven (Entwicklungs-) Psychologie. Zu den Gemeinsamkeiten unterschiedlichster verhaltenstherapeutischer Interventionsansätze zählen mit KAZDIN (1978) zudem, daß den aktuellen Verhaltensdeterminanten in der Sozialökologie des Patienten mehr Bedeutung beigemessen wird als früheren Lebensereignissen. Wesentliches Kriterium für die Einschätzung des Behandlungserfolgs sind beobachtbare Verhaltensänderungen. Das Behandlungsvorgehen sollte so beschrieben oder aufgezeichnet werden, daß es von anderen Therapeuten repliziert werden kann. Therapieziele sind eindeutig zu definieren, Verhaltensänderungen spezifisch und möglichst kontinuierlich zu erfassen. – Bei aller Vielfalt verhaltenstherapeutischer Ansätze sind experimentelle Vorgehensweisen die gemeinsame Grundlage.

Am Anfang einer Verhaltenstherapie steht gewöhnlich eine funktionale Analyse des Problemverhaltens: Was in der Umgebung des Individuums determiniert das gegenwärtige Verhalten, was erhält es aufrecht, welche Konsequenzen hat es, welche möglichen Alternativen zu diesem Verhalten bieten sich an? Es ist eine explizite Strategie der Behandlung zu entwickeln. Die verwendeten Konzepte sollten prinzipiell einer empirischen Überprüfung zugänglich sein. Tritt eine – objektiv erfaßbare – Verhaltensänderung ein, so ist zu demonstrieren, daß diese auf die gewählten therapeutischen Maßnahmen zurückgeht. Bei den Verhaltenstherapien sind Behandlung und Forschung im Ideal identisch (KRASNER, 1971, S. 487). Verhaltenstherapien sind weniger durch bestimmte Techniken zur Verhaltensänderung als durch das methodische Vorgehen – funktionale Analyse, Verhaltensmessung, Evaluation des Therapieerfolgs – gekennzeichnet.

Da „Therapie" „Krankheit" voraussetzt, einige der Interventionsansätze eher unter „Pädagogik" einzuordnen sind, allemal jedoch auch außerhalb der Klinik angewendet werden, wird oft der allgemeinere Begriff Verhaltensmodifikation dem der Verhaltenstherapie vorgezogen.

Ihrer historischen Bedeutung wegen sollen hier nur die systematische Desensibilisierung durch „reziproke Hemmung" nach WOLPE (vgl. 1969) sowie einige Ansätze, die sich der positiven Verstärkung zur Erreichung von Verhaltensveränderungen bedienen, angedeutet werden.

Bei der Desensibilisierung zur Behandlung von Phobien wird eine unter Mitarbeit des Klienten aufgestellte Hierarchie angstauslösender Situationen durchlaufen, während gleichzeitig eine mit Angst nicht zu vereinbarende Reaktion im Gange ist. Dabei werden zu Beginn angstauslösende Stimuli geringer Intensität dargeboten, während sich der Klient, dem ursprünglichen Verfahren WOLPES nach, in tiefer körperlicher Entspannung befindet. Sobald der Klient Angst mitteilt, wird der angstauslösende Stimulus unterbrochen und die Entspannung erneuert. Berichtet der Klient nicht über Angst, wird zu der nächst stärkeren angstauslösenden Szene übergegangen. Beispiele für Hierarchien angstprovozierender Stimuli finden sich bei WOLPE (1969). Das mit der Angstreaktion inkompatible Verhalten hemmt, den Vorstellungen WOLPES zufolge, die inadäquate Reaktion. Variationen des Verfahrens ergeben sich daraus, daß sich der Klient die angstauslösenden Stimuli vorstellt oder ihnen in der Wirklichkeit ausgesetzt wird (Desensibilisierung „in vivo") bzw. daß statt des Muskelentspannungstrainings relaxierende Medikamente oder kurzwirkende Narkotica eingesetzt werden. Auch wenn die Wirksamkeit systematischer Desensibilisierung bei umschriebenen Phobien zu zahlreichen Untersuchungen belegt ist, und eine Vielzahl von Studien die Bedeutung einzelner Komponenten untersucht hat, sind die theoretischen Erklärungen nicht befriedigend. Daß die Wirksamkeit der systematischen Desensibilisierung auf Gegenkonditionierung oder reziproker Hemmung beruhe, dafür liegen jedoch keine Belege vor (EMMELKAMP, 1982). Zahlreiche alternative Erklärungsmodelle sind vorgeschlagen worden, so etwa eine kognitive Interpretation (BANDURA, 1977): Die Minderung phsyiologischer Aktivierung angesichts phobischer Reize weckt im Patienten die Vorstellung, daß es ihm gelingen werde, die bisher angstauslösende Situation in der Folge besser zu bewältigen zu können. Andere Ansätze betonen, daß weniger das eher passive Erlernen einer mit der Angst nicht zu vereinbarenden Reaktion für die Besserung verantwortlich sei, als vielmehr der Erwerb einer aktiven Bewältigungsstrategie: Desensibilisierung lehrt den Patienten, wie man mit der Angst umgehen kann.

Das Lernprinzip der operanten → Konditionierung, v. a. der positiven Verstärkung findet im klinischen und pädagogischen Rahmen als Kontingenzmanagement Anwendung, Kontingenzmanagement, das ist die systematische Steuerung von Wenn-dann-Beziehungen. Sie ist u. a. bei frühkindlichem Autismus, verhaltensgestörten Kindern und chronisch Schizophrenen angewendet worden. So konnte LOVAAS (1966) schrittweise bei schizophrenen Kindern Sprache von der Nachahmung einfacher Laute bis zur spontanen Konversation mit Hilfe von systematischer Verstärkung, anfänglich Nahrung, später sozialer Zuwendung, aufbauen und dabei bizarres Verhalten abbauen. BENSBERG (1965) zeigt, wie schwer retardierte Kinder Selbsthilfe lernen können, die sie aus der totalen Abhängigkeit von ihrer Umwelt wesentlich befreit. Diese und ähnliche Arbeiten haben – jedenfalls in den USA – zu einer Neuorientierung heilpädagogischer Bemühungen beigetragen.

An Stelle primärer Verstärker wie Nahrung können auch Münzen treten, die für eine Reihe von Objekten wie Spielzeug, Eßwaren oder andere Annehmlichkeiten eingetauscht werden können. Bei der sog. Münzökonomie („token economy") erhalten Patienten für explizit definiertes, sozial erwünschtes Verhalten – Verhalten das zur Autonomie und zur Wiedereingliederung in die Gesellschaft führt – Münzen, denen eine vom Therapeuten definierte Kaufkraft zukommt (AYLLON u. AZRIN, 1968). In einem solchen ökonomischen Mikrosystem erfährt der Patient in eindeutiger Weise die Konsequenzen seines Verhaltens. Münzökonomien sind außerhalb der Klinik u. a. in (Sonder-

schul-)Klassen eingeführt worden (vgl. EISERT u. BARKEY, 1979).
Erwähnt werden sollen noch die Versuche, bei denen Eltern und u. U. Lehrer in die Behandlung der Kinder eingeschaltet werden. Da Verhaltensstörungen zu einem Gutteil durch unbeabsichtigte Verstärkung seitens der Beziehungspersonen aufrechterhalten werden, geht das Bemühen dahin, das Verhalten dieser „Verstärkerverteiler" zu ändern.
Kritische Darstellungen der vielfältigen Anwendungen der Verhaltensmodifikation geben die Handbücher von BELLACK et al. (1982) und TURNER et al. (1981), die auch auf den Bereich der Verhaltensmedizin verweisen (s. auch REVENSTORF, 1982), sowie das „Annual Review of Behavior Therapy" (z. B. WILSON et al., 1984). Dem allgemeinen therapeutischen Problem, wie dauerhafte Veränderungen erzielt werden können, gehen GOLDSTEIN u. KANFER (1979) nach. Die angestrebte Überprüfbarkeit therapeutischen Handelns dokumentieren FOA u. EMMELKAMP (1983) mit der Analyse von Therapiefehlschlägen. Selbststeuerung des Patienten ist ein wesentliches Ziel therapeutischen Handelns (KAROLY u. KANFER, 1981). Zur kognitiven Verhaltensmodifikation schließlich: Interventionen, die die Bedeutung von Kognitionen für das Verhalten hervorheben und in das Behandlungskonzept einbeziehen, wird auf KENDALL u. HOLLON (1982) und die Serie von KENDALL (1982) verwiesen.
Die Bedeutung, die kognitiven (und emotionalen) Aspekten in der Verhaltensmodifikation vermehrt beigemessen wird, verweist auch darauf, daß sog. monosymptomatische Behandlungen zugunsten komplexerer, den Problemen der Patienten angemessener Interventionen in den Hintergrund getreten sind. Bei der Proliferation von Techniken und Vorgehensweisen wird allerdings auch kritisch gesehen, daß es ihnen häufig einer fundierten theoretischen Begründung ermangelt. Gesehen wird, daß die differenzierten psychologischen theoretischen Modelle, die die Basis abgeben könnten, bisher nicht hinlänglich rezipiert sind.

Literatur
AYLLON, T., AZRIN, N. H.: The token economy: A motivational system for therapy and rehabilitation. New York: Appleton-Century-Crofts 1968.
BANDURA, A.: Principles of behavior modification. New York: Holt, Rinehart & Winston 1969.
BANDURA, A.: Social learning theory. Englewood Cliffs (N.J.): Prentice-Hall 1977.
BENSBERG, G. J. (Ed.): Teaching the mentally retarded: A handbook for ward personnel. Atlanta: Southern Regional Educational Board 1965.
EISERT, H. G., BARKEY, P.: Verhaltensmodifikation im Unterricht – Interventionsstrategie in der Schule. Bern: Huber 1979.
EMMELKAMP, P. M. G.: Anxiety and fear. In: BELLACK, A. S., HERSEN, M., KAZDIN, A. E. (Eds.): International handbook of behavior modification and therapy. New York: Plenum 1982.
EYSENCK, H. J.: Behavior therapy and the neuroses. New York: Pergamon 1964.
KAROLY, P., KANFER, F. H.: Self-management and behavior change: From theory to practice. New York: Pergamon 1982.
KAZDIN, A. E.: History of behavior modification. Baltimore (MD): University Park Press 1978.
KENDALL, P. C. (Ed.): Advances in cognitive-behavioral research and therapy, vol. 1. New York: Academic Press 1982.
KENDALL, P. C., HOLLON, S. D. (Eds.): Cognitive-behavioral interventions. Theory, research, and procedures. New York: Guilford 1982.
KRASNER, L.: Behavior therapy. Ann. Rev. Psychol. 22, 483–532 (1971).
LOVAAS, O. I., BERBERICH, J. P., PERLOFF, B. F., SCHAEFER, B.: Acquisition of imitative speech by schizophrenic children. Science 151, 705–707 (1966).
REVENSTORF, D.: Psychotherapeutische Verfahren. Band II, Verhaltenstherapie. Stuttgart: Kohlhammer 1982.
WILSON, G. T., FRANKS, C. M., BROWNELL, K. D., KENDALL, P. C.: Annual review of behavior therapy, vol. 9. New York: Guilford 1984.
WOLPE, J.: The practice of behavior therapy. New York: Pergamon 1969.
H. G. EISERT

Verhaltenstherapie → Verhaltensmodifikation

Verhältnisblödsinn → Oligophrenie

Versagenszustand
Sehr vager, nicht allgemein üblicher Begriff für Schwächezustände, wie sie vor allem bei jüngeren Individuen aus verschiedenen Ursachen entstehen können.
Symptomatologisch ist der Begriff nahe verwandt mit dem → neurasthenischen Syndrom und mit der → Erschöpfungsdepression. Ätiologisch sind Versagenszustände am ehesten dem schizophrenen und depressiven Formenkreis zuzuordnen, wo sie vor allem als Prodromalsymptom vorkommen können. Auch periodisches Auftreten ist bekannt. GLAZEL und HUBER charakterisieren das „asthenische Versagenssyndrom" als bestimmten Typ innerhalb der → Neurasthenie und beschreiben drei Symptomgruppen:
– Leibgefühlsstörungen → Coenästhetische Halluzinationen,
– Entfremdungserlebnisse,
– Denkstörungen mit Verlust der Leitbarkeit der Denkvorgänge.
Beobachtet wurde das Syndrom vor allem bei männlichen Individuen um das 20. Lebensjahr, aber auch in späteren Lebensabschnitten. Am ehesten bestehen Verbindungen zu symptomarmen schizophrenen Psychosen, wie sie heute, möglicherweise im Zusammenhang mit der Psychopharmakotherapie, häufiger als früher vorkommen. BLANKENBURG weist darauf hin, daß eindeutige schizophrene Symptome beim Versagenssyndrom vermißt werden, daß aber dieses sich durch seinen Gesamtverlauf als zur Schizophrenie gehörend erweise.
Formen mit paroxysmalen Entfremdungsgefühlen geben zuweilen Anlaß zur meist unrichtigen Vermutung einer psychomotorischen Epilepsie.
Wenn auch das Auftreten solcher Zustände, vor allem im Adoleszenzalter („juvenil-asthenische Versagenssyndrome"), keineswegs bestritten werden

soll, so muß doch die Frage nach der Notwendigkeit des Begriffes gestellt werden. Möglicherweise lassen sich Versagenssyndrome unter Verwendung unkomplizierterer und allgemein gebräuchlicher nomenklatorischer Begriffe als neurasthenisch-hypochondrische Zustände im Vorfeld oder im Verlaufe von einfachen und Defektschizophrenien, von „border-line cases" (pseudo-neurotische Schizophrenien), von Neurosen und depressiven Zuständen beschreiben. Dadurch würde sich sicher auch eine genauere ätiologische, differentialdiagnostische und eventuell auch psychodynamisch begründbare Vorstellung des Begriffes ergeben.

Literatur
BLANKENBURG, W.: Der Versagenszustand bei latenten Schizophrenien. Dtsch. med. Wschr. 93, 67–71 (1968).
GLAZEL, J., HUBER, G.: Zur Phänomenologie eines Typs endogener juvenil-asthenischer Versagenssyndrome. Psychiatria Clinica, Basel 1, 15–31 (1968).
GLAZEL, J.: Zur Differentialtypologie juveniler asthenischer Versagenssyndrome. Schweiz. Arch. Neurol. Psychiat. 104, 152–162 (1969).

D. LADEWIG

Versagung

Der Begriff der Versagung wird in der Psychoanalyse in dreifacher Bedeutung verwendet, als äußere Versagung (→ Frustration), als innere Versagung und als Grundlage der sog. Abstinenzregel.
Äußere und innere Versagung sind für FREUD Vorbedingungen für die Entstehung einer Neurose. „Die Menschen erkranken neurotisch infolge der Versagung." Damit ist die „Versagung der Befriedigung für ihre libidinösen Wünsche" gemeint. Äußere Versagung allein genügt zur Konfliktgenese jedoch in der Regel nicht. Es muß sich eine innere Versagung hinzugesellen. „Wenn in der Realität das Objekt weggefallen ist, an dem die Libido ihre Befriedigung finden kann, so ist dies eine äußerliche Versagung. Sie ist an sich wirkungslos, noch nicht pathogen, solange sich nicht eine innere Versagung zu ihr gesellt. Diese muß vom Ich ausgehen und der Libido andere Objekte streitig machen, deren sie sich nun bemächtigen will. Erst dann entsteht ein Konflikt ... (GW X, S. 371/372)." Während die äußere Versagung also in Beziehung zum Begriff der Frustration steht, hat die innere Versagung Verbindung zum Widerstands- und Über-Ich-Begriff, denn sie steht meist unter dem Einfluß von „Gewissensmächten", d. h. von Über-Ich-gesteuerten Verdrängungsimpulsen des Ich. „Die am Erfolge scheitern" sind Kranke, die einer langersehnten und erarbeiteten Aufhebung äußerer Versagung nicht froh werden können, weil der äußerlich nun ermöglichten Wunscherfüllung innere Versagungen entgegenstehen. In diesem Sinne wird der Versagungsbegriff in der Psychoanalyse heute aber nur noch selten gebraucht.
Versagung in der Psychoanalyse meint heute vor allem Durchführung der sog. Abstinenzregel. Sie findet 1915 erstmals in FREUDS „Bemerkungen zur Übertragungsliebe" Erwähnung. Dort heißt es:

„Die Kur muß in der Abstinenz durchgeführt werden; ich meine dabei nicht allein die körperliche Entbehrung, auch nicht die Entbehrung von allem, was man begehrt, denn dies würde vielleicht kein Kranker vertragen. Sondern ich will den Grundsatz aufstellen, daß man Bedürfnis und Sehnsucht als zur Arbeit und Veränderung treibende Kräfte bei den Kranken bestehen lassen und sich hüten muß, dieselben durch Surrogate zu beschwichtigen. Anderes als Surrogate könnte man ja nicht bieten, da die Kranken infolge ihres Zustandes, solange ihre Verdrängungen nicht behoben sind, einer wirklichen Befriedigung nicht fähig sind (GW X, 313).''
Die Abstinenzregel, d. h. die Versagung der den infantilen Objekten geltenden Wünsche in der Psychoanalyse, steht somit in enger Beziehung zum Prinzip der „doppelten Verneinung" in der → Übertragung und zum Verzicht auf ein Mitagieren (→ Agieren) mit dem Patienten. Sie kann als Richtlinie nicht nur der Psychoanalyse, sondern jeder ärztlichen Behandlung überhaupt gelten. Nur ihre Einhaltung sichert das Erscheinen des Widerstandes, damit dessen Bearbeitung und somit schließlich das Auftauchen des Verdrängten, steht doch die Aktualisierung infantiler Wünsche in der ärztlichen Behandlung im Dienste des Wiederholungszwanges und damit der Abwehr, der Regression und der Aufrechterhaltung der Fixierung.
Es ist versucht worden, den Gang der analytischen Behandlung durch Modifikationen der Abstinenzregel zu verändern, und zwar vor allem im Sinne der Beschleunigung (FERENCZI) oder der Vertiefung (BOSS). FERENCZI versuchte, die Kranken durch gewisse Verbote zu ihrer Lebensführung (z. B. Essen, Geschlechtsverkehr usw.) unter einen erhöhten Versagensdruck zu setzen, um so der psychoanalytischen Behandlung mehr Energie zuzuführen. BOSS glaubt, den Kranken in der psychoanalytischen Behandlung eine gewisse Erfüllung vor allem präödipaler Wünsche gewähren zu müssen, da sie deren Erfüllung „erstmals" am Analytiker erfahren sollen. Beiden Modifikationen (die von FERENCZI übrigens wieder aufgegeben worden sind) liegt jedoch ein gegenüber der Auffassung FREUDS verändertes Übertragungskonzept zugrunde.
Die Abstinenzregel ist letztlich nur verständlich, wenn gesehen wird, daß das Versagen des Eingehens auf die infantilen Wunscherfüllungen (die selbstverständlich nicht nur positiven, sondern auch negativen Gefühlsgehalt haben können, z. B. als Wunsch zur Etablierung eines sadomasochistischen Verhältnisses) nur sinnvoll ist, wenn es mit einer gleichzeitigen Gewährung verbunden ist. Die Abstinenzregel gewährt dem Analysanden die Möglichkeit, innerhalb der Arzt-Patienten-Beziehung, bzw. auf dem „Tummelplatz" der Übertragung, zu neuartigen verbalisierten Probehandlungen vorzustoßen oder, m. a. W., den Zirkel zwi-

schen Fixierung, Abwehr und Regression aufzubrechen. Den dabei auftauchenden Autonomiewünschen des Kranken hat sich der Arzt allerdings voll zu stellen, was vor allem dann, wenn diese zunächst in der Form aggressiver Auflehnung auftreten, nicht leicht ist.

Literatur
Boss, M.: Die Bedeutung der Daseinsanalyse für die psychoanalytische Praxis. Z. psycho-som. Med. 7, 162 (1961).
Ferenczi, S.: Bausteine zur Psychoanalyse. Bern: Huber 1964.
Freud, S.: Einige Charaktertypen aus der psychoanalytischen Arbeit. G. W. X, London: Imago 1949.
Freud, S.: Bemerkungen über die Übertragungsliebe. G. W. X, London: Imago 1949.
Scheunert, G.: Die Abstinenzregel in der Psychoanalyse 15, 105 (1961).

F. Meerwein

Verschrobenheit
Ausdruck der deutschen Umgangssprache, der im 19. Jahrhundert in die Psychopathologie übernommen wurde. Er bezeichnet eine Denk-, Rede- oder Verhaltensweise, die als ausgefallen, ungewohnt, inadäquat, gespreizt, empfunden wird. Der Terminus hat in verschiedenen anderen Sprachen seine Entsprechungen (s. Binswanger). In seiner Bildhaftigkeit besagt er mehr und Spezifischeres als abstraktere Bestimmungen wie „Fehlen der inneren Einheitlichkeit und Folgerichtigkeit" (Kraepelin) oder „ungleichmäßige und unharmonische Zusammensetzung" des Gesamtbildes (E. Bleuler). Zur Verschrobenheit gehört der Eindruck des Forcierten, den ein aus dem Rahmen des Geläufigen fallendes Verhalten macht. Bleuler hebt die „schiefe Auffassung der Verhältnisse, schiefe logische Operationen, sonderbare Ansichten und oft auch Ausdrucksweisen" hervor.

Die Verschrobenheit wird sowohl im Rahmen der Schizophrenie als auch im Rahmen abnormer Persönlichkeitsentwicklungen (Kahn, Schneider, Stertz) beobachtet. Die Differentialdiagnose zwischen beiden stößt hier mitunter auf Schwierigkeiten. Bleuler bezeichnete die verschrobenen Psychopathen als die einzigen, „bei denen nicht offensichtlich die Affektivität allein oder hauptsächlich gestört ist, sondern auch der Gedankengang".

Verschobenheit ist stets gesellschaftsbezogen. Sie kann als eine besondere Form von Querstellung innerhalb eines soziokulturellen Gefüges verstanden werden. Letzteres gibt den Maßstab her, an dem sie gemessen wird. *Was* im einzelnen als verschroben anzusehen ist, hängt von den jeweiligen soziokulturellen Umständen ab (Binswanger führt das von Bumke beschriebene Beispiel eines Vaters an, der seiner krebskranken Tochter einen Sarg unter den Weihnachtsbaum legte, mit dem Hinweis, daß solches Verhalten in Ostasien keineswegs als abwegig angesehen worden wäre). *Daß* bestimmtes Verhalten als „abwegig" oder „verschroben" erlebt wird, findet sich wahrscheinlich in allen Kulturen (Konstanz der Daß-Eigenschaft der Norm nach Natanson). Inwieweit Intensität und Umfang, in denen dies geschieht, in verschiedenen soziokulturellen Zusammenhängen variieren, ist bislang noch ungenügend geklärt. Folgende Hypothese liegt nahe: Je rigider und penetranter eine bestimmte Gesellschaft genormte Verhaltensweisen fordert, desto klarer müssen sich Abwegigkeiten und Verschrobenheiten von ihrem Umfeld abheben, desto entschiedener werden sie aber möglicherweise auch provoziert, d. h. hinsichtlich Häufigkeit und Intensität ihres Vorkommens begünstigt (Blankenburg). Die Verschrobenheit bietet demnach interessante Probleme für die vergleichende transkulturelle Psychiatrie.

Die eingehendste Darstellung der Verschrobenheit in psychopathologischer, anthropologischer und daseinsanalytischer Sicht stammt von Binswanger (1956). Er grenzt sie gegen die Verstiegenheit einerseits, gegen die → Manieriertheit andererseits ab. Binswanger interpretierte das „Quere und Schiefe" der Welt des Verschrobenen als Ausdruck einer Verschiebung der anthropologischen Proportion, genauer: als eine Verschiebung innerhalb des Verhältnisses von objektiver und subjektiver Transzendenz. Dabei stützte er sich auf eine phänomenologische Beschreibung der Abwandlung der Räumlichkeit und Zeitigung des → Daseins beim Verschrobenen.

Literatur
Binswanger, L.: Drei Formen mißglückten Daseins. Verstiegenheit, Verschrobenheit, Manieriertheit. Tübingen: Niemeyer 1956.
Blankenburg, W.: Der Verlust der natürlichen Selbstverständlichkeit. Ein Beitrag zur Psychopathologie symptomarmer Schizophrenien. Stuttgart: Enke 1970.
Bleuler, E.: Lehrbuch der Psychiatrie; 11. Aufl. hrsg. u. bearbeitet von M. Bleuler. Berlin Heidelberg New York: Springer 1969.
Bumke, O.: Lehrbuch der Geisteskrankheiten. München: Bergmann; 7. Aufl. Berlin Göttingen Heidelberg: Springer 1948.
Kahn, E.: Die psychopathischen Persönlichkeiten. In: Hb. der Geisteskrankheiten; hrsg. v. Bumke, O. Bd. V, 1, S. 448 ff. Berlin: Springer 1932.
Kraepelin, E.: Psychiatrie. 8. Aufl. Bd. IV, Teil III, S. 2039. Leipzig: J. A. Barth 1915.
Natanson, M.: Philosophische Grundfragen der Psychiatrie. I. Philosophie und Psychiatrie. In: Psychiatrie der Gegenwart Bd. I/2. Berlin Göttingen Heidelberg: Springer 1963.
Schneider, K.: Die psychopathischen Persönlichkeiten. 9. Aufl. Wien: F. Deuticke 1950.
Stertz, G.: Verschrobene Fanatiker. Berliner klin. Wschr. 56, 586–588 (1919).

W. Blankenburg

Verstärkung (reinforcement) → Verhaltensmodifikation

Verstehen
„Die Natur erklären wir, das Seelenleben verstehen wir." Mit dieser Feststellung stellt Dilthey (1894) der kausal-konstruktiven die beschreibend-zergliedernde Psychologie gegenüber. Damit besitzt das Verstehen in der Psychologie dieselbe Bedeutung wie das Erklären in der Chemie und Physik. Jaspers (1913) baut die Gedankengänge Dil-

THEYS weiter aus und gliedert sie in die Psychopathologie ein. Seither hat sich der Begriff der verstehenden Psychologie als besondere psychologische Forschungsrichtung eingebürgert. JASPERS unterscheidet folgende Arten von Verstehen: 1. Ausdrucksverstehen: Wahrnehmen des seelischen Sinnes in Bewegungen, Gebärden u. a. 2. Phänomenologisches Verstehen: Vergegenwärtigung des Erlebens mit Hilfe der Selbstschilderung. 3. Statisches Verstehen: Erfassen eines seelischen Zustandes. 4. Genetisches Verstehen: Begreifen von Motiv- und anderen innerseelischen Zusammenhängen. 5. Einfühlendes Verstehen: Nachvollziehung seelischer Inhalte. 6. Rationales Verstehen: Erfassen logischer Zusammenhänge. 7. Geistiges Verstehen: Einsicht in den objektiven Sinn von Bildern, Symptomen u. a. 8. Existentielles Verstehen: Wahrnehmung der Grenzen verständlicher Zusammenhänge. 9. Metaphysisches Verstehen: Erkennen allgemeiner Sinnzusammenhänge, in die die persönliche Existenz eingebettet ist. – Verstehen und Einfühlen werden oft in enge Beziehung gesetzt. GRUHLE gibt SIMMEL recht, der schreibt: „Alles Verstehen ist eine Hineinverlegung selbsterlebter Innenereignisse. Woher als aus der eigenen Seele soll denn das Material zum Verstehen kommen? ... Das Du und das Verstehen ist dasselbe, gleichsam einmal als Substanz und einmal als Funktion ausgedrückt." Vom ursprünglichen Wortsinn her bezeichnet Verstehen das Gegenteil von Stehen, d. h. die Tatsache, daß wir nicht auf unserem eigenen Standpunkt feststehen, sondern uns in die Situation des anderen hineinversetzen. In enger Nachbarschaft zum Verstehen sind Deuten und Werten zu sehen.

SPRANGER unterscheidet das ideophysische Verstehen als Deutung eines Wesens aus physischen Zeichen, das sachliche, das persönliche und das geschichtliche Verstehen. In der Literaturwissenschaft wird die Methode des Verstehens häufig als Hermeneutik bezeichnet. Sie spielt dort zum Erkennen geisteswissenschaftlicher Tatbestände bei der sinngemäßen Auslegung alter Literaturstellen eine große Rolle.

In der Psychopathologie stellt JASPERS den verständlichen Zusammenhängen die kausalen gegenüber. Nach seiner Ansicht handelt es sich bei den reaktiven und neurotischen seelischen Störungen um verständliche Zusammenhänge, d. h. um seelische Veränderungen, die auf besondere Erlebnisse, Konflikte und andere seelische Faktoren zurückzuführen und aus ihnen verständlich ableitbar sind. Bei den Krankheitsbildern mit psychotischen Symptomen wie → Halluzinationen, → Wahn u. a. liegen dagegen kausale Beziehungen vor, d. h. diese seelischen Störungen stellen einen Bruch in der seelischen Entwicklung dar und sind nicht mehr mit seelischen, sondern allein mit körperlichen Ursachen in Zusammenhang zu bringen. „Die echten Halluzinationen sind leibhaftige Trugwahrnehmungen, die nicht aus realen Wahrnehmungen durch Umbildung, sondern völlig neu entstanden sind und die neben und gleichzeitig mit realen Wahrnehmungen auftreten." Heute nehmen wir allerdings an, daß die psychotischen Erlebnisse doch eher durch Umbildung bzw. Umwandlung normaler Erlebnisweisen entstehen. Die Trennung zwischen verständlichen und kausalen Zusammenhängen ist heute nicht mehr so streng. Auch im Bereich der Psychosen nimmt das Verstehen heute einen größeren Raum ein. Das Verstehen ist die Methode schlechthin, um psychische und psychotische Tatbestände zu begreifen und ihre Zusammenhänge zu erkennen. Auch im Rahmen der Psychosen gibt es eine Fülle innerseelischer Zusammenhänge, die nur zu verstehen sind. In Zukunft wird diese Methode in der Psychopathologie voraussichtlich noch eine größere Rolle spielen als bisher.

Literatur
BINSWANGER, L.: Erfahren, Verstehen, Deuten in der Psychoanalyse. Imago 12, 1926.
DILTHEY, W.: Ideen über eine beschreibende und zergliedernde Psychologie. Sitzungsber. Preuß. Akad. Wiss. Philos.-hist. Kl. Berlin: 1894.
GRUHLE, H. W.: Verstehende Psychologie. 2. Aufl. Stuttgart: Thieme 1956.
JASPERS, K.: Allgemeine Psychopathologie. 8. Aufl. Berlin Heidelberg New York: Springer 1965.
KEHRER, F. A.: Das Verstehen und Begreifen in der Psychiatrie. Stuttgart: Thieme 1951.
PAULEIKHOFF, B.: Unterschiede zwischen Erklären und Verstehen aufgrund der ursprünglichen Wortsinns. Arch. Psychiat. Nervenkr. 204, 556 (1963).
SIMMEL, G.: Vom Wesen des historischen Verstehens. Berlin: Mittler 1918.
SPRANGER, E.: Lebensformen. 8. Aufl. Tübingen: Neomarius 1950.
WACH, J.: Das Verstehen. Tübingen: Mohr 1926.

B. PAULEIKHOFF und H. MESTER

Verstimmung, depressive → Depression

Versündigungswahn → Wahn

Versunkenheit → Halluzinogene

Verwahrlosung
Verwahrlosung wird vom althochdeutschen „wara" abgeleitet, das „Achtung" bedeutet und auch den Worten „Gewahrsam" und „Wahrnehmung" zugrunde liegt (vgl. NASS: „Verwahrlosung ist ein Zustand, genauer ein Folgezustand, der entsteht, wenn ein Individuum ohne die für seine Erhaltung und Entwicklung nötige Wahrung ist."). Das Zeitwort wurde früher transitiv gebraucht (man konnte sagen: Eltern „verwahrlosen" ihre Kinder), heute wird es nur noch intransitiv verwendet (es kann allenfalls gesagt werden: Eltern lassen ihre Kinder verwahrlosen). Es scheint also, als ob das Bewußtsein für die Verantwortlichkeit der Erzieher im Laufe der Zeit aus dem Bedeutungsfeld der Verwahrlosung verdrängt worden ist.
Die Geschichte der Verwahrlosung ist so alt wie die Geschichte der Menschheit, insofern Verwahrlosung als eine grundsätzliche existentielle Mög-

lichkeit des Menschen verstanden werden kann. Der Beginn der wissenschaftlichen Erforschung sozialer Deviationen wird jedoch erst um die Mitte des 18. Jahrhunderts angesetzt und vor allem mit den Namen ROUSSEAU und PESTALOZZI verknüpft (SPECHT). Als eine der ersten einschlägigen psychiatrischen Untersuchungen im deutschen Sprachraum gilt die Studie von MÖNKEMÖLLER „Psychiatrie aus der Zwangserziehungsanstalt" (1899). Wesentliche Etappen der Verwahrlosungsbehandlung sind die Phase der „Rettungshausarbeit" (WICHERN u. a.), der Reformpädagogik (WILKER u. a.) und der psychoanalytischen Pädagogik (AICHHORN u. a.).

Terminologie: Im weiteren Sinne wird der Begriff auf jedes dissoziale Verhalten bezogen. Im engeren Sinne gilt er nur für die fortgesetzte und generalisierte Dissozialität. Der weitere Begriff bezeichnet keine bestimmte psychologische Struktur, da sich alle Menschen, Gesunde ebenso wie Kranke, irgendwann irgendwie dissozial verhalten. Der engere Begriff beschreibt dagegen eine distinkte psychologische Struktur bzw. charakteristische Lebensläufe von gewisser Uniformität und Typizität. Alle weiteren Ausführungen beziehen sich auf diese Verwahrlosung im Sinne des persistenten und generalisierten Sozialversagens.

Beziehung zur Dissozialität, Kriminalität, Abnormität: Verwahrlosung ist eine Subkategorie der Dissozialität und kann mit oder ohne Kriminalität sowie mit oder ohne psychische Abnormität einhergehen (vgl. Interaktionsschema).

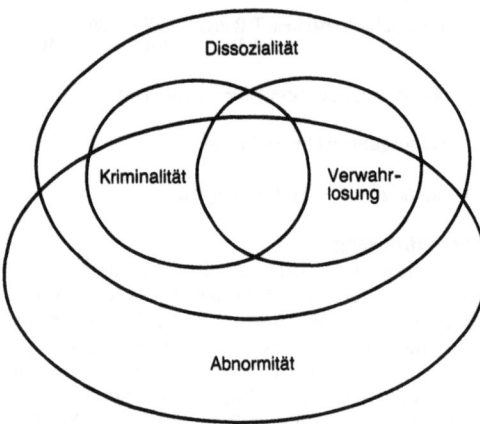

Interaktionsschema von Verwahrlosung, Dissozialität, Kriminalität, Abnormität

Beziehung zur Krankheit: Nach dem traditionellen psychiatrischen Krankheitsbegriff, der nur körperliche Störungen als Krankheiten anerkennt, ist Verwahrlosung keine Krankheit. Nach anderen Krankheitsbegriffen, z. B. der WHO, die den Krankheitsbegriff nicht auf körperliche Störungen beschränken, kann Verwahrlosung möglicherweise als Krankheit gelten.

Beziehung zu anderen Begriffen: Im pädagogischen Bereich wird Verwahrlosung einerseits (vereinfachend) als „Erziehungsschwierigkeit" oder „Schwererziehbarkeit", andererseits (verharmlosend) als „Verhaltensstörung" oder „Verhaltensauffälligkeit" klassifiziert. Nach medizinischen Klassifikationskonventionen, z. B. der ICD der WHO oder dem DSM der American Psychiatric Association, ist sie den „Persönlichkeitsstörungen", speziell den „Soziopathien" zuzuordnen. Als Synonym für „Persönlichkeitsstörungen" im allgemeinen und „Soziopathien" im besonderen gelten die Begriffe → „Psychopathie" und → „Charakterneurose", als Synonym für die „Soziopathie" auch der 1977 von HELLBRÜGGE eingeführte Begriff „Soziose". Doch sind Differenzierungen angezeigt: Die Begriffe „Soziose", „Soziopathie" und „Verwahrlosung" decken sich weitgehend; der Begriff „Psychopathie" kann seiner engeren Bedeutung nach nur dann als Synonym für „Persönlichkeitsstörungen" bzw. „Soziopathien" gelten, wenn an eine konstitutionelle Basis dieser Störungen gedacht ist, der Begriff „Charakterneurose" gleichsinnig nur dann als Synonym für sie verwandt werden, wenn man ihnen eine neurotische Basis unterstellt. Mit den verschiedenen Synonymen der Verwahrlosung werden somit verschiedene Perspektiven der Verwahrlosung hervorgehoben, mit den Synonymen „Soziopathie" und „Soziose" vor allem soziale Aspekte, mit den Synonymen „Psychopathie" und „Charakterneurose" darüber hinaus auch pathogenetische Hypothesen impliziert.

Pathogenese: Es werden verschiedene Erklärungsversuche diskutiert. Unter den psychologischen Hypothesen u. a. „Konflikttheorien", die Verwahrlosung als einen Problemlösungsversuch von (unbewußten) Konflikten verstehen und „Deprivationstheorien", die sie als eine Reaktion auf (frühkindliche) Deprivationen erklären; unter den soziologischen Hypothesen z. B. „Drucktheorien", die den „Druck" ungünstiger Verhältnisse betonen, und „Zugtheorien", die den „Zug" ungünstiger Vorbilder akzentuieren; unter den biologischen Konzepten insbesondere neuropathologische Ansätze, die eine diskrete Hirnschädigung vermuten, und konstitutionsbiologische Ansätze, die auf eine konstitutionelle Reaktionspathologie abheben. Die Akzente wechseln. So hat die amerikanische Forschung in den letzten Dekaden nacheinander zunächst psychologische und soziologische, dann zunehmend biologische Modelle favorisiert. Die Forschung im deutschen Sprachraum folgte nach, nur der konstitutionsbiologische Ansatz erscheint hier vernachlässigt (Ausnahme: H. W. JÜRGENS). Besondere Beachtung beanspruchen nach wie vor die Forschungen von S. und E. GLUECK, die durch aufwendige Vergleichsuntersuchungen spezifizierten, durch welche Merkmale sich die Lebensläufe verwahrloster männlicher Minderjähriger signifikant von denen der Kontrollgruppe unterscheiden. Danach ist die Anamnese der verwahrlosten Jugendlichen insbesondere durch psychologische Faktoren in Form von emotionalen Deprivationen und soziologische Faktoren in Form von dissozialen Kontakten charakterisiert. Außerdem erwiesen sich auch biologische Faktoren als relevant. Bei den verwahrlosten Jugendlichen ließ sich eine signifikante Häufung mesomorpher (athletischer) Konstitutionen nachweisen. Vermutlich hat die Konstitution für die Verwahrlosungsgenese eine ähnliche Bedeutung wie das Geschlecht und das Alter: Wie in bezug auf Konstitutionstypen der athletische Konstitutionstyp, so pflegt in bezug auf das Geschlecht das männliche Geschlecht und in bezug auf das Alter der Heranwachsende bzw. Jungerwachsene in der Delinquenzstatistik zu dominieren. Da der athletische Konstitutionstyp, das männliche Geschlecht und der Heranwachsende bzw. Jungerwachsene eher zum „acting out" neigen, wird angenommen, daß ihnen vielleicht vor allem für das „Ausagieren" von Verwahrlosungstendenzen eine Bedeutung zukommt.

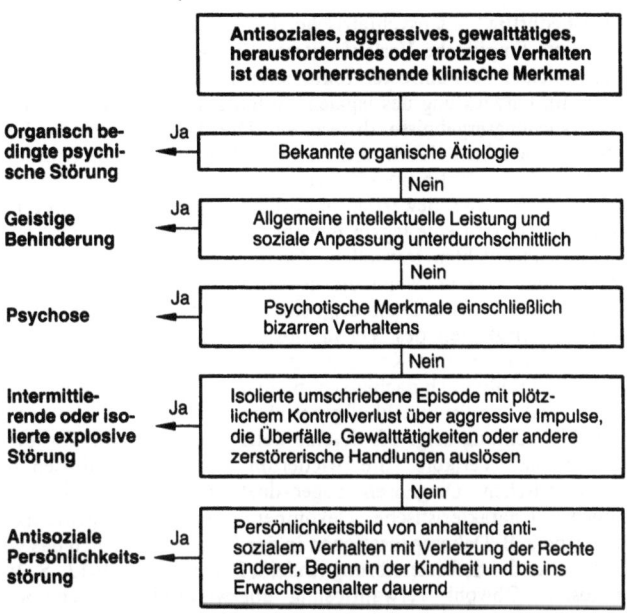

Differentialdiagnose des dissozialen Verhaltens. (DSM III, modifiziertes und vereinfachtes Schema)

Psychopathologie: Nach den Vergleichsuntersuchungen von S. und E. GLUECK können folgende psychopathologische Symptome als pathognostisch gelten: einerseits „autoplastische", die eigene Person anfechtende Symptome im Sinne von *Labilität* (z. B. Bindungsschwäche, Belastungsschwäche) und *Impulsivität* (z. B. Schulschwänzen, Weglaufen); andererseits „alloplastische", die Gemeinschaft belastende Symptome im Sinne von *Aggressivität* (z. B. Aggressionen gegen Personen, Aggressionen gegen Objekte) und *Kriminalität* (vor allem frühzeitige und polytrope Kriminalität). Ferner fallen verwahrloste Jugendliche durch schulische Probleme (Leistungs- und Verhaltensstörungen) und „schlechten Umgang" (Anschluß an dissoziale Kameraden und Gruppen) auf. Es scheint, daß die amerikanischen und deutschen Untersuchungsbefunde weitgehend übereinstimmen (HARTMANN). Doch lassen sich auch nationale Unterschiede (z. B. bezüglich des Bandenanschlusses) und epochale Modifikationen (z. B. hinsichtlich des Rauschmittelmißbrauchs) feststellen. Phänomenologische Besonderheiten der weiblichen Verwahrlosung haben u. a. COWIE et al. dargestellt. Wie sich das Erscheinungsbild der Verwahrlosung in der Psychopathologie trotz aller Kontroversen inzwischen konturiert hat und zu einer nosologischen Gestalt abgerundet hat, zeigt die letzte Ausgabe des DSM („DSM-III") in der Beschreibung der soziopathischen bzw. antisozialen Persönlichkeitsstörung (vgl. auch das differentialdiagnostische Schema des DSM-III).

Behandlung: Da Verwahrlosung zumeist aus Fürsorgemängeln in der frühen Kindheit entsteht und hauptsächlich als ein Erziehungsrückstand in Erscheinung tritt, ist ihre Behandlung vorzugsweise präventiv und pädagogisch: Die Behandlung der Verwahrlosung muß vor allem die Verhütung frühkindlicher Pflegeschäden versuchen und hauptsächlich eine Nacherziehung anstreben. Als Erziehungsmaßnahmen sind bei Minderjährigen in leichteren Fällen ambulante Hilfen (z. B. die Erziehungsberatung), in schwereren Fällen stationäre Hilfen (z. B. die Heimerziehung) in Betracht zu ziehen. Seit AICHHORN wird auch die psychoanalytische Behandlung der Verwahrlosung versucht. Sie kommt jedoch eher bei leichterer als bei fortgesetzter und generalisierter Dissozialität in Frage. Bei dieser ist jede Psychotherapie schwierig und langwierig.

Verlauf: Lebensläufe Verwahrloster lassen verschiedene Aktivitätsphasen der Verwahrlosung feststellen: vor der Pubertät eine Phase minderer Aktivität mit eher autoplastischen Symptomen, in der Pubertät und Adoleszenz eine Phase stärkerer Aktivität, in welcher die alloplastische Symptomatik hervortritt, später, mit abnehmender Vitalität, wieder eine abnehmende Aktivität des Verwahrlosungsprozesses mit eher autoplastischen Manifestationen. Mit dieser Entwicklung hängt zusammen, daß der Verwahrloste oft unterschiedlich beurteilt wird: in seiner alloplastischen Phase als „dissozial" und „erziehungsbedürftig", in seinen autoplastischen Phasen als „krank" und „behandlungsbedürftig", als psychiatrischer Fall im engeren Sinn. Empirische Verlaufsuntersuchungen bei jugendlichen Verwahrlosten fokussieren insbesondere die Entwicklung des legalen Verhaltens. Die Untersuchungsergebnisse differieren. Die Differenzen erscheinen durch verschiedene Faktoren, insbesondere Definitionsdifferenzen, bedingt. Wenn großzügige Bewertungsmaßstäbe angelegt werden, läßt sich eine legale Bewährung bei etwa ⅔ der Untersuchten feststellen. Zweifelhafter erscheint der Verlauf, wenn die gesamte Entwicklung untersucht wird. Dann zeigt sich, daß die Lebensschwierigkeiten des Verwahrlosten eher anhalten. Während ihre Kriminalität wie ihre Aggressivität schließlich nachlassen, bleiben ihre Labilität und Impulsivität häufig bestehen. Die nähere Betrachtung zeigt oft diverse defizitäre Zustände und Verläufe, die wiederum diversen psychiatrischen Diagnosen zugeordnet werden können. Charakteristische Dekompensationsformen sind z. B. Dekompensationen in der Form der Sucht oder der Selbstzerstörung (Suizid, Psychosomatosen). Obwohl Verwahrlosung überwiegend als eine psychosoziale Störung zu verstehen ist, sind ihrer Korrektur Grenzen gesetzt, weil es sich in der Regel um eine frühe und schwere psychosoziale Störung handelt.

Literatur
AICHHORN, A.: Verwahrloste Jugend, 8. Aufl. Bern: Huber 1974.
COWIE, J., COWIE, V., SLATER, E.: Delinquency in girls. London: Heinemann Educational Books 1968.
GLUECK, S., GLUECK, E.: Unraveling juvenile delinquency, 3rd edn. Cambridge (Mass.): Harvard University Press 1957.
HARTMANN, K.: Theoretische und empirische Beiträge zur Verwahrlosungsforschung. Monographien aus dem Gesamtgebiete der Psychiatrie, Bd. 1, 2. Aufl. Berlin Heidelberg New York: Springer 1977.
JÜRGENS, H.: Asozialität als biologisches und sozialbiologisches Problem. Stuttgart: Enke 1961.
NASS, G.: Der Mensch und die Kriminalität, Bd. III, Kriminalpädagogik. Köln: Heymanns 1959.
RAUCHFLEISCH, U.: Dissozial. Göttingen: Vandenhoeck - & Ruprecht 1981.
SPECHT, F.: Sozialpsychiatrische Gegenwartsprobleme der Jugendverwahrlosung. Stuttgart: Enke 1967.
K. HARTMANN

Verwirrtheit → Bewußtsein

Verworrenheit → Schizophrenie

Vigilanz, Vigilität → Bewußtsein

Vision → Ekstase

Das Vorbewußte

Das Vorbewußte ist im ersten Modell, das FREUD vom psychischen Apparat entwickelte, die zwischen dem Bewußtsein und dem → Unbewußten wie ein Schirm eingeschobene Instanz. Es unterhält nähere Beziehungen zum Bewußtsein als zum Unbewußten. Diesem stellt sich das Vorbewußte als kritisierende Instanz (→ Zensur) entgegen, die den Vorgängen im Unbewußten den ungehinderten Zugang ins Bewußtsein versperrt (FREUD, 1900, S. 545−547). Die Vorgänge und latenten Gedanken im Vorbewußten können hingegen jederzeit ins Bewußtsein eindringen, sofern sie eine gewisse Intensität (→ Besetzung) aufweisen und die Aufmerksamkeit des Bewußtseins auf sich ziehen (FREUD, 1923, S. 434 und 1917, S. 306). Doch unterliegen auch sie einer Zensur (1913, S. 290).
In „Das Ich und das Es" (1923, S. 240−241) definiert FREUD „vorbewußt" als „*latent bewußtseinsfähig*". „Wir heißen das Latente, das nur deskriptiv unbewußt ist, nicht im dynamischen Sinne, *vorbewußt;* den Namen *unbewußt* beschränken wir auf das dynamisch unbewußte Verdrängte ..." Im deskriptiven Sinne gibt es somit zweierlei Unbewußtes, im dynamischen aber nur eines.
Im Vorbewußten ist der → Primärvorgang ausgeschlossen oder sehr eingeschränkt. Die Vorstellungsinhalte beeinflussen und strukturieren sich gegenseitig und unterliegen dem Realitätsprinzip. Auch das vorbewußte Gedächtnis wird von FREUD (1913, S. 287−288) scharf von den Erinnerungsspuren unterschieden, in denen sich die Erlebnisse des Unbewußten fixieren. Die Abläufe im Vorbewußten werden somit vom → *Sekundärvorgang* geregelt. Diese Unterscheidung gegenüber den Prozessen im Unbewußten ist jedoch keine absolute. Wie bestimmte Phantasiebildungen im Unbewußten qualitativ denen im Vorbewußten gleichen, können Elemente des Vorbewußten Merkmale des Primärprozesses aufweisen. Ein großer Anteil des Vorbewußten stammt aus dem Unbewußten, dem Triebleben und hat den Charakter der Abkömmlinge desselben. Solche Inhalte können als → Träume, „als Ersatzbildungen und als Symptome bewußt werden, in der Regel nach großer Entstellung gegen das Unbewußte, aber oft mit Erhaltung vieler zur → Verdrängung auffordernden Charaktere" (partieller Durchbruch von unbewußtem Material in entstellter Form) (FREUD, 1913, S. 290−291). Vorbewußte Gedanken können daher auch „Ergebnisse all jener pathogenen Prozesse sein, in denen wir das Wesen einer → Neurose erkennen" (FREUD, 1922, S. 203).
FREUD hat den Unterschied zwischen dem Unbewußten und dem Vorbewußten schon früh mit der Tatsache verknüpft, daß die Inhalte des Vorbewußten an sprachliche Strukturen gebunden sind (verbale Objekt- und Ding-Repräsentanzen), die des Unbewußten nicht. Denkleistungen sind im Vorbewußten ohne Mittun des Bewußtseins möglich (1900, S. 598−599). „Die Erfahrung hat uns gelehrt, daß es kaum einen psychischen Vorgang von noch so komplizierter Art gibt, der nicht gelegentlich vorbewußt bleiben könnte, wenngleich er in der Regel zum Bewußtsein vordringt ... (1938, S. 82)."
Mit der Aufstellung der zweiten Triebtheorie und der Neudefinition des Ichs wurde das Vorbewußte strukturell dem → Ich zugeordnet.

Literatur
FREUD, S.: Die Traumdeutung. G. W. II/III (1900). London: Imago.
FREUD, S.: Einige Bemerkungen über den Begriff des Unbewußten in der Psychoanalyse. G. W. VIII (1913a). London: Imago.
FREUD, S.: Das Unbewußte. G. W. X (1913b). London: Imago.
FREUD, S.: Vorlesungen zur Einführung in die Psychoanalyse. G. W. XI (1917). London: Imago.
FREUD, S.: Über einige neurotische Mechanismen bei Eifersucht, Paranoia u. Homosexualität. G. W. XIII (1922). London: Imago.
FREUD, S.: Das Ich und das Es. G. W. XIII (1923). London: Imago.
FREUD, S.: Abriß der Psychoanalyse. G. W. XVII (1938). London: Imago.
HARTMANN, H., KRIS, E., LOEWENSTEIN, R. M.: Comments on the Formation of Psychic Structure. Psychonal. Stud. Child 2 (1946).

H. LINCKE

Vormundschaft, vorläufige

Für Volljährige, die zur Wahrnehmung ihrer Interessen einen Vormund brauchen, sind im Bürgerlichen Gesetzbuch (BGB) als Hilfs- und Schutzmaßnahmen vorgesehen: die Pflegschaft, die Entmündigung und die vorläufige Vormundschaft.

Die *Pflegschaft* ist die leichteste Schutzmaßnahme, die das Vormundschaftsrecht kennt. Sie ist in § 1910 BGB geregelt:

(1) Ein Volljähriger, der nicht unter Vormundschaft steht, kann einen Pfleger für seine Person und sein Vermögen erhalten, wenn er infolge körperlicher Gebrechen, insbesondere weil er taub, blind oder stumm ist, seine Angelegenheiten nicht zu besorgen vermag.

(2) Vermag ein Volljähriger, der nicht unter Vormundschaft steht, infolge geistiger oder körperlicher Gebrechen einzelne seiner Angelegenheiten oder einen bestimmten Kreis seiner Angelegenheiten, insbesondere seine Vermögensangelegenheiten, nicht zu besorgen, so kann er für diese Angelegenheiten einen Pfleger erhalten.

(3) Die Pflegschaft darf nur mit Einwilligung des Gebrechlichen angeordnet werden, es sei denn, daß eine Verständigung mit ihm nicht möglich ist.

Aus Ziffer (1) ergibt sich, daß bei körperlichen Gebrechen eine Totalpflegschaft eingerichtet werden kann, die sich auf alle Angelegenheiten erstreckt. Psychiatrisch interessieren nur die Ziffern (2) und (3), die eine Teilpflegschaft bei „geistigen Gebrechen" vorsehen. Der Begriff umfaßt alle denkbaren psychischen Behinderungen und Störungen, maßgebend ist, daß der geistig Gebrechliche einen bestimmten, abgrenzbaren Teil seiner Angelegenheiten nicht zu besorgen vermag und deshalb in diesem Bereich einen Vormund braucht, der „Pfleger" genannt wird. Es ist hier in erster Linie an die Vermögensangelegenheiten gedacht, jedoch kann das Interessensgebiet, in dem der Pflegling einen gesetzlichen Vertreter notwendig hat, beispielsweise auch die ärztliche Behandlung sein. Die Einrichtung der Pflegschaft, die ein kurzes, einfaches gerichtliches Verfahren ist, darf nur mit Einwilligung des Pfleglings erfolgen und muß auf seinen Antrag hin wieder aufgehoben werden. Im Gegensatz zur Entmündigung bleibt der unter Pflegschaft Stehende geschäftsfähig, er kann beispielsweise auch an Wahlen teilnehmen, wenn die Pflegschaft mit seiner Einwilligung eingerichtet wurde.

Anders ist die rechtliche Situation des Pfleglings, wenn gemäß Ziffer (3) § 1910 BGB „eine Verständigung mit ihm nicht möglich" war und die Pflegschaft ohne seine Einwilligung eingerichtet wurde. Dies kann insbesondere bei Psychosen notwendig werden, um die ärztliche Behandlung des Kranken zu sichern. Der Arzt braucht ja zur Behandlung die Einwilligung des Patienten und wenn dieser wegen einer Psychose eine rechtsverbindliche Willenserklärung nicht abgeben kann, dann ist die Einwilligung eines gesetzlichen Vertreters, hier des Pflegers, erforderlich. Ist der Kranke nach Einrichtung der Pflegschaft weiterhin durch eine krankhafte Störung der Geistestätigkeit gemäß § 104, 2 oder § 105, 2 BGB geschäftsunfähig (→ Geschäftsfähigkeit), dann kann er auch nicht die Aufhebung der Pflegschaft beantragen, und diese bleibt ohne seine Einwilligung bestehen. Allerdings hat auch der geschäftsunfähige Pflegling eine Möglichkeit, die juristische Überprüfung seiner Situation insofern zu erzwingen, als ihm ein Beschwerderecht gegen die Entscheidungen über seine Pflegschaft bei der nächsthöheren gerichtlichen Instanz zusteht. Bei allen sogenannten „Zwangspflegschaften" ist ein psychiatrisches Gutachten notwendig, während bei der Pflegschaft mit Einwilligung ein einfaches ärztliches Attest genügt. – Ist mit der psychiatrischen Behandlung der Freiheitsentzug in einer geschlossenen Abteilung eines psychiatrischen Krankenhauses verbunden, dann bedarf dieser neben der Zustimmung des Pflegers auch noch einer richterlichen Genehmigung (→ Forensische Psychiatrie, → Unterbringung, Unterbringungsrecht).

Kommt man mit der leichten Schutzmaßnahme der Pflegschaft nicht aus, dann muß eine *Entmündigung* durchgeführt werden, die entsprechend ihren weit schwerwiegenderen Konsequenzen stets ein umfangreiches Verfahren erfordert. Nach § 6 BGB kann entmündigt werden, „wer infolge von Geistesschwäche oder Geisteskrankheit seine Angelegenheiten nicht zu besorgen vermag". Die Entmündigung wegen Geistesschwäche hat beschränkte Geschäftsfähigkeit, die Entmündigung wegen Geisteskrankheit Geschäftsunfähigkeit zur Folge. Aus diesen juristischen Konsequenzen ist zu ersehen, daß unter Geistesschwäche eine psychische Störung mit leichteren, unter Geisteskrankheit eine psychische Störung mit schwereren sozialen Auswirkungen zu verstehen ist (→ Geisteskrankheit, forensisch).

Entscheidende Voraussetzung für die Entmündigung ist, daß und wie die psychischen Störungen die Fähigkeit des Kranken beeinträchtigen, seine Angelegenheiten zu besorgen. So kommt es neben Art und Ausmaß der psychischen Störung auch sehr auf die tatsächlichen sozialen Verhältnisse an, ob das Bedürfnis nach einer Entmündigung besteht oder nicht. So ist beispielsweise denkbar, daß ein leicht schwachsinniger Hilfsarbeiter die einfachen Angelegenheiten seines Lebens stets zu besorgen vermochte, bis er schließlich durch die überraschende Erbschaft Besitzer eines Industrieunternehmens wurde und nunmehr den schwerwiegenden und schwierigen Entscheidungen, die jetzt seine Angelegenheiten geworden waren, aufgrund seiner Geistesschwäche nicht mehr gewachsen war.

Obgleich die Entmündigung gegen den Willen des zu Entmündigenden durchgeführt werden kann, muß man sich stets vor Augen halten, daß sie ebenso wie die Pflegschaft eine Schutzmaßregel darstellt, die nur dem wohlverstandenen Interesse des zu Entmündigenden dienen und nicht etwa irgendeinen Strafzweck haben darf. Der Antrag auf Entmündigung kann von den Angehörigen des Kranken und bei öffentlichem Interesse auch von der Staatsanwaltschaft gestellt werden. Bei der richterlichen Vernehmung des zu Entmündigenden muß ein ärztlicher Sachverständiger anwesend sein. Dieser kann bei zweifelhaften Fällen eine stationäre Untersuchung in einem psychiatrischen Krankenhaus beantragen, die nach der Zivilprozeßordnung bis zur Höchstdauer von 6 Wochen gerichtlich angeordnet werden kann. Nach Wegfall der Entmündigungsgründe ist zur Wiederbemündigung ein neues psychiatrisches Gutachten erforderlich. Antragsberechtigt zur Wiederbemündigung sind der Entmündigte selbst, sein Vormund und der Staatsanwalt. Ohne Antrag dauert die Entmündigung an, von seiten des Vormundschaftsgerichts erfolgt eine Überprüfung nur auf Antrag hin.

Neben der in § 6, 1 BGB geregelten Entmündigung wegen Geistesschwäche und Geisteskrankheit gibt es nach § 6, 2 auch eine Entmündigung wegen Verschwendung und nach § 6, 3 wegen Trunk- oder Rauschgiftsucht. Gelegentlich wird der psychiatrische Sachverständige auch zu diesen Fragen gehört. Der wegen Verschwendung, Trunk- oder Rauschgiftsucht Entmündigte bleibt so wie der wegen Geistesschwäche Entmündigte beschränkt geschäftsfähig. Nur der wegen Geisteskrankheit Entmündigte ist geschäftsunfähig.

Die Pflegschaft, die nur mit Einwilligung des Pfleglings eingerichtet werden kann, es sei denn, eine Verständigung mit ihm ist nicht möglich, erfordert nur geringe Formalitäten und ist eine schnell zu handhabende Schutzmaßregel. Die Entmündigung, die ohne Zustimmung und gegen den Willen des zu Entmündigenden durchgeführt werden kann, erfordert meist ein langwieriges Verfahren. Nun kann es vorkommen, daß beim uneinsichtigen Geistesschwachen oder Geisteskranken Gefahr im Verzuge ist und deshalb eine schnelle, gegen den Willen des Betroffenen durchgeführte Schutzmaßnahme erforderlich wird. Die Möglichkeit dazu gibt die *vorläufige Vormundschaft* nach § 1906 BGB:

Ein Volljähriger, dessen Entmündigung beantragt ist, kann unter vorläufige Vormundschaft gestellt werden, wenn das Vormundschaftsgericht es zur Abwendung einer erheblichen Gefährdung der Person oder des Vermögens des Volljährigen für erforderlich erachtet.

Der unter vorläufiger Vormundschaft Stehende erhält als gesetzlichen Vertreter einen Vormund so wie der Entmündigte. Die vorläufige Vormundschaft endet mit dem gleichzeitig eingeleiteten Entmündigungsverfahren und wird je nach dessen Ausgang aufgehoben oder aber durch die Entmündigung ersetzt.

Literatur → Forensische Psychiatrie, → Geschäftsfähigkeit.

H. WITTER

Voyeurismus

Von einer sexuellen → Perversion ist nur dann zu sprechen, wenn das heimliche Belauschen und Beobachten von Intimitäten anderer zum zentralen Bestandteil der sexuellen Befriedigung wird. Ebenso wie beim Exhibitionismus, der häufig gemeinsam mit Voyeurismus auftritt (etwa ⅕ der Exhibitionisten haben Erfahrungen im „Spannen"), geht es um den Bereich des Optischen: das Sehen bzw. Gesehen-Werden. Es geht zugleich um die strikte Anonymität, die bei diesen beiden Perversionen zum zentralen Kern gehört. Der Voyeur sieht nicht nur einfach zu, sondern die wesentlichen Bedingungen sind Anonymität und Heimlichkeit, das damit verbundene Prickelnde eines potentiellen Entdeckt-Werdens oder Sich-bemerkbar-Machens. Voyeure klettern deshalb Fassaden hoch, bohren Löcher in Wände usw., sind aber nicht durch ein Striptease oder durch Teilnahme am Gruppensex zu befriedigen – ebensowenig wie der Exhibitionist durch die Teilnahme an Freikörperkultur. Die Passivität, Anonymität, das Sich-Heraushalten ist noch ausgeprägter als beim → Exhibitionismus.

Psychodynamisch geht es im voyeuristischen Ritual einmal um die Abwehr von Kastrationsängsten. Das zwanghafte Aufsuchen des Anblicks vom weiblichen Genitale dient der Vergewisserung der eigenen männlichen Vollständigkeit. Ferner ist eine aggressive Aufladung für die voyeuristische Situation charakteristisch. Die Aggressivität liegt einmal in dem „bohrenden Blick". Das Hochgefühl des Voyeurs in der prickelnden Situation wird von manchen als eine Art Allmachtsgefühl und Triumph verbalisiert, das belauschte Gegenüber in der Hand zu haben, über es verfügen zu können als Objekt und Spielball der eigenen Phantasien und sexuellen Wünsche. In manchen progredienten voyeuristischen Entwicklungen wird die sexualisierte Aggressivität manifester, wenn solche

Voyeure dazu übergehen, in Wohnungen einzusteigen und Frauen, Paare zu attackieren. Meist wird aber die Aggressivität durch die Distanz abgewehrt. Den die Frauen schützenden Aspekt beim Voyeurismus hat FENICHEL (1945) auf die Formel gebracht: Ich tue nichts Böses, ich schaue nur zu.

Literatur
FENICHEL, O.: The psychoanalytic theory of neurosis. New York: Norton 1945.   E. SCHORSCH

W

Wahn

I Entstehung und Geschichte des Begriffes

Das Wort Wahn erscheint erst zum Ende des 18. Jh. im psychiatrischen Sprachschatz, nachdem es im Laufe der Zeit eine deutliche Sinnesänderung erfahren hat (HOFER). Ursprünglich bedeutet Wahn „Verlangen" oder „Erwartung", dann „Verdacht gegen jemanden" und „falsche Annahme", später „Trugbild" und „Sinnestäuschung". Die in Eigenschaftswörtern der Wurzel „wahn" zukommende Bedeutung von „mangelnd", „leer", führt schließlich zur Bildung des Wortes „Wahnsinn", das dann für „Sinnlosigkeit" bzw. „Unsinnigkeit" steht und dem Begriff Wahn den Eingang in die psychiatrische Terminologie eröffnet. HOFBAUER (1807) und insbesonders IDELER (1838) versuchen noch einen „natürlichen" Wahn, den sie Dichtern und Künstlern zuschreiben, von dem „krankhaften" der Irren abzugrenzen: Der erstere sei durch die noch vorhandene Möglichkeit gekennzeichnet, sich vor unbesonnenen Handlungen zu hüten, da hier immer das Bewußtsein des subjektiven Ursprunges vorhanden ist. Der krankhafte Wahn hingegen fülle den Betroffenen in einer Weise aus, die ihn zu unbesonnenen Handlungen fortreiße. In der Folgezeit wird der Begriff des Wahns jedoch nur mehr zur Kennzeichnung von Phänomenen herangezogen, die dem Seelisch-Krankhaften angehören. Damit hat der Wahn zwar seinen Platz in der Psychopathologie gefunden, seine exakte Abgrenzung ist aber bis heute – sowohl gegen den Bereich des Gesunden als auch anderen krankhaften Seelenzuständen gegenüber – noch nicht in befriedigender Einhelligkeit gelungen. Das geht nicht nur aus dem breiten Raum hervor, den die Diskussionen um die Scheidung zwischen „echtem Wahn" und „wahnähnlichen" Phänomenen in der psychiatrischen Literatur einnehmen, sondern auch aus der Vielzahl einander zum Teil sogar widersprechender Definitionen. So führt HUNGER folgende Kategorien an, die von den heute geläufigen Wahndefinitionen benützt werden: Irrtum, Glauben, abnormes Bedeutungserleben, Evidenz, unkorrigierbar-unwiderlegbare und keines Beweises bedürftige Gewißheit, Beziehungssetzung ohne Anlaß, affektives Bedürfnis, krankhaftes Entstehen, schließlich umfassend-allgemeine Kriterien wie Kommunikationsstörung oder Glaubens- und Vertrauensverlust.

Ihre Begründung findet diese erschreckende Uneinheitlichkeit bei der Kennzeichnung des Wahns darin, daß die einzelnen Autoren ihr Augenmerk jeweils auf verschiedene Aspekte des Phänomens richten. Besonderheiten des gegenständlichen Wahngebildes, etwa seine Widersprüchlichkeit zur Realität, die Ableitung des Phänomens aus der dynamischen Persönlichkeitsentwicklung, die Begleitumstände seiner Entstehung, sein Eingebettetsein in andere psychopathologische Zustände oder die Veränderung des gesamten personalen Lebensbezuges des Wahnkranken, sind Beispiele von solchen Betrachtungsweisen, die dann in unterschiedlichen Definitionen ihren Niederschlag finden. Ihren Ausgang nehmen diese Ansätze zur Definition und Aufklärung des Wahns, die sich teils auf nachprüfbare Beobachtungen, teils auf noch in den Bereich der Spekulation gehörende Hypothesen stützen, letztlich bei JASPERS, der 1910 mit der Veröffentlichung seiner „Allgemeinen Psychopathologie" nach K. SCHNEIDER eigentlich erst die wissenschaftliche Wahnforschung durch eine umfassende Darstellung der Problematik einleitet. Bis JASPERS vermutet man das Wesen des Wahns meist in einer Störung „rational-kognitiver Akte" (HUNGER) und versucht ihn dementsprechend als „pathologischen Irrtum", „krankhaft verfälschte Vorstellungen" oder „falsche Ideen" zu umschreiben. Das Anliegen, diese unbefriedigenden Definitionen durch eine bessere Beschreibung zu ersetzen, führt JASPERS zur Formulierung von drei für Wahnideen charakteristische Kriterien:
1. Die „unvergleichliche" subjektive Gewißheit.
2. Die Unbeeinflußbarkeit durch Erfahrung und zwingende Schlüsse.
3. Die Unmöglichkeit des Inhalts.

JASPERS selbst weist jedoch schon darauf hin, daß diese Kriterien nur eine vage und für exakte Grenzziehungen ungeeignete Begriffsbestimmung enthalten. Sie sind für ihn bloß der oberflächliche Aspekt eines tieferliegenden „primären" Geschehens, das sich nur mittels einer über die einfache Deskription hinausreichenden Methodik erfassen lasse. Diese ist für JASPERS in der *phänomenologischen Intuition* gegeben: Wenn der – sich in den Kranken durch „eindringende Versenkung" einfühlende – Untersucher „hinter" den beschreibbaren Wahnkriterien auf ein nicht mehr mitvollziehbares, nicht weiter reduzierbares, letztlich unverständliches und somit radikal fremdes Erleben stoße, liege echter Wahn vor.

Mit seinen Ausführungen hat JASPERS einerseits eine operationelle Definition des Wahns geschaffen und andererseits die Weichen für die weitere Wahnforschung gestellt: Seine Trias hat sich im psychiatrischen Alltag bewährt, wenn man im Auge behält, daß sich ihre Brauchbarkeit auf jene Fälle beschränkt, bei welchen die drei Kriterien in hohem Maße zutreffen, wobei man Alter, Erziehung und Milieu des Patienten in Rechnung stellen muß (MAYER-GROSS). Die Forderung, den echten Wahn in einem „uneinfühlbaren Kern" des Phänomens zu fassen, hat eine Reihe von Forschern dazu veranlaßt, diesen durch eine verfeinerte Technik des „Einfühlens" oder „Verstehens" bis auf einen „unauflösbaren Rest" (GAUPP) weiter einzuengen. Die hierfür angewandten Methoden reichen von der „Verstehenden Psychologie" über die „dynamisch orientierten", der Psychoanalyse zugehörigen oder aus ihr hervorgegangenen Schulen bis zu existenz-analytisch anthropologischen Forschungsansätzen. Eine andere Gruppe von Psychiatern, als deren wichtigste Vertreter GRUHLE und K. SCHNEIDER gelten können, hat sich die Aufgabe gestellt, die Struktur des uneinfühlbaren „Primärphänomens" in den Griff zu bekommen. Die Beschreibung dieser Struktur sowie des, für das Zustandekommen des „Primärphänomens" von JASPERS postulierten pathologischen Erlebens- bzw. Persönlichkeitswandels, ist Hauptanliegen der betreffenden Forschungsrichtung. Der Versuch einer Synthese der geannten Arbeitsmethoden wurde in umfassender Weise erstmals von KRETSCHMER unternommen; die eklektisch-synthetische Sicht kennzeichnet, von wenigen Ausnahmen abgesehen, die moderne Wahnforschung. Diese kann daher nur dann klar umrissen werden, wenn man die Ergebnisse der einzelnen Forschungsbereiche einer kritischen Sichtung unterzieht. Hierfür ist aber zuvor noch eine Präzisierung der verwendeten Begriffe nötig.

II Begriffsbestimmung
Der Begriff „Wahn" wird in der deutschsprachigen psychiatrischen Literatur bis heute nicht einheitlich angewandt: Ausgehend von JASPERS' Feststellung, daß Wahn sich in Urteilen mitteile, werden „Wahn" und „Wahnidee" oft als Synonyma gebraucht. Manche Autoren sprechen dann von Wahn, wenn Wahnideen eine zeitliche Ausdehnung im Sinne eines längerdauernden Weiterbestehens aufweisen. Andere hinwieder verstehen unter „Wahn" – im Gegensatz zu singulären Wahnideen – ein komplexes Ideengebäude, das durch die reflektorische Ausgestaltung und In-Beziehung-Setzung einzelner Wahnideen unter Einbeziehung anderer Erlebnisse als Ergebnis der sogenannten „*Wahnarbeit*" entsteht, wobei gelegentlich auch wieder eine gewisse Persistenz des „Wahngebäudes" als zusätzliches Kriterium gefordert wird. Die Begriffe „delusion" und „délire" im anglo- amerikanischen bzw. französischen Sprachraum beziehen sich in der Regel auf persistierende einzelne Wahnideen oder Wahngebäude. Im Gegensatz zu den bisher genannten Begriffsbestimmungen führte die Einbeziehung jener Zustände eigenartiger Befindlichkeit in den Problemkreis des Wahns, die schon von HAGEN und SANDBERG als „*Wahnstimmung*" bezeichnet wurden, in welchen Inhalte bloß in „rudimentärer" (JASPERS) Form angedeutet sind, nur „gewähnt" und dementsprechend von den Kranken eher als unheimliches „Gefühl" beschrieben werden, zu einem erweiterten Gebrauch des Wortes „Wahn" im Sinne eines vagen Oberbegriffes für eine Reihe von mit ihm in Zusammenhang stehenden Phänomenen.

Um der Klarheit willen sollte – der Mehrzahl der Autoren folgend – nur dort von „Wahn" gesprochen werden, wo inhaltlich Geformtes in Art eines komplexen Gebildes faßbar wird, in welchem Wahnideen untereinander und mit anderen Erfahrungen verknüpft sind. Die Wahnstimmung – das Gefühl einer unheimlichen, bedrohenden Veränderung der Umwelt oder der eigenen Person – ist lediglich als ein, im übrigen bei vielen Wahnphänomenen niemals nachweisbares „Vorbereitungsfeld" (K. SCHNEIDER) des Wahns zu werten und aus diesem begrifflich auszuklammern. Wahnideen stellen also ein obligates konstituierendes Element des Wahns dar. Sollten sie, was im übrigen äußerst selten vorkommt, isoliert auftreten und nicht zu einem Wahngebilde ausgebaut werden, ist von „singulären Wahnideen" und nicht von „Wahn" zu sprechen. Durch die Art, in der im Wahn die Wahnideen miteinander verbunden und mit der umgebenden Welt in bezug gebracht werden, wird die jeweilige „Wahnstruktur" determiniert, auf die in einem eigenen Abschnitt noch einzugehen ist. Die Wahnstruktur ist zur Kennzeichnung spezifischer Formen des Wahns von Bedeutung, in einer allgemeinen Wahndefinition ist nicht ihr Platz. Ebensowenig sollte die zeitliche Dauer des Phänomens Eingang in die Wahndefinition finden: Wahn kann entweder akut-flüchtig, kurzfristig oder persistierend-chronisch vorkommen, was in der zusätzlichen Beschreibung des Zustandes festzuhalten ist.

III „Echte" und „unechte" Wahnideen, primärer und sekundärer Wahn
Aufgrund der eben angestellten Erwägungen hängt eine exakte Definition des Wahns von der begrifflichen Bestimmung der Wahnideen ab. In den klassischen Diskussionen über den Wahn nimmt die Trennung zwischen „echten" und „unechten" Wahnideen einen breiten Raum ein: Beide sind deskriptiv durch die JASPERSsche Trias „subjektive Gewißheit – Unkorrigierbarkeit – Unmöglichkeit

des Inhalts" charakterisiert. Für die Klassifizierung als „echt" oder „unecht" wird aber das Verstehen bzw. die Ableitbarkeit aus anderen Phänomenen als entscheidendes Kriterium eingeführt. So unterscheidet JASPERS zwischen „wahnhaften Ideen" und „echten Wahnideen", eine Trennung, die auch von K. SCHNEIDER übernommen wird. Dabei entspricht bei SCHNEIDER „wahnähnlich" dem Ausdruck „wahnhaft" bei JASPERS, während SCHNEIDER unter „wahnhaft" alles dem echten Wahn Zugehörige versteht. Die wahnhaften („wahnähnlichen" bei K. SCHNEIDER) Ideen gehen für JASPERS verständlich aus Affekten, Erlebnissen, Trugwahrnehmungen oder aus der Entfremdung der Wahrnehmungswelt bei verändertem Bewußtsein hervor. Echte Wahnideen hingegen sind psychologisch nicht weiter zurückverfolgbar und stellen phänomenologisch etwas Letztes dar. Sie müssen ein primär pathologisches Erleben als Quelle oder eine Umwandlung der Persönlichkeit als Voraussetzung haben.

Die echten Wahnideen werden von JASPERS in „*Wahnwahrnehmungen*", „*Wahnvorstellungen*" und „*Wahnbewußtheiten*" unterteilt. Die ersteren sind für ihn dadurch charakterisiert, daß bei einer völlig normalen sinnlichen Perception das auch jeder normalen Wahrnehmung anhaftende Bedeutungsbewußtsein in seiner Umwandlung unmittelbar erlebt werde. „Wahnvorstellungen" sind für diesen Autor plötzlich auftretende Einfälle als neue Färbungen und Bedeutungen von Lebenserinnerungen. Unter „Wahnbewußtheit" versteht er schließlich ein Wissen um Begebenheiten ohne sinnlich deutliche Anschauung. K. SCHNEIDER faßt die „Wahnvorstellungen" und „-bewußtheiten" unter dem Hinweis auf ihre ungenügende Trennschärfe zu dem Begriff „Wahneinfall" zusammen und unterscheidet nur zwischen diesem und der „Wahnwahrnehmung". Die letztere wird auch von ihm, ebenso wie von GRUHLE, nicht als echte Perceptionsstörung aufgefaßt. SCHNEIDER spricht dann von einer „Wahnwahrnehmung", wenn wirklichen Wahrnehmungen ohne rational oder emotional verständlichen Anlaß eine abnorme Bedeutung, meist in Richtung der Eigenbeziehung, beigelegt wird. Diese Charakterisierung hat sich weitgehend bis heute in der Psychopathologie behauptet. So sagt BASH: „Bei der Wahnwahrnehmung wird ein beliebiger sinnlicher Gegenstand der Außenwelt als das wahrgenommen, wofür es andere gesunde Menschen übereinstimmend halten. Es wird ihm aber daraus ebenso unvermittelt im Falle der Wahnidee eine wahnhafte Bedeutung beigemessen." Diese Formulierung bezieht sich auf die SCHNEIDERsche Auffassung über die besondere zweigliedrige Struktur der Wahnwahrnehmung: „Das erste Glied geht vom Wahrnehmenden bis zum wahrgenommenen Gegenstand, das zweite Glied vom wahrgenommenen Gegenstand zur abnormen Bedeutung." Im ersten Glied sieht SCHNEIDER keine Möglichkeit einer Abgrenzung von der normalen Wahrnehmung, erst im zweiten Glied wurde die Wahrnehmung mit einer nur für den Erlebenden gültigen Bedeutung belegt. Ebenso wie GRUHLE, der vom Zwang der Symbolerfassung spricht, hält SCHNEIDER erst jenen Vorgang für pathologisch, der vom wahrgenommenen Gegenstand bis zur abnormen Bedeutung reicht und ihm „eine Wahnbedeutung, einen Wahnsinn" verleiht.

Im Gegensatz zur Wahnwahrnehmung ist der *Wahneinfall* nach SCHNEIDER ein eingliedriger Akt, der nur vom Denkenden zum Einfall reiche, daher keine spezifische Struktur aufweise und sich dementsprechend auch nicht grundsätzlich von anderen Einfällen jeder Art, z. B. von überwertigen Ideen und Zwangsgedanken, aber auch von Einfällen Gesunder abheben lasse. Wegen der Abwesenheit eines zweiten Gliedes treffe die von GRUHLE für den echten Wahn postulierte „Beziehungssetzung ohne Anlaß" für den Wahneinfall nicht zu. Auch das Kriterium des psychologisch letztlich Unableitbaren versage bei den Wahneinfällen, da auch bei anderen Einfällen oft ein unmittelbar erkennbarer Anlaß fehle. Auch eine eindeutige Charakterisierung des Wahneinfalles, von der inhaltlichen Seite her, scheint K. SCHNEIDER nicht durchführbar, da es Wahneinfälle gibt, die grundsätzlich durchaus Mögliches betreffen, während andere, nicht zum Wahn gehörige Einfälle auch Unmögliches zum Inhalt haben können. Aus diesem Grund betont auch WEITBRECHT, daß der Wahneinfall nur durch außerhalb seiner selbst liegende Kriterien als Wahn erkennbar sei.

Für das Vorliegen eines echten Wahns ist für K. SCHNEIDER also nur die, durch ihre besondere Struktur gekennzeichnete, Wahnwahrnehmung charakteristisch, da sie allein als primär im Sinne des psychologisch Unableitbaren, aufzufassen sei. In Übereinstimmung mit einer Reihe von Autoren (HUBER, KRANZ, LOPEZ-IBOR) betont SCHNEIDER nämlich, daß sie sich nicht aus der Wahnstimmung verständlich ableiten lasse, die im übrigen bei vielen Fällen von Wahnwahrnehmung fehlen kann (KRANZ, RÜMKE).

SCHNEIDERS Meinung, in der *spezifischen zweigliedrigen Struktur* der Wahnwahrnehmung ein absolut verläßliches formales Kriterium für die Feststellung eines echten Wahns gefunden zu haben, hat Generationen von Psychiatern das sichere Gefühl vermittelt, das Wahnproblem zumindest von der deskriptiven Seite her gelöst zu haben. Dennoch läßt sich diese These nicht aufrechterhalten: SCHNEIDER gibt nämlich selbst zu, daß man bei Symbolerlebnissen Nichtpsychotischer ebenfalls von einem zweiten Glied des Vorgangs sprechen könne, das vom wahrgenommenen Gegenstand bis zum Symbolerleben reicht. Solche Symbolerlebnisse sind jedermann bekannt: Ein Beispiel wäre die sich einem Studenten bei Begegnung einer schwarzen Katze aufdrängende Gewißheit, bei einer Prüfung durchzufallen. Hierbei handle es sich jedoch um ein individuell oder kollektiv verständliches Geschehen „und solche verständliche Deutungen gehören für uns noch zum ersten Glied ... Erst ‚hinter' all solchen verstehbaren Deutungen beginnt ‚ohne Anlaß' für uns das zweite, die Wahnwahrnehmung kennzeichnende Glied". Indem man dergestalt gewisse Bedeutungsverbindungen einfach dem ersten Glied des Vorganges zuordnet, wird jedoch das Postulat einer spezifischen Struktur des Phänomens hinfällig und das Kriterium des echt Wahnhaften wird erst recht wieder in der Verstehbarkeit des Inhaltlichen gesucht.

Der Schluß, daß selbst der Wahnwahrnehmung eine spezifische Struktur abgeht, veranlaßt, sie im Hinblick auf ihre Signifikanz grundsätzlich nicht anders als den Wahneinfall zu bewerten. Somit muß festgestellt werden, daß wir im Grunde kein Merkmal besitzen, das die Diagnose von echten Wahnideen aus ihrer Struktur ermöglicht. Damit wird man bei dem Versuch, zwischen „echtem" und „unechtem" Wahn zu trennen, doch wieder zu dem Kriterium des Verstehens bzw. des Nichtverstehens zurückgeführt. Allerdings ist der Begriff des Verstehens bereits in der JASPERSschen Charakterisierung der nicht echten – in seiner Terminologie „wahnhaften" – Phänomene schon zweideutig. Einerseits bezieht er sich hier auf die „mitvollziehende" psychologische Ableitbarkeit des Phänomens aus lebensgeschichtlichen Begebenheiten. Andererseits meint JASPERS mit Verstehen jedoch auch die Tatsache, daß sich der Untersucher das Auftreten der Wahnidee durch die Feststellung eines anderen pathologischen Seelenzustandes z. B. einer „Bewußtseinstrübung" erklärt. Daraus folgt, daß echter Wahn dort nicht vorliegt, wo eine eindeutige Motivation durch das auslösende Ereignis oder die lebensgeschichtlichen Zusammenhänge gegeben ist. Andererseits darf man aber auch dann nicht von echtem Wahn sprechen, wenn es gelänge, das betreffende Phänomen eindeutig aus irgendeiner „Grundstörung" als Motiv abzuleiten (SCHMIDT).

Die gleiche Problematik ergibt sich auch bei der Unterscheidung zwischen „Primär-" und „Sekundärwahn". Diese Begriffe entsprechen weitgehend synonym dem „echten" und „unechten" Wahn. Des weiteren bezeichnet man jedoch bei jenen Wahnbildungen, die sich auf ein als echt aufgefaßtes Wahnphänomen zurückführen lassen, alle weiteren Verarbeitungen als „sekundär": wenn ein Kranker die Wahrnehmung eines dunkelhaarigen Passanten mit der Bedeutung verknüpft, daß er verfolgt werde, und darauf unter Einbeziehung seiner gesamten Lebenssituation und anderer, nicht die Charakteristika einer Wahnwahrnehmung tragenden Erlebnisse, einen Verfolgungswahn aufbaut, so ist dieses Wahngebäude als „Sekundärwahn" aufzufassen.

Während an der Existenz eines Sekundärwahns niemand Zweifel hegt, gilt dies nicht für den Primärwahn. Gegen diesen werden von zwei Seiten her Einwände erhoben: einerseits halten viele Vertreter der „organischen Wahngenese" daran fest, daß alle inhaltlich faßbaren Wahnbildungen nur die normale Reaktion des ungeschädigt gebliebenen Anteils der Hirnfunktionen darstellen, wobei es sich um den Versuch einer Anpassung an die zugrundeliegende cerebrale Erkrankung handle, die das eigentlich primäre darstelle. So nennt z. B. der Organiker DE CLERAMBAULT den Wahn eine „Superstruktur". Derartige Gedankengänge wurden schon von GRIESINGER bzw. WESTPHAL geäußert und von WERNICKE zu dem Begriff des „*Erklärungswahns*" zusammengefaßt. Andererseits haben viele Forscher, die den idiographisch-tiefenpsychologisch und anthropologisch orientierten Schulen angehören, die Behauptung aufgestellt, daß die psychologische Rückverfolgbarkeit auch bei zunächst scheinbar anlaßlosen Bedeutungsverknüpfungen sehr wohl gelinge. Diese würden ebenso wie Wahneinfälle oder sonstige plötzlich einschießende Ideen Gesunder nur dort als Fremdkörper in der sonstigen Gedanken- und Erlebniswelt des Betreffenden erscheinen, wo man dessen psychodynamische Vorgeschichte nicht kenne, weshalb ihre „katathyme" (H. W. MAIER), aus verdrängten Komplexen stammende Herkunft verborgen bleibe. Aus dieser Sicht hat E. BLEULER seiner, den psychoanalytischen Gedankengängen aufgeschlossenen Haltung entsprechend die Deutung „primärer Wahnideen" anders formuliert: Er bezeichnet sie als „primordial" und versteht darunter fertige, plötzlich ins Bewußtsein tretende Wahnideen. Er betont jedoch zugleich, daß diese „motivlos und Letztes ... nur im Erleben des Patienten selbst sind", dem Beobachter aber die „Vertiefung in die Komplexe des Kranken" durchaus verständlich werden. Damit falle aber ihre Eigenartigkeit im Hinblick auf ihre Motivlosigkeit weg und es habe somit auch keinen Sinn, sie allein als „echt" zu bezeichnen.

Die Annahme, daß alle Wahnideen sich letztlich doch aus der Psychodynamik der Kranken ableiten lassen, besagt nun noch nicht, daß bei ihrer Entstehung, ihrem plötzlichen Ins-Bewußtsein-Treten, somatisch bedingte Veränderungen keine Rolle spielen. Es wäre vielmehr durchaus denkbar, daß katathymes Material durch bestimmte Grundstörungen „aktualisiert" wird. Dies könnte einerseits dadurch entstehen, daß ein naheliegendes affektbesetztes „Thema" zur Erklärung eines neuartigen, krankhaften, beunruhigenden Erlebens herangezogen wird. Andererseits wäre es jedoch auch denkbar, daß die Grundstörung selbst nicht empfunden wird und sich nur dadurch manifestiert, daß sie den Übertritt von unbewußtem Material ins Bewußtsein erleichtert. Diese Gesichtspunkte lassen eine Synthese der idiographischen und organischen Forschungsrichtung ins Auge fassen. In dem Maße, in welchem sich eine solche Entwicklung in der Wahnforschung anbahnt, aber auch dort, wo der rein psychodynamische Standpunkt vertreten wird, verliert die Scheidung zwischen „echtem" und „unechtem", „primärem" und „sekundärem" Wahn an Gewicht. Sie spielt deshalb in den modernen Wahnhypothesen kaum mehr eine Rolle. Ehe man sich jedoch diesen zuwendet, muß man sich nochmals vergegenwärtigen, welches Anliegen hinter dem Bestreben, einen echten primären Wahn diagnostizierbar zu machen, steckt. Hier liegt offenbar doch das Betroffensein durch ein nicht mitvollziehbares Phänomen vor, das weder erklärt noch verstanden werden kann. Nun sollte man das Erklären nicht mit dem nachvollziehenden Verstehen verwechseln. Wir haben doch wohl keine Berechtigung zu behaupten, daß uns ein im Rahmen einer faßbaren Bewußtseinsveränderung entgegentretendes Phänomen – trotz seiner Erklärbarkeit – wirklich nachvollziehbar ist. Dieses ist daher ebenso als Wahn aufzufassen, wie uneinfühlbare Wahnideen, die nicht aus einer Begleitsymptomatik erklärt werden können. Vertritt man diesen Standpunkt, so muß man sich dazu bekennen, daß wir den Wahn immer noch nur mittels der phänomenologischen Intuition dort diagnostizieren, wo unser einfühlendes Verständnis an seine Grenzen gelangt. K. SCHNEIDER scheint dies zuzugeben, wenn er sagt, daß „übrigens ... die Qualität des Betroffenseins bei der Wahnwahrnehmung wohl eine andere" sei, wenn sie auch begrifflich nicht zu fassen ist. „Sie scheint ein Numinoses von ganz besonderer Art zu sein."

Dem Versuch, den echten bzw. primären Wahn durch Erklären oder Verstehen so einzuengen, daß er weder bei Erlebnisreaktionen oder Entwicklungen, noch bei körperlich begründbaren oder dem manisch-depressiven Formenkreis zugehörigen Psychosen vorkommen kann, liegt die Suche nach einer reinen, durch echte Wahnphänomene charakterisierten Psychose zugrunde. JASPERS äußert sich im Hinblick auf diese noch recht dunkel, indem er von „psychischen Prozessen nicht organischer Natur" spricht. GRUHLE und SCHNEIDER bekennen sich aber hier schon viel ausdrücklicher dazu, daß sie unter echt bzw. primär nur den schizophrenen Wahn verstehen wollen, der eben durch eine anlaßlose Beziehungssetzung bei Bewußtseinsklarheit gekennzeichnet sei. Die neuere Forschung hat allerdings die Hoffnung, mit der Feststellung eines „echten" Wahns zu einer eindeutigen Schizophreniediagnose zu gelangen, ins Wanken gebracht: Zunächst haben die idiographischen Forschungsrichtungen gezeigt, daß auch die Wahnbildungen Schizophrener einer lebensgeschichtlichen Deutung zugänglich sind. Des weiteren hat eine Reihe von Untersuchern gewichtige Argumente für die Annahme gesammelt, daß bei den Wahnwahrnehmungen Schizophrener doch eine Störung der Wahrnehmung selbst vorliege (MATUSSEK, CONRAD, JANZARIK), womit auch hier eine Erklärbarkeit aus einer „Grund-" oder, vorsichtiger formuliert, einer „Funktionsstörung" gegeben wäre. Schließlich konnte darauf hingewiesen werden, daß eine Lockerung des Wahrnehmungszusammenhanges ohne Bewußtseinsveränderung auch bei exogenen Psychosen vorkommen und dann zu Wahnwahrnehmungen führen kann, die sich deskriptiv nicht von den nämlichen Phänomenen im Rahmen schizophrener Psychosen unterscheiden lassen.

Die kritischen Einwände gegen die Existenz eines „echten Primärwahns" lassen sich folgendermaßen zusammenfassen: Es ist zumindest fraglich, ob es überhaupt „Ideen" gibt, die sich nicht aus den Lebensbezügen ableiten lassen. Unabhängig davon scheint das plötzliche Auftreten von „primordialen" Ideen im BLEULERschen Sinne viel häufiger, als es die klassische Wahnlehre meinte, aus bestimmten Funktionsstörungen erklärbar zu sein. Damit verstärkt sich der Verdacht, daß jeder Wahn letztlich „sekundär" und nur eine „Superstruktur" ist. Dementsprechend beschäftigt sich die moderne Wahnforschung kaum mehr mit der Trennung zwischen „echtem" und „unechtem" Wahn, sondern versucht unabhängig von nosologischen Zuordnungen zu erklären, wie das „Wesen" des Wahns zu fassen sei, unter welchem MATUSSEK die „Seite am Wahn" versteht, „die jede Wahnerscheinung, ob akut oder chronisch, zu dem macht, was er ist". Angesichts des Versagens der deskriptiven Methodik wird Wahn immer noch mittels der phänomenologischen Intuition dort diagnostiziert, wo dem Untersucher ein Sich-Versenken, Sich-Vergegenwärtigen und mitvollziehendes Verstehen unmöglich ist. Zur weiteren Klärung des Wahnproblems ist es jedoch nötig, präziser festzustellen, wo die dem einfühlenden Verstehen gesetzte Grenze erreicht wird. Dabei ergibt sich, daß diese vielleicht gerade durch das Vorliegen einer jener Funktionsstörungen gegeben ist, aus welchen zumindest gewisse Teilaspekte des Phänomens „erklärbar" werden. Das läßt sich anhand der modernen Hypothesen über die Wahnwahrnehmung erläutern: Daß sich jemand mit dem Thema des Weltunterganges beschäftigt, mag aus seinen Lebensbezügen verständlich sein. Daß er – um ein Beispiel BLEULERS anzuführen – bei dem Anblick dreier, um einen Marmortisch gruppierter Stühle plötzlich die unerschütterliche Gewißheit empfindet, daß jetzt der Weltuntergang gekommen sei, könnte aus dem unmittelbaren Betroffensein durch die Wahrnehmungsstörung resultieren, die – eben weil es sich um ein dem Gesunden völlig fremdes Erleben handelt – dem Untersucher uneinfühlbar bleibt. Bei dem Versuch, das „Uneinfühlbare" besser zu fassen, um es dann eventuell mit bestimmten Funktionsstörungen in Beziehung setzen zu können, folgt man am besten JASPERS' Rat, es „hinter" seinen drei deskriptiven Wahnkriterien zu suchen und hierbei all das zu berücksichtigen, was die idiographische Forschung uns bisher am Wahn verstehbar gemacht hat.

IV Die „Uneinfühlbarkeit" und ihre Beziehung zu den deskriptiven Kriterien
1. Ergebnisse der idiographischen Forschung.
Die idiographischen Forschungsrichtungen haben ihr Augenmerk im wesentlichen dem Wahn im Sinne eines komplexen Gebildes zugewandt und sich nicht mit Spekulationen über die „primären" Erlebnisse abgegeben, weil sie das Phänomen ja eingebettet in die Gesamtpersönlichkeit des Kranken sehen. Dabei beschäftigen sich die tiefenpsychologisch orientierten Schulen vorwiegend mit der Entstehung des Wahns, die aus psychoanalytischer Sicht mehr von kausalen, in individualpsychologischer Schau mehr von finalen Aspekten her interpretiert wird, während die daseinsanalytischen, phänomenologischen und anthropologischen Forschungsansätze den „Weltentwurf", das „Sein-in-der-Welt" des Wahnkranken zu durchleuchten versuchen.

Die Psychoanalyse sieht die Wurzel des Wahns in Konflikten zwischen *Es* und *Über-Ich*, die sich auf Störungen in der Libidoentwicklung zurückführen lassen. Der Wahn selbst stellt sich dann als Versuch dar, den zugrundeliegenden Konflikt unter Einsatz bestimmter Abwehrmechanismen des Ichs zu bewältigen. Das Prinzip dieses Vorganges hat FREUD am Beispiel verschiedener Formen des paranoischen Wahns, dessen Basis er im Vorliegen latenter homosexueller Strebungen sieht, erläutert. Die einzelnen Wahnformen werden hierbei als verschiedenartige Verarbeitung des Komplexes „Ich liebe ihn" gedeutet: Der Patient lehne das Wort „liebe" ab und wandle den Leitsatz in „ich hasse ihn" um. Da diese Einstellung aber vom Über-Ich nicht akzeptiert werde, komme es zur Außenprojektion, die sich in die Formel „er haßt und verfolgt mich" fassen lasse, wodurch die Entstehung eines Verfolgungswahns erklärt wird. Im Gegensatz dazu bilde sich ein Liebeswahn durch Leugnung des Objektes nach dem Motto: „Nicht: ich liebe *ihn,* sondern: ich liebe *sie.*" Die folgende Projektion wandle die Situation zu der Überzeugung: „Sie liebt mich". Werde nicht das Objekt, sondern das Subjekt geleugnet, so komme es nach dem Prinzip: „Nicht: *ich* liebe ihn, sondern: *sie* liebt ihn" zum Eifersuchtswahn. Schließlich könne jedoch auch der ganze Satz „Ich liebe ihn" geleugnet werden, was über die Schlüsse: „Ich liebe überhaupt nicht – Ich liebe niemanden – Ich liebe nur mich" zum Größenwahn führe. Diese Gedankengänge wurden in ihren Grundzügen von den meisten Schülern FREUDS übernommen. Die ihnen entgegengebrachte Kritik wandte in erster Linie ein, daß es nicht möglich sei, alle Formen des Wahns – und auch nicht alle Fälle von Verfolgungswahn – aus latenten homosexuellen oder sado-masochistischen Strebungen ohne „logical sophistry" (MAYER-GROSS) zu erklären. Derartige Überlegungen und entsprechende Erfahrungen haben auch Vertreter der analytischen Richtung dazu veranlaßt, das Spezifische am Wahn nicht nur in bestimmten Triebkonflikten, sondern in der Wahl der Projektion als Abwehrmechanismus zu suchen. Moderne analytisch orientierte Forscher (BAK, KLEIN, GLOVER, WAELDER, SULLIVAN) messen dem Vorliegen eines schwachen Ego eine besondere Bedeutung bei und ziehen für die zugrundeliegenden Konflikte auch Störungen der sozialen Bezüge in Betracht. So sieht etwa BULLARD im Wahn die Abwehr gegen das Gefühl, selbst unbedeutend zu sein, oder SCHWARTZ das Bedürfnis, sich vor anderen Anerkennung zu verschaffen. Damit wird der Anschluß an individualpsychologische Gedankengänge gefunden. Diese besagen, daß Gegensätze zwischen sexuellen Strebungen und den Gemeinschaftstrieben zu Minderwertigkeitsgefühlen führen, aus welchen sich der Kranke durch eine „Leitlinie" für sein Leben zu retten versuche, die eben in den Wahn führe (ADLER, KEHRER). In diesem Sinne erklärt SULLIVAN den Verfolgungswahn als das aus Minderwertigkeitsgefühlen erwachsende Bedürfnis, andere zu beschuldigen.

Finale Gesichtspunkte prägen letztlich auch den daseinsanalytischen Ansatz: Für KRONFELD entspricht der Wahn der Flucht in die Krankheit im ADLERschen Sinne; es handle sich um eine Schutzmaßnahme der Persönlichkeit (O. KANT), um eine unvermeidbare Lösung in der existentiellen Situation des betreffenden Individuums (BINSWANGER). Wahn sei eine besondere Weise des In-der-Welt-Seins, deren Ursache in einer Störung der harmonischen Entwicklung im Laufe des persönlichen Heranreifens gesucht werden müsse. Ist für die Daseinsanalyse der Wahn ein Dasein in einer bestimmten Struktur, so versuchen die phänomenologisch-anthropologischen Untersuchungen diese besser zu fassen. Beide Forschungsrichtungen konvergieren zu der Feststellung, daß es sich beim Wahn um eine Störung der mitmenschlichen Begegnung handle (V. BAEYER, KULENKAMPFF, SCHULTE, ZUTT). So meint MATUSSEK, daß man in Analogie zur alten Auffassung, die den Wahn als rationalen Irrtum definierte, jetzt den Wahn als „Irrtum der mitmenschlichen Begegnung" charakterisieren könne. Die Kriterien dieser neueren Sicht seien aber nicht diejenigen der objektiven Wahrnehmungswelt, sondern der Vertrauens- und Glaubensfähigkeit, allerdings in einer der klassischen Auffassung völlig entgegengesetzten Weise: „Der Wahnkranke hat keineswegs zu viel Glauben, er setzt auch keine unbegründbaren Glaubensbekenntnisse anstelle einer rationalen Erkenntnis." Er habe vielmehr zuwenig Glauben und Vertrauen und versuche diesen Mangel durch rationale, auf objektivierbare Kriterien aufbauende Erkenntnis zu ersetzen. So haben z. B. Eifersuchtsparanoiker von vornherein schon die Überzeugung, daß man den Frauen im allgemeinen nicht vertrauen könne. Sie wollen bloß „einen glaubenslosen Zweifel durch ein beweisbares Wissen beruhigen" (MATUSSEK). Die Ergebnisse der anthropologischen Forschung erlauben es also nicht mehr, den Wahn als Erkenntnisirrtum unter die Denkstörungen einzureihen, wie dies früher zu geschehen pflegte: HUNGER weist darauf hin, daß es sich beim Wahn um eine umfassende personale Begegnungsdeformierung im Sinne einer Einordnungsstörung des Wahnkranken in seiner Lebenssphäre handle. Die Tatsache, daß auch in einer „normalen" Einordnung viele emotionale Begegnungsweisen und -motive nur mehr oder weniger von Erkenntnisakten mitbestimmt werden, gilt auch für den Wahn. Dieser läßt sich ebensowenig auf die alleinige Begegnungsweise einer rein kognitiven Weltbeziehung reduzieren, wie etwa die liebende Begegnung; bei beiden spielt das affektive Bedürfnis (E. BLEULER) eine wesentliche Rolle (HUNGER). Das Bestreben, diesen ideoaffektiven Aspekt des Wahns noch besser zu präzisieren, führt MINKOWSKI zu dem Schluß, daß es sich um eine Störung des Raum-Zeit-Erlebens handle. Das hervorstechendste Merkmal desselben sei, daß im Wahn das Zufällige keinen Platz mehr habe.

Ein solcher Überblick lehrt, daß viele Aspekte des Wahns durch die idiographischen Forschungsrichtungen unserem Verstehen zugänglich gemacht wurden. Die Frage nach dem Wesen des Wahns haben sie letztlich doch nicht befriedigend beantworten können, wie aus einer Skizzierung der wichtigsten noch ungelösten Probleme hervorgeht: Wenn auch die Bedeutung der Projektion als Abwehrmechanismus für viele Wahnbildungen nicht mehr geleugnet werden kann, muß doch festgehalten werden, daß es Wahnphänomene gibt, bei welchen dieser Abwehrmechanismus nicht vorliegt. Weiter bleibt ungeklärt, warum nur bestimmte Patienten den Mechanismus der Projektion wählen und wie sich ihre Projektionen von jenen normaler Personen unterscheiden. Ähnliche Einwände lassen sich den daseinsanalytisch-phänomenologisch-anthropologischen Ansätzen gegenüber ins Treffen führen: Mit der Feststellung, daß der Wahn kein Erkenntnisirrtum sei, ist noch nicht alles gesagt. Offen bleibt, wie sich die nicht dem Wahn zugehörigen personalen Begegnungsweisen im Grunde von jenen des Wahnkranken unterscheiden. Wie grenzt man – um eine Frage KOLLES aufzugreifen – den Ausschluß des Zufalls, der in der festen Überzeugung eines Verliebten gegeben ist, in einer belanglosen Geste der geliebten Person die sichere Bestätigung für die Erwiderung seiner Liebe zu finden, von der Gewißheit eines analogen Erlebnisses im Liebeswahn ab? Erst eine Überprüfung der JASPERschen Trias im Hinblick auf die „hinter" ihren Kriterien gelegene „Uneinfühlbarkeit" bringt uns der Antwort auf diese Frage etwas näher.

2. Grenzen und Brauchbarkeit der deskriptiven Wahnkriterien.
a) Unmöglichkeit des Inhalts. Angesichts dessen, was die idiographischen Forschungsrichtungen über die Motivabhängigkeit alles Inhaltlichen lehren, kommt man mit RÜMKE zu dem Schluß, daß sich in den Themen des Wahns stets die großen Motive des menschlichen Lebens wiederfinden. Die Gültigkeit dieser Behauptung für alle Wahnbildungen ist jedoch erst durch die ergänzende Feststellung gegeben, daß diese Themen oft in Symbolform ausgedrückt werden. Auf das Vorliegen eines Wahnphänomens läßt also ein unmöglicher Inhalt nur dann schließen, wenn er einen entsprechenden Grad von Realitätsferne aufweist oder in Symbolverkürzung auftritt. Bei *realitätsfernen Inhalten* liegt das Uneinfühlbare zunächst offensichtlich in dem Ausmaß des Widerspruches zur Realität. Um diesen richtig abzuschätzen, muß man der MAYER-GROSSschen Forderung gemäß Alter, Erziehung und Milieu des Patienten in Rechnung stellen: Es entspricht der Erfahrung jedes Psychiaters, daß eine zunächst gestellte Wahndiagnose fallengelassen werden muß, weil das betreffende Individuum aus Gründen seiner Herkunft oder sonstiger Umstände im magisch-animistischen Denken verhaftet geblieben ist. Bei *Symbolverkürzungen* hingegen gründet sich der erste Eindruck der Uneinfühlbarkeit darauf, daß Inhalte, gleichgültig ob sie realitätsnahe oder -ferne sind, in der Regel nicht in dieser Form ins normale Wacherleben zu treten pflegen. Der Grad der Realitätsferne bzw. die Tatsache der Symbolverkürzung allein sind jedoch noch nicht das wirklich Ausschlaggebende. Unsere Beurteilung hängt des weiteren noch davon ab, welche Stellung der Patient zu diesen Inhalten bezieht: Erscheinen sie ihm selbst ebenso unrichtig wie dem Beobachter, so empfindet dieser die Einstellung des Patienten als einfühlbar. Hier hat die Grenzziehung zwischen Wahn- und Zwangsideen ihren Ansatzpunkt. Beleuchtet man näher, was unter diesem besonderen Einbau in die Persönlichkeit gemeint ist, der meist als „Identifizierung" mit dem Inhalt umschrieben wird, so gelangt man zu folgendem Schluß: Zunächst liegt eine solche „Identifizierung" dort nicht vor, wo der Abwehrmechanismus der Isolierung zum Einsatz kommt. Hingegen kann dieser „besondere Einbau in die Persönlichkeit" überall dort gegeben sein, wo es sich um subjektbezogene Inhalte handelt, wie Verfolgungs-, Liebes-, Eifersuchts-, Größen- oder hypochondrische Ideen, wobei JASPERS von einem „subjektiven" Wahn spricht. Ein solcher wird jedoch nur dann festgestellt, wenn das Subjekt diese Ideen nicht zweifelnd – wie z. B. bei einer phobischen Verarbeitung – in Erwägung zieht, sondern als sicher gegeben hinnimmt. Im Grunde geht es also hier bereits um die Mitverwertung des Kriteriums der Gewißheit. Diesem kommt eine noch deutlichere Bedeutung dort zu, wo es sich um nicht subjektbezogene Ideen handelt, die sich z. B. auf Erfindungen beziehen: In einem solchen Falle entschließt man sich nur dann von einem – nach JASPERS „objektiven" – Wahn zu sprechen, wenn man von der

unerschütterlichen Gewißheit betroffen wird, mit welcher der Patient alle von anderen geäußerten Zweifel beiseite schiebt.

Symbolverkürzte oder realitätsferne Inhalte werden also nur dann als dem Wahn zuordnebar empfunden, wenn sie in bestimmter Weise an die Persönlichkeit gebunden sind. Bei den letzteren hängt es dann vom Grad des Widerspruches zur Realität – nicht einfach zur „dinghaften" (MATUSSEK), sondern zu derjenigen, die für den jeweiligen Patienten durch Kulturkreis und persönliche Entwicklung gegeben ist – ab, wann dem Untersucher die „Identifizierung" des Patienten mit seiner Idee nicht mehr einfühlbar ist.

Die „Realitätsferne" und die in ihr gegebene „Uneinfühlbarkeit" eines Inhaltes wird durch seine Ableitung aus tiefenpsychologisch oder daseinsanalytisch erhellbaren Motiven nicht beseitigt. K. SCHNEIDER hat dies in der Feststellung zusammengefaßt, daß die Sinngesetzlichkeit der Themen niemals abreiße, die „Seinsweise", in der diese auftreten, beim Wahn jedoch unverständlich bleibe. Als Beispiel hierfür führt er den sexuellen Beeinflussungswahn an: Das Liebesthema könne aus der Lebensgeschichte des Patienten verstanden werden, unverständlich bleibe jedoch, daß dieses Thema „in der Seinsweise der sexuellen Beeinflussung auftritt". Die Art, wie der Inhalt gefaßt wird, ist also dafür ausschlaggebend, ob man von einer uneinfühlbaren Unmöglichkeit sprechen kann oder nicht. Zweifelsohne lassen diese Überlegungen jedoch nicht den Schluß zu, daß Wahn nur dort vorliege, wo ein Inhalt in einer „unverständlichen Seinsweise" aufscheint: Daß jemand, der aus seiner persönlichen Lebensgeschichte hervorwachsende Thema der Beeinträchtigung oder des Betrogenwerdens als Intrige oder Eifersucht erlebt, ist – nach Aufhellung der allgemeingültigen sowie der für den speziellen Einzelfall zutreffenden Sinngesetzlichkeit – bereits so naheliegend, daß man nicht mehr von einer unverständlichen Seinsweise sprechen kann. Das wird auch durch die Feststellung bekräftigt, daß durchaus nicht jeder Wahn inhaltlich falsch sein muß (MATUSSEK, MAYER-GROSS, SCHMIDT). Die Unmöglichkeit des Inhaltes kann also nur als ein akzidentelles und nicht obligatorisches Wahnkriterium gelten. Wir haben bereits gesehen, daß es letztlich sein Gewicht doch nur durch die gleichzeitig vorhandene subjektive Gewißheit erhält.

b) *Subjektive Gewißheit und Unkorrigierbarkeit.* Die Unkorrigierbarkeit läßt sich nur dann sinnvoll von der subjektiven Gewißheit abheben, wenn man darunter eine Ausdehnung derselben über längere Zeitabschnitte versteht. Bei akuten Wahnzuständen ist die Unkorrigierbarkeit – so verstanden – also gar nicht beurteilbar. Aus diesen Gründen ist die Suche danach, wann eine subjektive Gewißheit uneinfühlbar ist, ein zentrales Problem der Wahnforschung. Da Erlebnisse *hoher subjektiver Gewißheit* auch dem normalen Menschen nicht fremd sind, können sie nicht grundsätzlich als uneinfühlbar aufgefaßt werden. Eine Begrenzung der Einfühlbarkeit durch den Grad der Gewißheit ist bisher nicht gelungen. Quantitative Erwägungen kommen lediglich mit ins Spiel, wenn es sich um „unmögliche Inhalte" im früher beschriebenen Sinne handelt: Wenn ein Landarbeiter auch mit einem gewissen Anflug von Zweifel äußert, er könne Karl der Kühne sein, so wird man trotz dieser nicht absoluten Gewißheit auf einen Wahn schließen. „Unmöglichkeit des Inhalts" und „subjektive Gewißheit" können also, sofern sie gemeinsam vorliegen, bei der intuitiven Wahndiagnose vikariierend füreinander einspringen. Handelt es sich um „mögliche" Inhalte, so muß das „radikal Fremde" aber in der subjektiven Gewißheit allein liegen. Bei den spontanen Wahneinfällen – den Wahnbewußtheiten JASPERS' –, die sich nicht auf Wahrnehmungen gründen, ist das Unverständnis in der Tatsache zu suchen, daß etwas grundsätzlich nur Mögliches zu einer keines Beweises bedürftigen Bestimmtheit wird. Dieser Ausschluß des Zufalls kann auch dort zum Kern der Uneinfühlbarkeit werden, wo die Interpretation von Wahrnehmungen als Aufbauelement des Wahns fungiert: Das gerötete Gesicht der Gattin, das dem Eifersuchtsparanoiker bei seiner Heimkehr auffällt, erweckt nicht bloß den Verdacht auf einen eben stattgehabten Ehebruch. Es ist für den Patienten der Beweis, und andere Möglichkeiten gibt es nicht. Gerade dort, wo es sich sogar um richtige Inhalte handelt, etwa bei nachgewiesener Untreue der Gattin, kann das Vorliegen eines Wahns daraus erschlossen werden, daß die als Beweis herangezogenen Beziehungssetzungen zwischen Thema und Wahrgenommenem dem Zufall keinen Platz mehr einräumen. Werden jedoch Sinnestäuschungen, mit Veränderung der Wahrnehmung selbst einhergehende Anmutungserlebnisse oder andere psychopathologische Symptome als „Aufbauelemente" des Wahns (siehe diese) verwendet, so kann deren Unvereinbarkeit mit der Realität bereits als zusätzliches Argument für die Wahndiagnose – im Sinne dessen, was über die komplementäre Funktion „unmöglicher Inhalte" gesagt wurde – dienen. Nun können aber auch Gesunde bei Einfällen oder bei der Interpretation von Wahrnehmungen alle anderen Möglichkeiten außer acht und nur eine einzige gelten lassen, wenn es sich um „mögliche" Inhalte handelt und der Betreffende unter einem heftigen Affekt steht. Nur wo diese Affektspannung fehlt, entsteht im Untersucher der Eindruck des Nicht-Nachvollziehbaren.

Bei dem Kriterium der subjektiven Gewißheit handelt es sich also offenbar um die Ausschließung des Zufälligen und die Festlegung auf eine einzige Möglichkeit bei fehlender Affekteinengung. Man sollte nun annehmen, daß diese Feststellung in gleicher Weise auch für die *Unkorrigierbarkeit* gilt. Dies trifft jedoch nicht völlig zu:

Ist der Ausschluß des Zufalls im akuten Zustand von einem starken Affekt getragen und erscheint somit verständlich, so treten bereits Zweifel an der Einfühlbarkeit auf, wenn die Affektspannung – und mit ihr das unbeirrbare Festhalten am Inhalt – ungewöhnlich lang anhält. Dieser Sachverhalt, der in einem Schwebezustand zwischen weitgehender Einfühlbarkeit und doch schon anklingenden Elementen der Uneinfühlbarkeit besteht, führte zur Einschiebung der „*Überwertigen Ideen*" (WERNICKE) als weitere diagnostische Kategorie zwischen affektbedingten akuten Gewißheitserlebnissen „Normaler" und dem Wahn. Im Gegensatz zu diesem sind nämlich die „überwertigen" oder „fixen" Ideen dadurch definiert, daß es sich um das durch eine „abnorme Affektbesetzung" (HARING u. LEICKERT) bedingte Überwiegen einer einzigen Vorstellung handelt, welche unter Außerachtlassung aller Gegenargumente das weitere Trachten und Handeln eines Menschen durch längere Zeit oder auf Dauer bestimmt. Allerdings läßt sich auch bei der Differentialdiagnose „Überwertige Idee" oder „Wahn" nochmals die einander ergänzende Rolle der einzelnen Wahnkriterien erläutern: Bei massiv unmöglicher Seinsweise des Inhalts und wegen der in ihr gegebenen Uneinfühlbarkeit wird häufig auch trotz erkennbarer „abnormer Affektbesetzung" nicht von einer überwertigen Idee, sondern einem Wahn gesprochen.

Der von den meisten Autoren betonte mögliche Übergang einer „überwertigen Idee" in einen Wahn wird nun offenbar dann festgestellt, wenn die ursprüngliche Affektspannung verblaßt, wodurch die „Uneinfühlbarkeit" stärker in den Vordergrund rückt. Diese Tatsache ist für die spätere Erörterung der „Bedingungskonstellationen" des chronischen Wahns von großer Wichtigkeit: Läßt sich nämlich bei der „überwertigen Idee" die Unkorrigierbarkeit als unmittelbare und wesensgleiche Fortsetzung der akuten subjektiven Gewißheit definieren, so trifft dies für jene Fälle nicht mehr zu, bei welchen die Affektspannung verschwindet. Im Hinblick auf solche Wahnbildungen kommt E. BLEULER dazu, das Krankhafte beim Wahn nur in der Fixierung des Irrtums zu sehen. Dem akuten und dem fortbestehenden Ausschluß des Zufalls könnten also in gewissen Fällen völlig unterschiedliche Mechanismen oder Funktionsstörungen zugrundeliegen. Das gilt nicht nur für jene Patienten, bei welchen im akuten Zustand Einfühlbarkeit wegen einer vorliegenden Affekteinengung und wegen Fehlens derselben in der Chronifizierung Uneinfühlbarkeit besteht. Es gilt auch dort, wo eine akute uneinfühlbare subjektive Gewißheit durch ein psychotisch bedingtes Evidenzerlebnis hervorgerufen wird, während das – ebenso uneinfühlbare – weitere Festhalten der Evidenz durchaus nicht unbedingt auf das Weiterlaufen des psychotischen „Prozesses" zurückgeführt werden muß.

„Unkorrigierbarkeit" und „subjektive Gewißheit" können also grundsätzlich Ausdruck ein und desselben „Grundgeschehens" sein, ohne daß dies als obligatorisch zu gelten hat. Beide sind durch einen „Ausschluß des Zufalls" charakterisiert, der bei fehlender Affekteinengung uneinfühlbar wird, was zur Diagnose „Wahn" führt. Diese wird also nach wie vor mittels der phänomenologischen Intuition gestellt, da allen Versuchen, den Wahn deskriptiv zu fassen, letztlich die Überzeugungskraft fehlt. Da „unmögliche Inhalte" keine unbedingte Voraussetzung für die Wahndiagnose darstellen und selbst bei ihrem Vorhandensein das Entscheidende in ihrem „Einbau in die Persönlichkeit" liegt, bei welchem wiederum die subjektive Gewißheit mit im Spiele ist, zentriert sich das Wahnproblem also um den „Ausschluß des Zufalls". CONRAD hat den mit diesem Schlagwort gemeinten Sachverhalt als „Überstiegsunfähigkeit" beschrieben. Die Suche nach den Gründen für den akuten oder dauernden Ausschluß des Zufalls, für die augenblickliche oder fortbestehende Überstiegsunfähigkeit, ist ein Hauptanliegen der modernen Wahnforschung. Für diese Frage ist dann unter Umständen bedeutungsvoll, ob „sekundäre" Wahnbildungen von nicht weiter zurückverfolgbaren Phänomenen wie der Wahnstimmung, der Wahnbewußtheit, dem Wahneinfall oder der Wahnwahrnehmung abgeleitet werden oder aus den von JASPERS erwähnten „anderen Erlebnissen" hervorgehen. Hier steht heute jedoch nicht mehr die Alternative „echt – unecht" zur Diskussion. Es geht vielmehr um die Entstehungsbedingungen der betreffenden Phänomene, ihre Rolle bei der Ausbildung der subjektiven Gewißheit und des Persönlichkeitswandels, welcher der fortbestehenden Unkorrigierbarkeit zugrunde liegen könnte. Diese Frage nach den „Bedingungskonstellationen" (HELMCHEN) läßt sich besser überblicken, wenn man zunächst die innere Gliederung der Wahnphänomene in Anlehnung an die französischen Strukturanalysen (EY, GEORGIN, NODET) einer ordnenden Sichtung unterzieht.

V Innere Gliederung des Wahns
Bei jedem Wahn läßt sich zwischen „Thema", „Struktur" und „Aufbauelementen" sowie der begleitenden „psychiatrischen Allgemeinsymptomatik" unterscheiden.

1. Die den Inhalt des Wahns stellenden *Themen* können praktisch alles Denkmögliche umfassen (HARING u. LEICKERT). Die große Mehrzahl der Fälle gruppiert sich jedoch um einige wenige Inhalte. Diese werden dann meist zur Kennzeichnung des Zustandsbildes im Sinne von Verfolgungs-, Beziehungs-, Beeinträchtigungs-, Eifersuchts-, Größen-, Abstammungs-, Liebes-, Versündigungs-, Verarmungswahn etc. herangezogen. In der Regel wird angenommen, daß die Themen aus der Vorgeschichte oder der auslösenden Situation, auch wenn diese nicht als Ursache des Wahns angesehen werden können, entweder mittels der verstehenden Psychologie oder tiefenpsychologischer

bzw. daseinsanalytischer-anthropologischer Methoden ableitbar sind. Trotz überzeugender Hinweise dafür, daß lebensgeschichtliche Zusammenhänge immer wieder bei der Wahl eines bestimmten Wahnthemas eine Rolle spielen, ist jedoch nicht völlig von der Hand zu weisen, daß gewisse, als vorinhaltliche „Primärphänomene" aufzufassende Funktionsstörungen die Themenwahl zumindest mitbestimmen könnten. Dementsprechend wird uns die Frage, ob z. B. aus „Erlebnisvollzugsstörungen" resultierende Anmutungserlebnisse eine „Projektionsbereitschaft" und damit etwa die Wahl eines Verfolgungsthemas fördern können, noch im Zusammenhang mit den „Bedingungskonstellationen" des Wahns zu beschäftigen haben. Fest steht jedenfalls, daß die Wahnthemen in einer gewissen Abhängigkeit zu kollektiven Vorstellungen stehen (KRANZ) und sich auch mit deren Änderung wandeln, was etwa in dem Verschwinden des Besessenheitswahns zugunsten des Bestrahlungswahnes zum Ausdruck kommt.

2. Die „*Wahnstruktur*" läßt sich in drei Kategorien beschreiben: In der Alternative „logisch" oder „paralogisch" wird festgehalten, ob die vorliegende Ideenverknüpfung den Gesetzen des logischen Denkens entspricht oder nicht. Mit den Begriffen „organisiert" bzw. „unorganisiert" wird gekennzeichnet, inwieweit der Wahn zu einem einigermaßen geschlossenen Gebäude zusammengefaßt ist, was in der klassischen Literatur meist als vorhandene oder fehlende *Systemisierung* beschrieben wird. Es erscheint jedoch zweckmäßig, auf den Begriff des „Wahnsystems" zu verzichten, da sich oft schwer feststellen läßt, ob wirklich ein geschlossenes System vorliegt und zudem „Systemisierung" häufig im Sinne von „Generalisierung" verstanden wird. Der letztere Begriff bezieht sich auf die Einbeziehung immer weiterer Erlebnisse und Überlegungen bzw. neuer Personen in das Wahngebäude und hängt von der „*Wahndynamik*", d. h. dem fortbestehenden Druck nach weiterer Wahnbildung ab. Die bisher gegebene Begriffsbestimmung erlaubt es, einen unorganisierten Wahn durchaus als logisch zu charakterisieren. Ein solcher liegt z. B. vor, wenn sich jemand durch unbekannte Personen beobachtet fühlt, ohne eine Vorstellung darüber zu haben, wer diese Beobachtungen veranlaßt. Die dritte Kategorie hat den „Weltbezug" zum Gegenstand: Im „polarisierten" Wahn werden die Wahnideen in die Gegebenheiten der realen Welt eingegliedert und erscheinen innig mit ihr verzahnt. Im Hinblick auf den Verfolgungswahn hat HEINRICH dies als „enkletische Umweltskommunikation" beschrieben. Stehen hingegen Wahnwelt und reale Welt nebeneinander, ohne sich gegenseitig wesentlich zu beeinflussen, so spricht man von einer „Juxtaposition" des Wahns. Diese ist häufig dort anzutreffen, wo nach dem Erlöschen eines akut psychotischen Geschehens der Wahn an Dynamik verloren hat und nurmehr als „*Residualwahn*" in der Ideenwelt des Patienten eine mit der Realität nicht mehr interferierende und keinen Veränderungen mehr unterworfene Existenz führt. Nimmt der Patient keine Kenntnis mehr von der Realität, sondern lebt ausschließlich in der Wahnwelt, so spricht man von einem „autistischen" Wahn.

3. Bei den *Aufbauelementen* handelt es sich sowohl um Phänomene, auf welche die Patienten ihren Wahn unmittelbar gründen, wie auch um diejenigen, die der Ausgestaltung dienen. Grundsätzlich gibt es hier zwei Möglichkeiten: Einerseits kann der Wahn unmittelbar als inhaltlich gestalteter „Einfall" ins Bewußtsein treten. Dann spricht man am besten mit JASPERS von „*Wahnbewußtheiten*". Sofern solche laufend neu produziert und auch zur weiteren Ausgestaltung des Wahns herangezogen werden, liegt eine „*Fabulation*" vor. Andererseits kann sich der Wahn auf Wahrnehmungen, Erlebnisse oder Erinnerungen stützen, die ihrerseits normal oder krankhaft verändert sein mögen, aber erst durch die wahnhafte „*Interpretation*", d. h. eine den Zufall ausschließende Auslegung zum Wahn werden. Die pathologischen Phänomene, die am häufigsten zum Gegenstand von Interpretationen werden, sind: *Anmutungserlebnisse* (JANZARIK), *Dysästhesien* (im Sinne von HELMCHEN als quantitative oder gelegentlich auch qualitative Veränderungen der Empfindlichkeit in den einzelnen Sinnesbereichen verstanden), *Personsverkennungen*, → *Illusionen*, → *Halluzinationen*, → *Transitivismus* und *Erinnerungsfälschungen*. Diese Aufzählung verzichtet auf die umstrittene „echte Wahnwahrnehmung" und versucht, die sonst unter diesem Begriff subsumierten Phänomene aufgrund neuerer psychopathologischer Untersuchungen über die „Entzügelung des impressiven Wahrnehmungsmodus" (JANZARIK) besser zu fassen. Demnach muß man jeweils zu unterscheiden versuchen, ob es sich um die Interpretation von gewöhnlichen Wahrnehmungen handelt, oder solchen, die den Charakter von Anmutungserlebnissen aufweisen. Diese können wiederum auf eine bestimmte Wahrnehmung beschränkt bleiben – „eine Laterne leuchtet eigenartig" – oder aber das gesamte Erlebnisfeld unbestimmt anmutend empfinden lassen, was dem Begriff der „Wahnstimmung" entspricht. Bei jedem Wahn können eines oder mehrere der geschilderten Aufbauelemente zum Tragen kommen. Gelegentlich treten jedoch manche der betreffenden Phänomene bei einem Wahnsyndrom auf, ohne durch entsprechende Interpretation in den Wahn einbezogen zu werden. Dann sind sie der Allgemeinsymptomatik zuzurechnen.

4. Zur *psychiatrischen Allgemeinsymptomatik* gehören alle jene Symptome, die vom Patienten selbst nicht zur Begründung seines Wahns herangezogen werden, also vorwiegend formale Denkstörungen, Stimmungs-, Affekt- und Antriebsstörungen, Orientierungs- und Bewußtseinsstörungen sowie Stö-

rungen der intellektuellen Leistungsfähigkeit und des Ausdrucksverhaltens.

In der Praxis hängt es von der quantitativen Ausprägung der Allgemeinsymptomatik ab, ob man von einem *Wahn bei einer bestimmten Krankheit* oder einem *„Wahnsyndrom im engeren Sinne"* spricht: Tritt die Allgemeinsymptomatik gewichtig in den Vordergrund, so wird das Zustandsbild in der Regel dieser entsprechend klassifiziert – z. B. als Melancholie mit einem Versündigungswahn oder mit paranoiden Wahnideen. Ist die Allgemeinsymptomatik nur diskret ausgebildet oder gar fehlend, so wird meist eine „Paranoia", eine „Paraphrenie", ein „hypochondrischer Wahn" etc. diagnostiziert. Die nosologische Zuordnung dieser, den „Wahnsyndromen im engeren Sinne" zuzuzählenden Zustände wird dann jedoch nach Lehrmeinung sehr unterschiedlich durchgeführt. Im Hinblick auf Katamnesen von paranoischen und paraphrenen Patienten (M. BLEULER, FÖRSTERLING, KOLLE, W. MAYER) neigt eine große Gruppe von Autoren dazu, die betreffenden Syndrome in toto oder zumindest die „Paraphrenie" – der Schizophrenie zuzurechnen. Die immerhin große Zahl von Patienten, die bei diesen Nachuntersuchungen keinen „schizophrenen Zerfall" aufwiesen, läßt jedoch auch an die Möglichkeit denken, daß eben nicht alle Fälle von Paranoia oder Paraphrenie zur Schizophrenie gehören (BERNER, GEORGIN). Für diese wird die Zugehörigkeit zum manisch-depressiven Krankheitsgeschehen (EWALD, SPECHT) oder zu organischen Gehirnerkrankungen (SCHIMMELPENNING) bzw. ihre nosologische Eigenständigkeit (LEONHARD) – eventuell im Sinne von Persönlichkeitsvarianten – diskutiert. Ein unvoreingenommener Standpunkt kann angesichts dieser unterschiedlichen Meinungen nur postulieren, daß bei den „Wahnsyndromen im engeren Sinne" von Fall zu Fall entschieden werden muß, wie man ihn nosologisch einordnet. Die Begriffe „Paranoia" und „Paraphrenie" sollten dabei rein syndromatisch bei Vorliegen einer bestimmten Gliederung des Wahns gebraucht werden. So sind alle jene „Wahnsyndrome im engeren Sinn" als Paraphrenien zu bezeichnen, die außer der Interpretation von gewöhnlichen Wahrnehmungen und Erinnerungsfälschungen – bzw. auch ohne diese beiden Phänomene – eines oder mehrere der sonstigen Aufbauelemente aufweisen. Bei den paranoischen Syndromen hingegen liegt ein logisch-organisierter Wahn vor, der sich lediglich auf die Interpretation von Wahrnehmungen ohne Anmutungscharakter und/oder Erinnerungsfälschungen stützt. Liegt bei der gleichen Einschränkung im Hinblick auf die Aufbauelemente ein paralogisch-unorganisierter, logisch-unorganisierter oder paralogisch-organisierter Wahn vor, so kann man weder von einer Paranoia noch von einer Paraphrenie sprechen. Die betreffenden Zustände haben in der psychiatrischen Nomenklatur bisher noch keine einheitliche Bezeichnung gefunden; handelt es sich um Verfolgungs- oder Beeinträchtigungsinhalte, werden sie meist als „paranoides Syndrom" diagnostiziert. Unseres Erachtens sollten sie jeweils nach ihrer Gliederung und Thematik exakt gekennzeichnet und im Hinblick auf das Fehlen einer entsprechend ausgeprägten Allgemeinsymptomatik als „rein" bezeichnet werden, z. B.: „Syndrom eines reinen logisch-unorganisierten Verfolgungswahns".

Die nosologische Zuordnung der so näher charakterisierten „Wahnsyndrome im engeren Sinne" kann angesichts der Tatsache, daß Thema und Struktur keine nosologischen Rückschlüsse erlauben, nur in einer eventuell vorhandenen diskreten Allgemeinsymptomatik oder im Vorliegen bestimmter Aufbauelemente bzw. deren besonderer Prägung gesucht werden. Terminologisch erweist es sich vorteilhaft, die einer solchen nosologischen Zuordnung dienenden Symptomkonstellationen in Anlehnung an HOCHE als *Achsensyndrome* zu bezeichnen. Die Erhebung von diskreten Allgemeinsymptomen zu einer die Zuordnung bestimmenden Achsensyndromatik wird von einer Reihe von Forschern im Gegensatz zu jenen gefordert, die z. B. leichte manische oder depressive Verstimmungen bzw. gering ausgeprägte Zeichen eines organischen Psychosyndroms nicht berücksichtigen oder sogar übersehen, wenn die Wahnsymptomatik deutliches Übergewicht hat. Die Berücksichtigung bestimmter Aufbauelemente als Achsensyndromatik betrifft hingegen vorwiegend die Frage, ob es sich um eine Schizophrenie handle oder nicht. So werden z. B. alle jene Aufbauelemente, die den SCHNEIDERschen Symptomen ersten Ranges entsprechen, von vielen Autoren als für die Schizophrenie pathognomonisch angesehen. Demgegenüber haben jedoch andere darauf hingewiesen, daß auch die Symptome ersten Ranges nur bei einer bestimmten Prägung für das Vorliegen einer Schizophrenie sprechen (PETERS, SCHIMMELPENNING). Auf diese Problematik wird im Abschnitt über die „nosologische Deutung der Wahnsyndrome im engeren Sinne" noch eingegangen werden.

VI Die Bedingungskonstellationen des Wahns
Die Suche nach den Bedingungen, unter welchen Wahn auftritt, muß der Feststellung Rechnung tragen, daß es bei recht verschiedenartigen Erkrankungen zu Wahnbildungen kommen kann. Seit E. BLEULER, GAUPP und KRETSCHMER hat sich bei dem Versuch, hier Einsichten zu eröffnen, die „mehrdimensionale" Auffassung immer stärker durchgesetzt. Die eklektischen Theorien haben die Wechselwirkungen zwischen vorgegebenen individuellen Besonderheiten, situationsbedingten Einflüssen und endogenen oder körperlich begründbaren krankhaften Störungen zum Gegenstand. Diese lassen sich besser darstellen, wenn man sie für die „Wahnbereitschaft", die „aktuelle Wahngenese" sowie das „Schwinden, die Chronifizie-

rung und den Strukturwandel des Wahns" gesondert untersucht. Bei all diesen drei Problemkreisen ist grundsätzlich eine rein psychodynamische Erklärung denkbar. Angesichts dessen, was über die Wahnthemen gesagt wurde, gilt das gleiche jedoch nicht für die Hypothesen einer rein somatischen Wahngenese, die den Wahn auf Affekt-, Antriebs- oder schizophrene Erlebnisvollzugsstörungen zurückzuführen versuchen. Diese Theorien, für welche die SPECHTsche Auffassung als Beispiel dienen kann, daß der Verfolgungswahn der direkte Ausdruck einer dem manisch-depressiven Formenkreis zugehörigen dysphorischen Mißstimmung sei, sind heute einer Synthese zwischen den Erkenntnissen der somatischen und idiographischen Forschung gewichen.

1. Die Grundlagen der Wahnbereitschaft, also der Disposition, auf deren Boden es zur Manifestation von Wahnsyndromen kommt, wurden teils im Somatisch-Biologischen, teils mehr in Störungen der frühkindlichen oder späteren seelischen Entwicklung vermutet. Eklektisch orientierte Autoren nehmen das Zusammenwirken konstitutionell-angeborener oder erworbener Bereitschaften mit lebensgeschichtlichen Einflüssen an. So spricht KEHRER von verschiedenen Gruppen von Wahnkranken, welche sich durch das jeweilige Wechselverhältnis zwischen endogenen und exogenen Faktoren voneinander unterscheiden. Auch KRETSCHMERS Versuch, bestimmte Typen von Wahnkranken aus gesetzmäßigen Beziehungen zwischen Charakter, Milieu und Erlebnis abzuleiten, gehört hierher.

Die Suche nach einer *biologisch-somatischen Disposition* geht auf die Degenerationstheorie zurück und hat zu einer Reihe von Spekulationen über anlagebedingte Störungen der „Sexualformel" (KEHRER) sowie zur Bildung von verschiedenen Theorien über die psychopathische Minderwertigkeit der Wahnkranken geführt. Zu einem einheitlichen Ergebnis sind die Untersuchungen über die somatische Prädispostion zum Wahn nicht gelangt. Dennoch werden uns Aspekte dieses Problems noch bei der aktuellen Wahngenese und der Wahnchronifizierung zu beschäftigen haben. Hier ist jedoch bereits die Feststellung zu erwähnen, daß eine stärkere hirnorganische Beeinträchtigung, die Ausbildung strukturierter Wahnbildungen nicht zulasse (HELMCHEN).

Auch die *psychodynamischen Schulen* konnten bisher keine bindenden Aussagen darüber machen, wie es zu einer allgemeinen Bereitschaft, den Zufall auszuschließen, kommt. Dagegen haben sie reichlich Material zur Frage der *Themenwahl* gesammelt. Am gründlichsten wurden diese Zusammenhänge – wohl wegen seines häufigen Auftretens – beim Verfolgungs- und Beeinträchtigungswahn untersucht. Dabei ergibt sich, daß die betreffenden Patienten offenbar eine besondere Problematik auf dem Gebiete der zwischenmenschlichen Beziehungen aufweisen, die sich auf ein Unsicherheitsgefühl gründet, das entweder im Gefolge von Lebensentwicklungen oder bei akuten Belastungssituationen entsteht. Psychoanalytisch orientierte Autoren sehen hierbei, wie erwähnt, das Wesentliche in einer latenten Homosexualität. Andere Forscher haben solche Zusammenhänge zwischen spezifischen Störungen der frühkindlichen Psychodynamik und paranoiden Inhalten jedoch nicht bestätigen können. Sie meinen eher, daß spätere Erlebnisse das Verfolgungs- oder Beeinträchtigungsthema nahelegen. Dabei handle es sich jeweils um isolierende, den Menschen in eine Outsider-Position bringende und verunsichernde Situation, wie sie durch Migration, Arbeits-, Familien- und Nachbarschaftskonflikte, Sinnes- und andere Körperdefekte entstehen können. Während die Psychoanalyse den → Eifersuchts-, Liebes- und Größenwahn ebenfalls aus homosexuellen Strebungen ableitet, haben andere Autoren auch hier ein besonderes Schicksal für die Themenwahl verantwortlich gemacht, wie z. B. die sexuelle Frustration für den Liebeswahn der alten Jungfern. Je seltener die betreffende Wahnform, desto schwieriger lassen sich allgemeingültige Regeln für die Themenwahl aufstellen. Diese kann letztlich in vielen Fällen nur aus der Interpretation der einzelnen Lebensgeschichten dem Verständnis nähergebracht werden.

Ausgehend von der Beobachtung, daß Verfolgungsideen meist erst im Erwachsenenalter – dem *„paranoiafähigen Alter"* – auftreten, haben verschiedene Autoren (BERNER, KRYSPIN-EXNER, SRISOPARK u. ZAPOTOCZKY, DÖRNER u. WINZENRIED) an einem großen Krankengut eine regelhafte Beziehung zwischen bestimmten Wahninhalten und dem Lebensalter gezeigt, in welchem es zur „aktuellen Wahngenese" – gleichgültig, ob unter dem Einfluß seelischer Belastungen oder durch den Ausbruch endogener bzw. körperlich begründbarer Psychosen – kommt. Diese Untersuchungen beziehen sich auf hypochondrische, Verfolgungs-, Beeinträchtigungs- und Eifersuchtsinhalte und führen zu der Annahme, daß dem Menschen – bei beiden Geschlechtern in etwas unterschiedlicher Weise – in gewissen Altersstufen bestimmte Themen naheliegen: Bei Männern und Frauen scheint so von der Kindheit bis zum frühen Erwachsenenalter die eigene Leiblichkeit im Vordergrund des Interesses zu stehen, weshalb in diesem Lebensabschnitt auftretende Wahnbildungen vorwiegend hypochondrische Inhalte zeigen. Das mag mit der in diesem Alter so aktuellen Frage zusammenhängen, ob man das Leben wird körperlich meistern können. Bei der Frau scheint sich diese Problematik etwas mehr gegen die Lebensmitte hin auszudehnen. Die Mitte und beginnende zweite Hälfte des Lebens läßt beim Manne offenbar das „Begegnungsthema" und damit Verfolgungsinhalte aktuell werden. Nachdem die körperliche Bewährung zu einer gesicherten Erfahrung geworden ist, geht es anscheinend um die Erringung und Behauptung der sozialen Stellung. Für die Frau spielen Probleme der Position und speziell der beruflichen Karriere offenbar eine viel geringere Rolle, was auch aus der Sichtung der Inhalte und Auslösungssituationen hervorgeht. Bei ihr handelt es sich vorwiegend um das Allein-im-Leben-Stehen, die schutzlose Preisgabe, weshalb man unter den paranoiden Frauen viele ledige Frauen und meist Inhalte findet, die anstelle der Verfolgung eine Beeinträchtigung in der sexuellen oder Wohnsphäre zum Gegenstand haben. Daß dieses Alleinstehen im allgemeinen erst gegen den Lebensabend hin realisiert wird, mag erklären, warum paranoide Wahnbildungen bei Frauen später als bei Männern aufzutreten pflegen. Wenn dann der Kampf um die soziale Position seinen Abschluß gefunden hat, scheint es zu einer Einengung der Begegnungsproblematik auf die Ich-Du-Beziehung zu kommen. Vielleicht aktualisiert jetzt das Gefühl, angesichts des vorgerückten Alters und der schwindenden Außenkontakte, auch hier unwiderruflich festgelegt zu sein, die Partnerambivalenz und damit bei beiden Geschlechtern zugleich das „Eifersuchtsthema". Schließlich kommt es bei Männern und Frauen gegen den Lebensabend hin – neben den jetzt auch bei Männern oft anzutreffenden Beeinträchtigungsideen – zu einer neuerlichen Häufung von Wahninhalten aus der „Leibesthematik", was wohl mit der Angst vor dem körperlichen Verfall bzw. mit dem Innewerden desselben zusammenhängt.

Versucht man die eben gegebene Deutung der statistisch objektivierten Korrelationen zwischen Lebensalter und bestimmten Inhalten mit den Erfahrungen über Störungen der Psychodynamik bei Wahnkranken in Beziehung zu setzen, so ergibt sich folgende Hypothese: Die Spezifität bestimmter traumatischer Einflüsse während der frühkindlichen Entwicklung für die Entstehung einer Bereitschaft zu Wahnbildungen im allgemeinen oder gewisser Wahnthemen im besonderen muß noch als fraglich gelten. Störungen der frühkindlichen Psychodynamik führen aber offenbar zu einer allgemeinen Herabsetzung der Toleranzschwelle für Belastungen, während spätere Erfahrungen jeweils einzelne Menschen für ein bestimmtes Thema „sensibilisieren": Sie erniedrigen anscheinend selektiv die Belastungsschwelle für gewisse Problemkreise, wie wir sie als Leibes-, Begegnungs- und Eifersuchtsthema schematisiert haben. In jener Lebensperiode, in welcher diese Themen zumindest in unserem Kulturkreis allgemein naheliegen, sind die betreffenden Personen anscheinend erhöht konfliktanfällig. Eine solche „sensibilisierende" Rolle für Belastungen im „paranoiafähigen" mittleren Lebensabschnitt spielen offenbar das Selbstbewußtsein und -wertgefühl herabsetzende, verunsichernde Erlebnisse. Analog scheint die Lenkung der Aufmerksamkeit auf die Leibessphäre durch körperliche Erkrankungen der Patienten selbst oder ihrer Bezugspersonen bzw. durch ein Heranwachsen in einem nosophobischen Milieu, eine erniedrigte Toleranzschwelle in jenen Altersstufen zu bedingen, in welchen das „Leibesthema" allgemein naheliegt. Selbstverständlich mag es jedoch auch „Sensibilisierungen" für Themen geben, denen keine besondere Altersspezifität zukommt. Das scheint z. B. für die Bedeutung verunsichernder Elternbeziehungen bei der Entstehung des *Abstammungswahns* zuzutreffen, der unabhängig vom Lebensalter oft durch Belastungen ausgelöst wird, deren sinngesetzlicher Zusammenhang mit dem ursprünglichen Konflikt einsehbar gemacht werden kann. Bei allen Themen können die „sensibilisierenden" Einflüsse selbstverständlich langsam schleichend oder als plötzlich hereinbrechende Ereignisse wirksam werden, womit der alte Streit (KRETSCHMER, LANGE, MAYER-GROSS, SLATER u. ROTH), ob Schlüsselerlebnisse für die Wahnentstehung notwendig seien oder nicht, als überholt betrachtet werden kann.

2. Die aktuelle Wahngenese. Die *psychodynamischen Schulen* nehmen an, daß die „Wahnspannung" (MATUSSEK) bzw. das „innere Bedürfnis" nach dem Wahn (E. BLEULER) durch belastende Erlebnisse entsteht, die den Menschen mit ihm innewohnenden Eigenschaften und Defekten konfrontieren, deren Existenz ihm bis dahin unbekannt war (STRÖMGREN). Dem steht die Auffassung gegenüber, daß die aktuelle Wahngenese *somatisch* bedingt sei: Cerebrale Funktionsänderungen, seien sie nun nachweislich körperlich begründbar oder sei ihre Organizität, wie bei den endogenen Psychosen, nur als Postulat vertretbar, seien die Ursachen für „primäre" Erlebnisfunktionsstörungen (ARNOLD), Anmutungserlebnisse, Halluzinationen etc., die eine wahnhafte Ausdeutung nahelegen. Im Hinblick auf das über die Themenwahl Gesagte kann man postulieren, daß derartige Primärerlebnisse dann im Rahmen des jeweils naheliegenden Themas wahnhaft ausgedeutet werden. Diese Feststellung läuft schematisch darauf hinaus, daß körperlich begründbare oder endogene Hirnfunktionsstörungen das Anheben des Themas auf Krankheitsniveau bedingen. In jüngerer Zeit wurde diese Beziehung durch CONRADS Untersuchungen über den „cerebralen Funktionswandel" und JANZARIKS Konzept der „dynamischen Grundkonstellationen" in ein neues Licht gerückt.

CONRAD sieht das Wesentliche des Funktionswandels beim Wahnkranken in einem Verlust an „Freiheitsgraden", der sich als „Überstiegsunfähigkeit" auswirke. Diese hat CONRAD als abnormes Bedeutungsbewußtsein und das Gefühl, im Mittelpunkt zu stehen, bei der beginnenden Schizophrenie beschrieben. CONRAD betont jedoch, daß dieser pathologische Funktionswandel auch bei körperlich begründbaren Psychosen vorkomme. Er läßt sich daher bei verschiedenen Erkrankungen zur Erklärung für die aktuelle Wahngenese heranziehen. JANZARIK hat den „Aktualisierungsdruck" von vorgegebenen Bereitschaften unter dem Gesichtswinkel der „strukturell-dynamischen Kohärenz" dargestellt, wobei der Begriff „Dynamik" im Sinne eines emotionalen und antriebhaft-intentionalen Doppelaspektes gebraucht wird: In dem aus Vererbung, Überlieferung und Erfahrung entstandenen seelischen Strukturgebäude sei ein Teil der Dynamik gebunden, wodurch diese „repräsentativen Bestände" mit Gefühlswertungen versehen würden. Endogene Psychosen sind durch Entgleisungen der nicht in der seelischen Struktur gebundenen Dynamik im Sinne der dynamischen Restriktion, Expansion und Unstetigkeit gekennzeichnet. Schon HEINROTH und später vor allem die SPECHT-EWALDsche Schule meinten, daß Wahnpsychosen auf dem Boden von Verstimmungszuständen entstehen. Diese Meinung konnte sich jedoch nicht entsprechend gegen die Behauptung durchsetzen, daß die depressive Einengung bzw. die manische Assoziationslockerung und Beschleunigung die Ausbildung strukturierter Wahngebilde überhaupt nicht zuließen. Demgegenüber konnte JANZARIK zeigen, daß bei der Depression der Grad der Verstimmung parallel geht mit einer Einengung der aktualisierbaren seelischen Strukturen auf immer ichnähere Bestände. Daraus wird verständlich, warum gerade in leichten Depressionen lebensgeschichtlich naheliegende Themen in den Vordergrund des Interesses treten können, während sich erst bei Verstärkung der Verstimmung das gesamte Denken auf Versündigungs-, Verarmungs- und Leibesinhalte reduziert. In ähnlicher Weise läßt sich das Anheben eines naheliegenden Themas auf Krankheitsniveau im Rahmen hypomanischer Verstimmungen damit erklären, daß nur das unversehrte strukturelle Gefüge dynamisch aktiviert wird. Bei höheren Graden der Manie erst läßt die zunehmende Steuerbarkeit durch Außenreize Probleme der persönlichen Struktur zugunsten der Bezogenheit auf die Umwelt zurücktreten.

In gleicher Art aktualisieren als Ausdruck einer dynamischen Unstetigkeit auffaßbare dysphorische Verstimmungen oder Mischzustände zunächst die seelische Struktur. Erreicht die dynamische Unstetigkeit höhere Grade, so kommt es zu einer Entzügelung des impressiven Wahrnehmungsmodus, der vor allem durch den Wegfall von übergeordneten Gerichtetheiten, eine vermehrte Reizoffenheit und erhöhte Sensibilität für Anmutungsqualitäten charakterisiert ist. Bei noch stärkerer Ausprägung der dynamischen Unstetigkeit fallen jedoch schließlich die wertbezogenen Gerichtetheiten als Determinanten völlig aus und die Eigendynamik der Anmutungen und Aktualisierungen führt zu einem Zerfall des Erlebnisfeldes. In diesem Stadium können einigermaßen strukturierte Wahnphänomene nicht mehr zustande kommen. Mit JANZARIKs Konzept kann man sich die „Sensibilisierung" für bestimmte Themen als eine lebensgeschichtlich gewordene Struktur mit bestimmten Gerichtetheiten von besonderer strukturgebundener dynamischer Wertigkeit vorstellen. Da leichtere dynamische Verschiebungen zunächst nur dieses Wertgefüge aktualisieren, können sie durchaus zur Entstehung eines katathymen Wahns führen. Nur stärkere Grade der Depression oder Manie lassen lebensgeschichtliche Elemente zugunsten ich-näherer oder umweltbezogener Probleme in den Hintergrund treten und bedingen dann einen „holothymen", d. h. unmittelbar aus der Verstimmung herleitbaren Wahn. Ein solcher liegt z. B. beim *Versündigungswahn* Depressiver oder bei einem an „Hochstapelei" erinnernden *Größenwahn* von Manikern vor. Bei der Dysphorie ist schließlich die Aktivierung konfliktbeladener „Komplexe" der Mißstimmung überhaupt adäquat, was schon SPECHT behauptete. Leichtergradige dynamische Verschiebungen wirken nun nicht bloß wertaktualisierend: sie prägen auch die Art, in welcher das betreffende Thema zur Darstellung gebracht wird. So ist der *Querulantenwahn*, bei welchem Beeinträchtigungsideen in kämpferischer Weise mit der Umwelt ausgefochten werden, sehr häufig durch ein hypomanisches Achsensyndrom ausgezeichnet. Erreicht die dynamische Unstetigkeit nicht jene Grade, die eine Entzügelung des impressiven Wahrnehmungsmodus bedingen, so treten – ebenso wie bei der reinen dynamischen Restriktion oder Expansion – Wahnbildungen auf, die nur durch die Interpretation unveränderter Wahrnehmungen oder durch Erinnerungsfälschungen gestützt werden. Bei verstärkter Unstetigkeit der Dynamik hingegen entstehen paraphrene Zustände, indem der impressive Wahrnehmungsmodus zu einem bestätigenden Element für das aktualisierte naheliegende Thema wird. JANZARIK hat dies am Beispiel der K. SCHNEIDERschen Wahnwahrnehmung demonstriert, bei der die Aktualisierungen in den begegnenden Anmutungen bestätigt werden, während die Anmutungen in den Aktualisierungen besondere Bedeutung gewinnen. Störungen der dynamischen Grundkonstellationen können also die aktuelle Wahngenese bedingen. Ob es dabei zum Auftreten paraphrener Syndrome kommt oder nicht, hängt vom Grad der dynamischen Unstetigkeit ab. Veränderungen der Dynamik müssen durchaus nicht bloß als Ausdruck eines einheitlichen psychotischen Vorgangs betrachtet werden. Es ist vielmehr auch denkbar, daß voneinander völlig unabhängige endogene Psychosen ebenso dynamische Verschiebungen hervorrufen können, wie körperlich begründbare seelische Störungen. Schließlich wäre es auch möglich, daß dynamische Entgleisungen – bei einer entsprechenden Disposition – psychogen unter dem Druck von Erlebnissen zustande kommen.

3. Chronifizierung, Schwinden und Strukturwandel des Wahns. Psychogenetisch orientierte Theorien bringen den weiteren Verlauf des Wahns mit den als Grund für seine Entstehung angenommenen psychodynamischen Störungen in Zusammenhang:

Wird der zugrundeliegende Konflikt beseitigt, oder ändert sich das abnorme Lebensschicksal, so müßte der Wahn abklingen. Der umgekehrte Fall würde seine Persistenz bedingen. Ein eventuell eintretender Strukturwandel wird mit der Hinzuziehung anderer Abwehrmechanismen in Abhängigkeit von der Akuität und Intensität des zugrundeliegenden Konfliktes erklärt: Verliert dieser an Aktualität, so kann z. B. eine ordnende Rationalisierung einen vorher „unorganisierten" Wahn in ein „organisiertes" System bringen. Reicht die Projektion nicht zur Herstellung eines erträglichen Zustandes, so wird dieser durch Einsatz der „Leugnung der Realität" angestrebt, was als „Destruierung" des Wahns in Richtung des Organisationsverlustes, des Abgleitens ins Paralogische und in die autistische Abwendung von der Welt zum Ausdruck kommt.

Unter dem Blickwinkel des JANZARIKschen Modells hingegen stellt sich das weitere Schicksal des Wahns, das man auch als „*Wahndynamik*" bezeichnet, folgendermaßen dar: Zustände dynamischer Restriktion, Expansion oder Unstetigkeit erhalten für die Dauer ihres Bestehens das naheliegende Thema auf Krankheitsniveau. Je expansiver die Dynamik ist, wobei expansive Züge auch in der Unstetigkeit mitspielen können, desto mehr wird der Wahn einen expandierenden Charakter im Sinne der Generalisierung aufweisen. In der zunehmenden dynamischen Restriktion hingegen wird der Wahn immer ärmer, um schließlich auf einzelne Ideen eingeschränkt zu werden. Syndrome von persistentem, sich in seiner Expansion kaum ändernden Wahn sind dort zu erwarten, wo die betreffenden dynamischen Störungen chronisch sind, wobei anzuführen ist, daß manische oder depressive Verstimmungen nicht selten in eine chronische Dysphorie ausmünden. Mit dem Abklingen von Verstimmungen schwindet nun der Wahn nicht immer: Eine Erklärung hierfür ist die „psychotisch eingeengte Veränderung der Struktur", die nach JANZARIK insbesondere dann zustande komme, wenn die Dynamik unstetig werde und eine Bestätigung der Aktualisierungen durch Anmutungserlebnisse erfolge. Komme es jedoch nicht zu einer wechselseitigen Durchdringung von Wahn und überdauernden repräsentativen Beständen des gesunden Seelenlebens, wie z. B. bei stürmisch verlaufenden schizophrenen Psychosen und schweren Depressionen, so bleibe das Wertgefüge unverändert und es trete keine Wahnpersistenz auf. Eine weitere Erklärungsmöglichkeit für die Chronifizierung liegt in der — bewegten Perioden oft folgenden — „dynamischen Entleerung", bei welcher die zur Abwendung von einem Thema nötige Energie verloren geht.

Die Destruierung des Wahns kann mit der Entzügelung des impressiven Wahrnehmungsmodus erklärt werden, die nicht nur den Verlust des logischen Aufbaues und der Organisation, sondern auch den Wandel der Weltbezogenheit verständlich macht: Wo Aktualisierungen das Krankheitsbild beherrschen, muß es zu einer verschärften Polarisierung der Weltbeziehung kommen: Die Welt wird nur noch aus der Aktualität der aktivierten naheliegenden Themen gesehen. Mit dem zunehmenden Hervortreten des impressiven Wahrnehmungsmodus jedoch, in dem die Anmutungen das Übergewicht gewinnen, wird wohl die Lösung von der begegnenden Welt zugunsten des Rückzuges in eine eigene Wahnwelt eingeleitet. Das Unstetigwerden der Dynamik öffnet offenbar über den Weg der impressiven Wahrnehmung, eventuell bereichert durch halluzinatorische Erlebnisse, auch den Zugang zum dereistischen Denken, zur fabulatorischen Weltgestaltung, zur Akzeptierung des Hereinwirkens übernatürlicher Kräfte und Mächte in diese Welt, womit grundsätzlich die Möglichkeit einer Juxtaposition gegeben ist. Diese kann aber anscheinend nur dann genützt werden, wenn eine Beruhigung der Dynamik periodisch oder dauernd den repräsentativen Wahrnehmungsmodus wieder verfügbar macht und damit die Erfahrung vermittelt, daß es neben der im akuten Zustand erlebten Wahnwelt auch eine alltägliche Welt mit ihr eigenen Gesetzen gibt. Der Rückzug in den autistischen Wahn erfolgt nun nicht einfach im Sinne eines stufenweisen Abbaus aus der Juxtaposition bei einem neuerlichen Unstetigwerden der Dynamik. Ein autistischer Wahn scheint vielmehr dann zu entstehen, wenn das psychotische Geschehen entweder progredient fortschreitet oder aber unter Verbleib einer dauernden Funktionsstörung, z. B. in Form des Fortbestehens von Halluzinationen, nur zu einem relativen Stillstand kommt und zugleich ein erheblicher Defekt, im Sinne der dynamischen Entleerung, die Beziehungsaufnahme mit der Alltagswelt verhindert.

VII Die Deutung der Wahnsyndrome im engeren Sinn

Die Einsichten in die Bedingungskonstellationen erlauben eine Hypothesenbildung über die Genese der „Wahnsyndrome im engeren Sinne". Gelegentlich mögen die Entstehung und das weitere Schicksal des Wahns auf eine rein psychodynamische Kausalität zurückgehen, wie dies bei wahnhaften Entwicklungen oder erlebnisreaktiven akuten Wahnsyndromen beschrieben wurde. In vielen Fällen steht jedoch nach wie vor die Zugehörigkeit zu den endogenen bzw. körperlich begründbaren Störungen, die als Achsensyndrome faßbar werden müßten, zur Diskussion. Die pathogenetische Rolle der Achsensyndrome scheint sehr unterschiedlich zu sein: Sie können erst im Moment der aktuellen Wahngenese auftreten und dann naheliegende Themen auf Krankheitsniveau heben oder schon vorher vorhanden sein und bei einer lebensgeschichtlich bedingten Themenaktualisierung die Überstiegsunfähigkeit bedingen. Schließlich kann das Achsensyndrom selbst erst durch seelische Belastungen ausgelöst werden und dann zusätzlich an

der aktuellen Wahngenese beteiligt sein. Aufgrund der bisherigen Ergebnisse der Wahnforschung kann man eute folgende Achsensyndrome herausarbeiten:
1. Chronische oder akute körperlich begründbare Störungen. Die Achsensymptomatik von organischen Psychosyndromen ist im wesentlichen durch den umständlichen, weitschweifigen, verlangsamten Denkvorgang, sowie gewisse Besonderheiten im Ausdrucksverhalten charakterisiert (BERNER, SCHIMMELPENNING). Diese Zustandsbilder sind meist stationär und zeigen nur ausnahmsweise eine ins grob Organische führende Progredienz. Ihre pathogenetische Bedeutung für Wahnsyndrome scheint in der chronischen Überstiegsunfähigkeit zu liegen: Die Perseverationstendenz, von BOHM als „assoziative Leere" aufgefaßt, kann zur Erklärung des „Haftens" an lebensgeschichtlich aktualisierten Themen herangezogen werden. Genetisch kann es sich um erworbene Cerebralschädigungen handeln; die betreffenden Patienten wären nach STRÖMGREN als *„ixophren"* zu bezeichnen. Andererseits ist hier jedoch auch eine spezielle – nach diesem Autor als *„ixoid"* zu bezeichnende – Konstitution in Betracht zu ziehen. Zu einem Strukturzerfall kommt es bei diesem Achsensyndrom nur dann, wenn ein fortschreitender Abbauprozeß vorliegt. In diesem Fall weisen die Wahninhalte zunehmend Zeichen der Realitätsferne auf, z. B. im Sinne eines dementen *Größen-* oder eines *Verarmungswahnes*, der sonst auch bei der depressiven Restriktion vorkommt. Zeichen des impressiven Wahrnehmungsmodus treten nur dann auf, wenn eine Kombination mit einem akuten exogenen Reaktionstyp, entweder durch Intensivierung des Grundprozesses oder durch zusätzliche Noxen vorliegt.

„Wahnsyndrome im engeren Sinne" können auch bei → *akuten exogenen Reaktionstypen* vorkommen (CONRAD) und lassen sich dann als somatisch hervorgerufene dynamische Entgleisungen erklären. Da sich auch bei sicher nachgewiesenen exogenen Psychosen Symptome ersten Ranges im SCHNEIDERschen Sinne finden, muß die Abgrenzung gegen die Schizophrenie in der Feinstruktur dieser Symptome gesucht werden (PETERS, SCHIMMELPENNING): „Leiblose", „nur gedankliche" Stimmen bei der Schizophrenie; „identifizierbare" Stimmen bei den exogenen Psychosen; leibliche Sinnestäuschungen und Hypnoseerlebnisse in einfacher, banaler Form bei den exogenen Psychosen; Gedankenentzug, -beeinflussung, -ausbreitung etc. bei den körperlich begründbaren Psychosen nur in der bildhaften Form des „als ob"; adäquater Begleitaffekt bei den exogenen Psychosen im Gegensatz zu dem inadäquaten Affekt Schizophrener; welthafter Wahn bei den exogenen, abstrakt-metaphysischer bei den schizophrenen Psychosen. Folgt man diesen Kriterien, so ergibt sich bei vielen „Wahnsyndromen im engeren Sinne" der Verdacht auf das Vorliegen eines exogenen Reaktionstyps, auch wenn die Noxe verborgen bleibt.

2. Hypomanische, subdepressive oder dysphorische Verstimmungen oder *manisch-depressive Mischzustände* werden oft übersehen, weil man ihr jüngst wieder von STÖRRING hervorgehobenes Achsensyndrom nicht beachtet, das in „Störungen des Trieb-Antrieb-Erlebens und der Leibesgefühle" sowie in einer „veränderten Lust-Unlust-Tönung des Erlebens" und häufig in „typischen Tagesschwankungen" zum Ausdruck kommt. Wie derartige Verstimmungen die Entstehung, Symptomgestaltung und das weitere Schicksal des Wahns bestimmen können, wurde an Hand des JANZARIKschen Konzeptes beschrieben. Wahn und Aufbauelemente sind bei diesem Achsensyndrom meist - so wie bei exogenen Reaktionstypen - durch die Verankerung in der banalen Alltagswelt und einen erklärenden „Als-ob-Charakter" ausgezeichnet. Ob es sich um dem manisch-depressiven Krankheitsgeschehen zugehörige Verstimmungen handelt, muß noch offen bleiben. Bei einem Teil der Patienten liegt das Achsensyndrom schon vor Manifestation des Wahns als Cycloidie vor. Wieweit auch erworbene, in der „dynamogenen Zone" (HESS) zu vermutende Cerebralschädigungen zu cyclischen Achsensyndromen führen, muß die künftige Forschung klären.

3. Ein schizophrenes Achsensyndrom läßt sich unter Verwertung der bei den exogenen Reaktionstypen angeführten Kriterien dort vermuten, wo Inhalt, Struktur und Aufbauelemente eine bizarr-abstrakte Gestaltung aufweisen. Das von skandinavischen Autoren betonte Fehlen einer Verstehbarkeit aus der Lebensgeschichte ist ein weiteres, allerdings nur mit Vorbehalten verwertbares Zeichen. Erklären läßt es sich vielleicht durch das Einsetzen einer Erkrankung, bei welcher das beängstigende Innewerden des „Zerfalls der Individualität" (WERNICKE) zur Wahnbildung führt. Vielleicht legt dieses „ganz andersartige Erleben" tatsächlich in besonderer Weise die Wahl der Projektion als Abwehrmechanismus nahe, weshalb hier auch Inhalte aus der Leibesthematik oft im Sinne der Fremdbeeinflussung gedeutet werden müssen. Aufbauelemente, Wahnstruktur und Verlauf werden beim schizophrenen Achsensyndrom wohl von einer dynamischen Unstetigkeit bzw. einer ihr folgenden dynamischen Entleerung determiniert. Ob es sich dabei um den Ausdruck einer eigenständigen Grundstörung handelt, die mit den Ursachen der dynamischen Verschiebungen bei cyclischen Patienten nichts zu tun hat, ist ein noch ungelöstes Problem. Aus prognostischen Gründen ist die Trennung zwischen cyclischem und schizophrenem Achsensyndrom im Hinblick darauf aufrecht zu erhalten, daß ein Rückzug zum autistischen Wahn nur bei letzterem vorzukommen scheint. Der Versuch, für gewisse hierhergehörige Fälle in Analogie zum cyclischen Achsensyndrom einen schizoiden Konstitutionstyp im Sinne einer „verdünnten Schizophrenie" herauszuarbeiten, hat zu keinen überzeugenden Ergebnissen geführt (RETTERSTÖL).

Dieser Aufzählung von Achsensyndromen muß hinzugefügt werden, daß endogene und körperlich begründbare Störungen auch kombiniert vorkommen können. Insbesondere organisch-cyclische Mischsyndrome führen oft zur Manifestation von Wahnpsychosen, wenn etwa körperliche Erkrankungen die Amplitude schon vorher bestehender cyclischer Phasen vergrößern oder gar eine dynamische Unstetigkeit verursachen. Untersucht man alle „Wahnsyndrome im engeren Sinne" genau nach dem Vorliegen eines der genannten Achsensyndrome, so scheint sich die Zahl der als rein psychogen aufzufassenden Wahnbildungen erheblich einzuschränken. Fraglich wird dann auch die Existenz eigenständiger Wahnkrankheiten. So meint STÖRRING, daß es sich bei den von LEONHARD aufgestellten derartigen Krankheitsbildern letztlich doch um manisch-depressive Mischzustände bei besonders strukturierten „Ausgangspersönlichkeiten" handle.

Zusammenfassung
Wahn läßt sich nur mittels der phänomenologischen Intuition diagnostizieren. Dabei kommt dem „Ausschluß des Zufalls" bei fehlender Affekteinengung die Rolle des entscheidenden Kriteriums zu. Die eklektische Betrachtungsweise hat wichtige Einsichten in die Entstehungs- und Verlaufsbedingungen der Wahnbildungen gebracht und Hinweise für die nosologische Zuordnung derjenigen von ihnen geliefert, die bisher in unserem Krankheitssystem keinen richtigen Platz gefunden haben. Diese Erkenntnisse weisen darauf hin, daß man Wahnzustände nicht allzu voreilig einer bestimmten Krankheitseinheit zuteilen soll. Wahn kann bei den verschiedensten Erkrankungen auftreten; sein Inhalt und seine Struktur erlauben keine diagnostische Festlegung. Diese ist lediglich aus der Feinstruktur seiner Aufbauelemente und der psychiatrischen Allgemeinsymptomatik unter Beachtung bestimmter Achsensyndrome durchzuführen. Prognose und Therapie der Wahnsyndrome hängen von der jeweiligen Konstellation der Teilkausalitäten ab, wobei der Akuität und Intensität der Achsensyndrome eine wesentliche Bedeutung zukommt. Dem einzelnen Wahnkranken wird man nur dann gerecht, wenn man die Gewichtung von endogenen bzw. körperlich begründbaren Störungen und der Lebensgeschichte entsprechend berücksichtigt.

Literatur
BERNER, P.: Das paranoische Syndrom. Monographien aus dem Gesamtgebiete der Neurologie und Psychiatrie. Heft 110. Berlin Heidelberg New York: Springer 1965.
CONRAD, K.: Die symptomatischen Psychosen. Psychiatrie der Gegenwart, Bd. II. Berlin Göttingen Heidelberg: Springer 1960.
EWALD, G.: Paranoia und manisch-depressives Irresein. Z. Ges. Neurol. Psychiat. 49, 270 (1919).
FREUD, S.: Psychoanalytische Bemerkungen über einen autobiographisch beschriebenen Fall von Paranoia. Jb. f. Psychoanal. u. Psychotherap. Forschung, Bd. 3. Leipzig Wien: Deuticke 1911.
GAUPP, R.: Über die paranoische Veranlagung und abortive Paranoia. Allg. Z. Psychiat. 67, 317 (1910).
GRUHLE, H. W.: Der Wahn. In: BUMKE, O.: Hdb. d. Geisteskrankheiten, Bd. 9. Spez. Teil V, 170. Berlin: Springer 1932.
HELMCHEN, H.: Bedingungskonstellationen paranoid-halluzinatorischer Syndrome. Berlin Heidelberg New York: Springer 1968.
HUBER, G.: Das Wahnproblem. Fortschr. Neurol. Psychiat. 23, 6–58 (1955) – Wahn. Fortschr. Neurol. Psychiat. 32, 429–489 (1964).
JANZARIK, W.: Dynamische Grundkonstellationen in endogenen Psychosen. Berlin Göttingen Heidelberg: Springer 1959.
JASPERS, K.: Allgemeine Psychopathologie. 17. Aufl. Berlin: Springer 1924.
KEHRER, F.: Paranoische Zustände. Hdb. d. Geisteskrankheiten, Bd. VI. Spez. Teil II. Berlin: Springer 1928.
KRETSCHMER, E.: Der sensitive Beziehungswahn. 3. Aufl. Berlin Göttingen Heidelberg: Springer 1950.
LANGE, J.: Die Paranoiafrage. In: ASCHAFFENBURG, G.: Hdb. d. Psychiatrie. Spez. Teil B, 4, 2. Hälfte 1–56. Leipzig Wien: Deuticke 1927.
LEONHARD, K.: Aufteilungen der endogenen Psychose. 2. Aufl. Berlin: Akademie Verlag 1959.
MATUSSEK, P.: Wahrnehmung, Halluzination und Wahn. In: Psychiatrie der Gegenwart. I. T. 2. Grundlagen und Methoden der klinischen Psychiatrie. Berlin Göttingen Heidelberg: Springer 1963.
MAYER-GROSS, W.: Paranoide und paraphrene Bilder. Bumkes Hdb. d. Geisteskrankheiten, Spez. Teil V. Berlin: Springer 1932.
PETERS, U. H.: Das exogene und paranoid-halluzinatorische Syndrom. Bibliotheca Psychiatrica et Neurologica, Fasc. 131. Basel New York: Karger 1967.
RETTERSTØL, N.: Paranoid and paranoic psychoses. A personal follow-up investigation with special reference to etiological clinical and prognostic aspects. Oslo: Universitetsforlaget 1966.
SCHIMMELPENNING, G. W.: Die paranoiden Psychosen der zweiten Lebenshälfte. Bibliotheca Psychiatrica et Neurologica, Fasc. 128. Basel New York: Karger 1965.
SCHNEIDER, K.: Klinische Psychopathologie. 6. Aufl. Stuttgart: Thieme 1962.
SPECHT, W.: Über den pathologischen Affekt in der chronischen Paranoia. Festschrift der Erlanger Universität 1901.

P. BERNER

Wahnarbeit → Wahn

Wahneinfall → Wahn

Wahnerlebnisse → Wahn

Wahnstimmung → Wahn

Wahnstruktur → Wahn

Wahnwahrnehmung → Wahn

Wahrnehmung

Wahrnehmung ist ein mehr oder minder Bewußtwerden der Außenwelt mit besonderen Qualitäten der Anschaulichkeit. Die Unterscheidung zwischen äußerer und innerer Wahrnehmung ist seit langem umstritten, spielt dennoch immer noch eine wichtige Rolle. Wahrnehmen ist ein komplexes Geschehen und steht in enger Beziehung zum

Bewußtsein, Empfinden, Erkennen und auch zum Vorstellen und Denken. Insbesondere zwischen Empfindung und Wahrnehmung besteht keine scharfe Grenze. Erfahrungen, Erinnerungen und Gefühle sind beim Wahrnehmen oft von großer Bedeutung. Im Wahrnehmungsakt begegnen wir jener leibhaftigen, handgreiflichen Wirklichkeit, die uns und der wir gegenüberstehen und mit der wir umzugehen und uns auseinanderzusetzen haben. Wahrnehmungen sind scharf zu trennen vom bloßen Vorgestellten und innerlich Vergegenwärtigten. Ihre Inhalte bilden eine Realität in der uns umgebenden Welt und gehören dieser unverrückbar an. Daran ändert auch nichts unser Wissen vom physiologischen Vorgang beim Wahrnehmungsakt in den Sinnesnerven. Die Wahrnehmungen entstehen zwar durch physiologische Reize der Sinnesnerven. Die Einzelempfindungen stellen aber noch keine Wahrnehmungen dar. Wie die Gestaltpsychologie eindeutig nachgewiesen hat, nehmen wir keine einzelnen isolierten Empfindungen wahr, sondern stets ein komplexes Ganzes, eine Gestalt. Wir sehen nicht einzelne Farb- und Helligkeitsqualitäten, sondern Häuser, Bäume, Straßen, Gegenstände mit bestimmten Bedeutungen. Gestalt- bzw. Gliederungsgesetze bestimmen den Wahrnehmungsakt. Anstelle dieser dem Wahrnehmungsakt innewohnenden Gesetze nahm ARISTOTELES sogar neben den fünf Sinnen des Gesichts, Gehörs, Geruchs, Geschmacks und Tastens noch einen Gemeinsinn für die Zusammenfassung der Wahrnehmung an.

Im alltäglichen Leben spielen Wahrnehmungen für unser Verhalten bekanntlich eine äußerst wichtige Rolle. Jeder weiß, wie sehr der Ausfall eines Sinnesorgans, z. B. des Auges oder des Gehörs, in das menschliche Verhalten eingreift. Bau und Beschaffenheit der Sinnesnerven bestimmen in hohem Maße Art und Beschaffenheit des Wahrnehmungsfeldes. Das zeigt vor allem ein Vergleich mit der Tierwelt. Bei den verschiedenen Tierarten ist besonders deutlich zu sehen, wie sehr ihr Wahrnehmungsfeld und ihre ganze Umwelt von der Art und Beschaffenheit ihrer Sinnesorgane abhängig ist. Die „Welt" des Maulwurfs, der Fliege und des Hundes sind jeweils verschiedenartig. Für jedes Lebewesen entsteht entsprechend seiner Sinnesstruktur und der damit verbundenen Wahrnehmungen seine eigene Umwelt.

Wahrnehmungen bilden die wichtigsten Grundlagen unserer Erkenntnis. Die Frage, wann und inwieweit sie zu wissenschaftlichen Erkenntnissen führen, ist Gegenstand der Erkenntnistheorie. Wahrnehmen und Erkennen gehören zwar aufs engste zusammen, decken sich aber nicht. Wahrnehmungen *können* zu Erkenntnissen führen; sie liefern das Material für unser Erkennen. Beobachtung ist eine konzentrierte Form der Wahrnehmung und stellt seit jeher ein Grundelement der wissenschaftlichen Forschung dar.

Körperliche und seelische Veränderungen und Störungen können unsere Wahrnehmungen in hohem Grade beeinflussen. Starker Hunger und Durst lassen die diesen Bedürfnissen entsprechenden Wahrnehmungen in den Vordergrund rücken. Affekte wie Furcht und Erregung können zu illusionären Verkennungen führen. Bei Ermüdung verblassen die Eindrücke. Zu Beginn und am Ende des Schlafes können hypnagoge Sinnestäuschungen auftreten. Bei Erkrankungen der Sinnesnerven infolge von Entzündungen, Tumoren u. a. kommt es zu Störungen und Ausfällen im Wahrnehmungsfeld. Bei Entzündungen der Sehnerven treten dunkle Punkte, Flocken oder ein Schleier vor den Augen auf; das Sehen wird zunehmend verschwommen. Im Bereich des Ohres kann es sowohl zum Verlust des Hörvermögens als auch zu unangenehmen Geräuschen kommen. Bewußtseinsstörungen trüben die Klarheit und Ordnung unserer Wahrnehmungen. Bei Intoxikationen gibt es von leichten Eintrübungen bis hin zu schwersten Verkennungen und völliger Zerrüttung der örtlichen und zeitlichen Orientierung alle Übergänge. Insbesondere bei Depressionen kommen Erlebnisse der Derealisation und Depersonalisation mit deutlicher Entfremdung der Wahrnehmungswelt vor. Das → déjà-vu-Erlebnis, z. B. eine noch unbekannte Gegend oder Straße schon einmal gesehen zu haben, ist sowohl bei neurotischen als auch psychotischen Zuständen zu beobachten. Mikropsie und Makropsie im Verlauf exogener und endogener Psychosen lassen die Umwelt besonders klein bzw. groß erscheinen. Trugwahrnehmungen (→ Halluzinationen) treten bei endogenen Psychosen auf allen Sinnesgebieten, vor allem auf dem des Gehörs auf. Bei klarem Bewußtsein erlebt der Kranke Stimmen und auch Erscheinungen, die ihren Grund allerdings letztlich in einer Störung der Persönlichkeit besitzen. Optische Halluzinationen in Form kleiner Tiere kommen insbesondere beim Delirium der Trinker vor. Diese Wahrnehmungsstörungen hängen eng mit der bei diesen Kranken vorhandenen Bewußtseinstrübung zusammen.

Literatur
EBBEKE, U.: Wirklichkeit und Täuschung. Göttingen: Vandenhoeck & Ruprecht 1956.
EHRENSTEIN, W.: Probleme der ganzheitspsychologischen Wahrnehmungslehre. Leipzig: Barth 1947.
GIBSON, J. J.: The perception of the visual world. Boston: 1951.
JASPERS, K.: Allgemeine Psychopathologie. 8. Aufl. Berlin Heidelberg New York: Springer 1965.
KOHLER, I.: Über Aufbau und Wandlungen der Wahrnehmungswelt. Wien: Rohrer 1951.
LINKE, P. F.: Grundfragen der Wahrnehmungslehre. München: 1929.
MACH, E.: Die Analyse der Empfindungen. 9. Aufl. Jena: 1922.
METZGER, W.: Psychologie. 3. Aufl. Darmstadt: Steinkopff 1963.
METZGER, W., ERKE, H. (Hrsg.): Handbuch der Psychologie. I, 1: Wahrnehmung und Bewußtsein. Göttingen: Hogrefe 1966.
PIAGET, J.: Les Mécanismes perceptifs. Paris: 1961.
RENSCH, B.: Psychische Komponenten der Sinnesorgane. Stuttgart: Thieme 1952.

SCHNEIDER, K.: Klinische Psychopathologie, 7. Aufl. Stuttgart: Thieme 1966.
UEXKÜLL, J. v.: Umwelt und Innenwelt der Tiere. Berlin: 1921.
WEIZSÄCKER, V. v.: Der Gestaltkreis. 3. Aufl. Stuttgart: Thieme 1947.

B. PAULEIKHOFF und H. MESTER

Wanderzustände → Epilepsie

Weckaminsucht → Drogenabhängigkeit

Weitschweifigkeit → Denkstörungen

Wesensveränderung, epileptische → Epilepsie

Widerstand
Die Einführung des Begriffes Widerstand als eines klinisch-psychologischen Begriffes in die Psychiatrie bzw. Psychotherapie geht auf S. FREUD zurück. FREUD war schon durch die Tatsache, daß gewisse Kranke den ärztlichen Anordnungen Widerstand entgegensetzen können, in seinem wissenschaftlichen Interesse herausgefordert. In seinen „Studien über Hysterie" führt er dafür Beispiele an. In derselben Arbeit wird auch der Begriff Widerstand erstmals in einem ganz bestimmten Bedeutungszusammenhang verwendet. FREUD suchte damals, nachdem er die hypnotische Methode aufgegeben hatte, Zugang zum Verdrängten zu gewinnen, indem er die Patienten seinerseits drängte, ihre Jugenderinnerungen auszusprechen. Er hatte dabei den Eindruck, „es würde in der Tat möglich sein, die doch sicherlich vorhandenen pathogenen Vorstellungsreihen durch bloßes Drängen zum Vorschein zu bringen, und da dieses Drängen mich Anstrengung kostete und mir die Deutung nahelegte, ich hätte einen *Widerstand* zu überwinden, so setzte sich mir der Sachverhalt ohne weiteres in die Theorie um, daß ich durch meine psychische Arbeit eine psychische Kraft bei dem Patienten zu überwinden habe, die sich dem Bewußtwerden (Erinnern) der pathogenen Vorstellungen *widersetzte*" (GW I, S. 268).
Die Bewältigung solcher Widerstände, also die Widerstandsanalyse, wurde in der Folge zu einem zentralen Anliegen der → Psychoanalyse. Metapsychologisch gesprochen geht der Widerstand vom → Ich aus. Er steht im Dienste des → Lustprinzips, denn „er will ja die Unlust ersparen, die durch das Freiwerden des Verdrängten erregt würde, und unsere Bemühung geht dahin, solcher Unlust unter Berufung auf das Realitätsprinzip Zulassung zu erwirken" (GW XIII, S. 18). Die Energie, derer sich der Widerstand bedient, stammt größtenteils aus sog. „Gegenbesetzungen" (→ Besetzung-Kathexis).
Gelegentlich wird der Widerstandsbegriff synonym mit dem Begriff Abwehr verwendet. Dies entspricht jedoch nicht völlig den FREUDschen Intentionen. FREUD geht davon aus, daß es dem wirksamen → Unbewußten keineswegs unmöglich ist, ins Bewußtsein zu dringen, „aber zu dieser Leistung ist ein gewisser Aufwand von Anstrengung notwendig. Wenn wir es an uns selbst versuchen, erhalten wir das deutliche Gefühl einer *Abwehr*, die bewältigt werden muß, und wenn wir es bei einem Patienten hervorrufen, so erhalten wir die unzweideutigsten Anzeichen von dem, was wir *Widerstand* nennen" (GW VIII, S. 436). Der Begriff der Abwehr hat somit subjektiven, derjenige des Widerstandes objektiven Charakter.
Abwehrformen, in denen der Widerstand auftreten kann, wurden erstmals von A. FREUD in ihrer Arbeit „Das Ich und die Abwehrmechanismen" (1946) zusammengefaßt beschrieben. Diese können vor allem als Verdrängung, Regression, Reaktionsbildung, Isolierung, Ungeschehenmachen, Projektion, Introjektion, Wendung gegen die eigene Person, Verkehrung ins Gegenteil, Sublimierung und Verschiebung des Triebzieles beschrieben werden. Durch die Vornahme derartiger Abwehrmechanismen sucht das Ich als Wächter der Abwehr angst- und konflikterzeugende Vorstöße aus dem Es ins Ich zu verhindern.
Als (objektiver) Widerstand begegnen die (subjektiven) Abwehrmechanismen dem Psychoanalytiker in verschiedenen Formen, z. B als Widerstand gegen die Grundregel (Assoziationswiderstand), gegen emotionales Erleben (intellektueller Widerstand), gegen die Annahme von Deutungen (Deutungswiderstand), gegen die Person des Analytikers (Übertragungswiderstand) oder gegen die Aufgabe gewisser Gewissensüberzeugungen (Über-Ich-Widerstand). Ist widerstandsnahes Verhalten zu einem Teil der Gesamtpersönlichkeit des Kranken geworden, spricht man vom Charakterwiderstand. Daraus geht hervor, daß innerhalb der Psychoanalyse der Widerstandsbegriff eng mit dem Übertragungsbegriff verbunden ist. Widerstands- und Übertragungsanalyse bilden somit den Drehpunkt jeder psychoanalytischen Behandlung.

Literatur
FREUD, A.: Das Ich und die Abwehrmechanismen. London: Imago 1946.
FREUD, S.: Studien über Hysterie. G. W. I, London: Imago 1952.
FREUD, S.: Einige Bemerkungen über den Begriff des Unbewußten. G. W. VIII, London: Imago 1943.
FREUD, S.: Jenseits des Lustprinzips. G. W. XIII, London: Imago 1940.
LOCH, W.: Die Krankheitslehre der Psychoanalyse. Stuttgart: Hirzel 1967.

F. MEERWEIN

Wiedereingliederung → Rehabilitation

Wochenbettpsychose → Puerperalpsychose

Wunscherfüllung
Die 1900 erschienene Traumdeutung FREUDs impliziert eine sich in allen Träumen zum Ausdruck bringende Wunscherfüllung. FREUD unterschied dabei zwei Arten von Träumen: die kurzen, offenherzigen Wunschträume der Kinder und die (in

der Regel) verstellten Wunschträume der meisten Erwachsenen. In den → Träumen der zweiten Art wird nach FREUD ein bewußter Wunsch „nur dann zum Traumerreger, wenn es ihm gelingt, einen gleichlautenden unbewußten zu wecken, durch den er sich verstärkt" (S. 558). Letzteres ist ein infantiler Wunsch, der im Bewußtsein nicht toleriert wird und daher der Zensur unterliegt. Der Traum zielt nun auf eine Befriedigung des zensurierten infantilen Wunsches ab, sich dabei der verschiedenen von FREUD beschriebenen Mechanismen (wie Verdichtung, Verschiebung, Affektumwandlung) bedienend.

Bereits in seiner Traumdeutung ging FREUD auf die Einwände ein, die sich gegen seine Theorie der Wunscherfüllung hervorbringen lassen. Diese Einwände gründen sich auf häufig vorkommende Träume, worin Wünsche entweder unerfüllt bleiben oder worin (eine nicht selten intensive, den Schlaf beendende) Angst erlebt wird. Eine genauere Prüfung der in Frage stehenden Träume erweist nach FREUD, daß diese Einwände unbegründet sind. Bei der Analyse eines eigenen – 30 Jahre zurückliegenden – Angsttraumes stellte FREUD etwa fest, daß es hierin um die versuchte Bewältigung einer bereits entwickelten Angst ging.

In Analogie zu den Traumvorgängen interpretierte FREUD die neurotischen Symptombildungen. Denn „die Theorie aller psychoneurotischen Symptome ... gipfelt ... in dem Satz, daß auch sie als Wunscherfüllung des Unbewußten aufgefaßt werden müssen" (S. 574). So entsteht etwa ein hysterisches Symptom nur dort, „wo zwei gegensätzliche Wunscherfüllungen, jede aus der Quelle eines anderen psychischen Systems, in einem Ausdruck zusammentreffen können" (S. 575, → Überdeterminierung).

1920 kam FREUD, unter dem Eindruck der während des ersten Weltkrieges gehäuft auftretenden traumatischen → Neurosen und der sich darin wiederholenden Angstträume zu dem Schluß, daß die Theorie der Wunscherfüllung nicht für alle Träume zutrifft. Diese Erkenntnis gab unter anderem den Anstoß zu jenen Erweiterungen und Modifikationen der psychoanalytischen Theorie, mit denen FREUD 1923 vor die Öffentlichkeit trat und die in der Folge die Entwicklung dieser Theorie bestimmt haben.

Literatur
FREUD, S.: Zur Psychotherapie der Hysterie. GW, I (1895). London: Imago 1952.
FREUD, S.: Die Traumdeutung. GW, II/III (1900). London: Imago 1942.
FREUD, S.: Bruchstück einer Hysterie-Analyse. GW, V (1905). London: Imago 1942.
FREUD, S.: Vorlesungen zur Einführung in die Psychoanalyse. GW, XI (1917). London: Imago 1940.
FREUD, S.: Jenseits des Lustprinzips. GW, XIII (1920). London: Imago 1940.
FREUD, S.: Das Ich und das Es. GW, XIII (1923). London: Imago 1940.
SCHUR, M.: The Id and the Regulatory Principles of Mental Functioning. New York: Int. Univ. Press 1966.

H. STIERLIN

Wunscherfüllung, symbolische → Schizophrenie

Z

Zeit → Daseinsanalyse

Zeiterleben
Das Erleben von Zeit, d. h. der subjektiv wahrnehmbare und intersubjektiv verifizierbare Aspekt von Zeit wird schon von Aristoteles auf die Wahrnehmung von Veränderung und Bewegung bezogen: „Zeit ist ohne Veränderung, Bewegung nicht möglich; zugleich mit der Bewegung außer oder in uns nehmen wir die Zeit wahr." Ihre Vorstellung ist das „Früher" und „Später" in der Bewegung (EISSLER). Veränderungen oder Bewegung in unserer Vorstellung (Zeit als apriorische Anschauungsform des inneren Sinnes nach KANT) oder durch unsere Wahrnehmungsorgane vermittelten Informationen in unserer Lebenswelt, setzt eine hierarchische Struktur des Erlebens von Zeit voraus. Die empirische psychologische Forschung hat diesen hierarchischen Aufbau des Zeiterlebens in bestimmten Stufen nachgewiesen von der Schwelle der Ungleichzeitigkeit unserer Sinnesorgane bis zu der Bestimmung der zeitlichen Dimension des Jetzt, der Dauer (Gegenwart), als einer aktiven strukturierenden Aufmerksamkeitsleistung des Gehirns, welche sich durch zeitlich begrenzte Zeitgestalten nachweisen läßt (PÖPPEL). Unter psychopathologischen Bedingungen, z. B. toxischen Psychosen, ist diese Hierarchie gestört.

Die *Schwelle der Ungleichzeitigkeit*, d. h. die Wahrnehmung von 2 sukzessiven Reizen als zwei, ist abhängig von der Sinnesmodalität. Zwei nacheinanderfolgende Töne müssen weiter als ca. 4–5 ms nacheinander gehört werden, damit sie als zwei getrennte wahrgenommen werden. Unterhalb dieser Schwelle nehmen wir sie als einzigen Ton wahr. Die Schwelle beträgt bei Tastreizen 10 ms, im visuellen System 20–30 ms. Gleichzeitigkeit in der Wahrnehmung ist deshalb ein relativer Begriff bezogen auf die Sinnesmodalität (PÖPPEL).

Die Wahrnehmung zweier nacheinanderfolgender Reize als nicht gleichzeitig bedeutet noch nicht ihre *Identifikation als Ereignis*, weil wir z. B. nicht angeben können, welcher Ton der Frühere ist, falls die Töne getrennt in das linke oder rechte Ohr gesendet werden. Oberhalb der Gleichzeitigkeitsschwelle liegt deshalb die *Ordnungsschwelle*, d. h., es sind 30--40 ms zusätzlich notwendig, bis wir ein Ereignis als solches, d. h. als früher oder später identifizieren können. Die dazu notwendige Zeit ist für die verschiedenen Sinnesmodalitäten dieselbe. Bei Zuständen nach Gehirnverletzung ist sie erheblich verlängert, so daß ein solcher Patient beispielsweise 2 nacheinander folgende Töne zwischen 5 ms und $^1/_{10}$ s als ungleichzeitig wahrnimmt, aber ihre zeitliche Ordnung nicht bestimmen kann (PÖPPEL).

Als nächste Stufe ist die zeitliche Ordnung von aufeinanderfolgenden Ereignissen zu betrachten, z. B. von Sprachsequenzen oder musikalischen Sequenzen. Das gilt übrigens auch für Bewegungssequenzen der Wahrnehmung. Damit *eine serielle Ordnung* möglich ist, muß unser Gehirn als Verarbeitungsorgan der ihm von den Sinnesorganen vermittelten Informationen in seriellem Takt stehen, d. h., es muß, damit die Wahrnehmung zeitlicher Ordnungen bzw. ein geordneter Verhaltensablauf möglich ist, in den verschiedenen beteiligten Bereichen, bildlich gesprochen, eine Uhr für Gleichzeitigkeit sorgen. Diese serielle Ordnung und ihre Verankerung in der Struktur des zentralen Nervensystems ist für den Menschen vor allem bedeutsam für die sog. syntaktische Kompetenz (CHOMSKY), d. h. für die Generierung und Wahrnehmung von Wortfolgen, damit die Bedeutung von Sätzen und Aussagen das Gemeinte trifft.

Auf dem Hintergrund der bisher zusammengefaßten hierarchischen Ordnung des Zeiterlebens ist auch die Frage nach dem *„Jetzt"*, der *Dauer von „Gegenwart"*, zu verstehen. Unter gesunden Bedingungen läßt sich nachweisen, daß „Gegenwart" für das Zeiterleben des Menschen keine ausdehnungslose Grenze zwischen Vergangenheit und Zukunft bedeutet, sondern sich nachweisbar als eine Folge von kurzdauernden Zeitintervallen erweist, die eine obere Grenze von ca. 3 s besitzen. Dies läßt sich an Versuchen zur Zeitschätzung zeigen: Unterhalb von 3 s wird die Reizdauer leicht überschätzt, bei 3 s besteht ein Indifferenzpunkt, oberhalb von 3 s werden Zeitstrecken unterschätzt (P. FRAISSE). Es läßt sich nachweisen, daß innerhalb des 3-s-Intervalls aufeinanderfolgende Ereignisse als Zeitgestalten zusammengefaßt werden können, wogegen außerhalb dieses begrenzenden Intervalls solches nicht mehr möglich ist. PÖPPEL hat gezeigt, daß dies z. B. für die Strukturen von Gedichtversen, von spontanem Sprechen in den verschiedensten Sprachen und auch in der Musik von Bedeutung ist. Bewußtseinsinhalte können demnach kürzer als 3 s Bedeutung erlangen, wenn sie, wie etwa beim Sprechen oder in der Poetik oder in der Musik, in einem kommunikativen Bezug stehen. Die 3-s-Grenze des Jetzt erleichtert die Einstellung des Sprechers und Hörers aufeinander und dadurch das Verstehen des Gesprochenen.

Die bisher besprochenen Ergebnisse der experimentellen Psychologie zum Zeiterleben beziehen Wahrnehmungsphänomene und die damit verbundene Zeit im subjektiven Sinne als „Ichzeit" auf die objektive chronometrisch meßbare „Weltzeit". Für den menschlichen Alltag ist die objektiv meßbare Weltzeit in Analogie des geographischen Raumes ein stabiles Bezugsystem, Grundlage sozialer Ordnungen und deshalb abhängig von kulturellen Voraussetzungen. WENDORFF hat für die kulturellen Aspekte des Zeitbewußtseins in Europa eine ausführliche und kenntnisreiche Darstellung gegeben.

In der Entwicklungspsychologie wurde gezeigt, daß sich der Zeitbegriff ähnlich dem Raumbegriff beim Kinde allmählich aufbaut. „Zeit, wie auch Raum, werden nach und nach aufgebaut und implizieren die Elaboration eines Systems von Beziehungen. Man kann sogar sagen, daß die beiden Konstruktionen korrelativ sind" (PIAGET, 1974, S. 309). Der Begriff einer objektiven Zeit, in welcher sich das Individuum selbst eingeordnet weiß und sein Erleben einzuordnen vermag, wird relativ spät, zwischen dem 7. und 9. Lebensjahr, erworben. Jüngere Kinder können Phänomene ihrer Umgebung nicht von der eigenen Aktivität ablösen. PIAGET hat gezeigt, daß sie z. B. den Eindruck haben, der Sand in einer Sanduhr laufe rascher, wenn sie rasch arbeiten, und langsamer, wenn sie langsam arbeiten. Ein fünfjähriges Kind, dem man zwei Spielzeugautos vorführt, die beide im gleichen Moment losfahren und anhalten, jedoch verschieden weit kommen, behauptet, das Auto, das weiter gefahren ist, habe mehr Zeit gebraucht. Erst nach dem 7. bis 9. Jahr wird der Begriff einer einheitlichen, für Objekte und andere Personen gültigen Zeit und Raum erworben, in denen sich das Kind selbst auch einordnen kann. Dies bedeutet *den Übergang von einem egozentrisch anschaulichen Denken durch fortschreitende Dezentrierung zu einem operationalen Denken*, welchem die Loslösung von der unmittelbar wahrgenommenen Oberfläche der Objekte und Vorgänge gelingt. Jetzt ist das Kind auch in der Lage, diese Vorgänge von der eigenen Aktivität abzulösen und in ein allgemeines Koordinatensystem von Raum und Zeit einzuordnen.

Die Störungen des Zeiterlebens unter psychopathologischen Bedingungen sind am besten untersucht in *experimentellen Psychosen*, hervorgerufen durch Phantastica (Mescalin, LSD, Psilocybin). Es kommt hier zum Erlebnis des *Zeitstillstandes* und gleichzeitig zu einer *Störung der Bewegungswahrnehmung*. Bewegungen von Personen zerfallen in einzelne statische Etappen, Kontinuität kann nicht mehr wahrgenommen werden. Dieses Erlebnis der Unfähigkeit, Bewegungsabläufe als kontinuierliche Ereignisse wahrzunehmen, wurde erstmals von MAYER-GROSS und STEIN genauer untersucht. Es ist verbunden mit dem Erleben der *Derealisierung*. Menschen, deren Bewegungen nicht mehr kontinuierlich wahrgenommen werden, erscheinen unwirklich. In diesen Modellpsychosen kommt es demnach zu einer extremen *Labilisierung der Ich-Zeit* mit einem raschen Wechsel und ungeheueren Dehnungen der Gegenwart und zu einer *Dissoziation zwischen Ich-Zeit und Weltzeit*, verbunden mit einem zeitweiligen *Verlust des Realitätsbewußtseins*. *Serielle Ordnungen* können nicht mehr wahrgenommen werden, was sich an den Störungen des Musikerlebens zeigt (K. WEBER). *Melodien als Zeitgestalten* erscheinen statisch und Zusammengehöriges kann nicht mehr als solches wahrgenommen werden. Die Melodie erhält ihre Bedeutung nicht mehr vom Ganzen her, sondern wird zu einer beziehungslosen Reihe von nebeneinander erklingenden Tönen. Anstelle der *Gestaltqualitäten* der Melodie treten *Komplexqualitäten* in den Vordergrund, nämlich Eigenschaften ungegliederter Ganzer, die nicht auf dem Verhältnis, sondern auf der Summe der Eigenschaften der Bestandteile beruhen, z. B. der Helligkeit der Klänge oder ihrer Lautheit (WELLEK). Dabei wird der innere Zustand des Wahrnehmenden, seine innere Gestimmtheit in der Modellpsychose wesentlicher als die Struktur des Wahrgenommenen.

Einen ähnlichen Wandel des Erlebnisfeldes in seiner zeitlichen Struktur beschreibt CONRAD als *protopathischen Gestaltwandel bei exogenen Psychosen*. Auch bei neurologischen Erkrankungen wurden Zeitraffungs- und Zeitdehnungserlebnisse beobachtet (HÄFNER, HOFF, PÖTZL, PICHLER). Diese pathologischen Veränderungen des Zeiterlebens lassen sich auf eine fundamentalere Störung zurückführen, welche dem Begriff der *Regression* in einer akuten organischen Psychose eine präzise Bedeutung geben, nämlich, daß der Patient in das egozentrische Denken im Sinne von PIAGET zurückfällt und unfähig ist, die zeitlich gestaffelten Wahrnehmungen seriell zu ordnen und auf eine objektive Zeit zu beziehen. Diese als Folge einer chaotischen Verfassung des Erlebnisfeldes zu deutende Regression auf anschaulich egozentrisches Denken erscheint demnach wie ein hilfloser Versuch, Strategien aus frühkindlichen Erfahrungen im Umgang mit einer noch ungeordnet wahrgenommenen Umwelt wieder zu aktualisieren (HEIMANN).

Über die *Störungen des Zeiterlebens bei der Schizophrenie* gibt es Einzelbeobachtungen, welche zeigen, daß es hier zu einem Ineinanderschachteln der subjektiven Zeitdimensionen Vergangenheit, Gegenwart und Zukunft kommt (CIOMPI) oder zu einer Regression auf frühere Stadien der ontogenetischen Entwicklung, welche Ähnlichkeiten mit den Denkgewohnheiten und dem Erleben primitiver Gemeinschaften aufweisen (A. STORCH). Weitere Einzelbeobachtungen bei F. FISCHER und E. MINKOWSKI. Die Ähnlichkeiten der Störungen des Zeiterlebens in der Schizophrenie mit denjenigen toxischer Psychosen lassen erkennen, daß es sich *nicht um spezifische psychopathologische Phänomene* handelt im Sinne *nosologischer Spezifität*, sondern um eine Destrukturierung des Erlebnisfeldes in zeitlicher Hinsicht, möglicherweise als Folge einer durch die Psychose bedingten Störung serieller Ordnungen in den zentralnervösen Informationsverarbeitungsstrukturen und einer regressiven Aktualisierung frühkindlicher Strategien des Umgangs mit unstrukturierten Informationen.

Bei der *endogenen Depression* ist die Störung des Zeiterlebens charakterisiert durch eine sogenannte „Werdenshemmung" oder als „Stillstand der inneren Lebensgeschichte" (VON GEBSATTEL). Gegenwart und Zukunft erscheinen dem Patienten determiniert durch die unheilvolle Vergangenheit, und zwar durch einzelne, oft scheinbar belanglose Begebenheiten. Bei endogenen Depressionen wurden in den letzten Jahren Störungen der circadianen Rhythmen biologischer Funktionen nachgewiesen, die möglicherweise einen Indikator gestörter zentraler Regulationsmechanismen darstellen und mit den pathologischen Abwandlungen des Zeiterlebens gekoppelt sind (HEIMANN).

Schließlich muß auch auf die „*Gegenwartslosigkeit*" *des Neurotikers* hingewiesen werden, welcher nicht bei sich selbst sein kann und deshalb für erfüllte Gegenwart nicht frei ist. Verdrängter Triebkonflikt und gestörte Ich-Entwicklung fixieren ihn an Vergangenheit, die kompensatorischen Phantasmen lassen ihn auf zukünftige Wunder hoffen. Im Gegensatz zu den psychotischen Veränderungen des Zeiterlebens ist diese Störung jedoch nur *indirekt zu erschließen* am Verhalten des Patienten und an der Bedeutung, welche Zeit für Erinnertes, Gegenwärtiges und Zukünftiges erhält.

Literatur

CHOMSKY, N.: Aspekte der Syntaxtheorie. Frankfurt: Suhrkamp 1969.
CIOMPI, L.: Über abnormes Zeiterleben bei einer Schizophrenen. Psychiat. Neurol. 142, 100–121 (1961).
CONRAD, K.: Die symptomatischen Psychosen. In: GRUHLE, H. W., JUNG, R., MAYER-GROSS, W., MÜLLER, M. (Hrsg.): Psychiatrie der Gegenwart. Bd. 2. Berlin: Springer 1960.
EISSLER, R.: Philosophisches Wörterbuch, 3. voll neubearb. Aufl. Berlin: Mittler 1918.
FISCHER, F.: Zeitstruktur und Schizophrenie. Z. Neurol. Psychiat. 121, 544 (1929).
GEBSATTEL, V. E. VON: Störungen des Werdens und des Zeiterlebens im Rahmen psychiatrischer Erkrankungen. In: Prologomena einer medizinischen Anthropologie. Ausgewählte Aufsätze. Berlin Göttingen Heidelberg: Springer 1954.
HÄFNER, H.: Psychopathologie der cerebral-organisch bedingten Zeitsinnesstörungen. Arch. Psychiat. Nervkrankh. 190, 530–545 (1953).
HEIMANN, H.: Zeitstrukturen in der Psychopathologie. In: MOHLER, A. (Hrsg.): Die Zeit. Münster: Oldenburg 1983.
HOFF, H., PÖTZL, H.: Über eine Zeitrafferwirkung bei homonymer linksseitiger Hemianopsie. Z. Ges. Neurol. Psychiat. 151, 599–641 (1934).
MAYER-GROSS, W., STEIN, H.: Über einige Abänderungen der Sinnestätigkeit im Meskalinrausch. Z. Ges. Neurol. Psychiat. 101, 354–386 (1926).
MINKOWSKI, E.: Die gelebte Zeit. Salzburg: Müller 1971.

PIAGET, J.: Der Aufbau der Wirklichkeit beim Kinde. Stuttgart: Klett 1974.
PICHLER, E.: Über Störungen des Raum- und Zeiterlebens bei Verletzungen des Hinterhauptlappens. Z. Ges. Neurol. Psychiat. 186, 434–464 (1943).
PÖPPEL, E.: Grenzen des Bewußtseins. Über Wirklichkeit und Welterfahrung. Stuttgart: Deutsche Verlagsanstalt 1985.
STORCH, A.: Das archaisch-primitive Erleben und Denken der Schizophrenen. Entwicklungspsychologisch-klinische Untersuchungen zum Schizophrenieproblem. Berlin: Springer 1922.
WEBER, K.: Veränderungen des Musikerlebens in der experimentellen Psychose (Psilocybin). Confin. Psychiat. 10, 139–176 (1967).
WELLEK, A.: Musikpsychologie und Musikästhetik. Frankfurt: Akademische Verlagsgesellschaft 1963.
WENDORFF, R.: Zeit und Kultur. Geschichte des Zeitbewußtseins in Europa. Wiesbaden: Westdeutscher Verlag 1980.

H. HEIMANN

Zeitgitterstörung

Unter einer Zeitgitterstörung versteht man den Verlust der zeitlichen Ordnung des Erinnerungsgefüges. Die Bedeutung derartiger Störungen wurde erstmals von VAN DER HORST (1932) erkannt, der den amnestischen Symptomenkomplex auf eine fehlende Temporalisation persönlicher Erlebnisse zurückführte. Er ging bei diesem Deutungsversuch von der Diskrepanz aus, die man bei der alltäglichen Beobachtung und bei der psychoexperimentellen Untersuchung von Korsakow-Kranken macht; solche Patienten zeigen nämlich für unpersönliche abstrakte Aufträge in einer Experimentalsituation verhältnismäßig gute Gedächtnisleistungen, während persönliche Erlebnisse nicht erinnert werden können. VAN DER HORST führte dies darauf zurück, daß nicht so sehr der Inhalt des Erlebten als vielmehr die Zeit vergessen wird, in der das Erlebnis stattfand. Durch diesen Verlust des Zeitgitters können aber auch die Erlebnisse selbst nicht mehr richtig reproduziert werden, während unpersönliche Gedächtnisleistungen, die nicht in die chronologische Kontinuität des subjektiven Erlebens eingebettet sind, viel weniger in Mitleidenschaft gezogen werden.

Wenngleich der Verlust des Zeitakzents allein sicher nicht genügt, um sämtliche Störungen des Korsakow-Syndroms zu erklären, gehört die zeitliche Ordnung der Erinnerungen zu den wichtigsten und am leichtesten störbaren Gedächtnisfunktionen. Ein Beispiel für den Ausfall dieser Zeitfunktion des Gedächtnisses stellt das „zeitamnestische Syndrom" von KLEIST (1934) dar, das von diesem Autor lokalisatorisch den Corpora mamillaria zugeordnet wird und dem eine Störung in der durch vegetative Abläufe gesteuerten diencephalen Zeitregistrierung zugrundeliegen soll. BODAMER (1950) hat auf Zeitamnesien nach Krampfbehandlungen hingewiesen, bei denen vor allem die Erinnerung an biographische und zeitgeschichtliche Daten beeinträchtigt ist, während Namen oder Bezeichnungen von Gegenständen ungestört reproduziert werden können. Nach ZEH (1961) kann die vorwiegende Zeiterinnerungsstörung als charakteristische Erscheinungsform einer leichten, meist nur flüchtigen amnestischen Störung und als Durchgangsphase im Verlauf amnestischer Erscheinungen unter den übrigen organischen Amnesien besonders herausgehoben werden.

Literatur
BODAMER, J.: Zum Problem der Amnesien bei elektrokrampfbehandelten Psychosen. Arch. Psychiat. Nervenkr. 184, 426–439 (1950).
HORST, L. VAN DER: Über die Psychologie des Korsakow-Syndroms. Mschr. Psychiat. Neurol. 83, 65–84 (1932).
KLEIST, K.: Gehirnpathologie. Leipzig: Barth 1934.
ZEH, W.: Die Amnesien. Stuttgart: Thieme 1961.

H. LAUTER

Zensur

FREUD verwendete den Begriff der Zensur erstmals 1895. Er sah in der → Hysterie einen psychischen Abwehrvorgang am Werk, der auf die Abstoßung einer unerträglichen Vorstellung abzielte. Einen entsprechenden Abwehrvorgang beschrieb er 1900 im Traumprozeß. Danach bringt sich im → Traum ein Wunsch zum Ausdruck, der im Bewußtsein nicht toleriert wird. Der Wunsch kann sich jedoch nicht unverhüllt mitteilen, sondern unterliegt der sekundären Bearbeitung durch die Zensur. Das führt dazu, daß der manifeste Traum einen oft kunstvoll anmutenden Kompromiß zwischen den aus dem Unbewußten durchbrechenden Triebwünschen und der Notwendigkeit ihrer Tarnung darstellt. Indem wir – im Prozeß einer Traumanalyse – die verschiedenen Mechanismen der Traumentstellung (wie Verdichtung, Verschiebung, Verkehrung ins Gegenteil) aufdecken, erkennen wir den jeweiligen latenten Traumwunsch bzw. -gedanken und gewinnen gleichzeitig Einblick in die Arbeitsweise des Traumzensors.

In dem Maße, in dem FREUD das topographische Modell der → Psychoanalyse entwickelte, komplizierte sich für ihn auch der Zensurvorgang. 1915 postulierte er einen zweistufigen Zensurprozeß: zwischen Unbewußtem und Vorbewußtem einerseits und zwischen Vorbewußtem und Bewußtem andererseits. Mit der späteren Betonung des strukturellen Gesichtspunktes erschien der Zensurvorgang vorwiegend an bestimmte Ich-Funktionen und die sich darin mitteilenden Abwehr- und Gegenbesetzungssysteme gebunden. Teile dieser Systeme wirkten nun ebenfalls im Unbewußten. Die letztere Betrachtungsweise erlaubte unter anderem eine präzisere Klärung des Wesens und der Entstehung der verschiedenen Spielarten einer herabgesetzten oder unwirksamen Zensur, wie sie etwa in den Fehlhandlungen, im Witz, in abnormen Bewußtseinszuständen (z. B. Alkohol- oder LSD-Rausch) oder in den Psychosen zu beobachten sind. Besonders HARTMANN hat, in Fortführung der Ideen FREUDS, den Zusammenbruch des zensurierenden Mechanismus in der Schizophrenie untersucht.

Literatur
FREUD, S.: Zur Psychotherapie der Hysterie. GW, I (1895). London: Imago 1952.
FREUD, S.: Die Traumdeutung/Über den Traum. GW, II/III (1900). London: Imago 1942.
FREUD, S.: Der Witz und seine Beziehung zum Unbewußten. GW, VI (1905). London: Imago 1940.
FREUD, S.: Das Interesse an der Psychoanalyse. GW, VIII (1913). London: Imago 1945.
FREUD, S.: Das Unbewußte. GW, X (1915). London: Imago 1946.
FREUD, S.: Vorlesungen zur Einführung in die Psychoanalyse. GW, XI (1917). London: Imago 1940.
FREUD, S.: Das Ich und das Es. GW, XIII (1923). London: Imago 1940.
FREUD, S.: Selbstdarstellung. GW, XIV (1925). London: Imago 1948.
FREUD, S.: Neue Folge der Vorlesungen zur Einführung in die Psychoanalyse. GW, XV (1933). London: Imago 1940.
HARTMANN, H.: Comments on the Psychoanalytic Theory of the Ego (1950). In: Essays on Ego Psychology. New York: Int. Univ. Press 1964.
HARTMANN, H.: Contribution to the Metapsychology of Schizophrenia (1953). In: Essays of Ego Psychology. New York: Int. Univ. Press 1964.

H. STIERLIN

Zentrencephale Anfälle → Epilepsie

Zerfahrenheit → Denkstörungen

Zielsymptome

Der Begriff der „Zielsymptome" hat sich mit der Entwicklung der modernen psychiatrischen Pharmakotherapie in die allgemeine psychiatrische Fachsprache eingebürgert [1].
Zu Beginn der pharmakotherapeutischen Ära bestand die Hoffnung, mit den → Neuroleptica und den → Antidepressiva seien „kausal" wirkende, gegen die „Ursachen" der endogenen Psychosen gerichtete Arzneimittel entdeckt worden.
Schon bald nach der Einführung dieser Psychopharmaka wurde durch die therapeutische Empirie jedoch klar, daß die Wirkung dieser Medikamente in erster Linie symptom- bzw. syndromgerichtet ist. So können z.B. mit Neuroleptica nur bestimmte Symptome schizophrener Psychosen (z. B. Wahnsymptome, Halluzinationen, affektive Gespanntheit, psychomotorische Erregtheit) nachhaltig beeinflußt werden. Andere Symptome der Schizophrenie – insbesondere sog. Minus- Symptome – sprechen hingegen nur sehr unbefriedigend oder überhaupt nicht auf Neuroleptica an.
Vergleichbare Zusammenhänge gibt es auch bei den Antidepressiva. Und schließlich war es bei den → Tranquilizern nie umstritten, daß sie „nur" eine syndromgerichtete Wirkung besäßen.
F. FREYHAN hat am Beispiel der Neuroleptica auf diese Zusammenhänge und die „Syndromgerichtetheit" der therapeutisch nutzbaren Psychopharmaka-Wirkungen schon sehr früh aufmerksam gemacht [1]. Er bezeichnete die durch ein bestimmtes Psychopharmakon beeinflußbaren psychopathologischen Symptome als „Zielsymptome" (target symptoms). Aus diesem Grunde werden seither die wesentlichen Richtlinien für die differentiellen Indikationen der verschiedenen Psychopharmaka an symptomatologischen Kriterien ausgerichtet. Daß darüber die nosologischen Aspekte nicht vernachlässigt werden dürfen, hat FREYHAN mit seiner Forderung nach einer „doppelten Buchführung" nachdrücklich betont. Den differentiellen Indikationen der verschiedenen Psychopharmaka müssen in jedem Einzelfall verschiedene Entscheidungsschritte zugrunde liegen, die sowohl die nosologische Zugehörigkeit des zu behandelnden Syndroms als auch die Zielsymptome berücksichtigen.

Literatur
1. FREYHAN, F. A.: Psychomotilität, extrapyramidale Syndrome und Wirkungsweisen neuroleptischer Therapien. Nervenarzt 28, 504–509 (1957).

H. HIPPIUS

Zuchthausknall → Haftpsychose

Zurechnungsfähigkeit → Schuldfähigkeit

Zwang

Zwang ist das Beherrschtwerden von Gedanken, Impulsen oder Handlungen, die gleichzeitig als der eigenen Persönlichkeit fremd oder als unsinnig beurteilt werden.
Der Zwang erscheint als eine Einengung oder ein Verfall der freien Möglichkeit, die eigenen Antriebe zu lenken. Er gründet in einer Aufspaltung der Vorstellungen und des Willens von den sonst synton tragenden Triebschichten. Eine Vorstufe von Zwang ist etwa in den zur Pubertätszeit einsetzenden sexuellen Vorstellungen und Triebbedürfnissen zu sehen, die sich der bisherigen Einstellung fremd aufdrängen können und von der Persönlichkeit nicht integriert sind. Zwangsinhalte haben gewöhnlich offen oder verdeckt aggressiven oder sexuellen Charakter, eine Tendenz zur Eigen- oder zur Fremdschädigung.
JASPERS hat den Zwang als eine letzte Tatsache des Seelenlebens bezeichnet. Er ist heute psychopathologisch streng abgegrenzt vom Wahn, von Trugwahrnehmungen, Verstimmungszuständen mit ihren Bewußtseinsinhalten, bei denen die Ausrichtung durch eine die Person im ganzen einheitlich lassende Verfassung bestimmt wird. Zum echten Zwang gehört eben die charakteristische Spaltung, bei der sich ein Teil der Persönlichkeit von dem distanziert, was der andere Teil denkt oder tut.
Zwang kann psychopathologisch als Einfall oder Zwangsgedanke in Erscheinung treten, als Zwangsantrieb mit dem Impuls, aggressive oder sexuelle Handlungen zu begehen, oder in echten ritualisierten Zwangshandlungen (Waschzwang, Ordnungs-

zwang). Beobachtungen von Zwangsdenken beim postencephalitischen Parkinsonismus weisen auf die Hirnrepräsentanz bestimmter Antriebsstrukturen und die von dort gegebene Störbarkeit. Zwang tritt als Symptom bei Neurosen, Psychosen und hirnorganischen Krankheiten auf.

Literatur
JASPERS, K.: Allgemeine Psychopathologie. 8. Aufl. Berlin Heidelberg New York: Springer 1965.
SCHNEIDER, K.: Klinische Psychopathologie. 6. Aufl. Stuttgart: Thieme 1962.

W. BRÄUTIGAM

Zwangsgreifen

Der Ausdruck entstammt dem wissenschaftlichen Schrifttum um die Jahrhundertwende. LIEPMANN hatte bei seinem bekannten Fall „Regierungsrat M." eine Art Kurzschlußbewegung der Hand beschrieben, die er als „tonische Perseveration" einer Greifantwort kennzeichnete. Andere Autoren sahen in diesem erschwerten Öffnen der Hand, in der ein geeignetes Objekt gehalten wurde, eine Art apraktische Erscheinung oder eine myotonische oder pseudomyotonische Störung der peripheren Muskelinnervation. Erst JANISCHEWSKY (1909) hat dieses Lokalzeichen ganz richtig als Ausdruck eines reflektorischen Greifens erkannt und hierfür den Terminus „réflexe de la préhension" geprägt.

Der Ausdruck „Zwangsgreifen" ist mißverständlich, weil man in Unkenntnis der geschichtlichen Entwicklung des Begriffes das Phänomen leicht psychopathologisch als Zwangserscheinung deuten könnte. In Wirklichkeit hat sich das Zwangsgreifen als eine Anzahl unterschiedlicher Greifreflexe herausgestellt, die durch gegenseitige Bahnungs- und Hemmungsvorgänge untereinander zu einem System von Greifleistungen verbunden sind.

Die natürliche Systematik der pathologischen Greifreaktionen beruht auf einer Unterscheidung zwischen tonisch-proprioceptiven Reaktionen und phasisch-exteroceptiven Reaktionen, bei denen wiederum zwischen taktilen und optischen Phänomenen zu trennen ist.

1. Der tonische Greifreflex ist synonym mit der proprioceptiven Phase des Greifreflexes (SEYFFARTH u. DENNY-BROWN), dem Greifreflex (FULTON u. Mitarb.), dem Festhalten und Gegenhalten der Hand (KLEIST) der proprioceptiven Reaktion (HALVERSON). Sie beruht auf einem Dehnreflex der Beuger und stellt nur den Spezialfall der proprioceptiven Beugesynergie im Bereich der Hand dar. Die Eigenart des receptorischen Feldes in den Muskeln selbst und die funktionelle Verknüpfung mit verwandten proprioceptiven, muskulären und labyrinthären Reflexen zeigen an, daß diese Beugeantwort der Finger Teil des subcorticalen Haltungsmechanismus (MAGNUS u. DE KLEYN) ist.

2. Von dem elementaren Charakter der proprioceptiven Reaktion heben sich die extroceptiven Antworten auf Seh- und Berührungsreize durch ihre Vielfalt und durch ihre Plastizität ab. Hierher gehören das Nachgreifen auf optische und taktile Reize, der Greifreflex nach KLEIST und SCHELLER, der automatische Handschluß nach ADIE und CRITCHLEY, die willkürliche Greifreaktion (WILSON u. WALSHE), die exteroceptive Greifreaktion usw. Die optisch ausgelöste Greifreaktion wird durch eine optische Auslöseschablone in Gang gesetzt, und sie besteht aus einer in den Wirkraum projizierten kinetischen Reaktion und aus einem automatischen Handschluß. Die taktile Reaktion wiederum wird durch Berührungsreize der receptorischen Zone der Hand ausgelöst und besteht in einer adaptiven Beugeantwort der Flexoren der Hohlhand und des Unterarmes. Diese Reaktionen gehören zu den cortical vollzogenen, kinetischen Stellreflexen und sind mit Aufsetz- und Hüpfreaktionen verwandt.

Das Wesen dieser verschiedenen Greifreflexe und Reaktionen erschließt sich einmal einer reflexphysiologischen Betrachtung, zum anderen aber auch aus der Perspektive der Verhaltensforschung (Erbkoordination). Die in der Klinik allgemein geltende Auffassung zur Pathogenese des Zwangsgreifens geht ideengeschichtlich auf JACKSON zurück. Nach ihm haben Autoren (DENNY-BROWN, MASSION, VERNIORY, SCHUSTER, WIESER, PILLERI u. POECK) die pathologischen Greifphänomene des Zwangsgreifens als Enthemmungsphänomene aufgefaßt, bei denen die Läsion der prämotorischen Rinde (Area 6) eine große Rolle spielt. Vielfach wurden die Beziehungen der unterschiedlichen Komponenten des Zwangsgreifens zu physiologischen Greifleistungen des Säuglings und denen von Primaten und anderen Tieren aus der Phylogenese dargestellt.

Literatur
ADIE, W. J., CRITCHLEY, M. D.: Forced grasping and groping. Brain 50, 142 (1927).
CRITCHLEY, M. D.: The anterior cerebral artery and its syndromes. Brain 53, 120 (1930).
DENNY-BROWN, D.: Disintegration of motor function resulting from cerebral lesions. J. nerv. ment. Dis. 112, 1 (1950).
FULTON, J. F.: Forced grasping and groping in relation to the syndrome of the premotor area. Arch. Neurol. (Chic.) 31, 221 (1934).
HALPERN, L.: Frontalhirnsyndrome. Mschr. Psychiat. 101, 239 (1939).
JANISCHEWSKY, A.: Das Greifen als Symptom von Großhirnläsionen. Dtsch. Z. Nervenheilk. 102, 177 (1928).
MASSION-VERNIORY, L.: Les réflexes de préhension. Basel New York: Karger 1948.
PILLERI, G., POECK, K.: Arterhaltende und soziale Instinktbewegungen als neurologische Symptome beim Menschen. Psychiat. Neurol. (Basel) 147, 193–238 (1964).
SCHELLER, H.: Über Greifautomatismen im Bereich von Mund und Hand sowie über verwandte Phänomene. Aus: „Die Untersuchung der Reflexe", von R. WARTENBERG. Stuttgart: Thieme 1952.
SCHUSTER, P.: Zwangsgreifen und Nachgreifen, zwei posthemiplegische Bewegungsstörungen. Z. ges. Neurol. Psychiat. 83, 586 (1923).
SEYFFARTH, H., DENNY-BROWN, D.: The grasp reflex and the instinctive grasp reaction. Brain 71, 109 (1948).

WALSHE, F. M. R., ROBERTSON, E. G.: Observations upon the form and nature of the „Grasping" movement and „tonic innervation". Brain 56, 40 (1933).
WIESER, S.: Pathologie und Physiologie des Greifens. Fortschr. Neur. Psychiat. 25, 317–341 (1957).

S. WIESER

Zwangsneurose

Als Zwangsneurose bezeichnet man eine seelische Erkrankung, bei der als ich-fremd erlebte Gedanken, Impulse oder Handlungen vor dem Hintergrund einer inneren Konfliktsituation auftreten und keine psychotischen oder hirnorganischen Erscheinungen den meist chronischen Verlauf bestimmen.

Zwangssymptome liegen vor allem in *Zwangsgedanken*, sich aufdrängenden und zugleich als unsinnig erlebten Vorstellungen, die um fremd- oder selbstschädigende Inhalte kreisen, ohne daß sich der Betroffene davon freimachen kann: Eine bestimmte Zahlenreihe muß zu Ende gedacht werden, wenn einem nahestehenden Menschen oder dem Betroffenen selbst kein Unglück geschehen soll. Der Zwangsgedanke kann in einem obszönen Bild bestehen, das sich aufdrängt oder in sich endlos wiederholenden Zweifeln, Wünschen, Befürchtungen, Sehnsüchten oder Verboten. Der Betroffene führt einen aussichtslosen Kampf gegen eine gleichsam triebhaft sich immer wieder einstellende Vorstellung. Zwangssymptome können als *Zwangsimpulse* auftreten: z. B. als plötzlicher Antrieb einer Mutter, ihren Säugling fallen zu lassen; im leiblich empfundenen Trieb, sich selbst oder einem anderen Menschen ein auf dem Tisch liegendes Messer in die Brust zu stoßen oder im plötzlichen Antrieb eines Priesters, sexuell anstößige Worte von der Kanzel zu rufen. Bemerkenswert ist aber, daß in den allermeisten Fällen diese Impulse nicht zu einer Handlung führen. Eindrucksvolle und häufige Zwangssymptome sind *Zwangshandlungen*, die in ritualisierten Handlungen des Waschens der eigenen Hände, im Ordnen, Nachprüfen, Zurechtrücken und vor allem in Handlungen des Säuberns auftreten. Diese Zwangshandlungen mit der Zielrichtung, Ordnung und Sauerkeit zu schaffen und jeden Schmutz in der eigenen Wohnung, der von Fremden oder den eigenen Kindern hereingetragen wurde, zu entfernen, führen zu erheblichen Störungen des sozialen Zusammenlebens. Die Unterlassung der Zwangshandlungen löst heftige Angst aus, ihre Ausführung bringt nur momentane und keine endgültige Erleichterung. Die Zwangshandlungen sind in sich nicht abzuschließen, sie werden häufig nur durch Erschöpfung beendet.

Nicht das Auftreten ich-fremder Gedanken oder Impulse ist schon krankhaft. Nicht wenige Menschen neigen dazu, unter der zwanghaften Vorstellung, das Feuer oder das Licht im Haus nicht gelöscht, die Tür nicht wirklich abgeschlossen zu haben, sich wiederholt zu kontrollieren, obwohl sie wissen, daß diese zwanghaft sich aufdrängende Vorstellung nicht zutrifft. Erst der beherrschende Charakter und die Fortdauer der Zwangsgedanken und Handlungen und ihre Ausweitung in die alltäglichen Gedanken und Verrichtungen machen den Krankheitswert der Zwangsneurose aus und gehen mit großem inneren Leiden einher.

Im Mittelalter sind Zwangsneurosen vor allem als Zwangsgedanken oder -handlungen mit blasphemischen oder obszönen Inhalten beschrieben, sie tauchen z. B. im „Hexenhammer" als Thema der Verfolgungen durch die Inquisition auf. Heute gehört die Zwangsneurose eher zu den seltenen Symptom- und auch Charakterneurosen. Sie findet sich bei etwa 1–2% der Patienten eines Nervenarztes und etwa gleich häufig in einer psychosomatischen Ambulanz (BRÄUTIGAM, 1985). Am Berliner Institut für Psychoanalyse machte die Diagnose Zwangsneurose in den Jahren 1920–1930 jedoch 15,5% der Diagnosen aus (ABRAHAM), und auch die zwanghafte Neurosenstruktur wurde damals viel häufiger diagnostiziert als heute. Das weist auf Einflüsse des sozialen Wandels, und es ist naheliegend, bei der gegebenen Psychodynamik den Verlust an Autorität in der Familie und der Gesellschaft dazu in Beziehung zu setzen.

FREUD hat 1909 am „Rattenmann", einem 11 Monate psychoanalytisch behandelten Mann, der an der Vorstellung litt, seinem Vater und einer verehrten Dame könne etwas zustoßen, eine heute klassische Interpretation gegeben. Er hat sie mit der Abwehr eigener aggressiver, psychoanalytisch gesehen analsadistischer, hier mit den Ratten verbundenen Fixierungen in der frühen Kindheit in Verbindung gebracht. Zwangssymptome stellen in psychoanalytischer Sicht eine Bearbeitung der ursprünglichen Triebimpulse durch Abwehr mittels Verschiebung, Isolierung, Ungeschehenmachen und Affektentzug dar. Der Zwangsgedanke, einer nahestehenden Person könnte etwas zustoßen, wenn nicht bestimmte Gedanken oder Handlungen zu Ende geführt werden, stellt die verfremdete Verschiebung der eigenen, gewöhnlich stark ausgeprägten aggressiven Impulse dar. Der Zwangsimpuls, sich selbst ein Messer in die Brust zu stoßen, entspricht der Abwehrformation der Wendung gegen die eigene Person. So stellen Zwangssymptome psychoanalytisch eine Kompromißbildung zwischen einem strengen sadistischen Überich und einer nur unvollständig verdrängten sexuellen und aggressiven Triebseite dar. Oft hat die Symptomatik versteckt den Charakter einer Selbstbestrafung, sie führt aber nicht, wie andere neurotische Symptombildungen, zu einer entlastenden Lösung und Abfuhr. Damit soll die ausgeprägte Chronifizierungsneigung zusammenhängen.

Menschen mit Zwangssymptomen korrelieren hoch mit bestimmten Persönlichkeitszügen, die mit übertriebener Ordentlichkeit, Sparsamkeit und Eigensinn als anale Trias beschrieben und

heute als zwanghaft-neurotische Persönlichkeitsstruktur charakterisiert werden (FENICHEL).
Auslösend wirken für die Symptomatik der typischen Zwangsneurose Ereignisse, die den bisherigen Verdrängungsschutz der aggressiven und sexuellen Vorstellungen lockern, vor allem krisenhafte Zuspitzungen zwischen Kindern und Eltern, Eheleuten und allgemein aggressive und sexuelle Versuchungssituationen. Pubertät mit Onaniekonflikten ist als normale Schwellensituation schon auslösend für schleichende Formen, die dann als Zwangskrankheit oder anankastische Psychopathie abgetrennt werden.
Im Hinblick auf die Ursachen ist wie bei Neurosen überhaupt eine schwer durchschaubare Wechselwirkung von Anlage und frühen und späteren Umwelteinwirkungen anzunehmen. Erbuntersuchungen sprechen dafür, daß die Bereitschaft zur zwangsneurotischen Verarbeitung anlagemäßig vermittelt wird; ergänzend oder potenzierend treten eine motorisch einengende und autoritäre Erziehung hinzu. Entwicklungspsychologischer Fixierungspunkt für die Zwangsneurose ist in psychoanalytischer Sicht die anale bzw. motorisch expansive Phase, wobei sowohl die Sauberkeitserziehung wie überhaupt die Lust des Kindes am Bewegen und Angreifen eine Rolle spielen. Es ist die Phase, in der der Eigenwille des Kindes und die Autorität der Eltern bzw. die kulturellen Anforderungen zusammenstoßen. Die Pubertät und Konflikte um die sich imperativ aufdrängenden, zunächst fremd erlebten sexuellen Bedürfnisse und die spätere Adoleszenz mit der sozialen Selbstbehauptung sind die Zeitpunkte der zwangsneurotischen Manifestation.
In anthropologischer Deutung sind die Zwangskranken an das Chaos, die Unordnung und an die Elemente der Auflösung des Schmutzes und der Verwesung gebunden (VON GEBSATTEL). E. STRAUS spricht von einer Störung der inneren erlebnisimmanenten Zeitlichkeit, wobei das unwillkürliche Getragenwerden in die Zukunft defizient sei, der Zwangskranke bleibt an das nicht abzuschließende Jetzt fixiert. Er kann Unvollkommenes bei sich und in der Welt nicht annehmen und fortschreiten. Für ihn steht die Welt des Schmutzes, des Blutes und der Verwesung dem Ideal der Ordnung und Sauberkeit alternativ und unversöhnlich gegenüber.
Differentialdiagnostisch abzugrenzen sind Zwangserscheinungen, die im Rahmen endogendepressiver Phasen auftreten und solche, die bei beginnender Schizophrenie zu beobachten sind. Rein klinisch drängt sich auch die Abgrenzung der schleichend in der Pubertät beginnenden Zwangskrankheit oder anankastischen Psychopathie auf.
Therapeutisch erscheint zunächst die analytische Psychotherapie indiziert, wobei gewöhnlich mit langen Behandlungszeiten zu rechnen ist, wenn ein Erfolg erreicht werden soll. Die Schwierigkeit der Behandlung liegt darin, bei der isolierenden und affektentziehenden Abwehr den aggressiven Affekt in die Behandlung und in die Übertragung zu bringen. Bei nach behandlungsprognostischen Kriterien Ausgewählten und bei Behandlern, die über genug Erfahrung und Geschick verfügen, ist die Prognose dann nicht ungünstig (SCHWIDDER). In Einzelfällen werden Verhaltenstherapien mit Erfolg angewendet. Medikamentöse Maßnahmen, Neuroleptica, können schwere Zwangssymptome lindern. Sind depressive oder phasische Faktoren im Spiel, ist eine thymoleptische Behandlung indiziert. In verzweifelten Fällen von Zwangskrankheiten wurden nach dem 2. Weltkrieg Leukotomien versucht, die heute zugunsten stereotaktischer Operationen verlassen sind. Die an sich nicht günstige Prognose der schwersten Krankheitsformen wird erfahrungsgemäß in der zweiten Lebenshälfte (bei nachlassendem Triebdruck?) besser, die Symptomatik kann im höheren Alter dann vollständig zurücktreten (C. MÜLLER).

Literatur
BRÄUTIGAM, W.: Reaktionen – Neurosen – abnorme Persönlichkeiten. 5. Aufl. Stuttgart: Thieme 1985.
FENICHEL, O.: Psychoanalytische Neurosenlehre. Olten: Walter 1975.
FENICHEL, O.: Statistischer Bericht über die therapeutische Tätigkeit 1920–1980. In: Deutsche Psychoanalytische Gesellschaft (Hrsg.): Zehn Jahre Berliner Psychoanalytisches Institut. Wien: Internationaler Psychoanalytischer Verlag 1930.
FREUD, S.: Bemerkungen über einen Fall von Zwangsneurose. Gesammelte Werke VII (1909). Frankfurt: Fischer 1955.
GEBSATTEL, V. E. VON: Die Welt der Zwangskranken. Msch. Psychiat. Neurol. 99, 10 (1938).
MÜLLER, C.: Vorläufige Mitteilung über lange Katamnesen von Zwangskranken. Nervenarzt 24, 112 (1953).
NEMIAH, J. C.: Anxiety neurosis. Comprehensive textbook of psychiatry 2. Baltimore London: Williams & Wilkins 1980.
NEMIAH, J. C.: Phobis neurosis. Comprehensive textbook of psychiatry 2. Baltimore London: Williams & Wilkins 1980.
NEMIAH, J. C.: Obsessive-compulsive neurosis. Comprehensive textbook of psychiatry 2. Baltimore London: Williams & Wilkins 1980.
SCHWIDDER, W.: Symptombild, Grundstruktur und Therapie der Zwangsneurose. Psyche VIII, 126 (1954/55).
W. BRÄUTIGAM

Zwillingsforschung

Die Zwillingsforschung ist eines der ältesten und wichtigsten Instrumente der Erbforschung. Heute bezieht sie auch Umweltfaktoren und die Anlage-Umwelt-Interaktion ein. Sie geht davon aus, daß Zwillingspartner in sehr ähnlicher Umwelt aufwachsen, seien sie nun ein- oder zweieiig. Eineiige Zwillinge (EZ) haben außerdem gleiches Erbgut, zweieiige (ZZ) nicht. Wenn EZ, besonders getrennt aufgewachsene EZ, häufiger als ZZ für ein Merkmal gleich (konkordant) sind, so demonstriert dies Erblichkeit. Bleibt ein Teil der EZ diskordant und/oder gleichen sich zusammen aufgewachsene EZ- und ZZ-Partner häufiger und stärker als getrennt aufgewachsene, deutet dies auf Umweltwirkung hin.

Gegen die Prämisse, daß die Umwelt für EZ- und ZZ-Partner gleich ähnlich sei, wurden zu Recht Einwände erhoben. Die Umwelt reagiert auf die extrem ähnlichen EZ sicher anders als auf ZZ, die nur Geschwisterähnlichkeit besitzen. Nicht gerechtfertigt ist jedoch die Schlußfolgerung, das mache die Zwillingsforschung wertlos, da es zu einer maßlosen Überschätzung der Erbkomponente führe. Nicht immer werden EZ ähnlicher behandelt als ZZ. Hatten die Eltern oder Zwillinge eine falsche Meinung über die Eiigkeit, so stimmte die psychische Ähnlichkeit mit der Eiigkeit überein und nicht mit der Erwartung der Beteiligten. Im mütterlichen Verhalten ergab sich sogar ein Kontrasteffekt: Mütter von körperlich sehr ähnlichen, dauernd verwechselten EZ beurteilten ihre Kinder psychisch verchiedener, als es Mütter von weniger ähnlichen Zwillingen taten. Ein weiterer Einwand: Die bei EZ wegen ihrer Ähnlichkeit häufigen Identifizierungen führten zu erhöhter Konkordanz auch bei psychischen Störungen. Auf dem Umweg über die Ähnlichkeit kommt man hier doch wieder auf genetische Anlagen zurück, und außerdem sind Rollenteilungen und Polarisierungstendenzen bei EZ ebenso häufig wie Identifizierungen. Zwillingseigenschaft soll psychische Störungen sowohl provozieren als auch davor schützen. Für die endogenen Psychosen ist beides unbewiesen, bei anderen Störungen kommt beides vor, dürfte sich also, aufs Ganze gesehen, die Waage halten.

Die Zwillingsforschung befaßte sich zunächst mit Einzelpaaren und nicht auslesefreien Serien. Einzelpaare stellen eine Interessantheitsauslese dar, sind aber für spezielle Fragestellungen immer noch wichtig. Auch kann ein einziges Paar eine favorisierte Hypothese in Frage stellen. GALTON (1876) untersuchte an einer nicht auslesefreien Serie von 94 Zwillingspaaren normale psychische Merkmale, besonders Intelligenz. SIEMENS veröffentlichte 1924 eine systematische Zwillingspathologie. LUXENBURGER sammelte 1928 erstmals auslesefreie Zwillingsserien psychisch Kranker und vermied dadurch das Überwiegen konkordanter Paare. In neuester Zeit hofft man durch Zwillingserhebungen nach Art epidemiologischer Felduntersuchungen absolute Vollständigkeit und Auslesefreiheit zu erreichen. Auch Felduntersuchungen erfassen nur einen Ausschnitt aus Raum und Zeit, und man muß sich aus finanziellen Gründen oft doch wieder mit einer Stichprobe aus dem Gesamtmaterial begnügen. Persönliche Untersuchung aller Probanden ist meist nicht praktikabel und wird durch Versenden von Fragebogen und Durchsicht von Akten und amtlichen Registern ersetzt. Dadurch drohen wiederum Ausleseeffekte.

Die Vorbedingungen für epidemiologische Erhebungen sind besonders günstig in Skandinavien, da es ausgezeichnete Register und geographisch gut abgrenzbare Bevölkerungsgruppen aufweist. Dänemark z. B. besitzt ein umfangreiches Zwillingsregister, aufgrund dessen außer psychischen Störungen auch Rauchgewohnheiten, Kriminalität, maligne Neubildungen, Diabetes mellitus, Magenulcus, Apoplexie, Coronarverschluß, Tuberkulose, rheumatische Erkrankungen und Bronchialasthma untersucht werden. Eine finnische Erhebung erfaßte Alkoholismus und psychische Störungen, eine norwegische psychotische Zwillinge. In Nordamerika und England sind die Voraussetzungen für epidemiologische Zwillingserhebungen weniger günstig. In Rom untersuchte GEDDA systematisch und unsystematisch gesammelte, meist jugendliche Zwillinge und gibt die Zwillingszeitschrift „Acta Geneticae Medicae et Gemellologiae" heraus. MITSUDA und seine Schüler in Japan verzichten weitgehend auf Auslesefreiheit und ziehen Bearbeitung nach speziellen Gesichtspunkten vor.

Für viele körperliche Eigenschaften konnte die Zwillingsforschung leicht Erblichkeit nachweisen. Bei psychischen Qualitäten ist die Lage schwieriger. EZ stimmen darin nicht immer völlig überein, sondern gleichen sich mehr oder weniger; deshalb berechnet man häufig nicht Konkordanzen, sondern Korrelationen. Generell sind EZ ähnlicher als ZZ (korrelieren höher), meist sogar getrennt aufgewachsene EZ noch ähnlicher als zusammen aufgewachsene ZZ. Das weist auf Erbeinfluß hin. Andererseits gibt es EZ-Paare, die selbst für sicher erbabhängige Merkmale diskordant sind. Sie können offenbar bei oder trotz gleichem Erbgut ihre genetisch vorgegebenen Möglichkeiten verschieden realisieren und auf verschiedene Umwelteinflüsse ansprechen. Die regelmäßige, absolute Identität von Zwillingen und ihren Schicksalen ist ein Märchen. Die Erbanlage (Genotyp) muß sich nicht unter allen Umständen manifestieren und das Erscheinungsbild (Phänotyp) kann durch Umwelteinflüsse modifiziert werden. Das gilt für normale und pathologische, körperliche und psychische Zustände.

Persönlichkeit. Ältere deutsche Untersuchungen in Zwillingslagern und neuere englische und amerikanische Untersuchungen an getrennt aufgewachsenen EZ ergaben verblüffende Ähnlichkeiten in Persönlichkeitsstrukturen und -profilen. Dennoch können EZ-Partner gelegentlich verschiedene geistige Welten, Weltanschauungen und Persönlichkeiten im landläufigen Sinn entwickeln (ZERBIN-RÜDIN, 1982; LYKKEN u. BOUCHARD, 1983/84).

→ *Intelligenz.* Die Zwillingsbefunde von BURT haben sich als Fälschung herausgestellt, doch gehen andere, solide Befunde in die gleiche Richtung: Die Übereinstimmung des IQ bei EZ-Partnern ist weit größer als bei ZZ, doch finden sich gelegentlich auch Differenzen.

→ *Schizophrenien* (Übersicht ZERBIN-RÜDIN, 1980). Die Konkordanzrate der EZ schwankt von 6−75% (der Mindestwert 0%) [TIENARI] mußte bei Überprüfung zu 6% revidiert werden, der Höchstwert 85% [KALLMANN] zu 69%), die der ZZ von 2−16%. Im Mittel sind 50−60% aller EZ-Paare und etwa 10% aller ZZ-Paare für Schizophrenie konkordant. Die neueren und die skandinavischen Untersuchungen zeigen im allgemeinen niedrigere Werte als die älteren und die übrigen Untersuchungen. Die Schwankungen lassen sich mit methodischen, diagnostischen und realen Unterschieden erklären. Die älteren und nicht-skandinavischen Zwillingsserien wurden meist aus Anstaltspatienten gewonnen. Sie enthalten vorwiegend schwere Fälle, und dies könnte der Grund für höhere Konkordanz sein. Diagnostische Diskrepanzen werden sich trotz aller Bemühungen nie ganz vermeiden lassen. Auch setzt die lapidare Aussage konkordant oder diskordant eine willkürliche Dichotomie anstelle der Wirklichkeit kontinuierlicher Übergänge. „Diskordante" Zwillingspartner sind durchaus nicht immer „normal", aber eben nicht klinisch schizophren. Daher hat man die Konkordanz feiner aufgegliedert. GOTTESMAN u. SHIELDS (1966) z. B. stellten vier Gruppen auf, wobei die Zwillingspartner a) ebenfalls schizophren, b) andersartig psychotisch, c) psychisch abnorm, aber nicht psychotisch und d) unauffällig war. Die Konkordanz für die EZ beträgt 42% in Gruppe a); 54% in Gruppe a) + b); 79% in Gruppe a) + b) + c); für die ZZ lauten die entsprechenden Werte: 9%, 18%, 45%. Schließlich können genetische Grundlagen und/oder Umweltbedingungen in verschiedenen Populationen verschieden sein.

Die gegenüber den ZZ vier- bis fünfmal höhere Konkordanz der EZ stellt eine der stärksten Stützen der Erbtheorie dar. Ferner haben die diskordanten, nichtschizophrenen EZ-Partner mindestens ebenso viele schizophrene Nachkommen (12%) wie die schizophrenen Zwillingsprobanden selbst (9%; FISCHER, 1971). Die Erklärung muß in der elterlichen Erbanlage liegen, denn elterliches Erscheinungsbild und häusliches Milieu waren für die Kinder verschieden. Andererseits sind etwa 40% der EZ für Schizophrenie diskordant und dies weist auf nichtgenetische Faktoren hin. Offenbar ist zu einer manifesten Schizophrenie zwar eine Anlage notwendig, aber nicht jeder Anlageträger muß erkranken. Die manifestationsauslösenden oder -verhütenden Faktoren sind unbekannt. Die Hoffnungen, die man auf diskordante sowie getrennt aufgewachsene EZ gesetzt hat, haben sich nicht erfüllt. Getrennt und zusammen aufgewachsene EZ-Paare sind ungefähr gleich häufig konkordant; die greifbaren Umweltverschiedenheiten beeinflussen das Erkrankungsrisiko nicht. In diskordanten Paaren kommt beim kranken Partner im Einzelfall jede der als Auslöser angeschuldigten Belastungen vor, z. B. niedriges Geburtsgewicht, ungünstigere Lebensbedingungen und Familienverhältnisse, Liebeskonflikte, Schwangerschaft. Keine kommt aber so konstant vor, daß man ihr grundsätzlich eine auslösende oder gar ursächliche Wirkung zuschreiben könnte.

Affektive Psychosen. Für rein depressive (unipolare) und manisch-depressive (bipolare) Psychosen zusammen beträgt die Konkordanz für EZ 25–92%, ZZ 0–38%, im Mittel etwa für EZ 70% und ZZ 20%. Bei Aufschlüsselung sind die konkordanten EZ-Partner in der Mehrzahl jeweils beide unipolar oder bipolar (BERTELSEN et al., 1977; ZERBIN-RÜDIN, 1969).

→ *Suicid.* EZ, auch psychotische, sind nur selten konkordant (9 von 51 Paaren), ZZ nie (98 Paare; HABERLAND, 1967). Suicid kommt offenbar durch einmalige und individuelle Motivationen und Konflikte zustande und nichtgenetische Faktoren sind ausschlaggebend.

Homosexualität. EZ sind zu etwa 50% konkordant, ZZ zu 12% (HESTON u. SHIELDS, 1968). In einer über die Gerichte erfaßten Serie betrug die Konkordanz für EZ 100%, ZZ 40% (KALLMANN, 1952). Die Zwillinge begingen homosexuelle Handlungen niemals zusammen, sondern immer mit anderen Partnern. Die Zwillingssituation an sich scheint also nicht dazu zu prädisponieren. In unausgelesenen Zwillingsserien sind Homosexuelle nicht vermehrt.

→ *Epilepsien.* In Patientenserien beträgt die Konkordanz für EZ 54–67% (Mittel 61%) und für ZZ 3–24% (Mittel 12%). Aus der Allgemeinbevölkerung gewonnene Serien ergeben beträchtlich niedrigere Konkordanzen: EZ 30%, ZZ 5% (KOCH, 1967). Bei Aufgliederung nach genuinen und symptomatischen Formen gilt für die genuinen Epilepsien: EZ 84–86% konkordant, ZZ 4–9% und für die symptomatischen Formen: EZ 12–28%, ZZ 0–9%. Auffällig sind die relativ hohen Konkordanzen der EZ auch bei „symptomatischer" Epilepsie (auch focale Epilepsien können genetisch bedingt sein) und bei den ZZ (gemeinsame perinatale Schäden). Auch bestimmte Anfallstypen treten bei EZ weitgehend konkordant auf, desgleichen auffällige EEG-Muster, insbesondere „spike-and-wave"-Muster. Genuin epileptische EZ sind zu 33% für „epileptiforme" EEG-Muster konkordant und weitere 50% für andere auffällige Muster. Aus den letzten Jahren liegen keine größeren Serien vor, wohl in Anbetracht der Heterogenität.

Kriminalität (ZERBIN-RÜDIN, 1984). EZ sind mit 30–70% mindestens doppelt so oft konkordant für Straftaten wie ZZ (12–30%), aber bei weitem nicht zu 100%. Die Konkordanz ist höher bei schweren Straftaten als bei leichten und höher bei Frühkriminellen als bei Spätkriminellen. Weibliche Zwillingspaare sind unterrepräsentiert (wie Frauen unter Straftätern überhaupt) und haben eine niedrigere Konkordanz als männliche Paare. Drei für Verurteilung diskordante, getrennt aufgewachsene EZ-Paare sind beschrieben, in denen die nicht vor Gericht gestellten Brüder genauso asozial waren wie die abgeurteilten. Sie wurden jedoch von ihrer Umgebung gestützt und gedeckt. Bei Jugendlichen unter 15 Jahren ist die Konkordanz extrem hoch, fast 100%, und für EZ und ZZ praktisch gleich. Es läßt sich also kein Erbeinfluß ablesen. Für kleine Delikte nach Selbstberichten sind EZ häufiger konkordant als ZZ, wobei gemeinsam begangene Delikte selten vorkommen und keine Beziehung zur Häufigkeit sonstiger gemeinsamer Aktivitäten besteht. Die höhere Konkordanz der EZ für Delikte beruht also nicht auf einer allgemein größeren Gemeinsamkeit.

→ *Alkoholismus.* Die Zwillingsbefunde sind uneinheitlich, wie auch Definition und Häufigkeit von Alkoholismus nach Sozialstruktur und Trinksitten variieren. EZ sind im gesamten Trinkverhalten ähnlicher als ZZ und für chronischen Alkoholismus etwa doppelt so oft konkordant wie ZZ (EZ 26–70%, ZZ 12–32%). Gegenwärtig läßt sich nicht entscheiden, ob genetische Faktoren mehr am prämorbiden Trinkverhalten oder am eigentlichen Alkoholismus oder an beiden gleichermaßen beteiligt sind. In Alkoholbelastungstests an nichtalkoholsüchtigen Zwillingspaaren waren Absorptions-, Abbau- und Ausscheidungsrate des Alkohols, sowie die EEG-Veränderungen nach Alkoholzufuhr bei EZ weit ähnlicher als bei ZZ. Das weist auf Erbfaktoren im Alkoholmetabolismus und bei den Zielorganen (Rezeptoren) im Gehirn hin.

→ *Neurosen.* Die älteren Zwillingskonkordanzen für „Neurose" global zeigen eine riesige Spannweite: EZ 0–90%, ZZ 0–50%. Diagnostik und Konkordanzbegriff sind unterschiedlich. Die Konkordanz ist bei verschiedenen Neurosen verschieden, bei Angstneurosen mit EZ 41% (47% weit gefaßte Konkordanz einschließlich leichter und andersartiger Störungen), ZZ 4% (18%) und Zwangsneurosen einschließlich Phobien mit EZ 74% (84%), ZZ 18% (59%) hoch, bei hypochondrischen und hysterischen Bildern niedrig. Für depressive Neurosen gibt eine englische Arbeit für EZ und ZZ Konkordanz 0 an, eine dänische dagegen EZ 50% (63), ZZ 14% (21%). SCHEPANK (1981) verband psychoanalytische mit genetischer Betrachtung und gliederte nach Symptomen auf. Nach dem Leitsymptom waren 52% EZ und 14% ZZ konkordant. Für die Summe der Einzelsymptome betrug die Konkordanz der EZ 33% und der ZZ 17%. Im Schweregrad differierten die EZ um 3,8 Punkte, die ZZ um 5 Punkte.

→ *Oligophrenie,* idiopathische. Die älteren Zwillingsbefunde zeigen die Beteiligung von Anlage und Umwelt, tragen aber nichts zur Spezifizierung bei. EZ sind häufiger konkordant als ZZ (Anlagefaktor). Aber auch die Konkordanz der ZZ ist hoch, und geistige Behinderung ist unter Zwillingsgeborenen häufiger als unter Einzelgeborenen (Umwelteinfluß). In Anbetracht der Heterogenität werden größere Zwillingsserien heute nicht mehr untersucht.

Dyslexie. Von 53 EZ-Paaren aus 4 Serien sind 91% konkordant, von 97 ZZ-Paaren 32% (LENZ, 1978).

Literatur

BERTELSEN, A., HARVALD, B., HAUGE, M.: A Danish twin study of manic-depressive disorders. Brit. J. Psychiat. 130, 350–351 (1977).
FISCHER, M.: Psychoses in the offspring of schizophrenic monozygotic twins and their normal co-twins. Brit. J. Psychiat. 118, 43–52 (1971).
GEDDA, L.: Studio dei gemelli. Roma: Orizonte Medico 1951.
GOTTESMAN, I. I., SHIELDS, J.: Schizophrenia and genetics. A twin study vantage point. New York: Academic Press 1972.
HABERLAND, W.: Der Selbstmord aus genetischer Sicht. In: BAITSCH, H., RITTER, H. (Hrsg.): Bericht 9. Tagung Dtsch. Ges. Anthropol. Freiburg 1965. Homo (Suppl.) S. 299–306. Berlin: Musterschmidt 1967.
HESTON, L. L., SHIELDS, J.: Homosexuality in twins. Arch. Gen. Psychiatry 18, 149–160 (1968).
KOCH, G.: Epilepsien. In: BECKER, P. E. (Hrsg.): Handbuch der Humangenetik, Bd. X V/2, S. 1–83. Stuttgart: Thieme 1967.
LENZ, W.: Humangenetik in Psychologie und Psychiatrie. Heidelberg: Quelle & Meyer 1978.
LOEHLIN, J. C., NICHOLS, R. C.: Heredity, environment and personality. A study of 850 sets of twins. Austin: University of Texas Press 1976.
LUXENBURGER, H.: Vorläufiger Bericht über psychiatrische Serienuntersuchungen an Zwillingen. Z. Ges. Neurol. Psychiatrie 116, 297–326 (1928).
LYKKEN, D. T., BOUCHARD, T. J.: Genetische Aspekte menschlicher Individualität. Mannheimer Forum. Mannheim: Boehringer 1983/84.
MITTLER, P.: The study of twins. Penguin science of behaviour. Harmondsworth: Penguin 1971.
SCHEPANK, H.: Berliner sample. In: HEIGL-EVERS, A., SCHEPANK, H. (Hrsg.): Ursprünge seelisch bedingter Krankheiten. Bd. II, S. 377–403. Göttingen: Vandenhoeck & Rupprecht 1981.
ZERBIN-RÜDIN, E.: Gegenwärtiger Stand der Zwillings- und Adoptionsstudien zur Schizophrenie. Nervenarzt 51, 379–391 (1980).
ZERBIN-RÜDIN, E.: Genetische Aspekte der Persönlichkeit. Z. Kind. Jugendpsychiatrie 10, 138–155 (1982).
ZERBIN-RÜDIN, E.: Gegenwärtiger Stand der Zwillings- und Adoptionsstudien zur Kriminalität. In: GÖPPINGER, H., VOSSEN, R. (Hrsg.): Humangenetik und Kriminologie. Kinderdelinquenz und Frühkriminalität, S. 1–17. Stuttgart: Enke 1984.
ZERBIN-RÜDIN, E.: Allgemeine humangenetische Gesichtspunkte der Sucht. Adoptivstudien, Zwillingsforschung. In: KEUP, W. (Hrsg.): Biologie der Sucht, S. 1–14. Berlin-Heidelberg-New York-Tokyo: Springer 1985.

E. ZERBIN-RÜDIN

Stichwortverzeichnis

Abstinenzerscheinungen 1
Abteilung (psychiatrische,
    am allgemeinen Krankenhaus) 1 ff.
Abulie 4 f.
Abwehr 6 ff.
Adoptionsstudien 10 f.
Affekt – Affektivität 11 ff.
Aggravation 13
Aggressivität 13 ff.
Agieren 15 f.
Agnosien 16 f.
Agoraphobie 18
Agraphie 18 f.
Akathisie 19 f.
Aktualneurosen 20
Alexie 20 ff.
Alexithymie 22 f.
Alkoholismus 24 ff.
Alterspsychiatrie 32 f.
Alzheimersches Syndrom
    („Morbus Alzheimer") 33
Ambulanz (Poliklinik, psychiatrische)
    34 ff.
Amnesie 36 ff.
–, anterograde 39
–, lacunäre 39 f.
–, retrograde 40 f.
Amplifikation 41
Amusie 42
Angst 43 ff.
Angstneurosen 48 f.
Anima – Animus 49 ff.
Anosognosie 52
Antidepressiva 52 ff.
Antipsychiatrie 54 ff.
Antrieb und Antriebsstörung 58 ff.
Apathie 62 f.
Aphasie 63 ff.
Apraxie 65 f.
Arbeitstherapie 66 ff.
Archetypus 68 ff.
Arteriosklerose, cerebrale 71 f.
Assoziieren, freies 73 f.
Audiovisuelle Verfahren 74 ff.
Auffassung – Auffassungsstörung 76 ff.
Aufforderungscharakter 79
Aufklärung (des psychisch Kranken) 79 ff.
Ausstoßung 82 f.

Autismus 83 ff.
Automatismus, automatische Handlungen
    89 f.

Balint-Gruppe 91 f.
Bedeutungsbewußtsein 92 f.
Behaviorismus 94
Behinderung 94 ff.
Beobachtung 97
Besetzung – Kathexis 98
Bewußtsein 98 ff.
Bewußtseinsstörungen 103 ff.
Bindung 109 f.
Biographische Methode 110 f.
Biologische Psychiatrie 111 ff.
Borderline-Syndrom 116 ff.

Charakter 120 ff.
Charakterneurose 123 f.
Charakterstörungen – Charakterveränderungen,
    reaktive 124 f.
Chorea Huntington 125 f.
Commotio cerebri – contusio cerebri – compressio
    cerebri 126 ff.

Daseinsanalyse 129 ff.
Datenverarbeitung 142 f.
Déjà-vu 143
Delegation 144 f.
Delirien 145 f.
Demenz 147 f.
–, senile 149
Demenzen, präsenile 149
Denkstörungen 150 ff.
Depersonalisation 164
Depression 164 ff.
–, spezielle Formen 170 ff.
Deprivation, sensorische 191
Derealisation 191
Destruktionsbetrieb 191 f.
Deutung 193 f.
Diagnose 194 ff.
Diskussionsgruppen 198
Dissimulation 198 f.
Dokumentation 199 f.
Doppelblindversuch 200 f.
Double bind 201 ff.

Stichwortverzeichnis

Drogenabhängigkeit 206 ff.
Durchgangssyndrom 211 f.
Dysarthrie 212
Dyskinese 212
Dysphorie 213 ff.
Dystonie, vegetative 215 f.

Echoerscheinungen (Echolalie, Echopraxie, Echographie) 216, 217
Eichung 217
Einheitspsychose 217 ff.
Einsicht 220
Einstellstörung 221
Enwilligung des Patienten 222 ff.
Ejaculatio praecox 224 f.
Ekstase 225 f.
Elektrokrampftherapie 226 ff.
Emotionspsychose 229 f.
Empathie 230 f.
Encephalopathie 231
Encephalosen 231 ff.
Endogenität 233 ff.
Engramm 238
Entfremdungserlebnis 239 ff.
Enthemmung 241
Enuresis 242 f.
Epidemiologie 244 f.
Epilepsien 245 ff.
Erethismus 260 f.
Ermüdung 261 f.
Erregung 262 f.
Ersatzbildung 263
Erwartungsangst 264
Erythrophobie 264 f.
Es, das 265
Ethnopsychiatrie 266 ff.
Ethologie 273 ff.
Exhibitionismus 279
Exogen 279 f.
Experiment 280 f.
Expertise 281

Faktorenanalyse 282
Familienforschung 283 ff.
Familienmythen 286 ff.
Familientherapie 288
Fehlhandlungen – Fehlleistungen 292
Fetischismus 292
Fixierung 292
Forensische Psychiatrie 293 ff.
Fragebogentechnik 296 f.
Frigidität 297 f.
Frustration 298

Gedächtnisstörungen 299
Gedankenabreißen 300
Gedankenausbreitung 300
Gedankendrängen 300 f.
Gedankeneingebung 301
Gedankenentzug 301
Gegenübertragung 301 f.

Geisteskrankheit (forensisch) 302 ff.
Gemeindenahe Psychiatrie 304 f.
Genetik (psychiatrische) 305 ff.
Geschäftsfähigkeit 308 f.
Gestaltpsychologie – Gestaltanalyse 309 f.
Gestaltstherapie 311 ff.
Gewöhnung (Drogen) 313
Gruppe 313 ff.
–, therapeutische 315
Gruppendynamik 315 f.
Gruppenpsychotherapie 316
Gruppentherapie 317 f.

Haftpsychosen 318 f.
Halluzination 319 ff.
Halluzinogene 323 f.
Haltlosigkeit 324
Heautoskopie 325
Hemisphärendominanz 326
Hemmung 328 f.
Herzphobie 329 f.
Hirnerkrankungen, luetische 331
Homosexualität 331 ff.
Homöostase 331
Hospitalismus 333
Hyperkinese (Hypermotilität) 334
Hypermnesie 335
Hypnose 335 f.
Hypochondrie 336 ff.
Hypokinese (Akinese, Amimie) 339 f.
Hysterie 341

Ich, das 342 ff.
Ichideal – Ideal-Ich – Ideal-Selbst 345
Identifizierung 345 f.
Illusion 347
Imago 347
Impotenz 348
Impulshandlungen 348 f.
Individualpsychologie 350 ff.
Individuation 353
Infantilismus 355 ff.
Informationstheorie 356
Inkontinenz (der Sphincter) 356
Integrieren – Integration 357
Intelligenz 357 ff.
Intelligenzstörungen 364 ff.
Interview (Exploration) 367
Intoxikationserscheinungen 369
Introjektion 370 f.
Introversion – Extraversion, introvertiert – extravertiert 371 ff.
Involution 374 ff.
Inzest 375 ff.
Irresein, induziertes 377
Itemanalyse 379
Itemselektion 380
Iteration 380

Kastration, therapeutische (Antiandrogentherapie) 380 f.

Kastrationskomplex 381 ff.
Katalepsie 383
Kataplexie 384
Katharsis – kathartische Behandlung 385 f.
Kinderpsychiatrie 386 ff.
Klaustrophobie 392
Kleptomanie 393 ff.
Klüver-Bucy-Syndrom 396
Komplex 397 f.
Konditionierung 398 ff.
Konflikt, seelischer 401 f.
Konfliktreaktion 402
Konstitution 402 ff.
Konstitutionstypen 405 ff.
Kontaktschwäche 408 f.
Konversion 409
Körper-Ich/Körper-Bild (-Schema) 409
Korrelationskoeffizient 410
Krankenhaus (psychiatrisches) 410 ff.
Krise 414
Krisenintervention und Notfallpsychiatrie 414
Kryptomnesie 415
Kunst, psychopathologische 416 ff
Kunstfehler 418
Kybernetik 418

Latenzphase 421
Lehranalyse 422
Leidensdruck 423
Leistungsschwäche, hirnorganische 423 f.
Lerntheorien 424 f.
Lethargie 426
Libido 426 f.
Life-event-Forschung 427 ff.
Lithiumtherapie 431 f.
Logoklonie 432
Logorrhoe 433
Loyalität, familiäre 433 ff.
Lustprinzip 435

Manie 436 f.
Masochismus 438 f.
Medikamentenabusus 439
Melancholie 439 ff.
Merkfähigkeitsstörung 442 f.
Methode 444
Mikropsie – Makropsie 445
Milieutherapie 445 ff.
Minderwertigkeitsgefühl, Minderwertigkeitskomplex 448 ff.
Mongoloider Schwachsinn (Mongolismus, Mongoloide Idiotie) 451
Morbidität 452 f.
Motivation 453
Musiktherapie 454 ff.
Mutismus 457

Nachtklinik, Nachtspital 458
Nahrungsverweigerung 458 f.
Narzißmus 459 f.
Nebenwirkungen der Psychopharmaka 460 f.

Neologismus 461
Neurasthenie – neurasthenisches Syndrom 462
Neuroleptica 463 f.
Neuropsychologie 465 ff.
Neurose 469 ff.
Neutralisierung 470
Nihilismus 471
Norm 472 ff.
Nosologie 474 ff.

Objektbeziehung 478
Ödipuskomplex 479
Oligophrenie 480 ff.
–, phenylpyruvische (Phenylketonurie, Brenztraubensäure-Schwachsinn, Föllingsche Krankheit) 484 ff.
Onanie 485 f.
Onychophagie 486 f.
Organminderwertigkeit 487 f.
Organneurose 488 f.
Orientierungsstörungen 489 ff.

Pädophilie 491 f.
Panik 492
Paradoxe Intervention 493 ff.
Parentifikation 499 ff.
Parkinsonismus 502
Pavor nocturnus 502 ff.
Pensionierungsschock 504
Perseveration 505
Persönlichkeit, prämorbide 505 ff.
Persönlichkeitsstörungen – Entwicklungsstörungen der Persönlichkeit 507
Persönlichkeitstheorie, psychonanalytische 508 ff.
Persönlichkeitsveränderung, organische 512 f.
Persönlichkeitswandel, erlebnisbedingter 513 f.
Perversionen, geschlechtliche 514 ff.
Phantasie 516
Phobie 519
Physiognomierung 520 f.
Physiotherapie 521
Picksche Krankheit 522
Placebo-Effekt 523 ff.
Prävention 525 f.
Prestige und Macht 526
Primärvorgang 527
Primitivreaktionen – Kurzschlußhandlung 528
Projektion 529
Pseudologie 530
Pseudomutualität 531 ff.
Psychasthenie 534
Psychoanalyse 535 ff.
Psychochirurgie 537 ff.
Psychodrama 539 f.
Psychodysleptica 540
Psychohygiene – seelische Hygiene 541
Psychologie, angewandte („Psychotechnik") 542 f.
Psychoonkologie 543 ff.
Psychopathie, anankastische 545 ff.

Stichwortverzeichnis

Psychopathien – psychopathische Persönlichkeiten 547 ff.
Psychopharmakologie 552 f.
Psychose 553 ff.
Psychose, manisch-depressive 556 ff.
–, organische 559 ff.
Psychosen, schizoaffektive 592
Psychosomatik 562
Psychosyndrom, endokrines 565
–, hirnlokales 566
–, organisches 567
Psychotherapie 568 ff.
Pubertätskrise 571 f.
Pubertätsmagersucht 572 ff.
Puerperalpsychosen (Gestationspsychosen Laktationspsychosen 575 f.
Pyromanie 576 f.

Rating-scale 578
Rauschgift 578
Reaktionsbildung 578
Realangst 579
Regression 580
Rehabilitation, Rehabilitationszentrum 580
Reliabilität 581 f.
Rhythmus 582 ff.
Rolle und Status 584
Rollenspiel 585 f.

Sadismus 587
Scham 587 ff.
Schichttheorie 591
Schichtung, soziale 592 ff.
Schizophrenie 593 ff.
Schlaf 609
Schlafentzug – Schlafentzugsbehandlung 611 ff.
Schlafmittel 614
Schlafstörungen 615 f.
Schreckreaktionen – Schreckpsychosen – Schreckneurosen 617 f.
Schreibkrampf 618 f.
Schuldfähigkeit – Zurechnungsfähigkeit – Unzurechnungsfähigkeit – Zurechnungsfähigkeit, verminderte 619 ff.
Schwangerschaftsabbruch 621 ff.
Sektor – Sektorisierung 623
Sekundärvorgang 624
Selbst 624
Selbstbeschädigung – Selbstverstümmelung 625
Selbstheilungstendenz 626
Selbsthilfegruppen 627
Sexualität 628 f.
Signifikanz 629
Simulation 629
Situationsangst 631
Sodomie 631
Somnambulismus – Somniloquie 631

Sozialpsychiatrie 632 ff.
Soziogramm 634 f.
Soziologie 635 ff.
Soziotherapie 637
Stadium, anales 638 f.
–, orales 639 f.
–, phallisches 640
Statistik 641 ff.
Stereotypien 642 f.
Sterilisation 643
Stimmung 644
Stimulantien 645
Stirnhirnsyndrom 646
Stottern 647 f.
Streß 648 f.
Strukturalismus 649 f.
Stupor (= „Betäubung") 650
Sublimierung 651
Sucht 651 ff.
Sugggestibilität – Suggestion 653
Suicid – Suicidversuch 654 ff.
Supervision 658 f.
Symbiose 659
Symbol 659
Symptom 660 f.
Synästhesien 662
Syndrom 662 ff.
Systemtheorie 664 ff.

Tabu 667 f.
Tagesklinik, Tagspital 668 f.
Tagesschwankungen 669 ff.
Tag-Nacht-Rhythmus 671
Tests 671 ff.
Tests, projektive (= projektive Verfahren) 678 ff.
Thymeretika 681
Thymoleptika 681
Tic (Tick) 681 f.
Tierpsychologie 683
Totstellreflex 683 f.
Training, autogenes 684
Tranquilizer 685
Transaktionsanalyse 686 ff.
Transvestitismus 689
Trauer 689 ff.
Traum 691 ff.
Trauma, psychisches 693
Tremor 694 f.
Trieb – Triebhaftigkeit 695 f.
Typenanalyse 696
Typus 696 ff.

Überdeterminierung 699
Übergangsheim 699
Über-Ich, das 700 ff.
Übertragung 702 ff.
Unbewußte, das 704 ff.
Unterbringung, Unterbringungsrecht 705

Stichwortverzeichnis

Vaginismus 706
Validität 706
Verbigeration 707
Verdichtung 707
Verdrängung 707 f.
Verhaltensmodifikation (Verhaltens-
 therapien) 708 ff.
Versagenszustand 710 f.
Versagung 711
Verschrobenheit 712
Verstehen 712 f.
Verwahrlosung 713 ff.
Vorbewußte, das 716 f.
Vormundschaft, vorläufige 717 f.
Voyeurismus 718

Wahn 719 ff.
Wahrnehmung 735 f.
Widerstand 737
Wunscherfüllung 737 f.

Zeiterleben 738 ff.
Zeitgitterstörung 741
Zensur 741
Zielsymptome 742
Zurechnungsfähigkeit – Schuldfähigkeit 742
Zwang 742
Zwangsreifen 743
Zwangsneurose 744
Zwillingsforschung 745

Mitarbeiterverzeichnis

ADAMS, A. E., Prof. Dr. 36, 39, 40, 238, 335, 415, 442
1, Rue du Parlement
F-30210 Lédenon

ANGST, J., Prof. Dr. 200, 418, 436
Psychiatrische Universitätsklinik
Postfach 68
CH-8029 Zürich 8

BADER, A., Prof. Dr. 416
Bois de l'Hôpital 15
CH-1052 Le Mont s/Lausanne

BASH, K. W. †, Prof. Dr. 41, 49, 68, 353, 371, 397

BATTEGAY, R., Prof. Dr. 198, 313, 315, 316, 317, 539
Kantonsspital
Psychiatrische Universitätspoliklinik
Petersgraben 4
CH-4031 Basel

BAUMANN, P., Priv.-Doz. Dr. 111
Hôpital de Cery
Clinique Psychiatrique Universitaire
CH-1008 Prilly

BAUMANN, U., Prof. Dr. 199, 217, 282, 379, 380, 578, 581, 696,
Institut für Psychologie 706
Akademiestraße 22
A-5020 Salzburg

BENEDETTI, G., Prof. Dr. 116, 593
Psychiatrische Universitätspoliklinik
Petersgraben 4
CH-4031 Basel

BERNER, P., Prof. Dr. 150, 213, 719
Psychiatrische Universitätsklinik
Währinger Gürtel 74–76
A-1090 Wien

BETTSCHART, W., Prof. Dr. 242, 502, 647
Service médico-pédagogique vaudois
5, Avenue de la Chablière
CH-1004 Lausanne

BLANKENBURG, W., Prof. Dr. 76, 83, 92, 120, 124, 164, 191, 239,
Psychiatrische Universitätsklinik 300, 301, 324, 355, 471, 505, 507, 545,
und Poliklinik 547, 712
Ortenbergstraße 8
D-3350 Marburg

BÖKER, W., Prof. Dr. 91, 94, 410
Psychiatrische Universitätsklinik
Bolligenstraße 111
CH-3072 Bern-Ostermundigen

BRÄUTIGAM, W., Prof. Dr. 18, 123, 215, 263, 264, 329, 341, 375,
Psychosomatische Klinik der Universität 392, 401, 402, 469, 488, 519, 571, 572,
Thibautstraße 2 618, 628, 742, 744
D-6900 Heidelberg

CIOMPI, L., Prof. Dr. 71, 125, 149, 304, 356, 374, 414, 504, 524
Sozialpsychiatrische Universitätsklinik
Murtenstraße 21
CH-3010 Bern

CORBOZ, R., Prof. Dr. 386
Bezirkskrankenhaus
Psychiatrische Poliklinik für Kinder
und Jugendliche
Freie Straße 15
CH-8028 Zürich

CORDING-TÖMMEL, C., Dr. 54
Fachklinik für Psychiatrie
und Neurologie
Universitätsstraße 84
D-8400 Regensburg

DIEHN, E., Dr. 540
Universitäts-Nervenklinik
Nußbaumstraße 7
D-8000 München 2

EISERT, H. G., Dr. 273, 309, 398, 424, 542, 649, 671, 678,
Zentralinstitut für Seelische Gesundheit 683, 708
Kinder- und Jugendpsychiatrische
Klinik
Postfach 59 70
D-6800 Mannheim

FAUST, V., Dr. 190, 336
Psychiatrisches Landeskrankenhaus
Weissenau
D-7980 Ravensburg-Weissenau

FERNER, U., Dipl.-Math. 142, 356, 410, 629, 641
Hoffmann-La Roche & Co. Ltd.
CH-4002 Basel

FEUERLEIN, W., Prof. Dr. 24
Max-Planck-Institut für Psychiatrie
Psychiatrische Poliklinik
Kraepelinstraße 10
D-8000 München 40

FINKE, J., Prof. Dr. 191, 261, 319, 347, 609, 615, 669
Neurologische Klinik
des Bürgerhospitals
Tunzhofer Straße 14–16
D-7000 Stuttgart 1

FINZEN, A., Prof. Dr. 66, 458, 617, 627, 631, 637, 683, 699
Niedersächsisches Landeskrankenhaus
Südstraße 25
D-3050 Wunstorf 1

FRIEDEL, B., Prof. Dr. 245
Nervenarzt
Rathausstraße 2
D-7200 Tuttlingen

GASTPAR, M., Priv.-Doz. Dr. 556
Psychiatrische Universitätsklinik
Wilhelm-Klein-Straße 27
CH-4025 Basel

HARTMANN, K., Prof. Dr. 713
Im Langen Bruch 30
D-5000 Köln 41

HARTWICH, P., Prof. Dr. 6, 13, 58, 74, 225, 348, 492, 528, 560, 658
Psychiatrische Klinik des
Städtischen Krankenhauses
Frankfurt-Höchst
Gotenstraße 6–8
D-6230 Frankfurt/M. 80

HEIM, E., Prof. Dr. 445
Psychiatrische Universitätspoliklinik
Murtenstraße 21
CH-3010 Bern

HEIMANN, H., Prof. Dr. 98, 103, 143, 738
Nervenklinik
Abteilung Allgemeine Psychiatrie
mit Poliklinik
Osianderstraße 22
D-7400 Tübingen

HEINTZ, P., † Prof. Dr. 526, 584, 592, 635

HELL, D., Priv.-Doz. Dr. 126, 145, 211, 380
Kantonale Psychiatrische Klinik
Breitenau
CH-8200 Schaffhausen

HELMCHEN, H., Prof. Dr. 79, 221, 226, 537
Psychiatrische Klinik
im Klinikum Charlottenburg
der Freien Universität Berlin
Eschenallee 3
D-1000 Berlin 19

HIPPIUS, H., Prof. Dr. 52, 460, 463, 516, 523, 540, 552, 614, 645,
Universitätsnervenklinik 685, 742
Nußbaumstraße 7
D-8000 München 2

HOLE, G., Prof. Dr. 164, 170, 172, 173, 175, 176, 178, 180,
Psychiatrisches Landeskrankenhaus 183, 185, 187, 188, 190, 336, 439
Weissenau
D-7980 Ravensburg-Weissenau

KATSCHNIG, H., Prof. Dr. 427
Psychiatrische Universitätsklinik
Währinger Gürtel 74–76
A-1090 Wien

KAUFMANN, L., Prof. Dr. 283, 288, 664
Hôpital de Cery
Clinique Psychiatrique Universitaire
CH-1008 Prilly

KIELHOLZ, P., Prof. Dr. 175
Universitätsklinik
Wilhelm-Klein-Straße 27
CH-4056 Basel

KIND, H., Prof. Dr. 331, 335, 385, 414, 418, 423, 462, 513,
Psychiatrische Poliklinik 534, 565, 568, 626, 653, 683
Universitätsspital
Culmannstraße 8
CH-8091 Zürich

KUHN, R., Prof. Dr. 129, 582, 587, 689
Rebhaldenstraße 5
CH-8596 Scherzingen

LABHARDT, F., Prof. Dr. 1, 279, 439, 578, 648, 651
Psychiatrische Universitätsklinik
Wilhelm-Klein-Straße 27
CH-4025 Basel

LADEWIG, D., Prof. Dr. 1, 206, 279, 313, 323, 369, 578, 651, 710
Psychiatrische Universitätsklinik
Wilhelm-Klein-Straße 27
CH-4025 Basel

LANG H., Prof. Dr. Dr. 201, 493, 499, 531
Klinikum der Universität Heidelberg
Psychosomatische Klinik
Abt. Psychotherapie und
Medizinische Psychologie
Landfriedstraße 12
D-6900 Heidelberg

LAUTER, H., Prof. Dr. 147, 221, 231, 423, 489, 502, 505, 512,
Psychiatrische Klinik und Poliklinik 566, 567, 646, 741
rechts der Isar
der Technischen Universität
Möhlstraße 26
D-8000 München 80

Mitarbeiterverzeichnis

LINCKE, H., † Dr.	265, 292, 342, 345, 370, 409, 527, 529, 578, 580, 624, 651, 700, 704, 707, 716
LUTHE, R., Prof. Dr. Institut für Gerichtliche Psychologie und Psychiatrie der Universität des Saarlandes D-6650 Homburg/Saar	79, 516, 520, 659, 662, 691
MEERWEIN, F., Prof. Dr. Mühlebachstraße 82 CH-8008 Zürich	15, 20, 48, 73, 193, 292, 298, 301, 347, 422, 508, 535, 543, 587, 702, 711, 737
MESTER, H., † Priv.-Doz. Dr.	4, 62, 220, 230, 241, 262, 328, 426, 438, 644, 712, 735
MÜLLER, C., Prof. Dr. Hôpital de Cery Clinique Psychiatrique Universitaire CH-1008 Prilly	32, 33, 149, 318, 325, 333, 445, 486, 522, 541, 623, 625, 631, 650
MUNDT, C., Prof. Dr. Psychiatrische Poliklinik Luisenstraße 5 D-6900 Heidelberg	1, 34, 266, 393
NASKE, R., Dr. Psychiatrische Universitätsklinik Lazarettgasse 14 A-1097 Wien	150
PAULEIKHOFF, B., Prof. Dr. Nervenklinik der Westfälischen Wilhelms-Universität Roxeler Straße 131 D-4400 Münster	4, 62, 220, 230, 241, 262, 426, 644, 712, 735
PERRET, E., Prof. Dr. Neuropsychologische Abteilung Neurologische Klinik des Universitätsspitals Vogelsangstraße 52 CH-8006 Zürich	465

PFLUG, B., Prof. Dr. 611, 629, 669
Abteilung Klinische Psychiatrie II
des Zentrums der Psychiatrie
im Klinikum der
Johann-Wolfgang-Goethe-Universität
Heinrich-Hoffmann-Straße 10
D-6000 Frankfurt/M. 71

POHLMEIER, H., Prof. Dr. 654
Abteilung Medizinische Psychologie
Universität Göttingen
Humboldtallee 3
D-3400 Göttingen

POREP, R., Dr. 350, 448, 487
Klinik Dr. Heines
Rockwinkeler Landstraße 110
D-2800 Bremen-Oberneuland

RAD, M. von, Prof. Dr. 22, 562
Psychosomatische Abteilung des
Krankenhauses Bogenhausen
Englschalkingerstraße 77
D-8000 München 81

RÖSLER, M., Dr. 691
Institut für Gerichtliche Psychologie
und Psychiatrie der Universität
des Saarlandes
D-6650 Homburg/Saar

RÜGER, U., Prof. Dr. 43, 311, 454, 585, 686
Abteilung Psychosomatik und
Psychotherapie der Universitätskliniken
Von-Siebold-Straße 5
D-3400 Göttingen

SAUPE, R., Dr. 537
Psychiatrische Klinik
Eschenallee 3
D-1000 Berlin 19

SCHARFETTER, C., Prof. Dr. 191, 472
Psychiatrische Universitätsklinik
Forschungsdirektion
Postfach 68
CH-8029 Zürich 8

SCHINDLER, R., Dr. 94, 357, 453, 458, 580, 632, 634, 668
Bennogasse 8
A-1080 Wien VIII

SCHMAUSS, M., Dr. 463
Universitätsnervenklinik
Nußbaumstraße 7
D-8000 München 2

SCHÖPF, J., Dr. 198, 431, 575
Hôpital de Cery
CH-1008 Prilly

SCHORSCH, E., Prof. Dr. 224, 279, 292, 297, 331, 348, 485, 491,
Universitätskrankenhaus Eppendorf 514, 631, 689, 706, 718
Martinistraße 52
D-2000 Hamburg 20

SEYWERT, F., Dr. 286, 433
Clinique Psychiatrique Universitaire
Hôpital de Cery
CH-1008 Prilly

SPECHT, F., Prof. Dr. 260, 357, 364, 451, 480, 484
Psychiatrische Universitätsklinik
Abteilung für Kinder- und
Jugendpsychiatrie
Von-Siebold-Straße 5
D-3400 Göttingen

SPOERRI, T., † Prof. Dr. 408, 433, 457, 461, 530, 591, 693, 707

STIERLIN, H., Prof. Dr. 82, 98, 109, 144, 381, 421, 426, 435, 459,
Abteilung für psychoanalytische 470, 478, 479, 638, 639, 640, 659, 667,
Grundlagenforschung und 695, 699, 737, 741
Familientherapie
Mönchhofstraße 15a
D-6900 Heidelberg

STRAUBE, E., Priv.-Doz. Dr. 236, 396
Universität Tübingen
Zentrum für Psychiatrie und Neurologie
Abteilung Allgemeine Psychiatrie
mit Poliklinik
Osianderstraße 22
D-7400 Tübingen

TÖLLE, R., Prof. Dr. 331, 521, 559
Psychiatrische und Nervenklinik der
Westfälischen Wilhelms-Universität
Albert-Schweitzer-Straße 11
D-4400 Münster

VLIEGEN, J., Prof. Dr. 11, 217, 229, 233, 377, 553
Evangelisches Krankenhaus
Munckelstraße 27
Postfach 10 05 43
D-4650 Gelsenkirchen

WIESER, S., † Prof. Dr. 16, 18, 19, 20, 42, 52, 63, 65, 89, 97,
110, 212, 216, 244, 280, 296, 334, 336,
367, 380, 383, 384, 432, 444, 452, 642,
660, 681, 694, 743

WITTER, H., Prof. Dr. 79, 280, 293, 302, 308, 516, 520, 576,
Institut für Gerichtliche 619, 621, 643, 705, 717
Psychologie und Psychiatrie
der Universität des Saarlandes
D-6650 Homburg/Saar

WOLFERSDORF, M., Dr. 164, 172, 173, 176, 178, 180, 183, 185,
Psychiatrisches Landeskrankenhaus 187, 188, 190, 439
Weissenau
D-7980 Ravensburg-Weissenau

ZERBIN-RÜDIN, E., Prof. Dr. 10, 305, 745
Max-Planck-Institut für Psychiatrie
Kraepelinstraße 10
D-8000 München 40

ZERSSEN, D. von, Prof. Dr. 194, 402, 405, 474, 662, 696
Max-Planck-Institut für Psychiatrie
Kraepelinstraße 2
D-8000 München 40

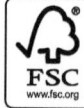

MIX
Papier aus verantwortungsvollen Quellen
Paper from responsible sources
FSC® C105338

If you have any concerns about our products,
you can contact us on
ProductSafety@springernature.com

In case Publisher is established outside the EU,
the EU authorized representative is:
**Springer Nature Customer Service Center GmbH
Europaplatz 3, 69115 Heidelberg, Germany**

Printed by Libri Plureos GmbH
in Hamburg, Germany